Endocrinologia Pediátrica

2ª EDIÇÃO REVISADA E ATUALIZADA

Endocrinologia Pediátrica

Crésio de Aragão Dantas Alves

manole
editora

Produção editorial: Sônia Midori Fujiyoshi
Projeto gráfico: Departamento Editorial da Editora Manole
Diagramação: Elisabeth Miyuki Fucuda
Ilustrações: Elisabeth Miyuki Fucuda e R. G. Passo
Capa: Ricardo Yoshiaki Nitta Rodrigues

CIP-BRASIL. CATALOGAÇÃO NA PUBLICAÇÃO
SINDICATO NACIONAL DOS EDITORES DE LIVROS, RJ

A478e
2.ed.

Alves, Crésio de Aragão Dantas
Endocrinologia pediátrica / Crésio de Aragão Dantas Alves. - 2. ed. ed., rev. e atual. - Barueri [SP] : Manole, 2025.

Inclui bibliografia e índice
ISBN 978-85-204-6733-6

1. Endocrinologia pediátrica. I. Título.

CDD: 618.924
25-97902.0 CDU: 616-4.98-053.2

Meri Gleice Rodrigues de Souza - Bibliotecária - CRB-7/6439

1ª edição – 2019; 2ª edição – 2025

Editora Manole Ltda.
Alameda Rio Negro, 967 – cj 717 – Alphaville
06454-000 – Barueri – SP – Brasil
Fone: (11) 4196-6000
www.manole.com.br | https://atendimento.manole.com.br/

Impresso no Brasil
Printed in Brazil

Sobre o autor

Crésio de Aragão Dantas Alves

Professor Associado Doutor de Pediatria. Coordenador do Serviço de Endocrinologia Pediátrica do Hospital Universitário Professor Edgard Santos (HUPES) da Faculdade de Medicina da Bahia (FMB) da Universidade Federal da Bahia (UFBA). Professor e Membro do Colegiado do Programa de Pós-graduação em Processos Interativos de Órgãos e Sistemas (PPgPIOS) do Instituto de Ciências da Saúde da UFBA. Presidente do Departamento Científico de Endocrinologia da Sociedade Brasileira de Pediatria (SBP). Membro do Departamento de Obesidade Infantil da Associação Brasileira para o Estudo da Obesidade e da Síndrome Metabólica (ABESO). Membro Titular da Cadeira 21 da Academia de Medicina da Bahia.

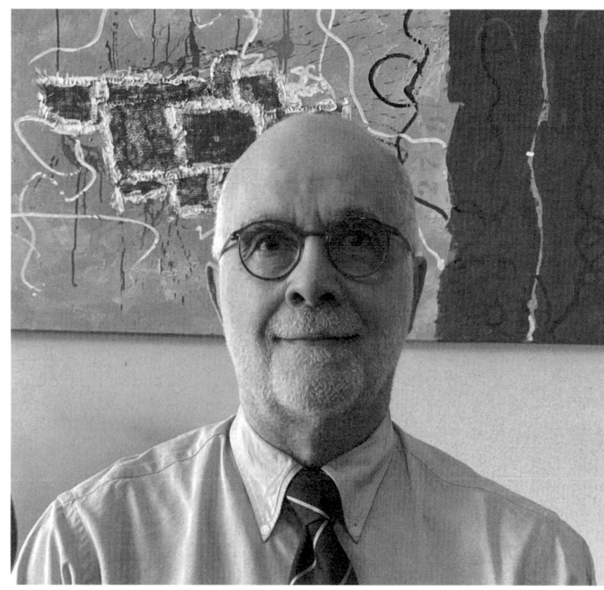

Sumário

Prefácio à 2ª edição

Em 2019, publicamos a 1ª edição do livro *Endocrinologia pediátrica*. Seis anos depois, em 2025, apresentamos a 2ª edição completamente revisada e atualizada, trazendo as informações mais recentes e relevantes sobre a avaliação e manejo dos principais distúrbios da endocrinologia pediátrica.

Esta 2ª edição mantém o estilo de redação da edição anterior usando, sempre que indicado, os seguintes tópicos para cada capítulo: introdução, definição, epidemiologia, etiologia, fisiopatologia, manifestações clínicas, abordagem diagnóstica e abordagem terapêutica. O tópico sobre abordagem diagnóstica é subdividido em história clínica, exame físico e exames complementares. Como novidade, o tópico de introdução descreve um breve texto sobre humanidades para iniciar os capítulos. Além disso, dois novos tópicos foram acrescentados em cada capítulo: fisiologia e transição dos cuidados para a endocrinologia de adultos. Adicionalmente, informações sobre os aspectos genéticos dos distúrbios endócrinos foram mais enfatizadas, trazendo esse conhecimento mais próximo do médico clínico.

A estrutura da 2ª edição mantém um total de 60 capítulos. Os distúrbios eletrolíticos deram lugar a novos capítulos sobre distúrbios endócrinos não incluídos na 1ª edição: displasias esqueléticas, distúrbio mineral ósseo da doença renal crônica, hipertensão arterial de origem endócrina, feocromocitoma/paraganglioma, diabetes relacionado à fibrose cística, complicações endócrinas no sobrevivente do câncer infantil, síndrome de Klinefelter, síndrome de McCune-Albright e síndrome de Down. Foi acrescentado também um novo capítulo sobre linguagem inclusiva em endocrinologia.

O livro mantém sua proposta original de ser dirigido aos endocrinologistas pediátricos e de adultos, pediatra geral, médicos residentes e pós-graduandos. Esperamos ainda que seja útil para acadêmicos de medicina e enfermeiras que trabalham nas unidades de endocrinologia pediátrica.

Como em qualquer livro médico, o conhecimento é sempre crescente, requerendo a interpretação e atualização dos fatos à medida que são modificados.

A Editora Manole transformou os manuscritos em um livro com apresentação gráfica de qualidade que tornará a leitura muito mais agradável.

Esperamos ter atingido o objetivo de aperfeiçoamento e atualização da 1ª edição. Ficaremos felizes e gratos que você, leitor, usufrua de seu conteúdo.

Crésio de Aragão Dantas Alves

Apresentação à 2ª edição

Com muita honra e alegria apresento a segunda edição do livro *Endocrinologia pediátrica* do Prof. Crésio de Aragão Dantas Alves. A primeira edição lançada em 2019 está agora aperfeiçoada e atualizada de forma primorosa em 2025.

O conhecimento cresce a cada dia nas diversas áreas médicas, e na Endocrinologia muitas novidades surgiram baseadas em estudos e pesquisas, ampliando os horizontes dessa especialidade. Transformar os conhecimentos recentes em capítulos bem escritos, com avaliação crítica cuidadosa, é uma obra de arte, e o Prof. Crésio Alves o faz com maestria de modo incansável.

É um orgulho para todos os pediatras e para a Sociedade Brasileira de Pediatria ter o Prof. Crésio Alves capitaneando o departamento de Endocrinologia com uma produção científica valiosa voltada para os endocrinologistas pediátricos, para os pediatras, para os endocrinologistas de adultos, para os residentes e alunos de graduação.

Cada capítulo aborda as questões de forma sistemática e prazerosa, e o livro finaliza com um importante tópico sobre a linguagem inclusiva em Endocrinologia. fazendo reflexões importantes sobre a atuação médica na atualidade.

Recomendo fortemente a leitura e a consulta periódica da obra para todos que desejarem expandir seus conhecimentos em Endocrinologia pediátrica.

Luciana Rodrigues Silva

Professora Titular de Pediatria, Serviço de Gastropediatria da Universidade Federal da Bahia (UFBA). Professora do Curso de Pós-graduação em Processos Interativos de Órgãos e Sistemas (PPgPIOS) da UFBA. Vice-Presidente da Associação Médica Brasileira (AMB). Diretora Científica Adjunta da Sociedade Brasileira de Pediatria (SBP). Membro da Academia Brasileira de Pediatria e da Academia de Medicina da Bahia.

SEÇÃO I

Crescimento

1

Baixa estatura

INTRODUÇÃO

Em 1957, Maurice S. Raben (1915-1977) avaliou um jovem de 17 anos, com altura de 127,0 cm (Z-score: -5,96), velocidade de crescimento de 0,4 cm/ano, atraso puberal e idade óssea de 7 anos, causado por "nanismo pituitário". O paciente foi tratado com extrato de pituitária humana, fazendo com que sua velocidade de crescimento aumentasse 15 vezes, passando para 6,0 cm/ano. A descrição desse caso foi publicada em 1958, no *Journal of Clinical Endocrinology and Metabolism*, no artigo "*Treatment of a pituitary dwarf with human growth hormone*". Com isso, Raben se tornou o primeiro pesquisador a tratar a deficiência do hormônio de crescimento.

A baixa estatura é uma das condições que mais motivam atendimentos nos serviços de endocrinologia pediátrica. Apesar disso, apenas uma minoria de pacientes encaminhados para avaliação de baixa estatura tem uma doença. Mesmo assim, é importante que sejam avaliados, pois muitos deles, embora aparentemente normais, podem ter um distúrbio que justifique sua baixa estatura, como doença crônica não reconhecida (p. ex., doença celíaca), baixo peso ao nascimento não documentado (p. ex., pequenos para a idade gestacional), doença genética oculta (p. ex., haploinsuficiência do *SHOX*), deficiência parcial do hormônio de crescimento, entre outras possibilidades.

FISIOLOGIA DO EIXO GH/IGF-1

O principal sistema endócrino regulador do crescimento linear é formado pelo hormônio do crescimento (GH) e pelo fator de crescimento semelhante à insulina (IGF), conhecido como eixo GH/IGF-1.

O hormônio liberador do hormônio de crescimento (GHRH) é um polipeptídeo de 44 aminoácidos produzido no núcleo arqueado do hipotálamo. Sua secreção é pulsátil, sendo transportado pelo sistema venoso portal hipofisário do hipotálamo até a adenoipófise, onde se liga a receptores estimulando a transcrição do gene que codifica a síntese do GH (*GH1*) e a secreção do GH. A secreção do GHRH é estimulada por neurotransmissores alfa-adrenérgicos, hipoglicemia e grelina, e inibida pela somatostatina (ligação aos receptores SSTR1, SSTR2 e SSTR5), IGF-1 e neurotransmissores gabaérgicos.

O GH é um polipeptídeo de 191 aminoácidos (espécie-específico) secretado na hipófise anterior de forma pulsátil, com pulsos predominantemente noturnos, cuja amplitude aumenta com a idade, sendo maior na puberdade. A secreção do GH é estimulada pelas fases III e IV do sono não REM (estágios do sono profundo), estresse, hipoglicemia, jejum, grelina (ligação ao receptor secretagogo de GH: GHSR) e estradiol. Obesidade, ingestão de carboidratos, elevação dos ácidos graxos livres, fase REM do sono, somatostatina, IGF-1 e o próprio GH circulante inibem sua secreção. Na circulação, o GH se liga à proteína transportadora do GH (GHBP), a qual se origina da clivagem do domínio extracelular do receptor do GH (GHR). Com isso, a meia-vida do GH é prolongada de 11 para 80 minutos, mantendo o *pool* de GH na circulação. Doenças crônicas e desnutrição diminuem o número dos receptores de GH e a concentração da GHBP, causando um estado de resistência ao GH, caracterizado por elevação do GH e diminuição do IGF-1 circulantes. Por outro lado, gordura corporal em excesso aumenta o número de receptores de GH e a concentração da GHBP.

A ação do GH é mediada pelo GHR, localizado na membrana celular. Uma molécula de GH se liga a duas moléculas do GHR que existem como homodímeros. Isso faz com que ocorra dimerização do complexo formado por uma molécula de GH e duas moléculas de GHR, ativando e fosforilando resíduos de tirosina no domínio quinase da JAK2, bem como fosforilando resíduos de tirosina no GHR. Os resíduos fosforilados da JAK2 e GHR são usados como sítios de ancoragem para as moléculas STAT tipos 1, 3, 5a e 5b, as quais são fosforiladas, dissociadas do complexo GH-GHR-JAK2 e transportadas para o núcleo da célula onde ativam a transcrição gênica.

O IGF-1 é um polipeptídeo de 70 aminoácidos, secretado no fígado (75%), nos rins e em outros tecidos, a partir do estímulo do GH, possuindo 50% de homologia com a insulina. Sua secreção, hepática, renal e em tecidos periféricos, é estimulada pelo GH. Ele é transportado na circulação ligado a um grupo de seis proteínas transportadoras (IGFBP-1 a IGFBP-6) produzidas no fígado. A produção de IGFBP-1 e IGFBP-2 é inibida pelo GH, enquanto a produção de IGFBP-3, 4 e 5 é estimulada pelo GH. Aproximadamente 75% do IGF-1 é ligado à IGFBP-3. Esse complexo binário (IGF-1 + IGFBP) é posteriormente estabilizado pela ligação com a subunidade ácido-lábil (ALS), formando o complexo ternário (IGF1 + IGFBP + ALS). A maioria do IGF-1 circulante (80%) está ligado a esse complexo ternário que o deixa inativo e aumenta sua meia-vida. Para se ligar ao seu receptor celular, o IGF-1 deve estar na forma livre após proteólise do complexo ternário. O IGF-1 também possui ação autócrina e parácrina. Os principais fatores estimuladores do IGF-1 são: GH, insulina, hormônio tireoidiano, glicocorticoides, andrógenos e estrógenos em baixas concentrações. Doença hepática e desnutrição reduzem a produção e concentração sérica de IGF-1 e IGFBP-3.

Os efeitos do GH sobre o crescimento esquelético são exercidos de modo direto, por sua ação na fase de repouso dos condrócitos da placa de crescimento, e indireto, mediados pela produção de IGF-1. A ação estimuladora do GH sobre o crescimento ocorre predominantemente após o primeiro ano de vida, enquanto o IGF-1 participa do controle do crescimento tanto pré como pós-natal. Crianças com variantes patogênicas do *IGF1* ou de seu receptor nascem pequenas para a idade gestacional.

A ação anabólica do GH difere a depender se a exposição aos tecidos é aguda ou crônica. A exposição aguda e em concentrações normais aumenta a captação de aminoácidos e sua incorporação à proteína no fígado e no músculo, estimula a captação e utilização de glicose e antagoniza a ação lipolítica das catecolaminas. A exposição crônica e em concentração aumentada tem um efeito anti-insulínico, com mobilização de ácidos graxos livres do tecido adiposo, inibição da captação e utilização de glicose e aumento da ação lipolítica das catecolaminas.

DEFINIÇÃO

A baixa estatura é definida pela altura < 2 desvios-padrão (DP) em relação à média de um indivíduo da mesma idade, sexo e população. Na prática, isso significa estar < P2,5 para altura.

ETIOLOGIA

O Quadro 1 mostra a etiologia de baixa estatura.

VARIAÇÕES NORMAIS DO CRESCIMENTO

O Quadro 2 resume o diagnóstico diferencial entre os três principais tipos de baixa estatura causados por variações normais do crescimento.

Baixa estatura constitucional

A baixa estatura constitucional, ou retardo constitucional do crescimento e puberdade (RCCP), resulta de um atraso não patológico da maturação do eixo hipotalâmico-hipofisário-gonadal. É mais comum em meninos do que em meninas. Os pais têm altura normal e geralmente existe uma história familiar de que eles ou seus outros filhos tiveram problema semelhante. Os pacientes têm baixa estatura, atraso puberal e aparentam ser mais jovens do que sua idade real. As velocidades de crescimento e ganho ponderal são normais para a idade óssea e a história clínica e exame físico não indicam nenhuma causa patológica. A adrenarca e a puberdade têm início tardio, mas são compatíveis com a idade óssea. Na idade puberal, as concentrações séricas de testosterona (meninos), estrógeno (meninas) e gonadotrofinas são diminuídas para a idade cronológica,

QUADRO 1 Etiologia da baixa estatura

A. Distúrbios primários do crescimento	
A1. Síndromes genéticas ▪ Turner, Down, Noonan, Prader-Willi, Silver-Russel e outras síndromes A2. Pequenos para a idade gestacional (PIG) A3. Displasias esqueléticas/Alterações da cartilagem de crescimento	▪ Discondrosteose de Leri-Weil (*SHOX*), acondroplasia, hipocondroplasia (*FGFR3*), hipofosfatasia (*ALPL*), pseudoacondroplasia (*COMP*), picnodisostose (*CTSK*), osteogênese imperfeita (*COL1A1, COL1A2*), displasia espondiloepifisária tipo aggrecan (*ACAN*), outros distúrbios da placa de crescimento (*NPR2, FGFR3, NCCP*)
B. Distúrbios secundários do crescimento	
B1. Desnutrição primária (subalimentação) B2. Doenças crônicas sistêmicas ▪ Gastrointestinais (p. ex., doença celíaca, doença inflamatória intestinal) ▪ Renais (p. ex., acidose tubular renal, insuficiência renal crônica) ▪ Respiratórias (p. ex., asma brônquica, fibrose cística) ▪ Cardíacas (p. ex., insuficiência cardíaca, cardiopatias congênitas) ▪ Hematológicas (p. ex., doença falciforme) ▪ Reumáticas (p. ex., artrite reumatoide, lúpus eritematoso sistêmico) ▪ Imunológicas (p. ex., infecções crônicas) ▪ Infecciosas (p. ex., calazar, esquistossomose crônica, parasitoses intestinais, aids) B3. Deficiência do hormônio de crescimento ▪ Idiopática. ▪ Deficiência isolada do GH (*GH1* e *GHRH*) ▪ Variantes patogênicas de fatores de transcrição hipofisários: *HESX1, LHX3, LHX4, PROP1, POUF1, ROBO1, OTX2, PAX6, GLI2, FGF8, FGFR1, NR0B1, ARNT2, BMP4* ▪ Malformações cerebrais (p. ex., displasia septo-óptica, síndrome de interrupção da haste hipofisária) ▪ Infecções pré-natais (p. ex., rubéola) ▪ Tumores (p. ex., craniofaringioma, germinoma, hamartoma, glioma, pinealoma)	▪ Traumatismo cranioencefálico ▪ Infecções do sistema nervoso central (p. ex. tuberculose, histoplasmose, aspergilose, *Pneumocystes jiroveci*) ▪ Doenças granulomatosas (p. ex., histiocitose de Langerhans) ▪ Hipofisite B4. Insensibilidade ao GH, deficiência do IGF-1, IGF-2 e insensibilidade ao IGF-1 ▪ Hormônio do crescimento biologicamente inativo (síndrome de Kowarski) ▪ Variantes patogênicas do: *GHR, STAT5B, IGFALS, IGF-1, IGF-2, IGF1R, PAPPA2* B5. Outros distúrbios endócrinos ▪ Hipercortisolismo, hipotireoidismo, hiperprolactinemia, diabetes melito (síndrome de Mauriac), raquitismo, puberdade precoce, diabetes insípido, pseudo-hipoparatireoidismo B6. Distúrbios metabólicos ▪ Distúrbios do metabolismo do cálcio e do fósforo, de carboidratos, de lipídeos e de proteínas B7. Psicossocial ▪ Privação emocional, anorexia nervosa, depressão B8. Iatrogênico ▪ Irradiação de coluna ou corpo inteiro, quimioterapia, corticoides, metilfenidato, lisdexanfetamina, isotretinoína
C. Baixa estatura idiopática e variações normais do crescimento	
C1. Familiar C2. Constitucional C3. Familiar + constitucional	

mas normais para a idade óssea. A maioria atingirá uma altura final adequada para sua altura-alvo. Os demais podem acelerar a maturação da idade óssea próximo à puberdade, neutralizando o ganho estatural que lhes permitiria atingir sua altura-alvo. Nesse período, recomenda-se a avaliação da idade óssea a cada 4 a 6 meses, para diagnosticar precocemente esse grupo de crianças nos quais a idade óssea acelera rapidamente, para considerar tratamento com aGnRH, rGH ou inibidores da aromatase.

Baixa estatura familiar

A baixa estatura familiar resulta de uma herança genética que limita a previsão de altura final. Não existe predileção por sexo. Os pais têm estatura baixa, embora possa haver relatos de que parentes de primeiro grau sejam altos. Os pacientes têm baixa estatura, mas crescem dentro dos percentis de sua altura-alvo, têm puberdade adequada para sua idade cronológica e aparentam ter a idade por eles relatada. A adrenarca e a puberdade têm início em idade normal. As velocidades de crescimento e ganho ponderal são normais e a história clínica e exame físico não indicam nenhuma causa patológica. A idade óssea é adequada para a idade cronológica e a maioria atingirá uma altura final de acordo com sua altura-alvo (baixos quando adultos).

Baixa estatura constitucional + familiar

Resulta da combinação de características da baixa estatura constitucional com a familiar. Embora os pa-

QUADRO 2 Baixa estatura causada por variações normais do crescimento

Parâmetro	Baixa estatura		
	Constitucional	Familiar	Constitucional/ familiar
História clínica	NL	NL	NL
Exame físico	NL	NL	NL
Altura dos pais	NL	Baixa	Baixa
Puberdade dos pais	Atrasada	NL	Atrasada
VC	NL	NL	NL
Ganho ponderal	NL	NL	NL
Idade óssea	IO < IC	IO = IC	IO < IC
Início da puberdade	Atrasada	Idade normal	Atrasada
Altura final	NL	Baixa	Normal a Baixa

IC: idade cronológica; IO: idade óssea; NL: normal; VC: velocidade de crescimento.

cientes tenham pais de baixa estatura, a idade óssea é atrasada, o que melhora seu prognóstico de altura final. A história e o exame físico são normais. A puberdade tem início tardio e os pacientes aparentam ser mais jovens do que sua idade real. A previsão de altura final é intermediária entre normal e baixa.

BAIXA ESTATURA IDIOPÁTICA

A baixa estatura idiopática (BEI) é um diagnóstico de exclusão. Ela é definida como altura < 2 DP em relação à média para idade e sexo, na ausência de desnutrição, dismorfias, doenças sistêmicas, endócrinas, genéticas, cromossômicas, psicossociais ou displasias esqueléticas, em um indivíduo que tenha nascido com peso e comprimento adequados para sua idade gestacional e que apresente velocidade de crescimento e ganho ponderal normais. Essa definição engloba um grupo heterogêneo de distúrbios, incluindo as variações normais do crescimento.

Uma grande dificuldade no diagnóstico da BEI é a exclusão das causas incomuns cuja investigação não esteja facilmente disponível. Assim, o diagnóstico etiológico da BEI é menos frequente em centros com poucos recursos. À medida que os exames diagnósticos se aperfeiçoam, novas causas são identificadas e muitos pacientes deixam de ser diagnosticados com BEI. Por exemplo, indivíduos com diagnóstico de BEI e que após investigação mais detalhada são diagnosticados como tendo variante patogênica em genes responsáveis pelo crescimento (p. ex., *SHOX*).

Por ser um grupo heterogêneo, a resposta terapêutica da BEI ao rGH é variável. Melhor resposta é observada nas seguintes situações: (i) início precoce do rGH (antes dos 4 a 6 anos); (ii) atraso da idade óssea; (iii) altura parental normal; e (iv) dose adequada do rGH (0,15 UI/kg/dia = 45 mcg/kg/dia). O tratamento é individualizado, conversando com a família sobre indicações, custo, efeitos adversos e expectativas.

BAIXA ESTATURA PATOLÓGICA

Desnutrição

A desnutrição é a causa mais comum de déficit de crescimento linear ou ponderal. Embora os extremos de desnutrição, como marasmo e *kwashiokor*, sejam raros, formas moderadas e leves de desnutrição, incluindo a fome oculta (deficiência de um ou mais micronutrientes), podem comprometer o crescimento. Sua etiologia pode ser primária (p. ex., falta de acesso à comida), secundária (p. ex., doenças crônicas) ou uma combinação das duas. O mecanismo fisiopatológico da baixa estatura depende da deficiência de macronutrientes e/ou micronutrientes presentes em cada caso.

Doenças não endócrinas

Qualquer doença não endócrina de repercussão sistêmica pode afetar adversamente o crescimento. Na maioria das vezes, os sintomas da doença de base levam ao seu diagnóstico. Nesses casos, a baixa estatura é apenas uma manifestação de uma doença crônica clinicamente identificada (p. ex., doença falciforme). Outras vezes, a doença não endócrina é assintomática ou oligossintomática (p. ex., doença celíaca, fibrose cística, doença de Crohn, acidose tubular renal). Nesses casos, a baixa estatura isolada é a apresentação clínica inicial que levará ao diagnóstico.

As doenças crônicas não endócrinas podem causar baixa estatura tanto por suas repercussões sistêmicas como pelo seu tratamento. São exemplos de algumas doenças e mecanismos causadores de baixa estatura: doenças renais (uremia, acidose metabólica, anemia, anorexia, distúrbios eletrolíticos, hipocalcemia, hiperfosfatemia, deficiência da vitamina D); neoplasias malignas (anorexia, náusea, vômito, corticoterapia, cirurgia, quimioterapia, radioterapia, aumento do gasto energético, hipotireoidismo, deficiência do GH); doenças respiratórias (anorexia, hipóxia, corticoterapia); doenças gastrointestinais (anorexia, vômito, diarreia, má-absorção intestinal); doenças cardiovasculares (hipóxia, acidose, anorexia); e doenças hematológicas (anemia).

A baixa estatura psicossocial é causada pela deficiência funcional do GH em resposta à disfunção da interação pais/cuidadores e criança. Os pacientes podem apresentar transtorno do comportamento e a ingestão calórica é geralmente adequada. Quando retiradas do ambiente em que vivem, elas voltam a crescer normalmente. Embora o teste de estímulo do GH mostre resultados abaixo do normal, não há indicação do uso de rGH.

Crescimento fetal deficiente

Apesar de serem usados como sinônimos, retardo de crescimento intrauterino (RCIU) e pequenos para a idade gestacional (PIG) são condições distintas. O PIG é a criança que nasce com comprimento e/ou peso diminuídos para sexo e idade gestacional. Ou seja, é um diagnóstico pós-natal, realizado pelo reconhecimento de que a criança é pequena ao nascer, o que deixa implícito que esse termo não se refere ao crescimento fetal, mas sim ao tamanho corporal do recém-nascido. O RCIU é o estado patológico resultante da diminuição da velocidade de crescimento fetal aferida por pelo menos duas ultrassonografias (US) obstétricas realizadas após a 12ª semana de gestação. Embora a maioria das crianças com RCIU nasça PIG, algumas crianças com RCIU podem nascer com antropometria normal. São exemplos: a desaceleração do crescimento por um período curto nas últimas semanas de gestação ou quando a causa do RCIU é corrigida na vida intrauterina, revertendo o crescimento deficiente.

Pequenos para a idade gestacional

A Organização Mundial da Saúde (OMS) define PIG como crianças que nascem com peso < P10 para a idade gestacional, ou que tenham peso ao nascimento inferior a 2.500 gramas na idade gestacional (IG) ≥ 37 semanas. As sociedades de endocrinologia pediátrica definem PIG como comprimento e/ou peso ao nascimento < 2 DP para sexo e idade gestacional. Estima-se que 12,5% dos recém-nascidos no Brasil nasçam PIG. A precisão da IG, a mensuração correta do peso e do comprimento ao nascimento e a disponibilidade de um gráfico de referência são fundamentais para o diagnóstico.

Os dados antropométricos são avaliados usando as curvas de crescimento do Intergrowth-21st para os nascidos com IG entre 33 e 42 semanas, e as curvas de crescimento de Fenton e Kim para os nascidos com IG < 33 semanas. Isso permite classificá-los em PIG simétricos (baixo peso e baixo comprimento ao nascimento) e PIG assimétricos (baixo peso e comprimento normal ao nascimento). Os PIG simétricos são resultado de problemas mais graves e/ou mais precoces no início da gestação, que têm mais dificuldade em recuperar o crescimento. Os PIG assimétricos, por serem resultados de eventos tardios, geralmente após a IG de 32 semanas, têm maior probabilidade de recuperação estatural.

O PIG pode ser idiopático, ser causado por problemas maternos (p. ex., tabagismo, alcoolismo, insuficiência placentária), distúrbios fetais (p. ex., infecções congênitas, síndromes genéticas), fatores epigenéticos e ambientais. Em 40% dos casos não se consegue identificar a etiologia.

Aproximadamente 60% das crianças PIG podem ter uma resposta diminuída ao teste de estímulo para o GH. Por isso, aqueles com IGF-1 baixo devem ser testados para deficiência do GH e os que apresentem IGF-1 elevado devem ser investigados para defeitos no gene do receptor do IGF-1. Entretanto, 85 a 90% das crianças nascidas PIG recuperam o crescimento, atingindo peso e altura normais nos primeiros 2 a 4 anos de vida. Apenas 10 a 15% não recuperam o déficit de crescimento. Os PIG prematuros recuperam o crescimento mais tarde, entre 2 e 4 anos. A definição de recuperação do crescimento (*catch-up*) consiste no aumento do Z-score de peso e/ou comprimento ≥ 0,67 DP, o que corresponde à ascensão de um canal na curva de percentis ou recuperação acima de –2,0 DP nas curvas de referência. Se não houver recuperação do crescimento após o segundo ano de vida, ela provavelmente não ocorrerá depois.

A recuperação do peso na vida pós-natal deve ser gradual. Uma recuperação muito rápida pode antecipar a puberdade e causar complicações metabólicas (obesidade, diabetes melito tipo 2, dislipidemia, síndrome metabólica, hipertensão). A maioria das crianças nascidas PIG terá alguma disfunção endócrino-metabólica durante sua vida.

O início da puberdade das crianças nascidas PIG tende a ocorrer mais cedo, porém dentro da idade esperada. Algumas crianças apresentam aceleração da maturação óssea na puberdade, pico de velocidade de crescimento mais cedo e com menor intensidade, adrenarca precoce e antecipação da menarca, levando a prejuízo da altura final. A antecipação puberal parece ser causada por aumento da adiposidade visceral, diminuição da sensibilidade insulínica e aumento da concentração de IGF-1. Essas alterações são mais acentuadas em meninas do que em meninos.

As crianças nascidas PIG devem ser acompanhadas a cada 3 meses no primeiro ano de vida, a cada 6 meses no segundo ano de vida e anualmente a partir de então. Aqueles nascidos com IG < 28 semanas, comprimento < 3 DP para IG, com dismorfias, e pais com baixa estatura, devem ser acompanhados mais frequentemente. Considerar testes genéticos nas crianças com dismorfias, malformações congênitas, microcefalia, retardo do desenvolvimento, déficit intelectual e/ou sinais de displasia esquelética.

Caso não haja recuperação estatural até os 2 anos para os nascidos a termo e até os 3 anos para os prematuros, o tratamento com rGH pode acelerar o crescimento, aumentar a previsão de altura final e prevenir ou controlar as alterações metabólicas. A Diretriz Internacional de PIG (2023) recomenda investigação diagnóstica nas crianças com baixa estatura persistente ≤ 2,5 DP aos 2 anos de idade ou ≤ 2 DP entre 3 e 4 anos.

Síndromes genéticas

Síndrome de Turner

É causada pela perda completa (45, X) ou parcial de um dos cromossomos X. Na sua forma clássica, caracteriza-se por baixa estatura, hipogonadismo hipergonadotrófico, pescoço alado, implantação baixa de cabelos, *cubitus valgus*, encurtamento do quarto metacarpo, malformações cardíacas e renais. Até 40% das meninas com síndrome de Turner não apresentam dismorfias evidentes e nelas a baixa estatura é a única queixa. Isso indica a solicitação de cariótipo em qualquer menina para a qual não se encontre uma causa para a baixa estatura. Os dados de altura devem ser colocados nos gráficos padrão e nos gráficos de crescimento próprios para essa síndrome. O tratamento da baixa estatura é feito pela administração de rGH. A previsão de altura final das pacientes não tratadas com rGH situa-se entre 145 e 147 cm.

Síndrome de Noonan

A síndrome de Noonan (SN) acomete ambos os sexos. É causada por variantes patogênicas germinativas, ativadoras ou ganho de função de genes que participam da transdução do sinal da via RAS/MAPK. A variante patogênica mais frequente é a do *PTPN11* (*protein tyrosine phosphatase non-receptor type 11*), diminuindo a ação do GH ao induzir resistência pós-receptor. As principais características da SN são: baixa estatura, pescoço alado, *cubitus valgus*, estenose pulmonar e miocardiopatia hipertrófica. O tratamento da baixa estatura é feito com a administração de rGH. A previsão de altura final dos pacientes não tratados com rGH é de 162 cm para meninos e 152 cm para meninas.

Síndrome de Down (trissomia do 21)

A maioria dos casos (95%) apresenta uma trissomia livre, 3% são mosaicos e 2% são translocações. O fenótipo clássico se manifesta por: baixa estatura, alterações faciais, prega epicântica, fissuras palpebrais inclinadas para cima, pescoço curto, prega palmar única, malformação cardíaca e déficit intelectual de graus variados. A previsão de altura final é de 161 cm para meninos e de 147 cm para meninas.

Síndrome de Silver-Russell

A maioria dos casos da síndrome de Silver-Russell é esporádica. Em 50% deles, é possível a demonstração de um distúrbio genético. Desses, 30 a 60% possuem hipometilação paterna da região intergênica diferencialmente metilada, localizada no cromossomo 11p15.5; 5 a 10% têm dissomia uniparental materna do cromossomo 7 ou UPD(7)mat; e 1 a 2% têm duplicações de material materno no cromossomo 11p15. As principais manifestações clínicas são: déficit de crescimento pré e pós-natal, aparência frágil, dismorfias craniofaciais, clinodactilia do quinto quirodáctilo, hemi-hipertrofia e hipotonia. A inteligência comumente é normal. O tratamento da baixa estatura é feito com rGH. A previsão de altura final é de 151 cm para meninos e de 140 cm para meninas.

Síndrome de Prader-Willi

Causada por deleção da porção proximal do braço longo do cromossomo 15 paterno na região 15q11-q13 (60 a 70%); dissomia uniparental materna do cromossomo 15 (30 a 35%); e anormalidades do *imprinting* (1 a 5%). Cursa com hipotonia e atraso no desenvolvimento neuropsicomotor nos primeiros anos de vida que evolui para hiperfagia e obesidade grave, baixa estatura, déficit cognitivo, mãos e pés pequenos. O uso do rGH foi aprovado nos Estados Unidos no ano 2000. No Brasil, cada estado tem seu próprio protocolo de fornecimento do rGH e nem sempre pacientes com a síndrome fazem parte desses critérios. A previsão de altura final é de 155 cm para meninos e de 148 cm para meninas.

Síndrome de Bardet-Biedl

Causada por variantes patogênicas em mais de 12 genes (*BBS1* a *BBS12*), caracteriza-se por obesidade, baixa estatura, mãos e pés pequenos, polidactilia, retinite pigmentosa, retardo mental, hipogenitalismo e malformações renais. O tratamento da obesidade é feito com setmelanotida (Imcivree®), um agonista do receptor 4 da melanocortina.

Síndrome de Temple

Causada por dissomia uniparental materna do cromossomo 14q32, microdeleções paternas e hipometilação do *DLK1* (*delta like non-canonical notch ligand 1*). Caracteriza-se por baixa estatura, dismorfia facial, mãos e pés pequenos, hipotonia, excesso de peso e puberdade precoce. O diagnóstico é clínico, confirmado por testes moleculares. Os dados sobre o tratamento com rGH são insuficientes.

Distúrbios genéticos da placa de crescimento

A ossificação endocondral da placa de crescimento promove o crescimento dos ossos longos por proliferação, hipertrofia e secreção da matriz extracelular da cartilagem. Esse fenômeno é controlado por vários genes que agem de maneira parácrina e autócrina. Alterações primárias ou hereditárias da placa de crescimento podem causar baixa estatura com ossos malformados (displasia esquelética) ou baixa estatura sem malformações (BEI). Essas alterações podem ser classificadas em:

- Distúrbios da sinalização parácrina: defeitos dos fatores parácrinos ou autócrinos e de seus receptores que podem prejudicar a condrogênese na placa de crescimento, causando baixa estatura. Os principais genes envolvidos nesse processo são: *FGFR3*, *NPR2*, *NPPC*, *IGF2*, *PTHrp*, *IHH* e *BMPR1B*.
- Distúrbios da síntese da matriz extracelular: a matriz extracelular é formada por colágeno e proteoglicanos que se comunicam com uma rede de sinalizadores, promovendo a diferenciação e proliferação dos condrócitos na placa de crescimento. As alterações da síntese da matriz extracelular são subdivididas em: (i) distúrbios da matriz proteica do colágeno, cujos genes mais importantes são: *COL2A1*, *COL9A1*, *COL9A2*, *COL9A3*, *COL10A1*, *COL11A1* e *COL11A2*; e (ii) distúrbios da matriz proteica não colágeno, cujos genes mais importantes são: *ACAN*, *COMP*, *FBN1* e *MATN3*.
- Distúrbios celulares fundamentais: distúrbios complexos afetando todas as células e não apenas a condrogênese. Os genes mais importantes são: *SHOX*, *CUL7*, *OBSL1*, *CCDC8* e *BLM* e genes das RASopatias.

A placa de crescimento também pode sofrer interferências de causas secundárias, como: citocinas inflamatórias (TNF-alfa, IL-6), líquido extracelular (acidose), desnutrição (deficiência de IGF-1 e vitamina D) e radiação ionizante, que atuam diretamente na placa de crescimento limitando o crescimento ósseo.

Nas apresentações clínicas mais exuberantes, a suspeita diagnóstica é feita ao observar que o paciente apresenta baixa estatura desproporcionada. Em casos de fenótipo mais sutil, o diagnóstico etiológico é muito difícil, requerendo a avaliação por geneticista, interpretação das radiografias ósseas por um radiologista experiente e realização de testes moleculares. A definição diagnóstica é importante para aconselhamento genético, definição terapêutica (p. ex., vosoritida para acondroplasia), contraindicação ao rGH pelo maior risco de câncer (p. ex., síndrome de Bloom), e para antecipar comorbidades. O Quadro 3 mostra as principais causas de distúrbios genéticos da placa de crescimento.

QUADRO 3 **Principais causas de distúrbios genéticos da placa de crescimento de acordo com seu mecanismo fisiopatológico**

Distúrbios da sinalização parácrina	**Gene (cromossomo)**	**Distúrbio (herança)**
Fator de crescimento do fibroblasto (FGF)	*FGFR3* (4p16.3)	Acondroplasia (AD) Hipocondroplasia (AD) Displasia tanatofórica (AD) Baixa estatura idiopática
Peptídeo natriurético tipo C (CNP)	*NPR2* (9p13.3)	Condrodisplasia epifisária tipo Miura (AD) Displasia acromesomélica tipo Maroteaux (AD) Baixa estatura idiopática
	NPPC (2q37.1)	Baixa estatura idiopática
Fator de crescimento insuliniforme tipo 2	*IGF2* (pat.) (11p15.5) *H19/IGF2* (pat.) *CDKN1C* (mat.) (11p15.5) *PLAG1* (8q12)	Síndrome de Silver-Russel (> casos são esporádicos)
Proteína relacionada ao PTH (PTHrp)	*PTH1R* (3p21.31)	Condrodisplasia letal de Blomstrand (AD) Condrodisplasia metafisária de Jansen (AD)
Indian hedgehog (IHH)	*IHH* (2q35)	Displasia acrocapitofemoral (AD) Baixa estatura com braquidactilia (AD)
Proteína morfogênica do osso (BMP)	*BMPR1B* (4q22.3)	Displasia acromesomélica 3 (AR) Braquidactilia tipo A1 e A2 (AD)
Sinalização do WNT	*ROR2* (9q22.31)	Síndrome de Robinow tipo 1 (AR)
Distúrbios da síntese da matriz extracelular: matriz proteica do colágeno	**Gene (cromossomo)**	**Distúrbio (herança)**
Colágeno tipo II	*COL2A1* (12q13)	Displasia espondiloepimetafisária (AD) Acondrogênese ou hipocondrogênese (AD)
Colágeno tipo IX	*COL9A1* (6q13) *COL9A2* (1p34.2) *COL9A3* (20q13.33)	Displasia epifisária múltipla (AD)
Colágeno tipo X	*COL10A1* (6q22.1)	Condrodisplasia metafisária tipo Schmid (AD)
Colágeno tipo XI	*COL11A2* (6p21.32)	Displasia otoespondilometaepifisária (AD, AR)
Distúrbios da síntese da matriz extracelular: matriz proteica não colágeno	**Gene (cromossomo)**	**Distúrbio (herança)**
Aggrecan	*ACAN* (15q26.1)	Displasia espondilometafisária tipo Kimberly (AD) Displasia espondilometafisária tipo *aggrecan* (AR) Baixa estatura idiopática
Proteína oligomérica da matriz da cartilagem	*COMP* (19p13.11)	Pseudoacondroplasia (AD)
Distúrbios celulares fundamentais	**Gene (cromossomo)**	**Distúrbio (herança)**
Fatores de transcrição	*SHOX* (Xp22.33)	Displasia mesomélica de Langer (AD) Discondrosteose de Leri-Weill (AD) Baixa estatura idiopática
RASopatias	Mais de 12 genes	Síndrome de Noonan (AD)
	NF1 (17q11.2)	Neurofibromatose tipo 1 (AD)
	SPRED (15q14)	Síndrome de Costello (AD)
Estabilidade dos microtúbulos e genômica	*CUL7* (6p21.1) *OBSL1* (2q35) *CCD8* (19q13.32)	Síndrome 3M (AR)
Síndromes de defeitos da reparação do DNA	*BLM* (15q26.1)	Síndrome de Bloom (AR)
	Mais de 20 genes	Síndrome de Fanconi (AR, AD, XL)
	ERCC6 (10q11.23)	Síndrome de Cockayne (AR)
Cascata regulatória de lesão do DNA	*ATR* (3q23)	Síndrome de Seckel (AR)

AD: autossômica dominante; AR: autossômica recessiva; XL: ligada ao cromossomo X.
Fonte: Kim Y, 2022; Mastromauro & Chiarelli, 2022.

Acondroplasia

Causada por variante patogênica ativadora ou ganho de função do *FGFR3* (*fibroblast growth receptor 3*). Na maioria dos casos é esporádica. A variante patogênica do *FGFR3* ativa duas cascatas de sinalização intracelulares: a via do STAT1, que reduz a proliferação e diferenciação dos condrócitos nas placas de crescimento, e a via do MAPK, que diminui a produção de matriz extracelular. O fenótipo clássico consiste em baixa estatura desproporcionada, encurtamento rizomélico das extremidades, macrocefalia, bossa frontal, mão em "tridente", cifose ou lordose. O tratamento da baixa estatura é feito pela administração de vosoritida (Voxzogo®). A previsão de altura final para os pacientes não tratados é de 131 cm para homens e de 124 cm para mulheres.

Hipocondroplasia

Causada por variante patogênica ativadora ou ganho de função do *FGFR3*. Caracteriza-se por: baixa estatura rizomélica, macrocefalia relativa, braquidactilia, limitação da extensão do cotovelo e manifestações esqueléticas semelhantes à acondroplasia. A maioria dos casos é diagnosticada a partir do segundo ano de vida. A altura final varia de 128 a 160 cm.

Pseudoacondroplasia

Causada por variante patogênica do gene *COMP* (*cartilage oligomeric matrix protein*). Ao nascimento, o peso e comprimento são normais. As manifestações clínicas são identificadas a partir do segundo ano de vida com: desaceleração do crescimento, baixa estatura, hipermobilidade articular, mãos e pés curtos e largos, artrose e alterações metafisárias. Não cursa com macrocefalia. A média de altura final para meninos é de 120 e de 116 cm para meninas.

Haploinsuficiência do *SHOX*

O *SHOX* (*SHOX homeobox*) está localizado na região pseudoautossômica 1, situada na porção distal do braço curto dos cromossomos X e Y. Ele atua como ativador da transcrição, estimulando e coordenando a proliferação de condrócitos na placa de crescimento, aumentando a expressão do *NPPB* (*natriuretic peptide B*) e inibindo a expressão do *FGFR3*. Também age como repressor do fechamento da placa de crescimento. A haploinsuficiência do *SHOX* causa 2 a 15% das BEI. A discondrosteose de Léri-Weill é causada por variantes patogênicas ou deleções em heterozigose do *SHOX*, caracterizando-se por baixa estatura desproporcionada, encurtamento mesomélico dos membros, cúbito valgo, deformidade de Madelung e avanço da idade óssea. A baixa estatura é tratada com rGH.

Variante patogênica do *ACAN*

Variantes patogênicas do *ACAN* (*aggrecan*) reduzem a proliferação de condrócitos e aceleram sua hipertrofia, prejudicando a ossificação endocondral na placa de crescimento, causando baixa estatura.

Variantes patogênicas homozigóticas autossômicas dominantes causam a displasia espondilometafisária tipo Kimberley, caracterizada por baixa estatura, encurtamento de tronco e extremidades, e osteoartrite de início precoce. Variantes patogênicas homozigóticas autossômicas recessivas causam a displasia espondilometafisária tipo *aggrecan*, caracterizada por macrocefalia, baixa estatura, pescoço curto, braquidactilia, polegares e primeiro pododáctilo largos.

Variantes patogênicas heterozigóticas cursam com um fenótipo variável: baixa estatura não sindrômica e geralmente proporcionada, avanço da idade óssea, alteração dos discos intervertebrais e osteocondrite dissecante; ou baixa estatura com dismorfia facial, polegares e primeiro pododáctilo largos. As variantes patogênicas heterozigóticas são a segunda causa de BEI (1,4%). Pacientes pré-púberes têm sido tratados com rGH e pacientes púberes, com a combinação de rGH e análogos do GnRH.

Variante patogênica do *IHH*

Variantes patogênicas do *IHH* (*Indian hedgehog signaling molecule*) interferem na proliferação e diferenciação dos condrócitos e estimulam a síntese do PTHrp. Variantes patogênicas homozigóticas causam displasia acrocapitofemoral, caracterizada por baixa estatura com membros curtos, macrocefalia, tórax estreito, lordose lombar, coxa vara, braquidactilia e epífises em cone nas mãos e nos quadris. Variantes patogênicas heterozigóticas causam baixa estatura com membros curtos, encurtamento da falange mediana do 2º e 5º quirodáctilo. Fenótipos mais leves são diagnosticados como BEI. O tratamento com rGH tem se mostrado promissor.

Variante patogênica do *PTH1R*

A condrodisplasia fatal de Blomstrand é causada por variante patogênica inativadora do *PTH1R* (*parathyroid hormone 1 receptor*), manifestando-se por baixa estatura com membros curtos, hidropsia fetal e alta letalidade perinatal. A condrodisplasia metafisária de Jansen é causada por variante patogênica do *PTHR1*, manifestando-se por baixa estatura com membros curtos, hipercalcemia e hipercalciúria.

Variante patogênica do *NPPC*

O *NPPC* (*natriuretic peptide C*) codifica o CNP, que se liga ao receptor NPR-B, atuando como um regulador positivo da cartilagem de crescimento, estimulando a proliferação de condrócitos e o crescimento ósseo endocondral. Variantes patogênicas inativadoras ou perda de função do *NPPC* causam baixa estatura proporcionada e mãos pequenas. O tratamento com análogo do CNP pode vir a ser uma terapia promissora.

Variante patogênica do *NPR2*

O *NPR2* (*natriuretic peptide receptor 2*) codifica o receptor NPR-B, que possui alta afinidade para o CNP, estimulando a proliferação de condrócitos. Variantes patogênicas homozigóticas inativadoras ou perda de função causam displasia acromesomélica do tipo Maroteaux. Variantes patogênicas heterozigóticas causam encurtamento dos metacarpos e fenótipo semelhante à haploinsuficiência do *SHOX*. Aproximadamente 1 a 2% dos casos de BEI podem ser causados por variante patogênica do *NPR2*.

Hipofosfatasia

Causada por variantes patogênicas do *ALPL* (*alkaline phosphatase, biomineralization associated*), que codifica a síntese da fosfatase alcalina. Seis formas clínicas são reconhecidas com base na idade ao diagnóstico e gravidade das manifestações clínicas: perinatal letal, perinatal benigna, infantil, juvenil, adulta e odonto-hipofosfatasia. Manifestações das formas perinatais infantil e juvenil são: baixa estatura, fraturas, perda precoce de dentes, hiperfosfatemia, hipercalciúria e nefrolitíase. O tratamento é feito pela reposição enzimática com asfotase-alfa (Strensiq®).

Picnodisostose

Causada por variantes patogênicas inativadoras ou perda de função do *CTSK* (*cathepsin K*). Caracteriza-se por baixa estatura desproporcionada, face pequena, micrognatia, macrocefalia, fontanelas abertas até idade adulta e persistência de dentes decíduos. Radiologicamente, verificam-se ossos wormianos, osteólise das falanges distais e aplasia das extremidades distais das clavículas. A previsão de altura final é < 150 cm. Alguns estudos têm administrado rGH.

Doenças endócrinas

Deficiência isolada do hormônio de crescimento

A deficiência do GH pode ser congênita ou adquirida, isolada ou associada a múltiplas deficiências pituitárias e completa ou parcial. Nas formas completas, as principais manifestações clínicas são: baixa estatura proporcionada, escleras azuladas, mãos e pés pequenos, fronte proeminente, hipoplasia facial, base nasal achatada, voz fina e aguda (hipoplasia da laringe), pele e cabelos finos, atraso na dentição, retardo puberal, aumento da adiposidade abdominal e atraso da idade óssea. A desaceleração da velocidade de crescimento pode ser observada desde o primeiro ano de vida. Alguns pacientes podem ter defeitos de linha média como lábio leporino, fenda palatina, atresia de coanas, agenesia ou hipoplasia do corpo caloso e septo pelúcido, nistagmo, atrofia de nervo óptico, dente incisivo único, déficit auditivo e hipoglicemia. O Quadro 4 resume as causas genéticas de deficiência isolada do GH. As causas adquiridas incluem lesões pituitárias causadas por diversos mecanismos: traumatismo cranioencefálico, tumores, infecções, doenças infiltrativas, entre outros.

Hipopituitarismo/deficiência hormonal pituitária múltipla

O hipopituitarismo pode ser: completo ou parcial; primário (p. ex., congênito) ou secundário (p. ex., tumores); se instalar de forma sequencial (p. ex., deficiência inicial de um hormônio, seguida de outras deficiências) ou com múltiplas deficiências; e ser permanente ou transitório.

QUADRO 4 Causas genéticas de deficiência isolada do hormônio de crescimento

Tipo	Gene	Herança	Características
Tipo 1A	*GH1*	AR	Forma mais grave, com baixa estatura acentuada. Causada por deleção do *GH1* com ausência completa do GH. Desenvolvem anticorpos neutralizadores contra o rGH após o início de sua reposição. Tratamento com rhIGF-1 é uma opção terapêutica
Tipo 1B	*GH1, GHRHR*	AR	Forma moderada, com baixa estatura menos acentuada. Baixos níveis séricos de GH. Não desenvolvem anticorpos anti-GH
Tipo 2	*GH1*	AD	Cursa com baixa estatura variável. Causada pela produção de uma isoforma do GH de 17,5 kDa. Alguns pacientes desenvolvem deficiência do TSH, ACTH, LH e FSH
Tipo 3	*BTK, GHSR*	Ligada ao X	*BTK*: associado a gamaglobulinemia *GHSR*: baixa estatura variável e hipoplasia da adeno-hipófise

AD: autossômica dominante; AR: autossômica recessiva.

As manifestações clínicas variam com a idade, o número de hormônios afetados e a magnitude dos déficits. Muitas vezes, a sintomatologia subjacente (p. ex., hipertensão intracraniana) predomina em relação à deficiência hormonal. Quando vários hormônios são afetados, torna-se difícil identificar sintomas de cada um deles. O padrão sequencial habitual da deficiência hormonal é perda da secreção de GH, seguida por perda da secreção de LH, FSH, TSH e ACTH. Em adolescentes e adultos, o hipopituitarismo se associa a dislipidemia, hipertensão, síndrome metabólica, resistência insulínica e aterosclerose.

Hipopituitarismo congênito

Sua incidência é de 1:4.000 a 1:10.000 nascimentos. A maioria dos casos é esporádica. Em apenas 15% dos casos se consegue identificar uma causa genética. Diferentes variantes patogênicas podem resultar em um mesmo fenótipo e diferentes fenótipos podem ser causados por variante patogênica em um mesmo gene.

Variantes patogênicas dos fatores de transcrição hipofisários resultam em deficiências hipofisárias múltiplas (Quadro 5). Variantes patogênicas acometendo genes envolvidos na diferenciação inicial da hipófise (*HESX1*, *LHX3*, *LHX4*, *SOX2*, *SOX3*, *GLI2*, *OTX2*) cursam com defeitos extra-hipofisários (p. ex., lábio leporino, anomalia da coluna cervical). Variantes patogênicas em genes que participam do processo mais tardio de desenvolvimento hipofisário (*PROP1*, *POU1F1*) não apresentam defeitos extra-hipofisários. A variante patogênica do *PROP1* é a causa mais frequente.

A síndrome de interrupção da haste hipofisária (PSIS, do inglês *pituitary stalk interruption syndrome*) é carac-

QUADRO 5 Características clínico-radiológicas das principais variantes patogênicas associadas ao hipopituitarismo congênito

Fator de transcrição (herança)	Hipofunção pituitária	RM de hipófise-hipotálamo	Outras manifestações
HESX1 (AD, AR)	Deficiência isolada do GH, ou DHPM	HAH, NHE, DCC	Síndrome de Morsier (displasia septo-óptica): hipoplasia do nervo óptico
SOX2 (AD)	Deficiência de LH, FSH e às vezes do GH	HAH, DCC, hamartoma hipotalâmico, alterações do hipocampo	Anoftalmia bilateral, microftalmia, surdez neurossensorial, diplegia espástica, anomalias genitais e dentárias
SOX3 (X)	Deficiência isolada de GH, ou DHPM	HAH, NHE, DCC, PSIS, persistência do canal craniofaríngeo, hipoplasia infundibular	Deficiência auditiva, alterações do corpo caloso, atraso do desenvolvimento
LHX3 (AR)	DHPM	HAH, aumento da hipófise ou hipófise normal	Coluna cervical curta e rígida, cifose torácica, escoliose, espinha bífida oculta e perda auditiva neurossensorial
LHX4 (AD)	Deficiência isolada do GH, ou DHPM	HAH, DCC, NHE, persistência do canal craniofaríngeo, anomalia de Arnold-Chiari	Defeitos pulmonares
PROP1 (AR)	DHPM, com raros casos de ↓ ACTH	Hipófise normal, ↓ ou ↑ com posterior regressão	Pode ocorrer hiperplasia transitória da adeno-hipófise. Não cursa com malformações extra-hipofisárias

(continua)

QUADRO 5 Características clínico-radiológicas das principais variantes patogênicas associadas ao hipopituitarismo congênito (*continuação*)

Fator de transcrição (herança)	Hipofunção pituitária	RM de hipófise-hipotálamo	Outras manifestações
POU1F1 (AD, AR)	GH, PRL, TSH,	HAH	Não cursa com malformações extra-hipofisárias
OTX2 (AD, AR)	Deficiência isolada do GH, ou DHPM	HAH, NHE, malformação de Chiari	Anoftalmia ou microftalmia, coloboma, distrofia de retina, fenda palatina, convulsão, atraso do desenvolvimento
ROBO1 (AD)	GH, TSH, LH, FSH	HAH, NHE, PSIS	Surdez neurossensorial, estrabismo, fronte proeminente, micrognatia, sobrancelhas arqueadas, atraso do desenvolvimento
PAX6 (AD)	DHPM	HAH	Malformações oculares
BMP4	DHPM	HAH, NHE, DCC, anomalias cerebelares	Anoftalmia, distrofia de retina, surdez, retardo mental, displasia espondilometafisária
FGFR1 (AD)	DHPM	HAH, NHE, DCC, PSIS	Displasia septo-óptica, incisivo central único, lábio leporino, fenda palatina
ARNT2 (AR)	DHPM	HAH, NHE, DCC, PSIS	Malformações oculares e renais, microcefalia, retrognatia, convulsões, hipoplasia do lobo frontal e temporal
GLI2 (AD)	DHPM, ou ↓ GH	Holoprosencefalia, HAH, NHE, DCC	Atrofia do nervo óptico, anoftalmia, lábio leporino, fenda palatina, incisivo central único, polidactilia pós-axial
FGF8 (AD, AR)	↓ GH, TSH, ACTH, AVP	Holoprosencefalia, HAH, DCC	Síndrome de Kallmann, síndrome de Moebius, displasia septo-óptica, diplegia espástica, atrofia do nervo óptico
PROKR2 (AD, AR)	DHMP	HAH, NHE, DCC, PSIS, hipoplasia de cerebelo, hipoplasia do nervo óptico	Síndrome de Kallmann, displasia septo-óptica, hipoglicemia neonatal, micropênis, assimetria facial
PITX2 (AD)	DHPM	HAH, hipoplasia de sela túrcica	Síndrome de Axenfeld-Riegler (hipoplasia da íris, glaucoma, microdontia, hipospadia, estenose anal)
IGSF1 (X)	↓ TSH e PRL, ↓ GH transitória e parcial	Geralmente normal. Alguns casos com: DCC, higroma frontoparietal	Hipotireoidismo central com macroorquidismo, atraso constitucional do crescimento e puberdade
TCF7L1 (AD)	↓ GH	HAH, hipoplasia do nervo óptico	Displasia septo-óptica
RAX (AR)	DHPM	Ausência de sela túrcica e adeno--hipófise	Anoftalmia, lábio leporino, fenda palatina
LAMB2 (AR)	↓ GH	Diminuição da substância branca	Atrofia de nervo óptico, glomeruloesclerose focal
TBC1D32 (AR)	DHPM	HAH, NHE	Distrofia de retina, polidactilia
MAGEL2 (al. paterno)	↓ GH, AVP e ACTH	—	Síndrome de Schaaf-Young (obesidade, hipotonia, RDNPM, dismorfismo facial)
EIF2S3 (X)	↓ GH e TSH	HAH	Hipoglicemia hiperinsulinêmica, atraso do desenvolvimento.
FOXA2 (AR)	↓ GH, TSH e ACTH	HAH, PSIS	Hiperinsulinismo congênito, dismorfia facial, coloboma de coroide
CDON (AD)	↓ GH, TSH e ACTH	HAH, NHE, PSIS	—
GPR161 (AR)	↓ GH, TSH e ADH	HAH, NHE, PSIS	Ptose palpebral, alopecia, sindactilia, hipoplasia de unhas, encurtamento do 5º quirodáctilo
CHD7 (AD)	↓ GH, TSH, LH e FSH	NHE	Síndrome CHARGE: coloboma ocular, cardiopatia congênita, atresia de coanas, deficiência de crescimento
NFKB2 (AD)	↓ GH, TSH, ACTH	—	Síndrome DAVID (*deficient anterior pituitary function with variable immune deficiency*)

AD: autossômica dominante; AR: autossômica recessiva; DCC: disgenesia do corpo caloso; DHPM: deficiência hormonal pituitária múltipla; HAH: hipoplasia da adeno-hipófise; NHE: neuro-hipófise ectópica; PSIS: síndrome de interrupção da haste hipofisária; X: ligada ao cromossomo X.

QUADRO 6 Características clínicas e hormonais do hipopituitarismo congênito

Sintomatologia	Deficiência pituitária
Diminuição da ingestão alimentar	GH, ACTH
Ganho ponderal deficiente	GH, ACTH, AVP
Tremores	GH, ACTH
Letargia	GH, ACTH
Convulsão	ACTH
Apneia	ACTH
Icterícia colestática	ACTH
Icterícia não colestática prolongada	TSH
Instabilidade térmica	TSH
Dificuldade respiratória	TSH
Poliúria, polidipsia	AVP
Criptorquidismo	LH, FSH
Micropênis	LH, FSH, GH
Fenda palatina, lábio leporino	Hipopituitarismo

terizada pela tríade: afilamento ou secção da haste hipofisária, neuroipófise ectópica e hipoplasia da adenoipófise. Às vezes, apenas dois desses três componentes estão presentes. Os pacientes com PSIS podem ter deficiência isolada do GH ou hipopituitarismo. Variantes patogênicas do *HESX1*, *LHX4*, *OTX2*, *SOX3*, *PROKR2*, *CDON* e *ROBO1* têm sido descritas como agentes causais. A síndrome de De Morsier, ou displasia septo-óptica, é definida pela presença de pelo menos duas das seguintes alterações: atrofia do nervo óptico, anormalidades da linha média (agenesia do corpo caloso, ausência do septo pelúcido) e hipoplasia hipofisária com hipopituitarismo. Variantes patogênicas do *HESX1*, *SOX2*, *SOX3* e *OTX2* são as causas mais comuns. A síndrome de Kallmann é causada principalmente por variantes patogênicas do *ANOS1* (*KAL1*), *FGFR1*, *PROKR2*, *FGFR1* e *FGF8*.

Desse modo, o hipopituitarismo congênito pode se manifestar como deficiência hormonal isolada ou como hipopituitarismo, associado ou não a malformações congênitas extra-hipofisárias e atraso do desenvolvimento. O Quadro 6 ilustra as principais manifestações clínicas. Em relação à avaliação laboratorial, a investigação do hipopituitarismo congênito apresenta algumas limitações no período neonatal:

- Deficiência do GH:
  - Os níveis séricos de IGF-1 são baixos até os 18 meses de vida, não contribuindo para a identificação da deficiência de GH; a dosagem do IGFBP-3 é mais informativa.
  - Testes de estímulo para avaliar a secreção do GH são contraindicados em neonatos, podendo ser solicitados em lactentes > 15 kg, usando o estímulo com glucagon.
  - Pode-se suspeitar da deficiência de GH na presença de hipoglicemia e micropênis.
  - A confirmação diagnóstica pode ser feita nos primeiros 7 dias de vida por valores de GH < 5 ng/mL na vigência de hipoglicemia, associados a outras deficiências hormonais ou alteração no exame de imagem.
  - O tratamento é feito pela reposição de rGH na dose de 25 a 30 mcg/kg/dia (0,08 a 0,1 UI/kg/dia).
- Deficiência do ACTH:
  - A dosagem basal do cortisol sérico matinal não é útil para investigar deficiência de ACTH, uma vez que o ritmo circadiano do cortisol só se estabelece após a idade de 2 a 6 meses.
  - A confirmação diagnóstica requer teste de estímulo com ACTH.
  - Se o teste de estímulo com ACTH não puder ser feito, deve-se investigar elementos que sugiram o diagnóstico de insuficiência adrenal, como: hipoglicemia, icterícia colestática, outras deficiências hormonais hipofisárias e alterações estruturais de hipófise-hipotálamo.
  - O tratamento é feito pela administração de hidrocortisona: 9 a 12 mg/m^2/dia, VO).
- Deficiência de TSH:
  - Suspeitar de deficiência de TSH na presença de icterícia não colestática e sintomatologia típica.
  - A confirmação diagnóstica é feita pela diminuição do T4L com TSH baixo ou inapropriadamente normal, após excluir: hipotiroxinemia da prematuridade, eutireóideo doente e medicamentos que inibem o TSH (glicocorticoides, dopamina).
  - O tratamento é feito pela reposição de levotiroxina na dose de 10 a 15 mcg/kg/dia.
  - A levotiroxina pode ser administrada com o leite materno.
  - Não iniciar reposição de levotiroxina antes de se certificar da ausência de hipocortisolismo para evitar precipitar uma crise adrenal.
- Deficiência de LH/FSH:

- Solicitar as dosagens hormonais entre o 1º e 6º mês de vida durante a minipuberdade.
- Em meninos, LH < 0,8 UI/L e testosterona < 30 ng/mL; e em meninas, FSH < 0,1 UI/L sugerem hipogonadismo hipogonadotrófico.
- Suspeitar deficiência de LH/FSH na presença de micropênis e criptorquidismo.

- Deficiência de AVP (ADH):
  - O teste de privação hídrica é contraindicado em neonatos.
  - O diagnóstico de diabetes insípido central (DIC) é suspeitado por diurese > 5 mL/kg/hora com osmolaridade urinária < 300 mOsm/kg e osmolaridade sérica > 300 mOsm/kg.
  - Evitar usar acetato de desmopressina (DDAVP®) no período neonatal pelo risco de retenção hídrica, congestão vascular e hiponatremia.
  - Nessa faixa etária, o DIC pode ser controlado por ajustes da ingestão hídrica e hidroclorotiazida.

Radioterapia do neuroeixo

Alterações neuroendócrinas do eixo hipotálamo-hipofisário podem ocorrer como resultado de radioterapia do neuroeixo. A probabilidade de essa alteração ocorrer é proporcional à dose da radiação (> 18 Gy), doses das frações e intervalo entre as doses. A sensibilidade à radiação difere de acordo com a célula pituitária. Os hormônios mais vulneráveis em ordem decrescente de frequência são: GH, LH, FSH, TSH e ACTH.

Traumatismo cranioencefálico

O hipopituitarismo após traumatismo cranioencefálico é geralmente causado por secção da haste hipofisária, isquemia e infarto hipofisário. As deficiências hipofisárias mais comuns são as do GH, LH e FSH.

Hipofisite

A hipofisite é causada por infiltração da hipófise ou do neuroinfundíbulo por linfócitos e monócitos, sendo classificada em primária e secundária.

A hipofisite primária é dividida em cinco variantes histológicas. A variante linfocítica, de origem autoimune, é a mais frequente. A variante granulomatosa é a segunda mais frequente, sendo necessário excluir uma doença granulomatosa antes que seja definida como idiopática. A variante relacionada ao IgG4 geralmente faz parte de uma doença sistêmica com envolvimento de múltiplos órgãos. A variante necrotizante é rara. A hipofisite secundária pode ser causada por doenças (p. ex., histiocitose de Langerhans, hemocromatose, sarcoidose e germinoma), ou pelo uso de inibidores de *checkpoint* imunológico (p. ex., ipilimumabe, tremelimumabe).

A manifestação clínica inicial é habitualmente o diabetes insípido central, seguido por deficiência do ACTH, TSH e GH. A ressonância magnética (RM) de hipófise-hipotálamo mostra aumento do volume hipofisário com espessamento da haste hipofisária. O tratamento é feito com glicocorticoides e cirurgia para os casos que não respondam à corticoterapia. Alguns pacientes podem evoluir com atrofia hipofisária e hipopituitarismo permanente.

Insensibilidade ao hormônio de crescimento e ao IGF-1

Deve-se pensar na possibilidade de insensibilidade (resistência) ao GH ou ao IGF-1 em uma criança com: baixa estatura e IGF-1 baixo (variantes patogênicas do *GH1*, *GHR*, *IGF1*, *IGFALS*, *STAT5b*); baixa estatura e IGF-1 aumentado (variantes patogênicas do *IGF1R* e *PAPPA2*); e baixa estatura e GH aumentado.

Variantes patogênicas do *IGF1* e *STA5b* diminuem a produção do IGF-1; variantes patogênicas do *IGFALS* e *PAPPA2* alteram o transporte e a liberação do IGF-1, reduzindo sua biodisponibilidade; e variantes patogênicas do *IGF1R* alteram a ação do IGF-1 e de IGF-2. As principais causas desses distúrbios são mostradas nos Quadros 7 e 8.

Síndrome de Laron

Causada por variante patogênica inativadora ou perda de função do GHR (*growth hormone receptor*). A maioria dos pacientes tem ancestralidade mediterrânea, do Oriente Médio e do Sul da Ásia. Na América do Sul, existe uma grande coorte no Equador. O fenótipo se assemelha ao da deficiência clássica do GH. A média de altura final no sexo masculino é de 124 cm e de 119 cm no sexo feminino. Esses pacientes têm uma menor taxa de câncer relacionada aos baixos níveis séricos de IGF-1.

Laboratorialmente, apresentam elevação do GH, com diminuição de IGF-1, IGFBP-3 e ALS. O teste de geração do IGF-1 não mostra aumento do IGF-1, nem

QUADRO 7 Causas de insensibilidade ao GH, IGF-1 e deficiência do IGF-1 e do IGF-2

Causas	Distúrbios
Primária (genética)	Variantes patogênicas do *GHR* (síndrome de Laron)
	Variantes patogênicas do *STAT5B*
	GH biologicamente inativo (síndrome de Kowarski)
	Variantes patogênicas do *IGFALS*
	Variantes patogênicas do *IGF1*
	Variantes patogênicas do *IGF1R*
	Variantes patogênicas do *IGF2*
	Variantes patogênicas do *PAPPA2*
	Variantes patogênicas do *PTPN11, SOS1* e *SOS2* (síndrome de Noonan)
	Variantes patogênicas do: *STAT3, IKBKB, IL2RG, FGF21*
Secundária (adquirida)	Diabetes melito mal controlado
	Desnutrição
	Insuficiência renal crônica
	Doenças inflamatórias (p. ex., artrite crônica juvenil, doença de Crohn, doença celíaca)
	Doenças hepáticas (síndrome de Alagille)
	Anticorpos anti-GH (deficiência isolada de GH tipo 1A)
	Anticorpos anti-GHR

da IGFBP-3. Nas variantes patogênicas no domínio extracelular do GHR, a GHBP é reduzida ou ausente, embora seja detectável nas variantes patogênicas no domínio transmembrana ou intracelular. O tratamento é feito com a administração de rhIGF-1, mecasermina (Increlex®), com resposta terapêutica limitada em aumentar o ganho estatural, porque não existe aumento da produção local de IGF-1, nem normalização da IGFBP-3 e ALS, como ocorre com o uso do rGH. Pacientes não tratados podem apresentar osteoporose, obesidade, hipercolesterolemia e diabetes melito tipo 2.

Variante patogênica do STAT5b

Variantes patogênicas inativadoras ou perda de função do *STA5b* (*signal transducer and activator of transcription*) interferem na transdução do sinal do GH, além de causar comprometimento imunológico por alteração da interleucina-6, aumento da apoptose de células T e defeitos na ativação de linfócitos T citotóxicos. A deficiência dos linfócitos T reguladores é responsável pela autoimunidade associada à síndrome.

A baixa estatura é de início pós-natal, com fenótipo de deficiência do GH. A imunodeficiência primária é caracterizada por infecções pulmonares crônicas ou de

QUADRO 8 Diagnóstico diferencial das causas congênitas de insensibilidade ao GH

Parâmetro	Variantes patogênicas						
	***GHR* (Laron)**	***GH1* (Kowarski)**	***STA5b***	***IGF-1***	***IGFALS***	***IGF1R***	***PAPPA2***
GH	↑	↑	↑	↑	↑	↑	↑
IGF-1	↓	↓	↓	↓	↓	NL ou ↑	↑ (total) ↓ (livre)
IGFBP-3	↓	↓	↓	NL	↓	NL	↑
GHPB	▪ ↓ (domínio extracelular) ▪ NL (domínio membrana)	NL	NL	NL	NL	NL	NL
ALS	↓	↓	↓	NL	↓	NL	↑
Teste geração ▪ IGF-1 ▪ IGFBP-3	Não ↑ IFG-1 e IGFBP-3	Resposta normal	Não ↑ IFG-1 e ↑ IGFBP-3	Não ↑ IFG-1 e ↑ IGFBP-3	Resposta normal	Resposta normal	Resposta normal
Clínica	Fenótipo de ↓ GH	Fenótipo de ↓ GH	Fenótipo de ↓ GH + ↑ da PRL + deficiência imune	PIG, fenótipo de ↓ GH, microcefalia e déficit auditivo (homozigotos)	Baixa estatura discreta	PIG que não recupera o crescimento, dismorfias	Microcefalia, ↓ DMO, ossos longos finos
Tratamento	rhIGF1	rGH	rhIGF1	rhIGF1	Não indicado	Inexiste	rhIGF-1

↑: aumentado; ↓: diminuído; DMO: densidade mineral óssea; NL: normal; rGH: GH recombinante; rhIGF1: IGF1 recombinante.

repetição, pneumonite intersticial, diarreia crônica, eczema e doenças autoimunes. As infecções crônicas podem atrasar o diagnóstico ao serem responsabilizadas como a causa do déficit de crescimento. A puberdade e idade óssea são atrasadas. Laboratorialmente, apresentam elevação do GH, diminuição do IGF-1, IGFBP-3 e ALS, com GHBP normal. Alguns pacientes apresentam hiperprolactinemia. O tratamento com rhIGF-1 muitas vezes não tem sucesso em razão das complicações das doenças crônicas.

Síndrome de Kowarski

Causada por variante patogênica do *GH*, resultando em um GH biologicamente inativo ou deficiência isolada do GH. O fenótipo é semelhante ao de pacientes com deficiência clássica do GH. Laboratorialmente, os pacientes apresentam elevação do GH, com diminuição do IGF-1, IGFBP-3 e ALS e GHBP normal. O teste de geração do IGF-1 e IGFBP-3 é normal, pois a molécula de GH utilizada para o teste é biologicamente ativa. A reposição de rGH acelera o crescimento e restaura a produção de IGF-1.

Variante patogênica do IGF1

Variantes patogênicas homozigóticas inativadoras ou perda de função do *IGF1* (*insulin like growth factor 1*) causam diminuição do crescimento pré e pós-natal, microcefalia, surdez neurossensorial e atraso cognitivo. Variantes patogênicas heterozigóticas causam déficit de crescimento menos pronunciado e ausência de déficit auditivo. Os níveis de IGF-1 são indetectáveis ou muito reduzidos, com IGFBP-3 normal/elevada, ALS normal e GH elevado. O tratamento com rhIGF1 restaura o crescimento, exceto na deleção do IGF-1, em decorrência da produção de anticorpos.

Variante patogênica do IGFALS

Variantes patogênicas inativadoras ou perda de função do *IGFALS* (*acid labile subunit*) causam deficiência da ALS, uma glicoproteína de origem hepática, dependente do GH, que prolonga a meia-vida do IGF-1. Sua deficiência impede a formação do complexo ternário, reduzindo os níveis séricos de IGF-1 e IGFBP-3. Os pacientes têm baixa estatura moderada e atraso puberal. Embora as concentrações séricas de IGF-1, IGFBP-3 e ALS sejam bastante reduzidas, a altura final fica próxima à altura-alvo. Isso porque, embora os níveis circulantes de IGF-1 e IGFBP-3 sejam reduzidos por seu *clearance* acelerado, a produção local de IGF-1 nos tecidos periféricos e na placa de crescimento é preservada ou mesmo aumentada pela elevação do GH. Cursa com elevação do GH, diminuição de IGF-1, IGFBP-3 e ALS, hiperinsulinismo e resistência insulínica. A maioria dos pacientes não precisa ser tratada com rhIGF-1.

Variante patogênica do PAPPA2

O *PAPPA2* (*pappalysin 2*) atua promovendo a proteólise das IGFBP-3 e IGFBP-5, fazendo com que haja liberação de IGF-1 do complexo ternário (IGF-1 + IGBP + ALS) para sua forma livre, permitindo sua ligação ao IGF1R. Variantes patogênicas inativadoras ou perda de função do *PAPPA2* reduzem a liberação do IGF-1 do complexo ternário, causando baixa estatura pela menor biodisponibilidade do IGF-1 livre. A variante patogênica do *PAPPA2* é também conhecida como baixa estatura tipo Dauber-Argente. A baixa estatura é progressiva, de início entre 6 e 8 anos, com microcefalia, ossos longos finos e diminuição da densidade mineral óssea. Laboratorialmente, os pacientes apresentam elevação do IGF-1 total, diminuição do IGF-1 livre, aumento de IGFBP-3, IGFBP-5 e ALS. O tratamento é feito pela administração de rhIGF1.

Variante patogênica do IGF1R

Variantes patogênicas inativadoras ou perda de função do *IGF1R* (*insulin-like growth factor 1 receptor*) causam resistência à ação do IGF-1 e IGF-2. Os pacientes apresentam déficit de crescimento de início pré-natal, microcefalia e atraso do desenvolvimento. Deve-se suspeitar dessa condição em crianças nascidas PIG que não recuperam o crescimento até os 2 a 4 anos. Laboratorialmente, os pacientes apresentam GH normal/elevado, IGF-1 normal/elevado, IGFBP-3 normal/elevado e resistência insulínica. Não existe um tratamento eficaz.

Variante patogênica do PTPN11

Variantes patogênicas ativadoras ou ganho de função do *PTPN11* (*protein tyrosine phosphatase non-receptor type 11*) causam síndrome de Noonan e diminuição da ação do GH ao induzir resistência pós-receptor na via de sinalização do SHP2.

Variante patogênica do IGF2

Variantes patogênicas de herança paterna e *imprinting* materno do *IGF2* (*insulin-like growth fator 2*) causam déficit de crescimento pré e pós-natal. Clinicamente, esses pacientes se assemelham aos da síndrome de Silver-Russell. Laboratorialmente, apresentam diminuição do IGF-2. O tratamento é feito com a administração de rGH.

Anticorpos anti-GH circulantes

Pacientes com ausência completa do GH causada por deleção do *GH1* podem desenvolver anticorpos anti-GH, com atenuação da velocidade de crescimento, ao serem tratados com rGH.

Diabetes melito tipo 1

O diabetes melito tipo 1 mal controlado causa um estado de resistência ao GH, que na sua forma mais grave é conhecida como síndrome de Mauriac (baixa estatura, atraso puberal, hepatomegalia, características cushingoides). Os níveis séricos de GH e cortisol são aumentados e os do IGF-1, diminuídos. O tratamento consiste no adequado controle glicêmico.

Síndrome de Alagille

Causada por variantes patogênicas do *JAG1* (*jagged canonical notch ligand 1*) ou do *NOTCH2* (*notch receptor 2*), que diminuem a produção hepática de IGF-1 em resposta ao estímulo pelo GH. Caracteriza-se por colestase crônica de início ao nascimento (hipoplasia dos ductos biliares intralobares), litíase biliar, malformações renais, dismorfia facial, micropênis e vértebras em borboleta. Laboratorialmente, os pacientes apresentam elevação do GH com diminuição do IGF1. O tratamento é dirigido às complicações da doença de base.

AVALIAÇÃO ANTROPOMÉTRICA DA BAIXA ESTATURA

Na avaliação da criança com baixa estatura é importante a aferição de: altura, peso, perímetro cefálico, índice de massa corpórea, envergadura, razão segmento superior:segmento inferior; razão altura sentada:altura de pé, altura-alvo, velocidade de crescimento e velocidade de ganho ponderal. Outras medidas antropométricas podem ser usadas na investigação da baixa estatura desproporcionada.

Altura

Até os dois anos de idade, mede-se a e criança deitada (comprimento) e, a partir dessa idade, a altura é medida com a criança de pé. Existe uma diferença de 0,7 cm a 1,5 cm entre essas duas medidas, com altura deitada maior que em pé. O ideal é que as medidas sejam realizadas em duplicatas e se a diferença entre as aferições for maior que 0,5 cm, uma terceira aferição deve ser obtida, com a média das três medidas ou das duas mais próximas sendo registrada como a medida final. Medidas sequenciais pelo mesmo observador são mais fidedignas que medidas feitas por observadores diferentes.

Envergadura

Envergadura é a distância horizontal máxima entre as pontas dos dedos médios quando ambos os braços estão abertos e estendidos, formando um ângulo de 90° com o corpo. O ideal é o paciente ficar em pé, de costas para a parede, e realizar três medidas usando uma fita métrica e calcular a média aritmética entre elas. O Quadro 9 mostra os valores de referência para a envergadura obtidos de crianças holandesas.

Razão segmento superior:segmento inferior

O cálculo da razão segmento superior:segmento inferior é indicado na avaliação do crescimento desproporcionado. Mede-se a distância da sínfise púbica até a planta dos pés (segmento inferior) e subtrai-se essa medida da altura (segmento superior). O Quadro 10 mostra os valores esperados de acordo com a idade e o sexo.

Razão altura sentada:altura de pé

A altura sentada é a distância vertical da superfície onde o paciente está sentado até o topo da cabeça. O ideal é realizar três medidas e calcular a média aritmética entre elas. A Figura 1 mostra o gráfico de Fredriks et al. para avaliação da razão altura sentada:altura de pé.

Altura-alvo

A altura-alvo (AA), estatura-alvo ou alvo-familiar, é a estimativa final de altura que uma criança pode ter

QUADRO 9 Envergadura menos altura e envergadura dividida por altura em meninos e meninas entre 2 e 17 anos

Idade (anos)	Meninos				Meninas			
	Envergadura-altura (cm)		Envergadura/altura		Envergadura-altura (cm)		Envergadura/altura	
	P50	DP	P50	DP	P50	DP	P50	DP
2	-1,23	2,46	0,9848	0,0213	-4,77	2,32	0,9468	0,0206
3	-1,40	2,57	0,9859	0,0213	-4,19	2,39	0,9547	0,0206
4	-1,45	2,62	0,9872	0,0212	-3,64	2,41	0,9620	0,0205
5	-1,37	2,73	0,9887	0,0212	-3,11	2,52	0,9687	0,0205
6	-1,19	2,84	0,9904	0,0211	-2,59	2,63	0,9748	0,0204
7	-0,94	2,95	0,9923	0,0211	-2,11	2,75	0,9803	0,0204
8	-0,63	3,06	0,9944	0,0210	-1,64	2,86	0,9852	0,0203
9	-0,28	3,16	0,9967	0,0210	-1,19	2,98	0,9985	0,0203
10	0,08	3,27	0,9992	0,0209	-0,77	3,09	0,9932	0,0202
11	0,44	3,38	1,0019	0,0209	-0,37	3,20	0,9963	0.0202
12	0,78	3,49	1,0048	0,0208	0,01	3,32	0,9988	0,0201
13	1,09	3,60	1,0079	0,0208	0,36	3,43	1,0007	0.0201
14	1,33	3,71	1,0112	0,0207	0,70	3,55	1,0020	0,0200
15	1,49	3,82	1,0142	0,0207	1,01	3,66	1,0027	0,0200
16	1,55	3,86	1,0150	0,0213	1,31	3,77	1,0028	0,0206
17	1,48	3,90	1,0155	0,0213	1,58	3,89	1,0038	0,0206

Fonte: Gerver et al., 2020.

QUADRO 10 Razão segmento superior: segmento inferior (valores médios)

Faixa etária (anos)	Sexo masculino	Sexo feminino
0,5-1,4	1,81	1,86
1,5-2,4	1,61	1,80
2,5-3,4	1,47	1,44
3,5-4,4	1,36	1,36
4,5-5,4	1,30	1,29
5,5-6,4	1,25	1,24
6,5-7,4	1,20	1,21
7,5-8,4	1,16	1,16
8,5-9,4	1,13	1,14
9,5-10,4	1,12	1,11
10,5-11,4	1,10	1,08
11,5-12,4	1,07	1,07
12,5-13,4	1,06	1,07
13,5-14,4	1,04	1,09
14,5-15,4	1,05	1,10
15,5-16,4	1,07	1,12
16,5-17,4	1,08	1,12
17,5-18,4	1,09	1,12

de acordo com sua herança genética. A altura-alvo não é a mesma coisa que previsão de altura final (PAF), a qual é calculada de acordo com a idade óssea utilizando as tabelas de Bayley-Pinneau, com o objetivo de predizer a altura final e individual de cada paciente. O cálculo da AA difere entre meninos e meninas. O resultado é habitualmente expresso em "X ± 5 cm", abrangendo a variação do P5 ao P95:

- Meninos = [(altura do pai (cm) + altura da mãe (cm) + 13)/2] ± 5 cm
- Meninas = [(altura do pai (cm) + altura da mãe (cm) – 13)/2] ± 5 cm

Velocidade de crescimento

A velocidade de crescimento (VC) atinge seu pico no quarto mês de vida intrauterina, quando chega a 10 cm/mês. Após o nascimento, a VC reduz progressivamente até a puberdade, quando apresenta um incremento em virtude do estirão puberal, decrescendo em seguida até a cessação do crescimento linear com o fechamento das epífises de crescimento. Nos primeiros

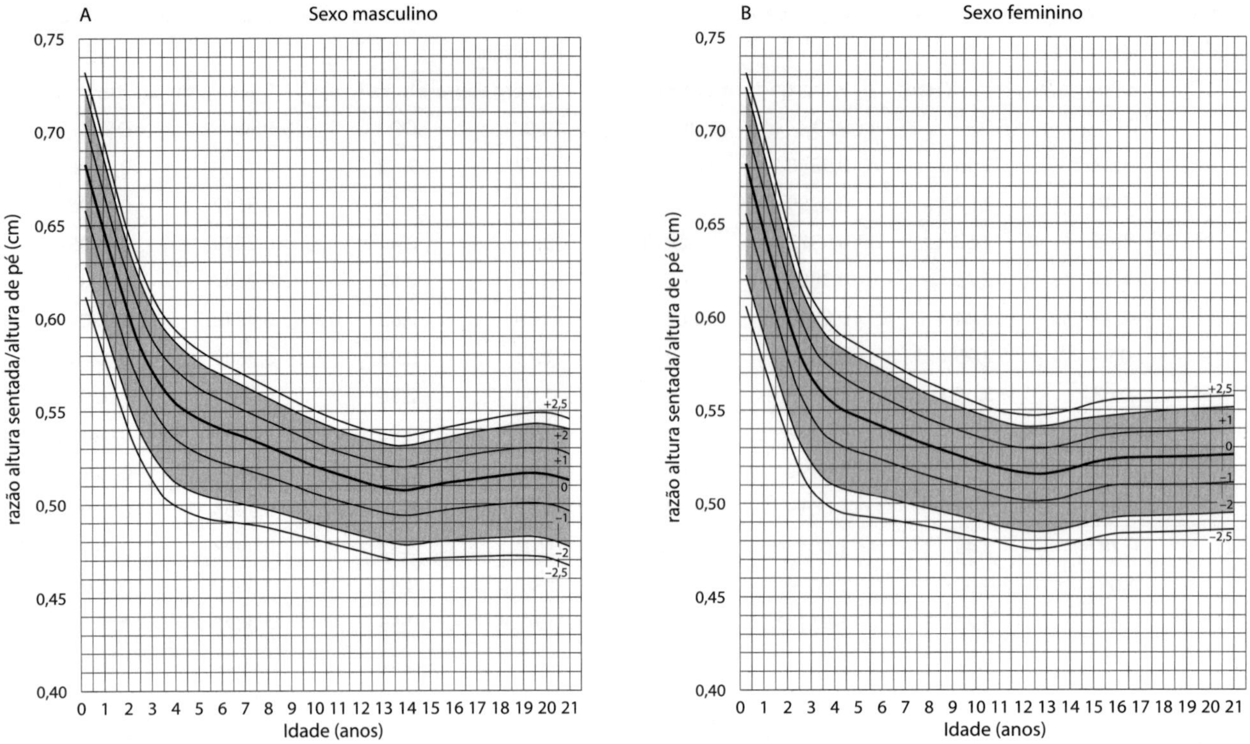

FIGURA 1 Gráficos da razão altura sentada:altura de pé, entre 0 e 21 anos, para o sexo masculino e o feminino.
Fonte: Fredriks et al., 2005.

18 a 24 meses de vida, pode haver aceleração ou desaceleração da VC, fazendo com que a criança cruze percentis de crescimento para cima ou para baixo, em busca de seu canal de crescimento. A partir dos 18 aos 24 meses, o crescimento prossegue dentro desse novo canal de crescimento até o início da puberdade. O Quadro 11 mostra a VC pós-natal. Em cada consulta, calcula-se a velocidade de crescimento ou a "anualização" do crescimento (cm/ano).

QUADRO 11 Velocidade de crescimento (média) de acordo com a idade

Idade	Crescimento
Fetal	60 a 70 cm/ano
Nascimento aos 12 meses	25 cm/ano
1 a 2 anos	10 a 13 cm/ano
2 a 4 anos	7,0 cm/ano
4 a 6 anos	6,0 cm/ano
6 anos a puberdade	5,0 cm/ano
Estirão puberal em meninas (Tanner 2 e 3)	8 a 12 cm/ano
Estirão puberal em meninos (Tanner 3 e 4)	10 a 14 cm/ano

GRÁFICOS DE CRESCIMENTO

A Sociedade Brasileira de Pediatria (SBP) e o Ministério da Saúde (MS) recomendam os gráficos de crescimento da OMS. Alguns serviços também usam os gráficos do Centers for Disease Control and Prevention (CDC) dos Estados Unidos.

As crianças nascidas prematuramente devem ter os pesos e alturas dos primeiros dois anos de vida colocados em gráficos ajustados para a IG. A IG ajustada é calculada subtraindo a idade atual da criança, em semanas, do número de semanas que ela nasceu antes do tempo, considerando nascida a termo a criança que nasceu com idade gestacional de 40 semanas. Por exemplo: o comprimento de um lactente de 3 meses (12 semanas) nascido de 34 semanas de gestação deverá ser colocado, no gráfico de crescimento, na idade cronológica de 1,5 mês (6 semanas). Isso porque sua IG ajustada é 12 semanas (sua idade pós-natal) menos 6 semanas (o número de semanas ao nascer que faltava para ele completar 40 semanas).

ABORDAGEM DIAGNÓSTICA

Os critérios que indicam avaliação da baixa estatura são:

- Altura < 2 DP da média para sexo e idade.
- Velocidade de crescimento < 2 DP da média para sexo e idade.
- Z-score de altura < 1,5 a 2 DP para o Z-score da altura-alvo.
- Alteração das proporções corpóreas.
- Atraso puberal.
- Sintomatologia de doença crônica ou síndrome genética.
- Sintomatologia de disfunção do sistema nervoso central (SNC).

História clínica

- História gestacional e neonatal (p. ex., RCIU/PIG e microcefalia: variante patogênica do *IGF1* e *IGF1R*; RCIU/PIG e macrocefalia: síndrome de Silver-Russell).
- Estudo da placenta.
- Idade de início da baixa estatura: sempre foi pequeno ou "ficou" pequeno a partir de certo momento? Quais as possíveis razões para isso?
- Dados prévios de peso e altura para construir gráfico de crescimento, calculando: altura-alvo, velocidade de crescimento e velocidade de ganho ponderal.
- Baixa estatura isolada, baixa estatura + baixo peso (doenças não endócrinas) ou baixa estatura + sobrepeso (doenças endócrinas).
- Baixa estatura proporcionada ou desproporcionada.
- Desenvolvimento neuropsicomotor.
- Cronologia do desenvolvimento puberal, incluindo idade da menarca.
- Altura dos pais (calcular a altura-alvo) e altura dos irmãos.
- Puberdade dos pais e idade da menarca da mãe.
- História familiar de baixa estatura.
- Consanguinidade parental.
- História alimentar e nutricional (p. ex., dificuldade alimentar nos primeiros anos de vida [p. ex., síndromes de Prader-Willi, Noonan, Silver-Russell, Kabuki]).
- Doenças crônicas não endócrinas (p. ex., asma, insuficiência hepática ou renal).
- Doenças endócrinas (p. ex., diabetes melito, síndrome de Cushing).
- Medicamentos que interfiram negativamente no crescimento (glicocorticoides, testosterona, metilfenidato, lisdexanfetamina, isotretinoína).
- Medicamentos com o objetivo de melhorar o crescimento (p. ex., polivitamínicos, ciproeptadina, suplementos alimentares).
- Distúrbios do SNC (p. ex., trauma, infecção, malformação, cirurgia).
- Atividade física.
- Síndromes genéticas (p. ex., Turner, Down).
- Interrogatório sistemático.
- Escolaridade e rendimento escolar.
- Distúrbios da dinâmica familiar.
- Pistas que possam levar à etiologia da baixa estatura: galactorreia (hiperprolactinemia), bócio (hipotireoidismo), obesidade (Prader-Willi).
- Investigação diagnóstica já realizada e seus resultados.
- Tratamentos prévios e seus resultados.

Exame físico

- Sinais vitais.
- Crescimento proporcionado *versus* desproporcionado (displasias esqueléticas).
- Altura: crianças < 2 anos (medir deitada); crianças > 2 anos (medir de pé). Às vezes, crianças entre 2 e 3 anos, se não cooperativas, podem ser medidas deitadas. O tamanho da criança deitada é de 0,7 a 1,5 cm maior do que ela de pé.
- Peso: aferido com balança calibrada e com o mínimo de roupas.
- Índice de massa corporal (IMC).
- Perímetro cefálico (obrigatório entre o nascimento e 36 meses de idade).
- Envergadura: extremidades normais, curtas ou alongadas.
- Razão altura sentada:altura de pé: desproporção entre tronco e extremidades.
- Razão segmento superior:segmento inferior: desproporção entre crescimento do tronco e extremidades.
- Medidas adicionais se a baixa estatura for desproporcionada (p. ex., antebraço).
- Desenvolvimento dentário.
- Estadiamento puberal (critérios de Tanner).
- Exame da tireoide.

- Sinais de doenças crônicas:
- Sinais clínicos de deficiência do GH: cabelos finos, fronte proeminente, hipoplasia facial, base nasal achatada, pele fina e envelhecida, voz fina e aguda, atraso puberal, adiposidade abdominal, micropênis.
- Sinais clínicos de alterações nos fatores de transcrição hipofisária (p. ex., pescoço curto e rígido nas variantes patogênicas do *LEX3*).
- Sinais dismórficos (p. ex., síndromes de Turner, Down, Prader-Willi).
- Exame físico geral: respiratório, cardiovascular, abdominal, musculoesquelético.

Idade óssea

A avaliação da idade óssea é um exame essencial na investigação de distúrbios do crescimento, permitindo saber quanto o paciente já cresceu e quanto ainda irá crescer, além de possibilitar estimar a previsão de altura final. O padrão mais usado é o Atlas Radiográfico do Desenvolvimento Esquelético de Punho e Mão de Greulich e Pyle. A interpretação da idade óssea deve ser feita pelo próprio endocrinologista. Alternativamente, pode-se usar um *software* de leitura automática, cujo programa mais conhecido é o BoneXpert®, que avalia a idade óssea por três métodos: Greulich e Pyle, Tanner e Whitehouse 2 (TW2) e Tanner e Whitehouse 3 (TW3), além de calcular a previsão da altura final. Ao avaliar a idade óssea, o médico também deve investigar se existem alterações esqueléticas na radiografia (p. ex., osteopenia, encurtamento do 4º metacarpo, braquidactilia). No Atlas de Greulich e Pyle, encontram-se as tabelas de Bayley-Pinneau, que permitem o cálculo estimado da predição da altura final.

O Quadro 12 mostra os desvios-padrão da idade óssea em relação à idade cronológica com base nos dados

QUADRO 12 Desvio-padrão (DP), -2 DP e +2 DP da idade óssea em relação a idade cronológica, em meninos e meninas entre 3 meses e 17 anos

Idade cronológica	Sexo feminino			Sexo masculino		
	DP (meses)	-2 DP	+2 DP	DP (meses)	-2 DP	+2 DP
3 meses	0,72	1,6 meses	4,6 meses	0,69	1,6 meses	4,6 meses
6 meses	1,16	3,6 meses	8,3 meses	1,13	3,6 meses	8,3 meses
9 meses	1,36	6,3 meses	11,6 meses	1,43	6 meses	1 ano
1 ano	1,77	8,6 meses	15 meses	1,97	8 meses	15 meses
1 ano e 6 meses	3,49	11 meses	2 anos	3.52	11 meses	2 anos
2 anos	4,64	1 ano e 2 meses	2 anos e 8 meses	3,92	15 meses	2 anos e 6 meses
2 anos e 6 meses	5,37	1 ano e 6 meses	3 anos e 4 meses	4,52	1 ano e 7 meses	3 anos e 3 meses
3 anos	5,97	2 anos	4 anos	5,08	2 anos	4 anos
3 anos e 6 meses	7.48	2 anos e 3 meses	4 anos e 7 meses	5,40	2 anos e 6 meses	4 anos e 6 meses
4 anos	8,98	2 anos e 6 meses	5 anos e 6 meses	6,66	3 anos	5 anos
4 anos e 6 meses	10,73	2 anos e 6 meses	6 anos e 3 meses	8,36	3 anos	6 anos
5 anos	11,65	3 anos	7 anos	8,79	3 anos e 6 meses	6 anos e 6 meses
6 anos	10,23	4 anos e 3 meses	7 anos e 6 meses	9,17	4 anos e 6 meses	7 anos e 6 meses
7 anos	9,64	5 anos e 6 meses	8 anos e 6 meses	8,91	5 anos e 6 meses	8 anos e 6 meses
8 anos	10,23	6 anos e 3 meses	9 anos e 6 meses	9,10	6 anos e 6 meses	9 anos e 6 meses
9 anos	10,74	7 anos e 3 meses	10 anos e 6 meses	9,00	7 anos e 6 meses	10 anos e 6 meses
10 anos	11,73	8 anos	11 anos e 9 meses	9,79	8 anos e 3 meses	11 anos e 6 meses
11 anos	11,94	9 anos	13 anos	10,09	9 anos e 3 meses	12 anos e 6 meses
12 anos	10,24	10 anos 3 meses	13 anos e 6 meses	10,38	10 anos e 3 meses	13 anos e 6 meses
13 anos	10,67	11 anos 3 meses	15 anos	10,44	11 anos e 3 meses	14 anos e 6 meses
14 anos	11,30	12 anos 3 meses	15 anos e 6 meses	10,72	12 anos e 3 meses	15 anos e 6 meses
15 anos	9,23	13 anos 3 meses	16 anos e 6 meses	11,32	13 anos	16 anos e 8 meses
16 anos	7,31	14 anos 6 meses	17 anos e 3 meses	12,86	14 anos	18 anos
17 anos	—	—	—	13,05	15 anos	19 anos

Fonte: *Brush Foundation Study*, do Atlas de Greulich & Pyle.

QUADRO 13 **Previsão de altura final usando as Tabelas de Bayley-Pinneau com a idade óssea obtida pelo Atlas de Greulich & Pyle: Idade óssea atrasada = 1 ano a menos da idade cronológica. Idade óssea avançada = 1 ano a mais da idade cronológica. Para calcular a previsão de altura final (cm), dividir a altura atual (cm) pela fração indicada. Para saber o percentual de altura final atingida multiplicar a fração por 100**

Idade óssea	Fração de altura final atingida			Fração de altura final atingida		
	Feminino			Masculino		
	Compatível	Atrasada	Avançada	Compatível	Atrasada	Avançada
6 anos	0,720	0,733	=	=	0,680	=
6 anos 3 meses	0,729	0,742	=	=	0,690	=
6 anos 6 meses	0,738	0,751	=	=	0,700	=
6 anos 10 meses	0,751	0,763	=	=	0,709	=
7 anos	0,757	0,770	0,712	0,695	0,718	0,670
7 anos 3 meses	0,765	0,779	0,722	0,702	0,728	0,676
7 anos 6 meses	0,772	0,788	0,732	0,709	0,738	0,683
7 anos 9 meses	0,782	0,797	0,742	0,716	0,747	0,689
8 anos	0,790	0,804	0,750	0,723	0,756	0,696
8 anos 3 meses	0,801	0,813	0,760	0,731	0,765	0,703
8 anos 6 meses	0,810	0,823	0,771	0,739	0,773	0,709
8 anos 9 meses	0,821	0,836	0,784	0,746	0,779	0,715
9 anos	0,827	0,841	0,790	0,752	0,786	0,720
9 anos 3 meses	0,836	0,851	0,800	0,761	0,794	0,728
9 anos 6 meses	0,844	0,858	0,809	0,769	0,800	0,734
9 anos 9 meses	0,853	0,866	0,819	0,777	0,807	0,741
10 anos	0,862	0,874	0,828	0,784	0,812	0,747
10 anos 3 meses	0,874	0,884	0,841	0,791	0,816	0,753
10 anos 6 meses	0,884	0,896	0,856	0,795	0,819	0,758
10 anos 9 meses	0,896	0,907	0,870	0,800	0,821	0,763
11 anos	0,906	0,918	0,883	0,804	0,823	0,767
11 anos 3 meses	0,910	0,922	0,887	0,812	0,827	0,776
11 anos 6 meses	0,914	0,926	0,891	0,818	0,832	0,786
11 anos 9 meses	0,918	0,929	0,897	0,827	0,839	0,800
12 anos	0,922	0,932	0,901	0,834	0,845	0,809
12 anos 3 meses	0,932	0,942	0,913	0,843	0,852	0,818
12 anos 6 meses	0,941	0,949	0,924	0,853	0,860	0,828
12 anos 9 meses	0,950	0,957	0,935	0,863	0.869	0,839
13 anos	0,958	0,964	0,945	0.876	0,880	0,850
13 anos 3 meses	0,967	0,971	0,955	0,890	=	0.863
13 anos 6 meses	0,974	0,977	0,963	0,902	=	0,875
13 anos 9 meses	0,978	0,981	0,963	0,914	=	0,890
14 anos	0,980	0,983	0,972	0,927	=	0,905
14 anos 3 meses	0,983	0,986	0,977	0,938	=	0,918
14 anos 6 meses	0,986	0,989	0,980	0,948	=	0,930
14 anos 9 meses	0,988	0,992	0,983	0,958	=	0,943
15 anos	0,990	0,994	0,986	0,968	=	0,958
15 anos 3 meses	0,991	0,995	0,988	0,973	=	0,967
15 anos 6 meses	0,993	0,996	0,990	0,976	=	0,971
15 anos 9 meses	0,994	0,997	0,992	0,980	=	0,976
16 anos	0,996	0,998	0,994	0,982	=	0,980
16 anos 3 meses	0,996	0,999	0,995	0,985	=	0,983
16 anos 6 meses	0,997	0,999	0,997	0,987	=	0,985
16 anos 9 meses	0,998	0,9995	0,998	0,989	=	0,988
17 anos	0,999	1,0	0,999	0,991	=	0,990
17 anos 3 meses	=	=	0,999	0,993	=	=
17 anos 6 meses	0,9995	=	0,9995	0,994	=	=
17 anos 9 meses	=	=	=	0,995	=	=
18 anos	1,0	=	=	0,996	=	=
18 anos 3 meses	=	=	=	0,998	=	=
18 anos 6 meses	=	=	=	1,0	=	=

do *Brush Foundation Study* utilizados no Atlas de Greulich e Pyle. O Quadro 13 mostra valores das frações a partir da qual se pode calcular a previsão de altura final pelas tabelas de Bayley-Pinneau. Para calcular a previsão de altura final (cm), divide-se a altura atual (cm) pela fração indicada. Para saber o percentual de altura final atingida, deve-se multiplicar a fração por 100.

Exames complementares de acordo com as proporções corporais e o peso

A investigação complementar dependerá dos dados de história clínica e exame físico que orientarão as próximas etapas da avaliação diagnóstica. Essas etapas

QUADRO 14 Investigação diagnóstica inicial da baixa estatura desproporcionada

Etapa	Investigação diagnóstica
1ª etapa	▪ Hemograma, velocidade de hemossedimentação ▪ Perfil lipídico ▪ AST, ALT, GGT ▪ Ureia, creatinina ▪ Sódio, cloro, potássio, reserva alcalina, gasometria ▪ Cálcio, fósforo, magnésio, fosfatase alcalina ▪ Proteína total e frações ▪ Sumário de urina ▪ Razão cálcio:creatinina urinária ▪ Idade óssea e radiografia do esqueleto
2ª etapa	▪ Consulta com genética e/ou ortopedia ▪ Testes moleculares (p. ex., sequenciamento genético para displasias esqueléticas)

QUADRO 15 Investigação diagnóstica inicial da baixa estatura + baixo peso

Etapa	Investigação diagnóstica
1ª etapa	▪ Hemograma, velocidade de hemossedimentação, ferritina ▪ Glicemia ▪ AST, ALT, GGT, proteína total e frações ▪ Ureia, creatinina ▪ Sódio, cloro, potássio, reserva alcalina ▪ Cálcio, fósforo, magnésio, fosfatase alcalina ▪ IgA total, anticorpo antitransglutaminase IgA ▪ T4 livre, TSH ▪ Sumário de urina, parasitológico de fezes ▪ Idade óssea
2ª etapa	▪ Gasometria ▪ Cloro no suor ▪ IGF-1, IGFBP-3 ▪ Cariótipo (síndrome de Turner)

QUADRO 16 Investigação diagnóstica inicial da baixa estatura + peso normal ou aumentado

Etapas	Investigação diagnóstica inicial
1ª etapa	▪ Hemograma ▪ Glicemia ▪ AST, ALT, GGT ▪ Ureia, creatinina ▪ Perfil lipídico ▪ Cálcio, fósforo, magnésio, fosfatase alcalina ▪ T4 Livre, TSH ▪ IGF-1, IGFBP-3 (dosagem do IGFBP-3 é mais confiável em < 3 anos) ▪ Cortisol, prolactina ▪ LH, FSH, estradiol (meninas) e testosterona (meninos), se estiverem em idade puberal ▪ Idade óssea
2ª etapa	▪ Teste de estímulo para dosagem do GH ▪ Cariótipo (síndrome de Turner) ▪ Ressonância magnética (RM) de encéfalo e hipófise-hipotálamo

de investigação podem ser reduzidas, aumentadas ou modificadas, a depender da necessidade. A investigação dos Quadros 14, 15 e 16 classifica os pacientes em três grupos: (i) baixa estatura desproporcionada (p. ex., displasia esquelética); (ii) baixa estatura + baixo peso (p. ex., doenças crônicas sistêmicas); (iii) baixa estatura + peso normal ou aumentado (p. ex., endocrinopatias).

Dosagem basal de IGF-1 e IGFBP-3

A dosagem de IGF-1 e IGFBP-3 é usada no rastreio da deficiência do GH porque os níveis séricos são mais estáveis. A concentração sérica do IGF-1 é baixa na infância (< 18 meses), aumenta com a idade, eleva-se rapidamente na puberdade e diminui ao final da adolescência. Além da idade, os níveis séricos de IGF-1 também são influenciados por sexo, genética, puberdade, idade óssea e estado nutricional. Em < 3 anos, a dosagem de IGFBP-3 é o teste recomendado para a triar a deficiência de GH.

Quando ocorre discrepância entre a idade cronológica e a idade óssea, os resultados do IGF-1 são avaliados de acordo com a idade óssea. O avanço da idade óssea é associado ao aumento do IGF-1, enquanto atraso da idade óssea se associa a níveis mais baixos. Valores baixos de IGF-1 e IGFBP-3 são sugestivos de deficiência do GH, enquanto resultados dentro dos valores de referência tornam esse diagnóstico improvável. Durante o tratamento com rGH, o resultado de IGF-1 abaixo do valor de referência pode ser devido a doença concomitante, desnutrição, dose inadequada ou má adesão à terapia.

Alguns serviços usam a razão molar de IGF-1/IGFBP-3 como parâmetro adicional para monitorar a resposta terapêutica ao rGH. Essa razão avalia o IGF-1 livre e biodisponível. Em crianças tratadas com rGH, aumentos do IGF-1 às vezes são associados com razões molares IGF-1/IGFBP-3 dentro da variação normal. Isso sugere que, mesmo em casos de alta concentração de IGF-1, a ação dessa molécula pode ser neutralizada por uma adaptação dos níveis de IGFBP-3, diminuindo a biodisponibilidade de IGF-1. Os valores de referência da razão molar IGF-1/IGFBP-3 são descritos no Quadro 17. A fórmula utilizada para calcular a razão molar IGF-1/IGFBP-3 é descrita a seguir.

Razão molar IGF-1/IGFBP-3: [IGF-1 (ng/mL) x 0,13] / [IGBP-3 (ng/mL) x 0,035]
*Os valores do IGF-1 e IGFBP-3 devem ser expressos em "ng/mL"

QUADRO 17 Valores de referência para a razão molar IGF-1/IGBP-3

Parâmetros	Estágio puberal e faixa etária				
Estágio puberal				P1	P2-P5
Idade (anos)	0-4	> 4-8	> 8-10	9-13	11-17
Razão molar IGF1/IGFBP-3	0,10	0,12	0,14	0,16	0,27
Desvio-padrão	0,05	0,03	0,03	0,05	0,06
Variação	0,03-0,24	0,08-0,18	0,10-0,21	0,10-0,20	0,19-0,39

Fonte: Gaddas et al., 2019.

Teste de geração de IGF-1 e IGFBP-3

O teste de geração de IGF-1 e IGBP-3 ajuda a confirmar o diagnóstico da insensibilidade ao GH. Dosam-se o IGF-1 e a IGFBP-3 basal e após quatro doses noturnas de hormônio de crescimento (rGH: 0,1 UI/kg/dose, SC, 1 vez/dia, por 4 dias). Se o incremento do IGF-1 for < 15 ng/mL e da IGFBP-3 < 0,4 mg/L, suspeita-se de insensibilidade ao GH. São necessários dois testes anormais para concluir o diagnóstico.

Dosagem do hormônio de crescimento

A investigação para deficiência do GH é indicada quando, na ausência de outras causas, ocorra uma das seguintes condições: altura < 2 DP em relação à média; altura < 1,5 a 2 DP em relação à altura-alvo; e diminuição da velocidade de crescimento em pelo menos 0,3 desvio-padrão/ano após os 2 anos de idade.

Como o GH basal é secretado de maneira pulsátil, a dosagem randômica e basal desse hormônio não é utilizada. Uma exceção é na investigação da deficiência de GH em neonatos, quando GH basal ≤ 5 ng/mL na vigência de hipoglicemia, associado a outras deficiências de hormônios hipofisários e/ou alterações estruturais da hipófise, é suficiente para o diagnóstico. Os testes de estímulo para dosagem do GH são contraindicados no período neonatal e em lactentes < 1 ano.

Em crianças > 1 ano, a confirmação da deficiência do GH se faz com a realização de testes dinâmicos ou de estímulo farmacológico (Quadro 18). O teste de estímulo com glucagon é indicado para crianças entre 1 e 2 anos, ou < 15 kg. Apenas um teste de estímulo anormal é suficiente para confirmar o diagnóstico de deficiência do GH nos pacientes com lesões estruturais do SNC, história de irradiação craniana ou síndrome genética. Por outro lado, são necessários dois testes de estímulo alterados para diagnosticar a deficiência do GH nos pacientes sem lesão estrutural do SNC. O valor de corte do GH pós-estímulo recomendado pelo Protocolo Clínico e Diretrizes Terapêuticas do Ministério da Saúde (PCDT) para diagnosticar a deficiência do GH é < 5 ng/dL.

QUADRO 18 Testes de estímulo (dinâmicos) para avaliar o hormônio de crescimento

Estímulo	Mecanismo	Procedimento	Dosagem das amostras	Efeitos adversos e contraindicações
Clonidina	Estímulo alfa-adrenérgico liberando GHRH e inibindo a somatostatina	▪ Jejum de no mínimo 4 horas ▪ 0,1 mg/m², VO, dose única (máximo: 200 mcg)	0, 60 e 90 minutos	▪ Efeitos adversos: sonolência intensa, palidez, sensação de desmaio, hipotensão, taquicardia na fase inicial do teste, seguida de bradicardia com duração de algumas horas ▪ Contraindicação: peso < 15 kg, asma ou cardiopatia sem controle da doença
Insulina regular	A hipoglicemia causa estímulo alfa-adrenérgico liberando GHRH e inibe a somatostatina	▪ Jejum de no mínimo 4 horas ▪ 0,05 a 0,1 UI/kg, EV, dose única. Usar 0,05 UI/kg na suspeita de ↓ ACTH, ou hipopituitarismo	▪ Basal, durante a hipoglicemia e 30 minutos depois da hipoglicemia ▪ Teste será válido se glicemia cair a valor < 45 mg/dL ▪ Monitorar glicemia capilar durante o teste. Ao final corrigir a hipoglicemia com glicose oral ou EV	▪ Efeitos adversos: hipoglicemia moderada (cefaleia, taquicardia, sonolência, sudorese) ou grave (convulsão) ▪ Contraindicação: peso < 20 kg, convulsão, epilepsia ou cardiopatia
Arginina	Inibição da somatostatina	▪ Jejum matinal ▪ 0,5 g/kg, EV, dose única, em 30 minutos (máximo: 40 g)	0, 30, 60 e 90 minutos	▪ Efeitos adversos: hipoglicemia tardia
Glucagon ▪ Indicado: entre 1e 2 anos, ou < 15 kg	Inibição da somatostatina, por estímulo noradrenérgico, ou pelos ácidos graxos	▪ Jejum matinal ▪ 0,03 mg/kg, IM (máximo: 1 mg)	0, 60, 90 e 120 minutos	▪ Efeitos adversos: náusea, vômito, cefaleia e hipoglicemia 2 horas após a administração do glucagon ▪ Contraindicação: insulinoma, feocromocitoma
L-Dopa		▪ 125 mg, VO, para peso < 15 kg ▪ 250 mg, VO, para peso 16-35 kg ▪ 500 mg, VO, para peso > 35 kg	0, 30, 60 e 90 minutos	▪ Efeitos adversos: náusea, vômitos

Resultados falsamente baixos nos testes de estímulo do GH são encontrados no hipotireoidismo, obesidade, uso crônico de glicocorticoides e retardo puberal. Por isso, esses testes só podem ser realizados após a exclusão ou tratamento das condições médicas que possam interferir no resultado.

Em meninos > 11 anos com estágio puberal de Tanner < P3 e meninas > 10 anos com estágio puberal de Tanner < P3/M3, o PCDT de 2018 recomenda que o teste de estímulo para dosar o GH seja realizado após *priming* com um esteroide sexual para evitar resultado abaixo da referência, indicando uma falsa deficiência de GH. O uso de *priming* com esteroides sexuais antes dos testes de estímulo com GH é baseado em três considerações: (i) os níveis de GH aumentam fisiologicamente durante a puberdade; (ii) os esteroides sexuais regulam a secreção e as ações do GH, tanto diretamente quanto via moduladores, por meio de sinalização parácrina ou endócrina; e (iii) os esteroides sexuais exógenos estimulam a síntese, liberação e ação do GH. O Quadro 19 resume as recomendações do PCDT para o uso do *priming*. É importante explicar aos pais o possível surgimento de efeitos adversos desses esteroides. Por exemplo: maior frequência de ereção em meninos e corrimento vaginal em meninas. Em meninos com doença falciforme, usar doses menores de testosterona pelo risco de priapismo. Quando da realização do teste de estímulo do GH com *priming*, solicitar no dia do exame a dosagem de testosterona (em meninos) e de estradiol (em meninas) para confirmar o uso do medicamento. Alguns autores argumentam que o *priming* pode causar uma elevação pontual do GH que depois declina e não se mantém em resposta a estímulos fisiológicos, o que levaria a não tratar crianças com indicação de reposição do rGH.

QUADRO 19 Orientações de *priming* para a realização do teste de estímulo para a dosagem do hormônio de crescimento

Masculino	Feminino
Idade cronológica > 11 anos e estágio puberal de Tanner < P3	Idade cronológica > 10 anos e estágio puberal de Tanner < M3/P3
Testosterona (50-100 mg, IM, dose única, 1 semana antes do teste)	17-betaestradiol: ▪ Meninas com peso < 20 kg: 1 mg, VO, 1 vez ao dia (à noite), por dois dias, antes do teste de estímulo ▪ Meninas com peso > 20 kg: 2 mg, VO, 1 vez ao dia (à noite), por dois dias, antes do teste de estímulo

Fonte: PCDT: Portaria n. 28, de 30/11/2018.

Testes moleculares para investigação da baixa estatura

Os testes moleculares são indicados nas seguintes situações: baixa estatura acentuada (< 3 DP), estatura discordante da altura-alvo, história familiar de baixa estatura, consanguinidade parental, sinais dismórficos, deficiência intelectual, anomalias congênitas, PIG que não recuperaram o crescimento, displasia esquelética e crescimento desproporcionado.

A escolha do teste depende da suspeita diagnóstica. Se houver uma suspeita diagnóstica específica, o exame inicial pode ser dirigido a essa suspeita. Por exemplo: haploinsuficiência do *SHOX* (análise por MLPA); acondroplasia (sequenciamento de Sanger para o *FGFR3*); síndrome de Silver-Russell (pesquisa de defeitos de metilação do 11p15.5). Se a suspeita diagnóstica for para doenças ou síndromes causadas por múltiplos genes, pode-se solicitar um painel de sequenciamento genético (displasias esqueléticas, síndrome de Noonan). Se for uma síndrome com atraso do desenvolvimento intelectual, recomenda-se análise de variação no número de cópias (SNPa ou aCGH). Se for baixa estatura com alta probabilidade de etiologia monogênica não identificada pelos exames anteriores, solicitar pesquisa do exoma ou genoma.

Neuroimagem

A maioria dos casos de deficiência de GH é de natureza idiopática, com apenas 20% tendo causas orgânicas, que incluem anomalias congênitas do SNC, tumores e outros distúrbios adquiridos. Para a avaliação de alterações estruturais do SNC, solicita-se RM de encéfalo e hipófise-hipotálamo. Alguns achados anormais da RM incluem: hipoplasia hipofisária, hiperplasia hipofisária, displasia septo-óptica, alterações do corpo caloso, agenesia do infundíbulo, neuroipófise ausente ou ectópica, secção ou afilamento da haste hipofisária, ausência dos bulbos olfatórios, holoprosencefalia, sela vazia, malformação de Arnold-Chiari, tumores, hamartoma hipotalâmico, doenças infiltrativas e cistos aracnoides.

Tradicionalmente, as imagens da RM são obtidas com o uso de agentes de contraste à base de gadolínio. A principal vantagem do uso de contraste é a detecção de pequenas lesões, incluindo microadenomas hipofisários. No entanto, estes geralmente não causam deficiência de GH. Sendo assim, alguns autores recomendam que a RM com contraste tenha indicações especificas pelo alto custo do contraste, necessidade de acesso venoso e risco de fibrose sistêmica nefrogênica (causada pela administração de gadolínio em pacientes com insuficiência renal). Para evitar que as sequências da RM sem contraste levem a um diagnóstico excessivo de interrupção da haste hipofisária, recomenda-se a inclusão de T2 volumétrico de alta resolução usando CISS, FIESTA ou BRAVO.

DIAGNÓSTICO DA DEFICIÊNCIA DO GH

O Quadro 20 resume os critérios diagnósticos para definir a deficiência do GH em crianças e adolescentes de acordo com o PCDT.

ABORDAGEM TERAPÊUTICA

A indicação e a probabilidade de sucesso do tratamento dependem da etiologia da baixa estatura, se a deficiência de crescimento é ou não de longa data, se

QUADRO 20 Critérios diagnósticos para a deficiência do hormônio do crescimento em crianças e adolescentes

Critérios clínicos	
▪ Baixa estatura grave (< 3DP, na curva da OMS) ▪ Baixa estatura entre -2 DP e -3 DP, associada à redução da velocidade de crescimento (< P25) ▪ Estatura acima de -2 DP, associada à redução da velocidade de crescimento VC: < -1 DP, em 12 meses)	▪ Condição predisponente: lesão intracraniana, irradiação do SNC ▪ Deficiência de outros hormônios hipofisários ▪ Sinais e sintomas de deficiência do GH ou hipopituitarismo neonatal (hipoglicemia, icterícia prolongada, micropênis, defeitos de linha média)
Critérios laboratoriais	
▪ A dosagem isolada do IGF-1 tem baixa especificidade ▪ Testes de estímulo para a dosagem do GH (insulina, clonidina, levodopa e glucagon) são indicados para a confirmação diagnóstica. O teste de estímulo com insulina não deve ser realizado em crianças com relato de convulsão ou cardiopatia, nem naquelas com peso < 20 kg ▪ O ponto de corte para definir a deficiência do GH é um valor pós-estímulo inferior a 5 ng/mL (usando anticorpos monoclonais por quimioluminescência ou imunofluorimetria) ▪ Nos casos com suspeita de deficiência isolada do GH, são necessários dois testes provocativos ▪ Em pacientes com lesão anatômica da região hipotalâmico-hipofisária, radioterapia do SNC ou deficiência de outros hormônios hipofisários, apenas um teste provocativo é necessário. No caso de deficiência de outros hormônios hipofisários, estes devem estar adequadamente repostos antes do teste de estímulo ▪ Em situações específicas, pode-se prescindir dos testes de estímulo:	– Pacientes com critérios auxológicos (relacionados ao crescimento) compatíveis com defeito anatômico hipotalâmico-hipofisário, tumor, irradiação e deficiência hormonal adicional – Pacientes com hipopituitarismo congênito, ou seja, bebês com dosagem de GH < 5 ng/mL, em vigência de hipoglicemia e ao menos uma deficiência adicional ou alteração clássica em exame de imagem ▪ No período pré-puberal ou puberal inicial, pode-se realizar o *priming* prévio com esteroides sexuais antes do teste provocativo para o GH: – Meninas com idade > 10 anos, estágio puberal de Tanner < M3/P3 e peso < 20 kg: 1 mg de 17-betaestradiol, 1 vez/dia (à noite), por 2 dias antes do teste – Meninas com idade > 10 anos, estágio puberal de Tanner < M3/P3 e peso > 20 kg: 2 mg de 17-betaestradiol, 1 vez/dia (à noite), por 2 dias antes do teste – Meninos com idade > 11 anos e estágio puberal < P3 de Tanner: 50-100 mg de testosterona, IM, 1 semana antes do teste
Critérios de imagem	
▪ RM de hipófise-hipotálamo. Na impossibilidade da RM, pode-se solicitar a tomografia axial computadorizada	▪ Radiografia de mãos e punhos para avaliação da idade óssea, principalmente nas crianças maiores de 2 anos

RM: ressonância magnética; SNC: sistema nervoso central.
Fonte: PCDT, Portaria n. 29, de 30/11/2018.

existe atraso da idade óssea e se a puberdade não começou ou está apenas iniciando.

Deficiência do hormônio do crescimento

O Quadro 21 mostra os critérios de inclusão e exclusão para tratamento com rGH de acordo com o PCDT. O Quadro 22 mostra as indicações de rGH em outros países.

O tratamento com rGH, na apresentação de uso diário, é feito com a somatropina injetável (0,1 UI = 33 mcg). O PCDT recomenda a dose de 0,075 a 0,10 UI/kg/dia, via subcutânea, à noite, 6 a 7 vezes por semana, ajustada de acordo com a VC e os níveis séricos de IGF-1. Pacientes com outras condições para o qual o rGH é aprovado podem necessitar de doses maiores. Além de aumentar a VC e a PAF, o uso do rGH tem efeitos benéficos no metabolismo lipídico, composição corporal e densidade mineral óssea.

Os principais efeitos adversos da terapia com rGH são: dor, ardor e lipoatrofia no local da injeção, hiperglicemia, hipotireoidismo, ginecomastia, hipertrofia de amígdalas, hipertensão intracraniana, pancreatite, edema de mãos e pés, escoliose, epifisiólise da cabeça do fêmur e miosite causada pelo conservante metacresol.

Outras complicações que podem surgir durante o tratamento com o rGH são:

- Deficiência de cortisol: o GH inibe a enzima 11-beta-hidroxiesteroide desidrogenase tipo 1, que converte a cortisona (inativa) em cortisol (ativo). O início da terapia com rGH pode fazer com que uma insuficiência subclínica do ACTH se torne clinicamente manifesta.
- Hipotireoidismo: o GH acelera a conversão periférica de T4 em T3. O início da terapia com rGH pode fazer com que um hipotireoidismo subclínico se torne clinicamente manifesto.

QUADRO 21 Critérios de inclusão e exclusão para o tratamento com hormônio do crescimento em crianças e adolescentes

Critérios de inclusão	
▪ Deficiência de crescimento conforme descrito nos critérios clínicos ▪ Deficiência comprovada do GH: – Dois testes de estímulo, quando houver deficiência isolada do GH, sem alteração anatômica da hipófise – Um teste de estímulo, quando houver múltiplas deficiências hormonais (pan-hipopituitarismo), ou lesão hipofisária (alteração no exame de imagem)	– Pacientes com hipopituitarismo congênito, ou seja, bebês com dosagem de GH < 5 mcg/L em vigência de hipoglicemia e ao menos 1 deficiência adicional ou alteração clássica em exame de imagem
Critérios de exclusão	
▪ Doença neoplásica ativa ▪ Doença aguda grave (mais de 1 mês de evolução, com repercussão nas funções vitais) ▪ Hipertensão intracraniana benigna	▪ Retinopatia diabética proliferativa ou pré-proliferativa ▪ Intolerância ao uso do medicamento ▪ Outras causas de baixa estatura ▪ Adolescentes com displasia esquelética e doenças crônicas
Casos especiais	
▪ Em caso de doença neoplásica grave prévia, o tratamento com rGH só poderá ser realizado após a liberação do oncologista ou do endocrinologista, decorridos 2 anos do tratamento e com remissão completa da doença ▪ Pacientes com critérios clínicos e auxológicos sugestivos da deficiência do GH e com testes de estímulo entre 5-10 ng/mL podem ser considerados para reposição do rGH quando	avaliados em centros de referência. Nesses casos, a reavaliação do crescimento deve ser feita no primeiro ano de tratamento, mantendo-se o rGH para os que apresentaram ganho de altura > 0,61 DP ▪ Pacientes nascidos pequenos para idade gestacional (PIG) e com síndromes genéticas com evidência de benefício com o uso do rGH devem ser avaliados em centros de referência

Fonte: PCDT, 2018.

QUADRO 22 Aprovação para uso do rGH nos EUA e Europa (0,1 UI = 33 mcg)

Ano da aprovação	**Diagnóstico**	**Dose média recomendada**	
		EUA (FDA) (mcg/kg/dia)	**Europa (EMA) (mcg/kg/dia)**
1985	Deficiência de GH	23-43	25-35
1993	Doença renal crônica	50	45-50
1996	Síndrome de Turner	47-67	45-50
2000	Síndrome de Prader-Willi	34	35
2001	Pequenos para a idade gestacional	67-69	35
2003	Baixa estatura idiopática	43-67	Não aprovado
2006	Haploinsuficiência do *SHOX*	50	50
2007	Síndrome de Noonan	66	Não aprovado

- Hiperglicemia: o GH aumenta a resistência insulínica e o início da terapia com rGH pode causar hiperglicemia.

A Growth Hormone Research Society concluiu que não existem dados suficientes para indicar aumento do risco de câncer primário em crianças em tratamento com rGH, nem aumento da recorrência de um câncer primário em sobreviventes. De qualquer modo, pacientes com neoplasia maligna prévia que estejam em uso de rGH devem ser monitorados para avaliar progressão ou recorrência da doença. O uso do rGH é contraindicado nas síndromes genéticas com risco aumentado para neoplasias, como mostrado no Quadro 23.

Pacientes com IGF-1 baixo e velocidade de crescimento insatisfatória devem ser investigados para adesão ao tratamento; já pacientes com IGF-1 elevado (> 2 DP) devem ter a dose do rGH reduzida (reduzir em 20% para cada 1 DP acima do valor de referência). O Quadro 24 mostra algumas causas de não resposta ao tratamento.

De acordo com o PCDT, o tratamento com rGH será suspenso nas seguintes situações: VC < 2 cm/ano, idade óssea > 14 anos em meninas; idade óssea > 16

QUADRO 23 Síndromes genéticas que contraindicam o uso do rGH ou tem uso controverso por causa da predisposição aumentada para câncer

Síndrome	Gene (cromossomo)	Herança	Fenótipo/risco de câncer/uso de rGH
Bloom	*BLM* (15q26.1)	AR	▪ Baixa estatura de início pré-natal (PIG), microcefalia, face triangular, imunodeficiência, *rash* malar lúpus-*like*, telangiectasia, discromia, hipogonadismo ▪ Risco ↑ para leucemia, linfoma, câncer colorretal ▪ O uso do rGH é contraindicado
Anemia de Fanconi	*FANCA, FANCC, FANCG* e 14 outros genes (16q24.3)	AR, AD ou ligada ao X	▪ Baixa estatura de início pré-natal (PIG), microcefalia, insuficiência da medula óssea, hipoplasia ou ausência do polegar, anomalias do rádio, discromia ▪ Risco ↑ para: leucemia, câncer de esôfago, carcinoma de células escamosas da pele, meduloblastoma, glioma ▪ O uso do rGH antes do transplante de células-tronco hematopoiéticas (TCTH) é contraindicado. Como o TCTH não diminui o risco de tumores sólidos, não se recomenda a reposição hormonal ▪ O uso do rGH é contraindicado
Anemia de Blakfan-Diamond	*RPL5, RPL11, RPL35A, RPS1o, RPS17, RPS19, RPS24* e *RPS26*	AD	▪ Baixa estatura, anemia, dismorfia facial, fenda palatina, polegares ausentes ou malformados ▪ Risco ↑ de mielodisplasia, leucemia mieloide aguda, osteossarcoma, câncer genital e câncer do cólon ▪ O uso do rGH é controverso nos pacientes com deficiência concomitante do GH
Ruptura de Nijmegen	*NBN* (8q21.3)	AR	▪ Baixa estatura de início pré-natal (PIG), microcefalia, imunodeficiência, déficit intelectual ▪ Risco ↑ para: rabdomiossarcoma, linfoma, câncer do SNC ▪ O uso do rGH é contraindicado
LIG4	*LIG4* (13q33.3)	AR	▪ Baixa estatura de início pré-natal (PIG), microcefalia, fotossensibilidade, imunodeficiência ▪ Risco ↑ para: melanoma, carcinoma de pulmão, carcinoma do cólon ▪ O uso do rGH é contraindicado
XRCC4	*XRCC4* (5q14.2)	AR	▪ Baixa estatura de início pré-natal (PIG), microcefalia, anemia aplástica, ataxia, diabetes melito, bócio, hipogonadismo hipergonadotrófico ▪ Risco ↑ para: leucemia, carcinoma estromal gastrointestinal ▪ O uso do rGH é contraindicado
Rubinstein-Taybi	*CREBBP* (16p13.3) *EP300* (22q13.2)	AD	▪ Baixa estatura, microcefalia, dismorfia facial (nariz pontudo), déficit intelectual, polegares e 1º pododáctilos largos, cardiopatia congênita ▪ Risco ↑ para: hepatoblastoma, neuroblastoma, rabdomiossarcoma, tumores do SNC ▪ O uso do rGH é contraindicado
Down	Trissomia do 21	Esporádica	▪ Baixa estatura, fenda palpebral oblíqua, base nasal achatada, prega palmar transversa, malformações congênitas, hipotireoidismo ▪ Risco ↑ de mielodisplasia e leucemia linfoblástica aguda e mieloide aguda ▪ Alguns poucos autores consideram o uso excepcional do rGH em bases individuais, nos pacientes com deficiência concomitante de GH, embora não existam estudos em longo prazo
Neurofibromatose tipo 1	*NF1* (17q11.21)	AD	▪ Manchas café com leite, sardas axilares e inguinais, neurofibromas, nódulos de Lisch, glioma de nervo óptico, displasia do esfenoide ▪ Risco ↑ de crescimento de neurofibromas plexiformes, piora de cardiomiopatia e escoliose ▪ O uso do rGH é contraindicado
Síndrome de Shawchman--Diamond	*SBDS* (7q11.21), *EFL1* (15q25.2), *DNAJC21* (5p13.2) e *SRP54* (14q13.2)	AD, AR	▪ Baixa estatura, mono ou pancitopenia, insuficiência pancreática exógena, condrodisplasia, infecções recorrentes ▪ Risco ↑ de mielodisplasia e leucemia mieloide aguda ▪ O uso do rGH é contraindicado

QUADRO 24 Causas de não resposta ao tratamento com o rGH

Insuficiente aumento da velocidade de crescimento ao iniciar terapia com rGH	Insuficiente aumento da velocidade de crescimento no curso da terapia com rGH
▪ Dose insuficiente ▪ Não adesão ao tratamento ▪ Armazenamento inadequado do rGH ▪ Técnica inadequada de aplicação do rGH ▪ Diagnóstico equivocado (insensibilidade parcial ao GH, baixa estatura idiopática, displasias esqueléticas) ▪ Condições secundárias interferindo no crescimento (hipotireoidismo, doenças crônicas) ▪ Expectativas não realistas	▪ Dose insuficiente ▪ Não adesão ao tratamento ▪ Desenvolvimento de anticorpos contra o rGH ▪ Condições secundárias interferindo no crescimento (p. ex., hipotireoidismo, doenças crônicas) ▪ Falta de esteroides sexuais na idade apropriada ▪ Fechamento da placa de crescimento ▪ Alimentação inadequada, falta de atividade física ▪ Distúrbios do sono

anos em meninos; câncer surgido ou recidivado durante o tratamento.

Formulações de rGH de curta ação (uso diário)

A seguir, são descritas as formulações disponíveis no Brasil do rGH de curta duração para uso diário, em frasco-ampola (Quadro 25) e em canetas (Quadro 26).

QUADRO 25 Somatropina (rGH), solução injetável em frasco-ampola (0,1 UI = 33 mcg)

Nome comercial	Apresentação
Biomatrop®, Eutroprin®, Hormotrop®, Criscy®	Frasco-ampola 4 UI
Hormotrop®, Criscy®	Frasco-ampola 12 UI
Eutroprin®	Frasco-ampola 15 UI
Biomatrop®, Criscy®	Frasco-ampola 16 UI
Criscy®	Frasco-ampola 30 UI

Formulações de rGH de longa duração (uso semanal)

Várias técnicas são usadas para prolongar a meia-vida do rGH: (i) ligação não covalente à albumina, facilitando a ligação reversível à albumina endógena, o que diminui a eliminação do GH, prolongando a meia-vida e duração da ação; (ii) peguilação, que consiste em prolongar a meia-vida sérica do rGH por conjugação com polietilenoglicol, reduzindo a depuração renal e aumentando a duração da ação; e (iii) fusão com proteínas. A redução do número de aplicações de 365 para 52 vezes por ano é um atrativo para pacientes e familiares, tendo efeito benéfico adicional na qualidade de vida.

As duas formulações de rGH de uso semanal (LAGH) aprovadas pela Agência Nacional de Vigilância Sanitária (Anvisa) para tratamento da deficiência do hormônio do crescimento são descritas no Quadro 27. Atualmente (2024), os LAGH são aprovados apenas para crianças com deficiência do GH. O objetivo da terapia é manter os níveis séricos de IGF-I dentro dos valores de referência apropriados para a idade. Após a administração do LAGH, o nível sérico do IGF-1 aumenta rapidamente atingindo um pico 1 a 2 dias após a aplicação, dimi-

QUADRO 26 Somatropina (rGH), solução em canetas pré-preenchidas (0,1 UI = 33 mcg)

Nome comercial	Doses: mínima – máxima (ajuste de dose)	Apresentação
Norditropin® FlexPro® Norditropin NordiFlex®	0,025 a 2,0 mg (0,025 mg) 0,025 a 1,5 mg (0,025 mg)	5 mg/1,5 mL (caneta descartável)
Norditropin® FlexPro® Norditropin NordiFlex®	0,05 a 4,0 mg (0,05 mg) 0,05 a 3,0 mg (0,05 mg)	10 mg/1,5 mL (caneta descartável)
Norditropin® FlexPro® Norditropin NordiFlex®	0,1 a 8,0 mg (0,1 mg) 0,075 a 4,5 mg (0,075 mg)	15 mg/1,5 mL (caneta descartável)
Omnitrope®	0,1 mg	10 mg/1,5 mL (caneta reutilizável)
Omnitrope®	0,1 mg	15 mg/1,5 mL (caneta reutilizável)
Criscy® CrisPen®	0,05 a 3,0 mg	(caneta reutilizável de 30 UI)
Genotropin® GoQuick® 5,3 mg	0,1 a 1,5 mg (0,05 mg)	(caneta descartável)
Genotropin® GoQuick® 12 mg	0,3 a 4,5 mg (0,15 mg)	(caneta descartável)

QUADRO 27 Características dos LAGH aprovados pela Anvisa no Brasil

Características	Fármaco	
	Somapacitana (Sogroya®)	Somatogrona (Genryzon®)
Aprovação pela Anvisa	25/09/2023	24/10/2022
Modificação para prolongar a meia-vida	Troca de um aminoácido e ligação não convalente (reversível) com albumina	Proteína de fusão: fusão do GH com 3 cópias do terminal C da subunidade beta do hCG
Indústria farmacêutica	Novo Nordisk	Pfizer
Indicação e faixa etária	Deficiência do GH em crianças e adolescentes > 3 anos com epífises de crescimento abertas	Deficiência do GH em crianças e adolescentes > 3 anos com epífises de crescimento abertas
Apresentação	Caneta pré-preenchida de 1,5 mL (Sogroya®): 5 mg (cor verde, ajustes de doses: 0,5 a 2 mg), 10 mg (cor amarela, ajustes de doses: 0,5 a 4 mg) e 15 mg (cor vermelha, ajustes doses: 0,1 a 8 mg)	Caneta pré-preenchida de 1 mL (Genryzon®): 24 mg (20 mg/1 mL, cor lilás, ajustes de doses: 0,2 a 12 mg); e 60 mg (50 mg/1 mL, cor azul, ajustes de doses: 0,5 a 3 mg)
Armazenamento	Refrigerado. O medicamento tem estabilidade em temperatura ambiente por até 3 dias	Refrigerado, inclusive após começar a usar a caneta
Via de administração	Subcutânea, em qualquer hora do dia	Subcutânea, em qualquer hora do dia
Posologia	0,16 mg/kg/dose, SC, 1 vez/semana. A dose pode ser ajustada, com base na velocidade de crescimento, reações adversas, peso corporal e concentrações séricas do IGF-1. Se o IGF-1 permanecer > 2 DP, reduzir a dose em 0,04 mg/kg	0,66 mg/kg/dose, SC, 1 vez/semana. Doses > 30 mg (> 45 kg), administrar em duas injeções em locais diferentes A dose pode ser ajustada, com base na velocidade de crescimento, reações adversas, peso corporal e concentrações séricas do IGF-1. Se o IGF-1 permanecer > 2 DP, reduzir a dose em 0,09 mg/kg
Alterar o dia da administração	O dia pode ser alterado desde que o intervalo entre duas doses seja pelo menos 4 dias	O dia pode ser alterado desde que o intervalo entre duas doses seja pelo menos 3 dias
Dose esquecida	Aplicar, se até 3 dias desde a dose esquecida. Após 3 dias, aplicar no dia estabelecido	Aplicar, se até 3 dias desde a dose esquecida. Após 3 dias, aplicar no dia estabelecido
Velocidade de crescimento (cm/ano, no 1º ano de tratamento)	11,2	10,1
IGF-1 sérico, 5 dias após o LAGH	+0,28 DP	+0,65 DP

nuindo para valores estáveis 4 a 6 dias depois. Na monitoração do LAGH, a dosagem do IGF-1 é realizada entre o 3º e o 4º dia após a aplicação do medicamento. A eficácia e segurança a longo prazo dos LAGH semanal requer mais estudos, por não imitar o perfil fisiológico da secreção endógena de GH nem o perfil do rGH diário.

Síndrome de Laron

A síndrome de Laron é tratada com reposição de rhIGF-1. O produto aprovado nos Estados Unidos e na Europa é o mecarsemin (Increlex®: ampola de 40 mg/ 4 mL). A dose usual é de 0,04 a 0,12 mg/kg/dia, SC, 2 vezes/dia, logo antes das refeições. Iniciar com 0,04 mg/kg/dose, SC, a cada 12 horas, aumentando em 0,04 mg/kg/dose a cada semana, até a dose máxima de 0,12 mg/kg, SC, a cada 12 horas. O tratamento melhora, mas não normaliza a previsão de altura final, uma vez que o IGF-1 não consegue compensar a falta de ação do GH. Os principais efeitos adversos são: hipoglicemia, lipo-hipertrofia nos locais de injeção, cefaleia, hipertrofia do tecido linfático, nefromegalia, esplenomegalia e tendência a fácies acromegaloide na adolescência. O risco de hipoglicemia é reduzido pela ingestão de alimentos logo antes da injeção.

Pequenos para a idade gestacional

O tratamento é aprovado para maiores de 2 anos nos Estados Unidos e para maiores de 4 anos na Europa. No Brasil, embora a Anvisa tenha aprovado o uso para essa finalidade em 2007, o PCDT não incluiu essa condição nos critérios de uso do rGH, recomendando que esses pacientes sejam avaliados nos centros de referência estaduais ou por equipe técnica especializada.

Os dois fatores mais importantes para predizer uma melhor resposta à terapia com rGH são: estatura parental mais elevada, início precoce do tratamento e dose de reposição. A Diretriz Internacional de PIG (2023) recomenda reposição de rGH em casos de baixa estatura persistente aos 3 e 4 anos de idade. A dose inicial é de 33 a 67 mcg/kg/dia (0,1 a 0,2 UI/kg/dia, SC, 1 vez/dia). A recuperação do crescimento com o rGH não apenas melhora a altura final, mas também diminui as repercussões metabólicas de ter nascido PIG. Pode-se considerar o acréscimo do tratamento com análogo do GnRH ao rGH no início da puberdade quando houver uma previsão de baixa estatura na idade adulta. Esse tratamento combinado é mantido por 2 anos, com o objetivo de adiar a puberdade e aumentar a previsão de altura final.

Baixa estatura constitucional

Como esse é um diagnóstico de exclusão, é fundamental excluírem-se causas patológicas de atraso puberal. Entretanto, algumas vezes é muito difícil diferenciá-lo do hipogonadismo hipogonadotrófico.

O uso, por um curto período, de doses baixas de esteroides sexuais (meninos > 14 anos e meninas > 13 anos) pode ajudar a diferenciar atraso constitucional do crescimento e puberdade (ACCP) do hipogonadismo hipogonadotrófico. No ACCP, após o tratamento com esteroides, a puberdade tende a ser "despertada" e a prosseguir normalmente, enquanto no hipogonadismo, uma vez cessada a terapia, não haverá continuação do desenvolvimento puberal. Em adolescentes do sexo masculino, o tratamento é feito com testosterona de ação curta (Durateston®: amp. 250 mg/1 mL; Deposteron®: amp. 200 mg/2 mL), na dose de 100 a 125 mg, IM, 1 vez/mês, por 3 meses, após o paciente ter atingido a idade cronológica de 14 anos. Ao final dessas três doses de testosterona, o tratamento é suspenso por 4 a 6 meses e o paciente é reavaliado para verificar a progressão puberal.

Uma alternativa que tem sido usada para estimular o desenvolvimento puberal no ACCP é o uso *off-label* de inibidores da aromatase. Os critérios para indicá-los são: idade cronológica ≥ 14 anos, volume testicular entre 2,5 mL e 4 mL, e testosterona entre 57,5 e 86,5 ng/dL. O letrozol, na dose de 2,5 mg, VO, 1 vez/dia, por 6 meses, tem sido o mais estudado. O racional para seu uso deve-se ao aumento da secreção de LH, da síntese de testosterona e do volume testicular, sem o risco de avançar a idade óssea e desenvolver ginecomastia.

Baixa estatura familiar

Não existe nenhum tratamento comprovado que aumente a altura final de uma criança com baixa estatura familiar. O uso de multivitamínicos, orexígenos, zinco, clonidina e oxandrolona não é eficaz e pode criar falsas expectativas em relação ao incremento estatural, causando frustração no paciente e em sua família.

Baixa estatura idiopática

No Brasil, o uso de rGH não é aprovado para esta condição. A dose do rGH aprovada pela Food and Drug Administration (FDA) varia de 40 a 95 mcg/kg/dia (0,12 a 0,28 UI/kg/dia, SC, 1 vez/dia). Se na puberdade a altura for < 2 DP, alguns autores recomendam a associação *off-label* do rGH com aGnRH. O uso *off-label* isolado de inibidores da aromatase para aumentar a previsão de altura final em meninos não parece ser eficaz. O aumento de altura final atribuído ao tratamento com o rGH, por 4 a 7 anos, varia de 3,5 a 7,5 cm.

Síndrome de Turner

A baixa estatura é tratada pela reposição de rGH com início a partir dos 2 anos. A dose do rGH é de 39 a 45 mcg/kg/dia (0,13 a 0,15 UI/kg/dia, SC, 1 vez/dia), embora doses maiores possam ser necessárias. A reposição de estrógenos é indicada a partir da idade cronológica de 11 anos.

Síndrome de Prader-Willi

Atualmente, recomenda-se a reposição precoce do rGH iniciando o tratamento entre 3 e 12 meses de idade nos indivíduos com comprovação molecular da síndrome. A dose inicial é de 0,5 mg/m²/dia, SC, 1 vez/dia, a qual é aumentada progressivamente, em um período de 3 a 6 meses, até a dose de 1 mg/m²/dia (35 mcg/kg/dia = 0,10 UI/kg/dia).

Síndrome de Noonan

A dose de rGH recomendada para o tratamento da baixa estatura na síndrome de Noonan é de 33 a 66 mcg/kg/dia (0,1 a 0,2 UI/kg/dia, SC, 1 vez/dia), mantendo o IGF-1 dentro do limite de referência. Se não ocorrer resposta ao tratamento após 2 anos em uso de dose máxima, considerar suspensão do rGH.

Síndrome de Silver-Russell

O tratamento da baixa estatura com rGH segue o protocolo estabelecido para as demais crianças nascidas PIG. A reposição do rGH é indicada a partir dos 2 aos 4 anos de idade. Em pacientes com hipoglicemia grave, desnutrição acentuada e necessidade de gastrostomia, a reposição do rGH pode ser mais precoce. A posologia recomendada é de 35 a 70 mcg/kg/dia (0,1 a 0,2 UI/kg/dia, SC, 1 vez/dia).

Doença renal crônica

A baixa estatura da doença renal crônica (DRC) tem etiologia multifatorial. Por exemplo: RCIU e PIG nas causas congênitas, anemia, desnutrição, distúrbio eletrolítico e acidobásico, alterações do metabolismo ósseo, uremia, estresse oxidativo, elevação de citocinas inflamatórias, atraso puberal e diminuição do estirão de crescimento. Adicionalmente, existe deficiência da síntese de IGF-1 e diminuição de sua ação nos tecidos-alvo, resistência periférica à ação do GH e redução do seu *clearance*. Antes de considerar seu uso, devem-se tratar as morbidades associadas à DRC que interferem no crescimento adequado. A seguir, são descritas as recomendações da European Society for Paediatric Nephrology para o uso de rGH na DRC:

- Não é necessário solicitar testes de estímulo para o GH porque o objetivo da terapia é administrar uma dose maior de rGH para restabelecer a atividade do IGF-1.
- As indicações a serem consideradas são:
  - Crianças > 6 meses com DRC estágio 3 a 5 ou em diálise, se altura < P3% e velocidade de crescimento < P25%, ou altura entre P3% e P10% com velocidade de crescimento < P25%, após outras causas terem sido excluídas e/ou corrigidas.
  - Crianças que um ano após o transplante renal mantenham altura < P3% e velocidade de crescimento < P25%.
  - Crianças com DRC causada por cistinose nefropática, altura < P3% e velocidade de crescimento < P25%.
- As contraindicações para o uso do rGH na DRC são: hiperparatireoidismo grave (PTH > 500 pg/mL), retinopatia diabética proliferativa e neoplasia maligna em atividade.
- A posologia e o monitoramento do uso do rGH na DRC são:
  - Dose de 45 a 50 mcg/kg/dia (0,13 a 0,15 UI/kg/dia), SC, 1 vez/dia, à noite.
  - Uma resposta terapêutica eficaz é o aumento da VC em pelo menos 2 cm/ano a mais do que no período pré-tratamento.
  - Monitorar eventos adversos do rGH, incluindo hiperglicemia em pacientes com cistinose nefropática que possuem risco aumentado de diabetes melito.
  - Suspender o rGH se o PTH for > 500 pg/mL, reiniciando assim que o PTH retornar aos níveis aceitáveis.
  - Suspender o tratamento quando a altura-alvo for alcançada, quando a VC for < 2 cm/ano ou houver fechamento da placa de crescimento, se houver hiperparatireoidismo grave (PTH > 500 pg/mL) ou se surgirem efeitos adversos importantes ao tratamento.

Acondroplasia

O vosoritida (Voxzogo®) é uma molécula análoga ao peptídeo natriurético do tipo C (CNP). A ligação da vosoritida ao receptor do peptídeo natriurético tipo B antagoniza a sinalização a jusante do FGR3, ao inibir as vias ERK 1 e 2 e MAPK.

O vosoritida recebeu autorização da Anvisa, em 2021, para uso em crianças com acondroplasia > 2 anos, cujas epífises de crescimento continuam abertas. Em

2023, a Anvisa autorizou o uso para crianças > 6 meses. O medicamento é disponível em frascos com 0,4 mg, 0,56 mg e 1,2 mg. A posologia é de 15 mcg/kg/dose, SC, 1 vez/dia, alternando os locais de injeção. Os efeitos adversos mais comuns são: hipotensão, vômito, diarreia e reações no local de aplicação. Para prevenir a hipotensão, orienta-se que o paciente esteja hidratado e ingira um copo de água 30 minutos antes da injeção. Dois novos medicamentos estão em estudos de fase 2 para o tratamento da acondroplasia: (i) TransCon CNP®: análogo de longa duração do CNP, de uso semanal, via SC; e (ii) infigratinibe: inibidor da tirosina quinase, de uso oral.

Hipofosfatasia

O tratamento é feito com a reposição enzimática de asfotase alfa (Strensiq®: frascos de 18, 28, 40 e 80 mg/mL). Iniciar com uma dose de 6 mg/kg/semana, administrada como 2 mg/kg/dose, SC, 3 vezes/semana; ou 1 mg/kg/dose, SC, 6 vezes/semana. Dose máxima = 9 mg/kg/semana ou 3 mg/kg/dose, 3 vezes/semana. Efeitos adversos comuns são: lipodistrofia, calcificações ectópicas (córnea, conjuntiva, rins), reações de hipersensibilidade, hipocalcemia, diminuição da vitamina B6.

Doenças não endócrinas

O tratamento da doença sistêmica levará à recuperação do crescimento se o diagnóstico da doença for realizado, no máximo, até o início da puberdade, para permitir ao paciente um ganho ponderoestatural que lhe permita se não retornar, ao menos chegar próximo ao seu percentil genético de crescimento.

TRATAMENTOS *OFF-LABEL* DA BAIXA ESTATURA

Ao optar por essa prescrição, recomenda-se obter o consentimento do paciente, por escrito, dando-lhe ciência dos riscos, benefícios, alternativas e custos.

Análogos do GnRH + rGH

O uso combinado de aGnRH + rGH tem sido usado nas seguintes condições:

- Deficiência do GH com previsão limitada de altura final no início da puberdade.
- Puberdade precoce central com previsão de altura final reduzida.
- Pequenos para a idade gestacional com altura < 2,5 DP e antecipação puberal.
- Baixa estatura idiopática, se a altura no início da puberdade for inferior ao esperado.
- Hiperplasia adrenal congênita com previsão limitada de altura no início da puberdade.
- Haploinsuficiência do *SHOX*: reduzir o avanço da idade óssea.
- Haploinsuficiência do *NPR2*: indicações semelhantes aos da variante patogênica do *SHOX*.
- Haploinsuficiência do *ACAN*: indicações semelhantes aos da variante patogênica do *SHOX*.

Inibidores da aromatase

Inibidores da aromatase bloqueiam a ação da aromatase, enzima responsável pela produção de estrógenos (conversão de testosterona para estradiol e androstenediona para estrona). Os inibidores da aromatase de terceira geração são classificados em dois tipos: tipo 1 ou esteroidal, que inibe irreversivelmente a atividade da aromatase, tendo o exemestano como seu representante; e tipo 2 ou não esteroidal, que inibe reversivelmente a atividade da aromatase, tendo o anastrozol e o letrozol como seus representantes. O racional do tratamento é atrasar a velocidade de maturação óssea e, com isso, aumentar o tempo de crescimento e a previsão de altura final. O Quadro 28 mostra as principais características desses medicamentos. O Quadro 29 descreve o uso dos inibidores da aromatase no tratamento da baixa estatura.

TRANSIÇÃO DOS CUIDADOS PARA A ENDOCRINOLOGIA DE ADULTOS

A equipe de endocrinologia pediátrica deve preparar o adolescente e sua família para transição e posterior cuidado médico pela endocrinologia de adultos, pelo menos 6 a 12 meses antes de efetivar a transferência. Idealmente, as instituições deveriam desenvolver protocolos com a participação de endocrinologistas pediátricos e de adultos que atendessem às peculiaridades do serviço e otimizassem essa fase de transição.

QUADRO 28 Principais características dos inibidores da aromatase

Características	Anastrozol (Arimidex®)	Letrozol (Femara®)
Geração	3ª	3
Mecanismo de ação	Tipo 2 (não esteroidal)	Tipo 2 (não esteroidal)
Absorção	1 hora	1 hora
Metabolismo	Hepático	Hepático
Meia-vida	48 horas	96 horas
Supressão do estradiol	< 25-20 pmol/L	< 6-15 pmol/L
Supressão da aromatase	96,7%	99,1%
Potência	Letrozol > anastrozol	Letrozol > anastrozol
Interferência com alimentação	Não	Não
Posologia	1 mg, VO, 1 vez/dia	2,5 mg, VO, 1 vez/dia

VO: via oral.

QUADRO 29 Uso *off-label* de inibidores da aromatase em meninos

Tratamento da baixa estatura

- Critérios de inclusão: altura < 2 DP, Tanner: 2 a 3, IO > IC, com IO > 12 anos e < 14,5 anos
- Medicamento e dose: anastrozol (1 mg, VO, 1 vez/dia) ou letrozol (2,5 mg, VO, 1 vez/dia)
- Duração do tratamento: em média, 2 anos
- Condições que podem indicar mudança na abordagem terapêutica:
  - Se VC normal para estágio puberal = prescrever IA. Se VC diminuir, acrescentar rGH
  - Se VC normal para estágio puberal + PAF < AA = prescrever IA + rGH
  - Se VC for baixa para o estágio puberal = prescrever IA + rGH

Tratamento do atraso constitucional do crescimento e puberdade

- Critérios de inclusão: IC ≥ 14 anos, testículo > 2,5 mL e < 4 mL
- Medicamento e dose: letrozol (2,5 mg, VO, 1 vez/dia)
- Duração do tratamento: em média, 6 meses

Potenciais efeitos adversos dos inibidores da aromatase

- Efeitos androgênicos: acne, eritrocitose, elevação da hemoglobina, alteração do comportamento
- Diminuição transitória da densidade mineral óssea, deformidades vertebrais
- Elevação exagerada da testosterona, diminuição do HDL, elevação das enzimas hepáticas

Critérios para suspensão dos inibidores da aromatase

- IO > 15 anos
- Atingir altura desejada antes de 2-3 anos de tratamento
- Não melhora da VC após associação com rGH
- Surgimento de efeitos adversos
- Testosterona > 1.000 ng/dL (não existe consenso sobre o valor máximo da testosterona)

AA: altura-alvo; IA: inibidores da aromatase; IC: idade cronológica; IO: idade óssea; PAF: previsão de altura final; rGH: hormônio de crescimento recombinante; VC: velocidade de crescimento.

Na transição para o cuidado para a endocrinologia de adultos, recomenda-se o seguimento dos pacientes com deficiência isolada do GH, hipopituitarismo, outras deficiências hormonais e síndromes genéticas, inclusive avaliando a necessidade de manter o rGH nos pacientes que o utilizaram quando crianças. Gravidez, fertilidade e risco de recorrência da doença na prole são outras questões a serem abordadas.

REFERÊNCIAS SELECIONADAS

1. Bolier M, van der Lelij AJ, Janssens GO, van den Heuvel-Eibrink MM, Neggers SJCMM. Long-term safety of growth hormone replacement therapy in survivors of cancer and tumors of the pituitary region. Endocr Relat Cancer. 2023;30(7):e230026.
2. Brasil. Ministério da Saúde. Protocolo Clínico e Diretrizes Terapêuticas para deficiência do hormônio de crescimento – hipopituitarismo [Internet]. Março 2018 [citado 19 mar. 2025]. Disponível em: https://www.gov.br/conitec/pt-br/midias/relatorios/2018/recomendacao/relatorio_pcdt_deficienciadohormoniodocrescimento_351.pdf.

3. Drube J, Wan M, Bonthuis M, Wühl E, Bacchetta J, Santos F, et al.; European Society for Paediatric Nephrology Chronic Kidney Disease Mineral and Bone Disorders, Dialysis, and Transplantation Working Groups. Clinical practice recommendations for growth hormone treatment in children with chronic kidney disease. Nat Rev Nephrol. 2019;15(9):577-89.
4. Fredriks AM, van Buuren S, van Heel WJ, Dijkman-Neerincx RH, Verloove-Vanhorick SP, Wit JM. Nationwide age references for sitting height, leg length, and sitting height/height ratio, and their diagnostic value for disproportionate growth disorders. Arch Dis Child. 2005;90:807-12.
5. Gaddas M, Périn L, Le Bouc Y. Evaluation of IGF1/IGFBP3 molar ratio as an effective tool for assessing the safety of growth hormone therapy in small-for-gestational-age, growth hormone-deficient and Prader-Willi children. J Clin Res Pediatr Endocrinol. 2019;11(3):253-61.
6. Galetaki DM, Merchant N, Dauber A. Novel therapies for growth disorders. Eur J Pediatr. 2024;183(3):1121-8.
7. Geffner ME. Aromatase inhibitor monotherapy to augment height in boys: does it work and is it safe? J Endo Soc. 2024;8(12):bvae196.
8. Gerver WJM, Gkourogianni A, Dauber A, Nilsson O, Wit JM. Arm span and its relation to height in a 2 to 17-year-old reference population and heterozygous carriers of ACAN variants. Horm Res Paediatr. 2020;93(3):164-72. Erratum: Horm Res Paediatr. 2020; 93(3):2012.
9. Grimberg A, Hawkes CP. Growth hormone treatment for non-GHD disorders: excitement tempered by biology. J Clin Endocrinol Metab. 2024;109(2):e442-e454.
10. Hokken-Koelega ACS, van der Steen M, Boguszewski MCS, Cianfarani S, Dahlgren J, et al. International Consensus Guideline on Small for Gestational Age: etiology and management from infancy to early adulthood. Endocr Rev. 2023;44(3):539-65.
11. Kim Y. A new era of genetic diagnosis for short stature children. Precis Future Med. 2022;6(4):218-25.
12. Martin DD, Wit JM, Hochberg Z, Sävendahl L, van Rijn RR, Fricke O, et al. The use of bone age in clinical practice – part 1. Horm Res Paediatr. 2011;76(1):1-9.
13. Martin DD, Wit JM, Hochberg Z, van Rijn RR, Fricke O, Werther G, et al. The use of bone age in clinical practice – part 2. Horm Res Paediatr. 2011;76(1):10-6.
14. Mastromauro C, Giannini C, Chiarelli F. Short stature related to growth hormone insensitivity (GHI) in childhood. Front Endocrinol (Lausanne). 2023;14:1141039.
15. Mauras N, Ross J, Mericq V. Management of growth disorders in puberty: GH, GnRHa, and aromatase inhibitors: a clinical review. Endocr Rev. 2023;44(1):1-13.
16. Miller BS. What do we do now that the long-acting growth hormone is here? Front Endocrinol (Lausanne). 2022;13:980979.
17. Raben MS. Treatment of a pituitary dwarf with human growth hormone. J Clin Endocrinol Metab. 1958;18:901.
18. Sociedade Brasileira de Pediatria. Departamento Científico de Endocrinologia. Avaliação do crescimento: o que o pediatra precisa saber [Internet]. 08 maio 2023 [acesso 18 mar. 2025]. Disponível em: https://www.sbp.com.br/fileadmin/user_upload/24038c-ManOrient_-_AvalCrescim_o_que_PediatraPrecisaSaber.pdf.
19. Unger S, Ferreira CR, Mortier GR, Ali H, Bertola DR, et al. Nosology of genetic skeletal disorders: 2023 revision. Am J Med Genet A. 2023;191(5):1164-209.
20. Wit JM. Should skeletal maturation be manipulated for extra height gain? Front Endocrinol (Lausanne). 2021;12:812196.

2

Alta estatura

INTRODUÇÃO

O norte-americano Robert Pershing Wadlow (1918-1940), conhecido como o "Gigante de Alton", ou "Gigante de Illinois", foi a pessoa mais alta da história, medindo 2,72 metros, pesando 199 kg e calçando sapatos número 76. Faleceu jovem, aos 22 anos. A causa do gigantismo foi um adenoma pituitário secretor de hormônio do crescimento.

Apesar de estatisticamente existir uma mesma porcentagem de indivíduos com baixa estatura (< 2 DP) e alta estatura (> 2 DP), a consulta de crianças com alta estatura é um procedimento pouco frequente nos consultórios de endocrinologia pediátrica pelo fato de a alta estatura ser socialmente mais aceitável e talvez vantajosa principalmente no sexo masculino. A maioria das crianças encaminhadas para avaliação de alta estatura tem uma variação normal do crescimento. Mas é possível que a alta estatura seja a manifestação clínica de um distúrbio endócrino ou de uma síndrome genética. Por isso, conhecer as principais causas e saber como investigar a alta estatura é essencial para o diagnóstico e tratamento precoce.

FISIOLOGIA DO EIXO GH/IGF-1

O principal sistema endócrino regulador do crescimento linear é o formado pelo hormônio do crescimento (GH) e pelo fator de crescimento semelhante à insulina (IGF), conhecido como eixo GH/IGF-1.

O hormônio liberador do hormônio de crescimento (GHRH) é um polipeptídeo de 44 aminoácidos produzido no núcleo arqueado do hipotálamo. Sua secreção é pulsátil, sendo transportado pelo sistema venoso portal hipofisário do hipotálamo até a adeno-hipófise, onde se liga a receptores, estimulando a transcrição do gene que codifica a síntese do GH (*GH1*) e a secreção do GH. A secreção do GHRH é estimulada por neurotransmissores alfa-adrenérgicos, hipoglicemia e grelina e inibida pela somatostatina (ligação aos receptores SSTR1, SSTR2 e SSTR5), IGF-1 e neurotransmissores GABAérgicos.

O GH é um polipeptídeo de 191 aminoácidos (espécie-específico) secretado na hipófise anterior de forma pulsátil, com pulsos predominantemente noturnos, cuja amplitude aumenta com a idade, sendo maior na puberdade. A secreção do GH é estimulada pelas fases III e IV do sono não REM (estágios do sono profundo), estresse, hipoglicemia, jejum, grelina (ligação ao receptor secretagogo de GH: GHSR) e estradiol. Obesidade, ingestão de carboidratos, elevação dos ácidos graxos livres, fase REM do sono, somatostatina, IGF-1 e o próprio GH circulante inibem sua secreção. Na circulação, o GH se liga à proteína transportadora do GH (GHBP), que se origina da clivagem do domínio extracelular do receptor do GH (GHR). Com isso, a meia-vida do GH é prolongada de 11 para 80 minutos, mantendo o *pool* de GH na circulação. Doenças crônicas e desnutrição diminuem o número dos receptores de GH e a concentração da GHBP, causando um estado de resistência ao GH, caracterizado por elevação do GH e diminuição do IGF-1 circulantes. Por outro lado, gordura corporal em excesso aumenta o número de receptores de GH e a concentração da GHBP.

A ação do GH é mediada pelo receptor do GH (GHR), localizado na membrana celular. Uma molécula de GH se liga a duas moléculas do GHR que existem como homodímeros. Isso ocasiona a dimerização do complexo formado por uma molécula de GH e duas moléculas de GHR, ativando e fosforilando resíduos de tirosina no domínio quinase da JAK2, bem como fosforilando resíduos de tirosina no GHR. Os resíduos fosforilados da JAK2 e GHR são usados como sítios de ancoragem para as moléculas STAT tipos 1, 3, 5a e 5b, as quais são fosforiladas, dissociadas do complexo GH-GHR-JAK2 e transportadas para o núcleo da célula onde ativam a transcrição gênica.

O IGF-1 é um polipeptídeo de 70 aminoácidos, secretado no fígado (75%), rins e outros tecidos, a partir do estímulo do GH, apresentando 50% de homologia com a insulina. Sua secreção, hepática, renal e em tecidos periféricos, é estimulada pelo GH. Ele é transportado na circulação ligado a um grupo de seis proteínas transportadoras (IGFBP-1 a IGFBP-6) produzidas no fígado. A produção da IGFBP-1 e IGFBP-2 é inibida pelo GH, enquanto a produção da IGFBP-3, 4 e 5 é estimulada pelo GH. Aproximadamente 75% do IGF-1 é ligado a IGFBP-3. Esse complexo binário (IGF-1 + IGFBP) é posteriormente estabilizado pela ligação com a subunidade ácido-lábil (ALS), formando o complexo ternário (IGF1 + IGFBP + ALS). A maioria do IGF-1 circulante (80%) está ligada a esse complexo ternário, que o deixa inativo e aumenta sua meia-vida. O IGF-1, para se ligar a seu receptor celular, deve estar na forma livre após a proteólise do complexo ternário. O IGF-1 também tem ação autócrina e parácrina. Os principais fatores estimuladores do IGF-1 são: GH, insulina, hormônio tireoidiano, glicocorticoides, andrógenos e estrógenos em baixas concentrações. Doença hepática e desnutrição reduzem a produção e a concentração sérica do IGF-1 e do IGFBP-3.

Os efeitos do GH sobre o crescimento esquelético são exercidos de modo direto por sua ação na fase de repouso dos condrócitos da placa de crescimento, e indireto, mediados pela produção do IGF-1. A ação estimuladora do GH sobre o crescimento ocorre predominantemente após o 1º ano de vida, enquanto o IGF-1 participa do controle do crescimento tanto pré-natal como pós-natal. Crianças com variante patogênica do IGF-1 ou de seu receptor nascem pequenas para a idade gestacional.

A ação anabólica do GH difere a depender de a exposição aos tecidos ser aguda ou crônica. A exposição aguda e em concentrações normais aumenta a captação de aminoácidos e sua incorporação à proteína no fígado e no músculo, estimula a captação e a utilização de glicose e antagoniza a ação lipolítica das catecolaminas. A exposição crônica e em concentração aumentada tem um efeito anti-insulínico com mobilização de ácidos graxos livres do tecido adiposo, inibição da captação e utilização de glicose e aumento da ação lipolítica das catecolaminas.

DEFINIÇÕES

- Alta estatura: altura > 2 DP em relação à média para um indivíduo do mesmo sexo, idade cronológica e grupo populacional. Outra definição seria o Z-score de altura menos o Z-score da altura-alvo > 1,6, após excluir fatores que possam ter afetado o crescimento dos pais. A altura em centímetros equivalente a > 2 DP varia de acordo com a população. Para a Organização Mundial de Saúde (OMS), uma altura > 2 a 2,5 DP seria > 191,1 e 194,8 cm para homens e > 176,2 e 179,5 cm para mulheres.
- Crescimento excessivo: refere-se a três condições médicas: (i) crescimento linear excessivo, resultando em estatura elevada; (ii) o crescimento excessivo de um segmento ou de uma região corporal (p. ex., hemi-hipertrofia, macrocefalia, macrodactilia); e (iii) crescimento excessivo de um sistema (p. ex., obesidade). Por essa definição, todo indivíduo com alta estatura tem crescimento excessivo, mas nem todo indivíduo com crescimento excessivo tem alta estatura.
- Velocidade de crescimento acelerada: definida pela velocidade de crescimento > P90 para idade e sexo, ou velocidade de crescimento > 9 cm/ano (entre 2 e 4 anos), > 8,5 cm/ano (entre 4 e 6 anos), > 6 cm em meninos (entre 6 anos e início da puberdade) e > 6,5 cm/ano em meninas (entre 6 anos e o início da puberdade). Também pode ser definida pelo aumento > 1,0 DP do Z-score de altura antes do início da puberdade.

FISIOPATOLOGIA DA ALTA ESTATURA

O Quadro 1 ilustra os principais mecanismos fisiopatológicos hormonais e moleculares responsáveis pelo crescimento estatural excessivo.

ETIOLOGIA

O Quadro 2 mostra a etiologia da alta estatura. A maioria dos indivíduos com alta estatura é saudável e a estatura elevada provavelmente é resultado de combinações poligênicas.

QUADRO 1 Fisiopatologia da alta estatura

Mecanismo	Gene/hormônio	Exemplo de doenças
Excesso de secreção do GH	Variante patogênica do *PTTG1, MEN1, AIP, GPR101, GNSA* e *PRKAR1A*	▪ Gigantismo por adenoma pituitário isolado (*PTTG1, AIP, GPR101*) ▪ Síndrome de McCune-Albright (*GNAS*) ▪ NEM tipo1 (*MEN1*) ▪ Complexo de Carney (*PRKAR1A*)
Excesso de insulina e/ou IGF-1	Insulina, IGF-1	▪ Recém-nascidos de mães com diabetes, obesidade, hiperinsulinismo, lipodistrofia congênita
Excesso de IGF-2	Expressão aumentada do IGF-2 e variante patogênica do *GPC3*	▪ Síndrome de Beckwith-Wiedemann ▪ Síndrome de Simpson-Golabi-Behmel
Alterações nos receptores de fatores do crescimento	Trissomia do *IGF1R*	▪ Trissomia do *IGF1R* ▪ Síndrome CATSHL
Excesso de genes que regulam positivamente o crescimento, em síndromes com um cromossomo sexual extra	Expressão aumentada do *SHOX*, e cromossomo X ou Y supranumerário	▪ Síndrome de Klinefelter ▪ Mulher 47,XXX (triplo X) ▪ Homem 47,XYY (duplo Y)
Deficiência de estrógenos, levando a atraso do fechamento das epífises e prolongamento do período de crescimento	Variante patogênica do *CYP19A1, ESR1*	▪ Deficiência da aromatase, (*CYP19A1*) ▪ Deficiência do receptor de estrógeno (*ESR1*) ▪ Hipogonadismo
Deficiência de fatores que limitam o crescimento ósseo	Variante patogênica do *FBN1, FBN2, TGFBR2* e *CBS*	▪ Síndrome de Marfan (*FBN1*) ▪ Síndrome de Loeys-Dietz (*TGFBR2*) ▪ Síndrome de Beals (*FBN2*) ▪ Homocistinúria (*CBS*)
Alterações de genes envolvidos na proliferação celular	Variante patogênica do *PTEN, NSD1* e *NF1*	▪ Síndrome de Bannayan-Riley-Ruvacalba (*PTEN*) ▪ Síndrome de Sotos (*NSD1*) ▪ Neurofibromatose (*NF-1*)

QUADRO 2 Etiologia da alta estatura

Variações normais do crescimento	
▪ Alta estatura familiar ▪ Alta estatura constitucional	
Doenças endócrino-metabólicas	
▪ Recém-nascidos de mães com diabetes ▪ Aumento da secreção do GH: adenoma hipofisário isolado ou associado à NEM-1, síndrome de McCune-Albright, acrogigantismo ligado ao X, complexo de Carney e FIPA ▪ Aumento da secreção do GHRH: gangliocitomas intracranianos; tumores carcinoides e pancreáticos ▪ Puberdade precoce, doenças virilizantes ▪ Hipogonadismo	▪ Hipertireoidismo ▪ Obesidade ▪ Homocistinúria ▪ Deficiência da aromatase, resistência estrogênica ▪ Deficiência familiar de glicocorticoide, resistência familiar aos glicocorticoide ▪ Lipodistrofia congênita
Síndromes genéticas	
Klinefelter, Marfan, Loeys-Dietz, Beals, Sotos, Malan, Beckwith-Wiedemann, X frágil, Duplo Y (homem 47, XYY), Trissomia do X (mulher 47,XXX), Weaver, Marshall-Smith, Perlman, Simpson-Golabi-Behmel, Bannayan-Riley-Ruvacalba, Pallister-Killian, Costello, Partington, M-CMTC, Nevo, Lujan-Fryns, Luscan-Lumish, Kosaki, Primrose, Tatton-Brown-Rahman, Tenorio, Thauvin-Robinet-Faivre, CATSHL, von Recklinghausen (neurofibromatose tipo 1), Sweyer (disgenesia gonadal XY); aracnodactilia contratural congênita, condrodisplasia epifisária tipo Miura, translocação do cromossomo 2q37.1, microduplicação do 15q26.3, deleção do 22q13.3 (síndrome de Phelan-McDermid)	
Idiopática	

VARIAÇÕES NORMAIS DO CRESCIMENTO

Alta estatura familiar

A alta estatura familiar é a causa mais comum de alta estatura, sendo considerada uma variação normal do crescimento, portanto um diagnóstico de exclusão. A alta estatura familiar tem provável etiologia poligênica resultante do acúmulo de múltiplas variantes de "genes para alta estatura" na família. As crianças são altas desde a infância, crescem no mesmo percentil e atingem uma alta estatura na vida adulta compatível com sua altura-alvo. Um ou ambos os pais têm alta estatura, e podem existir relatos de casos familiares. Quando há discrepância de altura entre os pais, a criança geralmente cresce de acordo com o genitor mais alto.

A velocidade de crescimento, proporções corpóreas e desenvolvimento puberal são normais. Não existem anormalidades bioquímicas ou hormonais. Estudos recentes mostram que até 1/3 dos pacientes com alta estatura familiar pode ter uma causa monogênica, recomendando-se testes moleculares. A idade óssea é compatível com a cronológica. A previsão de altura final é consistente com a altura-alvo, com o DP da altura do paciente menos o DP da altura-alvo < 2 DP. A alta estatura pode ser fonte de ansiedade e preocupação, principalmente quando ocorre em meninas.

Alta estatura constitucional

Alta estatura constitucional, ou aceleração constitucional do crescimento, é a segunda causa mais comum de alta estatura, sendo uma imagem em espelho do atraso ou retardo constitucional do crescimento. O comprimento ao nascimento é normal. A aceleração do crescimento ocorre após o nascimento, atingindo um pico entre 2 e 4 anos. Após isso, crescem entre P95 e P97 para altura até os 9 a 10 anos, quando desaceleram para o P50, ou canal consistente com a altura-alvo.

Ao contrário da alta estatura familiar, os pais não têm altura excessiva. Por isso, esses pacientes na fase de aceleração do crescimento são maiores do que sua altura-alvo. As proporções corpóreas são normais. O desenvolvimento puberal tende a ocorrer um pouco mais cedo. Não existem anormalidades bioquímicas ou hormonais, embora, ocasionalmente, os níveis de IGF-1 e IGBP-3 possam estar no limite superior da normalidade. A idade óssea é geralmente um pouco mais avançada do que a idade cronológica. A previsão de altura final é consistente com a altura-alvo.

DOENÇAS ENDÓCRINO-METABÓLICAS

Recém-nascidos de mães com diabetes

Recém-nascidos de mães com diabetes apresentam hipoglicemia transitória nas primeiras horas de vida como resultado da hipertrofia das células beta pancreáticas fetais em resposta aos níveis elevados de glicose materna transferidos para o feto pela placenta. Essas crianças são macrossômicas ao nascimento e apresentam risco aumentado para policitemia, hiperbilirrubinemia, hipocalcemia e trombose de veia renal. Esse distúrbio é transitório, e o crescimento excessivo não persistirá na vida pós-natal.

Hiperinsulinismo neonatal

As principais causas de hiperinsulinismo neonatal são variantes patogênicas inativadoras ou perda de função do *ABCC8* (*ATP binding cassette subfamily C member 8*) e do *KCNJ11* (*potassium inwardly rectifying channel subfamily J member 11*); e variantes patogênicas ativadoras ou ganho de função do *GCK* (*glucokinase*) e do *GLUD1* (*glutamate dehydrogenase*). Esses pacientes são diagnosticados após o nascimento devido a hipoglicemia grave, às vezes associada a macrossomia.

Excesso de hormônio do crescimento

A secreção excessiva do GH antes da fusão das epífises promove o aumento do crescimento linear, ou gigantismo pituitário. A acromegalia é o resultado do excesso de GH após a fusão das cartilagens de crescimento. Adolescentes podem apresentar um quadro clínico misto com características de gigantismo e acromegalia. O excesso de GH, além da alta estatura, também pode causar intolerância à glicose e hiperprolactinemia.

O gigantismo é causado por um adenoma hipofisário secretor de GH, ou por um adenoma bimorfo secretor de GH e prolactina. A maioria dos casos é causada por macroadenomas (90%), dos quais 50% são invasivos. É mais comum no sexo masculino. A média de idade ao diagnóstico é de 14 anos. Algumas vezes, o adenoma hipofisário faz parte de uma síndrome genética:

- Síndrome de McCune-Albright: causada por variante patogênica ativadora ou ganho de função do *GNAS* (*GNAS complex locus*). O fenótipo clássico consiste em manchas café com leite, disostoses ósseas e endocrinopatias hiperfuncionantes.
- Neoplasia endócrina múltipla tipo 1 (NEM-1): causada por variante patogênica inativadora ou perda de função do *MEN1* (*menin 1*). Também é conhe-

cida como síndrome dos "3P", devido às neoplasias na paratireoide, pituitária e pâncreas.

- Complexo de Carney: causado por variante patogênica inativadora ou perda de função do *PRKAR1A* (*protein kinase CAMP-dependent type I regulatory subunit alpha*). Caracteriza-se por hiperplasia adrenal nodular pigmentada, nevos cutâneos lentiginosos, mixomas cardíacos, cutâneos e mamários, tumor de células de Leydig ou de Sertoli, cistos ovarianos e carcinoma medular da tireoide.
- FIPA (*familial inherited pituitary adenoma*): causada por variante patogênica inativadora ou perda de função do *AIP* (*aryl hydrocarbon receptor interacting protein*) e *GPR101* (*G protein-coupled receptor 101*). É definida pela presença de dois ou mais casos de adenoma pituitário isolado ocorrendo em uma mesma família.
- Acrogigantismo ligado ao X (síndrome X-LAG): causado por microduplicações do Xq26.3. Os pacientes desenvolvem gigantismo antes dos 5 anos, aumento do apetite, fácies grosseira, acantose *nigricans* e sudorese excessiva. É mais frequente no sexo feminino. Hiperprolactinemia é descrita em 85% dos pacientes.
- Secreção ectópica do GHRH: distúrbio de ocorrência rara causado pela secreção ectópica de GHRH por tumores carcinoides, adenomas pancreáticos, adenomas brônquicos e gangliocitoma intracraniano.

O adenoma secretor do GH cursa com elevação do IGF-1 e IGBP-3. A confirmação diagnóstica é realizada pelo teste de tolerância oral à glicose (TTOG). A ressonância magnética (RM) de hipófise-hipotálamo é essencial para a identificação do tumor. O tratamento é cirúrgico, podendo ser complementado com radioterapia, análogos da somatostatina, agonistas dopaminérgicos e antagonistas do receptor do GH.

Acromegaloidismo

Distúrbio caracterizado por alta estatura e sinais de acromegalia (p. ex., fácies acromegálica, hiperidrose), em pacientes com GH e IGF-1 normais e sem adenoma hipofisário. A resistência insulínica parece ser um dos mecanismos da alta estatura.

Puberdade precoce e doenças virilizantes

Esses pacientes apresentam alta estatura transitória quando do diagnóstico da puberdade precoce devido à aceleração da velocidade de crescimento mediada pelos esteroides sexuais. Entretanto, pelo fato de a idade óssea ser avançada, a altura final será comprometida e muitas das crianças com alta estatura serão baixas quando adultos.

Hipogonadismo

O hipogonadismo pode resultar em alta estatura e proporções eunucoides devido ao atraso no fechamento das epífises de crescimento como resultado da ausência ou insuficiência de produção dos esteroides sexuais.

Deficiência da aromatase

A deficiência da enzima aromatase é causada por variante patogênica inativadora ou perda de função do *CYP19A1* (*cytochrome P450 family 19 subfamily A member 1*), que impede a conversão de andrógenos em estrógenos. A alta estatura resulta do atraso no fechamento das epífises de crescimento devido à deficiência de estrógenos.

Indivíduos do sexo masculino nascem com genitália normal, e cursam com alta estatura, proporções eunucoides, puberdade normal, sobrepeso, geno valgo, osteoporose, dislipidemia e resistência insulínica. Indivíduos do sexo feminino nascem com virilização da genitália externa (genitália atípica) e as mães desenvolvem hirsutismo e acne durante a gestação. Mais tarde, essas meninas apresentam alta estatura, amenorreia primária, hipodesenvolvimento mamário e hipogonadismo hipergonadotrófico.

Laboratorialmente, ocorre diminuição dos níveis séricos de estrógenos e elevação dos andrógenos e gonadotrofinas. A idade óssea é atrasada e a densitometria mostra redução da mineralização óssea. O tratamento é a reposição de estrógenos.

Resistência estrogênica

Esse raro distúrbio é causado por variante patogênica inativadora ou perda de função do *ESR1* (*estrogen *receptor 1*). As manifestações clínicas e radiológicas são semelhantes às da deficiência da aromatase.

Hipertireoidismo

Além da sintomatologia de excesso de hormônios tireoidianos, esses pacientes podem apresentar aceleração do crescimento com alta estatura. A ação sinérgica dos hormônios tireoidianos com o IGF-1 causa a alta estatura. O tratamento do hipertireoidismo normaliza a aceleração do crescimento. A altura final raramente é superior a 2DP.

Deficiência familiar de glicocorticoide

Causada por variante patogênica inativadora ou perda de função do *MC2R* (*melanocortin 2 receptor*), *MRAP* (*melanocortin 2 accessory protein*) e *NNT* (*nicotinamide nucleotide transhydrogenase*). Essas variantes patogênicas causam insuficiência adrenal primária por resistência à ação do ACTH, causando hipocortisolismo. A produção de mineralocorticoides é normal.

Prováveis mecanismos para a alta estatura são: ausência do efeito inibidor dos glicocorticoides sobre o crescimento, produção aumentada de andrógenos adrenais e elevação do ACTH. O avanço da idade óssea pode limitar o ganho estatural excessivo. Além das manifestações de hipoadrenalismo primário, esses pacientes também são altos. Laboratorialmente, encontram-se cortisol sérico baixo e ACTH elevado.

Resistência familiar aos glicocorticoides

A resistência familiar aos glicocorticoides, ou síndrome de Chrousos, é causada por variante patogênica inativadora ou perda de função do *NR3C1* (*nuclear receptor subfamily 3 group C member 1*), que codifica o receptor de cortisol, causando hiperativação do eixo hipotalâmico-pituitário-adrenal. Os pacientes apresentam sinais de insuficiência adrenal primária com início na infância, hipertensão arterial e alta estatura (ACTH estimulando a secreção de andrógenos). Os meninos desenvolvem puberdade precoce periférica isossexual; e as meninas desenvolvem hirsutismo e irregularidade menstrual. Laboratorialmente, ocorre hipercortisolismo incompatível com a hipofunção adrenal, hiperandrogenismo e alcalose metabólica hipopotassêmica. Como a idade óssea é avançada, a altura final não é excessiva.

Obesidade

Crianças pré-púberes com obesidade exógena têm aumento da velocidade de crescimento e geralmente são altas para a idade. As meninas tendem a apresentar menarca antecipada. O desenvolvimento puberal nos meninos é variável. Se a idade óssea for avançada, a puberdade se inicia mais cedo, com altura final ficando dentro da altura-alvo. Laboratorialmente, pode haver diminuição do GH associado à elevação do IGF-1, IGBP-3, insulina, leptina e grelina, o que explica a alta estatura.

A obesidade causada por variante patogênica inativadora ou perda de função do *MC4R* (*melanocortin 4 receptor*) é uma das raras causas de obesidade monogênica associada a alta estatura, pelo aumento da pulsatilidade do GH e hiperinsulinismo.

Homocistinúria

Causada por variante patogênica inativadora ou perda de função do *CBS* (*cystathionine beta-synthetase*), levando a deficiência da enzima cistationina-sintetase, que converte homocisteína em cistationina. Como resultado, ocorre elevação dos níveis séricos de homocisteína e aumento da excreção urinária (homocistinúria).

As principais manifestações clínicas são: alta estatura, hábito marfanoide, *pectus carinatum*, luxação do cristalino, propensão a tromboembolismo, osteopenia e déficit intelectual. O diagnóstico é feito pela excreção urinária aumentada de homocisteína ou por sua elevação no sangue. O tratamento se faz com dieta pobre em metionina (diminui a produção de homocisteína) e altas doses de vitamina B6 (cofator para cistationina-sintetase aumentando sua atividade). Alguns pacientes não respondem à vitamina B6 devido à deficiência de folato, que deve ser reposto na dose de 5 mg, VO, 1 vez/dia.

Lipodistrofia congênita

Grupo de distúrbios heterogêneos caracterizados por: alta estatura, aparência acromegaloide, ausência generalizada ou parcial da gordura subcutânea, hipertrofia muscular, hiperpigmentação, hirsutismo, mãos e pés grandes, hepatoesplenomegalia, aumento do pênis ou clitóris, intolerância à glicose, hiperinsulinismo com resistência insulínica, hipertrigliceridemia, deficiência de leptina e adiponectina. O crescimento excessivo é causado pela ligação dos níveis séricos elevados de insulina aos receptores de IGF-1. O GH é normal ou baixo. O tratamento é feito com reposição de leptina recombinante. Um exemplo clássico dessa condição é a síndrome de Beradinelli-Seip.

Variante patogênica do *IGF1R*

Causada por variante patogênica ativadora ou ganho de função do *IFG1R* (*insulin like growth factor 1 receptor*). É associada a trissomia 15q26.1-qter, cursando com macrossomia ao nascimento, macrocefalia, retardo mental e craniossinostose.

SÍNDROMES GENÉTICAS

A presença de características dismórficas indica a necessidade de investigar uma síndrome genética associada à alta estatura. As síndromes mais frequentes são descritas a seguir.

Síndrome de Marfan

A maioria dos casos ocorre por herança autossômica dominante e uma minoria é causada por novas variantes patogênicas. Não tem predileção por sexo ou etnia. Cerca de 60 a 90% dos casos são causados por variante patogênica do *FBN1* (*fibrillin 1*). Quando a variante patogênica ocorre no *TGFBR1* ou no *TGFBR2* (*transforming growth facto beta receptor*), a síndrome dela resultante é denominada síndrome de Loeys-Dietz ou síndrome de Marfan tipo II, que difere da síndrome de Marfan por não apresentar envolvimento ocular e pelo déficit cognitivo.

O diagnóstico da síndrome de Marfan se baseia nos critérios nosológicos revisados de Ghent de 2010 (Quadro 3). A hiperextensibilidade articular pode ser detectada pelo sinal do polegar ou de Steinberg (quando o polegar ultrapassa a borda ulnar da mão ao ser colocado em frente aos demais dedos), e pelo sinal do punho ou de Walker-Murdoch (quando o polegar se sobrepõe ao 5º quirodáctilo ao se fazer uma circunferência no punho oposto). Não existe déficit cognitivo. Prolapso e regurgitação de válvula mitral, dilatação ventricular esquerda e aneurisma da raiz da aorta são causas importantes de mortalidade. Descolamento de retina, glaucoma e catarata são frequentes. A altura final em homens e mulheres é de 196,4 e 181,5 cm.

QUADRO 3 Critérios revisados de Ghent (2010), para diagnóstico da síndrome de Marfan

Característica	Pontuação
▪ Sinal do punho e do polegar	3
▪ Sinal do punho ou do polegar	1
▪ *Pectus carinatum*	2
▪ *Pectus excavatum* ou assimetria torácica	1
▪ Deformidade do retropé	2
▪ Pés planos	1
▪ Pneumotórax	2
▪ Ectasia dural	2
▪ Protrusão do acetábulo	2
▪ Diminuição do segmento superior/inferior e aumento da envergadura/altura e sem escoliose grave	1
▪ Escoliose ou cifose toracolombar	1
▪ Três ou mais das seguintes dismorfias faciais: dolicocefalia, enoftalmia, fissuras palpebrais descendentes, hipoplasia malar, retrognatia	1
▪ Estrias na pele	1
▪ Miopia (> 3 dpt)	1
▪ Prolapso de valva mitral	1
Pontuação ≥ 7 pontos indica envolvimento sistêmico. Em crianças, pontuação ≥ 3 a 4 pontos é indicativo de ecocardiograma e teste genético para síndrome de Marfan.	

Síndrome de Beals

A síndrome de Beals ou aracnodactilia contratural congênita é causada por variante patogênica do *FBN2* (*fibrillin 2*). Ela se diferencia da síndrome de Marfan pelas contraturas congênitas, campodactilia dos dedos das mãos, hélice das orelhas grudadas no pavilhão auricular e micrognatia que estão presentes desde o nascimento.

Síndrome de Klinefelter

Causada pela presença de um ou mais cromossomo X extra em um indivíduo do sexo masculino. O cariótipo clássico é o 47,XXY (80% dos casos), e menos frequentemente é causado por tetrassomias ou pentassomias (48,XXXY; 49,XXXXY), mosaicismo (46,XY/47,XXY) e anomalias cromossômicas estruturais. A superdosagem do *SHOX* presente no cromossomo X extra explica a alta estatura.

Suas principais manifestações clínicas são: alta estatura, proporções eunucoides, ginecomastia, testículos pequenos e endurecidos e distúrbios do aprendizado. A puberdade tem início em idade normal, evoluindo a partir do estágio puberal Tanner 3 para hipogonadismo devido à degeneração dos túbulos seminíferos e à diminuição da secreção testicular de testosterona. Esses pacientes têm risco aumentado para desenvolver diabetes melito tipo 2, síndrome metabólica, colelitíase e câncer de mama. A altura final varia de 176,2 a 206,9 cm.

O diagnóstico é confirmado pelo cariótipo. Laboratorialmente, ocorre elevação do LH e FSH, com concentração de testosterona no limite inferior caracterizando um hipogonadismo hipergonadotrófico. O tratamento inclui reposição de testosterona.

Síndrome do duplo Y

A síndrome do duplo Y (síndrome XYY, homem 47,XYY, ou síndrome de Jacobs) afeta pacientes do sexo masculino que apresentam: alta estatura, macrocefalia, hipertelorismo, dentes grandes, acne cística em face, sinostose radioulnar, clinodactilia, distúrbios do comportamento e transtorno do espectro autista. O diagnóstico é feito pelo cariótipo, que pode ser 47,XYY ou 48,XYYY.

Síndrome do triplo X

A síndrome do triplo X (trissomia X, ou mulher 47,XXX), é a alteração mais frequente do cromossomo X (1:1.000). O cariótipo clássico é 47,XXX. Em 10% dos casos, pode ocorrer mosaicismo (46,XX/47,XXX; 47,XXX/ 48,XXXX, 45,X/47,XXX). A causa da alta estatura é a expressão aumentada do *SHOX*. Essa síndrome se caracteriza por alta estatura com início a partir dos 4 anos, inteligência e desenvolvimento sexual normal. Algumas pacientes podem ter hipertelorismo ocular, epicanto, clinodactilia, sindactilia, displasia congênita do quadril, cardiopatia congênita, insuficiência ovariana prematura e amenorreia secundária.

Síndrome do X frágil

A síndrome do X frágil é a causa genética mais frequente de déficit intelectual. Tem herança dominante ligada ao X, sendo causada por variante patogênica do *FMR1* (*fragile X mental retardation gene*). As meninas apresentam alta estatura, macrocefalia e deficiência intelectual. Meninos cursam com alta estatura, face longa e estreita, orelhas grandes, macro-orquidismo, prolapso de valva mitral, hipotonia, transtorno do espectro autista e deficiência cognitiva. Mais raramente, pode se manifestar com tremores e ataxia caracterizando um distúrbio neurodegenerativo de início tardio.

Síndrome de Beckwith-Wiedemann

Causada por: (i) dissomia uniparental paterna do cromossomo 11p15.5; (ii) duplicações do 11p15 e translocações ou inversões do 11p15; (iii) variante patogênica do alelo materno do *CDKN1C* (*cyclin dependent kinase inhibitor C*); e (iv) hipometilação do *KCNQ10T1* (*KCNQ1 opposite strand/antisense transcript 1*).

O crescimento exagerado é observado ao nascimento. Hipoglicemia neonatal transitória é causada por hiperinsulinismo ou aumento na produção de IGF-2. O fenótipo clássico caracteriza-se por: macrossomia neonatal, macroglossia, lóbulo da orelha enrugado, hérnia umbilical, malformações renais, cardiomegalia, hepatoesplenomegalia, hemi-hipertrofia e criptorquidismo. Alguns pacientes podem apresentar pseudo-hipoparatireoidismo 1B. Esses pacientes apresentam predisposição aumentada para o desenvolvimento de tumor de Wilms, hepatoblastoma, neuroblastoma, rabdomiossarcoma e carcinoma do córtex adrenal.

Síndrome de Sotos

A síndrome de Sotos, também conhecida como gigantismo cerebral, é causada, em 90% dos casos, por variante patogênica ou haploinsuficiência do *NSD1* (*nuclear receptor binding SET domain protein 1*), um gene repressor do crescimento. A maioria dos casos é de ocorrência esporádica. Meninos e meninas são igualmente afetados.

Suas principais características são: recém-nascido grande para a idade gestacional, fronte proeminente, macrocefalia, orelhas grandes, estrabismo, prognatismo, palato ogival, mãos e pés grandes e retardo mental. A velocidade de crescimento é acelerada até a idade de 4 a 5 anos, quando retorna ao normal. A puberdade é antecipada com o avanço da idade óssea e o fechamento precoce das epífises. Dosagem de GH, IGF-1, função adrenal e tireoidiana são normais. Não existe tratamento para a alta estatura.

Síndrome de Malan

A síndrome de Malan ou Sotos tipo 2 é causada por variante patogênica do *NFIX* (*nuclear factor I X*). O padrão de crescimento e dismorfias são semelhantes aos da síndrome de Sotos.

Síndrome de Marshall-Smith

Causada por variante patogênica do *NFIX* (*nuclear fator I X*). Características fenotípicas clássicas incluem: macrossomia ao nascimento, dolicocefalia, fronte proeminente, pseudoexoftalmia, micrognatia, retardo mental e escleras azuladas. Em alguns casos pode ocorrer cardiopatia e atresia de coanas. O diagnóstico é clínico e molecular.

Síndrome de Weaver

Causada por variante patogênica do *EZH2*, *EED* e *SUZ12*. A maioria dos casos é esporádica. Fenotipicamente, apresenta: macrocefalia, frontal proeminente, achatamento occipital, orelhas grandes, micrognatia, hipertricose, retardo mental. A idade óssea é avançada. Desaceleração do crescimento ocorre na segunda infância. Há risco aumentado para neuroblastomas e neoplasias hematológicas. Não existem alterações hormonais.

Síndrome de Perlman

Causada por variante patogênica do *DIS3L2* (*DIS3 like 3'-5' exoribonuclease 2*). Caracteriza-se por gigantismo fetal, visceromegalia, hamartomas renais bilaterais, nefroblastomatose, hidronefrose, criptorquidismo, hipoglicemia hiperinsulinêmica neonatal e retardo mental. Existe risco aumentado para desenvolver tumor de Wilms.

Síndrome de Simpson-Golabi-Behmel

A síndrome de Simpson-Golabi-Behmel é classificada em dois tipos: (i) tipo 1: causada por variante patogênica do *GPC3* (*glypican 3*), e (ii) tipo 2, causada por variante patogênica do *GPC4* (*glypican 4*). A perda de função da proteína GPC-3 codificada por esses genes aumenta o IGF-2, que causa a alta estatura.

O fenótipo é expresso no sexo masculino. Caracteriza-se por: macrossomia fetal, fácies de buldogue, macroglossia, *pectus excavatum*, mamilos supranumerários, visceromegalia, cardiopatia congênita, hipoplasia das unhas do dedo indicador, polidactilia e avanço da idade óssea. Pode ocorrer hipoglicemia hiperinsulinêmica no período neonatal. A altura final situa-se entre 192 e 210 cm. A maioria dos pacientes tem desenvolvimento intelectual normal. Existe risco aumentado para desenvolvimento de tumores (p. ex., tumor de Wilms, hepatoblastoma, gonadoblastoma).

Síndrome de Bannayan-Riley-Ruvacalba

Causada por variante patogênica do *PTEN* (*phosphatase and tensin homolog*). Suas principais manifestações clínicas são: alta estatura, hipotonia, macrocefalia, hamartomas, tumores (p. ex., seminoma, germinoma) e máculas penianas. Essa síndrome junto à doença de Cowden e à doença de Lhermitte-Duclos são atualmente agrupadas como a síndrome do PTEN hamartoma, uma vez que são alterações alélicas heterozigotas de uma mesma enfermidade.

Síndrome de Pallister-Killian

Causada pela tetrasomia do cromossomo 12p. Suas principais características são: crescimento fetal normal ou excessivo, polidactilia, fronte proeminente, hipertelorismo, achatamento occipital, pescoço curto, cardiopatia congênita, hipotonia e convulsão.

Síndrome de Costello

Causada por variante patogênica do *HRAS* (*HRas proto-oncogene, GTPase*). Caracteriza-se por macrossomia, macrocefalia, epicanto, boca grande, lábios grossos, bochechas cheias, ventriculomegalia e arritmia cardíaca.

Síndrome de Partington

Causada por variante patogênica do *ARX* (*aristaless related homeobox*) e duplicação do material genético da região 4p16. Caracteriza-se por alta estatura, macrocefalia, excesso de cabelos em couro cabeludo e sobrancelhas, mandíbula quadrada, nariz pequeno, mãos e pés grandes e retardo mental.

Síndrome da malformação dos capilares--megaencefalia-polimicrogiria (MCAP)

Causada por variante patogênica do *PIK3CA* (*phosphatidylinositol-4,5-bisphosphate 3-kinase catalytic subunit alpha*). Caracteriza-se por macrossomia, macrocefalia, polidactilia, sindactilia, mãos e pés grandes, cútis marmorata, telangiectasia congênita, malformações cerebrais.

Neurofibromatose tipo 1

A NF1 ou doença de Von Recklinghausen é causada por variante patogênica do *NF1* (*neurofibromin 1*). Cerca de 50% dos casos são esporádicos. Na grande maioria das vezes, associa-se a baixa estatura, manchas café com leite e neurofibromas. Entretanto, alguns pacientes podem ser excessivamente altos, talvez como resultado da secreção excessiva de GH por gliomas do nervo óptico ou puberdade precoce.

Síndrome de Nevo

Causada por variante patogênica do *PLOD1* (*procollagen-lysine,2-oxoglutarate 5-dioxygenase 1*). Caracteriza-se por macrossomia ao nascimento, cifose, hipotonia muscular e hipermobilidade articular.

Síndrome CATSHL

A síndrome CATSHL (*campodactily, tall stature, scoliosis, hearing loss*) é causada por variante patogênica inativadora ou perda de função do *FGFR3* (*fibroblast growth factor receptor*). Caracteriza-se por alta estatura, microcefalia, surdez neurossensorial, camptodactilia e retardo mental.

Síndrome de Luscan-Lumish

Causada por variante patogênica do *SETD2* (*set domain-containing 2, histone lysine methyltransferase*). Caracteriza-se por alta estatura, déficit intelectual, transtorno do espectro do autismo, mãos e pés grandes, fronte proeminente.

Síndrome de Kosaki

Causada por variante patogênica do *PDGFRB* (*platelet derived growth fator receptor beta*). Caracteriza-se por alta estatura, mãos e pés grandes, cabelos esparsos, fronte proeminente, base nasal achatada, lipodistrofia e envelhecimento prematuro.

Síndrome de Primrose

Causada por variante patogênica do *ZBTB20* (*zinc finger BTB domain containing 20*). Caracteriza-se por alta estatura, microftalmia, cabelos esparsos, surdez, ataxia e calcificações dos gânglios da base. Podem desenvolver diabetes melito e hipotireoidismo.

Síndrome de Tatton-Brown-Rahman

Causada por variante patogênica do *DNMT3A* (*DNA methyltransferase 3 alpha*). Caracteriza-se por alta estatura, macrocefalia, déficit intelectual, fissuras palpebrais estreitas, hipermobilidade articular, cifoescoliose, cardiopatia congênita e TEA.

Síndrome de Tenorio

Causada por variante patogênica do *RNF125* (*ring finger protein 125*). Caracteriza-se por alta estatura, macroglossia, sobrancelhas espessas, nariz antevertido, déficit intelectual, fenômeno de Raynaud e ceratoconjuntivite.

Síndrome de Thauvin-Robinet-Faivre

Causada por variante patogênica do *FIBP* (*FGF1 intracellular binding protein*). Caracteriza-se por alta estatura, déficit intelectual, mãos e pés grandes, fissuras palpebrais estreitas, lábios grossos, cardiopatia congênita e malformações renais.

Condrodisplasia hereditária tipo Miura

Causada por variante patogênica do *NPR2* (*natriuretic pepetide receptor 2*). Caracteriza-se por alta estatura, escoliose, coxa valga e macrodactilia.

Translocação do cromossomo 2q37.1

A translocação do cromossomo 2q37.1, distal ao gene *NPPC* (*natriuretic peptide C*), que codifica o peptídeo natriurético tipo C (CNP), causa excesso de produção do CNP, caracterizando-se por alta estatura, fenótipo esguio, macrodactilia, escoliose, coxa vara e dilatação da raiz da aorta.

Duplicação do cromossomo 15q26.3

Duplicações terminais do 15q26.3 são associadas a alta estatura, deficiência intelectual e atraso da linguagem.

Deleção do cromossomo 22q13.3

A deleção do 22q13.3, ou síndrome de Phelan-McDermid, causa diminuição da expressão de vários genes que podem ser responsáveis por seu fenótipo. Caracteriza-se por alta estatura, deficiência intelectual e atraso da linguagem, cílios longos, orelhas grandes, ponta do nariz em formato de lâmpada, hipotonia, déficit cognitivo, refluxo vesicureteral com infecções recorrentes do trato urinário e otite média frequente.

AVALIAÇÃO ANTROPOMÉTRICA DA ALTA ESTATURA

Na avaliação da criança com alta estatura é importante a aferição de: altura, peso, perímetro cefálico, índice de massa corpórea (IMC), envergadura, razão segmento superior:segmento inferior; razão altura sentada:altura de pé, altura-alvo (alvo genético, altura familiar, canal familiar), velocidade de crescimento e velocidade de ganho ponderal. Outras medidas antropométricas podem ser usadas na investigação da alta estatura desproporcionada.

Altura

Até os 2 anos de idade, mede-se a criança deitada (comprimento); a partir dessa idade, a altura é medida com a criança de pé. Existe uma diferença de 0,7 a 1,5 cm entre a estatura da criança medida deitada e em pé (deitada > em pé). O ideal é que as medidas sejam realizadas em duplicatas, e, se a diferença entre as aferições for maior que 0,5 cm, uma terceira aferição deve ser obtida, com a média das três medidas ou das duas mais próximas sendo registrada como a medida final. Avaliações sequenciais pelo mesmo observador são mais fidedignas que medidas feitas por observadores diferentes.

Envergadura

Envergadura é a distância horizontal máxima entre as pontas dos dedos médios quando ambos os braços estão abertos e estendidos, formando um ângulo de 90° com o corpo. O ideal é o paciente ficar em pé, de costas para a parede, realizar três medidas usando uma fita métrica e calcular a média aritmética entre elas. O Quadro 4 mostra os valores de referência para a envergadura obtidos de crianças holandesas.

Razão segmento superior:segmento inferior

O cálculo da razão segmento superior:segmento inferior é importante quando da avaliação do crescimento desproporcionado. Mede-se a distância da sínfise púbica até a planta dos pés (segmento inferior) e subtrai-se essa medida da altura (segmento superior). O Quadro 5 mostra os valores esperados de acordo com a idade e o sexo.

Razão altura sentada:altura de pé

A altura sentada é a distância vertical da superfície onde o paciente está sentado até o topo da cabeça. O ideal é realizar três medidas e calcular a média aritmética entre elas. A Figura 1 mostra o gráfico de Fredriks et al. (2005) para avaliação da razão altura sentada:altura de pé, em crianças holandesas.

QUADRO 4 Envergadura menos altura e envergadura dividida por altura em meninos e meninas entre 2 e 17 anos

Idade (anos)	Meninos				Meninas			
	Envergadura – altura (cm)		Envergadura/altura		Envergadura – altura (cm)		Envergadura/altura	
	P50	DP	P50	DP	P50	DP	P50	DP
2	-1,23	2,46	0,9848	0,0213	-4,77	2,32	0,9468	0,0206
3	-1,40	2,57	0,9859	0,0213	-4,19	2,39	0,9547	0,0206
4	-1,45	2,62	0,9872	0,0212	-3,64	2,41	0,9620	0,0205
5	-1,37	2,73	0,9887	0,0212	-3,11	2,52	0,9687	0,0205
6	-1,19	2,84	0,9904	0,0211	-2,59	2,63	0,9748	0,0204
7	-0,94	2,95	0,9923	0,0211	-2,11	2,75	0,9803	0.0204
8	-0,63	3,06	0,9944	0,0210	-1,64	2,86	0,9852	0,0203
9	-0,28	3,16	0,9967	0,0210	-1,19	2,98	0,9985	0,0203
10	0,08	3,27	0,9992	0,0209	-0,77	3,09	0,9932	0,0202
11	0,44	3,38	1,0019	0,0209	-0,37	3,20	0,9963	0,0202
12	0,78	3,49	1,0048	0,0208	0,01	3,32	0,9988	0,0201
13	1,09	3,60	1,0079	0,0208	0,36	3,43	1,0007	0,0201
14	1,33	3,71	1,0112	0,0207	0,70	3,55	1,0020	0,0200
15	1,49	3,82	1,0142	0,0207	1,01	3,66	1,0027	0,0200
16	1,55	3,86	1,0150	0,0213	1,31	3,77	1,0028	0,0206
17	1,48	3,90	1,0155	0,0213	1,58	3,89	1,0038	0,0206

Fonte: Gerver et al., 2020.

Altura-alvo

A altura-alvo (AA) é a estimativa final de altura que uma criança pode ter de acordo com sua herança genética. Altura-alvo não é a mesma coisa que previsão de altura final (PAF), que é calculada de acordo com a idade óssea, utilizando as tabelas de Bayley-Pinneau, com o objetivo de predizer a altura final, individual, de cada paciente. O cálculo da AA difere entre meninos e meninas. O resultado é habitualmente expresso em "X ± 5 cm" abrangendo a variação do P5 ao P95:

- Meninos = [(altura do pai (cm) + altura da mãe (cm) + 13) / 2] ± 5 cm
- Meninas = [(altura do pai (cm) + altura da mãe (cm) – 13) / 2] ± 5 cm

Velocidade de crescimento

A velocidade de crescimento (VC) atinge seu pico no 4º mês de vida intrauterina, quando chega a 10 cm/mês (120 cm/ano). Após o nascimento, a velocidade de crescimento reduz progressivamente até a puberdade, quando apresenta um incremento devido ao estirão puberal, decrescendo em seguida até a cessação do crescimento linear com o fechamento das epífises de cresci-

QUADRO 5 Razão segmento superior:segmento inferior (valores médios)

Faixa etária (anos)	Sexo	
	Masculino	Feminino
0,5-1,4	1,81	1,86
1,5-2,4	1,61	1,80
2,5-3,4	1,47	1,44
3,5-4,4	1,36	1,36
4,5-5,4	1,30	1,29
5,5-6,4	1,25	1,24
6,5-7,4	1,20	1,21
7,5-8,4	1,16	1,16
8,5-9,4	1,13	1,14
9,5-10,4	1,12	1,11
10,5-11,4	1,10	1,08
11,5-12,4	1,07	1,07
12,5-13,4	1,06	1,07
13,5-14,4	1,04	1,09
14,5-15,4	1,05	1,10
15,5-16,4	1,07	1,12
16,5-17,4	1,08	1,12
17,5-18,4	1,09	1,12

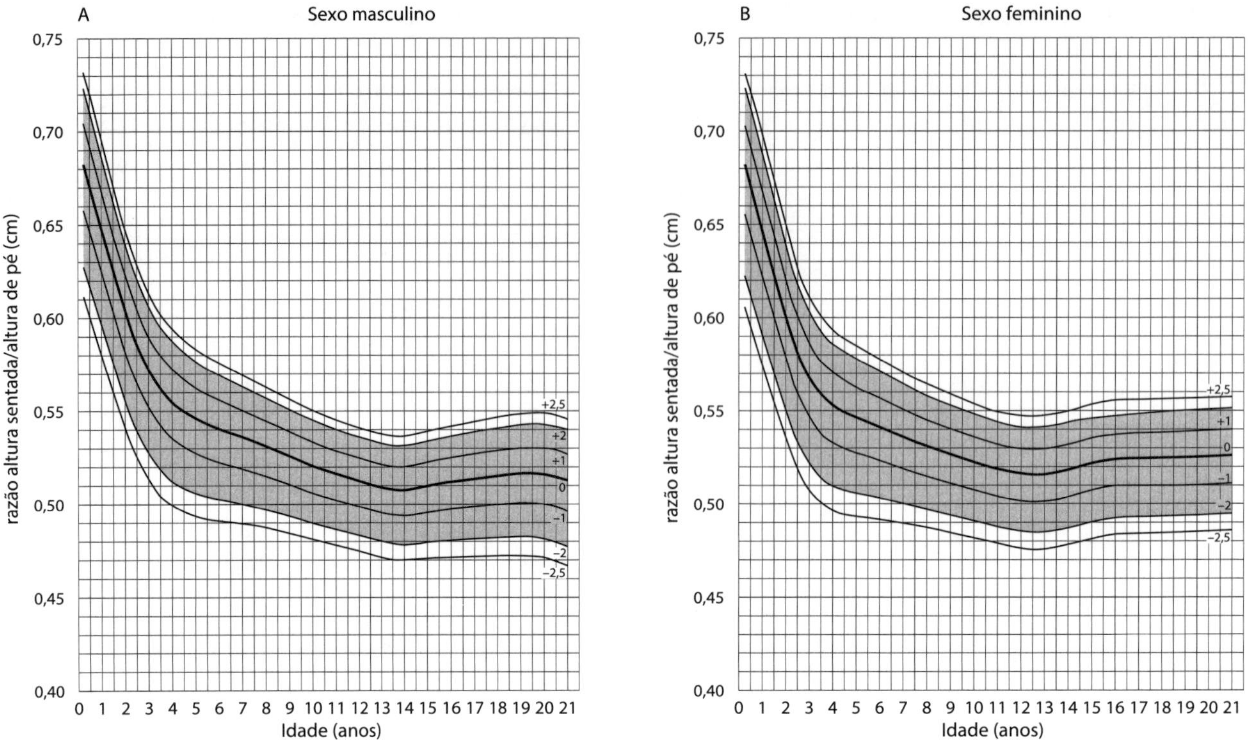

FIGURA 1 Gráficos da razão altura sentada:altura de pé, entre 0 e 21 anos, para os sexos masculino e feminino.
Fonte: Fredriks et al., 2005.

mento. Nos primeiros 18 meses de vida, a criança apresenta aceleração ou desaceleração da velocidade de crescimento fazendo com que ela cruze percentis de crescimento para cima ou para baixo, em busca de seu canal de crescimento. A partir de 18 aos 24 meses, o crescimento prossegue dentro desse novo canal de crescimento até o início da puberdade. Em cada consulta médica o cálculo da velocidade de crescimento, ou a "anualização" do crescimento (cm/ano), é realizado. Quanto mais próximo de 12 meses for o intervalo de tempo usado para calculá-la, mais real será a VC.

GRÁFICOS DE CRESCIMENTO

A Sociedade Brasileira de Pediatria (SBP) e o Ministério da Saúde recomendam os gráficos da OMS, disponíveis para meninos e meninas, de 0 a 5 anos e de 5 a 19 anos. Alguns serviços também usam os gráficos do Center for Disease Control (CDC), dos Estados Unidos. Os gráficos de crescimento ilustram os dados antropométricos em percentil ou em Z-score.

ABORDAGEM DIAGNÓSTICA

Os motivos mais comuns para uma criança ser avaliada para alta estatura são: (i) ter nascido com alta estatura (sugere uma síndrome genética); (ii) altura > 2 a 2,5 DP com ou sem dismorfias; (iii) aceleração da velocidade de crescimento cruzando percentis para cima; (iv) altura superior à altura-alvo familiar (Z-score de altura do paciente subtraído do Z-score da altura-alvo: >1,5); (v) estatura muito maior do que os colegas da mesma idade e sexo; (vi) apelidos relacionados à alta estatura; (vii) preocupação com possível distúrbio que esteja causando a alta estatura; e (viii) dúvidas sobre tratamentos disponíveis para reduzir o crescimento.

Na maioria dos casos, uma cuidadosa anamnese e exame físico, associados à experiência do médico na avaliação de dismorfias, é capaz de indicar o diagnóstico. História familiar de alta estatura, adequado desenvolvimento neuropsicomotor e ausência de dismorfias são sugestivos de alta estatura familiar. Distúrbios do comportamento, desenvolvimento e aprendizado e dismorfias fazem pensar em uma causa patológica. Aceleração da velocidade de crescimento pode sugerir puberdade precoce, hipertireoidismo ou excesso de secreção do GH, devendo ser investigada mesmo na ausência de alta estatura. Dismorfias fazem pensar em síndromes genéticas. Crescimento desproporcionado sugere homocistinúria, síndrome de Marfan, Klinefelter, Triplo X, Proteus e Beckwith-Wiedemann.

O diagnóstico pré-natal do crescimento fetal excessivo pode ser feito pela US obstétrica, sugerindo diabetes melito materno ou síndromes genéticas. Caso o diagnóstico pré-natal não seja possível, as síndromes serão investigadas após o nascimento (p. ex., síndromes de Beckwith-Wiedemann, Sotos). Os Quadros 6 e 7 mostram algumas sugestões para a investigação diagnóstica da alta estatura.

História clínica

- História gestacional e perinatal (p. ex., idade gestacional, peso, comprimento e perímetro cefálico ao nascimento, intercorrências neonatais). Macrossomia ao nascimento sugere algumas síndromes (p. ex., Sotos, Weaver, Malan). Hipoglicemia neonatal sugere síndrome de Beckwith-Wiedemann.
- Dados prévios de peso e altura para construir e avaliar o gráfico de crescimento.
- Atraso do desenvolvimento neuropsicomotor (p. ex., homocistinúria, síndromes).
- Características da alta estatura (proporcionada, isolada, excesso ponderal, puberdade precoce, déficit intelectual, atraso puberal, dismorfias).
- Dificuldade em comprar roupas e sapatos adequados.
- Dificuldade de encontrar camas, chuveiro e transporte (carro, ônibus, avião) no tamanho adequado.
- Retraimento, isolamento social e depressão causados pela alta estatura.
- Escolaridade e rendimento escolar.
- Cronologia do desenvolvimento puberal: idade de início e velocidade de progressão de cada um dos marcos do desenvolvimento sexual, incluindo data da menarca.
- Altura dos pais e dos irmãos. De preferência, aferi-las pessoalmente.
- História familiar de alta estatura (p. ex., alta estatura familiar, síndrome de Marfan).
- Consanguinidade parental (p. ex., homocistinúria).
- Distúrbios endócrinos (p. ex., hipertireoidismo, puberdade precoce ou atrasada).

QUADRO 6 Abordagem diagnóstica da alta estatura de início pré-natal

Distúrbio	Principais características	Perímetro cefálico	Hipoglicemia neonatal
Recém-nascido de mãe com diabetes	Hipoglicemia, hiperbilirrubinemia, trombose de veia renal, policitemia, cardiomegalia, estenose subaórtica, agenesia lombossacra	Normal	Sim (transitória)
Hiperinsulinismo neonatal	Macrossomia, hipoglicemia	Pequeno	Sim (persistente)
Síndrome de Beckwith-Wiedemann	Macroglossia, visceromegalia, onfalocele, alterações das orelhas, hemi-hipertrofia, displasia renal	Aumentado	Sim
Síndrome de Simpson-Golabi-Behmel	Macroglossia, visceromegalia, hipotonia, cardiopatia congênita	Aumentado	Sim
Síndrome de Perlman	Micrognatia, distensão abdominal, visceromegalia	Normal	Sim
Síndrome de Sotos	Hipertelorismo, hipotonia, dificuldade respiratória	Aumentado	Não
Síndrome de Nevo	Cifose, hipotonia muscular, hiperextensibilidade articular	Normal	Não
Síndrome de Pallister-Killian	Polidactilia, fronte proeminente, hipertelorismo, pescoço curto, cardiopatia congênita, hérnia diafragmática	Normal	Não
Síndrome de Weaver	Fronte proeminente, orelhas grandes, micrognatia, hipertricose, cabelos finos, retardo mental, hipoplasia ungueal, campodactilia	Aumentado	Não
Síndrome de Marshall-Smith	Fronte proeminente, pseudoexoftalmia, micrognatia, retardo mental e escleras azuladas	Aumentado	Não

QUADRO 7 Abordagem da alta estatura com base nas manifestações clínicas a ela associadas

Manifestações clínicas	Exemplos de distúrbios
Alta estatura + sobrepeso	Obesidade exógena
Alta estatura + puberdade precoce	Puberdade precoce
Alta estatura + puberdade atrasada	Hipogonadismo, mulheres 47,XXX, síndrome de Klinefelter
Alta estatura proporcionada + inteligência normal	Alta estatura constitucional e familiar, gigantismo hipofisário
Alta estatura proporcionada + déficit intelectual	Síndromes (Sotos, Weaver, Marshall-Smith, Beckwith-Wiedemann)
Alta estatura desproporcionada + inteligência normal	Síndrome de Marfan, hipogonadismo
Alta estatura desproporcionada + déficit intelectual	Síndrome de Klinefelter, síndrome XYY, homocistinúria
Alta estatura de início ao nascimento	Recém-nascidos de mães com diabetes e síndromes genéticas
Alta estatura + hipoglicemia neonatal	Recém-nascido de mãe com diabetes, lactentes gigantes, síndromes (Beckwith-Wiedemann, Simpson-Golabi-Behml, Perlman)
Alta estatura + macrocefalia	Síndromes (Simpson-Golabi-Behmel, Sotos, Weaver, Nevo, Marshall-Smith)
Alta estatura + alterações renais	Síndromes (Beckwith-Wiedemann, Simpson Golabi-Behmel, Sotos)
Alta estatura + cardiopatias	Síndromes (Marfan, Beals, Sotos, Simpson-Golabi-Behmel, Pallister-Killian)
Alta estatura + neoplasias	Síndromes (Sotos, Weaver, Perlmann, Simpson-Golabi-Behmel, Beckwith--Wiedemann)
Alta estatura + visceromegalias	Síndromes (Beckwith-Wiedemann, Simpson-Golabi-Behmel)
Alta estatura + avanço da idade óssea	Síndromes (Sotos, Weaver, Nevo)

- Distúrbios neurológicos (p. ex., cefaleia, nistagmo, déficit de visão).
- Síndromes genéticas (p. ex., Marfan, Klinefelter).
- Questionar pistas que possam levar à causa da baixa estatura:
- Atraso ou precocidade sexual (puberdade atrasada ou precoce).
- Bócio, nervosismo, irritabilidade (hipertireoidismo).
- Excesso de peso (obesidade exógena).
- Cardiopatia congênita (p. ex., Marfan, Loeys-Dietz).
- Miopia, luxação do cristalino (p. ex., Marfan, homocistinúria).
- Investigação diagnóstica já realizada e seus resultados.
- Tratamentos prévios e seus resultados.
- Preocupação dos pais em relação a PAF e potenciais tratamentos.

Exame físico

- Sinais vitais.
- Inspeção (dismorfia facial, crescimento proporcionado *versus* desproporcionado, postura encurvada para a frente para dar a impressão de menor estatura).
- Altura, peso e IMC: aferidos cuidadosamente e com técnica adequada.
- Perímetro cefálico (p. ex., aumentado nas síndromes de Sotos e Weaver).
- Envergadura e razão envergadura/altura (aumentadas na alta estatura com proporções eunucoides, por exemplo: Marfan e Klinefelter).
- Razão segmento superior:segmento inferior (avaliar hábito marfanoide).
- Razão altura sentada:altura de pé (< -2 DP: síndrome de Marfan e Klinefelter).
- Exame das mãos e dos pés: aracnodactilia (síndrome de Marfan), polidactilia (síndrome de Simpson--Golabi-Behmel), camptodactilia (síndrome de Weaver), malformação do retropé (síndrome de Marfan, Sotos).
- Malformações torácicas: *pectus excavatum/carinatum* (síndrome de Marfan, Malan), mamilos acessórios (síndrome de Simpson-Golabi-Behmel).
- Sinal do punho, sinal do polegar (síndrome de Marfan).
- Hipermobilidade articular (síndrome de Marfan), contratura articular (síndrome de Shprintzen--Goldberg).
- Macroglossia e hemi-hiperplasia (síndrome de Beckwith-Wiedemann).
- Estadiamento puberal de Tanner (puberdade precoce ou atrasada).

- Exame da genitália (p. ex., macro-orquidismo na síndrome do X frágil, micro-orquidismo na síndrome de Klinefelter).
- Exame da tireoide.
- Alterações do sistema nervoso central (SNC).
- Sinais dismórficos (p. ex., Beckwith-Wiedemann, Marfan).

Exames complementares

Caso a história clínica e o exame físico não consigam apontar o possível diagnóstico, a investigação complementar segue etapas progressivas de menor para maior complexidade, à medida que a etapa anterior não consegue elucidar o diagnóstico. A idade óssea permite saber quanto o paciente já cresceu e quanto ainda irá crescer, permitindo estimar a previsão de altura final.

1ª etapa

- Glicemia e insulina: detectar hipoglicemia nos recém-nascidos de mães com diabetes e hiperinsulinismo neonatal.
- T3, T4L, TSH: investigar hipertireoidismo.
- GH basal: esse exame não é indicado devido à secreção pulsátil do GH, dificultando a interpretação dos resultados. Alguns autores relatam que níveis séricos basais de GH < 0,4 ng/mL tornam pouco provável o diagnóstico de adenomas secretores de GH.
- IGF-1, IGFBP-3: investigar hipersecreção do GH.
- Prolactina: investigar tumores mistos produtores de GH e prolactina.
- LH, FSH, testosterona, estradiol: investigar atraso ou precocidade sexual.
- Cortisol sérico matinal e ACTH: cortisol diminuído na síndrome de hipocortisolemia familiar e elevado na resistência periférica aos glicocorticoides.
- Homocisteína sérica: investigar homocistinúria.
- Cariótipo: solicitar nas altas estaturas sindrômicas, para investigar síndrome de Klinefelter, síndrome do homem 47,XYY e da mulher 47,XXX.
- Idade óssea: avaliar predição de altura final e auxiliar no diagnóstico de doenças que cursam com alta estatura e avanço da idade óssea (p. ex., puberdade precoce, síndrome de Sotos), ou alta estatura e atraso da idade óssea (p. ex., hipogonadismo).
- Radiografia de tórax (PA e P): na suspeita de síndromes genéticas (p. ex., Marfan).
- US de abdome total: na suspeita de síndromes genéticas.
- Ecocardiograma: na suspeita de síndromes genéticas.
- Avaliação oftalmológica: suspeita da síndrome de Marfan (subluxação do cristalino inferior e miopia) ou homocistinúria (subluxação do cristalino superior).

2ª etapa

- Teste de supressão do GH após TTOG: indicado na suspeita de adenoma secretor do GH. Consiste na dosagem do GH basal e depois teste de tolerância oral à glicose (TTOG) para avaliar excesso de secreção do GH. O GH é dosado no tempo 0' (basal) e 30', 60', 90' e 120' após a ingestão de 1,75 g/kg de glicose (máximo = 75 g). A resposta é considerada normal quando o valor de GH mais baixo (nadir) após o estímulo é < 1 ng/mL (< 1 mcg/L). Alguns autores consideram ponto de corte < 0,4 ng/mL (< 0,4 mcg/L). Resultados falso-positivos podem ocorrer na adolescência, insuficiência renal crônica, insuficiência hepática, anorexia nervosa, hipertireoidismo, diabetes melito com mau controle glicêmico e ingestão de L-Dopa. O racional desse teste é que a sobrecarga de glicose estimula a secreção de insulina que inibe a IGBP-1 aumentando o IGF-1 livre que suprime a secreção do GH.
- Teste de supressão do GH após octreotida: dosagem do GH basal e após supressão com octreotida para saber se o tumor é responsivo ao tratamento com análogos da somatostatina. O GH é dosado no tempo 0' (basal) e 1, 2, 3 e 4 horas após a administração de 100 mcg de octreotida, via SC. A resposta é considerada normal quando o valor de GH mais baixo (nadir) após o estímulo é < 1 ng/mL.
- IGF-2: condições sugestivas de seu excesso (p. ex., síndrome de Beckwith-Wiedemann).
- RM de encéfalo, hipófise-hipotálamo: investigar gigantismo, puberdade precoce, puberdade atrasada e alterações do SNC associadas a síndromes genéticas. Embora macroadenomas sejam a principal causa de gigantismo, microadenomas também podem causá-lo, requerendo RM com contraste para sua identificação.
- Tomografia de emissão de prótons (PET) com C^{11}metionina pode ser necessário para identificar pequenos microadenomas secretores de GH.

- Consulta com genética: investigar causas sindrômicas de alta estatura.

3ª etapa

Solicitar testes moleculares para definir etiologia, aconselhamento genético e estratificação de risco tumoral em determinadas síndromes. Por exemplo:

- FISH: cromossomo 5q35 (síndrome de Sotos), cromossomo 12p (síndrome de Pallister-Killian), cromossomo 11p15S (síndrome de Beckwith-Wiedemann),
- CGH (*comparative genomic hybridization*).
- Sequenciamento genético de próxima geração (NGS) para alta estatura.
- Estudo do exoma ou do genoma.

ABORDAGEM TERAPÊUTICA

O tratamento depende da etiologia da alta estatura. Por exemplo: hipertireoidismo, puberdade precoce, deficiência da aromatase, excesso de hormônio de crescimento e obesidade são tratados de acordo com as recomendações usuais. Para as demais causas patológicas de alta estatura, não existe um tratamento consensual e as indicações de terapia são cada vez mais restritas, devido à melhor aceitação da alta estatura, mesmo em indivíduos do sexo feminino.

A indicação de tratamento para reduzir a previsão da altura final deve considerar os seguintes fatores: (i) meninas com idade óssea > 13 anos e meninos com idade óssea > 14 anos provavelmente não se beneficiarão em termos de redução estatural com o tratamento; (ii) a previsão de alta final não é precisa com os métodos de Greulich-Pyle e de Tanner-Whitehouse, superestimando a previsão da altura final quando a idade óssea é inferior a 9 anos; e (iii) indefinição sobre qual seria a previsão de altura final máxima para indicar terapia.

Tratamento da alta estatura sem uma causa definida

Não existe consenso sobre o tratamento da alta estatura na ausência de uma causa definida e potencialmente tratável (p. ex., puberdade precoce). O tratamento pode ser considerado nas seguintes situações: previsão de altura final > 2,5 a 3,0 DP da média populacional; ou previsão de altura final considerada inaceitável por razões psicossociais, embora existam poucas evidências de que adultos com alta estatura tenham maior sofrimento social ou emocional do que adultos com estatura normal.

O tratamento da alta estatura que não tenha uma etiologia tratável pode ser: hormonal (indução puberal) ou cirúrgico (epifisiodese). Essas opções terapêuticas, seus riscos e benefícios devem ser discutidos com a família.

Tratamento hormonal

No passado, a alta estatura era tratada com doses elevadas de esteroides sexuais (estrógenos nas meninas e testosterona nos meninos). Atualmente essa abordagem terapêutica tem sido raramente utilizada por vários motivos: efeitos adversos dos medicamentos, maior aceitação da alta estatura como oportunidade de sucesso e reconhecimento crescente da diversidade estatural.

Caso haja uma solicitação de tratamento hormonal para alta estatura, isso deve ser discutido com os pais e pacientes mostrando a ação limitada da terapia em reduzir a previsão de altura final (redução média de 5 cm a depender da idade em que iniciar o tratamento); potenciais efeitos adversos dos estrógenos (p. ex., ganho ponderal, hipertensão, náusea, hiperplasia endometrial, tromboembolismo, diminuição da fertilidade e maior risco de câncer de mama) e da testosterona (p. ex., acne, edema de extremidades, ginecomastia, ereções prolongadas e/ou dolorosas, recessão temporal de cabelos, comportamento agressivo); falta de acurácia das tabelas de Bayley-Pinneau em predizer a altura final, uma vez que ela tende a superestimar a altura final de crianças com estatura elevada; e inexistência de consenso em relação à preparação a ser usada, via de administração, dose e duração do tratamento.

Se, após avaliar as limitações e potenciais efeitos adversos do tratamento, houver a decisão de tentar reduzir a previsão de altura final, o tratamento hormonal pode ser excepcionalmente considerado em meninas > 8 anos e meninos > 9 anos que ainda não estejam em puberdade, com o objetivo de induzir o desenvolvimento puberal e o fechamento da cartilagem de crescimento. Melhores resultados são obtidos quando o tratamento é iniciado com idade óssea < 12 anos. O medicamento é suspenso nas seguintes situações: se surgirem efeitos adversos, quando a previsão de redução estatural for considerada satisfatória, quando a idade óssea atingir 14 anos, ou quando a família decidir por sua suspensão. Poucos serviços realizam o tratamento hormonal para alta estatura, e quando o fazem usam os protocolos de indução puberal desenvolvidos para o tratamento do atraso puberal. Alguns autores recomendam o seguinte protocolo de tratamento hormonal: (i) meninos = 250 a 500 mg/m^2/dose de testosterona, IM, a cada 2 semanas, por 6 a 9 meses; (ii) meninas = 0,2 a 0,4 mg/dose de estradiol, VO, 1 vez/dia, por 6 a 9 meses. Nas meninas, orienta-se excluir variantes patogênicas genéticas com predisposição para trombose antes de iniciar o tratamento com altas doses de estrógeno.

Tratamento cirúrgico

A epifisiodese, ou fechamento cirúrgico da cartilagem de crescimento, é realizada bilateralmente nas epífises ditais do fêmur distal e proximais da tíbia e fíbula, por via percutânea, sob anestesia geral, com duração de cerca de 60 minutos. Para identificar corretamente as epífises, usa-se um amplificador de imagem durante o procedimento. Como efeitos adversos pode ocorrer: infecção da ferida operatória, lesão temporária do nervo peroneal, deformidade em valgo, derrame na articulação do joelho, artrose precoce, dor em joelhos ao se ajoelhar ou permanecer de pé por muito tempo e alteração das proporções corpóreas uma vez que coluna e braços continuam a crescer

O tratamento cirúrgico com epifisiodese bilateral pode ser excepcionalmente considerado em meninas com idade óssea ≤ 12,5 anos e meninos com idade óssea ≤ 14 anos que já apresentem sinais de puberdade, com previsão de altura final superior a 3 DP, ou > 200 a 210 cm para meninos e 185 a 190 cm para meninas, e que tenham pelo menos mais de 4 cm de crescimento restante. A comprovação da eficácia e segurança desse procedimento ainda depende de resultados de estudos a longo prazo. Nos poucos estudos que acompanharam os pacientes até atingirem a altura final, a redução da altura variou de 3,6 a 5,9 cm em meninas e 6,4 a 8,6 cm em meninos. O tratamento deve ser discutido com os pais/responsáveis e o paciente, encaminhando-os para ortopedista com experiência comprovada com o procedimento para avaliar a indicação do tratamento.

Tratamento da alta estatura por excesso de secreção do GH

Os adenomas hipofisários secretores de GH, se pequenos e bem delimitados, podem ser removidos por neurocirurgia (a cirurgia transesfenoidal é a opção de escolha), e o sucesso pós-cirúrgico é aferido pelos níveis séricos de GH inferiores a 1 ng/mL, 2 horas após o TTOG, e pela diminuição dos níveis séricos do IGF-1 e IGFBP-3. A taxa de sucesso da neurocirurgia dos microadenomas pode chegar a 90% sendo menor nos macroadenomas com extensão extrasselar. As principais complicações da cirurgia são: hipopituitarismo, fístula liquórica, lesão do nervo óptico e meningite. A segunda opção é o tratamento medicamentoso com análogos da somatostatina, agonistas dopaminérgicos ou antagonistas do receptor do GH.

Os análogos da somatostatina suprimem a secreção do GH e do IFG-1, embora sejam pouco eficazes em reduzir o tamanho do tumor. As preparações disponíveis são; (i) octreotida (Sandostatin®, ampolas de 0,05, 0,1 e 0,5 mg. Uso: 1 a 40 mg/kg/dia, SC, a cada 8 horas); (ii) octreotida de longa duração (Sandostatin LAR®, frasco-ampola de 10, 20 e 30 mg. Uso: 10 a 30 mg, IM, 1 vez/mês); e (iii) lanreotida (Somatuline Autogel®: ampolas de 60, 90 e 120 mg. Uso: 30 a 120 mg, SC profundo, a cada 28 dias) têm sido utilizadas. Os principais efeitos adversos são: vômito, diarreia, dor abdominal, flatulência, colelitíase, hipoglicemia ou hiperglicemia, queda de cabelos, bradicardia sinusal e hipotireoidismo central.

Os agonistas da dopamina estimulam a secreção de GH, mas nos tumores secretores de GH, por um mecanismo desconhecido e paradoxal, eles suprimem a secreção do GH. As preparações disponíveis são: (i) bromocriptina (Parlodel®, comp. 2,5 e 5 mg). Iniciar com 1,25 mg, VO, ao se deitar, aumentando progressivamente, se necessário, até: 10 a 20 mg/dia, VO, a cada 8 horas; e (ii) cabergolina (Dostinex®, comprimidos de 0,5 mg). Iniciar com 0,25 mg, VO, 1 vez/semana e aumentar, se necessário, até: 4,5 mg/semana, VO, em 1 ou 2 doses semanais. Como eles não são muito eficazes em reduzir a secreção do GH, são mais indicados quando existe cossecreção de GH e prolactina pelo adenoma hipofisário. Os principais efeitos adversos são: cefaleia, tontura, hipotensão ortostática, congestão nasal, constipação, exacerbação e distúrbios do humor, os quais são menos frequentes com a cabergolina. Tem-se relatado o desenvolvimento de calcificações aórticas, regurgitação tricúspide, fibrose pulmonar e retroperitoneal em pacientes com doença de Parkinson usando agonistas da dopamina em doses elevadas. Recomenda-se a realização de ecocardiogramas periódicos durante o tratamento.

O uso de antagonistas do receptor do GH como o pegvisomanto (Somavert®, ampolas de 10 e 15 mg. Uso: 10 a 40 mg, SC, 1 vez/dia) é indicado nos casos que não respondem aos análogos da somatostatina. Efeitos adversos comuns são hipertrofia nos locais de injeção e elevação das transaminases. Em casos selecionados, pode-se utilizar uma combinação do pegvisomanto com outros medicamentos.

Se a secreção de GH não for normalizada com a cirurgia e/ou com os medicamentos, a radioterapia é uma terceira opção. A radioterapia pode ser convencional (p. ex., doses fracionadas, 5 vezes/semana, por 6 semanas), ou esterotáxica (administração de uma dose elevada durante a cirurgia – radiocirurgia). A radioterapia convencional pode causar hipopituitarismo, disfunção cognitiva, lesão do nervo óptico e neoplasias secundárias. A radiocirurgia causa menos efeitos adversos pelo fato de aplicar a radiação em um local específico.

TRANSIÇÃO DOS CUIDADOS PARA A ENDOCRINOLOGIA DE ADULTO

A equipe de endocrinologia pediátrica deve preparar o adolescente e sua família para transição e posterior cuidado médico pelo endocrinologista de adulto, pelo menos 6 a 12 meses antes de efetivar a transferência. Idealmente, as instituições deveriam desenvolver protocolos com a participação de endocrinologistas pediátricos e de adultos que atendessem às peculiaridades do serviço e otimizassem essa fase de transição.

Embora a altura final provavelmente tenha sido atingida quando da transferência para os cuidados do endocrinologista de adulto, outras comorbidades (p. ex., malformações cardíacas, oftalmopatias) e neoplasias malignas associadas a síndromes genéticas podem se manifestar na vida adulta e devem ser monitoradas. Informações sobre gravidez, fertilidade e risco de recorrência na prole são outros problemas a serem orientados.

REFERÊNCIAS SELECIONADAS

1. Aeppli TR, Benyi E, Wehtje H, Chrysis D, Savendahl L. Safety and efficacy of bilateral epiphysiodesis surgery to reduce final height in extremely tall adolescents: a follow-up study. Horm Res Paediatr. 2024.
2. Albuquerque EVA, Scalco RC, Jorge AAL. Management of endocrine disease: diagnostic and therapeutic approach of tall stature. Eur J Endocrinol. 2017;176(6):R339-R353
3. Bello MO, Garla VV. Gigantism and acromegaly. 2023 Mar 20. In: StatPearls [Internet]. Treasure Island (FL): StatPearls Publishing; 2023.
4. Bendor-Samuel OM, Pal A, Cudlip S, Anderson G, Salgia S. Pituitary gigantism: a rare learning opportunity. Arch Dis Child Educ Pract Ed. 2020;105(2):111-6.
5. Corredor B, Dattani M, Gertosio C, BozzolA M. Tall stature: a challenge for clinicians. Curr Pediatr Rev. 2019.
6. Fredriks AM, van Buuren S, van Heel WJ, Dijkman-Neerincx RH, Verloove-Vanhorick SP, Wit JM: Nationwide age references for sitting height, leg length, and sitting height / height ratio, and their diagnostic value for disproportionate growth disorders. Arch Dis Child 2005;90:807-12.
7. Gerver WJM, Gkourogianni A, Dauber A, Nilsson O, Wit JM. Arm span and its relation to height in a 2- to 17-year-old reference population and heterozygous carriers of ACAN variants. Horm Res Paediatr. 2020;93(3):164-72.
8. Goyal A, Jyotsna VP, Singh AKC, Gupta Y, Khadgawat R. Etiology and clinical profile of patients with tall stature: A single-center experience. Indian J Endocrinol Metab. 2020;24(5):428-33.
9. Gregorova K, Plachy L, Dusatkova P, Maratova K, Neuman V, Kolouskova S, et al. Genetic testing of children with familial tall stature: is it worth doing? J Clin Endocrinol Metab. 2024;109(11):e2009-e2015.
10. Kamien B, Ronan A, Poke AG, Sinnerbrink I, Baynam G, Ward M, et al. A clinical review of generalized overgrowth syndromes in the era of massive parallel sequencing. Mol Syndromol. 2018;9:70-92.
11. Korbonits M, Blair JC, Boguslaska A, Ayuk J, Davies JH, et al. Consensus guideline for the diagnosis and management of pituitary adenomas in childhood and adolescence: Part 1, general recommendations. Nat Rev Endocrinol. 2024.
12. Korbonits M, Blair JC, Boguslawa A, Ayuk JH, Druce MR, Evanson J, et al. Consensus guideline for the diagnosis and management of pituitary adenomas in childhood and adolescence: Part 2, specific diseases. Nat Rev Endocrinol. 2024.
13. Lauffer P, Miranda-Laferte E, van Duyvenvoorde HA, van Haeringen A, Werner F, Boudin E, et al. An activating deletion variant in the submembrane region of natriuretic peptide receptor-B causes tall stature. J Clin Endocrinol Metab. 2020;105(7):2354-66.
14. Leung AKC, Leung AAC, Hon KL. Tall stature in children. Adv Pediatr. 2019;66:161-76.
15. Matias AK, Muginshtein-Simkovitch E, Twig G, Pearl L, Laron Z. Comparison of commonly used methods to predict the final height in constitutional tall stature. J Clin Res Pediatr Endocrinol. 2023; 15(1):42-5.
16. Meazza C, Gertosio C, Giacchero R, Pagani S, Bozzola M. Tall stature: a difficult diagnosis? Ital J Pediatr. 2017;43(1):66.
17. Moszczyńska E, Grajkowska W, Maksymowicz M, Malicka J, Szalcki M, Prokop-Piotrkowska M. Giant plurihormonal pituitary adenoma in a child: case study. J Pediatr Endocrinol Metab. 2021;34(11): 1469-73.
18. Sociedade Brasileira de Pediatria (SBP). Departamento Científico de Endocrinologia: Avaliação do crescimento, o que o pediatra precisa saber. 2023. Disponível em: https://www.sbp.com.br/fileadmin/user_upload/24038c-ManOrient_-_AvalCrescim_o_que_PediatraPrecisaSaber.pdf. Acesso em: 24 abr. 2025.
19. Urakami T. Tall stature in children and adolescents. Minerva Pediatr. 2020;72(6):472-83.
20. Vasco de Albuquerque E, Funari MFA, Quedas EPS, Kawahira RSH, Jallad RS, Homma TK, et al. Genetic investigation of patients with tall stature. Eur J Endocrinol. 2020;182(2):139-47.
21. Willegger M, Schreiner M, Kolb A, Windhager R, Chiari C. Epiphysiodesis for the treatment of tall stature and leg length discrepancy. Wien Med Wochenschr. 2021;171(5-6):133-41.

SEÇÃO II

Puberdade

3

Puberdade precoce

INTRODUÇÃO

Em 1971, Roger Charles Louis Guillemin (1924-2024) e Andrew Victor Schally (1926-2024), identificaram, de forma independente, a estrutura do hormônio hipotalâmico liberador de gonadotrofinas (GnRH), o que os fez ganharem o Prêmio Nobel de Fisiologia ou Medicina, em 1977. Em 1981, William Francis Crowley (1943-) publicou o primeiro estudo demonstrando a eficácia do GnRH no tratamento da puberdade precoce central.

A puberdade precoce (PP) pode causar repercussões graves, como: depressão, comportamento antissocial, transtornos alimentares, precocidade no início da atividade sexual, gravidez indesejada, abuso sexual, drogadição, maior risco de câncer de mama e de testículos e possivelmente câncer de ovário e próstata. Outra consequência desfavorável é a diminuição da previsão de altura final. Também tem sido descrito um maior risco de desenvolvimento de diabetes melito, hipertensão arterial e doença cardiovascular.

FISIOLOGIA DA PUBERDADE

A puberdade é caracterizada por dois processos fisiológicos: gonadarca e adrenarca. A gonadarca resulta da reativação do eixo hipotalâmico-hipofisário-gonadal (HHG), resultando em uma sequência complexa de eventos biológicos que levam ao surgimento e à maturação das características sexuais secundárias até a aquisição da capacidade reprodutiva. Na vida pós-natal, o desenvolvimento puberal pode ser classificado em três fases: minipuberdade, fase quiescente e puberdade.

A minipuberdade é causada pela interrupção, ao nascimento, do efeito inibidor do estrógeno materno-placentário levando à ativação transitória do eixo HHG e à produção de esteroides sexuais pelas gônadas do recém-nascido. Após a primeira semana, quando os níveis séricos de estrógenos placentários diminuem, ocorre aumento da secreção do GnRH, seguido pela elevação das gonadotrofinas (LH: hormônio luteinizante e FSH: hormônio folículo-estimulante, glicoproteínas com subunidades alfa idênticas e subunidades beta distintas) e aumento dos esteroides sexuais. O FSH aumenta mais nas meninas e o LH, nos meninos. Nesse período, as concentrações dos esteroides sexuais podem atingir valores semelhantes aos de um adulto. Portanto, os primeiros meses de vida são uma janela de oportunidade para investigar o eixo HHG em crianças com suspeita de hipogonadismo.

Nos meninos, a testosterona começa a se elevar após 1 semana e atinge um pico entre 1 e 3 meses, associada à elevação da inibina B e do hormônio antimulleriano (AMH). Os níveis séricos de LH, FSH e testosterona diminuem para valores pré-púberes aos 6 meses, mas a inibina B persiste elevada. Nesse período, ocorre aumento do volume testicular e do pênis. Embora ocorra proliferação das células de Sertoli, não existe espermatogênese pela pequena quantidade de receptores androgênicos nas células de Sertoli.

Nas meninas, o nível sérico de estrógenos aumenta após a primeira semana de vida, com um pico entre 1 e 3 meses, associado ao aumento da foliculogênese e à produção de inibina B e AMH pelas células granulosas. Nesse período, pode haver o desenvolvimento de telarca. Os níveis séricos de estrógeno diminuem a partir dos 6 meses, mas o FSH pode permanecer elevado até os 3 a 4 anos.

O significado biológico da minipuberdade não é completamente compreendido, mas parece ser responsável pelo desenvolvimento cerebral, diferenças na composição corporal e efeitos a longo prazo sobre o desenvolvimento gonadal.

Ao final da minipuberdade, o eixo HHG se torna quiescente até que, por fatores incompletamente compreendidos, volte a ser ativado na puberdade, aumentando a amplitude e os pulsos do GnRH. A puberdade é ativada pela perda gradual da inibição da secreção de GnRH e pela diminuição da sensibilidade à inibição negativa dos esteroides sexuais, aumentando a secreção do GnRH.

O GnRH é um decapeptídeo produzido no hipotálamo e secretado de forma pulsátil no sistema portal hipofisário alcançando a hipófise anterior, onde estimula a secreção das gonadotrofinas. A secreção pulsátil do GnRH é essencial para a puberdade e reprodução, uma vez que níveis séricos não pulsáteis causam internalização dos receptores hipofisários levando à interrupção da produção de LH e FSH. Essa característica levou ao desenvolvimento de análogos do GnRH (aGnRH) utilizados para o tratamento da puberdade precoce central (PPC). A administração pulsátil de GnRH por bomba de infusão pode ser usada para o tratamento do hipogonadismo hipogonadotrófico.

Embora o GnRH desempenhe um papel central na puberdade e reprodução, outros hormônios e neurotransmissores também participam desse processo, sendo classificados em dois grupos: (i) estimuladores ou permissivos da secreção do GnRH: *KISS1/KISS1R*, *NPY/NPYR*, *LEP/LEPR*, *NKB (TAC3)/NKBR (TAC3R)*, *ESRRA*, *EAP1*, *TTF1*, *TGF*-alfa e glutamato; e (ii) inibidores ou repressivos da secreção do GnRH: *MKRN3*, *DLK1*, *MECP2*, *GABA/GABAR*, *LIN28B*, *RFRP*, *ZNF*, *POK*, *Eed*, *Cbx7* e *DynA*. Os neurônios hipotalâmicos KNDy produzem *KISS1*, *NKB* e *DynA*.

A kisspeptina, codificada pelo *KISS1*, é produzida nos núcleos hipotalâmicos arqueado e periventricular rostral. Ao interagir com seu receptor KISSR, estimula a secreção de GnRH pelos neurônios hipotalâmicos com ativação do eixo HHG. Variantes patogênicas ativadoras ou ganho de função do *KISS1* e do *KISSR* causam PPC, enquanto variantes inativadoras ou perda de função causam hipogonadismo hipogonadotrófico.

MKRN3, *DLK1*, *MECP2* e o GABA (ácido gama-aminobutírico) são inibidores do GnRH. Na puberdade, a diminuição da expressão desses genes contribui para a ativação do eixo HHG. Variantes patogênicas inativadoras ou perda de função do *MKRN3*, *DLK1* e *MECP2* são causas de PPC pela perda da inibição do GnRH. GABA, *LIN28B* (*lin-28 homolog B*), melatonina e dinorfina A (*DynA*) inibem os neurônios secretores do GnRH. O efeito inibidor da *DynA* no período pré-puberal é suplantado pela NKB no início da puberdade.

Hormônios reguladores do balanço energético, da fome e saciedade, também participam ativamente da puberdade e reprodução. O NPY, além de seu efeito orexígeno, diminui a expressão do *KISS1*. A adiponectina, produzida pelos adipócitos, inibe a secreção de kisspeptina e de GnRH. A melanocortina, derivada da pró-opiomelanocortina (POMC), se liga aos receptores MC3R e MC4R, modulando a secreção da kisspeptina. A grelina, hormônio orexígeno secretado pelo estômago, inibe a secreção de GnRH ao se ligar ao receptor secretagogo do hormônio de crescimento, além de diminuir a secreção de testosterona pelos testículos. O *FGF21*, hepatocina produzida pelo fígado em reposta à deprivação nutricional, age no núcleo hipotalâmico supraquiasmático inibindo a expressão da kisspeptina. A leptina, produzida no tecido adiposo, ativa a POMC, estimula a secreção de kisspeptina e inibe o NPY, aumentando a secreção de GnRH. Existe um dimorfismo sexual na interação da leptina com a kisspetina e os neurônios secretores de GnRH, o que pode explicar a aceleração da puberdade em meninas e não em meninos com obesidade pela inibição da testosterona pela leptina.

Fatores epigenéticos também participam da puberdade. O principal fator epigenético da puberdade é um grupo de proteínas supressoras transcricionais conhecidas como complexo *polycomb*. A puberdade em meninas pode ser atrasada, por exemplo, pela repressão transcricional do *KISS1* pelo complexo *polycomb*.

Como resultado da ação de todos esses mecanismos, a puberdade tem início com o aumento da secreção de GnRH estimulando a síntese das gonadotrofinas. O receptor do LH é o LHCGR e do FSH, o FSHR. O LH e a gonadotrofina coriônica (hCG) compartilham o mesmo receptor. Variantes patogênicas ativadoras ou ganho de função desses receptores causam puberdade precoce, enquanto variantes inativadoras ou perda de função causam atraso puberal e hipogonadismo. No sexo masculino, o LH estimula as células de Leydig a produzir testosterona, e o FSH estimula os túbulos seminíferos e a produção de espermatozoides. No sexo feminino, o LH estimula a síntese de andrógenos pelas células teca e a formação do corpo lúteo, e o FSH estimula as células granulosas dos folículos ovarianos a sintetizarem estrógeno.

No sexo masculino, a testosterona, produzida pelas células de Leydig, sob estímulo do LH, é responsável pelo surgimento e desenvolvimento das características sexuais secundárias. O aumento do volume testicular é causado principalmente pelo desenvolvimento dos túbulos seminíferos e, em menor extensão, pelas células de Leydig. Na circulação, 43% da testosterona é ligada à globulina ligadora dos hormônios sexuais (SHBG), 55%, ligada à albumina e 2%, encontra-se sob a forma livre. Aproximadamente 7% da testosterona é convertida para a di-hidrotestosterona (DHT) pela enzima 5-alfa-redutase tipo 2 e menos de 1% é transformada em estradiol. A testosterona e a DHT se ligam ao receptor de andrógenos (AR), com a DHT sendo mais potente, com maior afinidade pelo receptor e possuindo ação androgênica mais específica para algumas características (p. ex., recessão temporal de cabelos, pelos corporais, crescimento prostático). Os testículos produzem pequena quantidade de estrógeno, mas a maior parte é proveniente da aromatização em tecidos periféricos.

No sexo feminino, as células da teca dos ovários produzem androstenediona e testosterona, que nas células granulosas são utilizadas como precursores para a síntese de estrógenos a partir do estímulo do FSH, levando a um pico de LH e posterior ovulação. Os estrógenos produzidos pelas células granulosas são responsáveis pelo surgimento e desenvolvimento das características sexuais secundárias. A maioria do estrógeno (80%) é produzida nos ovários e uma pequena quantidade (20%) é formada por aromatização periférica. Na circulação, 60% do estrógeno é transportado ligado à albumina, 38%, ligado à SHBG e 2% encontra-se na forma livre. Os ovários também secretam um terço da produção feminina de testosterona.

Outros hormônios também participam do processo da puberdade e reprodução. A inibina (A e B) produzida pelas células de Sertoli e pelos folículos ovarianos exerce efeito inibidor sobre a secreção do FSH. A ativina, produzida na hipófise e nas gônadas, tem efeito estimulador sobre a secreção do FSH. A folistatina, produzida na hipófise anterior, inibe a ação da ativina ao se ligar a seus receptores. O AMH, produzido nas células de Sertoli e nas células da granulosa nos folículos ovarianos primários, é útil na vida pós-natal para determinar a presença ou ausência de gônadas e a reserva ovariana.

A adrenarca ou o aumento da secreção de andrógenos adrenais (p. ex., DHEA, S-DHEA, androstenediona) é responsável pelo surgimento e desenvolvimento dos pelos pubianos e axilares, acne, seborreia e odor axilar.

Aproximadamente 70 a 80% da idade de início da puberdade é influenciada por fatores genéticos. Os outros 20 a 30% são geneticamente independentes, indicando que fatores ambientais (p. ex., obesidade, desreguladores endócrinos) participam desse processo. Existe ainda um dimorfismo sexual, no qual meninas entram na puberdade 1 a 2 anos antes dos meninos e apresentam maior incidência de puberdade precoce, enquanto nos meninos o atraso puberal é mais comum.

O primeiro sinal objetivo de puberdade no sexo masculino é o aumento do volume testicular (> 4 mL) e, nas meninas, o surgimento do broto mamário. A progressão puberal é avaliada pelos estágios de desenvolvimento puberal de Tanner, classificados de 1 (pré-púbere) a 5 (desenvolvimento puberal completo). O estágio 2 representa o início da puberdade. No sexo feminino, são avaliadas mamas e pelos pubianos e, no masculino, desenvolvimento genital e pelos pubianos. Os dados normativos atualmente utilizados para avaliar o desenvolvimento puberal foram obtidos dos estudos de Marshall e Tanner, publicados em 1969 e 1970. A partir desses dados, considera-se que a faixa etária para o início da puberdade é de 9 a 14 anos no sexo masculino e de 8 a 13 anos no sexo feminino. A puberdade dura, em média, de 2 a 4 anos.

Nos últimos anos, a idade da menarca, que vinha caindo (de 16 anos em 1800 para 11,7 anos no ano 2000), se estabilizou, e um novo padrão de desenvolvimento puberal foi identificado: o início mais precoce da telarca, com pouca ou nenhuma mudança na idade da menarca. Estudos mostram que essa telarca mais precoce é gonadotrofina-independente, não refletindo ativação do eixo HHG, e sim uma maior biodisponibilidade de estrógenos. Esse padrão de início mais precoce da telarca, sem o concomitante declínio na idade da menarca, faz o intervalo entre telarca e menarca ser ampliado, o que, associado à idade mais tardia da maternidade, aumenta o tempo de exposição estrogênica, aumentando, em tese, o risco de câncer.

Associado a essa tendência secular de início mais precoce da puberdade em meninas, tem-se observado um aumento do número de encaminhamentos de crianças para avaliação de puberdade precoce, em parte pela maior preocupação dos pais em relação a um possível desenvolvimento sexual prematuro e suas consequências. Essa tendência secular em direção a uma idade mais precoce do desenvolvimento sexual não é tão clara em meninos, embora pareça haver uma discreta antecipação.

DEFINIÇÕES

- Puberdade precoce: início dos caracteres sexuais secundários em meninas < 8 anos e meninos < 9 anos. A puberdade precoce, além do início das características sexuais secundárias, também se caracteriza pela aceleração do crescimento e pelo avanço da idade óssea.
- Puberdade precoce lentamente progressiva: puberdade que, embora tenha início em idade abaixo do esperado, apresenta evolução lenta, com mudança de estágio puberal em período > 6 meses, idade óssea avançada < 2 anos em relação à idade cronológica e ausência de perda estatural.
- Puberdade rapidamente progressiva: puberdade que, embora tenha início na idade normal, apresenta evolução rápida, com mudança de estágio puberal em período < 3 meses, aumento da velocidade de crescimento e perda estatural quando não tratada.
- Antecipação constitucional do crescimento e da puberdade: também conhecida como puberdade acelerada, limítrofe, adiantada ou amadurecedor precoce. Por não existir uma definição consensual, os critérios diagnósticos variam entre diferentes autores. Na maioria das vezes, é definida como uma variação normal da puberdade na qual meninas apresentam telarca entre 7 e 8 anos, com velocidade de crescimento normal ou acelerada, aumento do ganho ponderal, avanço da idade óssea, ativação do eixo HHG e previsão de altura final quase sempre dentro da estatura-alvo.

CLASSIFICAÇÃO

A puberdade precoce pode ser classificada em três grandes grupos:

- Puberdade precoce central, completa, verdadeira ou dependente de gonadotrofinas (PPC): causada pela reativação precoce do eixo HHG. O desenvolvimento das características sexuais secundárias é sempre correspondente ao sexo do paciente (isossexual), reproduzindo o desenvolvimento sexual normal, só que mais precoce.
- Puberdade precoce periférica, incompleta, pseudopuberdade ou puberdade independente de gonadotrofinas (PPP): causada pela secreção autônoma de esteroides sexuais (andrógenos ou estrógenos) provenientes das gônadas (testículos ou ovários) ou das adrenais, ou pela exposição exógena a esteroides sexuais, independentemente da ativação do eixo HHG. O desenvolvimento das características sexuais secundárias pode ser compatível com o sexo da criança (isossexual) ou não (heterossexual ou contrassexual).
- Puberdade precoce mista (periférica + central) ou combinada (PPM): causada pelo avanço somático e da idade óssea em pacientes com PPP que evoluem para PPC. A PPM pode surgir após o início do tratamento de PPP prolongada, quando a interrupção da retroalimentação negativa dos esteroides sexuais leva à ativação do eixo HHG; ou pode decorrer da estimulação continuada do eixo HHG por níveis séricos elevados de esteroides.

EPIDEMIOLOGIA E FATORES DE RISCO

A incidência de puberdade precoce é de 1:5.000 a 1:10.000. A PPC é 10 a 20 vezes mais frequente em meninas do que em meninos. Os principais fatores de risco são:

- Sexo feminino, para a maioria dos casos de PPC.
- Sexo masculino, para a PPC causada por lesões do sistema nervoso central (SNC).
- Pequeno para a idade gestacional (PIG).
- Obesidade (sexo feminino).
- Lesões do SNC (p. ex., hidrocefalia, mielomeningocele, radiação craniana).
- Variantes patogênicas (p. ex., *KISS1*, *KISS1R*, *MKRN3*, *DLK1*, *MECP2*).
- Síndromes genéticas (p. ex., Pallister-Hall, Temple, Carpenter).

- Raça/etnia: afro-americanos e hispânicos, nos Estados Unidos.
- Adoção internacional principalmente do sexo feminino e antes dos 2 anos.
- Exposição pré e pós-natal a desreguladores endócrinos.
- Uso excessivo de *smartphones*, videogames, computadores, *tablets* e televisão.

ETIOLOGIA

Aproximadamente 75 a 90% da PPC no sexo feminino e 25 a 40% no sexo masculino são idiopáticas, embora muitos casos possam ter uma etiologia genética não detectada, principalmente nos casos familiares. No sexo masculino, até 60 a 70% das PPC podem ser causadas por um distúrbio do SNC, dos quais os tumores cerebrais respondem por até 50% dos casos. No sexo feminino, lesões do SNC causam PPC em até 30% dos casos com início antes dos 6 anos. Não existe consenso se microadenomas hipofisários, assimetria hipofisária, cistos da pineal e malformação de Chiari são causas de PPC. O Quadro 1 mostra a etiologia da PPC e o Quadro 2, a etiologia da PPP e PPM.

QUADRO 1 Etiologia da puberdade precoce central de meninos e meninas

Idiopática
Genética ▪ Variantes patogênicas ativadoras ou ganho de função do *KISS1* e *KISS1R* ▪ Variantes patogênicas inativadoras ou perda de função do *MKRN3*, *DLK1* e *MECP2*
Síndromes ▪ Temple, Silver-Russel, Williams-Beuren, Carpenter, Pallister-Hall, Prader-Willi, Cohen, Cowden, Silver-Russel, Stankiewicz-Isidor, doença de Bourneville (esclerose tuberosa), doença de Sanfilippo (mucopolissacaridose tipo IIIA)
Lesões do SNC ▪ Malformações (p. ex., displasia septo-óptica, hidrocefalia, mielomeningocele, espinha bífida, displasia septo-óptica) ▪ Hamartoma hipotalâmico ▪ Tumores (p. ex., glioma, astrocitoma, ependimoma, germinoma, pinealoma, craniofaringioma, disgerminoma) ▪ Infecções (p. ex., encefalite, abscesso cerebral, sarcoidose, tuberculose) ▪ Traumatismo cranioencefálico ▪ Radiação craniana ▪ Doenças granulomatosas
Exposição prolongada a andrógenos ▪ Tratamento tardio de hiperplasia adrenal congênita virilizante, puberdade precoce familiar limitada ao sexo masculino (testotoxicose), síndrome de McCune-Albright, após ressecção de tumores produtores de esteroides
Exposição a desreguladores endócrinos ▪ Pesticidas (DDT, DDE), bisfenol A, ftalatos, parabenos, metais pesados (mercúrio), óleo de lavanda, retardante de chamas (PBDE), fitoestrógenos (genisteína), dioxina, medicamentos (paracetamol)
Doença renal crônica em diálise peritoneal

PUBERDADE PRECOCE CENTRAL

Genética

A PPC de causa monogênica pode ser causada por variantes patogênicas em cinco genes: *KISS1* (*KISS-1 metastasis suppressor*), *KISS1R* (*KISS1 receptor*), *MKRN3* (*makorin ring finger protein 3*), *DLK1* (*delta like non-canonical notch ligand 1*) e *MECP2* (*methyl CpG binding protein 2*). Não foi comprovada a relação com variantes patogênicas em outros genes previamente associados à PPC, como *LIN28*, *NPYR*, *TAC3* e *TACR3*. Também não foram descritas variantes patogênicas ativadoras do *GnRH* ou do *GnRHR* causando PPC.

KISS1-KISS1R

O *KISS1* codifica a kisspeptina, um ligante para o receptor KISS1R. O peptídeo kisseptina, ao se ligar a esse receptor, forma o complexo KISS1-KISS1R, essencial para desencadear a puberdade estimulando a secreção pulsátil do GnRH. Variantes patogênicas ativadoras ou ganho de função do *KISS1* ou do *KISS1R* são causas raras de PPC.

MKRN3

Variantes patogênicas inativadoras ou perda de função do *MKRN3*, localizado no cromossomo 15q11.2, em uma região de *imprinting* materno e expressão paterna relacionada á síndrome de Prader-Willi, causam PPC por perda do efeito inibidor na secreção da kisspeptina e do GnRH. A história familiar paterna de puberdade precoce deve alertar para essa possibilidade. Essa variante patogênica é a causa mais frequente de PPC familiar (investigar desenvolvimento puberal nas últimas 3 gerações), sendo responsável por 33 a 46% dos casos familiares. É mais frequente no sexo feminino (6:1), com as meninas manifestando PPC mais cedo que os meninos (6,5 × 8,5 anos).

QUADRO 2 Etiologia da puberdade precoce periférica e mista

Puberdade precoce periférica – meninos	
Isossexual	**Heterossexual (contrassexual)**
▪ Tumor testicular das células de Leydig ▪ Tumor produtor de hCG ▪ Testotoxicose ▪ Hiperplasia adrenal congênita ▪ Variantes patogênicas do *NR0B1* ▪ Tumor adrenocortical virilizante ▪ Síndrome de McCune-Albright ▪ Síndrome de van Wyk-Grumbach ▪ Exposição a andrógenos ou desregulador endócrino ▪ Resistência periférica aos glicocorticoides	▪ Tumor adrenocortical feminizante ▪ Tumor testicular feminizante ▪ Aumento da atividade da aromatase ▪ Exposição a estrógenos ou desregulador endócrino
Puberdade precoce periférica – meninas	
Isossexual	**Heterossexual (contrassexual)**
▪ Tumor de células granulosas do ovário ▪ Cistos ovarianos foliculares ▪ Síndrome de McCune-Albright ▪ Síndrome de van Wyk-Grumbach ▪ Exposição a estrógenos ou desregulador endócrino	▪ Tumor adrenocortical virilizante ▪ Tumor ovariano virilizante ▪ Hiperplasia adrenal congênita virilizante ▪ Resistência periférica aos glicocorticoides ▪ Exposição a andrógenos ou desregulador endócrino
Puberdade precoce mista (combinada)	
▪ Tumores produtores de esteroides sexuais diagnosticados tardiamente ▪ Hiperplasia adrenal congênita não tratada ou tratada de forma inadequada ▪ Puberdade precoce familiar limitada ao sexo masculino (testotoxicose) não tratada ▪ Síndrome de McCune-Albright	

DLK1

Variantes patogênicas inativadoras ou perda de função do *DLK1*, localizado no cromossomo 14q32.2, em uma região de *imprinting* materno e expressão paterna relacionada à síndrome de Temple, causam PPC. A média de idade do início da puberdade varia de 4,5 a 6 anos. Como esse gene é de *imprinting* materno, ele é expresso e transmitido apenas no alelo paterno. História familiar paterna de PPC deve alertar para essa variante patogênica.

MECP2

Variantes patogênicas inativadoras ou perda de função do *MECP2*, localizado no cromossomo Xq28, em uma região sujeita à inativação, relacionada à síndrome de Rett, podem causar PPC em crianças sem manifestações da síndrome de Rett. A PPC parece resultar da redução da proteína MBD3, que age como substrato para a atividade do *MKRN3*.

Idiopática

A PPC idiopática corresponde a 80% dos casos em meninas e 50% em meninos. A crescente evolução dos diagnósticos genético-moleculares tem reduzido a frequência das formas idiopáticas. Em meninas, a PPC idiopática geralmente é do tipo rapidamente progressiva, evoluindo para menarca precoce e redução estatural. Em um menor número de casos, a progressão puberal é lenta, evoluindo para menarca em idade normal e estatura final também normal. Em 10% dos casos, a puberdade regride espontaneamente.

Covid-19

Durante a pandemia de covid-19, houve um aumento do número de casos de PPC. Não foram documentados efeito direto da infecção viral causando inflamação dos bulbos olfatórios, lesão da barreira hematoencefálica ou tempestade de citocinas. Existem várias teorias para explicar a associação de PPC e covid-19: aumento do índice de massa corporal como resultado das alterações ambientais e psicológicas resultantes da pandemia (p. ex., estresse, ansiedade, sedentarismo, distúrbio do sono, deficiência de vitamina D, exposição a desreguladores endócrinos, maior exposição à luz dos dispositivos eletrônicos).

Mielomeningocele

A prevalência de PPC na mielomeningocele é de aproximadamente 50% nas meninas e de 10 a 30%, nos meninos. O mecanismo causal da PPC é desconhecido, tendo sido atribuído ao aumento da pressão intracraniana (hidrocefalia e malformação de Chiari).

Hamartoma hipotalâmico

O hamartoma hipotalâmico é uma malformação congênita não tumoral do SNC formada por células produtoras de GnRH, células da glia e fibras nervosas, localizada entre o túber cinéreo e os corpos mamilares. Os hamartomas pedunculados e para-hipotalâmicos são mais associados à PPC, enquanto os tumores sésseis e próximos aos corpos mamilares são mais associados à epilepsia gelástica (choro ou riso mecânico e não motivados) e ao retardo cognitivo.

Existem duas teorias para explicar a PPC dos hamartomas: produção autônoma de GnRH pelos neurônios do hamartoma e produção do TGF-alfa, que estimula a secreção de GnRH. O início da PPC ocorre geralmente antes dos 3 a 4 anos. Os hamartomas hipotalâmicos podem se associar a síndromes genéticas como Pallister-Hall (hamartoma hipotalâmico, ânus imperfurado e polidactilia). A PPC é tratada com aGnRH e a epilepsia, com drogas anticonvulsivantes, radioterapia ou cirurgia.

Astrocitoma pilocítico

O astrocitoma pilocítico é um glioma de baixo grau. Embora sejam mais encontrados na região cerebelar, eles também podem surgir no hipotálamo e trato óptico. A média de idade ao diagnóstico é de 6,5 a 9 anos. Meninos são mais afetados que meninas. O crescimento é insidioso, e metástases são incomuns. As principais manifestações clínicas são cefaleia, convulsão e PPC. O diagnóstico é confirmado por biópsia e estudo histológico. A ressecção cirúrgica quase sempre é curativa. Quimioterapia e radioterapia são reservadas para casos progressivos ou cuja localização impeça a cirurgia.

Ependimomas

Os ependimomas são localizados principalmente na fossa posterior, causando hidrocefalia obstrutiva. A média de idade ao diagnóstico é de 3 anos. Meninos são mais afetados que meninas. A PPC é causada pelos efeitos da hidrocefalia sobre o hipotálamo, uma vez que o tumor habitualmente se localiza na fossa posterior. O tratamento de escolha é a ressecção cirúrgica. Radioterapia pode ser usada em crianças que não responderam à cirurgia. Esse tumor geralmente é resistente à quimioterapia.

Tumores da pineal

Tumores da pineal podem causar PPC como resultado da secreção de gonadotrofinas pelos tumores de células germinativas, ou indiretamente pelos efeitos da hidrocefalia sobre o hipotálamo. A síndrome de Parinaud (incapacidade de olhar para cima e alteração da reatividade pupilar) é um sinal clínico frequente pela compressão tumoral sobre o tronco cerebral. O diagnóstico requer biópsia e estudo histológico. O tratamento é feito com cirurgia, quimioterapia e radioterapia.

Tumor produtor de hormônio luteinizante

São tumores raros e geralmente associados ao aumento da secreção de prolactina. Na maioria dos casos, causam PPC apenas em meninos.

Outros tumores do sistema nervoso central

Além de causarem puberdade precoce, outros tumores do SNC (p. ex., germinoma, craniofaringioma) podem causar sintomas de hipertensão intracraniana (p. ex., cefaleia), sintomas compressivos (p. ex., alterações visuais) e sintomatologia de deficiência dos hormônios hipofisários (p. ex., poliúria, polidipsia).

Cisto aracnoide

Cistos aracnoides localizados na região suprasselar podem causar PPC, deficiência de hormônio de crescimento (GH), hormônio tireotrófico (TSH) e hormônio adrenocorticotrófico (ACTH). Distúrbios neurológicos e visuais são comuns. Alguns pacientes apresentam o "fenômeno da cabeça de boneca", que é o movimento rítmico, para a frente e para trás, da cabeça e do tronco.

Radiação do sistema nervoso central

Os efeitos da radiação sobre o hipotálamo-hipófise podem evoluir durante anos. A PPC é geralmente associada à hipofunção pituitária, principalmente deficiência de GH, o que atrasa o diagnóstico da PPC ao mascarar a aceleração da velocidade de crescimento e o avanço da idade óssea. Além disso, o aumento do volume testicular pode não ser uma indicação confiável de PPC, requerendo avaliação laboratorial e radiológica para sua identificação.

Exposição prévia à puberdade precoce periférica

A PPC pode ocorrer durante o tratamento tardio de PPP. A exposição crônica aos esteroides sexuais faz com que haja avanço da idade óssea. Uma vez suspenso o efeito inibidor dos esteroides sexuais sobre o SNC (com o início do tratamento da PPP), a PPC pode ser desencadeada.

Adoção internacional

Existem relatos na literatura descrevendo maior incidência de PPC em crianças após adoção internacional. A explicação mais provável é que essas crianças tenham tido desnutrição, privação emocional e outras doenças antes da adoção. Ao se mudarem para um país com melhor qualidade de vida, podem ter antecipação puberal ou puberdade precoce.

Doença renal crônica em terapia dialítica

Existe menos de uma dezena de casos relatados na literatura de puberdade precoce central associada à doença renal crônica em diálise peritoneal. A uremia e/ou distúrbio do *clearance* das gonadotrofinas parece ser o mecanismo causal. Essa PPC é refratária ao tratamento com aGnRH, provavelmente pela sua rápida remoção pelo líquido da diálise peritoneal. O transplante renal leva a correção da uremia e regressão da PPC.

Síndromes genéticas

O Quadro 3 mostra as principais causas de PPC associada a síndromes genéticas.

PUBERDADE PRECOCE PERIFÉRICA

Síndrome de van Wyk-Grumbach

A associação de hipotireoidismo primário grave e puberdade precoce é conhecida como síndrome de van Wyk-Grumbach. O TSH atua nos receptores de FSH, estimulando o crescimento de folículos ovarianos sem estimulação das células teca, nas meninas; e o crescimento dos túbulos seminíferos, sem estímulo das células de Leydig, nos meninos.

As meninas apresentam telarca precoce, galactorreia, cistos ovarianos e sangramento vaginal recorrente; e os meninos, aumento da genitália e macroorquidismo. Em ambos os sexos, existe escassez ou ausência de pelos pubianos e axilares. Laboratorialmente, há elevação do TSH, diminuição do T4L, aumento do estradiol em meninas e elevação da testosterona em meninos. A idade óssea está atrasada e a velocidade de crescimento não é acelerada. A ultrassonografia (US) pélvica pode mostrar ovários aumentados de volume com cistos ovarianos. A ressonância magnética (RM) de hipófise-hipotálamo mostra hiperplasia pituitária (tireotrofos e lactotrofos). A falha em diagnosticar o hipotireoidismo pode levar a cirurgias desnecessárias para tratamento de cisto ovariano, ou hipertrofia hipofisária confundida com adenoma. A reposição da levotiroxina é o tratamento recomendado.

Hiperplasia adrenal congênita por deficiência da 21-hidroxilase

Causada por variante patogênica inativadora ou perda de função do *CYP21A2* (*cytochrome P450 family 21 subfamily A member 2*). Na HAC clássica, 65 a 75% dos pacientes apresentam forma perdedora de sal (FPS) e 25 a 35%, a forma virilizante simples (FVS). A FPS manifesta-se, na primeira semana de vida, por crise de desidratação e vômitos. A FVS em meninas cursa com variados graus de atipia genital. A forma não clássica (FNC) manifesta-se mais tardiamente por sinais de adrenarca precoce. Pacientes do sexo masculino com a forma clássica ou não clássica, não tratados, podem evoluir para PPP isossexual; ao passo que, no sexo fe-

QUADRO 3 Puberdade precoce central (PPC) associada a síndromes genéticas

Síndrome	Gene	Herança	Mecanismo da PPC	Manifestações clínicas
Pallister-Hall	*GLI3*	AD	Hamartoma Hipotalâmico	Ânus imperfurado, polidactilia, sindactilia, epiglote bífida, malformações renais, convulsão
Temple	Dissomia uniparental materna, hipometilação, ou deleção paterna do 14q.32	AD	Hipofunção do *DLK1*	Baixa estatura pós-natal, obesidade, hipotonia truncal, mãos e/ou pés pequenos, dismorfismo facial
Silver-Russel	Hipometilação do cromossomo 11p15 ou, dissomia uniparental materna do cromossomo 7	Esporádica	UPD(7)mat	Restrição do crescimento intrauterino, macrocefalia relativa, fronte proeminente, face triangular, assimetria corporal, dificuldade alimentar
Williams-Beuren	Deleção do cromossomo 7q11.23	AD	Perda de genes contíguos	Estenose aórtica supravalvar, dismorfismo facial, hipercalcemia na infância, déficit cognitivo
Prader-Willi	Perda de função de genes no cromossomo 15q11-q13	Esporádica	Hipofunção do *MKRN3*	Obesidade grave, dismorfismo facial, baixa estatura, hipogenitalismo, déficit cognitivo
Cohen	*VPS13B*	AR	Hamartoma hipotalâmico	Microcefalia, dismorfismo facial, hipotonia, miopia, distrofia de retina, déficit cognitivo
Cowden	*PTEN, WWP1, KLLN*	AD	Hamartoma Hipotalâmico	Hamartomas múltiplos
Stankiewicz-Isidor	*PSMD12*	AD	Desconhecido	Malformações cardíacas e urinárias, déficit cognitivo
Neurofibromatose tipo 1	*NF1*	AD	Glioma do nervo óptico	Manchas café com leite, neurofibromas, nódulos de Lisch, sardas axilares ou inguinais, glioma de nervo óptico, displasia do esfenoide, pseudoartrose tibial
Doença de Bourneville (complexo da esclerose tuberosa)	*TSC1, TSC2*	AD	Hamartoma hipotalâmico, ou astrocitoma de células gigantes	Tumores benignos generalizados, distrofia da pele, déficit cognitivo, distúrbios de comportamento, convulsão, angiofibromas faciais
Doença de Sanfilippo (mucopolissacaridose tipo IIIA)	*SGSH*	AR	Acúmulo de glicosaminoglicano	Neurodegeneração progressiva, face grosseira, déficit visual e auditivo, macrocefalia, hepatomegalia, hérnia umbilical

AD: autossômica dominante; AR: autossômica recessiva.

minino, a PPP é heterossexual. Pacientes com diagnóstico tardio e avanço da idade óssea podem desenvolver PPC sobreposta à PPP.

Hiperplasia adrenal congênita por deficiência da 11-beta-hidroxilase

Causada por variante patogênica inativadora ou perda de função do *CYP11B* (*cytochrome P450 family 11 subfamily B member 1*). Na forma clássica, os pacientes apresentam hipertensão arterial com genitália atípica nos fetos femininos e genitália externa normal nos fetos masculinos. Na forma não clássica, o paciente pode não ter sintomas ou ter adrenarca precoce, hipertensão arterial e avanço da idade óssea. O teste de estímulo com ACTH mostra: 11-desoxicortisol > 1.800 ng/dL e cortisol < 18 mcg/dL.

Puberdade precoce familiar limitada ao sexo masculino

A puberdade precoce familiar limitada ao sexo masculino (testotoxicose) é causada por variante patogênica ativadora ou ganho de função do *LHCGR* (*luteinizing hormone/choriogonadotropin receptor*), levando à secreção autônoma e precoce de testosterona pelas células de Leydig. A variante patogênica mais comum é a substituição de glicina por aspartato na posição 578. Esse distúrbio só causa PPP em meninos, uma vez que, em meninas, a síntese de estrógenos requer a ativação dos receptores de LH e de FSH.

As manifestações clínicas geralmente têm início entre 1 e 4 anos de idade, com virilização e aceleração da velocidade de crescimento. O aumento bilateral dos testículos pode dificultar a diferenciação com um quadro inicial de PPC. A história familiar de PP paterna, muitas vezes associada a estatura inferior ao alvo familiar, é uma pista diagnóstica.

A idade óssea é avançada. Laboratorialmente, ocorre elevação da testosterona, com gonadotrofinas basais baixas e que não respondem ao teste de estímulo com GnRH. Na vida adulta, existe um padrão normal de secreção do LH, com fertilidade inalterada. A pesquisa de variantes patogênicas confirma o diagnóstico. O tratamento é feito com bloqueador do receptor de andrógeno e inibidor da aromatase.

Tumores produtores de gonadotrofina coriônica humana

Os tumores produtores de gonadotrofina coriônica humana (hCG) podem se originar nos testículos, glândula pineal, fígado, pulmões, mediastino posterior e retroperitônio. Os principais tipos histológicos são: tumores pineais, disgerminomas, teratomas, carcinoma de células embrionárias, coriocarcinomas, hepatoblastomas e hepatomas.

Esses tumores causam PPP no sexo masculino, nos quais os níveis elevados de hCG atuam sobre os receptores de LH nas células testiculares de Leydig, aumentando a produção de testosterona. A média de idade do início dos sintomas é de 2 anos. Os testículos são discretamente aumentados bilateralmente pelo não desenvolvimento das células de Sertoli e dos túbulos seminíferos. Tumores produtores de hCG podem causar PPP em meninas em virtude da maior expressão de aromatase pelo tumor.

O hepatoblastoma é o tumor primário de fígado mais frequente em crianças. A média de idade ao diagnóstico é 18 meses, podendo se associar à síndrome de Beckwith-Wiedemann, síndrome de Edwards e polipose adenomatosa familiar. Em 20% dos casos produzem hCG, causando PPP em meninos.

O coriocarcinoma infantil ocorre em recém-nascidos ou lactentes como uma complicação do coriocarcinoma da placenta durante a gravidez. Pode se manifestar no fígado, pulmão ou cérebro. Nos meninos caracteriza-se por PPP, anemia e hepatomegalia. A evolução é rápida e geralmente fatal, podendo ser atenuada por quimioterapia.

Os tumores produtores de hCG cursam com elevação do hCG, alfafetoproteína e testosterona, e supressão do LH e FSH. A investigação radiológica inclui RM de hipófise e hipotálamo (tumores da glândula pineal), tomografia computadorizada (TC) de abdome (tumores hepáticos) e TC de tórax (tumores de pulmão e mediastino). Meninos com PPP causada por germinomas mediastinais devem realizar um cariótipo para investigar síndrome de Klinefelter.

Tumores adrenocorticais

Os tumores adrenocorticais funcionantes podem causar PPP isossexual ou heterossexual, a depender do tipo de esteroide sexual aumentado.

O carcinoma adrenocortical é raro (0,3 caso/1.000.000 indivíduos abaixo de 15 anos). Entretanto, sua incidência no Sul e Sudeste do Brasil, principalmente no estado do Paraná, é 10 a 15 vezes maior, em decorrência da variante patogênica de efeito fundador do *TP53* (*tumor protein 53*). É mais frequente no sexo feminino (2,6:1), com média de idade ao diagnóstico de 4,2 anos. Apresenta-se sob a forma funcionante em aproximadamente 94% dos casos (51%: virilização isolada; 42%: virilização + hipercortisolismo). As adrenais (esquerda e direita) são igualmente afetadas. Existe elevação acentuada dos níveis de DHEA e S-DHEA, testosterona, androstenediona e 17-OH-progesterona. Pode ser associado a hemi-hipertrofia corporal, síndrome de Beckwith-Wiedemann e síndrome de Li-Fraumeni. Outros tumores adrenocorticais, como o oncocitoma, podem causar PPP, por produção aumentada de estrógenos.

Tumores testiculares das células de Leydig

Os tumores testiculares das células de Leydig são raros, representando apenas 1 a 3% de todos os tumores testiculares. A maioria é benigna, embora 10% possam ter um comportamento maligno. A média de idade ao diagnóstico é de 6,5 anos. Manifestam-se clinicamente por aumento assimétrico, unilateral e nodular de um testículo, associado a produção de testosterona e sinais de puberdade precoce isossexual. Tumores bilaterais têm sido descritos em pacientes com variante ativadora ou ganho de função do *LHCGR*. A US de bolsa escrotal identifica o tumor. Laboratorialmente, caracteriza-se por níveis séricos elevados de testosterona e níveis séricos diminuídos de gonadotrofinas. O tratamento é cirúrgico, tentando preservar o testículo porque a maioria desses tumores é benigna.

Tumores testiculares das células de Sertoli

Os tumores testiculares calcificantes da célula de Sertoli são raros e benignos, podendo se associar a síndrome de Peutz-Jeghers, complexo de Carney e neurofibromatose tipo 1. Na maioria das vezes, se manifestam como uma massa testicular unilateral (em 20% dos casos, podem ser bilaterais). Produzem aromatase, causando PPP heterossexual com ginecomastia pré-puberal e aceleração da velocidade de crescimento.

Tumores da célula granulosa do ovário

Os tumores da célula granulosa do ovário são neoplasias raras (< 10% dos tumores ovarianos em crianças), que se caracterizam por PPP isossexual causada pela produção autônoma de estrógenos. São mais frequentes próximo à adolescência. Dor abdominal é uma queixa frequente. Aproximadamente 80% dos tumores são palpáveis. A US pélvica mostra tumor ovariano, de morfologia parcialmente cística, medindo entre 2,5 e 25 cm de diâmetro, geralmente unilateral. A avaliação hormonal mostra elevação do estradiol sérico com gonadotrofinas baixas. Os níveis séricos de inibina B, hormônio antimülleriano e CA-125 podem estar elevados e normalizam após a remoção do tumor, sendo úteis como marcadores tumorais. Estudos de biologia molecular identificaram três marcadores de prognóstico: variantes patogênicas da alfa-proteína Gs, que estão presentes em 30% dos pacientes e exibem um comportamento mais agressivo; expressão tumoral do *FOXL2*, que, quando diminuída ou ausente, se associa a maior gravidade e necessidade de tratamento cirúrgico complementado com quimioterapia; e expressão tumoral do *AKT1*, em 60% dos casos.

Outros tumores do ovário

Tumores das células de Leydig-Sertoli são uma causa rara de neoplasia de ovário. Podem secretar estrógeno, andrógeno, ou serem não funcionantes. Manifestam-se por dor e distensão abdominal, massa palpável, aumento das mamas e sangramento vaginal se produzirem estrógeno, e sinais de virilização se secretarem andrógenos. Quando causados por variante patogênica do *DICER1* (*Dicer 1, ribonuclease III*), cursam com alterações estruturais dos olhos e dos rins, risco aumentado para blastoma pleuropulmonar e pituitário, sarcoma renal, tumor de Wilms e pinealobastoma. Arrenoblastomas e gonadoblastomas ovarianos, ao produzirem andrógenos, podem causar PPP heterossexual.

Gonadoblastoma

Gonadoblastomas são tumores que surgem em pacientes com disgenesia gonadal e presença do cromossomo Y. São formados pela combinação de células germinativas, células de Sertoli imaturas ou células da granulosa, com calcificação ocasional. Embora sejam benignos, em 50% dos casos podem ser associados a um tumor maligno, como o disgerminoma, que raramente pode produzir estrógenos. Manifestam-se por dor abdominal, massa palpável ou sinais de virilização quando produzem testosterona. São mais frequentes na adolescência, mas podem ocorrer em lactentes. Os pacientes geralmente têm atipia genital, mas a genitália externa pode ser feminina (p. ex., disgenesia gonadal completa ou síndrome de Swyer). O tratamento é cirúrgico.

Cistos ovarianos autônomos

Cistos foliculares ovarianos autônomos, benignos, de etiologia desconhecida e secretores de estrógenos, principalmente estradiol, são a causa mais frequente de PPP isossexual em meninas. Podem surgir em qualquer idade. Além da telarca, as pacientes apresentam dor abdominal, massas palpáveis ou sangramento vaginal.

O nível sérico de estradiol pode ser baixo quando o cisto estiver involuído, ou tão alto quanto 250 pg/mL quando o cisto estiver presente. As gonadotrofinas estão em níveis pré-puberais. A inibina B é normal. A idade óssea é normal ou avançada. A US pélvica mostra cisto ovariano com diâmetro entre 1 e 7 cm. O tempo para desaparecimento do cisto varia de 1 a 12 meses. Cistos ovarianos recorrentes com exposição estrogênica prolongada podem causar PPC.

O diagnóstico diferencial inclui: coriocarcinoma e disgerminoma, requerendo dosagem de marcadores tumorais como antígeno carcinoembrionário e alfafetoproteína; síndrome de McCune-Albright, requerendo cintilografia óssea e investigação de outras endocrinopatias associadas; e hipotireoidismo primário causando cistos ovarianos.

Na maioria das vezes, ocorre involução espontânea do cisto após algumas semanas ou meses, com concomitante regressão das características sexuais secundárias. Eventualmente, pode haver recorrência do cisto. Quando o cisto é muito volumoso ou persiste por mais de 4 a 6 semanas, pode-se usar medroxiprogesterona, inibidores da aromatase, moduladores do receptor de estrógeno e antiandrogênicos. Punção laparoscópica pode ser indicada nos cistos volumosos. A remoção cirúrgica raramente é necessária, a não ser nos cistos volumosos e/ou com elevado risco de torção.

Síndrome de McCune-Albright

Causada por variante patogênica ativadora ou ganho de função do *GNAS* (*GNAS complex locus*). A manifestação clássica é a tríade: displasia óssea fibrosa, manchas café com leite e endocrinopatia hiperfuncionante.

A PPP da síndrome de McCune-Albright tem início entre 1 e 5 anos. É mais comum em meninas que em meninos. Nas meninas ocorre aumento da produção de estrógenos (às vezes o estradiol é > 500 pg/mL). Nos meninos, ocorre excesso de produção de testosterona. A concentração das gonadotrofinas é pré-púbere. Nas meninas, o sangramento vaginal geralmente precede as outras características sexuais, ou ocorre na presença de mínimo desenvolvimento mamário. Meninos podem ter macro-orquidismo na ausência de sinais clínicos de PPP quando a variante patogênica é restrita às células de Sertoli. A exposição prolongada aos esteroides sexuais pode precipitar uma PPC. A evolução clínica é variável, alternando períodos assintomáticos com outros de frequentes episódios menstruais.

A US pélvica mostra um ou mais cistos ovarianos. A idade óssea é avançada. A radiografia de ossos longos mostra lesões de displasia fibrosa. O tratamento nas meninas é feito com moduladores seletivos do receptor de estrógeno e inibidores da aromatase, e nos meninos, com bloqueadores do receptor de andrógenos e inibidores da aromatase. Se houver desenvolvimento de PPC, acrescenta-se o uso de aGnRH.

Variante patogênica do *CYP19A1*

Causada por variante patogênica ativadora ou ganho de função do *CYP19A1* (*cytochrome P450 family 19 subfamily A member 1*), com excesso de atividade da enzima aromatase e aumento da conversão de andrógenos em estrógenos. Pode ocasionar PPP heterossexual ou ginecomastia em meninos; e PPP isossexual e macromastia em meninas.

Variante patogênica do *NR3C1*

A resistência familiar aos glicocorticoides, ou síndrome de Chrousos, é causada por variante patogênica inativadora ou perda de função do *NR3C1* (*nuclear receptor subfamily 3 group C member 1*), que codifica o receptor de glicocorticoide. Em virtude da diminuição de ação do cortisol, ocorre aumento da secreção de ACTH, estimulando a secreção de andrógenos adrenais, que eventualmente pode causar PPP isossexual com volume testicular pequeno em meninos e PPP heterossexual em meninas. A idade óssea é avançada. As manifestações cushingoides são ausentes. Laboratorialmente ocorre elevação dos andrógenos, cortisol e ACTH. O tratamento consiste na administração de dexametasona.

Variante patogênica do *NR0B1*

Causada por variante patogênica inativadora ou perda de função do *NR0B1* (*nuclear receptor subfamily 0 group B member 1*), que codifica a proteína *DAX1*. Afeta apenas indivíduos do sexo masculino (herança ligada ao X), com insuficiência adrenal primária e hipogonadismo hipogonadotrófico. A elevação do ACTH pode aumentar a produção de andrógenos adrenais e testiculares, causando PPP.

Desreguladores endócrinos

Desreguladores endócrinos são substâncias químicas naturais ou sintéticas com o potencial de causar efeitos adversos na saúde de um organismo ou sua descendência, como resultado de distúrbios na função hormonal. Os principais desreguladores associados à PP são:

- DDT (diclorodifeniltricloroetano): agrotóxico organoclorado com atividade estrogênica. Existem duas hipóteses para explicar o desencadeamento da puberdade precoce após exposição crônica aos organoclorados. A primeira por via periférica, através da estimulação de tecidos sensíveis a estrogênio. A segunda por via central, pela estimulação do hipotálamo que, uma vez suspensa, levaria à PPC.
- Ftalatos: substâncias usadas para dar flexibilidade e durabilidade ao policloreto de vinila (PVC) e na produção de produtos de higiene pessoal. As principais vias de exposição são contaminação alimentar das embalagens plásticas, aspiração de partículas de aerossol e ingestão. Alguns componentes do ftalato podem interferir no desenvolvimento mamário, por simular a ação do estradiol.
- Medicamentos à base de estrógenos ou testosterona: pílulas anticoncepcionais e cremes à base de estrógenos e testosterona podem estar envolvidos no desenvolvimento puberal precoce, geralmente por exposição acidental.
- Cosméticos: prematuridade sexual tem sido relacionada com exposição acidental ou intencional a cosméticos (p. ex., xampus, condicionadores, cremes corporais e para cabelos) contendo estrógeno, extratos placentários ou desreguladores endócrinos.
- Óleo de lavanda: pode causar aumento das mamas por sua ação estrogênica.
- Bisfenol A (BPA): utilizado na fabricação de plásticos (p. ex., mamadeiras, brinquedos) e revestimento interno de latas de bebidas e alimentos, pode causar PP em meninas.
- Ésteres difenílicos-polibromados (PBDE): utilizados na fabricação de retardante de chamas, podem causar PP em meninas.
- Genisteína: fitoestrógeno presente na soja.

No Brasil, nenhum anabolizante é utilizado de forma comercial em galináceos. Portanto, consumir frangos e derivados não leva à precocidade sexual.

MANIFESTAÇÕES CLÍNICAS

A PP cursa com desenvolvimento precoce de características sexuais secundárias, aceleração da velocidade de crescimento, avanço da idade óssea e fechamento precoce das epífises. A PP causada pelo hipotireoidismo primário é uma exceção a essa regra, por não causar avanço da idade óssea. As principais manifestações da PP são descritas a seguir.

Puberdade precoce central

- Alterações clínicas: o desenvolvimento puberal é sempre isossexual mimetizando uma verdadeira puberdade, só que de início precoce. A velocidade de crescimento está acelerada. Em meninos, a primeira manifestação clínica é o aumento bilateral do volume testicular (> 4 mL) e, em meninas, o surgimento da telarca (mamas em estágio Tanner 2).
- Alterações laboratoriais: os valores séricos basais e pós-estímulo do LH estão em níveis puberais e os esteroides sexuais podem ou não estar aumentados, embora a testosterona quase sempre esteja.
- Alterações de imagem: a idade óssea está avançada em relação à idade cronológica. A US pélvica mostra aumento bilateral dos ovários. A RM de crânio e hipófise-hipotálamo é recomendada para excluir lesões do SNC. O volume testicular é calculado pela fórmula de Lambert: [volume (cm^3) = (comprimento × altura × largura) × 0,71].

Puberdade precoce periférica

- Alterações clínicas: o desenvolvimento puberal pode ser isossexual ou heterossexual. A velocidade de crescimento é acelerada. A palpação dos testículos pode mostrar que ambos são de tamanho pré-púbere (p. ex., exposição hormonal exógena), um deles é maior que o outro (p. ex., tumor testicular), ou ambos podem estar um pouco aumentados de volume (p. ex., testotoxicose).

- Alterações laboratoriais: os valores séricos basais e pós-estímulo do LH estão em níveis pré-púberes, enquanto os valores dos esteroides sexuais estão em níveis puberais. Recomenda-se a dosagem do hCG em todos os meninos com suspeita de PPP.
- Alterações de imagem: a idade óssea está avançada em relação à idade cronológica, exceto na síndrome de van Wyk-Grumbach. A US pélvica em meninas pode mostrar ambos os ovários de tamanho pré-púbere (p. ex., exposição exógena a estrógenos), ou um dos ovários ser maior que o outro (p. ex., tumor ou cisto). Os estudos de bioimagem indicados para identificar a etiologia são: TC/RM de ovário/testículo quando existir assimetria nesses órgãos e TC/RM de adrenal quando as gônadas são simétricas e pré-púberes. Nos tumores produtores de hCG, solicita-se RM de encéfalo (tumor pineal) e TC/RM de tórax/abdome (tumores abdominais ou torácicos).

ABORDAGEM DIAGNÓSTICA

A abordagem diagnóstica visa investigar se a puberdade é precoce ou não, definir se a PP é central ou periférica e qual sua etiologia. Muitas vezes, é difícil para os pais e a criança conversarem com a equipe médica sobre a PP e o desenvolvimento das características sexuais secundárias. Nesses casos, a abordagem deve ser mais empática que o habitual.

História clínica

- História gestacional e neonatal (crianças PIG têm maior risco de puberdade precoce).
- Pesos e alturas prévios para construir gráfico de crescimento.
- Cronologia do desenvolvimento puberal.
- Idade da menarca. No Brasil, a média de idade da menarca é de 11,71 anos (11,69 a 11,74 anos), de acordo com o estudo ERICA, de 2019.
- Aceleração da velocidade de crescimento.
- Diagnóstico de alguma síndrome genética.
- Exposição exógena a esteroides sexuais (p. ex., cremes contendo testosterona ou estrógenos usados pelos pais; ingestão acidental de contraceptivos orais hormonais).
- Exposição a desreguladores endócrinos (p. ex., pesticidas, óleo de lavanda).
- Profissão dos pais (p. ex., fisiculturistas que possam usar anabolizantes).
- Lesões do SNC (irradiação, infecção, trauma, cirurgia, tumores).
- Sintomas neurológicos (p. ex., cefaleia, alteração da visão, convulsão gelástica).
- Dor ou massas abdominais, pélvicas e testiculares.
- Doença crônica subjacente (p. ex. hiperplasia adrenal congênita, hipotireoidismo).
- Alterações cutâneas: manchas café com leite e neurofibroma (neurofibromatose tipo 1), manchas café com leite e disostoses ósseas (síndrome McCune-Albright).
- História familiar de puberdade precoce na família, registrando as idades de menarca da mãe e das irmãs e idade de início puberal do pai e dos irmãos.
- Em meninas, idade da menarca, características e periodicidade dos ciclos. Diferenciar se o sangramento tem origem vaginal, vesical ou retal. Investigar uso de medicamentos que corem a urina de vermelho. O tempo entre o surgimento das mamas e a menarca é mais longo naquelas que iniciaram a puberdade mais cedo (telarca aos 9 anos = menarca após ± 2,8 anos; telarca aos 12 anos = menarca após ±1,4 ano).
- História psicossocial: *bullying*, queda do rendimento escolar, situação socioeconômica da família, distúrbios da dinâmica familiar.

Exame físico

- Sinais vitais (p. ex., hipertensão arterial na deficiência da 11-beta-hidroxilase).
- Altura, peso e índice de massa corporal.
- Velocidade de crescimento.
- Estadiamento puberal (critérios de Tanner). A palpação das mamas é essencial para o diagnóstico de telarca, uma vez que a impressão visual não permi-

te distinguir telarca de lipomastia, levando a erro diagnóstico ou superestimação do desenvolvimento mamário.

- Adrenarca: pubarca, axilarca, acne, excesso de oleosidade (pele e couro cabeludo), odor axilar. A presença de adrenarca isolada não caracteriza puberdade precoce.
- Verificar se puberdade é isossexual ou heterossexual.
- Tamanho do pênis e tamanho e volume testicular (testículo púbere = volume > 4 mL usando o orquidômetro de Prader, ou diâmetro longitudinal > 2,5 cm, usando uma régua ou fita métrica). Na PPC, ambos os testículos são bilateralmente aumentados, exceto em meninos < 2 anos, nos quais o volume testicular pode ser pré-púbere. Na PPC, os testículos podem ser assimétricos se tiver ocorrido alguma lesão testicular unilateral no passado (p. ex., criptorquidismo). Na PPP, os testículos são assimétricos (p. ex., tumor testicular em um deles) ou são bilateralmente pequenos (p. ex., exposição exógena a hormônios). Algumas causas de PPP podem cursar com testículos bilateralmente aumentados (p. ex., testotoxicose, tumores produtores de hCG, variantes patogênicas do *NR0B1*). Pacientes com câncer tratados com agentes alquilantes ou radioterapia testicular podem desenvolver PPC na ausência de aumento do volume testicular pela depleção das células de Sertoli.

- Investigar se existe clitoromegalia.
- Manchas café com leite, dor ou fraturas ósseas (síndrome de McCune-Albright).
- Massas abdominais, pélvicas e testiculares.
- Alterações do SNC (p. ex., hidrocefalia, déficits neurológicos).
- Sinais de hipertensão intracraniana (p. ex., fundoscopia mostrando edema de papila).
- Alteração dos campos visuais.
- Sinais de hipotireoidismo primário (p. ex., bócio, bradicardia, pele fria e seca).
- Sinais dismórficos.

Exames complementares

A investigação complementar dependerá dos dados de história clínica e exame físico, que orientarão as próximas etapas da avaliação diagnóstica.

Exames laboratoriais para confirmar o diagnóstico e diferenciar PPC de PPP

A dosagem de LH, FSH, estradiol (meninas) e testosterona (meninos), basal e após estímulo com GnRH, permite classificar a suspeita diagnóstica em dois grupos: PPC (aumento das gonadotrofinas + aumento dos esteroides sexuais) e PPP (não elevação das gonadotrofinas + aumento dos esteroides sexuais).

Dosagem basal de LH e FSH

Os resultados desses exames devem ser interpretados de acordo com o ensaio laboratorial utilizado: imunofluorimetria (IFMA), eletroquimioluminescência (ECL) ou imunoquimioluminescência (ICMA). Meninas < 2 anos podem apresentar níveis séricos aumentados de LH e FSH decorrentes da minipuberdade.

A dosagem basal do LH sugere PPC quando o LH > 0,3 UI/L (ICMA) ou > 0,6 UI/L (IFMA). Como os níveis séricos basais do LH nem sempre refletem o estágio puberal em decorrência da secreção cíclica, recomenda-se a realização do teste de estímulo com GnRH nos pacientes com evidência de PPC e níveis basais pré-púberes de LH. Ou seja, na suspeita de PPC, a dosagem basal do LH só é útil quando os valores são elevados (boa especificidade), mas, se os valores forem baixos, um teste de estímulo do GnRH é indicado (baixa sensibilidade). Uma exceção são meninas < 2 anos, nas quais o LH basal ainda pode ser elevado como resultado da minipuberdade. A dosagem basal do FSH é de pouca utilidade pela sobreposição de valores pré e pós-púberes.

Dosagem basal de estradiol (meninas) e testosterona (meninos)

Esses dois exames devem ser dosados preferencialmente por cromatografia líquida com espectrometria de massa em tandem (LC-MS/MS). A dosagem basal de estradiol não é de muita valia, uma vez que concentrações baixas de estradiol podem ser encontradas em meninas com precocidade sexual. Níveis séricos muito elevados (> 100 pg/mL) sugerem cistos ou tumores ovarianos. A dosagem basal da testosterona é útil na avaliação da PP, pois valores pré-púberes de testosterona praticamente excluem puberdade isossexual em meninos, uma vez que níveis puberais são marcadores confiáveis de ativação puberal.

Teste de estímulo com GnRH nativo

Raramente realizado em razão da não disponibilidade do produto no Brasil. Indicado quando a concentração do LH basal for pré-púbere, mas existir uma forte suspeita de PPC. Dosar LH, FSH e estradiol (meninas), LH, FSH e testosterona (meninos) aos 0', 30' e 60' após a administração intravenosa de 100 mcg de GnRH nativo. Considera-se resposta púbere quando o pico de LH é > 5 UI/L (ICMA ou IFMA) (Quadro 4). Também é sugestivo de PPC o pico da razão LH/FSH ≥ 0,6 após estímulo com GnRH.

Teste de estímulo com análogos do GnRH

Indicado para confirmar o diagnóstico quando a concentração do LH basal for pré-púbere, mas existir uma forte suspeita de PP. Segundo o Protocolo Clínico e Diretrizes Terapêuticas da Puberdade Precoce Central (PCDT) de 2022, é considerada uma resposta púbere quando o pico de LH é > 8 UI/L (ICMA), 2 horas após a administração de 3,75 mg, intramuscular, de leuprorrelina. Consensos internacionais utilizam valor de LH > 5 UI/L (ICMA) como ponto de corte. Uma maneira prática de fazer o teste no paciente que será tratado para PPC é solicitar a dosagem isolada do LH, 2 a 3 horas após a primeira dose da leuprorrelina (3,75 mg), o que confirmará o diagnóstico.

Outra indicação desse teste é para avaliar a resposta terapêutica ao uso do aGnRH. Dosa-se o LH (2 a 3 horas após a administração do aGnRH de 3,75 mg, 11,25 mg ou 22,5 mg; e 4 horas após o aGnRH de 45 mg), 3 a 4 meses após ter sido iniciada a terapia com o aGnRH. O valor de LH pós-estímulo < 4 UI/L indica resposta terapêutica eficaz.

Dosagem basal de hCG

Indicada em meninos com suspeita de puberdade precoce.

Exames de imagem para confirmar o diagnóstico e diferenciar PPC de PPP

Idade óssea

Na maioria das vezes, a idade óssea está avançada em relação à idade cronológica, exceto quando a causa da PP for hipotireoidismo primário. Na PP de início recente, a idade óssea pode estar pouco avançada. A previsão de altura final usando o Atlas de Greulich e Pyle tende a superestimar a previsão de altura final. Embora não exista consenso, a previsão de altura final na PP usando as tabelas de Bayley-Pinneau parece ser mais fidedigna quando se usa as tabelas considerando a idade óssea na média e não avançada.

QUADRO 4 Valores de corte para o diagnóstico hormonal da puberdade precoce central

Exame	Sexo	LH (UI/L)	
		ICMA	IFMA
LH basal*	Masculino	> 0,3	> 0,6
	Feminino	> 0,3	> 0,6
Teste de estímulo com GnRH (100 mcg, EV) Aferir LH, aos 0', 30' e 60'	Masculino	> 5,0	> 5,0
	Feminino	> 5,0	> 5,0
Teste de estímulo com agonista do GnRH (3,75 mg, IM, de leuprorrelina. Aferir o pico do LH, 2 horas após a injeção do GnRH)**	Masculino	> 8,0	> 10,0
	Feminino	> 8,0	> 10,0

* Valores de LH basal > 0,3 UI/L (ICMA) ou > 0,6 UI/L (IFMA) dispensam o teste de estímulo com GnRH, pois, na presença de sinais puberais, indicam ativação do eixo hipotálamo-hipófise--gonadal. Na puberdade precoce periférica o LH basal é < 0,3 UI/L e o LH pós-estímulo < 3 UI/L.

** Consensos internacionais consideram como resposta púbere o pico de LH > 5 UI/L, 2 horas após o estímulo com 3,75 mg, IM, de leuprorrelina.

Fonte: PCDT, 2022.

Ultrassonografia pélvica

A US pélvica isoladamente não consegue definir o diagnóstico pela superposição de valores entre crianças púberes e pré-púberes. Entretanto, pode ser útil na investigação de PPC em meninas < 3 anos de idade, nas quais os valores de LH basal e após estímulo com GnRH são menos confiáveis; e na investigação de PP causada por cistos ou tumores ovarianos. Na US pélvica, é importante avaliar: dimensões, volume e estrutura dos ovários; dimensões e volume uterino, relação corpo:colo e eco endometrial. O diagnóstico de dois ovários aumentados sugere PPC. O diagnóstico de dois ovários diminuídos sugere PPP ou exposição exógena a estrógenos. O diagnóstico de um ovário aumentado e outro normal sugere tumor ou cisto ovariano. O volume do útero e dos ovários é calculado pela fórmula: [diâmetro longitudinal × diâmetro anteroposterior × diâmetro transverso]. A presença de folículos ovarianos medindo de 2 a 9 mm é considerada normal em meninas pré-púberes.

Os seguintes achados ultrassonográficos sugerem PPC: útero: comprimento > 3,5 a 4,0 cm (35 a 40 mm), volume > 2 mL, aspecto piriforme, aumento da espessura endometrial (> 2 mm) e razão corpo/colo > 2:1 a 3:1; e ovários: volume > 2 cm^3, com folículos microcísticos. A US pélvica também é útil no acompanhamento da resposta terapêutica ao aGnRH.

A avaliação do Doppler das artérias uterinas tem sido estudada como mais um indicador de desenvolvimento puberal, uma vez que, na puberdade, o estímulo estrogênico reduz a resistência vascular e o índice de pulsatilidade das artérias uterinas (IP). O IP é calculado pela fórmula: [(velocidade sistólica – velocidade diastólica)/velocidade média]. Estudo brasileiro (Cheuiche et al., 2022) mostrou os seguintes índices de pulsatilidade: pré-púberes = 6,70 ± 2,15; puberdade inicial (mamas: Tanner 2 ou 3) = 4,14 ± 1,55; e puberdade tardia (mamas: Tanner 3 ou 4) = 2,81 ± 1,05. O IP < 5,05 teve a maior acurácia em detectar o início da puberdade. A combinação de IP < 5,05, associado ao volume uterino > 3,75 cm^3, teve o maior valor preditivo positivo (97%) na identificação do início da puberdade.

Ultrassonografia de testículos

Deve avaliar dimensões, volume e ecotextura. O diagnóstico de dois testículos aumentados sugere PPC ou PPP (p. ex., testotoxicose, tumor produtor de beta-hCG). O diagnóstico de dois testículos diminuídos sugere PPP (p. ex., tumor virilizante adrenal) ou exposição exógena a andrógenos. O diagnóstico de assimetria testicular sugere tumores.

Ultrassonografia de mamas

Útil para diferenciar telarca de lipomastia em crianças com excesso ponderal.

Ressonância magnética de encéfalo e hipófise-hipotálamo

Aproximadamente 60% dos meninos com PPC têm alteração na RM. Em meninas, 2% têm achados anormais quando a PPC se inicia antes entre 6 e 8 anos e 20% quando a PPC surge antes dos 6 anos. Por isso, esse exame é indicado para todos os casos de PPC em meninos, meninas < 6 anos, meninas entre 6 e 8 anos com alteração neurológica e para as PPP causadas por tumores secretores de hCG (excluir tumor pineal). O PCDT de 2022 recomenda RM em todos os meninos e todas as meninas < 6 anos. Nas meninas entre 6 e 8 anos, apenas se houver alteração neurológica. Na PPC causada por variante patogênica de *MKRN3*, *DLK1*, *KISS1* e *KISS1R*, questiona-se a indicação da RM.

Exames adicionais para identificar a causa da puberdade precoce

Os seguintes exames podem ser solicitados, de acordo com a suspeita clínica, para definir a etiologia da puberdade precoce:

- T4L e TSH: síndrome de van Wyk-Grumbach.
- 17-OH-progesterona: deficiência da 21-hidroxilase.
- S-DHEA, DHEA, androstenediona: tumores adrenocorticais e adrenarca precoce.
- Cortisol, T3, T4L, TSH, IFG-1, IGFBP-3, AST/ALT: síndrome de McCune-Albright.
- Cortisol, ACTH, andrógenos adrenais: variantes patogênicas inativadoras do receptor dos glicocorticoides e hipoplasia adrenal congênita ligada ao X.
- Radiografia de ossos longos ou cintilografia óssea: síndrome de McCune-Albright.
- TC de ovários: tumores e cistos ovarianos.
- TC de testículos: tumoração ou assimetria testicular.
- TC de adrenal: carcinoma adrenocortical funcionante e puberdade com ovários ou testículos pequenos, na ausência de exposição exógena a esteroides sexuais.
- Testes moleculares: síndromes associadas à puberdade precoce.

EVOLUÇÃO DA PUBERDADE PRECOCE CENTRAL IDIOPÁTICA

A PPC idiopática em meninas pode ser classificada, de acordo com sua evolução, em progressiva e não progressiva (Quadro 5).

ABORDAGEM TERAPÊUTICA

O tratamento depende da idade da criança, etiologia e progressão da PP. Os principais objetivos do tratamento são: identificar, tratar ou remover uma lesão grave (p. ex., tumores); regredir ou estabilizar a progressão puberal até a idade adequada de seu desenvolvimento; evitar a menarca; interromper a aceleração da idade óssea preservando o potencial de altura final; prevenir problemas emocionais na criança e seus pais; retardar o início da atividade sexual; prevenir gravidez indesejada; diminuir o risco de abuso sexual e de câncer de mama associado à menarca precoce.

Entretanto, nem todas as crianças com PP têm indicação de tratamento. Aquelas com PPC idiopática de progressão lenta, próximas à idade de início normal da puberdade, sem avanço significativo da idade óssea e sem prejuízo da altura final podem ser acompanhadas clinicamente sem necessidade de tratamento. Por outro lado, crianças muito jovens, imaturas, com distúrbios do comportamento e/ou puberdade rapidamente progressiva têm indicação de terapia.

Não existem evidências convincentes para tratar a puberdade antecipada de forma rotineira com aGnRH, exceto nos casos em que existir prejuízo da previsão de altura final. Na maioria das vezes, a puberdade antecipada progride lentamente e a menarca ocorre em idade apropriada. A monitoração a cada 3 a 4 meses permite avaliar essa evolução. A decisão de tratar deve ser discutida com os pais, levando em consideração a opinião e a expectativa em relação a aumento da altura, custo-benefício, questões psicológicas e a ciência da ausência de dados para garantir aumento da altura final.

Outras condições em que não há indicação de bloqueio puberal com aGnRH são: meninas > 8 anos e meninos > 9 anos (exceto se rapidamente progressiva), e telarca de início anterior aos 8 anos, sem ativação do eixo HHG, sem aumento da velocidade de crescimento, sem progressão puberal e sem avanço da idade óssea, pois essas condições não caracterizam puberdade precoce.

Considerar associar rGH ao tratamento com aGnRH nas seguintes situações: início da PPC com altura muito baixa ao diagnóstico, redução da velocidade de crescimento < P25% ou interrupção do crescimento após iniciar o aGnRH, idade óssea muito avançada, limitando a previsão de altura final, e crianças PIG que tendem a acelerar a idade óssea na puberdade, reduzindo a previsão de altura final.

Puberdade precoce central

A PPC é tratada com aGnRH, que age na hipófise suprimindo a secreção de gonadotrofinas ao reduzir o número de receptores de GnRH, bem como dessensibilizá-los à ação do GnRH.

Existem múltiplas apresentações e dosagens disponíveis de aGnRH. Fatores como formulação, via de

QUADRO 5 Critérios para diferenciar formas progressivas de não progressivas de puberdade precoce central (PPC) idiopática em meninas

Critérios	PPC progressiva	PPC não progressiva
Clínicos		
Idade	Crianças mais jovens	Crianças próximas à idade puberal
Progressão puberal	Mudança de um estágio para o próximo em 3-6 meses	Não progressão de estágios puberais em 6 meses de observação ou regressão do desenvolvimento puberal
Velocidade de crescimento	Acelerada (> 6 cm/ano)	Normal para a idade
Idade óssea	Avançada mais de 1 ano	Mais ou menos 1 ano = IC
Previsão de altura final	Abaixo da altura-alvo	Dentro da altura-alvo
Desenvolvimento uterino		
Ultrassonografia pélvica	Volume uterino > 2 mL ou comprimento > 3,5 cm; útero em forma de pera; espessamento endometrial	Volume uterino < 2 mL ou comprimento < 3,5 cm; útero em forma tubular; ausência de espessamento do endométrio
Hormônios		
Estradiol	Níveis normais ou acima dos valores de referência	Não detectável ou próximo ao valor inferior da normalidade
Pico do LH após estímulo com GnRH	Níveis pré-púberes	Níveis puberais

IC: idade cronológica.

administração, volume injetado, desconforto com a aplicação, idade do paciente, duração do bloqueio (mensal, trimestral e semestral) e custo devem ser levados em consideração. Os estudos publicados sugerem semelhança entre a segurança e eficácia das diversas medicações disponíveis no mercado (Quadro 6). Uma alternativa não disponível no Brasil são os implantes subcutâneos de histrelina (Supprelin LA® de 50 mg), colocados na face interna do braço, usando anestesia local, com duração de 1 a 2 anos.

As formulações intramusculares são associadas à dor no local da aplicação e podem causar complicações (p. ex., abscesso estéril, hematoma, edema). As formulações subcutâneas são mais toleradas, têm menor volume e possibilitam a injeção com agulhas mais finas.

Os aGnRH, além de interromper a puberdade, aumentam a previsão de altura final (em média de 4 a 7 cm em relação à previsão inicial) ao reduzir o avanço da idade óssea. Em meninas, o ganho médio de altura é de 9 a 10 cm quando o tratamento é iniciado antes dos 6 anos; de 4 a 5 cm, quando iniciado entre 6 e 8 anos; e praticamente não aumenta a previsão de altura final se iniciado após os 8 anos. Fatores associados a um melhor prognóstico da altura final incluem: início precoce do tratamento, maior duração do tratamento, idade óssea pouco avançada e maior altura ao diagnóstico. A eficácia do tratamento é aferida por critérios clínicos, laboratoriais e radiológicos (Quadro 7).

Os principais efeitos adversos são: sangramento vaginal após as primeiras doses; alterações nos locais da injeção (p. ex., eritema, dor, infecção, abscesso estéril como reação ao polímero do veículo); urticária, sinais de hipoestrogenismo ou menopausais (p. ex., ondas de calor, alterações do humor); diminuição transitória da mineralização óssea durante o uso dos análogos que se recupera assim que o tratamento é interrompido; convulsão (se epilepsia ou hamartoma); escorregamento epifisário da cabeça do fêmur. Os relatos de aumento de peso e alteração da fertilidade com o uso dos aGnRH não foram confirmados. Os pais devem ser instruídos que, após as primeiras 1 a 3 injeções, poderá ocorrer uma "piora" da puberdade, inclusive com a ocorrência de menstruação, enquanto o aGnRH não suprime o eixo HHG. A coadministração de acetato de ciproterona ao aGnRH para diminuir a incidência de sangramento uterino após as primeiras doses do análogo não tem indicação clínica. Alguns relatos descrevem maior prevalência de síndrome dos ovários policísticos em meninas tratadas com aGnRH.

Se o controle clínico ou laboratorial for insatisfatório com a dose mensal de 3,75 mg, recomenda-se o aumento da dose para 7,5 mg/mês. Se o controle for insatisfatório com a dose trimestral, recomenda-se o uso de dose mensal de 3,75 mg e, se ainda assim o mau controle persistir, aumentar a dose para 7,5 mg/mês. Não existem recomendações claras para a conduta a ser tomada em

QUADRO 6 Análogos do GnRH disponíveis no Brasil

Medicamento	Apresentação (ampolas)	Posologia
Acetato de leuprorrelina		
Lectrum® (Sandoz)	3,75 mg	1 ampola, IM, a cada 28 dias (mensal)
Lectrum® (Sandoz)	7,5 mg	1 ampola, IM, a cada 28 dias (mensal)
Acetato de leuprorrelina		
Eligard® (Zodiac)	45 mg	1 ampola, SC, a cada 24 semanas (semestral)
Acetato de gosserelina		
Zoladex® (AstraZeneca)	3,6 mg	1 ampola, SC, a cada 28 dias (mensal)
Zoladex LA® (AstraZeneca)	10,8 mg	1 ampola, SC, a cada 84 dias (trimestral)
Embonato de triptorrelina		
Neo Decapeptyl LP® (Aché)	11,25 mg	1 ampola, IM, a cada 84 dias (trimestral)
Neo Decapeptyl LP® (Aché)	22,5 mg	1 ampola, IM, a cada 24 semanas (semestral)
Vias de administração		
▪ Zoladex®, Zoladex LA®: via subcutânea (SC), em abdome. ▪ Eligard®: via subcutânea (SC), em abdome ou quadrante superior externo das nádegas. ▪ Lectrum® e Neo Decapeptyl LP®: via intramuscular (IM).		

QUADRO 7 Indicadores de resposta terapêutica ao uso dos agonistas do GnRH no tratamento da puberdade precoce central

Critérios clínicos	Critérios laboratoriais	Critérios radiológicos
▪ Mamas mais flácidas e em regressão ▪ Suspensão das menstruações ▪ Estabilização do crescimento peniano ▪ Estabilização ou diminuição do volume testicular ▪ Diminuição das ereções ▪ Redução da VC para valor compatível com a IC (após 6 anos e 12 meses de tratamento) ▪ Melhora da PAF	▪ LH basal < 0,6 UI/L (ICMA) *Se > 0,6 UI/L não indica falha ▪ LH, 2-3 horas após o estímulo com aGnRH (3,75 mg, 11,25 mg, ou 22,5 mg): < 4 UI/L (ICMA, IFMA, ECLIA); ou ▪ LH, 4 horas após estímulo com aGnRH (45 mg): < 4 UI/L (ICMA, IFMA, ECLIA) ▪ Estradiol/testosterona basais em valores pré-púberes: desejado ▪ Solicitar a avaliação laboratorial, no dia anterior a próxima dose, 3 meses após o início da terapia	▪ Estabilização e diminuição do avanço da IO (após 12 meses de tratamento) ▪ Diminuição da razão IO:IC de > 1,3:1 para ≤ 1:1 ▪ Solicitar 1 ano após o início da terapia, ou antes se evidência de falha terapêutica ▪ US pélvica: diminuição do volume do útero e dos ovários, diminuição ou ausência do eco endometrial e aumento do índice de pulsatilidade (IP) da artéria uterina

IC: idade cronológica; IO: idade óssea; PAF: previsão de altura final; VC: velocidade de crescimento.

caso de resposta insatisfatória com as formulações de uso semestral, com alguns serviços orientando mudar para uso trimestral caso isso ocorra.

A duração do tratamento é variável, mas em geral é suspenso quando a idade óssea for > 12 anos nas meninas e > 13 anos nos meninos. Entretanto, se a criança com esse avanço de idade óssea ainda estiver em idade cronológica pré-púbere, é possível manter o uso do aGnRH até que o paciente atinja uma idade cronológica compatível com a puberdade. Nesses casos, talvez seja necessário associar o tratamento com rGH.

As características sexuais secundárias voltam a se desenvolver alguns meses após a suspensão do aGnRH. A menstruação, nas meninas que já haviam tido a menarca, retorna em média de 6 a 18 meses após a suspensão do análogo. O tempo para a ocorrência da menarca nas meninas que não tinham menstruado é variável. Na vida adulta, fertilidade e gestação nas mulheres e espermatogênese nos homens não são afetados pelo tratamento.

Além da reposição dos agonistas do GnRH, certos aspectos do tratamento de PPC merecem alguns comentários:

- Hamartoma: embora se assemelhe a uma tumoração, a cirurgia é contraindicada, a não ser para tumores volumosos, com sintomas neurológicos e não responsivos ao tratamento clínico.
- Irradiação do SNC: repor outras deficiências hipofisárias, caso estejam presentes.
- Acetato de medroxiprogesterona: é raramente utilizado no tratamento da PPC desde o advento dos aGnRH. A medroxiprogesterona atua suprimindo a síntese de gonadotrofinas e interferindo diretamente na esteroidogênese. Seus efeitos adversos mais importantes são a ação glicocorticoide causando a síndrome de Cushing e a supressão da síntese de ACTH. Embora controle a puberdade, esse medicamento não impede o avanço da idade óssea e, por isso, não melhora a previsão de altura final.

O PCDT de 2022 sobre puberdade precoce define os critérios de inclusão e exclusão para o paciente receber tratamento com aGnRH pelo sistema público de saúde (Quadro 8). Em 16 de março de 2022, a Comissão Nacional de Incorporação de Tecnologias no Sistema Único de Saúde (Conitec) incorporou o embonato de triptorrelina de 22,5 mg (Neo Decapeptyl LP®), de uso semestral, para o tratamento da PPC; e em 27 de julho de 2022, o acetato de triptorrelina de 45 mg (Eligard®), de uso semestral, também foi incorporado.

Puberdade precoce periférica

O Quadro 9 resume os principais medicamentos usados no tratamento da PPP cuja terapia depende da doença subjacente:

- Tumor de células de Leydig: são geralmente tumores benignos. O tratamento consiste em orquiectomia do testículo afetado ou remoção apenas da lesão tumoral.
- Tumores produtores de hCG: a depender da localização e do tipo histológico do tumor, podem ser necessários cirurgia, quimioterapia e radioterapia.

QUADRO 8 Critérios de inclusão e exclusão para tratamento com agonistas do GnRH, de acordo com o PCDT/2022, de puberdade precoce central

Grupo	Clínica	Laboratório	Imagem
Critérios de inclusão			
Meninas < 3 anos	▪ Puberdade rapidamente progressiva (mudança nos estágios de Tanner em menos de 3 meses) ▪ Aumento da velocidade de crescimento (> 6 cm/ano)	▪ LH em nível puberal	▪ Avanço da IO ▪ US com aumento de volume uterino e ovariano
Meninas: 3-5 anos	▪ Sinais clínicos de puberdade ▪ Aumento da velocidade de crescimento	▪ LH basal, ou após teste de estímulo em nível puberal	▪ Avanço da IO ▪ US com aumento de volume uterino e ovariano
Meninas: 6-8 anos	▪ Puberdade rapidamente progressiva (mudança nos estágios de Tanner em menos de 3 meses) ▪ Aumento da velocidade de crescimento (> 6 cm/ano) ▪ Comprometimento da estatura final: previsão de altura abaixo do P2,5%, previsão de altura final abaixo da altura-alvo (±8 cm), desvio-padrão da altura para a idade óssea abaixo de -2 DP, perda de potencial de altura durante o seguimento	▪ LH basal, ou após teste de estímulo em nível puberal	▪ Avanço da IO (> 1 ano em relação à IC) ▪ US com aumento de volume uterino e ovariano
Meninas: 8-10 anos	▪ Início da puberdade antes dos 8 anos ou entre 8-9 anos, preenchendo critérios de puberdade rapidamente progressiva (mudança nos estágios de Tanner em menos de 3 meses) ▪ Menarca iminente ▪ Comprometimento da estatura final, especialmente se foram nascidas PIG	▪ LH basal, ou após teste de estímulo em nível puberal	▪ Avanço da IO (> 1 ano em relação a IC) ▪ US com aumento de volume uterino e ovariano
Meninos < 9 anos	▪ Sinais clínicos de puberdade ▪ Aumento da velocidade de crescimento ▪ Comprometimento da estatura final	▪ LH basal, ou após teste de estímulo em nível puberal	▪ Avanço da IO
Meninos: 9-10 anos	▪ Sinais clínicos de puberdade ▪ Puberdade rapidamente progressiva (mudança nos estágios de Tanner em menos de 3 meses) ▪ Aumento da velocidade de crescimento ▪ Comprometimento da estatura final: previsão de altura abaixo do P2,5%, previsão de altura final abaixo da altura-alvo (±8 cm), desvio-padrão da altura para idade óssea abaixo de -2 DP, perda de potencial de altura durante o seguimento	▪ LH basal, ou após teste de estímulo em nível puberal	▪ Avanço da IO
Critérios de exclusão			
Meninas	▪ Pubarca precoce isolada ▪ Telarca precoce isolada ▪ Puberdade lentamente progressiva, sem comprometimento da estatura final, em meninas entre 6-8 anos	▪ Produção de esteroides não estimulados por gonadotrofinas	▪ IO > 12 anos
Meninos	▪ Pubarca precoce isolada	▪ Produção de esteroides não estimulados por gonadotrofinas	▪ IO > 13 anos

DP: desvio-padrão; IC: idade cronológica; IO: idade óssea; US: ultrassonografia.

- Cistos ovarianos: observação para ver se ocorre regressão espontânea. Se os cistos forem complexos (diâmetro > 8 cm ou multisseptados), recomenda-se pesquisa de marcadores tumorais como hCG e alfafetoproteína antes de realizar uma laparoscopia ou laparotomia exploradora. O tratamento medicamentoso pode ser feito com medroxiprogesterona, inibidores da aromatase, moduladores do receptor de estrógeno e antiandrogênicos. Considerar cirurgia nos cistos volumosos com alto risco de torção.
- Exposição hormonal exógena: remoção da fonte causal.
- Hiperplasia adrenal congênita: glicocorticoides.
- Excesso de aromatase: inibidores da aromatase, aGnRH.
- Hipotireoidismo primário: levotiroxina.
- Síndrome de McCune-Albright: o tratamento varia de acordo com o sexo da criança. Nas meninas, evitar remover os cistos ovarianos para preservar a fertilidade. Se o paciente evoluir para PPC, acrescentar aGnRH ao tratamento. O tratamento da puberdade precoce é descrito no capítulo sobre a síndrome de McCune-Albright.
- Testotoxicose (puberdade precoce familiar limitada ao sexo masculino): existem várias opções de tratamento. Por exemplo: (i) espironolactona [bloqueador do receptor de andrógenos) + anastrozol ou letrozol (inibidores da aromatase)]; (ii) cetoconazol (inibidor da síntese de andrógenos) sozinho ou associado a um inibidor da aromatase; e (iii) bicalutamida (antiandrogênio) + inibidor da aromatase.

QUADRO 9 Medicamentos usados no tratamento da puberdade precoce periférica

Nome genérico	Nome comercial	Apresentação	Posologia
Antigonadotróficos			
Medroxiprogesterona	Depo-Provera®	Ampolas de: ▪ 1 mL/150 mg e ▪ 1 mL/50 mg	50-150 mg, IM, a cada 3 meses
Inibidores da síntese da testosterona			
Cetoconazol	Nizoral®, Candoral®	Comprimidos (200 mg)	10-20 mg/kg/dia, VO, 1 vez/dia, máximo: 200 mg/dose
Inibidores da ação da testosterona (bloqueadores dos receptores androgênicos)			
Espironolactona	Aldactone®, Spiroctam®	Comprimidos (25, 50 e 100 mg)	5-7 mg/kg/dia, VO, a cada 6/8 horas, máximo: 800 mg/dia
Ciproterona	Androcur®	Comprimidos (50 e 100 mg)	70-100 mg/m², VO, dia
Flutamida	Eulexin®, Flutamida®	Comprimidos (250 mg)	10 mg/kg/dia, VO, a cada 12 horas
Bicalutamida	Casodex, Geprepostin®	Comprimidos (50 mg)	25-50 mg, VO, 1 vez/dia
Inibidores da aromatase			
Anastrozol	Arimidex®	Comprimidos (1 mg)	1 mg, VO, 1 vez/dia
Letrozol	Femara®	Comprimidos (2,5 mg)	2,5 mg, VO, 1 vez/dia
Moduladores seletivos do receptor do estrógeno			
Tamoxifeno	Nolvadex®, Taxofen®	Comprimidos (10 e 20 mg)	10-20 mg, VO, 1 vez/dia
Inibidor da CYP17A1			
Abiraterona	Zytiga®	Comprimidos (250 mg)	Não aprovado para crianças. Uso *off-label*

REFERÊNCIAS SELECIONADAS

1. Bangalore Krishna K, Fuqua JS, Rogol AD, Klein KO, Popovic J, Houk CP, et al. Use of gonadotropin-releasing hormone analogs in children: update by an International Consortium. Horm Res Paediatr. 2019;91(6):357-72.
2. Bangalore Krishna K, Klein KO, Eugster EA. Treatment of central precocious puberty with a focus on girls. Endocrinol Metab Clin N Am. 2024;53:229-38.
3. Barros BS, Kuschnir MCMC, Bloch KV, Silva TLND. ERICA: age at menarche and its association with nutritional status. J Pediatr (Rio J). 2019;95(1):106-11.
4. Brasil. Ministério da Saúde. Portaria n. 3, de 8 de junho de 2017. Protocolo Clínico e Diretrizes Terapêuticas da Puberdade Precoce Central. Disponível em: http://conitec.gov.br/images/Relatorios/2017/Portaria_Conjunta_03_SAS-SVS_PCDT_Puberdade_Precoce_Central_08_06_2017.pdf.
5. Brito VN, Canton APM, Seraphim CE, Abreu AP, Macedo DB, Mendonca BB, et al. The congenital and acquired mechanisms im-

plicated in the etiology of central precocious puberty. Endocr Rev. 2023:44(2):193-221.

6. Calcaterra V, Magenes VC, Hruby C, Siccardo F, Mari A, Cordaro E, et al. Links between childhood obesity, high-fat diet, and central precocious puberty. Children (Basel). 2023;10(2):241.
7. Canton APM, Tinano FR, Guasti L, Montenegro LR, Ryan F, Shears D, et al. Rare variants in the MECP2 gene in girls with central precocious puberty: a translational cohort study. Lancet Diabetes Endocrinol. 2023;11(8):545-54.
8. Cheuiche AV, da Silveira LG, de Paula LCP, Lucena IRS, Silveiro SP. Diagnosis and management of precocious sexual maturation: an updated review. Eur J Pediatr. 2021;180(10):3073-87.
9. Cheuiche AV, da Silveira LG, Escott GM, Lucena IRS, Puñales M, Costenaro F, et al. Accuracy of Doppler assessment of the uterine arteries in healthy girls for the diagnosis of pubertal onset. Endocrine. 2022;76(1):172-8.
10. Fuqua JS, Eugster EA. Presentation and care for children with peripheral precocious puberty. Endocrinol Metab. Clin N Am. 2024;53:251-65.
11. Herter LD, Golendziner E, Flores JA, Becker E Jr, Spritzer PM. Ovarian and uterine sonography in healthy girls between 1 and 13 years old: correlation of findings with age and pubertal status. AJR. 2002;178:1531-6.
12. Hoskyns RB, Howard SR. Effects of the COVID-19 pandemic on the incidence of central precocious puberty; a narrative review. J Pediatr Endocrinol Metab. 2023.
13. Kim SJ, Kim JH, Hong YH, Chung IH, Lee EB, Kang E, et al. 2022 Clinical practice guidelines for central precocious puberty of Korean children and adolescents. Ann Pediatr Endocrinol Metab. 2023;28(3):168-77.
14. Krishna KB, Silverman L. Diagnosis of central precocious puberty. Endocrinol Metab Clin N Am. 2024;53:217-27.
15. Krishna KB, Witchel SF. Normal puberty. Endocrinol Metab Clin N Am. 2024;53:183-94.
16. Montenegro L, Labarta JI, Piovesan M, Canton APM, Corripio R, Soriano-Guillén L, et al. Novel genetic and biochemical findings of DLK1 in children with central precocious puberty: a Brazilian-Spanish study. J Clin Endocrinol Metab. 2020;105(10):dgaa461.
17. Popovic J, Geffner ME, Rogol AD, Silverman LA, Kaplowitz PB, Mauras N, et al. Gonadotropin-releasing hormone analog therapies for children with central precocious puberty in the United States. Front Endocrinol. 2022.
18. Prosperi S, Chiarelli F. Early and precocious puberty during the COVID-19 pandemic. Front Endocrinol (Lausanne). 2023;13: 1107911.
19. Robilliard R, Lee PA, Swartz Topor L. Diagnosis, treatment, and outcomes of males with central precocious puberty. Endocrinol Metab Clin N Am. 2024;53:239-50.
20. Shim YS, Lee HS, Hwang JS. Genetic factors in precocious puberty. Clin Exp Pediatr. 2022;65(4):172-81.
21. Song Y, Kong Y, Xie X, Wang Y, Wang N. Association between precocious puberty and obesity risk in children: a systematic review and meta-analysis. Front Pediatr. 2023;11:1226933.
22. Wit JM. Should skeletal maturation be manipulated for extra height gain? Front Endocrinol (Lausanne). 2021;12:812196.
23. Zevin EL, Eugster EA. Central precocious puberty: a review of diagnosis, treatment, and outcomes. Lancet Child Adolesc Health. 2023;7(12):886-96.

4

Puberdade atrasada

INTRODUÇÃO

Uma página triste da história, felizmente já abolida, foi o costume de causar hipogonadismo hipergonadotrófico em indivíduos do sexo masculino pela secção proposital dos vasos que irrigam os testículos, ou até mesmo pela sua remoção, com o objetivo de torná-los eunucos ou *castrati*. Os homens eram tornados eunucos como punição criminal, motivação religiosa ou para serem serviçais dos haréns. Os meninos eram castrados (*castrati*) precocemente para que sua voz não passasse pelas mudanças da puberdade e assim tivesse uma tessitura única da voz feminina mesclada com voz masculina mais aguda, que lhes permitisse fazer parte de corais ou óperas.

A puberdade atrasada, além de poder ser a manifestação de uma doença grave, pode impedir ou interromper o desenvolvimento puberal, causar distúrbios psicológicos, dificuldade de socialização, reduzir a densidade mineral óssea, alterar as proporções esqueléticas e limitar ou impedir a fertilidade.

FISIOLOGIA DA PUBERDADE

A puberdade é caracterizada por dois processos fisiológicos: gonadarca e adrenarca. A gonadarca resulta da reativação do eixo hipotalâmico-hipofisário-gonadal (HHG), resultando numa sequência complexa de eventos biológicos que levam ao surgimento e maturação das características sexuais secundárias até a aquisição da capacidade reprodutiva. Na vida pós-natal, o desenvolvimento puberal pode ser classificado em três fases: minipuberdade, fase quiescente e puberdade.

A minipuberdade é causada pela interrupção, ao nascimento, do efeito inibidor do estrógeno materno-placentário, levando à ativação transitória do eixo HHG e à produção de esteroides sexuais pelas gônadas do recém-nascido. Após a primeira semana, quando os níveis séricos de estrógenos placentários diminuem, ocorre aumento da secreção do hormônio liberador de gonadotrofina (GnRH), seguido pela elevação das gonadotrofinas (LH: hormônio luteinizante e FSH: hormônio folículo-estimulante, glicoproteínas com subunidades alfa idênticas e subunidades beta distintas) e aumento dos esteroides sexuais. O FSH aumenta mais nas meninas, e o LH, nos meninos. Nesse período, as concentrações dos esteroides sexuais podem atingir valores semelhantes aos de um adulto. Portanto, os primeiros meses de vida são uma janela de oportunidade para investigar o eixo HHG em crianças com suspeita de hipogonadismo.

Nos meninos, a testosterona começa a se elevar após 1 semana e atinge um pico entre 1 e 3 meses, associada à elevação da inibina B e do hormônio antimülleriano (AMH). Os níveis séricos de LH, FSH e testosterona diminuem para valores pré-púberes aos 6 meses, mas a inibina B persiste elevada. Nesse período, ocorre aumento do volume testicular e do pênis. Embora ocorra proliferação das células de Sertoli, não existe espermatogênese devido à pequena quantidade de receptores androgênicos nas células de Sertoli.

Nas meninas, o nível sérico de estrógenos aumenta após a primeira semana de vida, com um pico entre 1 e 3 meses, associado ao aumento da foliculogênese e à produção de inibina B e AMH pelas células granulosas. Nesse período pode haver o desenvolvimento de telarca. Os níveis séricos de estrógeno diminuem a partir dos 6 meses, mas o FSH pode permanecer elevado até os 3 a 4 anos.

O significado biológico da minipuberdade não é completamente compreendido, mas parece ser responsável pelo desenvolvimento cerebral, por diferenças na composição corporal e por efeitos a longo prazo sobre o desenvolvimento gonadal.

Ao final da minipuberdade, o eixo HHG se torna quiescente até que, por fatores incompletamente compreendidos, volte a ser ativado na puberdade, aumentando a amplitude e os pulsos do GnRH. A puberdade é ativada pela perda gradual da inibição da secreção de GnRH e pela diminuição da sensibilidade à inibição negativa dos esteroides sexuais, aumentando a secreção do GnRH.

O GnRH é um decapeptídeo produzido no hipotálamo e secretado de forma pulsátil no sistema portal hipofisário, alcançando a hipófise anterior, onde estimula a secreção das gonadotrofinas. A secreção pulsátil do GnRH é essencial para a puberdade e a reprodução, uma vez que níveis séricos não pulsáteis causam a internalização dos receptores hipofisários, levando à interrupção da produção de LH e FSH. Essa característica levou ao desenvolvimento de análogos do GnRH utilizados para o tratamento da puberdade precoce central (PPC). A administração pulsátil de GnRH por bomba de infusão pode ser usada para o tratamento do hipogonadismo hipogonadotrófico.

Embora o GnRH desempenhe um papel central na puberdade e na reprodução, outros hormônios e neurotransmissores participam desse processo, sendo classificados em dois grupos: (i) estimuladores ou permissivos da secreção do GnRH: *KISS1/KISS1R, NPY/NPYR, LEP/LEPR, NKB (TAC3)/NKBR (TAC3R), ESRRA, EAP1, TTF1, TGF*-alfa e glutamato; e (ii) inibidores ou repressivos da secreção do GnRH: *MKRN3, DLK1, MECP2, GABA/GABAR, LIN28B, RFRP, ZNF, POK, Eed, Cbx7* e *DynA*. Os neurônios hipotalâmicos KNDy produzem *KISS1, NKB* e *DynA*.

A kisspeptina, codificada pelo *KISS1*, é produzida nos núcleos hipotalâmicos arqueado e periventricular rostral. Ao interagir com seu receptor KISSR, estimula a secreção de GnRH pelos neurônios hipotalâmicos, com ativação do eixo HHG. Variantes patogênicas ativadoras ou ganho de função do *KISS1* e do *KISSR* causam PPC, enquanto variantes inativadoras ou perda de função causam hipogonadismo hipogonadotrófico.

MKRN3, DLK1, MECP2 e GABA (ácido gama-aminobutírico) são inibidores do GnRH. Na puberdade, a diminuição da expressão desses genes contribui para a ativação do eixo HHG. Variantes patogênicas inativadoras ou perda de função do *MKRN3, DLK1* e *MECP2* são causas de PPC pela perda da inibição do GnRH. GABA, *LIN28B* (*lin-28 homolog B*), melatonina e dinorfina A (*DynA*) inibem os neurônios secretores do GnRH. O efeito inibidor da *DynA* no período pré-puberal é suplantado pela NKB no início da puberdade.

Hormônios reguladores do balanço energético, da fome e da saciedade também participam ativamente da puberdade e da reprodução. O NPY, além de seu efeito orexígeno, diminui a expressão do *KISS1*. A adiponectina, produzida pelos adipócitos, inibe a secreção de kisspeptina e de GnRH. A melanocortina, derivada da POMC, se liga aos receptores MC3R e MC4R, modulando a secreção da kisspeptina. A grelina, hormônio orexígeno secretado pelo estômago, inibe a secreção de GnRH ao se ligar ao receptor secretagogo do hormônio de crescimento, além de diminuir a secreção de testosterona pelos testículos. O *FGF21*, hepatocina produzida pelo fígado em reposta à deprivação nutricional, age no núcleo hipotalâmico supraquiasmático inibindo a expressão da kisspeptina. A leptina, produzida no tecido adiposo, ativa a pró-opiomelanocortina, estimula a secreção de kisspeptina e inibe o NPY, aumentando a secreção de GnRH. Existe um dimorfismo sexual na interação da leptina com a kisspetina e os neurônios secretores de GnRH, o que pode explicar a aceleração da puberdade em meninas e não em meninos com obesidade pela inibição da testosterona pela leptina.

Fatores epigenéticos também participam da puberdade. O principal fator epigenético da puberdade é um grupo de proteínas supressoras transcricionais conhecidas como complexo *polycomb*. A puberdade em meninas pode ser atrasada, por exemplo, pela repressão transcricional do *KISS1*, pelo complexo *polycomb*.

Como resultado da ação de todos esses mecanismos, a puberdade tem início com o aumento da secreção de GnRH estimulando a síntese das gonadotrofinas. O receptor do LH é o LHCGR; e o do FSH, o FSHR. O LH e a gonadotrofina coriônica (hCG) compartilham o mesmo receptor. Variantes patogênicas ativadoras ou ganho de função desses receptores causam puberdade precoce, enquanto variantes inativadoras ou perda de função causam atraso puberal e hipogonadismo. No sexo masculino, o LH estimula as células de Leydig a produzir testosterona, e o FSH estimula os túbulos seminíferos e a produção de espermatozoides. No sexo feminino, o LH estimula a síntese de andrógenos pelas células teca e a formação do corpo lúteo, e o FSH estimula as células granulosas dos folículos ovarianos a sintetizar estrógeno.

No sexo masculino, a testosterona, produzida pelas células de Leydig sob estímulo do LH, é responsável pelo surgimento e desenvolvimento das características sexuais secundárias. O aumento do volume testicular é causado principalmente pelo desenvolvimento dos túbulos seminíferos e, em menor extensão, pelas células de Leydig. Na circulação, 43% da testosterona é ligada à globulina ligadora dos hormônios sexuais (SHBG), 55% é ligada à albumina e 2% encontra-se sob a forma livre. Aproximadamente 7% da testosterona é convertida para a di-hidrotestosterona (DHT) pela enzima 5-alfa-redutase tipo 2 e menos de 1% é transformada em estradiol. A testosterona e a DHT se ligam ao receptor de andrógenos (AR), com a DHT sendo mais potente, com maior afinidade pelo receptor e apresentando ação androgênica mais específica para algumas características (p. ex., recessão temporal de cabelos, pelos corporais, crescimento prostático). Os testículos produzem pequena quantidade de estrógeno, mas a maior parte é proveniente de aromatização em tecidos periféricos.

No sexo feminino, as células teca dos ovários produzem androstenediona e testosterona, que nas células granulosas são utilizadas como precursores para a síntese de estrógenos a partir do estímulo do FSH, levando a um pico de LH e a posterior ovulação. Os estrógenos produzidos pelas células granulosas são responsáveis pelo surgimento e desenvolvimento das características sexuais secundárias. A maioria do estrógeno (80%) é produzida nos ovários, e uma pequena quantidade (20%) é formada por aromatização periférica. Na circulação, 60% do estrógeno é transportado ligado à albumina, 38%, ligado à SHBG e 2%, encontra-se na forma livre. Os ovários também secretam um terço da produção feminina de testosterona.

Outros hormônios participam do processo da puberdade e reprodução. A inibina (inibina A e inibina B) produzida pelas células de Sertoli e pelos folículos ovarianos exerce efeito inibidor sobre a secreção do FSH. A ativina, produzida na hipófise e nas gônadas, tem efeito estimulador sobre a secreção do FSH. A folistatina, produzida na hipófise anterior, inibe a ação da ativina ao se ligar a seus receptores. O AMH produzido nas células de Sertoli e nas células da granulosa nos folículos ovarianos primários é útil na vida pós-natal para determinar a presença ou ausência de gônadas e a reserva ovariana.

A adrenarca ou aumento da secreção de andrógenos adrenais (p. ex., DHEA, S-DHEA, androstenediona) é responsável pelo surgimento e desenvolvimento dos pelos pubianos e axilares, acne, seborreia e odor axilar.

Aproximadamente 70 a 80% da idade de início da puberdade é influenciada por fatores genéticos. Os outros 20 a 30% são geneticamente independentes, indicando que fatores ambientais (p. ex., obesidade, desreguladores endócrinos) participam desse processo. Existe ainda um dimorfismo sexual, pelo qual meninas entram na puberdade 1 a 2 anos antes dos meninos e apresentam maior incidência de puberdade precoce, enquanto nos meninos o atraso puberal é mais comum.

O primeiro sinal objetivo de puberdade no sexo masculino é o aumento do volume testicular (> 4 mL), e nas meninas o surgimento do broto mamário. A progressão puberal é avaliada pelos estágios de desenvolvimento puberal de Tanner, classificados de 1 (pré-púbere) a 5 (desenvolvimento puberal completo). O estágio 2 representa o início da puberdade. No sexo feminino são avaliadas mamas e pelos pubianos, e no masculino, o desenvolvimento genital e os pelos pubianos. Os dados normativos atualmente utilizados para avaliar o desenvolvimento puberal foram obtidos dos estudos de Marshall e Tanner, publicados em 1969 e 1970. Com base nesses dados, considera-se que a faixa etária para o início da puberdade é de 9 a 14 anos no sexo masculino e de 8 a 13 anos no sexo feminino. A puberdade dura, em média, 2 a 4 anos.

Nos últimos anos, a idade da menarca, que vinha caindo (16 anos em 1800 para 11,7 anos no ano 2000), estabilizou-se e um novo padrão de desenvolvimento puberal foi identificado: o início mais precoce da telarca, com pouca ou nenhuma mudança na idade da menarca. Estudos mostram que essa telarca mais precoce é gonadotrofina-independente, não refletindo a ativação do eixo HHG e sim maior biodisponibilidade de estrógenos. Esse padrão de início mais precoce da telarca, sem o concomitante declínio na idade da menarca, faz com que o intervalo entre telarca e menarca seja ampliado, o que, associado à idade mais tardia da maternidade, aumenta o tempo de exposição estrogênica, elevando, em tese, o risco de câncer.

Associado a essa tendência secular de início mais precoce da puberdade em meninas, tem-se observado um aumento do número de encaminhamentos de crianças para avaliação de puberdade precoce, em parte pela maior preocupação dos pais em relação a um possível desenvolvimento sexual prematuro e suas consequências. Essa tendência secular em direção a uma idade mais precoce do desenvolvimento sexual não é tão clara em meninos, embora pareça haver uma discreta antecipação.

DEFINIÇÕES

Puberdade atrasada

Caracteriza-se pelo não surgimento das características sexuais secundárias em uma idade > 2 a 2,5 DP acima da média de idade esperada. Também pode ser definida pela interrupção, não progressão ou evolução lenta do desenvolvimento puberal, ainda que tenha se iniciado na idade apropriada.

Em meninos, a puberdade atrasada é definida por volume testicular < 4 mL após a idade de 14 anos, atraso superior a 4 anos entre o início da puberdade (Tanner 2) e sua conclusão (Tanner 5), período > 2 anos para mudança de estágio puberal (média: 6 a 9 meses), ou volume testicular inferior ao do adulto (20 a 25 cm^3), 5 anos após o início da puberdade.

Em meninas, a puberdade atrasada é definida pela ausência de telarca após a idade de 13 anos, ausência de menarca aos 15 anos ou 3 anos depois do surgimento da telarca, ou período > 2 anos para mudança de estágio puberal (média: 6 e 9 meses).

O desenvolvimento de pelos pubianos (pubarca) não faz parte da definição de puberdade atrasada porque decorre da maturação do córtex adrenal, ocorrendo independentemente da ativação do eixo HHG.

Atraso constitucional do crescimento e puberdade

É considerada uma variação normal do desenvolvimento sexual, pois a puberdade, embora de início tardio, progredirá espontaneamente, concluindo seu desenvolvimento 2 a 4 anos após o período usual. É também denominada retardo constitucional do crescimento e puberdade.

Hipogonadismo hipogonadotrófico ou hipogonadismo central

Distúrbio causado por lesões hipotalâmicas ou hipofisárias, com diminuição da secreção de gonadotrofinas e consequentemente dos esteroides sexuais. O hipogonadismo central é chamado de secundário quando a origem é hipofisária, e de terciário quando a origem é hipotalâmica.

Hipogonadismo hipergonadotrófico ou hipogonadismo primário

Distúrbio causado por lesões gonadais, levando à diminuição da produção de esteroides sexuais e ao aumento compensatório da secreção de gonadotrofinas.

ETIOLOGIA

O atraso puberal é mais frequente no sexo masculino. Sua principal causa, em ambos os sexos, é o atraso constitucional do crescimento e puberdade. Os Quadros 1 e 2 mostram, respectivamente, a etiologia do hipogonadismo hipogonadotrófico e hipergonadotrófico.

Variação normal do desenvolvimento puberal

Atraso constitucional do crescimento e da puberdade

O atraso constitucional do crescimento e puberdade (ACCP), retardo constitucional do crescimento e puberdade (RCCP), ou puberdade tardia autolimitada (porque nem todos apresentam atraso do crescimento) é considerado uma variação normal do desenvolvimento puberal, pois a puberdade, embora de início tardio, progre-

QUADRO 1 Etiologia do hipogonadismo hipogonadotrófico de meninos e meninas

Deficiência hormonal pituitária múltipla congênita
▪ Variantes patogênicas do: *PROP1, HESX1, LHX3, LHX4, SOX2, SOX3, PAX6, ROBO1, BMP4*
Hipogonadismo hipogonadotrófico congênito com anosmia ou hiposmia
▪ Variantes patogênicas do: *ANOS1 (KAL1), FGFR1 (KAL2), PROKR2 (KAL3), PROK2 (KAL4), FGF8, FGF17, NELF, WDR1, SEMA3A; ILI7RD, DUSP6, SPRY4, FLRT3, KLB, CHD7, SMCHD, FEZF1* ▪ Variantes patogênicas do: *FGFR1, FGF8, PROK2, PROKR2* podem, ocasionalmente, cursar com olfato normal
Hipogonadismo hipogonadotrófico congênito com normosmia
▪ Variantes patogênicas do: *GNRH1, GNRHR, KISS1, KISS1R, TAC3, TAC3R, LEP, LEPR, NR0B1, LHB, FSHB*
Síndromes genéticas
▪ Bardet-Biedl, Prader-Willi, Noonan, CHARGE, Gordon--Holmes, Boucher-Neuhauser, Martsolf, Warburg micro, 4H, Borjeson-Forssman-Lehmann
Lesões do sistema nervoso central
▪ Malformações (p. ex., displasia septo-óptica, cisto aracnoide, cisto suprasselar, hidrocefalia, mielomeningocele) ▪ Tumores (p. ex., glioma, astrocitoma, ependimoma, germinoma, craniofaringioma, prolactinoma) ▪ Infecções (p. ex., encefalite, meningite, granulomas) ▪ Doenças infiltrativas (p. ex., histiocitose, sarcoidose, hipofisite linfocítica) ▪ Hemocromatose, transfusões repetidas (p. ex., talassemia, anemia de Blackfond-Diamond) ▪ Traumatismo craniano ▪ Radiação craniana ▪ Distúrbios vasculares (p. ex., acidente vascular encefálico, apoplexia pituitária, síndrome de Sheehan)
Condições crônicas (hipogonadismo hipogonadotrófico funcional)
▪ Desnutrição, distúrbios psicossociais, asma brônquica, fibrose cística, doença celíaca, doença inflamatória intestinal, doença falciforme, talassemia, insuficiência renal, cardíaca ou hepática, cardiopatia grave, câncer, aids
Endocrinopatias (hipogonadismo hipogonadotrófico funcional)
▪ Síndrome de Cushing, hiperprolactinemia, diabetes melito, hipotireoidismo
Atividade física excessiva (hipogonadismo hipogonadotrófico funcional)
Medicamentos
▪ Opioides, narcóticos, corticoides, esteroides anabólicos, quimioterápicos
Idiopática

QUADRO 2 Etiologia do hipogonadismo hipergonadotrófico

Meninos	Meninas
Lesões testiculares ▪ Trauma, torção, infecção, cirurgia, radioterapia, quimioterapia, neoplasia **Criptorquidismo** **Síndrome da regressão testicular** **Síndromes genéticas** ▪ Klinefelter, Prader-Willi, Noonan **Autoimunidade** ▪ Orquite autoimune ▪ Síndrome poliendócrina autoimune **Hiperplasia adrenal congênita** ▪ Deficiência da 17-alfa--hidroxilase **Hemocromatose** **Doença falciforme** **Pseudo-hipoparatireoidismo 1 A**	**Lesões ovarianas** ▪ Trauma, torção, infecção, cirurgia, radioterapia, quimioterapia, neoplasia **Síndromes genéticas** ▪ Turner, Noonan, Perrault, X frágil **Autoimunidade** ▪ Ooforite autoimune ▪ Síndrome poliendócrina autoimune **Hiperplasia adrenal congênita** ▪ Deficiência da 17-alfa--hidroxilase **Deficiência da aromatase** **Disgenesia gonadal pura** **Galactosemia, hemocromatose** **Variantes patogênicas do *FSHR*** **Pseudo-hipoparatireoidismo 1 A**

dirá espontaneamente, concluindo seu desenvolvimento 2 a 4 anos após o período usual. O ACCP é responsável pela maioria dos casos de atraso puberal, sendo mais frequente no sexo masculino (M: 60 a 80%; F: 20 a 40%).

A etiologia do ACCP permanece desconhecida. Embora quase sempre seja causada por um atraso transitório, autolimitado e não patológico da maturação do eixo HHG, variantes patogênicas de alguns genes têm sido identificadas em alguns casos. Entre elas se destacam variantes patogênicas do: *IGSF10* (*immunoglobulin superfamily member 10*), *IRF2BPL* [*EAP1*] (*interferon regulatory factor 2 binding protein like*), *LGR4* (*leucine rich repeat containing G protein-coupled receptor 4*) e *FTO* (*FTO alpha-ketoglutarate dependent dioxygenase*). Outras variantes patogênicas associadas ao ACCP se sobrepõem a variantes encontradas no hipogonadismo hipogonadrotrófico, não permitindo a diferenciação entre eles, por exemplo: *TAC3* (*tachynin 3*), *SEMA3A* (*semaphorin 3A*), *HS6STS1* (*heparan sulfate 6-O-sulfotransferase 1*) e *IL17RD* (*interleukin receptor D*).

História familiar de atraso puberal é descrita em 50 a 75% dos casos. As genitoras relatam menarca após os 14 anos, e os genitores relatam atraso no início do barbear e na mudança de voz, bem como persistência de crescimento estatural após os 18 anos. Pode haver relato de hipogonadismo hipogonadotrófico na família. O comprimento ao nascimento é adequado, seguido de desaceleração entre 3 e 6 meses, com crescimento abaixo e paralelo ao P.5 de altura a partir dos 3 a 4 anos. História clínica, exame físico, velocidade de crescimento e ganho ponderal são normais. Nos meninos, o pico da velocidade de crescimento ocorre entre 15 e 17 anos. Embora tenham baixa estatura ao diagnóstico, a altura final quase sempre é compatível com a altura-alvo devido ao atraso da idade óssea. A avaliação complementar não mostra alterações, exceto pela diminuição transitória de gonadotrofinas e esteroides sexuais, e atraso da idade óssea.

O diagnóstico diferencial entre ACCP e hipogonadismo hipogonadotrófico é difícil. A adrenarca tardia contribui para essa diferenciação, pois no hipogonadismo hipogonadotrófico a adrenarca tem início em época normal. Antes dos 18 anos não se pode diferenciar, com segurança, o ACCP do hipogonadismo hipogonadotrófico.

Hipogonadismo hipogonadotrófico

O hipogonadismo hipogonadotrófico é causado por deficiência do GnRH ou das gonadotrofinas. Ele pode ser classificado como congênito ou adquirido, parcial ou completo, transitório ou permanente, isolado ou associado a múltiplas deficiências hipofisárias, sindrômico ou não sindrômico, funcional ou não funcional.

O hipogonadismo hipogonadotrófico congênito pode cursar com hiposmia/anosmia (60%), ou com olfato normal (40%). Apesar de terem sido identificados vários genes associados ao hipogonadismo hipogonadotrófico congênito, a etiologia permanece desconhecida em 60 a 75% da forma anósmica e em 50% das formas com olfato normal. Em 2,5% dos casos, podem existir variantes patogênicas bigênicas, que atuam sinergicamente (*FGFR1* e *GNHRH*), causando um fenótipo mais grave.

O hipogonadismo hipogonadotrófico pode ser suspeitado antes da idade puberal na presença de uma ou mais das seguintes condições: história familiar, micropênis, criptorquidia bilateral, ausência de ereção, malformações sugestivas de defeitos da linha média (p. ex., fenda palatina, lábio leporino) e relato de anosmia.

Hipogonadismo hipogonadotrófico funcional

O hipogonadismo hipogonadotrófico funcional é causado pela inibição adquirida, transitória e reversível do eixo HHG. É mais frequente no sexo feminino e nas seguintes situações: doenças crônicas (p. ex., desnutrição, doença inflamatória intestinal, doença celíaca, fibrose cística, anemia falciforme, anorexia nervosa), endocrinopatias (p. ex., hipotireoidismo, síndrome de Cushing, diabetes melito), uso de medicamentos (p. ex., corticoterapia prolongada), atividade física excessiva (p. ex., ginastas, maratonistas), transtornos alimentares, estresse emocional e alterações psicossociais.

Em relação à fisiopatologia, a deficiência funcional das gonadotrofinas é multifatorial. Pode ser causada pelo decréscimo da gordura corporal, diminuindo os níveis séricos de leptina e inibindo a secreção de gonadotrofinas, pela produção de citocinas pró-inflamatórias e pelo uso de medicamentos para o tratamento da doença de base.

Síndrome de Kallmann

A síndrome de Kallmann (SK) é a causa mais frequente de deficiência isolada de gonadotrofinas (60%). Ela é causada por um defeito da migração dos neurônios olfativos e dos neurônios secretores do GnRH do nervo olfatório para o hipotálamo ventromedial. A maioria dos casos é esporádica (66%), embora possa ter um caráter familiar (33%).

A SK apresenta vários tipos de herança: ligada ao X, autossômica recessiva e autossômica dominante. A forma ligada ao X, a mais frequente, resulta de variante patogênica do *ANOS1* (*anosmin 1*). Outros defeitos genéticos, de origem autossômica, são variantes patogênicas do *FGFR1* (*fibroblast growth factor receptor 1*), *PROKR2* (*prokineticin receptor 2*), *WDR11* (*WD repeat domain 11*) e *SEMA3A* (*semaphorin 3A*).

Clinicamente, caracteriza-se pela associação de hipogonadismo hipogonadotrófico e hiposmia ou anosmia. Criptorquidismo e micropênis podem levar a suspeita diagnóstica logo na infância. Outras manifestações clínicas são: proporções eunucoides, sincinesia bimanual, surdez neurossensorial, daltonismo, agenesia renal ou duplicação renal unilateral, anomalias digitais (sindactilia, clinodactilia), ataxia cerebelar e ginecomastia. O diagnóstico laboratorial é sugerido pelos baixos níveis séricos de gonadotrofinas e esteroides sexuais. A hipotrofia ou ausência do bulbo olfatório é diagnosticada pela ressonância magnética (RM) de crânio em T1, com cortes coronais finos. Os testes moleculares confirmam o diagnóstico e permitem correlação genótipo:fenótipo (Quadro 3).

QUADRO 3 Correlação clínico-molecular em pacientes com síndrome de Kallmann

Manifestações clínicas	Gene
Herança ligada ao X, palato ogival, ptose palpebral, hipodontia, sincinesia bimanual (75%), agenesia renal unilateral (30%)	*ANOS1* (*KAL1*)
Herança autossômica dominante, lábio leporino ou fenda palatina (25-30%), hipodontia, anomalias esqueléticas de pés e mãos, hipoplasia da orelha, déficit auditivo, coloboma da íris, agenesia do corpo caloso	*FGFR1* (*KAL2*), *FGF8*
História familiar positiva, distúrbio do sono, transtorno alimentar, obesidade	*PROKR2* (*KAL3*), *PROK2* (*KAL4*)
Perda auditiva	*CHD7*, *SOX1*
Alterações ósseas	*FGF8*, *FGFR1* (*KAL2*)

Síndrome de Prader-Willi

Causada por deleção da porção proximal do braço longo do cromossomo 15q11-q13 paterno (60 a 70%), dissomia uniparental materna (30 a 35%) ou anormalidades do *imprinting* (1 a 5%). Antes dos 2 anos de idade cursa com hipotonia neonatal, dificuldade alimentar e baixo peso. Após os 2 anos, caracteriza-se por hiperfagia, obesidade, retardo no desenvolvimento, dismorfia facial e baixa estatura. O hipogonadismo pode ser hipogonadotrófico ou associado a distúrbio gonadal

Síndrome de Bardet-Biedl

Causada por variante patogênica em pelo menos um dos 14 genes *BBS*. As principais características da síndrome de Bardet-Biedl são: obesidade, baixa estatura, mãos e pés pequenos, polidactilia, anomalias renais, micropênis e retinite pigmentosa.

Síndrome CHARGE

A síndrome CHARGE (*coloboma, heart disease, choanal atresia, growth retardation, genital anomalies and ear anomalies*) é causada por uma variante patogênica do *CHD7* (*chromodomain helicase DNA binding protein 7*). As principais manifestações clínicas são descritas em seu acrônimo.

Síndrome de Gordon-Holmes

Causada por variante patogênica do *RNF216*, *PNPLA6*, *OTUD4* e *STUB1*. As principais manifestações clínicas são ataxia cerebelar, disartria, distrofia de retina e déficit cognitivo e de memória.

Síndrome 4 H

Causada por variante patogênica do *POLR3A* (*RNA polymerase III subunit A*) e do *POLR3B* (*RNA polymerase III subunit B*). As principais manifestações são as do "4 H" que dão nome à síndrome: hipomielinização, hipodontia e hipogonadismo hipogonadotrófico.

Síndrome de Warburg micro

Causada por variante patogênica do *RAB3GAP1*, *RAB3GAP2*, *RAB18* e *TBC1D20*. As principais manifestações clínicas são: microcefalia, catarata, microftalmia, microcórnea, atrofia óptica, convulsão, hipoplasia de clitóris, micropênis, e déficit intelectual. A síndrome de Martsolf é uma forma menos grave dessa síndrome.

Síndrome de Boucher-Neuhauser

Causada por variante patogênica do *PNPLA6* (*patatin like phospholipase domain containing 6*). As principais manifestações clínicas são: ataxia cerebelar, disartria, distrofia de retina, espasticidade, baixa estatura e déficit cognitivo.

Variante patogênica do *GNHR*

Causada por variante patogênica inativadora ou perda de função do *GNHR* (*gonadotropin releasing hormone receptor*). É a principal causa de hipogonadismo hipogonadotrófico normósmico isolado. Indivíduos do sexo masculino apresentam hipogonadismo e testículos hipotróficos, e os do sexo feminino cursam com amenorreia primária. Alguns podem ter reversão espontânea do hipogonadismo.

Variante patogênica do *KISS* e *KISS1R*

Causada por variante patogênica inativadora ou perda de função do *KISS1* (*kisspeptin-1 metastasis supressor*), que codifica o neuropeptídeo hipotalâmico kisspeptina, e do KISS1R, causando hipogonadismo hipogonadotrófico normósmico.

Variante patogênica do *LHB*

Causada por variante patogênica inativadora ou perda de função do *LHB* (*luteinizing hormone subunit beta*), que codifica a síntese do LH. É também conhecida como síndrome do eunuco fértil ou síndrome de Pasqualini. Caracteriza-se por diminuição do LH, com FSH normal e testosterona baixa. Indivíduos do sexo masculino apresentam hipoplasia das células de Leydig, deficiência de testosterona, atraso puberal e manutenção de algum grau da espermatogênese. Indivíduos do sexo feminino têm um início normal de puberdade, seguido por atraso da menarca, amenorreia secundária e infertilidade por ausência de ovulação.

Variante patogênica do *FSHB*

Causada por variante patogênica nativadora ou perda de função do *FSHB* (*follicle stimulating hormone sub-unit beta*). Laboratorialmente, os níveis séricos de FSH são indetectáveis, os de LH são elevados e dos esteroides sexuais são baixos. No sexo masculino ocorre atraso puberal e azoospermia, e, no sexo feminino, amenorreia primária.

Fatores de transcrição hipofisários

Variantes patogênicas dos fatores de transcrição hipofisários causam deficiência hormonal pituitária múltipla ao interferirem na embriogênese da hipófise. As deficiências hormonais e seu padrão fenotípico variam de acordo com o fator de transcrição afetado. O Quadro 4 mostra as características clínico-radiológicas das alterações dos fatores de transcrição hipofisário que causam deficiência de LH e FSH.

Variante patogênica do *NR0B1*

Causada por variante patogênica inativadora ou perda de função do *NR0B1* (*nuclear receptor subfamily 0 group B member 1*), que codifica o receptor nuclear órfão DAX1, levando a hipoplasia adrenal congênita ligada ao X e a alteração das células responsáveis pelo eixo HHG. Apenas indivíduos do sexo masculino são afetados.

A insuficiência adrenal se manifesta por crise de perda de sal no período neonatal. Laboratorialmente, cursa com: hiponatremia, hiperpotassemia, hipoglicemia, hipocortisolemia, hipoaldosteronismo e deficiência dos andrógenos adrenais. Estudos de imagem mostram hipoplasia adrenal bilateral. O tratamento é feito com glicocorticoides e mineralocorticoides. O hipogonadismo hipogonadotrófico se manifesta por atraso puberal e níveis séricos diminuídos de gonadotrofinas e testosterona. A azoospermia é frequente. O tratamento do atraso puberal se faz com a reposição de testosterona.

Variante patogênica do *LEP* e *LEPR*

Causada por variante patogênica inativadora ou perda de função do *LEP* (*leptin*), ou do *LEPR* (*leptin receptor*). Essa deficiência atua como um sinal de privação nutricional, causando supressão do eixo reprodutivo HHG. Manifestações clínicas incluem: hiperfagia, obesidade grave de início precoce e hipogonadismo hipogonadotrófico.

Radiação do sistema nervoso central

A deficiência de gonadotrofinas é a segunda causa mais comum de hipofunção pituitária após radiação do SNC (a primeira é a deficiência do GH). Novos regimes terapêuticos usando doses menores de radiação têm causado menos alterações no eixo HHG.

Hipogonadismo hipergonadotrófico

O hipogonadismo hipergonadotrófico ou insuficiência gonadal primária é sempre uma condição patológica. Os níveis séricos de gonadotrofinas são elevados, e os esteroides sexuais estão diminuídos devido à lesão gonadal.

Síndrome de Turner

Causada pela perda completa ou parcial de um dos cromossomos X. A anormalidade cromossômica mais frequente é a 45,X (40 a 50%). Na forma clássica, caracteriza-se por: hipogonadismo hipergonadotrófico, baixa estatura, pescoço alado, dismorfismo facial, *cubitus valgus*, encurtamento dos 4º metacarpos, coarctação de aorta e rim em ferradura. Aproximadamente 15 a 30% iniciam a puberdade espontaneamente, mas uma minoria progredirá para a menarca. A indução puberal com estrógeno tem início entre 11 e 12 anos, com aumento progressivo das doses num período de 2 a 3 anos até atingir a dose de uma mulher adulta. Reposição de progesterona é adicionada 2 anos depois de iniciado o tratamento com estrógenos.

Síndrome de Klinefelter

É a causa mais frequente de hipogonadismo hipergonadotrófico no sexo masculino. Causada pelo carió-

QUADRO 4 Alterações dos fatores de transcrição hipofisários associadas ao hipogonadismo hipogonadotrófico e deficiência hormonal pituitária múltipla

Fator de transcrição (herança)	Hipofunção hipofisária	RM de hipófise-hipotálamo	Outras manifestações
HESX1 (AD, AR)	Deficiência do GH, ou DHPM	HAH, NHE, DCC	Síndrome de Morsier (displasia septo-óptica): hipoplasia do nervo óptico
SOX2 (AD)	Deficiência do LH, FSH e às vezes GH	HAH, DCC, hamartoma hipotalâmico, alterações do hipocampo	Anoftalmia bilateral, microftalmia, surdez neurossensorial, anomalias genitais e dentárias, atresia de esôfago
SOX3 (X)	Deficiência do GH, ou DHPM	HAH, NHE, DCC, PSIS, persistência do canal craniofaríngeo, hipoplasia infundibular	Deficiência auditiva, alterações do corpo caloso, atraso do desenvolvimento
LHX3 (AR)	DHPM	HAH, aumento da hipófise ou hipófise normal	Coluna cervical curta e rígida com limitação dos movimentos, cifose, escoliose, espinha bífida oculta e surdez
LHX4 (AD)	Deficiência do GH, ou DHPM	HAH, DCC, NHE, persistência do canal craniofaríngeo, anomalia de Arnold-Chiari	Defeitos pulmonares
PROP1 (AR)	DHPM, com raros casos de deficiência do ACTH	Hipófise normal, ↓ ou ↑ com posterior regressão	Hiperplasia transitória da adeno-hipófise. Não cursa com malformações extra-hipofisárias. Causa 50% da DHPM de origem genética
OTX2 (AD, AR)	Deficiência ido GH, ou DHPM	HAH, NHE, malformação de Chiari	Anoftalmia ou microftalmia, coloboma, distrofia de retina, fenda palatina, convulsão, atraso do desenvolvimento
ROBO1 (AD)	DHPM	HAH, NHE, PSIS	Surdez neurossensorial, estrabismo, fronte proeminente, micrognatia, sobrancelhas arqueadas, atraso do desenvolvimento
PAX6 (AD)	DHPM	HAH	Malformações oculares
BMP4	DHPM	HAH, NHE, DCC, anomalias cerebelares	Anoftalmia, distrofia de retina, surdez, displasia espondilometafisária
FGFR1 (AD)	DHPM	HAH, NHE, DCC, PSIS	Displasia septo-óptica, incisivo central único, lábio leporino, fenda palatina, síndrome de Kallmann
ARNT2 (AR)	DHPM	HAH, NHE, DCC, PSIS	Malformações oculares e renais, microcefalia, retrognatia, convulsões, hipoplasia do lobo frontal e temporal
GLI2 (AD)	Deficiência do GH, ou DHPM	Holoprosencefalia, HAH, NHE, DCC	Atrofia do nervo óptico, anoftalmia, lábio leporino, fenda palatina, incisivo central único, polidactilia pós-axial
FGF8 (AD, AR)	DHPM	Holoprosencefalia, HAH, DCC	Síndrome de Kallmann, síndrome de Moebius, displasia septo-óptica, diplegia espástica, atrofia do nervo óptico
PROKR2 (AD, AR)	DHPM	HAH, NHE, DCC, PSIS, hipoplasia de cerebelo, hipoplasia do nervo óptico	Síndrome de Kallmann, displasia septo-óptica, hipoglicemia neonatal, micropênis, assimetria facial
PITX2 (AD)	DHPM	HAH, hipoplasia de sela túrcica	Síndrome de Axenfeld-Riegler (hipoplasia da íris, glaucoma, microdontia ou hipodontia, hipospadia, estenose anal)
IGSF1 (X)	Deficiência do TSH, PRL e GH	Geralmente normal. Alguns casos com: DCC, higroma frontoparietal	Hipotireoidismo central com macro-orquidismo, atraso constitucional do crescimento e puberdade
RAX (AR)	DHPM	Ausência de sela túrcica e adeno-hipófise	Anoftalmia, lábio leporino, fenda palatina
TBC1D32 (AR)	DHPM	HAH, NHE	Distrofia de retina, polidactilia
CHD7 (AD)	Deficiência do LH, FSH, GH, TSH	NHE	Síndrome CHARGE: coloboma ocular, cardiopatia congênita, atresia de coanas, deficiência de crescimento, orelhas malformadas

AD: autossômica dominante; AR: autossômica recessiva; DCC: disgenesia do corpo caloso; DHPM: deficiência hormonal pituitária múltipla; HAH: hipoplasia da adeno-hipófise; NHE: neuro-hipófise ectópica; PSIS: síndrome de interrupção da haste hipofisária; RM: ressonância magnética; X: ligada ao cromossomo X.

tipo 47,XXY (80% dos casos) e, menos frequentemente, por outras anomalias cromossômicas (p. ex., 47,XXY/48,XXXY; 46,XY/47,XXY). A maioria dos casos é esporádica e o diagnóstico antes da puberdade é incomum.

A puberdade geralmente tem início na idade normal, evoluindo a partir do estágio puberal 4 de Tanner para hipogonadismo e infertilidade devido à degeneração dos túbulos seminíferos e à diminuição da secreção testicular de testosterona. Suas principais características clínicas surgem na adolescência, com alta estatura, atraso puberal, proporções eunucoides, ginecomastia, pênis pequeno, testículos pequenos e endurecidos à palpação, distúrbios do aprendizado e do temperamento. A reposição de testosterona tem início na puberdade, quando ocorre elevação dos níveis séricos das gonadotrofinas.

Síndrome de Noonan

Causada por variantes patogênicas em pelo menos 13 genes (*PTPN11, SOS1, SOS2, KRAS, NRAS, MRAS, RAF1, RIT1, BRAF, SHOC2, MEK1, LZTR1* e *A2ML1*). Metade dos casos é causada por variantes patogênicas do *PTPN11* (*protein tyrosine phosphatase non-receptor type 1*). Ocorre em ambos os sexos.

Suas principais características são: baixa estatura, dismorfismo facial (p. ex., hipertelorismo, ptose palpebral, epicanto, orelhas de implantação baixa), pescoço alado, implantação baixa de cabelos, *cubitus valgus*, retardo mental, *pectus excavatum*, estenose pulmonar, miocardiopatia hipertrófica e atraso puberal por hipogonadismo hipergonadotrófico. Meninos podem apresentar criptorquidismo.

Síndrome do X frágil

Síndrome de herança dominante ligada ao X. É causada por expansão das repetições CGG no *FMR1* (*fragile X messenger ribobucleoprotein 1*). Caracteriza-se por déficit cognitivo, atraso do aprendizado, hiperatividade, déficit de atenção, transtorno do espectro autista e dismorfismo facial. No sexo feminino, pode cursar com falência ovariana precoce. No sexo masculino, pode causar macro-orquidismo.

Disgenesia gonadal pura 46,XY

Também chamada de síndrome de Swyer, caracteriza-se pelo cariótipo 46,XY, genitália externa feminina, gônadas em fita, alta estatura e atraso puberal. A ultrassonografia (US) pélvica mostra gônadas atróficas e útero hipoplásico. Variantes patogênicas do *SRY* podem estar presentes. Esses pacientes são criados como do sexo feminino devido ao fato de a genitália externa ser tipicamente feminina. Existe risco aumentado de disgerminona e gonadoblastoma, sendo indicada a remoção profilática das gônadas disgenéticas.

Disgenesia gonadal pura 46,XX

Caracteriza-se pelo cariótipo 46,XX, com ovários disgenéticos. O fenótipo mostra genitália externa feminina, altura normal para a idade e atraso puberal. Vários genes candidatos têm sido relatados tanto no cromossomo X (p. ex., *FMR1, BMP15, FOXO4, POF1B, DACH2*) como nos autossomos (p. ex., *FOXL2, GALT, AIRE, EIF2B, POLG, PMM2*).

Síndrome de insensibilidade androgênica completa

A síndrome de insensibilidade androgênica completa (CAIS), de herança ligada ao X, é causada por variante patogênica inativadora ou perda de função do *AR* (*androgen receptor*). A secreção testicular de testosterona é normal, mas não existe resposta de seus órgãos-alvo. Clinicamente, a genitália externa é feminina (vagina curta e em fundo cego), a genitália interna mostra ausência de estruturas tanto derivadas dos ductos de Wolff como de Müller (ausência de útero, trompa, um terço superior da vagina), o desenvolvimento mamário é normal, não existe pubarca ou axilarca e pode haver "hérnia inguinal" (na realidade, testículos critporquídicos), associada a amenorreia primária.

Hiperplasia adrenal congênita por deficiência da 17-alfa-hidroxilase

Causada por variante patogênica inativadora ou perda de função do *CYP17A1* (*cytochrome P450 family 17 subfamily A member 1*). Os meninos têm genitália externa feminina com vagina em fundo cego e as meninas têm genitália normal. O diagnóstico é tardio durante a investigação de hipertensão arterial ou amenorreia primária nos meninos criados como meninas, ou quando da investigação para hipertensão arterial e/ou hipogonadismo hipergonadotrófico em meninas. Na deficiência da 17-alfa-hidroxilase, ocorre elevação da pregnenolona, progesterona, 11-desoxicorticosterona e diminuição da 17-OH-progesterona, esteroides sexuais e potássio.

Deficiência da aromatase

Causada por variante patogênica inativadora ou perda de função do *CYP19A1* (*cytochrome P450 family 19 subfamily A member 1*). Os indivíduos 46,XX são diagnosticados ao nascimento devido à virilização da genitália externa. Durante a infância não há excesso de andrógenos. Na puberdade, a incapacidade de conversão periférica de testosterona e androstenediona para estrógenos causa hipogonadismo hipergonadotrófico, com amenorreia primária, ausência de características femininas secundárias sexuais e virilização. Os níveis elevados de FSH e LH estimulam as células foliculares, levando ao desenvolvimento de cistos ovarianos.

Variante patogênica do *LHCGR*

Causada por variante patogênica inativadora ou perda de função do *LHCGR* (*luteinizing hormone/chorionic gonadotropin receptor*), levando à diminuição da ação do LH em seu receptor. Em meninos, pode causar micropênis ou genitália atípica. Nas formas graves, os meninos têm genitália predominantemente feminina (vagina curta, ausência de útero e trompas), com os testículos podendo ser detectados em grandes lábios ou na região intra-abdominal. Em meninas, a puberdade tem início normal, seguida por amenorreia e infertilidade. Laboratorialmente, ocorre elevação do LH, com diminuição dos esteroides sexuais.

Variante patogênica do *FSHR*

Causada por variante patogênica inativadora ou perda de função do *FSHR* (*follicle stimulating hormone receptor*), resultando em disgenesia gonadal e amenorreia primária em meninas, e infertilidade em meninos.

Autoimunidade

Ooforite ou orquite autoimune podem ocorrer isoladamente, ou como parte de uma síndrome poliendócrina autoimune (SPEAI).

A SPEAI tipo 1 ou APECED (*autoimmune polyendocrinopathy, candidiasis, ectodermal dystrophy*) é causada por variante patogênica do *AIRE* (*autoimmune regulator*). Caracteriza-se por: insuficiência adrenal primária, hipoparatireoidismo e candidíase mucocutânea crônica. Em 17 a 50% dos casos existe insuficiência gonadal primária autoimune.

A SPEAI tipo 2 é uma síndrome de herança poligênica associada a alterações do HLA de classe II. Caracteriza-se por insuficiência adrenal primária, hipotireoidismo e diabetes melito tipo 1. Insuficiência ovariana prematura pode ocorrer em 30 a 50% dos casos. A insuficiência testicular é mais rara.

Galactosemia

Causada pela deficiência da galactose-1-fosfato-uridil-transferase (GALT). Os homens têm função gonadal normal, enquanto até 80% das mulheres podem ter insuficiência ovariana prematura geralmente de início após a puberdade. Isso porque os metabólitos da galactose são tóxicos para os ovários, principalmente nos pacientes cujo tratamento teve início tardio.

Radioterapia/quimioterapia

Os testículos são mais sensíveis do que os ovários aos efeitos da radiação, em especial as células de Sertoli. Em meninos, diminuição da espermatogênese ocorre com doses tão pequenas como 0,15 Gy e azoospermia com doses de 0,3 Gy. Doses > 20 Gy são necessárias para afetar a produção de testosterona. Em meninas, radiação intra-abdominal > 2 Gy é capaz de destruir oócitos em desenvolvimento. O efeito da radiação é dose-dependente, sendo mais prejudicial em pré-púberes.

Os agentes alquilantes mais associados à falência gonadal precoce são: bussulfano, carmustina, ciclofosfamida, clorambucil, dacarbazina, ifosfamida, lomustina, mecloretamina, melfalano, procarbazina, temozolomida e thiotepa. Os metais pesados mais associados à falência gonadal precoce são: carboplatina e cisplatina.

Infecções das gônadas

Orquite ou ooforite (p. ex., caxumba, varicela, malária) podem causar falência da função testicular ou ovariana.

Síndrome de Perrault

Causada por variante patogênica em um de 7 genes: *HSD17B4, HARS2, CLPP, CLDN14, SGO2, PRORP* e *ERAL1*. Caracteriza-se por perda auditiva neurossensorial, ataxia cerebelar, neuropatia periférica e atraso do desenvolvimento. A disfunção ovariana varia de disgenesia a insuficiência ovariana precoce. A fertilidade no sexo masculino é habitualmente normal.

Ovário-leucodistrofia

Causada por variante patogênica do *EIF2B2* e *EIF2B4*. Caracteriza-se por ataxia de início precoce, alteração da substância branca do SNC, atrofia ovariana, atraso puberal, amenorreia primária ou secundária.

Oftalmoplegia externa progressiva

Causada por variante patogênica do *POLG* (*DNA polymerase gamma, catalytic subunit*). Caracteriza-se por oftalmoplegia, ptose e amenorreia primária em 50% dos casos devido à atrofia ovariana.

Pseudo-hipoparatireoidismo tipo 1 A

Causado por variante patogênica inativadora heterozigótica do alelo materno do *GNAS* (*GNAS complex locus*). Caracteriza-se pelo fenótipo da osteodistrofia hereditária de Albright (baixa estatura, obesidade de início precoce, face arredondada, braquidactilia, déficit cognitivo). A puberdade atrasada resulta da resistência ao LH e FSH. Outras alterações hormonais são pseudo-hipoparatireoidismo, deficiência de GH e hipotireoidismo como resultado da resistência ao PTH, GHRH e TSH.

Síndrome de Woodhouse-Sakati

Causada por variante patogênica do *DCAF17* (*DDB1 e CUL4 associated fator 17*). Caracteriza-se por hipogonadismo hipogonadotrófico, infertilidade, diabetes melito, hipotireoidismo, alopecia, disfunção extrapiramidal, déficit cognitivo e perda auditiva neurossensorial.

MANIFESTAÇÕES CLÍNICAS

As manifestações do hipogonadismo dependem não apenas de sua etiologia, mas também da idade em que o problema teve início (Quadro 5).

QUADRO 5 Sinais e sintomas do hipogonadismo de início pré e pós-puberal

Início pré-puberal	Início pós-puberal
▪ Atraso puberal ▪ Menino (testículos e pênis pequeno, hipodesenvolvimento escrotal, ginecomastia) ▪ Menina (hipodesenvolvimento de útero e ovários, hipoplasia de pequenos lábios, ausência de estrogenização vaginal) ▪ Diminuição da libido ▪ Proporções eunucoides ▪ Anemia discreta ▪ Rarefação de pelos (pubianos, axilares) ▪ Baixa densidade mineral óssea ▪ Diminuição da massa muscular ▪ Infertilidade	▪ Hipofunção gonadal ▪ Homem (disfunção erétil, ginecomastia, ondas de calor, ausência de alopecia androgênica) ▪ Mulher (secura vaginal, ondas de calor) ▪ Altura adequada ▪ Diminuição da libido e da vitalidade ▪ Depressão, alteração do humor ▪ Anemia discreta ▪ Infertilidade ▪ Baixa densidade mineral óssea ▪ Diminuição da massa muscular ▪ Rarefação de pelos (pubianos, axilares) ▪ Infertilidade

Hipogonadismo hipogonadotrófico

- Alterações clínicas: pode ser causado pela deficiência isolada do LH e FSH, ou fazer parte de múltiplas deficiências hormonais pituitárias. O hipogonadismo hipogonadotrófico de origem na vida fetal no sexo masculino se manifesta com micropênis e criptorquidismo, sem atipia genital, uma vez que a secreção de LH e FSH tem início após a 16ª semana gestacional, quando a genitália externa masculina já está formada. Além dos sinais de atraso puberal, o paciente pode mostrar evidências clínicas da doença de base, síndrome genética, hipopituitarismo ou defeitos de linha média. A altura final é normal ou alta, a menos que exista deficiência do GH. O hipogonadismo pode ser associado ou não a anosmia.
- Alterações laboratoriais: concentração sérica (basal ou após estímulo com GnRH) diminuída ou inapropriadamente normal das gonadotrofinas e diminuição dos esteroides sexuais, que não distinguem o ACCP do hipogonadismo hipogonadotrófico. A inibina B está diminuída ou normal no ACCP e diminuída no hipogonadismo hipogonadotrófico. A depender da etiologia, poderá haver deficiência de outros hormônios pituitários. O AMH pode estar abaixo dos valores de referência. A minipuberdade é uma janela de oportunidade para o diagnóstico do hipogonadismo hipogonadotrófico, permitindo avaliar a função do eixo HHG e das células de Sertoli (inibina B e hormônio-antimülleriano), além de permitir intervenção precoce.
- Alterações dos exames de imagem: a RM da região hipotalâmico-hipofisária pode ser normal no hipo-

gonadismo causado por doenças crônicas sistêmicas, ou mostrar lesões diversas a depender de sua etiologia. A idade óssea está atrasada.

Hipogonadismo hipergonadotrófico

- Alterações clínicas: além dos sinais de atraso puberal, o paciente pode mostrar evidências clínicas de uma síndrome genética (p. ex., Turner, Klinefelter) ou de autoimunidade (p. ex., vitiligo).
- Alterações laboratoriais: concentração sérica aumentada das gonadotrofinas, e diminuída dos esteroides sexuais.
- Alterações dos exames de imagem: atraso de idade óssea, associado a alterações das gônadas.

ABORDAGEM DIAGNÓSTICA

A investigação diagnóstica para puberdade atrasada é indicada em meninas > 13 anos e meninos > 14 anos que não tenham iniciado a puberdade, ou cuja puberdade tenha se interrompido ou não esteja progredindo normalmente. O surgimento de pelos pubianos, pelos axilares, acne, seborreia e odor axilar não afasta a possibilidade de puberdade atrasada, uma vez que esses sinais decorrem da produção de andrógenos adrenais.

História clínica

- História gestacional e neonatal.
- Cronologia do desenvolvimento puberal.
- Ausência de menarca aos 15 anos em meninas com desenvolvimento mamário normal: considerar defeitos de canalização do canal vaginal e síndrome de insensibilidade androgênica completa.
- Ausência de pubarca em meninas com atraso puberal e mamas normais: considerar síndrome de insensibilidade androgênica completa.
- Antecedentes neonatais sugestivos de hipopituitarismo (p. ex., icterícia prolongada, hipoglicemia, micropênis, defeitos de linha média).
- Sintomatologia de hipogonadismo na adolescência: sexo masculino (disfunção erétil), sexo feminino (oligomenorreia, amenorreia, diminuição da libido).
- Dados prévios de peso e altura para construir gráfico de crescimento.
- História familiar de puberdade atrasada na família, registrando as idades de menarca da mãe e irmãs e idade de início puberal do pai e dos irmãos.
- História familiar de infertilidade.
- Hipertensão arterial (p. ex., deficiência da 17-alfa-hidroxilase).
- Estado nutricional (p. ex., dietas restritivas, transtorno alimentar).
- Atividade física excessiva (p. ex., dançarinas de balé, ginastas, maratonistas).
- Alterações do SNC: irradiação, infecção, trauma, cirurgia, tumores, cefaleia.
- Lesões gonadais: cirurgia, trauma, infecção, torção, radioterapia, quimioterapia, criptorquidismo.
- Doença crônica subjacente (p. ex., doença inflamatória intestinal).
- Medicamentos que possam interferir na puberdade (p. ex., agentes alquilantes, corticoides, opioides, narcóticos, risperidona, amisulpirida, paliperidona).
- Síndromes genéticas (p. ex., Turner, Klinefelter, Prader-Willi, Kallmann).
- História psicossocial: *bullying*, queda do rendimento escolar, não interesse em atividades desportivas, situação socioeconômica, distúrbios da dinâmica familiar.
- Sintomas de uma doença de base que possa estar causando o atraso puberal: galactorreia (hiperprolactinemia), bócio (hipotireoidismo), hiposmia/anosmia (síndrome de Kallmann), transtornos alimentares (anorexia nervosa).
- Investigação diagnóstica e tratamentos prévios.

Exame físico

- Sinais vitais (p. ex., hipertensão arterial na deficiência da 17-alfa-hidroxilase).
- Altura e peso atuais e prévios para construir um gráfico de crescimento.
- Índice de massa corporal: (i) hipogonadismo + excesso de peso = síndromes genéticas, distúrbios da leptina, hipotireoidismo; (ii) hipogonadismo + baixo peso = doenças sistêmicas e atletas de alto desempenho.

- Fenda palatina e lábio leporino: sugerem hipogonadismo hipogonadotrófico.
- Envergadura: a proporção eunucoide é caracterizada quando a envergadura é 5 cm maior do que a altura, ou quando a razão envergadura/altura é superior a 1,03.
- Razão segmento superior:segmento inferior (SS/SI): é considerada uma proporção eunucoide quando a razão SS/SI, em adolescentes, é < 0,86.
- Estadiamento puberal (critérios de Tanner): a adrenarca pode ser atrasada no ACCP, e tem início em idade normal no hipogonadismo hipogonadrófico.
- Comprimento do pênis (Quadro 6).
- A presença de pubarca não é indicativo de puberdade, podendo ser mera manifestação de adrenarca.
- Anomalias congênitas da canalização da vagina (p. ex., agenesia vaginal): síndrome de Mayer-Rokistansky-Küster-Hauser.
- Massas abdominais, pélvicas e testiculares.
- Alterações do SNC: hidrocefalia, derivação ventriculoperitoneal, cicatrizes de trauma ou procedimentos cirúrgicos, déficits neurológicos.

QUADRO 6 Valores de referência para o comprimento peniano, em brasileiros, de acordo com a faixa etária

Faixa etária	Média (cm)	± Desvio-padrão (DP, cm)	Micropênis (cm) (-2,5 DP)
0-12 meses	4,7	0,8	2,7
1 ano	5,1	0,8	3,1
2 anos	5,5	0,8	3,5
3 anos	6,1	0,9	3,8
4 anos	6,3	0,9	4,0
5 anos	6,7	0,9	4,4
6 anos	6,7	0,9	4,4
7 anos	6,9	1,0	4,4
8 anos	7,0	1,0	4,5
9 anos	7,0	1,0	4,5
10 anos	7,4	1,1	4,6
11 anos	7,8	1,2	4,8
12 anos	8,6	1,2	5,6
13 anos	10,1	1,2	7,1
14 anos	11,5	1,3	8,2
15 anos	12,9	1,5	9,1
16 anos	13,3	1,5	9,5
17 anos	14,3	1,6	10,3
18 anos	14,5	1,6	10,5

Fonte: Gabrich et al., 2007.

- Sinais de hipertensão intracraniana (p. ex., fundoscopia mostrando edema de papila).
- Alteração dos campos visuais.
- Sinais de condição crônica subjacente: hipotireoidismo primário (bócio, bradicardia, pele fria e seca), doença falciforme (palidez, icterícia, esplenomegalia), insensibilidade androgênica completa (ausência de menarca, desenvolvimento mamário normal, ausência de pelos pubianos).
- Sinais dismórficos (p. ex., síndromes de Turner, Klinefelter, Prader-Willi, Noonan).

Exames complementares

Os dados de história clínica e exame físico orientarão as próximas etapas da avaliação diagnóstica.

Exames iniciais para confirmar o diagnóstico de atraso puberal

A coleta de sangue para dosagem hormonal é realizada preferencialmente antes das 9 horas, devido ao ritmo circadiano dos hormônios. Não existe um teste bioquímico que consiga diferenciar o ACCP do hipogonadismo hipogonadotrófico.

- LH e FSH: elevação do LH e FSH na ausência ou insuficiência de desenvolvimento puberal e diminuição dos esteroides sexuais sugerem hipogonadismo hipergonadotrófico, enquanto gonadotrofinas e esteroides sexuais diminuídos sugerem ACCP, ou hipogonadismo hipogonadotrófico.
- Estradiol (meninas): dosagem basal não é útil devido à sobreposição de valores púberes e pré-púberes.
- Testosterona total, livre e biodisponível (meninos): a dosagem da testosterona é feita pela manhã, antes das 9 horas, em jejum, na ausência de doenças agudas e medicamentos que possam interferir na dosagem (p. ex., glicocorticoides, cetoconazol, opioides, barbitúricos). Duas dosagens, usando o mesmo ensaio, são necessárias para definir o diagnóstico de hipogonadismo.
- SHBG: auxilia na interpretação da testosterona e no cálculo de sua fração livre e biodisponível.
- Hormônio antimülleriano (AMH): o AMH é um marcador da função das células de Sertoli no testículo e da granulosa no ovário. Os níveis séricos estão

elevados da vida fetal até o início da puberdade. Sua produção é estimulada pelo FSH e inibida pelos andrógenos. Em pacientes anórquicos ou com ovários disgenéticos (p. ex., síndrome de Turner), os níveis séricos do AMH são baixos. Valores de AMH > 110 pmol/L são mais frequentes no ACCP do que no hipogonadismo hipogonadotrófico. No sexo masculino, os níveis séricos de AMH aumentados antes da puberdade refletem a presença de células de Sertoli imaturas; e sua diminuição na puberdade reflete a maturação das células de Sertoli.

- Inibina B: níveis basais de inibina B > 35 pg/mL são sugestivos de ACCP, enquanto níveis não detectáveis de inibina B sugerem lesão de células germinativas (marcador de espermatogênese e de função das células de Sertoli).
- Teste de estímulo com GnRH: pode ser feito com o GnRH nativo (não disponível no Brasil), dosando LH, FSH e estradiol (meninas), LH, FSH e testosterona (meninos) aos 0', 30', e 60' após a administração, endovenosa (EV), de 100 mcg de GnRH (alguns autores usam dose de 100 mcg/m^2), considerando uma resposta púbere o pico de LH > 5 UI/L. Outra maneira de fazê-lo é dosando as gonadotrofinas e esteroides sexuais no tempo basal e 2 horas após a administração de 3,75 mg, intramuscular (IM), de leuprorrrelina, considerando resposta púbere o pico de LH > 8 UI/L (diretrizes internacionais adotam o valor > 5 UI/L). Os resultados desse teste devem ser interpretados de acordo com o método laboratorial utilizado para dosar as gonadotrofinas: IFMA = imunofluorimetria e ICMA = imunoquimioluminescência.
- Idade óssea: está atrasada em relação à idade cronológica na maioria dos casos de atraso puberal. A idade óssea, quando atrasada mais de 2 anos em relação à idade cronológica, pode superestimar o cálculo de previsão da altura final ao se utilizar o atlas de Greulich-Pyle e as tabelas de Bayley-Pinneau.
- US pélvica (em meninas). Ovários > 2 mL e útero com volume > 4 mL, ou comprimento > 3,5 cm, indicam puberdade. Tomografia computadorizada (TC) ou RM se US for inconclusiva.
- US de testículos (em meninos): indicada se houver assimetria ou massas testiculares, criptorquidismo, passado de orquite, trauma, irradiação ou uso atual ou prévio de quimioterápicos. Solicitar TC ou RM se a US for inconclusiva.
- Densitometria óssea (DXA): indicada nos pacientes com diagnóstico tardio da puberdade atrasada e com maior risco de terem diminuição da densidade mineral óssea.

Exames subsequentes para identificar a causa da puberdade atrasada

Os exames subsequentes para investigar a etiologia do atraso puberal devem ser solicitados de acordo com a suspeita diagnóstica, evitando solicitar vários exames indiscriminadamente.

- RM de hipófise-hipotálamo e encéfalo com avaliação dos bulbos olfatórios: obrigatória para todos os casos de atraso puberal em que se suspeite de hipogonadismo hipogonadotrófico (p. ex., tumores, defeitos da linha média) e para investigar hipoplasia ou ausência dos bulbos olfatórios na suspeita da síndrome de Kallmann.
- Cariótipo: DDS, síndromes genéticas (p. ex., Turner, Klinefelter), dismorfias.
- T4L e TSH: hipotireoidismo primário.
- Cortisol, ACTH: síndrome de Cushing.
- Sódio, potássio: hiperplasia adrenal congênita.
- Prolactina: níveis séricos elevados sugerem tumores causando hipogonadismo hipogonadotrófico. Investigação para macroprolactinemia é indicada em pacientes com hiperprolactinemia sem uma explicação aparente.
- IGF-1, IFGBP-3: deficiência do hormônio de crescimento. Interpretar os resultados, com base na idade óssea.
- Glicemia: diabetes melito.
- Cloro no suor: fibrose cística.
- Dosagem de anticorpos (p. ex., anti-TPO, AAT, anti-GAD, anti-IA2, anti-insulina, anticorpo anti-21OH, anticorpos anti-LKM): doenças autoimunes.
- IgA, anticorpo antitransglutaminase: doença celíaca.
- Sorologia para HIV-1 e HIV-2: aids.
- Avaliação laboratorial geral (hemograma, PCRus, AST, ALT, ureia, creatinina, sódio, cloro, potássio, reserva alcalina, cálcio, fósforo, fosfatase alcalina,

proteína total e frações, sumário de urina): doença crônica subclínica.

- Ferritina, transferrina: hemocromatose.
- Teste de estímulo com gonadotrofina coriônica humana: o pico de testosterona é menor em pacientes com hipogonadismo hipogonadotrófico quando comparado ao ACCP.
- Teste de estímulo para dosar o hormônio do crescimento: na idade puberal esse teste é realizado idealmente com *priming* para evitar resultados falso-negativos.
- Testes para avaliação do olfato: síndrome de Kallmann.
- Sequenciamento de nova geração (NGS) com painel de genes associados a hipogonadismo: individualizado de acordo com cada caso.

ABORDAGEM TERAPÊUTICA

A abordagem terapêutica depende da etiologia. A reposição hormonal visa induzir e manter características sexuais secundárias, estimular adequada mineralização óssea, promover o bem-estar psíquico e social e prevenir problemas emocionais na criança e em seus pais. Alguns casos de hipogonadismo hipogonadotrófico podem apresentar resolução espontânea. Por isso, recomenda-se a suspensão temporária da reposição hormonal para avaliar a reversibilidade da lesão.

A preservação da fertilidade faz parte do tratamento de crianças cuja terapia traz alto risco de infertilidade, por exemplo, uso de doses elevadas de quimioterapia e irradiação bilateral das gônadas. Na antecipação de lesão gonadal, recomenda-se a criopreservação de esperma e de oócitos nos adolescentes. Se o diagnóstico for de hipogonadismo hipergonadotrófico, a fertilidade pode ser obtida pela doação de óvulos a mulheres que tenham o útero em tamanho apropriado para permitir a implantação e o desenvolvimento do ovo; e pela extração de esperma testicular (TESE) na síndrome de Klinefelter. Se o diagnóstico for de hipogonadismo hipogonadotrófico a fertilidade será teoricamente possível pela administração de LH e FSH recombinantes. O uso de próteses testiculares deve ser oferecido aos pacientes com hipogonadismo hipergonadotrófico nos quais a orquiectomia for indicada.

Atraso constitucional do crescimento e puberdade

Muitas vezes é difícil diferenciar o ACCP do hipogonadismo hipogonadotrófico, uma vez que ambos apresentam diminuição do LH, FSH e esteroides sexuais.

O tratamento pode ser expectante, aguardando o início espontâneo da puberdade, ou medicamentoso, se o paciente estiver impaciente, ansioso, deprimido, com baixo rendimento escolar ou sofrendo *bullying* por não ter iniciado o desenvolvimento puberal. Nesse caso, o uso por um curto período de doses baixas de esteroides sexuais (meninos > 14 anos e meninas > 13 anos) pode ser indicado. Além de aumentar a velocidade de crescimento e estimular o surgimento dos caracteres sexuais secundários, essa abordagem ajuda a diferenciar o atraso puberal, no qual a puberdade tende a ser "despertada" e a prosseguir normalmente, do hipogonadismo hipogonadotrófico, em que não progredirá o desenvolvimento puberal uma vez cessada a terapia. Evitar doses elevadas de esteroides sexuais ou tratamento prolongado, pelo risco de acelerar a maturação esquelética e comprometer a altura final.

Em meninos > 14 anos, o tratamento geralmente é feito com a administração de testosterona de ação curta (50 a 100 mg, IM, 1 vez/mês, por 4 a 6 meses). Ao final dessas 3 doses, o tratamento é suspenso por 3 a 4 meses e o paciente, reavaliado para verificar se manteve a progressão puberal. Se os níveis séricos de testosterona estiverem em níveis púberes, o diagnóstico de ACCP estará definido. Se não, outro ciclo de testosterona pode ser necessário para diferenciá-lo do hipogonadismo hipogonadotrófico.

Os inibidores da aromatase (letrozol, 2,5 mg, VO, 1 vez/dia; anastrozol, 1 mg, VO, 1 vez/dia), por 6 meses, têm sido usados de forma *off-label* no tratamento do ACCP do sexo masculino. O objetivo é aumentar a concentração de gonadotrofinas e testosterona estimulando a puberdade, inibir a produção de estrógeno e avanço da idade óssea (atrasa o fechamento das epífises de crescimento) não alterando a previsão de altura final, e evitar os efeitos indesejáveis da testosterona, como a ginecomastia.

Em meninas, não existe consenso em relação ao melhor esquema terapêutico devido a sua baixa frequência, ou porque os pais/responsáveis não são tão preocupados com eventual atraso puberal no sexo feminino. Uma opção é o uso de 17-betaestradiol, por via transdérmica (metade do adesivo transdérmico de 25 mcg a cada 3 a 4 dias, por 3 meses), ou oral (0,5 mg, VO, 1 vez/dia, por 3 meses).

Hipogonadismo

Nesses casos, a reposição de estrógenos no sexo feminino e de testosterona no sexo masculino é essencial para induzir e manter a puberdade. A indução da puberdade deve ser gradativa, iniciando com baixas doses de esteroides sexuais. No hipogonadismo hipogonadotrófico por lesões do SNC pode ser necessário corrigir outras hipofunções hipofisárias. O hipogonadismo hipogonadotrófico funcional é tratado pelo controle da condição clínica que o causou (p. ex., doença crônica, atividade física excessiva).

Testosterona no atraso puberal/hipogonadismo masculino

Nos casos de hipogonadismo comprovado, a reposição hormonal pode ter início aos 12 anos. Se o diagnóstico não é claro ou há suspeita de ACCP, o tratamento é adiado até os 14 anos para permitir a possibilidade de puberdade espontânea e mais tempo para o crescimento.

A reposição hormonal do atraso puberal no sexo masculino, na maioria das vezes, é feita pela administração de testosterona, que atua tanto diretamente como por sua conversão em di-hidrotestosterona. Como limitações, o tratamento com testosterona não aumenta o volume testicular, que depende da secreção de gonadotrofinas, em especial o FSH; e não promove a espermatogênese, que requer estímulo pelas gonadotrofinas e alta concentração intratesticular de testosterona.

No Brasil, as duas preparações de testosterona de curta duração mais utilizadas são: (i) Durateston® (ampolas de 1 mL = 250 mg: fenilpropionato de testosterona + isocaproato de testosterona + propionato de testosterona + decanoato de testosterona); e (ii) Deposteron® (ampolas de 2 mL = 200 mg: cipionato de testosterona). A receita deve ser em duas vias, com CPF e CRM do médico, CID da doença de base e com fornecimento de uma receita para cada mês, por se tratar de um anabólico esteroide de venda controlada. Tanto o Durateston® como o Deposteron® contêm óleo de amendoim em seus excipientes, sendo recomendado questionar os pacientes sobre alergia a amendoim antes de prescrever essas medicações.

Inicia-se com uma dose baixa de testosterona, que é aumentada progressivamente, tentando imitar o desenvolvimento puberal normal (Quadro 7). Uma vez atingida a dose de 200 a 250 mg/mês, a próxima mudança, se necessário, é encurtar o intervalo entre as injeções (a cada 30 dias para cada 21 dias ou 15 dias). Em adolescentes com diagnóstico tardio, após 15 a 16 anos, pode-se iniciar a reposição com doses maiores de testosterona. Como a testosterona é administrada por via IM, ela não mimetiza o padrão natural de secreção desse hormônio, causando níveis séricos suprafisiológicos na primeira semana, seguida por declínio nas 2 a 3 semanas seguintes. As preparações de testosterona de longa duração (undecilato de testosterona: Nebido®, Atesto® e Hormus®) foram usadas em poucos estudos em 2 doses de 250 mg, IM, com intervalo de 3 meses, não sendo indicada para a indução puberal.

O gel transdérmico de testosterona (Androgel® Pump Gel) tem sido usado para indução puberal, já que permite ajustes de doses adequados, além de evitar os "picos e vales" dos níveis séricos com a administração IM, uma vez que a pele funciona como um reservatório de libe-

QUADRO 7 Reposição hormonal no atraso puberal/hipogonadismo masculino usando testosterona de curta duração

Medicamento	Via	Dose*	Duração	Observação
Testosterona	IM	50 mg/mês	6 meses	Início após os 14 anos
Testosterona	IM	100 mg/mês	6 meses	
Testosterona	IM	150 mg/mês	6 meses	
Testosterona	IM	200-250 mg/mês	6 meses	
Testosterona	IM	200-250 mg/mês ou 200-250 mg/cada 15 dias	Contínua	

* A velocidade de progressão do aumento de doses pode ser mais rápida em casos individualizados.

ração lenta. Outra vantagem é evitar o metabolismo de primeira passagem e a potencial toxicidade hepática. Iniciar com 10 mg/dia, aumentando 10 mg a cada 4 a 6 meses, até chegar à dose de adulto de 40 a 80 mg/dia. Tem como desvantagens a necessidade de utilização diária e a exposição por contato para outras pessoas da família.

O Quadro 8 mostra as diversas formulações de testosterona existentes. A prescrição deve levar em consideração fatores como: disponibilidade, custo, efeitos adversos e preferência do paciente, o fato de os estudos sobre essas outras preparações de testosterona serem escassos em adolescentes, com a maioria não sendo aprovada para uso pediátrico, embora algumas vezes usadas *off-label*. A metiltestosterona é contraindicada por estar associada a carcinoma hepático.

Efeitos adversos da reposição de testosterona são: ginecomastia, aumento da agressividade, exacerbação da libido, priapismo, acne, alopecia androgênica, eritrocitose (hematócrito > 50%), dislipidemia (diminuição do HDL), toxicidade hepática (elevação das transaminases), supressão da espermatogênese, avanço da idade óssea nos pacientes ainda em crescimento e apneia obstrutiva do sono em obesos. O não aumento do volume testicular, apesar da virilização proporcionada pela testosterona, é algo que incomoda e deve ser explicado aos pacientes.

A monitoração para ajustes de doses da testosterona inclui: (i) avaliação clínica questionando sobre função sexual (libido, número, duração e frequência das ereções, masturbação, sexo com penetração), características sexuais secundárias (exceto o volume testicular, que não aumentará com a reposição de testosterona), nível de energia e sensação de bem-estar; (ii) dosagem da testosterona sérica: antes da próxima injeção nos pacientes usando ésteres de testosterona via IM, e a qualquer momento se a administração for transdérmica; (iii) LH e FSH: no hipogonadismo hipergonadotrófico; (iv) perfil lipídico e hematócrito (se > 54%, suspender a testosterona até que esse valor retorne à normalidade); (v) idade óssea semestral ou anual até o fechamento das epífises de crescimento não estiverem fechadas; e (vi) densitometria óssea a cada 2 a 5 anos.

Gonadotrofina no hipogonadismo hipogonadotrófico masculino

Gonadotrofina coriônica ou LH e FSH recombinante podem ser usados no tratamento do hipogonadismo hipogonadotrófico para estimular a produção de testosterona pelas células de Leydig. O alto custo e a necessidade de múltiplas injeções semanais tornam sua utilização pouco prática.

Recém-nascidos e lactentes do sexo masculino com hipogonadismo hipogonadotrófico congênito podem ser tratados com rhFSH + rhLH ou rhFSH + hCG com o objetivo de aumentar o volume testicular, o comprimento peniano, a secreção de AMH e inibina B e melhorar a espermatogênese na vida adulta. Entretanto, essa abordagem é pouco utilizada devido à duração prolongada do tratamento, à administração de 2 a 3 injeções/semana e ao alto custo financeiro. Além disso, não existe um protocolo padrão, por isso as doses e intervalos entre os medicamentos são variáveis a depender do autor.

Adolescentes masculinos com hipogonadismo hipogonadotrófico podem ter sua puberdade induzida e fertilidade preservada ou restaurada usando hCG, hCG + rhFSH, ou rhLH + rhFSH, para estimular o crescimento testicular e a espermatogênese, conforme descrito a seguir:

- Volume testicular > 4 mL (deficiência parcial de gonadotrofinas): iniciar monoterapia com hCG (1.000 a 1.500 UI, IM, 2 a 3 vezes/semana, por 8 a 12 semanas). Se, após essa fase de indução, a espermatogênese não ocorrer, acrescenta-se o rhFSH (75 a 150 UI, IM, 3 vezes/semana) em tratamento combinado, por até 12 meses, para induzir a produção de testosterona e a espermatogênese. Habitualmente, a reposição de hCG em monoterapia é suficiente.
- Volume testicular < 4 mL (deficiência total de gonadotrofinas): iniciar monoterapia com rhFSH (75 a 150 UI, IM, 3 vezes/semana) para aumentar o volume testicular e a secreção de AMH e inibina B, um marcador de função das células de Sertoli. Quando isso acontecer, adicionar o hCG (1.000 a 1.500 UI, IM, 2 vezes/semana), mantendo esse esquema por aproximadamente 12 meses.

Em ambas as situações, quando o volume testicular atingir o tamanho adulto e a espermatogênese ocorrer, pode-se fazer a criopreservação dos espermatozoides, suspender o hCG e o rhFSH, e iniciar a reposição de testosterona. De preferência, esse tratamento deve ser efetuado junto a um profissional especialista em infertilidade e reprodução humana.

QUADRO 8 Formulações para reposição da testosterona

Intramuscular

- **Cipionato de testosterona** (Deposteron®: ampola de 1 mL/100 mg). Preparação de curta duração. A dose recomendada para adultos é: 100 a 200 mg, a cada 2 a 4 semanas. A dose para indução puberal é: 50 a 100 mg, 1 vez/mês, por 3 a 6 meses. Vantagem: flexibilidade da dose e baixo custo. Desvantagem: requer injeção a cada 15 a 30 dias, flutuação nos níveis séricos de testosterona
- **Propionato + isocaproato + decanoato + fenilpropionato de testosterona** (Durateston®: ampola de 1 mL/250 mg). Preparação de curta duração. A dose recomendada para adultos é: 125 a 250 mg, a cada 2 a 4 semanas. A dose para indução puberal é: 50 a 100 mg, 1 vez/mês. Vantagem: flexibilidade da dose e baixo custo. Desvantagem: requer injeção a cada 15 a 30 dias, flutuação nos níveis séricos de testosterona
- **Undecilato de testosterona** (Nebido®, Atesto® e Hormus®): ampola de 4 mL, contendo 250 mg/1 mL. Preparação de longa duração. A dose recomendada para adultos é: 1.000 mg; depois 1.000 mg, após 6 semanas; e em seguida manter 1.000 mg, a cada 10 a 14 semanas. Não é indicada para indução puberal. Vantagem: administração trimestral, estabilidade dos níveis séricos. Desvantagem: injeção com um grande volume (4 mL), alto custo. O excipiente contém óleo de rícino e não óleo de amendoim
- **Enantato de testosterona** (Testoviron®: ampola de 1 mL/250 mg). Preparação de curta duração. A dose recomendada para adultos é: 125 a 250 mg, a cada 2 a 4 semanas. A dose para indução puberal é: 50 a 100 mg, 1 vez/mês. Vantagem: flexibilidade da dose e baixo custo. Desvantagem: requer injeção, flutuação nos níveis séricos de testosterona

Oral

Undecanoato de testosterona

- Andriol®, Restandol® (cápsula de 40 mg). Uso: 40 a 80 mg, a cada 12 horas. A dose para indução puberal é: 20 a 40 mg, 1 vez/dia ou em dias alternados. Vantagem: conveniência da administração oral, não ser hepatotóxico. Desvantagem: os níveis séricos de testosterona flutuam muito e os efeitos clínicos são variáveis. Não disponível no Brasil.
- Jatenzo® (cápsulas de 158, 198 e 237 mg). A dose recomendada para adultos é: iniciar com 158 mg, a cada 12 horas (com alimentação), e aumentar se necessário até a dose máxima de 396 mg, a cada 12 horas. Não existem estudos sobre uso na indução puberal. Vantagem: conveniência da administração oral. Desvantagem: os níveis séricos de testosterona flutuam muito e os efeitos clínicos são variáveis. Não disponível no Brasil

Solução axilar

- **Solução tópica de testosterona a 2%** (Axeron®: 60 mg/3 mL). A dose recomendada para adultos é: 60 mg, aplicado na axila, 1 vez/dia. Não existem dados sobre doses para indução puberal. Vantagem: boa tolerância cutânea, flexibilidade das doses, fácil de aplicar, boa tolerância cutânea. Desvantagem: pode contaminar outras pessoas (crianças e parceira do sexo feminino), e causar irritação na pele

Transdérmica

- **Adesivo transdérmico** (Androderm®: 5 mg/adesivo). A dose recomendada para adultos é: 5 mg, duas vezes/semana. Não existem dados sobre doses para indução puberal. Vantagem: administração infrequente. Desvantagem: causa irritação da pele e requer retirar os pelos do escroto se forem de aplicação escrotal. Não disponível no Brasil
- **Gel** (Androgel®: 25 mg testosterona/2,5 g de gel e 50 mg testosterona/5 g de gel = solução a 1%). A dose recomendada para adultos é: 50 a 100 mg/dia. Vantagem: flexibilidade das doses, fácil de aplicar, boa tolerância cutânea. Desvantagem: pode contaminar outras pessoas (crianças e parceira do sexo feminino), causar irritação na pele e existe pouca experiência com adolescentes
- ***Pump* Gel** (Androgel® 1,62%): 1 *pump* (20,25 mg de testosterona = 1,25 g/dia), 2 *pumps* (40,5 mg de testosterona = 2,5 g/dia), 3 *pumps* (60,75 mg de testosterona = 3,75 g/dia), 4 *pumps* (81,5 mg de testosterona = 5 g/dia). A dose recomendada para adultos é: 40 a 80 mg/dia. A dose para início da indução puberal é: 10 mg/dia

Transbucal

- **Biopellet** (Striant®: 30 mg/*pellet*). A dose recomendada para adultos é: 1 *pellet*, na gengiva, a cada 12 horas. Não existem dados sobre doses para indução puberal. Vantagem: administração infrequente. Desvantagem: pode causar gengivite e alteração do paladar e a experiência com adolescentes é limitada. Não disponível no Brasil.
- **Adesivo bucal** (Striant®: tabletes bioadesivos de 30 e 60 mg). A dose recomendada para adultos é: 30 mg, a cada 12 horas. Não existem dados sobre doses para indução puberal. Vantagens: conveniência e facilidade de administração. Desvantagens: irritação da gengiva e alteração do paladar. Não disponível no Brasil

Subcutânea

- **Enantato de testosterona** (Xyosted®, caneta injetora com 50, 75 e 100 mg/0,5 mL). A dose recomendada para adultos é: 50 a 100 mg, 1 vez/semana. A dose para indução puberal é: 25 mg, a cada 2 semanas. Vantagem: administração semanal. Desvantagens: elevação do hematócrito, PSA e da pressão arterial. Não disponível no Brasil

Implantes

- **Implante subcutâneo** (Testopel®: 75 mg/*pellet*). A dose recomendada para adultos é: 2 (150 mg) e 4 a 6 (450 mg) *pellets*, a cada 3 a 6 meses. Não existem dados sobre doses para indução puberal. Vantagem: administração infrequente. Desvantagem: incisão cirúrgica para o implante, extrusão espontânea, hematoma e infecção local. Não disponível no Brasil

Nasal

- **Gel nasal** (Natesto®: 5,5 mg de testosterona por *puff* da bomba). A dose recomendada para adultos é de 2 *puffs* (1 *puff* em cada narina = 11 mg/dose), 3 vezes ao dia, para uma dose total diária de 33 mg. Não existem dados sobre doses para indução puberal. Vantagens: absorção rápida e não sofre o primeiro passo do metabolismo. Desvantagens: pode causar rinorreia, epistaxe, congestão e desconforto nasal, parosmia. Não disponível no Brasil

GnRH no hipogonadismo hipogonadotrófico masculino

O GnRH (100 a 400 mcg, SC, cada 2 horas, via bomba de infusão) tem a limitação de ser um tratamento de alto custo, realizado apenas em centros especializados.

Estrógeno e progesterona no atraso puberal/hipogonadismo feminino

Meninas sem desenvolvimento puberal e com diagnóstico confirmado de hipogonadismo podem iniciar a reposição hormonal entre 11 e 12 anos. Se o diagnóstico não for claro ou se houver suspeita de ACCP, o tratamento pode ser adiado para 13 anos, para dar mais tempo para fazer o diagnóstico, possibilitar eventual puberdade espontânea e prolongar o crescimento.

A escolha da formulação estrogênica deve levar em consideração disponibilidade, custo, efeitos adversos e preferência da paciente. Além de iniciar o desenvolvimento sexual e manter as características sexuais secundárias, a reposição estrogênica tem efeitos benéficos adicionais, por exemplo: melhora do perfil lipídico, diminuição da gordura visceral, aumento da massa muscular, aquisição e manutenção da massa óssea, melhora da memória e da cognição e aumento da autoestima.

Existem diversas formulações de estrógenos disponíveis: 17-betaestradiol, transdérmico ou em comprimidos (preparação de escolha), etinil-estradiol, uma forma sintética de estrógeno, e estrógenos equinos conjugados, um xenoestrógeno. A preparação de escolha é o 17-betaestradiol.

A reposição estrogênica pode ser feita por adesivos cutâneos transdérmicos (Quadros 9 e 10), ou pela administração de 17-betaestradiol, ou valerato de estradiol, por via oral (Quadros 11 e 12). A administração transdérmica é a opção de primeira escolha, pois evita a primeira passagem hepática do estrógeno, diminuindo os efeitos pró-coagulantes, interfere menos na SHBG e permite a circulação da forma livre e biodisponível em maior quantidade. Quando administrado por via oral, o estradiol pode diminuir a produção de IGF-1, alterar a função hepática, aumentar o risco tromboembólico, elevar os triglicérides e causar hipertensão arterial.

A reposição de estrógenos é iniciada com baixas doses, tentando mimetizar a puberdade normal, com aumento progressivo das doses em um período médio de 2 anos. Exceções a essa regra são: (i) indução de puberdade em meninas com diagnóstico tardio, nas quais as doses podem ser um pouco maiores e a velocidade de aumento das doses um pouco maior; e (ii)

QUADRO 9 Preparações de 17-betaestradiol (adesivo transdérmico) no Brasil

Nome comercial	Laboratório	Apresentação
Systen®	Janssen-Cilag	▪ Adesivos de 25 mcg (caixa com 8 adesivos) ▪ Adesivos de 50 mcg (caixa com 8 adesivos) ▪ Adesivos de 100 mcg (caixa com 8 adesivos)
Estradot®	Novartis	▪ Adesivos de 25 mcg (caixa com 8 adesivos) ▪ Adesivos de 50 mcg (caixa com 8 adesivos) ▪ Adesivos de 100 mcg (caixa com 8 adesivos)

QUADRO 10 Protocolo de reposição estrogênica usando 17-betaestradiol (adesivos transdérmicos)*

Dose (mcg/dia)	Duração do uso (meses)	Como administrar
6,25 (indução puberal)	1º ao 3º	1/4 do adesivo de 25 mcg a cada 3-4 dias
12,5	4º ao 6º	1/2 adesivo de 25 mcg a cada 3-4 dias
18,75	7º ao 9º	3/4 do adesivo de 25 mcg a cada 3-4 dias
25	10º ao 12º	1 adesivo de 25 mcg a cada 3-dias
37,5	13º ao15º	1½ adesivo de 25 mcg a cada 3-4 dias
50	16º ao 18º	1 adesivo de 50 mcg a cada 3-4 dias
75	19º ao 23º	1 adesivo de 75 mcg a cada 3-4 dias
100	A partir do 24º	1 adesivo de 100 mcg a cada 3- 4dias

* O uso tanto pode ser contínuo como em ciclos de 21 dias seguidos por um período de repouso terapêutico de 7 dias.

meninas que iniciaram a puberdade espontaneamente e depois interromperam a progressão. Quando a dose de estrógeno atingir o perfil de uma mulher adulta, ou houver sangramento uterino, o que ocorre, em média, 18 a 24 meses após o início do estrógeno, a reposição isolada deve ser substituída pela associação de estrógeno + progestágeno. O progestágeno é necessário para evitar hiperplasia endometrial, protegendo contra câncer do endométrio, induzir ciclos menstruais e minimizar o risco de sangramento irregular.

A melhor opção para a reposição de progesterona é o uso da formulação natural micronizada (Utrogestan®, Junno®, GynPro®: cápsula de gelatina de 100 e 200 mg), na dose de 100 e 200 mg, VO, 1 vez/dia, na 3ª semana do ciclo. Outras opções são: acetato de medroxiprogesterona (Provera®: comprimidos de 10 mg), administrado na dose de 5 a 10 mg/dia, VO, 1 vez/dia, na 3ª semana de cada mês, não usando hormônios na 4ª semana para permitir o sangramento uterino; ou di-hidrogesterona (Duphaston®: comprimidos de 10 mg), na dose de 10 mg, VO, 1 vez/dia, na 3ª semana do ciclo. Importante lembrar que o uso do estrógeno deve ser contínuo, não devendo ser interrompido durante o uso da progesterona.

Durante a indução puberal deve-se monitorizar altura, peso e progressão do desenvolvimento puberal pelos critérios de Tanner. É importante a avaliação semestral da idade óssea para verificar se não está ocorrendo um avanço desproporcional. Outros exames a serem solicitados na paciente em uso de reposição estrogênica para indução puberal são: LH, FSH, estradiol, função hepática, perfil lipídico e glicemia. A US pélvica é importante para monitorizar o espessamento do endométrio e otimizar a data de início do progestágeno, com o volume uterino se mantendo abaixo do valor de referência mesmo em uso de doses de estrógeno para mulheres adultas. A densitometria óssea é solicitada antes e no final da indução puberal.

A terapia hormonal não previne ovulação, consequentemente não é contraceptivo. Portanto, é importante orientar a contracepção antes de as adolescentes se tornarem sexualmente ativas. O uso de contraceptivo oral hormonal combinado é uma opção cômoda para a reposição combinada de estrógeno e progestágeno, mas só deve ser prescrita quando a paciente tiver atingido desenvolvimento puberal completo, uma vez que as doses de estrógeno dos contraceptivos são superiores às recomendadas para a indução puberal, além do risco

QUADRO 11 **Preparações de 17-betaestradiol micronizado e valerato de estradiol**

Nome comercial	Laboratório	Apresentação
Natifa® (E2 micronizado)	Libbs	Comprimidos de 1 mg (cartela com 28 comprimidos)
Primogyna® (valerato de E2)	Bayer	Drágeas de 1 e 2 mg (cartela com 28 drágeas)
Intrafem® (valerato de E2)	Nova Química	Comprimidos de 2 mg (cartela com 28 comprimidos)
Yvi® (valerato de E2)	Legrand	Comprimidos de 2 mg (cartela com 28 comprimidos)

QUADRO 12 **Reposição estrogênica com 17-beta-estradiol micronizado ou valerato de estradiol**

Dose (mg/dia)	Duração do uso (meses)	Posologia
0,25 (indução puberal)	1º ao 6º	1/2 comp. de 1 mg, VO, em dias alternados
0,50	7º ao 12º	1/2 comp. de 1 mg, VO, 1 vez ao dia Ou 1 comp. de 1 mg, VO, em dias alternados
1	13º ao 24º	1 comp. de 1 mg, VO, 1 vez ao dia
1,5	25º ao 30º	1½ comp. de 1 mg, VO, 1 vez ao dia
2 (dose de adulto)	A partir do 31º	1 comp. de 2 mg, VO, 1 vez ao dia Ou 2 comp. de 1 mg, VO, 1 vez ao dia

* Se a estrogenização for incompleta com 2 mg/dia, a dose pode ser aumentada até 4 mg/dia.
VO: via oral.

de efeitos adversos como hipertensão e fenômenos tromboembólicos.

Embora mulheres com hipogonadismo tenham deficiência androgênica, os consensos atuais não recomendam o uso rotineiro de DHEA e testosterona, tendo em vista os dados limitados sobre segurança e eficácia. Em mulheres com diminuição da libido não justificada por outras causas, baixas doses de testosterona por curto período têm sido utilizadas, com monitoração de efeitos adversos (p. ex., hirsutismo, acne, alteração do timbre da voz, alopecia, elevação do hematócrito, alteração da função hepática e dislipidemia).

TRANSIÇÃO DOS CUIDADOS PARA A ENDOCRINOLOGIA DE ADULTO

A equipe de endocrinologia pediátrica deve preparar o adolescente e sua família para a transição e posterior cuidado médico pelo endocrinologista de adultos pelo menos 6 a 12 meses antes de efetivar a transferência. Idealmente, as instituições deveriam desenvolver protocolos com a participação de endocrinologistas pediátricos e de adultos que atendessem às peculiaridades do serviço e otimizassem essa fase de transição.

Em relação à puberdade atrasada, recomenda-se manutenção da reposição hormonal nos casos de hipogonadismo permanente, com ajuste de doses e monitoração de efeitos adversos; abordar questões sobre libido, atividade sexual, gravidez e fertilidade, entre outros.

REFERÊNCIAS SELECIONADAS

1. Abacı A, Besci Ö. A current perspective on delayed puberty and its management. J Clin Res Pediatr Endocrinol. 2024 Dec 4;16(4):379-400.
2. Akram M, Rizvi SSR, Qayyum M, Handelsman DJ. A classification of genes involved in normal and delayed male puberty. Asian J Androl. 2023;25(2):230-9.
3. Alenazi MS, Alqahtani AM, Ahmad MM, Almaki EM, AlMutair A, Almaki M. Puberty induction in adolescent males: current practice. Cureus. 2022;14(4):e23864. doi: 10.7759/cureus.23864.
4. Alexander EC, Faruqi D, Farquhar R, Unadkat A, Yin KN, Hoskyns R, et al. Gonadotropins for pubertal induction in males with hypogonadotropic hypogonadism: systematic review and meta-analysis. Eur J Endocrinol. 2024;190(1):S1-S11.
5. Barros BS, Kuschnir MCMC, Bloch KV, Silva TLN. Erica: age at menarche and its association with nutritional status. J Pediatr (Rio J). 2019;95(1):106-11.
6. Chioma L, Cappa M. Hypogonadism in male infants and adolescents: new androgen formulations. Horm Res Paediatr. 2023; 96(6):581-9.
7. Dutta D, Singla R, Surana V, Sharma M. Efficacy and safety of letrozole in the management of constitutional delay in growth and puberty: A systematic review and meta-analysis. J Clin Res Pediatr Endocrinol. 2022;14(2):131-44.
8. Faienza MF, Urbano F, Moscogiuri LA, Chiarito M, De Santis S, Giordano P. Genetic, epigenetic and enviromental influencing factors on the regulation of precocious and delayed puberty. Front Endocrinol (Lausanne). 2022;13:1019468.
9. Fiot E, Léger J, Martinerie L. Hormone therapy during infancy or early childhood for patients with hypogonadotropic hypogonadism, Klinefelter or Turner syndrome: has the time come? Endocrinol Metab Clin N Am. 2024;53:307-20.
10. Gabrich PN, Vasconcelos JSP, Damião R, Silva EA. Penile anthropometry in Brazilian children and adolescents. J Pediatr (Rio J).2007;83:441-6.
11. Harrington J. Delayed puberty including constitutional delay differential and outcome. Endocrinol Metab Clin N Am. 2024;53:267-8.
12. Harrington J, Palmert MR. An approach to the patient with delayed puberty. J Clin Endocrinol Metab. 2022;107(6):1739-50.
13. Herter LD, Golendziner E, Flores JAM, Becker Jr., E, Spritzer PM. Ovarian and uterine sonography in healthy girls between 1 and 13 years old: correlation of findings with age and pubertal status. AJR. 2002;178:1531-6.
14. Krishna KB, Fuqua JS, Witchel SF. Endocrinol Metab Clin N Am. 2024;53:279-92.
15. Krishna KB, Witchel SF. Normal puberty. Endocrinol Metab Clin N Am. 2024; 53:183-94.
16. Mancini A, Magnotto JC, Abreu AP. Genetics of pubertal timing. Best Pract Res Clin Endocrinol Metab. 2022;36(1):101618.
17. Mohanraj S, Prasad HK. Delayed puberty. Indian J Pediatr. 2023; 90(6):590-7.
18. Rey RA. Considerations when treating male pubertal delay pharmacologically. Expert Opin Pharmacother. 2022;23(17):1903-14.
19. Rey RA, Grinspon RP. Androgen treatment in adolescent males with hypogonadism. Am J Mens Health. 2020;14(3):1557988320922443.
20. Vezzoli V, Hrvat F, Goggi G, Federici S, Cangiano B, Quinton R, et al. Genetic architecture of self-limited delayed puberty and congenital hypogonadotropic hypogonadism. Front Endocrinol (Lausanne). 2023;13:1069741.
21. Voutsadaki K, Metalliotakis M, Ladomenou F. Hypogonadism in adolescent girls: treatment and long-term effects. Acta Biomed. 2022; 93(5):e2022317.

5

Ginecomastia

INTRODUÇÃO

A palavra ginecomastia derivada do grego (*gyne* = mulher e *mastos* = mamas) foi cunhada por Galeno, no século I depois de Cristo. A descrição artística mais antiga da ginecomastia é a estátua de Hemiunu (2570 a.C.), arquiteto que planejou a pirâmide de Gizé. A escultura, do acervo do museu arqueológico *Roemer-und Pelizaeus-Museum*, em Hildesheim, na Alemanha, mostra Hemiunu com acentuada ginecomastia bilateral.

Embora a ginecomastia, na maioria dos casos, seja um fenômeno fisiológico, ela pode ser causada por condições patológicas, exposição a drogas e medicamentos. O uso de esteroides anabólicos e a contaminação ambiental por xenoestrógenos são causas mais recentes de ginecomastia. Além de poder ter uma causa secundária potencialmente tratável, a ginecomastia é fonte de estresse, desconforto psicossocial, isolamento, baixa autoestima e sintomas físicos como dor nas mamas (mastalgia).

FISIOLOGIA DAS MAMAS

As mamas são glândulas exócrinas modificadas para produzir leite, formadas por pele, tecido subcutâneo, tecido mamário, parênquima e estroma. Estão presentes no sexo masculino e feminino. Situam-se entre a 2ª e a 6ª costela no eixo vertical; e entre o bordo externo do esterno e a linha médio-axilar no eixo horizontal. Sua formação tem início no 35º dia gestacional a partir do espessamento linear bilateral do ectoderma ventrolateral na parede abdominal, denominado de "linhas lácteas" ou "cristas mamárias", onde se formam os botões mamários que dão origem à porção funcional da glândula mamária.

Ao nascimento pode-se observar, em alguns neonatos, ginecomastia nos meninos e telarca nas meninas, devido a passagem transplacentária de estrogênio materno. Entre o nascimento e a puberdade, não há crescimento de tecido fibroglandular mamário e sim de tecido conjuntivo e gordura, não existindo distinção histológica ou funcional entre as mamas de meninos e meninas. Na puberdade, ocorre a proliferação do tecido glandular mamário em até 60% dos meninos pelo efeito estimulador dos estrógenos sobre a proliferação do tecido ductal e glandular. A involução e atrofia dos ductos mamários ocorrem pelo aumento progressivo dos níveis séricos de testosterona. Fatores locais no tecido mamário (p. ex., aromatização de andrógenos para estrógenos) podem participar do crescimento transitório das mamas no sexo masculino.

DEFINIÇÕES

- Ginecomastia: aumento unilateral ou bilateral do tecido glandular mamário em indivíduos do sexo masculino.
- Macroginecomastia: aumento do tecido mamário > 4 cm de diâmetro, em indivíduos do sexo masculino.
- Pseudoginecomastia (lipomastia): aumento das mamas em indivíduos do sexo masculino devido à deposição de tecido gorduroso, sem proliferação glandular.
- Lipoginecomastia: aumento bilateral das mamas, em indivíduos do sexo masculino devido à proliferação concomitante de tecido adiposo e tecido glandular mamário.

FISIOPATOLOGIA

No homem adulto, os testículos secretam 95% da testosterona circulante, 15% do estradiol e 5% da estrona. A maioria dos estrógenos (80%) é formada por conversão periférica de seus precursores no tecido adiposo, fígado, rins, músculo e pele. Ou seja, nos homens, a principal fonte de estrógeno é a aromatização periférica de andrógenos (testosterona para estradiol e androstenediona para estrona).

As diversas causas de ginecomastia têm em comum um desequilíbrio da relação entre testosterona (ação inibidora sobre a mama) e estrógenos (ação estimuladora sobre a mama). No homem, a relação sérica de testosterona:estradiol é de 300:1. Portanto, desequilíbrios desta relação levam ao desenvolvimento de ginecomastia. Os principais mecanismos fisiopatológicos da ginecomastia são descritos no Quadro 1.

QUADRO 1 Fisiopatologia da ginecomastia

Excesso de estrógenos
▪ Aumento da síntese (testículo, adrenal, placenta) ▪ Diminuição do metabolismo ▪ Exposição exógena ▪ Aromatização extra glandular de precursores estrogênicos
Deficiência de andrógenos
▪ Diminuição da síntese ▪ Aumento do metabolismo ▪ Aumento da ligação a SHBG ▪ Diminuição do acoplamento a receptores
Aumento da sensibilidade do tecido mamário a estimulação estrogênica
Desreguladores endócrinos
Exposição a substâncias com ação semelhante a estrógenos

ETIOLOGIA

Em relação a etiologia, a ginecomastia pode ser classificada em: fisiológica, patológica, farmacológica e idiopática (Quadro 2). A ginecomastia fisiológica apresenta distribuição etária trimodal: neonatal, puberal e senil. Excluídas as ginecomastias fisiológicas, qualquer aumento de mamas no sexo masculino deve ser considerado uma causa patológica, principalmente se ocorrer em meninos pré-púberes.

QUADRO 2 Etiologia da ginecomastia

Idiopática
Fisiológica
▪ Neonatal ▪ Puberal ▪ Senil
Familiar
Farmacológica
Drogas e medicamentos
Patológica
▪ Doenças crônicas (hepatopatia, nefropatia, doença inflamatória intestinal, fibrose cística, aids) ▪ Desnutrição, síndrome de recuperação nutricional ▪ Obesidade ▪ Desreguladores endócrinos (ftalatos, herbicidas, pesticidas organoclorados, chá de alcaçuz, óleo de lavanda) ▪ Exposição exógena a estrógenos ou andrógenos aromatizáveis ▪ Hipertireoidismo e hipotireoidismo ▪ Hiperprolactinemia ▪ Diabetes melito (mastopatia diabética) ▪ Obesidade ▪ Tumores feminizantes (adrenocorticais e testiculares), tumores produtores de hCG ▪ Atividade excessiva da aromatase (variantes patogênicas do gene da aromatase, síndrome de Peutz-Jeghers) ▪ Hiperplasia adrenal congênita ▪ Insensibilidade androgênica ▪ DDS ovário-testicular ▪ Hipogonadismo

CAUSAS FISIOLÓGICAS DE GINECOMASTIA

Ginecomastia neonatal

O aumento transitório das mamas ocorre em 60 a 90% dos recém-nascidos do sexo masculino como resultado da passagem transplacentária de estrógenos maternos. Durante a gestação, a placenta converte a deidroepiandrosterona (DHEA) e o sulfato de DHEA (S-DHEA) para estrona e estradiol os quais entram na circulação fetal causando ginecomastia no feto. Ela pode estar presente ao nascimento, ou surgir nos primeiros 3 a 5 dias de vida. Geralmente é bilateral e às vezes se associa a galactorreia, conhecida popularmente como "leite das bruxas". Esse distúrbio é habitualmente transitório, regredindo espontaneamente em 4 semanas. Algumas vezes, pode persistir por até 1 ano, ou reaparecer nos primeiros meses de vida coincidindo com o período da minipuberdade.

Ginecomastia puberal ou da adolescência

Essa é uma causa frequente de consulta endócrina, sendo motivo de preocupação e ansiedade para o paciente e sua família. A depender do aumento das mamas, os adolescentes podem se retrair socialmente e evitar atividades que impliquem ficar com o torso desnudo, algumas vezes causando distúrbios psicossomáticos.

A ginecomastia puberal é definida como o aumento do tecido glandular mamário em adolescentes do sexo masculino na ausência de causas patológicas. Portanto, é considerada uma variação normal do desenvolvimento puberal. Nenhuma alteração hormonal é detectada sugerindo que o aumento das mamas se deva a uma alteração transitória da razão andrógenos:estrógenos, uma vez que os estrógenos se elevam mais rapidamente do que a testosterona no início da puberdade. Outra possibilidade é o desequilíbrio da razão andrógenos:estrógenos, pelo aumento da aromatização periférica dos andrógenos para estrógenos (obesidade), ou aumento da aromatização no tecido mamário. Alguns estudos mostram elevação dos níveis séricos de leptina em adolescentes com ginecomastia e sem obesidade, postulando que a leptina poderia estimular o crescimento mamário diretamente (induzindo a secreção de estrógenos ao estimular a atividade da aromatase), ou indiretamente (tornando o tecido mamário mais sensível à ação estrogênica).

A ginecomastia puberal acomete 45 a 60% dos adolescentes masculinos. Pode surgir entre 10 e 12 anos (estágios puberal 2 e 3 de Tanner), atingindo um pico entre 13 e 14 anos (estágio puberal 4 de Tanner). Raramente tem início após os 17 anos. A ginecomastia é bilateral na maioria dos casos (60%), embora possa ser unilateral e assimétrica. A mastalgia é comum nos pacientes com ginecomastia recente e/ou de crescimento rápido. Ginecomastia de longa duração leva a redução da dor devido a progressiva fibrose e hialinização. A ginecomastia geralmente é retroareolar ("pedra no peito"), mas eventualmente, pode atingir proporções de uma mama feminina adulta. Na maioria das vezes (90%), regride espontaneamente em 1 a 2 anos. Raramente persiste até a vida adulta, quando é chamada de macromastia puberal persistente.

Ginecomastia senil

Ocorre principalmente na faixa etária de 60 a 80 anos, com uma prevalência de 24 a 65%. Suas principais causas são: aumento da adiposidade associada ao envelhecimento com conversão de andrógenos para estrógenos, diminuição da síntese de testosterona relacionada ao envelhecimento e uso de medicamentos.

Causas farmacológicas de ginecomastia

Inúmeras drogas e medicamentos causam ginecomastia por diversos mecanismos como demonstrado nos Quadros 3 e 4. Essa etiologia responde por 10 a 25% de todos os casos de ginecomastia.

QUADRO 3 Causas farmacológicas de ginecomastia de acordo com o mecanismo causal

Causa da ginecomastia	Exemplos
Ação estrogênica	Contraceptivos hormonais, cosméticos, digitálicos, estrógenos, fitoestrógenos, desreguladores endócrinos (p. ex., ftalatos, DDT); alimentos contaminados com estrógeno
Aromatização para estrógenos	Esteroides anabólicos, testosterona
Aumento da síntese de estrógenos	Clomifeno (após suspensão do uso), gonadotrofina coriônica
Inibição da síntese e/ou ação da testosterona	Álcool, análogos do GnRH, bicalutamida, cetoconazol, cimetidina, ciproterona, cisplatina, dutasterida, etomidato, espironolactona, finasterida, flutamida, marijuana, metadona, metronidazol, ranitidina
Aumento da secreção de prolactina	Fenotiazina, metildopa, metoclopramida, reserpina, verapamil
Mecanismo desconhecido	Amiodarona, anlodipina, anfetaminas, antidepressivos tricíclicos, betabloqueadores, bussulfam, clopromazina, captopril, diazepam, domperidona, enalapril, estavudina, gabapentina, griseofulvina, heroína, hidroxizina, hormônio do crescimento, indinavir, isoniazida, lanzoprazol, nifedipina, omeprazol, penicilamina, pravastatina, reserpina, saquinavir

QUADRO 4 Causas farmacológicas de ginecomastia de acordo com a classe dos medicamentos

Classe das drogas ou medicamentos	Exemplos
Hormônios	Contraceptivos hormonais, esteroides anabólicos, estrógenos, fitoestrógenos, gonadotrofina coriônica, hormônio do crescimento, testosterona, hormônios tireoidianos
Antiandrogênios	Bicalutamida, finasterida, flutamida, acetato de ciproterona
Psicotrópicos	Antidepressivos tricíclicos, anticonvulsivantes (gabapentina, fenitoína), ansiolíticos (diazepam), antipsicóticos (risperidona), haloperidol, SSRI (fluoxetina, paroxetina)
Cardioterápicos	Antiarrítmicos (amiodarona), inibidores da ECA (captopril, enalapril), bloqueadores do canal de cálcio (nifedipina, anlodipina, verapamil, diltiazen), digitálicos (digoxina), betabloqueadores (propranolol), alfabloqueadores (prazosina), diuréticos poupadores do potássio (espironolactona, eplerona), fármacos de ação central (reserpina, clonidina, metildopa)
Tuberculostáticos	Etionamida, isoniazida
Quimioterápicos	Bleomicina, bussulfam, ciclofosfamida, cisplatina, clorambucil, didanosina, imatinibe, metotrexato, vincristina
Antifúngicos	Cetoconazol
Analgésicos	Codeína, metadona, morfina
Antiácidos	Cimetidina, ranitidina, lanzoprazol, omeprazol, pantoprazol
Antiretrovirais	Indinavir, saquinavir
Hipolipemiantes	Atorvastatina, fenofibrato, rosuvastatina
Substâncias de abuso	Álcool, anfetamina, heroína, maconha, metadona

CAUSAS PATOLÓGICAS DE GINECOMASTIA

Desreguladores endócrinos

Desreguladores endócrinos são substâncias químicas exógenas, naturais ou sintéticas, com o potencial de causar efeitos adversos na saúde de um organismo ou sua descendência, como resultado de distúrbios na função hormonal. Os principais produtos associados à ginecomastia são:

- Ftalatos: substâncias usadas para dar flexibilidade e durabilidade ao policloreto de vinila (PVC). Eles estão presentes em embalagens plásticas, cosméticos, perfumes, tintas e solventes. Sua contaminação se dá por ingestão ou inalação. Alguns componentes do ftalato podem interferir no desenvolvimento mamário por simular a ação do estradiol e por terem ação antiandrogênica.
- Estrógenos ou extratos placentários: podem estar presentes em cosméticos, xampu, condicionador, cremes corporais e capilares.
- *Tribulus terrestres*: ingrediente de suplementos alimentares para aumentar o desempenho físico pode aumentar a testosterona causando ginecomastia.
- Óleo de lavanda: utilizado na fabricação de perfumes. A exposição prolongada e em grande quantidade pode causar ginecomastia pelas propriedades estrogênicas do óleo.
- Fenotrina: inseticida doméstico (Baygon®) e inseticida contra pulgas e carrapatos de animais domésticos (Pulgoff®) podem causar ginecomastia devido aos seus efeitos antiandrogênicos.

De acordo com informações da indústria de avicultura brasileira, a ração utilizada para alimentar as aves não é acrescida de estrógenos ou anabolizantes. Portanto, consumir esses produtos não causa ginecomastia.

Excesso de atividade da aromatase

A forma congênita do excesso de aromatase é causada por variante patogênica ativadora ou ganho de função do *CYP191* (*cytochrome P450 family 19 subfamily A member 1*), que aumenta a expressão da aromatase em vários tecidos elevando os níveis séricos de estrona e estradiol. Esse distúrbio, também conhecido como ginecomastia familiar, é uma causa de ginecomastia pré-puberal. Os pacientes apresentam ginecomastia, aumento da velocidade de crescimento, avanço da idade óssea (baixa estatura quando adultos) e hipogonadismo hipogonadotrófico.

A forma adquirida é encontrada na obesidade, uso de medicamentos (p. ex., espironolactona) ou doenças que aumentem os níveis circulantes de andrógenos deixando-os disponíveis para aromatização (p. ex., hiperplasia adrenal congênita).

Hepatopatia

A ginecomastia das hepatopatias crônicas (cirrose) é causada pela deficiência do hepatócito em metabolizar a androstenediona deixando-a disponível para conversão periférica para estrona. Outro mecanismo seria uma maior produção hepática da globulina de ligação dos hormônios sexuais (SHBG) que por ter maior afinidade pela testosterona faz com que a quantidade de estrógeno livre seja maior. A espironolactona, diurético com ação antiandrogênica, usada para tratar esses pacientes pode agravar a ginecomastia.

Nefropatia

A ginecomastia da insuficiência renal crônica é causada pela disfunção das células de Leydig, diminuição do *clearance* do LH estimulando a produção de estrógeno pelos testículos, e diminuição do *clearance* de prolactina causando hiperprolactinemia. Laboratorialmente, observa-se elevação do LH e FSH e diminuição dos níveis séricos da testosterona. Pacientes submetidos à diálise também podem desenvolver ginecomastia por mecanismo semelhante ao da síndrome de realimentação.

Desnutrição

A desnutrição causa ginecomastia por alterações na função hepática, diminuição das gonadotrofinas e testosterona e produção de estrógeno a partir de precursores adrenais.

Síndrome da realimentação

Na fase de recuperação da desnutrição, a secreção de gonadotrofinas que estava suprimida, é reiniciada levando a produção testicular excessiva de estradiol relativa à produção de testosterona causando a ginecomastia. Essa síndrome é diagnosticada na fase de recuperação nutricional de doenças crônicas e debilitantes. A regressão espontânea das mamas ocorre num período de até 1 ou 2 anos.

Obesidade

A ginecomastia da obesidade pode ser associada a deficiência de testosterona e aumento da aromatização de andrógenos para estrógenos. Níveis aumentados de leptina na circulação podem estimular a atividade da aromatase no tecido mamário e adiposo contribuindo para o aumento das mamas.

Hipertireoidismo e hipotireoidismo

O hipertireoidismo provoca ginecomastia pelo aumento da produção hepática de SHBG (diminuindo a testosterona livre) e aumento da aromatização periférica de androstenediona para estrona e testosterona para estradiol. O hipotireoidismo primário prolongado pode causar ginecomastia pela hiperprolactinemia associada a elevação do TSH, causando hipogonadismo hipogonadotrófico.

Hiperprolactinemia

A hiperprolactinemia provoca ginecomastia por inibir a secreção do GnRH causando hipogonadismo central, diminuir a conversão periférica de testosterona para di-hidrotestosterona e reduzir o número de receptores androgênicos na mama.

Hipogonadismo hipogonadotrófico

O hipogonadismo hipogonadotrófico é uma causa rara de ginecomastia porque todos os hormônios que controlam a puberdade estão com seus níveis séricos reduzidos. Entretanto, a secreção de andrógenos adrenais e sua conversão para estrógeno são mantidas, o que pode causar ginecomastia.

Síndrome de Kallmann

É a causa mais frequente de deficiência isolada de gonadotrofinas devido a malformação dos neurônios olfativos e neurônios secretores de GnRH. A forma de herança ligada ao X é causada por variante patogênica do *ANOS1* (*anosmin 1*). A forma autossômica recessiva é causada por variante patogênica do *PROKR2* (*prokineticin receptor 2*). A forma autossômica dominante é causada por variante patogênica do gene *FGFR1* (*fibro-*

blast growth factor receptor 1). Classicamente, caracteriza-se pela associação de hipogonadismo hipogonadotrófico e hiposmia ou anosmia. Outras manifestações clínicas são: ginecomastia, surdez neurossensorial, nistagmo, atresia de coanas, proporções eunucoides, sincinesia bimanual, daltonismo, agenesia renal ou duplicação renal unilateral, anomalias digitais (sindactilia, clinodactilia), ataxia cerebelar e criptorquidismo.

Variante patogênica do *NR0B1*

O *NR0B1* (*nuclear receptor subfamily 0 group B member 1*) codifica a síntese do *DAX-1*, um receptor nuclear envolvido na esteroidogênese. Variantes patogênicas inativadoras ou perda de função desse gene causam hipoplasia adrenal e insuficiência adrenal primária em meninos. Na adolescência e vida adulta pode ocorrer hipogonadismo hipogonadotrófico.

Hipogonadismo hipergonadotrófico

O hipogonadismo hipergonadotrófico causa ginecomastia mais frequentemente do que o hipogonadotrófico devido à elevação das gonadotrofinas que estimulam a produção de estrógenos pelos remanescentes das células de Leydig, uma vez que a produção de testosterona está prejudicada. Suas causas podem ser congênitas (p. ex., síndrome de Klinefelter) ou adquiridas (lesões testiculares bilaterais).

Síndrome de Klinefelter

É a causa mais frequente de hipogonadismo hipergonadotrófico no sexo masculino. Causada pelo cariótipo 47, XXY (80% dos casos) e, menos frequentemente, por outras anomalias cromossômicas (47,XXY/48,XXXY; 46,XY/47,XXY). A puberdade geralmente tem início na idade normal, evoluindo para hipogonadismo e infertilidade devido à degeneração dos túbulos seminíferos e diminuição da secreção testicular de testosterona. A ginecomastia está presente em 50 a 60% dos cariótipos clássicos. As principais características clínicas surgem na adolescência como: alta estatura, atraso puberal, proporções eunucoides, testículos pequenos e endurecidos, distúrbios do aprendizado e do temperamento. A ginecomastia é causada pela diminuição da produção de testosterona e aumento da atividade da aromatase. Esses pacientes têm risco aumentado de desenvolverem carcinoma de mama.

Orquite autoimune

A orquite autoimune pode ocorrer isoladamente ou como parte de uma síndrome poliendócrina autoimune (SPEAI). A SPEAI tipo 1, conhecida como APECED (*autoimmune polyendocrinopathy, candidiasis, ectodermal dystrophy*), é causada por variante patogênica do *AIRE* (*autoimmune regulator*). Suas manifestações clássicas são: insuficiência adrenal primária crônica (doença de Addison), hipoparatireoidismo e candidíase mucocutânea crônica. Em 17 a 50% dos casos existe insuficiência gonadal primária.

Orquite viral

A infecção pelo vírus da caxumba é uma causa de insuficiência testicular, cuja frequência vem sendo reduzida após a imunização compulsória.

DDS testicular 46,XX

A DDS testicular 46,XX é a condição na qual há associação de cariótipo 46,XX, testículos bilaterais com graus variáveis de disgenesia e ausência de ductos de Müller. Aproximadamente 80% dos pacientes apresentam translocação do *SRY* (*sex-determining region Y*) para um dos cromossomos X ou para um autossomo.

Na maioria dos casos a genitália externa é masculina e o diagnóstico é realizado durante a investigação para microrquidia, ginecomastia ou infertilidade. A confirmação diagnóstica requer estudo histopatológico das gônadas para diferenciá-lo do DDS ovário-testicular.

Hiperplasia adrenal congênita

Deficiência da 17-alfa-hidroxilase/17,20-liase

Causada por variante patogênica inativadora ou perda de função do *CYP17A1* (*cytochrome P450 family 17 subfamily A member 1*). Os meninos têm genitália externa atípica ou feminina com vagina em fundo cego e as meninas têm genitália normal. O diagnóstico geralmente é tardio quando da investigação de hipertensão arterial com hipopotassemia, ou amenorreia primária nos meninos criados como meninas.

Deficiência não clássica da 21-hidroxilase

Causada por variante patogênica inativadora ou perda de função do *CYP21A2* (*cytochrome P450 family 21 subfamily A member 2*). A forma não clássica manifesta-se por sinais de adrenarca precoce. O diagnóstico laboratorial é confirmado pela elevação anormal da 17-OH-progesterona após o teste de estímulo com ACTH, ou seja, quando o nível sérico da 17-OH-progesterona dosado 60 minutos após o estímulo com ACTH é > 1.500 ng/dL. A ginecomastia resulta do aumento da conversão de andrógenos para estrógenos.

Insensibilidade androgênica completa

A insensibilidade androgênica completa (CAIS: *complete androgen insensitivity syndrome*) é causada por variante patogênica inativadora ou perda de função, do *AR* (*androgen receptor*), que codifica o receptor de andrógenos. O cariótipo é 46,XY, a genitália externa apresenta fenótipo feminino, com presença de mamas, ausência de útero e de ovários, presença de testículos intra-abdominais com vagina em fundo cego. Formas incompletas (PAIS: *partial androgen insensitivity syndrome*) cursam com atipia genital. A ginecomastia é causada pela aromatização da testosterona para estradiol.

A doença de Kennedy é uma atrofia muscular bulbar que cursa com ginecomastia devido a resistência androgênica parcial. Outras manifestações clínicas dessa doença incluem: fraqueza dos músculos da língua, fasciculações periorais e elevação da CK.

Tumores produtores de hCG

Os tumores produtores de hCG causam ginecomastia pela homologia do hCG com o LH que ao estimular o LHCGR nas células de Leydig, aumentam a produção de testosterona com posterior conversão para estradiol. Os tumores produtores de hCG podem se originar nos testículos (seminomas), cérebro (germinoma da glândula pineal), fígado (carcinoma hepatocelular, hepatoblastoma), rins (carcinoma renal), pulmões (carcinoma broncogênico), mediastino posterior e retroperitôneo. Os principais tipos histológicos são: tumores pineais, disgerminomas, teratomas, carcinoma de células embrionárias, coriocarcinomas, hepatoblastomas e hepatomas.

Tumores testiculares

O mecanismo da ginecomastia depende do tipo de tumor. Os tumores das células de Leydig aumentam a produção de estradiol. Os tumores das células de Sertoli aumentam a aromatização de precursores androgênicos em estrógenos. Os tumores de células germinativas aumentam a produção de hCG estimulando as células de Leydig a produzirem estradiol.

Síndrome de Peutz-Jeghers

Causada por variante patogênica do *STK11* (*serine/threonine kinase 11*). Caracteriza-se por múltiplos pólipos hamartomatosos gastrointestinais, pigmentação mucocutânea, tumores das células de Sertoli, avanço da idade óssea e ginecomastia.

Complexo de Carney

Causado por variante patogênica do *PRKAR1* (*protein kinase CAMP-dependent type I regulatory subunit alpha*). Caracteriza-se por mixomas cardíacos e cutâneos, lentigines cutâneas, nevo azulado, hipercortisolismo devido a PPNAD (*primary pigmented nodular adrenocortical disease*) e tumor das células de Sertoli.

Tumores adrenocorticais feminizantes

São tumores muito raros. Causam ginecomastia por aumentarem a produção de estrógenos e a conversão de DHEA e androstenediona para estrógenos.

DDS ovário-testicular

A possibilidade da DDS ovário-testicular deve ser considerada, mesmo em meninos com genitália externa masculina, na investigação da ginecomastia.

Diabetes melito tipo 1

Homens com diabetes melito tipo 1 de longa duração podem desenvolver mastopatia diabética, uma complicação rara, caracterizada por aumento uni ou bilateral das mamas. A etiologia não está definida, especulando-se um mecanismo autoimune.

Exposição exógena a estrógenos

Relações sexuais sem uso de preservativo masculino com mulheres que fazem uso de creme intravaginal contendo estrógeno pode causar ginecomastia pela absorção transdérmica do estrógeno.

DIAGNÓSTICO DIFERENCIAL

Os principais diagnósticos diferenciais da ginecomastia são:

- Lipomastia.
- Mastite.
- Trauma.
- Cistos: intraductal, dermoide.
- Tumores: lipomas, linfangiomas, hemangioma, neurofibromas, papilomas, linfomas, rabdomiossarcoma, metástases de neuroblastoma.
- Carcinoma de mama (0,2% de todas as neoplasias no sexo masculino): mais frequentes em pacientes com síndrome de Klinefelter (até 20 vezes mais frequente), história de radiação em tórax e relato familiar de câncer de mama principalmente se associado a variantes patogênicas do *BRCA2* (*BRCA2 DNA repair associated*).

MANIFESTACÕES CLÍNICAS

Na ginecomastia, as mamas são aumentadas uni ou bilateralmente e, na maioria das vezes, são dolorosas ao toque. A dor, comum nos primeiros 6 meses após o surgimento da ginecomastia, tende a desaparecer à medida que a reação inflamatória resolve e o tecido glandular se torna progressivamente fibrótico.

A ginecomastia pré-puberal é rara e deve motivar uma investigação rigorosa. A ginecomastia pode ser a primeira manifestação de um tumor feminizante adrenal ou testicular. Tão importante quanto avaliar a ginecomastia é avaliar a presença de sinais clínicos que sugiram a etiologia, como por exemplo: doenças crônicas (hepatopatia) e síndromes genéticas (Klinefelter). O Quadro 5 mostra as principais características clínicas que diferenciam a ginecomastia puberal da patológica.

A ginecomastia também é causa de sofrimento psicossocial para muitos adolescentes por serem alvo de anedotas e *bullying*, e por sentirem-se rejeitados ou afetados em sua personalidade. Isso pode fazer com que desenvolvam insatisfação com o próprio sexo, evitem participação em esportes, se retraiam socialmente, aumentem as interrupções escolares, desenvolvam transtorno alimentar, ansiedade, medo, sintomas depressivos, vergonha, solidão e até mesmo que tenham pensamentos suicidas.

ABORDAGEM DIAGNÓSTICA

A história clínica e exame físico devem ser feitos de forma empática, sensível e acolhedora, avaliando o impacto da ginecomastia na autoestima, relacionamentos, atividades sociais e escolares, bem como o sofrimento psicológico causados pela alteração estética. A abordagem diagnóstica tem por objetivo identificar uma causa patológica ou farmacológica de ginecomastia e diferenciá-la de outra lesão mamária (p. ex., cistos, hemangiomas, tumores). Na maioria das vezes, a história clínica e exame físico são capazes de sugerir a

QUADRO 5 Ginecomastia puberal *versus* ginecomastia patológica

Características clínicas	Ginecomastia puberal	Ginecomastia patológica
Início da ginecomastia	10-14 anos	< 10 anos ou > 16 anos
Início da puberdade	Normal. Pouco antes da ginecomastia	Precoce ou após a ginecomastia
Mamas	Localização central, móvel, consistência fibroglandular, sem alterações da pele ou mamilo	Localização excêntrica, aderente, endurecida, com alterações de pele ou mamilo
Adenopatia axilar	Não	Sim (tumor, infecção)
Progressão	Lenta	Rápida

causa da ginecomastia. Quando essas informações não orientam quanto à etiologia, exames complementares são indicados.

História clínica

- História gestacional e neonatal.
- Idade (a ginecomastia pré-puberal é sempre preocupante).
- Início da ginecomastia: neonatal, pré-puberal ou puberal.
- Início e progressão do desenvolvimento mamário: crescimento rápido e progressivo sugere uma causa patológica.
- Início e progressão puberal.
- Perda ou ganho ponderal associado à ginecomastia.
- Secreção mamilar espontânea ou após expressão glandular e suas características (sanguinolenta, purulenta, leitosa, serosa, serossanguinolenta).
- Retração do mamilo.
- Obesidade (diferenciar lipomastia, de lipoginecomastia e ginecomastia).
- História familiar de ginecomastia (aumento hereditário da atividade da aromatase).
- Atividade sexual (disfunção erétil, redução da libido).
- Medicamentos (p. ex., espironolactona, anabolizantes). O questionamento sobre uso de anabolizantes e drogas ilícitas deve ser feito respeitando a privacidade do adolescente para que ele possa se sentir à vontade para dizer a verdade.
- Exposição a desreguladores endócrinos (p. ex., cosméticos, óleo de lavanda).
- Doenças crônicas (hepatopatia ou nefropatia crônica, hipertireoidismo).
- Lesões testiculares (criptorquidismo, trauma, infecção, cirurgia, radiação, tumor).
- Síndromes (p. ex., Klinefelter, Kallmann).
- Atipia genital (diferenças do desenvolvimento sexual).
- Lesões do SNC (cirurgia, trauma, infecção, radiação, malformação).
- Exercícios de musculação ou halterofilismo potencialmente associados ao uso de anabólicos esteroides nas academias.
- História familiar de câncer de mama *BRCA2* positivo.
- Repercussão da ginecomastia sobre o bem-estar psíquico do paciente causando retraimento social ou distúrbios psicológicos. Por exemplo: não querer ir à piscina ou praia, a não ser se for de camiseta; não jogar bola com amigos por receio de ficar no time "sem camisa" *versus* os "com camisa"; usar camisetas de malha sob a camisa de pano ou vestir casacos no verão; preferir camisas muito folgadas; envolver o tórax com fitas adesivas para comprimir as mamas, comportamento agressivo, depressão, alteração da postura com encurvamento do tórax para esconder as mamas.
- Exames diagnósticos, terapias prévias e seus resultados.

Exame físico

- Sinais vitais.
- Antropometria: peso, altura, índice de massa corporal – IMC (p. ex., obesidade, desnutrição).
- Avaliar proporções eunucoides, as quais se presentes, sugerem hipogonadismo:
  - Envergadura (medida da distância entre as extremidades dos dedos médios, em centímetros, com o paciente mantendo os dois braços abertos e estendidos): a proporção eunucoide é caracterizada, em adolescentes, pela razão envergadura: altura > 1,03 cm.
  - Razão segmento superior:segmento inferior (SS/SI): obtida pela subtração da distância púbis-planta dos pés (paciente deitado) ou púbis-chão (paciente de pé) da altura total. É considerada uma proporção eunucoide a razão SS/SI, em adolescentes, < 0,9 ou < 0,86.
  - Aparência de desenvolvimento muscular exagerado sugere uso ilícito de anabólicos esteroides.
  - Postura: adolescentes com ginecomastia tendem a apresentar uma postura encurvada para a frente, além de muitas vezes usarem duas ou mais camisas e até mesmo casaco em uma tentativa de esconder a ginecomastia.
- Exame da tireoide.
- Estadiamento puberal de Tanner: adequado na ginecomastia puberal (Tanner 3 ou 4), atrasado no hipogonadismo.

- Mamas: inspeção, palpação das mamas com os braços elevados e as mãos atrás da nuca. Avaliar tamanho, forma, simetria, mobilidade, consistência, aspecto da pele (aspecto de casca de laranja nos tumores, marcas de fita adesiva na ginecomastia puberal, sinais de flogose, ulceração). Nos mamilos, avaliar retração mamilar e drenagem de secreção (p. ex., leitosa, sanguinolenta, purulenta). Examinar linfonodos axilares, cervicais, supraclaviculares e infraclaviculares.
- Diferenciar lipomastia de ginecomastia não é fácil nos pacientes acima do peso.
- Exemplos de alterações sugestivas de neoplasia mamária são: (i) (tumoração endurecida, não dolorosa, assimétrica, ulcerada, excêntrica, fixa a planos profundos e de crescimento rápido; (ii) pele com aspecto de casca de laranja; (iii) retração do mamilo; (iv) secreção sanguinolenta em mamilo (tumor, cisto intraductal, mastite, papiloma, necrose pós-traumática); (v) linfadenopatia regional (axilar, supraclavicular ou infraclavicular); (vi) relato de radiação do tórax; (vii) história familiar de câncer de mama, principalmente por variante patogênica do *BRCA2*; e (viii) síndrome de Klinefelter.
- Genitália externa (p. ex., a atípica, na DDS).
- Exame cuidadoso dos testículos: tamanho, consistência, localização, presença de varicocele. Testículos pequenos e endurecidos sugerem síndrome de Klinefelter. Assimetria testicular sugere um tumor.
- Estadiamento puberal (critérios de Tanner).
- Abdome (p. ex., massas tumorais sugerem tumores feminizantes adrenocorticais).
- Sinais de uma doença de base (p. ex., hepatopatia, nefropatia, hipertireoidismo).
- Sinais dismórficos (p. ex., Klinefelter, Peutz-Jeghers).

Exames complementares

Se a história clínica e exame físico forem compatíveis com ginecomastia neonatal ou puberal, na maioria das vezes não há necessidade de exames complementares. Mas, se houver dúvida ou se a avaliação clínica apontar um provável diagnóstico a investigação será direcionada a elucidar sua causa, principalmente na ginecomastia pré-puberal, presença de sinais de subvirilização, massas testiculares e crescimento rápido das mamas.

Exames iniciais

- LH, FSH: diferenciar hipogonadismo hipogonadotrófico do hipergonadotrófico.
- Testosterona total, livre e biodisponível: dosar pela manhã, antes das 9 horas, para investigar deficiência ou resistência à ação da testosterona.
- Estradiol: excesso de produção de estradiol.
- Prolactina: hiperprolactinemia.
- T4 livre e TSH: hipertireoidismo.
- hCG: tumores produtores de gonadotrofinas.
- DHEA e S-DHEA: tumores adrenocorticais.
- SHBG: elevada no hipertireoidismo e hepatopatia.
- AST, ALT, fosfatase alcalina, proteína total e frações: hepatopatias.
- Ureia, creatinina: nefropatias.
- Hemograma: leucemia.
- Idade óssea: atrasada nos pacientes com hipogonadismo.
- Ultrassonografia (US) de mamas: infecções, tumores e lipomastia.

Exames subsequentes (caso os exames iniciais não sejam conclusivos)

- Cariótipo: obrigatório na investigação de hipogonadismo hipergonadotófico, síndrome de Klinefelter, DDS testicular 46,XX, e DDS ovário-testicular.
- Alfafetoproteína: neoplasias.
- Estrona e estriol: excesso de aromatização de andrógenos.
- US de testículos: dor, assimetria ou massas testiculares, síndrome de Klinefelter, passado de infeção, trauma, radiação, torção ou cirurgia testicular.
- PAAF de mamas: processos tumorais.
- Mamografia: câncer de mama.
- Tomografia computadorizada (TC) ou ressonância magnética (RM) de abdome: tumores abdominais.
- TC de tórax: tumores pulmonares ou mediastinais secretores de beta-hCG.

Exame anatomopatológico

Indicado na suspeita de tumores. Na ginecomastia, as alterações histológicas são as mesmas independente da causa. Nos primeiros 6 a 12 meses, observa-se hiperplasia epitelial ductal, aumento do tecido conectivo estromal e periductal, edema e inflamação periductal, as quais se correlacionam com a dor referida pelos pacientes. Após 12 meses, ocorre fibrose estromal em substituição a proliferação ductal. Por isso, nesse estágio, a dor em mamas é raramente reportada.

ABORDAGEM TERAPÊUTICA

O tratamento da ginecomastia visa não apenas a correção do distúrbio que a causou, como também tratar a dor e os distúrbios psicológicos a ela associados (p. ex., restaurar a aparência normal, tranquilizar quanto a não ser câncer e quanto a não ser feminização). Na maioria das vezes, a ginecomastia não requer tratamento (p. ex., neonatal, puberal). Outras vezes, requer apenas remoção do fator causal (p. ex., uso de espironolactona), ou tratamento da doença subjacente (p. ex., hipertireoidismo). O tratamento específico (medicamentoso ou cirúrgico) está indicado quando a ginecomastia causar distúrbios psicossomáticos interferindo na qualidade de vida.

OPÇÕES DE TRATAMENTO

Tratamento medicamentoso

Embora vários medicamentos tenham sido propostos para o tratamento da ginecomastia puberal, nenhum deles é aprovado pela Anvisa ou pela Food Drug and Administration (FDA).

A terapia com medicamentos (Quadro 6) pode ser feita com: (i) moduladores seletivos do receptor estrogênico que bloqueiam a ação estrogênica nas mamas; (ii) inibidores da aromatase que impedem a conversão de andrógenos em estrógenos; (iii) andrógenos não aromatizáveis; e (iv) antigonadotróficos androgênicos.

O benefício do uso desses medicamentos é controverso (podem melhorar a dor, mas nem sempre reduzem o tamanho das mamas). Além disso, só tem efeito se usados na fase inicial da ginecomastia. Isto é, nos primeiros 6 a 12 meses, antes que o tecido mamário comece a se transformar em tecido fibrótico. No momento, não existem evidências sólidas para recomendar seu uso no tratamento da ginecomastia puberal, embora relatos de caso tenham demonstrado redução do volume glandular quando o tratamento é iniciado precocemente e em mamas com aumento discreto a moderado.

Tratamento cirúrgico

A cirurgia é indicada nas seguintes situações: tumores, mamas com tamanho excessivo, mamas pequenas, mas causadoras de graves distúrbios psicológicos; falha do tratamento medicamentoso e impossibilidade de suspender o medicamento causal. A correção cirúrgica pode ser efetuada por mastectomia via incisão subareolar ou periareolar, por lipossucção ou procedimentos alternativos caso as mamas sejam muito volumosas. As principais complicações da cirurgia são: cicatriz esteticamente indesejável, perda de sensibilidade, necrose do mamilo, assimetria mamária e infecções. Estudos anatomopatológicos do tecido mamário proveniente da cirurgia são negativos para malignidade na quase totalidade dos casos.

QUADRO 6 Medicamentos usados no tratamento da ginecomastia

Classe de medicamentos	Exemplos
Moduladores seletivos do receptor estrogênico	▪ Tamoxifeno (Nolvadex®, Estrocur®, Tamofen®, comp. 10 e 20 mg). Uso: 10 mg, VO, a cada 12 horas, por 3 meses ▪ Clomifeno (Clomid®, Indux®, Serophene®, comp. 50 mg). Uso: 50-100 mg, VO, 1 vez/dia, por até 6 meses ▪ Raloxifeno (Evista®, comp. 60 mg). Uso: 60 mg, VO, 1 vez/dia, por 3 a 6 meses
Inibidores da aromatase	▪ Testolactona: não disponível no Brasil ▪ Anastrozol (Arimidex®, comp. 1 mg). Uso: 1 mg, VO, 1 vez/dia, por 3 a 6 meses ▪ Letrozol (Femara®, comp. de 2,5 mg). Uso: 2,5 mg, VO, 1 vez/dia, por 3 a 6 meses
Andrógenos não aromatizáveis	▪ Di-hidrotestosterona. Uso: 200-400 mg, IM, 1 a 2 vezes/mês. Apresentação parenteral não é disponível no Brasil
Antigonadotróficos	▪ Danazol (Ladogal®, cáps. 50, 100 e 150 mg). Uso: 200-600 mg/dia, VO, por 3 a 6 meses

Tratamento de acordo com a causa da ginecomastia

Ginecomastia neonatal

Conduta expectante.

Ginecomastia pré-puberal

A ginecomastia pré-puberal requer investigação cuidadosa da sua etiologia, principalmente se ela for unilateral. Alguns autores recomendam exploração cirúrgica se a investigação inicial for normal, ou se após um ano de observação as mamas não regredirem ou aumentarem de tamanho. Isto porque, algumas vezes, nem o exame físico, nem a US das mamas permitem distinguir tecido mamário de tumoral (p. ex., fibroblastoma de células gigantes).

Ginecomastia puberal

Embora seja causa de constrangimento para o adolescente, principalmente nos indivíduos magros e com mamas de grande tamanho, é tranquilizador saber que na maioria dos casos haverá resolução espontânea em alguns anos. A terapia resume-se a uma conduta expectante. Medicamentos podem ser usados de forma *off-label* em situações excepcionais. O tratamento cirúrgico pode ser indicado nas seguintes situações: mamas volumosas causando sofrimento psíquico, ou ginecomastia com duração superior a dois anos na qual o tecido glandular já está fibrótico.

Ginecomastia patológica

O tratamento dependerá da etiologia. Por exemplo: hipogonadismo (reposição de testosterona), hipertireoidismo (antitireoidianos); medicamentos (suspensão da droga causadora); tumores (cirurgia).

ORIENTAÇÕES SOBRE A GINECOMASTIA FISIOLÓGICA

As seguintes orientações devem ser dadas para a família e para o paciente com ginecomastia fisiológica:

- Informar sobre o caráter benigno e transitório das ginecomastias fisiológicas.
- Não espremer as mamas de recém-nascidos para retirar o "leite das bruxas".
- Não apertar, espremer, massagear ou "quebrar" a "pedra no peito".
- Esclarecer para o adolescente que a ginecomastia puberal não tem relação com alterações na masculinidade, que 2/3 dos adolescentes têm algum grau de ginecomastia e que na maioria dos casos ocorre regressão espontânea.
- Reavaliar a cada 4 meses ou antes se as mamas aumentarem de volume, apresentarem secreção mamilar ou modificarem seu aspecto.

TRANSIÇÃO DOS CUIDADOS PARA A ENDOCRINOLOGIA DE ADULTO

A equipe de endocrinologia pediátrica deve preparar o adolescente e sua família para transição e posterior cuidado médico pelo endocrinologista de adulto, pelo menos 6 a 12 meses antes de efetivar a transferência. Idealmente, as instituições deveriam desenvolver protocolos com a participação de endocrinologistas pediátricos e de adultos que atendessem às peculiaridades do serviço e otimizassem essa fase de transição.

Em relação à ginecomastia, algumas vezes, a investigação da ginecomastia tem início no final da adolescência, o que pode limitar a conclusão diagnóstica e orientação terapêutica. Nesses casos, o término do processo diagnóstico-terapêutico continuará a ser feito pelo endocrinologista de adulto. Outras situações são acompanhamento dos distúrbios endócrinos que causaram a ginecomastia como insensibilidade androgênica, hiperplasia adrenal congênita, hipogonadismo, entre outras.

REFERÊNCIAS SELECIONADAS

1. Acharya SV. Clinical features, presentation and hormonal parameters in patients with pubertal gynecomastia. J Family Med Prim Care. 2021;10(2):648-51.
2. Alruwaili TK, Alkanhal KI, e al. A 14-year-old Saudi boy with gynecomastia, Cushing syndrome, large-cell calcifying Sertoli cell tumor of the testis, and Carney Complex. Am J Case Rep. 2022; 23:e937404.
3. Ayyavoo A. Gynecomastia. Indian J Pediatr. 2023;90(10):1013-7.
4. Batteux B, Llopis B, et al; French National Network of Pharmacovigilance Centres. The drugs that mostly frequently induce gynecomastia: a national case – noncase study. Therapie. 2020;75(3):225-38.
5. Berger O, Landau Z and Talisman R. Gynecomastia: a systematic review of pharmacological treatments. Front. Pediatr. 2022;10:978311.
6. Bharathidasan K, Curl J, Babu VK, Felton S, Nugent K. An approach to gynecomastia in primary care clinics. South Med J. 2022;115(8): 597-602.

7. Bromley HL, Dave R, Lord N, Wright P, Rowland M, Gandhi A. Gynaecomastia: when and why to refer to specialist care. Br J Gen Pract. 2021;71(705):185-8
8. Celebi Bitkin E, Aymelek HS, Karaman S. Evaluation of pubertal and pathological gynaecomastia in children: a single-center experience. Andrologia. 2021;53(3):e13992.
9. Daniels J, et al. Gynaecomastia. BMJ. 2022;379:e069771.
10. De Sanctis V, Soliman AT, et al. Unilateral breast enlargement in males during adolescence (10-19 years): Review of current literature and personal experience. Acta Biomed. 2023;94(2):e2023004.
11. Hurwitz DJ, Davila AA. Contemporary management of gynecomastia. Clin Plast Surg. 2022;49(2):293-305.
12. Kanakis GA, Nordkap L, Bang AK, et al. EAA clinical practice guidelines-gynecomastia evaluation and management. Andrology. 2019;7(6):778-93.
13. Karamchandani MM, De La Cruz Ku G, et al. Management of gynecomastia and male benign diseases. Surg Clin North Am. 2022;102(6):989-1005.
14. Laimon W, El-Hawary A, et al. Prepubertal gynecomastia is not always idiopathic: case series and review of the literature. Eur J Pediatr. 2021;180(3):977-82.
15. Reinehr T, Kulle A, Barth A, et al. Transition from gynaecomastia to lipomastia in pubertal boys. Clin Endocrinol (Oxf). 2021;94(4): 583-9.
16. Sea JL, Abramyan M, Chiu HK. Prepubescent unilateral gynecomastia secondary to excessive soy consumption. J Pediatr Endocrinol Metab. 2020;34(4):521-5.
17. Swerdloff RS, Ng JCM. Gynecomastia: Etiology, diagnosis, and treatment. 2023. In: Feingold KR, Anawalt B, Blackman MR, Boyce A, Chrousos G, et al. Endotext [Internet]. South Dartmouth (MA): MDText.com, Inc.
18. Todorova ZP, Stefanova EM, Todorov IP. Causes and psychological impact of gynecomastia in boys and adolescents. Endokrynol Pol. 2021;72(6):670-1.
19. Trinchieri A, Perletti G, Magri V, Stamatiou K, et al. Drug-induced gynecomastia: A systematic review and meta-analysis of randomized clinical trials. Arch Ital Urol Androl. 2021;93(4):489-96
20. Varlet F, Esposito C, Scalabre A, Lepore B, et al. Pediatric endoscopic subcutaneous mastectomy (pesma) with liposuction in adolescents with gynecomastia. Surg Endosc. 2023;37(1):766-73
21. Whitehead IJ, Fernandes L, Haris O, Chagla L. Gynaecomastia: a cosmetic concern or a concerning clinical sign? Ann R Coll Surg Engl. 2019;101(8):e184-e186.

6

Telarca precoce

INTRODUÇÃO

A palavra "telarca" é o nome que se dá ao início do desenvolvimento das mamas nas meninas. Essa palavra é derivada do grego, em que *thëlë* significa "mamilos" e *arkhë*, "começo". O termo "telarca precoce" foi criado, em 1957, por Lawson Wilkins (1894-1963), na 2ª edição de seu livro *The diagnosis and treatment of endocrine disorders of childhood and adolescence*, ao descrever o surgimento isolado de desenvolvimento mamário em meninas menores de 8 anos, principalmente, naquelas com idade < 2 anos.

Embora, na maioria das vezes, a telarca precoce isolada seja considerada uma variação normal do desenvolvimento puberal, ela pode ser eventualmente a primeira manifestação de uma puberdade precoce e uma causa de preocupação para a família.

FISIOLOGIA DAS MAMAS

As mamas são glândulas exócrinas modificadas para produzir leite, formadas por pele, tecido subcutâneo, tecido mamário, parênquima e estroma. Estão presentes no sexo masculino e feminino. Situam-se entre a 2ª e a 6ª costela no eixo vertical; e entre o bordo externo do esterno e a linha médio-axilar no eixo horizontal. Sua formação tem início no 35º dia gestacional a partir do espessamento linear bilateral do ectoderma ventrolateral na parede abdominal, denominado "linhas lácteas" ou "cristas mamárias", onde se formam os botões mamários que dão origem à porção funcional da glândula mamária.

Em relação à anatomia externa, as mamas são constituídas pelo mamilo (projeção que contém uma coleção de ductos provenientes das glândulas secretoras) e pela aréola (área pigmentada que circunda o mamilo). A aréola possui glândulas sudoríparas para manter a temperatura da pele, glândulas sebáceas para manter os mamilos lubrificados e limpos, folículo piloso localizado ao redor da aréola e glândulas de Montgomery (glândulas sebáceas na aréola). Em relação à anatomia interna, as mamas são constituídas por:

- Alvéolos: unidade funcional da mama onde se encontram as células produtoras do leite.
- Lóbulos: conjunto de vários alvéolos.
- Lobos: glândulas produtoras de leite, formadas por um conjunto de vários lóbulos.
- Ampola ou seio lactífero: reservatório de leite.
- Ductos: pequenos tubos que transportam o leite dos lobos para os mamilos.
- Ligamento de Cooper: tecido fibroso responsável pela sustentação das mamas.

Ao nascimento, pode-se observar, em algumas meninas, desenvolvimento mamário secundário a passagem transplacentária de estrógeno materno, que regride espontaneamente. Entre o nascimento e a puberdade, não há crescimento de tecido fibroglandular mamário, e sim de tecido conjuntivo e gordura. Na puberdade, a ação combinada de estrógeno e progesterona induz a proliferação dos ductos galactóferos (estrógeno) e dos lóbulos (progesterona), determinando o desenvolvimento completo da glândula e a pigmentação da aréola.

A progressão do desenvolvimento mamário na puberdade é avaliada pelos estágios de desenvolvimento puberal de Tanner classificados em:

- M1: mama pré-púbere, não se palpa tecido glandular, nem há pigmentação areolar.
- M2: início entre 8 e 13 anos de idade, surgimento do broto mamário (telarca) correspondendo à elevação discreta da mama e da papila e aumento do diâmetro areolar; este é o primeiro sinal objetivo de puberdade no sexo feminino.
- M3: aumento do tecido glandular palpável e do diâmetro e da pigmentação da aréola, parecendo uma mama adulta em tamanho menor.
- M4: aumento do tecido glandular e da aréola, assim como de sua pigmentação, com projeção do complexo aréolo-mamilar que se separa do contorno da mama.
- M5: mama adulta completamente desenvolvida, com nivelamento do complexo aréolo-mamilar ao contorno da mama.

As características anatômico-funcionais das mamas variam de acordo com o estágio puberal, as diferentes fases do ciclo menstrual, gestação e lactação. Após a menopausa ocorre involução das mamas com substituição do tecido glandular por gordura.

DEFINIÇÕES

- Telarca: primeiro sinal do desenvolvimento mamário no sexo feminino.
- Telarca precoce (telarca prematura): desenvolvimento isolado, unilateral ou bilateral, da glândula mamária em meninas < 8 anos, na ausência de qualquer outro sinal de puberdade ou secreção estrogênica. É considerada uma variação normal do desenvolvimento puberal quando não existe nenhuma causa patológica que a justifique.
- Telarca precoce exagerada: telarca precoce associada a avanço da idade óssea e/ou da velocidade de crescimento e com probabilidade de evoluir para puberdade precoce central.
- Pseudotelarca: termo usado como sinônimo de lipomastia (aumento da gordura nas mamas).

EPIDEMIOLOGIA

Telarca precoce é o distúrbio puberal mais comum em meninas. A incidência da telarca precoce varia de acordo com o método diagnóstico (inspeção *vs.* palpação) e a etnia. Ela apresenta uma distribuição bimodal com um pico em < 2 anos (mais frequente), e um segundo pico entre 6 e 8 anos. A prevalência varia de 0,16 a 4,8%.

ETIOLOGIA

A causa exata da telarca precoce é desconhecida, com a maioria dos casos considerada idiopática. Na recém-nascida, a etiologia mais provável é um atraso na inibição do eixo hipotálamo-hipofisário-gonadal (HHG) e/ou passagem transplacentária de estrógenos maternos pela placenta. Após o nascimento, a telarca precoce pode ser causada pela minipuberdade com elevação do FSH, tanto basal quanto em resposta ao estímulo com GnRH, estimulando a produção de estrógenos e aumentando a secreção da inibina B pelas células granulosas que atua de forma parácrina na secreção de estrógeno.

Outras vezes, a telarca precoce pode resultar de polimorfismos do receptor de FSH, variantes patogênicas ativadoras ou ganho de função do *GNAS* (*GNAS complex locus*), cistos ovarianos transitórios produtores de estrógenos, aumento da sensibilidade das mamas aos estrógenos circulantes, exposição a desreguladores endócrinos, aumento da globulina de ligação dos hormônios sexuais (SHBG) com afinidade preferencial para testosterona deixando uma maior quantidade de estrógeno livre, ou produção de estrógenos a partir de precursores androgênicos. É possível que mais de um mecanismo atue no desenvolvimento da telarca precoce.

Os desreguladores endócrinos (sustâncias químicas exógenas, naturais ou sintéticas, com o potencial de causar efeitos adversos na saúde de um organismo ou sua descendência, como resultado de distúrbios na função hormonal), mais associados a telarca precoce, são descritos a seguir:

- Diclorodifeniltricloroetano (DDT): agrotóxico organoclorado possuidor de atividade estrogênica.
- Ftalatos: componentes do ftalato podem interferir no desenvolvimento mamário por simular a ação do estradiol.
- Medicamentos à base de estrógenos: pílulas anticoncepcionais e cremes estrogênicos podem estar envolvidos com o desenvolvimento puberal precoce.

- Cosméticos: exposição acidental ou intencional a cosméticos, xampu, condicionador, cremes corporais e capilares contendo estrogênio, extratos placentários ou bisfenol A.
- Óleo de lavanda: a telarca precoce pode ser causada pelas propriedades estrogênicas de componentes do óleo de lavanda.
- Erva-doce (*Foeniculum vulgare*): existem relatos de aumento transitório de mamas em meninas pré-púberes que consumiram quantidades excessivas de chá de erva-doce. Um dos componentes da erva, o "anetol", teria propriedades estrogênicas.
- Óleo de melaleuca (*Melaleuca aternifolia*): usado para tratamento tópico de ferimentos e acne, com relato de possuir atividade estrogênica.
- Bifenilas polibrominadas: usadas em produtos retardante de chamas.
- Dioxina: subproduto da combustão e do branqueamento por cloro.
- Glifosato (Roundup®, Agrisato®, Agripec®, Nortox®): herbicida organofosforado para controlar plantas daninhas.
- Fitoestrógenos: a maioria dos estudos não aponta os fitoestrógenos presentes nas fórmulas infantis à base de soja (genisteína e daidzeína) como causadores de telarca precoce. Entretanto, em alguns casos, o consumo prolongado dessas fórmulas pode retardar a involução da telarca precoce.

MANIFESTAÇÕES CLÍNICAS

A telarca precoce se manifesta pelo aumento gradual, isolado, unilateral ou bilateral, das mamas em uma menina com idade < 8 anos, na ausência de qualquer outro sinal de desenvolvimento puberal. A telarca pode estar presente desde o nascimento (85%) ou surgir nos primeiros 2 a 3 anos de vida. No período neonatal, a telarca pode se associar à secreção mamilar de leite. Quando surge entre 4 e 7 anos (menos frequente), geralmente é associada à telarca exagerada ou pode ser a primeira manifestação de uma puberdade precoce. O tamanho das mamas é tipicamente M2, raramente excedendo o estágio M3 de Tanner. Mamas com estágio puberal M4 ou M5, ou com aumento progressivo, devem alertar ao médico sobre outras possibilidades diagnósticas, incluindo puberdade precoce. O aumento bilateral das mamas pode ser simétrico ou assimétrico. As mamas são transitoriamente dolorosas ao tato.

Na telarca precoce, a vulva, mucosa vaginal e os lábios vaginais têm características pré-púberes, a altura e peso são adequados, a velocidade de crescimento e a idade óssea não são avançadas e não existem sinais de adrenarca. Os níveis séricos dos esteroides sexuais estão na faixa pré-puberal. Em meninas < 3 anos, com telarca precoce, os níveis séricos de gonadotrofinas tanto basais quanto após o estímulo com GnRH podem estar em valores púberes como resultado da minipuberdade. Por isso, esses exames não são confiáveis para diferenciar telarca precoce de puberdade precoce central. Os níveis séricos de IGF-1, inibina B e leptina situam-se em valores intermediários entre o período pré-púbere e púbere.

Na maioria dos casos (60%), a evolução é benigna e autolimitada, sem repercussão sobre o desenvolvimento puberal, com regressão espontânea, principalmente nas crianças que iniciaram a telarca antes dos 3 anos. Em outros casos, pode persistir um padrão cíclico de aumento e diminuição do volume mamário até a puberdade. Quanto mais tarde surgir a telarca precoce maior a possibilidade de ela persistir. A evolução para puberdade precoce é rara nas meninas em que a telarca precoce teve início antes dos 2 a 3 anos.

Quando a telarca precoce cursa com aceleração do crescimento e da idade óssea, geralmente em meninas na faixa etária de 4 a 7 anos, ela é chamada de telarca exagerada. Essa forma de telarca pode progredir para a puberdade precoce central. O Quadro 1 ilustra as principais diferenças entre a telarca precoce comum e a forma exagerada.

DIAGNÓSTICO DIFERENCIAL

Embora a telarca precoce seja, na maioria das vezes, uma variação da normalidade, ela também pode ser o primeiro sinal de puberdade precoce ou pode ser confundida com patologias mamárias. A telarca neonatal e a pseudotelarca (lipomastia) são dois diagnósticos diferenciais a serem afastados. Os principais diagnósticos diferenciais da telarca precoce estão resumidos no Quadro 2 e descritos a seguir.

QUADRO 1 Telarca precoce comum *versus* telarca precoce exagerada

Parâmetros	Telarca precoce comum	Telarca precoce exagerada
Faixa etária típica	Nascimento-2 anos	5-7 anos
Mamas	↑ unilateral ou bilateral	↑ unilateral ou bilateral
Outros sinais puberais	Ausentes	Ausentes
Velocidade de crescimento	Normal	Acelerada
LH, FSH e estradiol basais	Níveis séricos pré-púberes	Níveis séricos pré-púberes
Teste de estímulo com GnRH	Resposta pré-púbere: pico de LH < 5 UI/L	Resposta pré-púbere: pico de LH > 5 UI/L
Idade óssea (IO) Idade cronológica (IC)	IO = IC	IO > IC
Ultrassonografia pélvica	Normal, ou cistos ovarianos (raro)	Normal, ↑ volume uterino ou ↑ volume ovariano
Evolução clínica	Autolimitada e benigna	Pode evoluir para puberdade precoce verdadeira

QUADRO 2 Diagnóstico diferencial da telarca precoce

Telarca neonatal
Pseudotelarca (lipomastia)
Puberdade precoce central
Puberdade precoce periférica
Patologias mamárias ▪ Trauma, tumor (p. ex., fibroadenoma), infecção, hemangioma
Síndromes genéticas ▪ Coffin-Siris, Angelman, Rubinstein-Taybi, Kabuki, Moebius, PURA e DPG-plus

Puberdade precoce central

A puberdade precoce central (PPC) é causada pela ativação precoce do eixo HHG. Pode ser idiopática, ter causas familiares e origem genética ou ser causada por alterações estruturais do SNC. A telarca é a primeira manifestação clínica da PPC. Na avaliação inicial é difícil predizer com segurança quais crianças com telarca precoce evoluirão para PPC. Muitas vezes, a confirmação do diagnóstico da PPC só é possível com o acompanhamento clínico mostrando a evolução puberal. Porém, algumas características fazem pensar na maior probabilidade de puberdade precoce. Por exemplo: início da telarca após os 6 anos, sinais de adrenarca, avanço da idade óssea, aumento do volume uterino e ovariano, LH basal > 0,3 UI/L (ICMA) ou > 0,6 UI/L (IFMA), razão LH:FSH > 1 e pico de LH após o estímulo com análogo do GnRH > 8 UI/L.

Estudos, ainda preliminares e não confirmados, têm investigado a dosagem sérica de alguns hormônios para diferenciar telarca precoce da puberdade precoce central. Por exemplo: pesquisas mostram que os níveis séricos de kisspeptina e neuroquinina B são mais elevados na puberdade precoce central que na telarca precoce; mostram também que os níveis séricos de leptina, grelina, nesfatina-A e orexina-A são mais elevados na telarca precoce quando comparadas com meninas saudáveis.

Puberdade precoce periférica

A puberdade precoce periférica (PPP) é causada pela secreção autônoma de estrógenos pelos ovários ou pelas glândulas adrenais, bem como pela exposição exógena a estrógenos. Por isso, ela ocorre independentemente da ativação do eixo HPG (elevação do estradiol com LH e FSH não aumentados). Algumas causas de PPP que podem ter a telarca como manifestação inicial são:

- Síndrome de van Wyk-Grumbach: hipotireoidismo primário e puberdade precoce causada pelo aumento do TSH, atuando nos receptores de FSH, estimulando o crescimento de folículos ovarianos sem estimulação das células teca, causando telarca precoce, galactorreia, sangramento vaginal recorrente, escassez ou ausência de pelos pubianos e axilares.
- Síndrome de McCune-Albright: causada por variante patogênica ativadora ou ganho de função do *GNAS* (*GNAS complex locus*). Caracteriza-se pela tríade clássica: manchas café com leite, displasia óssea fibrosa mono ou poliostótica e endocrinopatia hiperfuncionante (a puberdade precoce causada por cistos ovarianos assimétricos e bilaterais é a endocrinopatia mais comum).

- Tumores feminizantes: tumores da célula granulosa dos ovários e do córtex adrenal produtores de estrógenos que causam desenvolvimento puberal precoce, incluindo telarca.
- Excesso de atividade da aromatase: a forma hereditária é causada por variante patogênica do *CYP19A1* (*cytochrome P450 family 19 subfamily A member 1*), que aumenta a expressão da aromatase em vários tecidos, elevando os níveis séricos de estrona e estradiol. A forma adquirida é encontrada na obesidade, uso de medicamentos (p. ex., espironolactona) ou doenças que elevam os andrógenos deixando-os disponíveis para aromatização (p. ex., hiperplasia adrenal congênita).

Patologias mamárias

Trauma e tumores (p. ex., fibroadenomas, doença fibrocística) podem se manifestar por aumento do volume das mamas, sem que sejam causados por hiperplasia do tecido glandular. A avaliação hormonal é pré-púbere, e a investigação diagnóstica requer a realização de ultrassonografia (US) das mamas.

Síndromes genéticas

Várias síndromes genéticas podem cursar com telarca precoce com destaque para as seguintes.

Síndrome de Coffin-Siris

Causada por variantes patogênicas em vários genes: *ARID1B*, *ARID1A*, *SOX11*, *SMARCA4*, *SMARCB1* e *SMARCE1*. Caracteriza-se por: dismorfia facial, hipoplasia das extremidades dos dedos e das unhas, lábios e sobrancelhas grossos, hirsutismo, anomalias cardíacas e renais, baixa estatura e retardo do desenvolvimento.

Síndrome de Rubinstein-Taybi

Causada por variante patogênica do *CREBBP* (*CREB binding protein*) e do *EP300* (*E1A binding protein P300*). Caracteriza-se por: dismorfia facial, baixa estatura, obesidade, alargamento dos polegares e dos 1º pododáctilos, anomalias cardíacas e renais, déficit cognitivo e risco aumentado para leucemia e tumores cerebrais.

Síndrome de Angelman

Causada por deleção randômica de material genético materno do cromossomo 15 ou por unidissomia uniparental paterna e variante patogênica do *UBE3A* (*ubiquitin protein ligase E3A*). Caracteriza-se por: dismorfia facial, microcefalia, ataxia, convulsão, microcefalia, aparência de serem inapropriadamente alegres, hiperatividade.

Síndrome de Kabuki

Causada por variante patogênica do *KMT2D* (*lysine methyltransferase 2D*) e do *KDM6A* (*lysine demethylase 6A*). Caracteriza-se por fácies semelhantes aos das máscaras usadas no teatro Kabuki japonês (sobrancelhas arqueadas, cílios longos), palato ogival, orelhas grandes, hipertricose, hipotonia, baixa estatura, escoliose, déficit cognitivo

Síndrome de Moebius

A etiologia é desconhecida. Caracteriza-se por paralisia congênita do nervo facial, malformações craniofaciais (micrognatia, microstomia, fenda palatina, palato ogival, alterações ortodônticas). A maioria dos pacientes tem inteligência normal.

Síndrome PURA

A síndrome PURA é causada por variante patogênica do *PURA* (*purine rich element binding protein A*). Caracteriza-se por hipotonia neonatal, dificuldade alimentar, hipotermia, hipersonolência, déficit cognitivo.

Síndrome de duplicação da pituitária (DPG-plus)

A síndrome DPG-plus é de etiologia desconhecida. Caracteriza-se por duplicação da glândula pituitária, agenesia ou hipoplasia do corpo caloso, sela túrcica larga ou duplicada, hipertelorismo, fenda palatina, língua bífida, teratomas de orofaringe e malformações vertebrais.

ABORDAGEM DIAGNÓSTICA

Na maioria das vezes, a telarca precoce pode ser diagnosticada com os dados da história clínica e do exame físico. Os exames complementares são geralmente indicados em situações que fogem à manifestação típica da telarca precoce. Por exemplo: idade entre 2 e 6 anos, mamas volumosas ou com alterações de aspecto, aumento da velocidade de crescimento, dismorfias e progressão puberal. Em relação à puberdade precoce central (PPC), nenhum exame laboratorial consegue distingui-la da telarca precoce.

História clínica

- História gestacional e neonatal.
- Idade de início e progressão do desenvolvimento mamário.
- Telarca: uni ou bilateral.
- Secreção mamilar (p. ex., leitosa, serossanguinolenta, purulenta).
- Outros sinais puberais (p. ex., pubarca, axilarca, acne).
- Exposição exógena a estrógenos (p. ex., cremes vaginais, contraceptivos hormonais, cosméticos, xampu a base de placenta de vaca).
- Exposição exógena a desreguladores endócrinos.
- Se houver relato de galactorreia, investigar exposição a medicamentos que elevem a prolactina como: antipsicóticos (clorpromazina, risperidona, olanzapina), antidepressivos (clopipramina), antiácidos (cimetidina), antieméticos (metoclopramida), anti-hipertensivos (metildopa, reserpina) e opioides (codeína, morfina).
- Trauma, tumores ou infecção nas mamas.
- História familiar de telarca precoce ou puberdade precoce.
- Manchas café com leite ou disostoses ósseas (síndrome de McCune-Albright).
- Dismorfias ou diagnóstico de síndromes genéticas (p. ex., Coffin-Siris, Angelman).
- Massas abdominais ou pélvicas (tumores feminizantes dos ovários ou adrenais).
- Dados prévios de peso e altura para construir gráfico de crescimento.
- Avaliação diagnóstica prévia com resultados de todos os exames já realizados.

Exame físico

- Sinais vitais.
- Altura, peso, índice de massa corpórea.
- Velocidade de crescimento.
- Exame cuidadoso das mamas: após a inspeção, a mama deve ser examinada com a paciente sentada, de pé ou deitada em posição supina, com o braço ipsilateral à mama examinada colocado acima da cabeça. Verificar: tamanho, forma, simetria, contornos, mobilidade, consistência, áreas de dor, estágio de Tanner e características do mamilo. Recomenda-se aferir o diâmetro da aréola e das mamas para avaliar o crescimento nas consultas subsequentes. Nas pacientes com excesso ponderal, diferenciar telarca de lipomastia. Exemplos de alterações que podem ser encontradas no exame das mamas são: flogose (abscesso, mastite); equimoses e/ou hematomas (trauma, hemorragia); circulação visível (hemangioma); massas extra-areolares (tumores); retração do mamilo (tumores); e secreção mamilar espontânea ou após expressão que pode ser leitosa (hipotireoidismo, hiperprolactinemia, medicamentos), purulenta (celulite, abscesso), serossanguinolenta (papiloma intraductal, eczema ou trauma do mamilo, câncer), sanguinolenta (ectasia dos ductos mamários, mastite cística crônica).
- Exame dos linfonodos cervicais, supraclaviculares e infraclaviculares.
- Estadiamento puberal (critérios de Tanner).
- Manchas café com leite (síndrome de McCune-Albright).
- Sinais sindrômicos sugestivos de síndromes genéticas.
- Massas abdominais e pélvicas (tumores adrenais ou ovarianos).

Exames complementares

Os exames complementares não são necessários quando as manifestações clínicas forem bastante sugestivas de telarca precoce principalmente nas meninas < 3 anos. Entretanto, uma investigação complementar pode ser considerada em situações atípicas, por exemplo: início da telarca após os 4 anos de idade, progressão muito rápida, surgimento de outras manifestações de estrogenização (mucosa vaginal mudando de cor vermelha para rósea, corrimento vaginal claro), história de puberdade precoce na família e ansiedade dos pais/cuidadores.

Exames iniciais

- LH, FSH e estradiol (basais): os níveis de LH e estradiol geralmente estão em níveis pré-púberes, enquanto os do FSH podem estar um pouco mais elevados. Valores basais de LH maiores que 0,6 UI/L (IFMA) ou maiores do que 0,3 UI/L (ICMA) sugerem puberdade precoce central. Na telarca precoce, o FSH basal é > LH e a razão LH/FSH é menor que 0,4. Nos dois primeiros anos de vida, o LH basal pode ser elevado, por causa da minipuberdade, não significando que se trata necessariamente de puberdade precoce central.
- T4L e TSH: hipotireoidismo primário.
- Prolactina: se houver galactorreia.
- Idade óssea (IO): na telarca precoce comum a IO = IC, e na telarca precoce exagerada a IO pode ser mais avançada que a IC.
- US pélvica: não é indicada rotineiramente, mas pode ser solicitada para investigar possibilidade de puberdade precoce. O volume do útero e dos ovários é calculado pela fórmula: [diâmetro longitudinal × diâmetro transverso × diâmetro anteroposterior × 0,5233]. Na telarca precoce, útero e ovários mostram dimensões pré-púberes. O aumento do volume uterino e/ou ovariano sugere telarca precoce exagerada ou puberdade precoce verdadeira. O Quadro 3 mostra valores de referência para crianças brasileiras.

QUADRO 3 Volume uterino e ovariano de crianças brasileiras de acordo com a idade cronológica

Idade (anos)	Volume uterino (cm^3)		Volume ovariano (cm^3)	
	Média	DP	Média	DP
1	0,91	0,40	0,26	0,12
2	1,30	0,68	0,38	0,11
3	1,26	0,44	0,37	0,11
4	1,48	0,79	0,46	0,14
5	1,81	0,44	0,52	0,22
6	1,84	1,09	0,65	0,23
7	2,27	1,23	0,59	0,25
8	2,07	1,38	0,69	0,30
9	3,43	1,08	0,93	0,23
10	3,50	2,70	1,15	0,18
11	4,63	2,70	1,12	0,43
12	10,92	5,27	1,88	1,46
13	16,15	10,78	2,94	1,30

Fonte: Herter et al., 2002.

Exames indicados de acordo com a suspeita diagnóstica

- Teste de estímulo com GnRH: esse teste pode ser feito com GnRH nativo (não disponível no Brasil) ou com análogo do GnRH, dosando o LH, FH e estradiol basais e pós-estímulo para afastar a possibilidade de puberdade precoce central. A dose do GnRH nativo é de 100 mcg, EV, com dosagens hormonais aos 0, 30' e 60'; e a dose do análogo do GnRH (leuprorrelina) é de 3,75 mg, IM, com dosagens hormonais aos 0' e 120'. Esse teste é usado para investigar a puberdade precoce central. A interpretação dos resultados depende do ensaio usado para dosar as gonadotrofinas: RIE (radioimunoensaio), IFMA (imunofluorescência) ou ICMA (imunoquimioluminescência). Pico de LH (ICMA) > 5,0 UI/L, após o estímulo com GnRH nativo e > 8 UI/L após o estímulo com aGnRH é sugestivo de puberdade precoce central (algumas diretrizes usam o valor > 5 UI/L para ambos os estímulos); enquanto na telarca precoce o maior pico é do FSH.
- IGF-1: geralmente está entre níveis pré-púberes e púberes.
- Inibina B: é uma glicoproteína secretada por estímulo do FSH. É considerada um marcador do crescimento folicular. Seus níveis séricos estão aumentados em crianças com telarca precoce.
- US de mamas: cistos ou tumores mamários.
- US pélvica: tumores ou cistos feminizantes. Na telarca precoce isolada pode mostrar alguns cistos foliculares, na ausência de outros sinais de estimulação estrogênica.
- Tomografia (TC) de adrenais: tumores adrenocorticais feminizantes.
- Ressonância magnética (RM) de hipófise-hipotálamo: puberdade precoce central.
- Radiografia de ossos longos, cintilografia óssea: síndrome de McCune-Albright.
- Citologia vaginal: na telarca precoce a citologia vaginal é caracterizada pelo predomínio de células basais ao contrário da vagina estrogenizada onde existe predomínio das células superficiais.

ABORDAGEM TERAPÊUTICA

A telarca precoce idiopática é uma condição benigna que não requer tratamento. Recomenda-se tranquilizar os pais e manter o acompanhamento para um possível diagnóstico diferencial com puberdade precoce caso haja progressão puberal. As orientações para a família são descritas a seguir.

- Nos casos típicos, em que os genitores forem confiáveis, é possível tranquilizar os pais, informando-os que provavelmente se trata de uma variação normal do desenvolvimento puberal, que não progredirá nem afetará o desenvolvimento puberal normal.
- Informar aos pais que a telarca precoce não implica que a criança terá mamas volumosas quando adulta.
- Orientá-los a não apertar, massagear, espremer (retirar o "leite das bruxas") ou "quebrar" as mamas da paciente.
- Evitar usar roupas que chamem a atenção para o aumento mamário, p. ex., *tops*, bustiês.
- Dizer às pessoas que perguntarem sobre o volume aumentado das mamas que se trata de "gordura" localizada e que a criança já foi avaliada por um endocrinologista pediátrico.
- Marcar consulta de retorno em 4 meses, ou antes, se surgir qualquer outro sinal de desenvolvimento puberal.
- Os pais devem estar cientes que embora, muito provavelmente, se trate de uma variação do normal, a telarca precoce também pode ser a primeira manifestação de uma puberdade precoce. Portanto, deverão ser orientados a retornar o mais precocemente possível para consulta se houver progressão das mamas, aceleração do crescimento ou surgimento de outros sinais puberais.

REFERÊNCIAS SELECIONADAS

1. Almasi N, Zengin HY, Koç N, et al. Leptin, ghrelin, nesfatin-1, and orexin-A plasma levels in girls with premature thelarche. J Endocrinol Invest. 2022;45(11):2097-103.
2. Dalmartello M, Chiaffarino F, Esposito G, Cipriani S, Ricci E, La Vecchia C, et al. A systematic review on maternal and perinatal factors influencing breast development. Early Hum Dev. 2023; 183:105816.
3. de Souza KBF, Veiga MSP, Martins GRF, et al. Assessment of gonadotropin concentrations stimulated by gonadotropin-releasing hormone analog by electrochemiluminescence in girls with precocious puberty and premature thelarche. Horm Res Paediatr. 2021;94(11-12):433-40.
4. Hawkins J, et al. The relationship between lavender and tea tree essential oils and pediatric endocrine disorders: a systematic review of the literature. Complement Ther Med. 2020;49:102288.
5. Herter LD, Golendziner E, et al. Ovarian and uterine sonography in healthy girls between 1 and 13 years old: correlation of findings with age and pubertal status. AJR.2002;178:1531-6.
6. Kaplowitz PB. For premature thelarche and premature adrenarche, the case for waiting before testing. Horm Res Paediatr. 2020;93(9-10):573-576.
7. Kaplowitz PB, Lee PA. Females with breast development before three years of age. Endocrinol Metab Clin N Am. 2024;52:195-201.
8. Leung AKC, Lam JM, Hon KL. Premature thelarche: an updated review. Curr Pediatr Rev. 2024;20(4):500-9.
9. Muratoğlu Şahin N, Bayramoğlu E, Nursun Özcan H, et al. Antimüllerian hormone levels of infants with premature thelarche. J Clin Res Pediatr Endocrinol. 2019;11(3):287-92.
10. Nguyen NN, et al. Diagnostic accuracy of female pelvic ultrasonography in differentiating precocious puberty from premature thelarche: a systematic review and meta-analysis. Front Endocrinol (Lausanne). 2021;12:735875.
11. Olgun EG, Cetin SK, Siklar Z, et al. Investigation of early puberty prevalence and time of addition thelarche to pubarche in girls with premature pubarche: two-year follow-up results. Clin Pediatr Endocrinol. 2022;31(1):25-32.
12. Österbrand M, Fors H, Norjavaara E. Prevalence of premature thelarche at 18 months of age: a population- and hospital-based study of prevalence and incidence in girls born at Northern Älvsborg County Hospital in Sweden. Horm Res Paediatr. 2019;91(3):203-9.
13. Ramsey JT, Li Y, Arao Y, et al. Lavender products associated with premature thelarche and prepubertal gynecomastia: case reports and endocrine-disrupting chemical activities. J Clin Endocrinol Metab. 2019;104(11):5393-405.
14. Seymen Karabulut G, Atar M, et al. Girls with premature thelarche younger than 3 years of age may have stimulated luteinizing hormone greater than 10 IU/L. J Clin Res Pediatr Endocrinol. 2020; 12(4):377-82.
15. Vuralli D, Ciftci N, Demirbilek H. Serum kisspeptin, neurokinin B and inhibin B levels can be used as alternative parameters to distinguish idiopathic CPP from premature thelarche in the early stages of puberty. Clin Endocrinol (Oxf). 2023.
16. Xu Y, Li Y, et al. Different analysis of nutrient intake, insulin resistance and lipid profiles between healthy and premature thelarche Chinese girls. Ital J Pediatr. 2019;45(1):166.
17. Wilkins L. The diagnosis and treatment of endocrine disorders of childhood and adolescence. 2.ed. Springfield, IL: Charles C. Thomas; 1957.

7

Adrenarca precoce

INTRODUÇÃO

O termo adrenarca foi criado e descrito, em 1942, por Fuller Albright (1900-1969), no artigo "*A syndrome characterized by primary ovarian insufficiency and decreased stature: a report of 11 cases with digression on hormonal control of axillary and pubic hair*", publicado na revista *The American Journal of the Medical Science*, mostrando a associação do surgimento dos pelos axilares e pubianos com a elevação dos andrógenos adrenais. Dez anos depois, em 1952, Samuel Silverman, Claude Migeon, Eugenia Rosemberg e Lawson Wilkins cunharam o termo pubarca precoce ao publicarem na revista *Pediatrics* o artigo "*Precocious growth of sexual hair without other secondary sexual development; premature pubarche, a constitutional variation of adolescence*".

Embora considerada uma variação benigna do desenvolvimento puberal, a adrenarca precoce isolada pode eventualmente evoluir para dislipidemia, hiperinsulinemia, diabetes melito tipo 2 (DM2), hipertensão arterial, síndrome metabólica e síndrome dos ovários policísticos (SOP) na adolescência e vida adulta.

FISIOLOGIA DA ADRENARCA

A glândula adrenal se origina do primórdio adrenogenital. Entre a 7ª e a 8ª semanas de gestação, o córtex adrenal é organizado em duas zonas: uma zona interna (zona fetal) e uma zona externa (zona definitiva). A partir da 12ª semana gestacional, surge uma terceira zona (zona transicional), localizada entre a zona fetal e a definitiva. Na vida intrauterina, a zona fetal produz precursores androgênicos necessários para a síntese do estriol durante a gestação. Após o nascimento, ocorre involução e apoptose da zona fetal e a zona definitiva se diferencia para formar o córtex adrenal pós-natal constituído por 3 zonas histologicamente distintas: a mais externa, próxima a cápsula, chamada de glomerulosa (15% do córtex), responsável pela secreção dos mineralocorticoides; a zona intermediária ou fasciculada (75% do córtex), que produz glicocorticoides; e a parte mais interna, ou zona reticular (10% do córtex), responsável pela produção dos andrógenos adrenais.

Os principais andrógenos adrenais são os esteroides C19: deidroepiandrosterona (DHEA), sulfato de deidroepiandrosterona (S-DHEA) e androstenediona (Figura 1). O S-DHEA, metabólito sulfatado e inativo da DHEA, é o marcador mais importante da atividade androgênica da adrenal, sendo o esteroide circulante em maior quantidade, com meia-vida longa e pouca variação diurna. Embora seja considerado inerte, ele pode ser convertido em DHEA que pode ser convertido em andrógenos mais potentes como testosterona e di-hidrotestosterona. Os níveis séricos de DHEA e S-DHEA variam a depender da idade. Ao nascimento, eles estão elevados pelo fato de a zona fetal secretar grande quantidade desses andrógenos. Com a involução da zona fetal no primeiro ano de vida, os níveis séricos de DHEA e S-DHEA diminuem para valores pré-púberes, só voltando a se elevar com o início da adrenarca. Os níveis desses andrógenos continuam a se elevar durante a adolescência e na vida adulta até diminuírem na velhice (adrenopausa).

As manifestações clínicas da adrenarca são precedidas pela adrenarca bioquímica a qual tem início a partir da idade de 6 a 8 anos. O aumento do nível sérico dos andrógenos adrenais antecede, em dois anos, a ativação do eixo hipotalâmico-hipofisário-gonadal.

Portanto, a adrenarca é um fenômeno independente da gonadarca.

O mecanismo que leva a ativação da adrenarca precoce permanece desconhecido. Não se sabe se ela decorre de uma produção aumentada de DHEA devido a maturação precoce da zona reticular, ou se é um sinal precoce de uma disfunção da esteroidogênese. Estudos em gêmeos mostram um padrão de herança de aproximadamente 60%. Especula-se que ocorra diminuição da atividade da enzima 3-beta-hidroxiesteroidedesidrogenase na via clássica da esteroidogênese com elevação das 17-OH-pregnenolona, DHEA e S-DHEA e aumento da atividade da enzima 17,20-liase/17,20-desmolase levando a um aumento na síntese dos andrógenos adrenais. O ACTH não participa diretamente desse processo, embora possa ter um papel facilitador visto que pacientes com deficiência familiar de glicocorticoides causada por variante patogênica inativadora ou perda de função do *MC2R* (*melanocortin 2 receptor*), receptor do ACTH, apresentam diminuição da secreção de andrógenos adrenais.

Além da via clássica da esteroidogênese, existem duas vias adicionais para síntese de andrógenos: a via da porta dos fundos (*backdoor pathway*) e a via dos 11-oxoandrógenos. Na via da porta dos fundos, a 17-OH-progesterona pode ser convertida em di-hidrotestosterona (DHT) sem conversão prévia em testosterona (Figura 1). Isso é relevante em pacientes com deficiências de 21-hidroxilase e P450-oxidorredutase. Na via dos 11-oxoandrógenos, o produto é o 11-cetodi-hidrotestosterona (11KDHT). Nos tecidos periféricos, o 11KT pode ser convertido em 11KDHT pela enzima 5-alfa-redutase tipo 2. Esses hormônios mostram atividade agonista significativa para o receptor de andrógeno.

A proximidade temporal do aumento da secreção de DHEA e S-DHEA e da maturidade do córtex cerebral sugere a hipótese de que esses hormônios atuem no desenvolvimento do cérebro, permitindo que o cérebro pré-adolescente na adrenarca se adapte aos desafios sociais que se aproximam com o início da idade adulta.

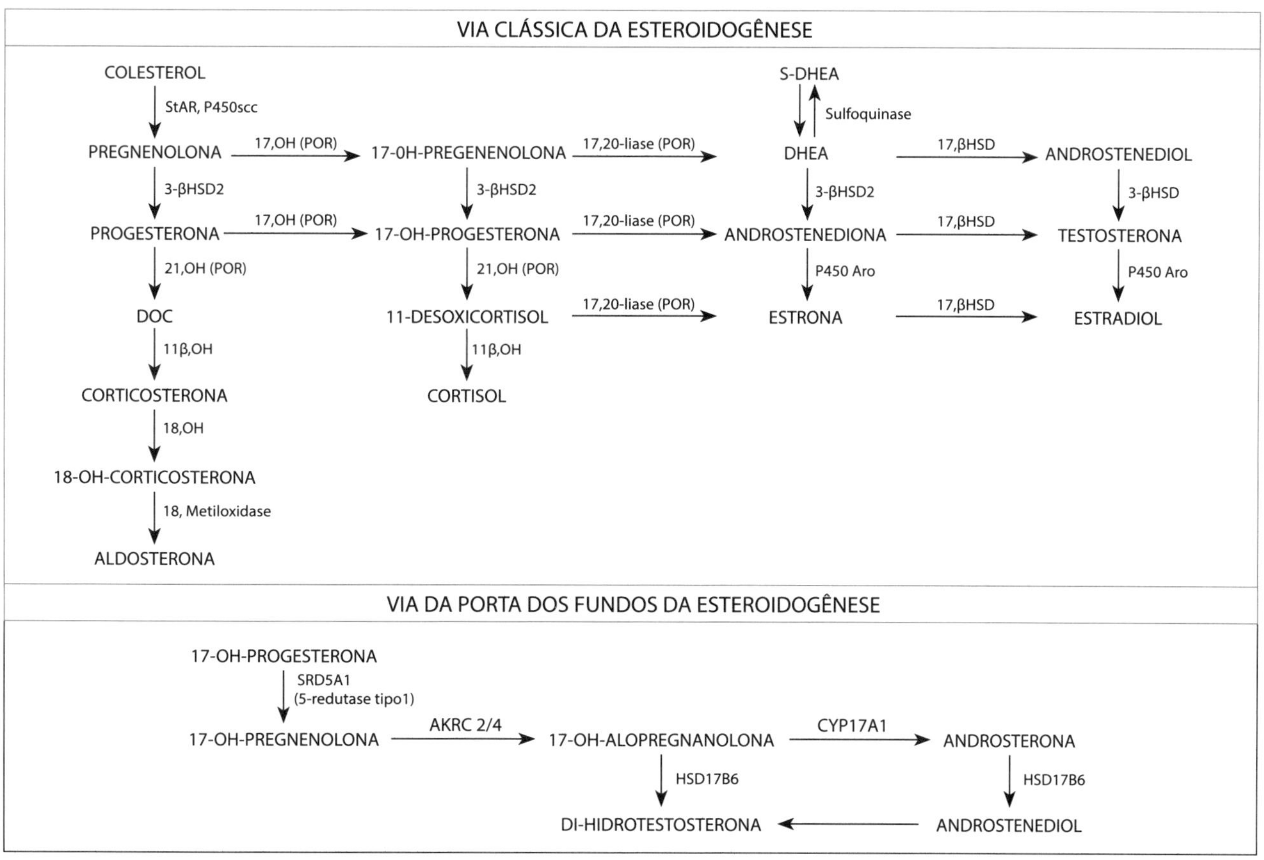

FIGURA 1 Síntese dos andrógenos adrenais.

FISIOLOGIA DO SUOR E ODOR AXILAR

O suor é constituído por água (99%), cloreto de sódio, ureia, potássio, amônia, ácido lático, proteínas, sais de ferro, gorduras, proteínas, hormônios (androstenol, androstenona) e alcaloides derivados de alguns alimentos. Ele é produzido nas glândulas écrinas da pele; e nas glândulas apócrinas localizadas nas axilas, couro cabeludo, cílios, região genital e virilhas. O suor é virtualmente sem odor para os humanos.

O odor axilar resulta da degradação bacteriana de proteínas e gorduras do suor produzido pelas glândulas apócrinas. Ou seja, o suor ao ser metabolizado por bactérias, produz substâncias com odor desagradável. Por exemplo: ácido butírico, do latim *butirum* (manteiga; manteiga rançosa); e ácido caproico, do latim *caper* (cabra) que gera o odor denominado "cheiro de bode". Outras substâncias presentes no suor como o ácido isovalérico e a androsterona também contribuem para o mau odor. As principais bactérias envolvidas nesse processo e que vivem nos ductos das glândulas sebáceas de adolescentes e adultos são: *Staphylococcus epidermidis* (produzindo o ácido isovalérico) e a *Propionobacterias* (produzindo o ácido propiônico). O odor axilar surge tipicamente nas meninas > 8 anos e meninos > 9 anos, quando ocorre a ativação das glândulas sudoríparas apócrinas. O odor corporal nos homens tende a ser mais acentuado do que nas mulheres, devido a maior atividade das glândulas apócrinas masculinas. Crianças pré-púberes podem apresentar odor axilar se suas axilas forem colonizadas por bactérias.

DEFINIÇÕES

- Adrenarca: é o estágio do desenvolvimento puberal no qual a zona reticular é ativada levando a secreção de andrógenos adrenais e as manifestações clínicas deles resultantes: pubarca (pelos pubianos), axilarca, odor axilar, acne, seborreia e pelos perianais.
- Adrenarca precoce (prematura): em vários países, esse termo é usado para descrever a elevação precoce dos andrógenos adrenais (p. ex., DHEA, S-DHEA, androstenediona), em meninas < 8 anos e meninos < 9 anos, associado às manifestações clínicas (pelos pubianos, pelos axilares, odor axilar, acne e seborreia). Por essa definição, a adrenarca precoce consiste na elevação dos andrógenos adrenais e suas manifestações clínicas.
- Pubarca precoce (prematura): nos Estados Unidos, pubarca precoce refere-se apenas as manifestações clínicas da adrenarca precoce (pelos axilares, pelos pubianos, acne, seborreia e odor axilar); enquanto adrenarca precoce refere-se ao aumento da secreção de andrógenos adrenais C-19.
- Adrenarca precoce exagerada: termo usado para descrever a adrenarca precoce associada a uma maior elevação dos andrógenos adrenais, avanço da idade óssea, tendência a antecipação puberal e sinais de resistência insulínica. A altura final geralmente fica de acordo com a altura-alvo. Alguns pacientes podem evoluir para complicações como síndrome metabólica, DM2, SOP e dislipidemia. É mais frequente em pacientes com baixo peso ao nascimento seguido de rápido ganho pôndero-estatural pós-natal.
- Pelo genital benigno da infância: refere-se ao surgimento de pelo genital isolado de localização atípica em lactentes (bolsa escrotal em meninos e monte de Vênus em meninas). O crescimento dos pelos é lento nos primeiros meses, estacionário nos seguintes e evoluindo para a regressão ao final de alguns meses.

FISIOPATOLOGIA

Embora considerada uma variação normal do desenvolvimento sexual, a adrenarca precoce pode representar uma desregulação da esteroidogênese adrenal. A fisiopatologia da adrenarca precoce também pode ser explicada pela hipótese de Barker (origem fetal de doenças humanas), a qual diz que o retardo do crescimento intrauterino causa alterações hormonais que podem levar ao desenvolvimento, na vida adulta, de hiperinsulinismo, obesidade, DM2 e doenças cardiovasculares precoces. Seguindo o raciocínio dessa hipótese, pode-se especular que a fisiopatologia da adrenarca precoce envolva a seguinte sequência de eventos:

- Pequeno para a idade gestacional (PIG), ou prematuro → estresse → alterações hormonais intraútero → reprogramação de vias metabólicas e hormonais → ganho ponderal rápido e excessivo nos primeiros anos de vida → obesidade visceral → hiperinsulinismo → elevação da DHEA, S-DHEA, androstenediona → adrenarca precoce.

Em relação as complicações observadas na adrenarca precoce exagerada, o hiperinsulinismo desempenharia papel importante:

- Hiperinsulinismo → hiperleptinemia → antecipação puberal.
- Hiperinsulinismo → diminuição do IGFBP-1 → aumento do IGF-1 → aumento da velocidade de crescimento.
- Hiperinsulinismo → estímulo da síntese de andrógenos pelas células teca dos ovários + diminuição da produção de SHBG → SOP.

MANIFESTAÇÕES CLÍNICAS

A adrenarca precoce é mais frequente em meninas, indivíduos negros e pacientes com lesão do sistema nervoso central (SNC). Ela surge tipicamente entre os 6 e os 7 anos de idade, associada à elevação modesta (Tanner II) dos andrógenos adrenais (DHEA, S-DHEA, androstenediona). Quando ocorre em crianças < 5 a 6 anos, deve-se excluir causas patológicas.

As manifestações clínicas resultam da elevação dos andrógenos adrenais ou da maior sensibilidade das unidades pilossebáceas. A pubarca é a apresentação clínica mais frequente, seguida de odor axilar, axilarca, oleosidade facial e acne. O odor axilar pode ser concomitante ou preceder em 6 a 12 meses a pubarca. A ocorrência de pelos perianais é uma manifestação incomum. Em meninas, os pelos pubianos surgem ao redor dos grandes lábios; e nos meninos, os pelos pubianos surgem na base do pênis. A velocidade de crescimento pode estar acelerada como resultado do aumento do IGF-1. A altura e peso tendem a ser maiores do que a média para idade e sexo. Algumas crianças podem apresentar alterações do humor ou do comportamento. Na adrenarca precoce exagerada pode ocorrer obesidade e acantose *nigricans* especialmente nas meninas que nasceram PIG.

Na adrenarca precoce isolada, as manifestações de gonadarca (aumento de volume testicular em meninos, aumento de mamas em meninas) e virilização devem estar ausentes para que esse diagnóstico seja estabelecido. Ou seja, sinais de gonadarca ou virilização excluem o diagnóstico de adrenarca precoce isolada.

A idade óssea é avançada em 25 a 30% dos pacientes, principalmente naqueles mais altos e com maior peso. Embora a previsão de altura final seja quase sempre dentro da altura-alvo, alguns pacientes podem apresentar diminuição da previsão de altura final. O avanço da idade óssea tem etiologia multifatorial: aumento da insulina, IGF-1, DHEA e leptina e conversão de andrógenos para estradiol como resultado da elevação dos precursores androgênicos e da obesidade.

O Quadro 1 resume o diagnóstico diferencial entre adrenarca precoce isolada e adrenarca precoce exagerada.

DIAGNÓSTICO DIFERENCIAL

Em 80 a 90% dos casos a adrenarca precoce isolada é idiopática. Seus principais diagnósticos diferenciais são descritos a seguir e no Quadro 2.

Pelo genital benigno da infância

Essa condição caracteriza-se pelo surgimento, em lactentes, de pelos genitais de localização atípica (bolsa escrotal em meninos e monte de Vênus em meninas). O crescimento dos pelos é lento nos primeiros meses, estacionário nos seguintes, com evolução para regressão ao final de alguns meses. Essa condição parece resultar da elevação transitória de andrógenos adrenais nos primeiros meses de vida causada pela minipuberdade, ou aumento da sensibilidade dos folículos pilosos aos andrógenos.

Hiperplasia adrenal congênita não clássica, por deficiência da 21-hidroxilase

Causada por variante patogênica inativadora ou perda de função do *CYP21A2* (*cytochrome P450 family 21 subfamily A member 2*). A deficiência da enzima 21-hidroxilase bloqueia a conversão da 17-OH-progesterona em 11-deoxicortisol com redução da síntese de cortisol, aumento da secreção do ACTH e da secreção de andrógenos adrenais. Não existe atipia genital. As manifestações clínicas têm início, em geral após os 4 anos de idade, sendo caracterizadas por adrenarca precoce. A suspeita diagnóstica é motivada pelos achados

QUADRO 1 Diagnóstico diferencial entre adrenarca precoce isolada e adrenarca precoce exagerada

Parâmetros	Adrenarca precoce isolada	Adrenarca precoce exagerada
Início	< 8 anos em meninas < 9 anos em meninos	< 8 anos em meninas
Baixo peso ao nascimento	Não	Frequente
Pubarca, axilarca, acne, seborreia e/ou odor axilar	Sim	Sim
Velocidade de crescimento	Limite superior	Acelerada
Sobrepeso ou obesidade	Não	Frequente
Elevação do DHEA e S-DHEA	Níveis de 6-10 anos ou púberes	Níveis púberes ou de adultos
Hiperinsulinemia	Não	Sim
Hiperleptinemia	Não	Frequente
Dislipidemia (↑ colesterol, ↑ LDL)	Não	Frequente
Diminuição da SHBG	Não	Frequente
Elevação do IGF-1	Sim	Frequente
Aumento de marcadores pró-inflamatórios (PAI-1, PCR, IL-6)	Não	Frequente
Idade óssea	IO = IC	IO > IC
Início da puberdade	Normal	Mais cedo
Altura final	Adequada	Adequada ou diminuída (se antecedente de baixo peso ao nascimento)
Síndrome do ovário policístico	Infrequente	Frequente
Síndrome metabólica	Infrequente	Pode ocorrer
Aumento do risco de aterogênese	Não	Frequente

IC: idade cronológica; IL-6: interleucina 6; IO: idade óssea; PAI-1: inibidor do ativador do plasminogênio 1; PCR: proteína C-reativa; SHBG: globulina de ligação dos hormônios sexuais.

clínicos, associada a níveis séricos basais de 17-OH-progesterona > 200 ng/dL, androstenediona > 95 ng/dL ou testosterona > 15 ng/dL. O diagnóstico é confirmado pelo teste de estímulo com ACTH mostrando 17-OH-progesterona > 1.500 ng/dL, 60 minutos após o estímulo.

QUADRO 2 Diagnósticos diferenciais da adrenarca precoce

- Pelo genital benigno da infância
- Hiperplasia adrenal congênita: deficiência da 21-hidroxilase (*CYP21A2*) e 11-beta-hidroxilase (*CYP11B1*)
- Exposição hormonal exógena a andrógenos (p. ex., cremes ou géis tópicos de testosterona usados pelos cuidadores)
- Tumores virilizantes adrenocorticais, ovarianos ou testiculares
- Tumores produtores de hCG
- Síndrome de Cushing
- Puberdade precoce central
- Testotoxicose
- Resistência aos glicocorticoides
- Deficiência aparente da cortisona redutase
- Deficiência da DHEA sulfotransferase
- Polimorfismo do gene da aromatase
- Polimorfismos do gene do receptor androgênico
- Síndrome de Patterson

Hiperplasia adrenal congênita não clássica, por deficiência da 11-beta-hidroxilase

Causada por variante patogênica inativadora ou perda de função do *CYP11B1* (*cytochrome P450 family 11 subfamily B member 1*). A deficiência da enzima 11-beta-hidroxilase caracteriza-se por elevação da desoxicorticosterona, 11-desoxicortisol e andrógenos adrenais, podendo cursar com adrenarca precoce, hipertensão arterial, hipernatremia e hipopotassemia.

Síndrome de Cushing

Nas crianças < 7 anos predominam os distúrbios primários das adrenais e nas > 7 anos, a doença de Cushing (adenoma pituitário produtor de ACTH). As manifestações clínicas mais frequentes são: obesidade centrípeta, baixa estatura, face em "lua cheia", pletora facial, giba dorsal, estrias violáceas, hirsutismo e fraqueza muscular proximal.

Tumores adrenocorticais virilizantes

O tumor virilizante do córtex adrenal é raro (0,3 caso/1.000.000 indivíduos abaixo de 15 anos). Entretanto, sua incidência no Sul e Sudeste do Brasil é cerca de 10 a 15 vezes maior. É mais frequente no sexo feminino (2,6:1) Pode ser associado a hemi-hipertrofia corporal, síndrome de Beckwith-Wiedemann e síndrome de Li-Fraumeni. A média de idade ao diagnóstico é de 4,2 anos. Apresenta-se sob forma funcionante em aproximadamente 94% dos casos (51%: virilização isolada,

42%: virilização + hipercortisolismo). As adrenais (esquerda e direita) são igualmente afetadas. Existe elevação acentuada dos níveis de DHEA e S-DHEA, testosterona, androstenediona e 17-OH-progesterona. Clinicamente o paciente apresenta sinais de virilização.

Tumores testiculares virilizantes

Os tumores virilizantes das células de Leydig são raros. Em 20% dos casos, podem ocorrer em crianças entre 5 e 10 anos. Variantes patogênicas ativadoras ou ganho de função do receptor do LH têm sido descritas em alguns casos. A maioria é dos tumores são benignos, embora 10% possam ter um comportamento maligno. Manifestam-se por aumento unilateral (90%) e nodular de um dos testículos, com níveis séricos elevados de testosterona e níveis baixos de gonadotrofinas. Ultrassonografia (US) de bolsa escrotal confirma a suspeita clínica.

Tumores ovarianos virilizantes

Tumores ovarianos das células teca e tumores das células de Leydig (< 0,1% dos tumores ovarianos) são neoplasias ovarianas raras, identificadas por estudos de imagem, que secretam quantidade excessiva de testosterona com supressão das gonadotrofinas e sinais clínicos de virilização (p. ex., hirsutismo, clitoromegalia).

Tumores secretores de hCG

Tumores de células germinativas secretores de gonadotrofina coriônica humana (hCG) podem causar ativação dos receptores de LH nos testículos causando elevação da testosterona e virilização em meninos, devido a homologia entre o hCG e o LH. Meninas não desenvolvem sintomas puberais porque elas precisam da secreção combinada de LH e FSH para produzir estrógenos. Os tumores associados a produção de hCG são: hepatoblastoma, hepatomas, coriocarcinomas e tumores de células germinativas localizados no mediastino ou no cérebro.

Puberdade precoce familiar limitada ao sexo masculino

A puberdade precoce familiar limitada ao sexo masculino (testostoxicose) é causada por variante patogênica ativadora ou ganho de função do *LHCGR* (*luteinizing hormone/choriogonadotropin receptor*), receptor do LH, fazendo com que as células de Leydig secretem testosterona independente do estímulo gonadotrófico. Se manifesta em meninos, entre 1 e 4 anos de idade, com sinais de virilização, aumento bilateral e discreto dos testículos, aceleração do crescimento e avanço da idade óssea. Laboratorialmente, apresentam elevação da testosterona com LH em níveis pré-púberes.

Deficiência aparente da cortisona redutase

A deficiência aparente da cortisona redutase (ACRD: *apparent cortisone reductase deficiency*) é causada por variante patogênica inativadora ou perda de função do *HSD11B1* (*hydroxysteroid 11-beta dehydrogenase 1*), que codifica a enzima 11-beta-hidroxiesteroide desidrogenase tipo 1 (11-beta-HSD1). Essa enzima atua na conversão de cortisol para seu composto metabolicamente inativo a cortisona (atividade da desidrogenase) e da cortisona para cortisol (atividade da oxorredutase). A atividade enzimática é, portanto, bidirecional. Entretanto, como a atividade oxorredutase que converte cortisona em cortisol é a que predomina, essa deficiência de conversão de cortisona para cortisol aumenta o *clearance* do cortisol diminuindo seu *feedback* negativo sobre o eixo hipotalâmico-hipofisário-adrenal, aumentando a secreção de ACTH causando a uma maior produção de andrógenos adrenais e adrenarca precoce.

Deficiência da DHEA sulfotransferase

Causada por variante patogênica, inativadora ou perda de função do *PAPSS2* (*3'-phosphoadenosine 5'-phosphosulphate synthase*), levando a deficiência da PAPS sintase tipo 2, um cofator para a enzima DHEA sulfotransferase (DHEAT2A1) que metaboliza a DHEA para S-DHEA (seu metabólito inativo). A variante patogênica do *PAPSS2* diminui a atividade da enzima DHEA sulfotransferase levando ao aumento da concentração sérica do DHEA, que causa adrenarca precoce, e diminuição do S-DHEA (seu metabólito inativo). Pacientes com variante patogênica do *PAPSS2* podem ter displasia óssea espondilometafisária.

Resistência aos glicocorticoides

A resistência aos glicocorticoides, ou síndrome de Chrousos, é causada por variante patogênica inativadora ou perda de função do *NR3C1* (*nuclear receptor subfamily 3 group C member 1*), que codifica o receptor do cortisol. Clinicamente, o paciente pode ser assintomático, apresentar sinais de insuficiência adrenal primária, hiperandrogenismo causando puberdade precoce periférica isossexual nos meninos e hirsutismo e irregularidade menstrual nas meninas, hipertensão arterial e alta estatura pelos efeitos do ACTH estimulando a secreção de andrógenos. Laboratorialmente, ocorrem hipercortisolismo incompatível com as manifestações clínicas de hipofunção adrenal, hiperandrogenismo e alcalose metabólica hipopotassêmica. A altura final não é excessiva.

Polimorfismos do gene da aromatase

Polimorfismos do *CYP19A1* (*cytochrome P450 family 19 subfamily A member 1*) podem diminuir a conversão de andrógenos em estrógenos.

Polimorfismos do gene do receptor de andrógenos

Polimorfismos do *AR* (*androgen receptor*), receptor de andrógenos, podem diminuir o comprimento das sequencias "*GAC*" aumentando sua atividade androgênica e causando adrenarca.

Síndrome de Patterson

A síndrome de Patterson, ou pseudoleprechaunismo, é causada por variante patogênica inativadora ou perda de função do *INSR* (*insulin receptor*). Caracteriza-se por: hiperpigmentação bronzeada da pele, cútis laxa de mãos e pés, hirsutismo, adrenarca precoce, diabetes melito, hiperadrenocorticismo, mãos, pés, nariz e orelhas grandes e displasia esquelética. As manifestações têm início pré-natal ou neonatal.

COMORBIDADES

A adrenarca precoce nem sempre é uma condição benigna, podendo evoluir, principalmente nos casos de adrenarca precoce exagerada, para comorbidades como: síndrome metabólica, SOP, dislipidemia, resistência insulínica e obesidade.

Síndrome metabólica

Meninas com adrenarca precoce podem desenvolver síndrome metabólica (SM) na adolescência e vida adulta. Os critérios diagnósticos da International Diabetes Federation (IDF) para SM são: obesidade visceral (perímetro abdominal > P90 para idade e sexo), associada a mais dois dos seguintes fatores: (i) HDL < 40 mg/dL; (ii) triglicérides ≥ 150 mg/dL; (iii) glicemia em jejum ≥ 100 mg/dL ou DM2; e (iv) pressão arterial sistólica ≥ 130 ou pressão arterial diastólica ≥ 85 mmHg,

Síndrome dos ovários policísticos

Meninas com adrenarca precoce podem desenvolver SOP. O consenso diagnóstico mais recente é o do International Evidence-based Guideline for the Assessment and Management of Polycystic Ovary Syndrome (Teede et al., 2023). Por esse consenso, a SOP em adolescentes é diagnosticada pela presença dos dois seguintes critérios: (i) hiperandrogenismo clínico (hirsutismo, alopecia androgenética) e/ou laboratorial (aumento da testosterona total, testosterona biodisponível, ou índice de andrógenos livres), e (ii) disfunção ovariana com ciclos menstruais irregulares ou anovulação, 3 anos após a menarca. A US pélvica para avaliar morfologia ovariana é indicada 8 anos após a menarca e não faz parte dos critérios diagnósticos de SOP em adolescentes.

Dislipidemia

A dislipidemia é diagnosticada pela dosagem do perfil lipídico em jejum, utilizando os valores de referência descritos no capítulo sobre Dislipidemia.

ABORDAGEM DIAGNÓSTICA

Adrenarca precoce é um diagnóstico de exclusão. Portanto, sua abordagem diagnóstica deve investigar e excluir causas patológicas como: hiperplasia adrenal congênita, tumores virilizantes da adrenal ou gônadas, exposição exógena a andrógenos, puberdade precoce e síndrome de Cushing.

História clínica

- História gestacional e neonatal (p. ex., PIG é um fator de risco para adrenarca precoce).
- Idade de início, cronologia e progressão dos sinais de adrenarca.
- Outros sinais de puberdade (se presentes, sugerem puberdade precoce).
- Sinais de virilização (p. ex., hirsutismo, acne, aumento de massa muscular, voz grave).
- Sinais de hipercortisolismo (p. ex., obesidade centrípeta, giba dorsal).
- Tumorações abdominais, pélvicas ou testiculares (p. ex., tumores virilizantes).
- Exposição exógena a andrógenos (p. ex., cuidadores que usam creme/gel de testosterona na pele podendo contaminar as crianças por transferência pele a pele).
- Cuidadores fisiculturistas, halterofilistas ou com aspecto de excessivamente musculosos: pensar em exposição exógena a testosterona por contato cutâneo.
- Dados prévios de peso e altura para construir gráfico de crescimento.
- Desenvolvimento puberal dos pais (p. ex., idade da menarca da genitora).
- História familiar de adrenarca precoce, puberdade precoce, SOP e DM2.
- Avaliação diagnóstica prévia com resultados de todos os exames já realizados.

Exame físico

- Sinais vitais (p. ex., pressão arterial elevada na síndrome de Cushing, tumores adrenocorticais e algumas formas de hiperplasia adrenal).
- Altura, peso e índice de massa corporal – IMC (meninas com obesidade e adrenarca precoce tem maior risco de desenvolverem SOP, principalmente se nascidas PIG).
- Cálculo da velocidade de crescimento (acelerada nos estados de hiperandrogenismo).
- Estadiamento puberal (critérios de Tanner).
- Sinais clínicos de adrenarca (pubarca, axilarca, acne, seborreia, odor axilar, pelos perianais). A pubarca em meninas surge nos grandes lábios e em meninos no púbis.
- Sinais de virilização (p. ex., hirsutismo, recessão temporal do cabelo, voz grave, aumento de massa muscular, clitoromegalia, aumento do pênis).
- Sinais de hipercortisolismo (p. ex., obesidade centrípeta, giba dorsal).
- Massas abdominais ou pélvicas (p. ex., tumores virilizantes adrenocorticais ou ovários).
- Exame dos testículos para investigar puberdade precoce central (ambos aumentados) ou periférica (ambos diminuídos) e tumores (um testículo maior do que o outro). Investigar a presença de pelos escrotais isolados em lactentes
- Acantose *nigricans* e adiposidade central sugestivas de adrenarca precoce exagerada.

Exames complementares

Os exames complementares geralmente são desnecessários quando o quadro clínico for sugestivo de adrenarca precoce isolada. Entretanto, uma investigação complementar pode ser indicada em situações atípicas (p. ex., adrenarca precoce exagerada).

Exames iniciais

- DHEA, S-DHEA, androstenediona, 17-OH-progesterona e testosterona total (coletando as amostras antes das 9 horas): o S-DHEA é o melhor marcador para investigar adrenarca. O resultado mostra S-DHEA aumentado para a idade cronológica, mas adequado para o estágio puberal de pelos pubianos Tanner II. Na adrenarca precoce, o S-DHEA varia de 30 a 150 mcg/dL; e na adrenarca precoce exagerada, de 130 a 185 mcg/dL. A concentração de testosterona e androstenediona é apropriada para o estágio de desenvolvimento puberal de Tanner. A testosterona geralmente é < 20 ng/dL. A 17-OH-

-progesterona matinal ≥ 200 ng/dL é sugestiva de hiperplasia adrenal congênita forma não clássica. Na adrenarca precoce, a concentração da 17-OH-progesterona situa-se entre 115 e 200 ng/dL. Elevação dos andrógenos adrenais acima dos valores esperados indica a necessidade de investigar uma doença subjacente: hiperplasia adrenal congênita forma não clássica, se houver elevação da 17-OHP; e tumor virilizante do córtex adrenal, se houver elevação do DHEA ou S-DHEA. O ensaio laboratorial recomendado para a dosagem dos hormônios esteroides é a cromatografia liquida com espectrometria de massa em tandem (LC-MS/MS), o qual ainda não é amplamente disponível.

- Idade óssea: embora um avanço leve a moderado possa ocorrer na adrenarca precoce, um avanço acentuado (≥ 2DP ou ≥ 2 anos em relação a idade cronológica) faz pensar em adrenarca precoce exagerada ou um diagnóstico diferencial (p. ex., doença virilizante). A obesidade, quando associada a adrenarca precoce, também contribui para o avanço da idade óssea devido a ação da insulina, leptina e IGF-1. A idade óssea com avanço < 2 DP habitualmente não diminui a previsão de altura final.
- US pélvica (em meninas): investigar tumores.

Exames indicados para suspeitas clínicas específicas

- 17-hidroxipregnenolona, 11-desoxicortisol e progesterona: formas incomuns de HAC.
- LH, FSH, testosterona ou estradiol: a dosagem basal do LH pode sugerir puberdade precoce central se LH basal > 0,3 UI/L (ICMA) ou > 0,6 UI/L (IFMA). Valores de testosterona, em meninos, superiores a 50 ng/dL são considerados puberais.
- hCG: puberdade precoce em meninos.
- Glicemia, insulina, índice HOMA-IR: excesso ponderal, resistência insulínica (p. ex., acantose *nigricans*), relato de retardo do crescimento intrauterino ou ter sido PIG.
- SHBG: pode estar diminuída na presença de hiperinsulinismo.
- Lipídeos: se houver aumento da adiposidade, ou suspeita de dislipidemia.
- Cortisol: elevado na síndrome de Cushing.
- Leptina: aumentada em alguns casos de adrenarca precoce exagerada.
- PAI-1 (inibidor do ativador do plasminogênio tipo 1): pode estar elevado nos casos de adrenarca precoce exagerada com tendência pré-trombótica.
- Proteína C-reativa (PCR): pode estar aumentada nas adrenarcas precoces exageradas.
- Teste de estímulo com ACTH (indicado quando a 17-OH-progesterona basal é superior a 200 ng/dL): dosar a 17-OH-progesterona antes das 9 horas, nos tempos basal e 60 minutos após a administração de ACTH (250 mcg, EV, para > 2 anos e 125 mcg, EV, para < 2 anos). A HAC forma não clássica por deficiência da 21-hidroxilase é diagnosticada quando valor da 17-OHP, 60 minutos após o estímulo, for > 1.500 ng/dL.
- Teste de supressão com baixas doses de dexametasona: indicado para investigar tumores adrenocorticais virilizantes e síndrome de Cushing. A dose da dexametasona varia de acordo com o peso da criança: (i) crianças > 40 kg = 0,5 mg de dexametasona, VO, a cada 6 horas (9, 15, 21 e 3 horas), por 48 horas (2 dias); e (ii) crianças < 40 kg = 30 mcg/kg/dia de dexametasona, VO, a cada 6 horas (9, 15, 21 e 3 horas), por 48 horas (2 dias). Dosar o cortisol sérico, DHEA, S-DHEA e androstenediona, basal e em 48 horas (6 horas após a última dose da dexametasona). O valor normal do cortisol após a supressão é < 1,8 mcg/dL (50 nmol/L). A resposta normal dos andrógenos é diagnosticada quando os valores pós-dexametasona são 75% menores do que os valores basais.
- Teste de estímulo com GnRH: suspeita de puberdade precoce central: dosar LH e FSH, basal, 30 minutos e 60 minutos após a administração, EV, de 100 mcg de GnRH nativo (não disponível no Brasil); ou 2 horas após administração, IM ou SC, de 3,75 mg de leuprorrelina (análogo do GnRH). Um pico de LH pós-estímulo > 5,0 UI/L com GnRH nativo e > 8,0 UI/L com aGnRH é sugestivo de puberdade precoce central.
- Tomografia computadorizada (TC) ou ressonância magnética (RM) de testículos, ovários e/ou adrenais: suspeita de tumores virilizantes.
- RM de sela turca: suspeita de puberdade precoce central.

ABORDAGEM TERAPÊUTICA

Nos casos clássicos de adrenarca precoce isolada, nenhum tratamento endócrino é indicado, a não ser orientar os pais de que essa alteração representa provavelmente uma variação normal do desenvolvimento puberal e que infrequentemente progredirá ou afetará o desenvolvimento puberal normal. Agendar consulta de retorno após 3 a 4 meses, ou antes, se houver progressão da adrenarca, aceleração do crescimento, ou se surgir qualquer outro sinal de desenvolvimento puberal, uma vez que a adrenarca precoce pode ser a primeira manifestação de puberdade precoce ou doença virilizante.

Adrenarca precoce exagerada

Pacientes com adrenarca precoce exagerada necessitam acompanhamento clínico e laboratorial periódico para detecção precoce das possíveis complicações endócrino-metabólicas (p. ex., obesidade, hipertensão, dislipidemia, distúrbios da glicemia, SOP), avaliando andrógenos adrenais, glicemia, insulina, perfil lipídico e idade óssea.

Doenças virilizantes

Adotar as medidas terapêuticas indicadas para a situação específica. Por exemplo: glicocorticoide para hiperplasia adrenal congênita; cirurgia para tumores virilizantes; e antagonista do receptor de andrógeno e inibidor da aromatase para puberdade precoce periférica familiar limitada ao sexo masculino.

Odor axilar

A prevenção e tratamento do odor axilar consiste em:

- Medidas gerais: lavar e secar as axilas, não usar roupas suadas, lavar as roupas impregnadas pelo suor, usar roupas de fibras naturais que permitam a evaporação do suor, raspar ou depilar as axilas que ao eliminar os pelos diminuem o acúmulo de suor nas axilas.
- Antissépticos: (i) leite de magnésia (o hidróxido de magnésio neutraliza os ácidos do suor evitando o mau cheiro e torna o meio básico reduzindo a proliferação de bactérias); (ii) Minancora® (o óxido de zinco + cloreto de benzalcônio + cânfora atuam como antissépticos e adstringente); (iii) Leite de rosas® (óxido de zinco + cloreto de benzalcônio atuam como antisséptico); (iv) compressas de chá-preto (o ácido tânico diminui a produção de suor da glândula sudorípara).
- Desodorantes e antiperspirantes: os antiperspirantes, produtos que bloqueiam os poros diminuindo a quantidade de suor, são aprovados pela Anvisa para > 12 anos. Para < 12 anos, escolher um desodorante não antiperspirante, produto que elimina o odor pelo efeito bactericida, em *roll-on* ou creme, hipoalergênico, sem perfume, alumínio, álcool, triclosan e desreguladores endócrinos (p. ex., parabenos).
- Antimicrobianos tópicos: esses produtos (p. ex., mupirocina) podem ser usados nas axilas, por pouco tempo (até 10 dias) quando houver suspeita de contaminação bacteriana.

Pelos pubianos e axilares

A Sociedade Brasileira de Pediatria não recomenda raspar ou depilar os pelos das crianças < 12 anos, pelos riscos associados ao procedimento: irritação da pele, queimadura, ressecamento, foliculite e pelos encravados. Nas crianças < 12 anos, caso os pelos causem constrangimento, chamem atenção ou incomodem a criança, pode-se apará-los com uma tesoura ou aparelho de barbear, evitando cortá-los muito rente a pele. Após os 12 anos, pode-se considerar outros métodos: raspar (usando uma lâmina nova a cada procedimento, raspar na mesma direção do crescimento do pelo após o banho, usando um creme para facilitar a remoção); depilação com cera ou cremes depilatórios (no primeiro uso, deve-se aplicar em uma área pequena para avaliar o surgimento de reação alérgica); e remoção dos pelos com *laser* (tem custo elevado e deve ser realizado por profissional habilitado).

TRANSIÇÃO DOS CUIDADOS PARA A ENDOCRINOLOGIA DE ADULTO

A equipe de endocrinologia pediátrica deve preparar o adolescente e sua família para transição e posterior cuidado médico pelo endocrinologista de adulto, pelo menos 6 a 12 meses antes de efetivar a transferência. Idealmente, as instituições deveriam desenvolver protocolos com a participação de endocrinologistas pediátricos e de adultos que atendessem as peculiaridades do serviço e otimizassem essa fase de transição.

Na transição dos cuidados para a endocrinologia de adulto, recomenda-se manter o acompanhamento de comorbidades associadas à adrenarca precoce exagerada, como síndrome metabólica, SOP, dislipidemia, resistência insulínica, DM2 e obesidade; questões sobre gravidez e fertilidade, entre outros.

REFERÊNCIAS SELECIONADAS

1. Albright F, et al. A syndrome characterized by primary ovarian insufficiency and decreased stature: a report of 11 cases with digression on hormonal control of axillary and pubic hair. Am J Med Sci. 1942;204(5): 625-48.
2. Aydin BK, et al. Pelvic and breast ultrasound abnormalities and associated metabolic disturbances in girls with premature pubarche due to adrenarche. Clin Endocrinol (Oxf). 2022;96(3):339-45.
3. Baronio F, Marzatico A, De Iasio R, Ortolano R, Fanolla A, Radetti G, Balsamo A, Pession A, Cassio A. Premature pubarche: Time to revise the diagnostic approach? J Clin Med. 2023;12(6):2187.
4. de Almeida CAN, et al. Determination of glycemia and insulinemia and the homeostasis model assessment (HOMA) in schoolchildren and adolescents with normal body index. J Pediatr (Rio J). 2008; 84:136-40.
5. Geloneze B, Repetto EM, et al. The threshold value for insulin resistance (HOMA-IR) in an admixtured population. IR in the Brazilian Metabolic Syndrome Study. Diabetes Res Clin Pract. 2006;72:219-20.
6. Jee YH, Jumani S, Mericq V. The association of accelerated early growth, timing of puberty, and metabolic consequences in children. J Clin Endocrinol Metab. 2023;108(9):e663-e670.
7. Kaplowitz PB. For premature thelarche and premature adrenarche, the case for waiting before testing. Horm Res Paediatr. 2020;93(9-10):573-6.
8. Kaplowitz PB. Premature pubarche: a pragmatic approach. Endocrinol Metab Clin N Am. 2024;53:203-9.
9. Mejorado-Molano FJ, et al. Adult height in girls with idiopathic premature adrenarche: a cohort study and design of a predictive model. Front Endocrinol (Lausanne). 2022;13:852422.
10. Novello L, Speiser PW. Premature adrenarche. Pediatr Ann. 2018;47(1):e7-e11.
11. Peña AS, Codner E, Witchel S. Criteria for diagnosis of polycystic ovary syndrome during adolescence: Literature review. Diagnostics (Basel). 2022;12(8):1931.
12. Rosenfield RL. Normal and premature adrenarche. Endocr Rev. 2021;42(6):783-814.
13. Santos-Silva R, et al. Clinical, biochemical and gender characteristics of 97 prepubertal children with premature adrenarche. J Pediatr Endocrinol Metab. 2019;32(11):1247-52.
14. Silverman SH, Migeon C, Rosemberg E, Wilkins L. Precocious growth of sexual hair without other secondary sexual development; premature pubarche, a constitutional variation of adolescence. Pediatrics. 1952;10(4):426-32.
15. Sopher AB, Oberfield SE, Witchel SF. Disorders of puberty in girls. Semin Reprod Med. 2022;40(1-02):3-15.
16. Storbeck KH, O'Reilly MW. The clinical and biochemical significance of 11-oxygenated androgens in human health and disease. Eur J Endocrinol. 2023;188(4):R98-R109.
17. Teede HJ, et al. Recommendations from the 2023 International Evidence-based Guideline for the Assessment and Management of Polycystic Ovary Syndrome. J Clin Endocrinol Metab. 2023; 108(10):2447-69.
18. Witchel SF, Azziz R, Oberfield SE. History of polycystic ovary syndrome, premature adrenarche, and hyperandrogenism in pediatric Endocrinology. Horm Res Paediatr. 2022;95(6):557-67.

8

Menarca precoce isolada

INTRODUÇÃO

Menarca é uma palavra derivada do grego *men* (lua, mês) e *arkhe* (início, começo). O primeiro relato de menarca precoce isolada foi descrito, em 1979, por Heller, Dewhurst e Grant, no artigo "*Premature menarche without other evidence of precocious puberty*", publicado no *Archives of Disease in Childhood*, no qual descreveram 4 meninas (idade: 3 meses, 10 meses, 18 meses e 2 anos e 9 meses), com relato de sangramento vaginal recorrente na ausência de outros sinais de precocidade sexual e com concentração pré-púbere de estradiol e gonadotrofinas.

A observação da presença de sangue na fralda ou calcinha de uma menina pré-púbere é causa de preocupação, medo, ansiedade e sofrimento para os pais e para a própria criança. Em um primeiro momento, pode ser difícil determinar se a origem do sangramento foi na pele, genitália (vulva, vagina), trato urinário (uretra), períneo ou região anal. Embora a menarca precoce isolada possa ser uma condição benigna, todo sangramento genital pré-puberal é considerado anormal devendo ser prontamente investigado.

DEFINIÇÃO

Menarca precoce isolada é o termo usado para descrever um ou mais episódios de sangramento vaginal espontâneo em meninas pré-púberes, < 8 anos, não precedido por estimulação estrogênica conhecida e sem nenhuma alteração ao exame clínico, hormonal ou de imagem. Outros termos pelos quais a menarca precoce isolada é descrita na literatura são: sangramento genital pré-puberal, sangramento vaginal isolado, menstruação precoce isolada e menarca precoce.

EPIDEMIOLOGIA

Dados do estudo ERICA publicados em 2019 mostram que a média da idade da menarca no Brasil é de 11,71 anos (11,29-11,74), variando de acordo com a etnia (negras: 11,63 anos, brancas: 11,70 anos, indígenas: 11,89 anos), estado nutricional (muito baixo peso: 12,83 anos, obesidade: 11,34 anos) e região geográfica (Norte: 11,78 anos, Nordeste: 11,73 anos, Centro-Oeste: 11,79 anos, Sudeste: 11,69 anos, Sul: 11,68 anos).

Em relação à menarca precoce isolada, os poucos relatos publicados descrevem uma frequência de 2,3 a 10% em meninas menores de 8 anos. O sangramento vaginal pode ser único ou recorrente (4 ou mais episódios), com duração do sangramento variando de 1 a 5 dias.

ETIOLOGIA

A etiologia da menarca precoce isolada é desconhecida. Especula-se que possa ser causada por aumento da sensibilidade do endométrio aos baixos níveis circulantes de estrógenos, atividade transitória do eixo hipotálamo-hipófise-gonadal, elevação transitória do FSH e cistos ovarianos autônomos e funcionantes.

DIAGNÓSTICO DIFERENCIAL

As causas mais comuns de sangramento genital são: vulvovaginites e trauma acidental. A possibilidade de abuso sexual é o maior temor dos pais. Os principais diagnósticos diferenciais da menarca precoce isolada são descritos a seguir:

- Sangramento vaginal neonatal.
- Síndrome de van Wyk-Grumbach.
- Síndrome de McCune-Albright.
- Exposição exógena a estrógenos: cremes, géis, medicamentos.
- Desreguladores endócrinos (p. ex., ftalatos, bisfenol A, óleo de lavanda, cosméticos).
- Medicamentos que coram a urina de vermelho (p. ex., pamoato de pirvínio, fenazopiridina, rifampicina, fenolftaleína, daunorrubicina).
- Distúrbios da coagulação (coagulopatias, hepatopatia, uso de anticoagulantes): quando associados a outros sangramentos.
- Disfunções urinárias: hematúria, infecção urinária.
- Alterações vulvovaginais: vulvite, vaginite, trauma, pólipo, infecções, oxiuríase, corpo estranho, abuso sexual.
- Alterações uretrais: prolapso uretral.
- Alterações intestinais: prolapso, fístulas ou lacerações anais (constipação, abuso sexual, doença inflamatória intestinal), divertículo de Meckel, invaginação intestinal.
- Lesões dermatológicas: líquen plano e escleroso.
- Tumores: vaginais, cervicais, uterinos ou ovarianos (p. ex., rabdomiossarcoma, sarcoma botrioide, tumor do seio endodérmico).
- Hemangioma.

Sangramento vaginal neonatal

Após o nascimento, a interrupção da transferência materno-fetal de estrógenos causa sangramento vaginal pela involução do endométrio espessado durante a vida intrauterina. O sangramento é em pequena quantidade e dura poucos dias, sendo autolimitado e não necessitando tratamento.

Trauma vulvovaginal

O trauma vulvovaginal pode ser contuso ou penetrante. A maioria dos traumas são contusos e causados por queda em cavaleiro da bicicleta, grades de cama, braços de cadeiras e equipamentos de parque. Esse tipo de trauma causa hematoma ou laceração de grandes lábios, poupando vagina e hímen. Os traumas penetrantes podem ser causados por abuso sexual ou por objetos como lápis ou caneta. Esses traumas podem causar lesões intravaginais, lesão do hímen e laceração de períneo. A depender da gravidade pode ocorrer sangramento importante da parede vaginal, evoluindo para choque se não for tratado rapidamente. Exame forense é recomendado nesses casos.

Corpo estranho vaginal

Sangramento vaginal mesmo que não acompanhado de corrimento vaginal deve levar à suspeita de corpo estranho (p. ex., papel higiênico, partes de brinquedos), principalmente se não houver evidências de trauma. As manifestações clínicas usuais são leucorreia crônica, odor fétido e sangramento tipicamente em pequena quantidade, contínuo ou intermitente. Algumas vezes é necessário o exame sob anestesia para identificar o corpo estranho. O tratamento consiste na retirada do corpo estranho e cuidados com a infecção associada.

Vulvovaginite

São fatores de risco para vulvovaginites a higiene inadequada, uso de substâncias irritativas tópicas, calcinhas de tecido sintético, roupas apertadas, uso prolongado de roupas molhadas e parasitose intestinal. Vulvovaginites bacterianas por *Streptococcus pyogenes* e *Shigella species* são causas frequentes de sangramento vaginal habitualmente acompanhadas de corrimento purulento e com mau odor. Infestação por oxiúros é outra causa comum de vulvovaginite associada a prurido e eritema. O diagnóstico é clínico, confirmado por cultura com exame microbiológico. O tratamento é feito com antibiótico ou antiparasitário.

Verrugas

Verrugas causada por infecção pelo papiloma vírus humano (HPV) podem causar sangramento vaginal quando localizadas no introito vaginal. Apresentam-se como pápulas ou placas verrucosas, às vezes associadas a sangramento genital. A infecção pode ser adquirida por transmissão vertical pelo nascimento em um trato genital infectado, por contato não abusivo ou por contato sexual. Ou seja, nem sempre é causada por abuso sexual.

Prolapso de uretra

Ao exame físico, observa-se uma "tumoração" avermelhada entre os grandes lábios com um pequeno orifício central (meato), algumas vezes impedindo a visualização do canal vaginal. As crianças podem apresentar disúria e aumento da frequência miccional. Fatores que predispõem ao prolapso uretral são: obesidade, constipação e situações que aumentem a pressão intra-abdominal.

Líquen escleroso

O líquen escleroso é uma doença inflamatória mucocutânea crônica de etiologia desconhecida que afeta vulva e períneo. Caracteriza-se por prurido, dolorimento, sangramento, púrpura, telangiectasia, disúria e dor a defecação. A pele da vulva, introito vaginal e períneo é esbranquiçada, atrófica e frágil, sangrando com facilidade.

Neoplasias genitais

Neoplasias malignas do trato genital são raras em pediatria. Entre elas destacam-se tumores do seio endodérmico e rabdomiossarcomas, diagnosticados geralmente antes dos 5 anos de idade. A apresentação clínica inclui dor, massa abdominal ou tumoração projetada pelo introito vaginal. Fibromas e papiloma benignos intravaginais ou intracervicais fazem parte do diagnóstico diferencial. A investigação e o tratamento são feitos por equipe multidisciplinar com participação de oncologista, ginecologista e cirurgião.

Hemangiomas

Hemangioma da região genital é infrequente, podendo acometer clitóris, vulva, vagina e períneo, causando sangramento vaginal ou perineal. Geralmente não estão presentes ao nascimento, surgindo no período neonatal. A ressonância magnética de pelve é recomendada para investigar a extensão do hemangioma. O tratamento é clínico usando propranolol e/ou cirúrgico.

Medicamentos

Exposição a medicamentos pode causar sangramento vaginal ou simular esse sangramento ao corar a urina de vermelho. O uso desses produtos deve ser questionado de forma detalhada na história clínica:

- Medicamentos que coram a urina de vermelho: pamoato de pirvínio, fenazopiridina, rifampicina, fenolftaleína, daunorrubicina.
- Anticoagulantes (p. ex., heparina de baixo peso molecular): causam sangramento vaginal associado a outros sangramentos cutaneomucosos.
- Estrógenos presente em cremes e medicamentos (p. ex., contraceptivos hormonais) que a criança pode inadvertidamente se expor.

Desreguladores endócrinos

Os desreguladores endócrinos por serem onipresentes são de difícil identificação para que se estabeleça uma relação causal. Entretanto, recomenda-se investigar as exposições mais comumente associadas a um efeito estrógeno-*like* (p. ex., ftalatos, bisfenol A, óleo de lavanda, cosméticos, produtos para *skin-care*).

Coagulopatias

Coagulopatias primárias ou secundárias (hepatopatia) podem causar sangramento vaginal geralmente associado a outros sangramentos cutâneo-mucosos.

Síndrome de McCune-Albright (SMA)

Causada por variante patogênica ativadora, esporádica e pós-zigótica do *GNAS*. Caracteriza-se por: displasia óssea fibrosa, manchas café com leite e endocrinopatias hiperfuncionantes. Nas meninas, a puberdade precoce periférica resulta na formação de cistos ovarianos autônomos e funcionantes que estimulam a proliferação do endométrio e, ao involuírem, reduzem o nível sérico de estrógeno, causando sangramento vaginal. A menarca precoce isolada, muitas vezes cíclica, pode ser a primeira manifestação da síndrome. O diagnóstico da SMA é suspeitado por suas outras manifestações clínicas.

Síndrome de van Wyk-Grumbach

Causada pelo hipotireoidismo primário adquirido crônico se manifestando nas meninas com sangramento vaginal e cistos ovarianos. Os níveis elevados de TSH interagem predominantemente com receptores de FSH induzindo ações gonadais FSH-dependentes. Nesses casos, em meninas, haveria estimulação ovariana, com formação de cistos e sangramento vaginal, na ausência de pelos pubianos e axilares. A presença de outras manifestações clínicas do hipotireoidismo auxilia no diagnóstico diferencial.

ABORDAGEM DIAGNÓSTICA

A abordagem diagnóstica tem por objetivo distinguir se o sangramento é de origem vaginal, urinária, perineal ou retal. Caracterizado o sangramento como sendo vaginal, deve-se investigar presença de caracteres sexuais secundários os quais, se presentes, afastam o diagnóstico de menarca precoce isolada e apontam para a possibilidade de puberdade precoce, hipotireoidismo, ou exposição exógena a estrógenos.

Se houver evidência de anormalidades no exame da vulva, considerar: trauma, tumor, prolapso uretral, líquen escleroso. Se houver evidência de outros sangramentos, considerar coagulopatia.

Se a possibilidade de menarca precoce isolada for a suspeita diagnóstica, o próximo passo é tentar identificar a provável causa. Esta última tarefa não é fácil porque quando as meninas vão para a consulta, na maioria das vezes, já se passaram vários dias desde o sangramento e, nesses casos, quase sempre, a investigação radiológica [p. ex., ultrassonografia (US) pélvica] e hormonal (p. ex., LH, FSH e estradiol) é normal. Em alguns casos, mesmo após extensa investigação, a causa do sangramento não é identificada.

Caso se defina que o sangramento foi vaginal e não tenha um diagnóstico estabelecido, recomenda-se consulta com ginecologista para examinar de forma cuidadosa a genitália. A avaliação por perito forense é indicada quando as lesões encontradas no exame físico forem compatíveis com abuso sexual. A história clínica do sangramento genital pré-puberal deve incluir as perguntas descritas no Quadro 1. Se o relato do acompanhante foi de sangramento genital provocado por trauma, deve-se investigar as questões descritas no Quadro 2. Lembrar que a menarca precoce isolada é sempre um diagnóstico de exclusão.

História clínica

- História gestacional e neonatal.
- Idade da criança.
- Idade de início, número de episódios, duração e intensidade do sangramento (apenas "sujou" a calcinha ou fralda, ou ocorreu em maior quantidade).
- Se o sangramento visualizado teve origem na uretra, introito vaginal ou ânus.
- Outros sinais de desenvolvimento puberal ou aceleração da velocidade de crescimento.
- Exposição exógena a estrógenos (p. ex., cremes ou géis tópicos, contraceptivos orais).
- Exposição a desreguladores endócrinos (p. ex., óleo de lavanda).
- Medicamentos que corem a urina de vermelho (p. ex., pamoato de pirvínio).
- História familiar de menarca ou puberdade precoce.
- Alterações vulvovaginais (trauma, prurido, corrimento, mau odor, secreção, pólipo, corpo estranho, abuso sexual, presença de oxiúros à inspeção).
- Lesões uretrais (pólipo, prolapso).
- Infecção urinária (disúria, hematúria, febre).
- Hipotireoidismo primário.
- Diarreia com enterorragia.
- Fístulas ou lacerações anais, prolapso retal.
- Manchas café com leite: síndrome de McCune-Albright, neurofibromatose tipo 1.
- Doenças que predispõem a sangramento (p. ex., coagulopatia, hepatopatia).
- Dados prévios de peso e altura para construir o gráfico de crescimento.

- Exames já realizados para investigar o problema e seus resultados.

QUADRO 1 História clínica do sangramento genital pré-puberal

A criança manipula seus órgãos genitais ou coça o tempo todo?
A criança realiza uma higiene adequada?
Há secreção vaginal, odor fétido ou disúria?
Tem história de trauma?
Tem história ou existem indícios de possível abuso sexual?
Existe alguma lesão ou massa visível na região genital?
Tem história de uso de medicações?
Tem alguma coagulopatia?
Existem sinais ou sintomas de puberdade precoce?

Fonte: Ebone et al., 2020.

QUADRO 2 História clínica de sangramento vaginal relatado como sendo de origem traumática

Quem?
▪ Quem relatou o evento? ▪ Quem estava presente (criança, adulto) quando o evento ocorreu?
O quê?
▪ O que a criança estava fazendo antes e no momento do trauma? ▪ O que causou o trauma (algum objeto envolvido, p. ex., brinquedos)? ▪ O que aconteceu após o trauma (p. ex., medidas tomadas)?
Onde?
▪ Onde (em qual ambiente) o acidente ocorreu (p. ex., quarto, banheiro, parque)?
Quando?
▪ Quando a lesão ocorreu?
Por quê?
▪ Por que a demora em procurar assistência médica (se for aplicável ao caso)?

Fonte: Collins et al., 2020.

Exame físico

- Sinais vitais.
- Peso e altura.
- Exame cuidadoso da vulva e vagina, de preferência por ginecologista, para investigar: trauma, tumor, infecção, corpo estranho, pólipos, líquen, verruga, tumores, hemangioma.
- Exame da uretra para investigar edema, fissura, prolapso.
- Exame da região perianal para investigar prolapso, fissuras, fístulas e lacerações.
- Exame da pele: líquen (placas hipopigmentadas, pruriginosas e friáveis causando hemorragia subcutânea e equimose), manchas café com leite (neurofibromatose tipo 1 e síndrome de McCune-Albright).
- Estadiamento puberal: a menarca precoce isolada só pode ser diagnosticada quando não existir nenhum outro sinal de desenvolvimento puberal. Se houver presença de outros sinais puberais, investigar puberdade precoce.
- Manchas café com leite, dor ou fraturas ósseas (síndrome de McCune-Albright).
- Petéquias, equimoses, hematomas, sangramento em mucosa oral e outros sangramentos (coagulopatias).
- Sinais sugestivos de negligência (p. ex., má higiene de pele, cabelo, dentes e unhas).
- Sinais sugestivos de hipotireoidismo (síndrome de van Wyk-Grumbach).

Exames complementares

Na ausência de uma causa óbvia e excluindo-se o sangramento de origem uretral, perineal ou retal, a investigação diagnóstica inicial pode incluir os seguintes exames:

- LH, FSH e estradiol, teste de estímulo com GnRH na suspeita de puberdade precoce.
- T4L e TSH.
- Prolactina.
- Hemograma com plaquetas, tempo de protrombina, tempo de tromboplastina parcial, tempo de sangramento e coagulação (suspeita de coagulopatia).
- Sumário de urina com urocultura e antibiograma.
- Parasitológico de fezes com pesquisa de oxiúros: avaliar oxiuríase.
- US pélvica: avaliar desenvolvimento puberal, corpo estranho, cisto, tumor.
- Radiografia de mãos e punhos: avaliar a idade óssea.
- *Swab* vaginal com bacterioscopia e cultura para investigação de fungos e bactérias: suspeita de infecção.
- Citologia vaginal (investigar maturação, infecção e neoplasia).

- Vaginoscopia, sob sedação, pode ser necessária se os exames iniciais não forem conclusivos ou para a retirada de corpo estranho.

ABORDAGEM TERAPÊUTICA

Não existe um tratamento específico para a menarca precoce isolada a não ser que se identifique uma etiologia a ela associada (p. ex., hipotireoidismo, coagulopatia, exposição exógena a estrógenos ou desreguladores endócrinos, puberdade precoce).

Nos casos de menarca precoce isolada idiopática, a conduta é expectante, pois embora possa se apresentar de forma cíclica, habitualmente tem resolução espontânea, não evoluindo para puberdade precoce. Por isso, recomenda-se reavaliação clínica a cada 3 a 4 meses, ou antes, se surgirem novos sangramentos ou evolução puberal.

REFERÊNCIAS SELECIONADAS

1. Allen NG, Kaplowitz PB. Isolated vaginal bleeding before the onset of puberty. Endocrinol Metab Clin North Am. 2024; 53(2):211-6.
2. Barros BS, Kuschnir MCMC, Bloch KV, Silva TLND. ERICA: age at menarche and its association with nutritional status. J Pediatr (Rio J). 2019;95(1):106-11.
3. Blackburn J, Didi M, Avula S, Senniappan S. Isolated premature menarche in two siblings with neurofibromatosis type 1. J Pediatr Endocrinol Metab. 2020;33(6):813-6.
4. Bloomfield V, Iseyemi A, Kives S. Clinical review: prepubertal bleeding. J Pediatr Adolesc Gynecol. 2023;36(5):435-41.
5. Chambers C, Adeyemi-Fowode O. Prepubertal bleeding as a presenting symptom of Von Willebrand disease: a case report. J Pediatr Adolesc Gynecol. 2020;33(2):167-9.
6. Collins JA, Maney JA, Livingstone A. Fifteen-minute consultation: apparent vaginal bleeding in the pre-pubertal girl. Arch Dis Child Educ Pract Ed. 2020:106(3):142-8.
7. Drever N, Peek S, Moussaoui D, Dkeidek AI, Grover SR. Vaginal bleeding in children: a retrospective audit at a tertiary paediatric gynaecology service. J Paediatr Child Health. 2023;59(4):653-9.
8. Ebone P, Tonelli TS, Abeche AM, Accetta SG. Sangramento genital em meninas pré-púberes. Revista da AMRIGS, Porto Alegre. 2020; 64(1):143-8.
9. Hadley J, Moore J, Goldberg A. Sexual abuse as a cause of prepubertal genital bleeding: understanding the role of routine physical examination. J Pediatr Adolesc Gynecol. 2021;34(3):288-90.
10. Heller ME, Dewhurst J, Grant DB. Premature menarche without other evidence of precocious puberty. Arch Dis Child. 1979;54(6):472-5.
11. Hillard PJA. Thoughts on pediatric gynecology and vaginal bleeding in the prepubertal child. J Pediatr Adolesc Gynecol. 2023;36(5): 433-4.
12. McCaskill A, Inabinet CF, Tomlin K, Burgis J. Prepubertal genital bleeding: examination and differential diagnosis in pediatric female patients. J Emerg Med. 2018;55(4):e97-e100.
13. Ng SM, Apperley LJ, Upradrasta S, Natarajan A. Vaginal bleeding in pre-pubertal females. J Pediatr Adolesc Gynecol. 2020;33(4):339-42.
14. von Höveling A, Carrasco L, Weitzel T, Martinez G, Riquelme C, Sepulveda P, et al. Preschool girl with vaginal bleeding due to pinworm endometritis. J Pediatr Adolesc Gynecol. 2020;33(2):170-2.
15. Wang X, Zeng W, Xu S, Huang L, Lai Y, Yu Y. A case report and literature review of vaginal bleeding in prepubertal girl. Acta Paediatr. 2020;109(10):1944-7.
16. Zhang J, Zhang B, Su Y, Guo S, Liu C, Bai J, et al. Prepubertal vaginal bleeding: An inpatient series from a single center in Fujian China. J Pediatr Adolesc Gynecol. 2020;33(2):120-4.

9

Hirsutismo

INTRODUÇÃO

Em 1961, David George Ferriman (1907-1990) e John Michael David Gallwey publicaram na revista *The Journal of Clinical Endocrinology*, o artigo intitulado "*Clinical assessment of body hair growth in women*", no qual avaliaram 430 mulheres, criando um escore diagnóstico de hirsutismo, que ficou conhecido como escore de Ferriman-Gallwey.

O hirsutismo não é um diagnóstico e sim um sintoma ou sinal de uma condição médica a ser diagnosticada. Além do indesejado efeito cosmético e das consequências negativas sobre a qualidade de vida, o hirsutismo também pode ser a manifestação de uma doença virilizante grave, requerendo investigação cuidadosa e tratamento precoce.

FISIOLOGIA DO CRESCIMENTO DOS PELOS

O corpo humano é coberto por aproximadamente 5 milhões de folículos pilosos. Na vida adulta, eles são encontrados em quase todo o corpo, exceto: palmas, solas, lábios vaginais e glande. Os seres humanos possuem três tipos de pelos: lanugo, pelo velar e pelo terminal. O lanugo é um pelo fino que cobre a pele do feto e desaparece até o 4º mês de vida. O pelo velar é fino (diâmetro: < 0,03 mm), curto (comprimento: < 2 mm), não pigmentado e não tem medula. O pelo terminal é grosso, longo, pigmentado e possui medula. O pelo velar predomina na fase pré-púbere. O pelo terminal predomina após a puberdade.

Os pelos não crescem de maneira contínua e sim de acordo com um padrão cíclico alternando períodos ou fases de atividade e inatividade. As fases do crescimento dos pelos são: anágena (fase de crescimento: corresponde a 85 a 90% do ciclo capilar), catágena (fase de involução: corresponde a 2 a 3% do ciclo capilar) e telógena (fase de repouso: corresponde a 10 a 15% do ciclo capilar, esta é a fase em que o cabelo cai e dá início a fase anágena).

Vários hormônios participam do crescimento dos pelos: (i) andrógenos: recrutam folículos pilosos na fase anágena acelerando o crescimento do pelo e convertendo o pelo velar em pelo terminal; (ii) estrógenos: reduzem o crescimento dos pelos na face e aumentam o crescimento no couro cabeludo; (iii) hormônio do crescimento e IGF-1: potencializam a ação dos andrógenos nos pelos terminais; (iv) hormônios tireoidianos: regulam o ciclo de crescimento do pelo (hipotireoidismo: diminui a fase anágena; hipertireoidismo: afinam os pelos); (v) insulina: estimula o crescimento dos pelos; (vi) melatonina aumenta o número de melanócitos e estimula a fase anágena do crescimento dos pelos; e (vii) prolactina: em excesso pode causar hirsutismo devido ao hiperandrogenismo dela resultante.

Também contribuem para o crescimento dos pelos: (i) polimorfismos do receptor androgênico (aumentando ou diminuindo a resposta no receptor); (ii) diminuição dos níveis circulantes da proteína ligadora dos hormônios sexuais – SHBG (aumentando a fração livre dos andrógenos); (iii) redução da atividade da aromatase (diminuindo a conversão de testosterona e androstenediona para estrógenos); (iv) aumento da atividade da 5-alfa-redutase tipo 2 (convertendo testosterona para di-hidrotestosterona); (v) redução da atividade da 17-beta-hidroxiesteroide desidrogenase tipo 2 (diminuindo a conversão de testosterona para androstenediona); e (vi) fator de crescimento dos queratinócitos, fator de crescimento dos hepatócitos e proteínas WNT (regulam a fase anágena do crescimento do folículo piloso).

Além dos hormônios, outros fatores influenciam o crescimento dos pelos como: sensibilidade do folículo piloso, etnia (menor quantidade em orientais), temperatura e fluxo sanguíneo da pele, uso de medicamentos e obesidade. Modificações da transcrição genética podem explicar o motivo dos folículos pilosos responderem de forma diversa a ação androgênica. Por exemplo: o efeito paradoxal do mesmo andrógeno estimular o crescimento de pelos na face e diminuir a produção de pelos no couro cabeludo. De maneira similar, o pelo velar pode se transformar no terminal (p. ex., desenvolvimento da barba nos homens durante a puberdade), e pelo terminal pode se transformar no pelo velar (p. ex., alopecia androgenética).

FISIOLOGIA DA PRODUÇÃO DE ANDRÓGENOS NA MULHER

Nas mulheres, os andrógenos são produzidos nos ovários, adrenais e em tecidos periféricos não glandulares. Nos ovários, as células teca, em resposta ao estímulo pelo LH, secretam andrógenos que são utilizados pelas células granulosas como precursores de estrógenos (androstenediona → estrona e testosterona → estradiol). A testosterona é o principal marcador da produção de andrógenos ovarianos. Na mulher, aproximadamente 80% da testosterona circulante é ligada a SHBG, 19%, é fracamente ligada à albumina e 1% existe sob a forma livre. Nas células granulosas do ovário e no folículo piloso, a testosterona é convertida em di-hidrotestosterona pela enzima 5-alfa-redutase tipo 2 que se liga aos receptores androgênicos promovendo o crescimento do pelo terminal em áreas sensíveis a ação androgênica. Os principais andrógenos produzidos pelas adrenais são DHEA, S-DHEA e androstenediona. A SHBG é produzida pelo fígado e sua produção é diminuída por andrógenos e obesidade; e aumentada por estrógenos e hormônios tireoidianos. No hirsutismo, a concentração de SHBG está diminuída (aumentando a fração livre da testosterona) como resultado do hiperandrogenismo. O Quadro 1 mostra os principais andrógenos em mulheres e seu local de origem.

QUADRO 1 Principais andrógenos nas mulheres e seus locais de origem

Hormônio	Ovário	Adrenal	Conversão periférica
Testosterona	5 a 25%	5 a 25%	50 a 60%
Androstenediona	45 a 50%	30 a 45%	5 a 25%
DHEA	20%	80%	—
S-DHEA	5%	95%	—
Di-hidrotestosterona	—	—	100%

DEFINIÇÕES

- Hirsutismo: crescimento excessivo de pelos terminais em um padrão de distribuição masculina, ou seja, em áreas andrógeno-dependentes (p. ex., lábio superior, queixo, região periareolar e intermamária, abdome, dorso, nádegas, braços e coxas), em indivíduos do sexo feminino.
- Hipertricose: crescimento excessivo de pelo velar em áreas não andrógeno-dependentes e não causada pelo aumento da produção de andrógenos. Pode ocorrer tanto em indivíduos do sexo feminino como masculino.

EPIDEMIOLOGIA

A real prevalência de hirsutismo é desconhecida porque sua frequência varia de acordo com o grupo étnico estudado (brancos > negros > asiáticos), com o método diagnóstico e com o ponto de corte utilizado. Estudos norte-americanos e europeus mostram uma prevalência de 5 a 15% em mulheres na idade reprodutiva. Essa prevalência é aumentada nas seguintes situações: síndrome dos ovários policísticos – SOP (20 a 40%), hiperandrogenismo idiopático (10 a 15%), hiperplasia adrenal congênita não clássica (4 a 14%) e tumores secretores de andrógenos (20%).

FISIOPATOLOGIA

O hirsutismo é causado pelo efeito dos andrógenos sobre a unidade pilossebácea como resultado do aumento da concentração sérica, aumento da conversão local para metabólitos mais ativos, ou maior sensibilidade a sua ação. Em resposta ao aumento da ação dos andrógenos, a unidade pilossebácea do pelo velar se transforma no pelo terminal. Enquanto pelos axilares e pubianos são sensíveis a pequenas quantidades de andrógenos, outras áreas corporais requerem exposição a concentrações mais elevadas de andrógenos para formar pelos terminais.

ETIOLOGIA

A etiologia do hirsutismo é quase sempre multifatorial. As causas mais frequentes são: SOP, hirsutismo idiopático, hiperplasia adrenal congênita forma não clássica e tumores virilizantes. Embora as principais causas de hirsutismo sejam de origem endógena, deve-se investigar fontes exógenas (p. ex., exposição a esteroides anabólicos). O hirsutismo pode ser classificado em: (i) hiperandrogênico, (ii) não androgênico e (iii) idiopático. A etiologia do hirsutismo é descrita no Quadro 2 e da hipertricose no Quadro 3.

QUADRO 2 Etiologia do hirsutismo

Idiopática
Ovariana
▪ Síndrome dos ovários policísticos ▪ Tumores produtores de andrógenos: arrenoblastoma, tumores de células teca, teratomas, gonadoblastomas
Adrenal
▪ Hiperplasia adrenal congênita (↓ da: 21-hidroxilase, 11-beta-hidroxilase, 3-beta-hidroxiesteroide desidrogenase) ▪ Síndrome de Cushing ▪ Tumores produtores de andrógenos: adenoma e carcinoma adrenocorticais
Medicamentos
▪ Ácido valproico, progestágenos, danazol, DHEA, esteroides anabólicos, testosterona, clomifeno, tamoxifeno
Desreguladores endócrinos
▪ Bisfenol A
Diferenças do desenvolvimento sexual
▪ Disgenesia gonadal
Outras causas
▪ Acromegalia ▪ Porfiria cutânea tarda ▪ Hipertecose ▪ Resistência insulínica ▪ Hiperprolactinemia

Síndrome dos ovários policísticos

A SOP é responsável pela maioria dos casos de hirsutismo em mulheres de idade reprodutiva (20 a 40%, em adolescentes), tendo início habitualmente no período puberal. O consenso diagnóstico mais recente para o diagnóstico de SOP em adolescentes é o do *International Evidence-based Guideline for the Assessment and Management of Polycystic Ovary Syndrome* (Teede et al., 2023). Por esse consenso, a SOP é diagnosticada pela presença dos dois seguintes critérios: (i) hiperandrogenismo clínico (hirsutismo, alopecia androgenética) e/ou laboratorial (aumento da testosterona total, testosterona biodisponível, ou índice de andrógenos livres); e (ii) disfunção ovariana com ciclos menstruais irregulares ou anovulação, 3 anos após a menarca.

QUADRO 3 Etiologia da hipertricose

Familiar
Doenças sistêmicas
▪ Hipotireoidismo ▪ Desnutrição ▪ Anorexia nervosa ▪ Dermatomiosite ▪ Porfiria cutânea tarda ▪ Lipodistrofia congênita generalizada (síndrome de Berardinelli)
Medicamentos
▪ Acetazolamida, ciclosporina, corticoides, diazóxido, fenitoína, fenotiazínicos, interferon alfa, fenoterol, minoxidil, metildopa, metoclopramida, penicilamina, estreptomicina, reserpina

A ultrassonografia (US) pélvica para avaliar morfologia ovariana cística só é indicada 8 anos após a menarca e não faz parte dos critérios diagnósticos de SOP em adolescentes. A avaliação do hiperandrogenismo não pode ser realizada em pacientes fazendo uso de contraceptivos orais hormonais (suspender 3 meses antes de dosar os andrógenos).

Hirsutismo idiopático

O hirsutismo idiopático é um diagnóstico de exclusão. Corresponde a 10 a 15% de todos os casos de hirsutismo e até 50% dos hirsutismos leves. É definido pelo hirsutismo associado a ciclos menstruais regulares, morfologia ovariana normal e concentração sérica normal de andrógenos, prolactina, cortisol e hormônios tireoidianos. Deve ser suspeitado nas mulheres com hirsutismo leve a moderado, ou com história familiar positiva, principalmente naquelas com ancestralidade em países do Mediterrâneo. Embora denominado idiopático, alterações sutis no metabolismo e/ou ação dos andrógenos têm sido demonstradas em algumas pacientes. Por exemplo: aumento da conversão periférica de testosterona para di-hidrotestosterona, alteração da função do receptor de andrógenos, maior sensibilidade da unidade pilossebácea a ação dos andrógenos. Esses dados explicariam os níveis séricos de androgênios dentro do valor de referência, uma vez que o hirsutismo se deve a maior produção/ação de andrógenos na unidade pilossebácea.

Hiperplasia adrenal congênita não clássica, por deficiência da 21-hidroxilase

Responsável por 5 a 15% do hirsutismo nas adolescentes. Causada por variante patogênica inativadora ou perda de função do *CYP21A2* (*cytochrome P450 family 21 subfamily A member 2*), levando a deficiência da enzima 21-hidroxilase. Caracteriza-se por adrenarca precoce, crescimento acelerado, alopecia androgênica, distúrbio menstrual e infertilidade. A confirmação diagnóstica é feita pelo teste de estímulo com o ACTH, dosando a 17-OH-progesterona basal e após 60 minutos. Um valor pós-estímulo superior a 1.500 ng/dL confirma o diagnóstico.

Medicamentos

Descritos nos Quadros 2 (hirsutismo) e 3 (hipertricose).

Tumores ovarianos ou adrenais secretores de andrógenos

Tumores secretores de andrógenos são raros (0,2% entre mulheres com hirsutismo). Os tumores adrenocorticais secretores de andrógenos podem ser adenomas ou carcinoma, os quais secretam quantidades excessivas de S-DHEA, DHEA, testosterona e androstenediona isoladamente, ou associados à secreção aumentada de glicocorticoides e/ou mineralocorticoides. Os principais tumores ovarianos secretores de andrógenos são: arrenoblastoma, tumores de células hilares, tumores de células teca, teratomas e gonadoblastomas, com aumento predominante de testosterona e androstenediona.

Além do hirsutismo de progressão rápida, eles podem causar distúrbios menstruais, virilização (p. ex., alopecia androgenética, clitoromegalia, aumento de massa muscular, voz grave, atrofia mamária e perda do contorno corporal feminino).

Síndrome de Cushing

A síndrome de Cushing endógena é classificada em ACTH-dependente (p. ex., tumor pituitário secretor de ACTH) e ACTH-independente (p. ex., tumor adrenocortical). Além do hirsutismo esses pacientes podem apresentar sintomatologia como: obesidade, fácies pletórica e em "lua cheia", gibosidade truncal, estrias violáceas, fraqueza muscular e hipertensão.

Hiperprolactinemia

A hiperprolactinemia é uma causa rara de hirsutismo isolado. As manifestações mais comuns são distúrbios menstruais, galactorreia e infertilidade, como resultado do hiperandrogenismo a ela associado, e sintomas compressivos do sistema nervoso central (SNC).

Resistência insulínica

A hiperinsulinemia aumenta a frequência de pulsos do hormônio liberador de gonadotrofinas (GnRH) e a produção ovariana de andrógeno, e diminui a SHBG aumentando a testosterona livre e causando hirsutismo. Excesso ponderal e síndromes lipodistróficas (p. ex., Berardinelli-Seip) são causas resistência insulínica em adolescentes.

Acromegalia

A fisiopatologia do hirsutismo na acromegalia provavelmente resulta de múltiplos mecanismos: resistência insulínica induzida pelo hormônio de crescimento (GH) fazendo com que o excesso de insulina estimule a secreção ovariana de andrógenos, e diminuição do SHBG aumentando a fração livre da testosterona. A suspeita diagnóstica se faz pelo hirsutismo e características acromelagoides associados a diminuição da SHBG, aumento da fração livre ou biodisponível da testosterona, disglicemia, elevação da HbA1c e do HOMA-IR.

Diferenças do desenvolvimento sexual

Gônadas disgenéticas de pacientes com fenótipo feminino e presença de linhagem do cromossomo Y podem evoluir para disgerminomas que ocasionalmente podem produzir andrógeno.

Porfiria cutânea tarda

A porfiria cutânea tarda é causada pela deficiência da enzima urodecarboxilase. Manifesta-se por vesículas e bolhas em áreas expostas ao sol como face, mãos e braços. Também pode cursar com hirsutismo ou hipertricose, às vezes sendo necessário o tratamento medicamentoso com espironolactona.

MANIFESTAÇÕES CLÍNICAS

O hirsutismo deve ser diferenciado da hipertricose, a qual geralmente é de origem familiar ou associada ao uso de medicamentos. O hirsutismo pode ser uma manifestação isolada ou ser associado a outros sintomas de hiperandrogenismo (p. ex., alopecia androgenética, aumento de massa muscular, voz grave, clitoromegalia), distúrbios menstruais (p. ex., oligomenorreia, amenorreia) ou distúrbios endócrinos (p. ex., hipotireoidismo, hiperprolactinemia) – Quadro 4. Alguns autores consideram sinais equivalentes ao hirsutismo a presença de: acne grave, persistente e resistente à terapia tópica, hiperidrose e hidradenite supurativa.

Os locais mais afetados pelo hirsutismo são: sulco nasolabial, queixo, região periareolar e intermamária e linha alba do abdome. O diagnóstico e a classificação da gravidade são determinados pelo escore de Ferriman-Gallwey modificado. Esse escore quantifica a distribuição dos pelos corporais em 9 áreas (sulco nasolabial, queixo, região intermamária, metade superior do abdome, metade inferior do abdome, metade superior das costas, metade inferior das costas, braços e coxas). O hirsutismo, em cada região, é classificado de 0 (ausência de pelos), 1 (quantidade mínima de pelos), até 4 (quantidade excessiva de pelos). Portanto, a pontuação final varia de 0 a 36 pontos.

Esse escore deve ser usado tendo conhecimento das seguintes limitações:

- A pontuação que define hirsutismo varia de acordo com o grupo étnico estudado. Considera-se hirsutismo uma pontuação ≥ 4 a 6.
- A variabilidade interobservador chega a 50%. Por isso, é aconselhável que a paciente seja avaliada pelo mesmo observador em consultas subsequentes.
- Esse escore não é validado para adolescentes que podem ter um escore mais baixo devido ao menor tempo de exposição aos andrógenos.
- Nem sempre a maior pontuação reflete a maior insatisfação com o hirsutismo. Algumas vezes a paciente tem um escore de 3 em queixo, e embora o hirsutismo seja esteticamente indesejável ele não preencheria critérios formais para defini-lo uma vez que o ponto de corte para hirsutismo é ≥ 4.
- O tipo de pele também contribui para a manifestação do hirsutismo. A escala de Fitzpatrick classifica a pele nos seguintes tipos: tipo I (sempre queima, nunca bronzeia), tipo II (geralmente queima, bronzeia minimamente), tipo III (queima discretamente, bronzeia uniformemente), tipo IV (queima minimamente, bronzeia bem) e tipo V (raramente queima, bronzeia facilmente). Em ordem decrescente, o hirsutismo é mais comum nos tipos V e VI, seguido do III e IV, e menos comum nos tipos I e II.

QUADRO 4 Diferenças entre o hirsutismo idiopático e não idiopático

Hirsutismo idiopático	Hirsutismo não idiopático
Início puberal	Início fora do período puberal (antes ou depois)
Progressão gradual	Progressão rápida
Hirsutismo leve a moderado	Hirsutismo grave
História familiar positiva	História familiar pode ser positiva
Menstruações regulares	Irregularidade menstrual
Ausência de virilização	Sinais de virilização

ABORDAGEM DIAGNÓSTICA

A história clínica e exame físico devem ser obtidos de forma empática, sensível e acolhedora levando em consideração o impacto negativo do crescimento dos pelos na autoestima, relacionamentos, atividades sociais e escolares e qualidade de vida. Adicionalmente, depressão e sofrimento psicológico podem ser causados pela alteração cosmética.

Não existe um consenso sobre a extensão da investigação laboratorial. No mínimo, ela deve incluir a dosagem da testosterona e S-DHEA para excluir tumores produtores de andrógenos, dosagem da prolactina e hormônios tireoidianos para excluir hiperprolactinemia e hipotireoidismo, e dosagem 17-OH-progesterona para excluir hiperplasia adrenal congênita não clássica. As seguintes características chamam atenção para a possibilidade de um tumor: início e progressão rápida dos sintomas, sinais de virilização e massas abdominais ou pélvicas palpáveis.

História clínica

- História gestacional e neonatal.
- Idade de início (início peripuberal sugere uma patologia subjacente).
- Etnia/ancestralidade (mulheres do sul europeu próximas ao mar Mediterrâneo tem mais pelos, enquanto as do norte europeu e as orientais têm menos pelos).
- Rapidez de progressão (progressão rápida sugerindo tumor virilizante).
- Localização e distribuição do hirsutismo.
- Uso de medicamentos associados à hirsutismo e hipertricose (p. ex., uso de testosterona para aumentar a libido ou massa muscular).
- Exposição a testosterona tópica (pela paciente, parceiro, familiares).
- Contraceptivos hormonais que podem mascarar as manifestações do hirsutismo.
- Distúrbios endócrinos (SOP, hipotireoidismo, acromegalia, hiperplasia adrenal).
- História menstrual (data da menarca e características dos ciclos menstruais). Irregularidade menstrual ou amenorreia são sugestivas de hiperandrogenismo.
- Outros sinais de hiperandrogenismo (p. ex., acne, alopecia androgenética).
- Sinais de virilização (p. ex., clitoromegalia, redução das mamas, recessão temporal de cabelos, aumento de massa muscular, voz grave).
- Excesso ponderal: mulheres com excesso de peso tem maior produção de andrógenos que podem agravar o hirsutismo.
- Aumento de volume abdominal sugerindo massas adrenais ou ovarianas.
- Lesões bolhosas em áreas expostas ao sol (porfiria cutânea tarda).
- Consanguinidade parental.
- História familiar de casos semelhantes (p. ex., SOP, hiperplasia adrenal congênita).
- Exames já realizados e seus resultados.
- Tratamentos prévios (quando, onde, como e quais foram os resultados).

Exame físico

O exame físico é fundamental para diferenciar entre hirsutismo e hipertricose, para avaliar a gravidade e extensão do hirsutismo, identificar sinais de patologia subjacente e avaliar os equivalentes de hirsutismo como: acne grave, seborreia e alopecia temporal. Muitas pacientes que procuram auxílio médico para o hirsutismo já utilizaram ou estão utilizando medidas dermato-cosméticas para reduzi-lo, o que pode subestimar a real quantidade de pelo corporal antes do tratamento.

- Sinais vitais.
- Altura, peso, índice de massa corporal (IMC) e circunferência abdominal.
- Exame da tireoide.
- Acne (localização e gravidade).
- Alopecia androgênica.
- Seborreia.
- Acantose *nigricans* (resistência insulínica).
- Gravidade e distribuição do hirsutismo (escore de Ferriman-Gallwey).
- Estadiamento puberal de Tanner.
- Virilização (p. ex., acne grave, clitoromegalia, aumento da massa muscular, voz grave, recessão temporal de cabelos, diminuição das mamas, perda dos contornos corporais femininos).
- Sinais clínicos que sugiram a etiologia:
  - Síndrome de Cushing (p. ex., face em "lua cheia" e pletórica, obesidade).
  - Hiperprolactinemia (p. ex., galactorreia).
  - Hipotireoidismo (p. ex., bócio e pele seca, áspera e fria).
  - Neoplasias virilizantes de adrenal ou ovário (massas abdominais ou pélvicas).

- Porfiria cutânea tarda (vesículas ou bolhas em áreas expostas ao sol).

Exames laboratoriais

Uma vez confirmado o diagnóstico clínico do hirsutismo, o próximo passo é identificar sua etiologia solicitando exames complementares. As dosagens hormonais são feitas idealmente na fase folicular do ciclo menstrual (4º ao 10º dia, a partir do 1º dia da menstruação), antes das 9 horas e em jejum. Se a paciente estiver fazendo uso de contraceptivos hormonais, suspender 2 a 3 meses antes das dosagens laboratoriais.

Embora o hirsutismo seja geralmente associado a hiperandrogenemia, cerca de metade das mulheres com formas leves de hirsutismo, tem níveis normais de andrógenos. A avaliação laboratorial é mais importante nos casos de hirsutismo moderado a grave, início súbito, rapidamente progressivo e/ou associado a sintomatologia de uma doença subjacente.

- Testosterona total: se a paciente apresentar alguma ciclicidade menstrual, a dosagem da testosterona é solicitada no início da fase folicular. Valores de testosterona > 70 ng/dL são consistentes com hiperandrogenismo e valores 200 ng/dL sugerem neoplasia virilizante de ovário ou córtex adrenal. De preferência, dosar pelo ensaio de cromatografia líquida/espectrometria de massa em tandem (LC-MS/MS).
- Testosterona livre: valores > 9 pg/mL são considerados elevados. Como os ensaios para a testosterona livre tem baixa acurácia, recomenda-se o cálculo da testosterona livre a partir da testosterona total e da SHBG, usando a fórmula: [(testosterona total/SHBG) × 100]. Não existe um valor consensual para o cálculo da testosterona livre, devendo-se utilizar o valor de referência reportado pelo laboratório.
- SHBG: diminuída no hiperandrogenismo, com elevação da testosterona livre.
- 17-OH-progesterona: investigar hiperplasia adrenal congênita forma não clássica causada pela deficiência da enzima 21-hidroxilase. Um valor basal de 17-OHP < 200 ng/dL praticamente exclui a possibilidade da hiperplasia adrenal não clássica por deficiência da 21-hidroxilase. Se houver dúvida sobre o diagnóstico de hiperplasia adrenal congênita, recomenda-se o teste de estímulo com ACTH (dosar a 17-OHP basal e 60 minutos após a administração, EV, de 250 mcg de ACTH). 17-OHP > 1.500 ng/dL aos 60 minutos é sugestivo de HAC forma não clássica.
- DHEA, S-DHEA: a elevação desses andrógenos sugere uma etiologia adrenal para o hirsutismo. S-DHEA > 700 mcg/dL é indicativo de tumor adrenocortical virilizante.
- Androstenediona: hiperplasia adrenal congênita ou tumor virilizante adrenocortical.
- Cortisol sérico matinal após teste de supressão noturna com dexametasona: investigar síndrome de Cushing.
- Cortisol salivar à meia-noite: investigar síndrome de Cushing.
- T4L, TSH, AAT e anti-TPO: excluir hipotireoidismo.
- Prolactina: excluir hiperprolactinemia.
- LH e FSH: investigar razão LH:FSH > 2 em pacientes com SOP. Isso tanto pode ser feito com dosagens basais, como após estímulo com GnRH.
- hCG: excluir gravidez nas pacientes amenorreicas e/ou naquelas nas quais esteja se considerando o uso de contraceptivos orais hormonais ou antiandrogênicos.

Exames de imagem

- US pélvica: neoplasia ovariana produtora de andrógenos. O volume ovariano é calculado pela fórmula: [0,523 × diâmetro longitudinal × diâmetro transverso x diâmetro anteroposterior]. A US pélvica com objetivo de avaliar morfologia ovariana policística não deve ser utilizada para diagnosticar SOP em adolescentes, a não ser quando realizada 8 anos após a menarca.
- US da tireoide: hipotireoidismo e bócio.
- Tomografia computadorizada (TC) de adrenal: tumor adrenal produtor de andrógenos, suspeitado pela elevação do S-DHEA.
- Ressonância magnética (RM) de hipófise-hipotálamo: lesões hipotalâmico-hipofisárias (p. ex., acromegalia, hiperprolactinemia).

ABORDAGEM TERAPÊUTICA

O tratamento do hirsutismo é direcionado a patologia subjacente que o causou. Por exemplo: cirurgia para tumores virilizantes benignos; cirurgia e/ou quimioterapia para tumores virilizantes malignos; corticoterapia para hiperplasia adrenal congênita; suspensão do medicamento causal (p. ex., fenitoína); modificação do estilo de vida (na SOP com obesidade, a perda de 5 a 7% do peso corporal já tem um efeito positivo na redução da testosterona).

Nos demais casos, o tratamento do hirsutismo pode ser dividido em: medicamentos de uso sistêmico, uso tópico e terapias dermatocosméticas (Quadro 5). A prescrição do tratamento depende da etiologia e gravidade do hirsutismo. Por exemplo: (i) apenas tratamento cosmético, (ii) tratamento cosmético + contraceptivo oral hormonal, (iii) tratamento cosmético + antiandrogênicos, (iv) tratamento cosmético + 2 antiandrogênicos, (v) tratamento cosmético + contraceptivo oral + antiandrogênicos.

O tratamento do hirsutismo geralmente é longo e frustrante não só pela demora em se observar os efeitos da terapia (é fundamental informar às pacientes que os efeitos clínicos levam, em média, de 6 a 9 meses para serem observados), como pelo fato de seus resultados ficarem abaixo das expectativas. Mesmo que as pacientes classifiquem o hirsutismo como mais grave do que o diagnosticado na avaliação médica, a indicação terapêutica deve levar em consideração o efeito negativo do hirsutismo na vida da paciente e não apenas seu escore de gravidade.

QUADRO 5 Abordagem terapêutica do hirsutismo

Medicamentos de uso sistêmico
▪ Contraceptivos orais hormonais ▪ Antiandrogênicos: espironolactona, acetato de ciproterona, flutamida, finasterida ▪ Sensibilizadores da insulina ▪ Agonistas do GnRH ▪ Glicocorticoides
Medicamentos de uso tópico
▪ Hidrocloreto de eflornitina a 13,9%
Terapias dermatocosméticas
▪ Raspar, tirar com pinça, uso de cera, uso de solução depilatória, clareamento, fotoepilação, eletrólise
Suporte emocional
Perda de peso (pacientes com SOP e obesidade)

SOP: síndrome do ovário policístico.

Contraceptivos orais hormonais

Contraceptivos orais hormonais combinados (etinilestradiol + progestágenos) constituem a primeira escolha para o tratamento do hirsutismo (Quadros 6 e 7). Contraceptivos apenas progestínicos podem ser usados quando houver contraindicação para os contraceptivos orais combinados (Quadro 8).

Os contraceptivos orais hormonais combinados reduzem o hiperandrogenismo inibindo a secreção de LH e com isso, diminuindo a síntese ovariana de andrógenos. O componente estrogênico aumenta a produção hepática da SHBG reduzindo a quantidade de andrógenos livres circulantes. Outros mecanismos que contribuem para a melhora do hiperandrogenismo são: diminuição da secreção de andrógenos adrenais, inibição da conversão periférica de testosterona para di-hidrotestosterona e inibição da ligação da di-hidrotestosterona aos receptores androgênicos. Os contraceptivos apenas progestínicos melhoram o hiperandrogenismo ao suprimir a suprimir a secreção de gonadotrofinas e assim diminuir a produção ovariana de testosterona.

Alguns autores recomendam que se inicie o tratamento com um contraceptivo que contenha um maior teor de estrógenos (30 a 35 mcg de etinilestradiol), porque eles são mais eficazes na supressão dos andrógenos. Caso se opte por uma formulação de baixa dosagem de estrógenos orienta-se o uso contínuo.

Também é recomendável o uso de contraceptivos com progestágenos de baixo efeito androgênico (p. ex., noretindrona, desogestrel, norgestinato, gestodeno) ou que tenham ação antiandrogênica (p. ex., acetato de ciproterona e drosperinona). O acetato de ciproterona, além de sua ação antiandrogênica, também inibe a enzima 5-alfa-redutase tipo 2 diminuindo a conversão de testosterona para di-hidrotestosterona. A drosperinona, além de sua ação antiandrogênica, também é um análogo da espironolatona com ação diurética devendo ser prescrito com cautela em pacientes predispostos a hiperpotassemia.

O tratamento deve ser reavaliado a cada 3 meses. Se eficaz, deve ser mantido em média, até 5 anos após a menarca quando será suspenso para aferir se há ou não necessidade de mantê-lo. Se não houver resposta aos contraceptivos isoladamente, a segunda opção é utilizá-los em associação. Por exemplo: contraceptivo +

espironolactona, contraceptivo + finasterida, contraceptivo + metformina. Monitorar desenvolvimento de hiperpotassemia se usar contraceptivo com drosperinona + espironolactona. Caso haja contraindicação ao uso de contraceptivos, optar pela espironolactona, metformina ou combinação das duas drogas.

Antiandrogênicos

Antiandrogênicos são os medicamentos de segunda escolha para o tratamento do hirsutismo. Os mais usados com essa finalidade são: espironolactona, acetato de ciproterona, flutamida e finasterida. É imprescindível advertir as mulheres sexualmente ativas sobre o efeito teratogênico feminizante desses medicamentos no feto do sexo masculino e que elas devem evitar gravidez enquanto estiverem usando esses remédios.

A espironolactona (Aldactone®: comp. 25, 50 e 100 mg) é um antagonista do receptor de andrógeno e inibidor da atividade da enzima 5-alfa-redutase tipo 2 (diminuindo a conversão de testosterona em DHT). Seus efeitos antiandrogênicos são observados na dose de 100 a 200 mg/dia, VO, a cada 12 horas. Iniciar com 25 mg, VO, a cada 12 horas. Os principais efeitos adversos são: boca seca, gastrite, fadiga, hipotensão postural, tontura e hiperpotassemia. Contraindicações: insuficiência renal e gestação. Monitorar dosagem de potássio durante o uso prolongado.

O acetato de ciproterona (Androcur®: comp. 50 e 100 mg), é um medicamento progestínico e antiandrogênico que inibe a ligação da testosterona ao seu receptor, inibe a ação da enzima 5-alfa-redutase tipo 2 e suprime a secreção de LH diminuindo a produção ovariana de testosterona. Usada na dose de 50 a 100 mg/dia em combinação com etinilestradiol é eficaz no tratamento da SOP. Os principais efeitos adversos são: cefaleia, náusea, ganho ponderal, mastalgia, perda da libido e hepatotoxicidade. É contraindicada na gestação.

QUADRO 6 Contraceptivos orais combinados com progestágenos de pouca ação androgênica (desogestrel e gestodeno) ou ação antiandrogênica (drosperinona e ciproterona)

Etinilestradiol + Desogestrel			
Nome comercial	**Estrógeno (Etinilestradiol: EE)**	**Progestágeno (Desogestrel: DG)**	**Número de comprimidos**
Femina®, Malu®, Mercilon®, Minian®	20 mcg	0,15 mg	21
Microdiol®, Desodiol®, Primera 30®	30 mcg	0,15 mg	21
Merciloncontí®	20 mcg EE (21 comp) + placebo (2 comp) + 10 mcg EE (5 comp.)	0,15 mg	28
Gracial®	40 mcg	0,025 mg DG (7 comp.) + 0,0125 mg DG (15 comp.)	22
Etinilestradiol + Gestodeno			
Nome comercial	**Estrógeno (Etinilestradiol)**	**Progestágeno (Gestodeno)**	**Número de comprimidos**
Alexa®, Minesse®, Mirelle®, Siblima®	15 mcg	0,060 mg	24
Adoless®, Minima®, Tantin®	15 mcg	0,060 mg	28
Allestra 20®, Diminut®, Femiane®	20 mcg	0,075 mg	21
Gynera®, Micropil 30®, Minulet	30 mcg	0,075 mg	21
Gestinol 28®, Micropil R28®	30 mcg	0,075 mg	28
Etinilestradiol + Drosperinona			
Nome comercial	**Estrógeno (Etinilestradiol)**	**Progestágeno (Drosperinona)**	**Número de comprimidos**
Yaz®, Iumi®, Niki®	20 mcg	3 mg	24
Yasmim®, Elani Ciclo®, Liara®, Molière®	30 mcg	3 mg	21
Etinilestradiol + Ciproterona			
Nome comercial	**Estrógeno (Etinilestradiol)**	**Progestágeno (Ciproterona)**	**Número de comprimidos**
Artemidis 35®, Ciprane®, Diane 35®	35 mcg	2 mg	21

QUADRO 7 Informações importantes sobre o uso de contraceptivos orais combinados

Contraindicações formais
▪ Gravidez, doença cardiovascular isquêmica (coronariopatia), acidente vascular encefálico, hipertensão arterial grave, fenômenos tromboembólicos, câncer (mama, útero, vagina), neoplasias estrógeno-dependentes, hepatopatia, imobilização prolongada, sangramento vaginal de etiologia não identificada, diabetes melito com complicações (nefropatia, retinopatia, neuropatia, doença vascular), lúpus eritematoso sistêmico, doença falciforme
Contraindicações relativas
▪ Enxaqueca de difícil controle, hipertensão arterial leve a moderada
Efeitos adversos
▪ Estrogênicos: retenção hídrica, edema, ganho ponderal, hipertensão arterial, cefaleia, efeitos tromboembólicos, irregularidade menstrual, dismenorreia, mucorreia cervical, mastalgia, ingurgitamento mamário, cloasma ▪ Progestínicos: retenção hídrica, edema, ganho ponderal, hipertensão arterial, cefaleia, mastalgia, hipersensibilidade mamária, candidíase vaginal, fadiga, letargia, depressão, acne, queda de cabelos, pele oleosa, dislipidemia
Uso
▪ Iniciar no 1º dia do ciclo = 1º dia da menstruação ▪ Ingerir o comprimido preferencialmente ao se deitar ▪ Nas cartelas que tem o dia da semana impresso (p. ex., DOM = domingo), iniciar com o comprimido correspondente ▪ Nas cartelas de 21 comprimidos, interromper por 7 dias e iniciar nova cartela. Nas cartelas de 24 comprimidos, interromper por 4 dias e iniciar a nova cartela. Nas cartelas de 28 comprimidos, iniciar uma nova cartela no dia seguinte ao último comprimido da cartela anterior, sem fazer interrupção ▪ Se esquecer de tomar uma pílula até 12 horas do previsto, tomar a pílula que foi esquecida e tomar a próxima no horário previsto. Se esquecer de tomar uma pílula por mais de 12 horas do previsto, tomar os 2 comprimidos juntos (pílula esquecida e a próxima) e reforçar métodos de barreira nos 14 dias seguintes ▪ Na vigência de vômitos ou diarreia, utilizar método contraceptivo de barreira
Observação
▪ Se não ocorrer sangramento vaginal (menstruação) por mais de 2 ciclos, investigar possibilidade de gravidez e consultar o médico antes de iniciar a nova cartela ▪ A presença de sangramento irregular ou *spotting* deve alertar para presença de interações medicamentosas ou uso incorreto da pílula
Interações medicamentosas
▪ Drogas que reduzem o nível sérico hormonal da pílula (diminuem sua eficácia): rifampicina, hidantoína, fenobarbital, fenitoína, carbamazepina, primidona, topiramato, griseofulvina, fitoterápicos ▪ Drogas cujo nível sérico é aumentado ao serem usadas com as pílulas: acetaminofeno, corticoides, anticoagulantes, betabloqueadores, teofilina, diazepínicos, antidepressivos tricíclicos

QUADRO 8 Contraceptivos orais com progestágeno de baixa ação androgênica

Desogestrel		
Nome comercial	**Dosagem**	**Número de comprimidos**
Cerazette®	0,075 mg	28
Indicações ▪ Contraindicação ao uso de estrógenos (p. ex., risco de trombose, tumores dependentes de estrógeno) ▪ Nutrizes, iniciando 6 semanas após o parto ▪ Doença falciforme, lúpus eritematoso sistêmico com comprometimento vascular, renal ou hepático		
Observação		
▪ Essas pílulas são de uso contínuo devendo ser iniciadas no 1º dia do ciclo menstrual		
Efeitos adversos		
▪ Distúrbios menstruais (ciclos irregulares), náusea, acne, sensibilidade mamária, cefaleia		

A flutamida (Eulexin®: comp. 250 mg) é um antiandrogênico não esteroidal seletivo sem efeito progestínico. Usado na dose de 125 a 500 mg/dia é eficaz no tratamento do hirsutismo. A hepatoxicidade e seu alto custo fazem com que seja raramente usada no tratamento do hirsutismo. É contraindicada na gestação.

A finasterida (Capyla-Hair®, Propecia®: comp. 1 mg) é um inibidor da enzima 5-alfa-redutase tipo 2, consequentemente reduzindo a produção da di-hidrotestosterona. Usado na dose de 2,5 a 5,0 mg/dia é eficaz no tratamento do hirsutismo. É contraindicada na gestação.

Sensibilizadores da insulina

A metformina é um antidiabético oral que age aumentando a sensibilidade periférica a ação da insulina diminuindo seus níveis séricos e com isso reduzindo a secreção de andrógenos. Está indicada nas pacientes hirsutas com obesidade e resistência insulínica. Não é eficaz no tratamento do hirsutismo isolado.

A metformina é comercializada como Glifage® (comp. 500 mg, 850 mg e 1 g), Glifage XR® (comp. 500 mg, 750 mg, 850 mg e 1 g), e comprimidos genéricos de ação prolongada (500 mg, 750 mg e 1 g). Iniciar com uma dose pequena (500 mg, 750 mg, ou 850 mg, VO, 1 vez/dia), ao se deitar, após uma refeição. A dose pode ser aumentada até 3 g/dia. Ajustar a dose na insuficiência renal.

Seus principais efeitos adversos são: anorexia, náusea, vômito, diarreia, dor abdominal, gosto metálico, anemia megaloblástica, acidose lática, cefaleia, fraqueza, mialgia, icterícia colestática e reações cutâneas.

Agonistas do GnRH

Os agonistas do GnRH suprimem a secreção pituitária de LH e FSH diminuindo a síntese de estrógenos e andrógenos ovarianos e melhorando o hirsutismo. Para evitar a deficiência estrogênica eles são associados ao uso de estrógenos ou contraceptivos orais hormonais. O custo elevado do tratamento limita seu uso seu uso corriqueiro.

Glicocorticoides

Indicado apenas nas pacientes com hiperplasia adrenal congênita, desde que o uso crônico desses medicamentos pode causar síndrome de Cushing e atrofia adrenal.

Medicamentos tópicos

A eflornitina a 13,9% (Vaniqa cream® 13,9%) é um inibidor da enzima ornitina decarboxilase dos folículos pilosos que atua na fase anágena, bloqueando a velocidade de crescimento do pelo. Ela demora de 6 a 8 semanas para demonstrar seus efeitos sobre o hirsutismo e sua ação cessa assim que o medicamento é interrompido. Efeitos adversos são: irritação da pele no local da aplicação, pseudofoliculite, urticária, náusea, cefaleia. Pode ser importada ou formulada sob a forma de creme tópico.

Terapias dermatocosméticas

A remoção de pelos pode ser feita com: aparelhos de barbear (mais usado em pernas e axilas), pinça (mais usada em sobrancelhas e sulco nasolabial), ceras depilatórias (mais usadas em pernas e região genital), descoloração ou clareamento (mais usada em extremidades em mulheres de cor clara), soluções/cremes depilatórios (dissolvem o pelo), eletrólise e fotoepilação.

Ao contrário da crença comum, o barbear não aumenta o crescimento nem a espessura do pelo. Quando o pelo é raspado, o fio não é retirado pela raiz, mas sim cortado na parte mais grossa, dando a falsa impressão de que o pelo ao continuar a crescer adquiriu maior espessura. Já quando o pelo é arrancado pela raiz, ao voltar a crescer, a parte que sai na pele corresponde a parte mais fina, dando a impressão que o pelo não engrossou. Inconveniências do método de raspar incluem: irritação cutânea, foliculite, pelo encravado e necessidade de raspagem frequente.

A depilação com cera é um procedimento doloroso e frequentemente associado ao desenvolvimento de foliculite. A depilação com cremes/soluções depilatórias podem causar eritema e dor no local da aplicação. A eletrólise é realizada pela inserção de uma agulha no folículo piloso seguida pela aplicação de uma corrente elétrica. Indicada para a remoção de pelos claros ou brancos. Efeitos adversos são: eritema, hiperpigmentação e cicatrizes. A fotoepilação usa raios laser e não laser para destruir termicamente as células germinativas dos folículos pilosos. O tratamento é caro, requer múltiplas sessões e pode causar alterações da pigmentação da pele especialmente em indivíduos de cor mais escura. Pacientes com pelos escuros respondem melhor ao tratamento.

TRANSIÇÃO DOS CUIDADOS PARA A ENDOCRINOLOGIA DE ADULTO

A equipe de endocrinologia pediátrica deve preparar o adolescente e sua família para transição e posterior cuidado médico pelo endocrinologista de adulto, pelo menos 6 a 12 meses antes de efetivar a transferência. Idealmente, as instituições deveriam desenvolver protocolos com a participação de endocrinologistas pediátricos e de adultos que atendessem as peculiaridades do serviço e otimizassem essa fase de transição.

Em relação ao hirsutismo, quando ele não for curado irá requerer tratamento continuado na vida adulta com o uso de contraceptivos hormonais ou antiandrogênicos e acompanhamento com endocrinologista e ginecologista. Além disso, a depender da etiologia, é importante conversar e orientar sobre gravidez e fertilidade.

REFERÊNCIAS SELECIONADAS

1. Cross AS, et al. Fifteen-minute consultation: Approach to the adolescent presenting with hirsutism. Arch Dis Child Educ Pract Ed. 2023:edpract-2022-324465.
2. Elliott J, Liu K, Motan T. Guideline No. 444: Hirsutism: Evaluation and treatment. J Obstet Gynaecol Can. 2023;45(12):102272.
3. Esquivel-Zuniga MR, Kirschner CK, et al Non-PCOS hyperandrogenic disorders in adolescents. Semin Reprod Med. 2022.
4. Ferriman D, Gallwey JD: Clinical assessment of body hair growth in women. J Clin Endocrinol. 1961;21:1440-7.
5. Hafsi W, Kaur J. Hirsutism. [Updated 2023 May 3]. In: StatPearls [Internet]. Treasure Island (FL): StatPearls Publishing; 2024. Available from: https://www.ncbi.nlm.nih.gov/books/NBK470417/.
6. Hasan R, Juma H, Eid FA, et al. Effects of hormones and endocrine disorders on hair Growth. Cureus. 2022;14(12):e32726.
7. Pathania YS, Budania A, et. al. Psychosocial and financial impact of facial hair among female patients of hirsutism: A cross-sectional study. J Cosmet Dermatol. 2023.
8. Peña AS, Codner E, Witchel S. Criteria for diagnosis of polycystic ovary syndrome during adolescence: Literature review. Diagnostics (Basel). 2022;12(8):1931.
9. Sharma A, Welt CK. Practical approach to hyperandrogenism in women. Med Clin North Am. 2021;105(6):1099-116.
10. Spritzer PM, et al. Hirsutism, normal androgens and diagnosis of PCOS. Diagnostics (Basel). 2022;12(8):1922.
11. Subramaniam K, Prasad HK, Pal P. Is Idiopathic hirsutism truly idiopathic? J Obstet Gynaecol India. 2020;70(5):366-70.
12. Unluhizarci K, Hacioglu A, et al. Idiopathic hirsutism: Is it really idiopathic or is it misnomer? World J Clin Cases. 2023;11(2):292-8.
13. Willis SK, et al. Menstrual patterns and self-reported hirsutism as assessed via the modified Ferriman-Gallwey scale: A cross-sectional study. Eur J Obstet Gynecol Reprod Biol. 2020;248:137-43.
14. Yadav V, Sharma Y. Hyperandrogenism. Indian J Pediatr. 2023; 90(10):1018-24.
15. Yilmaz B, Yildiz BO. Endocrinology of hirsutism: from androgens to androgen excess disorders. Front Horm Res. 2019;53:108-19.

10

Síndrome dos ovários policísticos

INTRODUÇÃO

A síndrome dos ovários policísticos (SOP) foi descrita, em 1935, por Irving Freiler Stein (1887-1976) e Michael Leo Leventhal (1901-1971), no artigo "*Amenorrhea associated with bilateral polycystic ovaries*", publicado na revista *American Journal of Obstetrics and Gynecology*, no qual relataram 7 mulheres com amenorreia ou oligomenorreia, hirsutismo e ovários policísticos.

A possibilidade de SOP deve ser considerada em adolescentes e mulheres adultas que apresentem irregularidade menstrual, hirsutismo, acne persistente, obesidade e resistência insulínica. O diagnóstico e tratamento precoces podem impedir ou atenuar as principais comorbidades da síndrome como: infertilidade, síndrome metabólica, diabetes melito tipo 2 (DM2), doença hepática esteatótica associada a disfunção metabólica (MALSD), doenças cardiovasculares, complicações gestacionais (diabetes gestacional, aborto), câncer de endométrio, depressão, transtorno alimentar e baixa qualidade de vida.

DEFINIÇÃO

- Síndrome dos ovários policísticos em adolescentes: síndrome clínica heterogênea, de etiologia não esclarecida, caracterizada por hiperandrogenismo clínico e/ou laboratorial e irregularidade menstrual (oligoanovulação crônica), frequentemente associada a disfunção cardiometabólica (p. ex., obesidade, dislipidemia, resistência insulínica).
- Síndrome dos ovários policísticos em mulheres: síndrome clínica heterogênea, de etiologia não esclarecida, que acomete mulheres em idade reprodutiva, sendo caracterizada por hiperandrogenismo clínico e/ou laboratorial, irregularidade menstrual (oligoanovulação crônica), e/ou ovários policísticos, frequentemente associada a disfunção cardiometabólica (p. ex., obesidade, dislipidemia, resistência insulínica).

EPIDEMIOLOGIA

A SOP é a causa mais comum de anovulação e hiperandrogenismo em mulheres. Sua prevalência varia de 11 a 13% nas mulheres em idade reprodutiva e de 15 a 20% nas mulheres inférteis. A prevalência em adolescentes varia de 3,4 a 19,6%, a depender do critério diagnóstico e população estudada. Como a SOP é subdiagnosticada é provável que as taxas de prevalência sejam maiores do que as relatadas.

FATORES DE RISCO

Os principais fatores de risco para o desenvolvimento da SOP são:

- Pequenos para idade gestacional e grandes para idade gestacional.
- Adrenarca precoce.
- Obesidade abdominal.
- Resistência insulínica associada à obesidade.
- História familiar de SOP (relatada em 24% das adolescentes).
- Exposição a desreguladores endócrinos, p. ex., bisfenol, metais pesados, pesticidas (DDT), poluentes atmosféricos (SO_2, NO, NO_2, hidrocarbonos aromáticos).

- Tabagismo.
- Alimentação rica em carboidratos e calorias.
- Disbiose intestinal (diminuição dos *Lactobacilli* e Bifidobactérias)
- Uso de anticonvulsivantes (p. ex., valproato de sódio).

FISIOPATOLOGIA

A SOP resulta do excesso de produção intraovariana de andrógenos, que além de causar hiperandrogenismo e oligoanovulação também causa a formação dos cistos ovarianos, que na verdade são folículos que não completaram seu desenvolvimento. A etiologia da SOP permanece incompletamente conhecida, sugerindo que seja causada pela combinação de fatores genéticos, epigenéticos, endócrinos, metabólicos e ambientais que afetam a esteroidogênese ovariana. Estudos de associação genômica tem implicado alguns genes como participantes na sua etiologia. Por exemplo: *MAPRE1, ZBTB16, PLGRKT, MYO10, FSHR, LHCGR, INSR, THADA, HMGA2, PA2G4* e *ZNF217*. Os principais componentes fisiopatológicos da SOP são descritos a seguir:

Hiperandrogenismo

O hiperandrogenismo é um critério necessário para a definição da SOP. Ele pode ser clínico, laboratorial ou ambos. O hiperandrogenismo demonstrado pela elevação da testosterona livre é a anormalidade mais comum, uma vez que concentrações aumentadas de andrógenos reduzem a concentração da globulina de ligação dos hormônios sexuais (SHBG) contribuindo para o aumento da testosterona livre. As principais vias metabólicas da síntese de andrógenos e os potenciais mecanismos causadores do hiperandrogenismo são:

- Colesterol → pregnenolona → progesterona → 17-OH-progesterona → androstenediona → testosterona → di-hidrotestosterona.
- Colesterol → pregnenolona → 17-OH-pregnenolona → DHEA → androstenediona → testosterona → di-hidrotestosterona.

Hiperandrogenismo ovariano

Por essa hipótese, as pacientes apresentam um defeito intrínseco dos ovários (hiperandrogenismo ovariano funcional), levando à produção excessiva de andrógenos pelas células teca ovarianas que aumentam a atividade da enzima P450C17 convertendo progesterona em 17-OH-progesterona, 17-OH-progesterona em androstenediona, e androstenediona em testosterona.

O hiperandrogenismo reduz a sensibilidade hipofisária ao *feedback* negativo dos esteroides ovarianos causando hipersecreção de LH que estimula a produção de andrógenos pelas células teca dos ovários. Os níveis séricos de FSH não se elevam na mesma proporção, sendo insuficientes para converter andrógenos em estradiol, resultando na falência em selecionar um folículo dominante e assim causando oligoanovulação crônica. A elevação do hormônio antimülleriano (AMH) secretado pelas células granulosas dos ovários, inibe a transição dos folículos primordiais para primários. Por essa hipótese do hiperandrogenismo ovariano, a elevação do LH seria um fenômeno secundário, causado pela diminuição de sua inibição pelos esteroides sexuais.

Alteração neuroendócrina

A elevação do LH é causada pelo aumento da frequência de pulso do hormônio hipotalâmico liberador de gonadotrofina (GnRH). Por essa hipótese, o distúrbio primário seria o aumento da secreção de LH, que estimularia as células teca dos ovários a aumentar a síntese de andrógenos. Além da alteração na secreção de gonadotrofinas, outros distúrbios neuroendócrinos podem participar da fisiopatologia da SOP. Os neurônios KNDy, presentes nos núcleos arqueados do hipotálamo e que secretam kisspetina, neuroquinina B e dinorfina, são os principais reguladores da secreção do GnRH e da ovulação. Portanto, alterações de sua função poderiam contribuir para a SOP. Alteração da secreção do ácido gama-aminobutírico (GABA) tem sido investigada como participante da etiologia da SOP, por causar disfunção dos neurônios secretores de GnRH. Finalmente, investiga-se a contribuição do AMH, insulina e adiponectina no estímulo aos neurônios secretores de GnRH.

Hiperandrogenismo adrenal

Em alguns casos, o hiperandrogenismo pode ter origem adrenal. Uma resposta exagerada ao teste de estímulo com altas doses do ACTH causando aumento da produção de DHEA e 17-OH-pregnenolona tem sido demonstrada em alguns pacientes. Pesquisas recentes mostram a importância da elevação dos esteroides adrenais C19 da via 11-oxigenase na patogênese da SOP.

Hiperinsulinismo

Embora exista resistência insulínica no músculo, tecido adiposo e fígado, a sensibilidade a insulina permanece normal nos ovários e nas adrenais. Assim, o hiperinsulinismo estimula a secreção de andrógenos ovarianos e inibe a síntese hepática da SHBG (aumentando a fração livre de andrógenos), contribuindo para a SOP. Além disso, diminui a secreção de adiponectina pelos adipócitos reduzindo ainda mais a sensibilidade insulínica, e predispõe as pacientes a um maior risco de desenvolver DM2.

Oligoanovulação crônica e ovários policísticos

Durante o desenvolvimento do folículo ovariano, folículos primordiais são recrutados de um grupo de folículos dos quais um folículo antral é selecionado para ovular. Na SOP, o crescimento do folículo antral é interrompido nos seus estágios finais de diferenciação. Com isso, os folículos se acumulam na periferia dos ovários dando origem a sua típica morfologia policística.

A interrupção desse crescimento folicular resulta do excesso de andrógenos intraovarianos que inibem a atividade da aromatase das células granulosas (diminuindo a conversão de androstenediona para estrona); e da produção aumentada do AMH pelas células granulosas antagonizando a ação do FSH e fazendo com os folículos ovarianos da SOP fiquem deficientes em estrógenos.

Como os níveis séricos de FSH estão diminuídos, eles não podem estimular as células granulosas dos ovários a aromatizarem andrógenos para estrógenos contribuindo para redução dos níveis séricos de estrógeno o que impede a maturação do folículo dominante causando oligoanovulação e irregularidade menstrual. O excesso de LH, andrógenos e insulina contribui coletivamente ou individualmente para esse processo inibindo o crescimento folicular.

MANIFESTAÇÕES CLÍNICAS

A SOP tem várias apresentações clínicas que variam de acordo como a idade, peso, etnia, fisiopatologia e fatores ambientais (Quadro 1). Essa variabilidade pode justificar atrasos no diagnóstico, apesar desta ser uma síndrome comum. As manifestações clínicas da SOP têm evolução lenta e progressiva. O início súbito e a evolução rápida dos sintomas fazem pensar em outras patologias, por exemplo, tumores virilizantes. Excesso ponderal, com aumento da adiposidade central, é comum (80%), mas não é um sintoma universal nas pacientes com SOP. Acne isolada, alopecia isolada e morfologia ovariana isolada não devem ser usadas como suspeita de SOP.

QUADRO 1 Situações que fazem pensar na possibilidade de síndrome do ovário policístico (SOP)

Hirsutismo moderado a grave
Acne cística, grave e não responsiva a terapia tópica
Irregularidade menstrual que persista mais de 2 anos depois da menarca
Irregularidade menstrual + ovários policísticos (mulheres adultas)
Irregularidade menstrual + hiperandrogenismo clínico ou laboratorial
Irregularidade menstrual + obesidade
Hiperandrogenismo clínico ou laboratorial
Hiperandrogenismo clínico ou laboratorial + ovários policísticos (mulheres adultas)
Hiperandrogenismo clínico ou laboratorial + obesidade
Hiperandrogenismo clínico ou laboratorial + acantose *nigricans*

Hirsutismo

Aproximadamente 70 a 80% das mulheres com SOP apresentam hirsutismo. O excesso de andrógenos aumenta a taxa de crescimento do folículo piloso e a transformação do pelo velar em pelo terminal. Os locais mais afetados pelo hirsutismo são: sulco nasolabial, queixo, região periareolar e intermamária e linha alba do abdome.

O diagnóstico e a classificação da gravidade do hirsutismo são avaliados pelo escore ou escala de Ferriman-Gallwey modificada, que quantifica a extensão dos pelos pubianos em 9 áreas (sulco nasolabial, queixo, região intermamária, metade superior do abdome, metade inferior do abdome, metade superior das costas, metade inferior das costas, braços e coxas). O hirsutismo, em cada região, é classificado de 0 a 4 pontos, em que: 0 = ausência de pelos, 1 = quantidade mínima de pelos, 2 e 3 = quantidade moderada de pelos e 4 = quantidade excessiva de pelos. A pontuação final varia de 0 a 36 pontos. Essa escala deve ser usada tendo conhecimento das suas limitações:

- A pontuação que define hirsutismo varia de acordo com o grupo étnico estudado. Mas, considera-se hirsutismo uma pontuação ≥ 4 a 6.
- A variabilidade interobservador chega a 50%. Por isso, é aconselhável que a paciente seja avaliada pelo mesmo observador em consultas subsequentes.
- Pontuação alta em apenas uma região, ou hirsutismo focal. Algumas vezes a paciente tem um escore de 3 apenas em queixo. Embora essa pontuação não preencha critérios formais para definir hirsutismo, uma vez que o ponto de corte para hirsutismo é ≥ 4, ele é esteticamente indesejável e potencial causador de distúrbios psicossociais.

O hirsutismo deve ser diferenciado da hipertricose, que se refere ao crescimento de pelos vilosos em áreas não andrógeno-dependentes. A hipertricose é geralmente familiar ou associada ao uso de medicamentos, não sendo causada por excesso de andrógenos.

Disfunção menstrual

A disfunção menstrual não deve ser usada como critério isolado para SOP em adolescentes, uma vez que ciclos menstruais irregulares são comuns nos primeiros anos após a menarca. Por outro lado, ciclos menstruais regulares não significam que eles sejam ovulatórios. Aproximadamente 85% dos ciclos são anovulatórios no primeiro ano após a menarca, 50% no terceiro ano e 25% no sexto ano. Os ciclos anovulatórios são suspeitados pela ausência de sintomas como dolorimento mamário e dismenorreia. Em uma mulher adulta, ciclos menstruais regulares são definidos por ciclos com intervalos entre 24 e 35 dias. A anovulação crônica da SOP pode se apresentar de várias maneiras, como resume o Quadro 2.

Obesidade

Embora não faça parte dos critérios diagnósticos, a obesidade frequentemente coexiste com a SOP. Estima-se que 60 a 80% das mulheres com SOP apresentam sobrepeso ou obesidade principalmente do tipo visceral ou abdominal, avaliada pela medida da circunferência abdominal. Considera-se obesidade abdominal, em adolescentes, quando a circunferência abdominal é > P90. Em mulheres adultas, a obesidade abdominal é definida pela circunferência abdominal > 94 cm para norte-americanas e > 80 cm para europeias. Outra definição de obesidade visceral em mulheres diz que ela está presente quando a circunferência abdominal é > 88 cm.

Acne

A acne está presente em 40% das pacientes com SOP. Entretanto, esse sinal, quando isolado, deve ser avaliado com cautela, uma vez que ocorre em até 90% das adolescentes. A acne pode ser considerada manifestação de hiperandrogenismo quando for cística e inflamatória, resistente ao tratamento tópico habitual, ocorrer em maiores de 20 anos ou ser associada a disfunção menstrual.

Alopecia androgenética

A alopecia androgenética é uma manifestação incomum da SOP, ocorrendo em cerca de 5% das pacientes. Sua presença, por outro lado, é considerada uma manifestação androgênica pela maioria dos critérios diagnósticos.

QUADRO 2 Manifestações clínicas da disfunção menstrual na síndrome do ovário policístico (SOP)

Amenorreia primária	▪ Ausência de menarca após os 15 anos, ou 3 anos após o início da telarca
Amenorreia secundária	▪ Ausência de menstruação > 90 dias, após menstruações prévias
Oligomenorreia	▪ Ciclos menstruais com intervalo > 45 dias (2 anos após a menarca), ou ▪ Ciclos menstruais com intervalo > 90 dias (1 ano após menarca)
Sangramento excessivo	▪ Sangramento com duração > 7 dias, ou que requer troca de absorventes a cada 1 a 2 h

DIAGNÓSTICO DA SÍNDROME DO OVÁRIO POLICÍSTICO EM ADOLESCENTES

O diagnóstico da SOP na adolescência é difícil devido a: (i) padrão menstrual irregular nos primeiros três anos após a menarca; (ii) impossibilidade de realizar US transvaginal nas adolescentes que não iniciaram atividade sexual o que diminui a qualidade do exame principalmente nas pacientes com excesso ponderal; (iii) ovários multifoliculares são uma variação normal nessas pacientes; (iv) acne e hirsutismo discreto são comuns nessa idade; e (v) prevalência aumentada de obesidade muitas vezes associada à irregularidade menstrual.

O consenso diagnóstico mais recente para a SOP em adolescentes é o do *International Evidence-based Guideline for the Assessment and Management of Polycystic Ovary Syndrome* (Teede et al., 2023). Por esse consenso, a SOP é diagnosticada pela presença dos dois seguintes critérios: (i) hiperandrogenismo clínico (hirsutismo, alopecia androgenética) e/ou laboratorial (aumento da testosterona total, testosterona biodisponível, ou índice de andrógenos livres), e (ii) disfunção ovariana com ciclos menstruais irregulares ou anovulação, 3 anos após a menarca. Adolescentes com risco de SOP (Quadro 3), mas que não preencham os critérios diagnósticos devem ser reavaliadas periodicamente.

A US pélvica para avaliar morfologia ovariana só é indicada 8 anos após a menarca e não faz parte dos critérios diagnósticos de SOP em adolescentes. A avaliação do hiperandrogenismo não pode ser realizada em pacientes usando contraceptivos orais hormonais (suspender por 3 meses antes de dosar os andrógenos). Na investigação diagnóstica é importante excluir outras causas de hiperandrogenismo: hiperplasia adrenal congênita, síndrome de Cushing, hiperprolactinemia, hipotireoidismo e tumores secretores de andrógenos dos ovários ou adrenais.

QUADRO 3 Adolescentes com risco de síndrome dos ovários policísticos

Irregularidade menstrual isolada, sem hiperandrogenismo
Hiperandrogenismo e ciclos menstruais regulares
Hiperandrogenismo + irregularidade menstrual, no 1º ano após a menarca
Hiperandrogenismo + ciclos menstruais com intervalo > 45 dias, 2 a 3 anos após a menarca
Irregularidade menstrual + síndrome metabólica

DIAGNÓSTICO DA SÍNDROME DO OVÁRIO POLICÍSTICO EM MULHERES ADULTAS

O consenso diagnóstico mais recente para o diagnóstico de SOP em mulheres adultas é o do *International Evidence-based Guideline for the Assessment and Management of Polycystic Ovary Syndrome* (Teede et al., 2023). Por esse consenso, a SOP é diagnosticada pela presença de pelo menos dois dos seguintes três critérios: (i) hiperandrogenismo clínico e/ou laboratorial; (ii) disfunção ovulatória com ciclos menstruais irregulares ou ausentes; ou (iii) ovários policísticos com múltiplos e pequenos folículos antrais (≥ 20 folículos entre 2 e 9 mm), e/ou ovários aumentados de volume (> 10 cm^3) e/ou aumento do nível sérico do hormônio antimülleriano.

Essa definição permite classificar a SOP em mulheres adultas em quatro fenótipos: (i) hiperandrogenismo + oligoamenorreia + ovários policísticos; (ii) hiperandrogenismo + oligoamenorreia; (iii) hiperandrogenismo + ovários policísticos; e (iv) oligoamenorreia + ovários policísticos. Adicionalmente, o diagnóstico da SOP requer a exclusão de distúrbios como hiperplasia adrenal congênita não clássica causada pela deficiência da enzima 21-hidroxilase, síndrome de Cushing, hiperprolactinemia, hipotireoidismo e tumores virilizantes dos ovários ou adrenais.

DIAGNÓSTICO DIFERENCIAL

O diagnóstico da SOP é de exclusão. Sendo assim, é importante excluir outras causas de anovulação hiperandrogênica para que se possa estabelecer seu diagnóstico. O Quadro 4 resume os diagnósticos diferenciais da SOP.

Hiperplasia adrenal congênita não clássica, por deficiência da 21-hidroxilase

Causada por variante patogênica inativadora ou perda de função do CYP21A2 (*cytochrome P450 family 21 subfamily A member 2*). A deficiência da enzima 21-hidroxilase bloqueia a conversão da 17-OH-progesterona em 11-deoxicortisol com redução da síntese de cortisol, aumento da secreção do ACTH e da secreção de andrógenos adrenais. O hiperandrogenismo não é evidente nos primeiros anos de vida. As manifestações clínicas têm início, em geral, após os 4 anos de idade, sendo caracterizado por sinais de adrenarca precoce, avanço de idade óssea, hirsutismo e irregularidade menstrual em adolescentes e infertilidade em mulheres jovens. A suspeita diagnóstica é motivada pelos achados clínicos, associada a níveis séricos basais de 17-OH-progesterona > 200 ng/dL, androstenediona > 95 ng/dL ou testosterona > 15 ng/dL. O diagnóstico é confirmado pelo teste de estímulo com ACTH mostrando valores de 17-OH-progesterona superiores a 1.500 ng/dL, 60 minutos após o estímulo.

Deficiência aparente da cortisona redutase

A deficiência aparente da cortisona redutase (ACRD: *apparent cortisone reductase deficiency*) é causada por variante patogênica inativadora ou perda de função do HSD11B1 (*hydroxysteroid 11-beta dehydrogenase 1*), que codifica a enzima 11-beta-hidroxiesteroide desidrogenase tipo 1 (11-beta-HSD1). Essa enzima atua na conversão de cortisol para seu composto metabolicamente inativo a cortisona (atividade da desidrogenase) e da cortisona para cortisol (atividade da oxorredutase). A atividade enzimática é, portanto, bidirecional. Entretanto, como a atividade oxorredutase que converte cortisona em cortisol é a que predomina, essa deficiência de conversão de cortisona para cortisol aumenta o *clearance* do cortisol diminuindo seu *feedback* negativo sobre o eixo hipotalâmico-pituitário-adrenal, aumentando a secreção de ACTH causando a uma maior produção de andrógenos adrenais. Meninas cursam com adrenarca precoce, hirsutismo e oligomenorreia.

Deficiência da DHEA sulfotransferase

Causada por variante patogênica inativadora ou perda de função do *PAPSS2* (*3'-phosphoadenosine 5'-phosphosulphate synthase*), levando a deficiência da PAPS sintase tipo 2, um cofator para a enzima DHEA sulfotransferase (DHEAT2A1) que metaboliza a DHEA para S-DHEA (seu metabólito inativo). Variantes patogênicas do *PAPSS2* diminuem a atividade da enzima DHEA sulfotransferase levando ao aumento da concentração sérica do DHEA, que causa adrenarca precoce, e diminuição do S-DHEA (seu metabólito inativo). Níveis séricos elevados de DHEA concomitantes a baixos níveis de S-DHEA fazem pensar nessa condição. Pacientes com variante patogênica do PAPSS2 também podem apresentar displasia óssea espondilometafisária.

Resistência familiar aos glicocorticoides

A resistência familiar aos glicocorticoides, ou síndrome de Chrousos, é causada por variante patogênica inativadora ou perda de função do *NR3C1* (*nuclear receptor subfamily 3 group C member 1*), que codifica o receptor do cortisol. Clinicamente, a paciente pode ser assintomática, apresentar sinais de insuficiência adrenal primária com início na infância, hiperandrogenismo causando hirsutismo, irregularidade menstrual, hipertensão arterial e alta estatura provavelmente causada pelos efeitos do ACTH estimulando a secreção de andrógenos. Laboratorialmente, ocorre hipercortisolismo incompatível com as manifestações clínicas de hipofunção adrenal, hiperandrogenismo e alcalose metabólica hipopotassêmica. A altura final não é excessiva.

Síndrome de Cushing

Nas crianças menores de 7 anos predominam os tumores adrenais e nas maiores de 7 anos, a doença de Cushing (adenoma pituitário produtor de ACTH). As manifestações clínicas mais frequentes são: obesidade centrípeta, baixa estatura, face em "lua cheia", pletora facial, giba dorsal, estrias violáceas e hirsutismo.

Tumores adrenocorticais virilizantes

O tumor virilizante do córtex adrenal é raro (0,3 caso/1.000.000 indivíduos abaixo de 15 anos). Entretanto, sua incidência no sul e sudeste do Brasil é cerca de 10 a 15 vezes maior. É mais frequente no sexo feminino (2,6:1) Pode ser associado a hemihipertrofia corporal, síndrome de Beckwith-Wiedemann e síndrome de Li-Fraumeni. A média de idade ao diagnóstico é de 4,2 anos. Apresenta-se sob forma funcionante em aproximadamente 94% dos casos (51%: virilização isolada, 42%: virilização + hipercortisolismo). As adrenais (esquerda e direita) são igualmente afetadas. Existe elevação acentuada dos níveis de DHEA e S-DHEA, testosterona, androstenediona e 17-OH-progesterona.

Clinicamente a paciente apresenta sinais de virilização (p. ex., aumento da massa muscular, voz grave, clitoromegalia).

Tumores ovarianos virilizantes

Tumores ovarianos das células teca e tumores das células de Leydig (< 0,1% dos tumores ovarianos) são neoplasias ovarianas raras que secretam quantidade excessiva de testosterona com supressão das gonadotrofinas e sinais clínicos de virilização (p. ex., hirsutismo, clitoromegalia, voz grave). Eles são identificados pela US e tratados cirurgicamente.

Hiperprolactinemia

A hiperprolactinemia é uma causa rara de hirsutismo isolado. As manifestações mais comuns são distúrbios menstruais, galactorreia e infertilidade, como resultado do hiperandrogenismo a ela associado; e sintomas compressivos do sistema nervoso central (SNC).

QUADRO 4 Diagnósticos diferenciais da síndrome do ovário policístico (SOP)

- Hiperplasia adrenal congênita forma não clássica, por deficiência da 21-hidroxilase
- Deficiência aparente da cortisona redutase
- Deficiência da DHEA sulfotransferase
- Síndrome de resistência familiar aos glicocorticoides
- Síndrome de Cushing
- Tumores virilizantes do ovário e córtex adrenal
- Hiperprolactinemia
- Hipotireoidismo
- Síndromes de resistência insulínica
- Acromegalia
- Medicamentos associados a hirsutismo: progestágenos, danazol, diazóxido, DHEA, esteroides anabólicos, testosterona, glicocorticoides, ácido valproico, lamotrigina, carbamazepina, aripiprazol, olanzapina, minoxidil, clomifeno, tamoxifeno

ABORDAGEM DIAGNÓSTICA

A abordagem diagnóstica tem os seguintes objetivos: (i) avaliar a presença de hiperandrogenismo clínico ou laboratorial; (ii) avaliar irregularidade menstrual; (iii) excluir diagnósticos diferenciais; e (iv) investigar comorbidades associadas.

A história clínica e exame físico devem ser feitos de forma empática e sensível, avaliando o impacto negativo da SOP na autoestima, relacionamentos afetivos, atividades sociais e escolares.

A avaliação do hiperandrogenismo em adolescentes é mais confiável pela detecção de hiperandrogenemia. Em relação aos critérios clínicos, a presença de acne é um fenômeno comum e transitório da adolescência, portanto só deve ser considerada quando for acne cística, ou na presença de mais de 10 lesões simultaneamente, ou que não tenha respondido ao tratamento tópico. Sinais clínicos mais confiáveis de hiperandrogenismo clínico são hirsutismo e alopecia androgenética. O hirsutismo é avaliado pela escala de Ferriman-Gallwey modificada.

A oligoanovulação crônica é o principal marcador de irregularidade menstrual em mulheres adultas com SOP, podendo ser confirmada pela progesterona < 3 ng/dL, dosada na metade da fase luteal, em 3 medidas consecutivas. Na adolescência, a oligoanovulação crônica e irregularidade menstrual são bastante comuns chegando a uma prevalência de 40 a 50%. A presença de ciclos ovulatórios aumenta com a idade ginecológica passando de 23 a 35% no 1º ano pós-menarca, para 63 a 65% no 5º ano pós-menarca, e 70 a 80% no 6º ao 10º ano pós-menarca. Por outro lado, 10 a 20% das adolescentes com ciclos anovulatórios persistirão assim, e 26 a 62% manterão esse padrão na vida adulta.

Como a morfologia ovariana nas adolescentes é habitualmente avaliada pela US pélvica e não pela transvaginal, a resolução do exame não é de boa qualidade. Além disso, observa-se uma elevada prevalência de ovários policísticos em meninas assintomáticas o que impede a adoção desse critério para o diagnóstico da SOP. O tamanho dos ovários varia de acordo com a idade, e o volume máximo só é atingido 1,25 a 3,8 anos após a menarca. Portanto, a morfologia ovariana policística não é considerada um parâmetro para o diagnóstico de SOP em adolescentes. O Quadro 5 resume as dificuldades de se fazer o diagnóstico de SOP em adolescentes.

História clínica

- História gestacional e neonatal.
- Idade.
- Início e progressão do desenvolvimento puberal.
- Data da menarca e características dos ciclos menstruais (duração, intervalo, quantidade).

QUADRO 5 Dificuldades para o diagnóstico da síndrome do ovário policístico (SOP) em adolescentes

▪ Dificuldade em distinguir a anovulação fisiológica comum na puberdade, da anovulação da SOP uma vez que mais da metade dos ciclos menstruais no primeiro ano pós-menarca são anovulatórios
▪ Dificuldade em distinguir ovários multicísticos na puberdade normal dos ovários policísticos da SOP
▪ Dificuldade de usar US transvaginal em pacientes virgens, tendo que usar a US pélvica, de menor sensibilidade para investigar a morfologia ovariana, especialmente nas adolescentes com obesidade
▪ Dificuldade em diferenciar a acne como evento comum da puberdade, da acne da SOP

US: ultrassonografia.

- Fatores de risco para SOP (p. ex., PIG/GIG, adrenarca precoce, história familiar).
- Hiperandrogenismo cínico (p. ex., hirsutismo): início e progressão.
- Anovulação crônica (oligomenorreia persistindo mais de 2 anos após a menarca, amenorreia secundária, sangramento uterino disfuncional).
- Excesso ponderal.
- Doenças endócrinas (hipotireoidismo, hiperprolactinemia, hiperplasia adrenal congênita, hipercortisolismo, diabetes melito tipo 2).
- Hábitos de vida (sedentarismo, dieta hipercalórica).
- Medicamentos (p. ex., esteroides anabólicos).
- Exposição a desreguladores endócrinos (p. ex., bisfenol A).
- Aumento de volume abdominal sugerindo massas adrenais ou ovarianas.
- Casos semelhantes na família.
- Exames já realizados e seus resultados.
- Tratamentos prévios (quando, onde, como e quais foram os resultados).

Exame físico

- Sinais vitais (p. ex., maior risco de hipertensão arterial).
- Altura, peso, calcular índice de massa corporal (IMC) e circunferência abdominal.
- Exame da tireoide.
- Acne (localização e gravidade).
- Alopecia androgenética: rarefação de pelos na linha média, ao pentear o cabelo para os lados cuja separação se alarga gradualmente à medida que a alopecia progride. A escala visual de Ludwig avalia a alopecia feminina em: tipo 1 = rarefação mínima na linha média da separação do cabelo em dois lados (esquerda e direita); tipo 2 = progressão da rarefação já permitindo visualizar uma maior largura da linha de separação dos cabelos; e tipo 3 = perda acentuada de pelos.
- Acantose *nigricans*: distribuição e gravidade.
- Hirsutismo: usar escala de Ferriman-Gallwey, tendo o cuidado de perguntar sobre tratamentos prévios para o hirsutismo, que limitam a utilização dessa escala.
- Virilização (p. ex., clitoromegalia, aumento da massa muscular, atrofia mamária).
- Síndrome de Cushing (p. ex., face em "lua cheia" e pletórica, obesidade).
- Massas abdominais ou pélvicas (p. ex., neoplasias virilizantes de adrenal ou ovário).
- Estadiamento puberal.

Exames laboratoriais

Os exames laboratoriais são fundamentais para confirmar o hiperandrogenismo laboratorial e para excluir os principais diagnósticos diferenciais e comorbidades da SOP. A Endocrine Society e a American Academy of Pediatrics não recomendam a dosagem rotineira da insulina basal para cálculo de índices de resistência insulínica na avaliação de crianças com obesidade. As principais razões para isso são: a insulina em jejum pode mostrar resultados semelhantes em crianças insulinossensíveis e insulinorresistentes; não existe um ponto de corte universalmente aceito que defina resistência insulínica; existem variações relacionadas a raça/etnia; e existe reação cruzada entre insulina e pró-insulina. Entretanto, a dosagem da insulina é solicitada na investigação da SM pelo fato de a resistência insulínica e hiperinsulinismo serem um dos mecanismos fisiopatológicos da síndrome.

- Testosterona total: os níveis séricos estão elevados em 50 a 75% das pacientes com SOP. Se a paciente apresentar alguma ciclicidade menstrual, a dosagem da testosterona deve ser solicitada no início da fase folicular (dias 4 a 10 do ciclo), coletando a amostra de sangue antes das 9 horas. Valores de testosterona total > 55 ng/dL são consistentes com hiperandrogenismo e valores > 200 ng/dL sugerem neoplasia virilizante de ovário ou córtex adrenal. De preferência, dosar pelo ensaio de cromatografia líquida/espectrometria de massa em tandem (LC-MS/MS).

- Testosterona livre: valores > 9 pg/mL são considerados elevados. Como os ensaios para a testosterona livre tem baixa acurácia, recomenda-se o cálculo da testosterona livre a partir da testosterona total e da SHBG.
- SHBG: os níveis séricos diminuídos na SOP devido ao aumento dos andrógenos, resultando na elevação da testosterona livre.
- Androstenediona: tende a ser elevada na SOP.
- 17-OH-progesterona: solicitada para investigar hiperplasia adrenal congênita forma não clássica causada pela deficiência da enzima 21-hidroxilase. Coletar a amostra antes das 9 horas. Resultado basal < 200 ng/dL, exclui hiperplasia adrenal congênita. Resultado basal > 500 ng/dL, confirma o diagnóstico. Resultado basal > 200 e < 500 ng/dL sugere a possibilidade da hiperplasia adrenal não clássica por deficiência da 21-hidroxilase como causa da SOP, indicando o teste de estímulo com ACTH (dosar a 17-OHP aos 0' e 60' após a administração, EV, de 250 mcg de ACTH). 17-OHP > 1.500 ng/dL aos 60 minutos pós-estímulo é considerado positivo.
- DHEA, S-DHEA: tumores adrenocorticais virilizantes (S-DHEA > 700 mcg/dL).
- LH e FSH: investigar razão LH:FSH > 2 em pacientes com SOP.
- Cortisol sérico matinal após supressão noturna com 1 mg de dexametasona: síndrome de Cushing.
- Cortisol salivar à meia-noite: síndrome de Cushing.
- T4L e TSH: hipotireoidismo.
- Prolactina: hiperprolactinemia a qual pode se manifestar com oligo/amenorreia.
- hCG: excluir gravidez nas pacientes amenorreicas e naquelas nas quais esteja se considerando o uso de contraceptivos orais hormonais ou antiandrogênios.
- Progesterona: dosar na fase luteal (D22-24 do ciclo) para investigar ovulação em pacientes com suspeita de SOP que relatam ciclos menstruais regulares. Níveis séricos < 3 a 4 ng/dL em 3 medidas consecutivas sugerem anovulação. Como a maioria das pacientes tem ciclos irregulares, esse exame é pouco solicitado.
- Hormônio antimülleriano (AMH): na SOP existe um número aumentado de folículos ovarianos pré-antrais e antrais, e as células granulosas desses folículos produzem AMH. Portanto, o nível sérico desse hormônio, está aumentado em mulheres com SOP se correlacionando com o número de folículos antrais identificados pela US. Os ensaios laboratoriais ainda não estão padronizados, mas resultados sugestivos de SOP, variam de 25 a 44 pmol/L.
- Glicemia e insulina: HOMA-IR = [glicemia (mg/dL) × insulina (mcUI/mL) / 405).
- Hemoglobina glicada.
- Teste de tolerância oral a glicose (TTOG): ao diagnóstico da SOP e bianualmente após o diagnóstico.
- Perfil lipídico: investigar dislipidemia, principalmente nas pacientes com obesidade.
- Proteína C-reativa: marcador de risco de doença cardiovascular.

Exames de imagem

- US pélvica: a US pélvica com objetivo de avaliar morfologia ovariana policística não deve ser utilizada para diagnosticar SOP em adolescentes, a não ser quando realizada 8 anos após a menarca. O volume ovariano, calculado pela fórmula [0,523 × comprimento (cm) × largura (cm) x espessura (cm)], aumenta na puberdade atingindo proporções adultas nos primeiros anos após a menarca. Permanece com volume estável até a quarta década quando começa a diminuir de tamanho. O número e tamanho dos folículos também muda com a idade, com o maior número observado na adolescência.
- US transvaginal: o diagnóstico ultrassonográfico de ovários policísticos, em mulheres adultas, de acordo com o consenso *Evidence-based Guideline for the Assessment and Management of Polycystic Ovary Syndrome* (Teede et al., 2023), é realizado pela presença de: volume ovariano > 10 cm^3, ou ≥ 20 folículos antrais, medindo entre 2 e 9 mm em diâmetro. Apenas um ovário preenchendo esses critérios é suficiente para o diagnóstico. A distribuição dos folículos e a ecogenicidade do estroma ovariano não

são critérios diagnósticos. A morfologia ovariana policística só é encontrada em 75% das mulheres com SOP, e 20% de mulheres normais apresentam essa morfologia.

- US de abdome: investigar esteatose hepática nas pacientes com obesidade.

ABORDAGEM TERAPÊUTICA

O tratamento da SOP é sintomático e depende do distúrbio subjacente (p. ex., irregularidade menstrual, hiperandrogenismo, obesidade, resistência insulínica). Por existirem diferentes fenótipos não existe um tratamento único. Por exemplo: os sintomas androgênicos variam de paciente para paciente: hirsutismo; hirsutismo e acne; acne e alopecia; ou acne, hirsutismo e alopecia. A disfunção menstrual pode se manifestar por sangramento uterino disfuncional, amenorreia ou oligomenorreia. Além de tratar esses sintomas, deve-se pesquisar e tratar comorbidades associadas como a síndrome metabólica, obesidade, dislipidemia, hipertensão, diabetes, transtornos do humor, depressão, transtorno alimentar e baixa qualidade de vida.

Modificação do estilo de vida

Como a maioria das adolescentes com SOP tem obesidade, a perda de peso com a orientação de um plano alimentar saudável e atividade física regular, de intensidade moderada a vigorosa, 60 minutos/dia, é a terapia inicial. Redução de 5 a 10% do peso já melhora a disfunção menstrual, hiperandrogenismo e hiperinsulinismo. Também é importante orientar cessar o tabagismo.

Suplementos alimentares

Embora sem indicação formal e consensual, os seguintes suplementos alimentares têm sido usados no tratamento de SOP:

- Inositol ou mioinositol: indicados para estimular a queima de gorduras e auxiliar na perda de peso. Com isso, reduzem a resistência insulínica e diminuem a concentração de LH e androstenediona. A dose usual é de 500 a 1.000 mg ao dia, via oral, ingerido com a refeição. Possíveis feitos adversos são: náusea, dor abdominal, dor de cabeça, cansaço e tontura.
- Cromo: 100 a 200 mcg/dia, via oral, no almoço ou jantar, tem sido usado para aumentar a utilização dos carboidratos e contribuir com a perda de peso.
- Vitamina D: indicada nos casos de insuficiência ou deficiência (50.000 UI, via oral, 1 vez/semana, por 4 a 6 semanas), uma vez que níveis séricos diminuídos dessa vitamina podem agravar os sintomas de SOP, como: resistência insulínica, irregularidade menstrual, hiperandrogenismo, obesidade e infertilidade.

Correção da disbiose

A disbiose modifica desfavoravelmente a flora intestinal para um predomínio de bactérias "não saudáveis" que aumentam a permeabilidade intestinal e a produção de lipopolissacárides, ativando o sistema imune, causando inflamação, resistência insulínica e hiperandrogenismo. O restauro da flora intestinal pode ser feito com probióticos (microrganismos vivos) e prebióticos (fontes alimentares fermentadas utilizadas pelos microrganismos). Os probióticos mais usados são: *L. casei*, *L. acidophilus*, *L. rhamnosus*, *L. bulgaricus*, *B. breve*, *B. longum* e *S. thermophile*.

Tratamento da irregularidade menstrual

Contraceptivos orais hormonais combinados (estrógeno + progestágenos) constituem a primeira escolha para o tratamento da disfunção menstrual da SOP (Quadros 6 e 7). Eles são particularmente úteis para tratar o sangramento uterino anovulatório causado pelo endométrio espessado e frágil. Contraceptivos com apenas progestágenos podem ser usados quando houver contraindicação para os contraceptivos orais combinados (Quadro 8). Os principais benefícios desses medicamentos, além de corrigir a irregularidade menstrual, são proteger o endométrio contra carcinoma, promover contracepção e tratar a acne e o hirsutismo.

QUADRO 6 Contraceptivos orais combinados com progestágenos de pouca ação androgênica (desogestrel e gestodeno) e ação antiandrogênica (drosperinona e ciproterona)

Etinilestradiol + Desogestrel			
Nome comercial	**Estrógeno (Etinilestradiol: EE)**	**Progestágeno (Desogestrel: DG)**	**Número de comprimidos**
Femina®, Malu®, Mercilon®, Minian®	20 mcg	0,15 mg	21
Microdiol®, Desodiol®, Primera 30®	30 mcg	0,15 mg	21
Mercilonconti®	20 mcg EE (21 comp.) + placebo (2 comp.) + 10 mcg EE (5 comp.)	0,15 mg	28
Gracial®	40 mcg	0,025 mg DG (7 comp.) + 0,0125 mg DG (15 comp.)	22
Etinilestradiol + Gestodeno			
Nome comercial	**Estrógeno (Etinilestradiol)**	**Progestágeno (Gestodeno)**	**Número de comprimidos**
Alexa®, Minesse®, Mirelle®, Siblima®	15 mcg	0,060 mg	24
Adoless®, Minima®, Tantin®	15 mcg	0,060 mg	28
Allestra 20®, Diminut®, Femiane®	20 mcg	0,075 mg	21
Gynera®, Micropil 30®, Minulet®	30 mcg	0,075 mg	21
Gestinol 28®, Micropil R28®	30 mcg	0,075 mg	28
Etinilestradiol + Drosperinona			
Nome comercial	**Estrógeno (Etinilestradiol)**	**Progestágeno (Drosperinona)**	**Número de comprimidos**
Yaz®, Iumi®, Niki®	20 mcg	3 mg	24
Yasmim®, Elani Ciclo®, Liara®, Molière®	30 mcg	3 mg	21
Etinilestradiol + Ciproterona			
Nome comercial	**Estrógeno (Etinilestradiol)**	**Progestágeno (Ciproterona)**	**Número de comprimidos**
Artemidis 35®, Ciprane®, Diane 35®	35 mcg	2 mg	21

Nos contraceptivos orais combinados, o componente progestágeno inibe a proliferação e hiperplasia endometrial protegendo o endométrio contra o desenvolvimento de carcinoma; e o componente estrogênico inibe a secreção de LH reduzindo da produção ovariana de andrógenos, além de aumentar a concentração de SHBG diminuindo a quantidade de andrógenos livres.

Deve-se preferir contraceptivos orais combinados contendo progestágenos que possuam uma mínima ação androgênica (p. ex., desogestrel, gestodeno, norgestinato), ou ação antiandrogênica (p. ex., drosperinona e ciproterona). Se paciente estiver sem menstruar por mais de 6 semanas recomenda-se induzir sangramento pela administração de acetato de medroxiprogesterona (5 a 10 mg, VO, 1 vez/dia, por 10 dias) para minimizar sangramentos uterinos ao iniciar o contraceptivo oral combinado. Na decisão de usá-los, levar em consideração os efeitos adversos, como dislipidemia e intolerância à glicose que já podem estar presentes nas pacientes com SOP.

Tratamento do hiperandrogenismo (hirsutismo)

Se possível, o tratamento do hirsutismo deve ser feito inicialmente com medidas físicas cosméticas ou remoção dos pelos. Caso essa terapia seja ineficaz ou o hirsutismo seja de um grau mais avançado pode-se lançar mão da terapia medicamentosa. As pacientes devem ser instruídas de que os efeitos clínicos da terapia antiandrogênica sobre o hirsutismo demoram, em média, de 6 a 9 meses para serem observados. Elas também devem ser instruídas a utilizarem métodos contraceptivos pelo risco dessas drogas causarem atipia genital numa gravidez de feto do sexo masculino. Informações detalhadas sobre esse tratamento são descritas no capítulo de Hirsutismo.

Tratamento do hiperandrogenismo (acne)

Tratada com contraceptivos orais hormonais e/ou tratamento tópico.

QUADRO 7 Informações importantes sobre o uso de contraceptivos orais combinados

Contraindicações formais
▪ Gravidez, doença cardiovascular isquêmica (coronariopatia), acidente vascular encefálico, hipertensão arterial grave, fenômenos tromboembólicos, câncer (mama, útero, vagina), neoplasias estrógeno-dependentes, hepatopatia, imobilização prolongada, sangramento vaginal de etiologia não identificada, diabetes melito com complicações (nefropatia, retinopatia, neuropatia, doença vascular), lúpus eritematoso sistêmico, doença falciforme
Contraindicações relativas
▪ Enxaqueca de difícil controle, hipertensão arterial leve a moderada
Efeitos adversos
▪ Estrogênicos: retenção hídrica, edema, ganho ponderal, hipertensão arterial, cefaleia, efeitos tromboembólicos, irregularidade menstrual, dismenorreia, mucorreia cervical, mastalgia, ingurgitamento mamário, dislipidemia ▪ Progestogênicos: retenção hídrica, edema, ganho ponderal, hipertensão arterial, cefaleia, mastalgia, hipersensibilidade mamária, candidíase vaginal, fadiga, letargia, depressão, acne, queda de cabelos, pele oleosa
Uso
▪ Iniciar no 1º dia do ciclo = 1º dia da menstruação ▪ Ingerir o comprimido preferencialmente ao se deitar ▪ Nas cartelas que tem o dia da semana impresso (p. ex., DOM = domingo), iniciar com o comprimido correspondente ▪ Nas cartelas de 21 comprimidos, interromper por 7 dias e iniciar a nova cartela; nas cartelas de 24 comprimidos, interromper por 4 dias e iniciar nova cartela; nas cartelas de 28 comprimidos, iniciar uma nova cartela no dia seguinte ao último comprimido da cartela anterior, sem fazer interrupção ▪ Se esquecer de tomar uma pílula monofásica (todos os comprimidos possuem a mesma dosagem hormonal) até 12 horas do previsto, tomar a pílula que foi esquecida e tomar a próxima no horário previsto; se esquecer de tomar uma pílula por mais de 12 horas do previsto, tomar os 2 comprimidos juntos (pílula esquecida e a próxima) e reforçar métodos de barreira nos 14 dias seguintes. Essa recomendação não se aplica às pílulas multifásicas (comprimidos com dosagens variadas) ▪ Na vigência de vômitos ou diarreia, utilizar método contraceptivo de barreira
Observação
▪ Se não ocorrer sangramento vaginal (menstruação) por mais de 2 ciclos, investigar possibilidade de gravidez e consultar o médico antes de iniciar a nova cartela ▪ A presença de sangramento irregular ou *spotting* deve alertar para presença de interações medicamentosas ou uso incorreto da pílula
Interações medicamentosas
▪ Fármacos que reduzem o nível sérico hormonal da pílula (diminuem sua eficácia): rifampicina, hidantoína, fenobarbital, fenitoína, carbamazepina, primidona, topiramato, griseofulvina, fitoterápicos ▪ Fármacos cujo nível sérico é aumentado ao serem usadas com as pílulas: acetaminofeno, corticoides, anticoagulantes, betabloqueadores, teofilina, diazepínicos, antidepressivos tricíclicos

QUADRO 8 Contraceptivos orais com apenas progestágeno de baixa ação androgênica

Desogestrel		
Nome Comercial	Dosagem	Número de comprimidos
Cerazette®, Nactali®	0,075 mg	28
Indicações ▪ Contraindicação ao uso de estrógenos (p. ex., risco de trombose, tumores dependentes de estrógeno) ▪ Nutrizes, iniciando 6 semanas após o parto ▪ Doença falciforme, lúpus eritematoso sistêmico com comprometimento vascular, renal ou hepático		
Observação ▪ Essas pílulas são de uso contínuo devendo ser iniciadas no 1º dia do ciclo menstrual		
Efeitos adversos ▪ Distúrbios menstruais (ciclos irregulares), náusea, acne, sensibilidade mamária, cefaleia		

Tratamento do hiperandrogenismo (alopecia androgênica)

Tratada pela combinação de bloqueio androgênico, contraceptivos orais hormonais e medicamentos tópicos que estimulem o crescimento capilar (p. ex., minoxidil).

Tratamento da infertilidade (indução da ovulação)

A indução da ovulação, com objetivos de fertilidade, não é objetivo desse capítulo, devendo ser prescrita e coordenada por profissional habilitado em reprodução humana.

COMORBIDADES

As principais comorbidades a serem prevenidas ou tratadas são:

- DM2.
- Dislipidemia (↑ LDL e triglicérides e ↓ do HDL).
- Doença hepática esteatótica com disfunção metabólica (MALSD).
- Síndrome metabólica.
- Hipertensão arterial.
- Transtorno alimentar.
- Distúrbios do humor depressão, ansiedade.
- Baixa qualidade de vida.
- Doença cardiovascular.
- Aumento do risco para câncer do endométrio, mamas e ovários.
- Infertilidade (anovulação crônica).
- Abortamento.
- Complicações obstétricas (p. ex., diabetes gestacional, hipertensão).

TRANSIÇÃO DOS CUIDADOS PARA A ENDOCRINOLOGIA DE ADULTO

A equipe de endocrinologia pediátrica deve preparar o adolescente e sua família para transição e posterior cuidado médico pelo endocrinologista de adulto, pelo menos 6 a 12 meses antes de efetivar a transferência. Idealmente, as instituições deveriam desenvolver protocolos com a participação de endocrinologistas pediátricos e de adultos que atendessem as peculiaridades do serviço e otimizassem essa fase de transição.

Quando da transição para os cuidados por endocrinologista de adulto recomenda-se: acompanhamento das comorbidades (p. ex., dislipidemia, obesidade abdominal, resistência insulínica, DM2, hipertensão arterial, aumento do risco para câncer de mamas, endométrio e ovário), questões sobre fertilidade, contracepção e gravidez, disfunções psicossociais, entre outros.

REFERÊNCIAS SELECIONADAS

1. Adone A, Fulmali DG. Polycystic ovarian syndrome in adolescents. Cureus. 2023;15(1):e34183.
2. Asanidze E, Kristesashvili J, Parunashvili N, et al. Challenges in diagnosis of polycystic ovary syndrome in adolescence. Gynecol Endocrinol. 2021;37(9):819-22.
3. Azziz R, et al; Task Force on the phenotype of the polycystic ovary syndrome of The Androgen Excess and PCOS Society. The Androgen Excess and PCOS Society criteria for the polycystic ovary syndrome: the complete task force report. Fertil Steril. 2009;91(2):456-88.
4. Conlon JL, Malcolm S, et al. Diagnosis and treatment of polycystic ovary syndrome in adolescents. JAAPA. 2021;34(10):15-22.
5. Fauser BCJM, Tarlatzis BC, Rebar RW, et al. Consensus on women's health aspects of polycystic ovary syndrome (PCOS): the Amsterdam ESHRE/ASRM-Sponsored 3rd PCOS Consensus Workshop Group. Fertil Steril. 2012;97:28.e25-38.e25.
6. Gubbin J, Malbon K. Fifteen-minute consultation: The overweight teenage girl with acne. Arch Dis Child Educ Pract Ed. 2020: edpract-2019-316846.
7. Ibáñez L, et al. An International Consortium Update: Pathophysiology, diagnosis, and treatment of polycystic ovarian syndrome in adolescence. Horm Res Paediatr. 2017;88(6):371-95.
8. Khan L. Polycystic ovarian syndrome in adolescents: keys to diagnosis and management. Pediatr Ann. 2021;50(7):e272-e275.
9. Kostopoulou E, Anagnostis P, et al. Polycystic ovary syndrome in adolescents: pitfalls in diagnosis and management. Curr Obes Rep. 2020;9(3):193-203.
10. Legro RS, Arslanian SA, et al. Diagnosis and treatment of polycystic ovary syndrome: an endocrine society clinical practice guideline. J Clin Endocrinol Metab. 2013;98:4565-92.
11. Meczekalski B, Niwczyk O, et al. PCOS in adolescents-ongoing riddles in diagnosis and treatment. J Clin Med. 2023;12(3):1221.
12. Nicolaides NC, et al. Polycystic ovarian syndrome in adolescents: From diagnostic criteria to therapeutic management. Acta Biomed. 2020;91(3):e2020085.
13. Peña AS, Codner E, Witchel S. Criteria for diagnosis of polycystic ovary syndrome during adolescence: Literature review. Diagnostics (Basel). 2022;12(8):1931.
14. Rotterdam ESHRE/ASRM-Sponsored PCOS Consensus Workshop Group. Revised 2003 consensus on diagnostic criteria and long-term health risks related to polycystic ovary syndrome. Fertil Steril. 2004;81:19-25.
15. Shrivastava S, Conigliaro RL. Polycystic ovarian syndrome. Med Clin North Am. 2023;107(2):227-34.
16. Singh S, Pal N, Shubham S, et al. Polycystic ovary syndrome: etiology, current management, and future therapeutics. J Clin Med. 2023;12(4):1454.
17. Stein IF, Leventhal ML. Amenorrhea associated with bilateral polycystic ovaries. Am J Obstet Gynecol 1935;29:181-91.
18. Stener-Victorin E, Teede H, et al. Polycystic ovary syndrome. Nat Rev Dis Primers. 2024;10(1):27.
19. Teede HJ, et al. Recommendations from the 2023 International Evidence-based Guideline for the Assessment and Management of Polycystic Ovary Syndrome. J Clin Endocrinol Metab. 2023;108(10):2447-69.
20. Trent M, Gordon CM. Diagnosis and management of polycystic ovary syndrome in adolescents. Pediatrics. 2020;145(Suppl 2): S210-S218.
21. Yesiladali M, Yazici MGK, et al. Differentiating polycystic ovary syndrome from adrenal disorders. Diagnostics (Basel). 2022; 12(9):2045.

SEÇÃO III

Adrenal e diferenças do desenvolvimento sexual

11

Síndrome de Cushing

INTRODUÇÃO

A doença de Cushing (DC), ou a síndrome de Cushing (SC) causada por adenoma hipofisário secretor de corticotrofina (ACTH), foi descrita, em 1912, por Harvey Williams Cushing (1869-1939), no artigo "*The basophil adenomas of the pituitary body and their clinical manifestations (pituitary basophilism)*", publicado no *Bull Johns Hopkins Hosp*, no qual descreve 12 pacientes com manifestações cushingoides e microadenoma hipofisário.

Apesar de infrequente (0,7 a 3 casos por 1.000.000 de pessoas/ano, com 6 a 10% desses casos em crianças), a SC é associada a elevada morbimortalidade devido a doença cardiovascular, dislipidemia, diabetes melito, obesidade, distúrbios do crescimento, infecções, osteoporose, tromboembolismo venoso e distúrbios psiquiátricos. Além disso, algumas manifestações podem não se normalizar mesmo após o tratamento adequado, a exemplo da hipertensão arterial, composição corpórea e baixa qualidade de vida.

FISIOLOGIA DOS GLICOCORTICOIDES

A glândula adrenal se origina do primórdio adrenogenital. Entre a 7ª e a 8ª semanas de gestação, o córtex adrenal é organizado em duas zonas: uma zona interna (zona fetal) e uma zona externa (zona definitiva). A partir da 12ª semana gestacional, surge uma terceira zona (zona transicional), localizada entre a zona fetal e a definitiva. Na vida intrauterina, a zona fetal produz sulfato de deidroepiandrosterona (S-DHEA), que é usado pela placenta para produzir estrógeno. Após o nascimento, ocorrem involução e apoptose da zona fetal, e a zona definitiva se diferencia para formar o córtex adrenal pós-natal, constituído por três zonas histologicamente distintas: a mais externa, próxima à cápsula, chamada de glomerulosa (15% do córtex), responsável pela secreção dos mineralocorticoides; a zona intermediária ou fasciculada (75% do córtex), que produz glicocorticoides; e a parte mais interna, ou zona reticular (10% do córtex), responsável pela produção dos andrógenos adrenais. A zona reticular completa seu desenvolvimento aos 3 anos.

A síntese de glicocorticoides é regulada pelo eixo hipotálamo-hipófise-adrenal (HHA). Os núcleos paraventriculares hipotalâmicos produzem o hormônio liberador de corticotrofina (CRH), um peptídeo de 41 aminoácidos que é secretado no sistema portal-hipofisário, de onde é transportado até a hipófise anterior, estimulando a síntese de pró-opiomelanocortina (POMC) nos corticotrofos. A POMC é clivada por enzimas pró-proteína convertases (PCSK-1) em hormônio adrenocorticotrófico (ACTH), betalipotropina, betaendorfina e alfa-MSH. Na célula-alvo, o ACTH se liga ao receptor de membrana MC2R, localizado quase exclusivamente no córtex adrenal, estimulando a produção da proteína MRAP, que transmite o sinal para a célula adrenal. Com isso, o colesterol intracelular é transportado para a mitocôndria, dando início a uma cascata de esteroidogênese adrenal. O eixo HHA apresenta um ritmo circadiano. Nos indivíduos que têm ritmo vigília/sono normal, o pico de secreção do ACTH ocorre entre 4 e 6 horas e o do cortisol entre 6 e 8 horas, decrescendo pela tarde (50% do nível matinal às 16 horas) e alcançando níveis mínimos em torno da meia-noite. Recém-nascidos e lactentes nos primeiros 6 meses de vida não apresentam ritmo circadiano do cortisol. Além dos estímulos endócrinos, a secreção do cortisol é regulada por estímulos neurais provenientes do sistema nervoso central (SNC) e desencadeados por situações de estresse, o que explica níveis séricos elevados de cortisol nessas situações.

Uma vez na circulação, 80 a 90% do cortisol é ligado à transcortina, ou globulina ligadora do cortisol (CBG), 5% a proteínas e albumina, com < 5% se encontrando na forma livre. A fração livre atravessa as membranas celulares, ligando-se ao receptor plasmático NR3C1. O complexo hormônio-receptor entra no núcleo, onde irá estimular, deprimir ou influenciar o processo de síntese proteica por meio da interação com o DNA (ação genômica) ou com proteínas implicadas no processo de transcrição (ação não genômica). Um terceiro mecanismo não dependente de ação intranuclear pode explicar a ação rápida de alguns glicocorticoides, o que apoia seu uso nas pulsoterapias. O cortisol é metabolizado pelas células hepáticas e excretado pelos rins e fígado. Em um adulto normal não submetido a estresse, a adrenal secreta em média 10 mg/dia de cortisol. Essa secreção corresponde a aproximadamente 10 a 12 mg/m^2/dia de hidrocortisona administrada por via oral, para compensar a biodisponibilidade incompleta da absorção intestinal. O cortisol participa de várias funções essenciais ao organismo, como: estímulo da lipólise, crescimento do tecido adiposo, aumento da gliconeogênese e glicogenólise, aumento da proteólise durante a exposição prolongada, controle da pressão arterial, supressão da inflamação (inibição de citocinas pró-inflamatórias: IL-1, IL-2, TNF-alfa, interferon-gama), aumento da reabsorção óssea, regulação do ciclo sono:vigília e resposta a situações de estresse.

DEFINIÇÕES

- Síndrome de Cushing: síndrome clínica resultante da exposição crônica e prolongada a concentrações suprafisiológicas de glicocorticoides, de origem endógena ou exógena, independentemente da etiologia.
- Doença de Cushing: SC causada por tumor hipofisário secretor de ACTH.
- Síndrome de Cushing ectópica: SC causada pela secreção extra-hipofisária de ACTH.
- Síndrome de Cushing cíclica: SC na qual, embora os sintomas clínicos persistam, existe variação da cortisolemia, que pode estar normal ou elevada a depender da fase da doença.
- Hipercortisolemia não neoplásica (no passado denominada pseudo-Cushing): estado de hipercortisolemia leve a moderada causada por hiperfunção do eixo hipotálamo-hipófise-adrenal, de natureza temporária ou permanente, associado ou não a um fenótipo semelhante à SC.

ETIOLOGIA

A etiologia da SC pode ser classificada em dois grandes grupos: ACTH-dependente (excesso da secreção de ACTH de origem pituitária ou por secreção tumoral ectópica) e ACTH-independente (secreção autônoma de cortisol por um distúrbio primário das adrenais, ou exposição exógena a glicocorticoides) (Quadro 1).

QUADRO 1 Etiologia da síndrome de Cushing

ACTH-independente
1. Hipercortisolismo exógeno (incluindo síndrome de Munchausen)
2. Tumor adrenocortical 2.1. Adenoma 2.2. Carcinoma
3. Hiperplasia adrenocortical primária bilateral micronodular (MiBAH) 3.1. Doença adrenocortical primária nodular e pigmentada (PPNAD) ▪ Esporádica ou isolada (i-PPNAD) ▪ Familiar, associada ao complexo de Carney (c-PPNAD) 3.2. Doença adrenocortical primária isolada micronodular (iMAD)
4. Hiperplasia adrenocortical primária bilateral macronodular (MaBAH) 4.1. Hiperplasia adrenocortical primária bilateral macronodular isolada 4.2. Síndrome de McCune-Albright 4.3. Síndrome de Beckwith-Wiedemann 4.4. Neoplasia endócrina múltipla 4.5. Polipose adenomatosa colônica familiar 4.6. Leiomiomatose hereditária
ACTH-dependente
1. Doença de Cushing (adenoma pituitário secretor de ACTH, blastoma pituitário)
2. Secreção ectópica do ACTH ▪ Tumores carcinoides (p. ex., brônquios, timo, rins, vesícula e duodeno), neuroblastoma, feocromocitoma, tumor de Wilms, tumores neuroendócrinos, neoplasia pulmonar de células pequenas, carcinoma medular da tireoide, ganglio-citoma hipotalâmico, mesotelioma, carcinoma de cólon
3. Secreção ectópica do CRH ▪ Tumores neuroendócrinos (p. ex., feocromocitoma, carcinoma medular da tireoide)

A causa mais comum, tanto em adultos como em crianças, é a induzida pela corticoterapia crônica, ou SC exógena. Em adultos, as causas ACTH-dependentes correspondem a 80% dos casos, e as ACTH independentes correspondem a 20%. Em pediatria, as causas de SC endógena variam de acordo com a faixa etária. Nas crianças > 5 a 7 anos, predomina o adenoma hipofisário secretor de ACTH; e nas < 5 a 7 anos, principalmente em lactentes, predominam as causas adrenais. A secreção ectópica de ACTH ou CRH causa menos de 1% dos casos em pediatria. As principais causas de hipercortisolemia não neoplásica são descritas no Quadro 2.

A correta identificação da etiologia, além de poder oferecer um tratamento mais rápido e eficaz, permite a investigação de familiares com manifestações precoces e ainda não identificadas da SC (p. ex., diabetes melito, hipertensão arterial).

QUADRO 2 Etiologia da hipercortisolemia não neoplásica

Hipercortisolemia + fenótipo sugestivo da síndrome de Cushing habitualmente presente
▪ Obesidade grave ▪ Doenças psiquiátricas: depressão, síndrome do pânico, transtorno obsessivo-compulsivo ▪ Alcoolismo crônico, especialmente na abstinência ▪ Diabetes melito mal controlado ▪ Gravidez ▪ Resistência aos glicocorticoides
Hipercortisolemia + fenótipo da síndrome de Cushing habitualmente ausente
▪ Desnutrição ▪ Anorexia nervosa ▪ Estresse (p. ex., hospitalização, cirurgia, dor) ▪ Atividade física prolongada e excessiva ▪ Elevação da globulina transportadora do cortisol (CBG): aumenta o cortisol sérico, mas não o urinário ▪ Amenorreia hipotalâmica

Síndromes genéticas

Uma mesma síndrome genética pode causar SC por vários mecanismos. Por exemplo, a neoplasia endócrina múltipla tipo 1 (NEM-1) pode causar SC por um adenoma hipofisário secretor de ACTH (DC), por secreção ectópica de ACTH, por adenoma adrenal e hiperplasia adrenocortical primária bilateral macronodular. Isso deve ser levado em consideração na investigação da etiologia do hipercortisolismo em pacientes com síndromes genéticas (Quadro 3).

Doença de Cushing

Em 80% dos casos, a DC é causada por um microadenoma hipofisário (< 1 cm). A maioria dos corticotropinomas não tem causa genética conhecida. Naqueles em que uma variante patogênica é identificada, destacam-se: (i) variantes patogênicas ativadoras ou ganho de função do *USP8*, *USP48*, *RASD1*, *NR2C2* e *PPTG*; e (ii) variantes patogênicas inativadoras ou perda de função do *SMARCA4*, *CABLES1*, *TP53*, *MEN1* e *AIP*. Dentre as variantes patogênicas, as do *USP8* (*ubiquitin specific peptidase 8*) causam 30 a 50% dos corticotropinomas

Em 5% dos casos, o corticotropinoma pode fazer parte da síndrome FIPA (*familial isolated pituitary adenomas*), definida pela presença de pelo menos dois familiares com adenoma pituitário, sem outras alterações. Em aproximadamente 15% dos pacientes é possível identificar a variante patogênica do *AIP* (*AHR interacting HSP90 co-chaperone*).

Raramente a DC pode ser causada por blastomas hipofisários secretores de ACTH, principalmente em lactentes, os quais são associados a variantes patogênicas inativadoras ou perda de função do *DICER1* (*Dicer 1, ribonuclease III*).

Em pediatria, a DC é mais frequente a partir dos 5 a 7 anos (até 75% dos casos), com uma média de idade ao diagnóstico entre 12 e 14 anos. O tempo médio entre o início dos sintomas e o diagnóstico é de 3 anos (0,25 a 7 anos). Nas crianças pré-púberes, a DC é mais comum no sexo masculino, enquanto na adolescência a prevalência é igual para ambos os sexos e em adultos é mais frequente no sexo feminino. Meninos com DC têm uma forma mais agressiva da doença (menor estatura, maior peso, maior concentração de ACTH) do que meninas. Embora quase sempre esporádica, a DC pode estar associada a síndromes genéticas.

Apenas 60% dos corticotropinomas são identificados pela ressonância magnética (RM) de hipófise-hipotálamo. Em alguns pacientes não é possível identificar o microadenoma, sugerindo que ele seja menor que o limite de detecção do exame de imagem ou que um distúrbio hipotalâmico ou extra-hipofisário seja a causa do problema. Macroadenomas são raramente observados. A taxa de cura após a cirurgia é de 65 a 90%, com 20% dos pacientes apresentando recidiva do tumor nos

QUADRO 3 Síndromes genéticas associadas à síndrome de Cushing

Síndrome	Etiologia da SC	Gene	*Locus*	Características
Neoplasia endócrina múltipla tipo 1	DC, SC ectópica, MaBAH, adenoma adrenal	*MEN1*	11q13.1	Tumores da pituitária, paratireoides e pâncreas. A maioria dos adenomas hipofisários é somatotrofo e lactotrofo. Corticotropinomas são raros
Neoplasia endócrina múltipla tipos 2A e 2B	DC, SC ectópica	*RET*	10q11.21	Carcinoma medular da tireoide, feocromocitoma, hiperparatireoidismo, neuromas mucosos, ganglioneuromas
Neoplasia endócrina múltipla tipo 4	DC	*CDKN1B*	12p13.1	Semelhante à NEM-1
Adenoma pituitário familiar isolado	DC	*AIP*	11q13.2	Pelo menos dois membros da família com adenoma pituitário isolado
Complexo de Carney	DC, PPNAD	*PRKAR1A*	17q24.2	Mixomas, pigmentação cutânea, outros tumores
Síndrome de McCune--Albright	MaBAH	*GNAS*	20q13.32	Puberdade precoce periférica, manchas café com leite, disostoses ósseas
Síndrome de Beckwith--Wiedemann	Atraso de maturação da adrenal fetal	*IGF2, CDK1*	11p15	Hemi-hipertrofia, macroglossia, macrossomia
Síndrome de Li-Fraumeni	Adenoma, carcinoma adrenocortical	*TP53*	17p13.1	Predisposição a vários tumores
Esclerose tuberosa	DC	*TSC1, TSC2*	9q34.13, 16p13.3	Hamartomas, epilepsia, retardo mental
Associação 3P (3PA)	DC	*SDHx, VHL, RET, MEN1*	Vários	Adenoma pituitário, feocromocitoma, paraganglioma
DICER1	DC	*DICER1*	14q32.13	Blastoma pleuropulmonar, nefroma cístico, bócio multinodular, tumor das células de Leydig e Sertoli
Síndrome USP8	DC	*USP8*	15q21.2	Dismorfismo facial, pneumopatia e nefropatia crônica, cardiomiopatia dilatada
Polipose adenomatosa colônica familiar	MaBAH, adenoma, carcinoma adrenocortical	*APC*	5q22.1	Pólipos adenomatosos no intestino grosso, que podem evoluir para neoplasia maligna
Leiomiomatose familiar e carcinoma renal	MaBAH	*FH*	1q43	Leiomiomas cutâneos e uterinos, leiomiossarcomas e carcinoma renal

DC: doença de Cushing; MaBAH: hiperplasia adrenocortical primária bilateral macronodular; PPNAD: doença adrenocortical primária nodular e pigmentada; SC: síndrome de Cushing.

próximos 5 anos após a cirurgia. A taxa de sucesso numa segunda abordagem cirúrgica cai para menos de 60%.

Doença adrenocortical primária nodular e pigmentada

A doença adrenocortical primária nodular e pigmentada (PPNAD) é uma causa rara de SC, caracterizada por múltiplos micronódulos (< 3 a 4 mm) secretores de cortisol localizados no córtex adrenal. Pode ocorrer na forma esporádica ou isolada (i-PPNAD), ou associada ao complexo de Carney (c-PPNAD).

Acomete principalmente adolescentes e adultos jovens < 30 anos, embora possa ser diagnosticada nos primeiros anos de vida. É mais frequente no sexo feminino. O curso clínico é insidioso, algumas vezes se manifestando como SC cíclica, dificultando sua confirmação diagnóstica. A investigação laboratorial pode mostrar aumento paradoxal do cortisol após teste de supressão com dexametasona. A RM ou tomografia computadorizada (TC) pode mostrar adrenais relatadas como normais, ou mostrar glândulas contendo múltiplos micronódulos. A macroscopia e o estudo histológico evidenciam pequenos nódulos adrenocorticais hiperpigmentados, de cor preta ou marrom, não encapsulados, e circundados por um córtex adrenal atrófico.

A c-PPNAD é associada ao complexo de Carney, uma neoplasia endócrina múltipla, causada por variante patogênica inativadora ou perda de função do *PRKAR1A* (*protein kinase CAMP-dependent type I regulatory subunit alpha*). Essas variantes patogênicas são detectadas em 40 a 50% dos casos. A síndrome de Carney é caracterizada por adenoma hipofisário, nevos cutâneos lentiginosos em face, tronco e pescoço, mixomas (coração, pele, mamas, orofaringe, útero, vagina), tumor gonadal (células de Leydig ou de Sertoli), tumor tireoidiano, schwanoma melanótico na bainha dos nervos, carcinoma medular da tireoide e síndrome de Cushing. A i-PPNAD corresponde a 12% dos casos, sendo causada por variante patogênica inativadora ou perda de função do *PRKARIA*. O tratamento da SC da PPNAD consiste em adrenalectomia laparoscópica unilateral ou bilateral. Se bilateral, será necessária a reposição, pelo resto da vida, de glicocorticoide e mineralocorticoide.

Doença adrenocortical primária isolada micronodular

A doença adrenocortical isolada micronodular (iMAD) é causada por variante patogênica inativadora ou perda de função do *PDE11A* (*phosphodiesterase 11A*) e do *PDE8B* (*phosphodiesterase 8B*). A SC pode ser cíclica, leve a moderada, com início dos sintomas em idade mais jovem do que na PPNAD. A histologia mostra micronódulos não pigmentados e sem atrofia internodular.

Hiperplasia adrenocortical primária bilateral macronodular

A hiperplasia adrenocortical primária bilateral macronodular (MaBAH) é causada por variante patogênica ativadora ou ganho de função do *MC2R* (*melanocortin 2 receptor*) e *GNAS* (*GNAS complex locus*). Outras vezes, pode ser causada por variante patogênica inativadora ou perda de função do *MEN1*, *PDE11A*, *PDE8B*, *ARMC5*, *APC*, *FH* e *KDM1A*.

A MaBAH é mais comum no sexo feminino, entre 50 e 60 anos, ocorrendo isoladamente ou fazendo parte de uma síndrome familiar. Também pode ser associada a NEM-1, polipose adenomatosa colônica familiar, síndrome de Beckwith-Wiedemann, síndrome de McCune-Albright, leiomiomatose hereditária e carcinoma renal. A produção aumentada de cortisol parece ser resultado da expressão ectópica de receptores de peptídeo inibitório gastrointestinal (GIP), LH, hCG ou agonistas beta-adrenérgicos.

As adrenais são bilateral e acentuadamente aumentadas de tamanho (10 a 100 vezes). Histologicamente mostram nódulos não pigmentados > 10 mm, compostos de dois tipos de células: ricas em lipídeos e pobre em lipídeos. O tratamento inicial consiste em adrenalectomia unilateral. A adrenal a ser removida será aquela com maior tamanho e quantidade de nódulos.

Síndrome de McCune-Albright

Causada por variante patogênica ativadora ou ganho de função *GNAS* (*GNAS complex locus*). A SC é ACTH-independente, causada por nódulos adrenais hiperfuncionantes, manifestando-se ao nascimento ou antes dos 6 a 12 meses de idade e, algumas vezes, apresentando resolução espontânea. Acomete principalmente o sexo feminino. Outras manifestações da síndrome de McCune-Albright são: displasia óssea fibrosa, manchas café com leite e endocrinopatias hiperfuncionantes (puberdade precoce periférica é a endocrinopatia mais comum).

Síndrome de Beckwith-Wiedemann (SBW)

Causada por alterações do cromossomo 11p15.5 (padrão anormal de metilação, ou variação do número de cópias), e variante patogênica inativadora ou perda de função do *CDK1* (*cyclin dependent kinase 1*). Caracteriza-se por: alteração do lóbulo e hélice das orelhas, hemi-hipertrofia, macrossomia, visceromegalia, hérnia umbilical, hipoglicemia hiperinsulinêmica e tendência a desenvolver tumores (carcinoma adrenocortical, hepatoblastoma, neuroblastoma e tumor de Wilms). A síndrome de Cushing da SBW é causada por atraso da maturação da adrenal fetal.

Neoplasia endócrina múltipla tipo 1

Causada por variante patogênica inativadora ou perda de função do *MEN1* (*menin 1*). É também conhecida com síndrome dos 3 "P", por causar tumores na pituitária, paratireoides e pâncreas. É mais comum entre a 3ª e a 4ª décadas de vidas, embora pacientes tão jovens como 9 anos tenham sido diagnosticados. A SC da NEM-1 pode ser ACTH-dependente (adenoma hipofisário) ou ACTH-independente (MaBAH, adenoma ou carcinoma adrenal). Adenoma hipofisário secretor de ACTH está presente em 3 a 4% dos casos.

Polipose adenomatosa colônica familiar

Causada por variante patogênica inativadora ou perda de função do *APC* (*APC regulator of WNT signaling pathway*). Caracteriza-se pelo desenvolvimento de centenas a milhares de pólipos adenomatosos no intestino grosso, que podem evoluir para neoplasia maligna. A SC é causada por MaBAH, adenoma ou carcinoma adrenocortical.

Leiomiomatose familiar e carcinoma renal

Causada por variante patogênica inativadora ou perda de função do *FH* (*fumarate hydratase*). Caracteriza-se por leiomiomas cutâneos, leiomiomas uterinos, leiomiossarcomas e carcinomas renais papilares. Alguns pacientes desenvolvem MaBAH.

Tumores adrenocorticais

Os adenomas do córtex adrenal podem ser unilaterais ou bilaterais. Quase sempre são < 2 cm de diâmetro e não funcionantes. Quando funcionantes, na maioria das vezes produzem apenas cortisol, sendo infrequente a secreção aumentada de mineralocorticoides e/ou andrógenos. Algumas variantes patogênicas inativadoras ou a perda de função de determinados genes são associadas ao adenoma adrenal secretor de cortisol: *PRKACA* (*protein kinase CAMP-activated catalytic subunit alpha*) e *CTNNB1* (*catenin beta 1*).

O carcinoma adrenocortical primário é raro (0,3 caso/1.000.000 indivíduos abaixo de 15 anos). Entretanto, sua incidência no Sul e Sudeste do Brasil é cerca de 10 a 15 vezes maior. Sua distribuição é bimodal com um primeiro pico em crianças, e um segundo pico entre a 4ª e a 5ª década. Em crianças, a média de idade ao diagnóstico é de 4,2 anos. É mais frequente no sexo feminino (2,6:1). O carcinoma adrenocortical pode ocorrer de forma isolada ou associado a síndrome de Beckwith-Wiedemann, complexo de Carney, neoplasia endócrina múltipla tipo 1 e síndrome de Li-Fraumeni.

A síndrome de Li-Fraumeni (SLF) é uma síndrome familiar associada, em 70% dos casos, a variante patogênica inativadora ou perda de função do gene supressor tumoral *TP53* (*tumor protein P53*). Manifesta-se em adultos jovens com: carcinoma de mama, sarcomas de partes moles, leucemias, osteossarcomas, melanomas, carcinomas de pulmão, pâncreas e próstata, tumores cerebrais e neoplasias gonadais. Deve-se suspeitar dessa síndrome nas seguintes situações:

- Famílias em que dois parentes de primeiro grau tenham cânceres pertencentes ao espectro da síndrome, com um deles tendo câncer antes dos 45 anos.
- Crianças ou adultos com um tumor raro em relação à população geral e pertencente ao espectro da SLF, tais como o carcinoma adrenocortical.
- Crianças ou adultos com menos de 45 anos com múltiplos tumores primários do espectro da síndrome.

O carcinoma adrenocortical apresenta-se sob a forma funcionante em aproximadamente 90 a 95% dos casos (51%: virilização isolada, 42%: virilização + hipercortisolismo). Embora ambas as adrenais (esquerda e direita) sejam igualmente afetadas, o tumor é geralmente único e restrito a uma das glândulas.

Habitualmente, esses tumores cursam com elevação acentuada dos níveis de DHEA, S-DHEA, testosterona, androstenediona e 17-OH-progesterona. A investigação para a variante patogênica do *TP53* deve ser realizada e, caso positiva, pesquisada nos pais e irmãos, pois esse gene codifica uma proteína supressora tumoral capaz de interromper o ciclo celular e induzir apoptose quando ocorre dano ao DNA. Portanto, a perda da atividade da proteína TP53 pode promover ou facilitar o desenvolvimento do câncer. Nas regiões Sul e Sudeste do Brasil, em torno de 75 a 90% das crianças e 20 a 30% dos adultos com tumor adrenocortical apresentam a variante patogênica p.Arg337His do *P53* em heterozigose, provavelmente como resultado de um efeito fundador. Metástases ocorrem para fígado, ossos, pulmão, linfonodos e peritônio. A investigação das metástases requer TC de tórax e abdome, cintilografia óssea e tomografia por emissão de prótons (PET-TC).

Os tumores adrenocorticais podem ser classificados histologicamente pelos critérios de Weiss. Nessa classificação, eles são definidos como de comportamento biológico maligno quando mais de 3 dos 9 critérios estiverem presentes. Os 9 critérios histopatológicos são: (i) grau nuclear III ou IV para o carcinoma renal; (ii) índice mitótico elevado (> 5 mitoses em 50 campos de grande aumento); (iii) presença de mitoses atípicas; (iv) células claras compreendendo 25% ou menos do tumor;

(v) arquitetura difusa comprometendo mais de 1/3 do tumor; (vi) necrose microscópica confluente; (vii) invasão venosa; (viii) invasão sinusoidal; e (ix) invasão capsular. Margens irregulares, necrose, hemorragia, calcificações, invasão local e invasão vascular também são achados comuns.

Os tumores adrenocorticais também podem ser avaliados histologicamente pelos critérios de Wienecke: tumores com 2 ou menos critérios são considerados benignos; tumores com 3 critérios são classificados como intermediários para doença maligna e tumores com 4 ou mais critérios são classificados como de comportamento biológico maligno. Os 9 critérios são: (i) tumor com peso > 400 g; (ii) tumor com maior diâmetro superior a 10,5 cm; (iii) extensão para tecido periadrenal ou órgãos adjacentes; (iv) invasão da veia cava inferior; (v) invasão venosa; (vi) invasão capsular; (vii) necrose tumoral; (viii) mais de 15 mitoses por campos de 20x; e (ix) mitoses atípicas.

O antígeno Ki67, presente somente em células que estão em divisão celular, é um marcador de proliferação celular, utilizado como indicador de prognóstico em diferentes tumores. A atividade proliferativa é testada pela expressão da Ki67. Níveis aumentados de Ki-67 (> 5%) indicam carcinoma adrenocortical, e um pior prognóstico. Para cada 1% de aumento do Ki67, há um aumento de 4% do risco de recorrência e de 5% do risco de morte. Apesar de controverso, esse índice tem sido utilizado principalmente para predizer o tempo livre de doença e não para prever o tempo de sobrevivência, já que reflete apenas o índice mitótico e a proliferação dos tumores, mas não a capacidade de invasão, metástase e transformação.

O estudo de outros marcadores (p. ex., IGF-2, SF1, FGF-2, VEGF, TGF-alfa e TGF-beta e a expressão dos genes *AURKA – Aurora kinase A*, e *BUB1 – BUB1 mitotic checkpoint serine/threonine kinase*) para diferenciar o comportamento biológico dos tumores adrenocorticais ainda não definiu qual deles é útil para esse propósito.

Os carcinomas adrenocorticais podem ser classificados clinicamente como:

- Estágio I: < 5 cm, sem invasão local, metástases a distância ou para linfonodos.
- Estágio II: > 5 cm, sem invasão local, metástases a distância ou para linfonodos.
- Estágio III: invasão local ou metástases para linfonodos.
- Estágio IV: metástases a distância.

As características associadas a uma evolução desfavorável são: invasão da veia cava, doença metastática, tumor > 400 g e/ou 10,5 cm de diâmetro e achados histológicos de: necrose confluente, atipia nuclear e/ou mitoses atípicas frequentes. O tratamento é cirúrgico. A quimioterapia acrescenta pouco ao tratamento cirúrgico.

No pós-operatório dos tumores adrenocorticais com diagnóstico ou suspeita de malignidade (estadiamento > II), recomenda-se TC de tórax e abdome a cada 3 meses no primeiro ano após a cirurgia, a cada 6 meses nos próximos 5 anos e anualmente após o quinto ano. As dosagens hormonais concomitantes aos estudos de imagem também devem ser solicitadas.

Secreção ectópica de ACTH

Em adultos, aproximadamente 10% dos casos de SC ACTH-dependente são causados por produção ectópica de ACTH, com casos infrequentes de cossecreção de ACTH e CRH. Em pediatria, a secreção ectópica de ACTH é rara, sendo descrita em crianças tão jovens como < 1 ano. Alguns tumores que podem secretar ACTH de forma ectópica na faixa etária pediátrica são: feocromocitoma, neuroblastoma, carcinoma medular da tireoide, neurofibromatose tipo 1, doença de von Hippel-Lindau, neoplasia endócrina múltipla tipo 2, tumores neuroendócrinos gastroenteropancreáticos, tumores do timo e sarcoma de Ewing. Em adultos, são comuns os tumores carcinoides e tumores pulmonares de células pequenas.

Os tumores com secreção ectópica de ACTH frequentemente têm uma rápida progressão dos sintomas. Ao diagnóstico, os distúrbios metabólicos da SC (p. ex., hiperglicemia, hipopotassemia, alcalose metabólica), hipertensão, fraqueza muscular proximal e edema de membros inferiores estão presentes em mais de 70% dos casos. Devido à rapidez da evolução, algumas vezes as manifestações clássicas (p. ex., face redonda e pletórica, estrias violáceas) podem estar ausentes. O diagnóstico diferencial com a DC pode ser difícil devido às características bioquímicas e hormonais comuns. Os níveis séricos de ACTH podem ser 10 vezes superiores ou similares aos encontrados na DC. A não identificação do tumor na RM de hipófise não exclui a possibilidade da DC, sendo indicado o cateterismo de seios petrosos. Algumas vezes o tumor é facilmente identificado. Outras vezes, permanece oculto por vários anos, mesmo após extensa investigação, incluindo o uso de cintilografia com PET, requerendo acompanhamento cuidadoso e prolongado para diagnosticá-lo. Testes moleculares para identificação de variantes patogênicas e síndromes genéticas são importantes na investigação diagnóstica.

Secreção ectópica de hormônio liberador de corticotrofina (CRH)

As manifestações clínicas da SC causada por secreção ectópica de CRH são semelhantes às da secreção ectópica de ACTH. Em adultos, os tumores mais associados a esse problema são: feocromocitoma, carcinoma medular da tireoide, câncer de próstata, carcinoma pulmonar de células pequenas, tumores carcinoides, coristoma selar e ganglicocitoma. Em crianças, têm sido descritos alguns casos associados a tumor de Wilms.

A investigação diagnóstica mostra SC ACTH-dependente com RM de hipófise e cateterismo de seios petrosos normais, não permitindo diferenciar secreção ectópica de ACTH de CRH. Nesses casos, é fundamental afastar tumores neuroendócrinos, solicitando exames bioquímicos (p. ex., metanefrinas, calcitonina, gastrina) e marcadores tumorais apropriados (p. ex., cromogranina A, antígeno carcinoembrionário). A dosagem do CRH pode ser útil, mostrando níveis elevados ou inapropriadamente normais na vigência de hipercortisolismo. Caso o tumor seja identificado, deve-se solicitar pesquisa imuno-histoquímica para ACTH e CRH e assim diferenciar secreção ectópica de ACTH, de CRH ou de secreção mista de ACTH e CRH.

MANIFESTAÇÕES CLÍNICAS

As manifestações clínicas da SC são descritas nos Quadros 4 e 5. Dos sinais clássicos, os mais fortemente associados à síndrome são: obesidade, estrias violáceas, pletora facial ou fácies de lua cheia, fraqueza muscular proximal, pele frágil e osteoporose. Quando a obesidade se associa à diminuição da velocidade de crescimento ou baixa estatura, a suspeita de SC fica mais forte. Uma exceção ocorre nos pacientes com hiperandrogenismo associado, nos quais a velocidade de crescimento pode ser normal ou aumentada. Entretanto, as manifestações clássicas podem surgir após anos de evolução, média de 3 anos em algumas séries, devido ao curso insidioso de algumas doenças, dificultando o diagnóstico precoce. As manifestações clássicas também podem estar ausentes na secreção ectópica do ACTH e CRH, nas quais podem predominar os efeitos catabó-

QUADRO 4 Manifestações clínicas da síndrome de Cushing

Órgão ou sistema	Manifestações clínicas
Metabólico	Obesidade centrípeta ou generalizada, face de lua cheia, giba dorsal (corcunda de búfalo), depósito supraclavicular de gordura, polifagia
Cutâneo	Pletora facial, estrias nem sempre violáceas e profundas, pele fina e frágil, hiperpigmentação (formas ACTH-dependentes), hirsutismo, hipertricose, acne, equimoses, *acantosis*, dificuldade de cicatrização, nevos lentiginosos (complexo de Carney)
Musculoesquelético	Fraqueza muscular proximal, mialgia, atrofia muscular, osteopenia, osteoporose, fraturas ósseas patológicas, necrose asséptica da cabeça do fêmur e úmero
Crescimento e puberdade (em crianças)	Atraso da velocidade de crescimento, baixa estatura, excesso ponderal e atraso puberal. Precocidade puberal sugere carcinoma adrenocortical
Reprodutivo	Hipogonadismo, irregularidade menstrual, diminuição da libido e impotência. Precocidade sexual e sinais de virilização sugerem carcinoma adrenocortical
Gastrointestinal	Esofagite, gastrite, úlcera péptica, pancreatite aguda, hepatomegalia
Renal	Litíase urinária, poliúria
Neuropsiquiátrico	Cefaleia, euforia, labilidade emocional, compulsão, depressão, apatia, letargia, irritabilidade, ansiedade, mania, psicose, pseudotumor cerebral, déficit de memória
Cardiovascular	Hipertensão arterial, infarto miocárdico, tromboembolismo venoso e acidente vascular encefálico (raros)
Oftalmológico	Aumento da pressão intraocular, glaucoma e catarata subcapsular posterior (mais comum no Cushing iatrogênico)
Imune	Infecções fúngicas superficiais (candidíase, pitiríase versicolor, *tinea corporis*)

licos do excesso de cortisol. A alta prevalência de obesidade e síndrome metabólica na população em geral é outro fator que contribui para o atraso diagnóstico.

Em crianças, os sinais mais precoces e que merecem investigação são: ganho ponderal excessivo e desaceleração da velocidade de crescimento. Carcinomas adrenocorticais causadores da SC geralmente cursam com hiperandrogenismo acentuado, com sinais de virilização, tendo evolução clínica mais agressiva.

QUADRO 5 Manifestações da síndrome de Cushing detectadas por exames complementares

Órgão ou sistema	Alterações encontradas
Metabólico	Dislipidemia (↑ TG e LDL + ↓ HDL)
Endócrino	Hipercortisolemia (exceto na síndrome de Cushing iatrogênica), hiperglicemia (diabetes melito, glicemia de jejum alterada, intolerância à glicose), hiperinsulinemia, hipopotassemia, alcalose metabólica, elevação dos andrógenos adrenais (no carcinoma adrenocortical), hipogonadismo central, hipotireoidismo central
Renal	Hipercalciúria, uricosúria, nefrocalcinose, nefrolitíase
Hematopoiético	Leucocitose, neutrofilia, linfopenia, eosinopenia, monocitopenia, aumento de fatores anticoagulantes (fator VIII, fator IX, proteína C e S), aumento do tempo de tromboplastina parcial ativado (TTPA)
Imune	Supressão da função dos linfócitos Th1, supressão da resposta antigênica primária
Gastrointestinal	Esteatose hepática, elevação da ALT
Musculoesquelético	Diminuição da densidade mineral óssea (osteopenia, osteoporose), fraturas ósseas (p. ex., vértebras), necrose asséptica da cabeça do fêmur e úmero, atraso da idade óssea

PECULIARIDADES DA SÍNDROME DE CUSHING NA CRIANÇA

As manifestações da SC em crianças que as diferenciam das alterações encontradas em adultos são:

- Baixa estatura, atraso puberal e atraso na idade óssea.
- A obesidade nem sempre é centrípeta, podendo ser generalizada.
- As estrias nem sempre são violáceas e profundas como em adultos.
- Fácies de lua cheia, hirsutismo e acne são comuns.
- Maior prevalência de causas adrenais em comparação com os adultos.
- Maior prevalência de tumores adrenocorticais funcionantes mistos.
- Raridade de secreção ectópica do ACTH ou do CRH.
- Predomínio da DC no sexo masculino e em crianças pré-púberes, prevalência de sexo semelhante na puberdade e maior prevalência da DC em pós-púberes.
- Dificuldade de identificação do adenoma hipofisário causador da DC.
- Melhor resposta da DC à radioterapia.
- Síndrome de McCune-Albright é uma das etiologias em recém-nascidos e lactentes.

ABORDAGEM DIAGNÓSTICA

A abordagem diagnóstica da SC tem os seguintes objetivos: (i) excluir a exposição a corticoides exógenos; (ii) confirmar a suspeita diagnóstica de hipercortisolemia endógena; (iii) diferenciar, se indicado, SC da hipercortisolemia não neoplásica; (iv) confirmada a suspeita diagnóstica, diferenciar entre ACTH-independente e ACTH-dependente; e (v) após classificar como ACTH-independente ou ACTH-dependente, investigar a provável etiologia dentro do grupo acometido.

História clínica

- História gestacional e neonatal.
- Início dos sintomas (nos primeiros meses de vida sugere síndrome de McCune-Albright).
- Idade e sexo.
- Uso de corticoides exógenos por qualquer via.
- Condições clínicas associadas à hipercortisolemia não neoplásica.
- Síndromes ou endocrinopatias associadas a SC (p. ex., feocromocitoma).
- Manifestações clínicas da síndrome de Cushing.
- Fotos ou vídeos antigos para verificar o surgimento e progressão dos sinais clínicos.

- Dados prévios de peso e altura para construir gráfico de crescimento (na SC ocorre desaceleração do crescimento associado a ganho ponderal).
- Início e progressão do desenvolvimento puberal.
- Sinais de virilização.
- Aumento de volume abdominal, ou massas tumorais palpáveis.
- Medicamentos que interfiram na ação dos corticoides (p. ex., fenobarbital).
- Consanguinidade parental
- Casos semelhantes na família.
- Exames já realizados e seus resultados.
- Tratamentos prévios (quando, onde, como e quais foram os resultados).

Exame físico

- Dados vitais, com aferição cuidadosa da pressão arterial.
- Altura, peso, IMC (índice de massa corpórea), circunferência abdominal e superfície corpórea.
- Sinais clínicos da síndrome de Cushing.
- Exame da tireoide.
- Massas abdominais.
- Estadiamento puberal.
- Sinais de virilização.
- Sinais sindrômicos (p. ex., manchas café com leite na síndrome de McCune-Albright).

Exames complementares iniciais

Os exames complementares a serem solicitados na investigação inicial da SC são descritos a seguir. No tópico "Investigação diagnóstica da síndrome de Cushing" a abordagem diagnóstica é discutida em mais detalhes.

- Cortisol sérico ou salivar à meia-noite (2 a 3 dosagens): avaliar o ritmo circadiano.
- Cortisol livre em urina de 24 horas (2 a 3 dosagens): avaliar a secreção integrada de cortisol.
- ACTH: diferenciar causas ACTH-independentes de ACTH-dependentes.
- Teste de supressão noturna com dexametasona: investigar a supressão da secreção de cortisol após a administração da dexametasona.
- Hemograma, glicemia, ureia, creatinina, sódio, potássio, AST, ALT, cálcio, fósforo, fosfatase alcalina, proteínas totais e frações, perfil lipídico, ácido úrico, gasometria venosa e sumário de urina: comorbidades.
- T4L, TSH, prolactina, LH, FSH, estradiol/testosterona, IGF-1, IGFBP-3: avaliar a função hipofisária.
- DHEA, S-DHEA, androstenediona, 17-OH-progesterona, SHBG e testosterona: avaliar o excesso de andrógenos.
- Radiografia de mãos e punhos para a idade óssea: a idade óssea geralmente está dentro do esperado para a idade cronológica. Entretanto, pode estar avançada na SC endógena ACTH-dependente (aumento dos andrógenos adrenais devido ao estímulo do ACTH na zona reticular do córtex adrenal) e ACTH-independente (por tumores adrenocorticais virilizantes).
- Densitometria óssea: diminuição da densidade mineral óssea, principalmente da coluna.

INVESTIGAÇÃO DIAGNÓSTICA DA SÍNDROME DE CUSHING

Embora frequentemente solicitada, a dosagem randômica do cortisol sérico matinal não tem indicação na investigação da SC. A avaliação complementar pode ser realizada de acordo com a abordagem descrita no Quadro 6. Algumas vezes o diagnóstico é obtido sem que seja necessário solicitar todos os exames sugeridos. Recomenda-se iniciar a investigação solicitando os exames laboratoriais, reservando os exames de imagem para quando se tiver uma suspeita diagnóstica mais especifica (p. ex., ACTH-dependente ou ACTH-independente). Com isso, evitam-se exames desnecessários, exposição à radiação ionizante, maior custo, atraso e erros diagnósticos, por exemplo, pensar em hiperplasia adrenocortical primária bilateral quando, na realidade as adrenais estão aumentadas devido ao estímulo do ACTH na doença de Cushing.

Excluir exposição exógena a glicocorticoides

Essa etapa da investigação consiste na obtenção de uma anamnese detalhada e direcionada a exposição exógena a glicocorticoides por qualquer via.

QUADRO 6 Investigação diagnóstica da síndrome de Cushing

1. Excluir exposição exógena a glicocorticoides
2. Confirmar a suspeita diagnóstica de hipercortisolemia endógena 2.1. Documentar o excesso da secreção de cortisol em 24 horas (teste padrão-ouro) ▪ Cortisol urinário livre (UFC), em urina de 24 horas (2 a 3 dosagens) 2.2. Documentar a perda do ritmo circadiano do cortisol ▪ Cortisol sérico ou salivar, à meia-noite (2 a 3 dosagens) 2.3. Documentar a perda de *feedback* do cortisol no eixo hipotalâmico-hipofisário-adrenal ▪ Teste de supressão noturna com dexametasona (1ª escolha) ▪ Teste de supressão com baixas doses de dexametasona (em casos selecionados)
3. Distinguir síndrome de Cushing da hipercortisolemia não neoplásica 3.1. História clínica + exame físico 3.2. Teste combinado de supressão com baixas doses de dexametasona + CRH
4. Distinguir síndrome de Cushing ACTH-dependente da ACTH-independente 4.1. ACTH plasmático e cortisol sérico matinal, por 2 dias consecutivos ▪ ACTH suprimido = doença adrenal ▪ ACTH normal ou aumentado = doença de Cushing ou secreção ectópica do ACTH 4.2. Teste de estímulo com CRH 4.3. Teste de estímulo com acetato de desmopressina
5. Investigação da síndrome de Cushing ACTH-independente 5.1. TC ou RM das adrenais. 5.2. Exames hormonais e bioquímicos 5.3. Testes moleculares: sequenciamento genético de nova geração, exoma, genoma
6. Investigação da síndrome de Cushing ACTH-dependente 6.1. Teste de supressão com doses elevadas de dexametasona 6.2. Teste de estímulo com CRH 6.3. Teste de estímulo com acetato de desmopressina 6.4. RM de hipófise-hipotálamo e encéfalo 6.5. RM com contraste, de pescoço, tórax, abdome e pelve, ou RM de corpo inteiro 6.6. PET/TC: 68Ga-DOTATATE, 18F-FDG, 18F-DOPA, 11C-Metionina 6.7. Cateterismo bilateral do seio petroso inferior para dosagem do ACTH 6.8. Testes moleculares: sequenciamento genético de nova geração, exoma, genoma

ACTH: adenoma hipofisário secretor de corticotrofina; CRH: hormônio liberador de corticotrofina; RM: ressonância magnética; TC: tomografia computadorizada.

Confirmar a suspeita diagnóstica de hipercortisolemia endógena

Os seguintes testes são usados para confirmar a suspeita diagnóstica de hipercortisolemia endógena: (i) dosagem do cortisol livre em urina de 24 horas (2 a 3 dosagens); (ii) cortisol sérico ou salivar à meia-noite (2 a 3 dosagens); e (iii) teste de supressão noturna do cortisol com dexametasona (1 dosagem).

Esses três exames podem não diferenciar o hipercortisolismo causado pela SC de outros estados hipercortisolêmicos, como a hipercortisolemia não neoplásica; e um resultado normal não exclui a suspeita da SC, porque formas cíclicas podem ocorrer em 5 a 10% dos pacientes.

A escolha do teste deve ser individualizada levando em consideração as facilidades para sua realização e as condições especiais que possam causar resultados falso-positivos e falso-negativos (Quadros 7 e 8). Os valores de referência podem variar a depender do ensaio laboratorial utilizado. A cromatografia líquida com espectrofotometria de massa em tandem (LC-MS/MS)

QUADRO 7 Medicamentos e substâncias que interferem na interpretação dos testes diagnósticos da síndrome de Cushing

Medicamentos
Medicamentos indutores da enzima CYP3A4: aumentam o metabolismo e a inativação da dexametasona, causando resultados falso-positivos na dosagem do cortisol sérico pela menor supressão do cortisol
Bexaroteno, carbamazepina, efavirenz, etosuximida, fenitoína, fenobarbital, mitotano, nafcilina, pioglitazona, primidona, rifampicina
Medicamentos inibidores da enzima CYP3A4: diminuem o metabolismo e a inativação da dexametasona, causando resultados falso-negativos na dosagem do cortisol sérico pela maior supressão do cortisol
Amiodarona, cetoconazol, ciclosporina, cimetidina, claritromicina, conivaptano, eritromicina, diltiazem, fluconazol, fluoxetina, itraconazol, nilotiniba, ritonavir, saquinavir, telipravir, voriconazol
Medicamentos que aumentam a CBG causando resultados falso-positivos da cortisolemia
Estrógenos, mitotano
Medicamentos que aumentam o cortisol livre urinário causando resultados falso-positivos
Carbamazepina, fenofibrato (se o método for HPLC), glicocorticoides sintéticos (imunoensaio), licorice e carbenoxolona (inibem a enzima 11-beta-hidroxiesteroide-desidrogenase tipo 2)
Medicamentos ou substâncias que inibem a 11-hidroxiesteroide-desidrogenase tipo 2
Alcaçuz (licorice), carbenoloxona, toranja: diminuem a conversão de cortisol para cortisona
Medicamentos ou suplementos contendo biotina
▪ Interferem nos imunoensaios que utilizam estraptividina, causando resultados falso-negativos ou falso-positivos a depender do método

QUADRO 8 Escolha inicial do teste para confirmar a síndrome de Cushing de acordo com a situação clínica

Situação clínica	Teste indicado
Gravidez	Cortisol livre em urina de 24 horas
Cushing cíclico	Cortisol livre em urina de 24 horas, ou cortisol salivar à meia-noite. Se esses exames forem normais e a suspeita diagnóstica persistir, o paciente será orientado a realizá-los quando perceber que os sintomas da doença estão presentes
Uso de anticonvulsivantes	Cortisol livre em urina de 24 horas ou cortisol salivar à meia-noite
Insuficiência renal	Teste de supressão noturna com dexametasona
Incidentaloma adrenal	Teste de supressão noturna com dexametasona

é o ensaio padrão-ouro para a dosagem dos esteroides adrenais.

Cortisol urinário livre em urina de 24 horas

A dosagem do cortisol livre na urina (UFC) mede a secreção de cortisol livre na urina num período de 24 horas. Por dosar o cortisol livre, o UFC não é afetado por condições que interferem na CBG. A cromatografia líquida com espectrometria de massa em tandem é o ensaio laboratorial ideal, porém ainda não amplamente disponível. O teste é realizado solicitando-se 2 a 3 dosagens urinárias de 24 horas, com avaliação simultânea do *clearance* de creatinina. A coleta das amostras pode ser difícil em crianças. As amostras devem ser armazenadas refrigeradas com instrução de não usar preparações de corticoides durante a coleta. O valor de referência do UFC em adultos é < 80 a 120 mcg/24 horas (< 220 a 330 nmol/24 h). Em crianças, o valor de referência é < 70 mcg/m^2/dia (< 193 nmol/24 h). Resultados 3 a 4 vezes acima do valor de referência são praticamente diagnósticos da SC. Resultados falso-positivos podem ocorrer nas seguintes situações: obesidade acentuada, hipercortisolemia não neoplásica, pseudo-Cushing, ingestão hídrica excessiva no dia do exame (> 3,5 L/dia aumenta a excreção urinária do cortisol), atividade física excessiva no dia anterior ou no dia do exame, infecção urinária, ou quando do uso de certos medicamentos. Adolescentes na fase perimenarca têm aumento da excreção urinária do cortisol. Resultados falso-negativos podem ocorrer quando a coleta for inadequada, na SC cíclica ou intermitente, quando o nível sérico de cortisol não exceder a capacidade de ligação com proteínas plasmáticas, hipercortisolismo leve e na insuficiência renal com taxa de filtração glomerular < 60 mL/minuto/1,73 m^2.

Cortisol sérico ou salivar à meia-noite

A perda do ritmo circadiano do cortisol, isto é, a não diminuição dos níveis de cortisol entre 23 e 24 horas, é sugestiva de SC. Lembrar que o ritmo circadiano do cortisol não está estabelecido até o 6º ao 9º mês de vida, podendo não ser útil nessa faixa etária. O teste consiste na dosagem do cortisol sérico ou salivar, por 2 a 3 dias, à meia-noite. As vantagens e desvantagens de cada método são descritas a seguir.

Cortisol sérico à meia-noite

Esse exame é impraticável no paciente ambulatorial porque este precisa estar hospitalizado por 2 a 3 dias para a coleta das amostras. No paciente que já está internado, um acesso venoso deverá ser previamente instalado pelo menos 2 horas antes da coleta de sangue, evitando acordar ou estressar o paciente para não causar um resultado falso-positivo. O valor de referência do cortisol sérico dosado à meia-noite é < 1,8 mcg/dL (< 50 nmol/L). Valores > 4,4 mcg/dL (> 122 nmol/L) são fortemente sugestivos de SC com 96% de sensibilidade e 100% de especificidade. Os ensaios laboratoriais dosam o cortisol sérico total, que é 90% ligado a CBG e 5% a proteínas e albumina, com apenas < 5% se encontrando na forma livre. Por isso, alterações das proteínas podem alterar os resultados (p. ex., hepatite C e gravidez, ao elevarem o CBG, podem causar resultados falso-positivos).

Cortisol salivar à meia-noite

Esse exame tem as seguintes vantagens: avalia o cortisol livre, a amostra de saliva pode ser coletada em casa, não é invasivo, não sofre interferência do fluxo salivar, a amostra é estável em temperatura ambiente e não requer que o paciente esteja dormindo. Por isso, é muito conveniente, principalmente para as crianças e pacientes usando anticonvulsivantes, uma vez que não sofre interferência desses medicamentos. Recomenda-se não fumar, não escovar os dentes e não ingerir alimentos 60 minutos antes da coleta. Resultados falso-positivos podem ocorrer em fumantes, pacientes em uso de licorice ou carbenoxolona (inibição da enzima 11-beta-hidroxiesteroide-desidrogenase tipo 2), trabalhadores noturnos ou adolescentes que passam parte da noite acordados, mudança de fuso horário, doenças agudas graves causadoras de estresse, contaminação por sangue e doenças da cavidade oral que provoquem sangramento (úlceras, gengivite). Os valores de referência para definir o hipercortisolismo variam de acordo com o laboratório. De modo geral, valores > 7,5 nmol/L são sugestivos de SC. Porém, recomenda-se consultar o valor de referência do laboratório onde o exame foi realizado. Recomenda-se realizar 2 a 3 dosagens, indicando teste de supressão noturna com dexametasona se o resultado for positivo.

Teste de supressão do cortisol com dexametasona

Esse teste se baseia no princípio de que em indivíduos normais a administração de uma dose suprafisiológica de dexametasona resulta em supressão da secreção de ACTH e cortisol, enquanto naqueles com secreção autônoma do cortisol essa supressão não ocorre. Se disponível, dosar a dexametasona para confirmar o uso do medicamento.

Teste de supressão noturna com dexametasona

Administra-se 20 mcg/kg (dose máxima: 1 mg) de dexametasona, via oral (VO), às 23 horas e dosa-se o cortisol sérico entre 6 e 8 horas da manhã seguinte. O valor normal do cortisol sérico após a dexametasona deve ser < 1,8 mcg/dL (< 50 nmol/L), ou seja, a dose suprafisiológica de dexametasona resulta em supressão da secreção do cortisol. Quando o resultado do cortisol pós-estímulo for entre 1,8 e 5 mcg/dL, caracteriza-se um resultado duvidoso, sendo indicado teste de supressão com baixas doses de dexametasona. Quando o resultado do cortisol pós-estímulo for > 5 mcg/dL, fica bastante sugestivo o diagnóstico da SC. Resultados falso-positivos podem ocorrer na gestação, na hipercortisolemia não neoplásica, nos pacientes em uso de medicamentos que aceleram o metabolismo da dexametasona diminuindo a supressão do cortisol (p. ex., fenobarbital), ou naqueles que estejam usando medicamentos que aumentem a CBG (p. ex., terapia com estrógeno). Resultados falso-negativos podem ocorrer nas hepatopatias e nefropatias que reduzem o *clearance* da dexametasona, uso de medicamentos que diminuem o metabolismo da dexametasona aumentando seu efeito supressor sobre o cortisol (p. ex., itraconazol) e na SC cíclica ou intermitente. A resposta paradoxal à dexametasona (elevação do cortisol após o estímulo) pode ocorrer na PPNAD e na doença de Cushing. A hormonogênese variável e o processamento anormal da POMC produzindo um ACTH de alto peso molecular são algumas explicações para essa resposta paradoxal à dexametasona.

Teste de supressão com baixas doses de dexametasona

Alguns autores o indicam como primeira escolha, enquanto outros o indicam apenas nos casos em que não houver supressão do cortisol sérico após a administração de dose única de dexametasona (supressão noturna). Nesse teste, a dose da dexametasona varia de acordo com o peso da criança: (i) > 40 kg = 0,5 mg de dexametasona, VO, a cada 6 horas (9, 15, 21 e 3 horas), por 48 horas (2 dias); e (ii) < 40 kg = 7,5 mcg/kg/dose de dexametasona (30 mcg/kg/dia, máximo: 2 mg), VO, a cada 6 horas (9, 15, 21 e 3 horas), por 48 horas (2 dias). Dosar o cortisol sérico basal e em 48 horas (6 horas após a última dose da dexametasona). O valor normal do cortisol sérico após a supressão deve ser < 1,8 mcg/dL (< 50 nmol/L). Resultados falso-positivos podem ocorrer nos casos de hipercortisolemia não neoplásica, medicamentos que aumentem a CBG (p. ex., estrógenos, contraceptivos hormonais), medicamentos que aumentam o metabolismo da dexametasona (p. ex., fenobarbital) e uso de álcool. Resultados falso-negativos podem ocorrer na SC cíclica ou intermitente, insuficiência hepática ou renal e medicamentos que diminuem o metabolismo da dexametasona (p. ex., fluoxetina). Resposta paradoxal à dexametasona (aumento ao invés da supressão do cortisol) pode ocorrer na PPNAD.

Distinguir síndrome de Cushing da hipercortisolemia não neoplásica

Essa etapa da investigação é indicada nos casos em que existe a suspeita clínica de hipercortisolemia não neoplásica e quando os testes basais ou após supressão com dexametasona não são conclusivos. Antes de considerar testes dinâmicos, investigar causas de resultados falso-positivos nos exames iniciais. Por exemplo: uso de imunoensaios com reação cruzada com outros esteroides, uso de medicamentos indutores da CYP3A4, dosagem de cortisol à meia-noite em adolescentes que só vão dormir muito tarde. Nesses casos, considerar repetir o teste de supressão com baixas doses de dexametasona, dosando o cortisol sérico por cromatografia líquida com espectrometria de massa em tandem e, se disponível, dosar a dexametasona, para assegurar que ela de fato foi utilizada.

Teste combinado de supressão com baixas doses de dexametasona + CRH

Administra-se dexametasona, VO, em baixas doses, por 48 horas. Na manhã seguinte à administração da última dose da dexametasona administra-se CRH (1 mcg/kg, EV, máximo de 100 mcg), dosando a concentração sérica de ACTH e cortisol, a cada 15 minutos, por 1 hora. Na hipercortisolemia não neoplásica, cortisol e ACTH séricos basais serão diminuídos, e o cortisol dosado 15 minutos após o CRH será < 1,4 mcg/dL. Na SC, os níveis basais de cortisol e CRH serão normais ou elevados, e o cortisol dosado após o CRH será > 1,4 mcg/dL.

Distinguir a síndrome de Cushing ACTH-dependente da ACTH-independente

Uma vez definido o diagnóstico da síndrome de Cushing, a próxima etapa é diferenciar se essa hipercortisolemia é ACTH-dependente ou ACTH-independente. Os testes solicitados para essa diferenciação são os listados a seguir.

ACTH plasmático + cortisol sérico

Uma vez comprovada a síndrome de Cushing, deve-se dosar o ACTH plasmático entre 6 e 9 horas da manhã. O valor de referência do ACTH matinal varia de 7 a 63 pg/mL, a depender do laboratório e técnica utilizada. O ensaio laboratorial deve ser capaz de detectar concentrações de ACTH < 5 pg/mL para permitir o diagnóstico da síndrome de Cushing ACTH-independente. A concentração do ACTH pode mostrar variabilidade devido ao ritmo circadiano e instabilidade após a coleta do sangue. A amostra de sangue deve ser coletada em um tubo contendo EDTA e conservada em um recipiente com gelo para evitar a degradação *in vitro* do ACTH pelas proteases plasmáticas. Também deve ser centrifugada refrigerada, até 1 hora após a coleta.

Na síndrome de Cushing, a dosagem de ACTH plasmático baixa ou indetectável (≤ 5 pg/mL) indica SC ACTH-independente de etiologia adrenal; enquanto a dosagem de ACTH normal ou aumentada (≥ 20 pg/mL – alguns autores usam 29 pg/mL como ponto de corte) sugere SC ACTH-dependente de origem hipofisária ou ectópica. Níveis de ACTH entre 5 e 20 pg/mL (alguns autores: 5 a 29 pg/mL) são inconclusivos, indicando a realização de teste de estímulo com CRH ou desmopressina. Resultados falso-negativos podem ocorrer com hemólise e quantidade excessiva de EDTA no tubo de coleta. O resultado do ACTH só pode ser interpretado se, ao mesmo tempo, a dosagem do cortisol sérico for elevada.

Teste de estímulo com CRH

Quando a dosagem plasmática do ACTH mostrar valores não definidos (entre 5 e 20 pg/mL), solicita-se o teste de estímulo com CRH para avaliar a reserva pituitária de ACTH. Esse teste também pode ser usado para distinguir doença de Cushing da secreção ectópica do ACTH. Dosar cortisol sérico e ACTH plasmático basal (entre 6 e 8 horas) e 15, 30 e 45 minutos após a administração do CRH (1 mcg/kg, EV, máximo: 100 mcg). Efeitos adversos do CRH são: taquicardia, náusea, sensação de falta de ar, rubor facial e gosto metálico na boca. Na doença de Cushing ocorre uma resposta exagerada com incremento > 20% na concentração do cortisol (aos 30 e 45 minutos) e > 35% na concentração do ACTH (aos 15 e 30 minutos), ambas as dosagens em relação aos valores basais. Na secreção ectópica do ACTH, habitualmente não existe aumento dos níveis de cortisol e ACTH após o estímulo com CRH. Como limitação, aproximadamente 20% dos pacientes com secreção ectópica do ACTH podem responder ao teste não permitindo o diagnóstico diferencial com a doença de Cushing; e 8 a 10% dos pacientes com doença de Cushing podem não responder ao teste confundindo com secreção ectópica do ACTH.

Investigação da síndrome de Cushing ACTH-independente

Tomografia computadorizada ou ressonância magnética das adrenais com contraste e protocolo para avaliar as adrenais

A TC com protocolo para adrenal é o exame inicial de escolha pela qualidade dos dados, rapidez do exame, não necessidade de sedação e por fornecer informações sobre a unidade Hounsfield (adenomas têm valor de atenuação < 10 unidades Hounsfield e carcinomas > 10 unidades). Na PPNAD, as adrenais têm tamanho normal ou diminuído, e é difícil a detecção dos múltiplos e diminutos nódulos adrenocorticais bilateralmente. Na hiperplasia adrenal primária bilateral macronodular, as adrenais estão acentuadamente aumentadas, mostrando nódulos de até 3 cm de diâmetro. Nos tumores adrenocorticais, os adenomas, além de menores que os carcinomas, não apresentam imagens sugestivas de necrose, hemorragia ou calcificação.

Exames moleculares

Indicados para definir a etiologia da síndrome de Cushing ACTH-independente, sendo solicitados de acordo com a suspeita diagnóstica. Por exemplo, pesquisa de variantes patogênicas nos pacientes com hiperplasia adrenocortical bilateral primária, carcinoma adrenocortical, neoplasia endócrina múltipla e síndromes genéticas.

Investigação da síndrome de Cushing ACTH-dependente

Uma vez comprovado que a síndrome de Cushing é ACTH-dependente, a próxima etapa é diferenciar se a causa do problema é um adenoma hipofisário secretor de ACTH ou se é um tumor extra-hipofisário secretando ACTH ou CRH. Para isso, são indicados os exames descritos a seguir.

Teste de supressão com dose elevada de dexametasona

Na SC ACTH-dependente, o teste de supressão do cortisol com dose elevada de dexametasona pode auxiliar a distinguir a doença de Cushing da síndrome de Cushing causada por secreção ectópica de cortisol. Isso porque na doença de Cushing geralmente ocorre supressão do cortisol com doses elevadas de dexametasona, o que habitualmente não ocorre na secreção ectópica de cortisol.

O teste é realizado administrando dexametasona em doses fracionadas (80 a 120 mcg/kg/dia, VO, máximo de 4 mg/dia para crianças, e 8 mg/dia, para adolescentes), a cada 6 horas, por 48 horas; ou em dose única (4 mg, VO, às 23 horas, para crianças; e 8 mg, VO, às 23 horas, para adolescentes). Interpretação do resultado: a diminuição do cortisol sérico matinal (entre 6 e 9 horas) pós-estímulo > 50% em relação ao valor basal sugere DC.

Teste de estímulo com acetato de desmopressina

Esse teste se baseia no fato de que na DC os corticotrofos expressam receptores da vasopressina (VPR2 e VPR3) e por isso respondem ao estímulo com desmopressina aumentando a secreção de ACTH. Por isso, é usado para diferenciar a DC da secreção ectópica do ACTH, uma vez que os tumores secretores de ACTH ectópico habitualmente não respondem ao estímulo com desmopressina. O ACTH plasmático e o cortisol são dosados antes e 10, 20 e 30 minutos após a administração de 10 mcg, EV, de DDAVP® (dose para adolescentes e adultos). Pacientes com DC elevam o ACTH (> 50%) e o cortisol (> 20%), enquanto pacientes com secreção ectópica de ACTH habitualmente não elevam o ACTH após o estímulo com DDAVP®. Entretanto, alguns tumores secretores de ACTH ectópicos podem responder ao teste, dificultando sua interpretação.

Ressonância magnética de hipófise-hipotálamo e encéfalo com contraste

A RM de hipófise-hipotálamo com protocolo de avaliação seriada após a administração do contraste é solicitada para investigar a DC, sendo capaz de identificar apenas 60% dos tumores. Isso significa que muitos pacientes com DC têm imagem normal na ressonância de hipófise. O corticotropinoma, em mais de 90% dos casos, é um microadenoma < 5 mm, localizado na porção central ou medial da hipófise. Macroadenomas ocorrem em < 2% dos casos. O tumor apresenta-se caracteristicamente hipointenso nas imagens em T1, não realçando após a administração de gadolínio. Abscessos, infartos e metástases hipofisárias também não realçam após a administração de contraste, fazendo parte do diagnóstico diferencial.

Ressonância magnética com contraste de pescoço, tórax, abdome e pelve, ou corpo inteiro

A localização do tumor causador da secreção ectópica de ACTH ou CRH é um desafio diagnóstico, cujo resultado nem sempre é alcançado. RM com contraste, de pescoço, tórax, abdome e pelve, ou de corpo inteiro, é a abordagem inicial recomendada para identificar a causa da secreção ectópica de ACTH. Se esses exames forem negativos, solicita-se a cintilografia ou PET-TC.

PET-TC

Se a RM não localizar o tumor, solicita-se PET-TC. Os traçadores mais utilizados são os que têm como alvo o metabolismo da glicose (^{18}Fluorodeoxiglicose), receptores de somatostatina (^{68}Ga-DOTATATE), precursores aminos (^{18}F-DOPA) ou aminoácidos (^{11}C-Metionina).

Cateterismo bilateral do seio petroso inferior

Esse exame é indicado na investigação da síndrome de Cushing ACTH-dependente quando a RM não identifica um adenoma hipofisário nem os exames de imagem subsequentes identificam o tumor secretor de ACTH ectópico. Outra indicação é diagnosticar a lateralização do adenoma hipofisário. De preferência, deve ser realizado em centros médicos especializados e com experiência no procedimento. Anestesia não é necessária, a não ser em crianças muito jovens ou não cooperativas. Inserir um cateter na veia femoral e avançar até o seio petroso inferior guiado por fluoroscopia. A dosagem do ACTH, central e periférica, de forma simultânea, é feita antes e após estímulo com CRH (1 mcg/kg, EV, máximo: 100 mcg) ou DDAVP® (10 mcg, EV). Os tempos de coleta das amostras são: basal e 3', 5' e 10'. Um gradiente central-periférico do ACTH basal ≥ 2:1, ou > 3:1, 5 minutos após o estímulo, sugere DC. Ausência de gradiente central: periférico sugere secreção ectópica de ACTH. Uma diferença do ACTH interpetrosal > 1,4 sugere a localização do tumor no lado da maior concentração. Resultados falso-negativos podem ocorrer na ausência de hipercortisolemia no momento do teste (p. ex., pacientes que vinham em uso de medicamentos para diminuir o cortisol, síndrome de Cushing cíclica) e variações anatômicas na drenagem venosa da hipófise. Por isso, é importante confirmar a elevação do cortisol sérico antes do exame. Complicações do procedimento incluem: acidente vascular encefálico, arritmias cardíacas, perfuração da parede atrial, trombose do seio petroso inferior, lesão do tronco cerebral ou dos nervos cranianos, hemorragia subaracnoide, hidrocefalia obstrutiva. Sua taxa de positividade é, em média, de 50%.

Testes moleculares

Se os exames de imagem (RM e PET-TC) não conseguirem localizar o tumor secretor de ACTH, pode-se solicitar pesquisa do exoma e do genoma, a fim de ampliar a investigação diagnóstica para identificar variantes patogênicas que sugiram a etiologia do tumor. Caso esses exames, ainda assim, não identifiquem o tumor extra-hipofisário é necessário o acompanhamento clínico, laboratorial e radiológico periódico para a identificação do tumor; pode levar anos até a identificação de sua localização.

ABORDAGEM TERAPÊUTICA

A abordagem terapêutica dependerá da etiologia, tendo como objetivo normalizar o cortisol, reverter os sinais e sintomas relacionados ao hipercortisolismo e remover os tumores hipofisários e adrenais quando indicado.

O tratamento da SC endógena consiste na remoção cirúrgica do tumor ou da hiperplasia adrenocortical, seguida, se necessário, do uso de medicações que tenham como alvo a esteroidogênese adrenal, a hipófise ou o receptor de glicocorticoide. Nos pacientes que não respondam à remoção do tumor ou à radiação, a adrenalectomia pode ser indicada.

Quando a causa da secreção ectópica de ACTH ou CRH não for identificada, as opções terapêuticas são adrenalectomia ou tratamento medicamentoso com acompanhamento e monitoração pelo resto da vida, uma vez que alguns tumores só são identificados 20 anos após o diagnóstico da síndrome de Cushing.

Tratamento medicamentoso

O tratamento medicamentoso é utilizado nas seguintes situações: (i) quando a cirurgia é impossível (p. ex., tumores metastáticos ou inoperáveis); (ii) quando não se consegue identificar a origem do ACTH ectópico; (iii) no preparo para cirurgia; (iv) quando a cirurgia é parcialmente eficaz; (v) no hipercortisolismo grave; e (vi) enquanto se aguarda o efeito da radioterapia.

Os medicamentos utilizados no tratamento da SC são classificados em: (i) inibidores da esteroidogênese adrenal (p. ex., cetoconazol, levocetoconazol, metirapona, etomidato, aminoglutetimida, osilodrostate); (ii) adrenolíticos (mitotano); (iii) antagonistas dos receptores de glicocorticoides (mifepristona); (iv) agonistas dopaminérgicos (cabergolina); e (v) análogos da somatostatina (p. ex., pasireotida) – Quadro 9. Esses medi-

QUADRO 9 Tratamento farmacológico da síndrome de Cushing

Nome	Apresentação	Posologia	Efeitos adversos
Adrenolíticos			
Mitotano (o,p'-DDD)	Lisodren® (comp. 500 mg)	Adolescentes e adultos: 0,5-8 3 g/dia, VO, 1 vez/dia (500 mg), ou em doses fracionadas (> 500 mg/dia). Máximo: 3 g/dia	Dislipidemia, leucopenia, elevação das transaminases, hipercolesterolemia, hipouricemia, hipocortisolemia, ataxia, ginecomastia, hipotireoidismo, erupção cutânea e risco de insuficiência adrenal
Inibidores da esteroidogênese adrenal			
Cetoconazol	Nizoral® (comp. 200 mg)	Adolescentes > 12 anos e adultos: 200 a 800 mg/dia, VO, a cada 8 horas. Máximo: 1.200 mg/dia	Ginecomastia, hipogonadismo, edema, erupção cutânea, náusea, vômito, hepatotoxicidade (hepatite citolítica) e risco de insuficiência adrenal. As mulheres se beneficiam de seu efeito de melhorar o hirsutismo e distúrbios menstruais
Levocetoconazol * Não disponível no Brasil	Recorlev® (comp. 150 mg)	Adultos: 150 a 1.200 mg/dia, VO, a cada 12 horas	Náusea, vômito, hipopotassemia, elevação de enzimas hepáticas, prolongamento do intervalo QT e risco de insuficiência adrenal
Etomidato	Hypnomidate® (amp. 20 mg)	Adultos: 0,03 a 0,1 mg/kg/hora, EV. Máximo: 0,3 mg/kg/hora	Requer admissão na UTI. Uso em situações excepcionais de descompensação grave da síndrome de Cushing. Causa hipnose e anestesia
Metirapona * Não disponível no Brasil	Metopirone® (comp. 250 mg)	Adultos: 250 a 500 mg, VO, a cada 6 horas. Máximo: 3 g/dia	Hirsutismo e acne (aumento dos precursores androgênicos), hipertensão, hipopotassemia, edema e risco de insuficiência adrenal. A elevação do 11-desoxicortisol pode causar reação cruzada com o cortisol dosado por radioimunoensaio. Mais indicado para homens devido a seu efeito androgênico
Osilodrostate * Não disponível no Brasil	Isturisa® (comp. 1, 5 e 10 mg)	Adultos: 2 a 60 mg/dia, VO, a cada 12 horas	Cefaleia, astenia, náusea, diarreia, hipertensão, hipopotassemia, aumento do intervalo QT, aumento do tumor hipofisário e risco de insuficiência adrenal
Antagonistas do receptor dos glicocorticoides			
Mifepristona	Mifegyne® (comp. 200 mg)	200 a 800 mg, VO, 1 vez/dia. Máximo: 1.200 mg/dia	Hipopotassemia, efeitos antiprogestínicos (hiperplasia endometrial, metrorragia), insuficiência adrenal, hipertensão, hipopotassemia. Algumas vezes é necessário associar um inibidor do receptor mineralocorticoide (espironolactona) * Poucos estudos em pediatria
Agonistas dopaminérgicos (atuam no corticotropinoma)			
Cabergolina	Dostinex®, Caberedux®, Cabertrix® (comp. 0,5 mg)	Adolescentes > 16 anos e adultos: 0,75 a 3 mg/semana, VO, dividido em 1 a 2 doses semanais. Máximo: 3 mg/semana	Cefaleia, tontura, congestão nasal, constipação, distúrbios do humor, espessamento das válvulas cardíacas (pacientes com doença de Parkinson), taquifilaxia * Poucos estudos em pediatria
Análogos da somatostatina (atuam no corticotropinoma)			
Pasireotida	Upelior®: amp. 0,3 mg (300 mcg), 0,6 mg (600 mcg) e 0,9 mg (900 mcg)	0,3 mg (300 mcg) a 0,9 mg (900 mcg), SC, a cada 12 horas. Máximo: 1.800 mcg/dia	Náusea, diarreia, litíase biliar, bradicardia, aumento das enzimas hepáticas, hiperglicemia * Aprovada para adultos. Poucos estudos em pediatria

EV: endovenoso; SC: subcutâneo; VO: via oral.

camentos podem ser usados de forma isolada ou associados. Por exemplo: cetoconazol + cabergolina, cetoconazol + pasireotida, cetoconazol + cabergolina + pasireotida.

Os inibidores da esteroidogênese adrenal têm início rápido de ação, contribuindo para o controle mais precoce do hipercortisolismo. Seu efeito é na adrenal, não exercendo ação direta sobre o corticotropinoma. Podem causar insuficiência adrenal, hipopotassemia (dosar o potássio antes e durante o tratamento), hipertensão arterial e hepatotoxicidade (derivados imidazólicos). Nem todos são disponíveis no Brasil. O cetoconazol e levocetoconazol são derivados imidazólicos que agem inibindo as enzimas CYP17A1 (17-alfa-hidroxilase), CYP11A1 (colesterol desmolase) e CYP11B1 (11-beta-hidroxilase). O cetoconazol também inibe a produção de andrógenos, causando hipogonadismo no sexo masculino e melhorando o hirsutismo no sexo feminino. O osilodrostate bloqueia a ação das enzimas CYP11B1 e CYP11B2 (aldosterona sintase). A metirapona é um derivado da piridina que bloqueia a ação da enzima CYP11B1. O etomidato, anestésico injetável, inibe a enzima CYP11B1, tendo um rápido início de ação (administrado por via EV), sendo utilizado na UTI para o tratamento de emergências relacionadas à SC, como crise hipertensiva e psicose.

O mitotano é um quimioterápico que causa toxicidade mitocondrial, levando à destruição celular (efeito adrenolítico), além de inibir as enzimas CYP11B1, CYP11B2 e HSD3B2. É indicado no tratamento de carcinomas adrenocorticais.

A mifepristona é um antiprogestágeno e antagonista do receptor do glicocorticoide que age reduzindo os efeitos periféricos do cortisol. Por isso, a monitoração laboratorial de seu tratamento não usa a dosagem do cortisol como parâmetro de melhora e sim como sinais clínicos. Como o nível sérico do cortisol não é reduzido, seu excesso pode se ligar a receptores mineralocorticoides causando hipertensão, edema e hipopotassemia.

Em relação a medicamentos que atuam diretamente no corticotropinoma, são disponíveis a cabergolina e a pasireotida. A cabergolina é um agonista dopaminérgico usado no tratamento da DC porque os corticotropinomas expressam, em 60% dos casos, receptores dopaminérgicos do subtipo 2 (DRD2) que, ao serem estimulados, contribuem para reduzir o tumor, além de inibir a secreção do ACTH. A pasireotida é um análogo da somatostatina que estimula os receptores da somatostatina (SSTR), principalmente SSTR-1 SSTR-3 e SSTR-5, presentes em 30% dos corticotropinomas, diminuindo a secreção de ACTH.

Tratamento cirúrgico

O tratamento cirúrgico é a opção de escolha para o tratamento da SC endógena causada por tumores hipofisários, adrenais ou que secretem ACTH ectopicamente e para as hiperplasias adrenocorticais primárias bilaterais.

O desenvolvimento de insuficiência adrenal é esperado após a remoção do corticotropinoma ou da remoção de um tumor adrenal causador da SC. Por isso, após a remoção do tumor deve-se iniciar a reposição de glicocorticoide, que será progressivamente reduzida até sua suspensão quando houver recuperação da função adrenal. Uma exceção são os pacientes submetidos à adrenalectomia bilateral, que necessitarão de reposição de glicocorticoides e mineralocorticoides pelo resto da vida. Nesses casos, o paciente e seus cuidadores devem ser instruídos sobre sintomatologia de insuficiência adrenal, fatores precipitantes e reposição de corticoides em situações de estresse.

Muitas crianças, após a remoção do tumor causador da SC, desenvolvem alterações cognitivas como déficit de atenção, memória e aprendizado, provavelmente causada pela privação cerebral súbita dos níveis séricos elevados de cortisol. Essas alterações tendem a ser transitórias até que o cérebro se ajuste a essa nova condição.

Hiperplasias adrenocorticais primárias bilaterais e tumores adrenocorticais

A adrenalectomia unilateral ou bilateral, por via laparoscópica, é indicada para as hiperplasias adrenocorticais primárias bilaterais. A adrenalectomia unilateral é indicada para os tumores adrenocorticais unilaterais. Algumas vezes pode ser necessário tratamento medicamentoso antes da cirurgia para normalizar a hipercortisolemia.

Em caso de tumores restritos a uma glândula, a reposição de corticoides é necessária durante e após a cirurgia devido à supressão adrenal contralateral. Se a adrenalectomia for bilateral, o paciente precisará repor glicocorticoide e mineralocorticoide para o resto da vida. O acompanhamento deve monitorar o risco de desenvolvimento da síndrome de Nelson (corticotropinoma e hiperpigmentação), com avaliação periódica do ACTH e RM da hipófise.

Doença de Cushing

A cirurgia transesfenoidal, por via sublabial ou endoscópica, é a primeira opção para efetuar a remoção seletiva do microadenoma pituitário. O ideal é adenomectomia ou hipofisectomia parcial. Esta última quando a remoção isolada do adenoma não for possível, ou quando não se identificar o adenoma pela RM.

Possíveis complicações da cirurgia transesfenoidal são: sangramento, meningite, rinorreia com perda liquórica, apoplexia pituitária e disfunções hormonais (p. ex., diabetes insípido central, síndrome da antidiurese inapropriada – SIAD, hipotireoidismo ou hipogonadismo central, deficiência do hormônio de crescimento). Algumas hipofunções hipofisárias podem surgir tardiamente. Por isso, esses pacientes deverão ser acompanhados por tempo indeterminado para avaliar o surgimento de outras deficiências hormonais.

A insuficiência adrenal resultante da remoção completa do adenoma hipofisário requer reposição de hidrocortisona (8 a 12 mg/m^2/dia, VO, a cada 8 horas). O tempo médio para a recuperação da função adrenal é de aproximadamente 12 meses, variando de 3 a 35 meses. Quanto mais elevado o cortisol antes da cirurgia, maior será o tempo para a recuperação da função adrenal.

A taxa de cura em pediatria é de 60 a 90%. O critério de remissão é variável. Alguns estudos recomendam documentação de cortisol sérico < 1,8 mcg/dL (50 nmol/L), em 3 a 4 dosagens, 24 a 72 horas após a cirurgia. Outros definem como remissão o cortisol sérico matinal < 5 mcg/dL ou cortisol livre na urina < 28 a 56 nmol/dia, 7 dias após a remoção do tumor.

Recidiva após o tratamento cirúrgico pode ocorrer em 25% dos casos a depender da série. Fatores associados a maior risco de recidiva são: variantes patogênicas do *USP8*, dificuldade de identificar o microadenoma durante a cirurgia, invasão do seio petroso ou dural. Quando não houver remissão ou quando houver recidiva do tumor, pode-se optar por: (i) uma segunda cirurgia; (ii) radioterapia; ou (iii) uso de medicamentos com ação hipofisária. Esses medicamentos podem ser: (i) pasireotida (Upelior®: ampola de 0,3, 0,6 e 0,9 mg/1 mL). Uso: SC, a cada 12 horas. Dose: iniciar com 0,3 mg/dose, aumentando progressivamente para 0,6 e 0,9 mg/dose; ou (ii) cabergolina (Dostinex®, Cabertrix®, Caberedux®: comp. 0,5 mg). Uso: VO. Dose: iniciar com 0,25 mg, VO, 2 vezes/semana, ou 0,5 mg, VO, 1 vez/semana, após as refeições, aumentando a dose, se necessário, até doses tão altas como 1 mg/dia.

A adrenalectomia bilateral é reservada para pacientes que não respondem a uma segunda cirurgia transesfenoidal e/ou radioterapia, uma vez que requer o uso de glicocorticoide e mineralocorticoide por toda a vida. Além disso, é associada a risco elevado de desenvolvimento da síndrome de Nelson (crescimento do corticotropinoma, elevação do ACTH e hiperpigmentação), necessitando de dosagem periódica do ACTH e avaliação periódica com RM da hipófise. Raramente pode ocorrer retorno do hipercortisolismo devido a tecido adrenal ectópico ou remoção incompleta da adrenal.

Secreção ectópica do ACTH

O tratamento ideal é a remoção cirúrgica do tumor assim que ele seja identificado. Entretanto, existem situações em que, mesmo após extensa e minuciosa investigação, o tumor não é localizado. Nesses casos, fazer o tratamento medicamentoso observando a resposta clínica e laboratorial, ou considerar a adrenalectomia bilateral.

Tratamento radioterápico

A radioterapia da hipófise é a opção de segunda escolha para crianças que não respondem ao tratamento cirúrgico da DC. Ela pode ser feita com radioterapia convencional fracionada, radiocirurgia estereotática ou radiocirurgia com *gamma-knife*. A radiocirurgia esterotática é a modalidade de escolha para tumores pequenos, enquanto a radioterapia convencional é utilizada para tumores grandes, com extensão extrasselar e proximidade do nervo ou do quiasma óptico. A radioterapia leva alguns meses para exercer seu efeito terapêutico, às vezes podendo chegar a 12 a 36 meses. Nesse intervalo os pacientes são tratados com cetoconazol para controlar o hipercortisolismo até o cortisol sérico retornar ao normal. O protocolo radioterápico varia de acordo com a instituição. Por exemplo, a radioterapia convencional pode usar 4.500 a 5.000 cGy (45 a 50 Gy), em 25 frações, no curso de 6 semanas. A melhora do controle hormonal pode demorar até 6 meses, sendo necessário tratamento medicamentoso nesse período. Efeitos adversos da radioterapia incluem: hipopituitarismo, desenvolvimento de um segundo tumor (p. ex., astrocitoma), neuropatia craniana, radionecrose de lobo temporal, epilepsia de lobo temporal e distúrbio neurocognitivo.

Tratamento das complicações associadas

Hipertensão arterial

A hipertensão arterial está presente em 75% dos pacientes pediátricos com SC. Sua etiologia é multifatorial, sendo causada por: (i) ativação do receptor mineralocorticoide pelo excesso de cortisol; (ii) ativação do sistema renina-angiotensina-aldosterona; (iii) facilitação do efeito hipertensivo das catecolaminas; e (iv) alteração do controle vasorregulatório. Enquanto a normalização do hipercortisolismo não ocorre, o tratamento é feito pelo uso de: inibidores da enzima de conversão do angiotensinogênio, bloqueadores do receptor da angiotensina II, bloqueadores do canal de cálcio e espironolactona.

Dislipidemia

A dislipidemia está presente em 40 a 70% dos pacientes com síndrome de Cushing, sendo caracterizada por elevação do colesterol total, LDL, VLDL e triglicérides. O tratamento da dislipidemia na SC apresenta algumas particularidades: (i) o uso de mitotano é associado à elevação significante dos níveis séricos de colesterol; e (ii) o uso de cetoconazol pode aumentar as concentrações séricas de estatinas metabolizadas pelo sistema citocromo P45034A (*CYP34A*), a exemplo de: sinvastatina. Além de modificações do estilo de vida, o tratamento da dislipidemia deve ser feito idealmente com estatinas que não sejam metabolizadas pelo sistema CYP34A, como a pravastatina e a rosuvastatina.

Diabetes melito

O risco de desenvolver DM ao usar corticoides (SC exógena) é desconhecido. Na síndrome de Cushing endógena, o risco de desenvolver DM é de 40 a 50%. O tratamento da síndrome de Cushing leva à cura do DM causado pelo hipercortisolismo crônico. O tratamento do diabetes melito é realizado com o uso de metformina ou glitazonas. Em situações de descompensação aguda, o uso temporário de insulina pode ser necessário.

TRANSIÇÃO DOS CUIDADOS PARA A ENDOCRINOLOGIA DE ADULTO

A equipe de endocrinologia pediátrica deve preparar o adolescente e sua família para transição e posterior cuidado médico pelo endocrinologista de adulto pelo menos 6 a 12 meses antes de efetivar a transferência. Idealmente, as instituições deveriam desenvolver protocolos com a participação de endocrinologistas pediátricos e de adultos que atendessem às peculiaridades do serviço e otimizassem essa fase de transição.

Na SC, recomenda-se o acompanhamento das formas cíclicas, de etiologia não identificada, ou cujo tratamento não foi possível, monitoramento prolongado da reversão de algumas morbidades (p. ex., obesidade, resistência à insulina, pressão arterial sistólica, densidade mineral óssea), monitoramento de desenvolvimento de hipopituitarismo nos pacientes submetidos a cirurgia para doença de Cushing; da insuficiência adrenal e síndrome de Conn nos pacientes adrenalectomizados, entre outros.

REFERÊNCIAS SELECIONADAS

1. Castinetti F. Pharmacological treatment of Cushing's syndrome. Arch Med Res. 2023;54(8):102908.
2. Castinetti F, Lacroix A. Is desmopressin useful in the evaluation of Cushing syndrome? J Clin Endocrinol Metab. 2022;107(11): e4295-e430.
3. Charchar HLS, Fragoso MCBV. An overview of the heterogeneous causes of Cushing syndrome resulting from primary macronodular adrenal hyperplasia (PMAH). J Endocr Soc. 2022;6(5):bvac041.
4. Chioma L, Patti G, Cappa M, Maghnie M. Cushing syndrome in paediatric population: who and how to screen. J Endocrinol Invest. 2024 Sep 30. doi: 10.1007/s40618-024-02452-w.
5. Cushing H. The basophil adenomas of the pituitary body and their clinical manifestations (pituitary basophilism). Bull Johns Hopkins Hosp. 1932;50:137-95.
6. Ferriere A, Tabarin A. Biochemical testing to differentiate Cushing's disease from ectopic ACTH syndrome. Pituitary. 2022;25(5):705-8.
7. Ferrigno R, Hasenmajer V, Caiulo S, Minnetti M, Mazzotta P, Storr HL, et al. Paediatric Cushing's disease: epidemiology, pathogenesis, clinical management, and outcome. Rev Endocr Metab Disord. 2021;22(4):817-35.
8. Fleseriu M, Auchus R, Bancos I, Ben-Shlomo A, Bertherat J, Biermasz NR, et al. Consensus on diagnosis and management of Cushing's disease: a guideline update. Lancet Diabetes Endocrinol. 2021; 9(12):847-75.
9. Flowers KC, Shipman KE. Pitfalls in the diagnosis and management of hypercortisolism (Cushing syndrome) in humans: a review of the laboratory medicine perspective. Diagnostics (Basel). 2023;13(8):1415.
10. Gadelha M, Gatto F, Wildemberg LE, Fleseriu M. Cushing's syndrome. Lancet. 2023;402(10418):2237-52.

11. Hayes AR, Grossman AB. Distinguishing Cushing's disease from the ectopic ACTH syndrome: needles in a haystack or hiding in plain sight? J Neuroendocrinol. 2022;34(8):e13137.
12. Korbonits M, Blair JC, Boguslawska A, Ayuk J, Davies JH, Druce MR, et al. Consensus guideline for the diagnosis and management of pituitary adenomas in childhood and adolescence: Part 1, general recommendations. Nat Rev Endocrinol. 2024.
13. Korbonits M, Blair JC, Boguslawska A, Ayuk J, Davies JH, Druce MR, et al. Consensus guideline for the diagnosis and management of pituitary adenomas in childhood and adolescence: Part 2, specific diseases. Nat Rev Endocrinol. 2024.
14. Nowak E, Vogel F, Albani A, Braun L, Rubinstein G, Zopp S, et al. Diagnostic challenges in cyclic Cushing's syndrome: a systematic review. Lancet Diabetes Endocrinol. 2023:S2213-8587(23) 00150-X.
15. Ojha U, Ogunmwonyi I, Xiang J, Ojha H. Gene mutations in Cushing'a syndrome. Mol Syndromol. 2023;13(6):459-70.
16. Parish A, Cheung C, Ryabets-Lienhard A, Zamiara P, Kim MS. Cushing syndrome in childhood. Pediatr Rev. 2024;45(1):14-25.
17. Pitsava G, Stratakis CA. Adrenal hyperplasias in childhood: an update. Front Endocrinol (Lausanne). 2022;13:937793.
18. Reincke M, Fleseriu M. Cushing syndrome: a review. JAMA. 2023;330(2):170-81.
19. Sandru F, Petca RC, Carsote M, Petca A, Dumitrascu MC, Ghemigian A. Adrenocortical carcinoma: pediatric aspects (review). Exp Ther Med. 2022;23(4):287.
20. Stratakis CA. Cushing's disease in children: unique features and update on genetics. Pituitary. 2022;25(5):764-7.
21. Tabarin A, Assié G, Barat P, Bonnet F, Bonneville JF, Borson-Chazot F, et al. Consensus statement by the French Society of Endocrinology (SFE) and French Society of Pediatric Endocrinology & Diabetology (SFEDP) on diagnosis of Cushing's syndrome. Ann Endocrinol (Paris). 2022;83(2):119-41.
22. Tatsi C, Kamilaris C, Keil MG, Saidkhodjaeva L, Faucz FR, Chittiboina P, et al. Paediatric Cushing syndrome: a prospective, multisite, observational cohort study. Lancet Child Adolesc Health. 2024;8(1):51-62.
23. Theodoropoulou M, Reincke M. Genetics of Cushing's disease: from the lab to clinical practice. Pituitary. 2022;25(5):689-92.

12

Insuficiência adrenal

INTRODUÇÃO

A insuficiência adrenal crônica, ou doença de Addison, foi descrita em 1855 por Thomas Addison (1793-1860), na monografia "*On the constitutional and local effects of disease of the supra-renal capsules*", na qual descreveu achados de autópsia de 11 pacientes com hiperpigmentação da pele e alterações das glândulas adrenais, sendo 10 causadas por tuberculose adrenal.

A insuficiência adrenal (suprarrenal) é uma condição rara em pediatria. Na apresentação aguda (crise adrenal), é uma condição ameaçadora à vida, devendo ser suspeitada em crianças e adolescentes que apresentem quadro clínico instável ou em deterioração. Na apresentação crônica, as manifestações clínicas são inespecíficas, o que dificulta o diagnóstico, atrasando o tratamento e podendo levar ao óbito.

FISIOLOGIA DO CÓRTEX ADRENAL

A glândula adrenal se origina do primórdio adrenogenital. Entre a 7ª e a 8ª semana de gestação, o córtex adrenal é organizado em duas zonas: uma interna (zona fetal) e uma externa (zona definitiva). A partir da 12ª semana gestacional, surge uma terceira (zona transicional), localizada entre as zonas fetal e definitiva. Na vida intrauterina, a zona fetal produz S-DHEA, o qual é usado pela placenta para produzir estrógeno.

Após o nascimento, ocorrem involução e apoptose da zona fetal, e a zona definitiva se diferencia para formar o córtex adrenal pós-natal, constituído por três zonas histologicamente distintas: a mais externa, próxima à cápsula, chamada de glomerulosa (15% do córtex), responsável pela secreção dos mineralocorticoides; a zona intermediária ou fasciculada (75% do córtex), que produz glicocorticoides; e a parte mais interna, ou zona reticular (10% do córtex), responsável pela produção dos andrógenos adrenais. A zona reticular completa seu desenvolvimento aos 3 anos.

A síntese de glicocorticoides é regulada pelo eixo hipotálamo-hipófise-adrenal (HHA). O hormônio hipotalâmico liberador de corticotrofina (CRH), um peptídeo de 41 aminoácidos, é sintetizado nos núcleos hipotalâmicos paraventriculares, sendo secretado no sistema portal-hipofisário e transportado até a hipófise anterior, onde estimula a síntese da pró-opiomelanocortina (POMC) nos corticotrofos, que é posteriormente clivada por enzimas pró-proteína convertases em hormônio adrenocorticotrófico (ACTH), betalipotropina, betaendorfina e alfa-MSH.

Na célula-alvo, o ACTH se liga ao receptor de membrana MC2R, localizado quase exclusivamente no córtex adrenal, estimulando a produção da proteína MRAP, que transmite o sinal para a célula adrenal. Com isso, o colesterol intracelular é transportado para a mitocôndria dando início à cascata de esteroidogênese adrenal. O eixo HHA apresenta um ritmo circadiano ou nictemeral.

Nos indivíduos que possuem um ritmo vigília-sono normal, o pico de secreção pulsátil do ACTH ocorre entre 4 e 6 horas e o do cortisol, entre 6 e 8 horas, decrescendo pela tarde (50% do nível matinal às 16 horas) e alcançando níveis mínimos em torno da meia-noite. Recém-nascidos e lactentes nos primeiros 6 meses de vida não apresentam ritmo circadiano do cortisol.

Além dos estímulos endócrinos, a secreção do cortisol também é regulada por estímulos neurais provenientes do sistema nervoso central (SNC) e desencadeados por situações de estresse, o que explica níveis séricos elevados de cortisol nessas situações. Aproximadamente 80 a 90% do cortisol na circulação está ligado à transcortina ou globulina transportadora do cortisol (CBG), que serve como um reservatório para controlar os níveis pulsáteis de cortisol.

O cortisol se liga ao seu receptor NR3C1, participando de várias funções essenciais ao organismo, como estímulo da lipólise e crescimento do tecido adiposo, aumento da gliconeogênese e glicogenólise, aumento da proteólise durante a exposição crônica, controle da pressão arterial, supressão da inflamação (inibição de citocinas pró-inflamatórias: IL-1, IL-2, interferon-gama, TNF-alfa), aumento da reabsorção óssea, regulação do ciclo sono-vigília e resposta adaptativa a situações de estresse.

A síntese de mineralocorticoides é regulada pelo sistema renina-angiotensina-aldosterona (SRAA) e pela concentração extracelular de potássio. O SRAA é ativado quando a pró-renina é convertida em renina, uma enzima produzida pelas células justaglomerulares do glomérulo em resposta à diminuição da pressão arterial na arteríola aferente renal (hipotensão), pela diminuição da carga de sal no túbulo distal (hiponatremia) e ativação de estímulos simpáticos causados pela hipotensão arterial.

Uma vez na circulação, a renina hidrolisa o angiotensinogênio produzido no fígado em angiotensina I. No endotélio vascular, principalmente no pulmão, a enzima conversora de angiotensina (ECA) converte a angiotensina I em angiotensina II. Esta se liga ao receptor de angiotensina tipo 1 (AT_1R), estimulando a constrição da arteríola eferente e contração miocárdica, aumentando a sede e a secreção de vasopressina e estimulando a secreção de aldosterona na zona glomerulosa do córtex adrenal.

Na circulação, 64% da aldosterona é ligada a proteínas (17% ligada à transcortina e 47% ligada à albumina), com 36% se encontrando na forma livre. O receptor da aldosterona é o NR3C2, presente nos rins, cólon e pele. A aldosterona age no túbulo contornado distal dos néfrons, aumentando a reabsorção de sódio e água, contribuindo para aumentar a volemia e a pressão arterial e aumentando a excreção urinária de potássio. A secreção de aldosterona também é estimulada pelo aumento da concentração sérica de potássio. Recém-nascidos, principalmente os prematuros, têm menor produção e menor número de receptores de aldosterona, simulando um estado de insensibilidade parcial a esse hormônio. Os mineralocorticoides participam do controle da pressão arterial, metabolismo eletrolítico, regulação do pH e dos níveis de eletrólitos.

A síntese de andrógenos ocorre na zona reticulada, sendo regulada em parte pelo ACTH. Os principais andrógenos adrenais são o DHEA e sua forma sulfatada, o S-DHEA, que são convertidos para esteroides mais potentes e ativos (p. ex., androstenediona, testosterona, di-hidrotestosterona) na adrenal, gônadas e circulação periférica. Os andrógenos adrenais participam do desenvolvimento puberal, sendo responsáveis pela adrenarca que precede a gonadarca.

DEFINIÇÃO E CLASSIFICAÇÃO

A insuficiência adrenal pode ser classificada em três tipos, de acordo com a localização topográfica: primária, secundária e terciária. A insuficiência adrenal secundária e terciária também é conhecida como insuficiência adrenal central.

- Insuficiência adrenal primária: causada por distúrbios intrínsecos do córtex da glândula adrenal, resultando em produção insuficiente de glicocorticoides, associada à deficiência ou ao excesso de mineralocorticoides e andrógenos.
- Insuficiência adrenal secundária: causada pela diminuição da secreção e/ou ação do ACTH produzido pela glândula pituitária, resultando em deficiência da produção dos glicocorticoides. A síntese de mineralocorticoides é normal.
- Insuficiência adrenal terciária: causada pela diminuição da síntese e/ou ação do CRH produzido no hipotálamo, resultando em deficiência da produção de ACTH e glicocorticoides. A síntese de mineralocorticoides é normal.

EPIDEMIOLOGIA

A prevalência da insuficiência adrenal é de 82 a 144 casos/1 milhão e a incidência, de 4,4 a 6 casos/1 milhão. A incidência de crise adrenal é de 5 a 10 episódios/100 pacientes/ano, e a mortalidade é de 0,5/100 pacientes/ano.

ETIOLOGIA

Insuficiência adrenal primária

Em crianças, a hiperplasia adrenal congênita é a causa mais comum de insuficiência adrenal primária (70%), seguida por adrenalite autoimune (15%) e adrenoleucodistrofia (10%). A tuberculose adrenal é uma etiologia importante nos países em desenvolvimento. O Quadro 1 resume as principais etiologias da insuficiência adrenal primária.

QUADRO 1 Etiologia da insuficiência adrenal primária

Distúrbios da síntese dos esteroides adrenais
▪ Hiperplasia adrenal congênita por deficiência da: 21-hidroxilase (*CYP21A2*), 11-beta-hidroxilase (*CYP11B1*), 17-alfa-hidroxilase/17,20-liase (*CYP17A1*), 3-beta-hidroxiesteroide-desidrogenase tipo 2 (*HSD3B2*), P450 oxidorredutase (*POR*), hiperplasia adrenal lipoide congênita (*StAR*), P450scc (*CYP11A1*)
Hipoplasia adrenal congênita
▪ Deficiência do SF1 (*NR5A1*) ▪ Hipoplasia adrenal congênita ligada ao X (*NR0B1*) ▪ Síndromes: IMAGe (*CDKN1C*), IMAGe-*like* (*POLE*), MIRAGE (*SAMD9*), SERKAL (*WNT4*), Meckel (*MKS, B9D1, B9D2, CC2D2A, RPGRIP1L, TMEM216, TMEM67*), Pena-Shokeir (*DOK7* e *RAPSN*), Galloway-Mowat (*WDR73*), deleção de genes contíguos Xp21, pseudotrissomia do cromossomo 13
Defeito na sinalização do ACTH
▪ Deficiência familiar de glicocorticoide: tipo 1 (*MC2R*) e tipo 2 (*MRAP*)
Defeito dos mecanismos antioxidantes mitocondriais
▪ Deficiência familiar de glicocorticoide: tipo 4 (*NTN*), tipo 5 (*TXNRD2*), (*GPX1*) e (*PRDX3*)
Defeito de reparação do DNA
▪ Imunodeficiência 54 (*MCM4*) ▪ Síndrome da acalasia-addisonianismo-alacrimia (*AAAS*)
Distúrbios da síntese ou ação da aldosterona
▪ Hipoaldosteronismo por deficiência da aldosterona sintase (*CYP11B2*) ▪ Pseudo-hipoaldosteronismo: tipo 1A (*NR3C2*) e tipo 1B (*SCNN1A, SCNN1B, SCNN1G*)
Doenças autoimunes
▪ Adrenalite autoimune isolada (*CTLA-4*, HLA) ▪ Síndrome poliglandular autoimune: tipo 1 (*AIRE*), tipo 2 (*CTLA-4*) e tipo 4 (poligênica)
Distúrbios do metabolismo do colesterol
▪ Doença de Wolman, ou deficiência da lipase ácida lisossomal (*LIPA*) ▪ Síndrome de Smith-Lemli-Opitz (*DHCR7*) ▪ Deficiência da esfingosina-1-fosfato liase (*SGPL1*) ▪ Abetalipoproteinemia (*MTP*)
Distúrbios da biogênese dos peroxisomas
▪ Adrenoleucodistrofia ligada ao X (*ABCD1*) ▪ Adrenoleucodistrofia neonatal (*PEX1*) ▪ Doença de Refsum, ou doença de depósito do ácido fitânico (*PHYH* e *PEX7*) ▪ Síndrome de Zellweger, ou síndrome cérebro-hepatorrenal (*PEX1* e outros genes *PEX*)
Mitocondriopatias
▪ Síndrome de Kearns-Sayre (mitDNA del) ▪ MELAS (mitDNA)
Lesões do córtex adrenal
▪ Hemorragia adrenal bilateral (p. ex., anticoagulantes, trauma, choque séptico) ▪ Infecções (p. ex., meningococemia, tuberculose, citomegalovirose, aids, criptococose, histoplasmose) ▪ Septicemia bacteriana (síndrome de Waterhouse-Friderichsen) ▪ Doenças infiltrativas (p. ex., hemocromatose, amiloidose, sarcoidose, metástases, linfoma adrenal)
Medicamentos
▪ Cetoconazol, etomidato, mitotano, mifepristona, acetato de megestrol, aminoglutetimida, abiraterona, metirapona, rifampicina, fenitoína, fenobarbital, suramina, trislotana, inibidores do *checkpoint* imunológico (ipilimumabe, pembrolizomumabe, nivolumabe, atezolizumabe, avelumabe, durvalumabe, cemiplimabe)
Iatrogenia
▪ Adrenalectomia bilateral para a retirada de tumor adrenal

Medicamentos

A insuficiência adrenal primária causada por medicamentos pode resultar de quatro diferentes mecanismos fisiopatológicos:

- Aceleração da depuração dos glicocorticoides (p. ex., fenitoína, fenobarbital, carbamazepina, etossuximida, primidona, rifampicina, pioglitazona).
- Inibição da esteroidogênese adrenal (p. ex., cetoconazol, fluconazol, etomidato, metirapona, aminoglutetimida, suramina, abiraterona, trilostano).
- Antagonismo dos receptores dos glicocorticoides (mifepristona).
- Adrenólise (mitotano).
- Autoimunidade: inibidores do *checkpoint* imunológico (p. ex., ipilimumabe, pembrolizomumabe, nivolumabe, atezolizumabe, avelumabe, durvalumabe).

Hiperplasias adrenais congênitas

Deficiência de StAR/CYP11A1

A deficiência de StAR é causada por variante patogênica inativadora ou perda de função do *StAR* (*steroidogenic acute regulatory protein*), impedindo o transporte do colesterol do citoplasma para a mitocôndria, levando a seu acúmulo intracelular, daí o nome hiperplasia adrenal congênita lipoide. O acúmulo de colesterol causa destruição celular e deficiência de toda esteroidogênese.

A deficiência de CYP11A1 (P450scc ou 20,22 desmolase) é causada por variante patogênica inativadora ou perda de função do *CYP11A1* (*cytochrome P450 family 11 subfamily A member 1*), que impede a conversão do colesterol em pregnenolona (primeiro passo para a esteroidogênese). A deficiência de StAR e de P450scc são clínica e hormonalmente indistinguíveis, sendo necessário sequenciamento genético para diferenciá-las.

Como nesses tipos de hiperplasia adrenal congênita (HAC) toda a esteroidogênese é prejudicada, os fetos nascerão com genitália externa feminina. Os indivíduos 46,XY apresentam genitália externa feminina com vagina em fundo cego e ausência das estruturas derivadas dos ductos de Müller. Outras manifestações são hiponatremia, hiperpotassemia e acidose metabólica. A insuficiência adrenal tem início entre a 3ª e a 4ª semana de vida, ou entre 7 e 10 dias nas formas mais graves.

Deficiência da 21-hidroxilase

Causada por variante patogênica inativadora ou perda de função do *CYP21A2* (*cytochrome P450 family 21 subfamily A member 2*), limitando a conversão da 17-OHP para 11-desoxicortisol (composto S) na zona fasciculada e a conversão da progesterona para desoxicorticosterona (DOC) na zona glomerulosa. É a forma mais comum de HAC. Na apresentação clássica, 65 a 75% dos pacientes apresentam a forma perdedora de sal (FPS) e 25 a 35%, a forma virilizante simples (FVS). A FPS manifesta-se na primeira semana de vida por crise de perda de sal (p. ex., vômito, desidratação, hipotensão). A FVS é diagnosticada mais facilmente em meninas em razão da presença de variados graus de atipia genital, enquanto nos meninos o diagnóstico é mais difícil pela ausência de atipia genital. A forma não clássica (FNC), na qual persiste 20 a 50% da atividade enzimática, manifesta-se mais tardiamente, geralmente por sinais de adrenarca precoce, sem manifestações de perda de sal. O diagnóstico laboratorial da forma clássica é sugerido pela elevação da 17-OH-progesterona no teste do pezinho e confirmado pela elevação da 17-OH-progesterona e androstenediona. Nas FPS existem, adicionalmente: hiponatremia, hiperpotassemia, hipoglicemia, hipoaldosteronismo e elevação da renina. As FNC são confirmadas laboratorialmente pelo teste do ACTH (17-OH-progesterona, 60 minutos após o estímulo com ACTH > 1.500 ng/dL).

Deficiência da 11-beta-hidroxilase

Causada por variante patogênica inativadora ou perda de função do *CYP11B1* (*cytochrome P450 family 11 subfamily B member 1*), impedindo a conversão do 11-desoxicortisol (composto S) para cortisol e da desoxicorticosterona para corticosterona. O feto 46,XX tem genitália virilizada e o 46,XY tem genitália normal. Aproximadamente dois terços dos pacientes têm hipertensão arterial. Alguns recém-nascidos podem apresentar crise de perda de sal transitória pela elevação da 17-OH-progesterona, confundindo o diagnóstico com a deficiência da 21-hidroxilase. O diagnóstico laboratorial é confirmado pela elevação de 11-desoxicortisol e desoxicorticosterona, associados a hipernatremia e hipopotassemia.

Deficiência da 17-alfa-hidroxilase, 17,20-liase

Causada por variante patogênica inativadora ou perda de função do *CYP17A1* (*cytochrome P450 family 17 subfamily A member 1*), limitando a conversão da pregnenolona em 17-OH-pregnenolona e da progesterona em 17-OH-progesterona. Os pacientes 46,XY têm genitália externa feminina com vagina em fundo cego e os pacientes 46,XX têm genitália normal. O diagnóstico é, na maioria das vezes, tardio quando da investigação de hipertensão arterial ou amenorreia primária nos meninos criados como meninas, ou quando da investigação para hipertensão arterial e/ou atraso puberal em meninas. Na deficiência da 17-alfa-hidroxilase, ocorre elevação da pregnenolona, progesterona e 11-desoxicorticosterona e diminuição da 17-OH-progesterona e esteroides sexuais. Na deficiência da 17,20-liase, existe elevação da 17-OH-pregnenolona e 17-OH-progesterona, níveis normais de 11-desoxicorticosterona e diminuição dos esteroides sexuais. A hipopotassemia está presente em ambas as formas.

Deficiência da 3-beta-hidróxi-esteroide-desidrogenase tipo 2

Causada por variante patogênica inativadora ou perda de função do *HSD3B2* (*hydroxy-delta-5-steroid dehydrogenase, 3 beta-and steroid delta-isomerase 2*), limitando a conversão da pregnenolona em progesterona, 17-OH-pregnenolona em 17-OHP e DHEA em androstenediona. A forma clássica manifesta-se por atipia genital e insuficiência adrenal grave nos primeiros dias de vida. A forma não clássica manifesta-se por adrenarca precoce, hirsutismo ou infertilidade. Laboratorialmente, ocorre elevação da pregnenolona, 17-OH-pregnenolona e DHEA, associada a hiponatremia, hiperpotassemia e diminuição da 17-OH-progesterona.

Deficiência da P450 oxidorredutase

Causada por variante patogênica inativadora ou perda de função do *POR* (*cytochrome p450 oxidoreductase*), levando à deficiência da P450 oxidorredutase (POR), enzima responsável pela transferência de elétrons do NADPH para enzimas esteroidogênicas do citocromo P450. Ao nascimento, os pacientes apresentam atipia genital tanto em meninos (diminuição da síntese de andrógenos e testosterona) como em meninas (aumento da DHT). Durante a gravidez, 20% das mulheres apresentam sinais de virilização pela diminuição da atividade da enzima aromatase. A genitália externa do paciente 46,XY pode variar de hipospadia isolada e criptorquidismo até atipia genital. Os pacientes 46,XX apresentam clitoromegalia e graus variados de virilização. Alguns pacientes podem ter insuficiência adrenal. A deficiência dessa enzima pode cursar com manifestações semelhantes às da síndrome de Antley-Bixler (craniossinostose, hipoplasia facial, estenose radioumeral ou radioulnar). Laboratorialmente, caracteriza-se por: elevação da 17-OH-progesterona, hipocortisolismo, aldosterona e renina normais, diminuição dos andrógenos e ACTH normal. A confirmação diagnóstica é feita pelo acúmulo dos metabólitos urinários da pregnenolona e progesterona.

Distúrbios do metabolismo do colesterol

Doença de Wolman (deficiência da lipase ácida lisossomal)

Causada por variante patogênica inativadora ou perda de função do *LIPA* (*lipase A, lysosomal acid type*), fazendo com que ocorra depósito de ésteres de colesterol nos órgãos-alvo. A doença se manifesta nos primeiros dias a meses de vida por hepatoesplenomegalia, vômito, esteatorreia, xantomas, xantelasmas, hipercolesterolemia, disfunção hepática e déficit ponderal. As adrenais mostram calcificações bilaterais, mas a função adrenal geralmente é normal. O tratamento é feito com sebelipase alfa (Kanuma®), uma lipase ácida lisossomal humana recombinante.

Síndrome de Smith-Lemli-Opitz

Causada por variante patogênica inativadora ou perda de função do *DHCR7* (*7-dehydrocholesterol reductase*), que catalisa o último passo na síntese do colesterol. Por isso, essa síndrome é algumas vezes classificada como HAC. O fenótipo clássico consiste em dismorfia facial, polegar curto, sindactilia, polidactilia e alterações genitais (cariótipo 46,XY, sexo reverso masculino para feminino, hipospadia, criptorquidismo).

Deficiência da esfingosina-1-fosfato-liase

Causada por variante patogênica inativadora ou perda de função do *SGPL1* (*sphingosine-1-phosphate lyase*). Caracteriza-se por síndrome nefrótica corticorresistente, ictiose, disfunção neurológica, hipotireoidismo, criptorquidia e linfopenia. Os pacientes com diagnóstico inicial de síndrome nefrótica podem ter o diagnóstico da insuficiência adrenal atrasado pelo uso de glicocorticoide para tratar a nefropatia.

Abetalipoproteinemia

A abetalipoproteinemia, ou síndrome de Bassen-Kornzweig, é causada por variante patogênica inativadora ou perda de função do *MTTP* (*microssomal triglyceride transfer protein*). Caracteriza-se por hipocolesterolemia, deficiência de vitaminas ADEK, coagulopatia, degeneração da retina, ataxia, e hemácias em forma de acantócitos.

Distúrbios da biogênese e metabolismo dos peroxissomas

Esses distúrbios são suspeitados em recém-nascidos ou crianças hipotônicas, com dificuldade para se alimentar, perda auditiva neurossensorial e distrofia de retina. O diagnóstico é confirmado pela elevação dos ácidos graxos de cadeia muito longa (AGCML) no sangue (ácidos C26:0 e C26:1 e da razão C24/C22 e C26/C22). A diferenciação entre as várias formas pode ser feita pelo exame histológico ou molecular. Variantes patogênicas em 12 genes *PEX* (*peroxisomal biogenesis fator*) já foram descritas. Não existe terapia eficaz para essas doenças. O tratamento é de suporte: gastrostomia (aumentar a oferta calórica), uso de aparelhos auditivos, remoção de catarata, uso de lentes corretivas, suplementação vitamínica e anticonvulsivantes.

Adrenoleucodistrofia neonatal

Causada por variante patogênica inativadora ou perda de função do *PEX1* (*peroxisomal biogenic fator 1*). Caracteriza-se por hipotonia, convulsão, encefalopatia, perda auditiva, neuropatia periférica e dismorfismo facial.

Adrenoleucodistrofia ligada ao X (ALD-X)

Causada por variante patogênica inativadora ou perda de função do *ABCD1* (*ATP binding cassete, subfamily D, member 1*), impedindo o transporte dos ácidos graxos para dentro dos peroxissomas levando ao acúmulo de AGCML, principalmente ácidos hexacosanoico e lignosérico. Esse acúmulo ocorre preferencialmente na substância branca do SNC, medula espinhal, córtex adrenal e células testiculares de Leydig. Mulheres heterozigotas raramente desenvolvem a doença.

A insuficiência adrenal é a primeira manifestação (80% dos casos). Três fenótipos são os mais comuns:

- Forma cerebral infantil: de início entre 4 e 8 anos, com insuficiência adrenal, alterações do comportamento, espasticidade, déficit de visão, audição e memória, que evoluem para quadriparesia, demência, cegueira e morte.
- Adrenomieloneuropatia: início a partir dos 21 anos com insuficiência adrenal, hipogonadismo primário e paraparesia espástica.
- Insuficiência adrenal isolada: início aos 8 anos, sem envolvimento neurológico.

O diagnóstico é confirmado pela elevação dos AGCML e pela identificação de variante patogênica do *ABCD1*. A ressonância magnética (RM) do encéfalo mostra desmielinização progressiva da substância branca de início na região parieto-occipital de ambos os hemisférios.

O uso de óleo de Lorenzo (troleato de glicerol e trierucato de glicerol, na proporção 4:1) não reverte a progressão da doença. O transplante de células-tronco hematopoiéticas alogênicas pode reduzir a progressão da forma cerebral nos pacientes em estágios iniciais da doença (por isso a importância do diagnóstico precoce). Alguns pacientes podem ter função mineralocorticoide normal.

Doença de Refsum

Causada por variante patogênica inativadora ou perda de função do *PHYH* (*phytanoyl-CoA 2-hydroxylase*), levando à deficiência da oxidase do ácido fitânico e da biogênese dos peroxissomos. Histologicamente, os peroxissomos estão presentes em menor quantidade e em tamanho reduzido. A doença se manifesta após o período neonatal por: hipotonia, cegueira noturna, retinite pigmentosa, catarata, ictiose, polineuropatia periférica e ataxia cerebelar. O diagnóstico é confirmado pela elevação do ácido fitânico. O tratamento é feito com uma dieta pobre em ácido fitânico.

Síndrome de Zellweger (síndrome cérebro-hepatorrenal)

Causada por variante patogênica inativadora ou perda de função do *PEX1*, impedindo a biogênese dos peroxissomos. É a forma mais grave dos distúrbios da biogênese dos peroxissomos. O diagnóstico é feito pela elevação dos AGCML e por teste molecular. Histologicamente, os peroxissomos estão ausentes. Manifesta-se no período neonatal por: fácies típica, déficit auditivo neurossensorial, distrofia de retina, alterações da aorta, hipotonia, convulsão, hepatoesplenomegalia, hipoplasia dos ductos biliares, cistos renais, nefrolitíase e condrodisplasia punctata na patela e nos ossos longos. Geralmente ocorre óbito no primeiro ano de vida.

Hipoplasia adrenal congênita

Vários distúrbios genéticos podem causar hipoplasia adrenal congênita, como descrito a seguir.

Hipoplasia adrenal congênita ligada ao X

Causada por variante patogênica inativadora ou perda de função do *NR0B1* (*nuclear receptor subfamily 0 group B member 1*), que codifica o receptor nuclear órfão *DAX1* (*dosage-sensitive sex reversal*). Como a herança é ligada ao X, apenas indivíduos do sexo masculino são afetados. Caracteriza-se por insuficiência adrenal primária de início na infância, crise de perda de sal, retardo do desenvolvimento e baixo ganho ponderoestatural. Laboratorialmente, observam-se hiponatremia, hiperpotassemia, hipoglicemia, hipocortisolemia, hipoaldosteronismo e deficiência dos andrógenos. Estudos de imagem mostram hipoplasia adrenal bilateral.

As variantes patogênicas do *NR0B1* podem se estender a genes vizinhos, caracterizando a síndrome dos genes contíguos, que se manifesta por deficiência da glicerolquinase, distrofia muscular de Duchenne e deficiência intelectual, com elevação da creatinoquinase, transaminases e pseudo-hipertrigliceridemia.

Deficiência da proteína SF1

Causada por variante patogênica do *NR5A1* (*nuclear receptor subfamily 5, group A, member 1*), levando à diminuição da síntese dos esteroides. Indivíduos com cariótipo 46,XY podem apresentar sexo reverso (fenotipicamente femininos), disgenesia gonadal, atipia genital, micropênis, hipospadia e infertilidade. A insuficiência adrenal é incomum. Indivíduos 46,XX podem ter insuficiência ovariana primária precoce.

Síndrome IMAGe

A síndrome IMAGe (*intrauterine growth retardation, metaphyseal dysplasia, adrenal hypoplasia congenita, and genital anomalies*) é causada por variante patogênica ativadora ou ganho de função do *CDKN1C* (*cyclin dependent kinase inhibitor 1C*) e do *POLE* (*DNA polymerase epsilon, catalytic subunit*). As variantes patogênicas do *CDKN1C* causam a forma clássica e as do *POLE* causam a forma IMAGe-*like*. O diagnóstico da forma clássica baseia-se nas características típicas da síndrome. A forma IMAGe-*like* cursa com imunodeficiência, displasia do quadril e patela hipoplásica.

Síndrome MIRAGE

A síndrome MIRAGE (*myelodysplasia, infections, restriction of growth, adrenal hypoplasia, genital phenotypes, enteropathy*) é causada por variante patogênica ativadora ou ganho de função do *SAMD9* (*sterile alpha domain containing 9*). Caracteriza-se por déficit de crescimento, mielodisplasia, anemia, trombocitopenia, hipoplasia tímica, infecções de repetição, nefropatia e enteropatia. Crianças 46,XY têm hipospadia penoscrotal ou disgenesia gonadal com fenótipo feminino.

Síndrome SERKAL

A síndrome SERKAL (*female sex reversal, dysgenesis of the kidneys, adrenal and lungs*) é causada por variante patogênica do *WNT4* (*Wnt family member 4*). Caracteriza-se por sexo reverso feminino, fenda palatina, hipoplasia pulmonar e de bexiga, disgenesia renal, estenose pulmonar e defeito do septo ventricular.

Síndrome de Meckel

Causada por variante patogênica em pelo menos oito genes: *MKS1*, *B9D1*, *B9D2*, *CC2D2A*, *RPGRIP1L*, *TMEM216*, *TMEM67* e *CEP290*. Caracteriza-se por onfalocele occipital, doença renal cística, alterações hepáticas e polidactilia.

Síndrome de Pena-Shokeir

Causada por variante patogênica do *DOK7* (*docking protein 7*). Caracteriza-se por artrogripose, campodactilia, dismorfia facial, hipoplasia pulmonar, defeitos cardíacos e má rotação intestinal.

Síndrome de Galloway-Mowat

Causada por variante patogênica do *WDR73* (*WD repeat domain 73*). Caracteriza-se por encefalopatia, epilepsia, microcefalia, hérnia diafragmática e síndrome nefrótica.

Pseudotrissomia do 13

Síndrome de etiologia desconhecida, caracterizada por holoprosencefalia, dismorfia facial, polidactilia pós-axial e várias anomalias congênitas. O nome pseudotrissomia do 13 refere-se ao fato das manifestações clínicas serem semelhantes à trissomia do 13; no entanto, na pseudotrissomia a constituição cromossômica é normal.

Defeitos na sinalização do ACTH

Deficiência familiar de glicocorticoide tipos 1 e 2

A deficiência familiar de glicocorticoides é classificada em dois tipos: tipo 1, causado por variante patogênica do *MC2R* (*melanocortin-2 receptor*), que codifica o receptor do ACTH; e tipo 2, causado por variante patogênica do *MRAP* (*melanocortin-2 receptor accessory protein*), que codifica a proteína que transporta o receptor MC2R do retículo endoplasmático para a membrana celular. Ambos os tipos causam insuficiência adrenal primária, caracterizada por deficiência isolada de cortisol que se manifesta nas primeiras semanas de vida com hipoglicemia, icterícia prolongada e convulsão. Outras vezes tem início em crianças maiores, com hiperpigmentação, letargia, infecções de repetição e alta estatura. Os pacientes respondem bem à reposição de cortisol, mas a concentração sérica elevada do ACTH pode ser difícil de normalizar e não deve ser um alvo da terapia.

Defeito dos mecanismos antioxidantes mitocondriais

Deficiência familiar de glicocorticoide tipo 4

Causada por variante patogênica inativadora ou perda de função do *NNT* (*nicotinamide nucleotide transhydrogenase*). Caracteriza-se por insuficiência adrenal primária (deficiência de cortisol isolada ou associada à deficiência de mineralocorticoide), com início entre 4 e 12 meses de vida.

Deficiência familiar de glicocorticoide tipo 5

Causada por variante patogênica inativadora ou perda de função do *TXNRD2* (*thioredoxin reductase 2*). Caracteriza-se por insuficiência adrenal primária (deficiência de cortisol isolada ou associada à deficiência de mineralocorticoide), com início entre 4 e 12 meses de vida. Até o momento, só foi relatada em indivíduos de ancestralidade indiano-paquistanesa da Caxemira.

Defeitos na reparação do DNA

Imunodeficiência 54

Causada por variante patogênica do *MCM4* (*minichromosome maintenance complex component 4*). Caracteriza-se por insuficiência adrenal primária leve, baixa estatura e imunodeficiência das células *natural killer*. Tem início na infância. Até o momento, só foi relatada em indivíduos de ancestralidade irlandesa (*Irish Travelers*).

Síndrome do triplo A

A síndrome do triplo A (*achalasia-addisonianism-alacrimia syndrome*), ou síndrome de Allgrove, é causada por variante patogênica do *AAAS* (*Aladin WD repeat nucleoporin*). Caracteriza-se por insuficiência adrenal primária de início entre 3 meses e 16 anos, alacrimia (sinal mais precoce), acalasia e neuropatia autonômica e periférica (polineuropatia, amiotrofia, ataxia cerebelar, atrofia do nervo óptico). Os níveis de ACTH estão elevados, os de cortisol, diminuídos e os de aldosterona, normais. A alacrimia é tratada com reposição de colírio de lágrimas artificiais.

Doenças autoimunes

A adrenalite autoimune é caracterizada pela destruição do córtex adrenal. Pode ser isolada ou associada a outras endocrinopatias. Em crianças, geralmente é diagnosticada após os 3 anos de idade, com positividade para anticorpos contra 21-hidroxilase, interferon-alfa e interferon-ômega.

Síndrome poliendócrina autoimune tipo 1

Conhecida como APECED (*autoimmune polyendocrinopathy, candidiasis, ectodermal dystrophy*), é causada por variante patogênica inativadora ou perda de função do *AIRE* (*autoimmune regulator*). Suas manifestações clínicas clássicas são: insuficiência adrenal primária, hipoparatireoidismo e candidíase mucocutânea crônica. A presença de duas das três manifestações clássicas permite o diagnóstico clínico. Pode cursar com outras doenças autoimunes (p. ex., alopecia, vitiligo, anemia perniciosa).

Síndrome poliendócrina autoimune tipo 2

Síndrome de herança poligênica associada ao sistema HLA de classe II, principalmente os alelos DR3 e DR4, e alterações do *CTLA4*. Caracteriza-se pela combinação de insuficiência adrenal primária, diabetes melito tipo 1 e hipotireoidismo.

Síndrome poliendócrina autoimune tipo 4

Síndrome de herança poligênica. Caracteriza-se pela combinação de autoimunopatias (DM1, anemia perniciosa, alopecia, vitiligo, distúrbio de junção neuromuscular), na ausência de doença tireoidiana, hipoparatireoidismo e doença de Addison.

Mitocondriopatias

Deve-se suspeitar de doença mitocondrial associada à insuficiência adrenal em pacientes com: surdez neurossensorial, retinopatia, outras doenças endócrinas (p. ex., diabetes melito, hipoparatireoidismo, hipogonadismo), epilepsia, encefalopatia e defeitos de condução cardíaca.

Síndrome de Kearns-Sayre

Causada por variante patogênica do DNA mitocondrial. Caracteriza-se por oftalmoplegia progressiva, distrofia retiniana, surdez neurossensorial, ataxia cerebelar, bloqueio atrioventricular, acidose lática e endocrinopatias (p. ex., insuficiência adrenal primária, diabetes melito, hipotireoidismo, hipogonadismo e hipoparatireoidismo).

Hemorragia adrenal bilateral

Causada por trauma, distúrbios hemorrágicos, sepse e tumor adrenal. A hemorragia adrenal bilateral (HAB) é mais comum em recém-nascidos pelo fato de eles terem adrenais relativamente maiores e mais vascularizadas. A adrenal direita é mais acometida que a esquerda por suas peculiaridades anatômicas. Fatores de risco para HAB em recém-nascidos são: mãe com diabetes, trabalho de parto difícil, parto traumático, asfixia e acidose fetal. Manifestações clínicas podem ou não estar presentes, sendo icterícia inexplicável uma de suas apresentações. A ultrassonografia (US) é o exame de imagem de escolha, pois os recém-nascidos têm menor quantidade de gordura retroperitoneal e as glândulas adrenais são grandes. Na US seriada, o exame mostra regressão do hematoma com surgimento de calcificação nos hematomas, enquanto no neuroblastoma ocorre redução da porção cística e aumento da porção sólida do tumor.

Síndrome da resistência generalizada aos glicocorticoides

Causada por variante patogênica inativadora ou perda de função do *NR3C1* (*nuclear receptor subfamily 3 group C member 1*), responsável por codificar o gene do receptor do cortisol. O paciente pode ser assintomático, ter sintomas discretos como fadiga, ou apresentar hiperandrogenismo, hipertensão e alcalose hipopotassêmica. Laboratorialmente, ocorre hipercortisolismo incompatível com o quadro clínico de hipofunção adrenal. O tratamento é feito com altas doses de dexametasona para suprimir o ACTH e diminuir ou normalizar a secreção de mineralocorticoides e andrógenos adrenais.

Distúrbios da síntese da aldosterona

Deficiência da aldosterona sintase

Causada por variante patogênica inativadora ou perda de função do *CYP11B2* (*cytochrome P450 family 11 subfamily B member 2*). A aldosterona sintase (AS) catalisa duas reações que permitem classificar sua deficiência em dois tipos: (i) deficiência da AS tipo 1, causada por diminuição da 18-hidroxilação da corticosterona em 18-OH-corticosterona; e (ii) deficiência da AS tipo 2, causada pela diminuição da 18-oxidação da 18-OH-corticosterona em aldosterona. No tipo 1, ambas as reações são prejudicadas, enquanto no tipo 2 apenas a 18-oxidação é deficiente.

As manifestações clínicas têm início nos primeiros dias ou semanas de vida com vômito, recusa alimentar, desidratação, perda de peso, hiponatremia, hiperpotassemia, diminuição da aldosterona, elevação da renina e acidose metabólica. Como o ACTH não é estimulado, porque a síntese de cortisol é normal, não existe hiperplasia adrenal. Alguns pacientes apresentam resolução espontânea dos sintomas com o passar dos anos.

Pseudo-hipoaldosteronismo

O pseudo-hipoaldosteronismo (PHA) é classificado em dois tipos:

- PHA tipo 1 ou forma clássica, subdividido em três tipos:
  - PHA1A ou renal, com resistência exclusivamente renal à ação da aldosterona.
  - PHA1B ou generalizado, com resistência à ação da aldosterona em múltiplos órgãos (rim, pulmão, cólon, glândulas salivares e sudoríparas).
  - PHA tipo 1 adquirido.
- PHA tipo 2 ou síndrome de Gordon (não discutido neste capítulo por não se manifestar como PHA).

Pseudo-hipoaldosteronismo tipo 1A

Causado por variante patogênica inativadora ou perda de função do *NR3C2* (*nuclear receptor subfamily 3 group C member 2*), que codifica o receptor dos mineralocorticoides. Nesse tipo, a resistência à ação da aldosterona ocorre apenas nos rins. Essa é uma forma menos grave da doença. A sintomatologia tem início nos primeiros dias de vida, com recusa alimentar, vômito, desidratação, perda de peso, crise de perda de sal, arritmia cardíaca, hiponatremia, hiperpotassemia, função renal normal, acidose metabólica, hiperaldosteronismo e elevação da renina. A suspeita diagnóstica é feita quando um recém-nascido ou lactente com crise de perda de sal não responde ao tratamento com mineralocorticoide. O diagnóstico diferencial inclui hiperplasia adrenal congênita e hipoplasia adrenal. A confirmação diagnóstica se faz pelo teste molecular.

O curso clínico é autolimitado, com resolução espontânea nos primeiros 2 a 3 anos de vida, permitindo a suspensão da terapia. Uma vez que a reposição de mineralocorticoide é ineficaz, o tratamento é feito com suplementação de sal (2 a 8 g/dia), bicarbonato de sódio (2 a 3 mEq/kg/dia) e resinas de troca catiônica. Se houver hipercalciúria, pode-se associar o uso de indometacina (inibe a prostaglandina E no túbulo renal) ou hidroclorotiazida (reduz a hipercalciúria).

Pseudo-hipoaldosteronismo tipo 1B

Causado por variante patogênica do *SCNN1A* (*sodium channel epithelial 1 subunit alpha*), *SCNN1B* (*SCNN subunit beta*) e *SCNN1G* (*SCNN subunit gamma*), levando à inativação das subunidades alfa, beta e gama dos canais epiteliais de sódio (ENaC). A resistência à ação da aldosterona se manifesta em múltiplos órgãos e raramente apresenta resolução espontânea como no PHA tipo 1A.

A sintomatologia e apresentação clínica são semelhantes à da PHA tipo 1A, porém de evolução mais grave, com relato de polidrâmnio, congestão pulmonar, tosse e sibilo (acúmulo de líquido intra-alveolar), infecção respiratória de repetição, *rash* cutâneo (eliminação de sódio no suor) e colelitíase. O tratamento é semelhante ao do PHA tipo 1A, com suplementação de quantidades elevadas de sódio (até 45 g/dia), o que muitas vezes é intolerável por via oral, requerendo gastrostomia.

Pseudo-hipoaldosteronismo tipo 1 adquirido

Forma transitória de resistência aos mineralocorticoides, semelhante ao PHA tipo 1A, observado em pacientes com válvula de uretra posterior, refluxo vesicoureteral e infecção do trato urinário. A etiologia é desconhecida. Ao contrário das formas congênitas, cursa com redução da taxa de filtração glomerular. A reposição de mineralocorticoide é ineficaz. O tratamento é feito, transitoriamente, com suplementação de sódio.

Insuficiência adrenal central

A insuficiência adrenal central é causada pela deficiência de ACTH ou CRH, podendo ocorrer de forma isolada ou como parte da deficiência hormonal pituitária múltipla. No hipopituitarismo, o ACTH é o último hormônio a ser afetado, ao passo que, na hipofisite linfocítica, o ACTH é o primeiro. Deve-se pensar em insuficiência adrenal secundária associada à deficiência hormonal pituitária múltipla na presença de micropênis, criptorquidismo, fenda palatina, lábio leporino, microftalmia, displasia septo-óptica e icterícia prolongada em neonatos.

Como a deficiência isolada do ACTH é incomum, ao se deparar com sua deficiência isolada, é imprescindível excluir a possibilidade de suspensão inadequada da corticoterapia prolongada, que é a principal causa de insuficiência adrenal central. Esta e outras causas são descritas no Quadro 2.

QUADRO 2 Etiologia da insuficiência adrenal central

Congênita
▪ Distúrbios da síntese e processamento da POMC: variantes patogênicas do *POMC, TBX19* e *PCSK1* ▪ Alteração dos fatores de transcrição hipofisários: variantes patogênicas do *HESX1, PROP-1, POU1F1, LHX3, LHX4, FGF8, FGFR1, SOX2, SOX3, OTX2, GLI3, CDON, ROBO1*
Síndromes
▪ DAVID, CHARGE, Pallister-Hall, Webb-Dattani, Prader-Willi, leucoencefalopatia com substância branca evanescente, distúrbio congênito da glicosilação, anencefalia
Causas adquiridas
▪ Suspensão inadequada de corticoterapia prolongada ▪ Recém-nascidos de mães que fizeram uso de corticoide na gestação ▪ Hemorragia ou infarto hipofisário (apoplexia, síndrome de Sheehan) ▪ Infecção, tumor, trauma radiação do SNC ▪ Hipofisite (linfocítica, inibidores do *checkpoint* imunológico) ▪ Doenças infiltrativas do SNC (histiocitose, hemocromatose, sarcoidose) ▪ Insuficiência de corticosteroides relacionada à doença grave ▪ Medicamentos: opioides, acetato de megestrol, medroxiprogesterona, inibidores do *checkpoint* imunológico

SNC: sistema nervoso central.

Suspensão inadequada de corticoterapia crônica

A corticoterapia exógena prolongada causa supressão do CRH e ACTH, levando a hipoplasia e atrofia da zona fasciculada do córtex adrenal, reduzindo a secreção do cortisol. A supressão do eixo HHA pode ser parcial ou total. Caso a corticoterapia seja suspensa de forma inadequada, pode ocorrer crise adrenal.

Como existe uma grande variabilidade individual na suscetibilidade para supressão do eixo HHA após o uso exógeno de corticosteroides, não se pode predizer com segurança quais pacientes irão desenvolvê-la. Os pacientes com maior risco são os com neoplasias hematológicas, doença inflamatória intestinal, doenças reumatológicas e submetidos a transplante renal.

A suspeita clínica deve ser considerada nos pacientes que fizeram uso crônico de glicocorticoides. Esses indivíduos podem não apresentar sintomatologia, podem ser oligossintomáticos, ou podem se apresentar em crise adrenal. Fatores que podem precipitar uma crise adrenal, além da suspensão abrupta dos glicocorticoides, são: infecções, cirurgia, febre, estresse grave, dor, trauma físico, procedimentos dentários, parto e uso de medicamentos indutores da CYP3A4 (p. ex., ácido valproico, carbamazepina, fenitoína, fenobarbital, isoniazida, rifampicina).

Distúrbios da síntese e processamento da POMC

Causados por variantes patogênicas do *POMC, TBX19* e *PCSK1*.

POMC

Causada por variante patogênica inativadora ou perda de função do *POMC* (*proopiomelanocortin*), com defeito no processamento da POMC, proteína que dá origem a ACTH, alfa-MSH, betaendorfina e betalipotropina. O alfa-MSH estimula os receptores da melanocortina (MC3R e MC4R), expressos principalmente no cérebro, inibindo o apetite, sendo classificada como um neuropeptídeo anorexígeno. Caracteriza-se por insuficiência adrenal central, cabelos ruivos, hipopigmentação da pele, hiperfagia e obesidade de início precoce. Hipotireoidismo central e hipogonadismo hipogonadotrófico têm sido descritos. Os agonistas do MC4R (p. ex., setmelanotida) são indicados para o tratamento da obesidade.

TBX19

Causada por variante patogênica inativadora ou perda de função do *TBX19* (*T-box transcription fator 19*), um fator de transcrição que regula a síntese de POMC. Caracteriza-se por insuficiência adrenal, hipoglicemia e hiperbilirrubinemia conjugada nas primeiras semanas de vida.

PCSK1

Causada por variante patogênica inativadora ou perda de função do *PCSK1* (*proprotein convertase subtilisin/kexin type 1 inhibitor*), com defeitos da enzima de clivagem pró-hormônio convertase-1 (PC1). Caracteriza-se por insuficiência adrenal, hipoglicemia pós-prandial (elevação da pró-insulina), obesidade de início precoce, diarreia e hipogonadismo hipogonadotrófico.

Fatores de transcrição hipofisários

Variantes patogênicas dos fatores de transcrição hipofisários quase sempre causam deficiência hormonal pituitária múltipla. A depender do estágio em que esses fatores participam do desenvolvimento hipotálamo-hipofisário, eles podem causar malformações (p. ex., displasia septo-óptica, holoprosencefalia) e perda auditiva neurossensorial. A seguir, são descritas as variantes patogênicas mais frequentes.

HESX1

Causada por variante patogênica inativadora ou perda de função do *HESX1* (*HESX1 homeobox cell*), manifestando-se como síndrome de DeMorsier ou displasia septo-óptica. Caracteriza-se por deficiência isolada do GH ou hipopituitarismo, atrofia do nervo óptico, agenesia do corpo caloso e septo pelúcido. Variantes patogênicas heterozigóticas causam deficiência isolada do GH e neuroipófise ectópica.

PROP1

Causada por variante patogênica inativadora ou perda de função do *PROP1* (*PROP paired-like homeobox 1*). É a causa mais comum de hipopituitarismo congênito. Caracteriza-se por hipoplasia da adenoipófise, embora alguns pacientes possam apresentar aumento transitório do volume da pituitária. A deficiência do GH é a primeira a se manifestar. A deficiência do ACTH é a última a ocorrer.

POU1F1

Causada por variante patogênica inativadora ou perda de função do *POU1F1* (*POU class 1, homeobox 1*). Caracteriza-se por hipopituitarismo, hipoplasia da adenoipófise e neuroipófise normal.

LHX3

Causada por variante patogênica inativadora ou perda de função do *LHX3* (*LIM homeobox 3*). Caracteriza-se por deficiência hormonal pituitária múltipla, encurtamento da coluna cervical com limitação de sua rotação e surdez neurossensorial.

LHX4

Causada por variante patogênica inativadora ou perda de função do *LHX4* (*LIM homeobox 4*). Caracteriza-se por deficiência hormonal pituitária múltipla e malformações cerebelares (anomalia de Chiari).

Síndromes genéticas

Síndrome DAVID

A síndrome DAVID (*deficient anterior pituitary with variable immune deficiency*) é causada por variante patogênica inativadora ou perda de função do *NFKB2* (*nuclear fator kappa beta, subunit 1*). Caracteriza-se por deficiência de ACTH, imunodeficiência (hipogamaglobulinemia), infecções de repetição, linfadenomegalia, hepatoesplenomegalia e hipoglicemia. Deficiências de GH e TSH têm sido descritas.

Síndrome de Pallister-Hall

Causada por variante patogênica do *GLI3* (*GLI family zinc, family 3*). Caracteriza-se por deficiência de ACTH, hamartoma hipotalâmico, polidactilia, displasia ungueal, epiglote bífida, ânus imperfurado e puberdade precoce central.

Síndrome de Webb-Dattani

Causada por variante patogênica do *ARNT2* (*aryl hydrocarbon receptor nuclear translocator 2*). Caracteriza-se por hipopituitarismo, hipoplasia frontotemporal, microcefalia, convulsão, espasticidade, deficiência visual e anomalias renais.

Síndrome CHARGE

Causada por variante patogênica inativadora do *CHD7* (*chromodomain helicase DNA binding protein 7*). Caracteriza-se por coloboma de íris ou retina, anosmia, atresia de coanas, defeitos cardíacos, anomalias genitais, malformação de orelhas e renais. Alguns pacientes têm deficiência de ACTH, LH e FSH.

Leucoencefalopatia com substância branca evanescente

Causada por variante patogênica do *EIF2B5* (*eukaryotic translation initiation factor 2B subunit epsilon*). Caracteriza-se por ataxia e espasticidade de início na vida fetal ou adulta. A evolução é crônica e progressiva, com deterioração neurológica, atrofia óptica e epilepsia. Na RM, a substância branca tem a intensidade do liquor. A deficiência de ACTH tem sido relatada.

Distúrbio congênito da glicosilação

Causado por variante patogênica do *PGM1* (*phosphoglucomutase 1*), levando à deficiência da enzima fosfoglucomutase 1. Caracteriza-se por fenda palatina, úvula bífida, cardiomiopatia dilatada, miopatia, hipoglicemia intermitente, hepatopatia, hipertermia, deficiência de GH, ACTH, LH e FSH.

Paciente gravemente enfermo

A disfunção do eixo HHA no paciente gravemente enfermo (p. ex., choque séptico) é denominada insuficiência de corticosteroides relacionada a doença grave (CIRCI, *critical illness-related corticosteroid insufficiency*). O mecanismo mais comum é a hipofunção transitória do eixo HHA, provavelmente como resultado da liberação excessiva de citocinas inflamatórias (IL-6).

O diagnóstico laboratorial da insuficiência adrenal no paciente gravemente enfermo é feito pela dosagem do cortisol sérico basal < 18 mcg/dL ou pelo pico de cortisol pós-ACTH < 18 mcg/dL. A dosagem do cortisol sérico livre não é indicada rotineiramente por sua não disponibilidade, falta de ensaios laboratoriais e de valores de referência adequados.

MANIFESTAÇÕES CLÍNICAS

A sintomatologia da insuficiência adrenal depende de sua etiologia (primária *vs.* central), de quais hormônios adrenais estão deficientes (glicocorticoides *vs.* mineralocorticoides *vs.* andrógenos), da faixa etária (pré-púbere *vs.* púbere), da rapidez de instalação (aguda *vs.* crônica) e de sua gravidade.

A apresentação clínica varia de insidiosa, gradual e inespecífica (p. ex., anorexia, fraqueza muscular, dor abdominal) até apresentações mais graves e de evolução rápida com hipotensão ou choque. Muitas vezes, a insuficiência adrenal é confundida com sepse, distúrbios metabólicos, abdome agudo, choque séptico não responsivo a medicamentos inotrópicos, ou doenças graves e ameaçadoras à vida.

Insuficiência adrenal primária

As manifestações clínicas da insuficiência adrenal primária se caracterizam por sintomas relacionados à deficiência de glicocorticoides, os quais podem ser associados à deficiência ou ao excesso de mineralocorticoides e andrógenos.

A deficiência de glicocorticoide de evolução aguda, em recém-nascidos e lactentes, se manifesta por desidratação, perda de peso, recusa alimentar, letargia, hipotensão, apneia, hipoglicemia e icterícia colestática. Quando a evolução é crônica, os sinais mais frequentes são déficit de crescimento, hiperpigmentação de pele e mucosas, e hipoglicemia em jejum.

A deficiência de glicocorticoide de evolução aguda, em crianças e adolescentes, se manifesta por anorexia, perda de peso, hipotensão e hipoglicemia. Quando a evolução é crônica, os sintomas se apresentam de forma inespecífica, com cansaço, astenia, sensação de mal-estar, dor abdominal, náusea, vômito, anorexia, diarreia, perda de peso, mialgia, câimbra, artralgia, febre, cefaleia matinal, redução da velocidade de crescimento e hiperpigmentação (pregas palmares, dedos, cotovelos, joelhos, aréola, axila, virilha, borda gengival e cicatrizes). A hiperpigmentação é causada pela ligação do alfa-MSH aos receptores 1 da melanocortina (MC1R) nos melanócitos, induzindo a conversão da feomelanina (pigmento pálido) em eumelanina (pigmento escuro).

A deficiência de mineralocorticoide, em recém-nascidos e lactentes, se manifesta por crise de perda de sal com desidratação, perda ponderal, hipotensão, hiponatremia, normopotassemia ou hiperpotassemia e acidose metabólica.

A deficiência de mineralocorticoide, em crianças e adolescentes, caracteriza-se por anorexia, tontura, hipotensão, desidratação, perda de peso, avidez por sal, hiponatremia, hiperpotassemia, diminuição da aldosterona, elevação da renina, elevação da creatinina e acidose metabólica. Na insuficiência adrenal primária causada por alguns tipos de HAC (p. ex., deficiência da 11-beta-hidroxilase), pode haver aumento da atividade mineralocorticoide.

A deficiência de andrógenos se manifesta apenas no sexo feminino, com início na adolescência, pelo desenvolvimento insuficiente dos pelos axilares e pubianos, e na mulher adulta pela redução desses pelos e da libido. No sexo masculino esses sintomas estão ausentes porque neles a maior produção androgênica é proveniente dos testículos.

Insuficiência adrenal central

As manifestações da deficiência de glicocorticoide são semelhantes às da insuficiência adrenal primária. A sintomatologia de deficiência dos mineralocorticoides está ausente porque a deficiência do ACTH não interfere na secreção de aldosterona. Assim, não ocorre hiperpotassemia, a aldosterona e renina são normais, o cortisol é baixo e o ACTH é normal ou baixo. A hiponatremia pode ocorrer pelo aumento da secreção da arginina vasopressina causado pela falta de *feedback* negativo do cortisol, levando à retenção hídrica. A hipoglicemia é mais acentuada na insuficiência adrenal central quando há deficiência concomitante do hormônio de crescimento. A hiperpigmentação está ausente porque não há elevação do alfa-MSH. Podem ocorrer sintomas de deficiências de outros hormônios hipofisários, hipertensão intracraniana e de distúrbios visuais por lesão do SNC. Hipoglicemia é uma apresentação comum.

Crise adrenal

A crise adrenal pode ocorrer como apresentação inicial da insuficiência adrenal, ou se manifestar como uma insuficiência adrenal crônica exacerbada. O desenvolvimento de crise adrenal é mais comum na insuficiência adrenal primária em virtude da deficiência de mineralocorticoide e pela preservação parcial da secreção de cortisol na insuficiência adrenal secundária.

Os principais sintomas da crise adrenal são depleção de volume e hipotensão arterial causados pela deficiência de mineralocorticoide e ausência do efeito permissivo dos glicocorticoides para a ação das catecolaminas. Esses sintomas podem ser agravados por vômitos e diarreia. Se não diagnosticados precocemente podem evoluir para: taquicardia, taquipneia, agravamento da hipotensão, hipotermia, pele fria, cianose de extremidades, aumento do tempo de enchimento capilar, alteração da consciência, dor abdominal, hiponatremia, hipoglicemia, hiperpotassemia, acidose metabólica, insuficiência renal pré-renal e choque. Se a hipotensão da crise adrenal não for revertida após a administração de glicocorticoide, a coexistência de outras condições associadas à hipotensão, como sepse, deve ser considerada.

A crise adrenal frequentemente ocorre associada a um evento estressor. Os principais fatores precipitantes para a crise adrenal são: infecções, hipertireoidismo, cirurgia, parto, trauma físico, dor, exercício vigoroso, estresse emocional, medicamentos indutores da CYP3A4 (p. ex., ácido valproico, carbamazepina, fenitoína, fenobarbital, isoniazida, rifampicina), suspensão inadequada da corticoterapia prolongada, dose insuficiente de glicocorticoides em situações de estresse e reposição de levotiroxina no paciente com hipopituitarismo antes de corrigir a deficiência do cortisol.

ABORDAGEM DIAGNÓSTICA

Uma vez que a sintomatologia da insuficiência adrenal crônica é quase sempre inespecífica, é necessário um alto índice de suspeita para fazer o diagnóstico. Muitas vezes, os pacientes são erroneamente diagnosticados como tendo problemas gastrointestinais, sepse, doenças metabólicas ou cardiovasculares.

A abordagem diagnóstica da insuficiência adrenal tem como objetivos:

- Confirmar a suspeita clínica.
- Determinar se a insuficiência adrenal é aguda (crise adrenal) ou crônica.
- Diferenciar se ela é primária ou central.
- Esclarecer sua etiologia, permitindo o tratamento adequado.

História clínica

- História gestacional e neonatal.
- Sexo (p. ex., adrenoleucodistrofia no sexo masculino).
- Idade ao diagnóstico (p. ex., < 1 ano, HAC; > 2 anos, adrenalite autoimune).
- Início, duração e progressão dos sintomas.
- Sintomas de crise adrenal que necessitem de correção imediata.
- Consanguinidade parental.
- História familiar de insuficiência adrenal.
- Medicamentos causadores ou precipitantes de insuficiência adrenal (p. ex., cetoconazol, etomidato, mitotano, mifepristona, acetato de megestrol).
- Condições associadas à insuficiência adrenal (p. ex., suspensão inadequada de corticoterapia prolongada, doenças autoimunes).
- Trauma, cirurgia, infecção, hemorragia ou radiação das adrenais ou do SNC.
- Malformações (p. ex., acalasia e alacrimia na síndrome do triplo A).
- Distúrbios associados a mitocondriopatias: surdez neurossensorial, retinopatia, doenças endócrinas, epilepsia, encefalopatia, defeitos de condução cardíaca.
- Realização de algum procedimento diagnóstico-terapêutico e seus resultados.
- Fatores precipitantes para crise adrenal.

- No paciente com diagnóstico prévio de insuficiência adrenal, perguntar: qual o diagnóstico, quando foi realizado, medicamentos em uso (nome, dose, via de administração, horário, regularidade), internações prévias, sintomatologia basal, nome e telefone do médico que o acompanha, conhecimento sobre a necessidade de aumentar a dose do corticosteroide durante situações de estresse.

Exame físico

- Sinais vitais: excluir choque adrenal.
- Altura, peso, superfície corpórea, índice de massa corporal (IMC).
- Sinais de insuficiência adrenal primária: hiperpigmentação (cotovelos, joelhos, axila, palma das mãos, cicatrizes e bordas gengivais); ausência de sinais de adrenarca (p. ex., pelos pubianos e axilares) em pacientes púberes; sinais de adrenarca precoce; desidratação.
- Malformações e dismorfias: alacrimia (síndrome do triplo A), fenda palatina e lábio leporino (defeitos de linha média causando insuficiência adrenal secundária).
- Sinais sugestivos de síndrome poliendócrina autoimune (p. ex., alopecia, vitiligo).

Avaliação laboratorial

No paciente com suspeita diagnóstica de insuficiência adrenal ainda não confirmada, é imprescindível a coleta de uma amostra de sangue para armazenamento e posterior dosagem hormonal, antes de iniciar a reposição de glicocorticoides.

Exames iniciais

- Cortisol sérico matinal basal (entre 6 e 8 horas): os valores do cortisol sérico basal utilizados para diagnóstico da insuficiência adrenal são descritos no Quadro 3. O ensaio laboratorial ideal é a cromatografia liquida com espectrometria de massa em tandem, uma vez que os imunoensaios apresentam reação cruzada com outros esteroides. A dosagem do cortisol sérico avalia o cortisol total (livre e ligado a proteínas). Portanto, os resultados podem ser alterados por condições que afetam a CBG, como gravidez, estrógenos e contraceptivos orais, aumentam em até 50% os valores do cortisol sérico pela elevação da CBG. Pacientes em uso atual ou recente de glicocorticoides podem apresentar cortisol diminuído. Variações do ritmo circadiano e padrão de sono também interferem no resultado. Crianças < 6 a 12 meses ainda não estabeleceram o ritmo circadiano do cortisol e a dosagem basal não é útil para o diagnóstico.
- Cortisol salivar: o cortisol salivar se correlaciona com o cortisol sérico livre e é uma alternativa promissora para avaliar a secreção de cortisol em condições que alteram as proteínas. Esse exame ainda não está validado para avaliar a suficiência do eixo HHA por dificuldades técnicas dos ensaios e controle das variáveis que interferem nos resultados (p. ex., ingestão alimentar, medicamentos).
- ACTH sérico matinal basal (entre 6 e 8 horas): a dosagem do ACTH deve ser realizada concomitantemente à dosagem do cortisol sérico para diferenciar a insuficiência adrenal primária (ACTH > 2 vezes o limite de referência + cortisol baixo) da insuficiência adrenal central (ACTH normal, baixo ou indetectável + cortisol baixo).
- Sódio, potássio: a hiperpotassemia não ocorre em todos os pacientes com insuficiência adrenal primária e pode ser mascarada em decorrência de vômitos repetidos. Hiponatremia pode ocorrer na insuficiên-

QUADRO 3 Interpretação do cortisol sérico matinal basal (entre 6 e 8 horas) na investigação da insuficiência adrenal (1 mcg/dL de cortisol = 27,6 nmol/L)

- Cortisol matinal basal: ≤ 3 mcg/dL, diagnóstico de insuficiência adrenal. Alguns laboratórios usam o valor ≤ 5 mcg/dL como ponto de corte do cortisol matinal basal para suspeitar de insuficiência adrenal
- Cortisol matinal basal: entre 3 e 17 mcg/dL (ou 5 a 17 mcg/dL), indica a realização de teste de estímulo com ACTH. Se o cortisol pós-estímulo for ≥ 18 mcg/dL, exclui-se insuficiência adrenal; se < 18 mcg/dL, confirma-se a insuficiência adrenal
- Cortisol matinal basal: ≥ 18 mcg/dL, exclui insuficiência adrenal
- Cortisol matinal basal: ≥ 25-30 mcg/dL + sintomatologia sugestiva de insuficiência adrenal sugere resistência periférica aos glicocorticoides

* Quando a dosagem do cortisol for realizada por ensaios mais específicos como a cromatografia líquida com espectrometria de massa em tandem, verificar os valores de referência que são inferiores aos ensaios tradicionais.

cia adrenal central por elevação do AVP pela falta de inibição do cortisol.

- Glicemia: hipoglicemia sugere insuficiência adrenal.
- Hemograma: leucopenia, linfocitose e eosinofilia são sugestivos de hipocortisolismo; anemia macrocítica sugere anemia perniciosa.
- Cálcio, fósforo, albumina: pode ocorrer hipercalcemia no hipocortisolismo e hipocalcemia + hiperfosfatemia no hipoparatireoidismo da SPEAI tipo 1.
- Renina direta ou atividade plasmática da renina: solicitar se houver hiponatremia e hiperpotassemia, situações nas quais a renina estará elevada por deficiência da síntese ou ação da aldosterona (hipoaldosteronismo ou pseudo-hipoaldosteronismo). A interpretação do teste requer que o paciente esteja com uma dieta adequada em sal e que seja informado se o paciente estava deitado ou de pé no momento da coleta da amostra. O sangue deve ser entrifugado logo após a coleta, armazenando o plasma congelado. Se isso não for feito, pode haver conversão da pró-renina para renina nas amostras de sangue refrigeradas, interferindo no resultado.
- Aldosterona: se hiponatremia e hiperpotassemia. Níveis baixos de aldosterona confirmam o hipoaldosteronismo, enquanto níveis elevados estabelecem o diagnóstico de pseudo-hipoaldosteronismo.
- Teste de estímulo com ACTH (Cortrosina®, Synacthen®): indicado para confirmar o diagnóstico da insuficiência adrenal. O teste é realizado pela dosagem do cortisol sérico, basal e 60 minutos após a administração, intravenosa (IV), de ACTH (125 mcg em < 2 anos, e 250 mcg em > 2 anos), considerando-se como resposta adequada o cortisol pós-estímulo ≥ 18 mcg/dL. O teste com baixas doses de ACTH (1 mcg) é pouco utilizado pelas dificuldades técnicas e pelos erros na diluição. Na insuficiência adrenal secundária, o cortisol sérico não se elevará para valores ≥ 18 mcg/dL após o estímulo com ACTH em razão da deficiência do ACTH endógeno, causando atrofia da zona fasciculada do córtex adrenal. Na insuficiência adrenal primária, o cortisol sérico não se elevará para valores ≥ 18 mcg/dL após o estímulo com ACTH por lesão ou destruição da zona fasciculada. O teste do estímulo com ACTH pode ser normal nas formas incompletas ou parciais, nos casos de início recente e em recém-nascidos nas primeiras semanas de vida, pelo fato de eles ainda terem uma reserva adrenal. É necessário excluir causas de resultados falsamente diminuídos do cortisol sérico.

Exames solicitados a depender da suspeita diagnóstica

- Andrógenos adrenais (17-OH-progesterona, androstenediona, DHEA, S-DHEA, testosterona): hiperplasia adrenal congênita.
- LH, FSH, T4L, TSH, prolactina, IGF-1, IGFBP-3: insuficiência adrenal central.
- LH, FSH, testosterona/estradiol: hipogonadismo hipergonadotrófico (HAC por variante patogênica da StAR e P450cc); hipogonadismo hipogonadotrófico (variante patogênica do *NROB1* e *NR5A1*).
- Anticorpos anti-21-hidroxilase: nos pacientes com insuficiência adrenal primária sem etiologia definida para afastar adrenalite autoimune. Se houver positividade desse anticorpo, ampliar a investigação para outras doenças autoimunes (p. ex., diabetes melito tipo 1, doença tireoidiana autoimune, hipoparatireoidismo).
- Anticorpos anti-17-alfa-hidroxilase, anti-interferon-alfa e anti-interferon-ômega: confirmar diagnóstico de adrenalite autoimune.
- Anticorpos antitireoidianos (AAT, anti-TPO), anticélulas beta (anti-GAD, anti-IA2): síndrome poliendócrina autoimune.
- Ácidos graxos de cadeia muito longa: distúrbios da biogênese e metabolismo dos peroxissomos e em todo paciente do sexo masculino com insuficiência adrenal primária sem etiologia definida, mesmo que ele não apresente nenhuma alteração neurológica.
- Cariótipo com bandeamento G: atipia genital.
- Testes moleculares: sequenciamento genético de nova geração (NGS), exoma ou genoma para investigar a etiologia dos casos não conclusivos. Os testes moleculares conseguem identificar a etiologia de até 80% das insuficiências adrenais primárias.
- Testes de estímulo para avaliar o eixo HHA (Quadro 4).
- Dosagem de sódio no suor: investigar pseudo-hipoaldosteronismo tipo 1 B.

QUADRO 4 Testes de estímulo para avaliar o eixo hipotálamo-hipófise-adrenal (HHA)

Teste de estímulo com insulina
▪ Indicação: avaliar a integridade do eixo HHA ▪ Administrar insulina regular ou análogo de insulina de ação rápida (0,05 UI/kg, EV, pela manhã em jejum) ▪ Dosar cortisol sérico e glicemia basal e aos 15', 30', 45' e 60'. A glicemia dever cair abaixo de 45 mg/dL ou ser inferior a 50% do valor basal para o teste ser válido ▪ Resposta normal: cortisol pós-estímulo ≥ 18 mcg/dL. Se < 18 mcg/dL, indica insuficiência adrenal ▪ Esse teste é raramente usado em crianças devido ao risco de convulsão hipoglicêmica e de hipopotassemia. Ao final do teste, administrar solução glicosada para correção da hipoglicemia
Teste de estímulo com CRH
▪ Indicação: diferenciar insuficiência adrenal secundária (resposta anormal), da terciária (resposta normal) ▪ Administrar CRH (1 mcg/kg, EV, em *bolus*) ▪ Dosar o cortisol sérico basal e após 30 minutos ▪ Resposta normal: elevação do cortisol sérico em 3 a 4 vezes o valor basal ▪ Não é muito utilizado devido ao alto custo, pouca disponibilidade e efeitos adversos ▪ Na insuficiência adrenal secundária crônica não ocorrerá elevação do ACTH e consequentemente do cortisol em resposta ao estímulo com CRH, enquanto na terciária a resposta será normal (elevação do ACTH e do cortisol). Pacientes com deficiência recente de ACTH na qual a atrofia adrenal é incompleta podem responder ao teste
Teste de estímulo com metirapona
▪ Indicação: avaliar a integridade do eixo HHA ▪ Administrar metirapona (não disponível no Brasil): 30 mg/kg, via oral, à meia-noite ▪ Na manhã do dia seguinte, entre 7 e 8 horas, dosar o ACTH e 11-desoxicortisol ▪ Resposta normal pós-estímulo: 11-desoxicortisol > 7 mcg/dL. Esse teste baseia-se na inibição da 11-beta-hidroxilase, enzima que converte 11-desoxicortisol para cortisol. Em um indivíduo normal, haverá elevação do ACTH e do 11-desoxicortisol, ao passo que naqueles com deficiência do ACTH tal elevação não ocorrerá ▪ Efeitos adversos: tontura, cefaleia, sonolência, dor abdominal e risco de precipitar crise adrenal ▪ Apesar de ser um excelente teste, seu uso é limitado pela dificuldade em se obter o medicamento e pelo risco de precipitar uma crise adrenal
Teste de estímulo com glucagon
▪ Indicação: avaliar a integridade do eixo HHA ▪ Administrar glucagon (ampolas de 1 mg/1 mL): 0,03 mg/kg (máximo 1 mg), SC, IM ▪ Dosar cortisol (e GH se indicado): basal e aos 30', 60', 90', 120', 150' e 180' ▪ Resposta normal: cortisol sérico após estímulo ≥ 18 mcg/dL. Se < 18 mcg/dL, indica insuficiência adrenal central ▪ Efeitos adversos: náusea, vômito e dor abdominal ▪ Não é muito utilizado devido a longa duração do teste (3 horas), baixa sensibilidade, elevado índice de resultados falso-positivos (25%) e ausência de pontos de corte estabelecidos para a faixa etária pediátrica

ACTH: hormônio adrenocorticotrófico; CRH: corticotrofina; HHA: eixo hipotálamo-hipófise-adrenal; IM: intramuscular; SC: subcutâneo.

Estudos de imagem

- Ultrassonografia (US), tomografia computadorizada (TC), RM de abdome: indicados na insuficiência adrenal primária. Alguns dos resultados dessa avaliação são calcificação adrenal (doença de Wollman, tuberculose adrenal), hipoplasia adrenal (por ex., variante patogênica do *NROB1*, *NR5A1*), adrenais aumentadas (HAC lipoide por variante patogênica da StAR), hemorragia e hematoma adrenal.
- RM do hipotálamo e hipófise: indicada na insuficiência adrenal secundária.

ABORDAGEM TERAPÊUTICA

Exceto na insuficiência adrenal causada por corticoterapia prolongada, que é reversível, nas demais causas o tratamento tende a ser para o resto da vida. A abordagem terapêutica inicial tem por objetivo corrigir a crise adrenal e depois repor as deficiências de glicocorticoide e mineralocorticoide de acordo com a indicação clínica. Na insuficiência adrenal central, deve-se repor outros hormônios hipofisários, se necessário. Nas síndromes poliendócrinas, é preciso tratar as demais doenças autoimunes.

O cálculo da superfície corpórea (SC) em metros quadrados (m^2), para calcular a dose dos glicocorticoides, pode ser feito por uma das seguintes fórmulas:

- Fórmula de Costeff (1966): SC = [Peso (kg) × 4 + 7/peso (kg) + 90] - Fórmula de Mosteller (1987): SC = [Raiz quadrada: [peso (kg) × altura (cm)/3.600]

Crise adrenal

A crise adrenal é uma emergência médica cuja terapia consiste na reposição hídrica e administração de hidrocortisona IV e correção dos distúrbios associados (p. ex., hipoglicemia, hiponatremia e hiperpotassemia) e precipitantes. Se possível, dosar ACTH e cortisol séricos antes de iniciar o tratamento. O Quadro 5 resume o tratamento da crise adrenal de acordo com sua gravidade.

Pacientes com HAC têm diminuição da produção de catecolaminas, o que os coloca em risco aumentado

QUADRO 5 Conduta na criança com crise adrenal

Categoria de gravidade	Quadro clínico	Tratamento
Nível 1 (leve)	Criança adoentada (tolera bem líquidos por via oral)	▪ Em casa ou no hospital: dobrar a dose oral do corticoide em uso, aumentar a ingestão hídrica incluindo carboidratos
Nível 2 (moderada)	Criança adoentada e com vômitos (não tolera líquidos por via oral)	▪ Em casa: administrar uma dose de hidrocortisona (IM) e procurar assistência médica em uma unidade de emergência ▪ No hospital ou unidade de emergência: (i) avaliar o grau de desidratação; (ii) obter acesso venoso; (iii) solicitar hemograma, glicemia, gasometria, ureia, creatinina, sódio e potássio; (iv) iniciar hidratação venosa (TH 150%); (v) administrar hidrocortisona (50 mg/m²/dia, EV, em infusão contínua ou a cada 6 horas); (vi) corrigir eletrólitos; e (vii) corrigir hipoglicemia (2-4 mL/kg, EV, SG 10%)
Nível 3 (grave)	Perda de consciência, colapso circulatório, choque hipovolêmico	▪ Em casa: administrar uma dose de hidrocortisona (IM) e procurar assistência médica em uma unidade de emergência ▪ No hospital ou unidade de emergência: (i) manobras de reanimação se necessário; (ii) obter dois acessos venosos; (iii) solicitar: hemograma, glicemia, gasometria, ureia, creatinina, sódio e potássio; (iv) infundir SF 0,9% (20 mL/kg/EV, em no máximo 20 minutos, por até 4 vezes, se necessário e depois manter venóclise de acordo com as necessidades; (v) checar glicemia capilar. Se < 70 mg/dL, administrar *push* de SG 10% (2-4 mL/kg, EV); (vi) administrar hidrocortisona 100 mg/m², EV em *bolus*) e depois mantê-la na dose de 50-100 mg/m²/dia, EV, em infusão contínua ou a cada 6 horas; (vii) avaliar a necessidade de correção rápida da hiperpotassemia; (viii) consulta com a endocrinologia pediátrica; (ix) solicitar admissão na UTI

EV: endovenosa; IM: intramuscular; SF: soro fisiológico; SG: soro glicosado; TH: terapia de hidratação.

de hipoglicemia durante enfermidades agudas não manifestando os sinais adrenérgicos como palidez e tremor. Orientar aumento da ingestão de carboidratos nessas situações, principalmente nos lactentes.

Hidratação venosa

Se o paciente estiver em choque, a ressuscitação volumétrica será realizada com soro fisiológico 0,9% ou Ringer lactato, em alíquotas de 20 mL/kg, IV, em até 20 minutos, por 1 a 4 vezes, se necessário. Se o paciente não estiver em choque, administrar solução glicofisiológica 1:1 em volume correspondente a 1½ a 2 vezes a necessidade hídrica de manutenção. Reavaliar sinais de perfusão sistêmica ao final de cada fase. Monitorar sinais de sobrecarga hídrica. Nos pacientes hemodinamicamente estáveis, manter as necessidades hídricas de manutenção.

Hidrocortisona

Administrar 100 mg/m²/dia de hidrocortisona, em *bolus* IV, seguido pela administração da mesma dose em infusão venosa contínua ou a cada 6 ou 8 horas.

Hipoglicemia

Administrar 0,5 a 1 grama de glicose/kg, IV, em *bolus* (5 a 10 mL/kg de soro glicosado – SG, 10%; ou 2 a 4 mL/kg de SG 25%). Evitar SG 50% pelo risco de flebite. Depois manter a taxa de infusão de glicose adequada para a idade.

Hiponatremia

Se o sódio sérico for < 120 mEq/L, ele deverá ser aumentado em 5 mEq/L, usando uma solução de NaCl 3% (1 mL = 0,5 mEq), via IV, em 2 a 4 horas. A solução de NaCl 3%, é preparada diluindo 15 mL de NaCl 20% + 85 mL de água destilada. O cálculo da reposição de sódio é feito pela fórmula:

$$\text{Na (mEq)} = [(125 - \text{Na encontrado}) \times \text{peso (kg)} \times 0{,}6]$$

Hiperpotassemia

Restringir potássio da dieta. Suspender potássio da venóclise. No paciente sintomático com potássio sérico acima de 6 mEq/L ou com alterações eletrocardiográficas, usar um ou mais dos seguintes medicamentos: salbutamol inalatório (1 gota/3 kg de peso, máximo de 10 gotas, diluído em 3 a 5 mL de soro fisiológico 0,9%, a cada 6 horas), gluconato de cálcio 10% (0,5 a 1 mL/kg, IV, em 10 a 15 minutos), bicarbonato de sódio 8,4% (1 a 2 mL/kg, IV, em 10 a 15 minutos), ou glicoinsulinoterapia (0,1 unidade/kg de insulina regular ou análogo de insulina de ação rápida + 0,5 g de glicose/kg, IV, em 1 a 2 horas). Se a hiperpotassemia persistir ou sua duração antecipada for prolongada, acrescentar sulfonato poliestireno de cálcio (Sorcal®: 0,5 a 1 g/kg/dose, máximo: 15 g/dose, via retal, a cada 6 horas), ou sulfonato poliestireno de sódio (Kayexalate®: 0,5 a 1 g/kg/dose, máximo: 15 g/dose, via retal, a cada 6 horas). Na maioria dos casos, apenas com a instituição da corticoterapia os níveis séricos de potássio tenderão a normalizar.

Insuficiência adrenal crônica

A reposição de glicocorticoide é indicada para todas as formas de insuficiência adrenal, exceto para distúrbios isolados da síntese e/ou ação da aldosterona. A reposição de mineralocorticoide é indicada na insuficiência adrenal primária.

Glicocorticoides

Em pacientes com insuficiência adrenal central e deficiência concomitante de TSH, ou com síndrome poliendócrina autoimune e tireoidite de Hashimoto, a reposição do cortisol deve ser iniciada antes da reposição da levotiroxina para evitar crise adrenal. Em pacientes com hipopituitarismo, a reposição de cortisol pode desmascarar uma deficiência de AVP subclínica, fazendo com que o paciente apresente sintomatologia de diabetes insípido central.

A hidrocortisona é a preparação de escolha para a reposição por via oral. Por não ser vendida em farmácias, é necessário realizar sua formulação ou importação, embora a formulação possa causar dúvidas sobre a origem e bioequivalência do produto. Em recém-nascidos e lactentes usando doses muito pequenas, pode-se, excepcionalmente, diluir o comprimido de hidrocortisona em água para aspirar a quantidade (dose) necessária, armazenando o volume que sobrar na geladeira por até 24 horas. Deve-se ter cuidado para diluir e homogeneizar a diluição, evitando a formação de grumos.

Como a produção do cortisol pela adrenal é de 6 a 8 mg/m^2/dia, a dose farmacológica deve ser um pouco maior para compensar a biodisponibilidade da absorção intestinal. A dose de manutenção para insuficiência adrenal por via oral é de 8 a 12 mg/m^2/dia, a cada 8 horas. Doses maiores, entre 10 e 15 mg/m^2/dia, são necessárias na insuficiência adrenal causada por HAC. A hidrocortisona é administrada habitualmente a cada 8 horas, com doses igualmente divididas, ou prescrita com uma dose maior pela manhã e uma dose menor ao final do dia (4 a 6 horas antes de dormir) para mimetizar o pico matinal do cortisol. A administração com a alimentação aumenta a meia-vida da hidrocortisona, ajudando a produzir um padrão de concentração de cortisol mais próximo do fisiológico. Ajustar as doses quando do uso concomitante de medicamentos que aceleram ou diminuem a depuração do cortisol (p. ex., anticonvulsivantes, rifampicina). Tentativas de deixar o ACTH dentro do valor de referência podem resultar em administração de doses excessivas de glicocorticoides.

Embora não disponíveis no Brasil, existem duas preparações de hidrocortisona de liberação imediata, para uso oral, permitindo flexibilidade e facilidade para o uso pediátrico: (i) Infacort®/Alkindi® (Diurnal Ltd, UK): preparação granulada, com adição de sabor, disponível em cápsulas de 0,5, 1, 2 e 5 mg, aprovada e disponível na Europa e nos Estados Unidos; e (ii) Acecort® (ACE Pharmaceuticals B.V., The Netherlands): disponível em comprimidos de 1, 5 e 10 mg, aprovada e disponível na Europa.

A segunda opção, na indisponibilidade da hidrocortisona por via oral, é o uso da prednisona ou prednisolona na dose de manutenção de 2 a 4 mg/m^2/dia, administrada a cada 12 horas. A prednisona não deve ser usada em pacientes com hepatopatias porque necessita de conversão para prednisolona antes de se tornar metabolicamente ativa. Evitar, se possível, o uso da prednisona e prednisolona em crianças por seu efeito supressor do crescimento. Cortisona e dexametasona não são recomendadas para o tratamento da insuficiência adrenal em crianças e adolescentes. A adequação da dose do glicocorticoide se baseia na resolução dos sintomas e no crescimento ponderal e estatural normais. Doses excessivas levam ao desenvolvimento de características cushingoides.

Mineralocorticoide

Indicado para pacientes com insuficiência adrenal primária e diminuição da produção de mineralocorticoides. O tratamento é feito com a reposição de fludrocortisona (Florinefe®: comprimidos de 0,05 e 0,1 mg ou 50 e 100 mcg). A dose usual é de 50 a 100 mcg/dia, via oral (VO), 1 vez/dia ou a cada 12 horas se a dose for > 100 mcg/dia. Em recém-nascidos e lactentes, as doses são maiores (até 300 mcg/dia) e associadas à suplementação de sal (cloreto de sódio) nas mamadas numa quantidade de 1 a 2 g/dia. A adequação da dose se baseia na normalização de sódio, potássio e renina. Doses excessivas podem causar hipervolemia, hipertensão arterial e edema. Esse medicamento deve ser armazenado refrigerado porque tende a se esfarelar quando mantido em temperatura ambiente.

Pacientes com pseudo-hipoaldosteronismo são tratados com a administração de cloreto de sódio (sal de cozinha), por via oral, pois não respondem à fludrocortisona. A administração de sal de cozinha (1 a 2 g/dia, VO, divididos nas mamadas) também é indicada nos primeiros 6 meses de tratamento da forma clássica da HAC.

Andrógenos

Embora controversa, a reposição de andrógenos adrenais pode ser considerada em mulheres adultas com insuficiência adrenal e queixas de diminuição da vitalidade e/ou da libido. O andrógeno de escolha é o DHEA, disponível sob a forma de suplementos alimentares na dose de 25 a 50 mg/dia, VO.

Novas preparações de hidrocortisona e prednisona

Por sua meia-vida curta (60 minutos), a hidrocortisona de liberação imediata é administrada em 3 a 4 doses diárias, criando um perfil de ação que não mimetiza o ritmo circadiano da secreção do cortisol (mais elevado pela manhã e mais baixo no final da tarde). Usando a preparação de ação curta, os pacientes intercalam períodos de concentração suprafisiológica de corticosteroide em algumas horas do dia, e períodos de hipocortisolemia em outros. Além disso, os níveis séricos inapropriadamente elevados ao final do dia levam a complicações como: obesidade abdominal, intolerância à glicose e aterosclerose coronariana.

Um avanço importante da corticoterapia foi o desenvolvimento de preparações farmacológicas de hidrocortisona que tentam mimetizar o ritmo circadiano de secreção do cortisol (Quadro 6): (i) Plenadren®: para o tratamento da insuficiência adrenal; e (ii) Efmody®/Chronocort®: para o tratamento da HAC.

Quando comparados à hidrocortisona de liberação imediata, esses novos medicamentos mostraram eficácia na redução do peso, diminuição da intolerância à glicose, diminuição do colesterol total e pressão arterial e melhora da qualidade de vida. Além disso, embora usando as mesmas doses, as preparações de liberação modificada resultaram em um perfil farmacodinâmico que disponibilizou 20% menos de hidrocortisona em comparação ao produto de liberação imediata. A indicação deve ser individualizada, até que estudos de longo prazo mostrem os efeitos benéficos.

Existe ainda uma formulação de prednisona em comprimidos de liberação prolongada da empresa Horizon Therapeutics (Lodotra®, na Europa; Rayos®, nos EUA: comprimidos de 1, 2 e 5 mg). A posologia usual para adultos é de 10 mg, VO, às 22 horas. Esse medicamento foi aprovado pela Food and Drug Administration (FDA) e European Medicines Agency (EMA), para adultos com artrite reumatoide, artrite psoriática, espondilite anquilosante, asma e doença pulmonar obstrutiva crônica.

Insuficiência adrenal do paciente gravemente enfermo

Devem ser considerados candidatos à corticoterapia: pacientes com choque dependente ou resistente a catecolaminas, pacientes nos quais existe um diagnóstico prévio de insuficiência adrenal e na forte suspeita de insuficiência adrenal (p. ex., púrpura fulminante). A decisão de iniciar a corticoterapia é clínica, decorrente das limitações da avaliação laboratorial. Caso disponíveis, os critérios laboratoriais para definir insuficiência adrenal no choque séptico são: cortisol sérico total basal < 18 mcg/dL; ou cortisol sérico total pós-ACTH < 18 mcg/dL. Os corticosteroides utilizados são:

- Hidrocortisona: de 6 a 8 mg/kg/dia, IV, a cada 6 horas (máximo: 240 mg/dia), por 7 dias ou até a suspender as drogas vasoativas, com desmame progressivo (25% a cada 2 dias).
- Mineralocorticoides (fludrocortisona: Florinefe®): uso opcional em adolescentes maiores de 16 anos, na dose de 50 mcg, VO, 1 vez/dia.

SUPLEMENTAÇÃO DE GLICOCORTICOIDES EM SITUAÇÕES DE ESTRESSE

A suplementação de glicocorticoides em situações de estresse é descrita no Quadro 7. A dose da hidrocortisona, via intramuscular (IM), é administrada de acordo com a seguinte orientação (Nowotny et al., 2021):

QUADRO 6 Hidrocortisona de liberação modificada e prolongada

Características	Plenadren® (*Shire Pharmaceuticals*)	Chronocort®/Efmody® (*Diurnal Ltd*)
Composição	Uma camada externa de liberação imediata e uma camada interna de liberação prolongada	Hidrocortisona multiparticulada de liberação imediata na camada externa, seguida de uma camada polimérica e outra entérica de liberação lenta
Apresentação	Comprimidos de 5 e 20 mg	Cápsulas de 5, 10 e 20 mg
Dose usual	▪ Adultos: 20 a 30 mg, VO, 1 vez ao dia, pela manhã ▪ Não é aprovado para crianças	▪ Adultos: 10 mg, VO, ao acordar; e 20 mg, VO, à noite, às 23 horas, em jejum ▪ Adolescentes > 12 anos: 10-15 mg/m²/dia, sendo 1/3 da dose diária às 7 horas, em jejum; e 2/3 da dose diária, às 23 horas, em jejum ▪ Não é aprovado para crianças
Liberação	Liberação em dois tempos (*dual-release*)	Liberação prolongada e sustentada (*modified-release*)
Perfil de distribuição	▪ Concentração sérica aumentada pela manhã e baixa no final do dia ▪ Ausência de elevação do cortisol durante a madrugada (entre 4 e 8 horas)	▪ Concentração sérica aumentada pela manhã e no final do dia ▪ Elevação do cortisol durante a madrugada
Autorização da EMA	Sim	Sim
Autorização da FDA	Não	Não
Indicações de uso	Adultos com insuficiência adrenal (doença de Addison) *Não é indicado para HAC porque não suprime a elevação matinal da 17-OHP. Experiência clínica mostra resultados preliminares favoráveis para HAC, acrescentando uma dose de 10 mg, às 23h	Adolescentes > 12 anos e adultos com HAC

EMA: European Medicine Agency; FDA: Food Drug and Administration; HAC: hiperplasia adrenal congênita; VO: via oral.

< 2 anos (< 15 kg) = 25 mg; 2 a 6 anos (15 a 25 kg) = 50 mg; e > 6 anos (> 25 kg) = 100 mg.

ORIENTAÇÕES PARA O PACIENTE COM INSUFICIÊNCIA ADRENAL

- Portar identificação (cartão, colar, pulseira) informando sobre sua condição.
- Ser instruído de maneira clara e receber, por escrito, informação sobre a conduta a ser tomada nas situações de estresse.
- Em situações de estresse leve ou moderado em que necessite de assistência médica, o paciente deverá ser orientado a receber, ainda em casa, o dobro ou triplo de sua dose habitual de glicocorticoide antes de ir para a Unidade de Emergência.
- Em situações de estresse grave com depressão do SNC, sinais de desidratação, infecções sistêmicas, cianose ou toxemia, o paciente deverá administrar uma dose de hidrocortisona, IM, antes de ir para o hospital (Quadro 7). Para isso, deve ter, em casa, um kit de emergência para tratamento da crise adrenal.
- Filiar-se à Associação Brasileira Addisoniana (ABA), que disponibiliza grupos de suporte, material educativo e o kit de emergência com um frasco de hidrocortisona (100 mg) e insumos para sua administração, via IM/subcutânea, em situações sugestivas de crise adrenal.
- Acompanhamento periódico com endocrinologista.

TRANSIÇÃO DOS CUIDADOS PARA A ENDOCRINOLOGIA DE ADULTOS

A equipe de endocrinologia pediátrica deve preparar o adolescente e sua família para transição e posterior cuidado médico pela endocrinologia de adultos, pelo menos 6 a 12 meses antes de efetivar a transferência. Idealmente, as instituições deveriam desenvolver protocolos com a participação de endocrinologistas pediátricos e de adultos que atendessem às peculiaridades do serviço e otimizassem essa fase de transição.

Na insuficiência adrenal, recomenda-se o monitoramento de complicações crônicas da corticoterapia prolongada (diabetes melito, dislipidemia, obesidade, diminuição da densidade mineral óssea, fraturas vertebrais), manejo do hipopituitarismo e de síndromes poliendócrinas autoimunes associadas, correção cirúrgica da genitália externa, tumores testiculares de rema-

QUADRO 7 Reposição de glicocorticoides em situações de estresse

Condição clínica	Manejo do glicocorticoide	Outras recomendações
Estresse mínimo: resfriado, tosse, imunização	▪ Não é necessário administrar dose suplementar de corticoide	▪ Aumentar a ingestão de líquidos e de carboidratos
Doença que não requer repouso no leito, febre < 39,0ºC	▪ Dobrar a dose do glicocorticoide enquanto durar o estresse	▪ Aumentar a ingestão de líquidos e carboidratos ▪ Retornar a dose habitual assim que possível
Doença que requer repouso no leito, febre ≥ 39,0ºC	▪ Triplicar a dose do glicocorticoide enquanto durar o estresse	▪ Aumentar a ingestão de líquidos e carboidratos ▪ Retornar a dose habitual assim que possível
Gastroenterite com diarreia e/ou vômito, com ou sem febre	▪ Triplicar a dose do glicocorticoide ▪ Repetir a dose do glicocorticoide se ocorrer vômito até 1 hora após sua administração ▪ Se os vômitos persistirem, administrar hidrocortisona intramuscular	▪ Se incapaz de ingestão oral, levar à unidade de emergência após a administração da hidrocortisona intramuscular
Doença grave, choque séptico, queimadura extensa, politrauma	▪ Administrar hidrocortisona (100 mg/m²/dose, EV, em bolo) ▪ Em seguida, manter hidrocortisona (100 mg/m²/dose, EV, em infusão contínua, ou a cada 6 horas), enquanto o estresse for grave	▪ Assim que possível, reduzir a dose para 50 mg/m²/dia, depois 25 mg/m²/dia. Se permanecer com estresse moderado, manter dose triplicada por VO. Em seguida, retornar ao tratamento habitual
Cirurgia de médio a grande porte	▪ Administrar hidrocortisona (100 mg/m²/dose, EV, em bolo) antes da cirurgia ▪ Em seguida, administrar hidrocortisona (100 mg/m²/dose, EV, em infusão contínua, ou a cada 6 horas), durante a cirurgia e no pós-operatório imediato	▪ Reduzir a dose em 2-3 dias (50 mg/m²/dia, depois: 25 mg/m²/dia), retornando ao tratamento habitual assim que possível
Cirurgia de pequeno porte	▪ Administrar hidrocortisona (100 mg/m²/dose, EV, em bolo), apenas na indução anestésica	▪ Se estável, sem dor e sem complicações, retornar ao tratamento habitual
Procedimentos dentários com anestesia tópica	▪ Dobrar a dose do glicocorticoide, 1 hora antes do procedimento	▪ Manter dose dobrada por 1-2 dias a depender da persistência de algum estresse. Se não, retornar à dose habitual

nescentes adrenais, questões sobre sexualidade e fertilidade na hiperplasia adrenal congênita, reforço continuado do reconhecimento, prevenção e tratamento de crise adrenal, considerar uso de novos glicocorticoides de liberação modificada.

REFERÊNCIAS SELECIONADAS

1. Birtolo MF, Antonini S, Saladino A, Zampetti B, Lavezzi E, Chiodini I, et al. ACTH stimulation test for the diagnosis of secondary adrenal insufficiency: light and shadow. Biomedicines. 2023;11(3):904.
2. Borchers J, Pukkala E, Mäkitie O, Laakso S. Epidemiology and causes of primary adrenal insufficiency in children: a population-based study. J Clin Endocrinol Metab. 2023:108(11):2879-85.
3. Bowden SA. Current screening strategies for the diagnosis of adrenal insufficiency in children. Pediatric Health Med Ther. 2023;14: 117-30.
4. Cappa M, Todisco T, Bizzarri C. X-linked adrenoleukodystrophy and primary adrenal insufficiency. Front Endocrinol (Lausanne). 2023;14:1309053.
5. Carsote M, Nistor C. Addison's disease: diagnosis and management strategies. Int J Gen Med. 2023;16:2187-210.
6. Fowler C, Raoof N, Pastores SM. Sepsis and adrenal insufficiency. J Intensive Care Med. 2023;38(11):987-96.
7. Hasenmajer V, Ferrigno R, Minnetti M, Pellegrini B, Isidori AM, Lenzi A, et al. Rare forms of genetic paediatric adrenal insufficiency: excluding congenital adrenal hyperplasia. Rev Endocr Metab Disord. 2023;24(2):345-63.
8. Lousada LM, Mendonca BB, Bachega TASS. Adrenal crisis and mortality rate in adrenal insufficiency and congenital adrenal hyperplasia. Arch Endocrinol Metab. 2021;65(4):488-94.
9. Miller BS, Spencer SP, Geffner ME, Gourgari E, Lahoti A, Kamboj MK, et al. Emergency management of adrenal insufficiency in children: advocating for treatment options in outpatient and field settings. J Investig Med. 2020;68(1):16-25.
10. Mushtaq T, Ali SR, Boulos N, Boyle R, Cheetham T, Davies JH, et al.; Developed by the Paediatric Adrenal Insufficiency Group on behalf of the British Society for Paediatric Endocrinology and Diabetes (BSPED). Emergency and perioperative management of adrenal insufficiency in children and young people: British Society for Paediatric Endocrinology and Diabetes consensus guidance. Arch Dis Child. 2023;108(11):871-8.
11. Nisticò D, Bossini B, Benvenuto S, Pellegrin MC, Tornese G. Pediatric adrenal insufficiency: challenges and solutions. Ther Clin Risk Manag. 2022;18:47-60.
12. Nowotny H, Ahmed SF, Bensing S, Beun JG, Brösamle M, Chifu I, et al.; Endo ERN (MTG1). Therapy options for adrenal insufficiency and recommendations for the management of adrenal crisis. Endocrine. 2021;71(3):586-94.
13. Shaikh S, Nagendra L, Shaikh S, Pappachan JM. Adrenal failure: an evidence-based diagnostic approach. Diagnostics (Basel). 2023; 13(10):1812.
14. Siampanopoulou V, Tasouli E, Angelousi A. Diagnostic strategies in adrenal insufficiency. Curr Opin Endocrinol Diabetes Obes. 2023;30(3):141-53.

13

Hiperplasia adrenal congênita

INTRODUÇÃO

A primeira descrição da hiperplasia adrenal congênita (HAC) foi feita, em 1865, por Luigi De Crecchio (1832-1894), no artigo "*Sopra un caso di apparenze virili in una donna*" (Relato de caso de uma mulher com aparência masculina), publicado na revista *Il Morgagni*. Nesse artigo, ele descreveu a autópsia de Giuseppe Marzo, que viveu como um homem, com vida sexual ativa, sendo atraído por mulheres e se relacionando com elas. Na autópsia, o falo era encurvado, medindo 10 cm e com hipospadia, havia fusão lábio-escrotal sem gônadas palpáveis, a genitália interna mostrava útero, ovário e trompas atróficos e as adrenais eram aumentadas bilateralmente. Giuseppe morreu aos 40 anos, por provável crise adrenal, durante episódio de gastroenterite.

A manifestação clínica da HAC depende de qual enzima foi afetada, da atividade enzimática residual, da deficiência dos hormônios após o bloqueio enzimático e do excesso de hormônios situados acima do bloqueio. Em relação ao diagnóstico e tratamento, a maioria dos países já implementou programas de triagem neonatal para a HAC clássica causada pela deficiência da enzima 21-hidroxilase. Para os demais tipos de HAC, essa ferramenta diagnóstica ainda não é disponível, tornando o diagnóstico um desafio, principalmente nos pacientes sem atipia genital.

FISIOLOGIA DA ESTEROIDOGÊNESE ADRENAL

O córtex adrenal é formado por três zonas distintas: (i) zona glomerulosa, mais externa, responsável pela síntese de mineralocorticoides; (ii) zona fasciculada, de localização intermediária, responsável pela síntese de glicocorticoides; e (iii) zona reticulada, mais interna, responsável pela síntese de andrógenos.

O colesterol intracelular é transportado pela StAR (proteína reguladora da esteroidogênese) da membrana mitocondrial externa para a interna, onde é convertido para pregnenolona pela enzima 20,22-desmolase. A partir dessa etapa, o destino da pregnenolona irá depender das enzimas presentes em cada uma das três zonas do córtex adrenal, dando sequência a esteroidogênese adrenal:

- Zona glomerulosa: como a zona glomerulosa não tem a enzima 17-alfa-hidroxilase, a pregnenolona é convertida em progesterona pela enzima 3-beta-hidroxiesteroide-desidrogenase tipo 2, seguida pela conversão da progesterona em 11-desoxicorticosterona pela enzima 21-hidroxilase, conversão da 11-desoxicorticosterona em corticosterona pela enzima 11-beta-hidroxilase e, na etapa final, a conversão da corticosterona em aldosterona pela enzima aldosterona-sintase.
- Zona fasciculada: a pregnenolona é convertida em 17-hidroxipregnenolona pela enzima 17-alfa-hidroxilase, seguida pela conversão da 17-hidroxipregnenolona em 17-hidroxiprogesterona pela enzima 3-beta-hidroxiesteroide-desidrogenase tipo 2, conversão da 17-hidroxiprogesterona para 11-desoxicortisol pela enzima 21-hidroxilase, e finalmente a conversão do 11-desoxicortisol em cortisol pela enzima 11-beta-hidroxilase.
- Zona reticulada: a enzima 17,20-liase/17-alfa-hidroxilase converte a 17-hidroxipregnenolona em DHEA e a 17-hidroxiprogesterona em androstenediona.

A Figura 1 ilustra a via clássica da esteroidogênese adrenal, e a Figura 2, a via da porta dos fundos.

DEFINIÇÃO

A hiperplasia adrenal congênita ou hiperplasia congênita da suprarrenal refere-se a um grupo de distúrbios genéticos, de herança autossômica recessiva, causados por deficiências enzimáticas que interferem na esteroidogênese adrenal, limitando ou impedindo a síntese do cortisol. Os defeitos enzimáticos causam hipocortisolismo, que estimula a secreção do hormônio hipotalâmico liberador da corticotrofina (CRH) e corticotrofina ou hormônio adrenocorticotrófico (ACTH). Esses hormônios, por sua vez, estimulam a hiperplasia das glândulas adrenais, dando origem ao nome da doença. A secreção de andrógenos e mineralocorticoides pode ser aumentada ou diminuída a depender do tipo da HAC.

CLASSIFICAÇÃO

O Quadro 1 classifica a HAC de acordo com o defeito enzimático, o gene e a localização cromossômica.

QUADRO 1 Principais hiperplasias adrenais congênitas

Enzima deficiente (nome clássico)	Enzima deficiente (sinônimo)	Gene	Localização cromossômica
20,22 desmolase	P450scc	*CYP11A1*	15q24.1
21-hidroxilase	P450c21	*CYP21A2*	6p21.33
3-beta-hidroxiesteroide-desidrogenase tipo 2	3-BHSD2	*HSD3B2*	1p12
17-alfa-hidroxilase	P450c17	*CYP17A1*	10q24.32
17,20-liase	P450c17	*CYP17A1*	10q24.32
11-beta-hidroxilase	P450c11	*CYP11B1*	8q24.3
P450 oxidorredutase	POR	*POR*	7q11.23

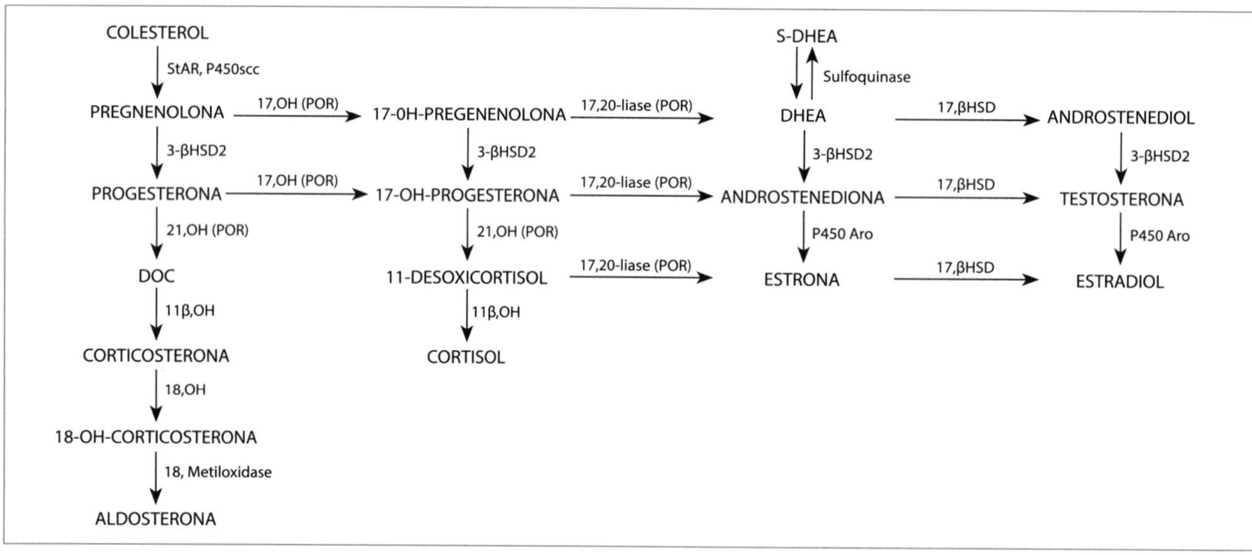

FIGURA 1 Via clássica da esteroidogênese adrenal.

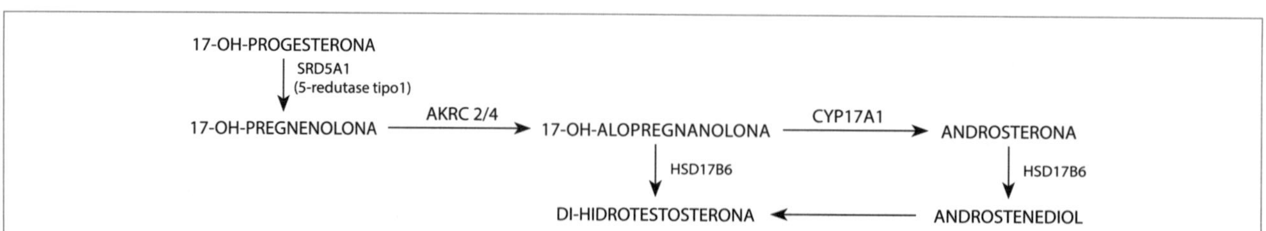

FIGURA 2 Via da porta dos fundos (*backdoor pathway*) da esteroidogênese adrenal.

DEFICIÊNCIA DA 21-HIDROXILASE

Etiologia

Causada por variante patogênica inativadora ou perda de função do *CYP21A2* (*cytochrome P450 family 21 subfamily A member 2*). Os humanos têm dois genes *CYP21*: um gene ativo (*CYP21A2* ou *P450c21B*) e um pseudogene não funcional (*CYP21A1P* ou *P450c21A*). Defeitos do gene ativo, ou recombinações com o pseudogene, causam a HAC por deficiência da enzima 21-hidroxilase.

Classificação

Embora a HAC por deficiência da 21-hidroxilase seja um espectro contínuo de gravidade, ela é classificada em uma forma clássica (mais grave e de apresentação no período neonatal) e uma forma não clássica (mais branda e de apresentação tardia). A forma clássica é subdividida em duas variantes: virilizante simples (25 a 35% dos casos) e perdedora de sal (65 a 75% dos casos).

Genética

Os indivíduos afetados podem ser homozigotos (mesma variante patogênica em ambos os alelos), heterozigotos compostos (variantes patogênicas diferentes em cada alelo), ou ter deleção do CYP21A2. Aproximadamente 75% das variantes patogênicas resultam de microconversões entre o *CYP21A2* e o *CYP21A1P*, 25% por *crossing-over* desigual na meiose, e 1 a 2% por variantes patogênicas não herdadas. Mais de 300 variantes patogênicas foram descritas, sendo 10 delas responsáveis por 90% dos casos. Estudos mostram uma correlação entre genótipo e fenótipo nas formas clássicas.

Com base na atividade enzimática residual, as variantes patogênicas podem ser classificadas nos seguintes grupos ou genótipos:

- Grupo 0 (*null*): variantes patogênicas, deleções ou grandes conversões em ambos os alelos, predizendo deficiência enzimática completa.
- Grupo A: variantes patogênicas associadas às formas perdedoras de sal (< 2% de atividade enzimática).
- Grupo B: variantes patogênicas associadas à forma virilizante simples (3 a 7% de atividade enzimática).
- Grupo C: variantes patogênicas que se manifestam como formas não clássicas (20 a 60% da atividade enzimática).

O genótipo se correlaciona com o nível sérico de 17-OH-progesterona (17-OHP), dose de reposição da hidrocortisona e manifestações clínicas. Há um predomínio de genótipos mais graves nos pacientes diagnosticados pela triagem neonatal quando comparados com aqueles diagnosticados antes da triagem, sugerindo a morte precoce dos pacientes com variantes patogênicas graves na população diagnosticada antes da triagem.

Hosomi et al. (2023) identificaram as 10 variantes patogênicas da deficiência da 21-hidroxilase mais prevalentes no Brasil: IVS2-13A/C>G, p.Q318X, p.I172N, p.V281L, p.R356W, p.L307fs, CL6 (p.I236N, p.V237A, p.M238K), p.G110Vfs, p.P30L e p.P453. A variante patogênica mais frequentemente identificada da forma não clássica foi a p.V281L. A correlação genótipo:fenótipo em caucasianos é descrita no Quadro 2.

QUADRO 2 Correlação genótipo:fenótipo da deficiência da enzima 21-hidroxilase em caucasianos

Fenótipo	Variante patogênica	Atividade enzimática
Clássico, perdedor de sal	8bp (p.G110Efs) E6 cluster (p.I236N, p.V237E, p.M239K) p.Leu307fs (p.L307fs) p.Gln318X (p.Q318X) p.Arg356Trp (p.R356W)	< 1%
Clássico, virilizante simples	IVS2-13A/C-G	1-2%
	p.Ile172Asn (p.I172N)	1-10%
Não clássico	p.Pro30Leu (p.P30L)	20-30%
	p.Val281Leu (p.V281L)	30-60%
	p.Pro453Ser (p.P453S)	

Fonte: Auer et al., 2023.

Epidemiologia

A deficiência da 21-hidroxilase é o tipo mais comum de HAC, sendo responsável por mais de 95% dos casos. A incidência da forma clássica varia de acordo com o grupo étnico estudado, desde 1:28.000 na China até 1:280 nos esquimós Yupik do Alasca, com uma incidência mundial média de 1:15.000 nascidos vivos. No

Brasil, a incidência varia de 1:10.000 a 1:18.000 nascidos vivos. A incidência da forma não clássica na população em geral é de 1:200 a 1:1000, e nos judeus Ashkenazi é de 1:50.

Fisiopatologia

A deficiência da enzima 21-hidroxilase impede a conversão da 17-OHP em 11-desoxicortisol (composto S) na zona fasciculada, e a conversão da progesterona em desoxicorticosterona (DOC) na zona glomerulosa. Quando o bloqueio ocorre apenas na conversão para o 11-desoxicortisol, o paciente desenvolve a variante virilizante simples, e, quando o bloqueio também impede a conversão para DOC, limitando a síntese de aldosterona, ocorre o desenvolvimento da variante perdedora de sal.

A inabilidade em converter 17-OHP em 11-desoxicortisol resulta em hipocortisolismo, que reduz a contratilidade cardíaca e o tônus vascular, causa hipoglicemia pela diminuição da glicogenólise e gliconeogênese e reduz a conversão da norepinefrina em epinefrina na medula adrenal, o que pode exacerbar o choque cardiovascular, uma vez que sua presença é necessária para o efeito vasopressor das catecolaminas.

A secreção aumentada de andrógenos adrenais na vida intrauterina causa virilização dos fetos 46,XX e macrogenitossomia nos fetos 46,XY com a forma clássica da doença. A inabilidade de converter progesterona em DOC resulta em hipoaldosteronismo. A deficiência de aldosterona causa a crise de perda de sal, caracterizada por hiponatremia, hiperpotassemia, acidose metabólica, desidratação, hipotensão, choque e até mesmo morte.

Manifestações clínicas

A gravidade da deficiência enzimática determina as formas clínicas: forma clássica perdedora de sal (< 1%), forma clássica virilizante simples (1 a 10%) e forma não clássica (20 a 60%). Nas formas clássicas com diagnóstico tardio ou tratamento inadequado, o excesso de andrógenos circulantes causa sinais de virilização e avanço da idade óssea. Ao iniciar a reposição de glicocorticoides, haverá decréscimo da secreção dos andrógenos, que estavam suprimindo a secreção de gonadotrofinas, podendo levar ao desenvolvimento de puberdade precoce central.

Forma clássica, virilizante simples

Na forma clássica, virilizante simples, o bloqueio enzimático é restrito à zona fasciculada, limitando a conversão da 17-OHP em 11-desoxicortisol, causando hipocortisolismo e aumento da produção de andrógenos adrenais. Suas manifestações clínicas variam a depender do sexo do feto.

Nas meninas, os sinais clínicos de virilização detectados ao nascimento facilitam o diagnóstico precoce. As manifestações clínicas variam de clitoromegalia discreta que pode não ser identificada ao exame físico atrasando o diagnóstico; até virilização mais grave com a genitália externa de aspecto masculino, o que pode levar ao diagnóstico errôneo de recém-nascido masculino com "criptorquidia bilateral". A genitália interna é feminina (presença de útero, trompas e 1/3 superior da vagina), indicando o desenvolvimento das estruturas dos ductos de Müller e a regressão dos ductos de Wolf. Recém-nascidas com elevação da 17-OHP no teste do pezinho, mas que tenham genitália externa típica feminina e não apresentem sinais de androgenização, provavelmente não têm HAC. Se o diagnóstico não for realizado no período neonatal, ocorrerá androgenização progressiva, com adrenarca precoce, hipertrofia muscular, aceleração do crescimento, clitoromegalia, atraso no início da menarca, irregularidade menstrual, amenorreia e avanço da idade óssea. As mulheres com HAC não controlada podem ter acne, alopecia androgenética e diminuição da fertilidade.

Nos meninos, a genitália externa é normal ou mostra aumento do comprimento peniano (macrogenitossomia) e hiperpigmentação da bolsa escrotal (resultante do excesso de alfa-MSH, que deriva da POMC, um precursor comum ao ACTH). Se essas alterações não forem identificadas ao nascimento, o serão mais tarde, se manifestando com crise de perda de sal nos primeiros 7 a 20 dias de vida; ou depois ao desenvolverem sinais de adrenarca precoce, hipertrofia muscular, aceleração da velocidade de crescimento e avanço da idade óssea com prejuízo da altura final. Os homens com controle hormonal insuficiente podem ter testículos pequenos e tumores de restos adrenais nos testículos (*testicular adrenal rest tumor* – TART).

Forma clássica, perdedora de sal

Na forma clássica perdedora de sal, a deficiência enzimática, além de ocorrer na zona fasciculada, também se expressa na zona glomerulosa, impedindo a conversão de progesterona em DOC, o que causa diminuição da síntese de aldosterona e crises de perda de sal. Além das manifestações descritas para a forma virilizante simples, os pacientes desenvolvem crise de perda de sal entre o 7º e o 14º dia de vida, caracterizada por: perda de peso, vômitos, recusa alimentar, hipoatividade, desidratação, hiponatremia, hiperpotassemia, hipoglicemia, insuficiência renal e, em casos graves, choque hipovolêmico e óbito. Como os meninos não apresentam atipia genital, eles têm alta do berçário para casa sem o diagnóstico estabelecido e podem morrer de crise de perda de sal nos primeiros meses de vida, caso não façam a triagem neonatal. O diagnóstico diferencial se faz com: estenose hipertrófica do piloro, doença do refluxo gastroesofágico, intolerância a fórmulas lácteas ou ao leite de vaca, infecção do trato urinário, gastrenterocolite e sepse.

Forma clássica com síndrome de Ehlers-Danlos

Aproximadamente 5 a 10% dos pacientes com a forma clássica de deficiência da 21-hidroxilase podem ter a síndrome de Ehlers-Danlos causada por variante patogênica de genes contíguos que afetam o *CYP21A2* e o *TNXB* (*tenascin XB*). Esse distúrbio é denominado síndrome HAC-*tenascin*-X ou HAC-X. Além do fenótipo da HAC, eles apresentam hipermobilidade e subluxação articular, hérnias e anomalias cardíacas.

Forma não clássica

Forma mais leve da HAC caracterizada por concentração sérica normal de cortisol e aldosterona, e níveis elevados de andrógenos. Os recém-nascidos são assintomáticos e têm genitália normal. O hiperandrogenismo não é evidente nos primeiros anos de vida. As manifestações clínicas têm início geralmente após os 4 anos, sendo caracterizadas por adrenarca precoce, hirsutismo, acne, aceleração da velocidade de crescimento, alta estatura e avanço da idade óssea. Apresentações infrequentes são: sinequia labial, pelo perianal, clitoromegalia e engrossamento da voz.

Mulheres adultas podem ter irregularidade menstrual, acne, hirsutismo e infertilidade. Os homens são habitualmente assintomáticos, sendo diagnosticados durante exames genéticos preconcepcionais ou após o nascimento de um filho com esse problema. Diagnósticos diferenciais são: exposição a esteroides anabólicos, síndrome dos ovários policísticos e neoplasias virilizantes do córtex adrenal, ovários ou testículos.

Diagnóstico

Diagnóstico pré-natal da forma clássica

O diagnóstico pré-natal pode ser indicado para investigar um feto que seja irmão de um paciente previamente diagnosticado com deficiência da 21-hidroxilase; ou quando ambos os pais são heterozigotos para uma variante patogênica grave.

A avaliação diagnóstica inclui: dosagem da 17-OHP ou análise molecular do *CYP21A2* por biópsia de vilosidade coriônica (entre a 10ª e a 11ª semana de gestação), ou amniocentese (entre a 12ª e a 14ª semana de gestação) antes que ocorra a virilização da genitália externa do feto feminino. A sexagem fetal pesquisando *SRY* (*sex determining region Y*) no DNA fetal livre no sangue materno pode ser feita a partir da 6ª até a 9ª semana de gestação, permitindo suspender a dexametasona nas gestantes que a iniciaram para tratar uma provável HAC no feto. O diagnóstico pré-implantacional é indicado em famílias com alto risco de ter um filho com HAC, permitindo o implante de embriões livres da doença.

Triagem neonatal da forma clássica

A triagem neonatal da forma clássica é realizada pelo teste do pezinho com dosagem da 17-OHP por imunoensaio (p. ex., imunofluorimetria com lantanídeo), entre o 3º e o 5º dia de vida. O resultado da 17-OHP no teste do pezinho é expresso em ng/mL, enquanto na dosagem sérica, os resultados são reportados em ng/dL (p. ex., 30 ng/mL = 3.000 ng/dL). Os valores de referência devem levar em consideração a idade gestacional e o peso de nascimento. O Quadro 3 mostra os valores de referência para a 17-OHP no teste do pezinho e a conduta a ser adotada em cada situação de acordo com as recomendações do Ministério da Saúde.

Resultados falso-positivos podem ocorrer em recém-nascidos prematuros, de baixo peso, desidratados, ictéricos, ou submetidos a estresse neonatal e por reação

QUADRO 3 Diagnóstico e conduta a ser adotada no recebimento dos resultados da triagem neonatal da 17-OHP no papel-filtro, de acordo com peso ao nascimento e o tempo de vida na coleta (3º-5º dia), utilizando o P99 recomendado pelo Ministério da Saúde

Peso ao nascimento (g)	17-OHP (ng/mL) entre 3º-5º dia de vida	17-OHP (ng/mL) entre 3º-5º dia de vida	17-OHP (ng/mL) entre 3º-5º dia de vida
< 1.500	< 110	≥ 110 e < 220	≥ 220
≥ 1.501-1.999	< 43	≥ 43 e < 86	≥ 86
≥ 2.000-2.499	< 28	≥ 28 e < 56	≥ 56
≥ 2.501	< 15	≥ 15 e < 30	≥ 30
Interpretação	17-OHP normal	17-OHP elevada	17-OHP muito elevada
Conduta	Desnecessárias novas investigações	Repetir dosagem em papel-filtro	Convocação de emergência para teste confirmatório sérico

cruzada da 17-OHP com outros esteroides. Recém-nascidos com genitália normal e fatores de risco para resultados falso-positivos da 17-OHP no teste do pezinho devem ser acompanhados com dosagens seriadas da 17-OHP para verificar se os níveis inicialmente elevados retornam ao normal. Nesse caso, instruir os pais sobre como reconhecer os sinais de crises de perda de sal e levar a criança imediatamente à unidade de emergência caso eles ocorram. Resultados falso-negativos são comuns nos recém-nascidos cujas mães foram tratadas com corticoide na gestação. Portanto, resultado normal da 17-OHP no teste do pezinho não exclui a possibilidade de HAC. Resultados alterados no teste do pezinho devem ser confirmados por dosagem sérica da 17-OHP, sódio e potássio.

Confirmação diagnóstica da forma clássica no período neonatal

Pacientes com triagem positiva ou com suspeita de HAC forma clássica por deficiência da 21-hidroxilase devem confirmar o diagnóstico com os seguintes exames:

- Sódio, potássio: hiponatremia e hiperpotassemia na forma clássica perdedora de sal.
- Glicemia: normal ou diminuída.
- Ureia, creatinina: elevação da ureia e creatinina na forma perdedora de sal.
- Gasometria: acidose metabólica na forma clássica perdedora de sal.
- 17-OHP sérica basal, dosada às 8 horas: < 1.000 ng/dL (HAC forma clássica improvável), > 10.000 ng/dL (diagnóstico de HAC forma clássica), entre 1.000 e 10.000 ng/dL, solicitar teste de estímulo com ACTH (125 mcg, EV), dosando a 17-OHP, 60 minutos após o estímulo. Resultado da 17-OHP após o estímulo com ACTH < 1.000 ng/dL (não afetado ou heterozigoto), entre 1.000 e 10.000 ng/dL (HAC forma não clássica), e > 10.000 ng/dL (HAC forma clássica). O ensaio laboratorial mais utilizado para dosar a 17-OHP é o imunoensaio, embora o LC-MS/MS seja o ensaio ideal. A elevação da 17-OHP na HAC clássica por deficiência da 21-hidroxilase também pode ocorrer em outras formas de HAC, como: deficiência da 3-beta-HSD tipo 2, deficiência da 11-OH e deficiência da POR. Ao interpretar o resultado da 17-OHP, lembrar que no papel-filtro (teste do pezinho) a unidade de medida é em ng/mL e no soro (punção venosa) a unidade usada é ng/dL.
- Testosterona, androstenediona: avaliar o aumento da concentração de andrógenos.
- Cortisol sérico: normal ou diminuído.
- Aldosterona e renina: hipoaldosteronismo e hiper-reninemia na forma clássica perdedora de sal.
- FISH (*fluorescence in situ hybridization*): teste rápido para mostrar fragmentos do cromossomo Y em casos de genitália atípica, devendo ser confirmado pelo cariótipo.
- Cariótipo com bandeamento G: indicado nos casos com genitália atípica.
- Ultrassonografia (US) pélvica: indicada na genitália atípica.
- Idade óssea: radiografia lateral de joelhos (crianças < 3 meses) e radiografia de mãos e punhos (crianças > 3 meses).
- Testes moleculares: identificar variante patogênica ou deleção do *CYP21A2* nos casos confirmados laboratorialmente ou naqueles em que haja dúvida diagnóstica, solicitando MLPA (amplificação mul-

tiplex de sondas dependente de ligação) e sequenciamento genético.

- A dosagem de outros hormônios para investigar formas menos frequentes de HAC (p. ex., 11-desoxicorticosterona, 11-desoxicortisol, 17-OH-pregnenolona, DHEA) é indicada para situações específicas devido ao grande volume de sangue necessário para a realização desses exames em adição aos exames já indicados, a não disponibilidade na maioria dos serviços e ao maior custo da investigação.

Confirmação diagnóstica da forma não clássica

A investigação diagnóstica da forma não clássica da HAC por deficiência da 21-hidroxilase tem início com a dosagem da 17-OHP basal, seguida, se necessário, do teste do estímulo com ACTH e teste molecular. Nas mulheres que estejam menstruando, a dosagem da 17-OHP deve ser realizada na fase folicular do ciclo para evitar resultados falso-positivos quando a dosagem é feita na fase lútea. Mulheres em uso de contraceptivo oral hormonal podem realizar o teste em qualquer período por não apresentarem a fase lútea. A dosagem da 17-OHP pode ser feita por imunoensaio, ou idealmente por LC-MS/MS. Os valores de referência desses dois métodos são diferentes, sendo menores quando a 17-OHP é dosada pela LC-MS/MS.

Na investigação inicial, solicitar também os seguintes exames: DHEA, S-DHEA, androstenediona, testosterona, estradiol, LH, FSH, US pélvica e idade óssea, para excluir diagnósticos diferenciais como neoplasias virilizantes do córtex adrenal ou ovário, e síndrome dos ovários policísticos. O teste de estímulo com o ACTH (Synacthen®, Cortrosina®) é realizado pela dosagem da 17-OHP basal e 60 minutos após a administração venosa do ACTH (125 mcg, EV, para < 2 anos e 250 mcg para > 2 anos).

Um roteiro diagnóstico para confirmar ou excluir a HAC não clássica por deficiência da 21-hidroxilase é descrito a seguir (valores de 17-OHP dosados por imunoensaio):

- 17-OHP basal < 200 ng/dL = diagnóstico improvável.
- 17-OHP basal > 1.000 ng/dL = confirma diagnóstico.
- 17-OHP basal > 200 e < 1.000 ng/dL = solicitar teste de estímulo com ACTH.
- 17-OHP no teste do ACTH > 1.500 ng/dL, confirma o diagnóstico de HAC não clássica.
- 17-OHP no teste do ACTH entre 1.000 e 1.500 ng/dL = solicitar teste molecular para confirmar ou excluir a HAC não clássica, porque esses valores podem incluir heterozigotos.

DEFICIÊNCIA DA 11-BETA-HIDROXILASE

Causada por variante patogênica inativadora ou perda de função do *CYP11B1* (*cytochrome P450 family 11 subfamily B member 1*). Essa variante patogênica impede a conversão do 11-desoxicortisol (composto S) para cortisol e da desoxicorticosterona para corticosterona. A deficiência da 11-beta-hidroxilase é classificada em uma forma clássica e outra não clássica.

Na forma clássica, os pacientes apresentam hipertensão arterial com genitália atípica nos fetos 46,XX e genitália externa normal nos fetos 46,XY. A hipertensão arterial pode não se manifestar no período neonatal, em até 30% dos casos, devido a resistência a ação dos mineralocorticoides. Alguns recém-nascidos podem apresentar crises de perda de sal como resultado da insensibilidade a aldosterona, levando a erros e dificuldades diagnósticas, desde quando se esperaria um excesso e não deficiência da ação mineralocorticoide. Os meninos podem ter um diagnóstico tardio manifestado por adrenarca precoce, uma vez que a genitália externa é normal não alertando para a suspeita diagnóstica dessa HAC. Na forma não clássica, o paciente pode não ter sintomas ou ter sintomatologia semelhante à forma não clássica da HAC por deficiência da 21-hidroxilase.

Laboratorialmente, a deficiência clássica da 11-beta-hidroxilase se caracteriza por: hipocortisolismo, elevação do 11-desoxicortisol, elevação da DOC, diminuição da atividade da renina plasmática e da aldosterona, elevação da 17-OHP, androstenediona e testosterona, hipopotassemia e alcalose metabólica. A elevação da 17-OHP pode levar a erros diagnósticos ao se diagnosticar como deficiência da 21-hidroxilase um recém-nascido com essa alteração no teste do pezinho. O diagnóstico das formas não clássicas é feito pelo teste de estímulo com ACTH mostrando 11-desoxicortisol > 1.800 ng/dL e cortisol < 18 mcg/dL.

O tratamento consiste na reposição de glicocorticoide, antagonistas dos mineralocorticoides e reposição de estrógenos + progestínicos para permitir o desenvolvimento puberal. A remoção dos testículos é indicada quando forem de localização intra-abdominal. A reposição de esteroides sexuais deve ser iniciada na puberdade.

DEFICIÊNCIA DA 3-BETA-HSD TIPO 2

Causada por variante patogênica inativadora ou perda de função do *HSD3B2* (*hydroxy-delta-5-steroid dehydrogenase, 3 beta-and steroid delta-isomerase 2*). Essa variante patogênica limita a conversão da pregnenolona em progesterona, 17-OH-pregnenolona em 17-OHP e da DHEA em androstenediona. A deficiência da 3-beta-HSD tipo 2 afeta a esteroidogênese adrenal e gonadal. Além da enzima 3-beta-HSD tipo 2 expressa nas adrenais e gônadas, existe ainda a 3-beta-HSD tipo 1 expressa na placenta, cérebro, fígado, mamas e outros tecidos periféricos. A deficiência de 3-beta-HSD tipo 2 é responsável por 1% dos todos os casos de HAC, sendo classificada em uma forma clássica e outra não clássica.

Na forma clássica, os indivíduos de ambos os sexos apresentam genitália atípica (meninas pela secreção aumentada de DHEA, e meninos pela deficiência da testosterona). No indivíduo 46,XX, a apresentação mais comum é clitoromegalia discreta, devido à conversão de DHEA para testosterona pela 3-beta-HSD tipo 1. No indivíduo 46,XY, pode haver subvirilização da genitália externa ou hipospadia isolada porque a conversão do DHEA para andrógenos mais potentes é limitada. Em 60 a 70% dos casos, pode haver crises de perda de sal. A forma não clássica se apresenta mais tarde, nas meninas, com adrenarca precoce, hirsutismo, virilização, atraso puberal e oligomenorreia.

Laboratorialmente, na forma clássica, ocorre: elevação da pregnenolona, 17-OH-pregnenolona e DHEA, hiponatremia, hiperpotassemia e acidose metabólica. A elevação da 17-OHP pode ocorrer como resultado da atividade da enzima 3-beta-HSD tipo 1, levando a confusão diagnóstica com a deficiência da enzima 21-hidroxilase no teste de triagem neonatal. O diagnóstico da forma não clássica é feito pelo teste de estímulo com ACTH mostrando 17-OH-pregnenolona > 3.000 ng/dL, cortisol > 18 mcg/dL e uma razão 17-OH-pregnenolona/cortisol, cerca de 10 desvios-padrão acima do normal.

O tratamento inclui a reposição de glicocorticoide e mineralocorticoide. A reposição estrogênica está indicada na puberdade para os pacientes 46,XY criados como meninas, e nas pacientes 46,XX pela incapacidade de síntese de estrógenos. Correção cirúrgica é indicada nas pacientes 46,XX com virilização, e nos pacientes 46,XY, com atipia genital criados no sexo feminino (gonadectomia). Nos pacientes 46,XY, com formas mais leves da doença, é importante solicitar, periodicamente, US de testículos para detecção de tumores testiculares de restos adrenais (TART).

DEFICIÊNCIA DA 17-ALFA-HIDROXILASE

Causada por variante patogênica inativadora ou perda de função do *CYP17A1* (*cytochrome P450 family 17 subfamily A member 1*). Sua incidência é de 1:50.000, sendo a segunda causa de HAC no Brasil. A enzima P450c17 catalisa duas atividades enzimáticas: uma atividade de 17-alfa-hidroxilase na zona fasciculada e outra de 17,20-liase na zona reticular. Portanto, as deficiências da 17-alfa-hidroxilase e da 17,20-liase representam apenas uma distinção funcional e não estrutural ou genética, uma vez que essas duas atividades enzimáticas são decorrentes de uma única enzima a P450c17.

Deficiência da 17-alfa-hidroxilase

Causada por variante patogênica inativadora ou perda de função do *CYP17A1*, levando a deficiência da 17-alfa-hidroxilase, enzima responsável pela conversão da pregnenolona em 17-OH-pregnenolona e da progesterona em 17-OHP.

Os pacientes 46,XY apresentam atipia genital variada, incluindo casos graves com genitália externa feminina e ausência de derivados müllerianos. Nas pacientes 46,XX, o diagnóstico geralmente é feito na puberdade devido ao hipogonadismo hipergonadotrófico e à hipertensão arterial. Laboratorialmente ocorre: hipocortisolismo, elevação da pregnenolona, progesterona e DOC, e diminuição da androstenediona, testosterona, renina e aldosterona. A expansão do volume é causada pela elevação dos precursores mineralocorticoides. O aumento da DOC causa hipernatremia, hipopotassemia, alcalose metabólica e hipertensão. A redução dos andrógenos diminui a formação de estrógenos.

O tratamento consiste na reposição de glicocorticoide, antagonistas dos mineralocorticoides e reposição de estrógenos + progestínicos para permitir o desenvolvimento puberal. A remoção dos testículos é indicada quando forem de localização intra-abdominal. A reposição de esteroides sexuais deve ser iniciada na puberdade.

Deficiência da 17,20-liase

Causada por variante patogênica inativadora ou perda de função do *CYP17A1*, levando a deficiência da 17,20-liase (desmolase), enzima responsável pela conversão da 17-OH-pregnenolona em DHEA (principal atividade enzimática) e da 17-OHP em androstenediona (apenas 3% da atividade enzimática). Essa distinção na atividade enzimática da 17,20-liase é responsável pela grande quantidade de DHEA secretado pelas glândulas adrenais. Além de variantes patogênicas do *CYP17A1*, a deficiência isolada da 17,20-liase pode ser causada por variante patogênica do POR, diminuindo a transferência de elétrons para a atividade de 17,20-liase. As formas causadas por variantes patogênicas do *CYB5A* (*cytochrome B5 type A*) são associadas a metemeglobinemia.

Os pacientes 46,XY têm genitália atípica pelo comprometimento da síntese de andrógenos, variando de genitália externa hipodesenvolvida com criptorquidismo até um fenótipo feminino. Não cursa com hipertensão arterial. As pacientes 46,XX podem se apresentar na época da puberdade com infantilismo sexual (bloqueio da síntese adrenal e gonadal dos esteroides sexuais) e hipogonadismo hipergonadotrófico (deficiência da síntese de estrógenos).

DEFICIÊNCIA DA P450 OXIDORREDUTASE

Causada por variante patogênica inativadora ou perda de função do *POR* (*cytochrome p450 oxidoreductase*), levando a deficiência da P450 oxidorredutase (POR). A POR é uma enzima responsável pela transferência de elétrons do NADPH para enzimas esteroidogênicas e hepáticas do citocromo P450. A disponibilidade desses elétrons é essencial para a função das enzimas 21-hidroxilase, 17-alfa-hidroxilase e 17,20-liase.

Ao nascimento, detecta-se atipia genital tanto nos pacientes 46,XY (diminuição da síntese de andrógenos e testosterona) como nos 46,XX (aumento da DHT). Durante a gestação, mulheres grávidas de um feto com a variante patogênica R457H da POR podem apresentar sinais de virilização devido à diminuição da atividade da enzima aromatase. A genitália externa do paciente 46,XY pode variar de hipospadia isolada e criptorquidismo até atipia genital. Os pacientes 46,XX apresentam clitoromegalia e graus variados de virilização. Alguns podem ter insuficiência adrenal. A deficiência dessa enzima pode cursar com manifestações semelhantes à síndrome de Antley-Bixler (craniossinostose, hipoplasia facial, atresia ou estenose de coanas, estenose radioumeral ou radioulnar).

Laboratorialmente, caracteriza-se por: elevação da 17-OHP, hipocortisolismo, aldosterona e renina normais, diminuição dos andrógenos adrenais e ACTH normal. Essa deficiência se comporta como se fosse uma combinação de deficiência da 17-alfa-hidroxilase e da 21-hidroxilase. A virilização em meninas pode ser explicada pela conversão da 17-OHP em DHT pela via esteroidogênica da porta dos fundos. Por essa via, a 17-OHP é convertida para 5-alfa-pregnano-17-alfa-ol-3,20-diona, que por sua vez dá origem à androsterona e depois ao androstenediol, que será convertido em DHT. A confirmação diagnóstica é feita pela dosagem urinária, por LC-MS/MS, mostrando acúmulo dos metabólitos da pregnenolona e progesterona.

DEFICIÊNCIA DA STAR/CYP11A1

A deficiência as StAR é causada por variante patogênica inativadora ou perda de função do *StAR* (*steroidogenic acute regulatory protein*), impedindo o transporte do colesterol do citoplasma para a mitocôndria, levando a seu acúmulo intracelular, daí o nome hiperplasia adrenal congênita lipoide. O acúmulo de colesterol causa destruição celular e prejuízo da esteroidogênese (glicocorticoides, mineralocorticoides, esteroides sexuais). Esse tipo de HAC é mais comum em japoneses, coreanos e palestinos devido a um efeito de variante patogênica fundadora. A deficiência da enzima CYP11A1 (P450scc ou 20,22-desmolase) é causada por variante patogênica inativadora ou perda de função do *CYP11A1* (*cytochrome P450 family 11 subfamily A mem-*

ber 1), que impede a conversão do colesterol em pregnenolona (primeiro passo para a esteroidogênese).

A deficiência da StAR e a da P450scc são clínica e hormonalmente indistinguíveis, sendo necessário sequenciamento genético para diferenciá-las, embora na deficiência da StAR as adrenais sejam muito aumentadas e na deficiência da P450scc, não. Como toda a esteroidogênese é prejudicada, os fetos nascerão com genitália externa feminina. Os indivíduos 46,XY apresentam genitália externa feminina com vagina em fundo cego e ausência das estruturas derivadas dos ductos de Müller. Outras manifestações da forma clássica são: hiponatremia, hiperpotassemia e acidose metabólica. Os pacientes são geralmente diagnosticados no período neonatal com manifestações de insuficiência adrenal primária e crise de perda de sal. O diagnóstico é confirmado pela diminuição da aldosterona, cortisol e andrógenos, e elevação do ACTH e renina. O tratamento consiste na reposição de glicocorticoide e mineralocorticoide.

ABORDAGEM DIAGNÓSTICA

A suspeita diagnóstica das formas clássicas de HAC pode ser feita pelo relato de genitália atípica fetal na US obstétrica, pela detecção de genitália atípica ao nascimento, crises de perda de sal nas primeiras duas semanas de vida e, em alguns casos, hipertensão arterial associada à hipopotassemia.

A suspeita diagnóstica das formas não clássicas de HAC é feita pela detecção de adrenarca precoce, hirsutismo, atraso ou precocidade puberal, irregularidade menstrual e infertilidade. Os pacientes com genitália atípica devem ser preferencialmente acompanhados por uma equipe multidisciplinar com experiência em DDS.

História clínica

Forma clássica

- Idade ao diagnóstico.
- Registro civil.
- Teste do pezinho: checar resultado da 17-OHP avaliando os valores de acordo com a idade gestacional e investigando causas de resultados falso-positivos ou falso-negativos.
- História gestacional: exposição materna a hormônios exógenos durante a gravidez, doenças virilizantes maternas, virilização durante a gestação (deficiência da POR).
- História neonatal e descrição da genitália externa.
- História familiar de HAC, alterações genitais, infertilidade, síndrome dos ovários policísticos, mortes neonatais não explicadas ou por desidratação.
- História psicossocial: grau de conhecimento e como os pais/pacientes estão lidando com o problema, se têm dúvidas sobre o diagnóstico e tratamento, se têm noções equivocadas sobre o problema. Nos pacientes com atipia genital, abordar a família de forma acolhedora, procurando saber como estão lidando com a aceitação da DDS, receios e medos atuais ou em relação ao futuro, comentários de familiares ou conhecidos.
- Consanguinidade entre os pais.
- Crises de perda de sal: início, evolução e progressão.
- Manifestações sugestivas da síndrome de Ehlers-Danlos (hipermobilidade articular, hérnias e anomalias cardíacas) nos pacientes com deficiência da 21-hidroxilase; ou da síndrome de Antley-Bixer (craniossinostose, hipoplasia de face, malformações das mãos e pés), na deficiência da POR.
- Hipertensão arterial.
- Hipogonadismo hipergonadotrófico (deficiência da 17-alfa-hidroxilase).
- Dor ou massas testiculares (tumores testiculares de restos adrenais).
- Sinais de hipercortisolismo ou síndrome de Cushing.
- Pesos e alturas prévios para fazer gráfico de crescimento.
- Avaliação diagnóstica prévia com resultados de todos os exames já realizados.
- Medicamentos em uso (glicocorticoides, mineralocorticoides): data de início e dose.
- Cirurgias realizadas para correção da genitália externa e seus resultados.

Forma não clássica

- Idade ao diagnóstico.
- História familiar, consanguinidade parental.
- Pesos e alturas prévios para construir gráfico de crescimento.

- Sinais que levaram ao diagnóstico (p. ex., adrenarca precoce, hirsutismo).
- Data da menarca e padrão menstrual (oligomenorreia ou amenorreia).
- Diagnóstico diferencial: síndrome dos ovários policísticos.
- Sinais de síndrome de Cushing (excesso de reposição de glicocorticoides).
- Pesos e alturas prévios para construir gráfico de crescimento.
- Medicamentos em uso: preparação, início e dose.
- Resultados de exames já realizados.

Exame físico

- Sinais vitais (medida da pressão arterial é obrigatória).
- Altura, peso, índice de massa corpórea.
- Superfície corpórea.
- Estadiamento puberal (critérios de Tanner).
- Descrição detalhada da genitália externa. Podem ser utilizados: (i) escore de Prader, criado originalmente para descrever a genitália de meninas com HAC, mas usado para descrever alteração da genitália externa independente do sexo cromossômico (Quadro 4); (ii) escore EMS (*external masculinization score*) avalia a masculinização da genitália externa de pacientes com cariótipo 46,XY (Quadro 5); e (iii) escore EGS (*external genitalia score*) usado para avaliar a genitália externa de recém-nascidos com qualquer cariótipo (Quadro 6).
- Massas testiculares.
- Sinais de hiperandrogenismo (p. ex., hirsutismo, acne, aumento de massa muscular).
- Sinais de hipercortisolismo (p. ex., obesidade centrípeta, giba dorsal).

Exames complementares

Os exames complementares a serem solicitados para confirmação das diferentes formas de HAC foram descritos nos tópicos a elas correspondentes.

ABORDAGEM TERAPÊUTICA DAS FORMAS CLÁSSICAS

O objetivo da terapia é promover um crescimento e desenvolvimento adequados, manter a maturação óssea adequada, assegurar a puberdade normal, evitar hiponatremia e hiperpotassemia nas HAC perdedoras de sal, reduzir a exposição a concentração elevada de andrógenos, evitar crise adrenal ou hipercortisolismo iatrogênico e permitir uma qualidade de vida normal. Além disso, o tratamento deve prevenir complicações cardiovasculares, metabólicas, fraturas, tumores testiculares de remanescentes de adrenal e infertilidade.

QUADRO 4 Escore de Prader para avaliação da genitália externa

Grau	Características
1	Aumento isolado do falo (clitóris) em genitália de aspecto feminino
2	Maior aumento do falo, fusão posterior e parcial das pregas lábio-escrotais, com introito vaginal permitindo a visualização de abertura vaginal e uretral distintas
3	Aumento importante do falo, fusão quase completa das pregas lábio-escrotais, com a uretra esvaziando-se na bexiga como um pseudosseio urogenital
4	Falo de aspecto peniano, fusão praticamente completa das pregas lábio-escrotais deixando apenas um seio urogenital na base do falo
5	Falo de aspecto peniano bem desenvolvido, com fusão completa das pregas lábio-escrotais de modo que o orifício uretral assume posição normal ou no corpo do falo

QUADRO 5 Escore de masculinização da genitália externa (EMS) para ser utilizado em indivíduos com cariótipo 46,XY

Característica		Sim (pontuação)	Não (pontuação)
Fusão escrotal		3	0
Micropênis		0	3
Meato uretral	Normal	3	
	Peniano	3	
	Perineal	0	
Gônada direita	Escrotal	1,5	
	Inguinal	1	
	Abdominal	0,5	
	Ausente	0	
Gônada esquerda	Escrotal	1,5	
	Inguinal	1	
	Abdominal	0,5	
	Ausente	0	

Escore de masculinização máximo = 12 pontos.
Fonte: Ahmed et al., 2000.

QUADRO 6 Escore da genitália externa (EGS) para avaliar a genitália externa de recém-nascidos de qualquer sexo cromossômico

Pontuação	Fusão lábio-escrotal	Comprimento do tubérculo genital (mm)	Meato uretral	Gônada direita	Gônada esquerda
3	Fusão completa	> 31 mm	Topo do tubérculo		
2,5		26-31 mm	Coronal, glandular		
2			Ao longo do tubérculo genital		
1,5	Fusão posterior	21-25 mm	Na base do tubérculo genital	Lábio-escrotal	Lábio-escrotal
1		10-20 mm	Lábio-escrotal	Inguinolábio-escrotal	Inguinolábio-escrotal
0,5				Inguinal	Inguinal
0	Sem fusão	< 10 mm	Perineal	Não palpável	Não palpável

Valores de referência da pontuação para o EGS (P10 a P90):

- RN do sexo masculino < 28 semanas de gestação: EGS = 10 (8,6-11,5).
- RN do sexo masculino 28-32 semanas de gestação: EGS = 11,5 (9,2-12).
- RN do sexo masculino a termo: EGS = 12 (10,5-12).
- RN do sexo feminino independentemente da idade gestacional: EGS = 0 (0-0).

Quando investigar para DDS:

- RN do sexo feminino (qualquer idade gestacional ou peso de nascimento): EGS > 0 ou tubérculo genital > 6,5 mm.
- RN do sexo masculino (idade gestacional < 28 semanas): EGS ≤ 8,5 mm.
- RN do sexo masculino (idade gestacional 28-33 semanas): EGS ≤ 9,0 mm.
- RN do sexo masculino (idade gestacional > 34 semanas): EGS ≤ 10,5 mm.

A reposição de glicocorticoides está indicada em todas as formas clássicas de HAC, e a reposição de mineralocorticoides, indicada nas formas clássicas perdedoras de sal. Alguns autores recomendam manter uma pequena dose de mineralocorticoide nas formas virilizantes simples para permitir uma menor dose de hidrocortisona. As HAC clássicas que cursam com hipertensão arterial (17-alfa-hidroxilase e 11-beta-hidroxilase) podem ser tratadas com antagonista dos mineralocorticoides.

O aconselhamento pré-natal é importante para os pais com risco de terem um filho com HAC. Por exemplo, quando ambos os pais são portadores de um alelo grave da doença. Na população em geral, a prevalência de portar esse alelo é de 1 em 60 (2%). A dosagem hormonal e o teste genético são as avaliações indicadas.

Tratamento pré-natal

Fetos 46,XX com deficiência da 21-hidroxilase tornam-se virilizados a partir da 6ª até a 8ª semana de gestação. Algumas instituições oferecem tratamento pré-natal para gestantes que tenham tido um filho com o diagnóstico comprovado de deficiência da 21-hidroxilase, para assim suprimir a produção de andrógenos fetais e impedir ou reduzir a virilização da genitália externa. Como existe uma chance de 50% de o feto ser 46,XX, sete fetos serão tratados desnecessariamente até que se comprove o diagnóstico e se mantenha a terapia no feto do sexo feminino diagnosticado como portador da HAC (chance de 1/8, ou 12,5%). Para que a terapia seja eficaz, ela deve ser iniciada idealmente nas primeiras 6 semanas de gestação (8ª semana de amenorreia). O diagnóstico é feito pela biópsia de vilosidade coriônica (da 10ª à 11ª semana de gestação), ou amniocentese (da 12ª à 14ª semana de gestação) para avaliar o sexo, suspendendo o tratamento da gestante nos fetos masculinos.

O tratamento consiste na administração à gestante de dexametasona (20 mcg/kg/dia, dose máxima: 1,5 mg/dia, VO, 1 a 3 vezes/dia). A dexametasona, por ser um esteroide fluorinado, não é degradada pela placenta, entrando na circulação fetal e suprimindo a secreção de ACTH fetal. O tratamento é suspenso uma vez que se exclua o diagnóstico da HAC ou quando se diagnosticar que o feto, mesmo afetado pela HAC, é do sexo masculino. Nos fetos femininos, a terapia é eficaz em 85% dos casos em reduzir a virilização. Efeitos adversos para a mãe são aqueles relacionados ao desenvolvimento de síndrome de Cushing. Efeitos adversos para o feto são: déficit de crescimento pós-natal, lábio leporino, fenda palatina, retardo do desenvolvimento e dificuldade de aprendizado. Esse tratamento e o diagnóstico genético pré-implantação só devem ser instituídos em centros de excelência no acompanhamento de pacientes com HAC.

Tratamento pós-natal

O tratamento pós-natal tem por objetivo repor glicocorticoides em quantidade suficiente para inibir a produção exagerada de ACTH e com isso diminuir ou normalizar a secreção de andrógenos adrenais permitindo crescimento, puberdade e função reprodutiva normal. Nos pacientes com a forma clássica perdedora de sal, acrescenta-se a reposição de mineralocorticoides. Nos pacientes com genitália atípica pode ser necessária a correção cirúrgica.

No paciente recém-diagnosticado, a terapia com glicocorticoides é iniciada após serem solicitados exames para dosagem de 17-OHP, androstenediona, testosterona, ureia, creatinina, glicemia, gasometria, sódio e potássio. Caso a avaliação hormonal não possa ser realizada no momento da investigação, solicitar ao laboratório para armazenar uma amostra de sangue para posterior avaliação. Se a apresentação inicial for de perda de sal, solicitar dosagem ou armazenar amostra de sangue para dosagem de aldosterona e renina.

Glicocorticoides

O glicocorticoide recomendado para o tratamento da HAC clássica em crianças é a hidrocortisona, via oral (VO). A administração a cada 6 horas é considerada impraticável para a maioria das famílias. A dose usual para adultos é de 15 a 25 mg/dia. A dose usual para crianças é de 10 a 15 mg/m^2/dia, VO, a cada 8 horas. Na puberdade pode ser necessário aumentar a dose para 13 a 17 mg/m^2/dia devido à diminuição da atividade da enzima 11-beta-hidroxiesteroide-desidrogenase causada pelo aumento do IGF-1. Em recém-nascidos, alguns serviços usam doses mais elevadas de hidrocortisona (50 a 100 mg/m^2/dia), nos primeiros dias de vida para reduzir rapidamente os andrógenos e tratar eventual crise de perda de sal, seguida de redução da dose assim que possível. Não existem evidências conclusivas sobre prescrever doses diferentes pela manhã e à noite. Também não há indicação de prescrever uma dose maior pela manhã para mimetizar o ritmo circadiano do cortisol, porque em alguns casos, uma dose maior no final do dia é necessária para suprimir o pico de ACTH na madrugada. A dose do glicocorticoide deve ser ajustada para evitar o excesso (síndrome de Cushing: obesidade, baixa estatura, hipertensão, resistência insulínica) e a deficiência (aceleração da idade óssea e da velocidade de crescimento, acne, virilização, puberdade precoce).

A hidrocortisona tem propriedades glicocorticoides e mineralocorticoides; 40 mg de hidrocortisona têm uma potência mineralocorticoide equivalente a 0,1 mg de fludrocortisona. Como a hidrocortisona não é disponível comercialmente no Brasil, ela necessita ser formulada sob a forma de comprimidos. A hidrocortisona em suspensão oral é inadequada para controle da HAC, pois não há uma distribuição uniforme da medicação na solução. Em recém-nascidos e lactentes usando doses muito pequenas, pode-se, excepcionalmente, diluir o comprimido de hidrocortisona em água para aspirar a dose necessária, armazenando o volume que sobrar na geladeira por até 24 horas. Ter cuidado para homogeneizar a diluição, evitando a formação de grumos.

Na indisponibilidade da hidrocortisona, a segunda escolha é a prednisolona (2 a 4 mg/m^2/dia, VO, 1 a 2 vezes/dia). Como a prednisolona é disponível em três apresentações (solução oral de 1 mg = 1 mL ou 3 mg = 1 mL e gotas de 11 mg = 1 mL), deve-se orientar a família para ficar atenta ao produto que está usando para evitar erros de dosagem. O acetato de cortisona não é recomendado porque a cortisona necessita ser convertida em cortisol para se tornar biologicamente ativa. Diferenças na taxa de conversão podem influenciar a atividade desse medicamento. A dexametasona também não é recomendada devido a sua ação prolongada e ao maior risco para desenvolver síndrome de Cushing iatrogênica.

Embora não disponíveis no Brasil, existem duas preparações de hidrocortisona de liberação imediata, para uso VO, em pequenas doses, permitindo flexibilidade e facilidade para o uso pediátrico: (i) Infacort®/Alkindi® (*Diurnal Ltd*, UK): preparação granulada, com adição de sabor, disponível em cápsulas de 0,5, 1, 2 e 5 mg, aprovada e disponível na Europa e nos Estados Unidos; e (ii) Acecort® (*ACE Pharmaceuticals B.V.*, The Netherlands): disponível em comprimidos de 1, 5 e 10 mg, aprovada e disponível na Europa.

Para prevenir crise adrenal, os cuidadores deverão ser orientados, por escrito, a aumentar a dose do glicocorticoide, VO, durante situações de estresse, ou administrar hidrocortisona, via intramuscular (IM), caso o paciente esteja impossibilitado de aceitar a medicação por via oral, até que eles possam ir até uma unidade de emergência. Devido ao risco de hipoglicemias graves, recomenda-se, durante situações de estresse, aumentar a oferta de carboidratos, por exemplo, sob a forma de sucos de frutas. O paciente deve usar uma identificação informando que usa glicocorticoide e a procurar unidade de emergência em situações que dificultem o uso dos medicamentos (p. ex., vômitos repetidos). Também deve ser orientado a se filiar à Associação Brasileira Addisoniana para educação, suporte e recebimento do *kit* de emergência contendo hidrocortisona para uso intramuscular.

Hidrocortisona de liberação modificada

Devido a sua meia-vida curta (60 minutos), a hidrocortisona de liberação imediata é administrada em 3 a 4 doses diárias, criando um perfil de ação que não mimetiza o ritmo circadiano da secreção do cortisol (mais elevado pela manhã e mais baixo no fim da tarde). Usando a hidrocortisona de liberação imediata, os pacientes intercalam períodos de concentração suprafisiológica de corticoide em algumas horas do dia e períodos de hipocortisolemia em outros. Além disso, os níveis séricos inapropriadamente elevados no fim do dia levam a complicações como: obesidade abdominal, intolerância a glicose, alteração do padrão de sono e aterosclerose coronariana.

Para resolver essa limitação, têm sido desenvolvidas preparações farmacológicas de hidrocortisona de liberação modificada que tentam mimetizar o ritmo circadiano de secreção do cortisol. Atualmente são disponíveis dois medicamentos: (i) Plenadren®: aprovado para adultos com insuficiência adrenal; e (ii) Efmody®/Chronocort®: aprovado para pacientes > 12 anos com HAC. O Quadro 7 descreve as principais características desses medicamentos.

Mineralocorticoides

Apenas uma preparação mineralocorticoide é disponível: a fludrocortisona (9-alfa-fluorocortisol –

QUADRO 7 Hidrocortisona de liberação modificada e prolongada

Características	Plenadren® (*Shire Pharmaceuticals*)	Chronocort®/Efmody® (*Diurnal Ltd*)
Composição	Uma camada externa de liberação imediata e uma camada interna de liberação prolongada	Hidrocortisona multiparticulada de liberação imediata na camada externa, seguida de uma camada polimérica e outra entérica de liberação lenta
Apresentação	Comprimidos de 5 e 20 mg	Cápsulas de 5, 10 e 20 mg
Dose usual	▪ Adultos: 20-30 mg, VO, 1 vez ao dia, pela manhã ▪ Não é aprovado para crianças	▪ Adultos: 10 mg, VO, ao acordar; e 20 mg, VO, às 23 horas, em jejum ▪ Adolescentes > 12 anos: 10-15 mg/m²/dia, sendo 1/3 da dose diária às 7 horas, em jejum; e 2/3 da dose diária, às 23 horas, em jejum ▪ Não é aprovado para crianças
Liberação	Liberação em dois tempos (*dual-release*)	Liberação prolongada e sustentada (*modified-release*)
Perfil de distribuição	▪ Concentração sérica aumentada pela manhã e baixa no final do dia ▪ Ausência de elevação do cortisol durante a madrugada (entre 4-8 horas)	▪ Concentração sérica aumentada pela manhã e no final do dia ▪ Elevação do cortisol durante a madrugada
Autorização da EMA	Sim	Sim
Autorização da FDA	Não	Não
Indicações de uso	▪ Adultos com insuficiência adrenal (doença de Addison) ▪ Não é indicado para hiperplasia adrenal congênita porque não suprime a elevação matinal da 17-OHP. A experiência clínica mostra resultados preliminares favoráveis para hiperplasia adrenal congênita, acrescentando uma dose de 10 mg, às 23 horas	▪ Adolescentes > 12 anos e adultos com hiperplasia adrenal congênita ▪ Não é aprovada para crianças

EMA: European Medicine Agency; FDA: Food and Drug Administration (EUA).

Florinefe®), em comprimidos de 50 e 100 mcg (0,05 a 0,1 mg). Esse medicamento deve ser armazenado refrigerado porque tende a se esfarelar quando mantido em temperatura ambiente. A fludrocortisona é um corticoide com atividade tanto mineralocorticoide como glicocorticoide.

Os recém-nascidos com HAC, perdedores de sal ou não, devem receber reposição de fludrocortisona, uma vez que todos eles têm deficiência de aldosterona em maior ou menor gravidade. Após a idade de aproximadamente 1 ano, aqueles com formas virilizantes simples são então "desmamados" da reposição do mineralocorticoide.

Recém-nascidos necessitam de doses maiores de fludrocortisona (100 a 300 mcg/dia, VO, 1 ou 2 vezes/dia). Isso porque eles são relativamente insensíveis ao efeito retentor de sódio da aldosterona, têm menor capacidade de concentração renal, a quantidade de sódio no leite materno e nas fórmulas lácteas é insuficiente para atender às necessidades aumentadas e a 17-OHP elevada tem efeito antimineralocorticoide. Após os 2 anos de idade a dose recomendada de fludrocortisona é, em média, de 100 mcg/m²/dia. É preciso atenção para diminuir a dose do mineralocorticoide para evitar hipertensão, pois, à medida que a criança amadurece, ela fica mais sensível e responsiva à ação do mineralocorticoide e também passa a ingerir alimentos com maior teor de sal.

Reposição de sal

Além da reposição do glicocorticoide e fludrocortisona, recém-nascidos e lactentes com a forma clássica da HAC por deficiência da 21-hidroxilase precisam receber, até os 6 meses de idade, reposição de sódio, 1 a 2 g/dia (17 a 34 mEq/dia, aproximadamente 4 a 8 mEq/kg/dia), VO, distribuído em várias mamadas durante o dia para normalizar a hiponatremia, visto que o aleitamento provê apenas 2 mEq/kg/dia de sódio.

A maneira mais fácil de repor sódio é administrar sal de cozinha (1 g = 17 mEq de sódio), diluído em 20 a 30 mL de água e oferecido nos intervalos das mamadas (diluições mais concentradas não são bem toleradas). A dose da fludrocortisona é posteriormente reduzida até atingir a dose usual para crianças maiores e para adultos.

Antagonistas do receptor 1 do *CRH*

No final de 2024, a Food and Drug Administration (FDA) aprovou o uso do crinecerfonte (Crenessity®: cápsulas de 25, 50 e 100 mg; e solução oral de 50 mg/mL), um antagonista do receptor 1 do CRH, indicado em combinação com glicocorticoides, para diminuir a produção de andrógenos e reduzir a dose do glicocorticoide, em pacientes com HAC > 4 anos. Estudo de fase 3 em crianças mostrou que a adição do crinecerfonte foi associada à redução das doses suprafisiológicas do glicocorticoide (em média 18%, com 30% das crianças atingindo a dose fisiológica após 28 semanas), diminuição da androstenediona, redução do peso, melhora do hirsutismo e da resistência insulínica. Durante o tratamento combinado com crinercefonte, a dose do glicocorticoide não pode ser reduzida abaixo da dose de manutenção e deve ser aumentada em situações de estresse pelo risco de precipitar uma crise adrenal.

As indicações para o uso do crinercefonte em crianças são: dose de hidrocortisona ≥ 12 mg/m²/dia, ou dose equivalente de prednisolona, concentração sérica de androstenediona > metade do valor de referência, e concentração sérica da 17-OHP > 2 vezes o limite superior da referência. A posologia pediátrica varia de acordo com o peso: 10 a 19,9 kg (25 mg, VO, a cada 12 horas), 20 a 54,9 kg (50 mg, VO, a cada 12 horas); e ≥ 55 kg (100 mg, VO, a cada 12 horas). Essa dose deve ser dobrada quando o paciente fizer uso de medicamentos fortemente indutores da CYP3A4, que diminuem a biodisponibilidade dos corticoides (p. ex., carbamazepina, fenitoína, fenobarbital, rifampicina). Se o paciente usar medicamentos moderadamente indutores da CYP3A4 (p. ex., bexaroteno, dipirona, efavirenz, lorlatinibe, modafinil, nafcilina), apenas a dose da noite deve ser dobrada. Ingerir o crinecerfonte com uma refeição. Se esquecer uma dose, ela pode ser administrada assim que se lembrar. O frasco que ainda não está sendo usado pode ser armazenado em temperatura ambiente; após aberto, conservar na geladeira. Os efeitos adversos mais frequentes na população pediátrica são: dor de cabeça, dor abdominal e cansaço.

Análogos do GnRH

Os análogos do GnRH associados à reposição de corticoides são acrescentados ao tratamento nos pacientes que desenvolvem puberdade precoce central.

Hormônio do crescimento

O hormônio de crescimento recombinante humano, associado à reposição de glicocorticoides, tem sido usado para aumentar a previsão de altura final ao atenuar o efeito negativo dos glicocorticoides sobre o crescimento, em pacientes com previsão da altura final reduzida.

Tratamento durante situações de estresse

O Quadro 8 resume as orientações a serem seguidas em situações de estresse. A dose da hidrocortisona, via IM, é administrada de acordo com a seguinte orientação (Nowotny et al., 2021):

- < 2 anos (< 15 kg) = 25 mg.
- 2 a 6 anos (15 a 25 kg) = 50 mg.
- > 6 anos (> 25 kg) = 100 mg.

Pacientes com HAC têm diminuição da produção de catecolaminas, o que os coloca em risco aumentado de hipoglicemia durante enfermidades agudas, podendo não manifestar sinais adrenérgicos como palidez e tremor. A família deve ser orientada a aumentar a ingestão de carboidratos nessas situações, principalmente nos lactentes.

Crise adrenal

O Quadro 9 mostra a conduta a ser seguida em caso de crise adrenal de acordo com o nível de gravidade dos sintomas.

QUADRO 8 Conduta no paciente com hiperplasia adrenal congênita em situações de estresse

Condição clínica	Manejo do glicocorticoide	Outras recomendações
Estresse mínimo: resfriado, tosse, imunização	▪ Não é necessário administrar dose suplementar de corticoide	▪ Aumentar a ingestão de líquidos e de carboidratos
Doença que não requer repouso no leito, febre < 39ºC	▪ Dobrar a dose do glicocorticoide enquanto durar o estresse	▪ Aumentar a ingestão de líquidos e de carboidratos ▪ Retornar a dose habitual assim que possível
Doença que requer repouso no leito, febre ≥ 39ºC	▪ Triplicar a dose do glicocorticoide enquanto durar o estresse	▪ Aumentar a ingestão de líquidos e de carboidratos ▪ Retornar a dose habitual assim que possível
Gastroenterite com diarreia e/ou vômito, com ou sem febre	▪ Triplicar a dose do glicocorticoide ▪ Repetir a dose do glicocorticoide se ocorrer vômito até 1 hora após sua administração ▪ Se vômitos persistirem, administrar hidrocortisona IM	▪ Se incapaz de ingestão oral, levar a unidade de emergência após a administração da hidrocortisona IM
Doença grave, choque séptico, queimadura extensa, politrauma	▪ Administrar hidrocortisona (100 mg/m2/dose, EV, em bolo) ▪ Em seguida, manter hidrocortisona (100 mg/m2/dose, EV, em infusão contínua, ou a cada 6 horas), enquanto o estresse for grave	▪ Assim que possível, reduzir a dose para 50 mg/m²/dia, depois 25 mg/m²/dia. Se permanecer com estresse moderado, manter dose triplicada por VO. Em seguida, retornar ao tratamento habitual
Cirurgia de médio a grande porte	▪ Administrar hidrocortisona (100 mg/m²/dose, EV, em bolo) antes da cirurgia ▪ Em seguida, administrar hidrocortisona (100 mg/m²/dose, EV, em infusão contínua, ou a cada 6 horas), durante a cirurgia e no pós--operatório imediato	▪ Reduzir a dose em 2-3 dias (50 mg/m²/dia, depois: 25 mg/m²/dia), retornando ao tratamento habitual assim que possível
Cirurgia de pequeno porte	Administrar hidrocortisona (100 mg/m²/dose, EV, em bolo), na indução anestésica	▪ Se estável, sem dor e sem complicações, retornar ao tratamento habitual ▪ Se houver estresse, conduzir conforme a gravidade
Procedimentos dentários com anestesia tópica	Dobrar a dose do glicocorticoide, 1 hora antes do procedimento	Manter dose dobrada por 1-2 dias a depender da persistência de algum estresse. Se não, retornar a dose habitual

EV: endovenoso; IM: intramuscular; VO: via oral.

QUADRO 9 Conduta na criança com crise adrenal

Categoria de gravidade	Quadro clínico	Tratamento
Nível 1 (leve)	Criança adoentada (tolera bem líquidos VO)	▪ Em casa ou no hospital: dobrar a dose oral do corticoide em uso, aumentar a ingestão hídrica incluindo carboidratos
Nível 2 (moderada)	Criança adoentada e com vômitos (não tolera líquidos VO)	▪ Em casa: administrar uma dose de hidrocortisona (IM) e procurar assistência médica em uma unidade de emergência ▪ No hospital ou unidade de emergência: (i) avaliar grau de desidratação; (ii) obter acesso venoso; (iii) solicitar: hemograma, glicemia, gasometria, ureia, creatinina, sódio e potássio; (iv) iniciar hidratação venosa (TH 150%); (v) administrar hidrocortisona (50 mg/m²/dia, EV, em infusão contínua, ou a cada 6 horas); (vi) corrigir eletrólitos; (vii) corrigir hipoglicemia (2-4 mL/kg, EV, SG 10%)
Nível 3 (grave)	Perda de consciência, colapso circulatório, choque hipovolêmico	▪ Em casa: administrar uma dose de hidrocortisona (IM) e procurar assistência médica em uma unidade de emergência ▪ No hospital ou unidade de emergência: (i) manobras de reanimação se necessário; (ii) obter dois acessos venosos; (iii) solicitar: hemograma, glicemia, gasometria, ureia, creatinina, sódio e potássio; (iv) infundir SF 0,9% (20 mL/kg/EV, em no máximo 20 minutos, por até 4 vezes, se necessário, e depois manter venóclise de acordo com as necessidades; (v) checar glicemia capilar. Se < 70 mg/dL, administrar *push* de SG 10% (2-4 mL/kg, EV); (vi) administrar hidrocortisona 100 mg/m², EV, em bolo, e depois mantê-la na dose de 50-100 mg/m²/dia, EV, em infusão contínua ou a cada 6 horas; (vii) avaliar a necessidade de correção rápida da hiperpotassemia; (viii) consulta com endocrinologia pediátrica; (ix) solicitar admissão na UTI

EV: endovenoso; IM: intramuscular; SF: soro fisiológico; SG: soro glicosado; VO: via oral; UTI: unidade de terapia intensiva.

Tratamento cirúrgico

O tratamento cirúrgico da genitália atípica (p. ex., clitoroplastia, introitoplastia) é realizado de acordo com o protocolo da instituição. Essa decisão deve ser compartilhada com os pais e a equipe médica, uma vez que o risco/benefício de uma cirurgia precoce ou tardia, inclusive com a participação da própria paciente, ainda não está definido. A preservação da integridade neurovascular do clitóris é fundamental. Os objetivos da cirurgia são: remover o excesso de tecido erétil, preservar a integridade neurovascular do clitóris, glande e prepúcio e prover um introito vaginal adequado para menstruação, intercurso sexual e parto.

Tratamento psicoterápico

Acompanhamento psicoterápico deve ser oferecido para os cuidadores e pacientes com genitália atípica. As situações de angústia variam a depender da perspectiva. Para os médicos, o mais angustiante é definir a etiologia, recomendar a definição do sexo e administrar uma dose de corticoide que permita o controle da doença sem o surgimento de efeitos adversos. Para a paciente, uma das maiores angústias está na sensação de solidão em lidar com a doença e na dificuldade de manter relações sexuais caso tenha nascido com genitália feminina muito virilizada. Para as adolescentes e mulheres, questões importantes são o desconforto dos procedimentos de dilatação vaginal. Para os cuidadores, a indefinição diagnóstica e a preocupação em relação à futura vida sexual e reprodutiva de seu filho.

Terapias em investigação

Vários medicamentos estão sendo investigados como potenciais tratamentos para a HAC. Por exemplo:

- Hidrocortisona via subcutânea, com bomba de infusão.
- Inibidores da CYP17A1
  - Abiraterona (Zytiga®: comprimidos de 500 a 1.000 mg): inibidor da CYP17A1 (17-alfa-hidroxilase/17,20-liase). Como a síntese de andrógenos requer a atividade da CYP17A1, o racional de seu uso é controlar o excesso de andrógenos, permitindo o uso de doses menores de glicocorticoides. Adolescentes femininas púberes necessitam de reposição de estrógeno devido à inibição da 11-hidroxilase ovariana. A diminuição da síntese de

andrógenos e estrógenos pode ser benéfica em crianças pré-púberes, normalizando o crescimento linear. Por não inibir o ACTH e a secreção de esteroides sexuais gonadais, não é útil em homens com TART ou naqueles que desejam a fertilidade.

- Inibidores da aromatase
  - Anastrozol (Arimidex®), letrozol (Femara®): são medicamentos que bloqueiam a conversão de andrógenos em estrógenos, diminuindo seu efeito negativo sobre o crescimento ósseo e melhorando a previsão de altura final. Os inibidores da aromatase podem ser prescritos, de forma *off-label* em meninos ou meninas com HAC associada a avanço da idade óssea (> 2 DP) e prejuízo da altura final. Não existe consenso em relação à idade cronológica para iniciá-lo, com estudos mostrando idade de início variando de 5 a 8 anos. O inibidor da aromatase é mantido, em associação a corticoterapia, até a idade óssea de 16 anos em meninos e 14 anos e meninas.
- Antagonistas do receptor de andrógenos
  - Flutamida (Eulexin®) + inibidores da aromatase: combinação usada para diminuir a concentração sérica de andrógenos, permitindo o uso de menores doses de glicocorticoides com efeito benéfico sobre o crescimento linear.
- Terapias em fase pré-clínica
  - Antagonistas do receptor MC2R do ACTH.
  - Terapia gênica.
  - Terapia celular.

Adrenalectomia total

Uma vez que nas formas graves de HAC por deficiência da 21-hidroxilase as adrenais não conseguem produzir cortisol ou aldosterona, alguns autores argumentam que não há prejuízo para o paciente em ser submetido a adrenalectomia quando não houver resposta ao tratamento tradicional. Entretanto, essa é uma opção extrema para o tratamento.

ABORDAGEM TERAPÊUTICA DA FORMA NÃO CLÁSSICA

O tratamento com glicocorticoide nas crianças com HAC não clássica está indicado nas seguintes situações: início precoce e progressão rápida da adenarca, aceleração do crescimento, avanço da idade óssea e puberdade precoce.

Nas crianças, o glicocorticoide de escolha é a hidrocortisona (10 a 15 mg/m^2/dia, VO, a cada 8 horas). Algumas vezes, doses menores (6 mg/m^2/dia) podem ser eficazes. Essa dose deve ser dobrada ou triplicada durante períodos de estresse. O paciente e a família devem ser instruídos sobre o reconhecimento e o manejo de eventual crise adrenal e portar identificação de que fazem uso de corticoterapia crônica. Nos adolescentes masculinos, o tratamento de escolha é a hidrocortisona na posologia anteriormente descrita. Nas adolescentes femininas com hiperandrogenismo (acne, hirsutismo), o tratamento com contraceptivo oral hormonal (estrógeno/progestágeno) é a primeira opção. Os progestágenos preferidos são aqueles de baixa androgenicidade (desogestrel, gestodeno e norgestinato). O tratamento é suspenso após a criança ter atingido a altura final, ou 2 a 3 anos após a menarca.

Nas mulheres, o uso de contraceptivo oral hormonal é a primeira escolha, podendo associar antiandrogênicos (espironolactona, 100 a 200 mg/dia; ciproterona, 70 a 100 mg/m^2/dia; flutamida, 62,5 a 125 mg/dia) se a resposta terapêutica com o uso isolado dos contraceptivos for insatisfatória. Nesses casos, é imprescindível que as mulheres em idade reprodutiva sejam orientadas a usar métodos contraceptivos adequados devido ao risco de alteração da genitália externa do feto masculino em caso de gravidez. Nos homens, o tratamento com glicocorticoides é indicado caso desenvolvam infertilidade ou crescimento de restos adrenais nos testículos (TART).

Mulheres com HAC não clássica, que apresentem intolerância ou impossibilidade do uso de contraceptivos orais hormonais, ou que tenham interesse em engravidar, são tratadas com glicocorticoides (hidrocortisona, 10 a 15 mg/m^2/dia; prednisona ou prednisolona, 2 a 4 mg/m^2/dia). Na gestante, deve-se evitar o uso de dexametasona pelo fato de risco de supressão do eixo HHA fetal. Como a 17-OHP e a androstenediona estão elevadas na gestação, a monitoração da terapia é clínica, mantendo o uso de glicocorticoides em baixas doses durante toda a gestação, ou suspendendo o uso assim que a gravidez for confirmada, ou suspendendo o glicocorticoide ao final do primeiro trimestre. Mulheres que ficaram grávidas espontaneamente, sem o uso de glicocorticoides, não têm indicação de usá-lo na gravidez.

MONITORAÇÃO DO TRATAMENTO DA HIPERPLASIA ADRENAL CONGÊNITA

O padrão-ouro para monitorar o tratamento da HAC clássica na faixa etária pediátrica consiste na avaliação de dados antropométricos, pressão arterial, sintomas de insuficiência adrenal (cansaço, dor abdominal, hipotensão postural, hiperpigmentação de pele e mucosas), desenvolvimento puberal (surgimento de puberdade precoce central com aumento bilateral de testículos em meninos e telarca em meninas), sinais de excesso androgênico ou hipercortisolismo e idade óssea.

Na HAC clássica, causada pela deficiência da 21-hidroxilase, monitorar: 17-OHP, androstenediona, testosterona, sódio, potássio, renina (formas clássicas perdedoras de sal) e idade óssea. Nas formas não clássicas da deficiência da 21-hidroxilase, monitorar: 17-OHP, androstenediona, testosterona e idade óssea. Nas formas clássicas de HAC, recomenda-se a avaliação laboratorial a cada 3 meses para < 18 meses de idade e a cada 4 a 6 meses, para > 18 meses de idade. Avaliações adicionais podem ser necessárias após ajustes de doses.

A dosagem da 17-OHP deve ser feita pela manhã, de preferência às 8 horas, antes da administração da hidrocortisona matinal, ou 2 horas após sua ingestão. Não usar a dosagem isolada da 17-OHP como único parâmetro para monitorar a terapia, uma vez que ela pode permanecer elevada mesmo com tratamento adequado. Tentativas de normalizá-la com aumento da dose do glicocorticoide pode levar a um hipercortisolismo iatrogênico. Um alvo terapêutico para a 17-OHP no tratamento da HAC clássica por deficiência da 21-hidroxilase seria mantê-lo entre 100 e 1.200 ng/dL (30 a 360 nmol/L).

Na adolescência, monitorar glicemia e insulina (resistência insulínica), perfil lipídico (dislipidemia), densidade mineral óssea (osteoporose), ultrassonografia (US) pélvica nas adolescentes do sexo feminino (síndrome dos ovários policísticos) e US dos testículos nos adolescentes do sexo masculino, a cada 2 a 5 anos (investigar TART).

COMPLICAÇÕES DA HIPERPLASIA ADRENAL CONGÊNITA CLÁSSICA

As principais complicações da HAC clássica são:

- Atribuição errada do sexo civil em pacientes com genitália atípica.
- Mortes neonatais em meninos com a forma clássica perdedora de sal.
- Crises de perda de sal.
- Crise adrenal geralmente precipitada por infecção gastrointestinal ou respiratória.
- Baixa estatura devido ao avanço da idade óssea causado pelo excesso de andrógenos, ou pelo excesso de corticoides utilizados no tratamento. Pacientes com a forma clássica da HAC por deficiência da enzima 21-hidroxilase têm uma altura final, em média, 10 cm (–1,4 DP) inferior à média populacional. Como a maioria desses estudos foi realizada antes da implementação da triagem neonatal, aguardam-se novas pesquisas avaliando a altura das crianças diagnosticadas ao nascimento.
- Síndrome de Cushing: excesso de reposição de glicocorticoides.
- Puberdade precoce central: necessitando tratamento com análogos do GnRH.
- Comportamento masculino em meninas com HAC clássicas virilizantes.
- Tumores adrenais, como mielolipomas (dor abdominal, náuseas e vômitos).
- Tumores testiculares (TART): podem ocorrer devido ao crescimento benigno de tecido ectópico adrenal, sob a forma de nódulos hiperplásicos, nos testículos. Esses "tumores" são diagnosticados entre 10 e 20 anos de idade. São mais comuns nas formas perdedoras de sal, são tipicamente bilaterais, e com diâmetro variando de 2 a 40 mm. Em adultos, os TART podem acometer até 90% dos indivíduos a depender da população estudada. Em crianças, eles são raros. Como tumores < 2 cm são dificilmente palpáveis, o diagnóstico requer métodos de imagem como US ou ressonância magnética (RM). A maioria regride com a adequação da terapia com corticoides, embora alguns autores recomendem o uso de doses suprafisiológicas de dexametasona por um

curto período devido ao seu maior poder supressor adrenal. Casos mais graves podem causar atrofia testicular e azoospermia.

- Tecido prostático em meninas com HAC forma clássica virilizante. O desenvolvimento do tecido prostático decorre da ação da di-hidrotestosterona sobre as glândulas parauretrais de Skene das meninas, as quais têm homologia histológica e enzimática com a próstata. A presença do tecido prostático pode ser demonstrada pela RM da região pélvica ou pela dosagem do PSA.
- Hipofunção adrenomedular com deficiência da conversão de norepinefrina para epinefrina (40 a 80% dos valores normais). Essa deficiência, causada por hipoplasia da medula da adrenal, diminui a atividade da enzima feniletanolamina-N-metiltransferase. Quando associada ao hipocortisolismo, aumenta o risco de hipoglicemia durante situações de estresse ou jejum prolongado.
- Redução da densidade mineral óssea: como resultado do tratamento exagerado com glicocorticoides. Solicitar densitometria óssea a cada 3 a 5 anos.
- Resistência insulínica, obesidade e síndrome metabólica.
- Síndrome dos ovários policísticos.
- Redução da fertilidade: em mulheres, a fertilidade pode ser comprometida devido ao hiperandrogenismo, elevação persistente da progesterona e 17-OHP, tumores de restos adrenais nos ovários, síndrome do ovário policístico e correção inadequada da atipia genital. Em homens, a infertilidade é rara, podendo ocorrer em pacientes com crescimento de restos adrenais no testículo causando obstrução dos túbulos seminíferos.

ORIENTAÇÕES PARA O PACIENTE COM INSUFICIÊNCIA ADRENAL

As seguintes orientações devem ser fornecidas ao paciente com insuficiência adrenal crônica:

- Usar identificação (cartão, colar, pulseira, bracelete) informando sobre sua condição.
- Ser instruído de maneira clara e receber por escrito informações sobre a conduta a ser tomada nas situações de estresse.
- Em situações de estresse leve ou moderado que necessite de assistência médica, deverá ser orientado a administrar, ainda em casa, o dobro ou triplo de sua dose habitual de glicocorticoide antes de ir para a unidade de emergência.
- Em situações de estresse grave com alteração da consciência, desidratação, infecções sistêmicas, cianose ou toxemia, o paciente deverá receber uma dose de hidrocortisona, IM, antes de ir para o hospital. Para tanto, devem ter, em casa, o *kit* de emergência para tratamento da crise adrenal.
- Associar-se à Associação Brasileira Addisoniana (ABA), que fornece grupos de suporte, material educativo e *kit* de emergência com um frasco de hidrocortisona (100 mg) e insumos para sua administração, via IM/SC, em situações sugestivas de crise adrenal.
- Acompanhamento periódico com endocrinologista.

TRANSIÇÃO DOS CUIDADOS PARA A ENDOCRINOLOGIA DE ADULTO

A equipe de endocrinologia pediátrica deve preparar o adolescente e sua família para transição e posterior cuidado médico pelo endocrinologista de adulto, pelo menos 6 a 12 meses antes de efetivar a transferência. Idealmente, as instituições deveriam desenvolver protocolos com a participação de endocrinologistas pediátricos e de adultos que atendessem às peculiaridades do serviço e otimizassem essa fase de transição.

Na transição para os cuidados por endocrinologista adulto, recomenda-se o monitoramento de complicações da corticoterapia prolongada, uso de hidrocortisona de liberação controlada, questões sobre atividade sexual, gestação, fertilidade e necessidade de procedimentos cirúrgicos na genitália; monitoração para detecção de TART, síndrome dos ovários policísticos, osteoporose, síndrome metabólica, entre outros.

REFERÊNCIAS SELECIONADAS

1. Adriaansen BPH, Schroder MAM, Span PN, Sweep FCGJ, van Herwaarden AE, Claahsen-van der Grintn HL. Challenges in treatment of patients with non-classic congenital adrenal hyperplasia. Front Endocrinol (Lausanne). 2022;13:1064024.
2. Al-Rayess H, Wiersma R, Turner LE, Palzer E, Munoz YM, Sarafoglou K. Anastrozole improves height outcomes in growing children with congenital adrenal hyperplasia due to 21-OHD. J Clin Endocrinol Metab. 2024:dgae771.

3. Auer MK, Nordenstrom A, Lajic S, Reisch N. Congenital adrenal hyperplasia. Lancet. 2023;401(10372):227-44.
4. Balagamage C, Arshad A, Elhassan YS, Said WB, Krone RE, Gleeson H, et al. Management aspects of congenital adrenal hyperplasia during adolescence and transition to adult care. Clin Endocrinol (Oxf). 2023.
5. De Crecchio L. Sopra un caso di apparenze virili in una donna. Il Morgagni. 1865;7:151-89.
6. Eyer de Jesus L, et al. Testicular adrenal rest tumors - Epidemiology, diagnosis and treatment. J Pediatr Urol. 2023:S1477-5131(23)00431-X.
7. Gurpinar Tosun B, Guran T. Rare forms of congenital adrenal hyperplasia. Clin Endocrinol (Oxf). 2023.
8. Hosomi SS, Salles IC, Bachega TASS. Mutation distributions among patients with congenital adrenal hyperplasia from five regions of Brazil: a systematic review. Arch Endocrinol Metab. 2023;67(3): 427-41.
9. Itonaga T, Hasegawa Y. Monitoring treatment in pediatric patients with 21-hydroxylase deficiency. Front Endocrinol (Lausanne). 2023.
10. Jha S, Turcu AF. Nonclassic congenital adrenal hyperplasia: what do endocrinologists need to know? Endocrinol Metab Clin North Am. 2021;50(1):151-65.
11. Kopacek C, Prado MJ, Silva CMD, Castro SM, Beltrão LA, Vargas PR, et al. Clinical and molecular profile of newborns with confirmed or suspicious congenital adrenal hyperplasia detected after a public screening program implementation. J Pediatr (Rio J). 2018. pii: S0021-7557(17)30413-8.
12. Maher JY, Gomez-Lobo V, Merk DP. The management of congenital adrenal hyperplasia during preconception, pregnancy, and postpartum. Rev Endocr Metab Disord. 2023;24(1):71-83.
13. Nordenström A, Falhammar H, Lajic S. Current and novel treatment strategies in children with congenital adrenal hyperplasia. Horm Res Paediatr. 2023;96(6):560-72.
14. Pofi R, Ji X, Krone NP, Tomlinson JW. Long-term health consequences of congenital adrenal hyperplasia. Clin Endocrinol (Oxf). 2023.
15. Sarafoglou K, Kim MS, Lodish M, Felner EI, Martinerie L, Nokoff NJ, et al. and CAHtalyst Pediatric Trial Investigators. Phase 3 Trial of Crinecerfont in Pediatric Congenital Adrenal Hyperplasia. N Engl J Med. 2024.
16. Sociedade Brasileira de Pediatria (SBP). Departamento Científico de Endocrinologia. Hiperplasia adrenal congênita: triagem neonatal. Publicado em: 01/10/2019. Disponível em: https://www.sbp.com.br/departamentos/endocrinologia/documentos-cientificos/.
17. Tseretopoulou X, Bryce J, Chen M, McMillan M, Lucas-Herald AK, Ali SR, et al. The I-CAH Registry: a platform for international collaboration for improving knowledge and clinical care in congenital adrenal hyperplasia. Clin Endocrinol (Oxf). 2023 A.
18. Uslar T, Olmos R, Martínez-Aguayo A, Baudrand R. Clinical update on congenital adrenal hyperplasia: recommendations from a multidisciplinary adrenal Program. J Clin Med. 2023;12(9):3128.
19. Whitaker MJ, Debono M, Ross RJ. Developing oral chronotherapy for cortisol replacement in congenital adrenal hyperplasia. Clin Endocrinol (Oxf). 2023.

14

Diferenças do desenvolvimento sexual

INTRODUÇÃO

Na mitologia grega, Hermafrodito foi o filho da relação adúltera entre Hermes, deus da riqueza, e Afrodite, deusa da beleza. Por ter nascido de uma relação proibida, Hermafrodito (junção dos nomes Hermes e Afrodite) foi criado pelas ninfas das florestas da Frígia. Certa vez, já adulto, a ninfa Salmacis tentou seduzi-lo, mas não obteve sucesso. Um dia, ao vê-lo entrar no lago, Salmacis despiu-se e entrou na água, abraçando-o e beijando-o. Como ele continuasse a rejeitá-la, ela pediu aos deuses para nunca mais separá-los. Nesse instante, seus corpos se fundiram em um único ser. A partir desse mito, foi cunhada a palavra hermafroditismo, para designar indivíduos que nascem com gônadas masculinas e femininas.

O nascimento de uma criança com genitália atípica é considerado uma emergência tanto do ponto de vista psicossocial (estresse e sofrimento familiar, dificuldade para designar o sexo) como do ponto de vista médico (crise de perda de sal em alguns tipos de hiperplasia adrenal congênita). Por isso, conhecer as causas, investigação diagnóstica e tratamento das diferenças do desenvolvimento sexual (DDS) é essencial para definir o diagnóstico e conduta adequada.

FISIOLOGIA DO DESENVOLVIMENTO SEXUAL

O desenvolvimento e a diferenciação sexual resultam de uma sequência de eventos complexos pelos quais o embrião adquire características masculinas ou femininas de sua gônada, genitália interna e genitália externa. Antes da 6ª semana gestacional não se pode distinguir o embrião masculino do feminino, pois as gônadas não são diferenciadas. Entre a concepção e a 6ª à 7ª semana de gestação ocorre a formação das gônadas bipotenciais, precursores da genitália interna (ductos de Wolff ou mesonéfricos e ductos de Müller ou paramesonéfricos) e estruturas que darão origem à genitália externa (tubérculo genital, pregas genitais, seio urogenital e saliências labioescrotais). Entre a 7ª e a 14ª semana de gestação ocorre o processo de diferenciação sexual de acordo com o sexo genético (cromossômico) do embrião, ou seja, progredindo para genitália masculina se a constituição cromossômica for 46,XY, e feminina, se for 46,XX.

No embrião 46,XY, o *SRY* estimula a expressão do *SOX9*, que inicia a diferenciação sexual da gônada bipotencial em testículo. As células de Sertoli são as primeiras a serem diferenciadas, produzindo o hormônio antimülleriano (HAM), que atua de forma parácrina (cada testículo é responsável pela ação ipsilateral desse hormônio), causando a regressão dos ductos de Müller, entre a 8ª e a 9ª semana de gestação. A partir da 9ª semana tem início a diferenciação das células de Leydig, que, sob estímulo da gonadotrofina coriônica placentária, produzem testosterona, que age de forma parácrina estabilizando e diferenciando os ductos de Wolff para formar a genitália interna masculina (epidídimo, canal deferente e vesículas seminais). A testosterona é convertida em di-hidrotestosterona (DHT) pela ação da enzima 5-alfa-redutase tipo 2, que se liga ao receptor de andrógeno (AR), fazendo com que ocorra diferenciação da genitália externa masculina (pênis e escroto) e da próstata. O tubérculo genital forma a glande e os corpos cavernosos do pênis, as pregas genitais formam o corpo esponjoso e a uretra peniana, e as saliências labioescrotais formam a bolsa escrotal. O DHT também é responsável pelo desenvolvimento da próstata e uretra prostática.

A descida dos testículos para a bolsa escrotal ocorre em duas fases. A primeira fase é a transabdominal (entre a 8ª e a 15ª semana de gestação), quando os testículos descem do abdome até o anel inguinal interno. Os genes envolvidos nessa fase da descida testicular são: *INSL3*, *RAF1*, *SOS1*, *FGFR1* e *MIF*. A segunda fase é a inguinoescrotal (entre a 23ª e a 35ª semana de gestação), quando o testículo desce do anel inguinal interno até a bolsa escrotal. Essa fase da descida testicular é dependente da produção adequada de andrógenos (testosterona e di-hidrotestosterona) e do funcionamento normal do AR, bem como da ausência de anormalidades anatômicas que impeçam a migração testicular. Alguns dos genes que participam da diferenciação sexual masculina são: *DHH*, *DMRT1*, *GATA4*, *NR5A1*, *SP1* e *WT1*. O *DHH* atua na morfogênese, o *DMRT1* antagoniza o *FOXL2*, o *GATA4* regula a expressão do *SRY*, o *NR5A1* é um fator de transcrição para *SRY* e *SOX9*, o *SP1* regula a expressão do *SRY*, o *WT1* é um fator de transcrição e estabilização do *SRY*.

No embrião 46,XX a ausência do *SRY* associada à expressão de vários genes, como o *FOXL2*, que antagoniza o *SOX9*, faz com que a gônada bipotencial se diferencie em ovário. Isso mostra que a diferenciação dos ovários não é um processo passivo como anteriormente se acreditava. Como os ovários não produzem HAM, ocorrerá a estabilização e a diferenciação dos ductos de Müller, formando a genitália interna feminina (trompas, útero e a porção superior da vagina). Como os ovários também não produzem testosterona, os ductos de Wolff involuirão. Na ausência de testosterona e DHT, a genitália externa se diferenciará em genitália feminina. O tubérculo genital forma o clitóris, as pregas genitais formam os pequenos lábios, as saliências labioescrotais formam os grandes lábios, e o seio urogenital forma a uretra e a porção inferior do canal vaginal. Alguns dos genes que participam da diferenciação sexual feminina são: *FST*, que antagoniza as ativinas, *NR0B1*, que antagoniza o *SRY* e o *SOX9*, *RSPO1*, que aumenta a expressão do *WNT4*, e *WNT4*, que silencia o *SOX9*.

DEFINIÇÕES

- Diferenças (distúrbios) do desenvolvimento (diferenciação) sexual (DDS): termo utilizado para descrever as condições que afetam o desenvolvimento e a diferenciação sexuais, levando à discordância entre o sexo cromossômico, gonadal e anatômico, os quais podem se manifestar ou não sob a forma de genitália atípica. Por exemplo, nas síndromes de Turner (45,X) e de Klinefelter (47,XXY) existe discordância entre o sexo cromossômico (que é atípico) e a genitália externa (habitualmente típica).
- Genitália atípica (ambígua): termo utilizado para definir a incapacidade de identificar ou definir a genitália externa como masculina ou feminina com base no exame físico.
- DDS ovário-testicular (ovotesticular): termo que substitui "hermafroditismo verdadeiro" para designar, em um mesmo indivíduo, a presença de tecido ovariano (folículos ovarianos ou *corpus albicans*) e testicular (túbulos seminíferos, com ou sem espermatozoides).
- DDS 46,XY: termo que substitui "pseudo-hermafroditismo masculino" para caracterizar indivíduos com sexo cromossômico e gonadal masculino e inadequada virilização da genitália externa. Isto é, o cariótipo é 46,XY, com presença de testículos e atipia da genitália externa. Se os testículos não estiverem presentes, como nas síndromes de regressão testicular, sua existência anterior, de caráter temporário, pode ser inferida pela ausência da diferenciação dos ductos de Müller.
- DDS 46,XX: termo que substitui "pseudo-hermafroditismo feminino" para caracterizar indivíduos com sexo cromossômico e gonadal feminino, com virilização da genitália externa. Isto é, o cariótipo é 46,XX, com presença de ovários e atipia da genitália externa.
- DDS testicular 46,XX: termo que substitui a "síndrome do homem 46,XX" para caracterizar indivíduos do sexo masculino nos quais ocorre translocação de um ou mais genes responsáveis pela diferenciação testicular do cromossomo Y para o cromossomo X.
- Disgenesia gonadal: termo utilizado para definir as DDS associadas a gônadas disgenéticas (gônada constituída apenas por tecido fibroso, sem estruturas que permitam defini-la como ovário ou testículo).

EPIDEMIOLOGIA

A real incidência das DDS é difícil de estimar devido à heterogeneidade da apresentação clínica. Em relação à atipia genital, estima-se que sua incidência seja de 1:4.500 a 1:5.500 nascidos vivos.

ETIOLOGIA

O Quadro 1 mostra a etiologia das DDS: (i) DDS ovário-testicular; (ii) DDS 46,XX testicular; (iii) DDS cromossomo sexual; (iv) DDS 46,XY; e (v) DDS 46,XX. Mesmo usando essa classificação, algumas etiologias ainda podem ser colocadas em mais de uma categoria diagnóstica. O Quadro 2 mostra síndromes genéticas associadas à DDS.

DDS OVÁRIO-TESTICULAR

A DDS ovário-testicular (DDS-OT) consiste na expressão de tecido ovariano e testicular em um mesmo indivíduo. Sua incidência é de 1:20.000, correspondendo a < 5% de todos os casos de DDS. Algumas causas de DDS-OT são: duplicação ou triplicação da região regulatória XXSR, duplicação ou deleção do *SOX3* (*SRY-box transcription factor 3*) ou variante patogênica do *NR5A1* (*nuclear receptor subfamily 5, group A, member 1*).

O cariótipo mais frequente é o 46,XX (70%), seguido de mosaicismos ou quimerismos como, por exemplo, cariótipo 46,XX/46,XY (20%) e cariótipo 46,XY (10%). As gônadas podem se apresentar em diversas combinações: ovotestículo (ovotestis) bilateral, ovotestículo

QUADRO 1 Etiologia das diferenças do desenvolvimento sexual

DDS ovário-testicular	
DDS 46,XX testicular	
DDS cromossomo sexual A. 47,XXY (síndrome de Klinefelter) B. 45,X (síndrome de Turner)	C. 45,X/46,XY (disgenesia gonadal mista) D. 46,XX/46,XY (quimerismo)
DDS 46,XY	
A. Distúrbios do desenvolvimento testicular (disgenesia) 1. Disgenesia gonadal 46,XY pura, completa, ou síndrome de Sweyer 2. Disgenesia gonadal 46,XY associada a doença renal (*WT1*): síndromes de Denys-Drash e Frasier 3. Disgenesia gonadal por variantes patogênicas do *SRY, SOX9, MAP3K1, NR0B1, NR5A1, DHH, ATRX, RSPO1* 4. Disgenesia gonadal por monossomia do 9p24del 5. Síndrome de WARG 6. Síndrome da regressão testicular **B. Distúrbios da síntese, metabolismo ou ação androgênica** 1. Distúrbios da síntese do colesterol: síndrome de Smith-Lemli-Opitz 2. Distúrbios da síntese dos andrógenos ▪ Variantes patogênicas do *LHCGR, AKR1C2* e *AKR1C4* ▪ Deficiência da: StAR, P450scc, 3-beta-hidroxiesteroide-desidrogenase tipo 2, 17-alfa-hidroxilase/17-20 liase, 17-beta--hidroxiesteroide-desidrogenase tipo 3, citocromo P450 oxidorredutase	3. Distúrbios do metabolismo dos andrógenos ▪ Deficiência da 5-alfa-redutase tipo 2 4. Distúrbios da ação dos andrógenos ▪ Síndrome da insensibilidade androgênica parcial ou completa ▪ Medicamentos usados pela gestante (p. ex., progestágenos, ciproterona, finasterida, valproato) ▪ Desreguladores endócrinos (p. ex., ftalatos, pesticidas organoclorados, dioxinas, fitoestrógenos) **C. Distúrbios da síntese ou ação do hormônio antimülleriano** **D. Outros** 1. Síndromes genéticas ▪ Robinow, Aarskog, IMAGe, ATR-X, Axenfeld-Rieger tipo1, Opitz, Pallister-Hall, CHARGE 2. Hipospadia grave (penoescrotal) 3. Extrofia de cloaca (complexo extrofia vesical-epispádia) 4. Transposição penoescrotal (inversão penoescrotal) 5. Pênis bífido, duplicação do pênis (difalia), agenesia peniana (afalia)
DDS 46,XX	
A. Distúrbios do desenvolvimento dos ovários (disgenesia) 1. Disgenesia gonadal pura 46,XX 2. Síndrome de Perrault 3. Disgenesia gonadal por variantes do: *BMP15, PSMC3IP, MCMDC1, MRPS22, SOHLH1, NUP107, ESR, SPIDR* **B. Excesso de andrógenos** 1. Fetal ▪ Deficiência da: 21-hidroxilase, 3-beta-hidroxiesteroide-desidrogenase tipo 2, 11-beta-hidroxilase, citocromo P450 oxidorredutase 2. Fetoplacentária ▪ Deficiência da aromatase 3. Materno	▪ Doenças virilizantes maternas (p. ex., luteoma, tecoma, teratoma, adenoma ou carcinoma adrenal) ▪ Fármacos androgênicos (p. ex., danazol, acetato de medroxiprogesterona) **C. Distúrbios do desenvolvimento dos ductos de Müller** 1. MRKH (síndrome de Mayer-Rokitanski-Küster-Hauser) 2. MURCS (*mullerian duct aplasia, renal agenesis/ectopia, cervico-thoracic somite dysplasia*) 3. MK (síndrome de McKusik-Kaufman) 4. Variantes patogênicas do *WNT4* **D. Outros** 1. Extrofia de cloaca 2. Causas ambientais (desreguladores endócrinos)

QUADRO 2 Síndromes genéticas associadas a diferenças do desenvolvimento sexual

Síndrome	DDS	Etiologia e manifestações clínicas
IMAGe	DDS 46,XY	Variante patogênica do *CDKN1C*. Caracteriza-se por retardo do crescimento intrauterino, displasia metafisária, hipoplasia adrenal e alteração da genitália. Alterações genitais comuns em meninos são o criptorquidismo e o micropênis
CHARGE	DDS 46,XY DDS 46,XX	Variante patogênica do *CHD7* e do *SEMA3E*. Caracteriza-se por coloboma, atresia de coanas, atraso do desenvolvimento, anomalias cardíacas, genitais e da orelha. Micropênis, hipospadia, *chordee* e escroto bífido nos meninos; hipoplasia de grandes lábios, pequenos lábios e clitóris, atresia de vagina ou de útero nas meninas
Robinow	DDS 46,XY	Variante patogênica do *ROR2*. Caracteriza-se por baixa estatura, face fetal (fronte olímpica, nariz em sela e pequeno, hipertelorismo), extremidades com encurtamento mesomélico ou acromesomélico, hemivértebra, alterações da genitália
Pallister-Hall	DDS 46,XY	Variante patogênica do *GLI3*. Caracteriza-se por hamartoma hipotalâmico, polidactilia, ânus imperfurado e alterações da genitália (micropênis, hipospadia, criptorquidismo e hipoplasia testicular)
Axenfeld-Rieger tipo1	DDS 46,XY	Variante patogênica do *PITX2* e do *FOXC1*. Caracteriza-se por alterações oculares (hipoplasia da íris, aniridia, discoria, policoria, estrabismo, glaucoma), dismorfismo facial, estenose ou imperfuração anal, alterações genitais (hipospadia)
ATR-X	DDS 46,XY	Variante patogênica do *ATRX*. Caracteriza-se por alfa-talassemia, retardo mental criptorquidismo, hipoplasia escrotal, hipospadia, micropênis, baixa estatura, microcefalia, nariz pequeno com narinas antevertidas, lábios volumosos
Aarskog	DDS 46,XY	Variante patogênica do *FGD1*. Caracteriza-se por baixa estatura, hipertelorismo, implantação do cabelo em "V" na fronte, testa ampla, nariz pequeno e arrebitado, mãos e pés pequenos, escroto em "xale ou cachecol"; criptorquidia
Smith-Lemli-Optiz	DDS 46,XY	Variante patogênica do *DHCR7*. Caracteriza-se: retardo mental, microcefalia, nariz largo, micrognatia, fenda palatina, polegar curto, polidactilia, sexo reverso masculino-para-feminino, hipospadia, criptorquidismo
McKusik-Kaufman	DDS 46,XY DDS 46,XX	Variante patogênica do *MKKS*. Caracteriza-se por malformações genitais (meninas = agenesia do 1/3 distal da vagina ou membrana intravaginal, hidrometrocolpos; meninos = hipospadia, criptorquidismo), malformações cardíacas e polidactilia
Mayer-Rokitanski--Küster-Hauser (MRKH)	DDS 46,XX	Deleções do cromossomo 17q12. A forma clássica caracteriza-se por agenesia uterina e dos 2/3 superiores da vagina + trompas normais + genitália externa feminina + função ovariana normal. Formas não clássicas apresentam útero disgenético, hipoplasia ou aplasia das trompas, hidronefrose
MURCS, ou MRKH tipo 2	DDS 46,XX	Etiologia desconhecida. Caracteriza-se por aplasia dos ductos de Müller, malformações renais, escoliose, fusão vertebral, vértebras "em cunha", anquilose estapedial, estenose valvar pulmonar, defeitos do septo atrial
WNT4	DDS 46,XX	Variante patogênica do *WNT4*. Caracteriza-se por aplasia dos ductos de Müller (agenesia uterina e dos 2/3 superiores da vagina), genitália externa feminina, hiperandrogenismo e malformações renais. Diferencia-se da síndrome MRKH pela variante patogênica do *WNT4* e pelo hiperandrogenismo
Perrault	DDS 46,XX	Variante patogênica em 1 de 6 genes: *CLPP*, *ERAL1*, *HARS2*, *LARS2*, *TWNK*, *HSD17B4*. Caracteriza--se por disgenesia ovariana e surdez neurossensorial
Antley-Bixler	DDS 46,XX DDS 46,XY	Variante patogênica do *POR*. Manifestações clínicas: genitália atípica, craniossinostose, sinostose radioumeral ou radioulnar e insuficiência adrenal
Síndrome de Nivelon-Nivelon--Mabile	DDS,46,XY	Variante patogênica do *HHAT*. Manifestações clínicas: microcefalia, hipoplasia do verme cerebelar, displasia esquelética, genitália atípica
Síndrome NEDBAVC	DDS, 46,XY	Variante patogênica do *DHX37*. NEDBAVC (*neurodevelopmental disorder with brain anomalies and with or without vertebral or cardiac anomalies*), microcefalia, convulsão, atipia genital
Síndrome cardiourogenital	DDS, 46,XX DDS, 46,XY	Variante patogênica do *MYRF*. Manifestações: malformações cardíacas e urogenitais, encefalite/encefalopatia

+ testículo, ovotestículo + ovário e testículo + ovário. A gônada mais frequente é o ovotestículo. As combinações gonadais (uma gônada de cada lado) mais frequentes são: ovotestículo + ovário (50%); testículo + ovário (20%) e ovotestículo bilateral (3%).

Suspeitar de DDS-OT quando houver assimetria da genitália externa, gônadas com dois tipos de consistência ou tamanho, gônadas palpáveis em pacientes com cariótipo 46,XX e quimerismos (46,XX/46,XY). A maioria dos pacientes apresenta genitália externa atípica, sendo mais comum a genitália externa com características masculinas. Entretanto, podem existir casos com genitália normal. A genitália interna pode mostrar útero, hemiútero ou útero rudimentar. A ovulação é possível, e existem relatos de gestações em pacientes com DDS-OT e cariótipo 46,XX ou 46,XX/46,XY. A paternidade é muito rara devido às alterações dos túbulos seminíferos tanto nos testículos como nos ovotestículos. Pacientes criados no sexo masculino podem desenvolver aumento das mamas e menstruação na puberdade. A grande variabilidade fenotípica dificulta o diagnóstico.

O diagnóstico é histológico, demonstrando tecido ovariano (folículos ovarianos ou *corpus albicans*) e testicular (túbulos seminíferos, com ou sem espermatozoides) em um mesmo indivíduo. A presença isolada de células de Leydig não caracteriza tecido testicular, nem a presença isolada de estroma fibroso caracteriza tecido ovariano. Nos pacientes com cariótipo 46,XX e diagnóstico precoce, o sexo de criação feminino é a opção preferencial devido ao potencial de puberdade e fertilidade espontâneas. Nos pacientes com cariótipo 46,XY ou quimerismos e um bom desenvolvimento fálico, pode-se considerar o sexo masculino como o sexo de criação.

DDS 46,XX TESTICULAR

A DDS 46,XX testicular é a condição na qual há associação de cariótipo 46,XX, genitais internos masculinos, testículos bilaterais com graus variáveis de disgenesia e ausência de ductos de Müller. Aproximadamente 80% dos pacientes apresentam translocação do *SRY* para um dos cromossomos X ou para um autossomo. Outras causas desse distúrbio são duplicação do *SOX9* (*SRY-box transcription factor 9*) e *SOX3* (*SRY-box transcription factor 3*), variantes patogênicas do *RSPO1* (*r-spondin homolog 1*) e *WTN4* (*Wnt family member 4*).

Na maioria dos casos (80 a 90%), a genitália externa é masculina, e o diagnóstico é realizado na adolescência ou na vida adulta, durante investigação para microrquidia, ginecomastia, hipogonadismo hipergonadotrófico, diminuição da libido, azoospermia e osteopenia. Histologicamente, o tecido testicular é normal na pré-puberdade, evoluindo para diminuição dos túbulos seminíferos e ausência de espermatogônias. A detecção de cariótipo 46,XX em paciente fenotipicamente masculino indica a pesquisa do *SRY*, por FISH (hibridização *in situ* por fluorescência), CGH-*array* (hibridização genômica comparativa em microarranjos) ou PCR (reação em cadeia da polimerase) com sequências específicas para o cromossomo Y. Se o resultado mostrar *SRY*, o diagnóstico está confirmado. Se o resultado mostrar ausência do *SRY*, é necessário estudo histopatológico das gônadas para diferenciar da DDS-OT. Se a biópsia gonadal não mostrar tecido ovariano, deve-se pesquisar outras variantes patogênicas. O tratamento consiste em reposição de testosterona e redução cirúrgica das mamas nos indivíduos fenotipicamente masculinos.

DDS CROMOSSOMO SEXUAL

As síndromes de Klinefelter e de Turner são descritas em outros capítulos deste livro.

Disgenesia 45,X/46,XY

Na disgenesia gonadal 45,X/46,XY, mista ou assimétrica, a genitália externa pode ser atípica, feminina ou masculina. Os indivíduos apresentam testículo de um lado (geralmente à direita) e gônadas disgenéticas de outro, com diferentes combinações de estruturas derivadas dos ductos de Wolff (no lado testicular) e de Müller (no lado da gônada disgenética). Alguns pacientes podem ter dismorfias características da síndrome de Turner (p. ex., baixa estatura, malformações cardíacas e renais) devido ao componente 45,X do cariótipo. O diagnóstico requer confirmação histológica. As gônadas disgenéticas devem ser removidas devido ao risco de desenvolvimento de gonadoblastoma, seminoma e disgerminoma.

DDS 46,XY

O fenótipo da DDS 46,XY pode variar desde uma genitália externa completamente feminina com hérnia inguinal até casos mais leves de hipospadia, micropênis e criptorquidismo isolados. Menos de 50% dos pacientes conseguem ter um diagnóstico etiológico definitivo. As causas mais frequentes são agrupadas nos seguintes grupos: disgenesia gonadal, defeitos da síntese do colesterol, defeitos da síntese da testosterona, defeitos do metabolismo da testosterona, insensibilidade a testosterona, distúrbios do desenvolvimento dos ductos de Müller, exposição a desreguladores endócrinos, síndromes genéticas e embriopatias.

Disgenesia gonadal

O Quadro 3 mostra a etiologia do DDS 46,XY causado por disgenesia testicular, com túbulos seminíferos associados a pelo menos uma das seguintes estruturas: hipoplasia ou diminuição do diâmetro tubular, ausência ou diminuição do número de células germinativas, ou fibrose. Outras causas de disgenesia gonadal são descritas no Quadro 2 sobre síndromes genéticas e DDS.

Disgenesia 46,XY pura ou completa

A disgenesia 46,XY pura ou completa, ou síndrome de Sweyer, pode ocorrer de forma esporádica, por herança ligada ao X, autossômica dominante ou recessiva. As variantes patogênicas mais frequentes são do *SRY* (15 a 30% dos casos), *NR5A1* (*nuclear receptor subfamily 5, group A, member 1*) e *MAP3K1* (*mitogen-activated protein kinase 1*). Os indivíduos têm cariótipo 46,XY, genitália externa feminina, estruturas müllerianas (útero, trompas, 2/3 superiores da vagina), ausência de estruturas derivadas dos ductos de Wolff e disgenesia gonadal bilateral. Como a genitália externa tem fenótipo feminino, eles são identificados como meninas ao nascimento. O diagnóstico geralmente é feito na adolescência devido à amenorreia primária e hipogonadismo hipergonadotrófico. A gonadectomia é indicada devido ao alto risco de gonadoblastoma e disgerminoma.

QUADRO 3 Etiologia da DDS 46,XY por disgenesia testicular

Gene	Herança	Estruturas müllerianas	Características adicionais
SRY	Y	+/–	Disgenesia gonadal
SOX9	AD	+/–	Displasia campomélica (encurvamento dos ossos longos): displasia esquelética associada ao sexo reverso em 75% dos indivíduos 46,XY
WT1	AD	+/–	Síndromes de Denys-Drash e de Frasier: tumor de Wilms, gonadoblastoma, nefropatia progressiva, aniridia e malformações renais
NR5A1	AD/AR	+/–	Insuficiência adrenal primária, hipogonadismo hipogonadotrófico, criptorquidismo, micropênis e sexo reverso 46,XY
DHH	AD/AR	+	Disgenesia gonadal, sexo reverso em indivíduos 46,XY, neuropatia fascicular
NR0B1	Dupl. Xp21.2	+/–	Insuficiência adrenal primária (hipoplasia adrenal), hipogonadismo hipogonadotrófico em indivíduos 46,XY, sem DDS
WNT4	Dupl.1p35	+	Anomalia do desenvolvimento dos ductos de Müller
TSPYL1	AD/AR	–	Azoospermia
ATRX	X	–	Alfa-talassemia, retardo mental
ARX	X	–	Lisenssefalia, epilepsia, instabilidade térmica
RSPO1	AR	–	Hiperceratose palmoplantar, opacidade corneana, onicodistrofia, déficit auditivo, predisposição para carcinoma de células escamosas
DMRT1	Del 9p24.3		Dismorfia e retardo mental
MAP3K1	AD	+/–	Fenótipo variado: sexo reverso, hipospadia, criptorquidismo

AD: autossômica dominante; AR: autossômica recessiva.

Disgenesia 46,XY por variante patogênica do *MAP3K1*

Causada por variante patogênica ativadora ou ganho de função do *MAP3K1* (*mitogen-activated protein kinase*

1). Caracteriza-se por cariótipo 46,XY, sexo reverso se a disgenesia for completa e testículos disgenéticos com micropênis e hipospadia, se a disgenesia for parcial. As estruturas müllerianas podem ou não estar presentes.

Disgenesia 46,XY por variante patogênica do *WT1*

Causada por variante patogênica do *WT1* (*WT1 transcription factor*). Caracteriza-se por cariótipo 46,XY, testículos disgenéticos, genitália atípica, doença renal e predisposição aumentada para gonadoblastoma e tumor de Wilms. O diagnóstico de elevação do LH e do FSH em meninas com doença renal crônica deve levantar a suspeita de variante patogênica do *WT1*, uma vez que nesses casos o esperado seria a diminuição do LH e do FSH. Alguns pacientes com genitália fenotipicamente feminina conseguem iniciar e progredir a puberdade até o estágio M4 de Tanner devido à secreção de estrógenos pelo gonadoblastoma, o que contribui para atrasar ainda mais o diagnóstico. As síndromes mais comuns desse grupo são Denys-Drash e Frasier.

Síndrome de Denys-Drash

Caracteriza-se pela tríade DDS 46,XY (disgenesia testicular bilateral), hipogonadismo hipergonadotrófico, síndrome nefrótica e predisposição aumentada para tumor de Wilms e gonadoblastoma. A DDS se manifesta ao nascimento por variados fenótipos. Por exemplo: micropênis, hipospadia penoescrotal e criptorquidismo, ou genitália predominantemente feminina. Derivados dos ductos de Müller estão raramente presentes. A síndrome nefrótica é esteroide-resistente, sendo causada por esclerose mesangial difusa. Os sintomas da nefropatia têm início entre o nascimento e 2 anos, evoluindo para doença renal em estágio terminal entre 4 e 6 anos de idade. A doença renal se manifesta por oligúria, edema, hipertensão arterial, proteinúria, hematúria e elevação progressiva da ureia e creatinina. O tumor de Wilms, geralmente unilateral, pode ser diagnosticado no primeiro mês ou nos primeiros 2 anos de vida. A remoção das gônadas disgenéticas é recomendada para evitar o surgimento de gonadoblastoma.

Síndrome de Frasier

Caracteriza-se por: DDS 46,XY (disgenesia testicular completa bilateral), síndrome nefrótica, hipogonadismo hipergonadotrófico e risco aumentado de gonadoblastoma. A DDS se manifesta por genitália externa habitualmente feminina com presença de estruturas müllerianas na ultrassonografia (US) pélvica (sexo reverso). A síndrome nefrótica é esteroide-resistente, sendo causada por esclerose glomerular focal e segmentar. Os sintomas da nefropatia têm início entre 2 e 6 anos, progredindo para insuficiência renal terminal na puberdade. Não existe risco aumentado de desenvolver tumor de Wilms. Os pacientes com genitália de fenótipo feminino são identificados durante investigação para atraso puberal com elevação das gonadotrofinas e cariótipo 46,XY; ou quando da investigação da etiologia de síndrome nefrótica esteroide-resistente. A remoção das gônadas disgenéticas é recomendada.

Disgenesia 46,XY associada a displasia campomélica

Causada por variante patogênica do *SOX9* (*SRY-box transcription factor 9*). Caracteriza-se por cariótipo 46,XY, gônadas disgenéticas com aspecto macroscópico de ovários e genitália externa de fenótipo variável: masculina com criptorquidismo, genitália atípica e genitália feminina (sexo reverso). Derivados dos ductos de Müller podem estar presentes. Outras alterações fenotípicas são: dismorfias faciais (base nasal achatada, implantação baixa de orelhas, fenda palatina), malformações esqueléticas (extremidades curtas, arqueamento do fêmur e tíbia, pé torto, anomalias pélvicas e escapulares) e malformações do sistema nervoso central (SNC). Óbito precoce nas primeiras horas ou dias de vida é frequente. A gonadectomia profilática é indicada pelo risco de malignização.

Disgenesia 46,XY por expressão aumentada do *NR0B1*

A expressão aumentada do *NR0B1* (*nuclear receptor, subfamily O, group B, member 1*) causa alteração do DAX1, receptor nuclear com ações no eixo hipotalâmico-pituitário-adrenal-gonadal, levando a DDS 46,XY com testículos disgenéticos, genitália externa feminina ou atípica, e genitália interna com estruturas derivadas dos ductos de Müller e Wolff.

Disgenesia 46,XY por variante patogênica do *NR5A1*

Variantes patogênicas do *NR5A1* (*nuclear receptor subfamily 5, group A, member 1*), que codifica o *SF1* (*sterodoigenic fator 1*), causam DDS 46,XY com diversos graus de disgenesia gonadal e atipia genital (p. ex., hipospadia penoescrotal, micropênis, criptorquidismo bilateral, síndrome de Sweyer). Derivados dos ductos de Müller estão presentes em 25% dos casos. Alguns pacientes podem ter insuficiência adrenal primária. Mulheres com variante patogênica heterozigotas podem ter falência ovariana precoce.

Disgenesia 46,XY por variante patogênica do *DHH*

Variantes patogênicas do *DHH* (*desert hedgehog signaling molecule*) causam DDS 46,XY associada a disgenesia testicular com genitália externa fenotipicamente feminina, polineuropatia minifascicular e risco aumentado de desenvolver seminoma.

Disgenesia 46,XY por monossomia distal do cromossomo 9p24

A monossomia distal do cromossomo 9p24 causa DDS 46,XY associada a disgenesia testicular, genitália externa feminina ou atípica, déficit intelectual e dismorfias (p. ex., pescoço curto, micrognatia, orelhas de implantação malformadas, trigonocefalia, prega palmar única). Podem ocorrer malformações cardíacas, atresia de coanas, onfalocele e epilepsia. Variantes patogênicas do *DMRT* (*doublesex and Mab-3 related transcription factor 1*) têm sido relatadas. Gonadectomia é indicada pelo risco de gonadoblastoma.

Síndrome WARG

A síndrome WARG (*Wilms tumor, aniridia, renal and genital anomalies*) é uma síndrome de genes contíguos, causada por deleções heterozigóticas do cromossomo 11p14-p12, onde se localizam os genes *WT1* (*WT1 transcription factor*), responsável pelas anomalias genitais e renais, e *PAX6* (*paired box 6*), responsável pela aniridia. Alguns pacientes apresentam obesidade grave, e o acrônimo original tem sido mudado para WARGO. Caracteriza-se por: DDS 46,XY (disgenesia testicular bilateral), tumor de Wilms, aniridia, malformação geniturinária e déficit intelectual. O gonadoblastoma é uma complicação comum.

Síndrome da regressão testicular bilateral

Trata-se de uma forma de disgenesia gonadal, que pode ser classificada em três tipos a depender da fase do desenvolvimento em que ocorreu a regressão testicular: agonadismo, testículos rudimentares e anorquia. Uma das principais controvérsias em relação a essa classificação é que o termo "agonadismo" implica ausência de gônadas, o que não corresponde totalmente à verdade, uma vez que os testículos foram formados e depois, por razões diversas (p. ex., torção testicular), desapareceram.

- Agonadismo: a regressão testicular ocorre antes da 7ª à 9ª semana de gestação. A genitália externa é habitualmente feminina ou discretamente atípica (p. ex., falo) e a genitália interna mostra ductos de Wolff e de Müller anormalmente diferenciados e rudimentares. As crianças são designadas, ao nascimento, como meninas devido ao fato de o fenótipo genital externo ter características femininas. O diagnóstico é feito durante a investigação para amenorreia primária e hipogonadismo hipergonadotrófico. A disgenesia gonadal pura 46,XY (síndrome de Swyer) se diferencia do agonadismo por ter genitália interna feminina.
- Testículos rudimentares: a regressão testicular ocorre entre a 8ª e a 10ª semana de gestação. A genitália externa é caracterizada por micropênis, hipospadia e criptorquidia.
- Anorquia: a regressão testicular ocorre após a 12ª semana de gestação. A genitália externa é tipicamente masculina ou mostra micropênis, criptorquidia e/ou hipospádia. Laboratorialmente, existe hipogonadismo hipergonadotrófico e níveis séricos indetectáveis do HAM. O diagnóstico é suspeitado em indivíduos com cariótipo 46,XY, ausência de testículos e genitália externa masculina.

Defeitos da síntese do colesterol

Deficiência da 7-deidrocolesterol redutase

A deficiência da 7-deidrocolesterol redutase, de herança autossômica recessiva, é causada por variante patogênica inativadora ou perda de função do *DHCR7* (*7-dehydrocholesterol reductase*), que codifica a ação da enzima 7-deidrocolesterol redutase responsável pelo último passo na síntese do colesterol, resultando na síndrome de Smith-Lemli-Opitz. As principais manifestações clínicas são: dismorfia facial (microcefalia, blefaroptose, epicanto, narinas antevertidas e retrognatia), fenda palatina, catarata, polidactilia, sindactilia e retardo do desenvolvimento. O exame da genitália mostra hipogenitalismo, hipospádia e escroto hipoplásico ou bífido. Formas graves podem causar óbito perinatal. O diagnóstico é confirmado pelo aumento dos níveis séricos do 7-deidrocolesterol. A concentração do colesterol total pode ser baixa ou normal.

Defeitos da síntese da testosterona

Variante patogênica do *LHCGR*

Variantes patogênicas de herança autossômica recessiva, inativadoras ou perda de função do *LHCGR* (*luteinizing hormone/choriogonadotropin receptor*) causam hipoplasia ou agenesia das células de Leydig por insensibilidade testicular à ação do LH e hCG, com diminuição ou incapacidade da síntese de testosterona, levando a atipia genital em indivíduos 46,XY. A genitália externa varia de feminina (forma completa) a atípica com micropênis, hipospádia e/ou criptorquidismo (forma parcial). Os derivados dos ductos de Müller estão ausentes devido ao funcionamento normal das células de Sertoli. As estruturas derivadas dos ductos de Wolff estão ausentes ou vestigiais porque as células de Leydig são hipoplásicas ou ausentes. Na forma completa, os pacientes são criados como meninas e não desenvolvem puberdade. Nas formas parciais, o sexo de criação pode ser masculino a depender do grau de virilização da genitália externa. Na puberdade, ocorre elevação do LH e do FSH, diminuição da testosterona e seus precursores. O diagnóstico é confirmado pela pesquisa da variante patogênica do *LHCRG*.

Defeitos enzimáticos da síntese da testosterona

Os defeitos enzimáticos da síntese de testosterona e comuns à via de síntese do cortisol têm herança autossômica recessiva, sendo classificados como hiperplasia adrenal congênita: (i) StAR; (ii) P450 scc (*CYP11A1*); (iii) 3-beta-hidroxiesteroide-desidrogenase tipo 2 (*HSD3B2*); (iv) citocromo P450 oxidorredutase (*POR*); e (v) 17-alfa-hidroxilase (*CYP17A1*).

As deficiências enzimáticas da síntese da testosterona que não participam da via do cortisol são: (i) 17-20 liase (*CYP17A1*); (ii) citocromo 5B (*CYB5*); (iii) 17-beta-hidroxiesteroide oxidorredutase tipo 3 (*HSD17B3*).

Deficiência da StAR/P450scc

Causada por variante patogênica inativadora ou perda de função do *StAR* (*steroidogenic acute regulatory protein*), que impede o transporte do colesterol do citoplasma para a mitocôndria, levando a seu acúmulo intracelular, daí o nome HAC lipoide. O acúmulo de colesterol causa destruição celular e prejuízo da esteroidogênese. Esse tipo de HAC é mais comum em japoneses, coreanos e palestinos devido à variante patogênica fundadora. A deficiência da enzima P450scc (CYP11A1 ou 20,22-desmolase) é causada por variante patogênica inativadora ou perda de função do *CYP11A1* (*cytochrome P450 family 11 subfamily A member 1*), que impede a conversão do colesterol em pregnenolona (primeiro passo para a esteroidogênese).

A deficiência da StAR e a da P450scc são clinicamente e hormonalmente indistinguíveis, sendo necessário sequenciamento genético para diferenciá-las, embora na deficiência da StAR as adrenais sejam muito aumentadas e na deficiência da P450scc, não. Como nesse tipo de HAC toda a esteroidogênese é prejudicada, os fetos nascerão com genitália externa feminina. Os indivíduos 46,XY apresentam genitália externa feminina com vagina em fundo cego e ausência das estruturas derivadas dos ductos de Müller. Eventualmente, podem ter micropênis nas formas leves. Outras manifestações são hiponatremia, hiperpotassemia e acidose metabólica. O diagnóstico é confirmado pela diminuição da aldosterona, cortisol e andrógenos, com elevação do ACTH e renina. O tratamento consiste na reposição de glicocorticoide e mineralocorticoide.

Deficiência da 3-beta-hidroxiesteroide-desidrogenase tipo 2

Causada por variante patogênica inativadora ou perda de função do *HSD3B2* (*hydroxy-delta-5-steroid dehydrogenase, 3 beta-and steroid delta-isomerase 2*), levando a deficiência da 3-beta-HSD tipo 2, enzima responsável pela conversão da pregnenolona em progesterona, da 17-OH-pregnenolona em 17-OH-progesterona e da DHEA em androstenediona.

A deficiência da 3-beta-HSD tipo 2 é responsável por 1% de todos os casos de HAC. Os derivados dos ductos de Müller são ausentes e os derivados dos ductos de Wolff são normalmente desenvolvidos. Nas formas clássicas, os pacientes apresentam atipia genital (meninas por excesso de virilização da genitália externa e meninos pela deficiência da testosterona) e, em 60 a 70% dos casos, crises de perda de sal. As formas não perdedoras de sal, ou não clássicas, podem se apresentar mais tardiamente como adrenarca precoce nas meninas. Na puberdade, pode ocorrer virilização com ou sem ginecomastia. Laboratorialmente ocorre: elevação da pregnenolona, 17-OH-pregnenolona e DHEA, hiponatremia, hipopotassemia e acidose metabólica. A elevação da 17-OH-progesterona pode ocorrer como resultado da atividade do *HSD3B1*, expresso na pele, fígado, placenta e outros tecidos periféricos, levando a confusão diagnóstica com a deficiência da enzima 21-hidroxilase.

O tratamento inclui a reposição de glicocorticoide e mineralocorticoide. A reposição estrogênica está indicada, na puberdade, para indivíduos 46,XY criados como meninas, e nas pacientes 46,XX pela incapacidade de síntese de estrógenos. A correção cirúrgica é indicada nas pacientes 46,XX com virilização e nos pacientes 46,XY com atipia genital criados no sexo feminino (gonadectomia). Nos pacientes 46,XY com formas mais leves da doença, é importante solicitar periodicamente US de testículos para detecção de tumores testiculares de restos adrenais (*testicular adrenal rest tumor* – TART).

Deficiência da 17-alfa-hidroxilase/17,20-liase

Causada por variante patogênica inativadora ou perda de função do *CYP17A1* (*cytochrome P450 family 17 subfamily A member 1*), levando a deficiência da 17-alfa-hidroxilase/17,20-liase (P450c17). Essa deficiência pode se manifestar de três formas: deficiência total da 17-alfa-hidroxilase/17-20-liase; deficiência parcial da 17-alfa-hidroxilase/17-20-liase; e deficiência isolada da 17,20-liase. Sua incidência estimada é de 1:50.000, sendo a segunda causa de HAC no Brasil.

A deficiência da 17-alfa-hidroxilase limita a conversão de pregnenolona para 17-OH-pregnenolona e a conversão da progesterona para 17-OH-progesterona, levando a deficiência de cortisol e andrógenos (DHEA, androstenediona, testosterona) e a aumento da desoxicorticosterona (DOC). A expansão do volume causada pela elevação dos precursores mineralocorticoides e a consequente inibição da renina suprimem a síntese de aldosterona, cujos níveis séricos são inapropriadamente normais ou baixos. A deficiência da 17,20-liase, diminui a conversão da 17-OH-pregnenolona em deidroepiandrosterona (DHA) e a conversão 17-OH-progesterona para androstenediona. A redução dos andrógenos leva à diminuição da formação de estrógenos.

A genitália externa do feto 46,XY é feminina e menos frequentemente atípica, com ausência de derivados müllerianos. A genitália externa do feto 46,XX é normal. Nas formas completas, em ambos os sexos, o diagnóstico geralmente é feito na puberdade devido ao hipogonadismo hipergonadotrófico (ausência de caracteres sexuais secundários e amenorreia primária), hipertensão arterial, hipopotassemia, hipocortisolemia e elevação da progesterona. Pacientes 46,XY com deficiência isolada da 17,20-liase cursam com graus variados de atipia genital e ausência de hipertensão arterial. O tratamento consiste na reposição de glicocorticoide, restrição de sal e antagonistas dos mineralocorticoides. A remoção dos testículos é indicada quando forem de localização intra-abdominal ou nos pacientes criados como meninas. A reposição de esteroides sexuais é iniciada na puberdade.

Deficiência da citocromo P450 oxidorredutase

Causada por variante patogênica inativadora ou perda de função do *POR* (*cytochrome P450 oxidoreductase*), levando a deficiência da enzima P450-oxidorredutase, que é necessária para a transferência de elétrons do NADP para várias enzimas P450, incluindo as P450c17, P450c21 e P450aro.

Ambos os sexos nascem com atipia genital. Os derivados dos ductos de Müller não estão presentes e os dos ductos de Wolff são normalmente desenvolvidos.

A genitália externa do paciente 46,XY pode variar de hipospadia isolada e criptorquidismo até atipia genital. Os pacientes 46,XX apresentam clitoromegalia e graus variados de virilização. Alguns pacientes podem ter insuficiência adrenal. A deficiência dessa enzima pode cursar com manifestações semelhantes às da síndrome de Antley-Bixler (hipoplasia facial, atresia de coanas, craniossinostose, estenose radioumeral ou radioulnar, contratura articular).

Laboratorialmente, caracteriza-se por elevação do ACTH e 17-OH-progesterona, hipocortisolismo, aldosterona e renina normais e diminuição dos andrógenos adrenais. Essa deficiência se comporta como se fosse uma combinação de deficiência da 17-alfa-hidroxilase e da 21-hidroxilase. A virilização em meninas pode ser explicada pela conversão da 17-OH-progesterona em DHT pela via da porta dos fundos. Por essa via, a 17-OH-progesterona é convertida para 5-alfa-pregnano-17-alfa-ol-3,20-diona, que por sua vez dá origem a androsterona e depois a androstenediol, que será convertido em DHT. O diagnóstico é feito pelo acúmulo dos metabólitos urinários da pregnenolona e da progesterona.

Deficiência da citocromo B5

Causada por variante patogênica do *CYB5A* (*cytochrome B5 type A*) que codifica uma hemoproteína transportadora de elétrons, levando à deficiência isolada da 17,20-liase associada a metemeglobinemia.

Deficiência da 17-beta-hidroxiesteroide oxidorredutase tipo 3

Causada por variante patogênica inativadora ou perda de função do *HSD17B3* (*hydroxysteroid 17-beta dehydrogenase 3*), levando a deficiência da 17-beta-hidroxiesteroide oxidorredutase tipo 3, enzima responsável pela conversão de androstenediona em testosterona e da estrona em estradiol. Esse distúrbio só afeta fetos masculinos, uma vez que a enzima deficiente é expressa predominantemente nos testículos. A genitália externa geralmente tem aparência feminina, semelhante à da deficiência da 5-alfa-redutase tipo 2, com hipospadia pseudovaginal perineoescrotal, vagina e gônadas palpáveis. Quando a genitália externa é tipicamente feminina, pode levar à atribuição errada do sexo civil. Os derivados dos ductos de Müller estão ausentes e os derivados dos ductos de Wolff são normais. Na puberdade pode ocorrer aumento da virilização como resultado da conversão extratesticular de androstenediona para testosterona. O aumento da conversão da androstenediona em estrona é responsável pelo desenvolvimento de ginecomastia. O diagnóstico é confirmado pelo aumento da razão androstenediona/testosterona e da razão estrona/estradiol, associado à elevação das concentrações séricas de LH. O fenótipo genital feminino pode ser mantido após gonadectomia, dilatação vaginal e terapia hormonal.

Defeitos na via alternativa da síntese da DHT

Variante patogênica do *AKR1C2* e do *AKR1C4*

Causada por variantes patogênicas do *AKR1C2* (*aldo-keto reductase family 1 member C2*) e do *AKR1C4* (*aldo-keto reductase family 1 member C4*), genes que participam da síntese de andrógenos na via alternativa da porta dos fundos convertendo 17-OH-diidroprogesterona (17-OH-DHP) em 17-OH-alopregnanolona (17-OH-Allo) e o androstenediol em DHT. Por essa via, a síntese da DHT ocorre sem intermediação da DHEA, androstenediona e testosterona.

Defeitos no metabolismo da testosterona

Deficiência da 5-alfa-redutase tipo 2

Causada por variante patogênica, de herança autossômica recessiva, inativadora ou perda de função do *SRD5A2* (*steroid 5 alpha-reductase 2*), responsável pela conversão da testosterona em DHT. A 5-alfa-redutase, enzima que converte a testosterona em DHT, existe como duas isoenzimas: tipo 1, expressa no fígado e pele não genital, e tipo 2, expressa na genitália. Os indivíduos podem apresentar: hipospadia pseudovaginal perineoescrotal, pênis hipodesenvolvido, testículos palpáveis, seio urogenital, vagina em fundo cego e genitália externa de aparência feminina. Não existe desenvolvimento das estruturas derivadas dos ductos de Müller. As estruturas dos ductos de Wolff se desenvolvem normalmente. A próstata é hipodesenvolvida ou ausente e as vesículas seminais são pequenas. Na puberdade, ocorre virilização (p. ex., aumento de massa muscular, voz grave), sem desenvolvimento das características puberais dependentes da DHT (p. ex., acne, barba, recessão temporal dos cabelos, aumento da próstata) e sem desenvolvimento de ginecomastia, o que faz alguns pacientes criados como do sexo feminino transicionarem para o sexo masculino. O diagnóstico é sugerido pelo aumento da razão testosterona:DHT (> 35 a 40, VR < 12), mas necessita ser confirmado por teste molecular.

Defeitos na ação da testosterona

Insensibilidade androgênica

A insensibilidade androgênica é a causa mais comum de DDS 46,XY. A herança é recessiva ligada ao X, sendo causada por variante patogênica inativadora ou perda de função do *AR* (*androgen receptor*), que codifica o receptor de andrógenos, levando a uma síndrome de insensibilidade androgênica parcial ou completa. Os ductos de Wolff são vestigiais ou involuem pela falta de ação da testosterona, e os ductos de Müller involuem pela ação do HAM. Os níveis séricos de testosterona e LH são normais ou aumentados. A confirmação diagnóstica é feita pela pesquisa de variante patogênica do *AR*.

Na forma completa (*CAIS: complete androgen insensitivity syndrome*), a genitália externa é feminina, a vagina é curta (comprimento variável) e em fundo cego, não existem sinais de pubarca ou axilarca, o desenvolvimento mamário é normal e associado a amenorreia primária. Os pacientes são criados como do sexo feminino. Os testículos podem estar no abdome, canal inguinal ou grandes lábios. O diagnóstico é realizado tardiamente durante investigação para "hérnia inguinal" (na realidade, testículos critporquídicos) em adolescentes com alta estatura, amenorreia primária, pelos pubianos e axilares esparsos ou ausentes. A remoção dos testículos é indicada após a puberdade pelo risco de malignização. Nesses casos, será necessária a reposição de estrógenos após a remoção das gônadas, uma vez que na ausência de útero não é necessário repor progesterona.

Na forma parcial (*PAIS: partial androgen insensitivity syndrome*), as manifestações clínicas são semelhantes à deficiência da 5-alfa-redutase. Os derivados dos ductos de Wolff podem ser rudimentares ou completamente desenvolvidos. A genitália externa varia de predominantemente feminina com clitoromegalia ou fusão labial a predominantemente masculina com micropênis e hipospadia. Os testículos são localizados no canal inguinal e raramente são intra-abdominais. Ginecomastia é comum na puberdade. Nos pacientes criados como meninos e com testículos tópicos, a gonadectomia não é indicada; e doses elevadas de testosterona são necessárias para induzir puberdade. Nos pacientes criados como meninas, a gonadectomia bilateral é recomendada e a reposição de estrógenos é indicada.

Na forma leve (*MAIS: typically male external genitalia with further gynecomastia and/or infertility*) não existe atipia genital, com os indivíduos se manifestando mais tarde por ginecomastia ou infertilidade.

Persistência dos ductos de Müller

Defeitos na síntese ou receptor do AMH

A síndrome da persistência dos ductos de Müller, anteriormente chamada de *hérnia uteri inguinalis*, de herança autossômica recessiva, é causada por variante patogênica inativadora ou perda de função do *AMH* (*anti-Müllerian hormone*), ou do *AMHR2* (*anti-Müllerian hormone receptor type 2*), levando a deficiência da síntese ou ação do HAM, respectivamente. O HAM é secretado pelas células de Sertoli a partir da 7ª semana de gestação e ao se ligar ao AMHR2 promove a regressão dos ductos de Müller. Variantes patogênicas do *AMH* são mais comuns nos países árabes; e do *AMHR2* na França e norte da Europa.

A genitália externa é masculina, associada a criptorquidismo e a hérnia inguinal contendo trompa, útero e testículo. A função testicular é normal, embora possa ocorrer azoospermia por malformação do ducto deferente ou agenesia do epidídimo. Existe risco aumentado de neoplasia testicular na vida adulta. O nível sérico do HAM é baixo ou indetectável na deficiência do hormônio, e elevado nas condições que levam à resistência a sua ação. O sexo de criação é o masculino. O tratamento consiste em orquidopexia e remoção dos derivados dos ductos de Müller.

Exposição fetal a desreguladores endócrinos

Exposição fetal a progestágenos e antiandrogênios (p. ex., espironolactona, ciproterona, bicalutamida, finasterida, dutasterida, flutamida) pode interferir na síntese ou ação da testosterona, causando atipia genital ou hipospadia nos fetos do sexo masculino. Por isso é importante investigar a exposição da gestante a esses medicamentos.

Do mesmo modo, exposição a desreguladores endócrinos (fungicidas, herbicidas, inseticidas) pode antagonizar receptores androgênicos ou interferir na expressão de enzimas esteroidogênicas, afetando o desenvolvimento sexual.

Síndromes genéticas e embriopatias

Várias síndromes genéticas e embriopatias podem afetar o desenvolvimento da genitália externa masculina, causando atipia genital. A presença de outras anomalias, especialmente geniturinárias (p. ex., cloaca), gastrointestinais (p. ex., imperfuração anal) e da coluna lombar ou sacra, sugere esse diagnóstico. Habitualmente não existem anomalias hormonais ou gonadais específicas, e as alterações cromossômicas, se presentes, dependem da síndrome. Exemplos de síndromes associadas ao DDS 46,XY são: Robinow, Aarskog, entre outras.

Idiopática

Até 50% dos casos de DDS 46,XY são classificados como idiopáticos, ou seja, mesmo após uma extensa investigação, permanecem sem diagnóstico.

DDS 46,XX

Disgenesia 46,XX pura

A disgenesia 46,XX pura é um distúrbio de herança predominantemente autossômica recessiva. Embora a etiologia não seja completamente esclarecida, existem relatos de variantes patogênicas do *FSHR* (*follicle stimulating hormone receptor*), *BMP15* (*bone morphogenetic protein 15*) e *NR5A1* (*nuclear receptor subfamily 5, group A, member 1*). Clinicamente, não existem anomalias da genitália externa e sim um quadro variável de hipogonadismo hipergonadotrófico, desde amenorreia primária a menopausa precoce. O útero é hipoplásico e os ovários bilateralmente hipotróficos, disgenéticos, ou não identificados, com depleção precoce dos folículos ovarianos. Em alguns casos, associa-se à síndrome de Perrault (hipoacusia neurossensorial) e à síndrome BPES (blefarofimose, ptose e epicanto inverso).

Excesso de andrógenos

Hiperplasia adrenal congênita

A HAC é a principal causa de DDS 46,XX. As principais HAC causadoras de DDS 46,XX são: (i) 21-hidroxilase (*CYP21A2*); (ii) 11-beta-hidroxilase (*CYP11B1*); (iii) 3-beta-hidroxiesteroide-desidrogenase tipo 2 (*HSD3B2*); e (iv) citocromo P450 oxidorredutase (*POR*). Todas elas podem causar virilização do feto feminino como resultado do aumento da produção de andrógenos. Além da deficiência do cortisol e do excesso de andrógenos, pode ocorrer deficiência ou excesso na produção de mineralocorticoides.

Deficiência da 21-hidroxilase

Causada por variante patogênica inativadora ou perda de função do *CYP21A2* (*cytochrome P450 family 21 subfamily A member 2*). Os humanos têm dois genes *CYP21*: um gene ativo (*CYP21A2* ou *P450c21B*) e um pseudogene não funcional (*CYP21A1P* ou *P450c21A*). Defeitos do gene ativo, ou recombinações com o pseudogene, causam a HAC por deficiência da enzima 21-hidroxilase.

A deficiência da 21-hidroxilase é a forma mais comum de HAC (90 a 95%). A incidência varia de 1:10.000 a 1:15.000 nascidos vivos. A deficiência dessa enzima impede ou dificulta a conversão da 17-OH-progesterona (17-OHP) em 11-desoxicortisol (composto S) na zona fasciculada, e a conversão da progesterona em desoxicorticosterona (DOC) na zona glomerulosa. Ela é classificada em duas variantes clínicas: forma clássica e não clássica.

A forma clássica é a apresentação mais grave. O hiperandrogenismo ocorre desde a vida intrauterina. As manifestações clínicas podem ser identificadas no período neonatal, com macrogenitossomia ou genitália normal em meninos, e atipia genital de graus variáveis (desde clitoromegalia até uma genitália externa de aparência masculina sem gônadas palpáveis) em meninas. A forma clássica é dividida em perdedora de sal (65 a 75%) e virilizante simples (25 a 35%). A crise de perda de sal surge entre o 5º e o 15º dia de vida, com vômitos e perda ponderal, que podem evoluir para desidratação, choque hipovolêmico e óbito.

Os indivíduos afetados podem ser homozigotos (mesma variante patogênica em ambos os alelos) ou heterozigotos compostos (duas variantes patogênicas diferentes). Hosomi et al. (2023) identificaram as 10 variantes patogênicas mais encontradas no Brasil: IVS-2-13A/C>G, p.Q318X, p.I172N, p.V281L, p.R356W, p.L307fs, CL6 (p.I236N, p.V237A, p.M238K), p.G110V-fs, p.P30L e p.P453. A variante p.V281L é a principal causa da forma não clássica da HAC por deficiência da 21-hidroxilase.

Com base na atividade enzimática residual da 21-hidroxilase, as variantes patogênicas podem ser classificadas em quatro grupos ou genótipos: (i) grupo *null*: variantes patogênicas em ambos os alelos predizendo deficiência enzimática completa; (ii) grupo A: variantes patogênicas associadas às formas perdedoras de sal (< 2% de atividade enzimática); (iii) grupo B: variantes patogênicas se manifestando como a forma virilizante simples (3 a 7% de atividade enzimática); e (iv) grupo C: variantes patogênicas se manifestando com as formas não clássicas (20 a 60% da atividade enzimática).

A triagem diagnóstica é realizada pelo teste do pezinho, entre o 3º e o 5º dia de vida, com a dosagem da 17-OHP. Recém-nascidos prematuros, de baixo peso, que apresentem nível elevado de estresse ao nascimento ou cujo teste foi realizado antes dos 3 primeiros dias de vida podem apresentar níveis transitoriamente elevados de 17-OHP, induzindo ao diagnóstico errôneo de deficiência da 21-hidroxilase. O diagnóstico laboratorial da forma clássica virilizante simples é confirmado pela elevação da 17-OHP, testosterona, DHEA e androstenediona. Na forma perdedora de sal, além do excesso de andrógenos, ocorre hipoaldosteronismo, aumento da renina, hiponatremia, hiperpotassemia e acidose metabólica. O tratamento é feito pela reposição de glicocorticoide na forma virilizante simples, acrescido de mineralocorticoide na forma perdedora de sal.

Deficiência da 11-beta-hidroxilase

Causada por variante patogênica inativadora ou perda de função do *CYP11B1* (*cytochrome P450 family 11 subfamily B member 1*). A deficiência dessa enzima impede a conversão do 11-desoxicortisol (composto S) para cortisol e da desoxicorticosterona (DOC) para corticosterona. Defeitos do *CYPB11B2*, localizado próximo ao gene *CYPB11B1*, causam deficiência da enzima 18-hidroxilase (corticosterona metil-oxidase, CMO tipo I) na zona glomerulosa, que converte corticosterona em 18-hidroxicorticosterona.

Os pacientes apresentam hipertensão arterial (50% na infância tardia ou adolescência), com atipia genital e virilização nos fetos femininos e genitália externa normal nos fetos masculinos. Laboratorialmente, caracteriza-se por hipocortisolismo, elevação do 11-desoxicortisol (composto S) e desoxicorticosterona (DOC), hiperandrogenismo (elevação da 17-OH-progesterona, androstenediona e testosterona), diminuição da renina, hipernatremia, hipopotassemia e alcalose metabólica.

Deficiência da 3-beta-hidroxiesteroide-desidrogenase tipo 2

Descrita previamente no tópico sobre HAC em DDS 46,XY.

Deficiência da citocromo P450 oxidorredutase

Descrita previamente no tópico sobre HAC em DDS 46,XY.

Deficiência da aromatase

Causada por variante patogênica inativadora ou perda de função do *CYP19A1* (*cytochrome P450 family 19 subfamily A member 1*), impedindo ou limitando a conversão de andrógenos em estrógenos e consequente deficiência estrogênica. Caracteriza-se por virilização materna (p. ex., acne, hirsutismo), geralmente após o segundo trimestre da gestação, que desaparece progressivamente após o parto. O paciente 46,XX nasce com atipia genital. Na puberdade, as meninas apresentam alta estatura, ausência ou hipodesenvolvimento mamário, hirsutismo, osteoporose, cistos ovarianos e hipogonadismo hipergonadotrófico. O paciente 46,XY nasce com genitália normal, sendo habitualmente diagnosticado na puberdade devido à alta estatura, hábito eunucoide e osteoporose. Laboratorialmente, encontram-se níveis séricos elevados de LH, FSH, testosterona e androstenediona, associados à diminuição de estradiol e estriol.

O tratamento das meninas para indução do desenvolvimento puberal tem início entre 11 e 12 anos, com a reposição de estradiol, em doses progressivas até atingir a dose adulta. O tratamento dos adolescentes masculinos, para promover o fechamento epifisário, tem início entre 14 e 16 anos, com a reposição de estradiol (40 a 50 mcg de estradiol transdérmico), para manter níveis séricos normais de testosterona, LH e FSH e estradiol no limite inferior da normalidade até a fusão das epífises de crescimento.

Hiperandrogenismo materno

O hiperandrogenismo materno com transferência placentária de andrógenos para o feto do sexo feminino pode causar DDS 46,XX. As etiologias a serem investigadas são: exposição materna a testosterona, precursores da testosterona e andrógenos sintéticos (p. ex., danazol, dietilestilbestrol, acetato de medroxiprogesterona), tumor virilizante de ovário (p. ex., luteoma, arrenoblastoma, tumor de célula hilar, tumor de Krukenberg), tumor virilizante do córtex adrenal, HAC e exposição a desreguladores endócrinos.

Distúrbios do desenvolvimento dos ductos de Müller

Além dos diagnósticos diferenciais descritos no Quadro 4, é importante pensar na possibilidade de MODY-HNF1B, causado por variantes patogênicas autossômicas dominantes do *HNF1B*. Pacientes com cariótipo 46,XX podem apresentar cistos renais e aplasia, útero didelfio ou útero bicorno.

Síndromes genéticas e embriopatias

Várias síndromes genéticas e embriopatias podem afetar o desenvolvimento da genitália externa feminina causando atipia genital. A presença de outras anomalias, especialmente as geniturinárias (p. ex., cloaca), gastrointestinais (p. ex., imperfuração anal) e da coluna lombar ou sacra, sugere esse diagnóstico. Habitualmente não existem anomalias hormonais ou gonadais específicas, e as alterações cromossômicas, se presentes, dependem da síndrome.

QUADRO 4 Diagnóstico diferencial das anomalias do desenvolvimento dos ductos de Müller

Características	Síndromes				
	MRKH	MURCS	WNT4	MK	CAIS
Cariótipo	46,XX	46,XX	46,XX	46,XX ou 46,XY	46,XY
Genitália interna	Ausência do útero e 2/3 superiores da vagina	Ausência do útero e 2/3 superiores da vagina	Ausência do útero e 2/3 superiores da vagina	Presença de útero e 2/3 superiores da vagina	Ausência do útero e 2/3 superiores da vagina
Genitália externa	Feminina	Feminina	Feminina	Ausência do 1/3 distal da vagina	Feminina
Características sexuais secundárias	Feminina	Feminina	Feminina	Feminina	Feminina
Menstruação	Amenorreia primária	Amenorreia primária	Amenorreia primária	Amenorreia primária	Amenorreia primária
Gônadas	Ovários	Ovários	Ovários	Ovários	Testículos
Hiperandrogenismo	Não	Não	Sim	Não	Não
Pelos pubianos e axilares escassos	Não	Não	Não	Não	Sim
Malformação cardíaca	Não	Sim	Não	Sim	Não
Malformação renal	Ocasionalmente	Sim	Não	Não	Não
Malformação de coluna cervical e torácica	Não	Sim	Não	Não	Não

CAIS: *complete androgen-insensitivity syndrome*; MK: McKusik-Kaufman; MRKH: Mayer-Rokitanski-Küster-Hauser; MURCS: *mullerian duct aplasia, renal agenesis/ectopia, cervico-thoracic somite dysplasia.*

MANIFESTAÇÕES CLÍNICAS

As manifestações clínicas da DDS dependem da etiologia, gravidade, anomalias associadas e idade ao diagnóstico. Por exemplo: genitália atípica no recém-nascido; dismorfias de síndrome genética associada à DDS (p. ex., Smith-Lemli-Opitz); malformações urinárias (p. ex., cloaca); malformações gastrointestinais (p. ex., imperfuração anal) e da coluna (p. ex., vértebras em cunha) nas embriopatias. Pacientes com HAC, forma perdedora de sal, podem apresentar crise de perda de sal. Adolescentes femininas podem se apresentar com ausência de desenvolvimento puberal ou amenorreia primária. Adolescentes masculinos podem ter virilização inadequada. A avaliação da atipia da genitália externa é feita utilizando os seguintes escores:

- Danish (1982): para diagnosticar atipia genital (Quadro 5).
- Prader (1954): criado originalmente para descrever a genitália de meninas com HAC, mas usado para descrever alteração da genitália externa independentemente da etiologia e sexo cromossômico (Quadro 6).
- Ahmed (2000) ou EMS (*external masculinization score*): avalia a masculinização da genitália externa de pacientes com cariótipo 46,XY (Quadro 7).
- Escore da genitália externa (2020): usado para avaliar a genitália externa de recém-nascido com qualquer cariótipo (Quadro 8).

QUADRO 5 Diagnóstico da atipia genital

Genitália de aspecto masculino
▪ Gônadas não palpáveis ▪ Gônadas pequenas (maior diâmetro inferior a 8 mm) ▪ Micropênis (comprimento menor que 2,5 DP da média para a idade) ▪ Hipospadia perineal isolada ou hipospadia leve com criptorquidia ▪ Massa inguinal (que possa representar útero e/ou trompas rudimentares)
Genitália de aspecto feminino
▪ Gônada(s) palpável(is) ▪ Clitoromegalia (diâmetro clitoridiano superior a 6 mm ou comprimento > 9 mm) ▪ Fusão labial posterior ▪ Massa inguinal (que possa representar testículos)

Fonte: critérios modificados de Danish, 1982.

QUADRO 6 Escore de Prader para avaliação da genitália externa

Grau	Características
I	Aumento isolado do falo (clitóris) em genitália de aspecto feminino.
II	Maior aumento do falo, fusão posterior e parcial das pregas labioescrotais, com introito vaginal permitindo a visualização de abertura vaginal e uretral distintas
III	Aumento importante do falo, fusão quase completa das pregas labioescrotais, com a uretra esvaziando na bexiga como um seio urogenital
IV	Falo de aspecto peniano, fusão praticamente completa das pregas labioescrotais, deixando apenas um seio urogenital na base do falo
V	Falo de aspecto peniano bem desenvolvido, com fusão completa das pregas labioescrotais de modo que o orifício uretral assume posição normal ou no corpo do falo

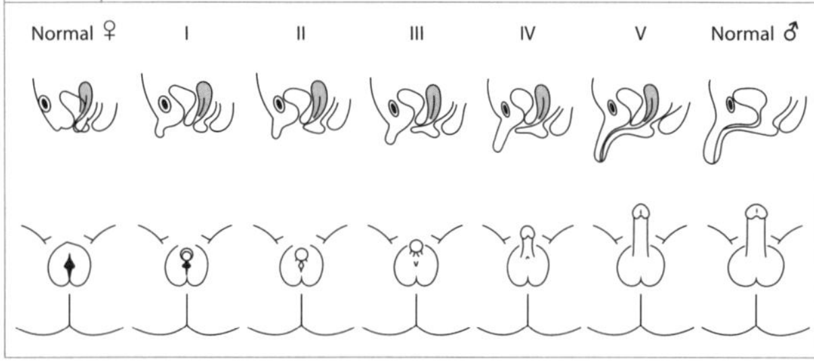

QUADRO 7 Escore de masculinização da genitália externa (EMS: *external masculinization score*), para ser utilizado em indivíduos com cariótipo 46,XY

Característica		Sim (pontuação)	Não (pontuação)
Fusão escrotal		3	0
Micropênis		0	3
Meato uretral	Normal	3	
	Peniano	3	
	Perineal	0	
Gônada direita	Escrotal	1,5	
	Inguinal	1	
	Abdominal	0,5	
	Ausente	0	
Gônada esquerda	Escrotal	1,5	
	Inguinal	1	
	Abdominal	0,5	
	Ausente	0	

Escore de masculinização máximo = 12 pontos, indicando genitália externa tipicamente masculina (9 pontos do "Sim" e 3 pontos do "Não" para ausência de micropênis).
Fonte: critérios de Ahmed et al.

ABORDAGEM DIAGNÓSTICA

Os pacientes com alteração dos escores de Danish, Prader, EMS ou EGS devem ser investigados para DDS. A investigação deve obter um diagnóstico etiológico preciso o mais rapidamente possível. No caso de recém-

QUADRO 8 Escore da genitália externa (EGS) para avaliar a genitália externa de recém-nascidos de qualquer sexo cromossômico

Pontuação	Fusão labioescrotal	Comprimento do tubérculo genital (mm)	Meato uretral	Gônada direita	Gônada esquerda
3	Fusão completa	> 31 mm	Topo do tubérculo		
2,5		26-31 mm	Coronal, glandular		
2			Ao longo do tubérculo genital		
1,5	Fusão posterior	21-25 mm	Na base do tubérculo genital	Labioescrotal	Labioescrotal
1		10-20 mm	Labioescrotal	Inguinolabioescrotal	Inguinolabioescrotal
0,5				Inguinal	Inguinal
0	Sem fusão	< 10 mm	Perineal	Não palpável	Não palpável

Valores de referência da pontuação para o EGS (P10 a P90)

- RN do sexo masculino < 28 semanas de gestação: EGS = 10 (8,6-11,5)
- RN do sexo masculino 28-32 semanas de gestação: EGS = 11,5 (9,2-12)
- RN do sexo masculino a termo: EGS = 12 (10,5-12)
- RN do sexo feminino independentemente da idade gestacional: EGS = 0 (0-0)

Quando investigar para DDS

- RN do sexo feminino (qualquer idade gestacional ou peso de nascimento): EGS > 0 ou tubérculo genital > 6,5 mm
- RN do sexo masculino (idade gestacional < 28 semanas): EGS ≤ 8,5 mm
- RN do sexo masculino (idade gestacional 28-33 semanas): EGS ≤ 90 mm
- RN do sexo masculino (idade gestacional > 34 semanas): EGS ≤ 10,5 mm

DDS: diferenças do desenvolvimento sexual; EGS: escore da genitália externa; RN: recém-nascido.

-nascidos, os pais devem ser orientados a fazer o registro civil da criança como ignorado, até que se obtenha um diagnóstico. Eles também devem ser orientados, em linguagem acessível, sobre todas as etapas da investigação. Apoio psicológico é recomendado. O tópico "Conversando com os pais" detalha melhor essa abordagem.

As DDS isoladas geralmente resultam de um distúrbio do desenvolvimento sexual. Já os casos associados a múltiplas malformações representam, na maioria das vezes, um distúrbio embriológico resultante de uma síndrome genética.

História clínica

- História neonatal:
  - Idade gestacional, escore de Apgar, peso, comprimento e perímetro cefálico ao nascimento, malformações e dismorfias, crises de perda de sal.
- História materna:
  - Perguntar se o sexo havia sido definido pela US obstétrica ou por sexagem fetal.
  - Medicações usadas pela gestante (principalmente nas primeiras 12 semanas) que possam causar DDS por inadequada virilização da genitália externa do feto 46,XY (p. ex., hormônios utilizados na reprodução assistida), ou virilização da genitália externa do feto 46,XX (p. ex., acetato de medroxiprogesterona).
  - Exposição materna a agrotóxicos e desreguladores endócrinos.
  - Doença virilizante materna: prévia à gravidez, ou durante a gestação.
- História familiar de: consanguinidade parental, casos semelhantes, infertilidade, amenorreia primária, menopausa precoce, mortes neonatais inexplicadas ou súbitas, crise de perda de sal.
- Resultado da 17-OHP no teste do pezinho.
- Resultado de outros exames já realizados (p. ex., cariótipo, hormônios, US pélvica).
- Respostas de interconsultas (p. ex., genética, urologia).
- Grau de conhecimento dos pais sobre o problema e o que a equipe médica já informou a eles sobre o assunto.
- No paciente com diagnóstico prévio de DDS:
  - Informações sobre o diagnóstico: nome do problema, quando foi diagnosticado, cópias dos exames realizados ao diagnóstico, cirurgias e seus

resultados, internações prévias, medicamentos em uso, grau de conhecimento dos pais e/ou do paciente sobre seu problema, acompanhamentos (psicologia, urologia, genética, endócrino), história familiar de casos semelhantes, aconselhamento genético sobre risco de ocorrência do problema em novas gestações.

Exame físico

- Sinais vitais.
- Dados antropométricos.
- Estado nutricional e de hidratação (crise de perda de sal).
- Sinais dismórficos e malformações.
- Exame dos olhos (aniridia na síndrome WAGR).
- Sinais de androgenização (p. ex., acne, seborreia, hirsutismo, voz grave).
- Malformações da linha média (p. ex., fenda palatina, lábio leporino) que possam sugerir alterações hipotalâmico-hipofisárias.
- Exame do abdome (p. ex., extrofia vesical, cloaca, hérnias umbilicais que podem ser testículos).
- Exame da coluna lombar e sacra (malformações).
- Exame da região anorretal (p. ex., atresia do reto, imperfuração anal).
- Exame da genitália:
  - Gônadas: verificar a presença ou não de gônadas (ausente ou palpável: uni ou bilateralmente), localização, consistência e tamanho. Utilizar a manobra da "mão ensaboada" para facilitar a pesquisa das gônadas tanto em seu trajeto normal (canal inguinal) como em posições ectópicas (suprapúbica, perineal e em face interna de coxas). Gônadas palpáveis devem ser testículos ou ovotestículos, uma vez que ovários nunca são palpáveis. Gônada com consistência macia em um polo e mais firme em outro sugere ovotestículo.
  - Bolsa escrotal/pregas labioescrotais: avaliar se a bolsa escrotal apresenta características clínicas de normalidade, isto é: cheia (presença de testículos), simétrica, pendular, pigmentada e enrugada ou pregueada. Se a bolsa escrotal for malformada, descrever as características observadas: bífida, assimétrica, atrófica, hipotrófica, vazia ou com presença de pregas labioescrotais.

QUADRO 9 Valores de referência para o comprimento peniano, em brasileiros, de acordo com a faixa etária

Faixa etária	Média (cm)	± DP (cm)	Micropênis (cm) (-2,5 DP)
0-12 meses	4,7	0,8	2,7
1 ano	5,1	0,8	3,1
2 anos	5,5	0,8	3,5
3 anos	6,1	0,9	3,8
4 anos	6,3	0,9	4
5 anos	6,7	0,9	4,4
6 anos	6,7	0,9	4,4
7 anos	6,9	1	4,4
8 anos	7	1	4,5
9 anos	7	1	4,5
10 anos	7,4	1,1	4,6
11 anos	7,8	1,2	4,8
12 anos	8,6	1,2	5,6
13 anos	10,1	1,2	7,1
14 anos	11,5	1,3	8,2
15 anos	12,9	1,5	9,1
16 anos	13,3	1,5	9,5
17 anos	14,3	1,6	10,3
18 anos	14,5	1,6	10,5

Fonte: Gabrich et al., 2007.

  - Pênis/falo: comprimento peniano/fálico medido em sua superfície dorsal, sob tração, desde o púbis até o topo da glande. Posicionamento e localização do meato uretral (normal, hipospadia, epispádia). Presença ou não de prepúcio, existência de *chordee*. O Quadro 9 mostra o tamanho peniano em brasileiros. Para calcular o comprimento peniano (P.50), em prematuros nascidos entre 24 e 36 semanas de gestação, usa-se a fórmula de Tuladhar et al., segundo a qual: comprimento pênis (cm) = [(0,16 × idade gestacional em semanas) – 2,27].
  - Clitóris/falo: como o desenvolvimento do clitóris se completa antes do último trimestre gestacional, recém-nascidas prematuras, com pouco tecido celular subcutâneo na região pubiana e dos grandes lábios, podem ter um clitóris proeminente, o que pode ser confundido com clitoromegalia. O comprimento do clitóris é medido em sua superfície dorsal, do púbis até o topo, excluindo o prepúcio. Embora o comprimento varie com a população estudada, tem-se como média um com-

primento de 2 a 6 mm, considerando valores acima de 6,5 mm como aumentados.
  - Introito vaginal ou seio/orifício urogenital: aberto ou fechado, visualizar se as aberturas uretral e vaginal são distintas.
  - Distância anogenital: é a distância entre o ânus e a fúrcula posterior da vagina, dividida pela distância do ânus até a base do clitóris. Uma distância > 0,5 sugere virilização da genitália externa feminina.
- Classificação do grau de atipia da genitália externa usando, quando apropriados, os escores de Danish, EMS, Prader e EGS.
- Ficar atento para condições que simulam DDS: (i) edema dos grandes lábios de um recém-nascido do sexo feminino, que pode ser confundido com uma bolsa escrotal; (ii) ausência de tecido adiposo nos grandes lábios de recém-nascidos prematuros do sexo feminino, o que pode dar a impressão de clitoromegalia; e (iii) coalescência de ninfas.
  - A descrição do exame da genitália atípica deve usar termos que não denotem sexo. Por exemplo: "Falo com comprimento de X cm, meato uretral de localização perineal, pregas labioescrotais parcialmente fundidas, enrugadas e pigmentadas, gônada direita não palpável e gônada esquerda palpável na região inguinal".

Exames complementares

Os exames complementares são solicitados de acordo com a idade do paciente e com a suspeita diagnóstica. Os valores de referência para os diversos hormônios devem levar em consideração a idade e o sexo da criança. A seguir, descreve-se uma estratégia de investigação de acordo com a presença ou não de gônadas palpáveis.

- Nenhuma gônada palpável
  - Suspeitas diagnósticas: DDS 46,XX; DDS ovário-testicular.
  - Exames: cariótipo, 17-OHP, testosterona, eletrólitos, glicemia, US pélvica.
- Uma gônada palpável
  - Suspeitas diagnósticas: disgenesia gonadal mista, DDS 46,XY, DDS ovário-testicular.
  - Exames: cariótipo, LH, FSH, testosterona, DHT, eletrólitos, US pélvica, US abdome.
- Duas gônadas palpáveis
  - Suspeitas diagnósticas: DDS 46,XY, DDS ovário-testicular, DDS testicular 46,XX.
  - Exames iniciais: cariótipo, LH, FSH, testosterona, DHT, eletrólitos, US pélvica e abdome.

Exames iniciais

A concentração dos esteroides sexuais está baixa na primeira semana após o nascimento, aumentando após o final dessa primeira semana e permanecendo elevada nos primeiros 6 meses em meninos e por até 2 anos em meninas, no período conhecido como minipuberdade. Após a minipuberdade, os hormônios sexuais retornam a valores pré-púberes, voltando a se elevar na puberdade. Por isso, o ideal é solicitar as dosagens hormonais entre 1 e 3 meses de vida para aproveitar o período da minipuberdade. Após a minipuberdade, a avaliação do eixo HHG requer testes de estímulo com hCG.

- Cariótipo com bandeamento G.
- LH e FSH: as dosagens basais realizadas entre 1 e 4 meses de vida, na minipuberdade, mostram níveis puberais das gonadotrofinas.
- Testosterona: os níveis séricos estão em valores púberes na minipuberdade. Diminuição da testosterona, em meninos, nessa faixa etária sugere deficiência da síntese de testosterona, enquanto níveis dentro do valor de referência podem ser normais ou refletir deficiência na conversão da testosterona em di-hidrotestosterona. A dosagem da testosterona fora das faixas etárias acima mencionadas é medida pelo teste de estímulo com o hCG, dosando a testosterona pré e pós-estímulo.
- 17-OH-progesterona: elevada na HAC por deficiência da 21-hidroxilase. Recém-nascidos prematuros, de baixo peso ou submetidos a estresse neonatal podem apresentar resultados falso-positivos.
- Sódio, potássio, renina plasmática: HAC perdedora de sal.
- Glicemia: hipoglicemia nas DDS associadas a hipocortisolismo.
- Gasometria venosa: acidose metabólica nas crises perdedoras de sal.
- DHT: suspeita de deficiência da enzima 5-alfa-redutase tipo 2. Uma razão testosterona:DHT maior que 35 a 40 (VR: 12±3) sugere deficiência da 5-al-

fa-redutase, embora em recém-nascidos essa alteração nem sempre esteja presente, requerendo teste molecular para se diferenciar da insensibilidade androgênica parcial. Após os primeiros 6 meses de vida a DHT é testada após teste de estímulo com hCG.

- US abdome: investigar malformações renais e alterações adrenais.
- US pélvica: investigar útero, ovários, testículos intra-abdominais.
- Urogenitograma: investigar estruturas localizadas atrás do seio urogenital.

Exames solicitados de acordo com a suspeita diagnóstica

- DHEA, S-DHEA, androstenediona: hiperplasia adrenal congênita.
- 11-desoxicortisol, desoxicorticosterona: deficiência da 11-beta-hidroxilase.
- Hormônio antimülleriano e inibina B: marcadores para identificar a presença de tecido testicular em situações como criptorquidismo bilateral, anorquia, síndrome da persistência dos ductos de Müller, disgenesia gonadal 46,XY. Em pacientes com DDS e criptorquidismo, níveis séricos diminuídos do HAM sugerem disgenesia gonadal, enquanto níveis normais sugerem defeitos isolados da síntese ou ação dos andrógenos.
- Colesterol e 7-di-hidrocolesterol: síndrome de Smith-Lemli-Opitz.
- Teste de estímulo com hCG: avaliar a presença de tecido testicular funcionante (p. ex., criptorquidismo bilateral) e a normalidade da síntese de testosterona (p. ex., hiperplasia adrenal congênita e disgenesia gonadal) em pacientes com DDS 46,XY fora do período neonatal, quando a minipuberdade já regrediu. O Quadro 10 descreve alguns protocolos para sua realização.
- Biópsia gonadal: indicada nos cariótipos com mosaicismo ou quimerismo, no sexo reverso (genótipo feminino e fenótipo masculino) e na suspeita diagnóstica de DDS-OT, DDS testicular 46,XX e neoplasia.
- FISH ou PCR: pesquisar regiões específicas dos cromossomos X e Y.
- Testes terapêuticos: avaliar a sensibilidade do receptor androgênico observando aumento peniano em resposta à administração de testosterona.
- Testes moleculares (painel de sequenciamento genético, exoma, genoma): variantes patogênicas nos variados genes envolvidos na diferenciação sexual (p. ex., *SRY*, *SF-1*).

Utilização precoce dos testes moleculares na investigação da DDS

O diagnóstico da etiologia da DDS ainda permanece um grande desafio, principalmente na elucidação das cau-

QUADRO 10 **Protocolos para teste de estímulo com hCG**

Tipo de hCG	Protocolo	Tempos de coleta	Idade recomendada
hCG urinário	1.000 UI, IM, 1 vez/dia, por 3 dias	Basal e 24 horas após a última dose	Crianças
hCG urinário	1.500 UI, IM, 1 vez/dia, por 3 dias	Basal e 24 horas após a última dose	Crianças e adolescentes
hCG urinário	2.000 UI, IM, 1 vez/dia, por 3 dias	Basal, 72 e 120 horas após a última dose	Crianças e adolescentes
hCG urinário	5.000 UI/m^2, IM, dose única	Basal, 24 e 72 horas após a última dose	Crianças e adolescentes
hCG urinário	1.000 UI, IM, 2 vezes/semana, por 3 semanas	Basal e 24 horas após a última dose	Crianças
hCG urinário	1.500 UI, IM, a cada 2 dias, total de 7 doses	Basal e 24 horas após a última dose	==
hCG recombinante	250 mcg, SC, dose única	Basal, 3 dias e 7 dias após a última dose	Adultos

– Preparações hCG urinário: Choragon® (1.500 e 5.000 UI/2 mL); Brevactid® (1.500 e 5.000 UI/2 mL); Pregnyl® (1.500 e 5.000 UI/1 mL); Choriomon® (500, 1.000, 1.500 e 2.000 UI/2 mL).
– Preparações de hCG recombinante: Ovidrel® (250 mg/0,5 mL).
– Dosar LH, FSH e testosterona antes e após a última dose do hCG. Resposta considerada normal é o aumento da testosterona pós-estímulo > 30 ng/dL em relação ao valor basal; ou testosterona pós-estímulo > 110 a 150 ng/dL.
– Dosar hCG após o estímulo para avaliar a adequação de seu estímulo (> 20 UI/mL).
IM: intramuscular; SC: subcutâneo.

Fonte: Bertelloni et al., 2018.

sas de DDS 46,XY. A disponibilidade crescente de exames moleculares com possibilidade de maior acurácia e rapidez diagnóstica tem feito esses exames serem solicitados cada vez mais precocemente na avaliação dos pacientes com DDS. Com isso, agiliza-se a obtenção do diagnóstico, permitindo informar a família sobre a condição médica, além de otimizar a conduta terapêutica e profilática quando houver comorbidades ou fatores de risco.

Interconsulta

Na investigação da DDS, além do endocrinologista pediátrico, é importante a participação de urologista, geneticista, radiologista, anatomopatologista, psicólogo ou psiquiatra e assistente social.

CONVERSANDO COM OS PAIS

Sala de parto/berçário

Os pais se preparam para ter um filho do sexo masculino ou feminino. Ao nascimento, se a avaliação pré-natal (US obstétrica ou sexagem) não houver sugerido o sexo, a primeira pergunta a ser feita, antes mesmo de querer saber se o bebê é saudável é: "É menino ou menina?". Já quando o diagnóstico do sexo era previamente conhecido pela US obstétrica, os pais perguntam se a criança é saudável.

Se o bebê nascer com genitália atípica, a primeira pessoa a ter que explicar aos pais a impossibilidade de definir, pelo exame físico, o sexo do recém-nascido é o neonatologista e/ou o obstetra. Esses profissionais devem ser cuidadosos e sensíveis ao fornecer as informações iniciais à família, evitando usar termos como: "genitália anormal", "genitália defeituosa" ou "hermafroditismo". Em vez disso, escolher palavras como "usual" ou "mais frequente" em vez de "normal"; e chamar o recém-nascido de "bebê" ou "criança" em vez de "ele" ou "ela". Devem, ainda, evitar falar além do necessário, por exemplo: "tenho quase certeza de que é um menino", "parece ser uma menina com clitóris grande". Nesse momento, os pais deverão ser informados de que a criança nasceu com a genitália incompletamente desenvolvida e que especialistas serão chamados para investigar a causa dessa condição. A criança não deve ter alta para casa antes de ser avaliada e orientada por um endocrinologista pediátrico pelo sofrimento psicológico da família em entender o que está acontecendo e pelo risco de crise de perda de sal se a DDS for causada por HAC.

Consulta com endocrinologista

Ao ser solicitado para avaliar uma criança com DDS, o endocrinologista deverá conversar com ambos os pais de forma serena, acolhedora e empática, em um ambiente reservado, e usando palavras selecionadas para evitar mal-entendidos. O diálogo deve levar em consideração o contexto educacional, social e cultural da família. Essa conversa se torna mais difícil quando o diagnóstico da atipia genital é realizado tardiamente, após a criança e seus pais já estarem conscientes de um sexo civil e social bem definido.

Antes de começar a explicar aos pais as considerações diagnósticas e terapêuticas, é importante perguntar: (i) o que eles sabem sobre a condição da criança; (ii) que informações já receberam ou pesquisaram sobre o assunto?; (iii) se o sexo do bebê havia sido definido pela US obstétrica ou sexagem fetal; e caso tenha sido, a maioria dos pais já preparou o enxoval, arrumou o quarto e escolheu um nome para o bebê; e (iv) o que desejam saber, ou que dúvidas eles têm sobre o sexo do bebê. As respostas para essas quatro perguntas podem ter impacto diferente entre os pais, pois cada um deles tem vivências e expectativas próprias, e ao passarem pelas fases do luto de Elizabeth-Kübler-Ross pode haver conflito entre eles quando a progressão por essas fases ocorrer em tempos diferentes (p. ex., um dos pais na fase de negação e outro na fase de aceitação). Após essa abordagem inicial, informar que: (i) mais estudos serão necessários para determinar a causa da genitália atípica; (ii) cariótipo não define identidade de gênero; (iii) o bebê não tem dois sexos; e (iv) atipia genital não está relacionada à orientação sexual ou identidade de gênero.

Em conversas posteriores serão explicados os fatos biológicos (p. ex., constituição cromossômica, desenvolvimento e função das gônadas, genitália externa e interna) em linguagem fácil de entender. Idealmente, ambos os pais devem estar presentes durante essas conversas, fazendo pausas periódicas e solicitando aos pais que descrevam, com suas próprias palavras, o que entenderam até aquele momento. Na maioria das vezes, explicações adicionais serão necessárias. Ao final, colocar-se à disposição da família para apoiá-la e esclarecer quaisquer dúvidas, informando que a investigação diagnóstica será agilizada para definir rapidamente a causa da DDS e seu tratamento.

Também é fundamental coordenar o que será dito por outros membros da equipe médica para evitar que informações conflitantes venham a dificultar ainda mais esse processo de esclarecimento e definição diagnóstica.

REGISTRO CIVIL E DEFINIÇÃO DO SEXO DE CRIAÇÃO

No Brasil, em 13 de agosto de 2021, a Comissão Nacional de Justiça publicou o Provimento n. 122, permitindo o registro do recém-nascido com genitália atípica como "recém-nascido de... (nome dos pais)" e orientando informar na seção de sexo a opção "ignorado", com a possibilidade de ser feito o ajuste gratuitamente, depois de 2 meses em qualquer cartório, pelo nome e sexo definitivos. Com isso, enquanto se conclui a definição diagnóstica da DDS, orienta-se o registro civil como sexo ignorado.

A definição do sexo de criação e o registro civil devem levar em consideração a concordância entre sexo genital (externo e interno), sexo gonadal, sexo cromossômico, sexo endocrinológico (padrão hormonal subjacente), sexo psicológico (identificação do indivíduo com o sexo com o qual é criado), sexo social (sexo como é visto pela sociedade em que vive) e sexo civil (sexo com o qual foi registrado). A idade do paciente e as características sociais, culturais, religiosas e educacionais de sua família são outros fatores a serem considerados. Essa tarefa, na maioria das vezes muito difícil, deve ser realizada por uma equipe multidisciplinar que apresentará aos pais/responsáveis as razões que levaram a essa ou aquela orientação. Não existem decisões estabelecidas, nem decisões "certas" ou "erradas", e a conduta deve ser decidida individualmente, caso a caso.

Berteloni et al. (2021) recomendam os seguintes princípios para guiar a decisão médica: (i) minimizar riscos físicos e psicológicos; (ii) preservar o potencial de fertilidade e de relações sexuais satisfatórias; (iii) deixar opções em aberto para o futuro; (iv) respeitar o desejo, crenças e tradição sociocultural da família; e (v) garantir, dentro do possível, a melhor opção para uma vida saudável. Entretanto, apesar dessas orientações, ainda persiste um intenso debate em relação a três aspectos da abordagem da criança com DDS: definição do sexo; indicações e idade para realização das cirurgias reconstrutivas; e revelação das informações médicas para o paciente.

ABORDAGEM TERAPÊUTICA

A abordagem terapêutica varia de acordo com cada caso. Por exemplo: reposição de glicocorticoides na HAC; reposição de mineralocorticoides nas crises de perda de sal; reposição de testosterona nos defeitos de síntese da testosterona; correção cirúrgica da atipia genital; remoção das gônadas nas disgenesias gonadais com presença do cromossomo Y; apoio psicológico para o paciente e família e auxílio legal quando da necessidade de modificar o sexo civil.

Os procedimentos cirúrgicos podem ser diagnósticos (p. ex., laparoscopia para biópsia gonadal) ou terapêuticos (p. ex., orquidopexia, correção de hipospadia, gonadectomia quando o risco de malignização for alto, clitoroplastia, vaginoplastia). Os procedimentos terapêuticos devem ser discutidos pela equipe multidisciplinar juntamente com a família para preservar o potencial de função sexual e fertilidade e para minimizar riscos físicos e psicossociais, deixando em aberto opções terapêuticas para o futuro. De modo geral, exceto em casos específicos (p. ex., orquidopexia, correção de hipospadia), os procedimentos cirúrgicos irreversíveis são protelados a fim de dar tempo para o paciente e a família terem melhor entendimento e poderem consentir de forma esclarecida.

TRANSIÇÃO DOS CUIDADOS PARA A ENDOCRINOLOGIA DE ADULTO

A equipe de endocrinologia pediátrica deve preparar o adolescente e sua família para transição e posterior cuidado médico pelo endocrinologista de adulto, pelo menos 6 a 12 meses antes de efetivar a transferência. Idealmente, as instituições deveriam desenvolver protocolos com a participação de endocrinologistas pediátricos e de adultos que atendessem às peculiaridades do serviço e otimizassem essa fase de transição.

Na transição dos cuidados da DDS, recomenda-se: manter e ajustar doses da terapia de reposição hormonal; abordar questões sobre orientação sexual, atividade sexual, gravidez, fertilidade, cirurgias genitais, procedimentos de dilatação da vagina, próteses testiculares, dúvidas sobre o diagnóstico, outras recomendações.

REFERÊNCIAS SELECIONADAS

1. Ahmed SF, Khwaja O, Hughes IA. The role of a clinical score in the assessment of ambiguous genitalia. BJU Int. 2000;85(1):120-4.
2. Auchus RJ. The uncommon forms of congenital adrenal hyperplasia. Curr Opin Endocrinol Diabetes Obes. 2022;29(3):263-70.
3. Auer MK, Nordenström A, Lajic S, Reisch N. Congenital adrenal hyperplasia. Lancet. 2023;401(10372):227-44.
4. Danish RK. Intersex problems in the neonate. Indian J Ped. 1982; 49:555-75.
5. Gabrich PN, Vasconcelos JSP, Damião R, Silva EA. Penile anthropometry in Brazilian children and adolescents. J Pediatr (Rio J). 2007;83:441-6.
6. Grinspon RP, Castro S, Rey RA. Up-to-date clinical and biochemical workup of the child and the adolescent with a suspected disorder of sex development. Horm Res Paediatr. 2023;96(2):116-27.
7. Kouri C, Sommer G, Flück CE. Oligogenic causes of human differences of sex development: facing the challenge of genetic complexity. Horm Res Paediatr. 2023;96(2):169-79.
8. Lee HG, Kim CJ. Classic and backdoor pathways of androgen biosynthesis in human sexual development. Ann Pediatr Endocrinol Metab. 2022;27(2):83-9.
9. Magritte E, Williams J, Amyot E, Usipuik M, Sanders C. Listening to individuals with differences in sex development or intersex and their families: "Not doing surgery does not mean doing nothing". Horm Res Paediatr. 2023;96(2):228-37.
10. McElreavey K, Bashamboo A. Monogenic forms of DSD: an update. Horm Res Paediatr. 2023;96(2):144-68.
11. O'Connell MA, Atlas G, Ayers K, Sinclair A. Establishing a molecular genetic diagnosis in children with differences of sex development: a clinical approach. Horm Res Paediatr. 2023;96(2):128-43.
12. Prader A. Der genitalbefund beim pseudohermaphroditismus femininus der kengenitalen adrenogenitalen syndroms. Helv Paediatr Ada. 1954;9:231-48.
13. Priyadarshini S, Sharma R. Disorders of sex development in office practice. Indian J Pediatr. 2023;90(10):1030-7.
14. Syryn H, Van De Vijver K, Cools M. Ovotesticular difference of sex development: genetic background, histological features, and clinical management. Horm Res Paediatr. 2023;96(2):180-9.
15. Tuladhar R, Davis PG, Batch J, Doyle LW. Establishment of a normal range of penile length in preterm infants. J Paediatr Child Health. 1998;34(5):471-3.
16. van der Straaten S, et al. The External Genitalia Score (EGS): a European multicenter validation study. J Clin Endocrinol Metab. 2020;105(3):dgz142.

15

Micropênis

INTRODUÇÃO

A estátua de David, do artista italiano Michelangelo (1475-1564), pertencente ao acervo da Galeria da Academia de Belas Artes de Florença, na Itália, exibe um pênis de tamanho aparentemente menor do que o esperado para um homem. Existem várias teorias não conclusivas para isso: seria a representação de um pênis normal no estado flácido? Um pênis propositadamente menor para não afetar o conjunto da obra? Ou seria um padrão cultural da época?

O tamanho do pênis varia de acordo com cada indivíduo, sua idade e estágio puberal. De modo geral, para ser considerado funcional, ele deve preencher as seguintes características: permitir uma micção normal, direcionar o jato miccional, urinar de pé, ter ereção, permitir penetração vaginal durante o ato sexual e não causar vergonha ou constrangimento quando visto por outros.

A dúvida sobre o tamanho do pênis causa grande angústia, ansiedade e estresse tanto para o paciente como para seus pais. Para o paciente, há o receio de que tal fato seja revelado para amigos e colegas, levando ao risco de *bullying*, e pelo receio de se envolver afetiva e sexualmente, levando à diminuição da autoestima. Para os pais, surgem preocupações e incertezas sobre a futura vida sexual e reprodutiva do filho. Isso tudo é magnificado pelas percepções da sociedade que associam tamanho peniano à masculinidade.

Por isso, consultas para avaliação de pênis "pequeno" são comuns nos consultórios de endocrinologia e urologia pediátricas. Na maioria dos casos, a causa do problema é apenas um pênis "escondido" na gordura suprapúbica em pacientes com obesidade. Outras vezes é a superestimação do que seria um pênis de tamanho normal, talvez com base na crença de que quanto maior o pênis maior a masculinidade.

FISIOLOGIA DO DESENVOLVIMENTO PENIANO

Na vida embrionária, o pênis se desenvolve a partir do tubérculo genital, que contém tecidos derivados do ectoderma (responsável pela formação da pele do prepúcio), mesoderma (dá origem ao corpo cavernoso) e endoderma (forma a uretra peniana).

Antes da 6ª semana gestacional, não é possível distinguir um embrião masculino de um feminino. Entre a 6ª e a 7ª semanas, ocorre a formação das gônadas bipotenciais. Entre a 7ª e a 14ª semanas, no feto 46,XY, o gene *SRY* estimula a expressão do *SOX9*, iniciando a diferenciação sexual da gônada bipotencial em testículo. Entre a 8ª e a 9ª semanas, as células de Sertoli, primeiras a serem diferenciadas, produzem o hormônio anti-mülleriano (HMA), que atua de forma parácrina (cada testículo é responsável pela ação ipsilateral desse hormônio), regredindo os ductos de Müller. Entre a 9ª e a 13ª semanas, as células de Leydig, sob estímulo da gonadotrofina coriônica placentária, produzem testosterona, que age de forma parácrina estabilizando e diferenciando os ductos de Wolff, formando a genitália interna masculina (epidídimo, canal deferente e vesículas seminais). A testosterona é convertida em di-hidrotestosterona (DHT) pela ação da enzima 5-alfa-redutase tipo 2, que se liga ao receptor de andrógeno (AR), promovendo a diferenciação da genitália externa masculina (pênis e escroto) e da próstata. O tubérculo genital forma a glande e os corpos cavernosos do pênis, as pregas genitais formam o corpo esponjoso e a uretra peniana, enquanto as saliências labioescrotais formam a bolsa escrotal.

Entre a 12ª e a 14ª semana de gestação, a genitália externa masculina já está formada e o tamanho peniano médio é de 3 mm. Entre a 15ª e a 20ª semana, ocorre diminuição dos níveis séricos de hCG e aumento da secreção de LH, que passa a controlar e estimular a secreção de testosterona. Desse modo, o desenvolvimento peniano requer, numa fase inicial, hCG e testículos funcionantes para produção de testosterona e DHT. A insuficiência da produção de LH na vida fetal (hipogonadismo hipogonadotrófico) não causa atipia genital, mas impede que o pênis, já adequadamente formado, atinja seu comprimento normal. O hormônio do crescimento e o IGF-1 também participam do processo do crescimento peniano. A partir da 20ª semana gestacional ocorre um rápido crescimento peniano, no qual o pênis aumenta de 3 mm para aproximadamente 35 a 40 mm (3,5 a 4 cm) ao final da gestação. Após o nascimento, na fase de minipuberdade – entre a 1ª semana e o 6º mês de vida –, ocorre novo aumento do tamanho peniano, seguido por um período quiescente até o início da puberdade.

O crescimento peniano pode ser classificado em quatro fases:

1. Intrauterina: a organogênese peniana se completa na 14ª semana de gestação, mas o pênis continua a crescer até o final da gestação.
2. Do nascimento aos 3 anos: aumento de 1,5 cm (média: 6,2 cm aos 3 anos).
3. Dos 3 aos 11 anos: acréscimo de 1,5 cm (média: 7,7 cm aos 11 anos).
4. Dos 11 aos 18 anos: aumento de 6,5 cm, atingindo o tamanho adulto aos 18 anos.

EPIDEMIOLOGIA

Nos Estados Unidos, a incidência de micropênis é de 1,5:10.000 nascidos vivos.

DEFINIÇÕES

- Micropênis: pênis com forma e função normais, cujo comprimento, sob tração máxima, é menor que 2,5 desvios-padrões (DP) em relação à média para etnia, idade cronológica ou gestacional (em recém-nascidos) e estágio de desenvolvimento puberal.
- Microfalo: alguns autores definem como microfalo o micropênis associado a anomalias de forma e/ou função (p. ex., hipospádia, epispádia).
- Pênis de comprimento reduzido: pênis com forma e função normais, cujo comprimento, sob tração máxima, está entre –1 DP e –2,4 DP em relação à média para idade ou estágio puberal.
- Pênis escondido, embutido ou oculto (*buried penis*): pênis com forma, função e tamanho normais, mas pelo fato de estar "embutido", "escondido" ou "oculto" na gordura suprapúbica, aparenta ser pequeno. Entretanto, ao se rechaçar o excesso de tecido adiposo, o pênis tem comprimento normal.
- Pênis alado, em bandeira ou palmeado (*webbed penis*): pênis no qual a pele do escroto se estende até a haste da face ventral, embora normal, aparenta ter um comprimento inferior ao real.
- Pênis aprisionado, encarcerado ou preso (*trapped penis*): pênis retraído atrás de uma cicatriz de postectomia, dando a aparência de ter comprimento inferior.
- Pseudomicropênis: pênis que, na inspeção, aparenta ser pequeno, porém, ao ser medido, o tamanho é normal. As causas mais comuns para isso são: pênis escondido na gordura suprapúbica, pênis com curvatura ventral em razão de *chordee*, pênis com megaprepúcio, pênis aprisionado ou pênis alado.

ANTROPOMETRIA PENIANA

Os Quadros 1 e 2 mostram os valores de referência para o comprimento peniano em brasileiros de acordo com a faixa etária e o desenvolvimento puberal. Existem poucos estudos sobre antropometria peniana em prematuros, nos quais o comprimento do pênis varia de acordo com a idade gestacional (IG). Devido às variações étnicas, esses estudos não podem ser extrapolados para grupos populacionais de etnias diferentes. Tuladhar *et al.* propuseram uma fórmula para estimar o comprimento médio do pênis (P50) em recém-nascidos caucasianos prematuros (IG: 24 a 36 semanas):

$$\text{comprimento pênis (cm)} = [(0{,}16 \times \text{idade gestacional em semanas}) - 2{,}27].$$

QUADRO 1 Valores de referência para o comprimento peniano, em brasileiros, de acordo com a faixa etária

Faixa etária	Média (cm)	± DP (cm)	Micropênis (cm) (média -2,5 DP)
0-12 meses	4,7	0,8	2,7
1 ano	5,1	0,8	3,1
2 anos	5,5	0,8	3,5
3 anos	6,1	0,9	3,8
4 anos	6,3	0,9	4,0
5 anos	6,7	0,9	4,4
6 anos	6,7	0,9	4,4
7 anos	6,9	1,0	4,4
8 anos	7,0	1,0	4,5
9 anos	7,0	1,0	4,5
10 anos	7,4	1,1	4,6
11 anos	7,8	1,2	4,8
12 anos	8,6	1,2	5,6
13 anos	10,1	1,2	7,1
14 anos	11,5	1,3	8,2
15 anos	12,9	1,5	9,1
16 anos	13,3	1,5	9,5
17 anos	14,3	1,6	10,3
18 anos	14,5	1,6	10,5

DP: desvio-padrão.
Fonte: Gabrich *et al.*, 2007.

QUADRO 2 Valores de referência para o comprimento peniano, em brasileiros, de acordo com o estágio puberal de Tanner

Estágio puberal	Média (cm)	± DP (cm)	Micropênis (cm) (média -2,5 DP)
Tanner 2	8,8	1,2	5,8
Tanner 3	11,8	1,3	8,5
Tanner 4	13,6	1,3	10,3
Tanner 5	14,5	1,4	11,0

DP: desvio-padrão.
Fonte: Gabrich *et al.*, 2007.

ETIOLOGIA

O micropênis pode ser uma condição isolada, ser associado a síndromes genéticas, aneuploidias e alterações cromossômicas ou, ainda, a outras alterações da genitália externa (p. ex., criptorquidismo). A causa mais comum é o hipogonadismo hipogonadotrófico. Em 20 a 25% dos casos, não se detecta um fator causal. O Quadro 3 mostra a etiologia do micropênis.

QUADRO 3 Etiologia do micropênis

Hipogonadismo hipogonadotrófico
- Isolado
- Associado a hipopituitarismo
- Síndromes: Kallmann, Prader-Willi, Bardet-Biedl, CHARGE

Hipogonadismo hipergonadotrófico
- Anorquia
- Síndromes: Klinefelter, Noonan, Robinow

Deficiência do hormônio de crescimento

Diferenças do desenvolvimento sexual
- Síndrome de insensibilidade androgênica parcial
- Defeito parcial do receptor do LH
- Disgenesia gonadal parcial
- Deficiência da 3-beta-hidroxiesteroide-desidrogenase tipo 2
- Deficiência da 17-alfa-hidroxilase/17,20-liase
- Deficiência da 5-alfa-redutase tipo 2

Aneuploidias cromossômicas
- Trissomia do 8 (síndrome de Warkany)
- Trissomia do 13 (síndrome de Patau)
- Trissomia do 18 (síndrome de Edwards)
- Trissomia do 21 (síndrome de Down)

Alterações anatômicas
- Extrofia de cloaca, chordee, doença de Peyronie, hipoplasia de corpo cavernoso e corpo espongoso, alterações de ligamentos e tecido conectivo

Exposição fetal a desreguladores endócrinos
- Ftalatos, bisfenol A, bifenilas-policlorinadas, pesticidas

Exposição fetal a medicamentos antiandrogênicos

Idiopática

Exposição pré-natal a antiandrogênicos ou desreguladores endócrinos

A exposição fetal a progestágenos ou antiandrogênicos (p. ex., espironolactona, ciproterona, bicalutamida, finasterida, dutasterida, flutamida) pode interferir na síntese de testosterona, causando micropênis, atipia genital ou hipospadia em fetos do sexo masculino. Do mesmo modo, a exposição a desreguladores endócrinos pode antagonizar receptores androgênicos ou alterar a expressão de enzimas esteroidogênicas, comprometendo o desenvolvimento sexual.

Síndrome de Kallmann

É a causa mais frequente de deficiência isolada de gonadotrofinas. Os genes mais comumente afetados são *ANOS1*, *CHD7*, *FGF8*, *FGFR1* e *PROK2*. Como resultado destas variantes patogênicas, ocorre malformação dos neurônios olfativos e dos neurônios secretores de GnRH. Clinicamente, a síndrome se caracteriza pela associação entre hipogonadismo hipogonadotrófico e hiposmia ou anosmia. Micropênis e criptorquidismo também podem estar presentes. Outras manifestações são: aparência eunucoide, surdez neurossensorial, atresia de coanas, fenda palatina, lábio leporino, hemiagenesia renal e ginecomastia.

Síndrome de Prader-Willi

Causada por microdeleções paternas do cromossomo 15q11-q13 (60 a 70% dos casos) ou por dissomia uniparental materna (30 a 35% dos casos). Caracteriza-se por hipotonia e atraso no desenvolvimento neuropsicomotor nos primeiros anos de vida, evoluindo para hiperfagia e obesidade mórbida. Outras manifestações clínicas são: baixa estatura, retardo mental, mãos e pés pequenos, olhos amendoados, micropênis e criptorquidia.

Síndrome de Bardet-Biedl

Causada por variantes patogênicas em pelo menos um dos 14 genes denominados *BBS*. As principais características da síndrome de Bardet-Biedl são: obesidade, baixa estatura, mãos e pés pequenos, polidactilia, retinite pigmentosa e micropênis.

Síndrome de Klinefelter

Causada pelo cariótipo 47,XXY (80 a 90% dos casos) e, menos frequentemente, por outras anomalias cromossômicas, como 48,XXYY; 48,XXXY; 49,XXXXY, 49,XXXYY; 47,XXY/48,XXXY; 46,XY/47,XXY. A puberdade geralmente se inicia na idade esperada, evoluindo para hipogonadismo e infertilidade devido à degeneração, hialinização e fibrose progressiva dos túbulos seminíferos, resultando na diminuição da secreção testicular de testosterona. Suas principais características clínicas surgem na adolescência e incluem alta estatura, atraso puberal, proporções eunucoides, ginecomastia, pênis de comprimento reduzido, testículos pequenos e endurecidos e distúrbios do aprendizado.

Síndrome de Noonan

Causada por variantes patogênicas em pelo menos 12 genes, sendo os mais frequentes: *PTPN11* (*protein tyrosine phosphatase non-receptor type 11*), em 40 a 50% dos casos, seguido do *SOS1* (*SOS Ras/Rac guanine nucleotide exchange factor 1*), *RAF1* (*Raf-1 proto-oncogene, serine/threonine kinase*) e *RIT1* (*Ras like without CAAX 1*). Suas principais características são: baixa estatura, pescoço alado, implantação baixa de cabelos, *cubitus valgus*, estenose pulmonar, miocardiopatia hipertrófica, criptorquidismo e hipogonadismo hipergonadotrófico.

Deficiência da 5-alfa-redutase tipo 2

Causada por variantes patogênicas inativadoras ou perda de função do *SRD5A2* (*steroid 5 alpha-reductase 2*), responsável pela codificação da enzima 5-alfa-redutase tipo 2, que converte a testosterona em DHT. Os ductos de Wolff são normalmente diferenciados e existe completa regressão dos ductos de Müller. A próstata é hipodesenvolvida ou ausente. A genitália externa varia de predominantemente feminina a masculina com micropênis. Na puberdade, ocorre virilização (p. ex., aumento de massa muscular, voz grave) sem o desenvolvimento das características dependentes da DHT (p. ex., acne, barba, recessão temporal dos cabelos, aumento da próstata). A aplicação tópica de DHT é o tratamento ideal para o micropênis devido à redução da atividade da 5-alfa-redutase tipo 2. Se a deficiência for parcial, o tratamento com testosterona pode ser eficaz.

Deficiência da 3-beta-hidroxiesteroide-desidrogenase tipo 2

Causada por variantes patogênicas inativadoras ou perda de função do *HSD3B2* (*hydroxy-delta-5-steroid dehydrogenase, 3 beta- and steroid delta-isomerase 2*), que codifica a enzima 3-beta-HSD tipo 2, a qual é responsável pela conversão da pregnenolona em progesterona, 17-OH-pregnenolona em 17-OH-progesterona e de DHEA em androstenediona. Em indivíduos do sexo masculino, a genitália externa é subvirilizada devido à deficiência da síntese de testosterona. Laboratorialmente ocorre a elevação da pregnenolona, 17-OH-pregnenolona e DHEA; hiponatremia, hipopotassemia e acidose metabólica. O tratamento inclui a reposição de glicocorticoide e mineralocorticoide. Nos pacientes

46,XY, é importante solicitar periodicamente ultrassonografia de testículos para detecção de tumores testiculares de restos adrenais (TART).

Deficiência da 17-alfa-hidroxilase/17,20-liase

Causada por variantes patogênicas inativadoras ou perda de função do *CYP17A* (*cytochrome P450 family 17 subfamily A member 1*), levando a deficiência da 17α-hidroxilase/17,20-liase (P450c17). A deficiência da 17-alfa-hidroxilase, limita a conversão de pregnenolona para 17-OH-pregnenolona e de progesterona para 17-OH-progesterona, causando deficiência de cortisol e andrógenos (DHEA, androstenediona, testosterona) e aumento da desoxicorticosterona. O aumento dos níveis séricos de desoxicorticosterona (DOC) causa hipernatremia, hipopotassemia, alcalose metabólica e hipertensão arterial. A genitália externa do feto masculino é, em geral, feminina e menos frequentemente atípica, com ausência de derivados müllerianos. O diagnóstico geralmente é feito na puberdade, devido ao hipogonadismo hipergonadotrófico. O tratamento consiste na reposição de glicocorticoide, antagonistas dos mineralocorticoides e reposição de estrógenos e progestágenos para permitir o desenvolvimento puberal.

Insensibilidade androgênica

A insensibilidade androgênica, de herança recessiva ligada ao X, é causada por variantes patogênicas do *AR* (*androgen receptor*), que codifica o receptor de andrógenos, levando a uma síndrome de insensibilidade androgênica parcial ou completa. A síntese e secreção de testosterona são normais, mas os ductos de Wolff são rudimentares ou involuem pela falta de ação da testosterona. Já os ductos de Müller involuem pela ação do HAM. Os indivíduos com a forma parcial (*PAIS: partial androgen insensitivity syndrome*) apresentam alterações da genitália externa semelhantes à deficiência da 5-alfa-redutase tipo 2. O tratamento consiste na administração de doses de testosterona suficientes para superar o bloqueio e permitir o crescimento peniano.

Anorquia

É uma manifestação da síndrome de regressão testicular, na qual a involução testicular ocorreu após a 20ª semana de gestação. A genitália externa é normal ou mostra micropênis, criptorquidia e/ou hipospadia. O tratamento consiste em colocação de prótese testicular e reposição de testosterona.

MANIFESTAÇÕES CLÍNICAS

O comprimento real do pênis só pode ser obtido com precisão quando ele está ereto. Como isso é impossível na prática clínica, utiliza-se a medida peniana sob tração manual máxima. Isso ocorre porque o pênis flácido não tem um comprimento fixo, sofrendo interferências da temperatura ambiente, tato e influências exógenas. Além disso, a avaliação do comprimento peniano é dificultada em pacientes com obesidade, timidez e doenças neurológicas. A higienização do pênis pequeno ou escondido pode predispor a balanopostite, além de causar dor e ardor durante a micção.

É fundamental diferenciar o pseudomicropênis, condição em que nenhuma investigação é indicada, do verdadeiro micropênis. Também é imprescindível avaliar se o micropênis é um diagnóstico isolado ou se faz parte de um quadro de diferença do desenvolvimento sexual (DDS), distúrbio endócrino ou síndrome genética. Se o paciente tiver uma bolsa escrotal bem formada e desenvolvida e se testículos forem palpáveis em seu interior, muito provavelmente ele terá com cariótipo 46,XY. Por sua vez, a ausência de testículos palpáveis e alterações da uretra são sugestivos de DDS.

ABORDAGEM DIAGNÓSTICA

É possível que pais e pacientes desconheçam o que seja um comprimento peniano normal por terem como referência padrões irreais. Algumas vezes, a insatisfação com o tamanho do pênis pode causar transtornos da imagem corporal, afetando negativamente as relações pessoais. Por isso, a abordagem precisa ser acolhedora e compassiva, não desvalorizando a queixa e orientando os pais e pacientes sobre a anatomia normal do pênis.

Os principais objetivos da investigação são: excluir o pseudomicropênis, e caso confirmado um micropênis, investigar a etiologia e possível associação com DDS, endocrinopatia ou síndromes genéticas. A aferição precisa do comprimento peniano, de preferência obtendo uma média de três medidas, é essencial para o correto diagnóstico, evitando investigações desnecessárias e aliviando o estresse e angústia familiar. Como existem variações étnicas, recomenda-se investigação diagnóstica em recém-nascidos a termo cujo comprimento peniano seja < 2 a 2,5 cm.

História clínica

- História gestacional (p. ex., uso de medicamentos antiandrogênicos na gestação [como espironolactona, testolactona, flutamida, ciproterona], exposição a desreguladores endócrinos [p. ex., herbicidas, fungicidas, ftalatos]).
- História neonatal (p. ex., prematuridade).
- Idade atual e ao diagnóstico do micropênis.
- Passado de postectomia.
- Obesidade.
- Hipopituitarismo congênito (p. ex., icterícia e/ou hipoglicemia neonatal).
- Anosmia ou hiposmia (síndrome de Kalmann).
- Outras doenças endócrinas (p. ex., hipogonadismo, insensibilidade androgênica).
- DDS (micropênis com hipospadia, criptorquidismo).
- Síndromes genéticas (p. ex., Prader-Willi, Noonan, Prune-Belly, Patau).
- Balanopostite e dor à micção.
- Dificuldade de higienização do pênis.
- Constrangimento, depressão, *bullying*.
- Atividade sexual (adolescentes).
- Consanguinidade entre os pais.
- Casos semelhantes na família.
- História familiar de DDS, criptorquidismo, hipospadia.
- Exames já realizados (hormonais e de bioimagem) e seus resultados.
- Tratamentos prévios (clínicos ou cirúrgicos): quando, onde, quais resultados.

Exame físico

- Sinais vitais (p. ex., hipertensão na deficiência da 17-alfa-hidroxilase).
- Peso, altura.
- Índice de massa corporal: investigar pênis "escondido" dos meninos com obesidade.
- Sinais sindrômicos e malformações.
- Defeitos da linha média (p. ex., lábio leporino, fenda palatina).
- Exame do pênis:
  - Posição do meato uretral: tópico × hipospadia × epispadia.
  - Aderência prepucial e fimose.
  - Condições que simulam micropênis: pênis "preso" por cicatriz de postectomia prévia, *chordee* (pode dar uma falsa impressão de pênis pequeno devido à sua curvatura ventral), pênis alado, que é diagnosticado pela ausência do ângulo penoescrotal e pela elevação da pele do escroto ao se colocar o pênis sobre a parede abdominal anterior.
  - Comprimento: a acurácia da aferição do comprimento peniano é fundamental para o correto diagnóstico. O pênis é medido em sua superfície dorsal sob tração máxima. Às vezes são necessárias múltiplas medidas, calculando a média delas. Coloca-se uma régua pressionada sobre a gordura suprapúbica, empurrando-a dorsalmente, enquanto se traciona o pênis pela glande (após retrair o prepúcio), utilizando o polegar e indicador. Mede-se seu comprimento totalmente esticado, da sínfise púbica até o topo da glande. O comprimento peniano nas primeiras 12 horas de vida pode ser 10% inferior ao seu tamanho real, sendo necessária nova aferição após esse período. Comparar resultados com valores de referência adequados para idade nos pacientes em idade pré-puberal (< 9 a 10 anos). A partir dos 10 anos, comparar valores de referência de acordo com o estágio puberal.
  - Higiene do pênis e acúmulo de esmegma na glande pela dificuldade em fazer a limpeza adequada nos casos de micropênis.
- Exame da bolsa escrotal: a bolsa escrotal normal é enrugada, pigmentada, pendular, simétrica e cheia. Na presença de criptorquidismo, pode ser vazia, atrófica ou hipotrófica uni ou bilateralmente.
- Localização do testículo (tópico, supraescrotal, canal inguinal inferior, canal inguinal superior, ectópico, não palpável). A localização deve ser descrita tanto para o testículo em repouso como após a realização das manobras de tração para ver até onde ele pode ser deslocado. Caso haja dificuldade na palpação testicular, realizar as seguintes manobras:
  - Manobra da mão ensaboada: ensaboar a região inguinal no trajeto da descida testicular. Em seguida, usando os 2º, 3º e/ou 4º quirodáctilos juntos, deslizar a mão da região superior da virilha

(crista ilíaca anterossuperior) em direção à bolsa escrotal, exercendo uma leve pressão para dentro do abdome de modo que, se o testículo estiver presente, ele "saltará" para cima assim que os dedos o ultrapassarem.
  - Manobras para aumentar a pressão intra-abdominal: paciente de cócoras, paciente sentado com as pernas cruzadas "tipo índio", paciente deitado com as pernas flexionadas contra o abdome ou paciente de pé realizando a manobra de Valsalva.
  - Se o testículo não for palpável na sua posição ou trajeto habitual, é imprescindível pesquisar posições ectópicas: perineal, pubopeniana, face interna das coxas e compartimento escrotal contralateral.
- Tamanho dos testículos: diâmetro longitudinal e transverso ou medida do volume pelo orquidômetro de Prader.
- Identificar combinações de DDS (associação de micropênis com criptorquidismo, hipospadia e gônadas com maior diâmetro inferior a 8 mm).
- Identificar combinações de hipopituitarismo (associação de micropênis com hipoglicemia neonatal, icterícia neonatal e defeitos da linha média).
- Identificar combinações de síndromes genéticas. Por exemplo: micropênis + alterações da parede abdominal (síndrome de Prune-Belly).

Exames complementares

- LH, FSH e testosterona basais (meninos entre 1 e 4 meses na minipuberdade ou púberes): LH e FSH aumentados e testosterona baixa indicam hipogonadismo hipergonadotrófico. LH, FSH e testosterona baixos indicam hipogonadismo hipogonadotrófico; LH e testosterona aumentados: síndrome da insensibilidade androgênica ou deficiência da 6-alfa-redutase tipo 2.
- Di-hidrotestosterona: razão testosterona: di-hidrotestosterona (VR > 35 a 40).
- Sódio e potássio: hiponatremia e hiperpotassemia (deficiência da 3-beta-HSD tipo 2); hipernatremia e hipopotassemia (deficiência da 17-alfa-hidroxilase).
- Glicemia: hipopituitarismo ou insuficiência adrenal.
- T4 livre, TSH, cortisol, prolactina, IFG-1, IGFBP-3: hipopituitarismo.
- Inibina B e hormônio antimülleriano (AMH): avaliam a função das células de Sertoli e a presença de tecido testicular funcionante.
- Teste do hCG (indicado em meninos > 6 meses e não púberes): o Quadro 4 sugere alguns protocolos para esse exame. Dosar LH, FSH, testosterona, DHT, inibina-B e AMH antes e após estímulo com hCG. O aumento da testosterona acima de 30 mg/dL sugere

QUADRO 4 Protocolos para teste de estímulo com hCG

Tipo de hCG	Protocolo	Tempos de coleta	Idade recomendada
hCG urinário	1.000 UI, IM, 1 vez/dia, por 3 dias	Basal e 24 horas após a última dose	Crianças
hCG urinário	1.500 UI, IM, 1 vez/dia, por 3 dias	Basal e 24 horas após a última dose	Crianças e adolescentes
hCG urinário	2.000 UI, IM, 1 vez/dia, por 3 dias	Basal, 72 e 120 horas após a última dose	Crianças e adolescentes
hCG urinário	5.000 UI/m², IM, dose única	Basal, 24 e 72 horas, após a última dose	Crianças e adolescentes
hCG urinário	1.000 UI, IM, 2 vezes/semana, por 3 semanas	Basal e 24 horas, após a última dose	Crianças
hCG urinário	1.500 UI, IM, a cada 2 dias, total de 7 doses	Basal e 24 horas, após a última dose	=
hCG recombinante	250 mcg, SC, dose única	Basal, 3 e 7 dias após a última dose	Adolescentes

- Preparações hCG urinário: Choragon® (1.500 e 5.000 UI/1 mL); Brevactid® (1.500 e 5.000 UI/2 mL); Pregnyl® (1.500 UI/1 mL e 5.000 UI/1 mL); Choriomon® (5.000 UI/1 mL).
- Preparações de hCG recombinante (alfacoriogonadotropina): Ovidrel® (250 mcg/0,5 mL).
- Dosar LH, FSH, testosterona e DHT, antes e após a última dose do hCG. Resposta considerada normal é o aumento da testosterona pós-estímulo > 30 ng/dL em relação ao valor basal; ou testosterona pós-estímulo > 110 a 150 ng/dL.
- Dosar hCG após o estímulo para avaliar a adequação de seu estímulo (> 20 UI/mL).

IM: intramuscular; SC: subcutâneo.
Fonte: Bertelloni et al., 2018.

presença de testículo funcionante. A elevação basal do LH e FSH e a ausência de aumento da testosterona após o estímulo com hCG sugerem anorquia, tecido testicular não funcionante ou hipogonadismo hipergonadotrófico. Alguns autores dosam o hCG após o estímulo para verificar se foi administrado corretamente e se a dose foi adequada (hCG > 20 UI/mL). Efeitos adversos do hCG são: dor no local da injeção e sintomatologia de elevação da testosterona.

- Ultrassonografia (US) pélvica: DDS.
- Cariótipo: DDS e síndromes genéticas (p. ex., Klinefelter, Down).
- Ressonância magnética (RM) de crânio, hipófise e hipotálamo: hipopituitarismo ou hipogonadismo hipogonadotrófico (p. ex., avaliar os bulbos olfatórios na suspeita de síndrome de Kallman).
- Testes moleculares: indicados de acordo com a suspeita diagnóstica, solicitando pesquisa de variantes patogênicas em genes envolvidos no crescimento peniano.

Interconsultas

- Genética: avaliar pacientes com dismorfias ou com DDS.
- Urologia: corrigir o *webbed* pênis, *chordee* e pênis preso por cicatrizes prepuciais.
- Psicologia: suporte psicológico para o paciente e seus pais no caso de micropênis.

ABORDAGEM TERAPÊUTICA

Uma vez confirmado o diagnóstico de pseudomicropênis, tanto os pacientes como seus pais devem ser tranquilizados em relação à normalidade da genitália, mostrando que, embora aparentemente pequeno, o pênis tem um comprimento normal.

Quando o diagnóstico for de micropênis, o tratamento idealmente é realizado no primeiro ano de vida ou no início da puberdade. O pênis de tamanho reduzido pode ser tratado após a devida investigação diagnóstica, se isso causar sofrimento psíquico. Respostas terapêuticas insuficientes podem ocorrer em casos graves de insensibilidade androgênica e em pênis diminutos, com ausência quase completa do corpo cavernoso.

Tratamento hormonal

O tratamento hormonal pode ser efetuado com testosterona, di-hidrotestosterona ou gonadotrofina recombinante humana (hCG), embora o tratamento com hCG seja raramente utilizado. Estudos preliminares têm investigado o uso de inibidores da aromatase, de forma isolada ou associado à testosterona no tratamento do micropênis em adolescentes.

A literatura não relata uma resposta adequada ao tratamento, isto é, quanto o pênis deve aumentar após o estímulo hormonal para que a resposta terapêutica seja considerada eficaz. Alguns autores consideram satisfatório o aumento de 1,0 a 3,5 cm após o primeiro ciclo de terapia. No entanto, a incapacidade de fazer o pênis atingir um comprimento dentro da média para idade e/ou desenvolvimento puberal, não significa falha no tratamento. A não resposta, ou resposta insatisfatória, mesmo usando a terapia hormonal corretamente, sugere insensibilidade androgênica.

Também não é claro quando o tratamento deve ser iniciado, por quanto tempo deve ser utilizado e se o pênis que respondeu ao estímulo farmacológico será capaz de responder ao estímulo hormonal fisiológico na puberdade. No caso de deficiência isolada do hormônio de crescimento (GH), a reposição do rGH pode contribuir para o aumento do comprimento peniano.

Testosterona

O uso de testosterona de curta duração, por via intramuscular deve ser feito com cautela pelo risco de doses elevadas induzirem sinais puberais e acelerarem a fusão das epífises de crescimento. Não existe consenso sobre a dose, a via de administração ou a duração do uso da testosterona no tratamento do micropênis. Um esquema terapêutico recomendado é: 25 mg, intramuscular, 1 vez/mês, por 3 meses para recém-nascidos e lactentes; e 100 mg/m^2, intramuscular, 1 vez/mês, por 3 meses para crianças maiores, reavaliando a resposta terapêutica um mês após a terceira dose. Efeitos adversos são: aumento da frequência e duração das ereções, surgimento de pelos pubianos, acne, oleosidade da pele, ginecomastia, edema de membros inferiores, aceleração do crescimento, eritrocitose, elevação das transaminases, diminuição do HDL e avanço da idade óssea. Caso opte por repetir um segundo ciclo de tratamento, é importante avaliar a idade óssea para investigar seu avanço.

No Brasil, as preparações de testosterona de ação curta mais usadas para uso intramuscular são: (1) Durateston® (ampolas de 1 mL = 250 mg) = fenilpropionato de testosterona + isocaproato de testosterona + propionato de testosterona + decanoato de testosterona; e (2) Deposteron® (ampolas de 2 mL = 200 mg) = cipionato de testosterona. A receita deve ser carbonada, em duas vias, com CPF e CRM do médico, CID da doença de base e com fornecimento de uma receita para cada mês, por se tratar de um anabólico esteroide de venda controlada. Tanto o Durateston® como o Deposteron® contêm óleo de amendoim em seus excipientes, sendo recomendado questionar aos pacientes sobre alergia a amendoim antes de prescrever essas medicações. Preparações de ésteres de testosterona de longa duração, como o undecilato de testosterona (Nebido®, Atesto® e Hormus®), não são indicadas.

O uso de testosterona tópica (Androgel®) sob a forma de gel a 5% (envelopes de 5 g de gel = 50 mg de testosterona), na dosagem de 10 mg (1 g de gel), 1 vez/dia, pela manhã, por 30 dias, aplicado na pele do braço, ombro ou abdome, tem sido usada com relato de eficácia semelhante à apresentação intramuscular. Não aplicar na pele do pênis ou testículos, devido ao risco de irritação e dor causados pelo álcool da preparação. Efeitos adversos, além da absorção irregular, são: eritema, prurido, sensação de queimação e escurecimento da pele. O responsável pela aplicação deve utilizar luvas para evitar a absorção do medicamento. Além disso, a testosterona em gel é inflamável, pois contém álcool na sua formulação. Recomenda-se evitar o uso próximo de chama ou de cigarros acesos e deixar o gel secar por 3 a 5 minutos antes de vestir a roupa.

O undecanoato de testosterona foi usado em poucos estudos para o tratamento do micropênis. Por ser solúvel em lípides, é absorvido pelo sistema linfático, evitando a primeira passagem pelo fígado. A dose usual é de 2 a 3 mg/kg/dia, VO, a cada 8 ou 12 horas, durante 3 meses, podendo repetir um segundo ciclo se necessário. Os efeitos adversos da testosterona devem ser monitorados, pois a resposta terapêutica é variável, com alguns pacientes apresentando boa resposta e outros não.

Inibidores da aromatase

Inibidores da aromatase têm sido usados experimentalmente no tratamento de micropênis em adolescentes por aumentarem a testosterona, diminuírem o estradiol, reduzindo o avanço da idade óssea e o risco de ginecomastia, além de aumentarem a produção de gonadotrofinas. Dois estudos foram publicados sobre o uso de inibidores da aromatase no tratamento do micropênis em adolescentes. Um estudo descreveu o efeito benéfico do letrozol (2,5 mg, VO, 1 vez/dia) durante 1 ano, em 3 adolescentes com síndrome de insensibilidade androgênica parcial, com aumento peniano de 2 a 3 cm. O segundo estudo tratou 101 adolescentes com micropênis idiopático por 3 meses, com enantato de testosterona (100 mg/m^2, IM, 1 vez/mês) + anastrozol (1 mg, VO, 1 vez/dia), com aumento peniano médio de 2,24 cm (20% a mais em relação ao basal).

Di-hidrotestosterona

A aplicação tópica de di-hidrotestosterona (Andractim® gel a 2,5%, medicamento importado e não facilmente disponível) é indicada, principalmente, para pacientes com insensibilidade androgênica parcial ou deficiência parcial da 5-alfa-redutase tipo 2, mas também pode ser usada no tratamento do micropênis de outras etiologias. O aumento do comprimento peniano é observado após 3 a 4 meses.

Não existe consenso sobre dose ou duração do uso da di-hidrotestosterona tópica. Alguns serviços prescrevem 0,2 a 0,3 mg/kg/dia, enquanto outros prescrevem 12,5 mg/dia para < 10 anos e 25 mg/dia para > 10 anos. Aplicar o creme sobre o pênis e deixando-o absorver e secar por pelo menos 5 minutos antes de vestir as roupas. O cuidador que for aplicar o gel deve proteger as mãos usando luvas para não se contaminar com o hormônio. O medicamento é usado por 3 a 4 meses, repetindo mais um ciclo se necessário. Efeitos adversos locais incluem irritação da pele e prurido cutâneo. O uso prolongado pode causar oleosidade na pele, acne, surgimento de pelos, ganho de peso, irritabilidade e alterações do humor.

LH e FSH recombinante

A experiência com essa terapia é limitada, com alguns trabalhos mostrando eficácia no tratamento do hipogonadismo hipogonadotrófico, por causar aumento da testosterona, inibina B e HAM, além de aumento peniano e do volume testicular.

Cirurgia

No pênis "escondido" na gordura suprapúbica, a lipossucção pode ser uma alternativa terapêutica em casos de sofrimento psíquico, nos quais a demora na perda ponderal agravará o distúrbio psicológico. No pênis alado, a cirurgia para liberar a obliteração do ângulo penoescrotal e a aparência resultante de um pênis pequeno é necessária para a correção do problema. Cirurgias também são indicadas para pênis "preso" e para *chordee*.

TRANSIÇÃO DOS CUIDADOS PARA A ENDOCRINOLOGIA DE ADULTO

A equipe de endocrinologia pediátrica deve preparar o adolescente e sua família para transição e posterior cuidado médico pelo endocrinologista de adultos, pelo menos 6 a 12 meses antes de efetivar a transferência. Idealmente, as instituições deveriam desenvolver protocolos com a participação de endocrinologistas pediátricos e de adultos, que atendessem as peculiaridades do serviço e otimizassem essa fase de transição.

Na transição dos cuidados para o endocrinologista de adulto, recomenda-se a manutenção de ajustes de doses de medicamentos no caso de hipogonadismo e hiperplasia adrenal congênita, além de questões sobre atividade sexual e fertilidade, entre outros.

REFERÊNCIAS SELECIONADAS

1. Al-Beltagi M, Saeed NK, et al. Microphallus early management in infancy saves adulthood sensual life: a comprehensive review. World J Clin Pediatr. 2024;13(2):89224.
2. Alves Barboza R, da Silva EA, Ruellas T, Damião R. Anthropometric study of penile length in self-declared Brazilians regarding the color of the skin as white or black: the study of a Myth. Int J Impot Res. 2018;30(1):43-7.
3. Ariyasu D, Nagamatsu F, Aso K, Akiba K, Hasegawa Y. Longitudinal clinical course in patients with 5α-reductase type 2 deficiency treated with testosterone and dihydrotestosterone during infancy and puberty. Endocr J. 2023;70(1):59-67.
4. Bertelloni S, Russo G, Baroncelli GI. Human chorionic gonadotropin test: old uncertainties, new perspectives, and value in 46,XY Disorders of Sex Development. Sex Dev. 2018;12(1-3):41-9.
5. Bertelloni S, Tyutyusheva N, Valiani M, D'Alberton F, Baldinotti F, Caligo MA, et al. Disorders/differences of sex development presenting in the newborn with 46,XY karyotype. Front Pediatr. 2021; 9:627281.
6. Gabrich PN, Vasconcelos JSP, Damião R, da Silva EA. Penile anthropometry in Brazilian children and adolescents. J Pediatr (Rio J). 2007;83:441-6.
7. Gaspari L, Tessier B, Paris F, Bergougnoux A, Hamamah S, Sultan C, et al. Endocrine-disrupting chemicals and disorders of penile development in humans. Sex Dev. 2021;15(1-3):213-28.
8. Guo Q, Zhong WW, Lai HJ, Ye L, Zhang YF, Li JT, et al. Targeted next-generation sequencing for the diagnosis of gene variants in patients with 46, XY disorder of sex development. Sex Dev. 2023.
9. Karrou M, Messaoudi N, Assarrar I, Alla A, Rouf S, Latrech H. Efficacy of transdermal dihydrotestosterone and testosterone enanthate for penile augmentation in patients with idiopathic micropenis: a comparative randomized study. Clin Med Insights Endocrinol Diabetes. 2023;16:11795514231208328.
10. Khadilkar V, Mondkar SA. Micropenis. Indian J Pediatr. 2023; 90(6):598-604.
11. Maciel-Guerra AT, Andrade JGR, Souza AT, Campos MB, Marques Junior HO, Guaragna MS, et al. SUN-086 Pilot study using aromatase inhibitor in puberty of boys with partial androgen insensitivity: report of three cases. J Endocr Soc. 2020;4(Suppl 1):SUN-086.
12. Papadimitriou DT, Dermitzaki E, Papagianni M, Papadimitriou A, Vlahos N, Mastorakos G. LBODP090 The addition of anastrozole to standard testosterone enanthate treatment significantly improves penile size in adolescent boys with micropenis. J Endocr Soc. 2022;6(Suppl 1):A654.
13. Shah J, Christopher N. Can shoe size predict penile length? BJU Int. 2002;90(6):586-7.
14. Sociedade Brasileira de Pediatria. Departamento Científico de Endocrinologia. Micropênis – o que o pediatra precisa saber? 2024. Disponível em: https://www.sbp.com.br/fileadmin/user_upload/sbp/2024/setembro/16/24494c-DocCient_-_Micropenis-_o_que_o_pediatra_precisa_saber.pdf. Acesso em: 7 mar. 2025.
15. Stancampiano MR, Suzuki K, O'Toole S, Russo G, Yamada G, Ahmed SF. Congenital micropenis: etiology and management. J Endocr Soc. 2022;6(2):bvab172.
16. Tuladhar R, Davis PG, Batch J, Doyle LW. Establishment of a normal range of penile length in preterm infants. J Paediatr Child Health. 1998;34(5):471-3.

16

Criptorquidismo

INTRODUÇÃO

A importância de os testículos estarem localizados na bolsa escrotal é ilustrada por uma curiosa lenda da Idade Média, na qual o cardeal, ao ser proclamado futuro Papa, deveria sentar-se em uma cadeira com um orifício central, chamada *sedia stercoraria*, através do qual seus testículos seriam observados ou até mesmo palpados, para confirmar se ele era homem. Ao se confirmar a presença dos testículos, dizia-se "*duos habet, et bene pendentes*" (existem dois e são pendentes). Diz a lenda, que no século XI, o Papa Adriano VI (1459-1523) acabou com a exigência desse ritual.

O criptorquidismo (do grego: *kryptos* = escondido e *orchis* = testículo) é um distúrbio relativamente comum que, se não tratado precocemente, pode aumentar o risco de infertilidade, neoplasia, trauma e torção testicular. Apesar disso, muitos pacientes continuam a ser encaminhados tardiamente para avaliação. Por isso, recomenda-se que a investigação seja realizada rotineiramente ao nascimento, entre 6 e 12 meses de idade e aos 5 anos antes do início do período escolar. A partir daí a avaliação deve prosseguir em consultas médicas subsequentes devido à possibilidade do testículo, inicialmente tópico, ascender a uma posição extraescrotal (testículo ascendente).

FISIOLOGIA DA DESCIDA TESTICULAR

Antes da 6ª semana gestacional não se pode distinguir um embrião masculino do feminino. Entre a 6ª e a 7ª semanas, ocorre a formação das gônadas bipotenciais. Entre a 7ª e 14ª semanas, no feto 46,XY, o *SRY* estimula a expressão do *SOX9*, que inicia a diferenciação sexual da gônada bipotencial em testículo. Entre a 8ª e a 9ª semanas de gestação, as células testiculares de Sertoli, primeiras a serem diferenciadas, produzem o hormônio antimülleriano (HMA) que atua de forma parácrina (cada testículo é responsável pela ação ipsilateral desse hormônio), regredindo os ductos de Müller. Entre a 9ª e a 13ª semanas, as células de Leydig, sob estímulo da gonadotrofina coriônica placentária, produzem testosterona que age de forma parácrina estabilizando e diferenciando os ductos de Wolff para formar a genitália interna masculina (epidídimo, canal deferente e vesículas seminais).

A descida dos testículos para a bolsa escrotal é um processo complexo, envolvendo fatores genéticos, hormonais, anatômicos e ambientais, podendo ser dividida em duas fases: transabdominal e inguinoescrotal. A primeira fase, ou etapa transabdominal, ocorre entre a 8ª e a 15ª semanas de gestação quando os testículos descem do abdome chegando até o anel inguinal interno, onde permanecem até a 25ª semana de gestação, quando tem início a segunda fase da descida testicular. Essa fase da descida testicular é dependente do INSL3 secretado pelas células de Leydig que ao atuar em seu receptor codificado pelo *RXFP2* induz o desenvolvimento do gubernáculo. Outros genes, que podem estar envolvidos nesta fase da descida testicular são: *RAF1*, *SOS1*, *FGFR1* e *AMH*. Distúrbios desta fase da descida testicular raramente causam criptorquidismo. Um exemplo disso, é que apenas 5% dos testículos criptorquídicos têm localização intra-abdominal. A segunda fase, ou etapa inguinoescrotal, ocorre entre a 23ª e a 35ª semanas de gestação, quando o testículo desce do anel inguinal interno até a bolsa escrotal. Essa fase da descida testicular é dependente da produção adequada de andrógenos (testosterona e di-hidrotestosterona) e do funcionamento normal de seus receptores, bem como da ausência de anormalidades anatômicas que impeçam a migração testicular. Embora a migração testicular para a bolsa escrotal ocorra predominantemente no terceiro trimestre gestacional, ela também ocorre na vida pós-natal nos primeiros 3 a 6 meses de vida, durante o período da minipuberdade. A descida testicular após a idade pós-natal de 6 meses é rara.

DEFINIÇÕES

- Criptorquidismo (criptorquismo): ausência de pelo menos um dos testículos dentro da bolsa escrotal, devido a não descida ou não permanência do testículo no seu interior.
- Criptorquidismo verdadeiro: testículo criptorquídico situado no trajeto normal de sua descida.
- Criptorquidismo congênito: testículo não palpável no escroto desde o nascimento.
- Testículo ectópico: testículo criptorquídico localizado em uma posição anômala. Isto é, fora do trajeto normal de descida testicular, podendo ter localizações distintas como: pubopeniano, perineal, face interna de coxas e no hemiescroto contralateral.
- Testículo deslizante: testículo que só chega até o escroto com auxílio manual, mas que passa a maior parte do tempo em uma posição supraescrotal.
- Testículo ascendente (adquirido): testículo que foi previamente palpável no escroto e que depois ascendeu a uma posição extraescrotal.
- Testículo retrátil: testículo que fica transitoriamente fora da bolsa escrotal devido à hiperatividade do reflexo cremastérico, mas que consegue descer espontaneamente ou sob manobras até sua posição normal onde permanece a maior parte do tempo.
- Testículo evanescente: testículo que se atrofiou devido ao comprometimento pré-natal de sua vascularização (p. ex., torção do pedículo), causando a síndrome do testículo evanescente ou síndrome da regressão testicular.

EPIDEMIOLOGIA

O Quadro 1 resume os principais dados epidemiológicos referentes ao criptorquidismo. A maioria dos testículos criptorquídicos desce espontaneamente para a bolsa escrotal nos primeiros 3 a 6 meses de vida, fazendo com que a incidência verdadeira seja de 1%. Se o testículo permanecer criptorquídico após os 6 meses de vida, é improvável que ele desça espontaneamente.

QUADRO 1 Incidência do criptorquidismo

Faixa etária	Incidência
Recém-nascido prematuro	30%
Recém-nascido a termo	4%
3 meses	3%
6 meses	1%
Adulto	0,8 a 1%
Lateralidade	**Incidência**
Criptorquidismo bilateral	10 a 25%
Criptorquidismo unilateral (D > E)	75 a 90%
Palpável *vs.* não palpável	**Incidência**
Palpável	80-90%
Não palpável	10-20%

FATORES DE RISCO

Obesidade, diabetes e tabagismo materno, idade materna avançada, consumo de refrigerantes tipo "cola" ou álcool durante a gestação, e apresentação pélvica são considerados fatores de risco controversos. Outros fatores de risco se superpõem a própria causa do criptorquidismo, por exemplo, prematuridade, defeitos da parede abdominal (síndrome de Prune-Belly), hipopituitarismo, deficiência isolada de gonadotrofinas e insensibilidade androgênica. Sendo assim, os principais fatores de risco são:

- Predisposição genética (história familiar de criptorquidismo).
- Exposição a desreguladores endócrinos (p. ex., pesticidas organoclorados, ftalatos).
- Insuficiência placentária (diminuição da produção de hCG).
- Síndromes genéticas (p. ex., Kallmann, Prader-Willi, Bardet-Biedl, Noonan).
- Cirurgias para hérnia inguinal.
- Paralisia cerebral (espasticidade cremastérica).
- Mielomeningocele (lesões do nervo genitofemoral).

ETIOLOGIA

Aproximadamente 98 a 99% dos testículos criptorquídicos têm etiologia congênita, e os outros 1 a 2%

têm causas adquiridas. A etiologia do criptorquidismo pode ser classificada em distúrbios mecânicos, cromossômicos, hormonais e moleculares (Quadro 2). Embora várias síndromes se associem ao criptorquidismo (criptorquidismo sindrômico), a maioria dos casos não é associada a anomalias congênitas (criptorquidismo não sindrômico ou isolado).

QUADRO 2 Etiologia do criptorquidismo

Distúrbios	Etiologias
Mecânicos	Fusão esplenogonadal Vasos curtos Adesões peritoneais Malformações do gubernáculo e túnica *vaginalis* Redução da pressão abdominal (p. ex., síndrome de Prune-Belly, gastroquise, exonfalia, onfalocele, espinha bífida)
Cromossômicos	▪ 47,XXY (síndrome de Klinefelter) ▪ 45,X/46,XY (disgenesia gonadal mista) ▪ 46,XX/46,XY (quimerismo) ▪ Trissomia do 21 (síndrome de Down)
Hormonais	▪ Hipopituitarismo ▪ Hipogonadismo hipogonadotrófico ▪ Hipogonadismo hipergonadotrófico ▪ Deficiência isolada da subunidade beta do LH ▪ Síndrome de insensibilidade androgênica ▪ Deficiência da 5-alfa-redutase tipo 2 ▪ Diminuição da síntese ou ação do AMH (síndrome da persistência dos ductos de Müller) ▪ Exposição a desreguladores endócrinos (p. ex., dietilestilbestrol, ftalatos, dioxina, polibrominas, pesticidas organoclorados, bisfenol A)
Moleculares	▪ Variantes patogênicas ou polimorfismos do *INSL3* e seu receptor *RXFP2* têm sido raramente descritas (1-2%) como causa de criptorquidismo ▪ Alteração da descendina, substância sintetizada pelo testículo e capaz de estimular o crescimento do gubernáculo auxiliando a segunda fase de migração testicular ▪ Ação do EGF materno

CLASSIFICAÇÃO

O Quadro 3 mostra a classificação do criptorquidismo.

MANIFESTAÇÕES CLÍNICAS

A produção de testosterona é mantida, ainda que de forma parcial, no testículo criptorquídico. Entretanto, a espermatogênese é comprometida principalmente nos testículos de localização intra-abdominal e naqueles que permanecem criptorquídicos por um período prolongado. Isso porque, a espermatogênese requer uma temperatura de 33°C (2 a 3°C inferior a temperatura corporal), o que só é possível quando os testículos estão localizados dentro da bolsa escrotal. A seguir são descritos exemplos de apresentação clínica do criptorquidismo:

- Congênito (ausente do escroto desde o nascimento) ou adquirido (testículos que ao nascimento estavam dentro do escroto e reascenderam a uma posição criptorquídica).
- Situado ao longo do trajeto normal de sua descida (canal inguinal, posição supraescrotal), em posição ectópica (p. ex., perineal, suprapubiana, face interna de coxas, hemiescroto contralateral) ou retrátil.
- Unilateral ou bilateral.
- Palpável ou não. O testículo não palpável pode ser intra-abdominal ou ausente (anorquia, monorquia, síndrome da regressão testicular secundária a torção intrauterina ou perinatal). A anorquia é uma condição rara.
- Tamanho normal ou diminuído.
- Manifestação clínica isolada (80%) ou associada a diferenças do desenvolvimento sexual (DDS), endocrinopatias, alterações genéticas ou síndromes dismórficas.
- Associado a anomalias menores da genitália externa (p. ex., hidrocele, *chordee*).
- Associado a anomalias do trato urinário (p. ex., rim em ferradura).

QUADRO 3 Classificação do criptorquidismo

Testículo palpável
▪ Trajeto normal – Retrátil – Criptorquídico (intracanalicular, supraescrotal) ▪ Trajeto anormal (ectópico) – Femoral – Perineal – Hemiescrotal contralateral – Pubopeniano
Testículo não palpável
▪ Intra-abdominal ▪ Ausente (anorquia, monorquia, síndrome da regressão testicular) ▪ Inguinal (displasia, atrofia)

- Associado a hérnia inguinal (> criptorquidia unilateral).
- Raramente, pode se manifestar como poliorquidismo, com dois testículos tópicos e um terceiro, palpável na região inguinal, sendo confundido com uma hérnia inguinal. A ultrassonografia (US) consegue fazer o diagnóstico diferencial. O tratamento depende de condições associadas: se houver atrofia ou evidência de malignidade, o testículo deve ser removido; se o testículo estiver normal, pode-se considerar apenas orquidopexia.

ABORDAGEM DIAGNÓSTICA

O diagnóstico do criptorquidismo é essencialmente clínico. A abordagem diagnóstica tem por objetivo diferenciar se o testículo é criptorquídico, ectópico ou retrátil, definir a etiologia, verificar a presença de complicações e orientar a conduta terapêutica.

Embora, na maioria das vezes, o criptorquidismo seja um achado isolado, ele pode se associar a síndromes genéticas, DDS e disfunções hipotalâmico-hipofisárias. Recém-nascidos com testículos não palpáveis bilateralmente mesmo que não tenham micropênis, hipospadia ou outras malformações urinárias não podem ter alta do berçário sem que a definição de sexo seja estabelecida, pois pode se tratar de um paciente do sexo feminino com genitália virilizada.

História clínica

- História gestacional e neonatal (mais prevalente em prematuros).
- Idade ao diagnóstico e idade atual.
- Criptorquidismo: uni ou bilateral.
- Se o testículo já foi palpável no passado (p. ex., testículo ascendente).
- DDS (p. ex., hipospadia, micropênis).
- Exposição a desreguladores endócrinos (p. ex., herbicidas, fungicidas, ftalatos).
- Síndromes genéticas (p. ex., Prader-Willi, Bardet-Biedl, Noonan, Prune-Belly).
- Lesões do sistema nervoso central – SNC (p. ex., mielomeningocele).
- Doenças endócrinas (p. ex., hipogonadismo, insensibilidade androgênica).
- Alterações da parede abdominal.
- Alterações urinárias.
- Consanguinidade entre os pais.
- Casos semelhantes na família.
- Exames realizados (hormonais e de imagem) e seus resultados.
- Tratamentos prévios (clínicos ou cirúrgicos): quando, onde, qual foi o resultado.

Exame físico

- Sinais vitais.
- Peso, altura e índice de massa corpórea (IMC).
- Sinais sindrômicos.
- Exame do pênis: avaliar comprimento, posição do meato uretral (normal × hipospadia × epispadia), aderência prepucial e fimose. O pênis é medido, sob tração máxima, em sua superfície dorsal colocando uma régua pressionada sobre a gordura suprapúbica. Após retrair o prepúcio traciona-se o pênis pela glande segurando-a com o polegar e indicador da mão direita e mede-se seu comprimento da base até o topo da glande.
- Exame do escroto: o escroto normal é enrugado, pigmentado, pendular, simétrico e cheio. Na presença de criptorquidismo ele pode ser atrófico ou hipotrófico uni ou bilateralmente. Se possível, realizar o exame em uma sala com temperatura ambiente agradável (não muito fria) e com a criança relaxada.
- Caso exista dificuldade na palpação testicular, realizar as seguintes manobras:
  - Manobra da mão ensaboada: ensaboar a região inguinal no trajeto da descida testicular. Em seguida, usando os 2°, 3° e/ou 4° quirodáctilos juntos, deslizar a mão da região superior da virilha (crista ilíaca anterossuperior) em direção ao escroto exercendo uma leve pressão para dentro do abdome, de modo que se o testículo estiver presente ele "saltará" para cima assim que os dedos o ultrapassarem.
  - Manobras para aumentar a pressão intra-abdominal: paciente de cócoras, paciente sentado com as pernas cruzadas "tipo índio", paciente deitado com as pernas flexionadas contra o abdome; ou paciente de pé realizando a manobra de Valsalva.

- Se o testículo não for palpável na posição ou trajeto habitual, é imprescindível que posições ectópicas sejam pesquisadas: inguinal superficial, perineal, pubopeniana, face interna das coxas, compartimento escrotal contralateral.

- Localização do testículo (p. ex., tópico, supraescrotal, canal inguinal inferior, canal inguinal superior, ectópico). A localização deve ser descrita tanto no testículo em repouso, como após a realização das manobras de tração para ver até onde ele pode ser trazido. Anotar no prontuário a posição do testículo em repouso e após as manobras.
- No caso de testículo unilateralmente não palpável, o exame do testículo contralateral e não criptorquídico pode sugerir anorquia do lado oposto, se o testículo tópico for aumentado de tamanho.
- O testículo retrátil é aquele que consegue ser trazido para dentro do escroto onde permanece após se manter a tração por pelo menos 1 minuto, tempo necessário para que o reflexo cremastérico entre em fadiga. O reflexo cremastérico está ausente nos primeiros 3 meses de vida, se tornando ativo entre 3 meses e 7 anos de idade.
- Tamanho dos testículos: diâmetro longitudinal e transverso ou medida do volume utilizando o orquidômetro de Prader.
- Condições que fazem pensar em DDS quando associadas ao criptorquidismo são: micropênis, hipospadia, escroto bífido, gônadas com maior diâmetro < 8 mm.
- Condições que fazem pensar em hipopituitarismo quando associadas a criptorquidismo são: hipoglicemia neonatal, icterícia neonatal prolongada, defeitos da linha média.
- Condições que fazem pensar em síndromes genéticas são: alterações da parede abdominal, dismorfias faciais e outras malformações congênitas.

Exames complementares

O diagnóstico do criptorquidismo é eminentemente clínico. A solicitação de exames complementares varia de acordo com as seguintes situações clínicas: (i) testículos não palpáveis bilateralmente; (ii) testículo não palpável unilateralmente; (iii) testículos criptorquídicos palpáveis no trajeto normal ou posição ectópica; e (iv) suspeita de DDS, síndromes ou hipopituitarismo.

Testículos não palpáveis bilateralmente

Diferenciar se o paciente é um menino com testículos ausentes ou não palpáveis, ou uma menina com a genitália externa gravemente virilizada. Nesse caso, os seguintes exames podem ser solicitados:

- US de bolsa escrotal e canal inguinal: investigar testículos não palpáveis. É útil se o testículo estiver no canal inguinal. Para testículos intra-abdominais a sensibilidade é de 50% e especificidade de 75%, tendo um baixo desempenho. Entretanto, em centros com grande experiência, a identificação ultrassonográfica do criptorquidismo tem evitado laparoscopia desnecessária. A angiorressonância magnética com gadolínio tem sensibilidade de 96% e especificidade de 100% para localizar o testículo intra-abdominal, entretanto esse exame é raramente indicado para investigar testículos intra-abdominais por ser de alto custo e requerer sedação.
- US pélvica: avaliar a presença de útero e ovários (meninas virilizadas), investigar derivados müllerianos (útero, trompas, 1/3 superior de vagina) em pacientes com DDS.
- 17-OH-progesterona, sódio e potássio séricos: hiperplasia adrenal congênita em pacientes com testículos não palpáveis bilateralmente e cuja US tenha mostrado útero, ou tenha sido inconclusiva.
- HAM (avalia células de Sertoli): distinguir anorquia (níveis indetectáveis de HAM) de testículos criptorquídicos não palpáveis (níveis séricos de HAM inferiores aos de crianças com testículos tópicos).
- Inibina B (avalia células de Sertoli): distinguir anorquia (níveis indetectáveis de inibina B) de testículos criptorquídicos não palpáveis (níveis normais de inibina B).
- LH, FSH e testosterona basal (indicados nos primeiros 1 a 6 meses de vida [mini-puberdade]): se LH e FSH forem aumentados e testosterona diminuída, sugere hipogonadismo hipergonadotrófico. Se LH, FSH e testosterona forem diminuídos, sugere hipogonadismo hipogonadotrófico.
- Cariótipo: suspeita de DDS.
- Teste de estímulo com hCG (pacientes pré-puberes > 6 meses de idade): o Quadro 4 mostra alguns protocolos. O teste é realizado pela dosagem do LH, FSH e testosterona antes e após o estímulo com hCG. O aumento da testosterona pós-estímulo sugere pre-

sença de testículo funcionante. A elevação basal do LH e FSH e o não aumento da testosterona após o estímulo com hCG sugerem anorquia, tecido testicular não funcionante ou hipogonadismo hipergonadotrófico. Alguns autores dosam o hCG após o estímulo para verificar se foi administrado e se o foi em dose adequada (hCG > 20 UI/mL). Efeitos adversos do hCG são: dor no local da injeção e sintomatologia de elevação da testosterona.

- Laparoscopia: é o método diagnóstico mais eficaz para pesquisar testículos não palpáveis. Ela pode mostrar três resultados: testículo intra-abdominal (40%), testículos ausentes (15%) e estruturas do cordão entrando no anel inguinal interno (45%).

Testículo não palpável unilateralmente

- Laparoscopia: método diagnóstico mais eficaz para identificar a localização testicular.
- Exames de imagem (US, TC, RM): pouco eficazes pela localização dos testículos.

Testículo(s) criptorquídico(s) e palpável(is)

- Na ausência de sinais de DDS, endocrinopatias ou síndromes genéticas não há necessidade de investigação complementar adicional, sendo suficiente a monitoração da descida testicular até os 6 meses de idade.

Testículo criptorquídico associado à endocrinopatia

- Acrescentar à investigação: T4 livre, TSH, cortisol sérico matinal, prolactina, IFG-1, IGFBP-3, LH, FSH e testosterona (basal, pacientes < 6 meses; ou após teste de estímulo com hCG, após os 6 meses de idade).

Testículo criptorquídico associado à síndrome genética

- Acrescentar à investigação: consulta com geneticista.

Testículo criptorquídico associado à DDS

- Acrescentar à investigação: consulta com equipe de DDS.

ABORDAGEM TERAPÊUTICA

O tratamento do criptorquidismo tem por objetivo: reduzir os riscos de infertilidade e neoplasias, evitar distúrbios psicológicos, prevenir hérnias, traumas e torções.

QUADRO 4 Protocolos para teste de estímulo com hCG

Tipo de hCG	Protocolo	Tempos de coleta	Idade recomendada
hCG urinário	1.000 UI, IM, 1vez/dia, por 3 dias	Basal e 24 h, após a última dose	Crianças
hCG urinário	1.300 UI, IM, 1 vez/dia, por 3 dias	Basal e 24 h, após a última dose	Crianças e adolescentes
hCG urinário	2.000 UI, IM, 1vez/dia, por 3 dias	Basal, 72 e 120 horas após a última dose	Crianças e adolescentes
hCG urinário	5.000 UI/m², IM, dose única	Basal, 24 e 72 horas, após a última dose	Crianças e adolescentes
hCG urinário	1.000 UI, IM, 2 vezes/ semana, por 3 semanas	Basal e 24 horas, após a última dose	Crianças
hCG urinário	1.500 UI, IM, a cada 2 dias, total de 7 doses	Basal e 24 horas, após a última dose	=
hCG recombinante	250 mcg, SC, dose única	Basal, 3 dias e 7 dias após a última dose	Adolescentes e adultos

- Preparações de hCG urinário: Choriomon® (ampola de 5.000 UI/1 mL)
- Preparações de hCG recombinante: Ovidrel® (250 mcg/0,5 mL), equivale a 6.500 UI de hCG
- Dosar LH, FSH e testosterona antes e após a última dose do hCG. Uma resposta considerada normal é o aumento da testosterona pós-estímulo > 30 ng/dL em relação ao valor basal; ou testosterona pós-estímulo > 110 a 150 ng/dL
- Dosar hCG após o estímulo para avaliar a adequação de seu estímulo (> 20 UI/mL)

Fonte: Bertelloni et al., 2018.

A idade recomendada para orquidopexia é entre 6 e 12 meses. Desse modo, aos 6 meses de idade, se não houver descida espontânea do testículo, o paciente deverá ser encaminhado para avaliação com urologista ou cirurgião pediátrico, uma vez que raramente haverá descida testicular espontânea após esta idade. Em > 1 ano, a correção será realizada na época do diagnóstico. O testículo retrátil não requer tratamento, exceto quando permanecer mais tempo fora do que dentro da bolsa escrotal sendo, nesse caso, considerado um testículo criptorquídico. O Quadro 5 resume a abordagem diagnóstico-terapêutica do criptorquidismo.

Tratamento hormonal

O tratamento hormonal do criptorquidismo é controverso, podendo ser realizado com hCG ou GnRH

QUADRO 5 Abordagem diagnóstico-terapêutica do criptorquidismo

Testículos não palpáveis bilateralmente
▪ Se no berçário: não dar alta, até esclarecimento diagnóstico ▪ Em qualquer idade, solicitar: ultrassonografia pélvica; cariótipo; testosterona, MIF e inibina B (função testicular); 17-OH-progesterona, sódio e potássio (afastar hiperplasia adrenal congênita em meninas) – Recém-nascido masculino: reavaliar com 6 meses e considerar orquidopexia – Recém-nascido feminino: encaminhar para a equipe de DDS – Criança > 6 meses: masculino, encaminhar para a urologia ou cirurgia pediátrica; feminino, encaminhar para a equipe de DDS
Testículo criptorquídico e palpável unilateralmente
▪ Recém-nascido: alta e reavaliação com 6 meses ▪ Crianças > 6 meses: consulta com urologia ou cirurgia pediátrica
Testículos criptorquídicos e palpáveis bilateralmente
▪ Recém-nascido: alta e reavaliação com 6 meses ▪ Crianças > 6 meses: consulta com urologia ou cirurgia pediátrica
Testículo ectópico
▪ Em qualquer idade: consulta com urologia ou cirurgia pediátrica
Criptorquidismo + suspeita de DDS (p. ex., hipospadia, micropênis)
▪ Em qualquer idade: consulta com equipe de DDS
Criptorquidismo + suspeita de hipopituitarismo
▪ Em qualquer idade: solicitar prolactina, IGF-1, IGFBP-3, T4L, cortisol, RM de sela túrcica

intranasal (nafarelina e buserelina: ambos não disponíveis no Brasil). Esses medicamentos estimulam as células de Leydig a produzirem testosterona, contribuindo para a descida testicular. O GnRH estimula a produção de LH pela hipófise e o hCG (por sua homologia com o LH) estimula diretamente as células testiculares de Leydig. A eficácia do tratamento hormonal varia de 0 a 55% para o hCG, e 9 a 78% para o GnRH. As taxas de eficácia dependem da localização (quanto mais próximo da bolsa escrotal melhor os resultados) e da resposta testicular ao estímulo hormonal. Além disso, existe uma taxa de até 25% de reascenção nos testículos que descendem com o uso de hormônios.

Os autores que advogam o tratamento com hCG, recomendam-no para testículos palpáveis na região inguinal inferior ou supraescrotal, testículos retráteis que permanecem mais tempo em posição extraescrotal e como "preparo" para cirurgia (aumentar a elasticidade das estruturas vasculares, alongar o cordão espermático e aumentar o volume testicular). Caso o tratamento hormonal seja considerado, excluir as principais contraindicações ao uso do hCG, como: testículos ectópicos (impossibilidade de migrarem para o escroto), varicocele, hidrocele, hérnia inguinal e cisto de cordão (pelo risco de isquemia testicular devido ao edema do funículo espermático causado pelo hCG). Outros efeitos adversos do hCG são: androgenização, dor em região inguinal, dor no local da injeção e reações alérgicas urticariformes. O uso de hCG em criptorquidia tem sido apontado como associado a maior taxa de apoptose de espermatogônias e volume testicular 50% menor em comparação com testículos criptorquídicos não tratados com hCG.

Existem vários protocolos para a administração do hCG. Por exemplo:

- 50 UI/kg/dose (máximo: 2.000 UI/dose), intramuscular (IM), 1 vez/semana, por 6 semanas.
- 250 UI/dose, IM, 2 vezes/semana, por 5 semanas, para < 1 ano; 500 UI/dose, IM, 2 vezes/semana, por 5 semanas, para crianças entre 1 e 6 anos.
- 1.000 UI/dose, IM, 2 vezes/semana, por 5 semanas, para > 6 anos. Em caso de resposta parcial, um segundo teste pode ser realizado após 4 a 6 meses.

Tratamento cirúrgico

A correção cirúrgica por laparoscopia é a modalidade terapêutica mais eficaz, sendo indicada para testículos criptorquídicos palpáveis, testículos não palpáveis (intra-abdominais) e testículos ectópicos. Sua eficácia é de 95%, com uma baixa taxa (1%) de complicações. A cirurgia para o criptorquidismo congênito é indicada entre 6 e 12 meses de idade. Não se recomenda ultrapassar essa faixa etária, pois quanto mais tempo os meninos com criptorquidia esperam para realizar a orquidopexia, maior o risco de escassez de células germinativas, elevando o risco de infertilidade.

A cirurgia tanto pode ser orquidopexia como orquiectomia (no caso de testículos atróficos e inviáveis). Na orquidopexia o testículo pode ser trazido para bolsa escrotal onde será fixado, ou pode chegar apenas à parte do caminho, onde será fixado até uma nova intervenção cirúrgica. Nos testículos não palpáveis bilateralmente, recomenda-se operar um testículo de cada vez para avaliar os resultados pós-operatórios e decidir a próxima cirurgia. Um aspecto controverso é a indicação ou não de se fixar o testículo contralateral pelo teórico risco de torção do testículo solitário. A biópsia intraoperatória não é indicada habitualmente porque a dosagem da inibina B parece ser superior para avaliar a presença e função das células germinativas. Entretanto, a biópsia está indicada no caso de atipia genital ou cromossomopatias. As complicações cirúrgicas mais frequentes são: lesão dos vasos deferentes ou vasculatura testicular, levando a atrofia testicular, laceração do testículo ou epidídimo, hematoma e infecção. A possibilidade de recidiva do criptorquidismo após a orquidopexia deve ser informada aos pais.

COMPLICAÇÕES

Embora o testículo criptorquídico seja capaz de secretar testosterona e induzir uma puberdade normal, as evidências sugerem que os testículos intra-abdominais ou localizados no canal inguinal superior podem ser incapazes de produzir espermatozoides, uma vez que a diferença de temperatura de 2 a 3ºC entre o abdome e a bolsa escrotal é prejudicial à espermatogênese. As principais complicações do criptorquidismo são: torção testicular, infertilidade, neoplasias, distúrbios psicológicos (síndrome do escroto vazio) e maior risco de trauma.

Infertilidade

Entre 1 e 6 meses de idade, durante a minipuberdade, o gonócito neonatal se transforma em espermatogônia tipo A, processo fundamental para a subsequente fertilidade e que pode ser bloqueado pelo criptorquidismo. Após 6 a 12 meses de idade o testículo criptorquídico começa a apresentar diminuição das espermatogônias, atrofia dos túbulos seminíferos, hialinização e fibrose, comprometendo a fertilidade. Portanto, a correção precoce do criptorquidismo é essencial para o bom prognóstico de fertilidade.

Além disso, a lesão do testículo criptorquídico pode induzir um processo de autoimunidade com produção de anticorpos antiesperma que afeta o testículo tópico contralateral. Outras vezes, o testículo tópico não é capaz de diferenciar as células germinativas em espermatogônias escuras (Ad), as células progenitoras dos espermatozoides. Isso significa que em pacientes com criptorquidismo unilateral nem sempre o testículo tópico será capaz de promover fertilidade.

A avaliação da fertilidade geralmente é realizada pelos especialistas em medicina reprodutiva. O endocrinologista pediátrico pode ter uma ideia do potencial de fertilidade solicitando os seguintes exames: biópsia testicular (quando da orquidopexia), dosagem de inibina B (na infância e puberdade), dosagem de LH e FSH (idade puberal ou pós-puberal), espermograma (idade puberal ou pós-puberal). O risco de infertilidade é avaliado com mais segurança por estudos que relatam taxas de paternidade. Os marcadores indiretos como contagem de espermatozoides (baixa quando < 20 milhões/mL), dosagens hormonais (risco de infertilidade quando elevação do FSH e diminuição da inibina B), tamanho do testículo e estudos histológicos de biópsia testicular, apenas avaliam a possibilidade de infertilidade, e não a real taxa de paternidade. No criptorquidismo unilateral as chances de paternidade são semelhantes as da população em geral (90 a 93%), embora possa haver alterações no espermograma (diminuição do número de espermatozoides). No criptorquidismo bilateral, não tratado antes da puberdade, as chances de paternidade são baixas (65%) com risco de azoospermia em adultos de até 90%.

Neoplasia testicular

Aproximadamente 10% de todas as neoplasias testiculares são associadas ao criptorquidismo. A neoplasia mais comum nos testículos criptorquídicos é o seminoma (70 a 80%), surgindo geralmente entre 15 e 45 anos de idade, e sendo mais frequente quando o criptorquidismo é intra-abdominal. Também é comum no criptorquidismo o desenvolvimento do ITGCNU (*intratubular germ cell neoplasia of unclassified type*), uma lesão pré-maligna, considerada carcinoma *in situ*. Gonadoblastoma é um tumor comum na DDS. O risco relativo de câncer testicular nesses pacientes é 5 vezes maior do que na população em geral. Não existem evidências seguras de que o testículo contralateral e não criptorquídico tenha risco aumentado de desenvolver neoplasia maligna. Ainda não está claro se a orquidopexia realizada antes dos 2 anos diminui o risco de câncer testicular. Por isso, os pais devem ser informados que mesmo com a correção do criptorquidismo persiste um maior risco de neoplasia testicular após a puberdade.

Distúrbios psicológicos

Os distúrbios psicológicos são secundários à síndrome do escroto vazio, risco de infertilidade e possível interferência sobre o desempenho sexual.

ACOMPANHAMENTO

- Colocar próteses testiculares para substituir o testículo ausente ou removido, quando o paciente chegar à idade puberal.
- Evitar esportes de contato (p. ex., artes marciais, ciclismo, equitação, outras atividades físicas que coloquem em risco a integridade testicular), quando apenas um testículo viável estiver presente.
- Usar "suportes atléticos" para proteção testicular ao praticar esportes quando apenas um testículo estiver presente.
- Orientar o paciente a realizar autoexame (palpação) do testículo criptorquídico para identificar anormalidades de tamanho, consistência, sensibilidade etc.
- Recomendar vacina contra caxumba para evitar o risco de orquite.
- Avaliar anualmente para alterações do volume e consistência testicular, ou surgimento de nódulos.
- Solicitar espermograma ao final da puberdade, nos pacientes monoquírdicos e naqueles em que o testículo criptorquídico foi tratado.
- Iniciar reposição de testosterona, na idade puberal, nos pacientes com ausência de ambos os testículos (anorquia bilateral congênita ou cirúrgica).
- Esclarecer aos pais sobre os riscos de infertilidade e neoplasia testicular e que a orquidopexia embora facilite a detecção, não elimina o risco de câncer.

TRANSIÇÃO DOS CUIDADOS PARA A ENDOCRINOLOGIA DE ADULTO

A equipe de endocrinologia pediátrica deve preparar o adolescente e sua família para transição e posterior cuidado médico pelo endocrinologista de adulto, pelo menos 6 a 12 meses antes de efetivar a transferência. Idealmente, as instituições deveriam desenvolver protocolos com a participação de endocrinologistas pediátricos e de adultos que atendessem as peculiaridades do serviço e otimizassem essa fase de transição.

Na transição dos cuidados do criptorquidismo, recomenda-se acompanhamento até a vida adulta dos pacientes com anorquia, submetidos a orquiectomia bilateral ou que tenham ficado com testículos não funcionantes para ajustar a reposição de testosterona. Aqueles com passado de critptorquidia, principalmente de tratamento tardio, devem ser monitorados devido ao risco aumentado de neoplasia e infertilidade. Apoio psicológico para a síndrome do escroto vazio é importante até que seja possível a colocação de prótese testicular.

REFERÊNCIAS SELECIONADAS

1. Azizoğlu M, Sagir S. Is testicular fixation to the scrotum necessary in patients with undescended testis? A comparative study. Eur Rev Med Pharmacol Sci. 2023;27(24):11847-51.
2. Bertelloni S, Russo G, E. Human chorionic gonadotropin test: old uncertainties, new perspectives, and value in 46,XY disorders of sex development. Sex Dev. 2018;12(1-3):41-9.
3. Bishop BM, et al. Cryptorchidism review for the primary care provider. S D Med. 2023;76(5):222-8.
4. Davis R, et al. Higher prevalence of benign tumors in men with testicular tumors and history of treated cryptorchidism. Urol Oncol. 2023:S1078-1439(23)00413-1.
5. Dinkelbach L, Lehnick D, et al. Acquired undescended testis: When does the ascent occur? J Pediatr Surg. 2021:S0022-3468(20)30836-8.
6. Echeverría Sepúlveda MP, et al. The undescended testis in children and adolescents. Part 1: pathophysiology, classification, and fertility- and cancer-related controversies. Pediatr Surg Int. 2022;38(6):781-7.
7. Echeverría Sepúlveda MP, et al. The undescended testis in children and adolescents part 2: evaluation and therapeutic approach. Pediatr Surg Int. 2022;38(6):789-99
8. Gates RL, Shelton J, et al. Management of the undescended testis in children: an American Pediatric Surgical Association Outcomes and Evidence Based Practice Committee Systematic Review. J Pediatr Surg. 2022;57(7):1293-308.
9. He T-Q, Wen R, et al. Testicular regression syndrome: a retrospective analysis of clinical and histopathological features in 570 cases. Front. Pediatr. 2022;10:1006880.
10. Ivell R, Mamsen LS, et al. Expression and role of INSL3 in the fetal testis. Front Endocrinol (Lausanne). 2022;13:868313.
11. Nguyen V, et al. Cryptorchidism (Undescended Testicle). Am Fam Physician. 2023;108(4):378-85.
12. Press BH, Olawoyin O, et al. Is there a role for ultrasound in management of the non-palpable testicle? J Pediatr Urol. 2023: S1477-5131(23)00390-X.
13. Rey RA, Grinspon RP. Anti-Müllerian hormone, testicular descent and cryptorchidism. Front Endocrinol (Lausanne). 2024;15:1361032.
14. Rodprasert W, Koskenniemi JJ, et al. Reproductive markers of testicular function and size during puberty in boys with and without a history of cryptorchidism. J Clin Endocrinol Metab. 2022; 107(12):3353-61.
15. Sociedade Brasileira de Pediatria. Departamento Científico de Endocrinologia: Criptorquidismo, o que o pediatra precisa saber. 2023. Disponível em: https://www.sbp.com.br/fileadmin/user_upload/sbp/2023/fevereiro/10/23885d-DC_Criptorquidismo_o_que_o_pediatra_precisa_saber.pdf. Acesso em: 20 abr. 2025.

17

Clitoromegalia

INTRODUÇÃO

As clitorectomias eram realizadas, no século XIX, para "curar masturbação crônica e comportamento promíscuo". Incompreensivelmente, ainda hoje, no século XXI, a amputação do clitóris continua a ser feita em alguns países muçulmanos da África e do Oriente Médio por motivos religiosos e repreensão do desejo sexual das mulheres.

O diagnóstico da clitoromegalia é importante para a identificação e tratamento precoce de diferenças do desenvolvimento sexual, tumores virilizantes e tumores ou cistos não virilizantes. Adicionalmente, a clitoromegalia é causa de grande estresse psicológico e emocional para a paciente e seus pais.

FISIOLOGIA DO CLITÓRIS

O clitóris é um órgão sexual feminino, alongado e erétil, localizado na parte superior da vulva. Ele deriva embriologicamente do tubérculo genital a partir da 6ª a 7ª semana de gestação, sendo identificado como clitóris na 14ª semana de gestação. Anatomicamente, pode ser dividido em 3 regiões: crura, corpo e glande. A crura é formada por dois ramos de fibras musculares e colágeno, em forma de "V" invertido, com o vértice conectado ao corpo do clitóris, com a função de dar suporte ao clitóris e conectá-lo aos tecidos subjacentes. O corpo contém dois corpos cavernosos que, ao se encherem de sangue, promovem o aumento do órgão durante o estímulo sexual. A glande é a extremidade distal do clitóris a qual é coberta parcial ou totalmente pelo prepúcio.

Embora toda a vulva e vagina possam ser sexualmente estimuladas, o clitóris é um dos órgãos mais importantes para a resposta orgástica feminina. Durante a estimulação sexual, o clitóris entra em ereção ficando mais acessível ao toque. O clitóris também contribui para a reprodução, uma vez que seu estímulo intensifica o fluxo de sangue para a vagina, aumentando a lubrificação e temperatura, fatores que contribuem para a sobrevivência dos espermatozoides.

DIMENSÕES

O tamanho do clitóris não influencia na sensação de prazer. Suas dimensões variam dependendo da idade, estágio puberal, etnia e população estudada. Não existe consenso em relação ao melhor método para avaliar as dimensões do clitóris, uma vez que esse exame pode ser difícil e demorado. Em adolescentes e mulheres adultas, as medidas mais usadas são:

- Comprimento total do clitóris (corpo e glande): 16 ± 4,3 mm (7,8 a 25 mm).
- Comprimento e largura da glande: comprimento da glande = 5,1 ± 1,4 mm (2,3 a 7,9 mm) e o diâmetro transverso da glande = 3,4 ± 1,0 mm (1,4 a 5,4 mm).
- Índice clitoridiano: produto das dimensões sagital e transversa da glande do clitóris, com valor médio = 18,5 mm^2. Considera-se clitoromegalia, valores > 35 mm^2.

O clitóris da recém-nascida, sob influência dos estrógenos maternos, pode ser edematoso, porém mantendo um índice clitoridiano normal para a idade, ou seja, < 6 mm^2. Recém-nascidas prematuras podem apresentar diminuição da gordura vulvar dando a falsa impressão de clitoromegalia. Um estudo em recém-nascidas norte-americanas (Riley e Rosenbloom, 1980) mostrou comprimento de 3,27 ± 0,11 mm (3,0 a 3,5 mm) em crianças brancas e 3,66 ± 0,13 mm (3,4 a 4,0 mm) em crianças negras.

Entre o nascimento e 7 anos, o clitóris cresce pouco, mantendo o índice clitoridiano < 6 mm^2. Clitóris > 10 mm de comprimento antes da puberdade e índice clitoridiano em mulheres adultas > 35 mm^2 merecem investigação.

ETIOLOGIA

A clitoromegalia ou macroclitóris pode ser congênita (p. ex., hiperplasia adrenal congênita) ou adquirida (p. ex., exposição hormonal a andrógenos). Também pode ocorrer com sinais de virilização (p. ex., síndrome dos ovários policísticos – SOP), ou sem sinais de virilização (p. ex., cisto epidermoide, neurofibroma plexiforme).

Na investigação etiológica é importante afastar a pseudoclitoromegalia, cujas principais causas são: (i) masturbação, (ii) aumento transitório pelo estímulo sexual, (iii) trauma mecânico causando expansão dos pequenos lábios, simulando uma clitoromegalia, (iv) edema clitoridiano por hipoproteinemia ou pela síndrome da hiperestimulação ovariana da recém-nascida prematura, (v) diminuição da gordura vulvar em recém-nascidas prematuras dando a falsa impressão de clitoromegalia e (vi) excesso de prepúcio.

O Quadro 1 mostra a etiologia da clitoromegalia, classificando-a em dois grupos: com e sem virilização. Nas clitoromegalias causadas por condições virilizantes, o clitóris quando muito hipertrofiado pode se assemelhar a um micropênis. O Quadro 2 resume as principais síndromes genéticas associadas à clitoromegalia. A seguir são descritas as manifestações clínicas das principais causas de clitoromegalia sem virilização, uma vez que as causas associadas à virilização estão descritas em outros capítulos deste livro (hiperplasia adrenal congênita, diferenças do desenvolvimento sexual, hirsutismo, SOP).

Cisto epidermoide

O cisto dermoide é relacionado a traumas clitoridianos (p. ex., traumas contusos, circuncisão feminina nos raros locais que adotam essa prática). Raramente pode surgir em pacientes sem história de trauma. O cisto é causado pelo transplante da epiderme para a derme e tecido celular subcutâneo após o trauma com subsequente proliferação de células epidérmicas. Geralmente é único, assintomático e de crescimento lento, devendo ser diferenciado de outras condições causadoras de clitoromegalia sem virilização. O tratamento é cirúrgico.

Neurofibromatose tipo 1

A neurofibromatose tipo 1 ou doença de von Recklinghausen, de herança autossômica dominante, é causada por variante patogênica do *NF1* (*neurofibromin 1*). As principais manifestações clínicas são manchas café com leite, sardas axilares e inguinais, nódulos de Lisch, neurofibroma, alterações ósseas e glioma do SNC. O desenvolvimento de fibromas na genitália externa é incomum, podendo surgir no clitóris e lábios vaginais. A ressonância magnética (RM) da pelve é importante para investigar a extensão até a parede da bexiga. O tratamento do neurofibroma plexiforme clitoridiano é cirúrgico.

Tumores

Os tumores genitais mais frequentes como causa de clitoromegalia são hemangioma e neurofibroma. Outros tumores, raramente descritos na literatura como causa de clitoromegalia sem sinais de virilização, são: fibroma, rabdomiossarcoma, tumor do seio endodérmico, schwanoma, xantogranuloma, hamartoma e hemangiporecitomas. O tratamento é multidisciplinar com participação de oncologista, ginecologista e cirurgião.

Hemangioma

Hemangioma da região genital é infrequente, podendo acometer clitóris, vulva, vagina e períneo. Geralmente não estão presentes ao nascimento, surgindo no período neonatal. Raramente podem causar clitoromegalia. A presença de clitóris de coloração azulada e lesões hemangiomatosas perineais auxilia na suspeita diagnóstica. A ressonância magnética de pelve é recomendada para investigar a extensão do hemangioma. O tratamento é clínico com o uso de propranolol e/ou cirúrgico.

Nevos

Nevo intradérmico é uma causa rara de clitoromegalia.

Síndrome da hiperestimulação ovariana da recém-nascida prematura

A síndrome de hiperestimulação ovariana da recém-nascida prematura se manifesta com edema de clitóris (pseudoclitoromegalia), vulva, hipogástrio e parte superior das coxas. A ultrassonografia (US) pélvica mostra cistos ovarianos. Exames hormonais evidenciam aumento da concentração sérica de gonadotrofinas e estradiol, com concentração sérica normal de andrógenos. O curso clínico é autolimitado com resolução espontânea do edema genital.

QUADRO 1 Etiologia da clitoromegalia

Com virilização
Diferenças do desenvolvimento sexual: DDS 46,XX (hiperplasia adrenal congênita); DDS ovário-testicular
Exposição pré-natal a andrógenos de origem materna (p. ex., luteoma, tumor ovariano)
Exposição pré-natal a andrógenos ou progestágenos usados pela gestante (p. ex., noretindrona, danazol)
Exposição pós-natal a andrógenos [p. ex., uso de testosterona tópica (creme ou gel) pelos pais da criança, uso de testosterona pela própria paciente para aumento da libido ou fisiculturismo, uso de oxandrolona para baixa estatura]
Tumores virlizantes do córtex adrenal (adenoma, carcinoma)
Tumores virilizantes de ovário (p. ex., tecomas, arrenoblastomas, tumores de células de Sertoli-Leydig)
Síndrome dos ovários policísticos
Síndromes genéticas de resistência insulínica (p. ex., lipodistrofia generalizada congênita, leprechaunismo)
Sem virilização
Síndromes genéticas
Síndrome da hiperestimulação ovariana do prematuro
Cisto epidermoide
Neurofibromatose tipo 1
Hemangioma
Nevos intradérmico
Tumores (p. ex., linfoma, schwanoma, xantogranuloma, hamartoma, hemangiporecitomas, rabdomiossarcoma)
Líquen escleroso

QUADRO 2 Síndromes genéticas associadas a clitoromegalia

Síndrome	Características
Síndrome de Fraser	Variante patogênica do *FRAS1* ou *FREM2*. Caracteriza-se por criptoftalmia, sindactilia, malformações geniturinárias. Pode cursar com clitoromegalia isolada ou associada a malformações de vagina e útero
Síndrome de Klippel-Trénaunay	Variante patogênica do *PIK3CA*. Caracteriza-se por: hemangioma cavernosos, catarata, glaucoma, sindactilia, *cutis marmorata*. A clitoromegalia pode ocorrer em razão da malformação linfangiovenosa
Síndrome de Seckel	Variante patogênica do *ATR*. Caracteriza-se por: microcefalia, dismorfia facial, "cabeça de pássaro", clinodactilia do 5° quirodáctilo, baixa estatura, deficiência intelectual
Síndrome de Apert	Variante patogênica do *FGFR2*. Caracteriza-se por: craniosinostose, sindactilia, dismorfia facial, deficiência intelectual
Síndrome de Proteus	Variante patogênica do *AKT1*. Caracteriza-se por: crescimento corporal exagerado e assimétrico, malformação arteriovenosa
Síndrome de Beckwith-Wiedemann	Defeitos de *imprinting* do cromossomo 11, variantes patogênicas do *CDKN1C, KCNQ1OT1* e *H19*. Caracteriza-se por: macrossomia, macroglossia, defeitos da parede abdominal, visceromegalia, hipoglicemia
Síndrome de Silver-Russel	Defeitos de *imprinting* do cromossomo 11p15 ou dissomia materna do cromossomo 7. Caracteriza-se por: baixo peso ao nascimento, aparente macrocefalia, clinodactilia do 5° quirodáctilo, assimetria facial ou de extremidades, esclera azulada, aparência frágil, atraso do desenvolvimento

MANIFESTAÇÕES CLÍNICAS

As manifestações clínicas variam se a clitoromegalia, é ou não associada a sinais de virilização.

A clitoromegalia associada a sinais de virilização, de início pré-natal, pode se manifestar com: (i) aumento isolado do clitóris que às vezes pode não ser identificado ao exame físico, (ii) clitoromegalia com fusão labial e não distinção entre orifício vaginal e uretral caracterizando uma genitália atípica, e (iii) virilização acentuada, com a clitoromegalia se assemelhando a um micropênis e genitália masculina.

A clitoromegalia associada a sinais de virilização, de início pós-natal, pode se manifestar com: (i) aumento isolado do clitóris ou (ii) outras manifestações de hiperandrogenismo, a exemplo de: voz grave, alopecia androgenética, aumento de massa muscular, acne moderada a grave e hirsutismo. Nesses casos, investigar condições associadas à produção excessiva de andrógenos (p. ex., hiperplasia adrenal congênita, tumores virilizantes, SOP) ou exposição exógena a andrógenos.

A clitoromegalia não associada a sinais de virilização caracteriza-se por aumento do clitóris que às vezes pode ser assimétrico e manifestações clínicas de uma síndrome genética ou de uma doença subjacente como neurofibromatose tipo 1.

ABORDAGEM DIAGNÓSTICA

A clitoromegalia refere-se ao aumento anormal do clitóris, não devendo ser confundida com o aumento normal observado durante o estímulo sexual ou com o priapismo clitoridiano. Na abordagem diagnóstica, afastar pseudoclitoromegalia (masturbação, edema clitoridiano, atrofia da gordura vulvar em prematuras), investigar se a clitoromegalia é congênita ou adquirida, se é associada a sinais de virilização, se existem dismorfias sugestivas de síndromes genéticas, se existe relato de exposição hormonal exógena e se a clitoromegalia é simétrica ou assimétrica.

História clínica

- História gestacional: idade gestacional (prematuridade), tipo de parto (apresentação pélvica com trauma de vulva), peso e comprimento ao nascimento, história materna de virilização, exposição pré-natal a andrógenos.
- História neonatal: prematuridade, edema, genitália externa típica ou atípica.
- Afastar pseudoclitoromegalia: edema, atrofia vulvar, excesso de prepúcio, masturbação.
- Se a clitoromegalia é congênita ou adquirida.
- Se a clitoromegalia é isolada ou associada a sinais de virilização pré-natal (genitália atipica) ou pós-natal (acne, hirsutismo, voz grave, aumento de massa muscular, recessão temporal de cabelos, aumento da velocidade de crescimento).
- Diagnóstico de condições associadas a clitoromegalia (p. ex., hiperplasia adrenal congênita, SOP, neurofibromatose tipo 1, síndromes).
- Exposição hormonal exógena (p. ex., uso de testosterona creme ou gel por adolescentes) ou contato pele a pele com pais/responsáveis que usam testosterona creme ou gel.
- Dismorfias associadas (p. ex., neurofibromatose tipo 1, leprechaunismo).
- Relato de trauma genital ou circuncisão clitoridiana (presente em algumas culturas).
- História familiar de clitoromegalia.
- Consanguinidade parental.
- Resultados de exames e tratamentos prévios.

Exame físico

- Sinais vitais.
- Altura, peso.
- Exame cuidadoso da genitália externa identificando suas características principais (p. ex., pequenos e grandes lábios, introito vaginal, dimensões do clitóris) e se a genitália externa é feminina ou virilizada (p. ex., fusão labial, não separação dos orifícios vaginal e uretral).
- Medir comprimento dorsal do clitóris, do púbis até o topo, excluindo o prepúcio, e calcular o índice clitoridiano. Avaliar se o clitóris é simétrico e uniforme ou assimétrico (p. ex., cistos, tumores). Excluir edema transitório de prepúcio como diagnóstico diferencial de clitoromegalia em recém-nascidas. Muitas vezes a redundância do prepúcio pode ser confundida com clitoromegalia, por isso essa hipótese deve ser excluída.
- Afastar pseudoclitoromegalia (p. ex., aumento do clitóris por excitação sexual, irritação ou edema do clitóris causado por masturbação).
- Sinais clínicos de virilização.
- Estágio puberal de Tanner.
- Exame do abdome: investigar tumores ovarianos virilizantes.
- Dismorfias associadas a clitoromegalia (p. ex., neurofibromatose tipo 1).

Exames complementares

Os exames complementares são solicitados de acordo com a suspeita diagnóstica.

- Cariótipo: investigar DDS.
- Testosterona total, testosterona livre, SHBG: aumentados no hiperandrogenismo ovariano.

- DHEA, S-DHEA, androstenediona, 17-OH-progesterona: aumentados no hiperandrogenismo adrenal.
- LH, FSH, estradiol: aumentados na síndrome da hiperestimulação ovariana da recém-nascida prematura.
- Prolactina, cortisol: SOP em adolescentes.
- Glicemia, insulina, HbA1c, lipídeos, ácido úrico: resistência insulínica na SOP.
- US pélvica: cistos ou tumores ovarianos.
- Tomografia computadoriza (TC) de adrenal: tumor adrenocortical virilizante.
- TC ou RM pélvica: tumor ovariano virilizante.

ABORDAGEM TERAPÊUTICA

O tratamento é direcionado à causa do problema. Na clitoromegalia associada à virilização, tratar o fator precipitante (p. ex., hiperplasia adrenal congênita, SOP, exposição hormonal exógena, tumores virilizantes). Na clitoromegalia acentuada ou causada por um distúrbio local (p. ex. neurofibromatose tipo 1, hemangioma, líquen escleroso), causando dor e/ou constrangimento à paciente, encaminhar para a urologia ou ginecologia, a fim de se considerar a indicação de remoção da lesão ou clitoroplastia com preservação do pedículo neurovascular e da sensibilidade e com bom resultado cosmético.

TRANSIÇÃO DOS CUIDADOS PARA A ENDOCRINOLOGIA DE ADULTO

A equipe de endocrinologia pediátrica deve preparar o adolescente e sua família para a transição e posterior cuidado médico pelo endocrinologista de adulto, pelo menos 6 a 12 meses antes de efetivar a transferência. Idealmente, as instituições deveriam desenvolver protocolos com a participação de endocrinologistas pediátricos e de adultos que atendessem as peculiaridades do serviço e otimizassem essa fase de transição.

Na transição dos cuidados, recomendam-se a monitoração da clitoromegalia das doenças virilizantes de início pós-natal (p. ex., SOP, tumores), e das clitoromegalias não associadas à virilização (p. ex., síndromes genéticas) com atenção a dificuldade de controle da virilização ou de monitoramento das manifestações das síndromes. Questões sobre atividade sexual, gravidez e fertilidade são outros itens a serem abordados.

REFERÊNCIAS SELECIONADAS

1. Almesned R, Alhagbani M, Sultan M, Alshayie M, Alqarni N, Alshammari A. Neurofibroma of the external genitalia, extreme enlargement of the clitoris. Urol Ann. 2023;15(3):328-30.
2. Ay ZA, Abali S, Korkmaz A, Beken S. Preterm ovarian hyperstimulation syndrome mimicking clitoromegaly. Pediatr Neonatol. 2023;64(6):690-1.
3. Bayramoğlu E, Erdeve SS, Derinkuyu BE, Çelik İH, Çetinkaya S, Aycan Z. Clitoromegaly caused by ovarian stimulation in a preterm newborn: ovarian hyperstimulation syndrome of preterm babies. Turk J Pediatr. 2020;62(6):1088-93.
4. Birkemeier K, Wills HE, Issa T, Farris A, Stacey J, Greene P, et al. Pseudoclitoromegaly from acute T-cell lymphoblastic leukemia. Proc (Bayl Univ Med Cent). 2022;36(2):237-9.
5. Deskins SJ, Crowder F, Proenza E, Ely B. Clitoromegaly secondary to exogenous androgen exposure from paternal skin to skin transfer. Cureus. 2022;14(11):e31101.
6. Heng YY, Eugster EA. A 26-month-old with clitoromegaly. Clin Pediatr (Phila). 2023:99228231161584.
7. Hiers PS, Abi Younes RT, Haller MJ. Apparent clitoromegaly in healthy female newborn. Pediatr Rev. 2021;42(Suppl 2):173-6.
8. Iezzi ML, Lasorella S, Varriale G, Zagaroli L, Ambrosi M, Verrotti A. Clitoromegaly in childhood and adolescence: behind one clinical sign, a clinical sea. Sex Dev. 2018;12(4):163-74.
9. Karaci S, Kulaksiz D, Sekerci CA. A rare cause of clitoromegaly: epidermoid cyst. Arch Ital Urol Androl. 2019;91(2).
10. Khushaim A, Albaradi A, Alsalim A. Early presentation of neurofibromatosis type I patient with clitoromegaly and café au lait spots: a case report. Radiol Case Rep. 2021;17(3):667-9.
11. Mitani-Konno M, Saito R, Narumi-Wakayama H, Sakai Y, Suzuki S, Sato H, et al. Clitoral preputial edema can be mistaken for clitoromegaly: a clinical analysis of ten cases. Front Endocrinol (Lausanne). 2023;14:1175611.
12. Riley WJ, Rosenbloom AC. Clitoral size in infancy. J Pediatr. 1980;96:918-9.
13. Szymanski KM, Kokorowski P, Braga LH, Frady H, Whittam B, Hensel DJ; Life with Congenital Adrenal Hyperplasia Study Group. Growing up with clitoromegaly: experiences of North American women with congenital adrenal hyperplasia. J Pediatr Urol. 2022; 18(6):775-83.
14. Thakur AN. Clitoral hemangioma – rarest cause of clitoromegaly. J Indian Assoc Pediatr Surg. 2022;27(6):751-2
15. Tosun BF, Akgül AK, Almus E, Abidoğlu S, Turan S, Bereket A, et al. Non-hormonal clitoromegaly due to clitoral priapism caused by appendicitis/appendectomy. J Clin Res Pediatr Endocrinol. 2021.

18

Corticoterapia

INTRODUÇÃO

A descoberta da estrutura e uso terapêutico dos glicocorticoides, fez com que Edward Calvin Kendall (1886-1972), Phillip Showalter Hench (1896-1965) e Tadeus Reichstein (1897-1996) ganhassem o Prêmio Nobel de Fisiologia ou Medicina, em 1950. Esse foi um grande exemplo de medicina translacional: descobrir a cortisona em laboratório e administrá-la, com sucesso, a uma paciente de 29 anos com artrite reumatoide permitindo que ela voltasse a andar após três dias de tratamento.

Desde o uso inicial dos glicocorticoides, há mais de 70 anos, esses medicamentos são prescritos para uma grande variedade de enfermidades como: doenças endócrinas, inflamatórias, reumáticas, oncológicas, respiratórias, renais, cardíacas, hepáticas e na prevenção da rejeição de transplantes. Com exceção da insuficiência adrenal, em que esses medicamentos são prescritos em doses fisiológicas ou substitutivas, nas demais condições eles são utilizados em doses farmacológicas para se beneficiar do seu efeito anti-inflamatório.

Apesar dos seus comprovados efeitos benéficos, a terapia prolongada e/ou com altas doses de glicocorticoides pode causar síndrome de Cushing exógena, e complicações associadas à interrupção ou suspensão inadequada do seu uso como: insuficiência adrenal secundária a supressão do eixo hipotálamo-hipófise-adrenal, síndrome de retirada ou privação dos glicocorticoides e reativação da doença de base.

FARMACOLOGIA DOS CORTICOSTEROIDES

Corticosteroides (corticoides) são hormônios produzidos pelo córtex adrenal sendo classificados em glicocorticoides, mineralocorticoides e andrógenos. Os análogos sintéticos dos glicocorticoides e mineralocorticoides são produzidos a partir de modificações estruturais na sua molécula básica com finalidade de ressaltar determinada atividade farmacológica. Os diversos tipos de corticosteroides e suas preparações farmacológicas diferem em sua potência de glicocorticoide, mineralocorticoide, anti-inflamatória e duração do efeito biológico (Quadro 1). Porém, a tendência de causar supressão do hormônio adrenocorticotrófico (ACTH) e insuficiência adrenal correlaciona-se com sua atividade glicocorticoide.

O cortisol é considerado como o referencial para análise da atividade glicocorticoide sendo-lhe atribuído um valor igual a 1, e a dexametasona, o mais potente, recebendo um valor igual a 30 com base no mecanismo de ação clássico ou genômico. Assim, se a dose do cortisol (hidrocortisona) for de 20 mg/dia, a da dexametasona será 30 vezes menor ou de 0,66 mg/dia para se obter efeitos semelhantes.

A atividade mineralocorticoide está relacionada à manutenção do equilíbrio eletrolítico do líquido extracelular, determinando retenção de água e sódio, depleção de potássio e alcalose metabólica. A dexametasona, betametasona e triancinolona são glicocorticoides desprovidos de atividade mineralocorticoide.

Os glicocorticoides são divididos em três grupos de acordo com a duração da supressão do ACTH causada por uma dose padrão (50 mg de prednisona): (i) ação curta (hidrocortisona, cortisona, deflazacorte) que suprimem o ACTH < 36 horas, (ii) ação intermediária (triancinolona, prednisona, prednisolona, metilprednisolona) que suprimem o ACTH por aproximadamente 48 horas, e (iii) ação prolongada (dexametasona, betametasona) que suprimem o ACTH > 36 a 54 horas.

QUADRO 1 Equivalência entre os principais glicocorticoides

Corticoide	Equivalências				
	Meia-vida plasmática (minutos)	Meia-vida biológica (horas)	Atividade glicocorticoide	Atividade mineralocorticoide	Dose equivalente (mg)
Cortisol (hidrocortisona)	90-120	8-12	1	1	20
Cortisona	80-120	8-12	0,8	0,8	25
Deflazacorte	70-120	18-36	1	—	7,5
Prednisona	60	12-36	4	0,3	5
Prednisolona	115-200	12-36	4	0,3	5
Metilprednisolona	180	12-36	5	Zero	4
Dexametasona	200	36-72	30	Zero	0,5
Betametasona	300	36-72	25	Zero	0,5
Triancinolona	30	12-36	5	Zero	4

A prednisona e cortisona não devem ser prescritas para pacientes com insuficiência hepática, porque elas necessitam conversão hepática para transformarem-se em seus metabólitos ativos, prednisolona e cortisol respectivamente. As doses substitutivas (fisiológicas) dos principais glicocorticoides são descritas no Quadro 2.

METABOLISMO DOS GLICOCORTICOIDES

A enzima CYP3A4 (*cytochrome P450 3A4*) é responsável pela inativação da maioria dos glicocorticoides. Medicamentos que induzem/estimulam essa enzima (CYP3A4 indutores) aumentam a inativação dos glicocorticoides, diminuindo sua exposição sistêmica. Medicamentos que inibem essa enzima (CYP3A4 inibidores) diminuem o metabolismo dos glicocorticoides, aumentando sua exposição sistêmica (Quadro 3).

APRESENTAÇÕES COMERCIAIS DOS GLICOCORTICOIDES

Aproximadamente 1 a 3% da população usa algum tipo de glicocorticoide. O Quadro 4 mostra exemplos de nomes comerciais e apresentações dos principais glicocorticoides de uso sistêmico. Os Quadros 5, 6, 7 e 8 mostram as apresentações mais comuns dos corticoides tópicos, inalatórios, nasais e oftalmológicos.

Embora não disponíveis no Brasil, existem duas preparações de hidrocortisona de liberação imediata em pequenas doses, para uso via oral, permitindo flexibilidade e facilidade para o uso pediátrico: (i) Infacort®/Alkindi® (*Diurnal Ltd, UK*): disponível em cápsulas de 0,5 mg, 1 mg, 2 mg e 5 mg, aprovada na Europa e nos Estados Unidos; e (ii) Acecort® (*ACE Pharmaceuticals B.V., The Netherlands*): disponível em comprimidos de 1 mg, 5 mg e 10 mg, aprovada na Europa.

QUADRO 2 Doses substitutivas (fisiológicas) dos principais glicocorticoides

- Hidrocortisona: 8 a 12 mg/m²/dia, a cada 6 horas ou a cada 8 horas
- Prednisona e prednisolona: 2 a 3 mg/m²/dia, a cada 12 horas
- Dexametasona: 0,3 a 0,4 mg/m²/dia, 1 vez/dia

Cálculo da superfície corpórea:

- Fórmula de Costeff (1966): SC = [Peso (kg) × 4 + 7 / Peso (kg) + 90]
- Fórmula de Mosteller (1987): SC = Raiz quadrada do [Peso (kg) × Altura (cm) / 3600]

QUADRO 3 Medicamentos que alteram a biodisponibilidade dos glicocorticoides

Aumentam a biodisponibilidade e o efeito sistêmico dos glicocorticoides	Diminuem a biodisponibilidade e o efeito sistêmico dos glicocorticoides
Inibidores da CYP3A4	**Indutores da CYP3A4**
Inibidores potentes: boceprevir, ceritiniba, cetoconazol, itraconazol, voriconazol, claritromicina, darunavir, indinavir, lopinavir, nelfinavir, ritonavir, saquinavir **Inibidores moderados:** amiodarona, aprepitano, ciclosporina, cimetidina, conivaptano, eritromicina, diltiazem, fluconazol, fosamprenavir, isavuconazol	**Indutores potentes:** apalutamida, carbamazepina, enzalutamida, fenobarbital, fenitoína, lumacaftor, lumacaftor-ivacaftor, mitotano, primidona, rifampicina **Indutores moderados:** bexaroteno, dabrafeniba, dipirona, modafinila, naficilina, efavirenz, etravirina, loratiniba, rifapentina

QUADRO 4 Apresentações comerciais dos principais glicocorticoides de uso sistêmico

Glicocorticoide	Apresentação comercial
Betametasona	▪ Comprimido: 0,5 mg e 2 mg (Celestone®) ▪ Elixir: 0,1 mg/mL (Celestone®, Koide®) ▪ Solução injetável: 4 mg/mL (Betametasona)
Budesonida	▪ Cápsulas gelatinosas duras com micrgrânulos de 3 mg (Entocort®) ▪ Comprimidos revestidos de liberação modificada de 9 mg (Corament MMX®)
Deflazacorte	▪ Comprimidos: 6 mg (Calcort®, Deflaimmun®); 7,5 mg (Deflaimmun®); 30 mg (Calcort®)
Dexametasona	▪ Solução injetável: 2 mg/mL (Decadron Injetável®, UniDexa®, Engran®); 4 mg/mL (Decadron Injetável®, Metaxon®, UniDexa®, Engran®, Corticoidex®) ▪ Elixir: 0,1 mg/mL (Decadron®, Dexason®, Bexeton®, Dexaden®, Koidexa®) ▪ Comprimido: 0,5 mg (Decadron®); 0,75 mg (Decadron®); 4 mg (Decadron®, Dexason®)
Hidrocortisona	▪ Pó para solução injetável: 100 mg e 500 mg (Gliocort®, Androcortil®, Cortisonal®)
Metilprednisolona	▪ Solução injetável: 40 mg + ampola diluente com 1 mL (Solu-Medrol®); 125 mg + ampola diluente com 2 mL (Solu-Medrol®); 500 mg + ampola diluente com 8 mL (Solu-Medrol®, Solupren®, Unimedrol®); 1 g + ampola diluente com 16 mL (Solu-Medrol®)
Prednisolona	▪ Comprimido: 5 mg (Prelone®, Pred-gran®); 20 mg (Prelone®, Pred-gran®, Predsigma®); 40 mg (Predsim®, Percoide®, Preni®) ▪ Solução oral: 3 mg/mL (Prelone®, EMS-Pred®, Pred-gran®, Predsigma®) ▪ Gotas 11 mg/mL (Prelone®, Predsim®, Preni®)
Prednisona	▪ Comprimido: 5 mg e 20 mg (Prednisona®, Alergcorten®, Flamape®, Meticorten®)
Triancinolona	▪ Suspensão injetável: 5 mg/mL e 20 mg/mL (Triancil®)

GLICOCORTICOIDES DE LIBERAÇÃO MODIFICADA

Devido a sua meia-vida curta (60 minutos), a hidrocortisona de liberação imediata é administrada em 3 a 4 doses diárias, criando um perfil de ação que não mimetiza o ritmo circadiano da secreção do cortisol (mais elevado pela manhã e mais baixo no final da tarde). Ao usar essa preparação, os pacientes intercalam períodos de concentração suprafisiológica de corticoide em algumas horas do dia com períodos de hipocortisolemia em outros. Além disso, os níveis séricos inapropriadamente elevados no final do dia, levam a complicações como: obesidade abdominal, intolerância a glicose, alteração do padrão de sono e aterosclerose coronariana.

Um avanço recente, foi o desenvolvimento de preparações farmacológicas de hidrocortisona que tentam mimetizar o ritmo circadiano de secreção do cortisol (Quadro 9), a exemplo do: (i) Plenadren®: tratamento da insuficiência adrenal, e (ii) Efmody®/Chronocort®: tratamento da hiperplasia adrenal congênita. Quando comparados com a hidrocortisona de liberação imediata, esses novos medicamentos de liberação modificada mostraram eficácia na redução do peso, diminuição da intolerância a glicose, diminuição do colesterol total e pressão arterial e melhora da qualidade de vida. Isso não significa que todos os pacientes com insuficiência adrenal devam passar a usar esses medicamentos. A indicação deve ser individualizada, até que estudos de longo prazo mostrem os efeitos benéficos.

Existe ainda uma formulação de prednisona em comprimidos de liberação prolongada da empresa Horizon Therapeutics (Lodotra®, na Europa; e Rayos®, nos EUA: comprimidos de 1 mg, 2 mg e 5 mg). Esse medicamento foi aprovado pela Food and Drug Administration (FDA) e European Medicines Agency (EMA), para adultos, com artrite reumatoide, artrite psoriática, espondilite anquilosante, asma e DPOC. A posologia usual para adultos é de 10 mg, via oral, às 22 horas.

GLICOCORTICOIDES NA GESTAÇÃO E AMAMENTAÇÃO

A prescrição de glicocorticoides na gestação e amamentação segue algumas particularidades descritas a seguir.

Gestação

Os glicocorticoides não fluorados (p. ex., cortisol, cortisona, prednisona, prednisolona) atravessam a barreira placentária com dificuldade; enquanto os fluorados (p. ex., dexametasona, betametasona) o fazem com facilidade. O gradiente de concentração materno-fetal é de 10:1 para os não fluorados e 2:1 para os fluorados, os quais devem ser usados com cuidado pela gestante para não causar problemas no feto.

QUADRO 5 Corticosteroides tópicos de uso dermatológico (não estão incluídas as apresentações associadas a outros medicamentos, p. ex., antibióticos, antifúngicos)

Concentração	Corticoide	Apresentação
Potência muito alta		
0,05%	Clobetazol	▪ Creme: 0,5 mg/g (Psorex®, Clob-X®, Clobesol®, Propiosol®, Clobirex®) ▪ Pomada: 0,5 mg/g (Psorex®, Clob-X®, Therapsor®) ▪ Solução tópica: 0,5 mg/g (Psorex®, Clob-X®, Therapsor®, Topirex®) ▪ Emulsão tópica: 0,5 mg/mL (Clob-X®) ▪ Xampu: 0,5 mg/mL (Clob-X®) ▪ Gel: 0,5 mg/g (Clob-X®)
Potência alta		
0,05%	Betametasona, diproprionato	▪ Creme: 0,64 mg/g (Diprosone®, Cortifar® e genérico) ▪ Pomada e loção: 0,64 mg/g (Diprosone®)
0,1%	Betametasona, valerato	▪ Creme: 0,1% (Benevat) ▪ Loção: 0,1% (Betnovate®) ▪ Solução capilar: 0,1% (Betnovate®)
0,25%	Desoximetasona	▪ Pomada: 2,5 mg/g em bisnagas de 10 g ou 20 g (Esperson®)
0,1%	Halcinonida	▪ Creme, pomada, loção capilar (Halog®)
Potência intermediária		
0,05%	Fluticasona	▪ Creme: 0,5 mg/g (Flutivate®)
0,1%	Hidrocortisona	▪ Creme, emulsão (Locoid®)
0,1%	Dexametasona	▪ Creme: 1 mg/g (Dexametrat®, Cortidex®, Metadex®, Dexametasona)
0,1%	Mometasona	▪ Creme / pomada: 1 mg/g (Topison®, Resgat®)
0,25%	Prednicarbato	▪ Creme: 2,5 mg/g: bisnaga 20 g (Dermatop®)
Potência baixa		
0,05% e 0,1%	Desonida	▪ Creme: 0,5 mg/g – tubo com 15 g e 30 g (Desonol®, Desoskin®, genérico) ▪ Pomada: 0,5 mg/g – tubo com 10 g, 15 g e 30 g (Desonol®, genérico) ▪ Gel creme: 0,5 mg/g – tubo com 10 g, 15 g, 20 g e 30 g (Adinos®)
1%	Hidrocortisona	▪ Pomada: 10 mg/g (Stiefcortil®): bisnaga com 10 ou 30 g ▪ Creme: 10 mg/g (Cortisonal®, Cortigen®, Stiefcortil®, Acecorthyl®)
0,1%	Metil-prednisolona	▪ Creme dermatológico: 1 mg/g (Advantan®) ▪ Loção: 1 mg/g (Advantan®) ▪ Solução tópica: 1 mg/mL (Advantan®)
Efeitos adversos dos corticoides de uso dermatológico		
Atrofia epidérmica, hipopigmentação, teleangectasias, púrpura, equimose, estria, acne, hipertricose, aumento do risco de infecções (fúngicas, bacterianas e virais), foliculite, furunculose, hiperestesia, efeitos sistêmicos (uso prolongado em áreas extensas, inflamadas ou com perda de barreira)		
Principais indicações de corticoides de uso dermatológico		
Eczema atópico, eczema de contato, líquen, desidrose, dermatite seborreica, pênfigo, epidermólise bolhosa, queloide, alopecia, vitiligo, lúpus cutâneo (discoide), esclerodermia, ictiose		
Veículos dos corticoides de uso dermatológico		
Solução (áreas pilosas), loção (grandes áreas), gel (pele oleosa), creme (lesões úmidas, pele glabra), pomadas (lesões secas e liquenificadas), unguento (maior penetração do princípio ativo)		
Maior risco de insuficiência adrenal		
Uso de preparações de alta potência por tempo prolongado em grandes áreas, em mucosas, ou pele muito inflamada, curativos oclusivos, uso concomitante com outros corticoides, uso concomitante com inibidores do CYP3A4		

Amamentação

Em relação à amamentação, os glicocorticoides são classificados como:

- Uso compatível: hidrocortisona, prednisona, prednisolona, metilprednisolona, betametasona, beclometasona, budesonida, deflazacorte.

QUADRO 6 Corticoides inalatórios

Nome comercial/apresentação	Doses pediátricas
Beclometasona	
▪ Solução para nebulização: Clenil A® (400 mcg/mL) ▪ Aerossol pressurizado: Clenil HFA®, genérico (50 mcg/jato, 200 mcg/jato e 250 mcg/jato)	▪ Baixa: 100-250 mcg/dia ▪ Média: 250-500 mcg/dia ▪ Alta: 500-750 mcg/dia
Budesonida	
▪ Suspensão para nebulização: Pulmicort® (0,25 mg/mL e 0,50 mg/mL) ▪ Pó inalante: Pulmicort® (100 e 200 mcg /dose) ▪ Cápsula com pó para inalação: Miflonide® (100 mcg) ▪ Busonid®, Miflonide®, Miflonide Brizz® (200 mcg) ▪ Busonid®, Miflonide®, Miflonide Brizz® (400 mcg)	▪ Baixa: 100-200 mcg/dia ▪ Média: 200-400 mcg/dia ▪ Alta: 400-800 mcg/dia
Flunisolida	
▪ Flunitec® (aerossol de 250 mcg)	
Fluticasona	
▪ Pó inalatório: 250 mcg/dose (Fluticaps®) ▪ Suspensão aerossol: 50 e 250 mcg/dose (Flixotide Spray®) ▪ Suspensão para nebulização: 0,25 mg/mL e 1 mg/mL (Flixotide Nebules®)	▪ Baixa: 100-200 ▪ Média: 200-400 ▪ Alta: > 400
Triancinolona	
▪ Azmacort® (spray de 100 mcg/jato)	▪ Baixa: 200-400 mcg/dia ▪ Média: 400-600 mcg/dia ▪ Alta: 600-800 mcg/dia
Efeitos adversos dos corticoides de uso inalatório	
Candidíase (oral, nasal, faríngea, esofágica); queimação, irritação e secura na boca; hipertrofia de língua, odinofagia, rouquidão, disfonia, náusea, alteração do paladar, dermatite perioral, epistaxe, tosse e broncoespasmo (causada pelos propelentes e detergentes dos aerossóis, não ocorre com o uso de inaladores de pó), cefaleia, efeitos sistêmicos (uso prolongado e em altas doses, uso de corticoides inalatórios com maior disponibilidade sistêmica)	
Medidas para minimizar os efeitos adversos dos corticoides de uso inalatório	
Usar espaçador ao utilizar aerossóis dosimetrados para diminuir a deposição do medicamento na orofaringe; lavar a boca com água após o uso do medicamento, sem deglutir a água para evitar a absorção gastrointestinal; evitar uso concomitante de glicocorticoide sistêmico, evitar fluticazona ou usá-la na menor dose, e seguir a técnica correta	
Maior risco de insuficiência adrenal	
Uso de altas doses ou uso de fluticazona por tempo prolongado em grandes áreas, uso concomitante com outros corticoides, uso concomitante com inibidores do CYP3A4	

QUADRO 7 Corticoides tópicos nasais

Beclometasona
Suspensão nasal aquosa: Clenil® (50 mcg/dose); Alerfin® (100 mcg/dose)
Budesonida
Busonid®, Inalajet®, Inalide®, Noex® (32 mcg/dose) Busonid®, Noex® (50 mcg/dose) Busonid®, Inalajet®, Inalide®, Noex® (64 mcg/dose) Busonid®, Noex® (100 mcg/dose)
Ciclesonida
Omnaris®: suspensão nasal (spray): 50 mcg/dose
Fluticasona
Flixonase®, Plurair® (propionato de fluticasona): suspensão nasal: 50 mcg/dose Avamys® (furoato de fluticasona): suspensão *spray* (via nasal): 27,5 mcg/dose
Mometasona
Nasonex®, Nites®, Monax®, Ventus®, Amome®, Monate®: suspensão nasal (*spray*): 50 mcg
Triancinolona
Nasacort®, Allenasal® : suspensão nasal: 55 mcg/dose
Efeitos adversos dos corticoides tópicos nasais
Candidíase (oral, nasal, faríngea, esofágica); queimação, irritação e secura nasal; tosse; alteração do olfato e paladar, dermatite, epistaxe, broncoespasmo

QUADRO 8 Corticoides oftalmológicos

Corticoide	Nome comercial	Apresentação
Triancinolona	Opthaac 40®	Suspensão injetável: 40 mg/mL – frasco--ampola com 0,5 mL e 1 mL
Fluormetalona	Flutinol®, Florate®	Suspensão oftálmica: 1 mg/mL

- Uso criterioso (não existem dados sobre a transferência para o leite materno): dexametasona, triancinolona, fluticasona, flunisolida.

GLICOCORTICOIDES E IMUNIZAÇÃO

Crianças que fizeram uso de glicocorticoides na dose de 2 mg/kg/dia de prednisona ou dose equivalente de outro corticoide por mais de 14 dias não devem receber vacinas de microrganismos vivos atenuados (p. ex., BCG, sarampo, caxumba, rubéola, varicela) até 1 mês após a suspensão da corticoterapia.

A Academia Americana de Pediatria orienta a administração de vacinas de microrganismos vivos atenuados nas seguintes situações de corticoterapia: doses

QUADRO 9 Hidrocortisona de liberação modificada e prolongada

Características	Plenadren® (Shire Pharmaceuticals)	Chronocort®/Efmody® (Diurnal Ltd)
Composição	Uma camada externa de liberação imediata e uma camada interna de liberação prolongada	Hidrocortisona multiparticulada de liberação imediata na camada externa, seguida de uma camada polimérica e outra entérica de liberação lenta
Apresentação	Comprimidos de 5 e 20 mg	Cápsulas de 5 mg, 10 mg e 20 mg
Dose usual	▪ Adultos: 20 a 30 mg, VO, 1 vez ao dia, pela manhã	▪ Adultos: 10 mg, VO, ao acordar; e 20 mg, VO, à noite, às 23 h, em jejum ▪ Adolescentes > 12 anos: 10-15 mg/m^2/dia, sendo 1/3 da dose diária as 7 horas, em jejum; e 2/3 da dose diária, às 23 horas, em jejum
Liberação	Liberação em dois tempos (*dual-release*)	Liberação prolongada e sustentada (*modified-release*)
Perfil de distribuição	▪ Concentração sérica aumentada pela manhã e baixa no final do dia ▪ Ausência de elevação do cortisol durante a madrugada (entre 4 e 8 horas)	▪ Concentração sérica aumentada pela manhã e no final do dia ▪ Elevação do cortisol durante a madrugada
Autorização da EMA	Sim	Sim
Autorização da FDA	Não	Não
Indicações de uso	▪ Adultos com insuficiência adrenal (doença de Addison) ▪ Não é aprovado para crianças ▪ Não é indicado para hiperplasia adrenal congênita porque não suprime a elevação matinal da 17-OHP. A experiência clínica mostra resultados preliminares favoráveis para hiperplasia adrenal congênita, acrescentando uma dose de 10 mg, às 23h	▪ Adolescentes > 12 anos e adultos com hiperplasia adrenal congênita ▪ Não é aprovado para crianças

EMA: European Medicines Agency; FDA: Food and Drug Administration.

fisiológicas ou substitutivas, doses baixas ou moderadas, corticoterapia por menos de 2 semanas, tratamento prolongado com doses em dias alternados de preparações de ação curta, e uso de preparações tópicas.

GLICORTICOIDES NO PACIENTE GRAVEMENTE ENFERMO

A disfunção do eixo hipotálamo-hipófise-adrenal (HHA) no paciente gravemente enfermo (p. ex., choque séptico) é denominada de insuficiência de corticosteroides relacionada à doença grave (CIRCI: *critical illness related corticosteroid insufficiency*). Essa condição refere-se à inadequada atividade celular dos corticosteroides na vigência de uma enfermidade grave, devido à diminuição da produção ou resistência periférica a sua ação. A hipofunção transitória do eixo HHA, provavelmente como resultado da liberação excessiva de citocinas inflamatórias, é o mecanismo fisiopatológico mais comum.

O diagnóstico laboratorial da insuficiência adrenal no paciente gravemente enfermo é feito pela dosagem do cortisol sérico matinal basal < 18 mcg/dL, cortisol sérico aleatório < 10 mcg/dL, ou pico de cortisol pós-ACTH < 18 mcg/dL. A dosagem do cortisol sérico livre e cortisol salivar não é indicada devido a sua não disponibilidade, falta de ensaios laboratoriais e valores de referência adequados.

A corticoterapia está indicada no choque dependente ou resistente a catecolaminas, diagnóstico prévio de insuficiência adrenal (p. ex., uso crônico de corticoides) ou forte suspeita de insuficiência adrenal (p. ex., púrpura fulminante). O Quadro 10 mostra as recomendações para o uso de glicocorticoides no choque séptico.

EFEITOS ADVERSOS DOS GLICORTICOIDES

Os efeitos adversos dos glicocorticoides (Quadro 11) dependem do tipo de preparação, horário, dose, duração, via e esquema de administração, idade, sexo, doença de base, associação com medicamentos que interferem na sua ação e o perfil individual de sensibilidade de cada paciente (p. ex., polimorfismo do recep-

QUADRO 10 Uso de glicocorticoides no choque séptico pediátrico

Medicamentos	
Glicocorticoide	▪ Preparação: hidrocortisona ▪ Dose: 8 mg/kg/dia, EV, a cada 6 horas (máximo: 240 mg/dia) ▪ Duração: 7 dias ou quando suspender drogas vasoativas ▪ Desmame: progressivo (25% a cada 2 dias)
Mineralocorticoide	▪ Uso: opcional e excepcional em adolescentes > 16 anos ▪ Preparação: fludrocortisona ▪ Dose: 50 mcg, VO, 1 vez/dia
Indicações	
Clínicas	▪ Choque dependente ou resistente a catecolaminas, pacientes nos quais existe um diagnóstico prévio de insuficiência adrenal (p. ex., hipopituitarismo) ou na presença de forte suspeita de insuficiência adrenal (p. ex., púrpura fulminante)
Laboratoriais (não é essencial)	▪ Cortisol sérico total basal < 18 mcg/dL; ou cortisol sérico total pós-ACTH < 18 mcg/dL

tor de glicocorticoide). Os efeitos adversos para uma mesma dose de glicocorticoide são heterogêneos entre diferentes indivíduos devido à cinética, diferentes concentrações plasmáticas das proteínas transportadoras e alterações da depuração.

Complicações observadas na corticoterapia são: aspecto cushingoide, hirsutismo, glaucoma, catarata subcapsular posterior, necrose óssea avascular, hipertensão arterial, hipertensão intracraniana, lipomatose epidural e osteoporose. Progestágenos, embora não sendo corticoides, podem ter efeitos glicocorticoides. Por exemplo: acetato de medroxiprogesterona e acetato de megestrol.

A diminuição da depuração (aumento da concentração sérica dos glicocorticoides) é observada nas hepatopatias, nefropatias e uso de medicamentos (p. ex., estrógenos, eritromicina, ritonavir, anti-inflamatórios não esteroidais). Pacientes com hipoalbuminemia também aumentam a fração livre do corticoide. Nessas situações, doses menores podem ser necessárias para evitar toxicidade da corticoterapia. A aceleração da depuração (diminuição da concentração sérica dos glicocorticoides) é encontrada em pacientes em uso de fenitoína, fenobarbital, carbamazepina e rifampicina. Nessas condições, doses maiores podem ser necessárias para se obter o efeito terapêutico desejado.

QUADRO 11 Efeitos adversos dos glicocorticoides

Órgão ou sistema	Manifestações clínicas
Endócrino--metabólico	Obesidade centrípeta, polifagia, dislipidemia, hipopotassemia, alcalose metabólica, intolerância a glicose, diabetes melito
Cutâneo	Face de lua cheia, pletora facial, giba dorsal, depósito supraclavicular de gordura, estrias violáceas, pele fina e frágil, hirsutismo, hipertricose, acne, equimoses, *acantosis nigricans*, dificuldade de cicatrização
Musculoesquelético	Fraqueza muscular, mialgia, atrofia muscular, osteopenia, osteoporose, fraturas ósseas patológicas, necrose avascular da cabeça do fêmur e úmero, calcificação intra-articular e atrite (injeção intra-articular)
Crescimento (em crianças)	Atraso da velocidade de crescimento, baixa estatura
Reprodutivo	Hipogonadismo, atraso puberal, irregularidade menstrual, diminuição da libido, disfunção erétil
Gastrointestinal	Esofagite, gastrite, úlcera péptica, pancreatite aguda, hepatomegalia, esteatose hepática
Neuropsiquiátrico	Cefaleia, euforia, compulsão, depressão, apatia, letargia, irritabilidade, mania, psicose, pseudotumor cerebral, insônia (redução da fase REM)
Cardiovascular	Hipertensão arterial, infarto miocárdico e acidente vascular encefálico
Oftalmológico	Glaucoma, catarata subcapsular posterior, infecções bacterianas e fúngicas, exacerbação da ceratite herpética, hemorragia vítrea e descolamento de retina (injeção intraocular)
Hematológico	Hiperglobulia, leucocitose, neutrofilia, linfopenia, eosinopenia, monocitopenia
Renal	Hipercalciúria, uricosúria, aumento da excreção urinária de potássio, nefrolitíase, nefrocalcinose
Imune	Aumento da susceptibilidade a infecções: tuberculose, estrongiloidíase, toxoplasmose, infecções fúngicas superficiais (candidíase, pitiríase versicolor, *tinea corporis*), varicela, e infecções por *Pneumocystis carinii*, fungos e bactérias (micobactérias, estafilococo, *Pseudomonas*, *Proteus* sp.)

Alterações musculoesqueléticas

Osteoporose

A osteoporose induzida por glicocorticoides (GIOP: *glucocorticoid-induced osteoporosis*) é a causa mais comum de osteoporose secundária, acometendo principalmente o osso trabecular (p. ex., coluna, com 75% de osso trabecular). Doses tão pequenas, como 2,5 mg/dia de prednisona por 1 a 3 meses, mesmo em indivíduos saudáveis, já causam perda de massa óssea, proporcional a dose e a duração do uso. Embora o risco de fratura se mantenha durante a corticoterapia, na maioria dos casos, a perda de massa óssea pode ser revertida com a suspensão do tratamento.

A fragilidade óssea da GIOP é caracterizada por uma rápida perda óssea (aumento da reabsorção óssea por aumento da atividade osteoclastogênica), nos primeiros meses de terapia, seguida de um deficiente anabolismo (diminuição da formação óssea, por diminuição da osteoblastogênese) que predomina a partir dos meses iniciais (Quadro 12).

Nos pacientes nos quais se antecipa o uso prolongado e/ou com altas doses de glicocorticoides recomenda-se que sejam solicitados, antes do início da terapia, os seguintes exames: cálcio, fósforo, fosfatase alcalina, proteínas totais e frações, AST, ALT, ureia, creatinina, 25(OH)vitamina D, PTH, razão cálcio:creatinina na urina, calciúria de 24 horas e densitometria óssea.

Em pediatria, a abordagem terapêutica da GIOP é dividida em prevenção primária (impedir o surgimento da osteoporose) e prevenção secundária (impedir a progressão da osteoporose). As medidas usadas na prevenção primária são: (i) redução da exposição aos glicocorticoides (menor dose, menor potência e período mais curto), (ii) medidas gerais: dieta, atividade física (evitar exercícios aeróbicos de alto impacto, realizar exercícios de resistência), e (iii) reposição de cálcio (crianças: 20 a 30 mg/kg/dia de cálcio elementar, VO, a cada 8 horas; adultos: 1,2 g/dia – máximo: 3 g/dia) e vitamina D (800 a 1.000 UI/dia). Na prevenção secundária, acrescentam-se bisfosfonatos.

Miopatia

A miopatia induzida pelos glicocorticoides é causada pelo efeito catabólico direto no músculo. Ela pode ser aguda ou crônica. A forma aguda, ocorre após o tratamento de curta duração com altas doses de glicocorticoides, se caracterizando por atrofia muscular generalizada, às vezes com comprometimento da musculatura respiratória e rabdomiólise. A forma crônica se caracteriza por miopatia proximal, simétrica e indolor, afetando o quadríceps e a musculatura da cintura pélvica, embora também afete a musculatura dos membros superiores. As enzimas musculares e a eletroneuromiografia são normais dificultando o diagnóstico, que é de exclusão (p. ex., afastar miopatia causada pela hipopotassemia). O tratamento é feito pela diminuição ou suspensão da corticoterapia aliado a fisioterapia. A sintomatologia melhora 3 a 4 meses após a diminuição da corticoterapia e resolve completamente com a sua suspensão.

QUADRO 12 Fisiopatologia da osteoporose induzida por glicocorticoide

Diminuição da absorção intestinal de cálcio + aumento da excreção urinária de cálcio → balanço negativo de cálcio → aumento da reabsorção óssea → diminuição da massa óssea
Proteólise das miofibrilas → diminuição das fibras musculares → miopatia → fraqueza muscular → diminuição da massa óssea
Diminuição do GH, IGF-1, IGFBP-3 → diminuição da formação óssea → diminuição da massa óssea
Diminuição dos esteroides sexuais → hipogonadismo → aumento da reabsorção óssea → diminuição da massa óssea
Aumento da osteoclastogênese (aumento da expressão de RANK-L e diminuição de expressão da osteoprotegerina) + aumento da diferenciação e diminuição da apoptose dos osteoclastos → aumento da reabsorção óssea → diminuição da massa óssea
Diminuição da diferenciação e função dos osteoblastos (aumento da expressão do PPAR-gama e da esclerostina e supressão da sinalização da proteína Wnt) + aumento da apoptose dos osteoblastos (ativação da caspase 3) → diminuição da formação óssea → diminuição da massa óssea
Diminuição da função e aumento da apoptose dos osteócitos (ativação da caspase 3) → diminuição da qualidade da massa óssea

Necrose óssea avascular

O mecanismo pelo qual os glicocorticoides causam necrose óssea avascular não é bem compreendido. Sua incidência aumenta com a dose e a duração da terapia. Fatores de risco são: lúpus eritematoso sistêmico, doença falciforme e infecção pelo HIV. A cabeça do fêmur é a região óssea mais afetada. A manifestação clínica depende do osso acometido. Dor e limitação dos movimentos e claudicação constituem o quadro clínico mais comum. Radiografia, cintilografia óssea e RM são os métodos de imagem para fazer o diagnóstico. O tratamento pode ser clínico (p. ex., repouso, anti-inflamatórios não esteroidais), ou cirúrgico (p. ex., osteotomia, substituição articular, transplante de células-tronco).

Alterações oculares

O glaucoma é frequente após o uso de glicocorticoide ocular tópico e doses altas de corticoides inalatórios ou sistêmicos. Ele pode ocorrer algumas semanas após o início da corticoterapia ou surgir anos após sua suspensão. A catarata subcapsular posterior não se relaciona com a dose ou duração da corticoterapia podendo surgir até 6 meses depois do início do tratamento. Ela é mais comum em crianças do que adultos e pode levar a diminuição da acuidade visual necessitando tratamento cirúrgico, uma vez que não regride com a suspensão da corticoterapia. Por isso, pacientes em corticoterapia crônica devem ser submetidos à avaliação oftalmológica a cada 6 meses.

Alterações gastrointestinais

Os glicocorticoides aumentam a secreção ácida do estômago, diminuem o muco gástrico e promovem hiperplasia das células parietais levando a distúrbios pépticos. Essas alterações são mais frequentes quando o paciente faz uso concomitante de anti-inflamatórios não esteroidais. Seu tratamento inclui a adição de inibidores da bomba de prótons. O surgimento de sintomas gastrointestinais deve ser investigado com endoscopia digestiva. A pancreatite aguda é um evento raro.

Alterações cardiovasculares

Os glicocorticoides causam hipertensão arterial e aumentam o risco de insuficiência cardíaca por vários mecanismos como: ação mineralocorticoide, elevação dos níveis séricos de renina e angiotensinogênio e aumento da reatividade vascular.

Alterações imunológicas

Os glicocorticoides induzem imunodeficiência celular (supressão da atividade dos linfócitos T) e consequentemente aumentam a susceptibilidade a infecções virais, bacterianas, fúngicas e parasitárias. O risco de infecção aumenta com a dose e a duração da corticoterapia e com o estado de imunidade do hospedeiro. Ao planejar uma corticoterapia prolongada os médicos devem antecipar o risco infeccioso a ela associado, fazendo uma triagem pré-terapia para doenças como tuberculose, estrongiloidíase, *Pneumocystis carinii*, e, em casos selecionados (p. ex., hospedeiros imunocomprometidos), fazer uma terapia profilática para essas infecções.

Alterações endócrino-metabólicas

Síndrome de Cushing e insuficiência adrenal

Durante a exposição crônica ou em altas doses, os glicocorticoides causam síndrome de Cushing. Mas, ao serem descontinuados de forma inadequada causam insuficiência adrenal como resultado da inibição do eixo hipotálamo-hipófise-adrenal (HHA). A terapia crônica causa atrofia do córtex adrenal levando a diminuição da produção de cortisol e insuficiência adrenal. Em relação ao metabolismo mineralocorticoide, quando utilizados em altas doses e por períodos prolongados, os glicocorticoides podem se ligar a receptores mineralocorticoides estimulando sua ação.

Dislipidemia

A dislipidemia da corticoterapia é caracterizada por elevação do colesterol total, LDL, VLDL e triglicérides. A suspensão do glicocorticoide resulta em correção das alterações metabólicas. Além de modificações do estilo de vida (MEV), o tratamento da dislipidemia associada ao hipercortisolismo pode ser feito, se necessário, com estatinas.

Hiperglicemia

A hiperglicemia tem origem multifatorial sendo causada por aumento da gliconeogênese hepática, diminuição da captação periférica de glicose e aumento da resistência insulínica. O risco de desenvolver diabetes melito ao usar glicocorticoides é desconhecido. A suspensão ou redução da dose da corticoterapia é o tratamento ideal. Enquanto isso, o tratamento do diabetes melito é realizado com o uso de metformina ou agonistas do PPAR-gama (glitazonas). Em situações de descompensação aguda ou não resposta aos antidiabéticos orais, o uso de insulina pode ser necessário.

Inibição do crescimento e puberdade

A exposição crônica aos glicocorticoides inibe o crescimento longitudinal das crianças por vários mecanismos: efeito direto no osso, inibição da secreção do

GH e da atividade do IGF-1 mediado pelo estímulo da somatostatina no hipotálamo, e inibição da proteína relacionada ao PTH (PTHrp) na placa de crescimento. Adicionalmente, a exposição prolongada também inibe o LH e FSH causando atraso puberal.

RECOMENDAÇÕES PARA REDUZIR OS EFEITOS ADVERSOS DOS GLICOCORTICOIDES

O Quadro 13 resume as principais recomendações para prevenir ou reduzir os efeitos adversos dos glicocorticoides.

QUADRO 13 Recomendações para prevenir ou minimizar os efeitos adversos dos glicocorticoides, antes de iniciar uma terapia prolongada com doses anti-inflamatórias

Antes do uso
Solicitar
▪ Reação de Mantoux e radiografia de tórax ▪ Glicemia, potássio, hemograma, TGO, TGP, ureia, creatinina, cálcio, fósforo, fosfatase alcalina, proteínas totais e frações, 25(OH)vitamina D, PTH, parasitológico de fezes ▪ Densitometria óssea
Avaliar
▪ Hipertensão arterial ▪ Glaucoma, catarata ▪ Medicamentos alternativos (p. ex., imunossupressor) para diminuir a dose ou tempo de uso do corticoide
Considerar
▪ Tratamento empírico de estrongiloidíase em pacientes de risco ▪ Tratamento profilático para tuberculose nos pacientes com reação de Mantoux positiva ▪ Acrescentar antiácidos
Durante o uso
Preferir
▪ Glicocorticoides de duração curta ou intermediária ▪ Menor dose possível ▪ Duração mais curta possível ▪ Dose única, matinal, em dias alternados
Evitar
▪ Vacinas de microrganismos vivos atenuados ▪ Alimentos malcozidos ▪ Medicamentos que diminuem a inativação dos glicocorticoides (inibidores da CYP3A4)
Monitorar
▪ Peso, altura, pressão arterial ▪ Pressão ocular (glaucoma), catarata ▪ Lipídeos, glicemia, hemograma, sódio, potássio, cálcio ▪ Interações medicamentosas (p. ex., rifampicina diminui o nível sérico do corticoide) ▪ Efeitos adversos (p. ex., hirsutismo, acne, estrias violáceas, alterações do humor, miopatia, gastrite)
Estimular
▪ Atividade física ▪ Restrição da ingestão de sódio, aumento da ingestão de cálcio e vitamina D

SÍNDROMES ASSOCIADAS À RETIRADA DOS CORTICOIDES

A diminuição rápida, ou a retirada abrupta da corticoterapia prolongada ou em altas doses, pode causar três problemas: (i) insuficiência adrenal secundária (supressão do eixo HHA), (ii) síndrome de retirada ou privação dos corticoides, e (iii) reativação da doença de base para a qual eles foram introduzidos. O Quadro 14 mostra os principais fatores de risco relacionados ao desenvolvimento dessas condições.

Insuficiência adrenal secundária

A corticoterapia exógena prolongada causa supressão do CRH e ACTH, levando a atrofia da zona fasciculada do córtex adrenal, reduzindo a secreção do cortisol basal e após estresse. A supressão do eixo HHA pode ser parcial, ou total. Caso a corticoterapia seja suspensa de forma inadequada, pode ocorrer insuficiência adrenal aguda ou crise adrenal. Como existe uma grande variabilidade individual na susceptibilidade para supressão do eixo HHA após o uso exógeno de corticoides, não se pode predizer com segurança quais pacientes irão desenvolvê-la. Os pacientes com maior risco de desenvolver insuficiência adrenal são aqueles com neoplasias hematológicas, transplante renal, doença inflamatória intestinal e doenças reumatológicas.

A sintomatologia da insuficiência adrenal crônica é inespecífica sendo caracterizada por anorexia, náusea, vômito, dor abdominal, fraqueza, prostração, mialgia, artralgia, perda de peso, cefaleia, hipotensão postural, depressão, hipoglicemia, linfocitose e eosinofilia. A hiponatremia e hiperpotassemia são incomuns porque a supressão do ACTH tem mínimos efeitos sobre a secreção da aldosterona. A hiperpigmentação de pele e de mucosas, típica da doença de Addison, não está presente uma vez que a secreção hipofisária de ACTH e alfa-MSH está inibida.

Um elevado grau de suspeita clínica é necessário nos pacientes que fizeram uso crônico de glicocorticoides porque eles podem não apresentar sintomatologia

QUADRO 14 Fatores de risco para supressão do eixo hipotalâmico-hipofisário-adrenal em pacientes submetidos à corticoterapia

Maior risco	Menor risco
▪ Dose terapêutica/ farmacológica ▪ Doses divididas ▪ Dose noturna ▪ Doses diárias ▪ Uso sistêmico (VO, IM, EV) e intra-articular ▪ Longa duração (> 3 a 4 semanas) ▪ Corticoide de longa duração ▪ Polimorfismos que aumentem a afinidade pelo receptor glicocorticoide ▪ Uso concomitante de inibidores da CYP3A4 (aumentam a exposição sistêmica)	▪ Dose fisiológica/ substitutiva ▪ Dose única ▪ Dose matinal ▪ Doses em dias alternados ▪ Uso não sistêmico (tópico, nasal, oftálmico) ▪ Curta duração (< 3 a 4 semanas) ▪ Corticoides de curta ação ▪ Polimorfismos que diminuem a afinidade pelo receptor glicocorticoide ▪ Uso concomitante de indutores da CYP3A4 (diminuem a exposição sistêmica)

sugestiva de insuficiência adrenal, podem ser oligossintomáticos, ou podem se apresentar em crise adrenal aguda (p. ex., desidratação, hipotensão, choque hipovolêmico e coma). Fatores que podem precipitar uma crise adrenal, além da suspensão abrupta dos glicocorticoides são: infecções, cirurgia, febre, estresse grave, dor, trauma, procedimentos dentários, parto e uso de medicamentos indutores da CYP3A4.

A insuficiência adrenal após a suspensão da corticoterapia prolongada pode durar até 2 a 4 anos. Pacientes que mantenham insuficiência adrenal por mais de 1 ano, enquanto em uso de doses fisiológicas/substitutivas de corticoide devem ser investigados para outras causas de insuficiência adrenal. Pacientes que desenvolvem crise adrenal em uso de corticoterapia precisam ser avaliados quanto a adesão ao tratamento, prevenção, fatores precipitantes, sintomas e tratamento da crise adrenal.

Quando a confirmação laboratorial da recuperação do eixo HHA não puder ser feita, o paciente será considerado com potencial insuficiência adrenal e tratado com dose de estresse de corticoide durante intercorrências médicas ou se apresentar sintomatologia sugestiva de crise adrenal até um ano após a suspensão da corticoterapia.

Síndrome de retirada ou privação dos corticoides

Esse termo refere-se aos pacientes que não conseguem tolerar a retirada de doses suprafisiológicas de glicocorticoide. A fisiopatologia é multifatorial, mediada pela supressão do CRH, diminuição dos peptídeos relacionados a pró-opiomelanocortina (POMC), aumento de citocinas (interleucina-6, fator de necrose tumoral alfa) e prostaglandinas.

As manifestações clínicas se sobrepõem as da insuficiência adrenal podendo ser classificadas em dependência física e psicológica. A dependência física se caracteriza por anorexia, náusea, vômito, perda de peso, astenia, cefaleia, mialgia, artralgia, hipotensão postural, taquicardia, febre e descamação da pele. A dependência psicológica se manifesta por ansiedade, mudanças do humor, labilidade emocional e estados psicóticos. Essa síndrome é autolimitada, com duração de 6 a 10 meses.

O diagnóstico é estabelecido pela demonstração de sintomas que sugerem insuficiência adrenal na vigência do uso de doses suprafisiológicas de corticoide. Pacientes que usaram doses muito altas de corticoides por tempo prolongado são mais susceptíveis de desenvolver esta síndrome. Laboratorialmente, os eletrólitos são normais, pode haver hiperglicemia devido aos efeitos de altas doses dos corticoides e o cortisol sérico matinal e ACTH são supressos. A insuficiência adrenal é excluída pela presença de sintomas em uso de altas doses de corticoides. O tratamento consiste no aumento temporário na dose do corticoide, seguida por retirada lenta.

Reativação da doença de base

O recrudescimento da doença de base é diagnosticado pelo reaparecimento das manifestações da enfermidade que estava sendo tratada com os corticoides. O surgimento desses sintomas no processo de retirada dos corticoides indica a necessidade de aumento da dose.

PLANEJAMENTO PARA RETIRADA DA CORTICOTERAPIA

A interrupção bem-sucedida da corticoterapia seria aquela na qual haveria uma rápida transição de um estado de hipercortisolismo tissular para um de total privação dos glicocorticoides exógenos sem recrudescimento da doença de base e sem surgimento de insuficiência adrenal ou síndrome da retirada ou dependência do corticoide. As quatro perguntas a seguir devem ser respondidas antes de iniciar a retirada dos corticoides,

Qual a doença de base para a qual os corticoides estão sendo usados?

A maioria dos pacientes que apresentam dificuldade para retirada da corticoterapia são os que tem doenças graves. Portanto, o médico deve conhecer os sinais e sintomas que indiquem recrudescimento da doença subjacente, o que lhe fornecerá informações sobre a velocidade de retirada do corticoide, ou mesmo, se incrementos temporários nas doses serão necessários. Se, por outro lado, não houver doença de base, pode-se reduzir rapidamente a dose anti-inflamatória para uma dose fisiológica sem risco de insuficiência adrenal.

Qual a razão para se iniciar e interromper a corticoterapia?

As razões para se iniciar a terapia com glicocorticoide são as mais variadas. Sua retirada é considerada quando seu uso não é mais recomendado ou quando surgem efeitos adversos importantes. A exacerbação de ceratite herpética é uma indicação para suspensão da corticoterapia. Outras condições nas quais a retirada da terapia deve ser considerada são: diabetes melito de difícil controle, hipertensão grave, osteoporose incapacitante, pseudotumor cerebral, inibição acentuada do crescimento, psicose induzida pelo corticoide e úlcera péptica. A decisão de interromper a corticoterapia é o resultado do balanço entre os benefícios de sua continuação *versus* à gravidade dos efeitos adversos.

Qual corticoide está sendo utilizado, por quanto tempo, em qual dose, via de administração e esquema terapêutico?

Pacientes que receberam preparações de longa ação, em altas doses, por período prolongado (> 3 a 4 semanas), por via oral ou parenteral, e maior frequência de administração são aqueles com maior risco de desenvolverem complicações. Pacientes tratados por período < 3 a 4 semanas, geralmente não desenvolvem insuficiência adrenal após a suspensão da corticoterapia. Uma possível exceção seria o paciente que foi tratado com múltiplos ciclos de curta duração, por exemplo, para controle de crises de exacerbação de asma. O uso de prednisona/prednisolona em dose > 2 a 3 mg/m^2/dia, ou hidrocortisona em dose > 8 a 12 mg/m^2/dia, por período > 3 a 4 semanas, se associa a um maior risco de insuficiência adrenal, se a suspensão desses medicamentos não for efetuada de forma gradativa.

O paciente está cushingoide?

Pacientes com sintomatologia cushingoide devido à corticoterapia, muito provavelmente apresentam supressão do eixo HHA e atrofia adrenal requerendo um maior cuidado na retirada do corticoide. A dosagem do cortisol sérico matinal basal auxilia na diferenciação dos pacientes cushingoides com insuficiência adrenal (cortisol supresso), daqueles que recuperaram a função do eixo HHA, mas ainda mantém sintomatologia da síndrome de Cushing.

AVALIAÇÃO DA RECUPERAÇÃO DO EIXO HIPOTÁLAMO-HIPÓFISE-ADRENAL

Uma vez que a sintomatologia da insuficiência adrenal não é específica, torna-se necessária sua documentação laboratorial. Graber et al. (1965), estudando a recuperação do eixo HHA em usuários crônicos de glicocorticoides, mostraram que o primeiro parâmetro a se normalizar foi o ACTH basal (após 2 a 5 meses), seguido do cortisol sérico basal (após 6 a 9 meses) e finalmente do cortisol pós-estímulo com ACTH (após 9 meses). A dosagem do cortisol sérico matinal basal é o teste de escolha para avaliar a recuperação do eixo HHA após corticoterapia prolongada. A dosagem do cortisol livre na urina de 24 horas não é indicada para avaliar a hipofunção do eixo HHA pelo fato de menos de 1% do cortisol livre ser excretado na urina. Testes dinâmicos do eixo HHA devem levar em consideração sua disponibilidade, custo, rotina do serviço e experiência pessoal. Os testes usados na avaliação da recuperação do eixo HHA após a corticoterapia prolongada são os apresentados a seguir.

Cortisol sérico matinal basal

No paciente em uso de dose fisiológica/substitutiva de corticoide, o cortisol sérico matinal basal é dosado entre 6 e 8 horas da manhã, 24 horas após a última dose do medicamento. O exame não deve ser solicitado quando em uso de doses suprafisiológicas. O Consenso Internacional 2024 sobre Diagnóstico e Tratamento da Insuficiência Adrenal Induzida por Corticosteroides recomenda a dosagem do cortisol sérico basal matinal interpretando o resultado como descrito a seguir: (i) cortisol > 10 mcg/dL (> 300 nmol/L): indica recuperação do eixo e a corticoterapia pode ser suspensa com segurança; (ii) cortisol entre 5 e 10 mcg/dL (150 e 300 nmol/L): a dose fisiológica/substitutiva deve ser mantida, dosando o cortisol basal matinal após algumas semanas; e (iii) cortisol < 5 mcg/dL (<150 nmol/L): a dose fisiológica/substitutiva deve ser mantida, dosando o cortisol basal matinal após alguns meses. Esses pontos de corte do cortisol devem ser compreendidos apenas como um guia, uma vez que os resultados podem variar a depender de vários fatores como: ensaio laboratorial utilizado (p. ex., imunoensaio, com reatividade cruzada para outros esteroides), condições que alterem a globulina transportadora dos corticoides (gravidez, medicamentos, doença hepática, síndrome nefrótica, hipoalbuminemia) e situações de estresse.

Cortisol livre na saliva

É um método não invasivo e de fácil obtenção que se correlaciona com o cortisol sérico livre e é uma alternativa promissora para avaliar a secreção de cortisol em condições que alteram as proteínas. Embora ainda não validado para avaliar o eixo HHA devido a dificuldades técnicas dos ensaios e controle das variáveis que interferem nos resultados (p. ex., ingestão alimentar, medicamentos), estudos têm mostrado que valores de cortisol salivar matinal ≥ 5 nmol/L são indicativos de recuperação do eixo HHA após a corticoterapia prolongada.

Teste de estímulo com ACTH

O teste de estímulo com ACTH (Synacthen®, Cortrosina®) é o estudo dinâmico mais utilizado para avaliar o eixo HHA, apesar das controvérsias relacionadas ao fato de que ele avalia apenas a função adrenal não fornecendo informações sobre a integridade do eixo HHA. O teste recomendado é o com alta dose de ACTH, realizado como descrito: após a suspensão da corticoterapia por pelo menos 24 horas, dosa-se o cortisol sérico matinal basal (entre 6 e 8 horas) e o cortisol 60 minutos após a administração, EV, de ACTH sintético (125 mcg para crianças < 2 anos e 250 mcg para > 2 anos). Considera-se resposta normal, quando o cortisol pós-estímulo é ≥ 18 mcg/dL. Para evitar secreção de cortisol pelo estresse da punção recomenda-se colocar um cateter venoso, aguardar 30 minutos, colher sangue para a dosagem basal e utilizar, esse mesmo cateter, para a obtenção das amostras pós-estímulo.

Resultados falsamente normais (cortisol pós-estímulo ≥ 18 mcg/dL) podem ser observados em pacientes com doença recente ou leve, pois, nesses casos, as adrenais podem responder as doses supra fisiológicas do ACTH. Ou seja, esse teste não permite diagnosticar casos leves a moderados de insuficiência adrenal. Se os resultados do teste mostrarem insuficiência adrenal, ele pode ser repetido, a cada 3 meses, até sua normalização.

Teste de estímulo com insulina

Administrar insulina regular ou análogo de insulina de ação rápida, via endovenosa, na dose de 0,05 UI/kg, EV, pela manhã, em jejum. Dosar o cortisol sérico e glicemia basal, e após 15, 30, 45 e 60 minutos. A resposta é considerada normal se o cortisol pós-estímulo for ≥ 18 mcg/dL, assumindo que a glicemia seja < 45 mg/dL ou inferior a 50% do nível basal. Esse teste é raramente utilizado em pediatria devido ao risco de convulsão hipoglicêmica e hipopotassemia.

Teste da metirapona

Administra-se 30 mg/kg de metirapona, via oral, à meia-noite dosando o 11-desoxicortisol e cortisol sérico na manhã seguinte. A resposta normal é 11-desoxicortisol > 7 mcg/dL. Esse teste baseia-se na inibição da 11-beta-hidroxilase, enzima que converte 11-desoxicortisol para cortisol. Em um indivíduo normal haverá elevação do 11-desoxicortisol, enquanto naqueles com deficiência do ACTH tal elevação não ocorrerá. Seu uso é limitado pela dificuldade em se obter o medicamento (não disponível no Brasil) e pelo risco de precipitar uma crise adrenal.

Teste do CRH

Administra-se 1 mcg/kg de CRH, via endovenosa rápida, dosando o cortisol sérico basal e após 30 minutos. A resposta normal é a elevação do cortisol > 3 a 4 vezes o valor basal. Esse teste não é muito utilizado devido ao seu alto custo, efeitos colaterais e ausência de superioridade em relação aos outros métodos disponíveis.

PROTOCOLOS PARA RETIRADA DA CORTICOTERAPIA

Existem vários protocolos para retirada da corticoterapia, não existindo nenhum consenso, diretriz, ou ensaio clínico controlado, orientando sobre como proceder a sua retirada. De modo geral, pacientes submetidos à corticoterapia de curta duração (< 3 a 4 semanas), tem baixo risco de supressão do eixo HHA. Por isto, o tratamento pode ser suspenso sem a necessidade de esquema de redução.

Na terapia crônica (> 3 a 4 semanas), objetiva-se reduzir rapidamente a dose terapêutica para uma dose fisiológica e, em seguida, proceder à retirada mais lenta para permitir a recuperação do eixo HHA. Nessa situação, os pacientes são divididos em dois grupos: com e sem doença de base. No grupo de terapia crônica com doença de base, antes de iniciar a suspensão da corticoterapia, recomenda-se que sejam obtidas todas as informações sobre a atividade da doença subjacente a fim de que sinais de reagudização possam ser prontamente identificados e aumentos das doses prescritos, se necessário. Pacientes cuja doença de base está resolvida podem ter a dose terapêutica reduzida para a dose fisiológica mais rapidamente, pois não há risco de reagudização dos sintomas que motivaram seu uso.

O Quadro 15 mostra o protocolo de redução/retirada da corticoterapia utilizado no Serviço de Endocrinologia Pediátrica da Universidade Federal da Bahia. Nem todo paciente necessitará de aumento da dose em situações de estresse. Por exemplo, um paciente usando 50 mg/m²/dia de hidrocortisona não necessitará aumentar a dose na presença de estresses mínimos ou leves, uma vez que a dose utilizada já é uma dose para situação de estresse. Por outro lado, um paciente usando doses fisiológicas de hidrocortisona necessitará aumentar a dose em situações de estresse.

REPOSIÇÃO DE CORTICOIDES EM SITUAÇÕES DE ESTRESSE

Praticamente todas as formas de estresse, físico ou psicológico, cursam com aumento na secreção de ACTH, que é seguido por elevação nos níveis séricos de cortisol (até 10 a 15 vezes nos quadros graves). Esta produção aumentada do cortisol é a base teórica para a reposição de corticoides em doses supra fisiológicas nos pacientes com insuficiência adrenal, confirmada ou presumida, submetidos a situações de estresse.

Existem inúmeros protocolos de reposição de glicocorticoide em situações de estresse. Essas recomendações são geralmente empíricas. O único consenso entre eles é que a hidrocortisona é o corticoide de escolha devido a sua ação mineralocorticoide. Como

QUADRO 15 Protocolo para retirada/suspensão da corticoterapia

Terapia de curta duração (< 3 a 4 semanas) ▪ Suspender corticoterapia sem necessidade de redução
Terapia de longa duração (> 3 a 4 semanas) sem doença de base ▪ Não existe indicação do uso de fludrocortisona ▪ Substituir o corticoide de ação prolongada → ação intermediária → ação curta ▪ Modificar a posologia de doses diárias e divididas para dose única matinal ▪ Passar de uso diário para dias alternados ▪ Reduzir 20% da dose a cada 2-4 dias, monitorando sinais de insuficiência adrenal, até atingir a dose fisiológica ▪ Quando o paciente estiver em uso de dose fisiológica de corticoide, dosar o cortisol sérico matinal basal 24 horas após a última dose do corticoide: (i) cortisol > 10 mcg/dL (> 300 nmol/L): suspender o glicocorticoide; (ii) cortisol sérico entre 5 e 10 mcg/dL (150 e 300 nmol/L): manter dose fisiológica e repetir dosagem após algumas semanas; (iii) cortisol sérico < 5 mcg/dL (< 150 nmol/L): manter dose fisiológica e repetir dosagem após alguns meses ▪ Quando a confirmação laboratorial da recuperação do eixo HHA não puder ser feita, o paciente que fez uso de corticoterapia prolongada será considerado com potencial insuficiência adrenal e tratado com dose de estresse de corticoide durante intercorrências médicas ou se apresentar sintomatologia sugestiva de crise adrenal até um ano após a suspensão da corticoterapia ▪ Teste de estímulo com ACTH e outros testes dinâmicos para avaliar o eixo HHA não tem indicação rotineira no processo de retirada da corticoterapia. Considerar teste de estímulo com ACTH quando cortisol sérico matinal basal for entre 5-10 mcg/dL, ou houver dúvida quanto à normalidade do eixo HHA
Terapia crônica com doença de base Seguir esquema semelhante ao da terapia crônica sem doença de base, observando as seguintes ressalvas: ▪ Velocidade de redução depende da doença de base. Por exemplo: 10% a cada semana ▪ Se houver sinais de recrudescimento da doença de base, retornar a dose anterior ▪ Prosseguir redução de acordo com as limitações da doença, até que a dosagem do cortisol sérico matinal basal esteja dentro dos limites acima descritos

HHA: eixo hipotálamo-hipófise-adrenal.

a prednisona necessita ser convertida para prednisolona e o acetato de cortisona convertido para cortisol, pela ação da enzima 11-beta-hidroxilase tipo I no fígado, eles não são indicados em pacientes com hepatopatia.

Enquanto não se documenta a recuperação do eixo HHA nos indivíduos que fizeram uso de corticoides por tempo prolongado, recomenda-se a reposição em situações de estresse (Quadro 16). A dose da hidrocortisona, via IM, é administrada de acordo com a seguinte orientação (Nowotny et al., 2021): < 2 anos (< 15 kg) = 25 mg; 2 a 6 anos (15 a 25 kg) = 50 mg; e > 6 anos (> 25 kg) = 100 mg.

Estes pacientes devem ser orientados a usar identificação (p. ex., colar, pulseira, cartão) informando sobre sua situação clínica e de córtico-dependência e ter um relatório médico instruindo que medidas devem ser tomadas para tratá-la, incluindo quanto ao uso de hidrocortisona intramuscular. Também, devem ser instruídos a se filiar a Associação Brasileira Addisoniana para receber *kit* de emergência para uso de hidrocortisona via intramuscular e material educativo. As doses de estresse devem ser revistas periodicamente para ajustes secundários ao aumento do peso.

ORIENTAÇÕES PARA O MANEJO DOMICILIAR DO PACIENTE EM RISCO DE INSUFICIÊNCIA ADRENAL

- Usar identificação (cartão, colar, pulseira) informando sobre sua condição.
- Orientar a não suspender o glicocorticoide sem orientação médica.
- Instruir de maneira clara e fornecer, por escrito, informações sobre a conduta a ser tomada nas situações de estresse.
- Orientar, em situações de estresse leve ou moderado que necessite assistência médica, a dobrar ou tri-

QUADRO 16 Reposição de glicocorticoides em situações de estresse

Condição clínica	Manejo do glicocorticoide	Outras recomendações
Estresse mínimo: resfriado, tosse, imunização	▪ Não é necessário administrar dose suplementar de corticoide	▪ Aumentar a ingestão de líquidos e de carboidratos
Doença que não requer repouso no leito, febre < 39,0ºC	▪ Dobrar a dose do glicocorticoide enquanto durar o estresse	▪ Aumentar a ingestão de líquidos e de carboidratos ▪ Retornar a dose habitual assim que possível
Doença que requer repouso, febre > 39,0ºC	▪ Triplicar a dose do glicocorticoide enquanto durar o estresse	▪ Aumentar a ingestão de líquidos e de carboidratos ▪ Retornar a dose habitual assim que possível
Gastroenterite com diarreia e/ou vômito, com ou sem febre	▪ Triplicar a dose do glicocorticoide ▪ Repetir a dose do glicocorticoide se ocorrer vômito até 1 hora após sua administração ▪ Se os vômitos persistirem, administrar hidrocortisona intramuscular: < 2 anos (< 15 kg) = 25 mg; 2 a 6 anos (15 a 25 kg) = 50 mg; e > 6 anos (> 25 kg) = 100 mg	▪ Se incapaz de ingestão oral, levar a unidade de emergência após administração da hidrocortisona intramuscular < 2 anos (< 15 kg) = 25 mg; 2 a 6 anos (15 a 25 kg) = 50 mg; e > 6 anos (> 25 kg) = 100 mg
Doença grave, choque séptico, queimadura extensa, politrauma	▪ Administrar hidrocortisona (100 mg/m²/dose, EV, em bolo). ▪ Em seguida, manter hidrocortisona (100 mg/m²/dose, EV, em infusão contínua, ou a cada 6 horas), enquanto o estresse for grave	▪ Assim que possível, reduzir a dose para 50 mg/m²/dia, depois 25 mg/m²/dia. Se permanecer com estresse moderado, manter dose triplicada por VO. Em seguida, retornar ao tratamento habitual
Cirurgia de médio a grande porte	▪ Administrar hidrocortisona (100 mg/m²/dose, EV, em bolo) antes da cirurgia ▪ Em seguida, administrar hidrocortisona (100 mg/m²/dose, EV, em infusão contínua, ou a cada 6 horas), durante a cirurgia e no pós-operatório imediato	▪ Reduzir a dose em 2-3 dias (50 mg/m²/dia, depois: 25 mg/m²/dia), retornando ao tratamento habitual assim que possível
Cirurgia de pequeno porte	▪ Administrar hidrocortisona (100 mg/m²/dose, EV, em bolo), apenas na indução anestésica	▪ Se estável, sem dor e sem complicações, retornar ao tratamento habitual
Procedimentos dentários com anestesia tópica	▪ Dobrar a dose do glicocorticoide, 1 hora antes do procedimento	▪ Manter dose dobrada por 1-2 dias a depender da persistência de algum estresse. Se não, retornar a dose habitual

plicar a dose habitual de glicocorticoide antes de ir à Unidade de Emergência.

- Instruir, em situações de estresse grave com depressão do sistema nervoso central (SNC), sinais de desidratação, infecções sistêmicas, cianose ou toxemia, ou suspeita de crise adrenal a administrar uma dose de hidrocortisona intramuscular, antes de ir para o hospital: < 2 anos (< 15 kg) = 25 mg; 2 a 6 anos (15 a 25 kg) = 50 mg; e > 6 anos (> 25 kg) = 100 mg.
- Recomendar filiação a Associação Brasileira Addisoniana (ABA), que fornece grupos de suporte, material educativo e o kit de emergência com um frasco de hidrocortisona (100 mg) e insumos para sua administração, IM/SC, em situações sugestivas de crise adrenal.
- Manter acompanhamento com endocrinologista.

TRANSIÇÃO DOS CUIDADOS PARA A ENDOCRINOLOGIA DE ADULTO

A equipe de endocrinologia pediátrica deve preparar o adolescente e sua família para transição e posterior cuidado médico pelo endocrinologista de adulto, pelo menos 6 a 12 meses antes de efetivar a transferência. Idealmente, as instituições deveriam desenvolver protocolos com a participação de endocrinologistas pediátricos e de adultos que atendessem as peculiaridades do serviço e otimizassem essa fase de transição.

Algumas vezes a corticoterapia será mantida durante a vida adulta requerendo acompanhamento endócrino para monitoramento dos efeitos adversos e comorbidades a ela associada. Outras vezes, a corticoterapia será suspensa na fase de transição da pediatria para o clínico o que também necessita acompanhamento para as síndromes associadas à retirada da corticoterapia. E ainda existem os pacientes que já suspenderam a corticoterapia mas mantém comorbidades como síndrome metabólica, obesidade, dislipidemia, resistência insulínica, DM2, entre outras.

REFERÊNCIAS SELECIONADAS

1. Alves C, Robazzi TCV, et al. Withdrawal from glucocorticosteroid therapy: clinical practice recommendations. J Pediatr (Rio J). 2008;84:192-202.
2. Arshad MF, Debono M. Current and future treatment options for adrenal insufficiency. Curr Opin Endocrinol Diabetes Obes. 2021;28(3):303-11.
3. Ballerini MG, et al. Diagnostic accuracy of morning salivary cortisol in the assessment of the hypothalamic-pituitary-adrenal axis recovery after prolonged corticosteroid therapy in children. Horm Res Paediatr. 2023:1.
4. Beuschlein F, et al. European Society of Endocrinology and Endocrine Society Joint Clinical Guideline: Diagnosis and therapy of glucocorticoid-induced adrenal insufficiency. Eur J Endocrinol. 2024;190(5):G25-G51.
5. Bornstein SR, et al. Diagnosis and treatment of primary adrenal insufficiency: An Endocrine Society Clinical Practice Guideline. J Clin Endocrinol Metab. 2016;101(2):364-89.
6. Costeff H. A simple empirical formula for calculating approximate surface area in children. Arch Dis Child. 1966;41(220):681-3.
7. Fowler C, Raoof N, Pastores SM. Sepsis and adrenal Insufficiency. J Intensive Care Med. 2023;38(11):987-96.
8. Graber AL, et al. Natural history of pituitary-adrenal recovery following long-term suppression with corticosteroids. J Clin Endocrinol Metab. 1965;25:11-6.
9. He X, Findling JW, Auchus RJ. Glucocorticoid withdrawal syndrome following treatment of endogenous Cushing Syndrome. Pituitary. 2022;25(3):393-403.
10. Hua J, Huang J, Li G, Lin S, Cui L. Glucocorticoid induced bone disorders in children: Research progress in treatment mechanisms. Front Endocrinol (Lausanne). 2023;14:1119427.
11. Isidori AM, Venneri MA, et al. Effect of once-daily, modified-release hydrocortisone versus standard glucocorticoid therapy on metabolism and innate immunity in patients with adrenal insufficiency (DREAM): a single-blind, randomised controlled trial. Lancet Diabetes Endocrinol. 2018;6(3):173-85.
12. Lousada LM, Mendonca BB, et al. Adrenal crisis and mortality rate in adrenal insufficiency and congenital adrenal hyperplasia. Arch Endocrinol Metab. 2021;65(4):488-94.
13. Monge Chacón AG, Wang C, et al. Long-term usage of oral glucocorticoids leading to adrenal insufficiency: A comprehensive review of the literature. Cureus. 2023;15(5):e38948.
14. Mosteller RD. Simplified calculation of body-surface area. N Engl J Med. 1987;317(17):1098.
15. Nowotny H, Ahmed SF, et al; Endo ERN (MTG1). Therapy options for adrenal insufficiency and recommendations for the management of adrenal crisis. Endocrine. 2021;71(3):586-94.
16. Pelewicz K, Miśkiewicz P. Glucocorticoid Withdrawal-An Overview on When and How to diagnose adrenal insufficiency in clinical practice. Diagnostics (Basel). 2021;11(4):728.
17. Pofi R, Caratti G, et al. Treating the side effects of exogenous glucocorticoids. Can we separate the good from the bad? Endocr Rev. 2023;44(6):975-1011.
18. Prete A, Bancos I. Glucocorticoid induced adrenal insufficiency. BMJ. 2021;374:n1380.
19. Sanpawithayakul K, Korbonits M. Metabolic complications of glucocorticoids – prevention by metformin. Ann Endocrinol (Paris). 2023;84(4):483-97.
20. The Nobel Prize in Physiology or Medicine 1950. Disponível em: https://www.nobelprize.org/prizes/medicine/1950/summary/. Acesso em: 5 jul. 2023.
21. Theiler-Schwetz V, Prete A. Glucocorticoid withdrawal syndrome: what to expect and how to manage. Curr Opin Endocrinol Diabetes Obes. 2023;30(3):167-74.

19

Feocromocitoma/paraganglioma

INTRODUÇÃO

O feocromocitoma foi descrito em 1886, por Felix Fraenkel e Max Schottelius. Em 1912, Ludwig Pick criou o termo feocromocitoma ao publicar o artigo "*Das Ganglioma embryonale sympathicum (Sympathoma embryonale), eine typische bösartige Geschwulstform des sympathischen Nervensystems*", ou "Ganglioma embrionário simpático (simpatoma embrionário), uma forma típica de tumor maligno do sistema nervoso simpático". O nome feocromocitoma deriva de três palavras de origem grega: *pheo* (amarronzado), *chromo* (cor) e *cytoma* (massa de células), descrevendo a coloração marrom após a oxidação das catecolaminas.

Feocromocitomas (FEO) e paragangliomas (PGL) são tumores raros em pediatria. O diagnóstico precoce possibilita a cura da hipertensão, a identificação de síndromes genéticas a ele associadas (p. ex., neoplasia endócrina múltipla) e reduz sua elevada morbidade e mortalidade. Por isso, os feocromocitomas/parangliomas (FPGL) requerem investigação cuidadosa para confirmar sua presença, localização e definição da terapia.

FISIOLOGIA: SÍNTESE E METABOLISMO DAS CATECOLAMINAS

Catecolaminas são substâncias que atuam como hormônios e neurotransmissores desempenhando papel fundamental na homeostase do sistema nervoso autônomo. As principais catecolaminas são epinefrina (adrenalina), norepinefrina (noradrenalina) e dopamina. Elas são produzidas em células neuroendócrinas cromafins originadas da migração ventral de células da crista neuroectodérmica durante a embriogênese. As células cromafins são localizadas no cérebro e nas adrenais, onde existem em maior densidade. Os rins são responsáveis pela excreção dos produtos das catecolaminas.

A síntese das catecolaminas na medula adrenal tem início com a conversão da tirosina, obtida da dieta ou do metabolismo hepático da fenilalanina, em 3,4-di-hidroxifenilalanina (DOPA). Essa conversão da tirosina para DOPA é realizada pela enzima tirosina hidroxilase presente nas células cromafins da medula adrenal, nos terminais nervosos do cérebro e no sistema nervoso simpático. Em seguida, a DOPA é decarboxilada em dopamina, que é hidroxilada para norepinefrina, a qual é o último produto da síntese de catecolaminas nos neurônios simpáticos. Nas células cromafins da adrenal, no cérebro e em alguns neurônios periféricos, a norepinefrina é convertida para epinefrina pela ação da enzima feniletanolamina-N-metiltransferase (PMNT). Na medula adrenal, a enzima catecol-O-metiltransferase (COMT) converte a epinefrina em metanefrina e a norepinefrina em normetanefrina. Esses metabólitos são oxidados para o ácido vanilmandélico pela enzima monoamina oxidase (MAO). Os gânglios parassimpáticos não expressam as enzimas envolvidas na síntese de catecolaminas e os tumores que nele surgem não são funcionantes.

DEFINIÇÕES

Em 2022, a Organização Mundial da Saúde (OMS) propôs uma nova definição para feocromocitoma e paraganglioma, recomendando que ambos sejam denominados paragangliomas (tumores neuroendócrinos derivados da crista neural). A nova terminologia para o feocromocitoma é paraganglioma adrenal. Recomenda, ainda, não classificar esses tumores em benignos e malignos, mas sim em metastáticos (disseminação para tecidos não cromafins) e não metastáticos.

- Feocromocitoma: subtipo de paraganglioma derivado das células cromafins da medula adrenal, caracterizado pela produção e secreção excessiva de catecolaminas. Eventualmente pode secretar outras substâncias como: hormônio liberador de corticotropina (CRH), hormônio adrenocorticotrófico (ACTH), proteína relacionada ao paratormônio (PTHrp), cromogranina e histamina.
- Feocromocitoma bilateral síncrono: feocromocitoma presente em ambas as adrenais.
- Feocromocitoma bilateral metacrônico: feocromocitoma que surge na glândula adrenal contralateral após excisão unilateral inicial.
- Paraganglioma: tumor neuroendócrino derivado das células da crista neural dos gânglios simpáticos ou parassimpáticos. Os paragangliomas simpáticos se originam nos gânglios torácicos, abdominais e pélvicos; e os parassimpáticos, nos gânglios da base do crânio e pescoço. Os paragangliomas simpáticos são secretores de catecolaminas e os parassimpáticos habitualmente não são funcionais.
- Órgão de Zuckerkandl: maior paragânglio cromafim, importante fonte de catecolaminas para o feto e recém-nascido que se atrofia gradualmente após o nascimento.

GENÉTICA

Tanto o FEO como o PGL têm a mesma origem embriológica e compartilham as mesmas características genéticas. Aproximadamente 70 a 80% das crianças e 40% dos adultos com FPGL apresentam variantes patogênicas germinativas em pelo menos um de 25 genes, causando cerca de 12 síndromes genéticas. No Brasil, a variante patogênica mais comum em pediatria é do *VHL*. Em razão dessa elevada prevalência de variantes patogênicas, o sequenciamento genético é indicado em todos os pacientes com FPGL.

Os FPGL podem ser classificados, de acordo com sua fisiopatogenia genética, em três *clusters*: 1) hipoxia/pseudo-hipoxia; 2) sinalização da quinase; e 3) sinalização da via Wnt. Cada grupo possui características moleculares, bioquímicas e de imagem distintas.

O *cluster* 1 causa de 15 a 35% dos casos de FPGL, com acometimento principalmente extra-adrenal e secreção predominante de noradrenalina. Ele é subdividido em 1A e 1B. O subgrupo 1A é causado por variantes patogênicas inativadoras ou perda de função de genes envolvidos no ciclo de Krebs, incluindo subunidades da succinato desidrogenase, denominada *SDHx* e classificada em *SDHA*, *SDHB*, *SDHC*, *SDHD* e *SDHAF2*, *FH*, *DLST*, *MDH2*, *IDH1*, *IDH2*, *GOT2* e *SLC25A11*. O subgrupo 1A tem um fenótipo mais agressivo, acomete indivíduos jovens, tem maior frequência de PGL e maior risco de metástases. O subgrupo 1B é causado por variante patogênica do *VHL* (síndrome de von Hippel-Lindau), *EPAS1/2* e *EGLN1/2*. Este subgrupo se manifesta principalmente por FEO e baixo risco de metástase.

O *cluster* 2 causa de 50 a 60% dos casos de FPGL, com acometimento principalmente da adrenal e secreção predominantemente adrenérgica. Ele é causado por variantes patogênicas do *RET* (neoplasia endócrina múltipla tipos 2 e 3), *NF1* (neurofibromatose tipo 1), *HRAS*, *TMEM127*, *MAX*, *BRAF*, *FGFR1* e *ATRX*. Neste grupo, o risco de metástase é baixo, exceto para variantes patogênicas do *ATRX*.

O *cluster* 3 causa de 5 a 10% dos casos de FPGL, com acometimento adrenal ou extra-adrenal e secreção de adrenalina e noradrenalina. É causado por variantes patogênicas do *CSD1* e *MAML3*. Os tumores deste grupo se associam a comportamento agressivo e mau prognóstico.

O Quadro 1 descreve o perfil genético, clínico e bioquímico dos FPGL. Os FEO produzem principalmente norepinefrina e epinefrina, enquanto os PGL secretam predominantemente norepinefrina. Menos frequentemente, ambos os tumores podem produzir dopamina. O Quadro 2 mostra as principais síndromes associadas ao FPGL.

EPIDEMIOLOGIA

Os FPGL são tumores raros, com uma incidência de 0,6 caso/100.000 pessoas/ano, dos quais 10 a 20% ocorrem em crianças. Essa incidência tem aumentado

QUADRO 1 Perfil genético, clínico e bioquímico dos *clusters* do feocromocitomas/paranglioma (FPGL)

Cluster 1A	*Cluster* 1B	*Cluster* 2 (50-60%)	*Cluster* 3 (5-10%)
(15-35%)			
Resposta celular à hipoxia		Proteínas que ativam a sinalização quinase	Via Wnt
Localização: extra-adrenal (exceto von Hippel--Lindau)		Localização: adrenal	Localização: adrenal/extra-adrenal
Variante patogênica: germinativa/somática		Variante patogênica: germinativa/somática	Variante patogênica: somática
Perfil bioquímico: normetanefrina, 3-metoxitiramina		Perfil bioquímico: normetanefrina e metanefrina, ou apenas metanefrina	Perfil bioquímico: normetanefrina, metanefrina e cromogranina A
Genes: *SDHA, SDHB, SDHC, SDHD, SDHAF2, FH, MDH2, DLST, SCL25A11*	Genes: *VHL, EPAS1(H1F2A), EGLN1(PHD2), EGLN2 (PHD1)*	Genes: *RET, NF1, MAX, TMEM127, HRAS, KIF1β, MET, ATRX, H3F3A*	Genes: *CSDE1, MAML3*

ATRX: ATRX chromatin remodeler; CSDE1: cold shock domain-containing E1; DLST: dihydrolipoamide s-succinyltransferase; EGLN1: Egl-9 family hypoxia inducible fator 1; EPAS1: endotelial PAS domain protein 1; FGFR1: fibroblast growth receptor 1; FH: fumarate hydratase; H3F3A: H3.3 histone A; HRAS: Hras proto-oncogene GTPase; KIF1B: kinesin family member 1B; MAX: MAX associated factor X; MAML3: mastermind-like family of transcriptional coactivator 3; MET: MET proto-oncogene receptor tyrosine kinase; MDH2: malate dehydrogenase 2; NF1: neurofibromin 1; RET: ret proto-oncogene; SDHA: succinate dehydrogenase complex flavoprotein subunit A; SDHAF2: succinate dehydrogenase complex assembly 2; SLC25A11: solute carrier member 25 family 11; TMEM127: transmembrane protein 127; VHL: von Hippel-Lindau tumor suppressor.

QUADRO 2 Síndromes genéticas associadas ao feocromocitoma/paraganglioma

Síndrome	Gene	Cromossomo	Fenótipo
Paraganglioma tipo 1	*SDHD*	11q23	Paraganglioma em cabeça e pescoço, feocromocitoma bilateral, tumor estromal gastrointestinal, carcinoma papilífero da tireoide, carcinoma renal, adenoma hipofisário
Paraganglioma tipo 2	*SDHAF2*	11q13.1	Paraganglioma em cabeça e pescoço, tumor estromal gastrointestinal, carcinoma renal, adenoma hipofisário
Paraganglioma tipo 3	*SDHC*	1q21	Paraganglioma não funcionante em cabeça e pescoço, tumor estromal gastrointestinal, carcinoma renal, adenoma hipofisário
Paraganglioma tipo 4	*SDHB*	1p25-36	Paraganglioma em tórax, feocromocitoma, tumor estromal gastrointestinal, carcinoma renal, adenoma hipofisário
Neoplasia endócrina múltipla tipos 2 e 3	*RET*	10q11.21	NEM tipo 2: feocromocitoma, carcinoma medular da tireoide, hiperparatireoidismo primário, amiloidose cutânea. Variantes patogênicas dos códons 620 e 634 são as mais associadas ao FPGL. O risco de FPGL é de 50% NEM tipo 3: feocromocitoma bilateral, carcinoma medular da tireoide, neuromas mucocutâneos e intestinais, ganglioneuroma intestinal (doença de Hirschsprung), hábito marfanoide. Variantes patogênicas do códon 918 são as mais associadas ao FPGL. O risco de FPGL é de 50%
Neurofibromatose tipo 1	*NF1*	17q11.2	Manchas café com leite, neurofibromas, sardas axilares e inguinais, nódulos de Lisch (hamartomas na íris), feocromocitoma bilateral. O risco de FPGL é de 1-5%. Maioria dos tumores: feocromocitoma
von Hippel-Lindau	*VHL*	3p25-26	Hemangioblastoma (cerebelo, medula espinhal, tronco cerebral), angioma de retina, carcinoma renal, tumores pancreáticos, cistadenoma do epidídimo. O risco de FEO bilateral é de 10-30%. Os FPGL ocorrem no tipo 2 da síndrome
Pacak-Zhuang	*EPAS1*	2p21	Paraganglioma de tórax e abdome, somatostinoma, policitemia (aumento da eritropoietina), alterações na retina e nervo óptico
Tríade de Carney	====	====	Paraganglioma, condroma pulmonar e tumor gastrointestinal estromal
Carney-Stratakis	*SDHB,* *SDHC* *SDHD*	1p25-36 1q21 11q23	Paraganglioma e tumor estromal gastrointestinal
Reed (leiomiomatose hereditária e câncer renal)	*FH*	1q43	Feocromocitoma, paraganglioma maligno ou múltiplo, leiomioma uterino, câncer renal
====	*MAX*	14q23.3	Oncocitoma renal, adenoma hipofisário, feocromocitoma bilateral

pelo fato de os FPGL estarem sendo identificados em exames de imagem realizados por outros motivos.

Em adultos, não existe predileção por sexo e o pico de incidência situa-se entre a 3ª e 5ª década de vida. Em crianças, há predomínio do sexo masculino (2:1), sendo mais frequentes entre 11 e 15 anos, e raros em menores de 5 anos. Na faixa etária pediátrica, 70 a 80% dos FPGL são causados por variantes patogênicas germinativas. Além disso, tumores hereditários, multifocais, extra-adrenais, recorrentes e metastáticos, são mais comuns na faixa etária pediátrica.

Aproximadamente 85 a 90% dos FPGL são FEO, e 10 a 15% são PGL. A maioria dos FEO (90%) é unilateral, sendo mais frequentes na adrenal direita. O acometimento adrenal bilateral é comum nas formas familiares. Os PGL podem surgir ao longo de toda a cadeia ganglionar: cabeça, pescoço, tórax, região para-aórtica, abdome, bexiga e pelve. Metástases (presença de tumor em tecidos não cromafins) ocorrem em 10 a 20% dos pacientes com FPGL, principalmente nos causados por variantes patogênicas do *SDHB* e *FH*.

MANIFESTACÕES CLÍNICAS

As manifestações clínicas do FPGL são causadas pela produção e secreção excessiva de catecolaminas, pelos efeitos compressivos locais e pelas metástases (Quadro 3). Os tumores hereditários têm manifestações mais precoces. Alguns pacientes podem ser oligossintomáticos ou assintomáticos, requerendo alto nível de suspeição (p. ex., incidentaloma adrenal).

A tríade sintomatológica clássica (tríade de Menard) se caracteriza por cefaleia, palpitação e sudorese. Ela é frequentemente acompanhada por hipertensão, ansiedade, palidez, tremores, dor torácica ou abdominal e rubor facial. Os sintomas podem se manifestar em paroxismos de frequência variável, desde muitos episódios ao dia até alguns episódios mensais, com duração média de alguns minutos (p. ex., 15 a 60).

Os paroxismos ou crises catecolaminérgicas podem ser espontâneos ou precipitados por situações que aumentam a liberação de catecolaminas: defecar e urinar (tumores vesicais), palpação do tumor, esforço físico e uso de medicamentos. Os medicamentos mais associados aos paroxismos são: simpatomiméticos (efedrina, anfetamina, sibutramina), betabloqueadores (propranolol, metoprolol), antagonistas dopaminérgicos (metoclopramida, clorpromazina, olanzanpina, haloperidol), antidepressivos tricíclicos (amitriptilina, nortriptilina), opioides (morfina, tramadol), anestésicos (quetamina, halotano, succinilcolina, pancurônio, atracúrio) e contrastes radiológicos.

QUADRO 3 Sinais e sintomas do feocromocitoma/paraganglioma em pediatria

Manifestações	Sintomatologia
Cutâneas	Sudorese, livedo reticular, rubor facial, fenômeno de Raynaud
Gastrointestinais	Náusea, vômito e dor abdominal (às vezes simulando abdome agudo), constipação intestinal
Cardiovasculares	Hipertensão arterial geralmente sustentada, mas podendo ser paroxística, pressão arterial elevada durante a noite, hipotensão arterial (tumores produtores de adrenalina e dopamina), pressão arterial normal (20%), palpitação, crises paroxísticas, arritmia, *angina pectoris*, infarto miocárdico, choque cardiogênico, cardiomiopatia dilatada hipertensiva ou de Takotsubo)
Neurológicas	Cefaleia, convulsão, acidente vascular encefálico, déficits neurológicos focais secundários a hipertensão arterial ou vasoespasmo
Endócrinas	Poliúria, polidipsia, polifagia, hiperglicemia, hipercalcemia, baixo peso, baixa estatura, síndrome de Cushing, síndrome da antidiurese inapropriada
Urológicas	Síncope ou visão borrada durante a micção ou cistoscopia (paragangliomas de bexiga), hematúria

A pressão arterial é quase sempre elevada, podendo ser persistente (60%) ou paroxística. Frequentemente, a hipertensão é grave e refratária aos anti-hipertensivos. Às vezes, a pressão arterial é elevada durante a noite. Até 20% dos pacientes podem apresentar pressão arterial normal. Hipotensão arterial pode ser causada pela diminuição da volemia secundária a vasoconstricção crônica, diminuição da sensibilidade dos receptores adrenérgicos pela exposição continuada a níveis elevados de catecolaminas, produção de substâncias vasodilatadoras pelo tumor, ou FPGL secretores de epinefrina.

Algumas vezes, principalmente nos FPGL dopaminérgicos, as manifestações clínicas não são especificas (p. ex., dor abdominal, ansiedade, fadiga crônica, perda de peso), podendo ser confundidas com outras doenças.

Os FPGL de cabeça e pescoço, embora habitualmente solitários, não funcionantes e de crescimento lento, podem causar efeitos compressivos manifestados por dor local, disfagia, rouquidão e alterações auditivas. Se o FPGL for associado a síndromes genéticas familiares, os sintomas dessas síndromes se agregam à sintomatologia do tumor.

O FPGL metastático é raro, sendo definido pela presença de tecido tumoral em órgãos desprovidos de células cromafins. Nem o tamanho do tumor, nem os achados histológicos conseguem discriminar tumores metastáticos dos não metastáticos. As metástases podem ocorrer até 5 anos depois do diagnóstico, sendo mais frequentes nos ossos (40 a 50%), linfonodos regionais (30 a 40%), fígado (35 a 50%) e pulmão (25 a 30%). Os PGL têm maior chance de serem metastáticos.

O diagnóstico se torna mais difícil quando o FEO secreta outros hormônios. Por exemplo: ACTH ou CRH (síndrome de Cushing), PTHrp (hipercalcemia), arginina vasopressina (síndrome da antidiurese inapropriada), hormônio liberador de hormônio do crescimento (acromegalia), somatostatina (inibição do crescimento), insulina (hipoglicemia), eritropoietina (policitemia), interleucina-6 (febre), peptídeo intestinal vasoativo (diarreia, hipopotassemia e acloridria), calcitonina (diarreia, rubor facial), histamina (manifestações alérgicas), serotonina e outros peptídeos e aminas.

DIAGNÓSTICO DIFERENCIAL

O Quadro 4 lista os principais diagnósticos diferenciais do FPGL.

QUADRO 4 Diagnóstico diferencial do feocromocitoma/paraganglioma

Distúrbios	Exemplos
Cardiovasculares	Hipertensão arterial essencial, hipotensão ortostática, arritmias, síncope
Endócrinos	Tireotoxicose, hipoglicemia
Neurológicos	Enxaqueca, neuropatia autonômica
Psiquiátricos	Síndrome do pânico, crise de ansiedade
Uso de medicamentos	Simpatomiméticos (descongestionantes)
Uso de drogas ilícitas	Cocaína, LSD
Outros	Síndrome carcinoide (rubor facial, cólica abdominal, diarreia), porfiria intermitente aguda)

ABORDAGEM DIAGNÓSTICA

Todos os pacientes com suspeita de FPGL, mesmo que não apresentem sintomatologia clássica, história familiar ou de síndromes genéticas, devem ser investigados. A triagem também é indicada nos incidentalomas adrenais, rastreamento de síndromes genéticas familiares e investigação de nódulo cervical sem etiologia.

A abordagem diagnóstica é feita em três etapas: 1) afastamento de condições que simulem um FPGL; 2) confirmação da hipersecreção de catecolaminas; e 3) uma vez confirmada a secreção aumentada de catecolaminas, solicitar exames de imagem para determinar a localização topográfica.

É importante que a investigação diagnóstica seja multidisciplinar: cardiologia e nefrologia (prescrição de anti-hipertensivos e investigação de outras causas secundárias de hipertensão arterial), oncologia (suspeita ou diagnóstico de FPGL metastático), genética (etiologias familiares), radiologia e medicina nuclear (localização topográfica do tumor), cirurgia e anestesia (remoção cirúrgica do tumor), entre outros.

Os testes moleculares são imprescindíveis para a investigação de familiares de primeiro grau, para a antecipação de outros tumores (p. ex., carcinoma medular da tireoide na NEM), e para orientar o acompanhamento dos pacientes (p. ex., angioma de retina pode causar amaurose na síndrome de von Hippel-Lindau).

História clínica

- História gestacional e neonatal.
- Idade atual e ao diagnóstico.
- Sintomas sugestivos de FPGL, cronologia do surgimento e fatores desencadeantes.
- Diagnóstico de hipertensão arterial refratária ao tratamento habitual.
- Crise hipertensiva precipitada por indução anestésica, cirurgia ou parto.
- Medicamentos que podem precipitar crise hipertensiva (p. ex., simpatomiméticos).
- História pessoal ou familiar de FPGL ou de síndromes genéticas a ele associados (p. ex., von Hippel-Lindau, neurofibromatose, NEM, carcinoma medular da tireoide).

- Condições médicas que podem ser confundidas com FPGL.
- Exames realizados (hormonais e de imagem) e seus resultados.
- Tratamentos prévios (clínicos ou cirúrgicos): quando, onde, resultados.

Exame físico

- Sinais vitais, com medida cuidadosa e repetida da pressão arterial (embora habitualmente elevada, pode ser normal ou baixa).
- Peso, altura e índice de massa corpórea.
- Pulsos periféricos, radiais e pediosos (se são palpáveis e simétricos).
- Massas ou tumorações cervicais, abdominais e pélvicas.
- Fundoscopia: investigar repercussão da hipertensão arterial (p. ex., estreitamento arteriolar), angioma de retina (síndrome de von Hippel-Lindau).
- Sinais sindrômicos: neurofibromatose tipo 1 (p. ex., manchas café com leite, neurofibromas), NEM tipo 3 (p. ex., hábito marfanoide, neuromas mucosos).
- Sinais de doenças causadas pela secreção de outros hormônios (p. ex., síndrome de Cushing, acromegalia).

Exames diagnósticos para investigar comorbidades e diagnósticos diferenciais

- Cálcio, fósforo, magnésio, albumina e paratormônio (p. ex., hiperparatireoidismo da NEM-2).
- Glicemia: disglicemia induzida pelo excesso de catecolaminas.
- Hemograma: leucocitose e hemoconcentração, comuns no FPGL.
- Ureia e creatinina: função renal.
- T4 livre, T3, TSH: tireotoxicose.
- Cortisol salivar à meia-noite e cortisol livre em urina de 24 horas: síndrome de Cushing.
- Monitoração ambulatorial da pressão arterial: investigar hipertensão paroxística, avaliar a falta de descenso noturno e associação com fatores precipitantes.
- Eletrocardiograma (ECG): alterações sugestivas de hipertensão arterial.
- Ecocardiograma (ECO): hipertrofia ventricular esquerda.
- Ultrassonografia (US) com Doppler de artérias renais: estreitamento e estenose.
- Ressonância magnética (RM) de hipófise: adenoma hipofisário.

INVESTIGAÇÃO DIAGNÓSTICA DO FEOCROMOCITOMA/PARAGANGLIOMA

Uma vez afastados os diagnósticos diferenciais, a próxima etapa é confirmar laboratorialmente o excesso de secreção de catecolaminas e, uma vez confirmado, investigar a localização do tumor (Quadro 5). Nenhum dos testes bioquímicos disponíveis possui 100% de acurácia, podendo causar resultados falso-positivos e negativos que devem ser interpretados dentro do contexto clínico de cada caso.

QUADRO 5 Investigação diagnóstica do feocromocitoma/paraganglioma

1. Afastar condições que simulem um feocromocitoma/ paraganglioma
2. Investigar secreção aumentada de catecolaminas ▪ Metanefrinas livres no plasma ▪ Metanefrinas fracionadas na urina ▪ Dopamina e/ou metoxitiramina ▪ Cromogranina ▪ Teste de supressão com clonidina
3. Investigar a localização topográfica do tumor ▪ Tomografia computadorizada ou ressonância magnética de pescoço, tórax, abdome e pelve ▪ Cintilografia, PET-CT: ^{123}I-MIBG, ^{131}I-MIBIG, ^{18}F-FDG, ^{18}F-DOPA, ^{68}Ga-DOTATOC, ^{68}Ga-DOTATATE ou ^{68}Ga-DOTANOC
4. Pesquisar variantes genéticas patogênicas
5. Estudo anatomopatológico

Investigar secreção aumentada de catecolaminas

A confirmação da secreção aumentada de catecolaminas se faz pela dosagem das metanefrinas livres no plasma e/ou das metanefrinas fracionadas na urina. Se indicado, pode-se solicitar a dosagem da dopamina ou da metoxitiramina (metabólito da dopamina), no plasma e/ou na urina. A dosagem de catecolaminas plasmáticas e do ácido vanilmandélico não é mais utilizada na investigação diagnóstica do FPGL.

Metanefrinas livres no plasma ou fracionadas na urina

As metanefrinas são produzidas continuadamente pelo tumor, têm uma meia-vida longa, são pouco influenciadas por estímulos simpáticos e são secretadas em maior quantidade que as catecolaminas. Além disso, alguns tumores metabolizam as catecolaminas dentro do próprio tumor, secretando apenas metanefrinas na circulação.

A dosagem das metanefrinas livres no plasma e/ou metanefrinas fracionadas na urina, utilizando cromatografia líquida de alta performance com espectrometria de massa em tandem (LC-MS/MS), é o exame laboratorial de escolha para investigar o excesso de secreção de catecolaminas. A dosagem de metanefrinas livres no plasma é o padrão-ouro (99% de sensibilidade e 90 a 99% de especificidade). A dosagem das metanefrinas fracionadas na urina é feita após coleta de 24 horas. Valores de metanefrinas urinárias > 1.000 mcg/24 horas são considerados como diagnóstico de FPGL. É fundamental seguir as instruções de como proceder à coleta das amostras para evitar interferências pré-analíticas nos resultados (Quadro 6). Bloqueadores do canal de cálcio e diuréticos não interferem nos resultados e não precisam ser suspensos. Valores de referência de acordo com a idade e ensaio laboratorial devem ser usados.

Alguns PGL apresentam fenótipo bioquímico silencioso, ou seja, não produzem catecolaminas, sendo diagnosticados por seus efeitos compressivos, ou por exames de imagem (geralmente localizados em cabeça e pescoço). Esse tipo de PGL deve ser diferenciado dos pseudossilenciosos, nos quais os valores de metanefrinas podem ser quase normais pela pequena massa tumoral ou secreção flutuante de catecolaminas.

Resultados laboratoriais com predomínio de metanefrinas sugerem FPGL adrenérgico geralmente localizado na adrenal. Predomínio de normetanefrina sugere FPGL noradrenérgico de localização extra-adrenal que não possui a enzima feniletanolamina N-metiltransferase para converter a noradrenalina em adrenalina.

A interpretação dos resultados da dosagem das metanefrinas livres no plasma requer valores de referência adequados para idade e sexo:

QUADRO 6 Recomendações para a dosagem urinária e plasmática das metanefrinas

Suspender, pelo menos 2 a 3 dias antes da coleta, alimentos que podem causar resultados falso-positivos em alguns ensaios laboratoriais (confirmar necessidade com o laboratório): ▪ Café, chá, chocolate, refrigerante, bebida alcoólica, algumas frutas (banana, manga, abacaxi, abacate, ameixa, kiwi), amendoim, nozes, feijão, baunilha, queijo, temperos industrializados, bolo, balas, sucos artificiais
Suspender, 5 dias antes da coleta, medicamentos que podem causar resultados falso-positivos: ▪ Dopaminérgicos (alfametildopa, levodopa), antidepressivos tricíclicos (amitriptilina, nortriptilina), antipsicóticos atípicos (quetiapina, clozapina, risperidona), inibidores da MAO (fenelzina, tranilcipromina), simpatomiméticos (anfetamina, efedrina, albuterol, metilfenidato), inibidores da recaptação da serotonina-norepinefrina (duloxetina, venlafaxina), betabloqueadores não seletivos, zolpidem
Suspender, pelo menos 12 horas antes da coleta, as seguintes causas de resultados falsos-positivos: ▪ Atividade física vigorosa e tabagismo (nicotina)
A retirada abrupta de bebida alcoólica, benzodiazepínicos e clonidina pode elevar o nível sérico das catecolaminas, causando resultado falso-positivo
▪ A amostra de urina deve ser coletada em frasco com ácido acético. Alguns laboratórios usam ácido clorídrico, sendo necessário orientar o paciente sobre o risco de queimadura
▪ A amostra de sangue deve ser coletada em jejum de 8 a 12 horas, após 10 a 15 minutos da punção venosa e com o paciente deitado e em repouso por pelo menos 20 minutos, para evitar resultado falso-positivo
▪ O ensaio laboratorial de escolha para a dosagem das metanefrinas é o LC-MS/MS

- Metanefrinas plasmáticas > 4 vezes o limite superior da normalidade (se o ensaio for LC-MS/MS, considera-se > 2 vezes): o diagnóstico de FPGL funcionante é estabelecido. Neste caso, solicitar TC ou RM de pescoço, tórax, abdome e pelve para localizar o tumor. Se a TC ou RM forem normais, solicitar cintilografia ou PET-CT. Uma vez localizado o tumor, solicitar teste molecular para identificar uma provável variante patogênica.
- Metanefrinas plasmáticas < 2 vezes o limite superior da normalidade: o diagnóstico de FPGL funcionante é pouco provável, exceto se houver interferentes que possam causar resultados falso-negativos, ou na presença de FPGL pseudossilenciosos nos quais as metanefrinas podem ser quase normais.
- Metanefrinas plasmáticas entre 2 e 4 vezes o limite superior da normalidade: o diagnóstico de FPGL

funcionante é inconclusivo. Deve-se excluir possíveis interferentes e repetir a dosagem das metanefrinas, acrescida da dosagem da cromogranina. Se o resultado do segundo exame for < 2 vezes o limite superior da normalidade, o diagnóstico de FPGL é pouco provável. Se o resultado do segundo exame for entre 2 e 4 vezes o limite superior, solicitar metanefrinas fracionadas na urina e teste de supressão com clonidina.

Dopamina e 3-metoxitiramina

A dosagem da dopamina plasmática e seu metabólito 3-metoxitiramina (dosagem plasmática ou urinária) não é feita rotineiramente. No entanto, esses testes são indicados na doença metastática, nos FPGL que produzem dopamina em maior quantidade que as concentrações combinadas de epinefrina, norepinefrina ou seus metabólitos.

Cromogranina

A cromogranina é uma granina que está aumentada no FPGL e em outros tumores neuroendócrinos. Sua dosagem é recomendada para monitoramento do tratamento e evolução a longo prazo dos FPGL que não apresentam elevação das metanefrinas. Outras condições que podem aumentar o nível sérico da cromogranina são: inibidores da bomba de prótons, insuficiência hepática, cardíaca e renal, artrite reumatoide, doença inflamatória intestinal e gastrite atrófica.

Testes de supressão com clonidina

A clonidina é um alfa-agonista de ação central que diminui o tônus simpático e a liberação de catecolaminas. Em pacientes normais, nos quais se administra clonidina, ocorre redução das metanefrinas plasmáticas, associada à queda da pressão arterial. Em pacientes com FPGL, não existe diminuição das metanefrinas plasmáticas, embora possa ocorrer queda da pressão arterial. O teste de supressão da clonidina (0,3 mg VO para adolescentes e adultos) é feito pela dosagem das metanefrinas plasmáticas basal e 3 horas após a ingestão da clonidina. Supressão das metanefrinas plasmáticas < 40% sugere FPGL.

Exames de imagem para o diagnóstico topográfico do FPGL

Os exames de imagem para localizar o tumor são solicitados depois que os testes bioquímicos tiverem confirmado sua presença para evitar o diagnóstico de incidentalomas adrenais. Entretanto, em virtude da realização cada vez mais frequente de exames de imagem, muitos casos de FPGL são suspeitados primeiro pela alteração radiológica.

Tomografia computadorizada ou ressonância magnética

O exame inicial deve ser a TC contrastada ou RM de abdome (protocolo de adrenal) e pelve (85% dos FPGL são localizados no abdome). A TC contrastada ou RM de cabeça e pescoço é indicada quando os estudos de imagem de abdome e pelve forem normais e na investigação de tumores metastáticos. Alguns serviços solicitam a investigação inicial das quatro regiões anatômicas. Ambos, TC e RM, têm alta sensibilidade (93 a 98%), porém menor especificidade (70 a 80%) para identificar o FPGL.

A RM tem a vantagem de possibilitar a pesquisa de corpo inteiro (importante para síndromes familiares com maior probabilidade de lesões extra-adrenais), não usar radiação ionizante e poder ser realizada em gestantes. Entretanto, requer sedação para ser realizada em crianças. A TC é um exame rápido, que não requer sedação, tendo como desvantagem a exposição à radiação ionizante. A utilização de contraste de baixa osmolaridade é considerada segura, mesmo que a pressão arterial não esteja adequadamente controlada.

Na TC, o FEO apresenta as seguintes características: geralmente > 3 cm, formato arredondado, margens regulares, densidade homogênea ou heterogênea (podem ser sólidos, císticos ou necróticos, aumento da atenuação (> 10 unidades Hounsfield) na fase pré-contraste, com menos de 50% de *washout*, 10 minutos após a administração do contraste. Na RM, apresenta sinal hiperintenso em T2 e *washout* lento.

Cintilografia ou PET-CT

Se os estudos de imagem anatômicos (TC, RM) não identificarem o tumor, solicitam-se exames de imagem anatômico-funcionais como cintilografia ou tomografia por emissão de prótons com tomografia (PET-CT). Esses exames também são indicados nas seguintes situações: lesões incidentais suspeitas de serem tumores secretores de catecolaminas, testes bioquímicos não conclusivos, avaliação da extensão locorregional ou multifocalidade, exclusão de metástases, PGL causados pela síndrome SDHx e doença familiar.

A cintilografia mais disponível e utilizada em nosso meio é a que usa a metaiodobenzilguanidina (MIBG) marcada com ^{123}I (pouco disponível) ou ^{131}I (mais disponível). A MIBG é semelhante à norepinefrina, acumulando-se em regiões de produção dessa amina, possibilitando um exame anatômico e funcional. Tem boa especificidade (95 a 100%) e sensibilidade (80 a 90%). Pode ser falso-negativa (15%) em tumores volumosos com extensas áreas de necrose, tumores metastáticos e tumores sem avidez pelo MIBG. O paciente deve tomar uma solução saturada de iodeto de potássio (1 a 3 gotas, VO, a cada 8 horas), alguns dias antes da cintilografia para bloquear a captação tireoidiana do iodo. Além disso, 10 dias antes do exame, deve suspender medicamentos que interferem na sua captação (p. ex., bloqueadores do canal de cálcio, betabloqueadores e antidepressivos tricíclicos).

Outros marcadores utilizados na pesquisa do FPGL são: ^{18}F-fluor-2-deoxi-D-glicose (^{18}F-FDG), ^{18}F-fluor-dopamina (^{18}F-FDA),^{18}F-3,4-fluordiidroxifenilalanina (^{18}F-DOPA), ^{68}Ga-DOTATOC, ^{68}Ga-DOTATATE e ^{68}Ga-DOTANOC. O diagnóstico genético pode orientar sobre o marcador a ser usado. Por exemplo: ^{68}Ga--DOTATOC para FPGL do grupo 1A, ^{123}I-MIBG ou ^{131}I-MIBIG para FPGL do grupo 1B.

Investigação da variante patogênica associada ao FPGL

Uma vez confirmada a secreção aumentada de catecolaminas, solicitam-se testes moleculares (p. ex., painel de sequenciamento genético de próxima geração). Na impossibilidade de testar todos os pacientes, solicitar pelo menos naqueles com tumoração extra-adrenal, tumores múltiplos ou metastáticos, dismorfias e história familiar de FPGL.

Exame anatomopatológico

A avaliação anatomopatológica é realizada de acordo com o escore PASS (*Pheochromocytoma of the Adrenal gland Scaled Score*), de Thompson et al. (2002), em que a pontuação máxima são 20 pontos e pontuação ≥ 4 indica comportamento agressivo. O estudo imuno-histoquímico confirma o tumor neuroendócrino usando marcadores como cromagranina, Ki67, sinaptofisina, omentina e enolase.

O estudo histológico não consegue diferenciar tumores metastáticos de não metastáticos. O diagnóstico de doença metastática só pode ser feito retrospectivamente quando as metástases se tornam evidentes. As metástases ocorrem mais frequentemente para ossos, fígado e pulmões, e podem surgir até 20 anos após o diagnóstico inicial. Por isso, a vigilância de longo prazo é a conduta padrão, mesmo após ressecção cirúrgica completa.

ABORDAGEM TERAPÊUTICA

O tratamento consiste na remoção cirúrgica do tumor, a qual deve ser precedida por adequado preparo clínico pré-operatório objetivando controle da pressão arterial e da frequência cardíaca, prevenção de paroxismos e correção da hipovolemia. No preparo para a cirurgia, devem-se bloquear os efeitos das catecolaminas por pelo menos 7 a 14 dias antes da cirurgia. Para corrigir a contração de volume induzida por catecolaminas e prevenir hipotensão grave após a remoção do tumor, recomenda-se prescrever dieta pré-operatória rica em sódio e aumento da ingestão de fluidos orais e/ou intravenosos. A profilaxia de trombose venosa profunda deve ser prescrita.

As três fases perioperatórias mais associadas a episódios hipertensivos são: intubação endotraqueal; criação de pneumoperitônio (na adrenalectomia laparoscópica); e manipulação da glândula adrenal.

Episódios hipotensivos significativos podem ocorrer após a remoção do tumor, em razão da redução brusca dos níveis de catecolaminas. Hipotensão persistente que não responde à reposição venosa de fluidos, especialmente em adrenalectomias bilaterais, deve levar à suspeita de insuficiência adrenal tratada e ao tratamento com doses de estresse de glicocorticoides e vasopressores intravenosos.

Preparo pré-operatório

O preparo pré-operatório da remoção do FPGL deve incluir avaliação do risco cardíaco, controle da pressão arterial e frequência cardíaca, correção da hipovolemia e prevenção de crise adrenal no caso de adrenalectomia bilateral.

Avaliação do risco cardíaco

Realizado por história clínica, exame físico, ECG e ECO transtorácico. Nos pacientes com pressão arterial normal, recomenda-se a monitorização ambulatorial da pressão arterial (MAPA) para investigar hipertensão arterial paroxística.

Controle da pressão arterial

É fundamental manter o controle da pressão arterial antes da cirurgia, a qual não deve ser realizada até que haja esse parâmetro esteja controlado.

Os anti-hipertensivos são prescritos 7 a 14 dias antes da cirurgia. Deve-se iniciar com o bloqueio alfa-adrenérgico para inibir a hiperestimulação dos receptores alfa-adrenérgicos pelas catecolaminas. Os bloqueadores alfa-adrenérgicos mais utilizados são doxazosina e terazosina. A fenoxibenzamina não está disponível no Brasil. Como efeito adverso, o bloqueio alfa-adrenérgico pode causar taquicardia reflexa, hipotensão ortostática, tontura e síncope. Se a pressão arterial persistir elevada apesar do bloqueio alfa-adrenérgico, adiciona-se um bloqueador do canal de cálcio (p. ex., anlodipina). Não usar verapamil e diltiazem (bloqueadores do canal de cálcio) em pacientes menores 2 anos pelo risco de depressão miocárdica.

Os betabloqueadores são prescritos se houver taquicardia reflexa após o início dos alfabloqueadores. O uso de betabloqueadores antes dos alfabloqueadores é contraindicado porque pode causar crise hipertensiva grave pelo aumento do efeito vasoconstritor alfa.

A metirosina, inibidor da tirosina-hidroxilase, reduz em 50 a 80% a concentração sérica de catecolaminas, entretanto. esse medicamento não está disponível no Brasil. Outras opções de anti-hipertensivos para o controle da pressão arterial são: inibidores da enzima conversora do angiotensinogênio (p. ex., captopril) e bloqueadores do receptor do angiotensina (p. ex., losartana). O Quadro 7 mostra os anti-hipertensivos usados no controle pré-operatório da pressão arterial dos pacientes com FPGL.

Controle da frequência cardíaca

O alvo desejado da frequência cardíaca deve estar de acordo com os valores de referência estabelecidos para diferentes faixas etárias. O uso pré-operatório de betabloqueadores é indicado para controlar a taquicardia reflexa após a administração de bloqueador alfa-adrenérgico para evitar o desencadeamento de crise hipertensiva secundária ao estímulo alfa-adrenérgico isolado. Podem ser usados tanto betabloqueadores não seletivos (propranolol) como beta-1-seletivos (atenolol, metoprolol).

Correção da hipovolemia

O aporte aumentado de sódio (3 a 5 g/dia), associado ao aumento da taxa hídrica (150% da taxa hídrica basal), é importante, no pré-operatório, para reduzir o risco de hipotensão ortostática causado pelos anti-hipertensivos alfabloqueadores e hipotensão pós-cirúrgica.

Prevenção da crise adrenal

Pacientes que forem ser submetidos à adrenalectomia bilateral, ou que removerão cirurgicamente a adrenal remanescente, devem receber hidrocortisona na dose de 100 mg/m^2/dia, IV, 1 hora antes da cirurgia, mantendo essa dose nos primeiros dias, até que possa ser substituída por hidrocortisona oral (10-12 mg/m^2/dia, VO, a cada 8 horas) e fludrocortisona (0,05 a 0,1 mg, VO, 1 vez/dia). Essa profilaxia deve ser instituída mesmo nos casos em que se faça a técnica cirúrgica de preservação do córtex adrenal.

Paciente ambulatorial

Se o paciente for realizar o preparo pré-operatório dos anti-hipertensivos no domicílio, para evitar ficar internado por 7 a 14 dias, dar as seguintes orientações:

- Ordem de início (primeiro bloqueador alfa, depois betabloqueador).
- Nome, apresentação, posologia e possíveis efeitos adversos dos medicamentos.
- Aferição da pressão arterial 2 a 3 vezes ao dia, com objetivo de mantê-la entre P50 e P90.

QUADRO 7 Anti-hipertensivos usados no controle pré-operatório da hipertensão arterial do feocromocitoma/paraganglioma

Classe do medicamento/ apresentação	Posologia	Observações
Bloqueador alfa-1 seletivo (doxazosina: Carduran XL®, Duomo®, Doxuram®, comp. 2 e 4 mg)	▪ Dose: 6-11 anos (0,5 mg, VO, 1 x/dia), > 11 anos iniciar (1 mg, VO, 1 x/dia), por 1 a 2 semanas. Se após 2 semanas não houver controle da pressão arterial, aumentar a dose para 2 mg/dia. Em adolescentes, caso a pressão persista sem controle, aumentar para 2 mg, 4 mg e 8 mg/dia, em intervalos de 1-2 semanas	Pode causar: sonolência, tontura, vertigem, cefaleia, palpitação, taquicardia, boca seca, náusea, dor abdominal, cistite
Bloqueador alfa-1-seletivo (terazosina: Hytrin®: comp. 2 e 5 mg)	▪ Dose: em adolescentes e adultos, iniciar com 1 mg, VO, ao se deitar, podendo aumentar a dose lentamente, se necessário, até 10 mg/dia	* Não tem aprovação da Anvisa para uso em crianças. Pode causar: sonolência, tontura, vertigem, cefaleia, palpitação, taquicardia, boca seca, náusea, dor abdominal, cistite
Bloqueador do canal de cálcio (anlodipino: Norvax®, Cordarex®, Roxflan®, comp. 2,5 mg, 5 mg e 10 mg)	▪ Dose inicial: em crianças entre 1-5 anos (0,1 mg/kg/dia, VO, 1 x/dia), e ≥ 6 anos (2,5 mg, VO, 1 x/dia) ▪ Dose de manutenção: 1-5 anos (dose máxima: 0,6 mg/kg/dia, ou 5 mg/dia); e ≥ 6 anos (dose máxima: 10 mg/dia)	Pode causar: cefaleia, tontura, sonolência, palpitação, rubor, edema, náusea, dor abdominal
Betabloqueador não seletivo (propranolol: Inderal®, Rebaten®, comp. 10 e 40 mg)	▪ Dose: 1-2 mg/kg/dia, VO, a cada 6 ou 12 horas. Aumentar, se necessário, até 4 mg/kg/dia (máximo: 160 mg/dia)	Pode causar: bradicardia, alteração do sono, cansaço, extremidades frias, olhos secos, broncoespasmo
Betabloqueador seletivo (beta-1) (atenolol: Ablok®, Agiless®, comp. 25 e 50 mg)	▪ Dose: 0,5-1 mg/kg/dia, VO, a cada 12 horas. Aumentar, se necessário, até 2 mg/kg/dia (100 mg/dia)	Pode causar: bradicardia, tontura, cansaço, náusea, vômito, extremidades frias

* Fenoxibenzamina (alfabloqueador não seletivo), labetalol (alfa e betabloqueador) e metirosina (inibidor da tirosina hidroxilase): não disponíveis no Brasil.

- Aferição do pulso 2 a 3 vezes ao dia: manter frequência normal de acordo com a idade.
- Contactar equipe médica se não houver controle da hipertensão, para considerar acrescentar um bloqueador do canal de cálcio ou, se surgir taquicardia, para considerar aumentar dose do betabloqueador.

Cuidados e complicações no transoperatório

A adrenalectomia é o tratamento indicado para o FPGL. A adrenalectomia de preservação cortical bilateral tem sido recomendada para FEO bilateral. Na ausência de contraindicações, a adrenalectomia laparoscópica é a técnica de escolha.

A anestesia não deve usar medicamentos que causem estimulação simpática (p. ex., halotano e quetamina). A monitorização transoperatória com cateter venoso central (avaliar a volemia) e arterial (monitorar a pressão arterial) é útil para o controle hemodinâmico.

Pode ocorrer crise hipertensiva grave durante a remoção do FPGL em razão da manipulação cirúrgica e liberação de grande quantidade de catecolaminas na circulação. Pode ocorrer taquicardia nos pacientes tratados com betabloqueadores antes da cirurgia.

Pode ser necessário o uso transoperatório de vasodilatadores venosos como nitroprussiato de sódio (Nipride®), sulfato de magnésio ou agonistas alfa-2 de ação central, como a dexmedetomidina (Precedex®, Simbilex®) (Quadro 8). Fentolamina, nicardipina e labetalol não estão disponíveis no Brasil.

A ação vasodilatadora do nitroprussiato de sódio deve-se a sua produção de óxido nítrico. Ele tem um rápido início de ação e curta duração. Pode causar hipotensão grave associada à taquicardia, devendo ser usado, com cautela, em infusão venosa contínua. A ação vasodilatadora do sulfato de magnésio deve-se ao bloqueio da entrada de cálcio nas células e à diminuição da secreção de catecolaminas.

O cirurgião deve informar ao anestesista quando for realizar a ligadura da veia renal, pois isso pode causar diminuição acentuada da pressão arterial e hipotensão grave. A expansão do volume vascular e o uso de alfabloqueadores no pré-operatório minimiza o risco dessa complicação.

QUADRO 8 Anti-hipertensivos usados no controle da pressão arterial intraoperatória de pacientes com feocromocitoma/paraganglioma

Medicamento	Posologia	Observações
Nitroprussiato de sódio (Nipride®, amp. 50 mg com 2 mL diluente)	▪ Dose inicial: 0,3-0,5 mcg/kg/minuto, IV ▪ Aumentar, se necessário, 0,1 mcg/kg/minuto (máx.: 10 mcg/kg/minuto)	Risco de intoxicação por cianeto e hipotensão arterial grave
Sulfato de magnésio (MgSO4 a 50%: 1 mL = 50 mg de magnésio elementar)	▪ Dose de ataque: 40-50 mg/kg, IV, em 10 minutos ▪ Dose de manutenção: 15-30 mg/kg/hora, IV	Usar com cautela em doenças neuromusculares pelo risco de paralisia
Dexmedetomidina (Precedex®, Simbilex® amp. 200 mcg/2 mL)	▪ Dose de ataque: 0,5-1 mcg/kg, IV, em 10 minutos ▪ Dose de manutenção: 0,2-0,5 mcg/kg/hora	Pode causar depressão respiratória e bradicardia

Fonte: Seamon e Yamaguchi, 2021.

Cuidados e complicações no pós-operatório

No pós-operatório do FPGL, a equipe de terapia intensiva pediátrica deve estar atenta, entre outras, a três complicações: hipotensão arterial, hipoglicemia e sonolência excessiva.

Após a remoção do tumor e do efeito vasoconstritor causado pelas catecolaminas, pode ocorrer vasodilatação, levando a hipotensão arterial grave, algumas vezes refratária à reposição de volume, requerendo administração de aminas exógenas. Outra causa de hipotensão arterial pós-operatória é o efeito dos alfabloqueadores usados no preparo pré-operatório e dos anti-hipertensivos usados no intraoperatório.

A hipoglicemia é causada pelo aumento da secreção de insulina que estava sendo inibida pelas catecolaminas. A glicemia deve ser monitorizada nas primeiras 48 a 73 horas do pós-operatório. Sonolência excessiva secundária à redução abrupta do efeito estimulador das catecolaminas é outra complicação comum no pós-operatório.

A hipertensão arterial pode persistir por até 2 semanas após a cirurgia pelo acúmulo de catecolaminas nas vesículas pós-sinápticas. Caso persista além disso, deve-se considerar a possibilidade de ressecção incompleta do tumor, ou hipertensão essencial associada ao FEO.

Pacientes submetidos à adrenalectomia bilateral, ou à remoção da segunda adrenal após ter removido uma delas, devem receber hidrocortisona intravenosa, em dose de estresse (100 mg/m^2/dia, IV, em infusão contínua, ou a cada 6 horas), por 48 a 72 horas. Em seguida, se estáveis, iniciar a reposição de hidrocortisona e fludrocortisona, por via oral. O paciente e a família devem ser orientados sobre os cuidados com o paciente bilateralmente adrenalectomizado, por exemplo: aumentar a dose de hidrocortisona ou administrá-la por via intramuscular em situações de estresse, reconhecer sinais de insuficiência adrenal e crise adrenal, ter estoques de medicamentos (hidrocortisona e fludrocortisona) em casa, usar cartão de identificação, ter relatório médico e se filiar à Associação Brasileira Addisoniana.

Nos casos de feocromocitoma metastático, em que a ressecção cirúrgica não é viável, as alternativas incluem radiação externa, crioablação, ablação por radiofrequência, embolização arterial transcateter e quimioterapia.

ACOMPANHAMENTO PÓS-CIRÚRGICO

Esses pacientes necessitam de acompanhamento pelo resto da vida pelo risco de recorrência local ou multifocal e surgimento de metástases.

As dosagens de metanefrinas plasmáticas e/ou urinárias são obtidas 2 a 6 semanas após a cirurgia. Níveis elevados sugerem ressecção incompleta ou doença metastática. Se os resultados forem normais, repetir em 3 meses, 6 meses e 1 ano. Após 1 ano, solicitar exames laboratoriais a cada 1 ano, nos primeiros 5 a 10 anos, com alguns autores recomendando acrescentar a dosagem da cromogranina. Nos pacientes de baixo risco, os exames de imagem podem ser mais espaçados se os exames laboratoriais forem normais. A indiferenciação celular do tumor pode fazer com que esses tumores captem menos o radiotraçador no PET-CT, levando a resultados falso-negativos. Os PGL não funcionantes não podem ser monitorados pela dosagem de metanefrinas, mas sim por exames de imagem. Pacientes com síndrome genética requerem acompanhamento personalizado com dosagens anuais de metanefrinas e RM a cada 1 a 2 anos.

Durante o acompanhamento, a possibilidade de tumor metastático pode ser suspeitada por sintomas como dor abdominal, dor óssea e deficiência neurológica. Os tumores metastáticos, por serem maiores, metabolizam as catecolaminas no seu interior possuindo níveis mais elevados de metanefrinas; além disso, a produção de dopamina pode ser maior, pela perda da atividade da dopamina-beta-hidroxilase, consequente à menor diferenciação do tumor. Os tumores extra-adrenais têm maior risco de metástases. Os tumores metastáticos podem ser tratados com quimioterapia (p. ex., ciclofosfamida, vincristina, dacarbazina, etoposídeo). Outra opção é o tratamento com doses terapêuticas de ^{131}I-MIBG (60% das metástases captam a MIBG), embora isso cause radiação indesejada a órgãos vitais como a medula óssea. Outra opção é o uso de terapia com outros radiofármacos. Terapias experimentais são: temozolomida + talidomida; inibidores da proteína 17-alilamino (17-demetoxi-geldanamicina); inibidores da mTOR (everolimo); inibidores da tirosino-quinase (sunitinibe) e fatores antiangiogênicos.

Taxas de recorrência e metástases são maiores nos pacientes jovens e naqueles com doença familiar, síndrome genética (principalmente nas variantes patogênicas do *SDHB*), FEO > 5 cm, ou paraganglioma de qualquer tamanho.

TRANSIÇÃO DOS CUIDADOS PARA A ENDOCRINOLOGIA DE ADULTOS

A equipe de endocrinologia pediátrica deve preparar o adolescente e sua família para transição e posterior cuidado médico pela endocrinologia de adultos, pelo menos 6 a 12 meses antes de efetivar a transferência. Idealmente, as instituições deveriam desenvolver protocolos com a participação de endocrinologistas pediátricos e de adultos que atendessem às peculiaridades do serviço e otimizassem essa fase de transição.

Na transição para os cuidados por endocrinologia de adulto, recomenda-se o manejo da insuficiência adrenal (glicocorticoide e mineralocorticoide) nos pacientes submetidos à adrenalectomia bilateral, acompanhamento da evolução clínica, manifestações e comorbidades das síndromes associadas, monitoração para recorrência ou metástases, avaliação laboratorial e de imagem periódicas, questões sobre atividade sexual, gestação e fertilidade, entre outros.

REFERÊNCIAS SELECIONADAS

1. Boot CS. A Laboratory medicine perspective on the investigation of phaeochromocytoma and paraganglioma. Diagnostics (Basel). 2023;13(18):2940.
2. Casey RT, Hendriks E, Deal C, Waguespack SG, Wiegering V, Redlich A, et al. International consensus statement on the diagnosis and management of phaeochromocytoma and paraganglioma in children and adolescents. Nat Rev Endocrinol. 2024;20(12):729-48.
3. Costa-Barbosa FA, Giorgi RB, Kater CE. Focus on adrenal and related causes of hypertension in childhood and adolescence: rare or rarely recognized? Arch Endocrinol Metab. 2022;66(6):895-907.
4. de Freminville JB, Amar L. How to explore an endocrine cause of hypertension. J Clin Med. 2022;11(2):420.
5. de Tersant M, Généré L, Freyçon C, Villebasse S, Abbas R, Barlier A, et al. Pheochromocytoma and paraganglioma in children and adolescents: experience of the French Society of Pediatric Oncology (SFCE). J Endocrine Soc. 2020;4(5):1-12.
6. Eisenhofer G, Peitzsch M, Bechmann N, Huebner A. Biochemical diagnosis of catecholamine-producing tumors of childhood: neuroblastoma, pheochromocytoma and paraganglioma. Front Endocrinol. 2022;13:901760.
7. Fagundes GFC, Almeida MQ. Perioperative management of pheochromocytomas and sympathetic paragangliomas. J Endocr Soc. 2022;6(2):bvac004.
8. Fagundes GFC, Almeida MQ. Pitfalls in the diagnostic evaluation of pheochromocytomas. J Endocr Soc. 2024;8(6):bvae078.
9. Fang F, Ding L, He Q, Liu M. Preoperative management of pheochromocytoma and paraganglioma. Front Endocrinol (Lausanne). 2020;11:586795.
10. Gimenez-Roqueplo AP, Robledo M, Dahia PLM. Update on the genetics of paragangliomas. Endocr Relat Cancer. 2023;30(4):e220373.
11. Kiriakopoulos A, Giannakis P, Menenakos E. Pheochromocytoma: a changing perspective and current concepts. Ther Adv Endocrinol Metab. 2023.
12. Kuo MJM, Nazari MA, Jha A, Pacak K. Pediatric metastatic pheochromocytoma and paraganglioma: clinical presentation and diagnosis, genetics, and therapeutic approaches. Front Endocrinol (Lausanne). 2022;13:936178.
13. Lima JV Júnior, Kater CE. The Pheochromocytoma/Paraganglioma syndrome: an overview on mechanisms, diagnosis and management. Int Braz J Urol. 2023;49(3):307-19.
14. Nazari MA, Jha A, Kuo MJM, Patel M, Prodanov T, Rosenblum JS, et al. Paediatric phaeochromocytoma and paraganglioma: a clinical update. Clin Endocrinol (Oxf). 2024;101(5):446-54.
15. Patel D. Surgical approach to patients with pheochromocytoma. Gland Surg. 2020;9:32-42.
16. Petenuci J, Guimaraes AG, Fagundes GFC, Benedetti AFF, Afonso ACF, Pereira MAA, et al. Genetic and clinical aspects of paediatric pheochromocytomas and paragangliomas. Clin Endocrinol (Oxf). 2021;95(1):117-24.
17. Seamon ML, Yamaguchi I. Hypertension in pheochromocytoma and paraganglioma: evaluation and management in pediatric patients. Curr Hypertens Rep. 2021;23(5):32.
18. Sharma S, Fishbein L. Diagnosis and management of pheochromocytomas and paragangliomas: a guide for the clinician. Endocr Pract. 2023;29(12):999-1006.
19. Stachowicz-Stencel T, Pasikowska N, Synakiewicz A. Pheochromocytoma and paraganglioma in children and adolescents. Acta Biochim Pol. 2023;70(3):487-93.
20. Thompson LD. Pheochromocytoma of the Adrenal gland Scaled Score (PASS) to separate benign from malignant neoplasms: a clinicopathologic and immunophenotypic study of 100 cases. Am J Surg Pathol. 2002;26:551-66.

20

Hipertensão arterial de origem endócrina

INTRODUÇÃO

O hiperaldosteronismo primário foi descrito em 1955, por Jerome W. Conn (1907-1994), no artigo "*Primary aldosteronism, a new clinical syndrome*", publicado no periódico *Journal of Laboratory and Clinical Medicine*. Nesse artigo, ele relatou o caso de uma paciente de 34 anos com fraqueza muscular, tetania, câimbras, hipertensão arterial, poliúria, polidipsia, hipopotassemia, hipernatremia e alcalose metabólica. Na cirurgia, identificou-se um tumor de 4 cm de diâmetro, que foi removido e a paciente ficou curada. Estudo do tumor mostrou grande quantidade de aldosterona, confirmando o primeiro caso descrito de hiperaldosteronismo primário causado por adenoma adrenocortical, que ficou conhecido pelo epônimo de síndrome (doença) de Conn.

Embora seja uma condição rara em pediatria, o diagnóstico e tratamento precoce da hipertensão arterial de origem endócrina é importante para evitar não só as morbidades associadas à doença de base, mas também as complicações da hipertensão cronicamente elevada, como nefropatia, hipertrofia ventricular esquerda, fibrilação atrial, doença arterial coronariana e acidente vascular encefálico.

FISIOLOGIA DA PRESSÃO ARTERIAL

Pressão arterial (PA) é a pressão (tensão) que o sangue exerce contra as paredes internas das artérias, como resultado da contração (sístole) e do relaxamento miocárdico (diástole). Sendo assim, é classificada em: pressão arterial sistólica (PAS), que é a pressão máxima que o sangue exerce dentro das artérias durante a sístole ventricular; e pressão arterial diastólica (PAD), que é a pressão mínima que o sangue exerce dentro das artérias durante a diástole ventricular.

A PA varia de acordo com idade, sexo, débito cardíaco, elasticidade arterial e resistência vascular periférica. O controle da PA é regulado por mecanismos neurais, hormonais, renais e cardiovasculares.

Os mecanismos neurais são representados por áreas de controle no tronco encefálico e pelo sistema nervoso autônomo, que controlam o débito cardíaco modulando a atividade cronotrópica e inotrópica dos ventrículos, os reflexos e a resistência vascular periférica. Barorreceptores de alta pressão localizados no seio carotídeo e arco aórtico respondem à hipotensão arterial aumentando a resistência periférica (vasoconstrição) e o débito cardíaco (aumento da contratilidade miocárdica e da frequência cardíaca). Barorreceptores de baixa pressão localizados nas grandes veias, vasos pulmonares e na parede do átrio e ventrículo direito respondem à diminuição da PA, estimulando a secreção da arginina-vasopressina (AVP), renina e aldosterona. Quimiorreceptores localizados em células quimiossensíveis respondem à alteração nas concentrações de O_2 e CO_2, diminuindo a queda da PA.

Os mecanismos hormonais e renais são representados principalmente pelo AVP produzida em resposta ao aumento da osmolaridade sérica e diminuição da volemia; e pelo sistema renina-angiotensina-aldosterona (SRAA) ativado pela diminuição da perfusão renal, hiponatremia e estímulos simpáticos. O AVP aumenta a reabsorção de água livre nos ductos coletores dos néfrons, aumentando o volume plasmático e a PA, além de causar vasoconstrição quando em altas concentrações. A ativação do SRAA causa vasoconstrição, estimula a secreção de AVP no hipotálamo e a secreção de aldosterona na zona glomerulosa do córtex adrenal que aumenta a reabsorção tubular renal de sódio, elevando o volume plasmático e a PA.

A manutenção da PA é fundamental para a perfusão de órgãos e tecidos. Os valores de referência da PA em crianças e adolescentes variam de acordo com sexo, idade e altura. A hipertensão arterial pode ser causada por aumento da PAS, PAD ou de ambas.

DEFINIÇÃO

A hipertensão arterial em pediatria é definida como PAS e/ou PAD persistentemente acima do P95 para sexo, idade e altura, conforme dados normativos disponíveis em tabelas apropriadas. O Quadro 1 resume as definições de normotensão, PA elevada e hipertensão arterial em pediatria.

QUADRO 1 Definições de normotensão, pressão arterial elevada e hipertensão arterial em pediatria

Crianças de 1 a 13 anos	Crianças ≥ 13 anos
Normotensão PA < P90 para sexo, idade e altura	**Normotensão** PA < 120/< 80 mmHg
Pressão arterial elevada PA ≥ P90 e < P95 para sexo, idade e altura	**Pressão arterial elevada** PA ≥ 120/< 80 mmHg até 129/< 80 mmHg
Hipertensão estágio 1 PA ≥ P95 para sexo, idade e altura, até PA P95 + 11 mmHg	**Hipertensão estágio 1** PA entre 130 x 80 mmHg até 139 x 89 mmHg
Hipertensão estágio 2 PA ≥ P95 + 12 mmHg para sexo, idade e altura	**Hipertensão estágio 2** PA ≥ 140/≥ 90 mmHg

Fonte: Flynn et al., 2017.

EPIDEMIOLOGIA

A prevalência de hipertensão arterial varia de acordo com a população, a idade e o sexo. Aproximadamente 90 a 95% são primárias (essencial) e 5 a10% são secundárias (disfunção renal, medicamentos e causas endócrinas).

ETIOLOGIA

Em pediatria, a hipertensão arterial de origem endócrina pode ser causada por distúrbios da adrenal (córtex e medula), tireoide, paratireoide, rins (túbulos renais) e vasos sanguíneos. Em adultos, distúrbios da hipófise (acromegalia) também causam hipertensão endócrina. As causas endócrinas são representadas por aproximadamente 20 diferentes distúrbios. O Quadro 2 mostra a etiologia da hipertensão arterial de origem endócrina em crianças e adolescentes.

HIPERALDOSTERONISMO PRIMÁRIO

O hiperaldosteronismo primário ou síndrome de Conn é causado pela produção excessiva e autônoma da aldosterona levando à supressão do sistema renina-angiotensinogênio. A presença de hipertensão arterial moderada a grave, associada à hipopotassemia espontânea ou induzida por diuréticos, e a identificação de um tumor adrenal, são sugestivos desse diagnóstico.

A etiologia mais frequente é hiperplasia e adenoma adrenocortical produtor de aldosterona. Outras causas são: carcinoma adrenocortical, secreção ectópica de aldosterona por arrenoblastoma de ovário e câncer renal. O adenoma adrenocortical secretor de aldosterona é geralmente unilateral, com diâmetro < 2 cm. Tumores maiores que 2,5 cm têm risco aumentado para malignização. Tumores < 1 cm podem não ser identificados na tomografia computadorizada (TC).

A apresentação clássica é de elevação da aldosterona, supressão da renina, hipopotassemia (ou potássio normal), hipernatremia, alcalose metabólica e hipertensão arterial. A hipopotassemia (presente em 30% dos pacientes) causa fraqueza muscular, parestesia, poliúria, noctúria e intolerância à glicose. O hiperaldosteronismo primário também pode cursar com hipomagnesemia, albuminúria e nefrocalcinose. Apesar da produção aumentada de aldosterona, os pacientes não apresentam formação de edema, a não ser que haja nefropatia concomitante, decorrente do "fenômeno do escape" no qual os efeitos retentores do sódio são contrabalançados pelo aumento da produção do fator atrial natriurético.

A razão aldosterona:renina é utilizada como teste de triagem. Em adultos, testes de supressão da aldosterona com sobrecarga salina, estímulo com fludrocortisona ou captopril podem ser usados em casos não conclusivos. TC e ressonância magnética (RM) são os métodos de imagem indicados para localizar o tumor. Opções terapêuticas incluem adrenalectomia unilateral ou bilateral a depender da bilateralidade do tumor e antagonistas do receptor mineralocorticoide (espironolactona, eplerona).

QUADRO 2 Etiologia da hipertensão arterial de origem endócrina em pediatria

Órgão	Principal mecanismo	Exemplo
Adrenal	↑ Aldosterona	Hiperaldosteronismo primário (síndrome de Conn)
		Hiperaldosteronismo familiar tipos I, II, III e IV
		Hiperaldosteronismo primário com convulsão e alteração neurológica (PASNA)
	↑ Desoxicorticosterona ↓ Aldosterona	Hiperplasia adrenal congênita ▪ Deficiência da 11-beta-hidroxilase ▪ Deficiência da 17-alfa-hidroxilase
		Síndrome de Chrousos (resistência generalizada aos glicocorticoides)
	↑ Cortisol	Síndrome do excesso aparente de mineralocorticoide
		Síndrome de Cushing
	↑ Catecolaminas	Feocromocitoma/paraganglioma
Rim	Retenção inapropriada de sódio	Síndrome de Liddle tipos I, II e III
		Síndrome de Geller
		Síndrome de Gordon
Tireoide	↑ T4 e T3	Hipertireoidismo
	↓ T4 e T3	Hipotireoidismo
Paratireoide	↑ PTH, ↑ Ca, ↓ P	Hiperparatireoidismo
Vasos sanguíneos	Vasoconstrição	Síndrome de Bilginturan

HIPERALDOSTERONISMO FAMILIAR

O hiperaldosteronismo familiar refere-se a um grupo de quatro distúrbios (Quadro 3). Apenas o tipo I é responsivo ao tratamento com glicocorticoide. Deve-se suspeitar dessas condições quando o hiperaldosteronismo tem início precoce ou afeta vários membros de uma mesma família. O hiperaldosteronismo familiar caracteriza-se por hipertensão arterial moderada a grave (início < 20 anos) ou normotensão, hipopotassemia ou potássio normal, supressão da renina, aldosterona normal ou elevada, história familiar e/ou pessoal positiva para acidente vascular encefálico hemorrágico (média de idade: 32 anos).

Tipo I

O hiperaldosteronismo familiar tipo I, ou hiperaldosteronismo remediável/suprimível por glicocorticoides, é causado por quimerismo dos genes *CYP11B1/CYP11B2* (*cytochrome P450 family 11 subfamily B member 1/member 2*). Ou seja, ocorre por fusão do gene da 11-beta-hidroxilase (*CYP11B1*) e da aldosterona sintase (*CYP11B2*), fazendo com que o gene quimérico, com atividade secretora de aldosterona, seja expresso na zona fasciculada e que a aldosterona sintase passe a ser regulada pelo hormônio adrenocorticotrófico (ACTH), estimulando a secreção da aldosterona.

A hipertensão arterial tem início precoce e é responsiva ao tratamento com glicocorticoide. Laboratorialmente se manifesta por: elevação da aldosterona, supressão da renina, hipopotassemia e alcalose metabólica. Os exames de imagem mostram hiperplasia adrenal bilateral ou adenoma. O diagnóstico é confirmado por exame molecular. Estudo de angiorressonância é indicado para afastar aneurisma cerebral. O tratamento consiste na administração de hidrocortisona ou dexametasona para suprimir o ACTH e seu efeito estimulador na síntese de aldosterona. Caso a PA não seja controlada, podem-se associar antagonistas do receptor mineralocorticoide.

Tipo II

É causado por variante patogênica ativadora ou ganho de função do *CLCN2* (*chloride voltage-gated channel 2*). Esse gene codifica o canal de cloro ClC2, aumentando o efluxo de cloro e a despolarização das células da zona glomerulosa, associados ao influxo de cálcio que aumenta a expressão da aldosterona sintase e a produção de aldosterona. A hipertensão não responde ao tratamento com glicocorticoides. Laboratorialmente caracteriza-se por elevação da aldosterona, supressão da renina, hipopotassemia e alcalose metabólica. Os exames de imagem mostram adrenal normal, adenoma ou hiperplasia. O

QUADRO 3 Características clínico-bioquímicas do hiperaldosteronismo familiar (HF)

Características	HF tipo I	HF tipo II	HF tipo III	HF tipo IV
Gene	Híbrida (*CYP11B1/CYP11B2*)	*CLCN2*	*KCNJ5*	*CACNA1H*
Canal	—	Canal de cloro	Canal de potássio	Canal de cálcio
Mecanismo	Aldosterona sob controle do ACTH	↑ Aldosterona sintase	↑ Aldosterona sintase	↑ Aldosterona sintase
Herança	Autossômica dominante	Autossômica dominante	Autossômica dominante	Autossômica dominante
História familiar	Sim	Sim	Sim	Sim
Início	Precoce	Precoce	Precoce	Precoce
Pressão arterial	↑	↑	↑	↑
Aldosterona	Normal a ↑	Normal a ↑	↑	↑
Renina	↓	↓	↓	↓
Potássio	Normal ou ↓	Normal ou ↓	↓	Normal ou ↓
Morfologia adrenal	Normal ou hiperplasia	Adenoma ou hiperplasia	Hiperplasia bilateral (até 6x)	Hiperplasia
Lateralização adrenal	Bilateral	Unilateral ou bilateral	Bilateral	—
Tratamento	ARMC, dexametasona em baixas doses	ARMC	ARMC, adrenalectomia bilateral	ARMC, bloqueadores do canal de cálcio

ACTH: hormônio adrenocorticotrófico; ARMC: antagonista do receptor mineralocorticoide.

tratamento é feito pela administração de antagonistas do receptor mineralocorticoide.

Tipo III

Causado por variante patogênica ativadora ou ganho de função do *KCNJ5* (*potassium inwardly rectifying channel subfamily J member 5*), que codifica o canal de potássio GIRK4 (Kir3.4). Com isso, ocorre aumento da entrada de sódio nas células da zona glomerulosa, aumento da expressão da aldosterona sintase e maior produção de aldosterona. A hipertensão tem início antes dos 7 anos de idade, sendo de difícil tratamento. Laboratorialmente apresenta elevação da aldosterona, supressão da renina, hipopotassemia e alcalose metabólica. Os exames de imagem mostram adrenais aumentadas bilateralmente em até seis vezes. O tratamento consiste no uso de antagonistas do receptor mineralocorticoide ou na adrenalectomia bilateral.

Tipo IV

Causado por variante patogênica ativadora ou ganho de função do *CACNA1H* (*calcium voltage-gated channel subunit alpha1 H*), que codifica o canal dependente de cálcio Cav3.2. Com isso, ocorre aumento da permeabilidade ao cálcio nas células da zona glomerulosa, maior expressão da aldosterona sintase e aumento da produção de aldosterona. O diagnóstico da hipertensão pode ser feito na faixa etária pediátrica ou em adultos. Laboratorialmente apresenta elevação da aldosterona, supressão da renina, hipopotassemia e alcalose metabólica. Embora os exames de imagem sejam normais, o estudo histológico evidencia hiperplasia adrenal micronodular. O tratamento é realizado com bloqueadores do canal de cálcio e antagonistas do receptor mineralocorticoide.

PASNA

O PASNA (*primary aldosteronism, seizures, neurological abnormalities*) é causado por variante patogênica ativadora ou ganho de função do *CACNA1D* (*calcium voltage-gated channel subunit alpha1 D*). Outras manifestações são cardiopatia congênita e hipoglicemia hiperinsulinêmica congênita.

HIPERPLASIA ADRENAL CONGÊNITA

Duas formas de hiperplasia adrenal congênita (HAC) são causas de hipertensão arterial de origem endócrina: deficiência da 11-beta-hidroxilase e deficiência da 17-alfa-hidroxilase.

Deficiência da 11-beta-hidroxilase

Causada por variante patogênica inativadora ou perda de função do *CYP11B1* (*cytochrome P450 family 11 subfamily B member 1*). A deficiência dessa enzima impede a conversão do 11-desoxicortisol (composto S) para cortisol e da desoxicorticosterona para corticosterona. Na forma clássica, os pacientes apresentam hipertensão arterial com genitália atípica nos fetos femininos e genitália externa normal nos fetos masculinos. A hipertensão arterial pode não se manifestar no período neonatal em até 30% dos casos, em razão da resistência aos mineralocorticoides. Alguns recém-nascidos podem apresentar crises de perda de sal como resultado da insensibilidade à aldosterona. Os meninos podem ter um diagnóstico tardio manifestado por adrenarca precoce, uma vez que a genitália externa é normal, não levando à suspeita diagnóstica dessa hiperplasia adrenal congênita.

Laboratorialmente se caracteriza por: hipocortisolismo, elevação do 11-desoxicortisol, elevação da desoxicorticosterona (DOC), diminuição da aldosterona e renina, hiperandrogenismo (elevação da 17-OH-progesterona, androstenediona e testosterona), hipernatremia, hipopotassemia e alcalose metabólica. O tratamento é feito com a reposição de glicocorticoide e, se necessário, de antagonistas do receptor mineralocorticoide. Com o tempo, o controle da PA pode requerer a adição de amilorida e bloqueadores do canal de cálcio.

Deficiência da 17-alfa-hidroxilase

Causada por variante patogênica inativadora ou perda de função do *CYP17A1* (*cytochrome P450 family 17 subfamily A member 1*), levando à deficiência da 17-hidroxilase, enzima responsável pela conversão da pregnenolona em 17-OH-pregnenolona e da progesterona em 17-OH-progesterona. No Brasil, é a segunda causa mais frequente de hiperplasia adrenal congênita (5 a 7%). A genitália externa do feto masculino é atípica, com ausência de estruturas müllerianas e a do feto feminino é normal. No sexo feminino, o diagnóstico geralmente é feito na puberdade em decorrência de hipogonadismo hipergonadotrófico e hipertensão arterial. Alguns pacientes podem ter PA e potássio normais.

Laboratorialmente ocorrem hipocortisolismo, elevação da pregnenolona, progesterona e desoxicorticosterona (DOC), hipernatremia, hipopotassemia, alcalose metabólica, diminuição da 17-OH-pregnenolona, 17-OH-progesterona, androstenediona, testosterona e estradiol. A expansão do volume causada pela elevação dos precursores mineralocorticoides inibe a síntese da renina e aldosterona, cujos níveis séricos são inapropriadamente normais ou baixos. Em alguns casos, a aldosterona pode estar normal ou até mesmo elevada. O tratamento consiste na reposição de glicocorticoide, antagonistas do receptor mineralocorticoide e reposição de estrógenos com progestínicos para permitir o desenvolvimento puberal.

RESISTÊNCIA GENERALIZADA AOS GLICOCORTICOIDES

A resistência generalizada aos glicocorticoides, ou síndrome de Chrousos, é causada por variante patogênica inativadora ou perda de função do *NR3C1* (*nuclear receptor subfamily 3 group C member 1*), que codifica o receptor glicocorticoide. Apesar da elevação do cortisol, não existem manifestações clínicas da síndrome de Cushing em virtude da insensibilidade do seu receptor. Laboratorialmente, ocorrem elevação do cortisol, ACTH e DOC, diminuição da aldosterona e renina, hiperandrogenismo, hipoglicemia, hipernatremia, hipopotassemia e alcalose metabólica. O tratamento é feito com pequenas doses de dexametasona, às vezes associado a antagonistas do receptor mineralocorticoide.

EXCESSO APARENTE DE MINERALOCORTICOIDE

Causado por variante patogênica inativadora ou perda de função do *HSD11B2* (*hydroxysteroid 11-beta dehydrogenase 2*), que codifica a enzima 11-beta-hidroxiesteroide-desidrogenase tipo 2 (11β-HSD2), a qual converte cortisol para cortisona (metabólito inativo) e vice-versa. A deficiência da 11β-HSD2 causa aumento da concentração sérica do cortisol que se liga ao receptor mineralocorticoide, resultando em sinais de hiperaldosteronismo, embora a aldosterona sérica esteja suprimida. O diagnóstico é confirmado pela elevação da razão cortisol livre:cortisona, em urina de 24 horas, mostrando valores > 1,5 a 10 vezes a referência.

Caracteriza-se por hipopotassemia, alcalose metabólica, diminuição da aldosterona, cortisona e da renina, elevação do cortisol e hipertensão arterial. Pode ser classificado em dois tipos, de acordo com a gravidade das manifestações clínicas. No tipo 1, com deficiência enzimática mais grave, os pacientes nascem pequenos para a idade gestacional e já apresentam sintomas no período neonatal. Alguns podem ter baixa estatura, diabetes insipido, cistos renais, hipercalciúria e nefrocalcinose. No tipo 2, as manifestações são mais brandas, tendo início na adolescência. O tratamento consiste na administração de espironolactona e, se necessário, em baixas doses de dexametasona.

Esse distúrbio também pode ser adquirido ao ingerir bombons, mascar tabaco contendo alcaçuz e ao usar carbenoloxona. O ácido glicirrizínico, presente nesses produtos, inibe a enzima 11β-HSD2, permitindo que o cortisol aja como mineralocorticoide. Portanto, o diagnóstico requer uma anamnese cuidadosa.

SÍNDROME DE CUSHING

A síndrome de Cushing pode ser causada por exposição exógena a doses elevadas de glicocorticoides por tempo prolongado (exógena), ou pelo aumento da secreção adrenocortical de glicocorticoides (endógena). O diagnóstico é feito pela dosagem do cortisol urinário livre, cortisol sérico ou salivar à meia-noite e teste de supressão noturna com dexametasona. O tratamento depende da etiologia. A hipertensão arterial da síndrome de Cushing é causada pelos seguintes mecanismos:

- Ligação do excesso de cortisol aos receptores mineralocorticoides, aumentando a reabsorção tubular renal de sódio e causando expansão do volume intravascular.
- Diminuição de substâncias vasodilatadoras (óxido nítrico, prostaciclina, prostaglandina E2, calicreína).
- Aumento da resposta beta-adrenérgica aos glicocorticoides com vasoconstrição e aumento da angiotensina II.

FEOCROMOCITOMA/PARAGANGLIOMA

Feocromocitoma (FEO) é um tumor secretor de catecolaminas originado das células cromafins da medula adrenal. Paraganglioma (PGL) é o tumor que se origina nos gânglios simpáticos ou parassimpáticos. A média de idade ao diagnóstico do FEO/PGL é de 11 a 13 anos (M:F = 2:1). Aproximadamente 85 a 90% dos tumores são FEO e de 10 a 15% são PGL. Em 40 a 80% dos casos, são associados a síndromes genéticas. A maioria dos FEO é unilateral, localizando-se principalmente na adrenal direita. A tríade sintomatológica clássica caracteriza-se por cefaleia, sudorese e palpitação. A hipertensão geralmente é persistente. O diagnóstico laboratorial é feito pela dosagem das metanefrinas plasmáticas e/ou urinárias. Após a confirmação bioquímica são solicitados exames de imagem para localizar o tumor. O tratamento é cirúrgico.

TUBULOPATIA RENAL

Três síndromes genéticas são responsáveis por tubulopatia renal com retenção inapropriada de sódio e hipertensão arterial: Liddle, Geller e Gordon (Quadro 4).

Síndrome de Liddle

Causada por variante patogênica ativadora ou ganho de função dos genes *SCNN1A*, *SCNN1B* e *SCNN1G* (*sodium channel epithelial 1 subunit: alpha, beta, gamma*) que codificam as subunidades dos canais de sódio (ENaC), também conhecidos como canais sensíveis à amilorida. A depender da subunidade ENaC afetada, a síndrome de Liddle pode ser classificada em três tipos: tipo 1 (subunidade β), variante patogênica do *SCNN1B*; tipo 2 (subunidade γ), variante patogênica do *SCNN1G*; e tipo 3 (subunidade α), variante patogênica do *SCNN1A*. Esse distúrbio aumenta a reabsorção tubular renal de sódio, com expansão do volume intravascular e aumento da excreção urinária de potássio em decorrência de alterações no canal de sódio renal, simulando um hiperaldosteronismo.

Caracteriza-se por diminuição de renina e aldosterona, hipopotassemia, alcalose metabólica e hipertensão arterial. Geralmente se manifesta na adolescência, embora possa ter início na infância. Alguns pacientes desenvolvem cistos renais, hipercalciúria e nefrocalcinose. O tratamento consiste na administração de amilorida ou triantereno, que bloqueiam os canais ENaC. Os antagonistas do receptor mineralocorticoide são pouco

QUADRO 4 Tubulopatias renais que mimetizam um estado hipermineralocorticoide

Características	Síndrome de Liddle	Síndrome de Geller	Síndrome de Gordon
Gene	*SCNN1A* (A, B e G)	*NR3C2*	*WNK1, WNK4, KLHL3, CUL*
Herança	AD	AD	AD
Mecanismo da hipertensão	↑ reabsorção tubular de Na, por ativação do canal ENaC (amilorida--sensível)	Variante patogênica ativadora do receptor mineralocorticoide	↑ reabsorção tubular de Na, por ativação do canal NCCT (tiazídico--sensível)
Aldosterona	↓	↓	Normal ou ↑
Renina	↓	↓	↓
Potássio	↓	↓	↑
Sódio	↑	↑	↑
Gasometria	Alcalose metabólica	Alcalose metabólica	Acidose metabólica
Tratamento	Amilorida, triantereno	Amilorida, parto (gestantes)	Tiazídicos

eficazes ou não eficazes porque a variante patogênica não é no receptor mineralocorticoide. Apenas o transplante renal cura a síndrome de Liddle.

Síndrome de Geller

Causada por variante patogênica ativadora ou ganho de função do receptor do *NR3C2* (*nuclear receptor subfamily 3 group C member 2*), que codifica o receptor dos mineralocorticoides, fazendo com que ele também se torne responsivo à progesterona, o que leva à exacerbação da hipertensão arterial durante a gravidez, retornando ao normal após o parto. Caracteriza-se por diminuição de renina e aldosterona, hipernatremia, hipopotassemia, alcalose metabólica e hipertensão arterial. Durante a gestação ocorre uma piora da hipertensão decorrente da ligação da progesterona ao receptor mineralocorticoide. A antecipação do parto é uma indicação terapêutica se houver risco materno-fetal. O tratamento é feito com amilorida. Antagonistas do receptor mineralocorticoide não são eficazes porque a variante patogênica é no receptor mineralocorticoide.

Síndrome de Gordon

A síndrome de Gordon, síndrome de Arnold-Healy--Gordon, pseudo-hipoaldosteronismo tipo 2 ou hipertensão hiperpotassêmica familiar, é causada por variante patogênica inativadora ou perda de função em vários genes, que classificam a síndrome em cinco tipos:

- Tipo A: gene desconhecido.
- Tipo B: variante patogênica do *WNK4* (*WNK lysine deficient protein kinase 4*).
- Tipo C: variante patogênica do *WNK1* (*WNK lysine deficient protein kinase 1*).
- Tipo D: variante patogênica do *KLHL3* (*Kelch like family member 3*).
- Tipo D: variante patogênica do *CUL3* (*cullin 3*).

A diminuição da expressão desses genes aumenta a atividade do cotransportador Na-Cl tiazídico-sensível (NCCT) nos rins, levando ao aumento da reabsorção tubular renal de sódio e cloro e à expansão do volume intravascular. Também causam diminuição da excreção tubular renal de potássio e de hidrogênio ionte.

Caracteriza-se por hiperpotassemia, hipercloremia, acidose metabólica, diminuição da renina, aldosterona normal ou elevada e hipertensão arterial. Alguns pacientes apresentam paralisia periódica e arritmias cardíacas em virtude da hiperpotassemia. Outros apresentam hipocalcemia e hipercalciúria. O tratamento se faz com restrição de sódio na dieta e diuréticos tiazídicos, os quais são inibidores da atividade do NCCT.

TIREOIDOPATIA

Ambos, hipertireoidismo e hipotireoidismo, podem causar hipertensão arterial.

Hipertireoidismo

A hipertensão arterial associada ao hipertireoidismo pode ser causada pelos seguintes mecanismos:

- Rins: estímulo do SRAA aumentando a reabsorção tubular renal do sódio.
- Coração: efeito cronotrópico positivo e aumento do débito cardíaco.

Hipotireoidismo

A hipertensão arterial associada ao hipotireoidismo pode ser causada pelos seguintes mecanismos:

- Artérias: aumento da rigidez da parede vascular em decorrência de dislipidemia e inflamação de baixo grau.
- Coração: efeito cronotrópico negativo e diminuição do débito cardíaco.

HIPERPARATIREOIDISMO

O hiperparatireoidismo primário pode ser isolado ou associado a neoplasia endócrina tipo 2 (hiperparatireoidismo, feocromocitoma e carcinoma medular da tireoide). A hipertensão arterial associada ao hiperparatireoidismo é causada por hipercalcemia com depósitos de cálcio na parede arterial, aumento das citocinas causando inflamação vascular e aumento do depósito de colágeno na parede vascular. Esses três mecanismos aumentam a rigidez da parede arterial, causando a hipertensão.

MANIFESTAÇÕES CLÍNICAS

Geralmente, a hipertensão arterial de origem endócrina é assintomática, exceto quando cronicamente aumentada ou associada a picos hipertensivos, quando pode se manifestar com: cefaleia, palpitação, epistaxe, palidez ou sintomatologia sugestiva de envolvimento de órgão-alvo (p. ex., distúrbios visuais, dor torácica, hematúria). Algumas vezes, os sinais da doença de base podem levar à suspeita da hipertensão. O Quadro 5 mostra situações clínicas que levam à suspeita de hipertensão de origem endócrina.

ABORDAGEM DIAGNÓSTICA

O diagnóstico da hipertensão arterial de origem endócrina requer um alto índice de suspeição clínica. A investigação diagnóstica é indicada após a exclusão de causas renais (doença parenquimatosa renal), renovasculares (estenose de artéria renal), cardíacas (coarctação da aorta) e uso de medicamentos (glicocorticoides, mineralocorticoides, levotiroxina, simpatomiméticos, anti-inflamatórios não esteroides, antidepressivos tricíclicos, ciclosporina, contraceptivos orais hormonais). Na maioria das vezes em que o endocrinologista é solicitado para avaliar uma hipertensão arterial de difícil controle, essa investigação inicial já foi realizada.

A PA elevada, tanto durante a consulta como fora dela, é sugestiva de hipertensão. A hipertensão elevada durante a consulta e normal fora dela é uma causa de resultado falso-positivo. A PA normal na consulta e elevada fora dela é uma causa de resultado falso-negativo. As medidas alteradas de PA aferidas pelo método oscilométrico devem ser confirmadas pelo método auscultatório. O diagnóstico é confirmado pela obtenção de pelo menos três medidas em dias diferentes (usando técnica e instrumentos de aferição adequados).

QUADRO 5 Quando suspeitar de hipertensão arterial (HA) de origem endócrina

HA de início precoce
HA resistente requerendo utilização de ≥ 3 anti-hipertensivos
HA grave ou crises hipertensivas
Elevação súbita da pressão arterial em indivíduo previamente normotenso
Ausência de descenso noturno da pressão arterial durante o exame MAPA
Lesões de órgãos-alvo relacionadas à hipertensão (retinopatia, hipertrofia ventricular esquerda)
Achados clínicos sugestivos de endocrinopatia (aspecto cushingoide, bócio, distúrbio puberal)
Achados clínicos sugestivos de síndrome genética (neurofibromatose tipo 1, síndrome de Von Hippel-Lindau)
História familiar de HA de origem endócrina
Hipopotassemia basal ou induzida por diurético
Incidentaloma adrenal

A medida ambulatorial da pressão arterial (MAPA) está indicada nas seguintes situações: hipertensão do jaleco branco, após correção cirúrgica da coarctação da aorta, doença renal crônica, diabetes melito, síndromes genéticas com risco aumentado de hipertensão, obesidade, relato de prematuridade e no controle do tratamento.

A PA deve ser aferida com a criança sentada (pés apoiados no chão e pernas descruzadas) ou deitada, após 5 a 10 minutos de repouso e sem ter praticado atividade física nos últimos 60 minutos. O braço deve estar apoiado na altura do coração, com a palma da mão para cima. Após identificar o ponto médio entre o acrômio e o olecrânio, mede-se a circunferência do braço nesse local para selecionar o manguito adequado, o qual deve cobrir 40% da largura e 80 a 100% do comprimento (Quadro 6). Em seguida, coloca-se o manguito de 2 a 3 cm acima da fossa cubital, palpa-se a artéria braquial, coloca-se a campânula do estetoscópio e infla-se o manguito rapidamente até ultrapassar 20 a 30 mmHg o nível da PAS estimado pela palpação. Depois, procede-se à deflação lenta do manguito. Pelo método auscultatório, a PAS é definida pela ausculta do primeiro som (fase I de Korotkoff) e a PAD, pelo desaparecimento dos sons (fase V de Korotkoff). Se os batimentos persistirem até o manguito marcar zero mmHg, a PAD será definida pelo início do abafamento dos sons (fase IV de Korotkoff).

História clínica

- História gestacional e perinatal, incluindo idade gestacional (prematuridade), peso e comprimento ao nascimento, cateterismo umbilical (trombose de artéria renal).
- Idade ao diagnóstico.
- História familiar de hipertensão ou síndromes associadas à hipertensão.
- História pessoal ou familiar de acidente vascular encefálico isquêmico.
- Relato de:
  - Incidentaloma adrenal.
  - Hipertensão paroxística com cefaleia, palidez e palpitação (feocromocitoma).
  - Hipopotassemia espontânea ou induzida por diuréticos (hiperaldosteronismo).
  - Endocrinopatia (tireoidopatia, hiperparatireoidismo, hiperplasia adrenal congênita, síndrome de Cushing, carcinoma medular da tireoide).
  - Cardiopatia congênita (corrigida ou não).
  - Nefropatia, hematúria, infecção urinária de repetição.
- Sintomas de hipopotassemia (p. ex., poliúria, polidipsia, constipação).
- Lesões de órgãos-alvo associadas à hipertensão (p. ex., retinopatia).
- Exames já realizados para investigar a hipertensão.
- Medicamentos em uso e quais podem contribuir para a hipertensão.
- Medicamentos em uso e quais podem interferir nas dosagens hormonais.

Exame físico

- Sinais vitais com aferição repetida da PA usando instrumentos e técnica adequadas.
- Altura, peso, índice de massa corpórea.
- Exame de fundo de olho (alterações de retina secundárias à hipertensão).
- Aparelho cardiovascular e palpação de pulsos periféricos (pulsos periféricos diminuídos nos membros

QUADRO 6 Tamanho do manguito para aferir a pressão arterial

Faixa etária	Largura (cm)	Comprimento (cm)	Circunferência do braço (cm)
Recém-nascido	4	8	10
Lactente	6	12	15
Criança	9	18	22
Adulto pequeno	10	24	26
Adulto médio	13	30	34
Adulto grande	16	38	44

Fonte: SBP, 2019.

inferiores e sopro cardíaco sugerem coarctação da aorta).

- Estágio puberal (hipogonadismo na deficiência da 17-alfa-hidroxilase).
- Dismorfias (síndromes genéticas associadas à hipertensão).
- Sinais de endocrinopatias (p. ex., aspecto cushingoide, bócio, nódulo tireoidiano).
- Massas abdominais ou pélvicas (feocromocitoma, neuroblastoma, tumor de Wilms).
- Exame da genitália externa (atipia genital na hiperplasia adrenal congênita).

Exames complementares

O primeiro passo é avaliar os resultados dos exames já realizados para certificar-se da exclusão dos principais diagnósticos diferenciais como previamente descrito. A solicitação dos exames complementares para investigar causas endócrinas de hipertensão arterial deve ser baseada nos dados obtidos na história clínica e no exame físico (p. ex., hipercortisolismo no paciente cushingoide). Caso a avaliação clínica não forneça uma pista diagnóstica, então procede-se à investigação ampla das causas endócrinas de hipertensão arterial, como descrito no Quadro 7. A confirmação diagnóstica é dificultada nos serviços públicos de saúde pela pouca disponibilidade de exames complementares (hormonais, de imagem e moleculares).

Uma vez afastadas alterações da tireoide, paratireoide, síndrome de Cushing e feocromocitoma, o diagnóstico diferencial se faz pela avaliação dos resultados da aldosterona e da renina, que permitem classificar as suspeitas diagnósticas de hipertensão endócrina em três grupos (Quadro 8).

A dosagem da aldosterona plasmática (AP), atividade da renina plasmática (ARP) e renina direta (RD) deve ser feita idealmente por cromatografia líquida tandem espectrometria de massa (LC-MS/MS), em amostra de sangue coletada em tubo com EDTA, pela manhã (antes das 10 horas), com o paciente em repouso, sentado ou deitado, em alimentação sem restrição de

QUADRO 7 Investigação diagnóstica da hipertensão arterial de origem endócrina

Exames laboratoriais
Sódio, cloro, potássio, reserva alcalina
Gasometria
Ureia, creatinina
Cálcio, fósforo, magnésio, albumina, PTH
T4L, T3, TSH
Aldosterona, renina direta ou atividade da renina plasmática e cálculo da razão aldosterona:renina (avaliar interferentes pré-analíticos e analíticos nos resultados)
DHEA, S-DHEA, androstenediona, testosterona, 17-OH-progesterona
Cortisol salivar à meia-noite, cortisol livre na urina de 24 horas
LH, FSH, estradiol
Metanefrinas plasmáticas ou urinárias (avaliar interferentes pré-analíticos e analíticos nos resultados)
11-desoxicortisol, desoxicorticosterona (se renina e aldosterona forem diminuídos)
Outros exames
Radiografia de tórax, US de rins e vias urinárias, ecocardiograma (verificar se foram realizados)
MAPA (verificar se foi realizada)
Fundoscopia (verificar se foi realizada)
Exames de acordo com suspeita diagnóstica específica
US da tireoide e dosagem de calcitonina (neoplasia endócrina múltipla tipo 2)
TC ou RM de abdome com protocolo para adrenal (tumor adrenal)
Cintilografia e PET com ^{131}I-MIBG, ^{18}F-FDG, ^{8}F-DOPA, ^{68}Ga-DOTATOC-PET TC (feocromocitoma)
Cintilografia 99mTc-Sestamibi (hiperparatireoidismo)
Testes genéticos são indicados para todos os pacientes com hiperaldosteronismo familiar, tubulopatias renais retentoras de sódio, feocromocitoma/paraganglioma

QUADRO 8 **Causas de hipertensão arterial de origem endócrina com base no resultado da aldosterona e renina**

Aldosterona e renina	Causas
↑ Aldosterona + ↓ renina	▪ Hiperaldosteronismo primário, hiperaldosteronismo familiar e síndrome de Gordon. A síndrome de Gordon se diferencia dos outros diagnósticos por cursar com potássio elevado
↑ Aldosterona + ↑ renina	▪ Hipertensão renovascular, coarctação de aorta e tumor secretor de renina
↓ Aldosterona + ↓ renina	▪ Hiperplasia adrenal congênita, síndrome de Liddle, síndrome de Geller, resistência generalizada aos glicocorticoides (síndrome de Chrousos) e excesso aparente de mineralocorticoide ▪ A elevação da DOC sugere: deficiência da 11-beta-hidroxilase (virilização nas meninas e puberdade precoce periférica nos meninos) ou deficiência da 17-alfa-hidroxilase (atraso puberal ou amenorreia primária nas meninas e atipia genital nos meninos) ▪ Na resistência generalizada aos glicocorticoides, embora a DOC esteja aumentada, a elevação do cortisol sérico contribui para diferenciá-la da hiperplasia adrenal congênita

sal e sem ter usado espironolactona ou eplerona nas últimas 4 semanas. Isso porque:

- Resultados de amostras coletadas no final da tarde podem ser até 30% menores que as coletadas no início da manhã.
- Resultados de amostras coletadas com o paciente deitado podem ser até 50% menores do que com o paciente de pé.
- A não suspensão de espironolactona e eplerona impede a aldosterona de se ligar ao seu receptor, levando a perda de sódio, depleção do volume intravascular e elevação da renina, causando um resultado falso-negativo.

É importante estar atento para as unidades de medida dos exames reportados pelos laboratórios, para que se possa interpretá-los corretamente. No Brasil, as unidades de medida mais utilizadas são: (i) AP = ng/dL; (ii) ARP = ng/mL/h; e (iii) RD = mU/L.

Em adultos, a triagem/rastreamento do hiperaldosteronismo é feita pela razão AP/ARP. Entretanto, atualmente a maioria dos laboratórios está dosando a RD e não a ARP. Caso a RD tenha sido dosada, ela pode ser convertida para ARP a fim de calcular a razão AP/ARP. A ARP é igual a aproximadamente a RD dividida por 12.

Em adultos, a triagem para hiperaldosteronismo é considerada positiva quando os seguintes resultados são obtidos: AP > 12,5 ng/dL; ARP: < 1 ng/mL/h; RD: abaixo do valor inferior; AP:ARP > 30, ou AP:RD ≥ 2,5. O aumento isolado da razão AP:ARP (A:RD) não é considerado diagnóstico porque o resultado pode ser elevado pela diminuição da renina mesmo que a aldosterona seja normal. Em adultos, a confirmação do diagnóstico do hiperaldosteronismo é feita quando os seguintes resultados são obtidos: AP > 20 ng/dL, RD supressa, AP:ARP ≥ 100 ou AP:RD ≥ 8,8.

Em pediatria, não existe consenso sobre os pontos de corte dos resultados de exames que confirmem o diagnóstico de hiperaldosteronismo primário. Alguns serviços usam os mesmos valores recomendados para adultos, enquanto outros usam AP > 17 ng/dL. É importante levar em consideração as variáveis analíticas e pré-analíticas que podem interferir nos resultados da razão aldosterona:renina (Quadro 9) e das metanefrinas (ver capítulo sobre FPGL).

ABORDAGEM TERAPÊUTICA

A abordagem terapêutica da hipertensão endócrina varia de acordo com sua etiologia (Quadro 10).

TRANSIÇÃO DOS CUIDADOS PARA A ENDOCRINOLOGIA DE ADULTOS

A equipe de endocrinologia pediátrica deve preparar o adolescente e sua família para transição e posterior cuidado médico pela endocrinologia de adultos, pelo menos 6 a 12 meses antes de efetivar a transferência. Idealmente, as instituições deveriam desenvolver protocolos com a participação de endocrinologistas pediátricos e de adultos que atendessem às peculiaridades do serviço e otimizassem essa fase de transição.

Na transição para os cuidados para endocrinologia de adultos, devem ser monitoradas as complicações crônicas da hipertensão arterial (retinopatia, doença cardiovascular, acidente vascular encefálico), o manejo

QUADRO 9 Causas de resultados falsos-positivos e falsos-negativos da razão aldosterona:renina direta (A:RD) em pacientes usando anti-hipertensivos

Interferentes	Aldosterona (AP)	Renina direta	Razão AP:RD	Resultado falso-positivo	Resultado falso-negativo
Betabloqueadores	↓	↓	↑	X	
Clonidina	↓	↓	↑	X	
Alfametildopa	↓	↓	↑	X	
Diuréticos*	↑	↑	↓		X
Bloqueadores dos canais de cálcio	↑	↑	↓		X
Inibidores da enzima de conversão da angiotensina, bloqueadores do receptor de angiotensina	↓	↑	↓		X

* Recomenda-se suspender apenas o uso de diuréticos poupadores de potássio 4 semanas antes do exame.

- Se os resultados dos exames em uso dos anti-hipertensivos listados forem falso-positivos, recomenda-se sua substituição por anti-hipertensivos que não interferem nos exames: verapamil, hidralazina, bloqueadores alfa-1 (doxazosina ou prazosina), repetindo o exame após a mudança da prescrição.

QUADRO 10 Exemplos de abordagem terapêutica na hipertensão arterial de origem endócrina

Condição clínica	Terapia
Adenoma adrenal	Adrenalectomia
Hiperaldosteronismo familiar tipo I	Baixas doses de dexametasona, às vezes associada a antagonista do receptor mineralocorticoide
Hiperaldosteronismo familiar tipo II	Antagonistas do receptor mineralocorticoide, adrenalectomia
Hiperaldosteronismo familiar tipo III	Adrenalectomia bilateral
Hiperaldosteronismo familiar tipo IV	Antagonistas do receptor mineralocorticoide
Deficiência da 11-beta-hidroxilase	Hidrocortisona
Deficiência da 17-alfa-hidroxilase	Hidrocortisona
Síndrome de Liddle	Diuréticos poupadores de potássio (amilorida, triantereno)
Síndrome de Geller	Diuréticos poupadores de potássio (amilorida, triantereno)
Síndrome de Gordon	Diuréticos tiazídicos, restrição de sal na dieta
Excesso aparente de mineralocorticoides	Dexametasona em baixas doses
Síndrome de Chrousos	Dexametasona em baixas doses
Feocromocitoma	Adrenalectomia
Hiperparatireodismo	Paratireoidectomia
Síndrome de Cushing	Tratamento depende da etiologia
Hipotireoidismo	Levotiroxina
Hipertireoidismo	Depende da etiologia: antitireoidianos, cirurgia, radioterapia

dos medicamentos para controle da PA, a monitoração de comorbidades de síndromes associadas, questões sobre sexualidade e fertilidade na hiperplasia adrenal congênita, entre outras.

REFERÊNCIAS SELECIONADAS

1. Araujo-Castro M, Parra-Ramírez P. Diagnosis of primary hyperaldosteronism. Med Clin (Barc). 2021:S0025-7753(21)00656-4.
2. Charoensri S, Auchus RJ. Therapeutic management of congenital forms of endocrine hypertension. Eur J Endocrinol. 2023; 189(5):R11-R22.
3. Conn JW. Presidential address. Part II. Primary hyperaldosteronism, a new clinical syndrome. J Lab Clin Med.1955;45:3-17.
4. Costa-Barbosa FA, Giorgi RB, Kater CE. Focus on adrenal and related causes of hypertension in childhood and adolescence: Rare or rarely recognized? Arch Endocrinol Metab. 2022:2359-3997000000507.
5. de Freminville JB, Amar L. How to explore an endocrine cause of hypertension. J Clin Med. 2022;11(2):420.
6. de Freminville JB, Amar L, Azizi M, Mallart-Riancho J. Endocrine causes of hypertension: literature review and practical approach. Hypertens Res. 2023;46(12):2679-92.
7. de Silva T, Cosentino G, Ganji S, Riera-Gonzalez A, Hsia DS. Endocrine causes of hypertension. Curr Hypertens Rep. 2020;22(11):97.

8. Dutta RK, Söderkvist P, Gimm O. Genetics of primary hyperaldosteronism. Endocr Relat Cancer. 2016;23(10):R437-54.
9. El-Asmar N, Rajpal A, Arafah BM. Primary hyperaldosteronism: approach to diagnosis and management. Med Clin North Am. 2021;105(6):1065-80.
10. Falkner B, Gidding SS, Baker-Smith CM, Brady TM, Flynn JT, Malle LM, et al; American Heart Association Council on Hypertension; Council on Lifelong Congenital Heart Disease and Heart Health in the Young; Council on Kidney in Cardiovascular Disease; Council on Lifestyle and Cardiometabolic Health; and Council on Cardiovascular and Stroke Nursing. Pediatric primary hypertension: an underrecognized condition: A scientific statement from the American Heart Association. Hypertension. 2023;80(6):e101-e111.
11. Fernandez CJ, Nagendra L, Alkhalifah M, Pappachan JM. Endocrine hypertension: The urgent need for greater global awareness. touchREV Endocrinol. 2023;19(2):31-41.
12. Flynn JT, Kaelber DC, Baker-Smith CM, Blowey D, Carroll AE, Daniels SR, et al. Clinical practice guideline for screening and management of high blood pressure in children and adolescents. Pediatrics. 2017;140(3):e2017190.
13. He X, Modi Z, Else T. Hereditary causes of primary aldosteronism and other disorders of apparent excess mineralocorticoid activity. Gland Surg. 2020;9(1):150-8.
14. Itcho K, Oki K, Ohno H, Yoneda M. Update on genetics of primary aldosteronism. Biomedicines. 2021 Apr 10;9(4):409. doi: 10.3390/biomedicines9040409.
15. Khandelwal P, Deinum J. Monogenic forms of low-renin hypertension: clinical and molecular insights. Pediatr Nephrol. 2021 Aug 20. doi: 10.1007/s00467-021-05246-x.
16. Kotanidou EP, Giza S, Tsinopoulou VR, Vogiatzi M, Galli-Tsinopoulou A. Diagnosis and management of endocrine hypertension in children and adolescents. Curr Pharm Des. 2020;26(43):5591-608.
17. Mulatero P, Scholl UI, Fardella CE, Charmandari E, Januszewicz A, Reincke M, Gomez-Sanchez CE, Stowasser M, Dekkers OM. Familial hyperaldosteronism: European Reference Network on Rare Endocrine Conditions clinical practice guideline. Eur J Endocrinol. 2024;190(4):G1-G14.
18. Raina R, Krishnappa V, Das A, Amin H, Radhakrishnan Y, Nair NR, Kusumi K. Overview of monogenic or mendelian forms of hypertension. Front Pediatr. 2019;7:263.
19. Reincke M, Bancos I, Mulatero P, Scholl UI, Stowasser M, Williams TA. Diagnosis and treatment of primary aldosteronism. Lancet Diabetes Endocrinol. 2021;9(12):876-92.
20. Seidel E, Schewe J, Scholl UI. Genetic causes of primary aldosteronism. Exp Mol Med. 2019;51(11):1-12.

SEÇÃO IV

Hipotálamo-hipófise

21

Diabetes insípido

INTRODUÇÃO

Em 1794, Johann Peter Frank (1745-1821) cunhou o termo diabetes insípido para diferenciá-lo da síndrome poliúrica causada pelo diabetes melito. Em 1926, Ernest Basil Verney (1894-1967) mostrou que a administração de extrato de hipófise posterior causava efeito antidiurético em cães, publicando esses achados no artigo "*On secretion of pituitrin in mammals, as shown by perfusion of the isolated kidney of the dog*". Em 1955, Vincent du Vignaud (1901-1978) isolou a vasopressina, descrevendo os achados no artigo "*The isolation and proof of structure of the vasopressin and the synthesis of octapeptide amides with vasopressor-antidiuretic activity*". Por ter isolado e sintetizado a vasopressina e a ocitocina, du Vignaud foi laureado com o Prêmio Nobel de Química, em 1955.

A manutenção e regulação do balanço hídrico (ingestão e excreção de água) dependem da integridade do mecanismo da sede, síntese da arginina-vasopressina (AVP) ou hormônio antidiurético (ADH), e da resposta tubular renal a ação desse hormônio. Crianças com diabetes insípido (DI), além das complicações agudas causadas pela desidratação hipernatrêmica, também podem apresentar complicações crônicas como atraso do desenvolvimento pôndero-estatural, constipação, refluxo vesicureteral, infecção urinária e dilatação do sistema coletor renal.

FISIOLOGIA DA ARGININA-VASOPRESSINA

O hormônio arginina-vasopressina (AVP) é um peptídeo de 9 aminoácidos sintetizado nos neurônios magnocelulares dos núcleos supraópticos e paraventriculares do hipotálamo. O AVP é originalmente secretado como uma pré-pró-proteína, formada por AVP, copeptina e neurofisina II que, durante o transporte pelos axônios da haste hipofisária em direção ao infundíbulo, é clivada em seus três componentes. Na hipófise posterior, o AVP é armazenado em grânulos e secretado na circulação em resposta a elevação da osmolaridade sérica e diminuição da volemia. Ao se ligar a receptores V2 (AVPR2) nas células dos túbulos coletores renais, ele insere canais de água (aquaporinas) na porção apical dessas células fazendo com que haja reabsorção de água da luz tubular para o interstício hipertônico, e ao se ligar a receptores AVPR2 nas plaquetas estimula a liberação do fator de von Willebrand. A ligação do AVP a receptores V1 (AVPR1) estimula vasoconstrição, glicogenólise, agregação plaquetária e contração uterina. A ligação aos receptores V3 (AVPR3) na adenoipófise, estimula a produção de ACTH.

A secreção do AVP é controlada por osmorreceptores e barorreceptores. Os osmorreceptores são localizados no hipotálamo. Os barorreceptores são classificados em dois tipos: de alta pressão localizados na aorta e seio carotídeo e de baixa pressão localizados nos átrios e grandes vasos. Aumentos de 1% na osmolaridade plasmática e redução de 10% no volume sanguíneo estimulam a secreção do AVP. A redução da osmolaridade e o aumento do volume vascular diminuem a secreção do AVP. A diminuição do volume vascular efetivo, percebida pelos barorreceptores, ativa o sistema renina-angiotensina-aldosterona, promove vasoconstrição, aumenta a frequência cardíaca, inibe a secreção dos peptídeos atriais natriuréticos e estimula a secreção do AVP. O aumento do volume vascular efetivo promove vasodilatação, aumenta a secreção dos peptídeos atriais natriuréticos e inibe da secreção do AVP.

DEFINIÇÃO

Diabetes insípido (DI) é a síndrome poliúrica causada pela deficiência da síntese, transporte, secreção, ação ou aumento do metabolismo do AVP, resultando na incapacidade de concentrar o filtrado urinário e consequentemente a excreção de grandes volumes de urina hipotônica.

CLASSIFICAÇÃO

O diabetes insípido pode ser classificado como: completo ou parcial, permanente ou transitório, congênito ou adquirido, e isolado ou associado a múltiplas deficiências hipofisárias. Ele também pode ser classificado em:

- Diabetes insípido central (DIC): causado pela deficiência da síntese, transporte ou secreção da AVP. O DIC é também conhecido como: verdadeiro, neurogênico, hipotalâmico, neuroipofisário, pituitário, craniano ou responsivo ao AVP. Em 2022, o *Working Group for Renaming Diabetes Insipidus*, propôs que o termo DIC fosse renomeado como “Deficiência de AVP (AVP-D)”.
- Diabetes insípido nefrogênico (DIN): causado pela resistência tubular renal à ação do AVP. O DIN é também conhecido como DI renal. Em 2022, o *Working Group for Renaming Diabetes Insipidus*, propôs renomear o termo DIN para “Resistência a AVP (AVP-R)”.
- Diabetes insípido gestacional (DIG): causado pelo aumento da degradação do AVP, como resultado da maior expressão das vasopressinases placentárias.

EPIDEMIOLOGIA

Diabetes insípido é um distúrbio raro com uma prevalência estimada de 1:25.000. Menos de 10% dos DIC são hereditários. Não existe predileção por sexo, exceto nas formas de DIC e DIN com herança ligada ao X que acometem preferencialmente indivíduos do sexo masculino.

ETIOLOGIA

O Quadro1 mostra as principais etiologias do DI.

QUADRO 1 Etiologia do diabetes insípido

Diabetes insípido central (congênito)
▪ Idiopático ▪ DIC com hipopituitarismo congênito ▪ DIC isolado: hereditário ou familiar – Autossômico dominante (variante patogênica do *AVP*) – Autossômico recessivo (variante patogênica do *AVP*) – Autossômico recessivo (variante patogênica do *PCSK1*) – Autossômico recessivo: síndrome de Wolfram, ou DIDMOAD (variante patogênica do *WSF1*) – Ligado ao X (gene desconhecido) ▪ Malformações (p. ex., anencefalia, holoprosencefalia, porencefalia, hidrocefalia, displasia septo-óptica)
Diabetes insípido central (adquirido)
▪ Idiopático ▪ Distúrbios do sistema nervoso central – Trauma – Cirurgia – Radioterapia – Neoplasia (p. ex., craniofaringioma, germinoma, glioma, cisto de Rathke, astrocitoma, pinealoma, meningioma) – Doença infiltrativa (p. ex., histiocitose de Langerhans, sarcoidose, granulomatose) – Infecção (p. ex., encefalite, meningite, abscesso por tuberculose, meningococo, toxoplasmose e HIV) – Distúrbio vascular (p. ex., síndrome de Sheehan, aneurisma, trombose, infarto, hemorragia) – Infundíbulo-neuroipofisite: linfocítica, granulomatosa, xantomatosa, relacionada a IgG4 ▪ Outros – Drogas/toxinas (p. ex., etanol, veneno da cobra: víbora-de-Russel) – Distúrbio metabólico (p. ex., anorexia nervosa) – Morte cerebral
Diabetes insípido nefrogênico
▪ Idiopático ▪ Hereditário ou familiar – Ligado ao X (variante patogênica do *AVPR2*) – Autossômico recessivo ou dominante (variante patogênica do *AQP2*) ▪ Doenças renais – Insuficiência renal crônica, pielonefrite crônica, rim policístico, síndromes (Bartter, Fanconi, Bardet-Biedl), cistinose, sarcoidose, doença falciforme, obstrução ureteral, mieloma múltiplo, amiloidose ▪ Medicamentos – Aminoglicosídeos, rifampicina, demeclociclina, ofloxacina, anfotericina B, fenitoína, foscarnete, ifosfamida, ciclofosfamida, cisplatina, vimblastina, lítio, orlistate ▪ Distúrbios eletrolíticos e da glicose – Hipopotassemia, hipercalcemia, hiperglicemia
Diabetes insípido gestacional

DIABETES INSÍPIDO CENTRAL

O DIC é a forma mais comum de DI. Ele resulta de distúrbios da neuroipófise ou da eminência hipotalâmica média, causando deficiência da síntese, transporte ou secreção do AVP. Para que o DIC ocorra é necessário à perda de 75 a 85% dos neurônios magnocelulares hipotalâmicos produtores de AVP.

O DIC pode ser idiopático, hereditário ou familiar, congênito ou adquirido (causa mais comum) e transitório ou permanente. Lesões acima da eminência média causam DIC permanente, enquanto lesões abaixo da eminência média causam DIC transitório. A etiologia do DIC adquirido varia de acordo com a faixa etária. Em crianças, os tumores cerebrais são a principal causa (aproximadamente 50% dos casos).

Idiopático

O DIC idiopático (25% dos casos em adultos) é causado por destruição dos neurônios secretores de AVP. É mais frequente no sexo masculino e em indivíduos maiores de 20 anos. O diagnóstico é de exclusão após serem afastadas causas secundárias. A ressonância magnética (RM) pode ser normal, ou mostrar desaparecimento do ponto brilhante da neuroipófise.

Hipopituitarismo

Hipopituitarismo congênito ou adquirido, de variadas etiologias, pode cursar com DIC, o qual deve ser investigado em todas as crianças com esse diagnóstico.

Autoimune

O DIC autoimune é causado por anticorpos contra as células produtoras de AVP. Ele é caracterizado por inflamação linfocítica da haste hipofisária e da hipófise posterior (infundíbulo-neuroipofisite linfocítica), revelada pela RM de hipófise-hipotálamo como um espessamento dessas estruturas. Entretanto, o espessamento da haste hipofisária não é patognomônico para essa condição uma vez que ele também é encontrado nos germinomas e na histiocitose das células de Langerhans.

A hipofunção da hipófise anterior pode estar presente ao diagnóstico ou surgir na evolução da doença. Por isso, esses pacientes precisam ter a função hipotalâmico-hipofisária avaliada periodicamente. A presença de outras doenças autoimunes (p. ex., diabetes melito tipo 1 – DM1) faz pensar em uma hipofisite autoimune.

Hereditário ou familiar

O DIC hereditário ou familiar (< 10% dos casos de DIC) pode ocorrer como um distúrbio monogênico de herança autossômica dominante, autossômica recessiva ou ligada ao X.

A forma autossômica dominante é a etiologia mais comum sendo causada por variante patogênica inativadora ou perda de função do *AVP* (*arginine vasopressin*), ou deficiência do seu principal transportador, a neurofisina II (NP2). Estudos de autópsia mostram destruição dos neurônios magnocelulares e degeneração neuronal secundária ao acúmulo anormal de precursores do AVP. Esse tipo de DIC afeta igualmente ambos os sexos. O início dos sintomas ocorre geralmente entre a idade de 5 a 6 anos (algumas vezes nos primeiros meses de vida), ou na primeira década de vida. Alguns pacientes, na vida adulta, podem recuperar a habilidade de concentrar a urina.

A forma autossômica recessiva é causada pela substituição da prolina por leucina na molécula da vasopressina levando a produção de uma molécula de AVP com uma afinidade 30 vezes menor para seu receptor do que o hormônio normal. O início dos sintomas ocorre entre 1 e 6 anos. Nesse tipo de DIC não existe destruição dos neurônios magnocelulares produtores de AVP.

Outra forma de DIC, de herança autossômica recessiva, é a causada por variante patogênica do *PCSK1* (*proprotein convertase subtilisin/kexin type 1*). Essa síndrome se manifesta por: hiperfagia, obesidade, disglicemia e deficiência hormonal pituitária múltipla, com início antes dos 5 anos.

A síndrome de Wolfram ou DIDMOAD (*diabetes insipidus, diabetes mellitus, optic atrophy, deafness*), de herança autossômica recessiva, é causada por variante patogênica inativadora ou perda de função do *WFS1* (*wolframin ER transmembrane glycoprotein*). O DIC da DIDMOAD resulta da destruição dos núcleos supraópticos e paraventriculares e pode surgir tardiamente no curso da doença. Os critérios diagnósticos mínimos para esta síndrome são: DM1 e atrofia bilateral do nervo óptico. Outras manifestações da síndrome e a época de seu surgimento são: diabetes melito e atrofia bilateral do nervo óptico (1ª década), DIC e surdez (2ª década), hipogonadismo hipergonadotrófico e dilatação do trato urinário (3ª década), distúrbios neurológicos (p. ex., ataxia, nistagmo, perda de paladar) e psiquiátricos (4ª década).

O DIC de herança ligada ao X se manifesta precocemente nos primeiros meses de vida. O gene responsável, localizado no cromossomo Xp28, ainda não foi identificado. Esse tipo de DIC pode ser confundido com a forma mais comum de DIN a qual também é de herança ligada ao X.

Malformações do sistema nervoso central

Uma variedade de malformações do SNC pode causar DIC às vezes associado a lesões no centro da sede. Por exemplo: anencefalia, displasia septo-óptica, holoprosencefalia, hidranencefalia, porencefalia, hipoplasia hipofisária e hidrocefalia.

Infecções

Infecções do SNC comumente associadas ao DIC são as causadas por: HIV, meningococo, micobactérias, *Listeria*, criptococo, citomegalovírus e toxoplasma.

Traumatismo cranioencefálico

Como os axônios dos neurônios magnocelulares se estendem por um percurso de até 10 mm desde o hipotálamo até a hipófise posterior, fraturas da sela turca e traumatismos da base do crânio podem causar DIC transitório ou permanente. O DIC surge logo após o trauma, durando de 5 a 7 dias, seguido de um período de antidiurese (SIAD: síndrome da antidiurese inapropriada) por igual período, após o que, caso a lesão tenha sido grave, o DIC se estabelece definitivamente. Fatores de risco para o desenvolvimento de DIC no trauma craniano são: escala de Glasgow com baixa pontuação e fratura de base de crânio.

Tumores

Os tumores do SNC são a causa mais frequente do DIC principalmente os craniofaringiomas, germinomas e gliomas ópticos.

Embora os craniofaringiomas não sejam uma causa frequente de DIC no momento do diagnóstico, a maioria dos pacientes desenvolve esse distúrbio após a ressecção cirúrgica fazendo com que esses tumores sejam uma das principais causas de DIC adquirido.

Germinomas são tumores de difícil diagnóstico, podendo não ser visualizados pela RM até por vários anos após o início da poliúria. Na suspeita diagnóstica desses tumores é importante a dosagem da subunidade beta da gonadotrofina coriônica humana (hCG) e alfafetoproteína (frequentemente secretadas pelos germinomas) e a realização periódica de RM de hipófise-hipotálamo. Os tumores secretores de hCG podem causar puberdade precoce em meninos, devido a ação LH-símile do hCG. O espessamento da haste hipofisária é uma característica comumente observada na RM de pacientes com germinomas do SNC. Entretanto, pacientes com histiocitose de Langerhans e com DIC autoimune também apresentam esse achado. Adicionalmente, nem todos os pacientes com DIC e germinoma deixam de apresentar o "ponto brilhante" da neuroipófise, alguns mantêm a presença do sinal por razões não ainda explicadas.

Cirurgia da região hipotalâmico-hipofisária

Após cirurgias hipofisárias é frequente o desenvolvimento de distúrbios da secreção da AVP, conhecidos como a resposta hormonal trifásica, que se caracteriza por deficiência de AVP (DIC), seguida pela síndrome da antidiurese inapropriada (SIAD), seguida de retorno à normalidade ou deficiência permanente da AVP. O DIC é causado pela secção parcial ou completa da haste hipofisária, que interrompe a conexão entre os corpos celulares dos neurônios secretores de AVP e os terminais nervosos na hipófise posterior. A SIAD ocorre pela liberação descontrolada de AVP causada pela degeneração dos terminais nervosos dos neurônios secretores de AVP.

A primeira fase da resposta trifásica tem início entre o 1º e 2º dia do pós-operatório, sendo caracterizada por

DIC, manifestando-se por poliúria e polidipsia, com duração de 4 e 6 dias. A segunda fase é caracterizada por SIAD, manifestando-se por hiponatremia euvolêmica, que se inicia entre o 4º a 6º dia do pós-operatório, com duração de até 14 dias. A terceira fase pode ser um retorno à normalidade em até 14 dias, ou retorno a condição de DIC caso a lesão tenha afetado permanentemente a síntese ou secreção do AVP.

Caso a alta hospitalar ocorra nos primeiros 5 dias do pós-operatório, a SIAD pode ocorrer quando o paciente estiver em casa. Nesses casos, os familiares devem ser alertados sobre sintomas de hiponatremia (p. ex., cefaleia, anorexia, confusão mental), e orientados a dosar sódio, potássio, ureia e glicemia, concomitante com o sumário de urina, a cada 2 a 3 dias, até o 10º ou 14º dia do pós-operatório.

Fatores de risco para o desenvolvimento de DIC após cirurgia hipofisária são: tumores > 1 cm, craniofaringioma, doença de Cushing, alterações visuais ao diagnóstico, extensão tumoral suprasselar, ressecção total do tumor e craniotomia.

A deficiência de ACTH e hipocortisolemia diminuem a excreção urinária de água pelo aumento da expressão de canais de aquaporina nos túbulos renais independentes da AVP, "mascarando" um DIC subclínico concomitante. Ao se iniciar a reposição de glicocorticoide o DIC subclínico poderá ser "desmascarado" uma vez que os glicocorticoides aumentam o limiar osmótico para liberação da AVP, suprimindo sua secreção. Por isso, é importante ficar atento para a possibilidade de a reposição de cortisol revelar um DIC subclínico. De forma oposta, pacientes usando altas doses de dexametasona no perioperatório podem inibir a secreção do AVP causando DIC precoce nos indivíduos com reserva diminuída desse hormônio, que pode retornar ao normal com a suspensão ou diminuição das doses do corticoide.

A reposição de DDAVP® pode ser indicada se o DIC persistir por mais de 24 a 48 horas. Como o DIC causado por cirurgias hipofisárias é geralmente seguido por SIAD (resposta trifásica), é importante a monitoração clínico-laboratorial (sede, balanço hídrico e monitoramento de eletrólitos), para diminuir a dose ou suspender o DDAVP®, quando ocorrer a transição de DIC para SIAD. Nos pacientes que foram submetidos a cirurgia transesfenoidal, optar pela reposição de DDAVP® sob a forma de comprimidos, uma vez que formulação nasal pode ter sua absorção prejudicada pela congestão nasal no pós-operatório.

Histiocitose

A histiocitose das células de Langerhans (HCL) é a doença infiltrativa mais comumente associada ao DIC (50% dos pacientes com histiocitose desenvolvem DIC). Como a HCL é uma doença multissistêmica, o envolvimento de outros órgãos (p. ex., ossos, pele, pulmão, linfonodos) é frequente. As apresentações mais comuns são: (i) lesão óssea, geralmente solitária, envolvendo crânio, clavícula, costela ou vértebra; (ii) lesão óssea + febre + perda ponderal + otite média + exoftalmia (doença de Hand-Schüller-Christian); e (iii) febre + dermatite seborreica + perda ponderal + linfadenopatia + hepatoesplenomegalia (doença de Letterer-Siwe). O diagnóstico é feito pelo estudo histológico. O tratamento depende se a lesão é isolada (curetagem da lesão, radioterapia com baixas doses) ou sistêmica (quimioterapia).

DIABETES INSÍPIDO NEFROGÊNICO

O DIN resulta da resistência tubular renal à ação da AVP. Ele pode ser idiopático, genético ou familiar, e adquirido (p. ex., fármacos, hipercalcemia, hipopotassemia). As formas adquiridas são mais frequentes do que as congênitas, mas raramente são graves.

Genético ou familiar

O DIN genético ou familiar é causado, em 98% dos casos, por variantes patogênicas em dois genes: (i) *AVPR2* (*arginine vasopressin receptor 2*), responsável por 90% dos casos; e (ii) *AQP2* (*aquaporin 2*), responsável por 8% dos casos. Os demais 2% são causados por variantes patogênicas em genes ainda não descritos.

O DIN causado por variante patogênica inativadora ou perda de função do *AVPR2* é um distúrbio de herança ligada ao X afetando indivíduos do sexo masculino. As mulheres heterozigotas podem desenvolver poliúria durante a gravidez devido ao metabolismo acelerado do AVP. Os sintomas do DIN se manifestam logo após o nascimento. Esses pacientes apresentam distúrbios na ação antidiurética, vasoconstritora e da coagulação. Além disso, cursam com hidronefrose, estase urinária e infecção urinária podendo evoluir para insuficiência renal.

O DIN causado por variante patogênica inativadora ou perda de função do *AQP2* pode ser de herança autossômica recessiva ou dominante. Ele causa diminuição da atividade da aquaporina-2 (canais de água sensíveis ao AVP) aumentando a excreção urinária da água. As formas graves podem se apresentar na vida intrauterina como polidrâmnio e parto prematuro. Esses pacientes também são mais susceptíveis de desenvolver desidratação hipernatrêmica devido à dificuldade de concentrar a urina.

Medicamentos

Aproximadamente 20% dos pacientes que fazem uso crônico de lítio desenvolvem deficiência na capacidade de concentração da urina devido à diminuição dos receptores AVPR2 ou redução da expressão da aquaporina-2. Outros medicamentos que diminuem a ação do AVP nos túbulos renais são: aminoglicosídeos, anfotericina B, orlistate, ofloxacina, foscarnete, ifosfamida, cisplatina, vimblastina e demeclociclina.

Distúrbios eletrolíticos

O DIN causado por hipercalcemia e hipopotassemia resulta da diminuição temporária da expressão dos canais de aquaporina-2 nos túbulos renais.

Na hipercalcemia, existe redução da capacidade de concentração urinária que retorna ao normal assim que a hipercalcemia é corrigida. A hipercalcemia estimula o receptor sensível ao cálcio (CaSR) nos rins, diminuindo a expressão da aquaporina-2 nos túbulos renais e causando resistência a ação do AVP.

Na hipopotassemia, ocorre diminuição da capacidade de concentração urinária por redução da resposta tubular renal a ação da AVP que requer uma medula renal concentrada. A concentração medular é resultado da absorção de sódio e excreção de potássio. Na vigência de hipopotassemia ocorre uma maior absorção de renal de potássio e maior excreção de sódio, com perda da capacidade de concentração renal.

Doenças renais

A síndrome de Bartter, pode ser causada por variantes patogênicas do *KCNJ11*, *CLCNKA*, *CLCNKB*, *SLC12A1* e *MAGED2*. Suas principais manifestações clínico-laboratoriais são: hipopotassemia, hipocloremia, alcalose metabólica, aumento da excreção urinária de cloro e potássio, elevação da aldosterona, elevação da renina, pressão arterial normal e retardo do crescimento. A idade mais comum para início dos sintomas é entre 6 e 12 meses. O tratamento inclui: reposição de KCl, diuréticos poupadores de potássio e anti-inflamatórios não esteroidais.

A síndrome de Bardet-Biedl é causada por variantes patogênicas do *BBS*, se caracterizando por: obesidade, baixa estatura, mãos e pés pequenos, polidactilia e retinite pigmentosa. As malformações renais com destaque para as alterações dos cálices renais diminuem a capacidade de concentração urinária, causam hipertensão e insuficiência renal crônica. A cistinose nefropática é outra causa de DIN.

Doenças sistêmicas

As doenças sistêmicas mais frequentemente associadas ao DIN adquirido são: doença falciforme, amiloidose, sarcoidose e síndrome de Sjögren.

DIABETES INSÍPIDO GESTACIONAL

O DIG tem uma incidência de 2 a 6 casos por 100.000 gestações. É causado pela aceleração do metabolismo do AVP como resultado da ação de vasopressinases produzidas pela placenta. Embora possa surgir em qualquer estágio da gestação é mais frequente no terceiro trimestre desaparecendo algumas semanas após o parto com a eliminação da placenta. Diagnósticos diferenciais são: aumento da degradação da AVP por hepatopatia, síndrome HELLP (*hemolytic anemia, elevated liver enzymes, low-platelet count*), pré-eclâmpsia, hipertrofia da hipófise anterior com compressão do lobo posterior, aumento da concentração de corticoide, tiroxina e progesterona que antagonizam a ação da AVP, e elevação do hCG diminuindo o limiar osmótico.

Quando o DI surge após o parto é importante excluir outras causas como: síndrome de Sheehan, hipofisite autoimune e polidipsia psicogênica. Casos muito sintomáticos são tratados com DDAVP®, uma vez que esse medicamento é mais resistente à degradação enzimática das vasopressinases do que a AVP.

DIAGNÓSTICO DIFERENCIAL

O diagnóstico diferencial do DI se faz com os distúrbios descritos no Quadro 2.

A polidipsia primária é causada pela supressão fisiológica do AVP devido a ingestão excessiva de líquidos e perda da capacidade de concentração renal como resultado do efeito *washout*. Ela pode ser causada por dois mecanismos: lesão no centro da sede (polidipsia dipsogênica); e doenças psiquiátricas (polidipsia psicogênica). Não existe alteração da secreção ou ação da AVP. A ingestão crônica e excessiva de água reduz o gradiente de concentração medular renal devido a *down-regulation* das aquaporinas. Esse fenômeno de *washout*, leva a excreção de urina hipotônica dificultando o diagnóstico diferencial com o DIC e o DIN. Na polidipsia primária, embora o paciente tenha poliúria e polidipsia, o distúrbio eletrolítico a ela associado é a hiponatremia e não a hipernatremia como ocorre no DI.

O diagnóstico diferencial entre DI e polidipsia primária é fundamental, pois a abordagem terapêutica e prognóstico são diferentes. Por exemplo: a administração de DDAVP® a um indivíduo com polidipsia primária pode causar hiponatremia grave.

Polidipsia dipsogênica

A polidipsia dipsogênica pode ser idiopática (75% dos casos) ou causada por lesões do SNC. Esse tipo de poliúria resulta de disfunção no centro da sede fazendo com que a sede seja desencadeada na presença de um limiar osmótico mais baixo do que o normal o que leva o paciente a ingerir grandes volumes de água. Como as mesmas lesões que causam DIC também podem causar polidipsia dipsogênica é essencial à realização de RM da hipófise-hipotálamo na sua investigação diagnóstica.

Polidipsia psicogênica

A polidipsia psicogênica é causada por distúrbios cognitivos, às vezes associados à crença de um benefício irracional de um possível efeito terapêutico da ingestão excessiva de água. A poliúria psicogênica é comum na esquizofrenia, distúrbios afetivos, neurose da ingestão compulsiva de água, anorexia nervosa e uso de psicotrópicos que causem a sensação de boca seca. Esses pacientes não têm sede exagerada nem têm noctúria (a poliúria é quase sempre restrita ao período diurno).

Diurese osmótica

A diurese osmótica ocorre pelo aumento da filtração glomerular de solutos osmoticamente ativos levando ao aumento do débito urinário. A causa mais comum é o diabetes melito devido à excreção urinária de grandes quantidades de glicose.

QUADRO 2 Diagnóstico diferencial do diabetes insípido central

- Diabetes insípido nefrogênico
- Diurese osmótica (p. ex., diabetes melito, uso de manitol)
- Polidipsia primária
  - Dipsogênica (p. ex., doenças infiltrativas, vasculares, infecciosas, metabólicas, uso de medicamentos)
  - Psicogênica (p. ex., transtorno bipolar, esquizofrenia, transtornos da personalidade ou comportamento)

MANIFESTAÇÕES CLÍNICO-LABORATORIAIS

O DI se caracteriza clinicamente por poliúria e polidipsia persistentes, com predileção para bebidas geladas, especialmente água. A noctúria costuma ser uma das primeiras manifestações devido à perda da capacidade de concentrar urina durante a noite. A definição de poliúria e polidipsia em crianças e adolescentes é descrita no Quadro 3. No adulto, a poliúria é definida pela excreção urinária > 3 L/dia, podendo chegar a 15 L/dia. Um balanço hídrico rigoroso é essencial para documentar a polidipsia (anotar a ingestão hídrica) e a poliúria (coleta de urina de 24 horas).

As manifestações clínicas dependem da etiologia, gravidade do DI e idade do paciente. Se o centro da sede estiver íntegro e os pacientes tiverem livre acesso à água, o estado de hidratação se manterá dentro da normalidade. A desidratação hipernatrêmica ocorre apenas nos indivíduos que não têm acesso a água como crianças jovens, neuropatas, pacientes inconscientes e entubados.

Recém-nascidos e lactentes são inquietos, irritados, parecem "sempre estar com fome", choram ao terminar a mamadeira, bebem a água do banho e sugam roupas molhadas (p. ex., toalhas). Além disso, podem apresentar vômito após as mamadas, hipertermia, constipação, déficit de crescimento e fraldas pesadas ou que necessitam troca frequente devido a poliúria. Crianças maiores cursam com polidipsia, poliúria, noctúria, enurese primária ou secundária e dificuldade de controle da micção. A anorexia causada pela polidipsia resulta em perda de peso e déficit de crescimento. Manifestações mais graves incluem redução do nível da consciência, convulsão, déficits neurológicos, coma e infarto cerebral.

Se houver desidratação hipernatrêmica, o aumento da tonicidade plasmática promoverá perda de líquido do espaço intracelular para o intravascular levando a desidratação celular. Como o volume intravascular é preservado, os sinais clínicos de desidratação (p. ex., fontanela deprimida, olhos encovados, mucosas secas) estão habitualmente ausentes. Isso causa dificuldade diagnóstica pelo fato da desidratação hipernatrêmica ser clinicamente inaparente. Além da febre, sede voraz e vômitos, predominam na hipernatremia aguda os sinais neurológicos como irritabilidade, choro estridente, hiper-reflexia, hipertonia, rigidez de nuca, tremores, espasmos musculares e convulsões. Esses sintomas podem progredir para letargia, depressão da consciência e coma. Se a hipernatremia for acentuada (Na > 160 mEq/L) ou de instalação muito rápida pode ocorrer "encolhimento" do cérebro com hemorragia intracraniana por rompimento dos vasos que ligam o cérebro à estrutura óssea.

A deficiência de cortisol (p. ex., deficiência de ACTH no hipopituitarismo) pode mascarar os sintomas de DI os quais só se tornam aparentes após a reposição de glicocorticoides. Por outro lado, o uso de doses elevadas de corticoides durante períodos de estresse pode causar uma "resistência" a ação do AVP.

As principais alterações laboratoriais do DI clássico na sua forma completa são urina inapropriadamente diluída na vigência de aumento da osmolaridade sérica. Ou seja: densidade urinária baixa (≤ 1.005), osmolaridade urinária baixa (< 300 mOsmo/kg), hipernatremia (Na > 145 mEq/L) e hiperosmolaridade sérica (> 295 mOsmo/kg). A elevação da ureia e creatinina pode ocorrer se houver desidratação. Pacientes com DIC parcial podem ter osmolaridade urinária entre 300 e 600 mOsmo/kg. Concentração normal de sódio ou da osmolaridade sérica não exclui o diagnóstico de DI em pacientes que tenham livre acesso a água e um mecanismo de sede intacto. Diminuição da densidade mineral óssea mesmo em uso de DDAVP®, pode ocorrer por falta de estímulo do AVPR1 uma vez que o DDAVP® estimula apenas o AVPR2.

QUADRO 3 Definição de poliúria e polidipsia

Poliúria	**Crianças** ▪ Diurese > 6 mL/kg/h (> 150 mL/kg/dia), para recém-nascidos ▪ Diurese > 4 mL/kg/h (> 100-110 mL/kg/dia), para crianças até 2 anos ▪ Diurese > 2 mL/kg/h (> 40-50 mL/kg/dia), para crianças > 2 anos ou ▪ Diurese > 2.000 mL/m^2/dia, em qualquer faixa etária **Adultos** ▪ Diurese > 3.000 mL/dia
Polidipsia	▪ Ingestão hídrica > 2.000 mL/m^2/dia

ABORDAGEM DIAGNÓSTICA

O diagnóstico é fácil quando os elementos da história clínica e do exame físico direcionam para a causa do problema. Por exemplo: poliúria após cirurgia para craniofaringioma (DIC), poliúria de início precoce em um lactente do sexo masculino com história familiar de problema similar (DIN) e relato de noctúria que é um sintoma frequente no DI e incomum na polidipsia primária. Outras vezes, o diagnóstico é difícil como, por exemplo, nos DI em pacientes usando lítio (poliúria psicogênica versus DIN secundário ao lítio).

Pacientes com mecanismo da sede intacto e com livre acesso à água desenvolvem polidipsia compensatória e neles, a concentração do sódio e da osmolaridade sérica pode ser normal. Nesses casos, a osmolaridade urinária é o exame mais importante.

Além disso, a maior ou menor facilidade diagnóstica depende da magnitude do débito urinário, ingestão hídrica, alterações da osmolaridade e idade do paciente. Poliúria associada a osmolaridade urinária < 300 mOsmo/kg é altamente sugestiva de DI. A osmolaridade urinária estará baixa tanto no DIC, como no DIN e nas polidipsias primárias; enquanto a osmolaridade sérica pode estar normal ou aumentada no DI e diminuída nas polidipsias primárias.

A investigação diagnóstica deve primeiro documentar a existência ou não de poliúria, diferenciando-a de polaciúria. Confirmada a poliúria, deve-se investigar causas de aumento do débito urinário (p. ex., medicamentos, distúrbios eletrolíticos). Afastados esses problemas passa-se a investigação de provável DI central ou nefrogênico.

História clínica

- História gestacional e neonatal (p. ex., polidrâmnio no DIN congênito).
- Idade ao diagnóstico e idade de início dos sintomas.
- Pesos e alturas prévios para construir gráfico de crescimento.
- Perda ponderal e desaceleração do crescimento pela maior ingestão de água.
- Diferenciar poliúria de polaciúria. A comprovação da poliúria pode requerer a aferição do balanço hídrico (ingestão e diurese) em 24 horas para crianças maiores, e a medida da ingestão hídrica em 24 horas para crianças que ainda usam fralda.
- Questionar sobre noctúria, sintoma frequente no DI e ausente na polidipsia primária; e enurese de início recente após a criança ter adquirido controle esfincteriano.
- Investigar se o paciente acorda para beber água.
- Investigar ausência de sede nos DIC hipotalâmicos adípsicos.
- Em lactentes investigar: hipertermia, sede ou fome voraz, irritabilidade, constipação, deficiente ganho ponderal, troca frequente de fraldas.
- Lesões do SNC (p. ex., irradiação, infecção, trauma, cirurgia, tumores).
- Sintomas neurológicos e de hipertensão intracraniana (p. ex., cefaleia).
- Manifestações de deficiência ou excesso de hormônios hipofisários.
- Dores ósseas, otite média crônica, dermatite seborreica, sugestivas de histiocitose.
- Nefropatias: pielonefrite, alívio de obstrução ureteral, rim policístico.
- Distúrbios eletrolíticos (p. ex., hipercalcemia, hipopotassemia).
- Outras causas de polidipsia (p. ex., doenças psiquiátricas).
- Medicamentos que causem DIN (p. ex., lítio, anfotericina B, aminoglicosídeos).
- Síndromes genéticas (p. ex., DIDMOAD, Bartter).
- História familiar de DI ou de poliúria e polidipsia.
- Resultados de investigação diagnóstica e tratamentos prévios.
- No paciente com diagnóstico prévio de DIC, investigar: relato de perdas hídricas extra habituais (p. ex., vômitos ou diarreia), infecções respiratórias ou rinite alérgica com diminuição da absorção nasal do DDAVP® e se uso apropriado do DDAVP®.

Exame físico

- Sinais vitais: avaliar sinais de instabilidade cardiocirculatória.
- Altura, peso e IMC: o peso é útil para calcular a correção do sódio sérico e estimar grau de hidratação. Ficar atento para não subestimar a depleção de volume nestes pacientes uma vez que a desidratação hipernatrêmica é basicamente intracelular.
- Sinais clínicos de desidratação hipernatrêmica grave e que necessitem terapia imediata (p. ex., desidratação, choque hipovolêmico, trombose venosa).
- Sinais dismórficos (p. ex., síndrome de Bardet-Biedl).
- Otite média, lesões ou dores ósseas sugestivas de histiocitose de Langerhans.
- Estadiamento puberal (critérios de Tanner): lesões pituitárias (hipogonadismo hipogonadotrófico); síndrome de Wolfram (hipogonadismo hipergonadotrófico).
- Alterações do SNC (p. ex., hidrocefalia, derivação ventrículo-peritoneal, cicatrizes de trauma ou procedimentos cirúrgicos, déficits neurológicos; hipertensão intracraniana; alteração dos campos visuais, nistagmo).
- Gravidez (DIG).

Exames complementares

A investigação complementar irá depender dos dados de história clínica e exame físico que orientarão as próximas etapas da avaliação diagnóstica. Se a causa já estiver estabelecida (p. ex., DIC no craniofaringioma) é suficiente a dosagem de: sódio, ureia, glicemia, potássio, densidade urinária e osmolaridade sérica e urinária.

A densidade e osmolaridade urinária, habitualmente diminuídas, devem ser aferidas na primeira urina da manhã, a mais concentrada do dia, evitando que a amostra seja contaminada por substâncias que possam aumentá-la falsamente, a exemplo de fezes. O sódio e a osmolaridade sérica podem ser normais nos pacientes sem lesão no centro da sede e com livre acesso a água e não excluem o diagnóstico de DI. Hipernatremia (> 145 mEq/L) e hiperosmolaridade sérica (> 295 mOsm/kg) estão presentes quando a ingestão hídrica for reduzida.

Osmolaridade sérica > 300 mOsmo/kg associada a osmolaridade urinária < 300 mOsmo/kg é indicativa de DI; enquanto osmolaridade urinária > 600 mOsmo/kg torna o diagnóstico improvável. Osmolaridades urinárias entre 300 e 600 mOsmo/kg, indicam investigação para formas parciais de DI.

Pacientes com relato de poliúria e polidipsia sem uma causa definida (tendo sido afastados: diabetes melito, hipopotassemia, hipercalcemia) e com osmolaridade sérica < 300 mOsmo/kg devem ser submetidos a um teste de restrição (privação) hídrica.

Excluir sempre distúrbios hormonais que "mascaram" o DIC, dificultando seu diagnóstico como: hipotireoidismo e insuficiência adrenal. Esses pacientes, ao iniciarem a reposição hormonal podem fazer surgir um DIC não previamente identificado,

Exames laboratoriais

- Sódio sérico: de preferência pela manhã, em jejum, quando o valor tende a ser mais elevado. O sódio sérico pode ser normal se houver livre acesso à água. Por isso, a presença de hipernatremia não é um critério essencial para o diagnóstico.
- Glicemia: hiperglicemia como causa de poliúria e polidipsia.
- Potássio e cálcio: hipercalcemia e hipopotassemia como causa de DIN.
- Hemograma: doença falciforme e hemocromatose como causa de DIN.
- Gasometria arterial: investigar acidose tubular renal.
- Ureia e creatinina: investigar insuficiência renal crônica.
- AVP: não tem indicação na investigação do DI, devido a sua instabilidade pré-analítica e por não diferenciar formas parciais de DIC do DIN.
- Copeptina plasmática: a copeptina é um precursor C-terminal da AVP sendo cossecretado com ele e a neurofisina 2 no hipotálamo, e depois separados pela ação de convertases. A secreção de copeptina é aumentada por estímulos osmóticos e depleção de volume. Estresse somático e atividade física estimulam de forma menos acentuada a secreção de copeptina. Esse hormônio é usado como marcador de secreção de AVP devido à sua estabilidade na circulação e pouca variabilidade pré-analítica. A elevação da copeptina basal sugere o diagnóstico de DIN. Valores basais inferiores ao ponto de corte necessitam testes de estímulo para diferenciar DIC de polidipsia primária em pacientes adultos (Quadro 4). Ainda não existem dados robustos mostrando indicação e pontos de corte na população pediátrica.
- TSH, T4L, prolactina, cortisol, LH, FSH, testosterona, estradiol, IGF-1, IGFBP-3: suspeita diagnóstica de hipopituitarismo.
- hCG, alfafetoproteína e fosfatase alcalina placentária (PLAP): podem estar aumentados nos tumores de células germinativas do SNC. Caso estejam elevados ou se houver suspeita de tumor de células germinativas do SNC, solicitar a dosagem no liquor após afastar risco de herniação por aumento da pressão intracraniana.
- IgG4: suspeita de hipofisite.
- Anticorpos antirrabfilina 3A: investigação de hipofisite autoimune.
- Testes moleculares: no DI familiar ou "idiopático" de início precoce para investigar variantes patogênicas em genes associados ao DI (p. ex., *AVP*, *WFS1*).
- Sumário de urina: densidade urinária (≤ 1.005 no DI), glicosúria (diabetes melito).
- Osmolaridade sérica: > 295 mOsmo/kg no DI. A osmolaridade pode ser calculada pela seguinte fórmula (sódio em mEq/L, glicemia e ureia em mg/dL): Osmolaridade sérica (mOsmo/kg) = [2 (Na) + Glicose / 18 + Ureia / 6]. Valor de referência = 280 a 290 mOsmo/kg.

- Osmolaridade urinária: < 300 mOsm/kg no DI em sua forma completa. Se a osmolaridade urinária não puder ser medida, ela pode ser estimada multiplicando-se os últimos dois dígitos da densidade urinária por 40. Por exemplo: DU = 1.010, a osmolaridade urinária estimada será de 10 × 40 = 400 mOsmo/kg.

Exames de imagem

Ressonância magnética de hipotálamo-hipófise e encéfalo

Todos os pacientes com diagnóstico de DIC devem realizar RM, com contraste, do encéfalo e região hipotalâmico-hipofisária para investigar a etiologia do problema e afastar a possibilidade de neoplasias. RM normal ao diagnóstico não define que seja um DIC idiopático devido ao caráter progressivo de algumas doenças (p. ex., germinoma), requerendo repetição do exame a cada 6 meses, por 2 anos. Alterações do DIC que podem ser visualizadas na RM de hipófise-hipotálamo e encéfalo são:

- Desaparecimento do ponto brilhante na hipófise posterior. O ponto brilhante é um sinal hiperintenso visualizado nos cortes sagitais das sequências T1, representando o acúmulo de grânulos neurossecretores de AVP na hipófise posterior. Essa hiperintensidade tende a diminuir com o tempo podendo estar ausente em indivíduos normais. Pacientes com DIN podem não apresentar esse sinal como resultado da depleção dos estoques de AVP secundário a sua secreção crônica e excessiva. Desse modo, a não detecção do ponto brilhante não confirma o diagnóstico do DIC, nem o diferencia do DIN. A presença do ponto brilhante em pacientes com DIC familiar pode ocorrer como resultado do acúmulo de pré-pró-hormônio anômalo, acúmulo de oxitocina, ou pelo fato de os pacientes ainda estarem numa fase inicial da doença.
- Espessamento da haste hipofisária > 3 mm na inserção na hipófise e > 4 mm no quiasma óptico está presente nos DIC causados por: hipofisite autoimune, germinoma, doenças granulomatosas e infiltrativas e histiocitose de células de Langerhans.
- Desaparecimento do ponto brilhante + espessamento da haste hipofisária: embora esses achados isolados não sejam conclusivos de DIC, a presença concomitante de ambos torna a suspeita diagnóstica de DIC mais provável.

QUADRO 4 Dosagem da copeptina na investigação do diabetes insípido em adultos

Teste	Procedimento	Interpretação	Acurácia
Basal	Dosagem aleatória	▪ Copeptina ≥ 21,4 pmol/L = sugere DIN ▪ Sódio sérico > 147 mEqL e copeptina < 4,9 pmol/L = sugere DIC ▪ Sódio sérico normal e copeptina < 21,4 pmol/L = indica teste de estímulo com arginina	100%
Estímulo com arginina (não osmótico)	▪ Administrar arginina a 21% (0,5 g/kg, máximo de 40 g, EV, diluída em 500 mL de SF 0,9%, em 30 minutos), dosando a copeptina, 60' após o início da infusão ▪ Se o paciente apresentar náusea ou vômito durante o teste, o resultado deve ser interpretado com cuidado, uma vez que vômito é um potente estímulo para secreção do AVP	▪ Copeptina ≤ 3,8 pmol/L = sugere DIC ▪ Copeptina > 3,8 pmol/L = sugere polidipsia primária	93%
Estímulo com salina hipertônica (osmótico)	▪ Indicado em casos duvidosos entre DIC e polidipsia primária ▪ Administrar SF 3% (250 mL, EV, em 15 minutos). Dosar sódio sérico, a cada 30 minutos. Quando sódio > 147 mEq/L, dosar a copeptina e suspender o teste, reduzindo o sódio com a administração de SG5% (500 mL, EV) ▪ O teste tem uma duração média de 2-3 horas. Necessita de laboratório que dose o sódio e forneça seu resultado rapidamente ▪ Efeitos adversos: cefaleia, mal-estar, vertigem	▪ Copeptina ≤ 4,9 pmol/L = sugere DIC ▪ Copeptina > 4,9 pmol/L = sugere polidipsia primária	97%

AVP: arginina-vasopressina; DIC: diabetes insípido central; DIN: diabetes insípido nefrogênico.

- Pacientes com DIC e com RM inicial normal, ou com haste discretamente espessada, mas sem diagnóstico etiológico, devem repetir a RM a cada 6 meses, por 2 anos, para identificar germinoma ou histiocitose de crescimento lento.
- Outras alterações (p. ex., tumores, malformações).

Ultrassonografia (US) de rins e aparelho urinário

Solicitada na investigação do DIN (p. ex., rins policísticos) ou em qualquer forma de DI, central ou nefrogênico, de longa duração especialmente se associada a tratamento irregular com diurese excessiva persistente podendo causar dilatação do aparelho urinário.

Radiografia de esqueleto com especial atenção para o crânio

Investigação diagnóstica para histiocitose de células de Langerhans.

Cintilografia óssea

Se a RM mostrar espessamento da haste hipofisária ou se houver suspeita clínica de histiocitose das células de Langerhans.

Teste de restrição (privação) hídrica

Se apesar dos exames acima, o diagnóstico não estiver claro, se faz o teste de restrição (privação) hídrica (água e outros líquidos) o qual deve ser realizado, idealmente, em ambiente hospitalar. Em um indivíduo normal, a restrição hídrica estimula a secreção de AVP tanto via osmorreceptores como barorreceptores reduzindo a diurese e aumentando a osmolaridade urinária.

Em pacientes com poliúria e polidpsia acentuadas, que não conseguem tolerar passar a noite sem ingerir líquidos, o teste é iniciado pela manhã, em jejum, durante internamento hospitalar. Em pacientes com sintomas leves a moderados e que conseguem passar a noite sem ingerir líquidos, o jejum pode ter início na noite anterior, coletando-se os exames na manhã seguinte.

No início do teste, o paciente esvazia a bexiga, é pesado, tem sua pressão arterial aferida, um acesso venoso é obtido e amostras de sangue e urina são coletadas e enviadas para dosagem de: sódio, potássio, glicemia, ureia, osmolaridade sérica, densidade urinária e osmolaridade urinária. Em seguida, o paciente é colocado em dieta zero, sem acesso a qualquer líquido, monitorando sua diurese e aferindo seus dados vitais (frequência cardíaca e pressão arterial) e peso a cada 60 minutos.

O teste terapêutico com a desmopressina é utilizado para diferenciar as formas parciais de DIC e DIN. No paciente com polidipsia primária, esse teste deve ser realizado com cautela pelo risco de causar intoxicação hídrica. Alguns pacientes com DIN parcial podem apresentar uma resposta maior do que o esperado com a administração do DDAVP®, dificultando o diagnóstico com DIC. Alguns pacientes com DIC crônico podem não responder à administração do DDAVP®, devido ao *washout* renal e *downregulation* da expressão da aquaporina. Essas situações devem ser consideradas em casos atípicos.

A 1ª fase do teste é suspensa quando a perda ponderal atingir 3% do peso corpóreo, ocorrer hipotensão arterial, a osmolaridade sérica for > 295 mOsm/kg, sódio sérico ≥ 145 mEqL, ou a osmolaridade urinária for > 600 mOsmo/kg. O tempo máximo de duração da privação hídrica (1ª fase do teste) é de 6 horas, para crianças < 6 meses; 8 horas, para crianças entre 6 meses e 2 anos; e 12 horas, para > 2 anos. Ao final dessa primeira fase, novas amostras de sangue e urina são enviadas para realizar os exames acima citados.

A 2ª fase do teste tem início com a administração de uma dose de DDAVP® (1,25 a 2,5 mcg, IN, para recém-nascidos; 5 a 20 mcg, IN, ou 50 a 200 mcg, VO, para crianças maiores), seguida de coleta de amostras de sangue 2 horas após o medicamento para avaliar osmolaridade sérica e urinária e sódio sérico. Nesta segunda fase, o paciente pode ingerir água em volume igual à diurese. O teste é encerrado após a coleta dos exames acima citados, 2 horas depois da administração do DDAVP®. O Quadro 5 mostra a interpretação dos resultados.

Algumas limitações desse teste são: (i) o teste é trabalhoso, demorado e desconfortável; (ii) a poliúria crônica pode reduzir a resposta renal ao estímulo osmótico e a administração do DDAVP®; (iii) a concentração urinária pode ser maior do que o esperado em pacientes com lesão glomerular, ou como resultado do aumento compensatório dos receptores AVPR2; (iv) pacientes com DIN adquirido e com resistência parcial a AVP podem ter alterações laboratoriais semelhantes ao DIC; e (v) o teste não é eficaz para diferenciar as formas parciais de DIC e DIN.

QUADRO 5 Interpretação do teste de privação (restrição) hídrica para o diagnóstico do diabetes insípido

Situações clínicas	Subtipos	Osmolaridade urinária	
		Ao final da privação (mOsmo/kg)	Após DDAVP® (% incremento em relação ao final da restrição hídrica)
Diabetes insípido central	Forma completa	< 300	100%
	Forma parcial	300-700	15-50%
Diabetes insípido nefrogênico	Forma completa	< 300	< 9%
	Forma parcial	300-700	10-50%
Polidipsia primária		> 750	<9%
Indivíduo normal		800-1200	<9%

– A distinção entre as formas parciais de DIC e DIN requer avaliação do paciente, história clínica, dados de investigação complementar, RM de hipófise-hipotálamo e teste terapêutico com desmopressina.
Fonte: Christ-Crain e Gaisl, 2021.

PROTOCOLO CLÍNICO E DIRETRIZES TERAPÊUTICAS

De acordo com o Protocolo Clínico e Diretrizes Terapêuticas (PCDT), publicado em 2018, são considerados critérios de inclusão para tratamento com acetato de desmopressina fornecido pelo governo federal as condições descritas no Quadro 6.

QUADRO 6 Critérios de inclusão para tratamento do diabetes insípido central com desmopressina

Idade	Critérios
Crianças > 2 a 3 anos e adultos	**Poliúria** ▪ Adultos: diurese > 3 L/dia ▪ Crianças: diurese > 2.000 mL/m²/dia + **Resposta a desmopressina** ▪ Na vigência de osmolaridade sérica > 295 mOsmo/kg ou sódio sérico > 145 mEq/L, após a administração da desmopressina, deverá ocorrer um aumento, em relação aos valores basais, da osmolaridade urinária > 15% e da osmolaridade urinária > 300 mOsmo/kg
Recém-nascidos e lactentes	▪ O diagnóstico de DIC não requer a comprovação de poliúria devido as dificuldades para avaliar, de modo confiável, o débito urinário nessa faixa etária. Nesses pacientes, o diagnóstico é feito pela presença de sódio sérico > 146 mEq/L, associado a osmolaridade urinária < 300 mOsmo/kg e aumento da osmolaridade urinária > 750 mOsmo/kg, após a administração de desmopressina (1,25-2,5 mcg, IN)

Abordagem terapêutica

O tratamento visa reduzir a poliúria hipotônica, melhorar a qualidade de vida prejudicada pela diurese e sede excessiva, evitar a desidratação e prevenir a morbidade associada ao DI não tratado (p. ex., atraso pôndero-estatural). Os objetivos são: manter diurese < 2.000 mL/m²/dia; densidade urinária entre 1.010 e 1.020 e sódio sérico entre 135 e 145 mEq/L. A escolha da terapia adequada requer a distinção entre DIC e DIN. No DIC usa-se a reposição do DDAVP®. No DIN, usam-se outras estratégias descritas a seguir.

Em pacientes com o centro da sede intacto, o acesso a ingestão hídrica deve ser livre para que o aumento de 2 a 3% da osmolaridade estimule a sede e faça o paciente ingerir água compensando a perda urinária excessiva e restaurando a osmolaridade sérica. Em crianças adípsicas, com consciência reduzida ou sede prejudicada, deve-se oferecer líquidos de forma compulsória com base nas necessidades individuais, monitorando-as a intervalos mais curtos, com dosagem de sódio, potássio, ureia, glicemia e sumario de urina. A obrigatoriedade de lactentes ingerirem uma dieta líquida, apresenta um desafio ao tratamento até que a alimentação complementar seja instituída.

Diabetes insípido central

DDAVP®

O DDAVP® (1-desamino-8-D-arginina vasopressina, ou desmopressina) é um análogo sintético do AVP com mínima ação vasoconstritora (hipertensiva) e uma ação concentradora de urina 140 vezes maior do que o hormônio natural. Ele age predominantemente nos receptores renais AVPR2 e possui maior a resistência a ação das vasopressinases, tendo sido usado no tratamento do DIC desde 1972.

Análise do leite de mulheres usando doses elevadas de DDAVP® não mostrou excreção em quantidade suficiente para exercer efeito antidiurético no lactente. O uso do DDAVP® na gestação é considerado como risco de categoria B (não há estudos em humanos, e risco para o bebê é pouco provável). Várias séries de casos não mostraram aumento de malformações fetais em gestantes que usaram DDAVP®.

As apresentações comerciais, início e duração de ação são mostrados nos Quadros 7 e 8. As preparações VO, SL e IN do DDAVP® podem ser armazenadas em temperatura ambiente. Os comprimidos são 10 a 40 vezes menos potentes que a apresentação parenteral que é 10 vezes mais potente que a formulação nasal. De modo geral, a equivalência entre as doses é: 100 mcg/VO ou SL = 10 mcg/IN = 1 mcg/parenteral. A preparação parenteral raramente é utilizada, a não ser na impossibilidade das vias nasal e oral, quando pode ser usada, via SC/EV.

O DDAVP® por via intranasal é disponível em solução e *spray*. O DDAVP® solução nasal é mais prático para crianças pequenas porque possibilita o uso de várias doses: 0,025 mL = 2,5 mcg; 0,05 mL = 5 mcg; 0,1 mL = 10 mcg; 0,15 mL = 15 mcg. O *spray* nasal administra apenas doses fixas de 10 mcg/jato o que impede seu uso por crianças pequenas que usam doses menores. A magnitude e duração do efeito o antidiurético é variável entre pacientes.

O DDAVP® é pouco utilizado no tratamento do DIC em recém-nascidos e lactentes pelo fato deles receberem a quase totalidade de sua alimentação sob a forma líquida (150 mL/kg/dia ou 3.000 mL/m^2/dia) tornando-os susceptíveis de desenvolver intoxicação hídrica, sobrecarga de volume e hiponatremia se tratados com desmopressina. Por isso, recomenda-se tratar essas crianças com dieta de baixa osmolaridade (leite materno = 75 mOsmo/L; leite de vaca = 308 mOsmo/kg) associada ou não a hidroclorotiazida (1 a 4 mg/kg/dia, VO, a cada 8 horas).

O DDAVP®, VO, tem sido cada vez mais usado devido a maior facilidade de administração e maior flexibilidade. A desmopressina está presente no plasma após 15 a 30 minutos de sua ingestão, e alcança uma concentração plasmática máxima em 90 minutos. Devido a degradação por peptidases gastrointestinais, sua biodisponibilidade é baixa. A dose inicial do DDAVP®, VO, é de 50 a 400 mcg/dia, a cada 8 horas, porque apenas 40 a 50% do medicamento é absorvido. A dose máxima, em adultos, pode chegar a 1,2 mg/dia (6 comprimidos de 200 mcg). O medicamento deve ser ingerido 1 hora após as refeições para diminuir a interferência dos alimentos na sua absorção. O uso concomitante com alimentos pode diminuir a absorção em até 40%.

Não existe uma dose padrão para a administração do DDAVP®. O que existe são sugestões de dose que devem ser ajustadas individualmente com base na sua eficácia em controlar a diurese (≤ 2.000 mL/m^2/dia). Evitar uso de doses fixas. O paciente e sua família devem ser orientados para ajustar as doses de acordo com as necessidades e que pelo menos 1 vez/semana diminuam ou suspendam uma dose para permitir algumas horas de poliúria e eliminação de um provável excesso de água livre. Essa conduta deve ser tomada preferencialmente sem interrupção do sono.

O sódio sérico nem sempre é um bom parâmetro de prescrição. Pacientes com sede preservada e livre acesso a água raramente desenvolvem hipernatremia, embora tenham diurese e ingestão hídricas elevadas. Hipernatremia isolada não é indicação de aumento da dose do DDAVP®. Muitos pacientes com DIC, tem adipsia e não conseguem aumentar espontaneamente a ingestão hídrica em situações nas quais ela é necessária (p. ex., febre, dias mais quentes). Dessa forma, não é infrequente que eles desenvolvam hipernatremia nessas situações. Se a diurese estiver aumentada e a densidade urinária estiver diminuída, a dose do DDAVP® precisa ser aumentada; mas, se diurese estiver normal ou diminuída e a densidade urinária estiver aumentada, significa que a ingestão de água é que precisa ser aumentada, porque o paciente pode ter desenvolvido desidratação hipernatrêmica. Hiponatremia pode ocorrer se o paciente mantiver um aporte elevado de líquidos ou se estiver usando medicamentos que acentuem a hiponatremia (p. ex., carbamazepina). Para diminuir o risco de hiponatremia, os pacientes podem diminuir ou suspender uma dose do DDAVP® uma vez por semana, para permitir a eliminação de aproximadamente duas diureses de urina clara e diluída.

No paciente com DIC e lesão no centro da sede (hipodípsicos ou adípsicos), o tratamento é mais complicado. Nesses casos, deve-se decidir arbitrariamente, pela ingestão de um número mínimo de copos d'água ao dia acrescentando-se copos extras durante situações de maior perda (p. ex., diarreia, aumento da temperatura ambiente). Também é prudente aferir o sódio sérico pelo menos 1 vez/semana.

Durante o tratamento, uma aparente melhora do DIC caracterizada por diminuição das doses e até a eventual necessidade de suspensão do DDAVP® não deve ser confundida com resolução do DIC, uma vez que habitualmente não existe regressão do DIC, exceto na resposta trifásica após cirurgia hipofisária. Nesses casos de aparente melhora, a possibilidade mais evidente é a progressão de uma massa tumoral do SNC causando hipotireoidismo e hipocortisolismo reduzindo a necessidade do DDAVP®.

Hidroclorotiazida

A hidroclorotiazida (Clorana®: comp. 25 e 50 mg) é utilizada na dose de 1 a 4 mg/kg/dia, VO, a cada 12 horas (máximo: 37,5 mg/dia para crianças < 6 meses e 200 mg/dia para crianças > 6 meses). Para adultos, a dose varia de 12,5 a 200 mg/dia.

Alguns autores recomendam o uso de hidroclorotiazida associada a fórmulas lácteas de baixa osmolaridade no tratamento do DIC de recém-nascidos e lactentes, pelo risco de intoxicação hídrica com a utilização do DDAVP®.

Para evitar a hipopotassemia causada pela hidroclorotiazida, recomenda-se sua associação com a espironolactona (Aldactone®: comp. 25, 50 e 100 mg), na dose de 1 a 4 mg/kg/dia, VO, em 1 a 4 doses/dia. Também

QUADRO 7 Preparações comercialmente disponíveis do DDAVP®

Produto	Ação	Apresentação	Dose habitual
Solução intranasal (DDAVP®)	Início: 1 hora Efeito máximo: 1,5 hora Duração: 5 a 21 horas	Frasco de 2,5 mL (100 mcg/1 mL)	5 a 40 mcg/dia (1 a 2 vezes/dia)
Spray nasal (DDAVP®)	Início: 1 hora Efeito máximo: 1,5 hora Duração: 5 a 21 horas	Frasco de 2,5 mL (10 mcg/jato)	10 a 40 mcg/dia (1 a 2 vezes/dia)
Comprimido (DDAVP®)	Início: 1 hora Efeito máximo: 2 a 7 horas Duração: 6 a 12 horas	Comp.: 100 e 200 mcg (0,1 e 0,2 mg)	50 a 1200 mcg/dia (2 a 3 vezes/dia)
Solução parenteral (DDAVP®)	Início: 15 a 30 minutos Efeito máximo: 90 min. a 3 horas Duração: 0,4 a 4 horas	Ampola: 4 mcg/1 mL	▪ 3 meses-12 anos: 0,1 a 1 mcg/dia ▪ > 12 anos: 2 a 4 mcg/dia
Sublingual (Minirin Melt®) * Não disponível no Brasil	Início: 1 hora Efeito máximo: 2 a 7 horas Duração: 6 a 12 horas	Comp. 60, 120 e 240 mcg	60 a 120 mcg, SL, 2 a 3 vezes/dia

* Solução nasal permite uso de diferentes doses: 0,025 mL = 2,5 mcg; 0,05 mL = 5 mcg; 0,1 mL = 10 mcg; 0,15 mL = 15 mcg.

QUADRO 8 Uso do DDAVP® no tratamento do diabetes insípido central

Via de administração	Faixa etária	Dose inicial	Variação de dose
Oral, sublingual	3 meses- 12 anos	50 mcg, a cada 12 horas	100-800 mcg/dia
	> 12 anos	50 mcg, a cada 12 horas	100-1.200 mcg/dia
Nasal	3 meses-12 anos	5 mcg, 1-2 vezes/dia	2,5-30 mcg/dia
	> 12 anos	5-10 mcg, 1-2 vezes/dia	5-40 mcg/dia
EV/SC	3 meses-12 anos	0,1 mcg, 1 vez/dia	0,1-1 mcg/dia
	> 12 anos	2 mcg, 1 vez/dia	2-4 mcg/dia

pode-se associar, em um mesmo comprimido, hidroclorotiazida + amilorida, que diminui a excreção de potássio induzida pelos tiazídicos, reduzindo o risco de hipopotassemia. Nos comprimidos com a associação de amilorida e hidroclorotiazida, a dose da amilorida varia de 1,25 a 2,5 mg/dose, VO, a cada 8 horas (Moduretic®, Amilorid® Amiretic® comp. 2,5 mg de amilorida + 25 mg de hidroclorotiazida e comp. 5,0 mg de amilorida + 50 mg de hidroclorotiazida).

Diabetes insípido nefrogênico

Como o DIN resulta da resistência parcial ou total a ação da AVP, ele não responde bem ou não responde a administração do DDAVP®, nem a administração de medicamentos que aumentem a ação da AVP. Recomenda-se ingerir líquidos a cada 2 a 4 horas para prevenir desidratação hipernatrêmica. Em lactentes, essa abordagem deve ser pesada em relação ao risco de refluxo gastroesofágico e diminuição da ingestão alimentar.

Alguns tipos de DIN adquirido podem ser completamente reversíveis com a correção da causa subjacente. Por exemplo: normalização da hipercalcemia ou da hipopotassemia, retirada do medicamento ofensor (lítio) e tratamento da pielonefrite. Algumas exceções são a lesão tubular renal causada pelo uso crônico do lítio, quando mesmo com a suspensão do lítio não haverá correção da poliúria.

Os DIN idiopáticos, genéticos e adquiridos sem possibilidade de correção de sua causa básica, são tratados pelo aumento da ingestão hídrica, diminuição da tonicidade da dieta (restrição de sódio e proteína – em pediatria usa-se apenas a restrição de sódio) e pelo uso de medicamentos que diminuam a poliúria por ação independente do AVP (hidroclorotiazida e a indometacina).

Caso o DIN persista, é possível adicionar o DDAVP® ao tratamento com hidroclorotiazida ou indometacina. Isso porque, a maioria dos DIN tem resistência parcial a ação do ADH, fazendo com eles possam responder parcialmente ao uso do DDAVP® em doses habitualmente superiores as utilizadas no tratamento do DIC.

Hidroclorotiazida

O efeito antidiurético da hidroclorotiazida baseia-se na depleção de volume causada pelo efeito natriurético no túbulo contornado distal que provoca aumento da reabsorção de água e sódio no túbulo contornado proximal, menor aporte de água nos túbulos coletores, menor excreção de água livre e menor débito urinário. A hidroclorotiazida pode ser associada a amilorida que diminui a excreção de potássio induzida pelos tiazídicos, bloqueando assim o surgimento de hipopotassemia que é uma causa de DIN. A amilorida é o medicamento de escolha para o DIN causado pelo uso do lítio. A apresentação comercial e posologia é descrita no tópico sobre tratamento do DIC.

Anti-inflamatórios não esteroidais

A indometacina (Indocid®: comp. 50 e 100 mg) é usada na dose de 1 a 2 mg/kg/dia, VO, a cada 8 horas para crianças. A dose para adultos é de: 25 a 200 mg/dia, VO, a cada 8 horas. O mecanismo antidiurético da indometacina baseia-se na inibição da síntese renal de prostaglandinas reduzindo a taxa de filtração glomerular e aumentando o efeito da AVP. As principais indicações da indometacina são os DIN causados pelas síndromes de Bartter e Gitelman. O ibuprofeno é uma alternativa.

Diabetes insípido gestacional

Administrar DDAVP® que é um fármaco potencialmente seguro para a mãe, feto e recém-nascido em aleitamento materno. O DDAVP® deve ser suspenso 1 a 2 semanas após o parto período época em que ocorre a resolução do DIG.

Poliúria psicogênica

Na poliúria psicogênica o uso de desmopressina e diuréticos tiazídicos é contraindicado porque eles reduzem a poliúria com mais intensidade do que a polidipsia, o que resulta em rápida retenção do excesso de água e hiponatremia. Não existe um tratamento eficaz para esses pacientes, com exceção de orientá-los a reduzir a ingestão hídrica e evitar uso de medicamentos que causem liberação de AVP (p. ex., carbamazepina, oxcarbazepina, hidroclorotiazida, bromocriptina).

Desidratação hipernatrêmica

Se o paciente com DI não tiver lesão do centro da sede e tiver acesso à água, a desidratação hipernatrêmica será um evento raro. Entretanto, crianças muito jovens ou com déficit neurológico, pacientes inconscientes ou comatosos, pacientes com aumento das perdas hídricas, ou diminuição da ingestão oral poderão desenvolver desidratação hipernatrêmica a qual necessita de correção cuidadosa para evitar mudanças súbitas da osmolaridade plasmática.

Se o paciente estiver em choque ele deverá ser tratado de forma similar a outras hipovolemias graves com a reposição de SF0,9%, em alíquotas de 20 mL/kg, EV, em 20 minutos, até 100 mL/kg. Se o paciente não estiver em choque, a reidratação pode usar método de Adrogué e Madias. Na hipernatremia crônica (> 48 horas) o sódio sérico deverá ser reduzido em, no máximo, 8 a 10 mEq/L em 24 horas, e na hipernatremia aguda (< 48 horas) o sódio sérico deverá ser reduzido em, no máximo, 10 a 12 mEq/L em 24 horas.

O método de Adrogué e Madias permite calcular o quanto de sódio será reduzido em resposta à infusão de 1 L de uma solução hipotônica. Para isso, é importante conhecer a concentração de sódio nas soluções hipotônicas habitualmente disponíveis: SG5% (zero mEq/L), solução 1:4 (31 mEq/L) e SF0,3% (50 mEq/L).

Acrescentar ao volume encontrado pela Fórmula de Adrogué e Madias, o volume hidreletrolítico calculado para suprir as necessidades de manutenção do paciente. Lembrar que ACT = [Peso (kg) × 0,6].

A&M: ¯ Na^+ (mEq/L) = [Na^+ (mEq/L da solução hipotônica) – Na^+ do paciente (mEq/L) / (ACT +1)]

A seguir, é descrito um exemplo de como utilizar o método de Adrogué e Madias para correção da hipernatremia em uma criança de 10 kg, desidratação de 15%, Na^+ = 165 mEq/L, de instalação aguda, na qual se deseja reduzir o sódio sérico em 12 mEq/L nas próximas 24 horas. O volume a ser administrado irá depender da solução hipotônica escolhida (quanto menos concentrada a solução, menor o volume utilizado).

Exemplo: Se a solução escolhida for SG5% (zero mEq/L de sódio) a administração de 1 L desta solução reduzirá o sódio sérico em:

- [(0 – 165) / (0,6 × 10) + 1] = 23,5 mEq. Como a quantidade de sódio que se deseja reduzir é de 12 mEq/L em 24 horas, este paciente deverá receber nas próximas 24 horas, além da sua solução de manutenção (1.000 mL/24 horas), mais 510 mL de SG5% para que a redução desejada do sódio seja obtida (1.000 mL de SG5%, reduz 23,5 mEq/L de Na^+, portanto 12 mEq/L serão reduzidos com "x" mL, em que "x" = 640 mL). Após 24 horas, o sódio deverá ser 150 mEq/L. Se o próximo passo for corrigi-lo para 145 mEq/L em mais 24 horas usando o mesmo método de correção tem-se: (0-150) / (0,6 × 10) + 1 = 21,4 mL. Como o que se deseja reduzir são mais 5 mEq/L em 24 horas, ele receberá, além da solução de manutenção, mais 233 mL de SG5%.

COMPLICAÇÕES

Tratamento insuficiente

Déficit de crescimento, dilatação da bexiga e sistema coletor renal (hidronefrose, megaureter), disfunção vesical, refluxo vesicureteral, infecção urinária, insuficiência renal a partir da 2ª década de vida, desidratação hipernatrêmica, aumento da coagulabilidade, trombose e rabdomiólise.

Tratamento excessivo

A principal complicação é a hiponatremia causada por intoxicação hídrica secundária a doses excessivas do DDAVP®. Nesse caso, o paciente deverá suspender o uso do DDAVP® e fazer restrição hídrica. Se a hiponatremia for sintomática, prescrever furosemida (0,5 a 1 mg/kg/dose, EV), seguida da correção do sódio sérico para 125 mEq/L, utilizando NaCl 3%, EV, em 2 a 4 horas. A quantidade de sódio a ser reposta é calculada pela fórmula: Na^+ (mEq) = [Na^+ desejado – Na^+ encontrado × 0,6 × Peso (kg)]. O Na^+ desejado = 125 a 130 mEq/L. A solução de NaCl 3%, pode ser preparada como descrito:

- NaCl 3% = [NaCl 20% (15 mL) + Água destilada (85 mL)]
- NaCl 3% = [NaCl 20% (11 mL) + SF0,9% (89 mL)]

TRANSIÇÃO DOS CUIDADOS PARA A ENDOCRINOLOGIA DE ADULTO

A equipe de endocrinologia pediátrica deve preparar o adolescente e sua família para transição e posterior cuidado médico pelo endocrinologista de adulto, pelo menos 6 a 12 meses antes de efetivar a transferência. Idealmente, as instituições deveriam desenvolver protocolos com a participação de endocrinologistas pediátricos e de adultos que atendessem as peculiaridades do serviço e otimizassem essa fase de transição.

Na transição dos cuidados para a endocrinologia de adulto recomenda-se o monitoramento dos ajustes de doses do DDAVP®, alterações do trato urinário (hidronefrose, megaureter, refluxo vesicureteral, insuficiência renal); desidratação hipernatrêmica, com aumento da coagulabilidade e risco de trombose; diagnóstico de germinoma oculto após vários anos com suspeita de DIC idiopático; questões sobre gestação e transmissão para a prole de DIC hereditário, entre outras.

REFERÊNCIAS SELECIONADAS

1. Almutlaq N, Eugster EA. Variability in oral desmopressin dose requirements in children with central diabetes insipidus. J Pediatr. 2021;239:228-30.
2. Binder G, Weber K, et al. Arginine-stimulated copeptin in children and adolescents. Clin Endocrinol (Oxf). 2023;98(4):548-53.
3. Bonnet L, Marquant E, et al. Copeptin assays in children for the differential diagnosis of polyuria-polydipsia syndrome and reference levels in hospitalized children. Clin Endocrinol (Oxf). 2022;96(1):47-53.
4. Boot C. The laboratory investigation of diabetes insipidus: A review. Ann Clin Biochem. 2024;61(1):19-31.
5. Brooks EK, Inder WJ. Disorders of salt and water balance after pituitary surgery. J Clin Endocrinol Metab. 2022;108(1):198-208.
6. Chin X, et al. Desmopressin therapy in children and adults: pharmacological considerations and clinical implications. Eur J Clin Pharmacol. 2022;78(6):907-17.
7. Christ-Crain M, et al. Diabetes insipidus. Presse Med. 2021;50(4):104093.
8. Christ-Crain M, Winzeler B, Refardt J. Diagnosis and management of diabetes insipidus for the internist: an update. J Intern Med. 2021;290(1):73-87.
9. Di Iorgi N, Napoli F, et al. Diabetes insipidus – diagnosis and management. Horm Res Paediatr. 2012;77:69-84.
10. Driano JE, Lteif AN, Creo AL. Vasopressin-dependent disorders: What is new in children? Pediatrics. 2021;147(5):e2020022848.
11. Dyrka K, Dzialach L, et al. Central diabetes insipidus in children as a diagnostic challenge. Clin Pediatr (Phila). 2023:99228231202607.
12. du Vigneaud V. The isolation and proof of structure of the vasopressins and the synthesis of octapeptide amides with vasopressor -antidiuretic activity. Proceedings of the Third International Congress of Biochemistry. 1955. Brussels, p. 49-54.
13. Patti G, Napoli F, et al. Approach to the pediatric patient: central diabetes insipidus. J Clin Endocrinol Metab. 2022;107(5):1407-16.
14. Protocolo Clínico e Diretrizes Terapêuticas do Diabetes Insipidus. Ministério da Saúde, Portaria n. 2 de 10 de janeiro de 2018. Disponível em: http://portalarquivos2.saude.gov.br/images/pdf/2018/janeiro/16/Portaria-Conjunta-PCDT-Diabete-Insipido.16.01.2018.pdf.
15. Tuli G, et al. The diagnostic role of arginine-stimulated copeptin in the differential diagnosis of polyuria-polydipsia syndrome (PPS) in pediatric age. Endocrine. 2023.
16. Verney EB. On secretion of pituitrin in mammals, as shown by perfusion of the isolated kidney of the dog. Proc. Roy. Soc. Lond. 1926;B- 99:487.
17. Working Group for Renaming Diabetes Insipidus, Arima H, Cheetham T, et al Changing the name of diabetes insipidus: a position statement of The Working Group for Renaming Diabetes Insipidus. Eur J Endocrinol. 2022;187(5):P1-P3.

22

Síndrome da antidiurese inapropriada

INTRODUÇÃO

A síndrome de secreção inapropriada do hormônio antidiurético foi descrita, em 1957, por William Benjamin Schwartz (1923-2009) e Frederic Crosby Bartter (1914-1983) no artigo "*A syndrome of renal sodium loss and hyponatremia probably resulting from inappropiate secretion of antidiuretic hormone*", publicado no *The American Journal of Medicine*, no qual descreveram dois homens com carcinoma de pulmão, hiponatremia e aumento da excreção urinária do sódio. Como os pacientes não tinham doença renal ou adrenal, os autores postularam que essas alterações seriam causadas pelo aumento inapropriado da secreção do hormônio antidiurético.

A síndrome da secreção inapropriada do hormônio antidiurético (SIADH) é atualmente denominada de síndrome da antidiurese inapropriada (SIAD). Ela é a etiologia mais comum de hiponatremia euvolêmica e a causa mais frequente de hiponatremia em pacientes hospitalizados.

FISIOLOGIA DA ARGININA-VASOPRESSINA

O AVP (arginina-vasopressina) é um peptídeo de 9 aminoácidos sintetizado nos neurônios magnocelulares dos núcleos supraópticos e paraventriculares do hipotálamo. O AVP é secretado como uma pré-pró-proteína, formada por AVP, copeptina e neurofisina II, que durante o transporte pelos axônios da haste hipofisária em direção ao infundíbulo é clivada em seus três componentes. Na hipófise posterior, o AVP é armazenado em grânulos e secretado na circulação em resposta ao aumento da osmolaridade sérica e diminuição da volemia. Ao se ligar aos receptores V2 (AVPR2) nas células dos túbulos coletores renais ele insere canais de água (aquaporinas) na porção apical das células fazendo com que haja reabsorção de água da luz tubular para o interstício hipertônico; e ao se ligar a receptores AVPR2 nas plaquetas estimula a liberação do fator de von Willebrand. A ligação do AVP a receptores V1 (AVPR1) estimula vasoconstrição, glicogenólise, agregação plaquetária e contração uterina. A ligação aos receptores V3 (AVPR3), na adenoipófise, estimula a produção de ACTH.

A secreção do AVP é controlada por osmorreceptores e por barorreceptores. Os osmorreceptores são localizados no hipotálamo. Os barorreceptores são classificados em dois tipos: de alta pressão localizados na aorta e seio carotídeo e de baixa pressão localizados nos átrios e grandes vasos. Aumentos de 1% na osmolaridade plasmática e redução de 10% no volume sanguíneo estimulam a secreção do AVP. A redução da osmolaridade e o aumento do volume vascular diminuem a secreção do AVP. A diminuição do volume vascular efetivo, percebida pelos barorreceptores, ativa o sistema renina-angiotensina-aldosterona, promove vasoconstrição, aumenta a frequência cardíaca, inibe a secreção dos peptídeos atriais natriuréticos e estimula a secreção do AVP. A secreção do AVP também é estimulada por dor, náusea, vômito e exercício físico vigoroso. Por outro lado, o aumento do volume vascular efetivo, percebido pelos barorreceptores, promove vasodilatação, aumenta a secreção dos peptídeos atriais natriuréticos e inibe da secreção do AVP.

DEFINIÇÃO

- Síndrome da antidiurese inapropriada (SIAD): síndrome causada pela secreção de AVP de forma inapropriada e independente de estímulos fisiológicos, levando à retenção de água, diminuição do volume urinário, diminuição da capacidade de diluir a urina, hiponatremia e hiposmolaridade sérica. Os critérios diagnósticos para SIAD são descritos no Quadro 1.

QUADRO 1 Critérios diagnósticos para a síndrome da antidiurese inapropriada (SIAD)

Critérios essenciais
▪ Hiponatremia (< 130 mEq/L) ▪ Osmolaridade sérica diminuída (< 275 mOsmo/kg) ▪ Osmolaridade urinária aumentada (> 100 mOsmo/kg na presença de hipotonicidade sérica) ▪ Sódio urinário aumentado (> 30 mEq/L, ingerindo uma dieta normal em sódio) ▪ Função tireoidiana, renal e adrenal normais ▪ Ausência de hipopotassemia ▪ Ausência de uso recente de diuréticos ▪ Ausência de estímulos fisiológicos para secreção do AVP (p. ex., dor, náusea, vômito, cirurgia) ▪ Euvolemia clínica – Ausência de sinais de hipovolemia (p. ex., taquicardia, mucosas secas, ↓ turgor e elasticidade da pele) – Ausência de sinais de hipervolemia (p. ex., edema, ascite, insuficiência cardíaca, insuficiência hepática, síndrome nefrótica)
Critérios complementares
▪ Ácido úrico diminuído (< 4 mg/dL) ▪ Ureia diminuída (< 10 mg/dL) ▪ Taxa de excreção urinária de sódio > 1%; taxa de excreção urinária de ureia > 55% ▪ Ausência de correção da hiponatremia após a infusão venosa de solução salina a 0,9% ▪ Correção da hiponatremia após restrição hídrica ▪ Resposta anormal ao teste de sobrecarga hídrica (excreção < 80% após a administração de 20 mL/kg de água, num período de 4 horas), ou diluição urinária inadequada (<100 mOsmo/kg)

FISIOPATOLOGIA

A SIAD pode ser causada por cinco mecanismos fisiopatológicos classificados como: A, B, C, D e E (Quadro 2). Todos eles causam hiponatremia primariamente pela retenção de água induzida pelo AVP. Para compensar a expansão de volume, o organismo inibe a secreção de aldosterona e ativa mecanismos natriuréticos (p. ex., aumento da secreção de peptídeo atrial natriurético) que promovem a excreção urinária de sódio no sentido de restabelecer a volemia contribuindo assim para a hiponatremia. Adicionalmente, as células edemaciadas perdem potássio e outros solutos na tentativa de restaurar seu volume; levando ao aumento da excreção urinária de potássio e hipopotassemia o que também contribui para manter a hiponatremia. Ou seja, a hiponatremia da SIAD resulta da depleção dos estoques corporais de sódio associado a retenção de água livre. A baixa osmolaridade da SIAD decorre da redução da osmolaridade efetiva ou tonicidade. Isso porque osmóis efetivos, por não cruzarem a barreira celular livremente, criam uma força osmótica capaz de influenciar o movimento de água através da membrana celular.

QUADRO 2 Tipos (padrão) de secreção do AVP na síndrome da antidiurese inapropriada

Tipo (padrão)	Características
A	Tipo mais comum de SIAD. Causado principalmente por tumores. A secreção de AVP ocorre de forma errática e independente de controles fisiológicos. Os níveis séricos de AVP e copeptina são elevados com flutuações randômicas e associados à osmolaridade urinária elevada
B	Esse tipo é causado por lesões da neuroipófise ou por distúrbios da osmorregulação. Os níveis séricos de AVP e copeptina persistem elevados mesmo na presença de osmolaridade sérica leve a moderadamente baixa e a osmolaridade urinária é inapropriadamente elevada
C	Nesse tipo, o limiar osmótico para secreção da AVP e copeptina é modificado para um nível muito baixo, de modo que é necessária uma hiponatremia mais acentuada para inibir a secreção da AVP
D	Nesse tipo, também conhecido como síndrome nefrogênica de antidiurese inapropriada (NSIAD), os níveis séricos de AVP e copeptina são indetectáveis devido a variante patogênica ativadora ou ganho de função do *AVPR2*, de herança ligada ao X, ou pela produção de um peptídeo AVP-símile. O sexo feminino também pode ser afetado pela inativação seletiva do cromossomo X nas células tubulares renais
E	Nesse tipo (*reset barostat*), ocorre diminuição do AVP e copeptina com aumento da osmolaridade

ETIOLOGIA

A etiologia da SIAD é descrita no Quadro 3, e a etiopatogenia, no Quadro 4. Em crianças, as doenças pulmonares e do SNC são as etiologias mais frequentes.

QUADRO 3 Etiologia da síndrome da antidiurese inapropriada

Distúrbios do SNC
Infecções (p. ex., encefalite, meningite, abscesso), distúrbios vasculares (p. ex., hemorragia, trombose do seio cavernoso, acidente vascular encefálico, hematoma subdural, hemorragia subaracnóidea), trauma (p. ex., traumatismo craniano, secção da haste hipofisária), tumores cranianos, neurocirurgia, hidrocefalia, síndrome de Guillain-Barré
Distúrbios pulmonares
Infecções (p. ex., pneumonia, bronquiolite, abscesso, empiema), asma, pneumotórax, atelectasia, SARA, ventilação mecânica com pressão positiva, fibrose cística, vasculite
Neoplasias
Carcinoma pulmonar (células pequenas, mesotelioma), carcinoma gastrointestinal (duodeno, estômago, pâncreas, cólon), carcinoma geniturinário (ureter, próstata, bexiga, endométrio), carcinoma de mama, sarcoma de Ewing, osteossarcoma, linfomas, timoma, leucemia, neuroblastoma tímico e olfatório, melanoma, teratoma de ovário
Drogas e medicamentos
▪ Antiarrítmicos (amiodarona) ▪ Antibióticos (ciprofloxacina) ▪ Anticonvulsivantes (carbamazepina, oxcarbazepina, valproato de sódio, lamotrigina) ▪ Antidepressivos tricíclicos (amitriptilina, imipramina) ▪ Antidiabéticos (clorpropamida) ▪ AINES ▪ Antipsicóticos (haloperidol) ▪ Ativadores do receptor do AVP (desmopressina, vasopressina) ▪ Fenotiazinas (clorpromazina) ▪ Hipolipemiantes (clofibrato) ▪ Inibidores da recaptação da serotonina (fluoxetina, sertralina) ▪ Ocitocina ▪ Opioides (morfina) ▪ Quimioterápicos (vincristina, vimblastina, ciclofosfamida, azatioprina, clorambucil, ifosfamida, metotrexato) ▪ Inibidores da tirosina-quinase (sunitinibe, sorafenibe, axitinibe) ▪ Outros medicamentos (levamisole, nicotina, bromocriptina, clorpropamida, interferon-alfa) ▪ Drogas ilícitas ("êxtase" ou MDMA)
Miscelânea
▪ Anestesia geral ▪ Cirurgia abdominal ou torácica de grande porte, cirurgia hipofisária ▪ aids ▪ Porfiria intermitente aguda ▪ Exercícios vigorosos ▪ Náusea, vômito ▪ Dor ▪ Estresse
Hereditária
▪ Síndrome nefrogênica da antidiurese: variantes patogênicas ativadoras do *AVPR2*

AINES: anti-inflamatórios não esteroidais; MDMA: metilenodioxianfetamina; SARA: síndrome da angústia respiratória do adulto; SNC: sistema nervoso central.

QUADRO 4 Etiopatogenia da síndrome da antidiurese inapropriada

Tipo	Fisiopatogenia
Endógena	**Aumento da produção hipotalâmica de AVP** ▪ Doenças neuropsiquiátricas ▪ Doenças do SNC ▪ Doenças pulmonares ▪ Medicamentos: antidepressivos tricíclicos, inibidores seletivos da recaptação da serotonina, anticonvulsivantes, antipsicóticos (haloperidol), inibidores da monoamino-oxidase, quimioterápicos (ciclofosfamida, vincristina, vimblastina, carboplatina), inibidores do VEGF (sunitinibe, sorafenibe) ▪ Náusea, dor, cirurgia
	Produção ectópica de AVP ▪ Carcinoma pulmonar de células pequenas, carcinoma broncogênico, mesotelioma ▪ Carcinoma do duodeno, pâncreas ou timo ▪ Linfoma, leucemia ▪ Timoma, teratoma de ovário ▪ Sarcoma de Ewing
	Potencialização do efeito da AVP ▪ Carbamazepina, ciclofosfamida, clorpropamida, tolbutamida, anti-inflamatórios não esteroidais, anticonvulsivantes, antipsicóticos, inibidores seletivos da recaptação da serotonina, MDMA
	Nefropatia perdedora de sal ▪ Cisplatina, carboplatina
	Síndrome da antidiurese nefrogênica ▪ Variante patogênica ativadora do receptor AVPR2
Exógena	**Administração de desmopressina (análogo da AVP)**

AVP: arginina-vasopressina; MDMA: metilenodioxianfetamina; SNC: sistema nervoso central; VEGF: fator de crescimento vascular endotelial.

Neoplasias

As neoplasias podem causar SIAD por sintetizarem AVP, seu peptídeo precursor, ou um hormônio AVP-símile. Em adultos, o carcinoma pulmonar de células pequenas é a neoplasia que mais causa SIAD. Em crianças, neoplasias comuns são: linfoma, leucemia, timoma, sarcoma de Ewing e teratoma de ovário.

Doenças do sistema nervoso central

Praticamente qualquer distúrbio que afete a região hipotalâmico-hipofisária pode causar SIAD por estímulos na neuroipófise.

Cirurgias hipofisárias

Após cirurgias hipofisárias é frequente o desenvolvimento de distúrbios da secreção da AVP cuja manifestação clássica é conhecida como a resposta hormonal trifásica. Nessa situação ocorre deficiência de AVP (DIC: diabetes insípido central), seguida por excesso de secreção de AVP (SIAD), seguida de retorno à normalidade ou deficiência de AVP (DIC). O DIC é causado pela secção parcial ou completa da haste hipofisária, que interrompe a conexão entre os corpos celulares dos neurônios secretores de AVP e os terminais nervosos na hipófise posterior. A SIAD resulta da liberação descontrolada de AVP pela degeneração dos terminais nervosos dos neurônios secretores de AVP na hipófise posterior.

A 1ª fase da resposta trifásica tem início entre o 1º e 2º dia do pós-operatório, sendo caracterizada por DIC e manifestando-se por poliúria e polidipsia, com duração de 4 e 6 dias. A 2ª fase é caracterizada por SIAD, manifestando-se por hiponatremia euvolêmica, que se inicia entre o 4º a 6º dia do pós-operatório, com duração de até 14 dias. A 3ª fase pode ser um retorno à normalidade ou retorno a condição de DIC caso a lesão tenha afetado permanentemente a síntese ou secreção da AVP. Como alguns pacientes têm alta hospitalar nos primeiros 5 dias do pós-operatório eles podem desenvolver SIAD quando estiverem em casa. Nesses casos, os familiares devem ser alertados sobre sintomas de hiponatremia (p. ex., cefaleia, anorexia), e orientados a dosar sódio, potássio, ureia e glicemia, concomitante com o sumário de urina, a cada 2 a 3 dias, até o 10º a 12º dia do pós-operatório.

A deficiência de ACTH e hipocortisolismo podem "mascarar" um DIC subclínico pela diminuição da excreção urinária de água. Ao iniciar a reposição de glicocorticoides, o DIC subclínico poderá ser "desmascarado", uma vez que os glicocorticoides aumentam o limiar osmótico para liberação da AVP, suprimindo sua secreção. Por isso, é importante ficar atento para a possibilidade de a reposição de cortisol revelar um DIC subclínico. De forma oposta, pacientes usando altas doses de dexametasona no perioperatório podem inibir a secreção do AVP causando DIC nos indivíduos com reserva diminuída desse hormônio, que pode retornar ao normal com a suspensão ou diminuição das doses do corticoide.

Pacientes submetidos à cirurgia hipofisária devem ser monitorados no pós-operatório, com avaliação da sede, balanço hídrico e monitoramento de eletrólitos. A restrição hídrica para tratamento da SIAD deve ser evitada nos pacientes que tiveram hemorragia subaracnóidea.

Doenças pulmonares

Doenças pulmonares, benignas ou não, podem levar a SIAD por estímulo dos receptores osmóticos e/ou dos barorreceptores.

Medicamentos

Vários medicamentos podem causar SIAD ao estimularem a secreção de AVP ou potencializarem sua ação. Em pediatria, os medicamentos mais frequentes são: carbamazepina, oxcarbazepina, opioides, vincristina e ciclofosfamida.

Cirurgias de grande porte

Cirurgias torácicas ou abdominais de grande porte podem causar SIAD como resultado de estímulos dolorosos aferentes, náusea, vômito e estresse.

Idiopática

A maioria dos casos rotulados como idiopáticos, possuem uma causa oculta como: carcinoma pulmonar, neuroblastoma olfatório e arterite temporal de células gigantes.

Hereditária

A SIAD hereditária, também conhecida como síndrome nefrogênica da antidiurese inapropriada, em tudo se iguala as outras SIAD exceto pela não elevação do AVP. A antidiurese é causada por alguma substância antidiurética circulante, ou pelo aumento da sensibilidade dos receptores de AVP nos túbulos renais. Em alguns pacientes foi detectada variante patogênica ativadora ou ganho de função do *AVPR2* (*arginine vasopressina receptor 2*) que funciona como o reverso ou imagem em espelho do diabetes insípido nefrogênico.

DIAGNÓSTICO DIFERENCIAL

Os principais diagnósticos diferenciais da SIAD são descritos no Quadro 5. A síndrome cerebral perdedora de sal (SCPS) e a insuficiência adrenal causada pela diminuição da secreção do ACTH são os diagnósticos diferenciais mais importantes, especialmente nos pacientes com traumatismo craniano, infecções neurológicas, tumores cerebrais e no pós-operatório de neurocirurgia hipotalâmico-hipofisária.

Síndrome cerebral perdedora de sal

A fisiopatologia da SCPS ainda não está completamente esclarecida. Parece ser causada pela secreção de um peptídeo natriurético cerebral secretado no hipotálamo após uma lesão nesta região, causando supressão da secreção de renina e aldosterona e elevação do AVP como resultado do estímulo mediado pelos barorreceptores. Outra hipótese é que seja causada pela diminuição do estímulo nervoso simpático no aparelho justaglomerular reduzindo a secreção de aldosterona e renina com perda urinária aumentada de água, sódio, hiponatremia, depleção do volume intravascular e desidratação. A SCPS, em geral, resolve espontaneamente dentro de 2 a 3 semanas e responde ao tratamento com solução salina endovenosa.

A avaliação do estado volêmico não é fácil de ser realizada na prática clínica. Por isso, o diagnóstico diferencial entre SIAD e SCPS é difícil. Ambas as condições ocorrem em pacientes com distúrbios neurológicos e ambas cursam com hiponatremia e sódio urinário elevado. Para complicar ainda mais a investigação, o paciente pode estar usando medicamentos que causam ou agravam a hiponatremia, por exemplo: anticonvulsivantes, opioides, DDAVP® ou diuréticos. Como não existe um teste laboratorial que as diferencie, e como a abordagem terapêutica é oposta, é fundamental a diferenciação entre as duas condições utilizando os parâmetros descritos no Quadro 6.

Insuficiência adrenal secundária

Em contraste com a insuficiência adrenal primária que cursa com deficiência de glicocorticoides e mineralocorticoides, a insuficiência adrenal secundária cursa apenas com deficiência de glicocorticoides. Por isso, não se deve esperar que o paciente apresente hiperpotassemia e hiponatremia para pensar em deficiência do ACTH. Como o cortisol é necessário para uma eficiente excreção renal de água livre, sua deficiência leva a retenção hídrica e hiponatremia semelhante ao encontrado na SIAD. A reposição de corticoides inibe a secreção de AVP permitindo a excreção renal de água livre.

QUADRO 5 Diagnóstico diferencial da síndrome da antidiurese inapropriada

- Síndrome cerebral perdedora de sal
- Insuficiência adrenal
- Hipotireoidismo
- Insuficiência cardíaca
- Cirrose hepática
- Iatrogenia (p. ex., aporte hídrico excessivo, uso inadequado de DDAVP®)
- Uso recente de diuréticos

QUADRO 6 Diagnóstico diferencial entre síndrome da antidiurese inapropriada (SIAD) e síndrome cerebral perdedora de sal (SCPS)

Parâmetro observado	SIAD	SCPS
Sódio sérico	< 130 mEq/L	< 130 mEq/L
Sódio urinário	> 30 mEq/L	> 30 mEq/L
Osmolaridade sérica	< 275 mOsmo/kg	< 275 mOsmo/kg
Osmolaridade urinária	> 100 mOsmo/kg	> 300 mOsmo/kg
Hematócrito	N	A (em relação ao basal)
Ureia sérica	D	N ou A
Ácido úrico sérico	N	N ou D
Albumina plasmática	N	A
Potássio sérico	N	N ou A
Diurese	N ou D	N ou A
Peso	N ou A	D
Sinais de desidratação	Ausentes	Presentes ou não
Pressão arterial	N ou A	N ou D com hipotensão ortostática
Pressão venosa central	N ou A	N ou D
Tratamento	Restrição hídrica	Reposição hídrica

A = aumentado; D = diminuído; N = normal.

MANIFESTAÇÕES CLÍNICO-LABORATORIAIS

A sintomatologia da SIAD é resultado da hiponatremia cuja intensidade e gravidade depende de três fatores: nível sérico do sódio, estado volêmico do paciente, e se a hiponatremia é aguda (< 48 horas) ou crônica (> 48 horas).

As manifestações clínicas da hiponatremia são causadas pela redução da osmolaridade sérica que faz o fluxo de água sair do espaço extracelular para o intracelular levando a edema celular, principalmente edema cerebral. Como o organismo tenta compensar a hipo-osmolaridade sérica reduzindo a tonicidade intracelular, a correção da hiponatremia deve ser lenta, principalmente quando a sua instalação for crônica.

Os principais sintomas da hiponatremia são: fraqueza muscular, anorexia, náusea, vômito, irritabilidade, confusão, alteração do comportamento e, em casos graves, edema cerebral, edema pulmonar e convulsões. Pacientes com sódio sérico entre 125 e 135 mEq/L são assintomáticos ou apresentam sintomatologia discreta. Aqueles com sódio sérico entre 115 e 125 mEq/L têm sintomas mais evidentes (p. ex., vômito, alteração do comportamento). Quando o sódio sérico for < 115 mEq/L, e a hiponatremia for de instalação aguda, o paciente pode apresentar convulsão e coma. Pelo fato da hiponatremia na SIAD ser euvolêmica, o paciente não apresenta sinais clínicos de hipovolemia nem de hipervolemia. Pacientes com hiponatremia crônica, leve a moderada, não são necessariamente assintomáticos, uma vez que podem apresentar sintomatologia sutis e de difícil identificação como: déficit de memória, transtorno de atenção, déficit cognitivo, alterações discretas da marcha.

Embora pacientes com SIAD apresentem osmolaridade sérica abaixo da necessária para estimular o centro da sede, eles continuam a ingerir volumes habituais de líquido. As razões para isso são desconhecidas.

ABORDAGEM DIAGNÓSTICA

A abordagem diagnóstica deve diferenciar se o paciente tem hiponatremia ou pseudo-hiponatremia. Confirmada a hiponatremia, investigar uso de soluções venosas hipotônicas, medicamentos, hipotireoidismo, hipocortisolismo e insuficiência renal. Afastados esses problemas, investigar SIAD e SCPS.

História clínica

- História gestacional e neonatal.
- Excluir sempre a possibilidade de pseudo-hiponatremia causada por hiperglicemia, hiperproteinemia e hiperlipidemia.
- Início, duração e progressão dos sintomas.
- Sintomas de hiponatremia grave que necessitem de correção imediata (p. ex., edema cerebral, edema pulmonar, convulsão e insuficiência cardíaca congestiva).
- Verificar se a amostra de sangue foi obtida próxima a um acesso venoso em que estava sendo infundida uma solução hipotônica.
- Níveis de sódio sérico e urinários atuais e comparando-os com resultados anteriores.
- Quanto de sódio está sendo administrado e por qual via.
- Se a hiponatremia é aguda (< 48 horas) ou crônica (> 48 horas).
- Diagnósticos diferenciais da SIAD (p. ex., hipotireoidismo, hipoadrenalismo, uso de diuréticos, insuficiência cardíaca, cirrose, síndrome nefrótica).
- Medicamentos associados a SIAD.
- Soluções venosas hipotônicas.
- Provável fator precipitante ou causal da SIAD (p. ex., neurocirurgia).
- Se já foi iniciado algum procedimento diagnóstico ou terapêutico, há quanto tempo e quais foram seus resultados.

Exame físico

- Sinais vitais.
- Altura e peso.
- Excluir sinais de hipervolemia (p. ex., ascite, edema) e hipovolemia (p. ex., taquicardia, hipotensão, mucosas secas).
- O diagnóstico de euvolemia com bases em parâmetros clínicos e hemodinâmicos não é inteiramente confiável, mas serve de suporte para formulação diagnóstica.

- Sinais de hiponatremia grave (p. ex., convulsão, coma, edema cerebral).
- Distúrbios do SNC (p. ex., hidrocefalia, derivação ventrículo-peritoneal).
- Doenças pulmonares (p. ex., pneumonia, atelectasia, derrame).
- Sinais de neoplasia (p. ex., hepatomegalia, anemia, linfonodomegalia).
- Uso de ventilação mecânica com pressão positiva.
- Estadiamento puberal (critérios de Tanner): investigar lesões pituitárias (p. ex., hipogonadismo hipogonadotrófico).

Exames complementares

A investigação complementar irá depender dos dados de história clínica e exame físico que orientarão as próximas etapas da avaliação diagnóstica. O diagnóstico da SIAD requer preenchimento dos seus critérios clínicos e laboratoriais previamente definidos. O Quadro 7 mostra as principais causas de pseudo-hiponatremia e como calcular o valor do sódio corrigido.

Exames laboratoriais

- Sódio: confirmar hiponatremia e excluir causas de pseudo-hiponatremia.
- Potássio: afastar hipopotassemia como causa de poliuria no diagnóstico diferencial da SCPS.
- Glicemia: afastar pseudo-hiponatremia na vigência de hiperglicemia.
- Triglicérides: afastar pseudo-hiponatremia na vigência de hipertrigliceridemia.
- Proteínas: afastar pseudo-hiponatremia na vigência de hiperproteinemia.
- Ácido úrico: normal na SIAD e normal ou diminuído na SCPS. Se o exame for alterado, afastar causas de hipouricemia (alopurinol, ácido acetilsalicílico, fibratos, glicocorticoides) e hiperuricemia (cafeína, diuréticos, vitamina C, neoplasias).
- Ureia: diminuída na SIAD.
- T4L e TSH: afastar hipotireoidismo.
- Cortisol sérico matinal: o tratamento do hipocortisolismo causado por deficiência de ACTH pode desmascarar uma deficiência parcial de AVP que não era detectada devido a secreção residual de AVP causado pela deficiência de cortisol.
- Copeptina e AVP: a copeptina e o AVP estão elevados na maioria dos casos de hiponatremia. Portanto, sua dosagem não é indicada na investigação da SIAD. Uma exceção é na suspeita de SIAD nefrogênica quando seus níveis séricos são baixos.
- Osmolaridade sérica: < 275 mOsmo/kg na SIAD. Hiponatremia com osmolaridade sérica normal ou aumentada sugere pseudo-hiponatremia. Na impossibilidade de se medir a osmolaridade sérica, ela pode ser calculada pela fórmula: Osmolaridade sérica = [2 (Na) + Glicose/18 + Ureia/6], VR: 280-290 mOsmo/kg.
- Sumário de urina: densidade urinária aumentada na SIAD.
- Osmolaridade urinária: aumentada. Na impossibilidade de se medir a osmolaridade urinária ela pode ser estimada multiplicando-se os dois últimos dígitos da densidade urinária por 40. Por exemplo: densidade urinária de 1.010 a osmolaridade urinária estimada será de 400 mOsmo/kg (1.010 × 40), e densidade urinária de 1.015 a osmolaridade urinária será de 600 mOsmo/kg (1.015 × 40). Uma osmolaridade urinária baixa sugere: baixa ingestão de solutos ou polidipsia primária.
- Sódio urinário: aumentado (> 30 mEq/L). O sódio urinário está elevado tanto na SIAD como na SCPS não servindo como parâmetro para o diagnóstico diferencial entre essas duas condições. Sódio urinário < 30 mEq/L indica uma hiponatremia por

QUADRO 7 Fórmulas para o cálculo do sódio corrigido

Situação clínica	Cálculo do Na^+ corrigido (mEq/L)
Hiperglicemia (fórmula de Katz) (osmolaridade sérica elevada)	Na^+(c) = [Na^+ + (1,6 × (glicose – 100 / 100)]
Hiperproteinemia (osmolaridade sérica normal)	Na^+(c) = [Na^+ + (0,25 × (proteína – 8)]
Hipertrigliceridemia (osmolaridade sérica normal)	Na^+(c) = [Na^+ + (0,002 × triglicérides)]

perda não renal de sódio (p. ex., perdas gastrointestinais).

- Fórmula ou equação de Fürst: indicada para a predição da resposta terapêutica a restrição hídrica. Resultado < 0,5 = a restrição hídrica tem possibilidade de ser eficaz. Resultado entre 0,5 e 1,0 = a restrição hídrica isolada é pouco provável de corrigir a hiponatremia, porque os néfrons são incapazes de excretar água livre. O cálculo da fórmula ou equação de Fürst = [Na^+ + K^+ urinários) / (Na^+ sérico)].
- Fração de excreção urinária de sódio (FENa): é obtida pela fórmula: FENa = [(Na^+ urinário × creatinina sérica) / (Na^+ sérico × creatinina urinária) × 100]. Em pacientes com função renal normal a FENa auxilia na diferenciação entre hiponatremia hipovolêmica, normovolêmica e hipervolêmica:
  - FENa < 0,5%= hiponatremia hipovolêmica.
  - FENa > 0,5% = hiponatremia normovolêmica ou hipervolêmica.
  - FENa > 12% = alto valor preditivo positivo para SIAD.

Exames de imagem

Os exames de imagem são solicitados de acordo com a provável etiologia da SIAD. Por exemplo: ressonância magnética (RM) de hipófise-hipotálamo e encéfalo para lesões cerebrais; radiografia ou TC de tórax para problemas pulmonares; radiografia de ossos para sarcoma de Ewing; TC de abdome para tumores gastrointestinais; cintilografia com ^{68}Ga-DOTATE para tumores neuroendócrinos ocultos produtores de AVP.

ABORDAGEM TERAPÊUTICA

A maioria dos pacientes não necessitará de nenhum tratamento a não ser correção do fator causal e restrição hídrica. Outras medidas terapêuticas são usadas se houver sintomas neurológicos relacionados à hiponatremia. O Quadro 8 sumariza algumas opções terapêuticas para a SIAD. O tratamento da SIAD, mesmo assintomática, tem por objetivo manter o sódio sérico > 130 mEq/L, devido ao risco aumentado, em longo prazo, de osteoporose e fraturas caso o sódio permaneça cronicamente abaixo desse valor.

Tratamento da hiponatremia sintomática moderada a grave

Na correção da hiponatremia o valor do sódio desejado para correção deve sempre ser inferior ao valor de normalidade. Por exemplo: 130 mEq/L ao invés de 135 mEq/L. A correção rápida da hiponatremia pode causar a síndrome de desmielinização osmótica (SDO). Por isso, a elevação máxima da hiponatremia deve ser de 10 a 12 mEq/L/dia para a hiponatremia aguda e 8 a 10 mEq/L/dia para a hiponatremia crônica. Uma exceção é a hiponatremia aguda e sintomática, com risco de edema cerebral, quando o sódio sérico poderá ser corrigido mais rapidamente.

Hiponatremia sintomática (com convulsão ou coma)

Essa condição, independente da causa, representa uma emergência médica. Corrige-se o sódio, via endovenosa, com NaCl 3% (1 mL = 0,5 mEq), em 15 a 20 minutos, utilizando a fórmula NaCl 3% (mL) = (1 a 4 mL × peso em kg) na qual a administração de 1 mL/kg de NaCl 3%, EV, aumenta o sódio em 1 mEq/L.

Por exemplo: paciente de 15 kg receberá um máximo de 60 mL de NaCl 3% (4 mL × 15 = 60 mL). Isso significa que se a convulsão ceder com a administração de apenas 20 mL de NaCl 3% em *bolus*, não será necessário administrar os demais 40 mL. Ou seja, a fórmula acima apenas fornece a quantidade máxima de NaCl 3% a ser infundida, a qual será administrada em sua totalidade ou não, a depender da resposta clínica de cada paciente. A solução de NaCl 3% (1 mL = 0,5 mEq) pode ser preparada usando as seguintes fórmulas:

- Solução #1: NaCl 3% = [NaCl 20% (15 mL) + Água destilada (85 mL)]
- Solução #2: NaCl 3% = [NaCl 20% (11 mL) + SF0,9% (89 mL)]

Hiponatremia sintomática (sem convulsão ou coma)

Essa condição geralmente é resultado de uma hiponatremia aguda, ou de uma hiponatremia crônica importante (Na^+ < 125 mEq/L). Corrige-se o sódio, via

QUADRO 8 Tratamento da síndrome da antidiurese inapropriada

Hiponatremia sintomática moderada a grave	
Hiponatremia grave com convulsão ou coma	NaCl 3% = 1 a 4 mL/kg, EV, em *push* lento
Hiponatremia grave sem convulsão ou coma	Na^+ (mEq) = [(125 – Na^+ encontrado) x (0,6 x Peso em kg)], EV
Hiponatremia moderada	Correção pela Fórmula de Adrogué e Madias, EV: ▪ Hiponatremia aguda: correção máxima de 10 a 12 mEq/L/dia ▪ Hiponatremia crônica: correção máxima de 8 a 10 mEq/L/dia. Na presença de fatores de risco para síndrome de desmielinização osmótica, a taxa de correção pode ser reduzida para 6 a 8 mEq/L/dia
Hiponatremia sintomática leve	
Tratamento da causa subjacente	Indicada em todos os casos independente da gravidade: ▪ Suspender medicamentos associados à SIAD ▪ Tratar infeções (pulmonares ou do SNC) ▪ Tratar neoplasias ▪ Tratar a dor ▪ Tratar náusea e vômito
Restrição hídrica	Indicada em todos os casos, exceto na SIAD causada por hemorragia subaracnoide ▪ Usar a Fórmula de Fürst [(Na^+ + K^+ urinários / Na^+ sérico)] para prever a resposta terapêutica a restrição hídrica. Valores < 0,5 predizem uma boa resposta; enquanto valores > 1,0 predizem que a restrição hídrica será insuficiente para corrigir a hiponatremia ▪ Restrição hídrica: não existe consenso sobre a taxa de restrição: (i) crianças: < 1.000 mL/m^2/dia; ou 50 a 70% da taxa hídrica de manutenção; (ii) adolescentes e adultos: < 1.000 a 1.500 mL/dia
Aumentar a carga de soluto ▪ NaCl (sal) ▪ Ureia ▪ Proteína	▪ Ureia (adultos): 15 a 30 g, VO, a cada 12 horas ▪ NaCl: 1,0 a 1,5 g, VO, a cada 8 horas ▪ Proteína: 1 g/kg/dia, VO
Diminuir a osmolaridade urinária ▪ Furosemida	Indicados, em associação ao NaCl se não houver resposta à reposição salina isolada e se osmolaridade urinária for 2 vezes maior do que a osmolaridade sérica ▪ Furosemida: 0,5 a 2 mg/kg/dia, VO (monitorar potássio sérico)
Inibidores do SGLT2 (iSGLT2) ▪ Empaglifozina	Indicados, em adultos, se não houver resposta a restrição hídrica e aumento da carga de soluto ▪ Empaglifozina: 25 mg, VO, 1 vez/dia
Antagonistas dos receptores de AVP Vaptanos	Indicados, em adultos, se não houver resposta à terapia inicial.: ▪ Tolvaptano: 15 a 60 mg, VO, 1 vez/dia (iniciar com 7,5 mg/dia, em ambiente hospitalar para ajustes de dose)
Hidantoína, lítio e demeclociclina	Não tem indicação na terapia da SIAD
Hiponatremia assintomática com Na < 130 mEq/L	
▪ Terapia semelhante à hiponatremia sintomática leve	▪ Tratar a condição subjacente + restrição hídrica. ▪ Se não responder, considerar uma das seguintes opções: ureia, NaCl, NaCl + furosemida, ou tolvapatano

EV: endovenoso; SIAD: síndrome da antidiurese inapropriada; SNC: sistema nervoso central; VO: via oral.

endovenosa, para aumentar o sódio sérico até 125 a 130 mEq/L, usando a seguinte fórmula:

- Na^+ (mEq) = [(Na^+ desejado – Na^+ encontrado) × (0,6 × Peso em kg], em que Na^+ desejado = 125 a 130 mEq/L

Por exemplo: paciente de 10 kg, Na^+ = 120 mEq/L. A quantidade de sódio a ser reposta caso deseje aumentá-lo para 130 mEq/L será: [130 – 120 × 0,6 × 10] = 60 mEq. Utilizando-se a solução de NaCl 3% (1 mL = 0,5 mEq), esse paciente receberá 120 mL = 60 mEq de sódio, EV, em 2 a 4 horas.

Hiponatremia sintomática moderada

A reposição salina venosa na hiponatremia deve aumentar o sódio sérico, no período de 24 horas, em no máximo 10 a 12 mEq/L na hiponatremia crônica e

8 a 10 mEq/L na hiponatremia aguda. Existem várias fórmulas para a correção da hiponatremia. A fórmula de Adrogué e Madias permite calcular o quanto de sódio sérico será elevado em resposta à infusão de 1 L de solução salina. Para isso, é necessário o conhecimento da concentração de sódio nas soluções salinas habitualmente disponíveis. NaCl 0,9% (154 mEq/L), NaCl 3% (513 mEq/L), NaCl 20% (3.422 mEq/L) e Ringer lactato (130 mEq/L). Acrescentar ao volume encontrado pela Fórmula de Adrogué e Madias, o volume hidreletrolítico calculado para suprir as necessidades de manutenção do paciente. Nesta fórmula, descrita a seguir, a água corporal total (ACT) = [peso em kg multiplicado por 0,6].

A & M: ↑ Na^+ (mEq/L) = [Na^+ (mEq/L da solução salina) – Na^+ do paciente (mEq/L) / (ACT + 1)

A seguir é descrito um exemplo de como utilizar a fórmula de Adrogué e Madias para correção da hiponatremia em uma criança com 30 kg, Na^+ = 120 mEq/L, hiponatremia de instalação crônica, na qual deseja-se elevar o sódio sérico em 10 mEq/L nas próximas 24 horas. Observar que o volume a ser administrado irá depender da concentração da solução salina escolhida (quanto mais concentrada a solução, menor o volume a ser administrado).

Exemplo: se a solução escolhida for NaCl 3% (513 mEq/L de sódio), a administração de 1 L dessa solução salina aumentará o sódio sérico em:

- [(513 – 120) / (30 × 0,6) + 1] = 20,6 mEq. Como a quantidade de sódio que se deseja aumentar é de 10 mEq/L em 24 horas, esse paciente deverá receber nas próximas 24 horas, além da sua solução de manutenção (1.700 mL /24 horas), mais 485 mL de NaCl 3% para que a correção desejada seja obtida (1.000 mL de NaCl 3%, aumenta 20,6 mEq/L de sódio, portanto 10 mEq/L serão aumentados com "x" mL, em que "x" = 485 mL).

Correção do fator causal

A correção do fator causal está sempre indicada, sendo muitas vezes suficiente para resolver a maioria dos casos de SIAD. Por exemplo:

- Medicamentos: suspensão do medicamento causador da SIAD.
- Neoplasias: tratamento com quimioterapia, radioterapia e/ou cirurgia.
- Infecções pulmonares e do SNC: tratamento para a infecção causal.
- Dor: analgésicos.
- Náusea, vômitos: antieméticos.

Restrição hídrica

A restrição hídrica, associada à correção do fator causal, é a terapia inicial de escolha para a SIAD. Ela é realizada pela diminuição da ingestão hídrica por via oral (crianças: < 1.000 mL/m^2/dia; adultos: < 1.000 a 1.500 mL/dia), ou diminuição da infusão venosa de líquidos (50 a 75% das necessidades basais). A restrição deve incluir todos os líquidos e não apenas água. O conteúdo de água dos alimentos não entra no cálculo pois ele é equilibrado pelas perdas hídricas insensíveis. Essa terapia, ao causar um balanço hídrico negativo, é capaz de elevar o sódio sérico em 2 a 4 mEq/L. Suas desvantagens são: difícil aplicação clínica, eficácia limitada, resultados insatisfatórios, aumento da sede e baixa adesão.

A predição se a restrição hídrica será eficaz ou não no tratamento da SIAD pode ser estimada pela Fórmula de Fürst. Uma contraindicação a restrição hídrica é na SIAD causada por hemorragia subaracnóidea, na qual uma queda da pressão arterial induzida pela restrição hídrica pode aumentar o risco de vasoespasmo cerebral. Então, esses pacientes devem ser tratados com SF 3% para preservar a perfusão cerebral e impedir o desenvolvimento de edema cerebral induzido pela hiponatremia.

Tratamento farmacológico

O uso de medicamentos na SIAD é indicado nos pacientes que não responderam ao tratamento da doença de base e a restrição hídrica. Inicialmente, são usados os medicamentos que aumentem a carga de solutos. Se não houver resposta, acrescentam-se medicamentos que diminuam a osmolaridade urinária. Por último, usam-se fármacos antagonistas do receptor do AVP.

Medicamentos que aumentam a carga de solutos

Em indivíduos normais, o débito urinário é determinado principalmente pela ingestão hídrica mediada pela ação do AVP. Em pacientes com SIAD, o débito urinário é determinado pela ingestão e subsequente excreção urinária de solutos, principalmente sódio e ureia. Por isso, uma alternativa para o tratamento da SIAD crônica é o uso de medicamentos que elevem o teor de solutos e consequentemente o débito urinário.

- NaCl: comprimidos de NaCl podem ser usados isoladamente ou associados a um diurético de alça como a furosemida. Quando a suplementação de sódio for associada a furosemida, recomenda-se monitorar desenvolvimento de hipopotassemia. Caso não se disponha de comprimidos, é possível usar sal de cozinha. A dose usual para adolescentes e adultos é de 1 a 2 g, VO, a cada 8 horas. Esse tratamento é contraindicado na hipertensão e insuficiência cardíaca.
- Ureia: não é disponível comercialmente no Brasil, necessitando ser formulada. Nos EUA, é comercializada como Ure-Na® (sachês de 15 g). A dose usual é de 15 a 60 g/dia (0,25 a 0,5 g/kg/dia), VO, a cada 12 horas. A ureia induz diurese osmótica de água livre. Indicada na SIAD com hiponatremia sintomática que não responde a restrição hídrica. Efeitos adversos são: sabor amargo, náusea e diarreia.
- Proteína: em adultos, recomenda-se 1 g/kg/dia (máximo: 90 g/dia), VO, por até 7 dias, com o objetivo de aumentar a carga de soluto e estimular a diurese.

Diuréticos de alça

Em pacientes que não responderam a restrição hídrica e reposição de sal ou ureia, e que tenham osmolaridade urinária duas vezes maior do que a osmolaridade sérica, o próximo passo é o aumentar a excreção urinária de água, o que pode ser efetuado pelo uso de diurético de alça em associação com a reposição de sal.

A furosemida aumenta a excreção de água e sódio ao inibir o cotransportador sódio-potássio-cloro na alça de Henle, diminuindo a reabsorção desses solutos. Por isso, é importante monitorar o potássio sérico e considerar a adição de um diurético poupador de potássio (p. ex., espironolactona) caso surja hipopotassemia.

Antagonistas dos receptores do AVP

Os vaptanos ou aquaréticos são fármacos antagonistas dos receptores do AVP que atuam bloqueando competitivamente os receptores AVPR2 nos ductos renais coletores, diminuindo a expressão das aquaporinas. Isso, faz com que esses ductos se tornem insensíveis à ação do AVP promovendo maior excreção renal de água. O termo aquarético serve para diferenciá-lo dos diuréticos uma vez que os vaptanos aumentam apenas a excreção de água livre enquanto os diuréticos aumentam a excreção renal de água e de solutos.

Os vaptanos são indicados para pacientes adultos com sódio sérico persistentemente abaixo de 125 mEq/L, que não melhora com as medidas habituais. Não usar em combinação com outros medicamentos para tratar hiponatremia. Os vaptanos podem ser seletivos para os receptores AVPR2 ou bloquear receptores AVPR1 e AVPR2. Os receptores AVPR2 são responsáveis pela resposta antidiurética, enquanto os receptores AVPR1 são responsáveis pela vasoconstrição e liberação do ACTH.

O tolvaptano (Samsca®, Jynarque®) é um vaptano bloqueador do AVPR2, de uso via oral, aprovado pela FDA em 2008 e pela EMA em 2009 para o tratamento da SIAD. O conivaptano (Vaprisol®, à venda nos EUA) está disponível apenas para uso parenteral, bloqueando tanto os receptores AVPR1 como AVPR2, sendo aprovado, em 2005, nos EUA, para o tratamento da hiponatremia euvolêmica.

Hipotensão arterial é um efeito colateral do conivaptano pelo bloqueio dos receptores AVPR1. Outros efeitos adversos são: boca seca e sede fazendo com que os pacientes bebam mais água e diminuam os efeitos do medicamento, correção muito rápida da hiponatremia com risco de desmielinização osmótica, anorexia, constipação, hipopotassemia e hiperglicemia. As concentrações séricas do vaptanos aumentam quando coadministrados com inibidores do CYP3A4 (p. ex., cetoconazol, claritromicina, ritonavir) e reduzem quando coadministrados com indutores do CYP3A4 (p. ex., rifampicina, nafcilina). O Quadro 9 mostra os produtos dessa classe de medicamentos.

Inibidores do cotransportador 2 de sódio e glicose

Os inibidores do cotransportador 2 de sódio e glicose (iSGLT2) têm sido usados em adultos devido ao

QUADRO 9 Antagonistas dos receptores da arginina-vasopressina (AVP)

Medicamento	Posologia	Via de administração	Receptor do ADH bloqueado
Conivaptano (Vaprisol®) (amp.: 20 mg/100 mL)	Dose de ataque: 20 mg, EV, em 30 minutos. Dose de manutenção: 20 a 40 mg/dia, em infusão venosa contínua, por até 4 dias	Venosa	AVPR1 AVPR2
Tolvaptano (Samsca®) (Samsca®: comp. 15 e 30 mg; Jynarque®: comp. 25, 30, 45, 60 e 90 mg)	Iniciar com 7,5 mg, VO, 1 vez/dia, pela manhã para a diurese aumentada ocorrer durante o dia. Aumentar a dose, se necessário, até 60 mg/dia	Oral	AVPR2

seu efeito glicosúrico associado à diurese osmótica e aumento da excreção de água livre. O medicamento até então utilizado foi a empaglifozina (Jardiance®: comp. 10 e 25 mg), na dose de 25 mg, VO, 1 vez/dia. Efeitos adversos comuns são: hipoglicemia se associado a outro medicamento para tratamento do diabetes, vulvovaginite e balanopostite por Cândida, infecção urinária, aumento da diurese, aumento da sede e constipação.

Tratamento da síndrome cerebral perdedora de sal

A SCPS é um estado de depleção de volume o qual deve ser tratado com administração de solução salina por via endovenosa até que esta condição, de natureza quase sempre transitória, resolva espontaneamente. Nas hiponatremias crônicas, evitar taxas de correção do sódio sérico > 10 a 12 mEq/L/dia pelo risco de desenvolvimento da síndrome da desmielenização osmótica. Em pacientes com alimentação por via oral pode-se aumentar o aporte de sal da dieta. Em casos selecionados e que não respondam as medidas iniciais, pode-se usar a fludrocortisona (Florinefe®, comp. 50 e 100 mcg), na dose de: 50 a 100 mcg, VO, 1 a 2 vezes/dia, devido a sua ação mineralocorticoide e retentora de sal. Iniciar com a menor dose: 25 a 50 mcg/dia, reduzindo a taxa de correção venosa da hiponatremia e monitorando o sódio sérico a cada 6 horas para evitar elevação abrupta da natremia e risco de síndrome da desmielinização osmótica. Outros efeitos adversos da fludrocortisona são: hipopotassemia, hiperglicemia (efeito glicocorticoide) e sobrecarga hídrica (p. ex., hipertensão arterial, congestão pulmonar).

COMPLICAÇÕES DO TRATAMENTO

A principal complicação do tratamento intempestivo da SIAD (correção rápida da hiponatremia) é a síndrome da desmielinização osmótica (anteriormente denominada mielinólise pontina).

Essa síndrome resulta da mudança abrupta da osmolaridade intra e extracelular, com desmielinização simétrica da base da ponte cerebral. Fatores de risco para a síndrome de desmielinização osmótica são: sódio sérico < 113 mEq/L, urina hipotônica indicando correção espontânea com perda de água livre, alcoolismo, desnutrição energético-proteica, doença hepática grave, hipóxia, hipopotassemia, ou quando a correção do sódio é superior a 25 mEq/L/dia.

Após a resolução da hiponatremia, o paciente parece ficar bem, quando após 3 a 5 dias surge sonolência, confusão, desorientação, dificuldade para deglutir, disartria, afasia, tetraparesia flácida e paralisia bulbar. O estudo do liquor é normal. O EEG mostra lentificação difusa e a TC ou RM de crânio confirmam o diagnóstico. Não existe terapia específica. A recuperação geralmente se associa a sequelas neurológicas.

Se no curso do tratamento, a correção do sódio for identificada como excessiva, isto é, ocorrer aumento da natremia acima dos limites previstos, recomenda-se: a suspensão da infusão de solução salina hipertônica (NaCl 3%), administração de SG5% e, se necessário, a administração de DDAVP®.

PROGNÓSTICO

O Quadro 10 mostra a duração provável da SIAD.

QUADRO 10 Duração da síndrome da antidiurese inapropriada

Etiologia	Duração provável da SIAD
Tumores cerebrais	Às vezes permanente
Hemorragia subaracnoide	1 a 4 semanas
Inflamação do sistema nervoso central	Depende da resposta terapêutica
Traumatismo craniano	6 a 24 meses
AVE (acidente vascular encefálico)	1 a 2 semanas
Medicamentos	Enquanto durar o uso do medicamento
Pneumonia	2 a 5 dias
Insuficiência respiratória	Depende da resposta terapêutica
Infecção pelo HIV	Depende da resposta terapêutica
Hiponatremia pós-operatória	2 a 3 dias do pós-operatório

TRANSIÇÃO DOS CUIDADOS PARA A ENDOCRINOLOGIA DE ADULTO

A equipe de endocrinologia pediátrica deve preparar o adolescente e sua família para transição e posterior cuidado médico pelo endocrinologista de adulto, pelo menos 6 a 12 meses antes de efetivar a transferência. Idealmente, as instituições deveriam desenvolver protocolos com a participação de endocrinologistas pediátricos e de adultos que atendessem as peculiaridades do serviço e otimizassem essa fase de transição.

Na transição para os cuidados do endocrinologista de adulto recomenda-se o manejo da SIAD crônica com ajustes de doses e monitoração dos efeitos adversos dos medicamentos, avaliação da diminuição da densidade mineral óssea risco e de fraturas nos pacientes com sódio sérico persistentemente < 130 mEq/L, questões sobre gestação, entre outras.

REFERÊNCIAS SELECIONADAS

1. Adrogué HJ, Madias NE. Hyponatremia. N Engl J Med. 2000; 342:1581-9.
2. Adrogué HJ, Madias NE. The syndrome of inappropriate antidiuresis. N Engl J Med. 2023;389(16):1499-509.
3. Alindogan A, Joseph R. Disorders of sodium. Emerg Med Clin North Am. 2023;41(4):697-709.
4. Bardanzellu F, et al. Differential diagnosis between syndrome of inappropriate antidiuretic hormone secretion and cerebral/renal salt wasting syndrome in children over 1 year: proposal for a simple algorithm. Pediatr Nephrol. 2022;37(7):1469-78.
5. Brooks EK, Inder WJ. Disorders of salt and water balance after pituitary surgery. J Clin Endocrinol Metab. 2022;108(1):198-208.
6. Cui J, Halpin K, Paprocki E. Urea as safe treatment for hyponatremia due to syndrome of inappropriate antidiuretic hormone in infant with solitary central incisor and neurofibromatosis-1. J Pediatr Endocrinol Metab. 2022;36(4):430-4.
7. Driano JE, Lteif AN, Creo AL. Vasopressin-dependent disorders: What is new in children? Pediatrics. 2021;147(5):e2020022848.
8. Hillier TA, et al. Hyponatremia: evaluating the correction factor for hyperglycemia. Am J Med. 1999;106(4):399-403
9. Hussein Z, Tzoulis P, et al. The management and outcome of hyponatraemia following transsphenoidal surgery: a retrospective observational study. Acta Neurochir (Wien). 2022;164(4):1135-44.
10. Indirli R, et al. Tolvaptan in the management of acute euvolemic hyponatremia after transsphenoidal surgery: A retrospective single-center analysis. Front Endocrinol. 2021;12:689887.
11. Katz MA. Hyperglycemia-induced hyponatremia – calculation of expected serum sodium depression. N Engl J Med. 1973;289(16):843-4
12. Monnerat S, Atila C, et al. Effect of protein supplementation on plasma sodium levels in the syndrome of inappropriate antidiuresis: a monocentric, open-label, proof-of-concept study-the TREASURE study. Eur J Endocrinol. 2023;189(2):252-61.
13. Peters JP, et al. A salt-wasting syndrome associated with cerebral disease. Trans Assoc Am Phys. 1950;63:57-64.
14. Schwartz WB, et al. A syndrome of renal sodium loss and hyponatremia probably resulting from inappropriate secretion of antidiuretic hormone. Am J Med. 1958;23(4):529-42.
15. Tanemoto M. Vasopressin V2 receptor antagonists for the syndrome of inappropriate antidiuretic hormone secretion. Int Urol Nephrol. 2024;56(1):361-2.
16. Tzoulis P, Yavropoulou MP. Association of hyponatremia with bone mineral density and fractures: a narrative review. Ther Adv Endocrinol Metab. 2023;14:20420188231197921.
17. Warren AM, Grossmann M, et al. Syndrome of inappropriate antidiuresis: From pathophysiology to management. Endocr Rev. 2023;44(5):819-61.
18. Wendt R, Fenves AZ, Geisler BP. Use of urea for the syndrome of inappropriate secretion of antidiuretic hormone: a systematic review. JAMA Netw Open. 2023;6(10):e2340313.

SEÇÃO V

Diabetes e hipoglicemia

23

Diabetes melito tipo 1

INTRODUÇÃO

Em 11 de janeiro de 1922, na Universidade de Toronto, no Canadá, Frederick Grant Banting (1891-1941), James J. R. Macleod (1876-1935), James Bertram Collip (1892-1965) e Charles Herbert Best (1899-1978), após isolarem e purificarem a insulina, administraram-na com sucesso em Leonard Thompson (1908-1935), um adolescente de 14 anos com diabetes melito tipo 1 (DM1). A descoberta da insulina resultou na outorga do Prêmio Nobel de Fisiologia ou Medicina, em 1923, para Banting e Macleod.

O DM1 é o tipo mais comum de diabetes melito na faixa etária pediátrica. O tratamento precoce e intensivo consegue prevenir complicações microvasculares e macrovasculares e assegurar crescimento e puberdade normais. Nos últimos 100 anos, enormes avanços foram feitos no diagnóstico, tratamento e prevenção do DM1. Infelizmente, grande parte ainda não é disponibilizada para todos que dele necessitam.

DEFINIÇÕES

- Pré-diabetes: definido como glicemia de jejum alterada (glicemia em jejum, entre 100 e 125 mg/dL), ou intolerância à glicose (glicemia 2 horas após teste de tolerância oral à glicose [TTOG] entre 140 e 199 mg/dL), ou hemoglobina glicada (HbA1c) entre 5,7 e 6,4%. O pré-diabetes é um estágio intermediário entre glicemia normal e diabetes melito.
- Diabetes melito: definido como glicemia ao acaso $\geq$ 200 mg/dL, associada a sintomas clássicos da doença; ou glicemia $\geq$ 126 mg/dL após pelo menos 8 horas de jejum; ou glicemia $\geq$ 200 mg/dL após TTOG (1,75 g/kg, máximo: 75 g); ou HbA1c $\geq$ 6,5%. No indivíduo assintomático, são necessários dois exames alterados. Se somente um exame for alterado, este deverá ser repetido para confirmação.
- Diabetes melito tipo 1: é o diabetes causado pela destruição das células beta das ilhotas pancreáticas de Langerhans, levando à incapacidade de secretar insulina. Pode ser classificado em DM1A, de etiologia autoimune (maioria dos casos), e DM1B, de etiologia desconhecida.
- Diabetes melito tipo 2: é o diabetes no qual a secreção de insulina é inadequada para atender às demandas aumentadas da insulinorresistência. Portanto, o DM2 é frequentemente associado a manifestações de resistência insulínica, como: excesso ponderal, acantose *nigricans*, hipertensão arterial, hiperandrogenismo e doença hepática esteatótica associada à disfunção metabólica (MASLD).

EPIDEMIOLOGIA

O DM1 é o diabetes melito mais frequente na faixa etária pediátrica, correspondendo a 90% de todos os casos. A incidência de DM1 vem aumentando na maioria das populações, principalmente em menores de 4 anos, a uma taxa estimada de 3% ao ano, refletindo a participação de mecanismos ambientais em indivíduos geneticamente susceptíveis.

O diagnóstico do DM1 apresenta uma distribuição bimodal, com a maioria dos casos diagnosticados entre 5 e 7 anos e na puberdade. Existe também uma distribuição sazonal, com a maioria dos casos surgindo no outono e inverno, e uma significativa variação geográfica, com incidência em < 15 anos de 52,2:100.000/ano na Finlândia e 2:100.000/ano na China e no Japão. Não existe predileção por sexo.

Na população em geral, o risco de ter DM1 é de 0,3%. Quando há história familiar positiva para DM1, o risco aumenta para 5% (15 vezes maior), variando de acordo com o familiar afetado: mãe = 2%, pai = 6%, ambos os pais = 30%, irmãos = 6%, gêmeo idêntico = 50%. Quando o próprio indivíduo tem DM1, o risco de sua prole ter o mesmo problema varia de 6 a 10%.

No Brasil, não existem estudos nacionais sobre a incidência ou prevalência do DM1. Estudos regionais mostram que a incidência varia de acordo com a região: Passo Fundo/RS (12,4:100.000), São Paulo/SP (7,6:100.000), Londrina/PR (5,8:100.000) e Campina Grande/PB (3,4:100.000).

De acordo com dados da 10ª edição do *International Diabetes Federation Atlas* de 2021, na faixa etária de 0 a 19 anos, a prevalência mundial de DM1 era de 1.211.900 crianças e adolescentes, com uma incidência de 149.500 novos casos a cada ano. No Brasil, a prevalência na faixa etária de 0 a 19 anos era de 92.300 crianças e adolescentes, com incidência de 8.900 novos casos por ano.

FISIOPATOLOGIA

A etiologia do DM1 é multifatorial, envolvendo fatores genéticos, imunológicos e ambientais. O indivíduo com DM1 nasce com a predisposição genética para tê-lo. Ao ser exposto a um desencadeante ambiental, ocorre ativação da autoimunidade celular e humoral, causando lesão da célula beta (insulite), que leva à perda da primeira fase da resposta à insulina, seguida de glicemia de jejum alterada e/ou intolerância à glicose, e, posteriormente, à hiperglicemia e ao início das manifestações clínicas do DM1.

O mecanismo básico da hiperglicemia é o déficit absoluto de insulina causado pela destruição das células beta pancreáticas. A hiperglicemia se manifesta quando 85 a 90% das células beta pancreáticas são destruídas. Mas, a disglicemia oligossintomática, ou assintomática, pode existir por anos antes do diagnóstico.

A anormalidade imune fundamental é a perda de tolerância aos linfócitos T no timo, aos linfócitos B na medula óssea (tolerância central) e à perda da neutralização na circulação (tolerância periférica). Essa falha pode ocorrer por defeitos na deleção de clones de linfócitos T autorreativos no timo ou defeitos no número ou função dos linfócitos regulatórios. Com isso, os linfócitos autorreativos sobrevivem até que venham a ser ativados em resposta a antígenos circulantes liberados pela destruição das células beta. Os marcadores da destruição autoimune das células beta são os autoanticorpos contra insulina (IAA), descarboxilase do ácido glutâmico (GAD), tirosina-fosfatase (IA2 e IA2b) e antitransportador de zinco (ZnT8).

Vários *loci* genéticos estão envolvidos na etiologia do DM1. Dentre eles, os haplótipos *HLA DRB1*0401-DQA1*0301-DQB1*0302* (sorotipo DR4-DQ8) e *DRB1*0301-DQA1*0501-DQB1*0201* (sorotipo DR3-DQ2), responsáveis por 30 a 50% do risco. Mas, também existem haplótipos que conferem proteção como o *DQA1*0102-DQB1*0602* (sorotipo DQ6). Em relação aos mais de 70 genes e loci não-HLA, destacam-se: *insulin-VNTR, CTLA4, PTPN22, AIRE, FOXP3, STAT3, IFIH1, ZDHHC17* e *ERBB3.*

Os principais fatores ambientais potencialmente envolvidos no desencadeamento do DM1 são: (i) vírus (p. ex., vírus da caxumba e da rubéola, vírus Epstein-Barr, Coxsackie B3 e B4, enterovírus, retrovírus, citomegalovírus, SARS-CoV-2); (ii) bactérias (p. ex., *Streptomyces* contaminando alimentos); (iii) menor duração do aleitamento materno; (iv) exposição precoce a proteínas do leite de vaca (p. ex., beta-caseína, beta-lactoglobulina); (v) exposição precoce ao glúten; (vi) exposição a toxinas (p. ex., pesticidas e nitratos); (vii) exposição a metais pesados (p. ex., cádmio e mercúrio); (viii) deficiência de vitamina D; (ix) estresse físico, psíquico ou emocional; (x) disbiose (alteração do microbioma intestinal); e (xi) fatores pré-natais (p. ex., idade materna avançada, parto cesáreo).

ESTÁGIOS

A evolução do DM1 é classificada em três estágios (Quadro 1). Esses estágios permitem classificar os pacientes evolutivamente e, com isso, contribuir para o desenvolvimento de pesquisas com o objetivo de rastrear o risco de desenvolver DM1 e/ou implementar intervenções capazes de impedir ou retardar a evolução da doença.

QUADRO 1 Estágios do diabetes melito tipo 1 (DM1)

Estágios	Critérios	Diagnóstico e conduta
Estágio 1	▪ Autoimunidade pancreática positiva (dois ou mais autoanticorpos) ▪ Glicemia normal definida pelos critérios: – Glicemia em jejum < 100 mg/dL – Glicemia 2 h pós-TTOG < 140 mg/dL – HbA1c < 5,7%	▪ Múltiplos autoanticorpos pancreáticos ▪ Glicemia normal ▪ Assintomático ▪ Estágio 1: não há necessidade de administrar insulina
Estágio 2	▪ Autoimunidade pancreática positiva (dois ou mais autoanticorpos) ▪ Disglicemia, definida por: – Glicemia em jejum: 100 a 125 mg/dL – Glicemia 2h pós-TTOG: 140 a 199 mg/dL – HbA1c: 5,7 a 6,4%	▪ Múltiplos autoanticorpos pancreáticos ▪ Disglicemia ▪ Assintomático ▪ Estágio 2a: glicemia em jejum, entre 100 e 115 mg/dL ▪ Estágio 2b: glicemia em jejum, entre 116 e 125 mg/dL ▪ Estágio 2a ou 2b: não há necessidade de administrar insulina
Estágio 3	▪ Autoimunidade pancreática positiva (um ou mais autoanticorpos) ▪ Hiperglicemia definida por: – Glicemia em jejum ≥ 126 mg/dL – Glicemia 2h pós-TTOG ≥ 200 mg/dL – Glicemia randômica ≥ 200 mg/dL, com sintomas – HbA1c > 6,5%	▪ Um ou mais anticorpos positivos ▪ Hiperglicemia ▪ Presença de sintomas de diabetes ▪ Estágio 3a: assintomático, pode não precisar de insulina ▪ Estágio 3b: sintomático, com necessidade de tratamento com insulina

DM1: diabetes melito tipo 1; HbA1c: hemoglobina glicada; TTOG: teste de tolerância oral à glicose.
– Estágios 1 e 2 são também denominados de: DM1 pré-sintomático ou DM1 no estágio inicial.

MANIFESTACÕES CLÍNICAS

As manifestações clássicas do DM1 são os 4 "P": poliúria, polidipsia, polifagia e perda de peso. A apresentação geralmente é insidiosa, o que dificulta o diagnóstico. A poliúria pode ser suspeitada por enurese noturna secundária, em um paciente que já havia adquirido controle vesical noturno. A perda de peso pode se manifestar por insuficiente ganho ponderal ou por emagrecimento inexplicável, em razão do apetite aumentado. Outras manifestações frequentes são deterioração do rendimento escolar, cansaço, irritabilidade, balanopostite ou vulvovaginite por fungos, visão turva e relato de estresse emocional ou infeccioso precedendo o diagnóstico.

Em lactentes, os sintomas iniciais são mais difíceis de serem percebidos. Por isso, nessa faixa etária, deve-se suspeitar de DM1 quando há perda de peso ou ganho ponderal insuficiente, hipoatividade, assaduras que demoram a melhorar, sinais de desidratação, fome voraz, aumento do número de trocas de fraldas, fraldas que ficam mais pesadas e candidíase genital.

Essas manifestações clínicas iniciais, se não diagnosticadas e tratadas precocemente, podem progredir para vômito, anorexia, desidratação e cetoacidose diabética, a qual é responsável por até 30 a 50% dos diagnósticos iniciais, principalmente nas crianças mais jovens, nas quais é mais difícil a identificação dos sintomas do diabetes.

Em alguns pacientes, a avaliação inicial não permite distinguir claramente entre DM1 ou DM2 (p. ex., adolescente com obesidade) ou entre DM1 ou DM neonatal (p. ex., lactente de 6 a 12 meses). Nesses casos, a dosagem de insulina, peptídeo C e anticorpos pancreáticos, associada à apresentação clínica, permitirá a definição diagnóstica.

DIAGNÓSTICO DIFERENCIAL

Os principais diagnósticos diferenciais do DM1 são: DM neonatal, DM2, MODY (*maturity-onset diabetes of the young*), DM mitocondrial, diabetes relacionado à fibrose cística (DRFC), DM causado por drogas ou medicamentos, DM causado por endocrinopatias e DM associado a síndromes genéticas. O DM2 e o DRFC são discutidos em outros capítulos deste livro.

O DM mitocondrial (DMmt) é causado por variantes patogênicas no DNA mitocondrial, com segregação exclusivamente materna. O diagnóstico se baseia nas manifestações clínicas e pesquisa da variante patogênica. Devem ser investigados para DMmt os indivíduos com diabetes de herança materna que apresentem alterações sugestivas de mitocondriopatias, como distrofia macular, surdez neurossensorial, miopatia, cardiomiopatia, alterações renais e distúrbios neurológicos. A reposição de insulina é a terapia recomendada.

Os medicamentos mais associados à elevação da glicemia são: glicocorticoides (aumento da produção hepática de glicose e diminuição da captação periférica), L-asparaginase (redução da secreção insulínica e pancreatite), ciclosporina e beta-adrenérgicos (diminuição da liberação de insulina), tiazídicos (hipopotassemia e diminuição da secreção de insulina), inibidores da protease (redução da secreção de insulina e aumento de sua resistência) e antipsicóticos, como olanzapina e clozapina (aumento da resistência insulínica), além de pentamidina, fenitoína e interferon-alfa.

As endocrinopatias que fazem parte do diagnóstico diferencial do DM1 são: síndrome de Cushing (os glicocorticoides aumentam a produção hepática de glicose e diminuem sua captação periférica); hipertireoidismo (os hormônios tireoidianos aumentam a resistência insulínica e inibem sua secreção); feocromocitoma (as catecolaminas inibem a secreção de insulina e aumentam a glicogenólise); e glucagonoma (aumento da produção de glicose).

Várias síndromes genéticas (p. ex., Rabson-Mendenhall, Rogers) associam-se ao desenvolvimento de diabetes melito como resultado de resistência insulínica, insulinopenia e deficiências vitamínicas. Recomenda-se a investigação de síndromes genéticas em todo paciente com diabetes que apresente: dismorfia facial, anomalias congênitas, surdez neurossensorial, atrofia óptica, anemia megaloblástica, diabetes insípido, história familiar materna de diabetes, alterações urinárias e respiratórias, distúrbios neurológicos e miopatias.

ABORDAGEM DIAGNÓSTICA

A maioria dos pacientes com DM1 é diagnosticada pelo relato dos sintomas clássicos de poliúria, polidipsia, polifagia e perda de peso, que se desenvolvem em um período curto, de semanas a meses, associados à hiperglicemia e cetonúria. Entretanto, infelizmente, de 30 a 50%, ainda são diagnosticados devido à cetoacidose diabética.

História clínica

- História gestacional e neonatal.
- Idade ao diagnóstico (p. ex., < 6 meses, sugere DM neonatal).
- Início, duração e progressão dos sintomas.
- Fatores precipitantes (p. ex., estresse, infecção).
- Cetoacidose diabética.
- História familiar de DM1, DM2, DM mitocondrial, MODY.
- Uso de medicamentos hiperglicemiantes (p. ex., glicocorticoides, antipsicóticos).
- Doenças do pâncreas exócrino (p. ex., fibrose cística, pancreatite).
- Doenças autoimunes (p. ex., doença celíaca, tireoidite de Hashimoto).
- Dismorfias sugestivas de síndromes genéticas associadas ao diabetes.
- Endocrinopatias que causem hiperglicemia (p. ex., síndrome de Cushing).
- Exames já realizados e seus resultados.
- Tratamento em uso (medicamentos, plano alimentar, monitoração glicêmica).

Exame físico

- Sinais vitais.
- Altura, peso, índice de massa corporal.
- Estágio puberal de Tanner.
- Bócio.
- Grau de desidratação: avaliação muitas vezes difícil pelo fato de a desidratação ser predominantemente intracelular, sem os sinais clássicos de desidratação.
- Hálito cetônico.
- Alterações da respiração (p. ex., respiração de Kussmaul, pneumonia).
- Alterações da pele: acantose *nigricans*, necrobiose lipoídica *diabeticorum* (lesões cutâneas violáceas com centro amarelado), vitiligo, lipodistrofia.
- Sinais de endocrinopatias (p. ex., síndrome de Cushing).
- Sinais de autoimunopatias (p. ex., alopecia areata, alteração do esmalte dentário).
- Dismorfias sugestivas de síndromes genéticas associadas ao diabetes melito.

- No paciente em cetoacidose diabética, investigar processos infecciosos como fatores precipitantes (p. ex., vulvovaginites ou balanopostites).
- No paciente em cetoacidose diabética, principalmente no diagnóstico inicial, pensar nos diagnósticos diferenciais (p. ex., intoxicação por organofosforado).

Exames complementares

Algumas vezes, o diagnóstico inicial do DM1 não é claro como, por exemplo, na hiperglicemia detectada durante exames de triagem; em pacientes com obesidade ou em uso de medicamentos causadores de hiperglicemia; na vigência de sintomas leves ou atípicos; e na hiperglicemia detectada durante processos infecciosos ou traumas.

- Glicemia em jejum (8 horas).
- TTOG (teste de tolerância oral à glicose): indicado em situações nas quais o diagnóstico do diabetes não está claro ou não pode ser definido pelas dosagens de glicemia em jejum.
- Insulina: níveis séricos diminuídos no DM1.
- Peptídeo-C: níveis séricos diminuídos no DM1.
- Hemoglobina glicada.
- Anticorpos contra componentes da célula beta (p. ex., anticorpos anti-insulina, anti-GAD, anti-IA2, anti-ZnT8): positivos no DM1 autoimune. Não solicitar anticorpo anti-insulina no paciente que já tenha iniciado a insulinoterapia.
- T4 livre, TSH, AAT, anti-TPO: investigar tireoidopatias autoimunes.
- Antitransglutaminase IgA, IgA total: investigar doença celíaca.
- Hemograma: investigar processos infecciosos precipitantes do DM1.
- Eletrólitos: podem estar alterados na cetoacidose diabética.
- Ureia, creatinina: investigar insuficiência renal nos casos de cetoacidose.
- Gasometria venosa: avaliar acidose metabólica.
- Osmolaridade sérica: calculada pela fórmula: osmolaridade sérica (mOsmo/kg) = [2 (Na^+) + glicose /18 + ureia /6]. VR = 280 a 290 mOsmo/kg.
- *Anion gap* (AG) ou hiato aniônico: elevado na cetoacidose diabética. Calculado pela fórmula: AG (mEq/L) = [Na^+ – (CL^- + HCO_3^-)]. VR = 12 ± 2 mEq/L.
- Colesterol total e frações e triglicérides.
- Sumário de urina: avaliar glicosúria, cetonúria e evidências de infecção urinária.

ABORDAGEM TERAPÊUTICA

O tratamento do DM1 consiste em insulinoterapia, plano alimentar saudável, atividade física, automonitorização da glicose (glicemia capilar ou glicose intersticial) e educação continuada. Seus principais objetivos são manter um adequado controle glicêmico e permitir crescimento e desenvolvimento normais, associados a bem-estar psicossocial.

INSULINOTERAPIA

Neste tópico, serão discutidos os seguintes itens: (i) classificação das insulinas; (ii) insulinas basais; (iii) insulinas prandiais; (iv) insulinas pré-misturadas; (v) validade e armazenamento das insulinas; (vi) necessidades diárias; (vii) doses; (viii) distribuição das doses; (ix) métodos de administração; (x) esquemas terapêuticos; e (xi) técnicas de aplicação da insulina.

Classificação das insulinas

As insulinas podem ser classificadas em: ação intermediária (NPH), ação curta (regular), análogos de ação rápida (lispro, asparte, glulisina, inalável tecnosfera), análogos de ação ultrarrápida (asparte + nicotinamida + L-arginina), análogos de ação longa (glargina, detemir), análogos de ação ultralonga (degludeca, glargina U-300), análogos de uso semanal (icodec), insulinas pré-misturadas e insulinas genéricas ou biossimilares (Basaglar® = glargina; Glargilin® = glargina; Admelog® = lispro; Rapilin® = asparte).

Em relação à origem, as insulinas atualmente usadas são todas obtidas por técnica de recombinação genética. O Quadro 2 resume a farmacocinética e os nomes comerciais das insulinas disponíveis no Brasil.

QUADRO 2 Farmacocinética das insulinas quando administradas por via subcutânea, ou inalável por via oral

Nome genérico (aprovação por idade)	Nomes comerciais	Início de ação	Pico de ação	Duração de ação
Insulina de ação intermediária				
NPH (crianças e adultos)	Humulin N® Novolin N® Insunorm N®	2 a 4 horas	4 a 12 horas	12 a 24 horas
Insulina de ação curta				
Regular (crianças e adultos)	Humulin R® Novolin R® Insunorm R®	½ a 1 hora	2 a 4 horas	4 a 8 horas
Análogos de ação rápida				
Asparte (> 1 ano)	Novorapid® Rapilin®	5 a 15 minutos	1 a 3 horas	3 a 5 horas
Lispro (> 2 anos)	Humalog® Admelog®	5 a 15 minutos	1 a 3 horas	3 a 5 horas
Glulisina (> 4 anos)	Apidra®	5 a 15 minutos	1 a 3 horas	3 a 5 horas
Insulina tecnosfera (> 18 anos)	Afrezza®	Imediato	10 a 20 minutos	1 a 2 horas
Análogos de ação ultrarrápida				
Asparte + Nicotinamida e L-asparigina (> 1 ano)	Fiasp®	2 a 5 minutos	1 a 3 horas	3 a 5 horas
Análogos de ação longa				
Glargina (U100) (> 2 anos)	Lantus® Basaglar® Glargilin®	2 a 4 horas	8 a 12 horas	22 a 24 horas
Detemir (> 1 ano)	Levemir®	1 a 2 horas	4 a 7 horas	20 a 24 horas
Análogos de ação ultralonga				
Degludeca (> 1 ano)	Tresiba®	½ h a 1h 30 min	Não tem pico	> 42 horas
Glargina (U300) (> 18 anos)	Toujeo®	2 a 6 horas	Mínimo	30 a 36 horas
Análogos de ação semanal				
Icodec (> 18 anos)	Awiqli®	15 a 18 horas	Não tem pico	196 horas

Fonte: ISPAD, 2022; SBD, 2022.

Insulinas basais

NPH

A insulina NPH (*Neutral Protamine Hagedorn*) foi descoberta em 1950. As iniciais de seu nome referem-se a "N", de neutra; "P", de protamina (proteína isolada do esperma de peixe); e "H", uma homenagem ao seu criador, Hans Christian Hagedorn (1888-1971). A insulina NPH é obtida pela precipitação de insulina com zinco na presença de protamina, o que faz a insulina ser liberada lentamente do precipitado.

A insulina NPH é classificada como de ação intermediária, sendo administrada em 1 a 4 aplicações subcutâneas ao dia, mais frequentemente 2 vezes/dia. Seu perfil de ação não mimetiza as características desejadas para uma insulina basal, o que a faz ter uma série de limitações: (i) requer um esquema fixo de refeições e lanches para evitar hipoglicemia; (ii) o pico de ação da dose noturna ocorre entre meia-noite e 4 horas da manhã, período de menor necessidade de insulina, aumentando o risco de hipoglicemia noturna; (iii) o efeito da dose noturna tende a diminuir entre 4 e 8 horas da manhã, período de maior necessidade de insulina, devido ao fenômeno do alvorecer, o que pode causar hiperglicemia matinal; e (iv) variabilidade de ação caso não seja homogeneizada, rolando o frasco da insulina gentilmente por 10 a 15 vezes antes do uso. Como aspectos positivos, apresenta as seguintes vantagens: (i) menor custo; (ii) menor número de injeções, pois pode ser misturada a insulinas prandiais em uma única aplicação; e (iii) pelo pico matinal prover cobertura para o lanche da manhã.

Glargina

A insulina glargina U-100 (Lantus®, Basaglar®, Glargilin®) foi o primeiro análogo de ação longa a ser comercializado, tendo sido autorizada em 2000. Ela difere da insulina humana pela adição de duas moléculas de arginina à porção terminal da cadeia beta (B30) e pela substituição do aminoácido asparagina pelo aminoácido glicina na cadeia alfa (A21). Isso faz com que a glargina apresente um elevado ponto isoelétrico que, associado a seu pH ácido, a faz precipitar após a injeção subcutânea, aumentando sua estabilidade e duração de ação. Ela não pode ser misturada a outras insulinas. Seu pH ácido pode causar dor no local da injeção. A administração usual é de 1 vez/dia, embora alguns pacientes necessitem de duas doses diárias (a cada 12 horas).

A insulina glargina U-300 (Toujeo®), um análogo de ação ultralonga, foi aprovada pela Anvisa em 08/12/2015 para indivíduos > 18 anos. Em vez de ter a concentração clássica de 100 U/1 mL, sua concentração é de 300 U/1 mL, permitindo a administração de um volume 3 vezes menor para uma mesma dose de insulina. Ela é usada, via SC, 1 vez/dia, para o tratamento de adultos com DM1 ou DM2.

Detemir

A insulina detemir (Levemir®) é um análogo de insulina de ação longa, formado por adição de um ácido graxo, o ácido mirístico, à lisina na posição 29 da cadeia beta. Essa modificação faz com que, após a injeção subcutânea, 98% da insulina se ligue à albumina, dissociando-se dela lentamente e, com isso, retardando sua absorção. Os depósitos da detemir no tecido subcutâneo permanecem em estado líquido, ao contrário da glargina, que permanece sob a forma de depósitos cristalinos. Essa insulina, autorizada em 2005, requer administração a cada 12 horas para melhor eficácia.

Degludeca

A insulina degludeca (Tresiba®) foi o primeiro análogo de ação ultralonga a ser comercializado, tendo sido aprovada no Brasil em fevereiro de 2014. Ela é formada pela adição do ácido hexadecanedoico à lisina na posição B29, fazendo com que esta insulina forme multi-hexâmeros solúveis após injeção subcutânea, resultando em um depósito a partir do qual é absorvida lentamente. Tem a vantagem de poder ser administrada em horários diferentes a cada dia devido ao perfil de ação estável e prolongado (duração de até 42 horas). O intervalo mínimo entre doses é de 8 horas, e o intervalo máximo, de 40 horas.

Icodec

A insulina icodec é um análogo basal de insulina de ação ultralonga, de administração semanal. É formada pela substituição de três aminoácidos na molécula de insulina (A14Glu, B16His, B25His), levando ao aumento da estabilidade, à diminuição da degradação enzimática e à diminuição do *clearance* mediado pelo receptor. Além disso, um ácido graxo (20-carbo icosano) é ligado à cadeia de aminoácido da insulina, fazendo com que ocorra uma duração mais prolongada da ligação com a albumina, reduzindo sua liberação. Após a injeção SC, os monômeros da icodec se ligam à albumina, formando um depósito inativo a partir do qual a insulina é lentamente liberada. Essas modificações aumentam a meia-vida da insulina para 8 dias, mantendo um perfil farmacocinético e farmacodinâmico estável, exceto pelo maior risco de hipoglicemia em pacientes com DM1. Ainda não existem estudos mostrando o uso dessa insulina na população pediátrica. A icodec (Awiqli®: seringas pré-preenchidas disponíveis em 700 UI/1 mL, 1.050 UI/1,5 mL e 2100 UI/3 mL) foi aprovada em 17/05/2024 pela EMA para adultos com diabetes melito. Até o final de 2024, não havia sido aprovada pela FDA.

A insulina efsitora, outro análogo basal de insulina de administração semanal, mostrou não inferioridade quando comparada à insulina degludeca em estudo de fase 3 em adultos com DM2, publicado em setembro de 2024. Aguardam-se estudos na população pediátrica.

Insulinas prandiais

Regular

A insulina regular foi a primeira insulina de ação curta a ser comercializada, em 1922. As moléculas de zinco presentes na sua preparação causam formação de hexâmeros de insulina após sua administração subcutânea, o que retarda a absorção por 30 a 40 minutos. Por isso, ela é administrada 30 a 40 minutos antes das refeições.

Asparte

A insulina asparte (Novorapid®; Rapilin®), autorizada em 2000, é formada pela substituição da prolina (posição B28) pelo ácido aspártico na cadeia beta da insulina. A carga negativa do ácido aspártico provoca repulsão elétrica entre as moléculas de insulina, o que leva a uma diminuição da autoagregação da insulina, acelerando sua absorção subcutânea. Recomenda-se que a asparte seja administrada 5 a 15 minutos antes da refeição. Se isso não for possível, deve ser administrada imediatamente após a refeição.

Lispro

A insulina lispro (Humalog®) foi o primeiro análogo de ação rápida a ser comercializado, em 1996. Nessa insulina, a lisina (posição B29) troca de posição com a prolina (posição B28) na cadeia beta da insulina, o que diminui a autoagregação das moléculas de insulina, acelerando sua absorção subcutânea. Recomenda-se que a lispro seja administrada 5 a 15 minutos antes da refeição ou imediatamente após a refeição.

Glulisina

A insulina glulisina (Apidra®) foi autorizada em 2004. Ela é formada pela troca da asparagina pela lisina (posição B3) e da lisina pelo ácido glutâmico (posição B29), ambas efetuadas na cadeia beta da insulina. Recomenda-se que a glulisina seja administrada 5 a 15 minutos antes da refeição. Se isso não for possível, deve ser administrada imediatamente após a refeição.

Asparte + nicotinamida + L-arginina

O princípio ativo da insulina asparte + nicotinamida + L-arginina (Fiasp®) é a insulina asparte. Portanto, ela terá a mesma ação biológica da insulina asparte sobre os receptores de insulina. Na Fiasp®, adicionam-se dois novos excipientes à insulina asparte: a nicotinamida (vitamina B3) e a L-arginina (aminoácido). Isso resulta em maior rapidez de absorção e início de ação. Ela foi o primeiro análogo de ação ultrarrápida a ser comercializado, tendo sido aprovada em 2019. Tem a vantagem de poder ser administrada de 2 a 5 minutos antes e até 15 minutos depois da refeição.

Insulina inalável tecnosfera

A insulina inalável tecnosfera Afrezza® é um análogo de insulina de ação rápida, oralmente inalável, aprovada pela FDA em 27/06/2014 para uso em adultos com DM1 ou DM2. No Brasil, a Afrezza® foi aprovada pela Anvisa em 03/06/2019 para adultos com DM.

Ela consiste em insulina humana recombinante, produzida por uma cepa de *Escherichia coli* (K12), adsorvida a partículas transportadoras de fumaril diketopiperazina (FDKP) e polisorbato 80. A Afrezza® é inalada por via oral sob a forma de monômeros, que são rapidamente absorvidos dos alvéolos para a circulação. Aproximadamente 3 horas após sua administração, restam apenas 10% da quantidade inalada nos pulmões e, em 12 horas, a insulina é completamente absorvida. O início de ação ocorre em 12 minutos, o pico de ação em 57 minutos e a duração de ação é de 160 minutos.

Ela é apresentada em refis de 4 UI (cor azul), 8 UI (cor verde) e 12 UI (cor amarela) de insulina rápida, em pó para inalação, com um inalador descartável desenvolvido especificamente para o produto. Por permitir apenas a inalação de duas doses fixas de insulina, impedindo variação de doses, e pelo custo elevado, não é muito utilizada. É contraindicada em casos de doença pulmonar crônica (p. ex., asma, DPOC, câncer de pulmão), em fumantes ou pessoas que deixaram de fumar recentemente, em crianças, gestantes, lactantes e no tratamento da cetoacidose diabética.

Insulinas pré-misturadas

São insulinas nas quais se misturam, em diferentes proporções, insulina NPH com insulina regular, ou insulina NPH com análogos de ação rápida. As insulinas pré-misturadas disponíveis no Brasil são: Humulin 70/30® (70% NPH / 30% regular), Humalog Mix 25®

(70% NPH / 25% lispro), Humalog Mix 50® (50% NPH / 50% lispro) e NovoMix 70/30® (70% NPH / 30% asparte). Em outros países, também está disponível a combinação de degludeca com asparte (IDegAsp: Ryzodeg®), na proporção de 70% de degludeca e 30% de asparte, aprovada pela FDA para crianças > 1 ano. O uso desse tipo de insulina não é o ideal para o tratamento do DM1, pois não permite ajustes e flexibilidade nas doses das insulinas, que são comercializadas em proporções fixas.

Armazenamento e validade da insulina

O armazenamento da insulina que não está sendo utilizada (frascos ou canetas fechados) deve ser feito sob refrigeração, na prateleira média da geladeira, em uma temperatura entre 2 e 8ºC, ou em caixa de isopor com gelo durante o transporte. A insulina não pode ser congelada. A validade é a que está descrita no rótulo.

O armazenamento da insulina que está sendo utilizada (frascos ou canetas abertos) pode ser em temperatura ambiente (< 30ºC), ou na geladeira (2 a 8ºC). A validade varia de acordo com a insulina: 28 dias (NPH, regular, glargina, asparte, glulizina, lispro e Fiasp®); 42 dias (detemir e glargina U-300) e 56 dias (degludeca).

Necessidades de insulina

As necessidades de insulina variam de acordo com a idade, peso, plano alimentar, atividade física, doenças intercorrentes, ciclo menstrual, duração do DM1, estágio puberal, rotina diária e resultados da monitoração da glicose. Crianças mais jovens necessitam de doses menores. Durante a puberdade, gestação ou infecções, as doses podem chegar a 2 UI/kg/dia. O Quadro 3 mostra as necessidades diárias.

QUADRO 3 Necessidades diárias de insulina (UI/kg/dia), para início da insulinização, de acordo com a faixa etária

Faixa etária	Quantidade (UI/kg/dia)
Lactente	0,3 a 0,5
Pré-púbere	0,7 a 1,0
Adolescente	1,0 a 2,0
Adulto	0,7 a 1,0

Fonte: ISPAD, 2022; SBD, 2022.

Fase de lua de mel do DM1

A fase de lua de mel do DM1 tem início logo após o diagnóstico e início da reposição exógena de insulina, levando à recuperação transitória da capacidade secretória das células beta. Isso se traduz clinicamente por episódios de hipoglicemia e redução das doses de insulina. Alguns pacientes são capazes de manter glicemias normais sem necessidade do uso da insulina, ou usando doses < 0,1 UI/kg/dia.

A fase de lua de mel tem duração variável, de meses até 1 a 2 anos, mas logo retorna à necessidade das doses usuais de insulina. Como a fase de lua de mel ocorre logo após o diagnóstico, época em que alguns pais estão buscando e usando medicina alternativa e auxílio espiritual para a cura do DM1, eles devem ser informados sobre essa fase para não confundirem a aparente melhora glicêmica como fruto de sua busca por tratamentos alternativos, o que pode levá-los a deixar de usar a insulina, ao entenderem que o "seu" tratamento fez com que o paciente melhorasse ou ficasse curado. A secreção residual de insulina pode ser aferida pela dosagem do peptídeo C ou pela fórmula IDAA1c (*insulin dosage adjusted for HbA1c*) (Quadro 4).

QUADRO 4 Fórmula do IDAA1c (*insulin dosage adjusted for HbA1c*) para avaliar a remissão parcial do diabetes melito tipo 1 (DM1)

IDAA1c = [HbA1c (%) + (4 x dose da insulina total diária (UI/kg)] Resultado ≤ 9 sugere remissão parcial do DM1
Por exemplo: ▪ HbA1c: 8,5% e dose total diária de insulina: 0,50 UI/kg/dia. O IDDA1c = 10,5 ▪ HbA1c: 9,0% e dose total diária de insulina: 0,20 UI/kg/dia. O IDDA1c = 9,8 ▪ HbA1c: 8,2% e dose total diária de insulina: 0,20 UI/kg/dia. O IDDA1c = 9,0 ▪ HbA1c: 7,5% e dose total diária de insulina: 0,50 UI/kg/dia. O IDDA1c = 9,5

Doses de insulina

As doses iniciais de insulina são calculadas de acordo com a idade e o peso do paciente, como demonstrado no tópico anterior, e ajustadas pelos seguintes parâmetros: razão insulina:carboidrato, *bolus* refeição, fator de sensibilidade insulínica e *bolus* de correção.

Razão insulina:carboidrato (RIC)

A razão insulina:carboidrato (RIC) refere-se à quantidade em gramas de carboidrato (CHO) que é metabolizada por 1 UI de insulina regular ou análogo de ação rápida ou ultrarrápida. A RIC é inversamente proporcional à idade (Quadro 5). Ela também varia com o peso (aumento da necessidade de insulina nos indivíduos com obesidade) e horário do dia (p. ex., 1 UI/10 g CHO no café da manhã, e 1 UI/20 g CHO no jantar).

A RIC é calculada pela "Regra dos 400" (SBD, 2022). Por essa regra, divide-se o número 400 pelo total de unidades de insulina usadas no dia (soma da basal + rápida ou ultrarrápida). Algumas diretrizes usam um fator de "500" em vez de "400" (ISPAD, 2022). Por exemplo, no paciente que usa 20 UI/dia de insulina, sua RIC será de: [(400/20) = 20]. Isso significa que esse paciente necessitará de 1 UI de insulina regular ou análogo de ação rápida ou ultrarrápida para cobrir cada 20 gramas de carboidrato ingerida numa refeição. Essa fórmula pode ser individualizada para se adequar às necessidades de cada paciente. Por exemplo, administrando mais insulina antes do café da manhã e menos insulina na antecipação de uma atividade física.

QUADRO 5 Razão insulina:carboidrato (RIC) de acordo com a faixa etária

Faixa etária (anos)	RIC
≤ 2	45 a 50
3 a 5	40
6 a 8	30
9 a 11	20
12 a 13	12 a 15
14	10

Bolus refeição

O *bolus* refeição (BR), ou *bolus* alimentação, refere-se à quantidade de insulina regular ou análogo de ação rápida ou ultrarrápida necessária para cobrir a quantidade (gramas) de carboidrato (CHO) ingerida em uma refeição específica. Para calcular o *bolus* refeição, é necessário saber a quantidade em gramas de CHO a ser ingerida e qual é a RIC do paciente. O *bolus* refeição é calculado pela formula: BR = [gramas de CHO / razão insulina:carboidrato]. Por exemplo: um paciente com RIC de 25, que irá ingerir 75 g de CHO, seu BR será: (75 g CHO / 25 do RIC) = 3 UI de insulina regular ou análogo de ação rápida ou ultrarrápida.

Fator de sensibilidade insulínica

O fator de sensibilidade à insulina (FSI) é calculado para determinar a quantidade de glicose (mg/dL) que será reduzida após a administração de 1 UI de insulina regular ou análogo de ação rápida ou ultrarrápida.

Ele é calculado pela "Regra do 2000", usando a seguinte fórmula: FSI = [2.000 / Dose total diária de insulina]. Por exemplo: dose total de insulina = 20 UI, o FSI será: [2.000/20] = 100. Ou seja, 1 UI de insulina regular ou análogo de ação rápida ou ultrarrápida é capaz de reduzir a glicemia em 100 mg/dL Em bebês, pode-se dividir a dose total diária de insulina por 2.100; em adultos, por 1.800; e em pacientes com resistência insulínica, dividir por 1.500.

O FSI varia de indivíduo para indivíduo e nos diferentes horários do dia. Maior sensibilidade à insulina ocorre em crianças, indivíduos magros e atletas. Maior resistência à insulina ocorre em indivíduos com obesidade, na puberdade, durante processos infecciosos, no último trimestre da gestação e durante corticoterapia. O Quadro 6 mostra a variação do FSI de acordo com a idade. Quanto mais jovem for a criança, mais sensível ela será à ação da insulina.

QUADRO 6 Fator de sensibilidade insulínica (FSI) de acordo com a faixa etária

Faixa etária (anos)	FSI
≤ 2	300 a 350
3 a 5	200 a 250
6 a 8	180
9 a 11	100 a 150
12 a 13	75 a 100
> 14	25 a 75

Bolus de correção

O *bolus* de correção (BC) é utilizado para calcular quantas unidades de insulina regular ou análogo de ação rápida ou ultrarrápida são necessárias para reduzir os níveis glicêmicos que estejam acima da meta (glicemia atual) para os níveis estabelecidos como meta glicêmica (glicemia-alvo). O cálculo do BC é feito pela fórmula: BC = [(glicemia atual – glicemia-alvo) / Fator de sensibilidade à insulina]. Por exemplo: glicemia atual

= 200 mg/dL, meta glicêmica = 100 mg/dL, fator de sensibilidade insulínica = 100, o BC será: [200 – 100 / 100] = 1. Ou seja, 1 UI de insulina regular ou análogo de ação rápida ou ultrarrápida é necessária para diminuir a glicemia de 200 para 100 mg/dL.

Distribuição das doses de insulina

Em pacientes usando o esquema basal-*bolus*, a dose da insulina basal deve ser de 30 a 50% da dose total diária de insulina. O restante deve ser aplicado como insulina rápida ou análogos de ação rápida ou ultrarrápida antes das refeições. Em lactentes, a insulina basal corresponde, em média, a 30% da dose total diária de insulina. Em adolescentes, a insulina basal pode chegar a 50% da dose total diária de insulina. Doses elevadas de insulina basal estão associadas a ganho ponderal excessivo, maior risco de hipoglicemia noturna, menor percepção das hipoglicemias e maior variabilidade glicêmica.

A insulina NPH, quando usada 2 vezes ao dia, deve ter sua dose diária distribuída em 70% (2/3) pela manhã e 30% (1/3) à noite. Se for usada 3 vezes ao dia, a distribuição das doses será: 50% antes do café da manhã, 25% antes do almoço e 25% antes do jantar. Se for usada 4 vezes ao dia, a distribuição das doses será: 30% ao acordar, 30% no almoço, 20% no jantar e 20% ao deitar-se.

A insulina glargina é administrada uma vez ao dia, aproximadamente no mesmo horário todos os dias. Eventualmente, pode ser necessária a administração a cada 12 horas. O risco de hipoglicemia noturna é menor quando a glargina é administrada antes do café da manhã. Ao se fazer a transição de NPH para glargina, a dose inicial deve ser 20% menor para evitar hipoglicemia. A insulina detemir é habitualmente administrada a cada 12 horas. Ao fazer a transição de NPH para detemir, mantém-se a mesma dose usada para NPH.

A insulina degludeca é administrada uma vez ao dia, em qualquer horário do dia, não sendo necessário manter um horário fixo todos os dias. O intervalo mínimo entre doses é de 8 horas e o intervalo máximo, de 40 horas. Essa característica é útil para pacientes que possuem um padrão alimentar não padronizado, para os que trabalham com escala de trabalho de horário variado e para os que viajam para locais de fuso horário diferente. A glargina U-300 é administrada uma vez ao dia, aproximadamente no mesmo horário todos os dias.

A insulina regular é administrada 30 a 40 minutos antes das principais refeições. Os análogos de ação rápida são administrados 5 a 15 minutos antes ou imediatamente após a refeição (p. ex., na alimentação de lactentes).

Métodos de administração subcutânea da insulina

A insulina, por via subcutânea, pode ser administrada com seringa ou caneta, usando agulhas, ou com sistema de infusão contínua de insulina (SICI), também chamada de bomba de insulina.

Agulhas

A maioria das agulhas de insulina possui bisel siliconizado e trifacetado ou pentafacetado. Recomenda-se não reutilizar as agulhas pelo risco de contaminação, entupimento, formação de áreas lipodistróficas e deformação da agulha, tornando as injeções dolorosas. As agulhas comercializadas no Brasil possuem as seguintes características:

- 4 × 0,23 mm (32G): podem ser usadas por qualquer grupo etário, incluindo adultos com obesidade. A agulha deve ser inserida num ângulo de 90°. A prega cutânea é dispensável, exceto em < 6 anos.
- 5 × 0,25 mm (31G): podem ser usadas por qualquer grupo etário, incluindo adultos com obesidade. A agulha deve ser inserida num ângulo de 90°. A prega cutânea é dispensável, exceto em < 6 anos.
- 6 × 0,25 mm (31G): essas agulhas precisam que se faça uma prega cutânea para sua aplicação, usando um ângulo de 45° para crianças e 90° para adultos.
- 8 × 0,3 mm (30G): essas agulhas precisam que se faça uma prega cutânea para sua aplicação, usando um ângulo de 45° para crianças e 90° para adultos. Evitar essas agulhas em crianças.
- 12,7 × 0,33 mm (29G): apesar de comercializadas, essas agulhas nunca devem ser usadas para administração de insulina devido ao alto risco de aplicação intramuscular.

Seringas

As seringas para injeção de insulina, comercializadas no Brasil, estão disponíveis em 3 diferentes capacidades (30, 50 e 100 UI), 3 diferentes comprimentos de agulhas (6, 8 e 12,7 mm) e 3 diferentes possibilidades de doses (0,5, 1 e 2 UI) (Quadro 7).

Seringas com capacidade de 100 UI, que mensuram a dose de insulina de 2 em 2 UI (p. ex., 2, 4, 6 UI...), são as mais frequentemente disponibilizadas pelo SUS, sendo inadequadas para crianças pequenas, pois não permitem aplicação de doses menores (p. ex., ½ UI, 1 UI), nem ajustes mais precisos de doses (p. ex., ½ UI, 1 UI, 1 e ½ UI).

As seringas são comercializadas com agulhas acopladas ou fixas à seringa, e com agulhas desacopladas, com as agulhas vendidas separadamente. As seringas com agulhas acopladas não possuem espaço morto ou residual e podem ser usadas para aplicações que misturem dois tipos diferentes de insulina (p. ex., NPH e regular) em uma mesma injeção. Isso não pode ser feito com seringas desacopladas de agulhas, por causa da presença do espaço morto ou residual.

Canetas

As canetas injetoras de insulina estão disponíveis em diferentes graduações de doses: 0,5, 1 e 2 UI. Os refis são padronizados em 3 mL (300 UI). Para crianças que usam doses muito baixas de insulina, preferir as canetas com graduação de 0,5 UI.

As canetas injetoras (Quadro 8) podem ser classificadas em: (i) descartáveis: a caneta já vem pronta para uso, contendo, em seu interior, o cartucho (refil) de 3 mL de insulina e, ao terminar a insulina, a caneta é descartada; e (ii) não descartáveis, ou reutilizáveis: a caneta pode ser usada inúmeras vezes, bastando recarregá-la com um cartucho (refil) de insulina, vendido separadamente, toda vez que o cartucho (refil) acabar.

Existem ainda as canetas conectadas ou "inteligentes". Elas funcionam de modo similar a uma bomba de insulina, sendo indicadas para administração dos análogos de insulina de ação rápida. Essas canetas são reutilizáveis e enviam as informações para um aplicativo associado a um sensor de glicose intersticial instalado em um *smartphone* (iOS ou Android). O período de armazenamento dessas informações varia de 3 meses a 1 ano, a depender da caneta. Assim, o usuário pode visualizar gráficos com registros das doses e horário das insulinas, avisos de doses esquecidas, quantidade de insulina ativa restante, cálculo da dose de insulina, valores e tendências da glicose, alerta de expiração e temperatura da insulina. Os aplicativos podem ser programados de acordo com a meta glicêmica, RIC e FSI, podendo ainda fornecer lembretes para as doses basais e *bolus*. Essas informações eliminam a necessidade de cálculo das doses, reduzem o risco de hipoglicemia quando há repetição das doses de correção para hiperglicemia e podem ser programados para diferentes atividades durante o dia. As canetas "inteligentes" ainda não comercializadas no Brasil são: Solo Smart® (Sanofi), NovoPen 6® e NovoPen Echo Plus® (NovoNordisk), InPen® (Medtronic) e Humalog Tempo Pen® (Lilly).

i-Port Advance®

O i-Port Advance® é um dispositivo para injetar a insulina no tecido subcutâneo. Ele é descartável, circular, do tamanho de uma moeda, aderido à pele e conectado a uma cânula flexível no tecido celular subcutâneo. Esse dispositivo possui os seguintes benefícios: reduz o número de furadas na pele de várias vezes ao dia para apenas uma vez a cada três dias e pode ser usado durante

QUADRO 7 Seringas para aplicação de insulina com agulhas acopladas

Seringas (capacidade)	Agulhas (comprimento)	Unidades (doses)		
		0,5 em 0,5 UI	1 em 1 UI	2 em 2 UI
30 UI	6 mm	Sim	Não	Não
	8 mm	Não	Sim	Não
50 UI	6 mm	Não	Sim	Não
	8 mm	Não	Sim	Não
100 UI	6 mm	Não	Não	Sim

As seringas com agulha acoplada (fixas à seringa) não possuem espaço residual (espaço morto).
As seringas com agulhas de 8 e 12,7 mm não devem ser usadas em crianças.

QUADRO 8 Canetas para aplicação de insulina disponíveis no Brasil

Nome comercial	Insulinas	Unidades de dosagem	Descartável	Reutilizável
Sanofi-Aventis				
SoloStar Apidra® (cor azul)	Apidra® (glulisina)	1 UI/1 UI (até 80 UI)	X	
SoloStar Lantus® (cor cinza)	Lantus® (glargina 100 UI/mL)	1 UI/1 UI (até 80 UI)	X	
SoloStar Toujeo® Flexpen (cor verde)	Toujeo® (glargina 300 UI/mL)	1 UI/1 UI (até 80 UI)	X	
SoloStar Soliqua® 10/40 (cor amarela)	Glargina (100 UI/mL) + Lixisenatida (50 mcg/mL) *Contraindicado em DM1	1 UI/1 UI (até 40 UI)	X	
SoloStar Soliqua® 30/60 (cor verde)	Glargina (100 UI/mL) + Lixisenatida (33 mcg/mL) *Contraindicado em DM1	1 UI/1 UI até 40 UI	X	
AllStar (cor roxa)	Refil (3 mL): Lantus®, Apidra®	1 UI/ 1 UI (até 80 UI)		X
NovoNordisk				
NovoPen® 4 (cores: prata e preto)	Refil (3mL): Novolin® (N e R), Levemir®, Novorapid®, Novomix30®, Fiasp®, Tresiba®	1UI/1UI (até 60 UI)		X
NovoPen® Echo (cores: vermelha e preta)	Refil (3mL): Novolin® (N e R). Novorapid®, Novomix30®, Fiasp®, Levemir®, Tresiba®	½ UI /½ UI (até 30 UI)		X
Novolin® N FlexPen® (cores: azul e verde)	Novolin® N (NPH)	1 UI/1 UI (até 60 UI)	X	
Novolin® R FlexPen® (cor amarela)	Novolin® R (regular)	1 UI/1 UI (até 60 UI)	X	
Levemir® Flexpen® (cores: azul e verde)	Levemir® (detemir)	1 UI/1 UI (até 60 UI)	X	
Novorapid® Flexpen® (cores: azul e laranja)	Novorapid® (asparte)	1 UI/1 UI (até 60 UI)	X	
NovoMix® 30 Flexpen® (cor azul)	30% asparte solúvel + 70% asparte protaminada	1 UI/1 UI (até 60 UI)	X	
Fiasp® FlexTouch® (cores: azul e vermelha)	Asparte com nicotinamida	1 UI/ 1 UI (até 80 UI)	X	
Tresiba® FlexTouch® (cores: azul e verde)	Tresiba® (degludeca)	1 UI/ 1 UI (até 80 UI)	X	
Eli Lilly				
Humapen Luxura HD® (cor verde)	Refil (3 mL): Humulin® (N e R), Humalog®, Basaglar®, Humalog Mix 25®, Humalog Mix 50®	½ UI/ ½ UI (até 30 UI)		X
Humapen® Ergo II (cor azul)	Refil (3 mL): Humulin® (N e R) , Basaglar®, Humalog®, Humalog Mix 25®, Humalog Mix 50®	1 UI/1 UI (até 60 UI)		X
HumaPen Savvio® (cores: vermelha e grafite)	Refil (3 mL): Humulin® (N e R), Basaglar®, Humalog®, Humalog Mix 25® Humalog Mix 50®	1 UI/1 UI (até 60 UI)		X
Kwikpen Basaglar® (cor cinza)	Basaglar® (glargina 100 UI/mL)	1 UI/1 UI (até 80 UI)	X	
Kwikpen Humalog® (cor azul)	Humalog® (lispro)	1 UI/1 UI (até 60 UI)	X	
Kwikpen Mix 25 Humalog® (cor azul)	25% insulina lispro + 75% insulina lispro protamina	1 UI/1 UI (até 60 UI)	X	
Kwikpen Mix 50 Humalog® (cor azul)	50% insulina lispro + 50% insulina lispro protamina	1 UI/ 1 UI (até 60 UI)	X	
Global IX				
GanleenPen® XiulinPen®	Refil (3 mL) Rapilin® (asparte)	1 UI/ 1 UI (até 60 UI)		X
Biomm S.A.				
Lifepen® G (cor roxa)	Refil (3 mL): Glargilin® (glargilina 100 UI/mL)	1 UI/ 1 UI (até 60 UI)		X

o banho ou na piscina sem necessidade de removê-lo. A insulina é injetada no dispositivo utilizando agulhas de 5 e 8 mm de comprimento (não usar agulhas de 4 mm). A inserção é feita em um ângulo de 90°. Os locais para inserção do dispositivo e o rodízio são os mesmos indicados para aplicação de insulina. Antes de cada injeção, deve-se limpar a parte externa do dispositivo com álcool 70%. A troca do i-Port Advance® deve ser feita após 75 injeções de insulina ou após 3 dias da inserção, o que ocorrer primeiro. Deve-se injetar primeiro as insulinas de ação curta ou análogos de ação rápida ou ultrarrápida, aguardando, no mínimo, 60 minutos para injetar a insulina basal.

Bombas de infusão de insulina

O sistema de bomba de infusão subcutânea de insulina ou SICI (sistema de infusão contínua de insulina) consiste em uma bomba de infusão programável, reservatório de insulina, sistema eletrônico para cálculo de doses e de infusão, e baterias. A bomba de insulina deve ser usada continuadamente uma vez que sua desconexão leva a interrupção do suprimento de insulina. Algumas bombas possuem um conjunto de infusão (cateter + cânula). Outras dispensam esse conjunto, sendo acopladas diretamente na pele podendo ser: descartáveis (*patch*), trocadas a cada 3 dias; e não descartáveis (solo), no qual o reservatório com capacidade para 200 UI de insulina é trocado a cada 3 dias, mas a bomba só é trocada a cada 6 meses. As bombas requerem a troca da cânula subcutânea (6 e 9 mm) a cada 3 dias.

Alarmes de segurança avisam ao paciente sobre o mau funcionamento ou a interrupção da infusão. As bombas também interrompem a infusão de insulina, quando o sensor de glicose estimar que a glicemia cairá a um valor próximo a meta definida para hipoglicemia nos 30 minutos seguintes, retornando a infusão habitual após a hipoglicemia ter resolvido.

Os análogos de ação rápida ou ultrarrápida são as insulinas indicadas para uso no SICI. A bomba de infusão é programada para: (i) manter insulinização basal; (ii) permitir administração de basais temporários (p. ex., durante a noite); (iii) administrar *bolus* de refeição ou correção; e (iv) atender as necessidades individuais de cada paciente (p. ex., menstruação, exercício, doenças). As bombas de infusão de insulina também permitem tipos adicionais de *bolus*: (i) onda quadrada, quando o *bolus* é liberado mais lentamente após a ingestão de alimentos ricos em proteína ou gordura; e (ii) dupla onda que combina o *bolus* normal com a onda quadrada após a ingestão de refeições ricas em carboidratos. O Quadro 9 mostra as indicações para o uso da bomba de insulina. O Quadro 10 mostra os cálculos iniciais para configuração da bomba de insulina.

QUADRO 9 Indicações de bomba de infusão de insulina

- Crianças, em especial recém-nascidos e lactentes
- Adolescentes, em especial com transtornos alimentares
- Paciente motivado que deseje mais flexibilidade no estilo de vida
- Atletas profissionais ou que competem
- Mulheres grávidas ou que deseje engravidar
- Hipoglicemia recorrente e sintomática, principalmente se noturna
- Hipoglicemia assintomática ou não percepção da hipoglicemia
- Grandes oscilações e variabilidade glicêmicas apesar do monitoramento intensivo
- Controle inadequado da glicemia (p. ex., tempo no alvo < 70%, HbA1c acima da meta)
- Cetoacidose recorrente
- Falha do esquema terapêutico tradicional em atingir os objetivos propostos
- Fenômeno do alvorecer
- Complicações precoces e em evolução (p. ex., polineuropatia, gastroparesia)
- Fobia de injeções
- Dificuldade de manter esquema de múltiplas injeções diárias

Fonte: ISPAD, 2022.

QUADRO 10 Cálculos iniciais para configuração da bomba de insulina

Dados	Cálculos iniciais
DTDI (SICI)	DTDI (prévia) × 0,3 a 0,5 UI/kg/dia, para crianças; e 0,5 a 0,8 UI/kg/dia, para adultos, nos pacientes com DM1 recém-diagnosticado
Insulina basal	40% da DTDI (se o paciente estava em uso de insulina, reduzir 20% da DTDI)
Insulina prandial	60% da DTDI (se o paciente estava em uso de insulina, reduzir 20% da DTDI)
FSI	1:2.000 para crianças e 1:1.800 para adultos
RIC	400/DTDI para crianças e 500/DTDI para adultos
Bolus de correção	Glicemia basal – Glicemia da meta pré-prandial / FSI
Bolus de alimentação	Gramas de carboidrato da refeição / RIC
Bolus total	*Bolus* de correção (se necessário) + *bolus* de alimentação

DTDI: dose total diária de insulina; FSI: fator de sensibilidade insulínica; RIC: razão insulina:carboidrato; SICI: sistema de infusão contínua de insulina.
Fonte: SBD, 2020.

Técnicas de administração da insulina subcutânea

Temperatura, homogeneização e outros cuidados

Antes de administrar a insulina, deve-se aguardar que ela, caso esteja refrigerada, atinja a temperatura ambiente para reduzir o desconforto no local da aplicação. Retirar as bolhas de ar quando administrar a insulina com seringa. Após aplicar a insulina, aguardar de 5 a10 segundos antes de retirar a agulha para evitar extravasamento.

Locais e rodízio de aplicação

Os locais para aplicação da insulina são: face posterior dos braços, dois dedos para um lado e para o outro do umbigo e o quadrante superior lateral externo de coxas e nádegas. Não administrar insulina na face interna das coxas, em locais com lipodistrofias, infecção e desnudamento da pele, ou próximo a nevos cutâneos ou cicatrizes. Fazer rodízio das áreas de aplicação, administrando a insulina em locais diferentes dentro da mesma área.

Velocidade de absorção

A velocidade de absorção da insulina é maior quando ela é administrada no abdome, em locais com temperatura aumentada (banho quente, exposição ao sol, febre) ou em áreas a serem submetidas a exercício. A velocidade de absorção é menor quando a insulina é administrada no quadrante superior externo de coxas e nádegas, em áreas de lipodistrofia e em indivíduos com obesidade (redução do fluxo sanguíneo no tecido adiposo).

A velocidade de absorção de insulina nos diferentes locais de aplicação é de 15 minutos no abdome, 20 minutos no quadrante superior externo do braço e 30 minutos no quadrante superior externo das coxas e nádegas. Por isso, recomenda-se utilizar a mesma região anatômica no mesmo horário do dia, fazendo rodízio dos locais de aplicação dentro da área selecionada.

Mistura de insulinas numa mesma aplicação

A insulina NPH pode ser misturada a insulina regular e aos análogos de ação rápida ou ultrarrápida sem o risco de alterar a farmacocinética de seus componentes. Ao usar essa mistura, o paciente deve ser instruído a aspirar primeiro a regular ou o análogo de ação rápida ou ultrarrápida e depois a NPH, para evitar injetar inadvertidamente insulina NPH no frasco da insulina de ação curta, análogo de ação rápida ou ultrarrápida. Além disso, deve-se orientar o paciente para não usar seringas com agulha desacoplada devido ao espaço morto residual. Também é importante fazer o cálculo correto das unidades de insulina a serem aspiradas. Por exemplo: ao misturar 4 UI de insulina regular com 10 unidades de insulina NPH, primeiro aspira-se a insulina regular até a marca de 4 UI e depois a insulina NPH até a marca de 14 UI.

Não se pode misturar glargina ou detemir com insulina regular ou análogos de ação rápida ou ultrarrápida, pois essa mistura pode prolongar o tempo de ação da insulina regular ou análogos de ação rápida. Além disso, como a insulina glargina está numa solução de pH ácido, ela se precipitará ao se misturar com as outras insulinas.

Descarte dos insumos

O descarte dos materiais contaminados de origem domiciliar (p. ex., seringas e agulhas) pode ser feito tanto em recipientes próprios para esse fim (Descarpack®) quanto em recipientes com paredes rígidas e paredes opacas, com boca larga e com tampa (p. ex., lata de leite em pó, caixa de papelão duro) atarraxada firmemente. Quando isso não puder ser feito, a vedação deve ser reforçada por fitas adesivas.

Após preenchido e vedado, o recipiente deve ser entregue em uma unidade de saúde pública. Infelizmente, por falta de legislação específica que os oriente a aceitar esses resíduos, não é incomum que algumas unidades se recusem a receber esse material. Nesses casos, os resíduos devem ser descartados no lixo doméstico após serem tomadas as precauções anteriormente citadas.

Esquemas terapêuticos

A administração de insulina é feita habitualmente com o esquema basal/*bolus*, usando insulina basal, insulina prandial e de correção. A insulina basal visa mimetizar a secreção contínua e baixa da insulina endógena; a insulina prandial tenta imitar a secreção de insulina em resposta a ingestão alimentar; e a insulina de correção é administrada para corrigir as hiperglicemias intercorrentes. No Brasil, o uso de bomba de infusão de insulina ainda é limitado devido ao alto custo.

Doses fixas da insulina basal com dose variável da insulina prandial

Esse esquema, também conhecido como insulina basal/*bolus* é baseado em múltiplas injeções diárias de insulina (MDI). Ele utiliza de 1 a 2 doses fixas de um análogo de insulina de ação longa, ou 1 dose de análogo de ação ultralonga, associado a doses de análogo de ação rápida ou ultrarrápida antes das três principais refeições e, ocasionalmente, antes dos lanches. A dose da insulina basal corresponde a 30 a 50% da dose total de insulina e a dose da insulina prandial a 50 a 70% da dose total diária.

Sistema de infusão contínua de insulina

Crianças de qualquer idade são candidatas ao uso da bomba de insulina desde que tenham pais/responsáveis capazes e educados para tal.

PLANO ALIMENTAR

O plano alimentar do indivíduo com DM1 deve ser individualizado e, preferencialmente, orientado por nutricionista especializado no tratamento de pacientes com DM1. Os carboidratos devem corresponder a 60% do valor energético total, as proteínas a 10 a 20% e os lipídeos < 30% (2/3 de gorduras mono e poli-insaturadas e, no máximo, 1/3 de gorduras saturadas). O sistema de contagem de carboidratos é a técnica mais utilizada, baseada na contagem de gramas de carboidrato dos alimentos utilizando tabelas ou os rótulos dos produtos. A contagem de proteínas e gorduras é usada por alguns pacientes como complemento à contagem de carboidratos.

Adoçantes dietéticos

O adoçante dietético é o produto formulado para conferir doçura a alimentos e bebidas sem possuir sacarose na sua composição. Edulcorantes, o princípio ativo do adoçante, são substâncias químicas responsáveis pelo sabor adocicado dos adoçantes as quais tem um poder adoçante até 600 vezes superior ao da sacarose. Na maioria das vezes, os adoçantes são comercializados em combinação de 2 ou 3 adoçantes, com o que se consegue potencializar o poder edulcorante e diminuir o gosto residual amargo. O Quadro 11 mostra algumas características dos adoçantes dietéticos vendidos no Brasil, os quais são comercializados sob a forma de tabletes, grânulos, pó e líquido.

ATIVIDADE FÍSICA E EXERCÍCIO

Quando a pessoa sem diabetes se exercita, ocorre aumento do fluxo sanguíneo para o músculo, a fim de ampliar o suprimento de oxigênio e nutrientes e remover produtos do catabolismo. As necessidades energéticas musculares aumentadas causam queda da glicemia, diminuindo a secreção de insulina e aumentando a liberação de hormônios contrarreguladores que ativam a gluconeogênese, glicogenólise e lipólise a fim de normalizar o substrato energético. Durante o exercício, o músculo também capta glicose por um mecanismo independente de insulina, mediado pela elevação do número e da atividade dos transportadores de glicose (GLUT4).

Quando a pessoa com DM1 se exercita, a resposta normal de redução dos níveis séricos de insulina não é adequadamente efetuada, pois esses níveis podem estar normais, aumentados ou diminuídos. Se os níveis séricos de insulina estiverem adequados (glicemia normal), o exercício aumenta a sensibilidade insulínica, reduz a glicemia e diminui a necessidade de reposição de insulina. Se os níveis séricos de insulina estiverem aumentados (glicemia baixa a normal), haverá uma captação exagerada de glicose pelos músculos, que, associada à diminuição da produção hepática de glicose e à não liberação dos hormônios contrarreguladores, causará hipoglicemia. Se os níveis séricos de insulina estiverem diminuídos (glicemia alta), haverá uma captação reduzida de glicose pelos músculos, que, associada ao aumento da produção hepática de glicose, levará à hiperglicemia.

No DM1, são recomendados exercícios aeróbicos e de resistência. Crianças e adolescentes devem praticar pelo menos 60 minutos/dia de atividade física aeróbica de intensidade moderada a vigorosa, complementada com exercícios de resistência pelo menos 3 vezes/semana. Exercícios aeróbicos (p. ex., ciclismo, pular corda,

QUADRO 11 Principais características dos adoçantes dietéticos

Adoçante	Origem	Poder adoçante (em relação à sacarose)	Ingestão máxima diária	Observações
Não calóricos (zero calorias/g)				
Acessulfame	Produzido a partir de um ácido da família do ácido acético	180	15 mg/kg/dia	▪ Apropriado para forno e fogão ▪ Sabor residual amargo
Ciclamato	Produzido a partir de um derivado do petróleo (ácido ciclo hexanosulfâmico)	30	11 mg/kg/dia ▪ 0,24 env./kg/dia ▪ 1,2 gotas/kg/dia	▪ Apropriado para forno e fogão ▪ Sabor residual azedo ▪ Baixo poder adoçante ▪ Contém sódio. Consumir com moderação se hipertenso
Esteviosídeo (estévia, stevia)	Produzido a partir de folhas da planta *Stevia rebaudiana* (erva-doce)	300	5 mg/kg/dia	▪ Apropriado para forno e fogão ▪ Sabor residual amargo
Sacarina	Produzido a partir de um derivado do petróleo	300	5 mg/kg/dia	▪ Apropriado para forno e fogão ▪ Sabor residual amargo e metálico
Sucralose	Produzido a partir de modificação da sacarose	600	5 mg/kg/dia	▪ Apropriado para forno e fogão ▪ Não possui sabor residual amargo
Calóricos (4 calorias/g)				
Aspartame	Produzido pela combinação de 2 aminoácidos (ácido aspártico e fenilalanina)	180	50 mg/kg/dia ▪ 1 env./kg/dia ▪ 8 gotas/kg/dia	▪ Não apropriado para forno e fogão ▪ Não pode ser consumido por portadores de fenilcetonúria
Frutose	Encontrado em frutas e mel	173	Não tem limite	
Manitol, sorbitol, xilitol	Obtidos pela redução da glicose (sorbitol), da frutose (manitol) e hidrogenação da xilose (xilitol)	50-70% do poder adoçante da sacarose	15 mg/kg/dia	▪ Apropriados para forno e fogão ▪ Não alteram a glicemia
- Dos adoçantes dietéticos o único que não é apropriado para forno e fogão é o aspartame. - Ciclamato deve ser consumido com moderação por hipertensos, pois contém sódio. - Aspartame não pode ser consumido por portadores de fenilcetonúria. - Sabor residual amargo e/ou metálico ocorre com: acessulfame, ciclamato, esteviosídeo e sacarina.				

natação, futebol) tendem a reduzir a glicemia, enquanto exercícios anaeróbicos (p. ex., levantamento de peso, aparelhos de musculação) tendem a elevá-la. Para se beneficiarem dos efeitos positivos, os pacientes deverão ser orientados quanto à prática de atividade física compatível com a idade, a capacidade individual, o estado glicêmico e a presença de complicações (neuropatia, retinopatia).

Os Quadros 12 e 13 mostram os efeitos benéficos e adversos do exercício e da atividade física no DM1. O Quadro 14 resume as orientações gerais e para prevenção da hipoglicemia e hiperglicemia antes, durante e após o exercício.

QUADRO 12 Efeitos benéficos do exercício e atividade física no diabetes melito tipo 1 (DM1)

- Melhora o controle glicêmico (diminui a HbA1c entre 0,2 e 0,5% a depender do exercício)
- Prolonga a remissão temporária nos pacientes recém-diagnosticados
- Aumenta a sensibilidade insulínica
- Reduz as doses de insulina
- Melhora o perfil lipídico
- Diminui o peso e o acúmulo de gordura
- Aumenta a força e a massa muscular
- Melhora a capacidade cardiovascular
- Diminui a pressão arterial
- Aumenta a densidade mineral óssea
- Melhora a qualidade de vida e a autoestima
- Cria hábitos de vida saudáveis

Fonte: ISPAD, 2022.

SUPORTE PSICOSSOCIAL

Crianças e adolescentes são vulneráveis a transtornos de comportamento e distúrbios do aprendizado durante o período de adaptação que se segue ao diagnóstico do DM1. Se os problemas de comportamento já existiam antes do diagnóstico do DM1, eles podem se tornar mais acentuados e difíceis de tratar.

Famílias em que os pais/responsáveis dividem as responsabilidades em relação ao DM1, concordam quanto

QUADRO 13 Efeitos adversos do exercício e atividade física no diabetes melito tipo 1 (DM1)

DM1 em geral
▪ Hipoglicemia ▪ Hiperglicemia e cetoacidose diabética
DM1 com complicações crônicas
▪ Retinopatia diabética: o aumento da pressão arterial durante exercício vigoroso pode causar hemorragia na retina e no vítreo e acelerar a retinopatia proliferativa ▪ Nefropatia diabética: o exercício físico vigoroso aumenta a excreção urinária de albumina ▪ Neuropatia diabética periférica: risco de úlceras de pressão nos pés, lesões articulares ▪ Neuropatia diabética autonômica: alteração da resposta cardiovascular ao exercício

ao plano terapêutico e fornecem apoio um ao outro têm mais probabilidade de obter um bom controle glicêmico. Os pais de crianças com DM1 apresentam maior risco de desenvolver sintomas depressivos e até mesmo sintomas de estresse pós-traumático após o diagnóstico.

O apoio de amigos e familiares, do ponto de vista econômico, afetivo e logístico (p. ex., levar a criança ao médico), é de grande importância para o bom controle metabólico, permitindo que fraquezas momentâneas dos pais sejam compensadas pelo auxílio dos demais membros do círculo social e familiar mais próximo.

Por isso, é fundamental que a equipe médica conte com um psicólogo como parte do grupo, que saiba reconhecer, identificar, aconselhar e tratar pacientes e/ou famílias que necessitem de suporte, bem como ajudar a equipe médica a lidar com problemas relacionados ao manejo da criança e do adolescente com DM1. Também é importante que o serviço social avalie os pacientes economicamente desfavorecidos sobre segurança alimentar, renda familiar, condições de moradia e grau de alfabetização, para auxiliar as famílias.

HIPOGLICEMIA

A hipoglicemia é causa de grande ansiedade e estresse para algumas famílias, podendo dificultar o controle glicêmico pelo receio da ocorrência de novos episódios. É comum que os cuidadores fiquem assustados ao vivenciar essa situação e passem a diminuir ou omitir a dose da insulina e, algumas vezes, aumentar a quantidade de carboidratos da ceia como medidas preventivas. Por isso, devem ser instruídos sobre as causas de hipoglicemia e as medidas para diagnosticá-la, preveni-la e tratá-la.

QUADRO 14 Orientações gerais e para a prevenção de hipoglicemia e hiperglicemia antes, durante e após o exercício

Orientações gerais	
▪ Monitorar glicose com glicosímetro ou com monitoramento contínuo de glicose (CGM) antes, durante e após o exercício para detectar hipoglicemia ou hiperglicemia ▪ Ter disponível insumos para tratar hipoglicemia e hiperglicemia ▪ Exercícios de alta intensidade podem elevar a glicemia ▪ O exercício pode afetar a precisão dos CGM, recomendando-se manter a glicemia "um pouco" acima do valor estabelecido ▪ Úlceras em pés: usar calçados e meias adequados e checar os pés antes e após o exercício	▪ Realizar, sob supervisão, esportes que possam colocar a vida em risco (p. ex., ciclismo em vias movimentadas) ▪ Obter autorização médica para fazer exercícios se tiver complicações crônicas (p. ex., retinopatia, nefropatia, neuropatia) ▪ Evitar exercícios vigorosos se tiver diabetes lábil ou episódios recorrentes de cetoacidose, até obter melhor controle ▪ Evitar ingestão de bebida alcoólica antes e durante o exercício pelo aumento do risco de hipoglicemia
Risco de hipoglicemia	
1. A depender da intensidade e duração do exercício, considerar reduzir a dose da insulina prandial da refeição ou do lanche que anteceder o exercício, diminuir a insulina basal se em uso de SICI e aumentar a ingestão de carboidrato antes do exercício 2. Evitar administrar insulina em uma área utilizada para contração muscular;	3. Ter disponível carboidrato de absorção rápida 4. Ficar atento aos sintomas de hipoglicemia que podem ocorrer durante e após o exercício 5. Informar aos profissionais que estejam supervisionando e aos companheiros de exercício sobre ter diabetes melito tipo 1 6. Glicemia < 90 mg/dL: ingerir 15-30 g de carboidrato antes de iniciar o exercício
Risco de hiperglicemia	
1. A redução excessiva da dose de insulina antes ou durante o exercício associada à ingestão de carboidratos pode causar hiperglicemia pós-exercício 2. Manter hidratação adequada 3. Glicemia > 250 mg/dL: testar cetonemia. Se cetonemia moderada (1,5-2,9 mmol/L) ou grave (> 3 mmol/L), administrar 100% da dose de correção de insulina, aumentar	a hidratação, identificar e corrigir a causa e só iniciar o exercício após a resolução da cetonemia e diminuição da glicemia. Se cetonemia leve (0,6 a 1,4 mmol/L), corrigir com 50% da dose de correção de insulina, aumentar a hidratação, identificar e corrigir a causa. Se não puder checar a cetonemia, aguardar glicemia < 250 mg/dL

Fonte: ADA, 2024; SBD, 2022; ISPAD, 2022.

Definição e classificação

No indivíduo com DM1, a hipoglicemia é definida como valores < 70 mg/dL, a qual é classificada de acordo com sua gravidade em três níveis: 1 = alerta de hipoglicemia, 2 = hipoglicemia significante e 3 = hipoglicemia grave (Quadro 15).

Fatores de risco, precipitantes e sintomatologia

Os fatores de risco e fatores precipitantes da hipoglicemia são descritos no Quadro 16. Os sintomas da hipoglicemia, classificados em adrenérgicos, neuroglicopênicos, comportamentais e outros, são descritos no Quadro 17.

Diagnóstico

A medida da glicose intersticial aferida por CGM (monitoração contínua da glicose intersticial) pode não refletir o real valor da glicemia durante episódios hipoglicêmicos. Portanto, recomenda-se a aferição da glicemia capilar quando a criança apresentar sintomas de hipoglicemia ou quando houver discrepância entre os sintomas e o valor informado pelo sensor de glicose intersticial. Na indisponibilidade da aferição da glicemia capilar, o paciente sintomático deve sempre ser tratado como se tivesse hipoglicemia.

Tratamento

O tratamento da hipoglicemia tem por objetivo restaurar a glicemia a valores em torno de 90 mg/dL. Os comprimidos de glicose são mais eficazes do que os açúcares da dieta (p. ex., açúcar de mesa, suco de frutas). Além disso, evitam que a criança entenda que o tratamento é uma "recompensa" para hipoglicemia, o que lhe permite tomar suco ou chupar balas de mel para tratá-la. Na indisponibilidade dos comprimidos de glicose, os açúcares da dieta de absorção rápida devem ser utilizados. Se a hipoglicemia ocorrer antes de uma refeição ou um lanche, primeiro trata-se a hipoglicemia e depois se faz a refeição ou lanche do horário. Se ainda não for o horário de se alimentar, oferecer carboidrato complexo ou proteína após o tratamento da hipoglicemia. O Quadro 18 resume o tratamento da hipoglicemia no paciente com DM1.

O glucagon é usado para hipoglicemias graves. Os efeitos adversos mais comuns são náusea e vômito. A eficácia terapêutica depende dos estoques de glicogênio, sendo pouco útil nas hipoglicemias por jejum prolongado. No Brasil, a preparação disponível é o Glucagen Hypokit®, de uso IM/SC, que necessita reconstituição com o diluente e deve ser armazenado refrigerado. Em outros países, existem outras preparações: (i) Baqsimi® (pó de 3 mg): via IN, aprovado para > 4 anos, na dose de 3 mg; (ii) Dasiglucagon® (seringas preenchidas de 0,6 mg/0,6 mL): via SC, aprovado para ≥ 6 anos, na dose de 0,6 mg; (iii) Gvoke Hypopen® (seringa preenchida com 0,5 ou 1 mg): via SC, aprovado para ≥ 2 anos, na dose de 0,5 mg (< 45 kg) e 1 mg (> 45 kg).

Prevenção

Hipoglicemias graves e repetidas, especialmente em crianças < 5 a 6 anos, podem causar déficit cognitivo, declínio das habilidades verbais e da memória, e alterações eletroencefalográficas. Por isso, recomenda-se identificar e corrigir fatores de risco e ajustar as doses de insulina de acordo com a necessidade. O uso de CGM, com algoritmos mostrando setas de tendência

QUADRO 15 Classificação da gravidade da hipoglicemia no paciente com diabetes melito (DM)

Níveis de hipoglicemia	Glicemia	Descrição
Alerta de hipoglicemia (nível 1)	≥ 54 mg/dL e < 70 mg/dL	Glicemia baixa o suficiente para ser tratada com ingestão de carboidratos e ajustes na terapia
Hipoglicemia significante (nível 2)	< 54 mg/dL	Glicemia suficientemente baixa indicando hipoglicemia clinicamente importante
Hipoglicemia grave (nível 3)	Sem valor glicêmico definido	Hipoglicemia associada a alteração do estado mental e físico, requerendo ajuda de outras pessoas para seu tratamento. Se não for reconhecida e tratada, pode progredir para perda de consciência, convulsão, coma e morte

Fonte: ADA, 2024.

QUADRO 16 Fatores de risco e precipitantes para hipoglicemia no paciente com diabetes melito tipo 1 (DM1)

Fatores de risco
▪ Lactentes (incapacidade de comunicar sintomas) ▪ Duração prolongada do DM1 (maior risco de não percepção da hipoglicemia) ▪ Não percepção da hipoglicemia ▪ Episódios anteriores de hipoglicemia grave ▪ Insuficiência renal crônica (diminuição da excreção de insulina)
Fatores precipitantes
▪ Dose excessiva de insulina ▪ Omissão ou diminuição da ingestão alimentar, erros no cálculo a RIC e FSI ▪ Exercício ▪ Ingestão de álcool (supressão da gliconeogênese, aumento da sensibilidade insulínica) ▪ Doença celíaca (diminuição da absorção intestinal de nutrientes) ▪ Hipocortisolismo (diminuição da glicogenólise)

FSI: fator de sensibilidade à insulina; RIC: razão insulina:carboidrato.
Fonte: ISPAD, 2022.

de queda da glicemia, é um aliado importante. Do mesmo modo, as bombas de insulina permitem individualizar basais temporários e interromper a infusão de insulina na previsibilidade de hipoglicemia.

Situações clínicas especiais

Três situações clínicas de hipoglicemia no paciente com DM1 requerem atenção especial: hipoglicemia noturna, não percepção da hipoglicemia e hipoglicemia associada ao exercício.

Hipoglicemia noturna

A hipoglicemia noturna é particularmente importante porque: metade dos episódios não são reconhecidos pelos pacientes ou cuidadores; a resposta dos hormônios contrarreguladores é diminuída, só vindo a aumentar no amanhecer; os pacientes são menos propensos a acordar pelos sintomas da hipoglicemia do que uma pessoa sem diabetes; e a hipoglicemia noturna prolongada pode levar a convulsão.

Os principais fatores de risco associados à hipoglicemia noturna são: redução ou omissão da refeição noturna, exercício antes de dormir sem ajuste na dose de insulina ou da ceia, doses altas de insulina basal, erro no cálculo da dose de insulina, HbA1c abaixo da meta e consumo de álcool antes de dormir.

Deve-se suspeitar de hipoglicemia noturna se, durante o sono, o paciente apresentar pesadelos, sono agitado ou inquieto, sudorese noturna, enurese noturna e alteração da frequência respiratória ou cardíaca. Também são sugestivas de hipoglicemia noturna as seguintes manifestações após acordar: dificuldade para raciocinar, cefaleia ou alteração do humor e glicemia matinal em jejum baixa. Nesses casos, deve-se monitorar a glicemia durante a noite para documentar hipoglicemia noturna.

Como medidas preventivas, recomendam-se: ceia noturna para pacientes que usam insulina NPH à noite, devido ao seu pico durante a madrugada (esta ceia não é necessária nos pacientes que usam análogos de ação longa ou ultralonga); administrar a dose da NPH noturna mais tarde (p. ex., ao se deitar), para evitar o pico de ação durante a madrugada; substituir, sempre que possível, a NPH por análogos de ação longa ou ultralonga; reduzir a dose da insulina basal caso ela esteja excessiva; ajustar a dose da insulina rápida usada à noite ou ajustar a RIC e a FSI; ajustar a dose da insulina rápida para pacientes que fazem atividade física à

QUADRO 17 Sintomatologia da hipoglicemia

Sintomatologia adrenérgica	Sintomatologia neuroglicopênica
▪ Tremor ▪ Taquicardia ▪ Palpitação ▪ Sudorese fria ▪ Palidez ▪ Ansiedade ▪ Nervosismo	▪ Dificuldade de concentração ▪ Dificuldade para se comunicar ▪ Visão borrada ou dupla ▪ Zumbido ▪ Voz embolada ▪ Confusão mental ▪ Perda de consciência, convulsão
Sintomatologia comportamental	**Outros sintomas**
▪ Irritabilidade ▪ Pesadelo ▪ Choro inconsolável ▪ Comportamento inadequado	▪ Fome ▪ Cefaleia ▪ Náusea, vômito ▪ Cansaço

Fonte: ISPAD, 2022.

QUADRO 18 Tratamento da hipoglicemia no diabetes melito

Situação clínica	Conduta
Paciente consciente e capaz de ingestão oral	▪ Para crianças, recomenda-se ingerir 0,3 g/kg/dose de carboidratos simples e rapidamente absorvíveis. As doses médias são de 2 a 5 g para pré-escolares, 7 a 10 g para escolares e 10 a 15 g para adolescentes. Essa quantidade é capaz de elevar a glicemia entre 45 e 65 mg/dL ▪ O carboidrato ideal são os comprimidos de glicose. Na falta deles usar outro carboidrato de fácil absorção de acordo com a idade do paciente. Por exemplo, 15 g de glicose equivalem a: 1 colher de sopa de açúcar de mesa, 3 balas de mel, 1 copo de suco ou refrigerante comum. Não oferecer mel a crianças < 1 ano de idade pelo risco de botulismo pela sua imaturidade em eliminar o *Clostridium botulinum* ▪ Após o procedimento acima, aguardar 15 minutos e repetir a dosagem da glicemia capilar. Se a hipoglicemia persistir, repetir a mesma conduta até que a glicemia capilar fique normal. Em pacientes hospitalizados, pode-se prescrever: 15 a 30 mL de SG 50%, VO, que equivale a 7,5 a 15 g de glicose
Paciente inconsciente e incapaz de ingestão oral	**No domicílio** ▪ Se o paciente estiver semi-inconsciente, inconsciente ou convulsionando, não administrar líquidos, alimentos ou outra substância por via oral. Orientar aos pais/responsáveis para deitá-lo de lado, limpar e proteger a via aérea, proteger de traumas e solicitar assistência médica ▪ O uso de açúcar em pó (esfregado na bochecha) pode ser feito, embora não comprovado, se não houver glucagon, ou na impossibilidade de reposição venosa de glicose. Usar uma pequena quantidade, com cuidado, para evitar aspiração. Em hipótese alguma oferecer líquidos adocicados por via oral ▪ Administrar glucagon, IM, SC – Glucagen® HypoKit (frasco ampola com pó liofilizado de 1 mg + seringa com 1 mL de diluente). Dose: 0,5 mg (< 25 kg) e 1 mg (> 25 kg) **No hospital** ▪ Administrar glicose, EV, na dose de 0,2-0,5 g/kg/dose. Por exemplo: SG 10% (2 a 5 mL/kg), SG 25% (1 a 2 mL/kg). Não usar SG 50% pelo risco de flebite. Se não houver acesso venoso, pode-se administrar solução glicosada por sonda nasogástrica ▪ Se a hipoglicemia persistir, manter a SG, EV, 2 a 5 mg/kg/minuto

EV: endovenosa; IM: intramuscular; SC: subcutâneo; SG: solução glicosada; VO: via oral.

noite; usar bomba de insulina, permitindo ajustes temporários da infusão basal durante a noite; suspender da infusão de insulina na previsibilidade de hipoglicemia e diagnóstico de hipoglicemia; e usar CGM, permitindo identificar setas de tendência de queda da glicemia e antecipar medidas para corrigi-la.

Não percepção da hipoglicemia

A não percepção da hipoglicemia significa a diminuição ou incapacidade de perceber/sentir os sintomas de hipoglicemia. Os principais fatores de risco são: controle glicêmico rigoroso, episódios anteriores de hipoglicemia, exercício de intensidade moderada a intensa e neuropatia autonômica.

Os episódios repetidos de hipoglicemia fazem com que o paciente se "habitue" à hipoglicemia, reduzindo a resposta adrenérgica, fazendo com que valores mais baixos de glicemia sejam necessários para ativá-la. Desse modo, não percebem a presença da hipoglicemia, uma vez que não são alertados pelos sintomas adrenérgicos. Isso faz com que eles não tomem medidas para tratar a hipoglicemia, permanecendo hipoglicêmicos por mais tempo e com risco de convulsão. Os episódios mais graves ocorrem durante a noite devido à menor resposta contrarreguladora. O tratamento consiste em evitar hipoglicemia por duas a quatro semanas, a fim de restaurar a resposta contrarreguladora.

Hipoglicemia e exercício

Os exercícios de intensidade moderada a intensa podem causar hipoglicemia durante a atividade ou até 12 horas após sua realização. As causas da hipoglicemia são variadas, incluindo: aumento da absorção da insulina, aumento da sensibilidade insulínica, aumento da utilização da glicose com depleção dos estoques de glicogênio e alteração dos mecanismos contrarreguladores induzidos pelo exercício.

HIPERGLICEMIA

A definição de hiperglicemia refere-se ao valor de glicemia acima da meta estabelecida. Se usarmos como valor padrão o tempo dentro da meta dos sensores de glicose intersticial, hiperglicemia seria definida como glicemia > 180 mg/dL. O tratamento é feito com insulina regular ou análogos de ação rápida ou ultrarrápida,

Se a hiperglicemia for persistentemente acima de 300 mg/dL, recomenda-se aumentar a hidratação oral, avaliar a cetonemia, administrar doses mais frequentes de insulina de acordo com os resultados da glicemia capilar ou glicose intersticial e comunicar a equipe médica assistente, principalmente se a cetonemia estiver positiva e em ascensão. Se houver progressão para cetoacidose diabética, o paciente deve ser levado a uma unidade de saúde.

Na vigência de hiperglicemia matinal persistente, devem ser afastados: efeito Somogyi, fenômeno do alvorecer e dose insuficiente de insulina.

Efeito Somogyi

O efeito Somogyi refere-se à hiperglicemia matinal de rebote como resultado da liberação de hormônios contrarreguladores em resposta à hipoglicemia durante a madrugada. Suas principais causas são: administração de insulina NPH antes do jantar, levando a um pico de ação no meio da madrugada, doses altas de insulina basal, ceia inadequada e atividade física extra habitual após o jantar.

É comum a queixa de cefaleia ao acordar, insônia e pesadelos. O diagnóstico é feito pela mensuração da glicemia ou glicose intersticial durante a madrugada para identificar a hipoglicemia. Nos pacientes em uso de CGM, esse diagnóstico é facilmente identificado ao se analisar os gráficos. O tratamento depende do fator causal. Por exemplo: diminuindo a dose da NPH noturna ou modificando sua administração de antes do jantar para antes de se deitar, reduzindo a dose da insulina basal, aumentando a quantidade de carboidratos da ceia, oferecendo-os sob a forma de carboidratos complexos de liberação lenta e gradual.

Fenômeno do alvorecer

O fenômeno do alvorecer refere-se à hiperglicemia matinal como resultado da diminuição da sensibilidade à insulina nas primeiras horas da manhã, geralmente entre 5 e 8 horas. Esses pacientes não referem cefaleia ao acordar, nem insônia ou pesadelos, pois, ao contrário do efeito Somogyi, eles não têm hipoglicemia de madrugada. O diagnóstico é feito pela mensuração da glicemia capilar durante a madrugada ou primeiras horas da manhã, ou pelo uso de CGM. As causas mais comuns são: pico do hormônio de crescimento ou queda dos níveis do IGF-1. O tratamento consiste em administrar a insulina NPH ao se deitar (naqueles que a usam antes do jantar), uso de análogos de ação longa ou ultralonga, ou uso de bomba de infusão de insulina programada para aumentar a liberação da insulina entre 5 e 8 horas.

MONITORAÇÃO

A automonitoração da glicose é essencial para o controle do DM1. Definir, procurar seguir e manter as metas glicêmicas permite um controle glicêmico adequado, reduz complicações microvasculares e macrovasculares e evita danos cognitivos relacionados a episódios frequentes de hipoglicemia. Apesar de existirem recomendações padrão, as metas glicêmicas devem ser individualizadas, levando em consideração a situação clínica de cada paciente. Os parâmetros mais utilizados são: (i) glicemia capilar, (ii) CGM: tempo no alvo (TIR: *time in range*), coeficiente de variação da glicose e glicemia média estimada; e (iii) HbA1c.

Glicemia capilar

A glicemia capilar é aferida por glicosímetros, requerendo punções digitais frequentes. Antes de puncionar o dedo, deve-se higienizar o local com algodão e álcool líquido a 70%, ou lavar com água e sabão. O álcool gel não é indicado, porque ele forma uma película que pode interferir nos resultados dos testes.

A frequência dos testes depende da disponibilidade das fitas. Em pacientes que não usam CGM, a avaliação de glicemia capilar pode ser realizada: antes das refeições; 2 a 3 horas após a refeição; na madrugada quando da investigação de hipoglicemia ou hiperglicemia nesse horário; durante doenças intercorrentes; antes, durante e após exercício vigoroso; e antes de dirigir ou operar máquinas.

A glicemia capilar possui algumas limitações que dificultam a avaliação precisa do controle glicêmico. Por exemplo, ela só indica o resultado da glicemia no momento da aferição, fazendo com que episódios de hipoglicemia e hiperglicemia e variabilidade glicêmica presentes em outros horários não sejam identificados. Além disso, requer múltiplas punções digitais. As metas estabelecidas pela ADA (2024) e pela SBD (2022) são demonstradas no Quadro 19.

Monitoração contínua da glicose intersticial

A monitoração contínua da glicose intersticial (CGM) utiliza sensores de glicose inseridos no tecido subcutâneo por uma agulha que é posteriormente retirada, permanecendo um filamento plástico que aferirá a glicose intersticial (p. ex., FreeStyle Libre®), ou pode ser implantável no tecido subcutâneo com duração de 6 meses (p. ex., Eversense®).

Os sensores de CGM são classificados em: (i) intermitentes ou de monitoração Flash (isCGM), como o FreeStyle Libre® (versão 1), no qual o usuário precisa escanear o sensor para obter a leitura dos resultados da glicose; e (ii) em tempo real (rtCGM), como o FreeStyle Libre® (versão 2 Plus e 3), Dexcom® e Guardian®, nos quais os valores de glicose são transmitidos em tempo real, sem necessidade de escaneamento. Os sensores FreeStyle Libre 2®, FreeStyle Libre 2 Plus®, FreeStyle Libre 3® e FreeStyle Libre 3 Plus® receberam autorização da FDA para serem usados durante procedimentos radiológicos (radiografia, tomografia e ressonância magnética).

O resultado da glicose, medida no líquido intersticial, sofre um atraso de 5 a 10 minutos em relação ao valor da glicemia venosa. A acurácia do sensor, avaliada pelo MARD (*mean absolute relative difference*), mostra a diferença entre o valor da glicemia capilar e glicose intersticial. Quanto menor o MARD mais próximo será o valor entre a glicose intersticial e a glicemia capilar. No FreeStyle Libre® (versão 1), o MARD é 9,2%, e no FreeStyle Libre 2 Plus®, o MARD é 8,2%.

QUADRO 19 Metas recomendadas para glicemia capilar em crianças e adolescentes com diabetes melito tipo 1 (DM1)

ADA (2024): Glicemia capilar (mg/dL)	
Antes das refeições	**Pico de glicose pós-prandial**
80 a 130	< 180
▪ As metas glicêmicas podem ser aumentadas em crianças com hipoglicemias frequentes ou com incapacidade de perceber hipoglicemia e podem ser diminuídas em pacientes e famílias com alta motivação	
SBD (2022): glicemia capilar (mg/dL)	
Variáveis	**Glicemia capilar (mg/dL)**
Glicemia de jejum e pré-prandial	70-130
Glicemia 2 horas pós-prandial	< 180
Glicemia ao se deitar	90-150

Fonte: ADA, 2024; SBD, 2022.

Doses terapêuticas de alguns medicamentos (p. ex., acetaminofeno [> 1.000 mg/dia], ácido acetilsalicílico [> 650 mg/dia], vitamina C [> 500 mg/dia] e hidroxiureia) podem causar resultados falso-positivos nos CGM que usam métodos enzimáticos para aferir a glicose. Outros fatores que contribuem para a menor precisão desses sensores são: hipotensão arterial, hipotermia, hipoxia e uso de vasopressores.

Além de aferir a glicose, os aplicativos desses sensores mostram setas de tendência da glicemia (seta vertical para cima/para baixo = glicose aumentando/diminuindo > 2 mg/dL por minuto; seta inclinada para cima/baixo = glicose aumentando/diminuindo entre 1 e 2 mg/dL por minuto; seta horizontal = glicose aumentando/diminuindo < 1 mg/dL por minuto). Eles também possuem alarmes para extremos de glicemia, criam gráficos com diferentes métricas de controle glicêmico, enviam os dados para o computador do médico assistente, evitam o número excessivo de picadas das glicemias capilares, dão tranquilidade aos pacientes e aos pais pelo fato de receberem os resultados da glicose em tempo real, alertando-os em caso de valores fora da meta. Esses dispositivos também possibilitam o uso de telemedicina e parecem diminuir a HbA1c, o tempo de hipoglicemia e a variabilidade glicêmica.

O CGM tem-se mostrado uma importante ferramenta para o gerenciamento do DM1 ao estabelecer novas métricas para o controle glicêmico, como, por exemplo: (i) tempo de glicose no alvo; (ii) coeficiente de variação da glicose; (iii) índice de gerenciamento da glicose, parâmetro equivalente a HbA1c; e (iv) média da glicose.

Tempo de glicose no alvo

O tempo de glicose no alvo (TIR: *time in range*) estabelece níveis-alvo de glicose que uma pessoa com diabetes deve ser encorajada a atingir. Esse parâmetro é aferido e mostrado graficamente pelos aplicativos dos monitores contínuos da glicose intersticial. O TIR é dividido em três categorias: (i) tempo dentro do alvo = percentual do tempo entre 70 e 180 mg/dL, exceto na gravidez, em que o intervalo é de 63 a 140 mg/dL; (ii) tempo abaixo do alvo = percentual de tempo < 70 mg/dL, ou < 63 mg/dL na gravidez; e (iii) tempo acima do alvo = percentual de tempo > 180 mg/dL, ou > 140 mg/dL na gravidez. O Quadro 20 mostra os valores desejados para TIR. Lactentes e indivíduos com risco de hipoglicemia podem manter o TIR (70 a 180 mg/dL) acima de 50%, ao invés de 70%. O Quadro 21 mostra a relação entre o TIR e a HbA1c.

Coeficiente de variação da glicose

O percentual do coeficiente de variação da glicose (%CV) avalia a variabilidade da glicose. Ele é obtido pelo desvio-padrão dividido pela média das glicoses, o que é calculado pelos aplicativos do CGM. O %CV deve ser mantido, idealmente, ≤ 36%, pois o risco de eventos hipoglicêmicos aumenta acima desse valor. Esse indicador está correlacionado com as complicações microvasculares e macrovasculares do diabetes.

Índice de gerenciamento da glicose

O índice de gerenciamento da glicose (GMI) avalia a média das glicoses durante a vida útil do sensor. O valor desejado é < 7%. No passado, era denominado de "HbA1c estimada", termo que não é mais usado para não confundir com a HbA1c.

Cetonemia

A pesquisa de cetonemia (beta-hidroxibutirato) deve ser realizada sempre que o DM1 estiver fora de controle com glicemias persistentemente elevadas. A seguir, são definidos esses parâmetros e a conduta em caso de hiperglicemia:

- Cetonemia negativa (< 0,6 mmol/L): manter conduta usual e medir nova glicemia e cetonemia após 2 a 3 horas.
- Cetonemia leve (0,6 e 1,4 mmol/L): aumentar o *bolus* de correção em 10%, aumentar a ingestão de água e repetir a dosagem de glicemia e cetonemia após 2 a 3 horas.
- Cetonemia moderada (1,5 e 2,9 mmol/L): aumentar o *bolus* de correção em 20%, aumentar a ingestão de água e repetir a dosagem de glicemia e cetonemia após 2 a 3 horas.
- Cetonemia grave (> 3 mmol/L): aumentar o *bolus* de correção em 20%, aumentar a ingestão de água, verificar se existem sintomas sugestivos de cetoacidose e procurar atendimento médico no hospital ou unidade de saúde mais próximo, pois existe alto risco de cetoacidose diabética.

QUADRO 20 Metas recomendadas para o tempo de glicose no alvo

Recomendações gerais
▪ > 70% do tempo de glicose entre 70 e 180 mg/dL (dentro do alvo) ▪ < 4% do tempo de glicose < 70 mg/dL (abaixo do alvo) ▪ < 25% do tempo de glicose > 180 mg/dL (acima do alvo) ▪ < 1% do tempo de glicose < 54 mg/dL (muito baixa) ▪ < 5% do tempo de glicose > 250 mg/dL (muito alta)
Recomendações para pacientes com risco de hipoglicemia
▪ > 50% do tempo de glicose entre 70 e 180 mg/dL (dentro do alvo) ▪ < 1% do tempo de glicose < 70 mg/dL (abaixo do alvo) ▪ < 10% do tempo de glicose > 250 mg/dL (acima do alvo)
Recomendações para gestantes
▪ > 70% do tempo de glicose entre 63 e 140 mg/dL (dentro do alvo) ▪ < 4% do tempo de glicose < 63 mg/dL (abaixo do alvo) ▪ < 1% do tempo de glicose < 54 mg/dL (muito baixa) ▪ < 25% do tempo de glicose > 140 mg/dL (acima do alvo)

Fonte: SBD, 2022.

QUADRO 21 Relação entre tempo de glicose no alvo e HbA1c

Tempo de glicose no alvo (%)	HbA1c (%)
0	12,1
10	11,4
20	10,0
30	9.8
40	9,0
50	8,3
60	7,5
70	6,7
80	5,9
90	5,1
100	4,3

Fonte: ISPAD, 2022.

Hemoglobina glicada

A HbA1c possui algumas limitações: sofre interferência de condições que afetam a sobrevida das hemácias, não avalia a variabilidade glicêmica e não informa sobre hipoglicemia. Apesar disso, continua sendo importante para a monitoração do DM1, pois foi demonstrado que quanto menor a HbA1c, menor o risco de complicações microvasculares. O Quadro 22 mostra as metas de HbA1c, e o Quadro 23 mostra a correspondência entre glicemias médias estimadas e a HbA1c. Os laboratórios clínicos devem usar métodos certificados pelo *National Glycohemoglobin Standardization Program* (NGSP).

QUADRO 22 Metas recomendadas para HbA1c no diabetes melito tipo 1 (DM1)

Metas da HbA1c	Indicações
< 7%	▪ Adequada para a maioria das crianças
< 7,5%	▪ Quando houver hipoglicemia assintomática ou incapacidade de perceber os sintomas de hipoglicemia; história de hipoglicemia grave; falta de acesso aos análogos de insulina; falta de acesso a sistemas avançados de liberação de insulina; impossibilidade de monitoração glicêmica regular; e impossibilidade de monitoração contínua da glicose
< 8%	▪ Quando há risco de hipoglicemia grave ou não percebida; menor expectativa de vida; comorbidades limitantes; risco do tratamento ultrapassa os benefícios; e capacidade funcional comprometida
< 6,5%	▪ Quando não aumentar o risco de hipoglicemia; não piorar a qualidade de vida; não trouxer sobrecarga exagerada no cuidado do diabetes; e durante a fase de lua de mel

Fonte: ADA, 2024.

QUADRO 23 Correspondência entre glicemias médias estimadas e HbA1c

HbA1c (%)	Glicemia média estimada (mg/dL)
5	97 (76-120)
6	126 (100-152)
7	154 (123-185)
8	183 (147-217)
9	212 (170-249)
10	240 (193-282)
11	269 (217-314)
12	298 (240-347)
– Para cada 1% de elevação na HbA1c acima de 5%, a glicemia se eleva, em média, 29 mg/dL. – HbA1c de 7% = HbA1c de 53 mmoL/moL.	

Fonte: ADA, 2024.

MANEJO NOS DIAS DE DOENÇA

Durante episódios de doenças intercorrentes, a monitoração da glicose deve ser mais frequente, associando-a à avaliação da cetonemia nos casos em que o descontrole glicêmico persista. Nestas situações, pode ocorrer tanto hiperglicemia pelo aumento dos hormônios contrarreguladores em resposta ao estresse, como hipoglicemia devido a náusea, vômito, diarreia ou diminuição da ingestão alimentar.

A meta glicêmica recomendada nos dias de doença deve ser entre 70 e 180 mg/dL, com cetonemia < 0,6 mmol/L. Para isso, recomenda-se aferir a glicemia capilar a cada 2 a 4 horas, administrando *bolus* de correção para glicemias acima da meta e medidas para aumentar a glicemia no caso de hipoglicemias. O uso de CGM permite melhor avaliação, pois possibilita maior número de medidas e mostra a tendência de ascensão ou queda da glicose. Medicamentos como acetaminofeno, ácido acetilsalicílico e vitamina C podem causar resultados falsos-positivos da glicose intersticial. A cetonemia, se positiva, deve ser aferida a cada 2 horas até ficar < 0,6 mmol/L.

A ingestão hídrica deve ser aumentada (4 a 6 mL/kg/h), administrada várias vezes ao dia, em pequenas quantidades. Sugestões de líquidos a serem oferecidos são: limonada, água de coco, soro de hidratação oral, isotônicos, caldos de carne, sopas e canjas. Deve-se evitar líquidos gaseificados, para não piorar a náusea, e evitar água, por não repor eletrólitos. Se a glicemia for > 250 mg/dL, oferecer líquidos com pouco açúcar. Se a glicemia for < 250 mg/dL, oferecer líquidos adocicados.

A depender da glicemia, doses adicionais de análogos de insulina de ação rápida devem ser administradas a cada 2 a 4 horas, e doses de insulina regular a cada 4 horas. Não se deve suspender a insulina basal, mesmo que ocorra redução da ingestão alimentar, pois isso pode aumentar o processo catabólico, com produção de cetonas e risco de cetoacidose diabética. Durante processos infeciosos, as necessidades de insulina podem aumentar desde o período de incubação, antes que os sinais clínicos sejam evidentes, até alguns dias após a resolução da infecção. Os medicamentos prescritos para o tratamento da doença intercorrente devem ser mantidos, inclusive glicocorticoides, que podem contribuir para a elevação da glicemia.

A presença de uma ou mais das seguintes condições indica a necessidade de avaliação em uma unidade emergência: aumento da glicemia, apesar das doses extras de insulina; dificuldade em manter a glicemia acima de 70 mg/dL; cetonemia > 1,5 mmol/L ou cetonúria elevada, apesar da hidratação e de doses extras de insulina; vômitos ou hálito cetônico persistentes, sinais de desidratação; respiração de Kussmaul; alteração da consciência; convulsão; e incapacidade de a família manejar as alterações glicêmicas e/ou a doença intercorrente no domicílio.

COMPLICAÇÕES CRÔNICAS

A seguir, são descritas a triagem e o tratamento das principais complicações crônicas associadas ao DM1, de acordo com orientações da ADA (2024), SBD (2023) e ISPAD (2022). As principais complicações crônicas são resumidas no Quadro 24.

QUADRO 24 Principais complicações crônicas do diabetes melito tipo 1 (DM1)

Microvasculares
▪ Oftalmopatia: retinopatia, edema macular, catarata e glaucoma ▪ Neuropatia: sensorial, motora e autonômica ▪ Nefropatia
Macrovasculares
▪ Coronariopatia ▪ Doença vascular periférica ▪ Doença cerebrovascular
Autonômicas
▪ Gastrointestinal: gastroparesia, diarreia noturna alternada com constipação, vômito, saciedade precoce, distensão abdominal ▪ Geniturinária: cistopatia (p. ex., incapacidade de perceber a bexiga cheia e de esvaziá-la completamente), uropatia, disfunção erétil, ejaculação retrógrada, dispareunia, diminuição da lubrificação vaginal, diminuição da libido ▪ Cardiovascular: taquicardia em repouso, hipotensão ortostática ▪ Sudomotora: hiperidrose de membros superiores e anidrose de membros inferiores
Outras complicações
▪ Dislipidemia, tireoidopatia autoimune, doença celíaca, lipodistrofia, edema insulínico

Nefropatia

A nefropatia diabética é uma das principais causas de doença renal terminal. A triagem é indicada para pacientes ≥ 11 anos de idade ou que tenham DM1 há mais de 2 a 5 anos, o que ocorrer primeiro. O exame a ser solicitado é a razão albumina:creatinina urinária, aferida em amostra randômica de urina (valor de referência: < 30 mg/g). Se o exame for negativo, ele deve ser repetido anualmente. Se o exame for positivo, o diagnóstico deve ser confirmado em mais duas amostras no período de 6 meses, devido à variabilidade na excreção urinária de albumina. Ou seja, o diagnóstico é confirmado quando pelo menos 2 de 3 testes forem positivos, com amostras coletadas preferencialmente na primeira urina da manhã e sem ortostase prolongada.

A triagem para nefropatia diabética não deve ser realizada em situações nas quais ocorre aumento da excreção urinária de albumina, pois isso pode causar resultados falso-positivos. Por exemplo: doença aguda, febre, atividade física intensa, infecção urinária, hematúria, leucocitúria, hipertensão arterial descontrolada, hiperglicemia acentuada, tabagismo e insuficiência cardíaca descompensada.

Alguns pacientes com DM1 e hipertensão arterial ou retinopatia podem apresentar redução da taxa de filtração glomerular (TFG) mesmo na presença de excreção normal de albumina. Nesses casos, solicitar a TFG. Os valores de referência para indivíduos jovens são: 80 a 130 mL/minuto/1,73 m^2.

O tratamento da microalbuminúria é realizado com: (i) otimização do controle glicêmico, (ii) controle da pressão arterial e (iii) inibidores da enzima conversora da angiotensina (IECA) ou bloqueadores do receptor da angiotensina (BRA). O efeito antiproteinúrico tem início em 7 dias, sendo dose-dependente.

A monitoração do potássio deve ser feita periodicamente em razão da elevação do potássio sérico. Considerar suspender o uso de IECA e BRA durante episódios de desidratação e cetoacidose diabética. Por causa do efeito teratogênico, as adolescentes devem ser orientadas a evitar gravidez e a usar um método contraceptivo adequado.

Retinopatia

O DM é uma das principais causa de cegueira em adultos. A triagem é indicada para pacientes ≥ 11 anos de idade ou que tenham diabetes há mais de 2 a 5 anos, o que ocorrer primeiro. O exame a ser solicitado é a fundoscopia com dilatação da pupila, ou fotografia da retina. Se o exame for normal, novas avaliações devem ser realizadas a cada 2 anos, podendo ser menos frequentes (a cada 4 anos) se a HbA1c < 8%.

O diabetes, além da retinopatia, pode causar alterações das estruturas externas do olho: (i) conjuntiva (hemorragias, fragilidade capilar); (ii) pálpebras (blefarite, terçóis, calázios); (iii) cristalino (catarata resultante da hidratação osmótica excessiva); (iv) musculatura ocular extrínseca (paralisias do III e VI par); e (v) glaucoma.

A retinopatia diabética pode ser classificada em: (i) não proliferativa (RNP) e (ii) proliferativa (RP). A RNP surge no final da primeira década ou início da segunda década da doença, se manifestando por: (i) microaneurismas geralmente localizados no lado temporal da mácula; (ii) hemorragias, às vezes em forma de "chama de vela" quando localizadas nas camadas superficiais da retina; (iii) exsudatos duros; e (iv) edema na mácula. A RP resulta da neoformação de vasos (neovascularização) e tecido conjuntivo sobre os vasos. Pode ser classificada em: (i) fase proliferativa: formação de vasos anormais a partir do nervo óptico e isquemia retiniana, associados a hemorragia intrarretiniana e vítrea e dilatação vascular; e (ii) fase de proliferação fibrosa: proliferação de tecido conjuntivo ao redor dos vasos e papila, podendo levar ao descolamento da retina, retração e hemorragia vítrea e glaucoma neovascular.

Neuropatia

A neuropatia diabética acomete cerca de 50% dos pacientes com DM1 de longa duração. Raramente ocorre em crianças pré-púberes. A triagem é indicada para pacientes ≥ 11 anos ou no início da puberdade, o que ocorrer primeiro, com duração do DM1 há mais de 2 a 5 anos. O exame dos pés deve incluir: inspeção e palpação dos pulsos pedial, dorsal e tibial posterior, teste de sensibilidade com monofilamento de 10 g, teste de sensação vibratória com diapasão de 128 Hz, teste de propriocepção e avaliação do reflexo Aquileu. Se o exame for normal, deve-se repetir anualmente. Se o exame for anormal, deve-se otimizar o controle glicêmico e encaminhar para o neurologista.

A polineuropatia simétrica distal, que se manifesta pela perda sensorial, hiperestesia, parestesia (p. ex., sensação de dormência, formigamento, queimação) ou dor, é a forma mais comum. A parestesia começa nos pés e estende-se proximalmente. A dor neuropática acomete os membros inferiores, surgindo em repouso e piorando à noite. A polirradiculopatia diabética se manifesta por dor intensa e incapacitante, às vezes acompanhada de fraqueza motora, na distribuição de uma ou mais raízes nervosas. Seu curso clínico é autolimitado, desaparecendo entre 6 e 12 meses. A mononeuropatia (alteração isolada de nervos cranianos ou periféricos) cursa com dor e fraqueza muscular na distribuição de um único nervo.

O tratamento inclui melhora do controle glicêmico, exclusão do álcool, reposição de vitamina B6, B12 e folato e avaliação por neurologista. A neuropatia diabética dolorosa pode ser tratada com: antidepressivos tricíclicos (p. ex., amitriptilina), anticonvulsivantes (p. ex., gabapentina, carbamazepina) e ácido tióctico.

Dislipidemia

A triagem para dislipidemia deve ser feita logo após o diagnóstico em crianças ≥ 2 anos, assim que a glicemia tenha se estabilizado. Ela é realizada por meio da avaliação do perfil lipídico, que não precisa ser em jejum. Mas, o teste confirmatório deve ser feito em jejum. Se o LDL for ≤ 100 mg/dL, deve-se repetir a dosagem a cada 3 anos. Se LDL > 100 mg/dL, deve-se otimizar o controle glicêmico e nutricional (gorduras saturadas < 7% da ingestão calórica e ingestão de colesterol < 200 mg/dia). Se, após 6 meses dessas mudanças, o LDL for > 160 mg/dL sem fatores de risco ou > 130 mg/dL com fatores de risco cardiovasculares, deve-se iniciar estatina naqueles > 10 anos de idade. O objetivo da terapia é manter o LDL < 100 mg/dL. As adolescentes devem ser informadas sobre o efeito teratogênico das estatinas e a necessidade de contracepção.

Doença celíaca

A doença celíaca acomete de 1,6 a 16,4% dos indivíduos com DM1, em comparação a 0,3 a 1% da população em geral. A maioria dos casos surge nos primeiros 5 anos após o diagnóstico, podendo causar morbidades como osteoporose, anemia ferropriva, déficit de crescimento a aumento do risco de retinopatia e albuminúria.

A triagem está indicada ao diagnóstico. Se os exames forem normais, deve-se repetir após 2 anos e, posteriormente, a cada 5 anos ou antes, se surgirem sintomas sugestivos de doença celíaca. A triagem para doença celíaca é realizada com a dosagem de antitransglutaminase IgA e da IgA total. Se houver deficiência de IgA, deve-se solicitar antitransglutaminase ou antigliadina IgG. Condições que indicam o rastreamento sorológico mais precoce são: déficit de crescimento, deficiente ganho ponderal, diarreia, flatulência, dor abdominal, sinais de má-absorção intestinal, hipoglicemias não explicadas e deterioração do controle glicêmico.

Tireoidopatia autoimune

Aproximadamente 25% dos pacientes têm anticorpos contra a tireoide positivos quando do diagnóstico do DM1, e a positividade desses anticorpos é preditora de desenvolvimento de doença tireoidiana autoimune, geralmente hipotireoidismo, e, mais raramente, hipertireoidismo. A triagem para tireoidopatia autoimune (T4L, TSH, AAT e anti-TPO) é feita logo após o diagnóstico e depois da estabilização do controle glicêmico, para evitar erros de interpretação causados pela síndrome do eutiroideo doente. Se os exames forem normais, deve-se repetir a cada 1 a 2 anos, se os anticorpos tireoidianos forem não reagentes, e mais frequentemente se os anticorpos forem positivos.

Hipertensão arterial

A triagem para hipertensão arterial é feita ao diagnóstico e, depois, em todas as consultas. Se a pressão arterial for entre P90 e P95 para sexo, idade e altura, ou $> 120 \times 80$ mmHg em ≤ 13 anos de idade, recomenda-se modificação do estilo de vida (reduzir a ingestão de sal, aumentar atividade física). Se a pressão arterial for $\geq$ P95 para idade, sexo e altura, ou $\geq 130 \times 80$ mmHg em adolescentes ≥ 13 anos, deve-se prescrever inibidor ECA ou BRA.

Lipodistrofia

No passado, eram comuns lipodistrofias atróficas associadas ao uso de insulinas de origem animal. Com o uso de insulinas humanas, a lipodistrofia mais frequente é a hipertrófica, devido ao efeito lipogênico local da insulina. As lipodistrofias, causadas pela administração repetida de insulina em uma mesma área anatômica, tornam a absorção errática, irregular e imprevisível devido ao desenvolvimento de tecido fibroso. A não utilização da área lipodistrófica para injeções leva à resolução do problema.

ACOMPANHAMENTO AMBULATORIAL

Em toda consulta ambulatorial, os pacientes devem ser avaliados quanto ao crescimento, puberdade, saúde mental, desenvolvimento escolar, conhecimento sobre a doença, adesão à terapia, acompanhamento multidisciplinar, atualização de calendário vacinal, medidas que os protejam de complicações da doença (p. ex., portar cartão de identificação e reserva de carboidratos), presença de complicações (p. ex., hipertensão, retinopatia, neuropatia, lipodistrofias, alterações bucais) e internamentos. A avaliação complementar é feita por meio da dosagem da hemoglobina glicada (a cada 3 meses) e dos exames para investigar complicações crônicas.

EDUCAÇÃO CONTINUADA

A educação continuada sobre o DM1 é parte fundamental para o bom controle da doença. Todos os pacientes devem ser submetidos a um processo educativo sobre o DM1 e seu cuidado domiciliar. Após essa fase inicial, em cada consulta ambulatorial, a equipe médica reavalia e corrige falhas do conhecimento. Isso significa que o processo educativo é uma atividade contínua e ininterrupta, envolvendo a participação da família e do paciente.

TRIAGEM E PREVENÇÃO DO DIABETES MELITO TIPO 1 (DM1)

Atualmente, a triagem para DM1 é realizada nos familiares de primeiro grau do caso índice. Futuramente, essa triagem poderá ser populacional, uma vez que mais de 90% dos casos de DM1 surgem em famílias sem história familiar para a doença.

Em 2024, o estudo "*Consensus guidance for monitoring individuals with islet autoantibody-positive pre-stage 3 type 1 diabetes*" (Phillip et al., 2024) publicou orientações sobre como monitorar indivíduos com risco aumentado para DM1 e que apresentam anticorpos anti-ilhotas positivos.

Os objetivos da triagem e do monitoramento são: (i) prevenir cetoacidose diabética e minimizar o risco de atendimento de emergência ou hospitalização; (ii) identificar e permitir a intervenção terapêutica para atrasar o início do estágio 3 e preservar função das células beta; (iii) evitar o diagnóstico equivocado de DM2, atrasando o início da terapia insulínica; e (iv) encaminhar para estudos de pesquisa.

A triagem é feita pela dosagem dos anticorpos contra células beta (anti-insulina, anti-IA2, anti-GAD e anti-ZnT8). Idealmente, a dosagem dos anticorpos deve ser realizada em um laboratório com certificação do *Islet Autoantibody Standardization Program* (IASP). A positividade de um ou mais anticorpos requer a confirmação em uma segunda amostra, após 3 meses.

Se apenas um anticorpo for positivo, o indivíduo é considerado com risco aumentado de desenvolver DM1 (pré-estágio 1). Se dois ou mais anticorpos forem positivos, o indivíduo já é classificado como tendo DM1 pré-sintomático ou no estágio inicial, que é subdividido, de acordo com o padrão glicêmico, em dois grupos: padrão glicêmico normal (estágio 1) e disglicemia (estágio 2). Pacientes com anticorpos positivos deverão ser monitorados quanto à progressão da doença, educados sobre os sintomas do DM1 e como reconhecê-los, e receber apoio psicológico para compreender os resultados e suas implicações. A triagem até o estágio 1 pode ser feito pelo pediatra geral (caso tenha conhecimento) ou pelo endocrinologista. A partir do estágio 2, o acompanhamento é feito por endocrinologista para discutir opções de terapia que impeçam a progressão para o estágio 3. Os Quadros 25 e 26 resumem as orientações de monitoramento nas crianças com um ou mais anticorpo positivo.

O crescimento e ganho de peso também devem ser monitorados para detectar deficiente ganho ponderal, indicando possível progressão do DM1, lembrando de manter um plano alimentar saudável. O apoio psicológico é fundamental para auxiliar a família e o paciente com essas mudanças nos hábitos de vida, que podem ser causadoras de estresse e ansiedade, além do custo financeiro dos exames.

Em relação ao tratamento precoce, o teplizumabe (Tzield®), um anticorpo anti-CD3, demonstrou eficácia em atrasar, em média, por dois anos, a progressão da doença do estágio 2 e para o estágio 3. Esse medicamento foi aprovado em 17/11/2022 pela FDA, sendo o primeiro medicamento autorizado para modificar o curso natural do DM1. É indicado para pacientes > 8 anos no estágio 2 do DM1. Para diminuir a progressão do estágio 3, vários medicamentos estão sendo pesquisados, como inibidor da dipeptidil peptidase 4 (iDPP-4) + vitamina D, pleconaril + ribavirina, baricitinibe, entre outros.

TRANSIÇÃO DOS CUIDADOS PARA A ENDOCRINOLOGIA DE ADULTO

A equipe de endocrinologia pediátrica deve preparar o adolescente e sua família para a transição e o pos-

QUADRO 25 Monitoração da criança com 1 anticorpo positivo (risco aumentado de diabetes melito tipo 1 – DM1)

▪ Educação sobre sintomas do DM1 e cetoacidose diabética e apoio psicossocial ▪ Confirmar persistência da positividade do anticorpo e da negatividade dos demais, em nova amostra de sangue, após 3 meses ▪ Risco de 14,5% de progredir para o estágio 3 num período de 10 anos	
Crianças < 3 anos	**Crianças ≥ 3 anos**
▪ Anticorpos e controle metabólico (glicemia venosa, glicemia capilar ou HbA1c) a cada 6 meses, durante 3 anos; e anualmente nos 3 anos seguintes ▪ Se o anticorpo negativar ou não houver progressão, suspender o monitoramento e reorientar sobre riscos e sintomas do DM1	▪ Anticorpos e controle metabólico (glicemia venosa, glicemia capilar ou HbA1c) a cada 12 meses, durante 3 anos ▪ Se o anticorpo negativar ou não houver progressão, suspender o monitoramento após 3 anos e orientar sobre os risco da doença

Fonte: Phillip et al., 2024.

QUADRO 26 **Monitoração da criança com 2 ou mais anticorpos positivos (diabetes melito tipo 1 – DM1 pré-sintomático)**

▪ Educação sobre sintomas do DM1 e cetoacidose diabética e apoio psicossocial ▪ Confirmar persistência da positividade dos anticorpos e da negatividade dos demais, em nova amostra de sangue, após 3 meses. Se durante o acompanhamento houver reversão para apenas um anticorpo positivo ou negativação dos anticorpos, a monitoração glicêmica deve ser mantida ▪ Risco de progredir para o estágio 3 em 15 anos: 85% (2 anticorpos), 92% (3 anticorpos)	
Estágio 1 do DM1	**Estágio 2 do DM1**
▪ Glicemia, HbA1c, TTOG – ≤ 3 anos = a cada 3 meses – 3 a 9 anos = a cada 6 meses – > 9 anos = a cada 12 meses ▪ Glicemia capilar: – 2 dias (pré e pós-prandial) a cada 1 a 3 meses – Durante doenças – CGM (não consensual, não padronizado)	▪ Glicemia, HbA1c, TTOG: – A cada 3 meses ▪ Glicemia capilar: – 2 dias (pré e pós-prandial) a cada 1 a 3 meses – Durante doenças ▪ CGM (não consensual, não padronizado)

Fonte: Phillip et al., 2024.

terior cuidado médico para o endocrinologista de adulto, pelo menos 6 a 12 meses antes da transferência. Idealmente, as instituições deveriam desenvolver protocolos com a participação de endocrinologistas pediátricos e de adultos que atendessem as peculiaridades do serviço e otimizassem essa fase de transição.

Na transição para os cuidados de endo-adulto, é importante acompanhar a incorporação de novas tecnologias, o surgimento de complicações microvasculares e macrovasculares do DM1, e a necessidade de acompanhamento por outros especialistas (oftalmologia, nefrologia), questões relacionadas à gravidez e saúde do feto, entre outras.

REFERÊNCIAS SELECIONADAS

1. American Diabetes Association. Standards of Medical Care. Diabetes Care. 2024;47(Suppl1):S1-S314.
2. Banca R, Marroni M, et al. Técnicas de aplicação de insulina. Diretriz Oficial da Sociedade Brasileira de Diabetes, 2022.
3. Bergenstal RM, Weinstock RS, Mathieu C, Onishi Y, Vijayanagaram V, Katz ML et al. Once-weekly insulin efsitora alfa versus once-daily insulin degludec in adults with type 1 diabetes (QWINT-5): a phase 3 randomised non-inferiority trial. Lancet. 2024;404(10458):1132-42.
4. Cardona-Hernandez R, Dôvc K, et al. New therapies towards a better glycemic control in youths with type 1 diabetes. Pharmacol Res. 2023;195:106882.
5. D'Amico RP, et al. Transition from pediatric to adult care for individuals with type 1 diabetes: opportunities and challenges. Endocr Pract. 2023;29(4):279-85.
6. Ingrosso DMF, Quarta MT, Quarta A, Chiarelli F. Prevention of type 1 diabetes in children: a worthy challenge? Int J Environ Res Public Health. 2023;20(11):5962.
7. International Diabetes Federation. IDF Diabetes Atlas 10th. Edition, 2021. Disponível em: www.diabetesatlas.org.
8. ISPAD Clinical Practice Guidelines 2022 (Chapters: 1-25). Disponível em: https://www.ispad.org/page/ISPADGuidelines2022.
9. Nathan DM, Kuenen J, et al. Translating the A1C assay into estimated average glucose values. Diabetes Care. 2008;31(8):1473-8.
10. Pereira W, Vancea D, et al. Atividade física e exercício no DM1. Diretriz Oficial da Sociedade Brasileira de Diabetes, 2022.
11. Phillip M, Achenbach P, et al. Consensus guidance for monitoring individuals with islet autoantibody-positive pre-stage 3 type 1 diabetes. Diabetes Care. 2024:dci240042.
12. Pinheiro MM, Pinheiro FMM, et al. Prevention and treatment of type 1 diabetes: in search of the ideal combination therapy targeting multiple immunometabolic pathways. Metab Target Organ Damage. 2024;4:19.
13. Pititto B, Dias M, et al. Metas no tratamento do diabetes. Diretriz Oficial da Sociedade Brasileira de Diabetes, 2022.
14. Protocolo Clínico e Diretrizes Terapêuticas do Diabetes Melito tipo 1. Portaria no 8, de 15/03/2018. Disponível em: http://portalarquivos2.saude.gov.br/images/pdf/2018/marco/19/Portaria-Conjunta-n-8.pdf.
15. Ramos EL, Dayan CM, et al., PROTECT Study Investigators. Teplizumab and β-cell function in newly diagnosed type 1 diabetes. N Engl J Med. 2023;389(23):2151-61.
16. Rodrigues MLD, Calliari LE, Rodacki M. Manejo dos dias de doença no DM1. Diretriz Oficial da Sociedade Brasileira de Diabetes, 2023.
17. SBD – Diretrizes da Sociedade Brasileira de Diabetes 2019-2020. Acesso em: https://www.diabetes.org.br/profissionais/images/DIRETRIZES-COMPLETA-2019-2020.pdf
18. Silva Júnior WS, et al. Insulinoterapia no diabetes mellitus tipo 1 (DM1). Diretriz Oficial da Sociedade Brasileira de Diabetes, 2022.
19. Singh P, Seth A. Transition of care of pediatric patients with special needs to adult care settings: Children with diabetes mellitus and other endocrine disorders. Indian J Pediatr. 2023;90(11):1134-41.
20. Sperling MA, Laffel LM. Current management of glycemia in children with type 1 diabetes mellitus. N Engl J Med. 2022;386(12):1155-64.

24

Diabetes melito tipo 2

INTRODUÇÃO

A história da metformina, popular antidiabético oral para o tratamento do diabetes melito tipo 2 (DM2), associa-se a *Galega officinalis* (arruda de cabra), erva medicinal usada na Europa medieval para tratar diabetes. Em 1918, seu princípio ativo, a guanidina, foi isolado e vários derivados sintetizados, incluindo a metformina, em 1922. Devido a ocorrência de acidose lática com o uso das primeiras guanidinas, esses medicamentos caíram em desuso, até que, em 1957, Jean Sterme (1909-1997), em Paris, mostrou a eficácia e segurança da metformina no tratamento do diabetes. Em 1995, ela foi aprovada nos Estados Unidos. Ainda hoje, a metformina é o antidiabético oral mais vendido no mundo.

Nas últimas 3 décadas, a partir de meados de 1990, associado a pandemia de obesidade, o DM2, até então raramente detectado na população pediátrica, começou a ser diagnosticado mais frequentemente em crianças e adolescentes. Além disso, o DM2 nessa faixa etária possui curso clínico mais agressivo, as complicações da doença podem estar presentes desde o diagnóstico, a evolução é mais rápida do que em adultos, e mesmo com modificações do estilo de vida e farmacoterapia, grande parte dos pacientes não adquire um controle glicêmico adequado.

DEFINIÇÕES

- Pré-diabetes: definido por um ou mais dos seguintes critérios: (i) glicemia de jejum alterada (glicemia em jejum entre 100 e 125 mg/dL); (ii) intolerância a glicose (glicemia entre 140 e 199 mg/dL, 2 horas após o teste de tolerância oral à glicose – TTOG); ou (iii) HbA1c entre 5,7 e 6,4%. O pré-diabetes é um estágio intermediário entre glicemia normal e diabetes melito. Embora sem aprovação para uso pediátrico, a glicemia entre 155 e 208 mg/dL, 1 hora após o TTOG é indicativo de pré-diabetes.

Embora glicemia de jejum alterada e intolerância a glicose sejam agrupados conjuntamente como "pré-diabetes", eles representam distúrbios diferentes. Glicemia de jejum alterada reflete um distúrbio da glicose no estado basal, enquanto intolerância a glicose é uma medida dinâmica do distúrbio da glicose após uma sobrecarga glicêmica.

- Diabetes melito: definido por um ou mais dos seguintes critérios: (i) glicemia aleatória ≥ 200 mg/dL associada a sintomas da doença; (ii) glicemia após jejum de pelo menos 8 horas ≥ 126 mg/dL; (iii) glicemia ≥ 200 mg/dL, 2 horas após TTOG; ou (iv) hemoglobina glicada ≥ 6,5%. Nestas três últimas situações é necessário repetir os exames, preferencialmente o mesmo exame, em dias diferentes, para confirmar o diagnóstico. Embora sem aprovação para uso pediátrico, a glicemia ≥ 209 mg/dL, 1 hora após o TTOG é indicativo de diabetes.
- Diabetes melito tipo 2: é o diabetes no qual a secreção de insulina é inadequada para atender as demandas aumentadas da insulinorresistência. Portanto, o DM2 é frequentemente associado a manifestações de resistência insulínica, como: *acantosis nigricans*, hipertensão arterial, dislipidemia, doença hepática esteatótica associada a disfunção metabólica (MASLD: *metabolic dysfunction-*

associated liver disease) e síndrome dos ovários policísticos (SOP).

- Diabetes melito tipo 2 do jovem: é o que tem início em < 25 anos.

EPIDEMIOLOGIA

Em algumas regiões dos EUA, o DM2 em adolescentes chega a ser mais frequente que o DM1. Assumindo um aumento anual de 2,3%, especula-se que, se nada for feito, a prevalência de DM2 em adolescentes norte-americanos quadruplicará nos próximos 40 anos. Em contraste com esses dados, a prevalência de DM2 em adolescentes europeus ainda representa uma minoria de todos os casos de diabetes nessa faixa etária. No Brasil, o estudo ERICA (Telo et al., 2019) mostrou uma prevalência de 3,3% para DM2 e de 22% para pré-diabetes, em adolescentes entre 12 e 17 anos.

FATORES DE RISCO

O Quadro 1 ilustra os principais fatores de risco para DM2.

QUADRO 1 Fatores de risco para diabetes melito tipo 2 (DM2)

- Genética e epigenética
- História familiar de DM2 em um parente de 1º ou 2º grau
- Diabetes, obesidade ou desnutrição materna durante a gravidez
- Pequeno para a idade gestacional (PIG), ou grande para a idade gestacional (GIG)
- Obesidade, sedentarismo
- Ambiente e padrão alimentar obesogênico
- Uso de antipsicóticos atípicos (p. ex., risperidona, olanzapina, aripiprazol)
- Idade (mais frequente em adolescentes entre 12-17 anos)
- Sexo feminino
- Evidência de resistência insulínica (p. ex., *acantosis nigricans*, síndrome dos ovários policísticos)
- Raça/etnia (mais frequente em afro-americanos, hispânicos e populações indígenas dos EUA)
- Condição socioeconômica e nível educacional (nos EUA e Europa o DM2 é mais frequente em populações de baixo nível socioeconômico e educacional; enquanto em países emergentes como Índia e China, é mais prevalente nas populações de maiores recursos)

FISIOPATOLOGIA

O DM2 é uma doença metabólica complexa de etiologia heterogênea. O DM2 resulta da interação entre fatores genéticos (concordância de 50% entre gêmeos homozigóticos e 37% entre dizigóticos), epigenéticos, comportamentais (p. ex., sedentarismo, alimentação inadequada) e ambientais que levam inicialmente a resistência insulínica e posteriormente a deficiência insulínica como resultado de falência das células beta pancreáticas.

Os principais mecanismos da resistência insulínica são: aumento das citocinas inflamatórias e ácidos graxos livres (maior adiposidade visceral), hiperglucagonemia (disfunção das células alfapancreáticas), aumento do hormônio de crescimento e esteroides sexuais (puberdade), diminuição dos níveis séricos de adiponectina (hormônio secretado pelos adipócitos com ação sensibilizadora insulínica e antiaterogênica), diminuição da ação das incretinas e aumento da resistência insulínica no fígado, tecido adiposo e musculo esquelético. A resistência insulínica hepática exacerbada é compensada pelo aumento da secreção insulínica. Quando a resistência insulínica não é corrigida, haverá um declínio gradual da função pancreática, evoluindo para intolerância a glicose e DM2. Ao diagnóstico, a secreção de insulina está reduzida em 85% nos adolescentes, comparado com 50% nos adultos.

A história natural do DM2 em adolescentes é diferente do DM2 em adultos. Nos adolescentes, a deterioração da função das células beta ocorre até duas vezes mais rápido do que em adultos (20 a 35% ao ano *versus* 7 a 11% ao ano). Ou seja, o tempo de progressão de glicemia normal para intolerância a glicose e depois para DM2 é mais curto na faixa etária pediátrica. Além disso, o DM2 em crianças se associa a um desenvolvimento mais rápido de complicações microvasculares, muitas vezes já presentes ao diagnóstico.

Em relação a fatores genéticos, mais de 24 *loci* genéticos já foram identificados como associados ao desenvolvimento do DM2. Os mais importantes são o polimorfismo do PPAR-gama, a variante E23K do *KCNJ11* (*potassium inwardly rectifying channel subfamily J member 11*) e o polimorfismo G319S do *HNF1A* (*HNF1 homeobox A*).

MANIFESTAÇÕES CLÍNICAS

Aproximadamente 70 a 90% dos pacientes apresentam obesidade de distribuição predominantemente visceral. Devido à crescente pandemia de obesidade, é possível que crianças com DM1 apresentem obesidade e manifestações clínicas de resistência insulínica dificultando o diagnóstico diferencial entre DM1 e DM2. Nos EUA, até 15 a 25% dos adolescentes recém-diagnosticados com DM1 tem obesidade.

O DM2 ocorre mais em meninas do que em meninos (2:1 a 4:1), possivelmente refletindo diferenças sexuais na puberdade em relação a adiposidade, atividade física e higiene do sono influenciando na resistência insulínica. Nos Estados Unidos, é mais prevalente em afro-americanos, hispânicos, asiáticos e nativos americanos. É mais frequente na adolescência, entre 12 e 17 anos (média de idade: 13,5 anos e média de estágio puberal: Tanner 3), coincidindo com a fase do desenvolvimento puberal mais associada a resistência insulínica. Crianças pré-púberes são pouco prováveis de terem DM2.

Aproximadamente 65% dos pacientes relatam ao menos um familiar de primeiro grau com DM2. Em relação à susceptibilidade genética sabe-se que quando um gêmeo monozigótico tem DM2 a chance de o outro irmão vir a desenvolver a doença é de até 50%; quando um dos pais tem DM2 a chance de um filho vir a ter a doença é de 40% e se ambos os pais têm DM2 esta chance aumenta para 60%. Às vezes, o diagnóstico do DM2 nos pais só é feito após o diagnóstico do distúrbio em sua prole.

Ao diagnóstico, os pacientes podem estar assintomáticos (sendo diagnosticados por hiperglicemia ou glicosúria durante exames de rotina), terem sintomas semelhantes aos do DM1 (p. ex., poliúria, polidipsia, perda de peso), ou já apresentarem complicações crônicas da doença (p. ex., microalbuminúria, retinopatia). Visão turva ou borrada e vulvovaginite ou balanopostite por Cândida são queixas comuns.

Aproximadamente 6% dos pacientes podem apresentar cetose ou cetoacidose e serem confundidos como tendo DM1. Alguns podem apresentar coma hiperglicêmico e hiperosmolar (glicemia > 600 mg/dL + osmolaridade sérica > 320 mOsmo/kg + cetonemia discreta ou ausente + bicarbonato > 15 mEq/L).

Além da hiperglicemia, pacientes com DM2 apresentam outras manifestações características da resistência insulínica como: dislipidemia, hipertensão arterial, MALSD e SOP. Os anticorpos contra componentes das células beta podem ser positivos em até 12% dos pacientes (diabetes duplo). O Quadro 2 resume as principais manifestações que chamam atenção para a possibilidade de o diabetes ser devido ao DM2.

QUADRO 2 Manifestações clínicas que fazem pensar em diabetes melito tipo 2

- Adolescente entre 12-18 anos
- Sexo feminino
- Sobrepeso (IMC: ≥ 85-94%) ou obesidade (IMC: ≥ 95%)
- História familiar de DM2
- Níveis séricos de insulina e/ou peptídeo C normais ou elevados
- Início insidioso dos sintomas
- Sinais de resistência insulínica (p. ex., acantose *nigricans*, síndrome dos ovários policísticos)
- Negatividade dos anticorpos contra componentes das células beta pancreáticas
- Hipertensão ou dislipidemia

DIAGNÓSTICO DIFERENCIAL

Os principais diagnósticos diferenciais do DM2 em adolescentes são: DM1, DM tipo MODY, uso de medicamentos hiperglicemiantes, doenças do pâncreas exócrino e endocrinopatias.

O diagnóstico clínico diferencial entre DM1 e DM2 pode ser difícil devido a crescente epidemia de obesidade que faz com que muitos pacientes com DM1 tenham obesidade ao diagnóstico inclusive com sinais de resistência insulínica. Adicionalmente, 6% dos casos de DM2 podem se manifestar com cetoacidose ao diagnóstico e embora incomum, crianças menores de 10 anos têm sido diagnosticadas com DM2. Laboratorialmente, existe uma superposição considerável dos níveis de peptídeo C ao diagnóstico no DM1 e DM2. No DM2, o peptídeo C pode ser baixo ao diagnóstico devido a glicotoxicidade que reduz a secreção de insulina. Pacientes com obesidade e DM1 podem ter níveis normais ou aumentados de peptídeo C como resultado da resistência insulínica. A persistência da elevação do peptídeo C, dosado 1 a 2 anos após o diagnóstico torna pouco provável a suspeita de DM1. O Quadro 3 mostra o diagnóstico diferencial entre DM1 e DM2.

O termo MODY (*maturity-onset diabetes of the young*) refere-se a uma forma familiar de diabetes, de herança autossômica dominante, etiologia monogênica, início precoce, causado por defeitos na secreção de insulina. O

MODY é classificado genética e fenotipicamente em vários tipos. No Brasil, existe maior prevalência do MODY-GCK e MODY-HNF1A. Esse e outros diagnósticos diferenciais do DM2 são descritos no Quadro 4.

QUADRO 3 Diagnóstico diferencial entre diabetes melito tipo 1 (DM1) e tipo 2 (DM2)

Características ao diagnóstico	DM1	DM2
Início	Mais rápido, sintomático	Insidioso, geralmente assintomático
Idade mais frequente ao diagnóstico	5-7 anos	12-17 anos
Sexo	Masculino = Feminino	Feminino > Masculino
História familiar de DM2	Incomum	Comum (75-100% dos casos)
Resistência insulínica	Incomum	Comum
Acantosis nigricans	Ausente	Frequentemente presente
Obesidade	Incomum. Os pacientes são, quase sempre, magros	Comum (80%)
Poliúria	Presente	Ausente ou discreta
Polidipsia	Presente	Ausente ou discreta
Perda de peso	Presente	Ausente ou discreta
Cetonúria	Geralmente presente	Positiva em 1/3 dos pacientes
Cetoacidose	Presente em 30-40%	Pode ocorrer em 5-25%
Hipertensão arterial	Incomum	Frequentemente presente
Síndrome dos ovários policísticos	Incomum	Frequentemente presente
Dislipidemia	Incomum	Frequentemente presente
Peptídeo C	< 0,6 ng/mL, ou normal na fase de lua-de-mel	> 0,6 ng/mL, elevado ou baixo (glicotoxicidade)
Anticorpos contra células-beta (p. ex., GAD, IA2, insulina)	Positivos em > 70% dos pacientes	Positivos em até 12% dos pacientes
Associação com HLA DR3/DR4	Sim	Não

QUADRO 4 Outros diagnósticos diferenciais do diabetes melito tipo 2 (DM2)

Condição	Exemplo
MODY	Diabetes monogênico, de apresentação atípica, relato de diabetes em mais de 3 gerações, ausência de sinais de resistência insulínica e hiperinsulinismo, ausência de anticorpos pancreáticos, glicemias estáveis (100-150 mg/dL), história de diabetes neonatal, atrofia pancreática, malformações geniturinárias
Diabetes induzido por medicamentos	Glicocorticoides, inibidores da protease, tiazídicos, antipsicóticos atípicos (p. ex., clozapina), ciclosporina, tracolimo, betabloqueadores, clonidina, bloqueadores do canal de cálcio
Diabetes causado por doenças do pâncreas exócrino	Fibrose cística, hemocromatose hereditária, pancreatite crônica
Diabetes causado por outras endocrinopatias	Síndrome de Cushing, feocromocitoma, glucagonoma

ABORDAGEM DIAGNÓSTICA

Os critérios diagnósticos para o DM foram descritos no tópico sobre Definição. Na ausência de sintomas, a hiperglicemia detectada incidentalmente durante episódios infecciosos, traumáticos ou estressantes não deve ser considerada como diagnóstico.

Na abordagem diagnóstica, é importante avaliar evidências de resistência à insulina como: acantose *nigricans*, MASLD, diminuição do HDL e elevação dos triglicérides. A relação cintura-altura, como marcador de adiposidade central, é mais útil do que o IMC.

Quando do diagnóstico do DM2, algumas crianças e adolescentes já podem ter complicações crônicas, como, por exemplo: hipertensão arterial, dislipidemia, microalbuminúria, retinopatia, apneia obstrutiva do sono e SOP. Por isso, essas morbidades devem ser investigadas na avaliação inicial.

História clínica

- Sexo (mais comum no sexo feminino).
- Idade ao diagnóstico (DM2 é predominante em adolescentes).
- História gestacional e neonatal (p. ex., PIG, GIG, filho de mãe diabética).

- Sintomas ao diagnóstico (p. ex., assintomático, "polis", microalbuminúria).
- Fatores de risco para DM2.
- História familiar de: MODY e DM2.
- Padrão alimentar (o erro alimentar é comum).
- Higiene do sono (maior frequência de diminuição de horas de sono).
- Atividade física (sedentarismo está presente na maioria dos pacientes)
- Tempo gasto com telas (televisão, computador, videogames, *tablets*, *smartphone*).
- Condições associadas ao DM2 (p. ex., obesidade, hipertensão, acantose *nigricans*, dislipidemia, SOP, MALSD).
- Complicações do DM2 (p. ex., retinopatia, microalbuminúria).
- Medicamentos associados ao diabetes (p. ex., corticoides, tiazídicos, ciclosporina, antipsicóticos atípicos – clozapina, risperidona, olanzapina e quetiapina).
- Exames realizados e seus resultados.
- Tratamento realizado no passado e terapia atual.

Exame físico

- Sinais vitais (p. ex., hipertensão arterial).
- Peso, altura, índice de massa corporal (IMC).
- Circunferência abdominal e a razão cintura:estatura
- Alterações da pele associadas a: obesidade (estrias, celulite, intertrigo), resistência insulínica (acantose *nigricans*), SOP (acne, hirsutismo).
- Hepatomegalia ou dor a palpação do fígado (p. ex., MALSD).
- Avaliação ortopédica: geno valgo, geno varo.
- Avaliação de neuropatia diabética: inspeção dos pés, palpação dos pulsos, *pinprick test*, teste de sensibilidade com monofilamento de 10 g, teste de sensação vibratória usando um diapasão de 128 Hz e avaliação do reflexo do tendão de Aquiles.
- Estágio puberal.

Exames complementares

Exames laboratoriais

- Glicemia após jejum de pelo menos 8 horas.
- TTOG (teste de tolerância oral à glicose): a alteração do TTOG deve ser confirmada com a repetição de outro exame para estabelecer o diagnóstico do DM2.
- Insulina sérica e peptídeo C: ao diagnóstico, esses exames não auxiliam no diagnóstico diferencial entre DM1 e DM2. Por exemplo: pacientes com DM1 e obesidade podem ter níveis elevados de insulina e pacientes com DM2 e glicotoxicidade podem ter níveis diminuídos de insulina. Peptídeo C persistentemente elevado 1 a 2 anos após o diagnóstico sugere DM2 e não DM1.
- Hemoglobina glicada.
- Índice HOMA-IR: o índice HOMA-IR (*Homeostatic Model Assessment*) é um parâmetro utilizado para se avaliar a resistência insulínica. Ele é calculado pela fórmula: HOMA-IR = [Insulina (μUI/mL) × Glicemia em jejum (mg/dL) / 405]. *Vide* valores de referência no Quadro 5.
- Colesterol total e frações e triglicérides: elevação dos triglicérides + diminuição do HDL é o padrão dislipidêmico mais comum em pacientes com DM2.
- Ácido úrico: pode estar elevado na síndrome metabólica.
- AST, ALT: investigar (MALSD) e esteato-hepatite associada a disfunção metabólica (MASH), com ↑ ALT.
- Ureia, creatinina.
- Osmolaridade sérica: > 320 mOsmo/kg no estado hiperglicêmico hiperosmolar. A osmolaridade pode ser calculada pela seguinte fórmula (sódio em mEq/L, glicemia e ureia em mg/dL): Osmolaridade sérica (mOsmo/kg) = [2 (Na) + Glicose / 18 + Ureia / 6]. Valor de referência = 280 a 290 mOsmo/kg.
- Anticorpos contra célula beta: anti-insulina, anti-GAD, anti-IA2 e anti-ZnT8A. Em alguns pacientes com DM2 pode existir positividade dos anticorpos pancreáticos predizendo uma deterioração mais rápida da secreção de insulina. A positividade desses anticorpos dificulta o diagnóstico diferencial com DM1. O anti-GAD é o anticorpo de escolha, se apenas um puder ser testado.
- PCR ultrassensível: associada a maior risco de doença cardiovascular.
- LH, FSH, estradiol, prolactina, 17-OH-progesterona, DHEA, S-DHEA, testosterona, cortisol: suspeita da SOP.
- Microalbuminúria: positiva ao diagnóstico em um número substancial de adolescentes com DM2.

- Testes moleculares para MODY: até 5% dos indivíduos com diagnóstico de DM2 podem ter MODY.
- No DM2, a investigação para complicações crônicas tem início logo ao diagnóstico. O tópico sobre complicações crônicas do DM2 descreve os exames a serem solicitados.

QUADRO 5 Valores de referência para o HOMA-IR em pacientes brasileiros dos 7-18 anos[a] e acima dos 18 anos[b]

Faixa etária	Meninos		Meninas	
	Média (DP)	2 DP	Média (DP)	2 DP
7-8,9 anos	0,68 (0,54)	1,76	0,65 (0,37)	1,39
9-10,9 anos	0,93 (0,52)	1,97	1,20 (0,71)	2,62
11-12,9 anos	1,03 (0,81)	2,65	1,44 (0,79)	3,02
13-14,9 anos	1,57 (0,82)	3,21	1,72 (0,87)	3,46
15-17,9 anos	1,05 (0,67)	2,39	1,49 (0,70)	2,89
> 18 anos	——	2,71	——	2,71

Fonte: [a]de Almeida et al., 2008; [b]Geloneze et al., 2006.

ABORDAGEM TERAPÊUTICA: MEDIDAS GERAIS

Aproximadamente 60% dos adolescentes com obesidade e pré-diabetes revertem para tolerância normal a glicose dois anos após o final da puberdade quando ocorre diminuição da resistência insulínica. Por isso, nesses pacientes, não há indicação do uso de metformina, sendo suficiente as mudanças de estilo de vida.

Nos pacientes com DM2, o objetivo da terapia é manter: HbA1c ≤ 7% e glicemia em jejum < 130 mg/dL (ADA, 2024); ou HbA1c < 6,5% e glicemia em jejum entre 70 e 110 mg/dL e glicemia pós-prandial entre 70 e 140 mg/dL (ISPAD, 2024). Para isso, é necessário acompanhamento multidisciplinar constituída por médico, nutricionista, enfermeiro, educador físico e psicólogo.

A monitoração domiciliar da glicose é individualizada com base nas circunstâncias individuais e familiares, e desejo da família. Recomenda-se que ela seja feita com mais frequência nas seguintes situações: uso de insulina, sintomas de hipo ou hiperglicemia, durantes doenças agudas intercorrentes, quando o controle da glicemia estiver abaixo da meta, e durante mudanças no tratamento.

A dosagem da HbA1c é realizada a cada 3 meses, objetivando valores < 7%. HbA1c < 6,5%, é recomendada se não houver risco de hipoglicemia; e HbA1c > 7,5%, pode ser aceita quando houver risco aumentado de hipoglicemia.

Modificações do estilo de vida

Embora as modificações do estilo de vida (MEV) sejam essenciais na terapia do DM2, menos de 10% dos adolescentes conseguem adquirir controle glicêmico com essas medidas, fazendo com que a grande maioria necessite de tratamento medicamentoso coadjuvante.

Orientação alimentar

Um plano alimentar saudável e atividade física regular constitui a primeira linha de tratamento da obesidade associada ao DM2. A redução de 0,5 kg/m^2 do IMC melhora a sensibilidade insulínica e diminui os riscos cardiometabólicos. Entretanto, alguns pacientes não perdem peso e em outros a perda ponderal inicial é rapidamente recuperada. Estratégias nutricionais ainda não comprovadas são: suplementação de vitamina D e A reduzindo a inflamação e auxiliando na manutenção da secreção de insulina, e suplementação de magnésio e selênio com ação antioxidante. O plano alimentar idealmente orientado por nutricionista deve incluir as seguintes modificações:

- Reduzir a ingestão de gorduras saturadas, gorduras trans, carboidratos simples e sal.
- Aumentar o consumo de fibras, frutas e vegetais.
- Evitar o consumo de alimentos processados, industrializados e de alto valor calórico como sanduíches, salgadinhos, doces e frituras.
- Eliminar ou reduzir o consumo de bebidas açucaradas como sucos e refrigerantes.
- Limitar o tamanho das porções dos alimentos
- Diminuir o número de refeições feitas fora de casa.

Atividade física e tempo de tela

A atividade física aumenta a sensibilidade insulínica e a captação hepática e muscular de glicose. Portanto, recomenda-se atividade física aeróbica moderada a vigorosa (caminhada, futebol, basquete, pular corda, *skate*), pelo menos 60 minutos/dia, 5 vezes/semana. O treinamento de resistência (levantamento de peso, flexões, cordas de escalada associada a exercícios de resistência) é recomendado 3 vezes/semana.

O tempo de tela (televisão, computador, *smartphones*, videogames, *tablets*) não dedicado para atividades escolares deve ser restrito ao máximo de 2 horas/dia.

Higiene do sono

Orientar sobre a horário de dormir, duração e qualidade do sono. Manter, se possível, um padrão regular de horário de dormir e de acordar. A duração recomendada para o sono varia de acordo com a idade: 9 a 11 horas, para crianças entre 5 e 13 anos; e 8 a 10 horas, para adolescentes entre 14 e 17 anos.

ABORDAGEM TERAPÊUTICA: TRATAMENTO FARMACOLÓGICO

Até o final de 2024, dois medicamentos estavam aprovados, no Brasil, para o tratamento coadjuvante do DM2 em adolescentes > 10 anos: metformina e liraglutida. Nos Estados Unidos, outros quatro medicamentos são aprovados para tratamento do DM2 em adolescentes: dulaglutida (Trulicity®), exenatida (Bydureon®: SC, 1 vez/semana), empaglifozina (Jardiance®) e dapaglifozina (Forxiga®). O tratamento farmacológico inicial do DM2 depende da presença ou ausência de sintomas, da gravidade da hiperglicemia e da presença ou ausência de cetoacidose (Quadro 6).

No paciente assintomático, metabolicamente estável e com HbA1c < 8,5%, o tratamento inicial consiste em modificações do estilo de vida (p. ex., perda de peso, atividade física regular, reeducação alimentar) e monoterapia com metformina (iniciar com 500 mg, VO, 1 vez ao dia, até uma dose máxima de 2 g/dia). Se após 3 a 4 meses, a HbA1c for > 6,5 a 7,0%, recomenda-se adicionar a liraglutida ou iSGLT2 em associação a metformina. Se a HbA1c persistir > 6,5 a 7,0%, recomenda-se acrescentar insulina basal (NPH, análogo de ação longa ou ultralonga), na dose inicial de 0,5 UI/kg/dia). Se mesmo assim a HbA1c permanecer > 6,5 a 7,0%, aumentar a dose da insulina basal até 1,5 UI/kg/dia. Se não melhorar, acrescentar uma insulina prandial.

No paciente sintomático, com HbA1c ≥ 8,5% e sem cetose, além da modificação do estilo de vida e metformina (iniciar com 500 mg, VO, 1 vez ao dia, até uma dose máxima de 2 g/dia), indica-se o uso uma insulina basal (NPH, análogo de ação longa ou ultralonga), na dose inicial de 0,25 a 0,5 UI/kg/dia). Após 2 a 6 semanas, inicia-se a suspensão do uso da insulina basal, reduzindo sua dose em 30 a 50% em paralelo ao aumento da dose da metformina. Se o paciente não tolerar a suspensão da insulina basal elevando a HbA1c para > 6,5 a 7,0%, deve-se considerar acrescentar uma insulina prandial.

QUADRO 6 Abordagem terapêutica do adolescente com diabetes melito tipo 2 (DM2)

Ao diagnóstico: HbA1c < 8,5%, sem cetoacidose
Modificação do estilo de vida (MEV) + metformina (iniciar com 500 mg, VO, 1 vez ao dia, até uma dose máxima de 2 g/dia). Dosar anticorpos pancreáticos: se positivos, o diagnóstico mais provável é DM1 e o tratamento deve ser modificado para insulina; se os anticorpos forem negativos, o diagnóstico mais provável é DM2, recomendando-se adotar as condutas descritas a seguir. Após 3 meses, repetir a dosagem da HbA1c. Se a HbA1c < 6,5-7,0%, manter conduta (metformina + MEV). Se após 3 a 4 meses, a HbA1c > 6,5-7,0%, aumentar a dose da metformina, rever engajamento, considerar associar agonista do GLP-1 ou iSGLT2. Se o controle glicêmico não for atingido, acrescentar insulina basal (NPH, análogo de ação longa ou ultralonga), na dose inicial de 0,25-0,5 UI/kg/dia. Se mesmo assim, a HbA1c permanecer > 6,5-7,0%, com dose de insulina basal até 1,5 UI/kg/dia, recomenda-se acrescentar uma insulina prandial. Orientar e monitorar sinais de hipoglicemia quando usar associação de medicamentos. Considerar bomba de infusão de insulina nos pacientes em uso de múltiplas doses de insulina. Tratar as morbidades associadas ao DM2 (p. ex., dislipidemia, hipertensão arterial). O objetivo do tratamento é manter a HbA1C < 6,5-7,0%
Ao diagnóstico: HbA1c ≥ 8,5%, sem cetoacidose
Prescrever MEV + metformina (iniciar com 500 mg, VO, 1 vez ao dia, até uma dose máxima de 2 g/dia), associados a insulina basal (dose inicial de 0,25-0,5 UI/kg/dia). Dosar anticorpos pancreáticos: se positivos, o diagnóstico mais provável é DM1 e o tratamento deve ser mantido com insulina suspendendo a metformina; se os anticorpos forem negativos, o diagnóstico mais provável é DM2. Neste último caso, após 2 a 6 semanas, suspender o uso da insulina basal, reduzindo sua dose em 30 a 50% em paralelo ao aumento da dose da metformina. Após 3 meses, repetir a dosagem da HbA1c e seguir a orientações acima descritas para a continuação do tratamento
Ao diagnóstico: com cetoacidose ou estado hiperosmolar hiperglicêmico
Tratar a cetoacidose ou o estado hiperosmolar hiperglicêmico não cetótico, com insulina intravenosa e hidratação parenteral. Uma vez resolvida a complicação aguda, recomenda-se insulina basal (dose inicial de 0,25-0,5 UI/kg/dia) + MEV. Dosar anticorpos pancreáticos: se positivos, o diagnóstico mais provável é DM1 e o tratamento deve ser mantido com insulina; se os anticorpos forem negativos, o diagnóstico mais provável é DM2. Neste último caso, quando a glicemia estiver sob controle, em torno de 15 dias, inicia-se metformina e procede-se a retirada gradual da insulina, até que o paciente permaneça em uso de MEV + metformina. Após 3 meses, repetir a dosagem da HbA1c e seguir as orientações acima descritas para a continuação do tratamento

Fonte: ISPAD, 2024; ADA, 2024.

No paciente com cetoacidose diabética a conduta é a mesma indicada para o tratamento dessa condição no DM1.

No paciente com resistência insulínica acentuada ou com MALSD, pode-se considerar o uso da pioglitazona (Actos®, Glustin®, Stanglit®: comp. 15 mg, 30 mg e 45 mg). Iniciar com 15 mg, VO, 1 vez/dia, podendo aumentar para 45 mg, VO, 1 vez/dia. A pioglitazona é um sensibilizador de insulina pertencente a classe das tiazolidinedionas.

Medicamentos aprovados pela Anvisa para o tratamento de adolescentes com DM2

Dados disponíveis até dezembro de 2024.

Metformina

A metformina (Glifage®, GlifageXR®) é uma biguanida que age aumentando a sensibilidade periférica à insulina, inibindo a produção hepática de glicose (gliconeogênese e glicogenólise) e aumentando a captação hepática e muscular de glicose. Com isso, reduz a glicemia pré-prandial e pós-prandial. Adicionalmente, ela reduz os níveis de colesterol total, LDL e triglicérides e induz perda de peso (efeito anorético). O uso prolongado pode reduzir a HbA1c em 1 a 2%.

A metformina é aprovada pela Food and Drug Administration (FDA) para o tratamento do DM2 em adolescentes > 12 anos. No Brasil, tem aprovação da Anvisa para o tratamento do DM2 em adolescentes > 10 anos, em associação com MEV.

A metformina é comercializada como Glifage® (comp. 500 mg, 850 mg e 1 g), Glifage XR® (comp. 500 mg, 750 mg, 850 mg e 1 g), e comprimidos genéricos de ação prolongada (500 mg, 750 mg e 1 g). Iniciar com uma dose pequena (500 mg, 750 mg, ou 850 mg, VO, 1 vez/dia), ao se deitar, após uma refeição. A dose máxima definida de acordo com a taxa de filtração glomerular (TFG) é: 2,5 a 3 g/dia (TFG > 60 mL/min./1,73 m^2); 1,5 a 2 g/dia (TFG: 45 a 60 mL/min./1,73 m^2) e 1 g/dia (TFG: 30 a 45 mL/min./1,73 m^2). A metformina é contraindicada em pacientes com TFG < 30 mL/min./1,73 m^2.

A metformina também é comercializada em associação com outros antidiabéticos: Forxiga Duo® (metformina + empaglifozina), XigDuo XR® (metformina + dapaglifozina) e Glucovance® (metformina + glibenclamida).

Seus principais efeitos adversos são: anorexia, náusea, vômito, diarreia, dor abdominal, gosto metálico, anemia megaloblástica (redução da absorção de vitamina B12 e folato), acidose lática (pacientes com insuficiência renal, hepática ou cardiorrespiratória), cefaleia, fraqueza, mialgia, icterícia colestática e reações cutâneas (líquen plano, pênfigo bolhoso, *rash* psoriasiforme). Recomenda-se monitoração periódica do hemograma, vitamina B12 e função renal. Os sintomas de acidose lática são: mialgia, fraqueza muscular, sensação de frio ou formigamento nos braços e pernas, dificuldade para respirar, dor abdominal, vômito, tontura e cansaço. Os pacientes devem ser orientados a suspender o medicamento caso esses sintomas ocorram.

Seu uso é contraindicado na: insuficiência renal (TFG < 30 mL/min./1,73 m^2), insuficiência cardíaca congestiva crônica, hepatopatia crônica e alcoolismo. Em pacientes com SOP, a metformina pode normalizar os ciclos menstruais irregulares e restaurar os ciclos ovulatórios aumentando o risco de gravidez se as medidas contraceptivas não forem instituídas.

Antes de procedimentos cirúrgicos, a Sociedade Brasileira de Diabetes (2023) recomenda suspender o uso da metformina no dia da cirurgia e reavaliar no pós-operatório, se existe alguma contraindicação para reiniciar seu uso.

O American College of Radiology e a National Kidney Foundation (Davenport et al., 2020) orientam a suspensão do uso da metformina antes do uso de contrastes radiológicos iodados nas seguintes situações: TFG < 30 mL/min./1,73 m^2, ou função renal desconhecida. Para TFG entre 30 e 60 mL/min./1,73 m^2, a decisão de suspender 1 a 2 dias antes e 1 a 2 dias depois do procedimento deve ser individualizada.

No diabetes gestacional, a Sociedade Brasileira de Diabetes (2023) recomenda que a metformina pode ser usada nas seguintes situações: (i) como alternativa a insulina. (p. ex., não adesão a insulinoterapia, não acessibilidade a insulina, dificuldade na autoadministração da insulina, estresse exacerbado decorrente do uso da insulina, restrição alimentar excessiva para evitar o uso da insulina); ou (ii) associada a insulina em gestantes usando doses de insulina > 2 UI/kg/dia e sem adequado controle glicêmico, ou ganho de peso materno ou fetal excessivo. A metformina é contraindicada na gestação nas seguintes situações: fetos abaixo do P50, crescimento intrauterino restrito e gestante com doença renal crônica.

Agonistas do GLP-1

Os agonistas do receptor do GLP-1 (peptídeo-1 semelhante ao glucagon), um hormônio produzido pelas células L do intestino secretado após a ingestão de nutrientes, agem estimulando a liberação de insulina pós-prandial, inibindo a secreção do glucagon, lentificando o esvaziamento gástrico e aumentando a saciedade. No Brasil, até o final de 2024, apenas a liraglutida tinha aprovação da Anvisa para o tratamento de adolescentes com DM2. Duas outras apresentações de agonistas do GLP-1 (dulaglutida e exenatida) têm aprovação da FDA para tratamento de adolescentes > 10 anos com DM2. A Diretriz 2024 da ISPAD passou a recomendar o uso desses dois medicamentos no tratamento de adolescentes com DM2.

Eles podem ser usados em monoterapia ou associados a metformina, sulfonilureia inibidores do cotransportador sódio-glicose 2 (iSGLT2), tiazolidinediona e insulina. As canetas fechadas que não estão em uso devem ser armazenadas refrigeradas (2 a 8ºC). Não congelar. Antes de administrar, deixar em temperatura ambiente por cerca de 30 minutos. Após iniciar o uso, pode ser armazenado em temperatura ambiente (< 30º C). Transportar refrigerado.

Efeitos adversos comuns dos agonistas do GLP-1 são: náusea, vômito, anorexia, gastroparesia, diarreia ou constipação, dispepsia, dor abdominal, desidratação, hipoglicemia (quando associado a outros antidiabéticos), aumento das enzimas pancreáticas. A náusea pode ser evitada com alimentação pobre em gordura, aumento da hidratação e ingestão de frutas cítricas. A desidratação e constipação são manejadas pelo aumento da ingestão hídrica.

Seu uso não é recomendado se houver história pessoal ou familiar de carcinoma medular da tireoide, ou neoplasia endócrina múltipla tipo 2. Também não é recomendada nos indivíduos com pancreatite, DM1, retinopatia diabética, grávidas e lactantes. Os pacientes devem ser instruídos a suspender o medicamento e a notificar o médico caso surja algum nódulo tireoidiano ou caso desenvolvam sintomatologia sugestiva de pancreatite. O Quadro 7 mostra a equivalência de doses entre alguns agonistas do GLP-1 usados no tratamento do DM2.

Liraglutida

O estudo *Ellipse*, publicado em 2019, mostrou a eficácia e segurança da liraglutida no tratamento de adolescentes com DM2. A Anvisa aprovou, em 05/08/2020, a liraglutida para o tratamento coadjuvante de adolescentes > 10 anos com DM2 e peso > 40 kg. Ela pode ser usada em monoterapia ou associada a metformina, sulfonilureia, inibidores do cotransportador sódio-glicose 2 (iSGLT2), tiazolidinediona e insulina.

A liraglutida é comercializada como Vyctosa®, canetas de aplicação com doses de 0,6 mg (30 doses), 1,2 mg (15 doses) e 1,8 mg (10 doses). Para usar a dose padrão de 1,8 mg/dia, via SC, são necessárias 3 canetas/mês. Em 23/12/2024, a Anvisa autorizou a produção do genérico da liraglutida a ser comercializado com o nome Lirux®. A administração é por via SC, 1 vez/dia, em doses escalonadas, aumentadas 1 vez por semana, começando com 0,6 mg/dia, progredindo após uma semana para 1,2 mg/dia, e se necessário, após mais uma semana para 1,8 mg/dia. Por exemplo: 1ª semana (0,6 mg, SC, 1 vez/dia), 2ª semana (1,2 mg, SC, 1 vez/dia), 3ª semana em diante (1,8 mg, SC, 1 vez/dia). Se houver resposta com 1,2 mg/dia, a dose de 1,8 mg pode não ser necessária.

Orienta-se suspender a liraglutida 24 horas antes de um procedimento cirúrgico, especialmente em cirurgias do trato gastrointestinal, ou em pacientes com maior risco de náusea de vômito, a fim de se assegurar o adequado esvaziamento gástrico.

A liraglutida em doses maiores, de até 3 mg/dia, comercializada com Saxenda®, é indicada para o tratamento da obesidade em adolescentes ≥ 12 anos.

QUADRO 7 Equivalência de doses entre alguns agonistas do GLP-1 usados no tratamento do diabetes melito tipo 2

Medicamento	Frequência	Dose equivalente			
Liraglutida (SC)	1 vez/dia	0,6 mg	1,2 mg	1,8 mg	
Semaglutida (SC)	1vez/semana		0,25 mg	0,5 mg	1 mg
Dulaglutida (SC)	1vez/semana		0,75 mg	1,5 mg	
Semaglutida (VO)	1 vez/dia	3 mg	7 mg	14 mg	

- Quando for substituir medicamento administrado 1vez/dia, o novo medicamento pode ser iniciado no dia seguinte
- Quando for substituir medicamento administrado 1 vez/semana, o novo medicamento será administrado após 1 semana

Medicamentos aprovados pela FDA, mas não aprovados pela Anvisa para o tratamento de adolescentes com DM2

Dados disponíveis até dezembro de 2024. Uso *off--label*.

Dulaglutida

A eficácia e segurança da dulaglutida foram avaliadas pelos estudos AWARD-PEDS. Aprovada pela Anvisa, em 10/08/2018, para tratamento do DM2 em adultos, sob a forma de monoterapia, ou associada a outros antidiabéticos. Aprovada pela FDA, em 17/11/2022, para o tratamento de adolescentes > 10 anos com DM2. Até o final de 2024, a dulaglutida não tinha aprovação da Anvisa para o tratamento do DM2 em adolescentes.

A dulaglutida é comercializada como Trulicity® (caneta injetora, com doses de 0,75 mg/0,5 mL e 1,5 mg/0,5 mL). A administração é via SC, 1 vez/semana, aplicada no mesmo dia da semana. Iniciar com uma dose 0,75 mg por semana, mantendo-a por 4 semanas, podendo aumentar para 1,5 mg/semana após esse período.

Pode ser administrada a qualquer hora do dia, independente das refeições. Para alterar o dia da injeção, aguardar pelo menos 3 dias desde a última dose. Se esquecer uma dose e não tiverem passados mais de 3 dias de quando deveria ter sido usado, pode-se aplicar a dose assim que lembrar. Se passaram mais de 3 dias, administrar a próxima dose no dia planejado. Não aumentar a dose para compensar uma dose esquecida.

Orienta-se suspender a dulaglutida 1 semana antes de um procedimento cirúrgico, especialmente em cirurgias do trato gastrointestinal, ou em pacientes com maior risco de náusea de vômito, a fim de se assegurar o adequado esvaziamento gástrico.

Exenatida

A exenatida, na apresentação de 2 mg, SC, 1 vez/semana (Bydureon®), não é disponível no Brasil.

Inibidores do cotransportador de sódio e glicose 2 (iSGLT2)

Os medicamentos da classe do iSGLT-2 agem inibindo a reabsorção tubular renal de glicose e sódio. Dois medicamentos (empaglifozina e dapaglifozina) têm aprovação da FDA para tratamento de adolescentes > 10 anos com DM2. A Diretriz 2024 da ISPAD passou a recomendar o uso desses medicamentos no tratamento de adolescentes com DM2. Eles podem ser usados em monoterapia ou associados a metformina, sulfonilureia, agonistas do GLP-1, tiazolidinediona e insulina.

Esses medicamentos podem ser tomados com ou sem alimentos. O comprimido não pode ser partido, quebrado ou triturado. Se esquecer de tomar o medicamento em um dia, essa dose pode ser tomada assim que se lembrar. Não é indicado tomar dois comprimidos em um mesmo dia para compensar a dose esquecida. Deve ser armazenado em temperatura ambiente.

Pacientes em uso de iSGLT2 têm risco aumentado de desenvolver cetoacidose diabética, incluindo sua forma euglicêmica, principalmente na presença de fatores de risco para a cetoacidose como: jejum prolongado devido a cirurgia, dieta com restrição de carboidratos, doenças agudas que limitem a ingestão oral, desidratação, doenças do pâncreas, abuso de álcool, ou relato de cetoacidose diabética prévia. Nessas situações, orientar monitorar glicemia e cetonemia mais frequentemente e considerar a suspensão temporária do medicamento.

Fasciíte necrosante do períneo (gangrena de Fournier) é outro efeito adverso associado ao uso de iSGLT2. Essa é uma infecção grave caracterizada por necrose tecidual na região perineal, glúteo, virilha e ânus. A hospitalização para antibioticoterapia venosa e eventual drenagem de abscesso pode ser necessária. Os pacientes devem ser orientados a suspender o medicamento e comunicar ao médico o surgimento de febre, dor, edema e eritema nessa região.

Outros efeitos adversos são: hipoglicemia (em associação com insulina ou sulfonilureias), sede, aumento do volume urinário, desidratação (principalmente se associada ao uso de diuréticos), perda de peso, aumento da creatinina e do hematócrito, balanopostite ou vulvovaginite por Cândida e infecção urinária. Não recomendado para pacientes com DM1, gestantes e lactantes.

Orienta-se suspender os iSGLT2 3 dias antes de um procedimento cirúrgico, pelo risco de desenvolver cetoacidose diabética. O uso poderá ser reiniciado quando o paciente estiver se alimentando normalmente e não houver fatores de risco para cetoacidose.

Empagliflozina

A eficácia e segurança do uso da empagliflozina no tratamento de adolescentes > 10 anos com DM2 foram estabelecidas pelo estudo DINAMO, publicado em 2023. Aprovada pela Anvisa em 26/10/2020, para tratamento de adultos com DM2. Aprovada pela FDA, em 26/06/2023, para o tratamento de adolescentes > 10 anos com DM2. Até o final de 2024, não tinha aprovação da Anvisa para o tratamento do DM2 em adolescentes. A Diretriz 2024 da ISPAD recomenda o uso da empagliflozina no tratamento de adolescentes com DM2.

A empagliflozina é comercializada como Jardiance® (comp. 10 mg e 25 mg). Iniciar com 10 mg, VO, 1 vez/dia, aumentando para 25 mg, VO, 1 vez/dia, se necessário. Existe também a apresentação de empagliflozina + metformina (Jardiance Duo®: comp. 5 mg de empagliflozina/850 mg de metformina; e comp. de 12,5 mg/850 mg e 12,5 mg/1.000 mg).

Dapagliflozina

A eficácia e segurança do uso em adolescentes com DM2 foram estabelecidas pelo estudo T2NOW, publicado em 2023. Aprovada pela Anvisa em 30/07/2013, para o tratamento de adultos com DM2. Aprovada pela FDA, em 12/06/2024, para o tratamento de adolescentes > 10 anos com DM2. Até o final de 2024, não tinha aprovação da ANVISA para o tratamento do DM2 em adolescentes. A Diretriz 2024 da ISPAD recomenda o uso da dapagliflozina no tratamento de adolescentes com DM2.

A dapagliflozina é comercializada como Forxiga® (comp. 10 mg e 25 mg). Iniciar com 5 mg, VO, 1 vez/dia, aumentando para 10 mg, VO, 1 vez/dia, se necessário. Existe também a apresentação de dapagliflozina + metformina (XigDuo XR®: comp. 5 mg de dapagliflozina/1.000 mg de metformina; e comp. de 10 mg/500 mg e 10 mg/1.000 mg).

Medicamentos aprovados pela FDA e Anvisa para o tratamento de adultos com DM2

Dados disponíveis até dezembro de 2024.

Semaglutida (subcutânea)

A eficácia e segurança da semaglutida (subcutânea) foram avaliadas pelos estudos SUSTAIN. Aprovada pela Anvisa, em 10/08/2018, para tratamento coadjuvante do DM2 em adultos, sob a forma de monoterapia, ou associada a antidiabéticos orais ou insulina. Até o final de 2024, a semaglutida não tinha aprovação da FDA e Anvisa para o tratamento do DM2 em adolescentes.

A semaglutida subcutânea é comercializada como Ozempic® (caneta injetora, com doses de 0,25 mg e 0,5 mg). Cada 1 mL = 1,34 mg de semaglutida. As canetas podem ter 4 doses de 0,25 mg e 2 doses de 0,5 mg (caixa vermelha); ou 4 doses de 0,5 mg (caixa azul). A administração é via SC, 1 vez/semana, aplicada no mesmo dia da semana. Iniciar com uma dose 0,25 mg por semana, durante 4 semanas, depois aumentar para 0,5 mg/semana. Se não houver controle glicêmico, pode ser necessário aumentar para 1 mg/semana. Por exemplo:1ª a 4ª semana (0,25 mg, SC, 1 vez/semana), 5ª semana em diante (0,5 mg, SC, 1 vez/semana). A dose pode ser aumentada para 1 mg, SC, 1 vez/semana, se não houver controle glicêmico com a dose de 0,5 mg, SC, 1 vez/semana.

Pode ser administrada a qualquer hora do dia, independentemente das refeições. Para alterar o dia da injeção, aguardar pelo menos 3 dias desde a última dose. Se esquecer uma dose e não tiverem passados mais de 5 dias de quando deveria ter sido usado, pode-se aplicar a dose assim que lembrar. Se passaram mais de 5 dias, aplicar a próxima dose no dia planejado. Não aumentar a dose para compensar uma dose esquecida.

A caneta fechada que não está em uso deve ser armazenada refrigerada (2 a 8°C). Não congelar. Antes de administrar, deixar em temperatura ambiente por cerca de 30 minutos. Após iniciar o uso, pode ser armazenado em temperatura ambiente. Após aberto, a validade é de 6 semanas. Transportar refrigerado.

Efeitos adversos comuns são: náusea, vômito, anorexia, gastroparesia, diarreia ou constipação, dispepsia, dor abdominal, desidratação, hipoglicemia (quando associado a outros antidiabéticos), aumento das enzimas pancreáticas. A náusea pode ser evitada com alimentação pobre em gordura, aumento da hidratação e ingestão de frutas cítricas. A desidratação e constipação são manejadas pelo aumento da ingestão hídrica.

Seu uso não é recomendado se houver história pessoal ou familiar de carcinoma medular da tireoide, ou neoplasia endócrina múltipla tipo 2. Também não é recomendada nos indivíduos com pancreatite, DM1, retinopatia diabética, grávidas e lactantes. Os pacientes devem ser instruídos a suspender o medicamento e a notificar o médico caso surja algum nódulo tireoidiano ou caso desenvolvam sintomatologia sugestiva de pancreatite.

Orienta-se suspender a semaglutida 7 dias antes de um procedimento cirúrgico, especialmente em cirurgias do trato gastrointestinal, ou em pacientes com maior risco de náusea de vômito, a fim de se assegurar o adequado esvaziamento gástrico.

A semaglutida em maior dosagem, até 2,4 mg/semana, comercializada com o nome de Wegovy®, é indicada para o tratamento da obesidade em adolescentes ≥ 12 anos.

Semaglutida (oral)

A semaglutida oral é um agonista do receptor do GLP-1, com ação similar a liraglutida e a semaglutida (SC). A eficácia e segurança da semaglutida por via oral foram estabelecidas pelos estudos SUSTAIN 1 a 5. Aprovada pela Anvisa em 26/10/2020, para tratamento coadjuvante de adultos com DM2, sob a forma de monoterapia ou associado a outros antidiabéticos. Até o final de 2024, não tinha aprovação da FDA e Anvisa para o tratamento do DM2 em adolescentes.

A semaglutida oral é associada a uma substância chamada SNAC (*sodium N-8-[2-hydroxybenzoyl] amino caprylate*), que modifica a permeabilidade da parede do estômago facilitando a absorção da medicação. Ela é comercializada como Rybelsus® (comp. 3 mg, 7 mg e 14 mg). A administração é por via oral. Iniciar com 3 mg, VO, 1 vez/dia por 30 dias, depois aumentar para 7 mg, VO, 1 vez/dia. Se necessário, a dose pode ser aumentada para 14 mg, VO, 1 vez/dia, 30 dias depois de estar usando 7 mg/dia. A dose inicial de 3 mg, VO, 1 vez/dia, tem por objetivo reduzir os sintomas adversos gastrointestinais, porém não fornece um controle glicêmico efetivo. Por exemplo: 1º mês (3 mg, VO, 1 vez/dia), 2º mês (7 mg, VO, 1 vez/dia), 3º mês em diante (14 mg, VO, 1 vez/dia). A dose de 14 mg/dia é utilizada caso não haja resposta com a dose 7 mg/dia.

O medicamento deve ser tomado em jejum, preferencialmente pela manhã, com um copo de água, 30 minutos antes dos primeiros alimentos, bebidas e medicamentos do dia. O comprimido não pode ser partido, quebrado ou triturado. Se esquecer de tomar o medicamento em um dia, essa dose perdida deve ser ignorada, reiniciando no dia seguinte. Não é indicado tomar dois comprimidos para compensar a dose esquecida. Deve ser armazenado em temperatura ambiente.

Efeitos adversos comuns são: náusea, vômito, anorexia, gastroparesia, diarreia, constipação, dispepsia, dor abdominal, desidratação, hipoglicemia (quando associado a outros antidiabéticos), aumento das enzimas pancreáticas. A náusea pode ser evitada com alimentação pobre em gordura, aumento da hidratação e ingestão de frutas cítricas. A desidratação e constipação são manejadas pelo aumento da ingestão hídrica.

Seu uso não é recomendado se houver história pessoal ou familiar de carcinoma medular da tireoide, ou neoplasia endócrina múltipla tipo 2. Também não é recomendada nos indivíduos com pancreatite, diabetes melito tipo 1, retinopatia diabética, grávidas e lactantes. Os pacientes devem ser instruídos a suspender o medicamento e a notificar o médico caso surja algum nódulo tireoidiano ou caso desenvolvam sintomatologia sugestiva de pancreatite.

Orienta-se suspender a semaglutida, via oral, 24 horas antes de um procedimento cirúrgico, especialmente em cirurgias do trato gastrointestinal, ou em pacientes com maior risco de náusea de vômito, a fim de se assegurar o adequado esvaziamento gástrico. Retornar o uso quando esses fatores de risco tiverem sido resolvidos.

Tirzepatida

A tirzepatida é um análogo duplo do GLP-1 e GIP (polipeptídeo insulinotrópico dependente de glicose), com grande potência na perda de peso (> 20%, na dose de 15 mg). Além da perda de peso, seu uso melhora a pressão arterial, reduz a concentração de LDL e triglicérides, aumenta o HDL, induz a remissão do pré-diabetes, controla o DM2 e melhora a composição corporal (redução de massa de gordura superior até 3 vezes a de massa magra).

Aprovada pela Anvisa, em 25/09/2023, em combinação com MEV para tratamento de adultos com DM2 não adequadamente controlados. Pode ser usado em monoterapia ou associado a outros medicamentos antidiabéticos. Até o final de 2024, não tinha aprovação da FDA e Anvisa para o tratamento do DM2 em adolescentes.

A tirzepatida é comercializada como Mounjaro® (solução injetável em caneta pré-preenchida: 2,5 mg e

5 mg), A administração é por via SC, 1 vez/semana. A caneta fechada que não está em uso deve ser armazenada refrigerada (2 a 8ºC). Após iniciado o uso pode permanecer em temperatura ambiente. Após aberto, a validade é de 21 dias.

A dose inicial de Mounjaro® é de 2,5 mg, SC, uma vez por semana. Após quatro semanas, a dose é aumentada para 5 mg. Se necessário, pode-se aumentar a dose em incrementos de 2,5 mg a cada quatro semanas, até um máximo de 15 mg, 1 vez/semana. O medicamento deve ser administrado no mesmo dia, em qualquer horário do dia e independentemente das refeições. Se necessário mudar o dia da dose, o intervalo entre as doses deve ser de pelo menos 3 dias. As doses de manutenção variam de 5 a 15 mg/semana. Uma sugestão de prescrição é descrita a seguir: 1ª a 4ª semana (2,5 mg, SC, 1 vez/semana), 5ª a 8ª semana (5 mg, SC, 1 vez/semana), 9ª a 12ª semana (7,5 mg, SC, 1 vez/semana), 13ª a 16ª semana (10 mg, SC, 1 vez/semana), 17ª a 20ª semana (12,5 mg, SC, 1 vez/semana), 21ª semana em diante (15 mg, SC, 1 vez/semana). Se o paciente esquecer de tomar uma dose, ela deve ser administrada no prazo de 4 dias após a dose omitida. Se tiverem passados mais de 4 dias, a dose omitida deve ser ignorada e a dose seguinte deve ser administrada no dia inicialmente previsto.

Efeitos adversos comuns são: reações no local da injeção, náusea, vomito, gastroparesia, diarreia, constipação, colelitíase, diminuição da sede, desidratação, aumento da lipase e amilase e hipoglicemia. A semaglutida pode aumentar o efeito hipoglicemiante das insulinas, sulfonilureias e meglitinidas. A náusea pode ser evitada com alimentação pobre em gordura, aumento da hidratação e ingestão de frutas cítricas. A desidratação e constipação são manejadas pelo aumento da ingestão hídrica.

Seu uso não é recomendado se houver história pessoal ou familiar de carcinoma medular da tireoide ou neoplasia endócrina múltipla tipo 2, pancreatite, DM1, retinopatia diabética, em grávidas e lactantes. Os pacientes devem ser instruídos a suspender o medicamento e a notificar o médico caso surja algum nódulo tireoidiano ou sintomatologia sugestiva de pancreatite.

Orienta-se suspender a tirzepatida 7 dias antes de um procedimento cirúrgico, especialmente em cirurgias do trato gastrointestinal, ou em pacientes com maior risco de náusea de vômito, a fim de se assegurar o adequado esvaziamento gástrico.

Cirurgia metabólica bariátrica

A cirurgia metabólica bariátrica (gastrectomia vertical [*sleeve*], *by-pass* gástrico em Y de Roux) é recomendada, excepcionalmente. A Diretriz 2024 da ISPAD para DM2 autoriza seu uso em adolescentes > 12 anos, com IMC ≥ 35 kg/m² ou 120% do P95 (o que for menor). No Brasil, a cirurgia bariátrica é autorizada para adolescentes, > 16 anos, com IMC > 40 kg/m², ou IMC > 35 kg/m² associado à comorbidades e que não tenham respondido ao tratamento de MEV e medicamentoso. O efeito benéfico da cirurgia se deve a vários mecanismos: diminuição da glicotoxicidade, diminuição da inflamação das ilhotas, alterações na microbiota intestinal, diminuição da grelina (gastrectomia) reduzindo o apetite, aumento do GLP1-1 e peptídeo YY aumentando a saciedade e a secreção de insulina. Entretanto, existem poucos estudos de longo prazo demonstrando diminuição dos riscos (p. ex., deficiência nutricional) e persistência das taxas de sucesso.

COMORBIDADES

Nos tópicos a seguir, são descritas a triagem e tratamento das principais comorbidades associadas ao DM2 de acordo com orientações da ADA (2024), SBD (2023) e ISPAD (2024). Por ter um fenótipo mais agressivo, o DM2 do jovem já pode apresentar comorbidades ao diagnóstico (Quadro 8) e grande parte deles evoluirá para complicações microvasculares nos primeiros 15 anos da doença.

QUADRO 8 Principais comorbidades do diabetes melito tipo 2

- Dislipidemia
- Hipertensão arterial
- Doença hepática esteatótica associada à disfunção metabólica
- Nefropatia
- Neuropatia
- Retinopatia
- Síndrome dos ovários policísticos
- Apneia obstrutiva do sono
- Saúde psicossocial (depressão, ansiedade)
- Transtornos alimentares

Dislipidemia

A triagem para dislipidemia, com a dosagem do perfil lipídico, deve ser feita ao diagnóstico, após obtenção do controle glicêmico ou 3 meses após o início da terapia para o DM2.

Se o exame inicial for normal, repetir a avaliação anualmente. Se o exame inicial for anormal, otimizar controle glicêmico e reforçar terapia nutricional (plano alimentar com colesterol < 200 mg/dia, gordura < 25 a 30% do valor calórico total, gorduras saturadas a < 7%, e evitar gordura *trans*). Se após 6 meses, o LDL for > 130 mg/dL, recomenda-se iniciar estatina, com a menor dose, nos pacientes > 10 anos orientando sobre risco de teratogenicidade e necessidade de contracepção nas adolescentes femininas. Se mesmo com aumento da dose da estatina o LDL continuar > 130 mg/dL, considerar acrescentar um segundo hipolipemiante (p. ex., ezetimibe, colestiramina), ou *psyllium*, obtido da casca da semente da planta *Pantago ovata Forssk*, na dose de 6 g/dia para crianças entre 2 e 12 anos e 12 g/dia para crianças ≥12 anos. Se triglicérides > 400 mg/dL (em jejum), ou > 1.000 mg/dL, sem jejum), iniciar tratamento com fibrato, podendo associar ácidos graxos ômega-3. Monitorar perfil lipídico 4 a 12 semanas após mudanças de doses. Os objetivos da terapia são manter: LDL < 100 mg/dL, HDL > 35 mg/dL e triglicérides < 150 mg/dL.

Hipertensão arterial

A prevalência de hipertensão arterial ao diagnóstico do DM2 em adolescentes varia de 10 a 12%. Se confirmada, solicitar ecocardiograma para avaliar disfunção do ventrículo esquerdo.

A pressão arterial deve ser aferida ao diagnóstico e, depois em cada consulta subsequente, em posição sentada, com os pés apoiados no chão, o braço apoiado em suporte a nível do coração, após 5 minutos de repouso e usando manguito apropriado. Solicitar medida ambulatorial da pressão arterial (MAPA), se necessário, para confirmar o diagnóstico ou monitorar a resposta terapêutica. Solicitar ecocardiograma nos pacientes com hipertensão confirmada para avaliar o ventrículo esquerdo.

O tratamento inicial consiste em perda de peso, restrição de sal na dieta e aumento da atividade física. Se a pressão permanecer elevada após 6 meses (≥ P95 para idade, sexo e altura, ou ≥ 130 × 80 mmHg em adolescentes ≥ 13 anos), indica-se monoterapia com inibidor da enzima conversora do angiotensinogênio (ECA), ou bloqueador do receptor da angiotensina (BRA). Se esses medicamentos não forem tolerados, recomenda-se bloqueador do canal de cálcio ou diurético. Se a hipertensão persistir com monoterapia, considerar associação de medicamentos, exceto a combinação de inibidor da ECA e BRA. O objetivo é manter a pressão arterial < P90 para sexo, idade e altura, ou < 130 × 80 mmHg nos adolescentes ≥ 13 anos. Orientar, por escrito, as adolescentes do sexo feminino sobre o risco de teratogenicidade e a necessidade de contracepção adequada quando do uso de inibidores da ECA ou BRA.

Doença hepática esteatótica associada a disfunção metabólica

Aproximadamente 25 a 50% dos adolescentes com DM2 tem MALSD. A triagem para MALSD é feita pela dosagem de AST e ALT ao diagnóstico e, se normal, repetido anualmente. A perda de peso e o uso de metformina contribuem para a melhora dessa complicação. Encaminhar para gastroenterologia pediátrica, se as enzimas hepáticas permanecerem elevadas (> 3 vezes o limite superior) após 6 meses apesar da perda de peso e controle glicêmico. Ultrassonografia (US) hepática pode ser solicitada.

Nefropatia

A prevalência de microalbuminúria varia de 13 a 27%, ao diagnóstico do DM2, podendo chegar até 38%, após cinco anos.

A triagem da nefropatia é feita, ao diagnóstico do DM2, pela dosagem da razão albumina/creatinina em amostra randômica de urina, cujo valor de referência é < 30 mg/g de creatinina e pelo cálculo da taxa de filtração glomerular (TFG). Se o resultado for normal, repetir anualmente. Se o resultado for alterado, confirmar o diagnóstico solicitando 2 a 3 dosagens, em um intervalo de 6 meses para eliminar a interferência da variabilidade biológica. O diagnóstico é confirmado quando pelo menos 2 dos 3 testes forem positivos, com amostras coletadas preferencialmente na primeira urina da manhã, sem ortostase prolongada e excluindo causas de resultados falso-positivos para proteinúria como, por exemplo, exercício, tabagismo, infecção urinária, hiperglicemia acentuada e sangramento menstrual. O tratamento consiste na otimização do controle glicêmico e controle da pressão arterial e bloqueio do sistema renina-angiotensina.

O tratamento farmacológico é indicado quando a razão albumina/creatinina está entre 30 e 299 mg/g associado a hipertensão arterial, e fortemente indicado se o resultado for > 300 mg/g, independente da pressão arterial. Os inibidores da ECA e os BRA são os fármacos de escolha para o tratamento da microalbuminúria persistente, ou diminuição da TFG. O efeito antiproteinúrico tem início em 7 dias, sendo dose-dependente. Em adolescentes do sexo feminino, alertar sobre o efeito teratogênico dos inibidores da IECA e BRA, orientando contracepção adequada. Considerar suspender o uso desses medicamentos durante episódios de desidratação e cetoacidose diabética. O acompanhamento com nefrologista é recomendado, principalmente quando a razão albumina/creatinina for > 300 mg/g.

Neuropatia

A triagem para neuropatia diabética deve ter início ao diagnóstico. Ela é realizada pelos seguintes exames dos pés: inspeção, palpação dos pulsos pedial dorsal e tibial posterior, teste de sensibilidade com monofilamento de 10 g, teste de sensação de vibração com diapasão de 128 Hz, teste de propriocepção e avaliação do reflexo do tendão de Aquiles. Se o exame for normal, repetir anualmente. Se o exame for anormal, otimizar o controle glicêmico e encaminhar para o neurologista. A triagem formal pode usar um dos seguintes escores: *Michigan Neuropathy Screening Instrument*, *Toronto Clinical Neuropathy Score*, ou *Neuropathy Disability Score*.

A polineuropatia simétrica distal que se manifesta pela perda sensorial, hiperestesia, sensação de dormência, formigamento, queimação, ou dor é a forma mais comum. A parestesia começa nos pés e estende-se proximalmente. A dor neuropática acomete os membros inferiores, surgindo em repouso e piorando à noite.

A polirradiculopatia diabética se manifesta por dor intensa e incapacitante, às vezes acompanhada de fraqueza motora, na distribuição de uma ou mais raízes nervosas. Seu curso clínico é autolimitado, desaparecendo entre 6 e 12 meses.

A mononeuropatia (alteração isolada de nervos cranianos ou periféricos) cursa com dor e fraqueza muscular na distribuição de um único nervo. O acometimento do III par craniano manifesta-se por diplopia.

O tratamento inclui melhora do controle glicêmico, exclusão do álcool, reposição de vitamina B6, B12 e folato e avaliação por neurologista. A dor neuropática pode ser tratada com: antidepressivos tricíclicos (p. ex., amitriptilina, nortriptilina), anticonvulsivantes (p. ex., gabapentina, carbamazepina, fenitoína) e ácido tióctico.

Retinopatia

A triagem para retinopatia diabética, classificada em não proliferativa (RNP) e proliferativa (RP), é feita pelo oftalmologista realizando a fundoscopia com dilatação da pupila, ou fotografia da retina. A triagem deve ser realizada ao diagnóstico e depois anualmente se o exame for normal. Exames mais frequentes são necessários se houver presença ou progressão da retinopatia.

A RNP surge no final da primeira década ou início da segunda década da doença, se manifestando pelas seguintes alterações: (i) microaneurismas geralmente localizados no lado temporal da mácula; (ii) hemorragias, às vezes em forma de "chama de vela" quando localizadas nas camadas superficiais da retina; (iii) exsudatos duros; e (iv) edema na mácula.

A RP resulta da neoformação de vasos (neovascularização) e tecido conjuntivo sobre os vasos. Ela pode ser classificada em: (i) fase proliferativa: formação de vasos anormais a partir do nervo óptico e isquemia retiniana, associados a hemorragias intrarretinianas e vítreas e dilatações vasculares; e (ii) fase de proliferação fibrosa: proliferação de tecido conjuntivo ao redor dos vasos e papila podendo levar ao descolamento da retina, retrações e hemorragias vítreas e ao glaucoma neovascular.

O diabetes, além da retinopatia, também pode causar alterações das estruturas externas do olho: (i) conjuntiva (hemorragias, fragilidade capilar); (ii) pálpebras (blefarite, terçóis, calázios); (iii) cristalino (catarata resultante da hidratação osmótica excessiva); (iv) musculatura ocular extrínseca (paralisias do III e VI par); e (v) glaucoma.

Síndrome dos ovários policísticos

A triagem para SOP é realizada ao diagnóstico e depois anualmente, investigando irregularidade menstrual, amenorreia primária ou secundária, hirsutismo e acne grave. O diagnóstico é confirmado dois anos após a menarca, nas adolescentes com oligomenorreia ou amenorreia e evidência clínica ou laboratorial de hiperandrogenismo, após exclusão de outras causas (p. ex., hiperplasia adrenal congênita, hiperprolactinemia, síndrome de Cushing). US pélvica para avaliar ovários policísticos não é indicada nos primeiros 8 anos após a menarca. O tratamento consiste na diminuição da resistência insulínica com metformina, contraceptivos orais hormonais, perda de peso e exercícios.

Apneia obstrutiva do sono

A triagem para apneia obstrutiva do sono é feita ao diagnóstico, investigando sintomatologia sugestiva (p. ex., ronco, cefaleia matinal, sonolência diurna, noctúria, enurese). Se normal, reavaliar anualmente ou antes se surgirem sintomas de apneia obstrutiva do sono. Se anormal, solicitar polissonografia e encaminhar para um especialista em sono. Oximetria de pulso noturna pode ser usada quando a polissonografia não for disponível.

Saúde psicossocial

A avaliação da saúde psicossocial (p. ex., depressão, transtornos alimentares) é feita ao diagnóstico e nas consultas subsequentes. Caso algum problema seja detectado orientar avaliação e acompanhamento com profissional de saúde mental

TRIAGEM

O Quadro 9 resume as recomendações da ADA (2024) e da ISPAD (2024), para triagem do DM2 em adolescentes.

QUADRO 9 Triagem para pré-diabetes e diabetes melito tipo 2 (DM2) na adolescência

Critérios para triagem
Crianças ≥ 10 anos de idade ou no início da puberdade (o que ocorrer primeiro), com excesso ponderal (IMC ≥ P85%) e presença de mais um dos seguintes fatores: ▪ História familiar de DM2 em parentes de primeiro ou segundo grau ▪ História materna de diabetes ou de diabetes gestacional durante a gravidez do paciente ▪ Sinais ou condições associadas à resistência insulínica (p. ex., dislipidemia, hipertensão, *acantosis nigricans*, SOP, esteatose hepática, pequeno ou grande para idade gestacional) ▪ Uso de antipsicóticos atípicos (p. ex., aripiprazol, risperidona olanzapina) ▪ Raça/etnia (nos EUA: hispânicos, asiáticos, americanos nativos ou de ilhas do Pacífico)
Exames da triagem
▪ Glicemia em jejum, HbA1c e/ou TTOG
Frequência da triagem
▪ A cada 3 anos, se exames iniciais forem normais ▪ Anualmente se houver piora do risco cardiometabólico, se houver uma forte história familiar de DM2, ou se tiver pré-diabetes
Avaliação clínica
▪ Na triagem para DM2, avaliar comorbidades associadas: dislipidemia, hipertensão arterial, doença hepática gordurosa não alcoólica, SOP e doença obstrutiva do sono

IMC: índice de massa corporal; SOP: síndrome dos ovários policísticos; TTOG: teste de tolerância oral à glicose.
Fonte: ADA, 2024; ISPAD, 2024.

PREVENÇÃO

A prevenção do DM2 pode ser dividida em: (i) primária: direcionada a população com fatores de risco com o objetivo de impedir ou postergar a evolução para DM2; (ii) secundária: dirigida aos indivíduos com pré-diabetes para impedir ou postergar a progressão para o DM2; (iii) terciária: realizada nos pacientes com DM2 para diminuir as complicações.

TRANSIÇÃO DOS CUIDADOS PARA A ENDOCRINOLOGIA DE ADULTO

A equipe de endocrinologia pediátrica deve preparar o adolescente e sua família para transição e posterior cuidado médico pelo endocrinologista de adulto, pelo menos 6 a 12 meses antes de efetivar a transferência. Idealmente, as instituições deveriam desenvolver protocolos com a participação de endocrinologistas pediátricos e de adultos que atendessem as peculiaridades do serviço e otimizassem essa fase de transição.

Na transição dos cuidados para a endocrinologia de adulto, recomenda-se monitorar peso, complicações microvasculares e macrovasculares do DM2, gravidez,

SOP, dispidemia, cirurgia metabólica bariátrica, entre outros.

REFERÊNCIAS SELECIONADAS

1. Alfaraidi H, Samaan MC. Metformin therapy in pediatric type 2 diabetes mellitus and its comorbidities: A review. Front Endocrinol (Lausanne). 2023;13:1072879.
2. American Diabetes Association. Standards of Medical Care. Diabetes Care. 2024;47(Suppl.1):S1-S314.
3. Bailey CJ. Metformin: historical overview. Diabetologia. 2017;60(9): 1566-76.
4. Bjornstad P, Chao LC, et al. Youth-onset type 2 diabetes mellitus: an urgent challenge. Nat Rev Nephrol. 2023;19(3):168-84.
5. Daniali M, Nikfar S, Abdollahi M. Advancements in pharmacotherapy options for treating diabetes in children and adolescents. Expert Rev Endocrinol Metab. 2024;19(1):37-47
6. de Almeida CAN, et al. Determination of glycemia and insulinemia and the homeostasis model assessment (HOMA) in schoolchildren and adolescents with normal body index. J Pediatr (Rio J). 2008; 84:136-40.
7. Geloneze B, et al. The threshold value for insulin resistance (HOMA-IR) in an admixtured population. IR in the Brazilian Metabolic Syndrome Study. Diabetes Res Clin Pract. 2006;72:219-20.
8. Hannon TS. Promoting prevention, identification, and treatment of prediabetes and type 2 diabetes in youth. Pediatrics. 2020;146(3): e2020010272.
9. ISPAD Clinical Practice Consensus Guidelines 2022, Shah AS, Zeitler PS, Wong J, et al. Type 2 diabetes in children and adolescents. Pediatr Diabetes. 2022.
10. Molinari AM, Shubrook JH. Treatment options and current guidelines of care for pediatric type 2 diabetes patients: a narrative review. J Osteopath Med. 2021;121(4):431-40.
11. Perng W, et al. Youth-onset type 2 Diabetes: The epidemiology of an awakening epidemic. Diabetes Care. 2023;46(3):490-9.
12. Shah AS, Nadeau KJ, Dabelea D, Redondo MJ. Spectrum of phenotypes and causes of type 2 diabetes in children. Annu Rev Med. 2022;73:501-15.
13. Shah AS, Barrientos-Pérez M, Chang N, Fu JF, Hannon TS, Kelsey M, Peña AS, et al. ISPAD Clinical Practice Consensus Guidelines 2024: Type 2 diabetes in children and adolescents. Horm Res Paediatr. 2024:1-41.
14. Shehadeh N, et al. Dapagliflozin or saxagliptin in pediatric type 2 diabetes. N Engl J Med. 2023;2(12):1-27.
15. Sociedade Brasileira de Diabetes. Diretriz da Sociedade Brasileira de Diabetes – 2023. Disponível em: https://diretriz.diabetes.org.br/. Acesso em: 29 abr. 2025.
16. Tamborlane W, Shehadeh N. Unmet needs in the treatment of childhood type 2 diabetes: a narrative review. Adv Ther. 2023;40(11): 4711-20.
17. Telo GH, Cureau FV, et al. Prevalence of type 2 diabetes among adolescents in Brazil. Findings from Study of Cardiovascular Risk in Adolescents (ERICA). Pediatr Diabetes. 2019;20(4):389-96.

25

Diabetes tipo MODY

INTRODUÇÃO

O acrônimo MODY (*maturity onset diabetes of the youth*) foi criado, em 1975, por Robert Tattersall (1943-) e Stefan Fajans (1918-2014), no artigo "*A difference between the inheritance of classical juvenile-onset and maturity-onset type of diabetes in young people*", publicado na revista *Diabetes*. Em 1996, Graeme Bell identificou a primeira variante patogênica causadora do MODY no gene *HNF4A*, que foi denominado de MODY-1.

Apesar de ter sido reconhecido há 50 anos, o MODY ainda é subdiagnosticado com relatos de 50 a 90% dos casos sendo classificados como diabetes melito tipo 1 (DM1) ou 2 (DM2).

FISIOLOGIA DA SECREÇÃO DE INSULINA

A glicose plasmática se origina da absorção intestinal de carboidratos e da produção endógena pela glicogenólise e gliconeogênese. A glicose é transportada para dentro das células por diferentes transportadores: GLUT-1 (barreira hematoliquórica), GLUT-2 (hepatócitos e células beta), GLUT-4 (miócitos e adipócitos).

Dentro da célula beta, a glicose é fosforilada pela enzima glicoquinase (GCK) em glicose-6-fosfato que é impermeável à membrana celular. A GCK atua como um sensor de glicose regulando o limiar de glicemia acima do qual a insulina é secretada na circulação cujo valor médio é de 85 mg/dL. Associado a isso, a leucina ativa a enzima glutamato desidrogenase (GDH) que converte glutamato em alfacetoglutarato.

Esses dois processos metabólicos [conversão de glicose em glicose-6-fosfato (enzima GCK) e conversão do glutamato em alfacetoglutarato (enzima GDH)] aumentam a produção do trifosfato de adenosina (ATP). O aumento da razão ATP:ADP fecha os canais de potássio sensíveis ao ATP (K_{ATP}), que são formados por duas subunidades: o receptor do canal de potássio Kir6.2, codificado pelo *KCJN1*e o receptor da sulfonilureia SUR1, codificado pelo *ABCC8*. O fechamento dos canais K_{ATP} despolariza a membrana celular, inibe o efluxo celular de potássio e abre os canais de cálcio voltagem dependentes aumentando o influxo de cálcio intracelular. Isso faz com que ocorra a exocitose da insulina armazenada dentro dos grânulos citoplasmáticos.

Além dos genes envolvidos nos processos enzimáticos (*GCK, GDH*) e dos canais de potássio (*ABCC8, KCNJ11*), a produção e secreção de insulina também é regulada pelo gene da insulina (*INS*), genes que participam do processo de transcrição (*HNF4A, HNF1A, PDX1, HNF1B, NEUROD1*) e genes que participam do enovelamento de proteínas (*CEL*). Adicionalmente, a secreção de insulina pós-prandial é estimulada pelos hormônios intestinais GLP-1 (peptídeo 1 semelhante ao glucagon) e GIP (polipeptídeo insulinotrópico dependente de glicose), por aminoácidos, estímulo beta-adrenérgico e vagal. A secreção de insulina é diminuída pela somatostatina e estímulo alfa-adrenérgico.

A insulina é sintetizada como pró-insulina, um pró-hormônio formado por insulina e peptídeo C. A clivagem da pró-insulina resulta em duas moléculas, insulina e peptídeo C. A secreção de insulina em resposta à elevação da glicemia é bifásica: a primeira fase, ou fase rápida, dura de 2 a 5 minutos, e a segunda fase dura de 2 a 3 horas.

DEFINIÇÃO

O termo MODY refere-se a um grupo heterogêneo de diabetes não autoimune, de herança autossômica dominante, ocorrência familiar e início precoce (crianças, adolescentes e adultos jovens), causado por variantes patogênicas monogênicas em um dos genes que regulam a função das células beta, levando à insuficiente secreção insulínica.

EPIDEMIOLOGIA

O MODY é uma causa rara de diabetes representando 1 a 6,5% de todos os casos na população pediátrica com autoanticorpos pancreáticos negativos. A prevalência é de 1:23.000 crianças em estudos europeus.

Avanços na biologia molecular têm permitido a identificação de um número crescente de tipos. A prevalência de cada tipo de MODY varia de acordo com o país. O MODY-HNF4A é mais frequente nos EUA, o MODY-GCK na França e Itália, e o MODY-HNF1A no Reino Unido, Alemanha, Polônia, Noruega e Holanda. No Brasil, há uma maior prevalência do MODY-GCK.

FISIOPATOLOGIA

O MODY é causado por variantes patogênicas, de herança autossômica dominante, que causam deficiência da secreção de insulina pelas células beta devido a quatro mecanismos fisiopatológicos: (i) defeitos da transcrição (*HNF4A, HNF1A, PDX1, HNF1B, NEUROD1*); (ii) alterações enzimáticas (*GCK*), (iii) alteração no enovelamento das proteínas (*CEL, INS*); e (iv) alterações dos canais de potássio (*ABCC8, KCNJ11*).

As diferentes variantes patogênicas responsáveis pelos diversos tipos de MODY variam em relação a idade de início do diabetes, resposta ao tratamento e presença de manifestações extrapancreáticas.

CLASSIFICAÇÃO

O MODY é classificado genética e fenotipicamente em mais de uma dezena de tipos. Mas esses genes não correspondem à totalidade dos genes responsáveis pelo diabetes tipo MODY, existindo ainda outros que carecem de identificação (MODY-X). Por isso, essa classificação é frequentemente atualizada.

O Quadro 1 descreve as principais características genéticas desse distúrbio. Recomenda-se identificar e descrever o tipo de MODY com base em sua causa genética e não, como feito no passado, usando a classificação numérica. Desse modo, em vez de dizer que alguém tem MODY-2, deve-se dizer que a pessoa tem MODY-GCK. Outra razão para usar a identificação genética é que ela é mais informativa sobre a causa do diabetes. Adicionalmente, vários distúrbios anteriormente classificados como MODY deixaram de sê-lo, fazendo a classificação numérica deixar de seguir a ordem original. Os MODY-KLF11 (MODY-7), MODY-PAX4 (MODY-9), MODY-BLK (MODY-11) e MODY-

QUADRO 1 Classificação etiopatogênica do MODY

Classificação antiga (não mais utilizada)	Classificação atual	Gene causal (cromossomo)	Fisiopatologia
MODY-1	MODY-HNF4A	*HNF4A* (20q13.12)	Disfunção da célula beta
MODY-2	MODY-GCK	*GCK* (7p13)	Disfunção da célula beta
MODY-3	MODY-HNF1A	*HNF1A* (12q24.31)	Disfunção da célula beta
MODY-4	MODY-PDX1	*PDX1* (13q12.2)	Disfunção da célula beta
MODY-5	MODY-HNF1B	*HNF1B* (17q12)	Disfunção da célula beta
MODY-6	MODY-NEUROD1	*NEUROD1* (2q32)	Disfunção da célula beta
MODY-8	MODY-CEL	*CEL* (9q34)	Disfunção pancreática endócrina e exócrina
MODY-10	MODY-INS	*INS* (11p15.5)	Disfunção da célula beta
MODY-12	MODY-ABCC8	*ABCC8* (11p15)	Defeitos na secreção insulínica
MODY-13	MODY-KCNJ11	*KCNJ11* (11p15)	Defeitos na secreção insulínica

ABCC8: adenosine triphosphate binding cassete, sub-family C, member 8; CEL: carboxil ester lipase; GCK: glucokinase; HNF1A: hepatocyte nuclear factor 1 homeobox A; HNF1B: hepatocyte nuclear factor 1 homeobox B; HNF4A: hepatocyte nuclear factor 4 homeobox A; INS: insulin; KCNJ11: potassium channel rectifying sub-family J, member 11; NEUROD1: neurogenic differentiation 1; PDX1: pancreatic duodenal homeobox 1.

-APPL1 (MODY-14) não são mais classificados como MODY. Atualmente eles são considerados variantes de risco para o DM2. Aproximadamente 90% dos MODY são causados por quatro tipos: MODY-GCK, MODY-HNF1A, MODY- HNF1B e MODY-HNF4A.

MANIFESTAÇÕES CLÍNICAS

O MODY é habitualmente diagnosticado entre 10 e 40 anos. Os pacientes podem ou não apresentar sintomatologia de hiperglicemia, como poliúria, polidipsia, polifagia e perda de peso. A penetrância e expressão clínica variam amplamente, mesmo entre pessoas de uma mesma família, com o fenótipo dependente do gene afetado.

Uma das principais dificuldades no diagnóstico de MODY é distingui-lo do diabetes tipo 1 ou tipo 2, uma vez que as características clínicas podem ser semelhantes. A seguir, são descritas as principais manifestações dos diferentes tipos de MODY.

MODY-HNF4A

Pode haver relato de hipoglicemia hiperinsulinêmica neonatal transitória e macrossomia fetal. Evolui com falência progressiva da célula beta, elevação progressiva da hiperglicemia (inicialmente pós-prandial) e diagnóstico de diabetes na adolescência ou no adulto jovem (12 a 25 anos). Cursa com diminuição do nível sérico do HDL, triglicérides e apolipoproteínas A1 e A2 e elevação do LDL. A variante patogênica p.Arg787Trp (R76W) causa síndrome de Fanconi com hipercalciúria e nefrocalcinose. Tende a progredir para complicações micro e macrovasculares do diabetes. Na fase inicial, é muito sensível a baixas doses de sulfonilureias, que é o tratamento de escolha. Nos estágios mais avançados, a perda da secreção insulínica torna necessário o tratamento com insulina. A gravidez é outra indicação para o uso de insulina. Tratamento com análogos do GLP1-1 tem se mostrado promissores.

MODY-GCK

A GCK, que funciona como o sensor celular de glicose, é resetado em um nível mais alto fazendo a secreção de insulina ocorrer com níveis aumentados de glicose. Variantes patogênicas inativadoras homozigóticas causam DM neonatal permanente. Variantes patogênicas inativadoras heterozigóticas causam o MODY-GCK com hiperglicemia em jejum assintomática, estável e não progressiva, presente desde o nascimento, variando de 100 e 145 mg/dL, com HbA1c entre 5,8 e 7,6%. No TTOG (teste de tolerância oral à glicose), ocorre pouco incremento da glicemia na dosagem 2 horas após o estímulo (< 60 mg/dL). A hiperglicemia pós-prandial é infrequente, ou não ocorre, porque a secreção de insulina após as refeições é adequada. Os pacientes não têm obesidade ou hipertensão, e o perfil lipídico é normal. O diagnóstico, na maioria das vezes, é acidental durante exames de rotina. A faixa etária mais comum é entre o nascimento e 10 anos ou na gravidez. Não requer tratamento, exceto durante a gestação quando o uso de insulina pode ser indicado se o genótipo do feto mostrar que ele não herdou a variante patogênica ou se o genótipo não puder ser realizado. A ultrassonografia fetal seriada pode ser usada como avaliação indireta do crescimento fetal acelerado caso a avaliação genotípica não seja possível. O objetivo do tratamento pré-natal é evitar hiperglicemia materna e macrossomia fetal. Quando a mãe e o feto apresentam a variante patogênica do *GCK*, ambos terão o mesmo *set point* de secreção de insulina, o feto não será macrossômico e, portanto, não há indicação de tratamento pré-natal.

MODY-HNF1A

Pode haver relato de hipoglicemia hiperinsulinêmica neonatal transitória. O limiar de excreção renal da glicose é baixo por causa da diminuição do SGLT-2, fazendo a glicosúria renal anteceder o diabetes. Evolui com falência progressiva da célula beta, elevação progressiva da hiperglicemia e diagnóstico de diabetes na adolescência ou vida adulta jovem (12 a 25 anos). A hiperglicemia pós-prandial precede a hiperglicemia em jejum. A glicemia em jejum é discretamente aumentada, com elevação acentuada após a alimentação ou durante o TTOG. O HDL é aumentado, e os triglicérides são normais. A proteína C-reativa é caracteristicamente baixa. Tende a progredir para complicações micro e macrovasculares do diabetes apesar do perfil lipídico protetor. Na fase inicial, é muito sensível a baixas doses de sulfonilureias, que é o tratamento de escolha. Nos estágios mais avançados, a perda progressiva da secreção insulínica torna necessário o tratamento com insulina. A gravidez é outra indicação para o uso de insulina. O tratamento com análogos do GLP1-1 tem se mostrado promissor.

MODY-PDX1

As variantes patogênicas homozigóticas do *PDX1* causam diabetes melito neonatal permanente com insuficiência pancreática exógena por causa de hipoplasia ou agenesia pancreática. As variantes patogênicas heterozigóticas causam MODY sem envolvimento extrapancreático. O diagnóstico é feito na adolescência ou na vida adulta (14 a 35 anos). O tratamento inicial é feito com antidiabéticos orais (sulfonilureia, metformina), podendo ser necessário o uso da insulina.

MODY-HNF1B

Também conhecido como síndrome do diabetes e cistos renais. Pode haver relato de baixo peso ao nascimento. O diagnóstico do diabetes é feito na adolescência ou em adultos jovens. Pode cursar com hiperuricemia, hipomagnesemia, aumento das transaminases e alterações extrapancreáticas, por exemplo, malformações renais (cistos, displasia, hipoplasia) e do trato urogenital [aplasia vaginal (síndrome de Rokitanski), útero rudimentar ou bicorno, cisto do epidídimo, azoospermia]. A disfunção renal pode surgir antes do diabetes. Alguns pacientes podem ter déficit intelectual e transtorno do espectro do autismo. Não responde à sulfonilureia, requerendo terapia com insulina. Complicações microvasculares do diabetes são comuns.

MODY-NEUROD1

As variantes patogênicas homozigóticas do *NEUROD1* causam diabetes melito neonatal. As variantes patogênicas heterozigóticas causam MODY, que se manifesta com tendência a excesso ponderal, podendo ser confundidos com DM2. O diagnóstico é feito no final da adolescência ou na vida adulta jovem. Alguns pacientes respondem ao tratamento com antidiabéticos orais, sendo esses os fármacos de escolha para iniciar o tratamento. Se não responderem, a insulinoterapia é indicada.

MODY-CEL

As variantes patogênicas heterozigóticas do *CEL* causam atrofia pancreática, lipomatose pancreática e insuficiência pancreática exógena, com posterior disfunção endócrina e diabetes melito. O diagnóstico é feito em adolescentes ou em adultos jovens.

MODY-INS

As variantes patogênicas homozigóticas inativadoras ou perda de função do *INS* causam diabetes melito neonatal. As variantes patogênicas heterozigóticas causam MODY. Existe uma grande variabilidade fenotípica. O diagnóstico pode ser feito em crianças ou adultos. O tratamento é feito com insulina.

MODY-ABCC8

Pode ocorrer como recidiva de um diabetes neonatal transitório ou como MODY isolado. O diagnóstico é feito em crianças ou adultos. Grande parte dos pacientes tem o diagnóstico equivocado de DM1 e é tratado com insulina. O tratamento é feito com sulfonilureias.

MODY-KCNJ11

Pode ocorrer como recidiva de um diabetes neonatal transitório ou como MODY isolado. O diagnóstico pode ser feito em crianças ou adultos. O tratamento é feito com sulfonilureias.

QUANDO PENSAR NA POSSIBILIDADE DE MODY

Deve-se pensar na possibilidade de MODY nas seguintes situações clínicas: indivíduos < 25 anos, não obesos (embora a epidemia de obesidade tenha feito os indivíduos com MODY também poderem ter excesso ponderal), manifestações atípicas para DM1 ou DM2, relato de hipoglicemia neonatal, negatividade dos anticorpos contra célula beta (principalmente quando dosados ao diagnóstico, embora possa ocorrer a coexistência de MODY e DM1), manutenção da capacidade secretora de insulina com produção de peptídeo C, ausência de cetoacidose, relato de múltiplos membros da família com diabetes de características clínicas incompatíveis com DM1 e DM2 (obter história de pelo menos 3 gerações) e relato familiar de MODY. Casos com variante patogênica *de novo* podem não ter história familiar. O Quadro 2 resume as situações que fazem pensar na possibilidade de MODY.

ABORDAGEM DIAGNÓSTICA

Não existe um consenso sobre como investigar o paciente com suspeita de MODY. O diagnóstico requer um elevado índice de suspeição, avaliação clínica detalhada e exames laboratoriais para excluir DM1 ou DM2.

Algumas manifestações clínicas podem direcionar para determinados tipos de MODY. Por exemplo: cistos ou displasia renal (MODY-HNF1B), macrossomia e hipoglicemia neonatal (MODY-HNF4A), cistos pancreáticos e insuficiência pancreática exógena (MODY-CELL), hipoplasia do pâncreas e insuficiência pancreática exógena (MODY-PDX1) e diabetes gestacional (MODY-GCK).

Com a crescente pandemia de obesidade, a presença de excesso ponderal não deve descartar a suspeita diagnóstica de MODY, principalmente se existir história familiar sugestiva de DM de herança autossômica dominante, se existirem familiares com DM e que não tenham obesidade, e se não existirem características da síndrome metabólica.

Concluída a etapa diagnóstica inicial (Quadro 3), solicitam-se testes moleculares direcionados ao tipo específico do MODY, caso o médico tenha uma suspeita definida, ou sequenciamento genético de nova geração (NGS), que inclua os genes causadores de diabetes monogênico. Os três tipos mais frequentes de MODY (GCK, HNF1A e HNF4A) são responsáveis por até 80% dos casos.

O teste molecular é essencial na investigação diagnóstica. A identificação do tipo do MODY permite: (i) investigar alterações extrapancreáticas; (ii) suspender tratamento com insulina e substituí-lo por sulfonilureia (p. ex., MODY-ABCC8, MODY-KCNJ11 e fases iniciais do MODY-HNF4A e MODY-HNF1A); (iii) diagnosticar MODY em outros membros da família com diabetes atípico; e (iv) ajustar a frequência da investigação para complicações crônicas do diabetes. Se um teste comercialmente disponível for negativo e a suspeita de MODY for considerável, deve-se solicitar estudo do exoma ou do genoma, pois os painéis genéticos disponíveis incluem apenas os genes atualmente conhecidos.

QUADRO 2 Situações clínicas que levam à suspeita diagnóstica de MODY

Situação clínica	Características que fazem pensar em MODY
Paciente com fenótipo sugestivo de DM1	▪ Diabetes diagnosticado nos primeiros 6 meses de vida ▪ História familiar (2-3 gerações) de diabetes melito, sugerindo herança AD ▪ Ausência de positividade dos anticorpos contra células beta ▪ Peptídeo C > 0,6 ng/mL, 3 anos após o diagnóstico ▪ Necessidade de baixas doses de insulina (< 0,5 UI/kg/dia) ▪ Ausência de cetoacidose quando o tratamento com insulina é suspenso
Paciente com fenótipo sugestivo de DM2	▪ Diagnóstico do diabetes antes dos 35 anos ▪ Hiperglicemia estável, que não progride e responde a hipoglicemiantes orais ▪ Ausência de obesidade (critério relativo em razão da atual pandemia de obesidade) ▪ Ausência de marcadores clínicos de resistência insulínica (p. ex., acantose *nigricans*) ▪ Ausência de hipertrigliceridemia ▪ Elevação do HDL, diminuição da PCR (MODY-HNF1A) ▪ Relato de familiares sem obesidade e com diagnóstico de DM2
Pacientes sem diagnóstico prévio de diabetes	▪ Hiperglicemia de jejum (> 100 mg/dL), que persiste por meses a anos ▪ HbA1c raramente < 7,5% ▪ Glicosúria com glicemia < 180 mg/dL (MODY-HNF1A) ▪ Autoanticorpos pancreáticos ausentes ▪ Relato de diabetes melito em várias gerações da família (pelo menos 3 gerações) ▪ Malformações renais (MODY-HNF1B) ▪ Restrição do crescimento intrauterino (MODY-HNF1B) ▪ Macrossomia fetal (MODY-HNF4A) ▪ Hipoglicemia hiperinsulinêmica neonatal transitória (MODY-HNF4A) ▪ Insuficiência pancreática exógena (MODY: PDX1, CEL e HNF1B)

QUADRO 3 Investigação diagnóstica do MODY

Exames	Observações
História clínica	Diagnóstico de MODY na família, relato de diabetes em 3 ou mais gerações da família, história pessoal ou familiar de diabetes neonatal ou hipoglicemia hiperinsulinêmica neonatal, negatividade de anticorpos pancreáticos, ausência de cetoacidose ao diagnóstico ou após a omissão de insulina, manifestações extrapancreáticas, baixas doses de insulina (< 0,5 UI/kg/dia)
Exame físico	Ausência de obesidade (critério relativo, pois em razão da pandemia de obesidade ou pelo prolongado uso de insulina, alguns indivíduos com MODY podem ter obesidade) e acantose *nigricans*
Glicemia em jejum e teste de tolerância oral à glicose (TTOG)	Confirma o diagnóstico de diabetes e auxilia na identificação do MODY-HNF1A no qual a glicemia se eleva acima de 90 a 100 mg/dL na 2ª hora após o TTOG
Peptídeo C	Testar ao diagnóstico e 3 a 5 anos depois (após a fase de lua de mel de um possível DM1). Peptídeo C sérico basal > 0,6 ng/mL, na presença de glicemia > 72 mg/dL, sugere MODY
Hemoglobina glicada	Habitualmente < 7% ao diagnóstico. Pode evoluir para níveis elevados (> 9%) nos MODY não responsivos a sulfonilureia, sendo necessário substituição para insulina
Autoanticorpos pancreáticos (anti-GAD, anti-IA2, anti--insulina, anti-ZnT8)	Dosar pelo menos 3 anticorpos (de preferência logo após o diagnóstico do diabetes). Não solicitar anticorpo anti-insulina caso o paciente esteja usando insulina. A positividade de pelo menos um anticorpo torna o diagnóstico de MODY improvável ou faz pensar na coexistência de MODY e DM1
Perfil lipídico	O perfil lipídico é geralmente normal no MODY e alterado no DM2 (↑ triglicérides e ↓ HDL). O MODY-HNF1A pode cursar com elevação do HDL
Proteína C-reativa	Diminuída no MODY-HNF1A
AST, ALT, GGT	Pode ocorrer elevação de enzimas hepáticas no MODY-HNF1B
Ácido úrico	Pode estar aumentado no MODY-HNF1B e no DM2
Amilase, lipase, elastase fecal	Podem estar diminuídas no MODY-PDX1, MODY-HNF1B e MODY-CEL
Ultrassonografia de abdome total	Investigar alterações hepáticas e malformações do trato urinário no MODY-HNF1B
Testes genéticos (moleculares)	Pode ser um teste direcionado a suspeita clínica (p. ex., fenótipo compatível com MODY-GCK) ou pode ser um painel multigene (NGS) para variantes patogênicas causadoras de MODY

A University of Exeter, no Reino Unido, disponibiliza gratuitamente na internet um aplicativo que calcula a probabilidade de o paciente ter MODY: https://www.diabetesgenes.org/exeter-diabetes-app/ModyCalculator. Caso a probabilidade seja > 25%, deve-se solicitar teste molecular para MODY. No Brasil, solicita-se o teste molecular quando a probabilidade for > 40 a 60%. Levar em consideração que esse teste foi validado para caucasianos europeus, entre 1 e 35 anos, para avaliar três tipos de MODY (GCK, HNF1A e HBF4A). Portanto, esse modelo pode não ser eficaz em outras populações, nem em MODY causado por outras variantes patogênicas.

ABORDAGEM TERAPÊUTICA

A abordagem terapêutica varia de acordo com o tipo do MODY, podendo incluir orientação nutricional isolada ou associada a hipoglicemiantes orais (sulfonilureia, geralmente a glicazida), agonistas do GLP-1, inibidores da DPP4 ou insulina (Quadro 4). Nos MODY que cursam com disfunção progressiva das células beta, pode ser necessário o tratamento de complicações crônicas micro e macrovasculares do diabetes.

TRANSIÇÃO DOS CUIDADOS PARA A ENDOCRINOLOGIA DE ADULTO

A equipe de endocrinologia pediátrica deve preparar o adolescente e sua família para transição e posterior cuidado médico pelo endocrinologista de adulto, pelo menos 6 a 12 meses antes de efetivar a transferência. Idealmente, as instituições deveriam desenvolver protocolos com a participação de endocrinologistas pediátricos e de adultos que atendessem as peculiaridades do serviço e otimizassem essa fase de transição.

Na transição para os cuidados para o endocrinologista de adulto, recomendam-se o monitoramento de complicações microvasculares e macrovasculares de alguns tipos de MODY, cistos ou displasia renal

QUADRO 4 Tratamento dos principais tipos de MODY

Tipo do MODY	Tratamento
HNF4A	Na fase inicial o tratamento é feito com sulfonilureia (iniciar com ¼ da dose, devido a maior sensibilidade a esses medicamentos). Alguns pacientes evoluirão para a necessidade de terapia com insulina. Estudos iniciais mostram o benefício dos agonistas do GLP-1
GCK	A maioria dos pacientes não necessita de tratamento, exceto durante a gravidez quando a insulina pode ser usada para evitar hiperglicemia materna e prevenir macrossomia fetal quando o genótipo do feto é desconhecido ou quando o genótipo do feto mostra que ele não herdou a variante patogênica. Caso o feto tenha variante patogênica do GCK, o tratamento materno é desnecessário
HNF1A	Na fase inicial, o tratamento é feito com sulfonilureia ou meglitinidas (iniciar com ¼ da dose, por causa de maior sensibilidade a esses medicamentos). Os pacientes tendem a evoluir para a necessidade de tratamento com agonistas do GLP-1 e, eventualmente, insulina. Os inibidores do SGLT2 não são indicados pelo risco de desidratação
PDX1	Na fase inicial, o tratamento é com sulfonilureia. Nas fases tardias, com a progressão da diminuição da função das células beta, a terapia com insulina é indicada
HNF1B	A sulfonilureia é ineficaz. O tratamento desse tipo de MODY é feito com insulina para prevenir ou adiar o risco de complicações microvasculares
NEUROD1	Na fase inicial, o tratamento é com sulfonilureia. Nas fases tardias, com a progressão da diminuição da função das células beta, a terapia com insulina é indicada
CEL	Na fase inicial, o tratamento é com sulfonilureia. Nas fases tardias, com a progressão da diminuição da função das células beta, a terapia com insulina é indicada
INS	O tratamento é feito com insulina
ABCC8	O tratamento é feito com sulfonilureias
KCNJ11	O tratamento é feito com sulfonilureias

(MODY-HNF1B), cistos pancreáticos e insuficiência pancreática exógena (MODY-CELL), hipoplasia do pâncreas e insuficiência pancreática exógena (MODY-PDX1) e diabetes gestacional (MODY-GCK), e estudo da transmissão de herança autossômica dominante, entre outras recomendações.

REFERÊNCIAS SELECIONADAS

1. Bonnefond A, Unnikrishnan R, et al. Monogenic diabetes. Nat Rev Dis Primers. 2023;9(1):12.
2. Broome DT, Pantalone KM, et al. Approach to the patient with MODY-Monogenic Diabetes. J Clin Endocrinol Metab. 2021; 106(1):237-50.
3. Colclough K, Patel K. How do I diagnose maturity onset diabetes of the young in my patients? Clin Endocrinol (Oxf). 2022;97(4):436-47.
4. Delvecchio M, Pastore C, Giordano P. Treatment options for MODY patients: a systematic review of literature. Diabetes Ther. 2020; 11(8):1667-85.
5. Fajan SS, Bell GI. MODY: history, genetics, pathophysiology and clinical decision making. Diabetes Care. 2011;34:1878-84.
6. Giuffrida FMA, Moises RS, et al; Brazilian Monogenic Diabetes Study Group (BRASMOD). Maturity-onset diabetes of the young (MODY) in Brazil: Establishment of a national registry and appraisal of available genetic and clinical data. Diabetes Res Clin Pract. 2017;123:134-42.
7. Greeley SAW, et al. ISPAD Clinical Practice Consensus Guidelines 2022: The diagnosis and management of monogenic diabetes in children and adolescents. Pediatr Diabetes. 2022;23(8):1188-211.
8. Hoffman LS, Fox TJ, Anastasopoulou C, et al. Maturity Onset Diabetes in the Young. [Updated 2023 Aug 14]. In: StatPearls [Internet]. Treasure Island (FL): StatPearls Publishing; 2024.
9. Kant R, Davis A, Verma V. Maturity-onset diabetes of the young: rapid evidence review. Am Fam Physician. 2022;105(2):162-7.
10. Laver TW, Wakeling MN, et al. Evaluation of evidence for pathogenicity demonstrates that BLK, KLF11, and PAX4 should not be included in diagnostic testing for MODY. Diabetes. 2022;71(5):1128-36.
11. Nkonge KM, Nkonge DK, Nkonge TN. The epidemiology, molecular pathogenesis, diagnosis, and treatment of maturity-onset diabetes of the young (MODY). Clin Diabetes Endocrinol. 2020;6(1):20.
12. Peixoto-Barbosa R, Reis AF, Giuffrida FMA. Update on clinical screening of maturity-onset diabetes of the young (MODY). Diabetol Metab Syndr. 2020;12:50.
13. Santomauro ACJr, et al. The performance of the MODY calculator in a non-Caucasian, mixed-race population diagnosed with diabetes mellitus before 35 years of age. Diabetol Metab Syndr. 2023;15(1):15.
14. Tattersall RB, Fajans SS. A difference between the inheritance of classical juvenile-onset and maturity-onset type diabetes of young people. Diabetes. 1975;24(1):44-53.
15. Tosur M, Philipson LH. Precision diabetes: Lessons learned from maturity-onset diabetes of the young (MODY). J Diabetes Investig. 2022;13(9):1465-71.
16. Tshivhase A, Matsha T, Raghubeer S. Diagnosis and treatment of MODY: an updated mini review. Applied Sciences. 2021; 11(20):9436.

26

Diabetes melito neonatal

INTRODUÇÃO

Em 2004, Jorn V. Sajen e colaboradores, da Universidade de Bergen, na Noruega, descreveram pela primeira vez a eficácia da transição da insulina para sulfonilureia, em pacientes com diabetes melito neonatal (DMN) causado por variante patogênica do *KCNJ11*, no artigo "*Permanent neonatal diabetes due to mutations in KCNJ11 encoding Kir6.2: patient characteristics and initial response to sulfonylurea therapy*", publicado na revista *Diabetes*. Esses achados foram confirmados e ampliados para outras etiologias revolucionando o tratamento dessa doença.

O diagnóstico molecular do DMN é fundamental para instituir uma medicina de precisão definindo se ele será permanente ou transitório, otimizando a terapia (mudar de insulina para sulfonilureia), explicando anomalias associadas, antecipando a evolução clínica e permitindo intervenção precoce para algumas comorbidades.

FISIOLOGIA DA SECREÇÃO DE INSULINA

A glicose plasmática se origina da absorção intestinal de carboidratos e da produção endógena pela glicogenólise e gliconeogênese. A glicose é transportada para dentro das células por diferentes transportadores como o GLUT-1 (barreira hematoliquórica), GLUT-2 (hepatócitos e células beta), e GLUT-4 (miócitos e adipócitos).

Dentro da célula beta, a glicose é fosforilada pela enzima glicoquinase (GCK) em glicose-6-fosfato que é impermeável à membrana celular. A glicoquinase atua como um sensor de glicose regulando o limiar de glicemia acima do qual a insulina é secretada na circulação, cujo valor médio é de 85 mg/dL. Associado a isso, a leucina ativa a enzima glutamato desidrogenase (GDH) que converte glutamato em alfacetoglutarato.

Esses dois processos metabólicos (conversão de glicose em glicose-6-fosfato [enzima GCK] e conversão do glutamato em alfacetoglutarato [enzima GDH]) aumentam a produção do trifosfato de adenosina (ATP). O aumento da razão ATP:ADP fecha os canais de potássio sensíveis ao ATP (K_{ATP}), que são formados por duas subunidades: o receptor do canal de potássio Kir6.2, codificado pelo *KCJN11* (*potassium inwardly rectifying channel subfamily J member 11*) e o receptor da sulfonilureia SUR1, codificado pelo *ABCC8* (*ATP binding cassette subfamily C member 8*). O fechamento dos canais K_{ATP} despolariza a membrana celular, inibe o efluxo de potássio e abre os canais de cálcio voltagem dependentes aumentando o influxo de cálcio intracelular. Isso faz com que ocorra exocitose da insulina armazenada dentro dos grânulos citoplasmáticos.

Além dos processos enzimáticos (GCK, GDH) e dos canais de potássio (*ABCC8, KCNJ11*) previamente citados, a produção e secreção de insulina é regulada pelo gene da insulina (*INS*), genes que participam do processo de transcrição (p. ex., *HNF4A, HNF1A, PDX1, HNF1B, NEUROD1*), e genes que participam do enovelamento de proteínas (p. ex., *CEL*). Adicionalmente, a secreção de insulina pós-prandial é estimulada pelos hormônios intestinais GLP-1 (peptídeo 1 semelhante ao glucagon) e GIP (polipeptídeo insulinotrópico dependente de glicose), aminoácidos, estímulo beta-adrenérgico e vagal. A secreção de insulina é diminuída pela somatostatina e estímulo alfa-adrenérgico.

A insulina é sintetizada como pró-insulina, pró-hormônio formado por insulina e peptídeo C. A clivagem da pró-insulina resulta em duas moléculas, insulina e peptídeo C. A secreção de insulina em resposta à elevação da glicemia é bifásica: a primeira fase, ou fase rápida, tem duração de 2 a 5 minutos, e a segunda, fase dura 2 a 3 horas.

DEFINIÇÃO

Diabetes melito neonatal refere-se a um grupo heterogêneo de distúrbios de herança monogênica, caracterizados por hiperglicemia hipoinsulinêmica persistente de início nos primeiros 6 meses de vida, duração superior a duas semanas e necessidade de tratamento permanente ou transitório com insulina. O diabetes que surge entre o nascimento e 6 meses provavelmente é DMN; o que surge entre 6 e 12 meses pode ser DMN ou diabetes melito tipo 1 (DM1); e o que surge após os 12 meses, na maioria das vezes será DM1.

EPIDEMIOLOGIA

O DMN é uma doença rara, afetando 1:90.000 a 1:160.000 nascidos vivos. Não há predominância por sexo. A maioria é de ocorrência esporádica e sem história familiar. Nos casos de herança autossômica recessiva, é comum o relato de consanguinidade e/ou presença de outros casos na família.

ETIOPATOGENIA

O DMN tem etiologia monogênica. Variantes patogênicas de herança autossômica recessiva, autossômica dominante, ligada ao X; ou alteração do *imprinting* são diagnosticadas em 80% dos pacientes. Aproximadamente 40 genes já foram identificados como causa do DMN e esse número continua a crescer. Os três principais mecanismos etiopatogênicos do DMN são:

- Disfunção da célula beta (síntese ou secreção): *KCNJ11, ABCC8, INS, GCK, SLC2A2, SLC19A2, RFX6, KCNMA1.*
- Lesão das células beta: *INS, EIF2AK3, IER3IP1, EIF2B1, FOXP3, WFS1, YPF5, STAT3, CTLA-4, ITCH, IL2RA, LRBA, DOCK8, NFKB1.*
- Hipoplasia ou aplasia pancreática: *PLAGL1/HYMAI, PDX1, ZFP57, PTF1A, HNF1B, RFX6, GATA4, GATA6, GLIS3, NEUROD1, NEUROG3, PAX6, NKX2-2, ONECUT1, CNOT1, MNX1.*

Série da UFBA com 10 casos de DMN de início antes dos 6 meses identificou variante patogênica nos genes *KCNJ11/ABCC8* (37,5%), *INS* (12,5%), *PDX1* (12,5%) e alteração da metilação do lócus 6q24 (37,5%). Série da USP/SP com 24 casos de DMN de início antes dos 6 meses mostrou que as variantes patogênicas mais frequentes foram do: *KCNJ1/ABCC8* (37,1%), *GCK* (11,4%) e IPEX (37,1%). Séries internacionais mostram que variantes patogênicas do *KCNJ11/ABCC8* são responsáveis por 38% dos casos de DMN, comparado com 12% ao se avaliar família consanguíneas onde variantes patogênicas em genes mais raros participam da etiologia.

CLASSIFICAÇÃO FENOTÍPICO-ETIOLÓGICA

O DMN pode ser classificado em três fenótipos: (i) transitório (DMNT); (ii) permanente (DMNP); e (iii) DMN permanente com manifestações extrapancreáticas ou do pâncreas exócrino, também denominado de DMN sindrômico.

Diabetes melito neonatal transitório

O DMNT pode ser causado por alteração de *imprinting* do cromossomo 6, variante patogênica ativadora ou ganho de função do *KCNJ11* e *ABCC8*, e variante patogênica inativadora ou perda de função do *INS* (Quadro 1).

A causa mais frequente de DMNT (70%) é a alteração de *imprinting* do cromossomo 6q24 com expressão aumentada dos genes dessa região causando alterações no desenvolvimento das células beta. Os três mecanismos causadores dessa anomalia são: (i) dissomia uniparental paterna do cromossomo 6 (UDP6q24), ou seja, herança de duas cópias do alelo paterno do 6q24, causando 50% dos casos e sendo de ocorrência esporádica; (ii) duplicação de material genético no alelo paterno, encontrado na maioria dos casos familiares, tendo herança autossômica dominante; e (iii) hipometilação do lócus 6q24 do alelo materno, ou seja, defeito no si-

QUADRO 1 Etiologia do diabetes melito neonatal transitório (DMNT)

Gene	Lócus	Herança	Características clínicas
PLAGL1HYMAI	6q24	Variável (*imprinting*)	▪ Principal causa (70%) de DMNT ▪ RN PIG, macroglossia, hérnia umbilical, cardiopatia congênita, malformações renais, anemia, hipotireoidismo ▪ Início dos sintomas nos primeiros dias de vida
KCNJ11	11p15.1	AD, esporádico	▪ RN PIG ▪ Síndrome DEND ou iDEND nas formas graves ▪ Responsivo à sulfonilureia ▪ Pode causar DMNT ou DMNP
ABCC8	11p15.1	AD, esporádico	▪ RN PIG ▪ Síndrome DEND ou iDEND ocorre raramente ▪ Responsivo à sulfonilureia ▪ Pode causar DMNT ou DMNP
INS	11p15.5	AR	▪ RN PIG ▪ A forma de herança AD pode causar DMNT ou DMNP
ZFP57	6p22.1	AR	▪ Síndrome da hipometilação múltipla, macroglossia, cardiopatia congênita, defeitos umbilicais, atraso do desenvolvimento
HNF1B	17q21.3	AD	▪ Atrofia pancreática, anomalias renais e geniturinárias

AD: autossômica dominante; AR: autossômica recessiva; DEND: *developmental delay, epilepsy, neonatal diabetes*; DMNP: diabetes melito neonatal permanente; DMNT: diabetes melito neonatal transitório; iDEND: *intermediate-DEND*; PIG: pequeno para a idade gestacional; RN: recém-nascido.
PLAG1/ZAC: pleomorphic adenoma gene like-1; HYMAI: hydatiform mole-associated and imprinted;; KCNJ11: potassium channel, inwardly rectifying, subfamily J, member 11; ABCC8: ATP-binding cassete, subfamily C, member 8; INS: insulin; ZFP57: ZFP57 zinc finger protein; HNF1B: hepatocyte nuclear factor 1 beta.

lenciamento do alelo materno causando expressão aumentada de genes de origem materna (*PLAGL1/HYMAI*), ou variante patogênica homozigótica do *ZFP57* resultando em hipometilação do alelo materno, com esses casos sendo esporádicos.

As variantes patogênicas ativadoras ou ganho de função do *KCNJ11* e do *ABBC8* são a segunda causa de DMNT (20 a 25% dos casos). Variantes patogênicas autossômicas recessivas, inativadoras ou perda de função do *INS* são a terceira causa mais frequente de DMNT. Variantes patogênicas autossômicas dominantes, inativadoras ou perda de função do *INS*, podem causar tanto DMNP como DMNT.

Diabetes melito neonatal permanente

O DMNP isolado pode ser causado por variantes patogênicas ativadoras ou ganho de função do *KCNJ11* e *ABCC8*, e variantes patogênicas inativadoras ou perda de função do *INS* e do *GCK* (Quadro 2).

A etiologia mais comum do DMNP, em 50 a 75% dos casos, são variantes patogênicas ativadoras ou ganho de função do *KCNJ11* e *ABCC8* fazendo com que os canais K_{ATP} fiquem permanentemente abertos e com isso impedindo as etapas subsequentes que levam à secreção de insulina. As variantes patogênicas inativadoras ou perda de função do *INS* causam 20% dos casos de DMNP. As variantes patogênicas inativadoras ou perda de função do *GCK* causam 3% dos casos; e variantes patogênicas em outros genes, causam 2%.

Diabetes melito neonatal permanente com manifestações extrapancreáticas ou do pâncreas exócrino

A etiologia e prevalência do DMN com manifestações extrapancreáticas ou do pâncreas exócrino variam de acordo com a população estudada e o grau de consanguinidade parental (Quadro 3).

MANIFESTAÇÕES CLÍNICAS

A apresentação clínica do DMN pode variar desde a detecção acidental de hiperglicemia assintomática até desidratação grave com cetoacidose diabética e distúrbios eletrolíticos. Os pacientes quase sempre nascem pequenos para a idade gestacional e com baixo peso (refletindo a deficiência insulínica intraútero), manten-

QUADRO 2 Etiologia do diabetes melito neonatal permanente (DMNP)

Gene	Lócus	Herança	Características clínicas
KCNJ11	11p15.1	AD, esporádico	▪ Variantes patogênicas do *KCNJ11* e *ABCC8* são a 1ª causa de DMNP ▪ RN PIG ▪ Início dos sintomas nos primeiros dias de vida (até 4-8 semanas), podendo evoluir para cetoacidose. ▪ Síndrome DEND ou iDEND nas formas graves ▪ Responsivo à sulfonilureia ▪ Pode causar DMNT ou DMNP
ABCC8	11p15.1	AD, esporádico	▪ Variantes patogênicas do *KCNJ11* e *ABCC8* são a 1ª causa de DMNP ▪ RN PIG ▪ Síndrome DEND ou iDEND ocorre raramente ▪ Responsivo à sulfonilureia ▪ Pode causar DMNT ou DMNP
INS	11p15.5	AD	▪ 2ª causa de DMNP ▪ RN PIG ▪ A forma de herança AD causa destruição das células beta e se manifesta apenas como DMNP
GCK	7q15-p13	AD	▪ DMNP isolado

AD: autossômica dominante; AR: autossômica recessiva; DEND: *developmental delay, epilepsy, neonatal diabetes*; DMNP: diabetes neonatal permanente; DMNT: diabetes neonatal transitório; iDEND: *intermediate-DEND*; PIG: pequeno para a idade gestacional; RN: recém-nascido. *ABCC8: ATP-binding cassete, subfamily C, member 8; INS: insulin; GCK: glucokinase; KCNJ11: potassium channel, inwardly rectifying, subfamily J, member 11.*

do após o nascimento o deficiente ganho ponderal na ausência de vômito e diarreia, muitas vezes com poliuria e apetite voraz. A cetoacidose pode ocorrer no DMN causado por variante patogênica ativadora ou ganho de função do *KCNJ11* e *ABCC8*, devendo ser suspeitada no neonato com taquipneia, irritabilidade, letargia e sinais de desidratação (p. ex., fontanelas deprimidas, olhos encovados, mucosas secas). Síndrome de má-absorção intestinal pode ocorrer nas crianças com hipoplasia ou aplasia pancreática. Diarreia pode ocorrer nas síndromes IPEX e IPEX-*like*. Hipotireoidismo congênito pode ocorrer no DMN causado por variante patogênica do *EIF2AK3*, *GLIS3*, *STAT3* e *LRBA*. Dismorfias e malformações congênitas fazem pensar em DMN sindrômico. Pacientes com DMNT causado por alteração do 6q24 habitualmente não desenvolvem cetoacidose e não tem cetonemia.

Diabetes melito neonatal transitório

Os pacientes com DMNT causado por alteração do cromossomo 6p24, são pequenos para idade gestacional, com baixo peso e diminuição do comprimento ao nascimento. São diagnosticados mais precocemente do que o DMNP, geralmente na 1ª semana de vida (90% antes dos 3 meses) e a remissão ocorre geralmente entre 3 e 4 meses, quase sempre antes dos 12 meses de vida. A cetoacidose diabética é rara e os anticorpos pancreáticos são negativos. Adicionalmente, podem apresentar macroglossia, hérnia umbilical, cardiopatia congênita (persistência do canal arterial, defeitos do septo atrial, persistência do forame oval), malformações renais (hidronefrose, dilatação da pelve renal, refluxo vesicureteral), anemia, hipotireoidismo, clinodactilia e polidactilia. Durante a remissão alguns apresentam glicemia normal, e outros hipoglicemia.

Os pacientes com DMNT causado por variante patogênica ativadora ou ganho de função do *KCNJ11* e *ABCC8*, quando comparados aos com alteração do 6p24, o peso ao nascimento é um pouco maior, são diagnosticados mais tardiamente, a remissão é mais tardia (nos primeiros 5 anos de vida) e tem maior risco de desenvolver distúrbios neuropsicológicos e atraso do desenvolvimento. Na remissão, pode ocorrer hiperglicemia durante episódios de estresse, como processos infeciosos.

Na puberdade, grande parte dos pacientes com DMNT irão apresentar recidiva do diabetes, o qual pode ser tratado com sulfonilureia e não necessariamente insulina. Os pais/responsáveis devem ser informados sobre a possibilidade de o DMNT recidivar anos após a remissão inicial.

QUADRO 3 Etiologia do diabetes melito neonatal permanente com manifestações extrapancreáticas ou do pâncreas exócrino; ou diabetes melito neonatal sindrômico

Gene	Lócus	Herança	Características clínicas
FOXP3	Xp11.23	X, recessiva	▪ Síndrome IPEX. Fenótipo: sexo masculino com DMNP, poliendocrinopatia, diarreia intratável, diabetes melito, dermatite, baixo peso e baixa estatura, tireoidopatia autoimune, infecções recorrentes. Morte nos primeiros 2 anos de vida
EIF2AK3	2p11.2	AR	▪ Síndrome de Wolcott-Rallison. Fenótipo: DMNP, displasia espôndilo-epifisária, atraso do desenvolvimento, hepatomegalia, osteopenia, hipotireoidismo, insuficiência pancreática exógena, disfunção hepática. Morte nos primeiros anos de vida
RFX6	6q22.1	AR	▪ Síndrome de Martinez-Frias ou Mitchell-Riley. Fenótipo: PIG, DMNP, hipoplasia pancreática, esteatorreia, atresia intestinal e agenesia da vesícula biliar
SLC2A2	3q26.2	AR	▪ Síndrome de Fanconi-Bickel. Fenótipo: DMNP, hipergalactosemia, disfunção hepática, tubulopatia proximal, raquitismo
SLC19A2	1q23.3	AR	▪ Síndrome de Rogers. Fenótipo: DMNP, anemia megaloblástica responsiva a tiamina, surdez neurossensorial
WFS1 *CISD2*	4p16.1 4q24	AD AR	▪ Síndrome de Wolfram. Fenótipo: DMNP, catarata congênita, surdez
PDX1	13q12.2	AR	▪ DMNP, agenesia/hipoplasia pancreática, insuficiência pancreática exógena, esteatorreia
PTF1A	10p12.2	AR	▪ DMNP, agenesia pancreática, insuficiência pancreática exógena, esteatorreia, hipoplasia/ aplasia cerebelar, disfunção respiratória central
GATA4	8p23.1	AD	▪ DMNP, agenesia pancreática, insuficiência pancreática exógena, cardiopatia congênita
GATA6	18q11.2	AD	▪ DMNP, agenesia/hipoplasia pancreática, cardiopatia congênita, anomalias biliares
CNOT1	16q21	Espontânea	▪ DMNP, agenesia pancreática, insuficiência pancreática exógena, holoprosencefalia
ONECUT1	15q21.3	AR	▪ DMNP, hipoplasia pancreática, hipoplasia da vesícula biliar
GLIS3	9p24.2	AR	▪ DMNP, hipotireoidismo congênito, glaucoma, rins policísticos, fibrose hepática, infecções recorrentes, dismorfismo facial
NEUROD1	2q32	AR	▪ DMNP, hipoplasia cerebelar, déficit visual, surdez
NEUROG3	10q21.3	AR	▪ DMNP, anendocrinose entérica (diarreia)
PAX6	11p13		▪ DMNP, microftalmia, malformações cerebrais
MNX1	7q36.3	AR	▪ DMNP, atraso do desenvolvimento, agenesia sacral, ânus imperfurado
NKX2-2	20p11.22		▪ DMNP, atraso do desenvolvimento, hipotonia, surdez, baixa estatura, constipação
KCNMA1	10q22.3	Espontânea	▪ DMNP, atraso do desenvolvimento, malformação intestinal, cardiopatia congênita, displasia óssea, dismorfismo facial
EIF2B1	12q24.31	Espontânea	▪ DMNP, disfunção hepática episódica
YIPF5	5q31.3	AR	▪ DMNP, microcefalia, epilepsia
IER3IP1	11p15.5	AR	▪ Síndrome MEDS. Predomina em países árabes
STAT3	17q21.2	Espontânea	▪ Síndrome IPEX-*like*. Fenótipo: DMNP, enteropatia, outras manifestações autoimunes como citopenias
CTLA4	2q33.2	Espontânea	▪ Síndrome IPEX-*like*. Fenótipo: DMNP, tireoidite, citopenias, enteropatia, doença linfoproliferativa
ITCH	20q11.22	AR	▪ Síndrome IPEX-*like*. Fenótipo: DMNP, dismorfismo facial, autoimunidade sistêmica
IL2RA	10p15.1	AR	▪ Síndrome IPEX-*like*. Fenótipo: DMNP, doença linfoproliferativa, autoimunidade sistêmica
LRBA	4q31.3	AR	▪ Síndrome IPEX-*like*. Fenótipo: DMNP, hipotireoidismo, enteropatia, anemia hemolítica autoimune
CNOT1	16q21	AD	▪ Síndrome da holoprosencefalia e agenesia pancreática

AD: autossômica dominante; AR: autossômica recessiva; DI: diabetes insípido; DMNP: diabetes melito neonatal permanente; DMNT: diabetes melito neonatal transitório; IPEX: *immunodysregulation, polyendocrinopathy, enteropathy, X linked*; MEDS: *microcephaly, infantile epileptic encephalopathy, permanent neonatal diabetes mellitus syndrome*

CISD2: CDGSH iron sulfur domain 2; CNOT1: CCR4-NOT transcription complex subunit 1; CTLA4: cytotoxic T-lymphocyte associated protein 4; EIF2AK3: eukaryotic translation-initiation factor 2; EIF2B1: eukaryotic translation initiation factor 2B subunit alpha; FOXP3: forkhead box protein P3; GATA4: GATA binding protein 4; GATA6: GATA binding protein 6; GLIS3: glioma-associated oncogene-similar family zinc finger 3; HNF1B: hepatocyte nuclear factor 1 beta; IER31P1: immediate early response 3-intercating protein 1; IL2RA: interleukin2 receptor subunit alpha; ITCH: itchy E3 ubiquitin protein ligase; KCNMA1: potassium calcium-activated channel subfamily M alpha 1; LRBA: LPS responsive beige-like anchor protein; MNX1: motor neuron and pancreas homeobox 1; NEUROD1: neuronal differentiation 1; NEUROG3: neurogenin 3; NKX2-2: NK2 homeobox 2; ONECUT1: one cut homeobox 1PDX1: pancreatic duodenal homeobox 1; PAX6: paired box protein 6; PTF1A: pancreas transcription factor 1, subunit alpha; RFX6: regulatory factor 6; SLC2A2: solute carrier family 2 member 2; SLC19A2: solute carrier family 19 member 2; STAT3: signal transducer and activator of transcription 3; WSF1: wolframin; YIPF5: Yip domain family member 5.

Nos casos de alteração do 6q24 causados por UDP6q24, o risco de recorrência da doença em irmãos do caso índice é baixo pela natureza esporádica do distúrbio. Quando a anomalia do 6q24 é causada por duplicação de material genético do alelo paterno, os indivíduos afetados do sexo masculino têm uma chance de 50% de passar a variante patogênica para sua prole causando o DMN, enquanto no sexo feminino, a duplicação é passada para os filhos, mas não causa a doença.

Diabetes melito neonatal permanente

O DMNP é causado principalmente por variante patogênica ativadora ou ganho de função do *KCNJ11* e *ABCC8*. A restrição do crescimento intrauterino é similar para os dois genes. Como os canais K_{ATP} também são expressos no cérebro, até 25% dos pacientes com variante patogênica do *KCNJ11* apresentam deficiência cognitiva, distúrbios do sono, transtorno do déficit de atenção e hiperatividade, problemas emocionais e de comportamento. Casos mais graves cursam com a síndrome DEND (*developmental delay, epilepsy and neonatal diabetes*). A cetoacidose diabética é incomum e os anticorpos pancreáticos são negativos. Pacientes com variante patogênica do *KCNJ11* e *ABCC8* são responsivos, em mais de 90% dos casos, ao tratamento com sulfonilureias.

As variantes patogênicas ativadoras ou ganho de função do *KCNJ11* e *ABCC8* são heterozigotas e de ocorrência esporádica em 80 a 90% dos casos, não havendo risco de recorrência, pois se trata de uma variante patogênica "de novo". Entretanto, em alguns casos a variante patogênica pode ser homozigota ou heterozigota composta fazendo com que a chance de um irmão vir a ter a doença seja de 25%. Variantes patogênicas germinativas também podem, raramente, aumentar o risco de recorrência na prole de casais não afetados.

Diabetes melito neonatal permanente com manifestações extrapancreáticas ou do pâncreas exócrino

As manifestações clínicas desse tipo de DMNP variam de acordo com a etiologia. Por exemplo:

- Hipoplasia ou agenesia pancreática com síndrome de má-absorção intestinal (*PLAG1, ZPF57, PDX1, RFX6, FOXP3, PTF1A, HNF1B, MNX1, GATA4, GATA6, GLIS3, NKX2-2, NEUROG3, NEURODI, PAX6, EIF2AK3*).
- Anormalidades neurológicas e/ou do desenvolvimento (*KCNJ11, NEUROD1, PTF1A, IER31P1*).
- Desregulação imune (*FOXP3, CTLA4, ITCH, IL2RA, LRBA, STAT3*).
- Doença policística renal (*HNF1B, GLIS3*).
- Disfunção hepática (*EIF2A, SLC2A2*).
- Cardiopatia congênita (*GATA4, GATA6*).
- Hipotireoidismo (*GLIS3, STAT3*).
- Surdez (*WFS1, SLC19A2*).
- Oftalmopatias (*WFS1, PAX6*).
- Displasia esquelética (*EIF2A2*).
- Microcefalia, epilepsia (*IER31P1*).

ABORDAGEM DIAGNÓSTICA

Devido ao retardo do crescimento intrauterino e início precoce da hiperglicemia, a maioria dos pacientes é diagnosticada ainda na unidade neonatal.

A primeira etapa da abordagem diagnóstica, consiste em excluir causas de hiperglicemia neonatal transitória. Por exemplo: prematuridade, sepse e estresse perinatal (liberação de hormônios contrarreguladores), medicamentos (glicocorticoides, epinefrina, norepinefrina, dopamina), e soluções venosas com altas taxas de infusão de glicose. Aproximadamente 25 a 75% dos recém-nascidos prematuros apresentam hiperglicemia transitória nos primeiros 3 a 5 dias de vida com resolução espontânea em até 10 dias, devido a insuficiência da secreção de insulina e algum grau de resistência a sua ação. Considerar a possibilidade de DMN nos recém-nascidos com glicemia > 250 mg/dL que persista por mais de 7 dias na ausência de uma etiologia específica.

A segunda etapa é afastar o diagnóstico de DM1 nos pacientes com diagnóstico entre 6 e 12 meses de vida e mais especificamente naqueles com diagnóstico após os 12 meses. O DMN causado por síndrome IPEX ou IPEX-*like* pode ter positividade dos anticorpos pancreáticos, e esses distúrbios devem ser afastados antes de se considerar DM1 como fator causal.

A investigação diagnóstica é realizada por análise bioquímica e hormonal, exames de imagem e moleculares (Quadro 4). A hemoglobina glicada está aumentada e os níveis séricos de insulina e peptídeo C são baixos ou inapropriadamente normais. Os anticorpos anti-insulina, anti-IA2, anti-GAD e anti-ZnT8 estão ausentes, exceto no DMN causado pela síndrome IPEX (*FOXP3*), ou síndrome IPEX-*like* (*CTLA4, ITCH, IL2RA, LRBA, STAT3*). Nos recém-nascidos, a maior quantidade de HbF (80 a 90%) pode causar resultado falsamente diminuído da HbA1c.

O diagnóstico molecular é essencial para: (i) confirmar a etiologia do DMN; (ii) orientar decisões terapêuticas (p. ex., tratamento com sulfonilureia no DMN causado por variantes patogênicas do *ABCC8*, *KCNJ11* e UDP6q24); (iii) orientar o aconselhamento genético (p. ex., recorrência do DMNT na puberdade); (iv) auxiliar a predizer o prognóstico (p. ex., DMNT por anomalias do 6q24); e (v) diagnosticar DMN com manifestações extrapancreáticas ou do pâncreas exócrino.

Os testes moleculares devem ser solicitados em: (i) todos os pacientes com diagnóstico de DM nos primeiros 6 meses de vida, (ii) quando houver relato de caso semelhante na família, (iii) se houver consanguinidade parental e (iv) naqueles diagnosticados entre 6 e 12 meses de vida e que tenham autoanticorpos pancreáticos negativos ou manifestações extrapancreáticas.

Os testes moleculares a serem solicitados são: (i) painel de sequenciamento genético de nova geração (NGS) para genes associados ao DMN; e (ii) testes de metilação do 6q24 (MS-MLPA: amplificação multiplex de sondas dependente de ligação) na suspeita de defeitos de *imprinting*. Alguns autores recomendam, nos pacientes < 6 meses quando a possibilidade de DMNT é maior, solicitar primeiro o MS-MLPA para investigar alterações do 6q24. Se o MS-MLPA for negativo, solicitar NGS. Nos > 6 meses, quando a possibilidade de DMNT é rara, o NGS é o teste inicial. O sequenciamento de Sanger (se houver suspeita de variante patogênica em um gene específico) tem sido substituído pelo NGS. Se esses exames não elucidarem a etiologia, solicitar pesquisa do exoma.

ABORDAGEM TERAPÊUTICA

A abordagem terapêutica inclui as seguintes condutas: medidas gerais, plano alimentar, manejo da hiperglicemia, manejo da hipoglicemia e monitoração da glicose. No DMN causado por variantes patogênicas do *KCNJ11*, *ABCC8* e defeitos de *imprinting* do 6q24, tentar fazer a substituição da insulina por sulfonilureia.

Medidas gerais

No paciente internado (RN ou lactente), com suspeita de DMN, recomenda-se diminuir a infusão de

QUADRO 4 Investigação diagnóstica do diabetes melito neonatal (DMN)

Investigação	Exames
Clínica	▪ História gestacional, idade gestacional, peso e comprimento ao nascimento ▪ História de consanguinidade parental e outros membros da família afetados ▪ Idade ao diagnóstico do DM, sintomas (desidratação, acidose metabólica) ▪ Manifestações extrapancreáticas ou de autoimunidade ▪ Exame físico: baixo peso, desidratação, acidose, macroglossia, hérnia umbilical, dismorfias
Laboratório	▪ Glicemia, insulina, peptídeo C ▪ HbA1c: nos primeiros meses de vida, pode ter resultados falso-negativos devido a concentração aumentada da HbF ▪ Anti-GAD, anti-IA2, anti-insulina, anti-ZnT8. Se positivos, considerar DM1 ou DMN causado por síndrome IPEX, ou IPEX-*like* ▪ T4 livre, TSH ▪ Hemograma, ureia, creatinina, AST, ALT, gasometria e eletrólitos, amilase, lipase, elastase fecal ▪ Sumário de urina (glicosúria e cetonúria)
Bioimagem	▪ US de abdome total (avaliar pâncreas [hipoplasia, agenesia], rins e fígado) ▪ Ecocardiograma (investigar cardiopatia congênita) ▪ Radiografia de ossos longos (investigar displasia esquelética)
Testes moleculares	▪ Todas as crianças com diagnóstico de diabetes antes dos 6 meses de vida devem ser avaliadas com testes moleculares para DMN ▪ Quando o diagnóstico do diabetes for entre 6-12 meses, deverão ser testadas aqueles com: (i) manifestações extrapancreáticas, (ii) doenças autoimunes múltiplas (IPEX?), (iii) história familiar positiva; (iv) defeitos congênitos; (v) diabetes isolado com autoanticorpos pancreáticos negativos; ou (vi) ou em todas as crianças se o teste molecular for factível ▪ No paciente com DMNT, pesquisar anormalidades de metilação do 6q24, com o MS-MPLA

DMNT: diabetes melito neonatal transitório; US: ultrassonografia.

glicose para taxas fisiológicas, reduzir ou suspender medicamentos causadores de hiperglicemia (p. ex., glicocorticoides, aminas vasoativas), tratar sepse e corrigir a desidratação e distúrbios eletrolíticos.

Plano alimentar

A restrição calórica ou do aporte de glicose para melhorar o controle glicêmico é contraindicada. O aleitamento materno deve ser mantido e isso causa dificuldades nos ajustes de dose das insulinas, pelo fato do aleitamento materno ser de livre demanda, sendo impossível precisar o volume ingerido. De modo geral 30 mL de leite materno = 2,1 g de carboidrato. No recém-nascido em uso de fórmulas lácteas de horário, o cálculo da quantidade de carboidrato ingerida por refeição é facilmente calculado. Como o volume ingerido em cada mamada é imprevisível, recomenda-se administrar os análogos de insulina de ação rápida logo após a mamada.

Manejo da hiperglicemia

A insulina pode ser administrada em infusão venosa contínua, ou por via SC, usando múltiplas injeções diárias, ou sistema de infusão contínua de insulina (SICI, ou bomba de insulina).

Insulinoterapia venosa

Afastados os diagnósticos diferenciais de hiperglicemia neonatal transitória, os pacientes com hiperglicemia persistente, ou com cetoacidose, devem ser inicialmente tratados com infusão venosa contínua de insulina Regular ou análogos de insulina de ação rápida. A dose inicial varia de 0,02 a 0,05 UI/kg/hora, para glicemias acima de 100 mg/dL, aumentando a dose em 0,01 UI/kg/hora, se glicemia > 200 mg/dL; e diminuindo em 0,01 UI/kg/hora se glicemia capilar < 100 mg/dL. A monitoração glicêmica é feita com aferição da glicemia capilar a cada 1 hora, ou com o uso de monitoração contínua da glicose intersticial (CGM). Quando o paciente estiver estável, hidratado, sem cetoacidose (pH > 7,3, bicarbonato > 18 mEq/L, hiato aniônico: 12 ± 2 mEq/L, beta-hidroxibutirato < 3 mmol/L), e aceitando bem a alimentação por via oral, se faz a transição da insulina venosa para a via subcutânea.

Insulinoterapia subcutânea

A administração da insulina, via subcutânea, pode ser feita com um esquema de múltiplas injeções diárias (MDI), ou usando um sistema de infusão subcutânea contínua de insulina (SICI ou bomba de insulina).

- MDI: iniciar com análogos rápidos ou ultrarrápidos, 3 a 4 vezes ao dia logo após a alimentação. A insulina NPH e Regular não são recomendadas pelo risco de hipoglicemia causada pelo pico da NPH e pelo acúmulo da Regular se usada repetidamente antes de cada mamada. A dose inicial do análogo rápido ou ultrarrápido é de 0,1 UI/kg/dose para glicemias > 200 mg/dL. A dose inicial do análogo de ação longa é de 0,2 UI/kg/dia. Nessa etapa, muitas vezes é necessária a diluição da insulina com soro fisiológico pelo fato desses recém-nascidos serem PIG ou prematuros. Atualmente, a menor dose de insulina possível de ser administrada, sem diluição, usando caneta ou seringa é 0,5 UI. Portanto, apenas pacientes com peso ≥ 5 kg, podem usar a insulina não diluída, uma vez que 5 kg × 0,1 UI = 0,5 UI/dose. Nos pacientes com peso < 5 kg, a insulina a ser administrada, por via subcutânea, necessita diluição com solução salina na proporção de 2 UI de insulina em 2 mL de soro fisiológico. Por exemplo, um bebê pesando 1,5 kg, com prescrição de 0,1 UI/kg/dose, a dose de insulina seria de 0,15 UI. Usando essa diluição: 2 UI = 2 mL, então 0,15 UI = X, no qual X = 0,15 mL, que equivale a marca de 15 UI na seringa-padrão de insulina. Uma vez definida a dose média diária de insulina, pode-se iniciar análogo de longa duração na dose inicial de 0,2 UI/kg/dia. A meta glicêmica pré-prandial deve ser de 80 a 120 mg/dL; e pós-prandial de 100 a 145 mg/dL.
- SICI: tem a vantagem de permitir a administração de pequenas doses. A dose inicial da insulina basal é de 0,1 a 0,3 UI/kg/dia, objetivando manter a glicemia pré-prandial entre 80 e 120 mg/dL, fazendo correção para glicemia pré-prandial > 200 mg/dL. A infusão mínima de insulina nas bombas de infusão varia de 0,025 a 0,05 UI/hora, e que, eventualmente, a depender do peso do recém-nascido, será necessária a diluição da insulina.

Manejo da hipoglicemia

A detecção clínica da hipoglicemia em lactentes é difícil porque as manifestações são inespecíficas (p. ex., irritabilidade, choro inconsolável). Mas se a hipoglicemia não for identificada precocemente, pode evoluir para convulsão. Por isso, a monitoração frequente da glicemia capilar ou a monitoração contínua da glicose intersticial (CGM) é fundamental. Caso ocorra hipoglicemia e o paciente esteja consciente e capaz de ingestão oral, administrar 0,3 g/kg, via oral, de carboidrato simples e aferir a glicemia após 15 minutos, repetindo esse procedimento até resolução da hipoglicemia. Se o paciente estiver inconsciente ou incapaz de ingestão oral, administrar glucagon (0,03 mg/kg/dose única, IM), ou SG10% (2 a 4 mL/kg/, EV), se estiver hospitalizado.

Monitoração da glicose

A monitoração da glicose pode ser feita pela glicemia capilar ou CGM. A glicemia capilar requer múltiplas punções durante o dia que estressam o recém-nascido ou lactente. Caso esse seja o único método disponível, optar por glicosímetros que requeiram pequenas amostras de sangue (± 0,3 μL) e que sejam mais confiáveis nos extremos de glicemia. Os CGM atualmente disponíveis são aprovados para > 2 anos, entretanto são usados *off-label* em crianças abaixo dessa idade. A meta glicêmica pré-prandial é de 80 a 120 mg/dL; e a pós-prandial de 100 a 145 mg/dL.

Transição de insulina para sulfonilureia

Aproximadamente 90% dos pacientes com variantes patogênicas ativadoras ou ganho de função do *KCNJ11* e *ABCC8* responderão a doses elevadas *off-label* de sulfonilureia a qual pode substituir a insulina inicialmente utilizada. Pacientes com alteração de *imprinting* do 6q24 respondem a doses habituais (não elevadas) de sulfonilureia, inclusive após a recidiva da doença na adolescência, quando esta pode ser a primeira opção terapêutica.

A sulfonilureia age se ligando as subunidades SUR1 da membrana celular fechando os canais K_{ATP}, e estimulando a secreção de insulina pela célula beta. Ela também melhora as disfunções psicológicas e neurológicas, principalmente se o tratamento for instituído precocemente. A sulfonilureia de escolha é a glibenclamida, na dose média de 0,5 mg/kg/dia (0,13 a 2,3 mg/kg/dia), VO, a cada 12 horas, a qual é comparativamente maior do que a dose utilizada em adultos de 5 a 15 mg/dia (0,08 a 0,25 mg/kg/dia). No Brasil, a glibenclamida só é disponível em comprimidos (Daonil®, genérico: comp. 5 mg), requerendo que eles sejam triturados e diluídos em água para serem administrados. Como a glibenclamida tem baixa solubilidade na água, as doses oferecidas podem variar a depender de como foi feita a diluição. Na França, existe uma preparação em suspensão oral (Amiglidia®: 0,6 mg/1 mL e 6 mg/1 mL). Outras sulfonilureias (glicazida, glimepirida, glipizida) podem ser utilizadas sem vantagem em relação a glibenclamida.

O uso da sulfonilureia no tratamento do DMN é *off-label*. Por isso, recomenda-se que os pais/responsáveis assinem um termo de consentimento livre e esclarecido autorizando o uso do medicamento. Aproximadamente 10% dos pacientes com variantes patogênicas do *KCNJ11* não responderão a sulfonilureia. Efeitos adversos associados a terapia com a glibenclamida são: hipoglicemia, manchas no esmalte dentário, náusea, redução do apetite, dor abdominal, diarreia, anemia, leucopenia, trombocitopenia e esteatohepatite.

Existem diversos protocolos orientando a transição da insulinoterapia para glibenclamida, que tanto pode ser feita durante o internamento quanto a nível ambulatorial. Essa decisão dependerá da idade da criança e do grau de conhecimento dos familiares/responsáveis para entender o procedimento. O Quadro 5 mostra o protocolo de transição da insulina para glibenclamida no paciente hospitalizado. O Quadro 6 mostra o protocolo de transição para os pacientes no domicílio. Esses protocolos são os utilizados no Serviço de Endocrinologia Pediátrica da UFBA modificados do protocolo da University of Exeter, na Inglaterra.

Nos protocolos de transição da insulina para sulfonilureia (hospitalizado ou no domicílio), as seguintes recomendações devem ser observadas: (i) se as glicemias ficarem frequentemente < 70 mg/dL, a dose da glibenclamida deve ser reduzida; (ii) se uma dose da glibenclamida não for administrada, checar a glicemia para

QUADRO 5 Transição da insulina para glibenclamida no paciente com diabetes melito neonatal hospitalizado

<table>
<tr><th colspan="2">Transição da insulina para sulfonilureia – paciente hospitalizado (ajustes diários nas doses da glibenclamida, interrompendo o aumento das doses assim que a glicemia ficar normal usando apenas glibenclamida)</th></tr>
<tr><td colspan="2">D1 (glibenclamida: 0,2 mg/kg/dia)</td></tr>
<tr><td>▪ Iniciar glibenclamida: 0,1 mg/kg/dose, VO, a cada 12 horas, antes das refeições ou mamadas. O comprimido deve ser triturado e diluído em um pouco de água</td><td>▪ Manter a insulinoterapia em uso
▪ Aferir glicemia capilar pré-prandial a cada 4 horas</td></tr>
<tr><td colspan="2">D2 (glibenclamida: 0,4 mg/kg/dia)</td></tr>
<tr><td>▪ Aferir glicemia pré-prandial antes da refeição do meio do dia. Se a glicemia capilar ≥ 126 mg/dL, aumentar a dose da glibenclamida para 0,4 mg/kg/dia. Se a glicemia < 126 mg/dL, manter dose de 0,2 mg/kg/dia
▪ Se a insulinoterapia for no esquema de MDI, suspender a insulina basal. Se a insulinoterapia for com bomba de infusão, reduzir a taxa de infusão em 50%</td><td>▪ Administrar análogo de insulina rápida ou ultrarrápida (0,05-0,1 UI/kg/dose) para manter as glicemias dentro da meta (pré-prandial: 80 a 120 mg/dL; e pós-prandial: 100 a 145 mg/dL)
▪ Aferir glicemia capilar pré-prandial a cada 4 horas</td></tr>
<tr><td colspan="2">D3 (glibenclamida: 0,6 mg/kg/dia)</td></tr>
<tr><td>▪ Aferir glicemia pré-prandial antes da refeição do meio do dia. Se a glicemia capilar ≥ 126 mg/dL, aumentar a dose da glibenclamida para 0,6 mg/kg/dia. Se a glicemia < 126 mg/dL, manter dose de 0,4 mg/kg/dia
▪ Prosseguir a redução da insulina basal da bomba de infusão e da insulina prandial no esquema MDI</td><td>▪ Administrar análogo de insulina rápida ou ultrarrápida (0,05-0,1 UI/kg/dose) para manter as glicemias dentro da meta (pré-prandial: 80 a 120 mg/dL; e pós-prandial: 100 a 145 mg/dL)
▪ Aferir glicemia capilar pré-prandial a cada 4 horas</td></tr>
<tr><td colspan="2">D4 (glibenclamida: 0,8 mg/kg/dia)</td></tr>
<tr><td>▪ Aferir glicemia pré-prandial antes da refeição do meio do dia. Se a glicemia capilar ≥ 126 mg/dL, aumentar a dose da glibenclamida para 0,8 mg/kg/dia. Se a glicemia < 126 mg/kg/dia, manter dose de 0,6 mg/kg/dia
▪ A insulina basal na bomba geralmente consegue ser suspensa nesse dia. Prosseguir a redução da insulina prandial no esquema MDI</td><td>▪ Administrar análogo de insulina rápida ou ultrarrápida (0,05-0,1 UI/kg/dose) para manter as glicemias dentro da meta (pré-prandial: 80 a 120 mg/dL; e pós-prandial: 100 a 145 mg/dL)
▪ Aferir glicemia capilar pré-prandial a cada 4 horas</td></tr>
<tr><td>D5-D11 (glibenclamida: 1,0 mg/kg/dia)</td><td></td></tr>
<tr><td>▪ Aferir glicemia pré-prandial antes da refeição do meio do dia. Se a glicemia capilar ≥ 126 mg/dL (antes da refeição do meio-dia: aumentar a dose da glibenclamida para 1,0 mg/kg/dia. Se a glicemia < 126 mg/kg/dia, manter dose de 0,8 mg/kg/dia
▪ Prosseguir a redução da insulina prandial, que geralmente pode ser suspensa nesse dia</td><td>▪ Administrar análogo de insulina rápida ou ultrarrápida (0,05-0,1 UI/kg/dose) para manter as glicemias dentro da meta (pré-prandial: 80 a 120 mg/dL; e pós-prandial: 100 a 145 mg/dL)
▪ Aferir glicemia capilar pré-prandial a cada 4 horas
▪ Dar alta para casa usando glibenclamida na dose de 1,0 mg/kg/dia, prosseguindo os ajustes de doses, se necessários, como descritos para a transição no domicílio</td></tr>
</table>

depois administrar a glibenclamida; (iii) em caso de cirurgia de grande porte, a glibenclamida deve ser substituída temporariamente por insulina; (iv) em situações de estresse clínico (p. ex., cetoacidose, infecções sistêmicas), o uso de análogos de ação rápida ou ultrarrápida devem ser utilizados transitoriamente; (v) se surgir insuficiência hepática ou renal, leve a moderada, deve-se reduzir e ajustar a dose da glibenclamida; (vi) após 3 meses em uso da glibenclamida, dosar HbA1c e peptídeo C comparando com os valores pré-tratamento; e (vii) a meta é manter HbA1C < 6,5% com ganho pôndero-estatural e desenvolvimento normais.

Um relato de caso (Mancioppi et al., 2023) mostrou melhor controle glicêmico com a administração da glibenclamida, 3 a 6 vezes ao dia, mantendo a dose total diária recomendada pelo protocolo-padrão.

QUADRO 6 Transição da insulina para glibenclamida no paciente com diabetes melito neonatal no domicílio

Transição da insulina para sulfonilureia – paciente no domicílio (ajustes semanais das doses da glibenclamida, interrompendo o aumento das doses, assim que a glicemia ficar normal usando apenas glibenclamida)	
1ª semana (glibenclamida: 0,2 mg/kg/dia, VO, a cada 12 horas)	
▪ Iniciar glibenclamida: 0,1 mg/kg/dose, VO, a cada 12 horas, antes das refeições ou mamadas. O comprimido deve ser triturado e diluído em um pouco de água ▪ No D2, se a insulinoterapia for no esquema de MDI, reduzir a dose da insulina basal. Se a insulinoterapia for com bomba de infusão, reduzir a taxa de infusão basal	▪ Administrar análogo de insulina rápida ou ultrarrápida (0,05-0,1 UI/kg/dose), para manter as glicemias dentro da meta (pré-prandial: 80 a 120 mg/dL; pós-prandial: 100 a 145 mg/dL) ▪ Aferir glicemia capilar pré-prandial a cada 4 horas
2ª semana (glibenclamida: 0,4 mg/kg/dia, VO, a cada 12 horas)	
▪ Aferir glicemia capilar pré-prandial, no D1 da 2ª semana. Se a glicemia capilar < 126 mg/dL, manter a dose de 0,2 mg/kg/dia. Se a glicemia capilar ≥ 126 mg/dL, aumentar a dose para 0,4 mg/kg/dia. ▪ Se a insulinoterapia for no esquema de MDI, prosseguir a redução da insulina basal. Se a insulinoterapia for com bomba de infusão, reduzir a taxa de infusão basal	▪ Administrar análogo de insulina rápida ou ultrarrápida (0,05-0,1 UI/kg/dose) para manter as glicemias dentro da meta (pré-prandial: 80 a 120 mg/dL; pós-prandial: 100 a 145 mg/dL) ▪ Aferir glicemia capilar pré-prandial a cada 4 horas
3ª semana (glibenclamida: 0,6 mg/kg/dia, VO, a cada 12 horas)	
▪ Aferir glicemia capilar pré-prandial, no D1 da 3ª semana. Se a glicemia capilar < 126 mg/dL, manter a dose de 0,4 mg/kg/dia. Se a glicemia capilar ≥ 126 mg/dL, aumentar a dose para 0,6 mg/kg/dia ▪ Nessa semana é provável que a insulina basal seja suspensa. Se não, prosseguir a redução	▪ Administrar análogo de insulina rápida ou ultrarrápida (0,05-0,1 UI/kg/dose), para manter as glicemias dentro da meta (pré-prandial: 80 a 120 mg/dL; pós-prandial: 100 a 145 mg/dL ▪ Aferir glicemia capilar pré-prandial a cada 4 horas
4ª semana (glibenclamida: 0,8 mg/kg/dia, VO, a cada 12 horas)	
▪ Aferir glicemia capilar pré-prandial, no D1 da 4ª semana. Se a glicemia capilar < 126 mg/dL, manter a dose de 0,6 mg/kg/dia. Se a glicemia capilar ≥ 126 mg/dL, aumentar a dose para 0,8 mg/kg/dia ▪ Nessa semana, a insulina basal e prandial não serão mais necessárias, com o tratamento sendo feito apenas pela administração da glibenclamida	▪ Administrar análogo de insulina rápida ou ultrarrápida (0,05-0,1 UI/kg/dose), para manter as glicemias dentro da meta (pré-prandial: 80 a 120 mg/dL; pós-prandial: 100 a 145 mg/dL) ▪ Aferir glicemia capilar pré-prandial a cada 4 horas
A partir da 5ª semana (glibenclamida: 1,0 mg/kg/dia, VO, a cada 12 horas)	
▪ Aferir glicemia capilar pré-prandial, no D1 da 5ª semana. Se a glicemia capilar < 126 mg/dL, manter a dose de 0,8 mg/kg/dia. Se a glicemia capilar ≥ 126 mg/dL, aumentar a dose para 1,0 mg/kg/dia. A glicemia da manhã demora mais em responder e não deve ser usada como parâmetro de resposta ▪ Se as glicemias permanecerem elevadas, recomenda-se aumentar a dose em 0,2 mg/kg/dia, a cada semana, até a dose máxima de 2,4 mg/kg/dia	▪ Se a resposta terapêutica for insuficiente, modificar a glibenclamida a cada 12 horas para a cada 8 horas, e dosar glicemia e peptídeo C antes e 120 minutos depois da administração da glibenclamida ▪ Se a dose de insulina prandial não reduzir em pelo menos 60% em relação a dose inicial, e se o controle glicêmico se mantiver o mesmo, a glibenclamida deve ser suspensa ▪ Aferir glicemia pré-prandial a cada 4 horas

REFERÊNCIAS SELECIONADAS

1. Alves C, Flanagan SE et al. Clinical and molecular basis of transient neonatal diabetes mellitus in Brazilian children. Diabetes Res Clin Pract. 2012;97(3):e41-4.
2. Aly HH, De Franco E, et al. MNX1 mutations causing neonatal diabetes: Review of the literature and report of a case with extra-pancreatic congenital defects presenting in severe diabetic ketoacidosis. J Diabetes Investig. 2023;14(4):516-21.
3. Beltrand J, Busiah K, et al. Neonatal diabetes mellitus. Front Pediatr. 2020;8:540718.
4. Bonnefond A, Unnikrishnan R, et al. Monogenic diabetes. Nat Rev Dis Primers. 2023;9(1):12.
5. Chisnoiu T, Balasa A, et al. Continuous glucose monitoring in transient neonatal diabetes mellitus 2 case reports and literature review. Diagnostics (Basel). 2023;13(13):2271.
6. Costa-Riquetto AD, et al. Genetic and clinical features of neonatal and early onset diabetes mellitus in a tertiary center cohort in Brazil. Clin Genet. 2023;103(4):434-47.
7. De Franco E. Neonatal diabetes caused by disrupted pancreatic and β-cell development. Diabet Med. 2021;38(12):e14728.
8. De Franco E, Saint-Martin C, et al. Update of variants identified in the pancreatic β-cell KATP channel genes KCNJ11 and ABCC8 in individuals with congenital hyperinsulinism and diabetes. Hum Mutat. 2020;41(5):884-905.
9. Exeter University. Sulphonylurea transfer in patients with KCNJ11 and ABCC8 mutations – PNDM. Diabetes Genes. Disponível em: https://www.diabetesgenes.org/about-neonatal-diabetes/su-transfer-in-patients-with-kcnj11-and-abcc8-mutations-pndm/. Acesso em: 21 jul. 2023.
10. Greeley SAW, Polak M, et al. ISPAD Clinical Practice Consensus Guidelines 2022: The diagnosis and management of monogenic diabetes in children and adolescents. Pediatr Diabetes. 2022; 23(8):1188-211.
11. Hammoud B, Greeley SAW. Growth and development in monogenic forms of neonatal diabetes. Curr Opin Endocrinol Diabetes Obes. 2022;29(1):65-77
12. Mancioppi V, Pozzi E, et al. Case report: Better late than never, but sooner is better: switch from CSII to sulfonylureas in two patients with neonatal diabetes due to KCNJ11 variants. Front Endocrinol (Lausanne). 2023;14:1143736.
13. Sagen JV, Raeder H, et al. Permanent neonatal diabetes due to mutations in KCNJ11 encoding Kir6.2: patient characteristics and initial response to sulfonylurea therapy. Diabetes. 2004;53(10):2713-8.

27

Diabetes relacionado à fibrose cística

INTRODUÇÃO

A fibrose cística (FC) foi descrita em 1938 por Dorothy Hansine Andersen (1901-1963) no artigo "*Cystic fibrosis of the pancreas and its relation to celiac disease – a clinical and pathological study*", publicado na revista *The American Journal of Diseases of Children*. No estudo, a autora apresenta a avaliação clínica e patológica de crianças acometidas por essa doença.

A FC é uma doença autossômica recessiva causada por variantes patogênicas do gene *CFTR* (*cystic fibrosis transmembrane conductance regulator*). O genótipo p.Phe508del está presente em até 50% dos indivíduos caucasianos com FC, e em 25% dos pacientes brasileiros. A disfunção do canal de cloro resulta no espessamento de secreções, doença pulmonar obstrutiva crônica, elevação da concentração de cloro no suor e disfunção pancreática exócrina e endócrina. A incidência no Brasil é de 1:10.000 nascidos vivos (incidência mundial = 1:2.500), sendo mais frequente nas regiões Sul e Sudeste.

A principal causa de morbidade e mortalidade na FC é a doença pulmonar, devido ao espessamento de secreções, inflamação crônica das vias aéreas e infecções recorrentes. O aumento da expectativa de vida (> 50 anos) resultou na identificação de novas complicações, como doenças hepáticas, doenças ósseas e o diabetes relacionado à fibrose cística (DRFC).

EPIDEMIOLOGIA

O DRFC pode ocorrer em qualquer idade, e sua prevalência aumenta à medida que os pacientes envelhecem: de 0,8 a 10% em pré-púberes, de 13,8 a 20% em adolescentes e de 40 a 50% em adultos. Um histórico familiar de diabetes melito tipo 2 (DM2) aumenta o risco de DRFC. Aguardam-se estudos avaliando o impacto dos novos fármacos moduladores do CFTR (ivacaftor, ivacaftor-tezacaftor e ivacaftor-elexacaftor-tezacaftor) na prevalência do DRFC.

FISIOPATOLOGIA

O DRFC tem origem multifatorial, sendo causado por deficiência de insulina (mecanismo primário) e resistência à insulina.

A inflamação e a redução das ilhotas pancreáticas ocorrem devido à obstrução ductal causada pela hiperviscosidade das secreções exócrinas, infiltração gordurosa e fibrose progressiva do pâncreas. Com isso, há deficiência da secreção de insulina, glucagon e polipeptídeos pancreáticos pelas células endócrinas das ilhotas de Langerhans. A susceptibilidade genética, as citocinas inflamatórias (IL-6, TNF-alfa, interferon-gama) e o estado nutricional contribuem para a disfunção da célula beta.

Estudos recentes têm mostrado diminuição do GIP (peptídeo insulinotrópico dependente de glicose) e GLP-1 (peptídeo 1 semelhante ao glucagon) em pacientes com DRFC, o que contribui para a variabilidade da resposta glicêmica pós-prandial.

A resistência à insulina está associada a vários mecanismos, incluindo depósito intracelular de amiloide, infecções respiratórias crônicas ou recorrentes, uso de glicocorticoides, fibrose hepática subclínica, elevação dos níveis séricos de hormônios contrarreguladores, aumento de citocinas inflamatórias e glicotoxicidade.

FATORES DE RISCO

Os principais fatores de risco para o DRFC são: sexo feminino, variantes patogênicas do *CFTR* das classes funcionais I, II e III (I: a proteína CFTR não é sintetizada ou é produzida de forma truncada; II: a proteína CFTR tem defeito no enovelamento e é rapidamente degradada; III: a proteína CFTR é sintetizada e alcança a superfície da célula, mas tem um defeito na abertura), homozigose para a variante p.Phe508del, insuficiência pancreática exócrina, doença hepática relacionada à FC, infecções pulmonares, deterioração da função pulmonar, aumento da longevidade, uso de corticoides sistêmicos, uso de inibidores da calcineurina (micofenolato de mofetila, tacrolimo, ciclosporina), alimentação enteral ou por gastrostomia, nutrição parenteral, gravidez e transplante pulmonar ou de órgãos sólidos.

HISTÓRIA NATURAL

A história natural das alterações do metabolismo da glicose na FC é classificada em seis categorias (Quadro 1). No início, os pacientes com FC apresentam hiperglicemia pós-prandial intermitente, aferida pela monitorização contínua da glicose, mesmo que glicemia em jejum e teste de tolerância oral à glicose (TTOG) permaneçam normais (esse estágio é assintomático). Em seguida, surge a intolerância à glicose e, por último, o diabetes, com ou sem glicemia em jejum alterada. Embora o paciente possa transitar entre categorias – avançando ou regredindo, dependendo da presença de um estado infeccioso, com o tempo haverá progressiva deterioração da tolerância à glicose e evolução para o DRFC.

TRIAGEM

A triagem anual é recomendada a partir dos 10 anos, utilizando o teste oral de tolerância à glicose (TTOG). A glicemia em jejum não é empregada na triagem pois pode permanecer normal durante muito tempo, mesmo que já exista elevação da glicemia pós-prandial. A dosagem da HbA1c também não é indicada para a triagem do DRFC porque apresenta sensibilidade e valor preditivo baixos, talvez pelo maior *turnover* das hemácias como resultado do processo inflamatório crônico. Além disso, a dosagem da frutosamina e da albumina glicada também não são indicadas nesta fase. Resultados normais de glicemia em jejum e de HbA1c não excluem o diagnóstico, mas os resultados aumentados indicam hiperglicemia. A monitoração contínua da glicose intersticial (CGM) ainda não está validada para a triagem do DRFC, embora possa vir a ser promissora.

O TTOG consiste na dosagem da glicemia após um jejum mínimo de 8 horas e outra dosagem 2 horas após a ingestão de 1,75 g/kg de solução de glicose (máximo de 75 g). Alguns serviços também testam a glicemia uma hora após a sobrecarga de glicose, considerando alto risco para o desenvolvimento do DRFC quando esse valor for > 140 mg/dL. É comum a ocorrência de hipoglicemia reativa após o TTOG, sendo necessário medir a glicose ao final do teste e oferecer uma refeição. O TTOG é recomendado porque, na fase inicial do DRFC, a intolerância à glicose é a primeira manifestação, não apresentando hiperglicemia em jejum (Quadro 1).

Além da triagem anual após os 10 anos, recomenda-se triagem em situações associadas ao aumento da resistência insulínica. A adesão às recomendações para triagem tende a diminuir com o passar do tempo, devido à duração prolongada do TTOG e à necessidade da coleta de 2 a 3 amostras de sangue. Talvez isso explique por que apenas 25 a 50% dos pacientes realizam a triagem anual para DRFC após essa idade. O Quadro 2 resume as orientações de triagem para o DRFC.

QUADRO 1 Categorias de tolerância à glicose no diabetes relacionado à fibrose cística

Categoria de tolerância à glicose	Glicemia em jejum	Glicemia 2 horas pós-TTOG	Valores intermediários de glicemia (glicemia 1 hora pós-TTOG)
Tolerância normal à glicose	< 126 mg/dL	< 140 mg/dL	< 200 mg/dL
Glicemia indeterminada	< 126 mg/dL	< 140 mg/dL	≥ 200 mg/dL
Intolerância à glicose	< 126 mg/dL	140-199 mg/dL	–
DRFC sem hiperglicemia em jejum	< 126 mg/dL	≥ 200 mg/dL	–
DRFC com hiperglicemia em jejum	≥ 126 mg/dL	–	–
Glicemia de jejum alterada	110-125 mg/dL	< 140 mg/dL	< 200 mg/dL

DRFC: diabetes relacionado a fibrose cística; TTOG: teste de tolerância oral à glicose.
Fonte: ISPAD, 2022.

QUADRO 2 Triagem para o diabetes relacionado à fibrose cística

Estado clínico	Triagem
Paciente clinicamente estável (pelo menos 6 semanas após uma exacerbação)	TTOG: anual a partir dos 10 anos
Paciente com exacerbação pulmonar aguda, em antibioticoterapia venosa ou usando corticosteroides sistêmicos	Avaliar nas primeiras 24 horas: ▪ Glicemia em jejum ▪ Glicemia 2 horas pós--prandial
Paciente em nutrição enteral contínua	Avaliar glicemia mensalmente após infusões ou entre infusões
Paciente planejando engravidar ou com gravidez confirmada	TTOG: se esse teste não tiver sido feito nos 6 meses anteriores
Triagem para diabetes gestacional	TTOG: entre a 12ª e a 16ª semana, e 24ª e a 28ª semana de gravidez
Triagem pós-parto	TTOG: de 6 a 12 semanas após o parto nas mulheres que tiveram o diagnóstico de diabetes naquela gestação
Triagem pré-transplante de pulmão	TTOG: se esse teste não tiver sido feito nos 6 meses anteriores
Triagem para autoimunidade pancreática	Solicitar nas seguintes situações: DRFC antes dos 10 anos, cetoacidose diabética ao diagnóstico, história pessoal ou familiar de autoimunidade

TTOG: teste de tolerância oral à glicose.
Fonte: ISPAD, 2022.

MANIFESTAÇÕES CLÍNICAS

O diagnóstico de DRFC em crianças < 10 anos é raro, com prevalência de 0,8% em comparação com 30% após os 30 anos e 40% após os 40 anos. Embora o DRFC seja raro em crianças < 10 anos, a intolerância à glicose é detectada entre 42 e 78% delas nessa faixa etária.

O curso clínico do DRFC é insidioso e frequentemente assintomático. Os sintomas podem ser semelhantes aos da FC, como o declínio da função pulmonar, a redução da velocidade de crescimento, a dificuldade no ganho de peso ou perda de peso e o atraso puberal. A alteração mais precoce da glicemia é a hiperglicemia pós-prandial, que progride para hiperglicemia em jejum. As manifestações clínicas são mais frequentes em situações de aumento da resistência insulínica (p. ex., infecção pulmonar, uso de glicocorticoide) ou durante alimentação enteral noturna. A hiperglicemia durante a gravidez é comum nas mulheres com FC, já a cetoacidose é incomum devido à secreção insulínica residual e à redução da secreção do glucagon. Entretanto, a cetoacidose pode ocorrer raramente durante infecções respiratórias e uso concomitante de corticoide. Caso a apresentação inicial seja em cetoacidose diabética, deve-se investigar a coexistência com DM1. O Quadro 3 resume os principais sintomas do DRFC.

QUADRO 3 Sintomatologia do diabetes relacionado à fibrose cística

Assintomático, ou: ▪ Cansaço, astenia ▪ Poliúria e polidipsia ▪ Dificuldade em ganhar ou manter o peso, apesar da intervenção nutricional ▪ Diminuição da velocidade de crescimento ▪ Atraso puberal ▪ Declínio inexplicado da função pulmonar

ABORDAGEM DIAGNÓSTICA

O Quadro 4 resume os critérios diagnósticos do DRFC. Os resultados alterados devem ser confirmados com um segundo exame, principalmente em pacientes sem sintomas de diabetes. Naqueles clinicamente estáveis, o diagnóstico do DRFC é feito da mesma maneira que em pacientes sem FC. Esse diagnóstico é definido pela data em que o paciente preencheu os critérios diagnósticos pela primeira vez, ainda que a hiperglicemia tenha sido resolvida em aferições subsequentes.

O diagnóstico do DRFC é mais frequente durante situações que aumentam a resistência insulínica, como: infecção pulmonar aguda, corticoterapia, nutrição enteral contínua noturna, transplante de pulmão (tanto no período pré-transplante, em pacientes gravemente enfermos), como pós-transplante, com o uso de corticosteroides e calcineurina), e em pacientes com doença hepática.

DIAGNÓSTICO DIFERENCIAL

Habitualmente, o diagnóstico diferencial não é difícil, pois o médico sabe que o paciente tem FC. No entanto, o diagnóstico pode ser desafiador em pacientes que fizeram uso prolongado de glicocorticoides. O Quadro 5 mostra as principais diferenças entre DRFC e DM1.

ABORDAGEM TERAPÊUTICA

O tratamento consiste na administração de insulina, automonitoramento da glicose, plano alimentar direcionado para a FC com educação nutricional continuada, além de exercícios apropriados e individualizados para cada caso. Esse tratamento é complementado por me-

QUADRO 4 Critérios diagnósticos para o diabetes relacionado à fibrose cística

Estado clínico	Critérios diagnósticos
No paciente clinicamente estável	Presença de um ou mais dos seguintes critérios: ▪ Glicemia em jejum ≥ 126 mg/dL ▪ Glicemia 2 horas após o TTOG ≥ 200 mg/dL ▪ Glicemia aleatória ≥ 200 mg/dL com sintomas de diabetes ▪ HbA1c ≥ 6,5% (valores mais baixos não excluem o diagnóstico)
Na vigência de intercorrência aguda (p. ex., antibioticoterapia venosa, corticoterapia sistêmica)	Persistência por período ≥ 48 horas de um ou mais dos seguintes critérios: ▪ Glicemia em jejum ≥ 126 mg/dL ▪ Glicemia 2 horas após o TTOG ≥ 200 mg/dL
Em uso de nutrição enteral contínua (no meio ou ao final da infusão)	Persistência ≥ 48 horas de: ▪ Glicemia ≥ 200 mg/dL, em dois dias diferentes, coletada entre infusões ou após infusão
Durante a gravidez	Pacientes com diabetes gestacional não são consideradas tendo DRFC, devendo ser avaliadas para DRFC de 6 a 12 semanas após o parto

TTOG: teste de tolerância oral à glicose
Fonte: Alves *et al.*, 2020; ISPAD, 2022.

QUADRO 5 Aspectos clínicos, epidemiológicos e terapêuticos do diabetes relacionado à fibrose cística (DRFC) e diabetes melito tipo 1 (DM1)

Características	DRFC	DM1
Idade de início (anos)	~ 20	< 20
Prevalência em pacientes com FC	22 a 35%	0,2%
Índice de massa corpórea	Magro	Magro/normal
Insulinopenia	↓↓	↓↓↓ ou ausente
Patogênese	Inflamação e diminuição das ilhotas pancreáticas, disfunção das células beta e resistência insulínica	Destruição autoimune das células beta pancreáticas
Insuficiência pancreática exócrina	Sim	Não
Autoimunidade	Não ou raramente	Sim
Associação com HLA	Não	Sim
Depósito amiloide	Sim	Não
Risco de cetoacidose	Rara	Sim
Complicações microvasculares	Sim (menos frequentes e graves)	Sim
Complicações macrovasculares	Não ou raramente	Sim
Tratamento	↑ ingestão calórica + insulina	Calorias adequadas para a idade + insulina

HLA: antígenos de histocompatibilidade humanos.

didas específicas para o manejo da FC. O objetivo da terapia, além do controle glicêmico, é interromper a perda de peso, diminuir o volume expiratório forçado de 1 s (VEF1) e o número de episódios de exacerbação.

Após o diagnóstico do DRFC, os pacientes devem ser avaliados a cada 3 a 4 meses. A monitoração da glicemia capilar deve ser feita pelo menos 3 vezes ao dia. Alternativamente, pode-se usar a CGM. A HbA1c é solicitada a cada 3 meses. As metas glicêmicas são iguais às de indivíduos com diabetes e sem FC. Metas menos rígidas são adotadas em pacientes com hipoglicemia significativa ou repetida, ou com gastroparesia. O paciente e a família devem ser educados sobre o controle domiciliar do DRFC.

Como a hipoglicemia é um evento comum na FC e se agrava no DRFC devido à resposta contrarreguladora deficiente do glucagon, os pacientes devem ser instruídos a prevenir, reconhecer e tratar esses episódios, inclusive mantendo glucagon em casa para ser usado em caso de necessidade. A monitoração para complicações microvasculares (nefropatia, retinopatia, neuropatia) se inicia 5 anos após o diagnóstico, sendo realizada anualmente. A avaliação anual do perfil lipídico é recomendada para aqueles com disfunção do pâncreas exócrino. É importante ficar atento para sobrepeso e até mesmo à obesidade, que têm sido diagnosticados com maior frequência, principalmente em países desenvolvidos.

Plano alimentar

O plano alimentar para o DRFC difere completamente das orientações nutricionais indicadas para o DM1 e DM2. No DRFC, o plano alimentar recomendado é hipercalórico, hiperproteico, normoglicídico, sem restrição de gordura e sal e inclui a reposição de vitaminas lipossolúveis (A, D, E, K) para reverter o alto grau de catabolismo induzido pelas morbidades da FC. Dietas restritivas devem ser evitadas em pacientes com DRFC porque podem agravar a condição catabólica e levar a resultados desfavoráveis.

Recomenda-se substituir carboidratos com alto índice glicêmico e baixo valor nutricional por carboidratos complexos e amidos inteiros ricos em fibras solúveis em água. O uso de adoçantes não calóricos não é recomendado, pois não fornecem calorias.

O aporte lipídico deve ser aumentado para contrabalançar a má-absorção de gorduras, mesmo que o paciente faça uso da reposição de enzimas pancreáticas. Além disso, não existe risco aumentado de doença cardiovascular aterosclerótica no DRFC. Alimentos ricos em ácidos graxos ômega-3 (p. ex., castanha, nozes, sementes, vegetais verde-escuros, salmão, sardinha) e ômega-6 (p. ex., nozes, azeite de oliva, óleo ou sementes de girassol) são encorajados para diminuir os marcadores inflamatórios, embora ainda careçam de comprovação. O lípides também diminuem o esvaziamento gástrico, contribuindo para reduzir o pico da glicemia pós-prandial.

Dietas cetogênicas são contraindicadas no DRFC. A ingestão de proteínas deve ser aumentada, não havendo relação com progressão para nefropatia diabética.

Como os pacientes com FC têm perda aumentada de sal pelo suor, a qual é intensificada durante estados febris, exercício físico e temperatura ambiente elevada, não há indicação da restrição de sal no plano alimentar pelo risco de desidratação hiponatrêmica e hipoclorêmica.

Insulina

O uso de hipoglicemiantes orais não é indicado no tratamento do DRFC. A reposição de insulina, por meio de múltiplas injeções diárias (MDI) ou sistema de infusão contínua de insulina via subcutânea (SICI), é o tratamento de escolha. Além de controlar a hiperglicemia, a insulina interrompe a perda de peso, aumenta a reserva proteica e massa muscular, melhora a função respiratória e o volume expiratório forçado de 1 s (VEF1), e diminui o número de episódios de exacerbação da FC.

De preferência usar análogos de insulina, em vez da insulina NPH e Regular. A dose a ser prescrita deve ser individualizada, considerando se há ou não hiperglicemia em jejum, hipoglicemia pós-prandial e a gravidade da hiperglicemia. A insulinoterapia pode variar desde o uso de insulina exclusivamente basal até um regime de insulina basal/bolus. Os pacientes com DRFC são mais sensíveis à insulina do que os pacientes com DM1. Consequentemente, suas necessidades de insulina são menores. Uma sugestão é iniciar com uma dose de 0,2 UI/kg/dia de insulina basal, associada, se necessário, à insulina prandial na dose de 0,05-0,1 UI/kg/dose antes das refeições. Aumento transitório das doses de insulina pode ser necessário durante infecções pulmonares e/ou uso de corticoides sistêmicos.

O uso da SICI permite doses menores de insulina, possibilita modificar e ajustar a dose da insulina basal, reduz o risco de hipoglicemias noturnas, evita as múltiplas injeções diárias, além das demais vantagens já documentadas no tratamento do DM1.

Análogos do GLP-1

A hiperglicemia pós-prandial associada à deficiência da primeira fase da secreção de insulina e a diminuição do GIP e GLP-1 em alguns pacientes com DRFC, sugere o uso potencial de análogos do GLP-1. Esses medicamentos estimulam a secreção de insulina em resposta à hiperglicemia pós-prandial e retardam o esvaziamento gástrico. Entretanto, os efeitos adversos como perda de peso, vômito, diarreia e distensão abdominal são fatores limitantes. Mais estudos são necessários para verificar a indicação desses fármacos no tratamento do DRFC.

Outros medicamentos

O tratamento da FC com os moduladores da proteína CFTR (*cystic fibrosis transmembrane conductance regulator*), como o ivacaftor (Kalydeco®) e a terapia tripla combinada de ivacaftor-elexacaftor-tezacaftor (Trikafta®),

QUADRO 6 Orientações terapêuticas para o diabetes relacionado à fibrose cística

Faixa etária	Metas glicêmicas (glicemia em mg/dL)	
	Pré-prandial	**Ao deitar-se**
0-19 anos	90-130	90-150
Recomendações para terapia com insulina		
Princípios gerais	▪ A dose total diária de insulina, no paciente clinicamente estável, varia de 0,5-0,8 UI/kg/dia. Doses maiores podem ser necessárias durante situações de estresse ▪ Pacientes que não apresentem hiperglicemia em jejum podem ser tratados apenas com insulinas prandiais, ou apenas insulina basal	
Insulinização basal	A dose usual da insulina basal (análogo de longa duração) é de 0,2 UI/kg/dia. Deve-se iniciar com metade da dose e ajustar de acordo com as glicemias capilares. Na indisponibilidade dos análogos, usar a insulina NPH (2/3 da dose pela manhã e 1/3 à noite)	
Recomendações para terapia com insulina		
Bolus refeição (razão insulina: carboidrato)	A dose usual do análogo de ação rápida ou ultrarrápida é de 0,05-0,1 UI/kg/dose ou 0,5-1 UI para cada 15 g de carboidrato ingerido na refeição. Esta dose pode ser aumentada, em incrementos de 0,5 UI/15 g de carboidrato para manter a glicemia pós-prandial controlada. Na indisponibilidade dos análogos, usar insulina Regular	
Bolus correção (fator de sensibilidade insulínica)	A dose usual de correção é de 0,5-1 UI/kg de análogo de ação rápida ou ultrarrápida para cada 50 mg/dL de glicemia acima de 150 mg/dL. Na indisponibilidade dos análogos, usar insulina Regular	
Insulinoterapia durante alimentação enteral contínua noturna	Insulina NPH + insulina Regular, na dose de 0,5-1,0 UI/15 g de carboidrato a serem ingeridas na infusão durante a noite (1/2 da dose, como NPH, e 1/2 da dose, como Regular)	
Monitoração domiciliar da glicose	Checar a glicemia capilar, antes e após as refeições, ou usar monitoração contínua da glicose intersticial	
Orientação nutricional		
Caloria	120 a 150% da ingestão calórica para idade e sexo	
Gordura	40% da ingestão energética diária	
Carboidrato	45 a 50% da ingestão energética diária	
Proteína	200% das recomendações diárias	
Fibra	Não recomendada em desnutridos para não comprometer o aporte energético	
Sal	Sem restrição	

tem mostrado eficácia na melhoria da função respiratória, do estado nutricional e da redução do risco infeccioso, principalmente em pacientes com a variante patogênica Delta F508. Resultados preliminares mostraram melhora da capacidade da secreção de insulina em pacientes com variantes patogênicas de classe funcional III e IV (III: a proteína CFTR é sintetizada, chega à superfície da célula, mas apresenta um defeito na abertura; IV: passagem de íons pelo canal CFTR é reduzida). No entanto, esses resultados ainda precisam ser confirmados, e o papel desses novos medicamentos na prevenção e o tratamento do DRFC ainda precisa ser estabelecido.

As complicações mais importantes do DRFC estão relacionadas ao agravamento da progressão natural da FC, principalmente os parâmetros nutricionais e pulmonares, uma vez que perda de peso e IMC reduzido estão associados à piora da função pulmonar e maior número de exacerbações agudas.

O aumento da incidência de DRFC na adolescência, uma fase associada a uma maior oposição ao tratamento, pode limitar o manejo das complicações e contribuir para um pior prognóstico. Portanto, estratégias para educação em saúde relacionadas à FC, conduzidas por uma equipe multidisciplinar, são fundamentais para melhorar os resultados.

TRANSIÇÃO DOS CUIDADOS PARA A ENDOCRINOLOGIA DE ADULTO

A equipe de endocrinologia pediátrica deve preparar o adolescente e sua família para transição e posterior cuidado médico com o endocrinologista de adultos, idealmente de 6 a 12 meses antes de efetivar a transferência. Para otimizar essa fase, as instituições deveriam desenvolver protocolos com a participação de endocrinologistas pediátricos e de adultos que atendessem as peculiaridades de cada serviço.

Durante a transição, recomenda-se o acompanhamento com endocrinologista e pneumologista de adulto, monitoramento da progressão do DRFC, que aumenta a prevalência com a idade, e incorporação de novas tecnologias. Além disso, é essencial acompanhar o surgimento de complicações microvasculares, a necessidade de avaliação por outros especialistas, questões sobre gravidez, fertilidade e saúde do feto, entre outros.

REFERÊNCIAS SELECIONADAS

1. Alves C, Della-Manna T, Albuquerque CTM. Cystic fibrosis-related diabetes: an update on pathophysiology, diagnosis, and treatment. J Pediatr Endocrinol Metab. 2020;33(7):835-43.
2. Andersen D. Cystic fibrosis of the pancreas and its relation to celiac disease – a clinical and pathological study. Am J Dis Child. 1938;56:344-99.
3. Anton-Păduraru DT, Murgo AM, Donos MA, Trofin F, Azocai AN, Popovici P, et al. An update in cystic fibrosis-related diabetes in children and adolescents. Children (Basel). 2023;10(12):1879.
4. Kelly A, Marks BE, Stalvey MS. Endocrine complications of cystic fibrosis. Clin Chest Med. 2022;43(4):773-89.
5. Kumar S, Soldatos G, Ranasinha S, Teede H, Pallin M. Continuous glucose monitoring versus self-monitoring of blood glucose in the management of cystic fibrosis-related diabetes: a systematic review and metanalysis. J Cystic Fibros. 2023;22:39-49.
6. Lurquin F, Buysschaert M, Preumont V. Advances in cystic fibrosis-related diabetes: Current status and future directions. Diabetes Metab Syndr. 2023;17(11):102899.
7. Moheet A, Moran A. New concepts in the pathogenesis of cystic fibrosis-related diabetes. J Clin Endocrinol Metab. 2022;107(6):1503-9.
8. Mozzillo E, Franceschi R, Piona Claudia, Passanisi S, Casertano A, Pjetraj D, et al. Diabetes and prediabetes in children with cystic fibrosis: A systematic review of the literature and recommendations of the Italian Society for Pediatric Endocrinology and Diabetes (ISPED). Front Endocrinol (Lausanne). 2021;12:673539.
9. Ode KL, Ballman M, Battezzati A, Brennan A, Chan CL, Hameed S, et al. ISPAD Clinical Practice Consensus Guidelines 2022: Management of cystic fibrosis-related diabetes in children and adolescents. Pediatr Diabetes. 2022;23(8):1212-28.
10. Prentice BJ, Potter KJ, Coriati A, Valérie Boudreau, Leah Rusnell, Kherani T, et al. Cystic fibrosis-related diabetes: clinical approach and knowledge gaps. Paediatr Respir Rev. 2023;46:3-11.
11. Putman MS, Norris AW, Hull RL, Rickels MR, Sussel L, Blackman SM, et al. Cystic fibrosis-related diabetes workshop: research priorities spanning disease, pathophysiology, diagnosis, and outcomes. Diabetes Care. 2023;46(6):1112-23.
12. Schiaffini R, Pampanini V. Diabetes and prediabetes in children with cystic fibrosis. Curr Opin Pediatr. 2023;35(4):481-5.
13. Toner A, McCloy A, Dyce P, Nazareth D, Frost F. Continuous glucose monitoring systems for monitoring cystic fibrosis-related diabetes. Cochrane Database Syst Rev. 2021;11(11):CD013755.

28

Cetoacidose diabética

INTRODUÇÃO

Em 1874, Carl Philipp Adolph Konrad Kussmaul (1822-1902) publicou na revista *Deutsches Archiv für Klinische Medizin* o artigo "*Zur lehre vom diabetes mellitus*" (Sobre a doutrina do diabetes melito), mostrando que o coma diabético era causado por cetoacidose e que os pacientes com essa condição mantinham respiração rápida e profunda, mesmo quando comatosos. Ele escreveu: "Como eu vi morrer três diabéticos no decorrer de um ano, com sintomas característicos em que havia um estado peculiar de coma precedido e acompanhado por dispneia, acredito que se trate de uma forma de morte que guarda relação mais próxima com um distúrbio no metabolismo do diabetes".

A cetoacidose diabética (CAD) é uma complicação grave do diabetes melito. É mais frequente no diabetes melito tipo 1 (DM1), mas pode ocorrer no DM2 e no DM neonatal. A constatação de que a maioria dos pacientes recém-diagnosticados com CAD tenha sido avaliado em uma ou mais consultas médicas nos dias precedentes ao diagnóstico indica o desconhecimento dos profissionais de saúde sobre a identificação precoce dessa condição. Conhecer a CAD e ter um elevado índice de suspeita é necessário para o diagnóstico e/ou prevenção desse distúrbio nos pacientes com e sem diagnóstico prévio de diabetes.

DEFINIÇÃO

A cetoacidose diabética é uma disfunção metabólica grave causada pela deficiência relativa ou absoluta de insulina, associada a uma maior atividade dos hormônios contrarreguladores cuja produção é estimulada pelo estresse e redução da oferta de glicose para a célula. A cetoacidose caracteriza-se clinicamente por desidratação, respiração acidótica e alteração do sensório e laboratorialmente por hiperglicemia, acidose metabólica e cetonemia.

- Hiperglicemia (glicemia > 200 mg/dL).
- Acidose metabólica (pH < 7,3 ou bicarbonato sérico < 18 mEq/L).
- Cetonemia (ácido beta-hidoxibutírico ≥ 3 mmol/L) ou cetonúria moderada a grave.

Alguns pacientes podem estar em cetoacidose e terem glicemia normal. Essa condição conhecida como cetoacidose euglicêmica é comum em pacientes com vômitos repetidos, baixa ingestão oral, gestantes, pacientes que usaram insulina antes de irem ao hospital, ou pacientes em uso de inibidores dos cotransportadores de sódio-glicose (iSGLT2). Outros pacientes podem ter glicemia > 250 mg/dL e não estarem em cetoacidose caso não preencham os demais requisitos para o seu diagnóstico.

EPIDEMIOLOGIA

A prevalência da CAD varia de acordo com a população estudada, podendo chegar a 50% no diagnóstico inicial do DM1 e 6% no DM2. Ou seja, a presença de CAD não distingue DM1 de DM2. A CAD também é responsável por um número acentuado de hospitalizações e por 1,5 a 3,0% das mortes nesse grupo de pacientes. Pacientes jovens (p. ex., crianças < 5 anos), de baixo nível socioeconômico, com dificuldade de acesso a serviços de saúde e com genitores ou cuidadores de baixa escolaridade são os mais propensos a terem essa complicação.

FISIOPATOLOGIA

A deficiência de insulina leva a diminuição da captação e utilização da glicose pelas células, causando hiperglicemia. A hiperglicemia é agravada pela elevação dos níveis séricos dos hormônios contrarreguladores (cortisol, glucagon, epinefrina, hormônio do crescimento) que promovem glicogenólise, gliconeogênese, lipólise e proteólise. A glicogenólise e gliconeogênese aumentam a produção hepática de glicose e diminuem a captação periférica. A hiperglicemia também causa um estado hiperinflamatório com elevação de citocinas inflamatórias (p. ex., IL-6, IL-8, TNF-alfa) e proteínas de fase aguda (proteína C-reativa), aumentando a resistência insulínica e contribuindo para a fisiopatologia da CAD. A lipólise e proteólise conferem um estado de hipercatabolismo. Os ácidos graxos livres, gerados pela lipólise, são betaoxidados e transformados em corpos cetônicos (acetona, beta-hidroxibutirato e acetoacetato). O acúmulo de íons hidrogênio devido a dissociação dos corpos cetônicos rapidamente excede a capacidade de tamponamento renal, com a razão beta-hidroxibutirato:acetoacetato aumentando de 1:1 para 10:1. A acidose lática causada pela desidratação e a disfunção renal causada pela insuficiência renal pré-renal contribuem para a acidose.

A compensação respiratória da acidose metabólica causa o padrão de inspirações profundas seguidas de expiração rápida e breve, conhecido como respiração de Kussmaul. A acetona é metabolizada pelos pulmões causando o odor característico de frutas na respiração. A hiperglicemia promove a saída de água do espaço intracelular para o extracelular levando a diurese osmótica e poliúria que é compensada pela polidipsia. Apesar da desidratação, a pressão arterial se mantém normal ou mesmo aumentada devido à elevação das catecolaminas e do hormônio antidiurético em resposta a hiperosmolaridade e aumento da pressão osmótica devido a hiperglicemia. Se a depleção de volume for acentuada, ocorrerá um decréscimo no fluxo sanguíneo renal, com redução da filtração glomerular. Caso esse processo não seja interrompido, o paciente progredirá para distúrbios eletrolíticos, piora da acidose, desidratação, choque hipovolêmico e morte.

CLASSIFICAÇÃO

A CAD é classificada de acordo com sua gravidade, com base no grau de acidose, em três categorias (ISPAD, 2022):

- Leve: pH: 7,20 a 7,29 ou bicarbonato: 10 a 18 mEq/L.
- Moderada: pH: 7,10 a 7,19 ou bicarbonato: 5 a 9 mEq/L.
- Grave: pH < 7,10 ou bicarbonato < 5 mEq/L.

FATORES DE RISCO E PRECIPITANTES

Os principais fatores de risco e precipitantes de CAD são descritos a seguir.

- Subinsulinização por omissão, redução da dose, aumento da necessidade, ou administração inadequada da insulina (causa mais comum de CAD em adolescentes).
- Interrupção acidental da infusão de insulina nas bombas de infusão, podendo causar CAD em 4 a 6 horas, uma vez que não existe cobertura de insulina de longa duração.
- Processos infecciosos (mais comum em pré-púberes e segunda causa em adolescentes): podem causar CAD mesmo em uso das doses usuais de insulina devido a elevação dos hormônios contrarreguladores.
- Transgressão alimentar.
- Transtornos psiquiátricos.
- Distúrbios da dinâmica familiar.
- Problemas econômicos e sociais.
- Acesso limitado a serviços de saúde.
- Gastroenterite com ou sem vômitos.
- Estresse cirúrgico.
- Trauma.
- Gravidez.
- Síndrome de Münchausen.
- Consumo de bebida alcoólica (diminuição da ingestão alimentar produzindo cetonas e conversão do álcool para acetato aumentando a síntese de corpos cetônicos).

- Medicamentos com efeito hiperglicemiante (p. ex., glicocorticoides, diazóxido, antipsicóticos atípicos, imunossupressores, pentamidina, tiazídicos, L-asparaginase).
- Inibidores dos cotransportadores de sódio-glicose pelos túbulos renais (iSGLT2): causa de CAD euglicêmica.
- Síndrome da resistência subcutânea a insulina.

MANIFESTAÇÕES CLÍNICAS

As manifestações clínicas variam de desidratação leve até desidratação grave com choque, distúrbios eletrolíticos e coma. No início do processo, as manifestações clínicas são as de hiperglicemia: poliúria, polidipsia, polifagia, perda ponderal, astenia e desidratação leve. Com a maior elevação e duração da hiperglicemia, a polifagia é substituída por anorexia, surgem náuseas e vômitos, a desidratação se acentua, a respiração torna-se rápida e profunda (respiração de Kussmaul), o hálito cetônico aparece, a visão fica turva, o paciente torna-se irritado e pode ocorrer dor abdominal simulando abdome agudo (p. ex., apendicite). O estágio mais grave é caracterizado por depressão do nível de consciência (confusão, torpor, coma), sinais de desidratação grave ou choque hipovolêmico, arritmia cardíaca (agravada pelos distúrbios eletrolíticos), redução dos movimentos respiratórios (quando o pH é < 6,9), coma e parada cardiorrespiratória.

Em recém-nascidos e lactentes jovens as manifestações clínicas não são tão claras, podendo ser confundidas com broncoespasmo, pneumonia, infecção urinária, dor abdominal e distúrbios neurológicos. Em pacientes com diagnóstico prévio de diabetes, a evolução costuma ser mais rápida, principalmente se causada por omissão de insulina; enquanto no primodiagnóstico, a evolução é mais lenta devido a presença de alguma reserva de insulina.

DIAGNÓSTICO DIFERENCIAL

A CAD deve ser diferenciada de outras condições que a simulam em alguns dos seus aspectos clínicos ou laboratoriais (Quadro 1). O estado hiperglicêmico hiperosmolar é um diagnóstico diferencial importante, principalmente nos pacientes que consumiram alimentos ou líquidos com elevado teor de carboidratos antes da admissão, e pacientes com DM2.

Distúrbios que causam hiperglicemia, glicosúria e acidose

- Intoxicação por salicilatos: relato da ingestão de doses excessivas de salicilatos a qual pode ser confirmada pela dosagem do seu nível sérico.
- Intoxicação por organofosforado: a história de ingestão do pesticida e alterações típicas deste envenenamento como miose, broncorreia e sialorreia.

QUADRO 1 Diagnósticos diferenciais da cetoacidose diabética (CAD)

Manifestações clínicas/laboratoriais	Exemplos
Estado hiperglicêmico hiperosmolar	Definido pela presença de todas as seguintes alterações: glicemia > 600 mg/dL, pH venoso > 7,25 ou pH arterial > 7,30, bicarbonato > 15 mEq/L, osmolaridade sérica > 320 mOsmo/kg, cetonemia e cetonúria ausentes ou discretas. Alteração da consciência ocorre em 50% dos casos
Apresentação mista de cetoacidose diabética e estado hiperglicêmico hiperosmolar	Critérios diagnósticos para CAD associado a glicemia > 600 mg/dL e osmolaridade > 320 mOsmo/kg
Hiperglicemia e acidose metabólica pH	▪ Intoxicação por: salicilato, organofosforado, metanol e etilenoglicol ▪ Acidose lática (metformina) ▪ Infecção grave
Desidratação	▪ Gastroenterite ▪ Desidratação hipernatrêmica ▪ Choque hipovolêmico
Glicosúria e/ou cetonúria	▪ Tubulopatias ▪ Uso de glicose hipertônica via parenteral
Taquipneia	▪ Pneumonia ▪ Broncoespasmo
Coma	▪ Qualquer etiologia de coma, inclusive o hipoglicêmico
Abdome agudo	▪ Qualquer etiologia

- Infecção grave: além do foco infeccioso definido ou presumível, o paciente apresenta alterações como febre, sinais de toxemia e leucocitose com desvio para esquerda,

Distúrbios que causam desidratação

- Gastroenterite: desidratação + oligúria, ao contrário da CAD em que ocorre desidratação + poliúria.
- Desidratação hipernatrêmica: o comum é hipernatremia + hiperglicemia; enquanto na CAD o comum é a ocorrência de pseudo-hiponatremia + hiperglicemia.
- Choque hipovolêmico: perdas acentuadas de sangue, água ou eletrólitos.

Distúrbios que causam glicosúria e cetonúria

- Tubulopatias renais: a ausência de hiperglicemia, cetonemia e desidratação tornam pouco provável o diagnóstico de CAD.
- Uso de soluções de glicose hipertônica por via parenteral: administração de soluções glicosadas a 12,5% ou 20% na venóclise ou nutrição parenteral.

Distúrbios que causam taquipneia

- Pneumonia: a presença de febre, dor torácica, crépitos na ausculta pulmonar e alterações radiológicas contribui para o diagnóstico da infecção pulmonar.
- Broncoespasmo: sibilos na ausculta pulmonar, na ausência de hiperglicemia, acidose metabólica, cetonemia e sintomas típicos contribuem para afastar a CAD.

Distúrbios que causam coma

Qualquer condição que leve ao coma deve entrar no diagnóstico diferencial.

Distúrbios que causam abdome agudo

Condições que cursam com dor abdominal intensa, náusea, vômito e desidratação podem simular a CAD. Contribui para o diagnóstico diferencial o fato de que na CAD a dor abdominal pode melhorar apenas com a hidratação.

ABORDAGEM DIAGNÓSTICA

A abordagem diagnóstica visa estabelecer rapidamente o diagnóstico, identificar fatores precipitantes, definir a gravidade e presença de complicações para permitir a instituição precoce das medidas terapêuticas.

As manifestações clínicas irão depender da duração e gravidade da cetoacidose, da capacidade de manter ingestão de líquidos e eletrólitos e da composição dos alimentos e líquidos ingeridos. Pacientes que consumiram alimentos ou líquidos com alto teor de carboidrato antes da admissão podem apresentar glicemias mais elevadas e estarem mais desidratados, em contraste com aqueles que ingeriram preferencialmente água, nos quais os valores de hiperglicemia serão menores.

História clínica

- Questões a serem investigadas em todos os pacientes:
  - Idade.
  - Peso anterior para avaliar o grau de desidratação.
  - Início, duração e progressão dos sintomas, com ênfase nos seguintes sintomas: poliúria, polidipsia, perda de peso, vômito, dor abdominal, alteração da consciência, febre, processos infecciosos (estes dois últimos sintomas como fatores precipitantes da cetoacidose).
  - Possibilidade de um dos seus diagnósticos diferenciais.
- Questões a serem investigadas no paciente com diagnóstico prévio de diabetes:
  - Data do diagnóstico: pacientes com diagnóstico recente ainda não tem um bom conhecimento sobre como lidar com a doença, enquanto aqueles com muitos anos de diabetes já podem ter outras complicações associadas.
  - Provável motivo para a descompensação (p. ex., transgressão alimentar, infecção).
  - Conduta tomada em casa ou em outro centro médico para tentar reverter a cetoacidose e a resposta clínica a essa conduta,
  - Regime atual de insulinoterapia: doses das insulinas (basal e prandial), locais de aplicação, con-

servação, prazo de validade, último horário e dose de insulina administrada antes de vir para a Unidade de Emergência.
- Método de monitoração domiciliar da glicose (glicemia, glicose intersticial) e seus resultados mais recentes.
- Resultados de últimos exames laboratoriais (p. ex., HbA1c, função renal e tireoidiana).
- Presença de alguma comorbidade (p. ex., retinopatia, nefropatia, doença celíaca).
- Hospitalizações prévias devido ao diabetes: quantas vezes, por que razões, necessidade de internamento em unidade de terapia intensiva, data e motivo do último internamento.
- Nome do endocrinologista que o acompanha e quando foi realizada a última consulta.

- No paciente sem diagnóstico prévio de diabetes:
  - Diferenciar se os sintomas apresentados são mesmo de diabetes ou se são resultado de algum dos seus diagnósticos diferenciais.

Exame físico

- Sinais vitais: o paciente em CAD, embora desidratado, pode ter pressão arterial normal, ou até mesmo elevada (até 12% dos casos).
- Nível de consciência (escala de coma de Glasgow) e alterações neurológicas.
- Respiração de Kussmaul. Excluir pneumonia, broncoespasmo, outras causas de acidose e hiperventilação histérica.
- Hálito cetônico.
- Peso: de preferência obter o peso atual ou o peso da última consulta ambulatorial, a fim de se ter uma idéia do grau de desidratação e perda ponderal. Para fins de reidratação, os cálculos devem usar o peso atual, exceto nos pacientes com obesidade, quando se usa o peso ideal aproximado.
- Grau de desidratação. Na prática, essa avaliação é difícil e com resultados imprecisos e não concordantes entre diferentes examinadores. Checar: umidade das mucosas, turgor, cor e temperatura da pele, frequência e amplitude dos pulsos periféricos e centrais, enchimento capilar, nível de consciência e pressão arterial (Quadro 2). Alguns autores recomendam estimar o grau de desidratação baseado na gravidade da CAD (Quadro 3).
- Processos infecciosos como fatores precipitantes da CAD incluindo a avaliação da genitália externa para excluir vulvovaginites ou balanopostites.
- Necessidade de sonda nasogástrica, sonda vesical e oxigenoterapia.
- Diagnósticos diferenciais:
  - Intoxicação por organofosforado: além da hiperglicemia e acidose, o paciente apresenta miose, broncorreia, sialorreia e diarreia.

QUADRO 2 Classificação clínica da desidratação

Parâmetro avaliado	Desidratação leve	Desidratação moderada	Desidratação grave
Perda de peso	Lactente (5%) Criança maior (3%)	Lactente (10%) Criança maior (6%)	Lactente (15%) Criança maior (9%)
Turgor da pele	Normal	Diminuído	Muito diminuído
Tempo de enchimento capilar (VR: < 2 segundos)	Normal	Aumentado	Muito aumentado
Mucosas	Secas	Muito secas	Muito secas
Olhos	Pouco fundos	Fundos	Muito fundos
Lágrimas	Presentes	Pouca quantidade	Ausentes
Fontanela	Normal	Pouco deprimida	Muito deprimida
Pulso	Normal	Fraco e rápido	Débil ou ausente
Estado geral	Normal	Irritabilidade	Letargia
Temperatura das extremidades	Normal	Normal	Frias

– Déficit (mL) = [Grau de desidratação (%) × 10 × Peso (kg)]. Exemplo: criança =10 kg, desidratação de 7%. Déficit = 7% × 10 kg = 700 mL.
– Usar o peso atual para o cálculo da desidratação, exceto na obesidade quando se usa o peso ideal.
– Desidratação grave é sugerida pulsos periféricos fracos ou impalpáveis, hipotensão ou oligúria.

- Abdome agudo: sinais de irritação peritoneal que persistem após correção da desidratação e da acidose (p. ex., apendicite, pielonefrite, pancreatite, litíase biliar ou urinária).

Exames complementares

Os exames complementares podem ser divididos em exames imediatos, exames iniciais e exames solicitados de acordo com a suspeita diagnóstica (Quadros 4, 5 e 6).

ABORDAGEM TERAPÊUTICA

A prioridade inicial da terapia é o reconhecimento e tratamento precoce das alterações clínicas ameaçadoras à vida (p. ex., choque hipovolêmico, edema cerebral, distúrbios eletrolíticos). Ao mesmo tempo, procede-se à correção da desidratação e da acidose, redução gradual da hiperosmolaridade, controle da hiperglicemia, identificação e tratamento de fatores precipitantes e complicações.

Nesse tópico, será apresentado o protocolo de CAD do Serviço de Endocrinologia Pediátrica da Faculdade de Medicina da Universidade Federal da Bahia. Na ausência de um consenso, recomenda-se um adequado julgamento clínico para a realização de modificações durante a evolução (p. ex., tipo e velocidade de infusão de líquidos, doses de reposição de eletrólitos, ajustes na infusão da insulina). Os protocolos são orientações gerais e devem ser ajustados de acordo com as necessidades individuais de cada paciente e serviço.

O tratamento deve, idealmente, ser realizado em um centro médico com experiência no manejo dessa situação. Na indisponibilidade, o tratamento pode ser iniciado em um serviço menor, com orientação telefônica ou por videoconferência. A abordagem terapêutica é dividida em medidas gerais e medidas específicas (hidratação, reposição de insulina, correção dos distúrbios eletrolíticos e correção da acidose metabólica).

Medidas gerais

- Assegurar o "ABC" (vias aéreas, ventilação, circulação) de acordo com as orientações do *Pediatric Advanced Life Support* (PALS).
- Obter um ou mais acessos venosos calibrosos. Evitar acesso venoso central pelo risco de trombose venosa.
- Estimar o grau de desidratação.
- Avaliar o nível de consciência usando a escala de Glasgow.
- Solicitar os exames laboratoriais pertinentes.
- Instalar monitoração cardiorrespiratória não invasiva: estar atento para alterações eletrocardiográficas sugestivas de distúrbios eletrolíticos, principalmente do potássio.

QUADRO 3 Estimativa da desidratação de acordo com a gravidade da cetoacidose diabética

	Gravidade da cetoacidose diabética		
	Leve	Moderada	Grave
Estimativa da desidratação	3-5%	5-7%	7-10%

QUADRO 4 Exames complementares imediatos (resultados em minutos) para o diagnóstico de cetoacidose diabética (CAD)

Exames	Comentários
Glicemia capilar (glicosímetro)	Resultados podem ser alterados pela acidose e má perfusão periférica.
Cetonemia (fitas reagentes)	Resultado ≥ 3 mmol/L = indica CAD; e entre 1,5 e 2,9 mmol/L= risco para CAD.
Glicosúria e cetonúria	▪ A glicosúria pode estar aumentada em pacientes usando inibidores do iSGLT2 ▪ A cetonúria pode estar positiva nos pacientes em uso de medicamentos contendo sulfidrila (p. ex., captopril, ácido valproico, N-acetilcisteína)
Gasometria arterial ou venosa	Acidose metabólica geralmente associada à alcalose respiratória compensadora. A gasometria venosa pode ser utilizada porque o que se deseja avaliar é a pH e o bicarbonato sérico, cujos resultados não variam significativamente se a amostra de sangue for venosa ou arterial. A diferença entre pH venoso e arterial = 0,01 a 0,05

QUADRO 5 Exames complementares iniciais para o diagnóstico de cetoacidose diabética (CAD)

Exames	Comentários
Glicemia plasmática	Em geral > 200 mg/dL. A glicemia normal não afasta cetoacidose. Glicemia > 600 mg/dL + osmolaridade > 320 mOsmo/kg, na presença de acidose metabólica, sugere um distúrbio misto de: CAD + estado hiperosmolar hiperglicêmico
Hemograma	Leucocitose sem desvio para a esquerda é frequente na cetoacidose e não necessariamente indicativo de infecção
Ureia e creatinina	Embora os cetoácidos possam causar uma falsa elevação do nível sérico da creatinina, o nível sérico da creatinina é usado para classificar a lesão renal aguda. A ureia tende a ser elevada devido à desidratação
Ácido lático	Pode estar elevado devido à má perfusão periférica
Reserva alcalina	Na impossibilidade da gasometria, a diminuição do nível sérico da reserva alcalina indica acidose metabólica e esse exame pode ser usado para o diagnóstico
Sódio	Ocorre uma pseudo-hiponatremia secundária à hiperglicemia. A pseudo-hiponatremia é corrigida adicionando-se 1,6 mEq/L ao valor do sódio relatado pelo laboratório para cada 100 mg/dL de glicose acima de 100 mg/dL (fórmula de Katz). Quando a glicemia for > 400 mg/dL, alguns autores usam o fator de correção de 2,4 (fórmula de Hillier)
Potássio	Ocorre uma pseudo-hiperpotassemia devido à acidose metabólica. A pseudo-hiperpotassemia é corrigida subtraindo-se 0,3 mEq/L do valor de potássio sérico reportado pelo laboratório para cada redução de 0,1 unidades do pH (usando como normal um pH = 7,4)
Fósforo e cálcio	No início ocorre uma pseudo-hiperfosfatemia devido à saída de fósforo das células em consequência ao estado hipercatabólico. A infusão venosa contínua de insulina com duração > 24 horas é fator de risco para hipofosfatemia
Albumina	Calcular o cálcio corrigido: para cada 1 g/dL de albumina abaixo de 4 g/dL, acrescentar 0,8 mg/dL ao valor de cálcio reportado pelo laboratório
Cloro	Pode ocorrer hipercloremia iatrogênica com agravamento ou persistência da acidose se houver excesso na reposição de SF0,9% ou de KCl
Amilase e lipase	Podem estar elevadas, mas isoladamente não refletem pancreatite aguda que deve ser confirmada por dados clínicos e por tomografia de abdome
Beta-hidroxibutirato	Valores ≥ 3 mmol/L sugerem CAD
Osmolaridade sérica	Estará elevada devido à hiperglicemia e elevação da ureia ▪ Osmolaridade (mOsmo/kg) = [2 (Na^+) + glicose / 18 + ureia /6]. VR = 280-290 mOsmo/kg
Ânion *gap* (AG)	Estará elevado devido à presença de excesso de ânions não mensuráveis no sangue (p. ex., cetoácidos, ácido lático). O AG na CAD situa-se entre 20 e 30 mEq/L. Valores > 35 mEq/L sugerem acidose lática concomitante ▪ AG (mEq/L) = [Na^+ - (CL^- + HCO_3^-)]. VR = 12 ± 2 mEq/L
Ânion *gap* corrigido para hipoalbu-minemia	Na vigência de hipoalbuminemia, o AG diminui 2,5 mEq/L para cada 1 g/dL de decréscimo da albumina sérica. O AG corrigido pela albumina é calculado pela fórmula (equação) de Figge: ▪ AG corrigido (mEq/L) = [AG + 2,5 × (4 – albumina (g/dL)]
Sumário de urina	Avaliar glicosúria e cetonúria, além de sugerir infecção urinária. O uso de inibidores do transportador tubular renal de glicose (iSGLT2) pode causar glicosúria moderada a acentuada
Cetonúria	Embora o beta-hidroxibutirato seja a principal cetona elevada na CAD, os métodos de mensuração da cetonúria utilizam a reação do nitroprussiato que mede apenas acetona e acetoacetato. Durante o tratamento, o beta-hidroxibutirato é oxidado para acetoacetato, fazendo com que a positividade da cetonúria aumente dando a falsa impressão de piora da cetoacidose. Além disso, os valores da cetonúria são influenciados pela estagnação de urina na bexiga, taxa de hidratação e medicamentos que causam resultado falso-positivo (p. ex., captopril, penicilamina, N-acetilcisteína, dimercaprol). Por isso, esse exame não deve ser usado na monitoração da resposta terapêutica

- Recomendar dieta zero até que o paciente esteja consciente, sem náusea, vômito ou distensão abdominal. Reiniciar alimentação por via oral de modo progressivo, iniciando com líquidos até ter certeza de que o paciente tolera alimentos sólidos.
- Avaliar necessidade de:
  - SNG: diminuição do nível de consciência com risco de aspiração, vômitos incoercíveis, distensão abdominal e íleo paralítico. Outra indicação seria o esvaziamento gástrico de líquidos açucarados e ingeridos em grande quantidade antes da admissão.

QUADRO 6 **Exames complementares solicitados para cetoacidose diabética (CAD) a depender da suspeita diagnóstica**

Exames	Suspeita diagnóstica
Hemocultura, urocultura	Processos infecciosos
Radiografia de tórax	Pneumonia
Ultrassonografia de abdome	Abdome agudo
Eletrocardiograma	Arritmias secundárias a distúrbios eletrolíticos ▪ Hipopotassemia: alargamento do intervalo QRS, prolongamento do intervalo PR, achatamento ou inversão da onda T, depressão do ST, surgimento de ondas U ▪ Hiperpotassemia: encurtamento do intervalo QRS, ondas T altas e pontiagudas
Tomografia de crânio	Coma, edema cerebral
Salicilemia	Intoxicação por salicilatos
Atividade da colinesterase	Intoxicação por organofosforados
Nível sérico da teofilina	Intoxicação pela aminofilina
Perfil lipídico	Pancreatite causada por hipertrigliceridemia

- Sonda vesical: a indicação é restrita apenas aos pacientes com depressão acentuada da consciência nos quais não se pode medir a diurese de modo não invasivo (pesagem de fraldas, preservativo sobre o pênis conectado a uma bolsa coletora).
- Oxigenoterapia: indicada para pacientes com baixa $SatO_2$ ou baixa PaO_2.

- Identificar e tratar fatores precipitantes (vômito, infecção).
- Administrar antibioticoterapia empírica (p. ex., ceftriaxona) para o paciente febril e com evidência de infecção, após a coleta de culturas apropriadas.
- Considerar profilaxia de trombose venosa profunda com heparina de baixo peso molecular ou sistema de compressão intermitente dos membros inferiores.
- Consulta com o serviço de Endocrinologia Pediátrica.

Hidratação

A maioria dos pacientes com CAD tem desidratação moderada a grave (em média, 6 a 9%). Portanto, a reposição hídrica é prioritária e deve ser iniciada antes da insulinoterapia. Existem várias maneiras de hidratar o paciente em cetoacidose diabética. A seguir, descreve-se o protocolo do Serviço de Endocrinologia Pediátrica da Faculdade de Medicina da Universidade Federal da Bahia (Quadro 7) que é dividido em duas fases: expansão e reposição.

A fase de expansão (ressuscitação) é feita com a administração endovenosa de cristaloides (SF0,9% ou Ringer lactato), com volume e velocidade de infusão de líquidos variáveis a depender se o paciente está ou não em choque hipovolêmico. Em pacientes com obesidade, o cálculo da reidratação deve considerar o peso ideal estimado.

A fase de reposição (correção do déficit de líquidos) consiste na administração do volume de manutenção + o déficit estimado. Podem ser utilizados SF0,45% ou SF0,9% e o déficit pode ser reposto em 24 ou 48 horas (ISPAD, 2022). A decisão de usar solução salina hipotônica ou isotônica fica a critério clínico com base na gravidade da desidratação, concentração do sódio e osmolaridade sérica (p. ex., usar SF0,9% se o sódio sérico corrigido for baixo ou não aumentar em paralelo a queda da glicemia). A reposição excessiva de SF0,9% pode causar hipercloremia (razão $Cl^-:Na^+$: > 0,79) e acidose metabólica hiperclorêmica dando a falsa impressão de

QUADRO 7 **Hidratação venosa na cetoacidose diabética**

Fases	Situação clínica	Solução
1ª fase ou fase de expansão	Desidratação SEM choque	▪ SF0,9% ou Ringer lactato: 10-20 mL/kg/EV, em 1 hora, repetindo 1-2 vezes, se necessário. Se o paciente estiver bem, esta fase não necessita ser administrada
	Desidratação COM choque	▪ SF0,9% ou Ringer lactato: 20 mL/kg/EV, em até 20 minutos, repetindo 1- 4 vezes, se necessário
2ª fase ou fase de reposição	Glicemia capilar > 250 mg/dL	▪ SF0,45% ou SF0,9%: repor em 24 horas o volume: da soma de "manutenção diária + déficit"
	Glicemia capilar < 250 mg/dL	▪ Solução-padrão*: repor em 24 horas o volume da soma da "manutenção diária + déficit"

* Solução-padrão = [SG5% (500 mL) + NaCl 20% (12 mL) + KCl 19,1% (8 mL)]

que cetoacidose não está melhorando. Nesses casos, o diagnóstico diferencial é feito pela dosagem do ácido beta-hidroxibutírico e pelo cálculo do ânion *gap*, mostrando resultados normais na acidose metabólica hiperclorêmica. Confirmada a acidose hiperclorêmica, substituir a reposição de SF0,9% por SF0,45% ou Ringer lactato, e a reposição de KCl por acetato de potássio ou fosfato de potássio.

1ª fase ou fase de expansão

Desidratação sem choque

Administrar 10 a 20 mL/kg, EV, de SF0,9% ou Ringer lactato, em 1 hora. Repetir administração de fluidos até obter perfusão periférica adequada: enchimento capilar < 3 segundos e pulsos periféricos normais. Se o paciente estiver com desidratação leve, sem náusea ou vômito e tolerando bem a dieta por via oral, não é necessário administrar esta fase inicial de expansão no tratamento da cetoacidose. Nesse caso, a hidratação se inicia com a 2ª fase ou fase de reposição.

Desidratação com choque

Administrar 20 mL/kg, EV, de SF0,9% ou Ringer lactato, em até 20 minutos, repetindo até 4 vezes se necessário. Choque hipovolêmico é uma complicação rara da CAD. Sua presença deve levar a investigação de outras etiologias, principalmente se não houver resposta após a reposição de 100 mL/kg, EV, de SF0,9%, por exemplo, choque séptico. Drogas vasoativas são indicadas para os casos que não melhoram apesar da reposição de volume.

2ª fase ou fase de reposição

Volume da solução

O volume de líquidos endovenosos a ser infundido nas primeiras 24 horas após o término da 1ª fase de hidratação será a soma das necessidades de manutenção diária (M) + o déficit (D) baseado no grau de desidratação. Ficar atento para as seguintes orientações em relação à reposição do volume:

- Subtrair do déficit a ser administrado, o volume de líquido já infundido na 1ª fase.
- Não ultrapassar em mais de 4.000 mL/m²/dia, o volume de líquido a ser infundido nas primeiras 24 horas.
- Calcular as necessidades de manutenção diária pela fórmula de Holliday-Segar: 0 a 10 kg (100 mL/kg/dia); 10 a 20 kg (1.000 mL + 50 mL/kg para cada kg acima de 10 kg); e > 20 kg (1.500 mL + 20 mL/kg para cada kg acima de 20 kg). Exemplo: criança de 15 kg, as necessidades de manutenção são: 1.000 mL + (50 mL × 5 kg) = 1.250 mL/dia.
- Outras duas opções para o cálculo das necessidades hídricas de manutenção são: (i) fórmula de Holliday-Segar simplificada: < 10 kg (4 mL/kg/h), 11 a 20 kg (40 mL + 2 mL/kg/h), > 20 kg (60 mL + 1 mL/kg/h); e (ii) Fórmula de superfície corpórea, para crianças com peso > 10 kg (1.500 mL/m²/dia).
- Em pacientes com obesidade, calcular a necessidades hídricas de manutenção com base no peso ideal para evitar excesso de reposição hídrica.
- Perdas urinárias não devem ser adicionadas ao volume de reposição, exceto nos casos de CAD associada ao estado hiperglicêmico hiperosmolar.

Tipo de solução

O tipo de solução a ser infundido na fase de reposição irá variar de acordo com a glicemia capilar:

- Glicemia capilar > 250 mg/dL: repor com uma solução de SF0,45% (1/2 água destilada + 1/2 SF0,9%) ou SF0,9%. Adicionar potássio, conforme nível sérico, após confirmar a presença de diurese.
- Glicemia capilar < 250 mg/dL: usar a solução-padrão, útil como parâmetro inicial de reposição (Na^+ = 77 mEq/L, K^+ = 40 mEq/L, TIG = 3 a 4 mg/kg/minuto), que será modificada na quantidade de seus eletrólitos a depender das necessidades do paciente.
- Solução-padrão = [SG5% (500 mL) + NaCl 20% (12 mL) + KCl 19,1% (8 mL)].

Adicionar o potássio nas soluções de SF0,45%, SF0,9% ou solução-padrão, após ter-se assegurado de diurese normal. Alguns serviços fazem a reposição de potássio administrando ½ da quantidade a ser reposta como KCl e ½ como KPO_4; outros fazem a reposição apenas com KCl.

A solução hipotônica de SF0,45% pode, eventualmente, ser modificada para solução isotônica de SF0,9%, de acordo com a indicação do médico assistente com base na desidratação, elevação da natremia e osmolaridade.

Uma vez iniciada a reposição de glicose por via EV, não retornar ao uso da solução apenas com SF0,45% ou SF0,9% (isto é, sem a adição de glicose), mesmo que a glicemia volte a se elevar acima de 250 mg/dL. Nesses casos, o importante é iniciar ou aumentar a dose da insulina e não retirar a fonte de glicose na tentativa de normalizar a glicemia.

A seguir será descrita uma situação clínica de como hidratar uma criança em CAD usando o protocolo acima descrito.

- Lactente de 15 kg, com desidratação de 10%, que recebeu na 1ª fase ou fase de expansão, um volume de 500 mL de SF0,9%, EV. Houve melhora da perfusão e o paciente deverá prosseguir para a 2ª fase da hidratação ou fase de reposição.

Volume da solução

Manutenção (M) = 1.250 mL + Déficit (D) = 1.000 mL (desidratação 10%) = total de 2.250 mL. Como o paciente já recebeu 500 mL de líquidos na 1ª fase, este volume será deduzido do seu déficit total (1.000 – 500 = 500 mL). Assim, o volume de líquido a ser infundido nas próximas 24 horas será de M = 1.250 mL + D corrigido = 500 mL, ou 1.750 mL/ 24 horas, ou 73 mL/hora, EV.

Tipo da solução

Enquanto a glicemia capilar permanecer > 250 mg/dL o volume acima (73 mL/h) será reposto como SF0,45% ou SF0,9%. Assim que a glicemia capilar for < 250 mg/dL, iniciar a solução padrão (SG5% = 500 mL + NaCl 20% = 12 mL + KCl 19,1% = 8 mL). Não retornar ao uso de soluções salinas isoladas mesmo se a glicemia subir para valores > 250 mg/dL.

Sistema de duas bolsas

Alguns serviços usam o sistema de duas bolsas para a reposição de líquidos na segunda fase da reidratação. Nesse esquema, dois frascos de líquidos são conectados a bomba de infusão: um frasco apenas com SF0,45% ou SF0,9%, e o outro com SG10%. Um exemplo hipotético da administração dessas soluções para um paciente sendo hidratado com uma infusão de 100 mL/h é descrito a seguir:

- Glicemia capilar > 250 mg/dL: infundir apenas a solução sem glicose (p. ex., 100 mL/h)
- Glicemia capilar 80 a 250 mg/dL: infundir metade da solução sem glicose e metade da solução com glicose a 5% (p. ex., 50 mL/h de cada solução).
- Glicemia < 80 mg/dL: infundir metade da solução sem glicose e metade da solução com glicose a 10% (p. ex., 50 mL/h de cada solução).

Isso equivale a:

- Glicemia capilar > 250 mg/dL = zero de glicose.
- Glicemia capilar 150 a 250 mg/dL = 5% de glicose.
- Glicemia capilar < 80 mg/dL = 10% de glicose.

Reposição de insulina

A reposição de insulina é essencial para restaurar o metabolismo celular, suprimir a lipólise e cetogênese e normalizar a glicemia. A reposição de insulina é iniciada 1 hora depois da 1ª fase de hidratação, uma vez que a glicemia da admissão é reduzida pela expansão do volume vascular e aumento da filtração renal. Os objetivos da reposição insulínica são de reduzir a glicemia em no máximo 50 a 75 mg/dL/h.

Infusão venosa contínua

- É o modo mais seguro e eficaz de se administrar insulina no tratamento da CAD, de preferência, usando bomba de infusão.
- Não infundir insulina, EV, em *bolus*, pelo risco de causar edema cerebral, precipitar um choque pela redução abrupta da pressão osmótica e exacerbar hipopotassemia.
- Não infundir insulina, EV, se potássio corrigido pela acidose for < 3,5 mEq/L. Nesses casos, fazer uma reposição rápida de potássio, EV. Após 1 hora solicitar uma gasometria controle. Se o nível sérico do potássio corrigido pela acidose estiver > 3,5 mEq/L, iniciar a administração da insulina, tendo o cuidado de aumentar a reposição de potássio na venóclise.
- A solução para infusão endovenosa contínua de insulina é preparada diluindo insulina Regular com SF0,9% num volume que seja adequado para o peso do paciente. Crianças pequenas necessitam soluções mais concentradas para evitar sobrecarga de volu-

me, por exemplo: 50 unidades de insulina + 50 mL de SF0,9% (1 mL = 1 unidade). Crianças maiores podem usar soluções mais diluídas, por exemplo: 50 unidades de insulina Regular + 250 mL de SF0,9% (5 mL = 1 unidade).

- Passar pelo equipo do soro cerca de 20 a 40 mL da solução para impregnar o plástico com insulina e evitar diminuição da sua ação (*priming of tubing*).
- Administrar a solução de insulina de acordo com a seguinte escala de glicemia capilar:
  - Glicemia capilar > 250 mg/dL = 0,1 unidade/kg/h.
  - Glicemia capilar: 180 a 250 mg/dL = 0,05 unidade/kg/h.
  - Glicemia capilar: 80 a 180 mg/dL = 0,025 unidade/kg/h.
  - Glicemia capilar < 80 mg/dL = suspender infusão de insulina ou modificar SG5% para SG10% na solução venosa de hidratação.
- O protocolo da ISPAD (2022) orienta o seguinte protocolo para a infusão venosa contínua de insulina: (i) 0,05 a 0,1 UI/kg/h, ajustando a dose em incrementos ou decréscimos de 10%, pela glicemia capilar, até resolução da CAD; (ii) se pH > 7,15 iniciar com 0,05 UI/kg/h (0,03 UI/kg/h para < 5 anos); (iii) se pH < 7,15 iniciar com 0,1 UI/kg/h (0,06 UI/kg/h para < 5 anos).
- Ajustar as doses medindo a glicemia capilar a cada 1 a 2 horas.
- Evitar quedas bruscas ou redução rápida da glicemia. A diminuição segura seria entre 50 e 75 mg/dL/h, nas primeiras horas de terapia. Se a glicemia cair mais rápido que o previsto, modificar o SG5% da venóclise para SG10%.
- Quando a glicemia capilar for < 80 mg/dL, uma opção é manter a infusão venosa de insulina e aumentar a concentração de glicose na venóclise de 5% para 10%, uma vez que a glicemia normaliza antes da correção da CAD.
- Trinta minutos antes de suspender a infusão endovenosa contínua de insulina, administrar 0,1 unidade/kg/dose, SC, de insulina Regular. Os análogos de ação rápida são administrados 15 minutos antes de suspender a infusão endovenosa contínua de insulina.
- Iniciar a insulina de ação intermediária, análogo de ação longa ou ultralonga, após a correção da hiperglicemia, acidose e desidratação.

Administração por via IM, SC

- Pode ser utilizada em casos de CAD leve, ou em casos moderados se infusão venosa contínua de insulina não for disponível. Nas formas graves com comprometimento da circulação periférica, a administração SC ou IM de insulina não é tão eficaz quanto à administração por infusão endovenosa contínua.
- Não usar a via SC para pacientes muito desidratados, devido à menor absorção da insulina na fase inicial, e posterior risco de hipoglicemia assim que o paciente se hidratar e absorver rapidamente para o espaço intravascular a insulina acumulada no tecido celular subcutâneo. Nesses casos, usar a via IM.
- Se usar insulina Regular, administrar a cada 4 horas, eventualmente a cada 3 horas, ajustando as doses de acordo com a seguinte escala de glicemia capilar:
  - Glicemia capilar > 250 mg/dL = 0,1 a 0,15 unidade/kg/dose, SC ou IM.
  - Glicemia capilar: 180 a 250 mg/dL = 0,05 a 0,075 unidade/kg/dose, SC ou IM.
  - Glicemia capilar < 180 mg/dL = não administrar insulina.
- Se usar análogos de ação rápida, administrar a cada 2 horas, ajustando as doses de acordo com a seguinte escala de glicemia capilar:
  - Glicemia capilar > 250 mg/dL = 0,1 a 0,15 unidade/kg/dose, SC ou IM.
  - Glicemia capilar: 180 a 250 mg/dL = 0,05 a 0,075 unidade/kg/dose, SC ou IM.
  - Glicemia capilar < 180 mg/dL = não administrar insulina.
- Outra opção é aumentar ou diminuir a dose entre 10 e 20% com base na glicemia capilar.
- Iniciar insulina de ação intermediária, análogos de ação longa, ou ultralonga, após a correção da hiperglicemia, acidose e desidratação.

Fisiopatologia e correção dos distúrbios eletrolíticos

Sódio

- Na CAD ocorre uma pseudo-hiponatremia causada pela hiperglicemia que aumenta a osmolaridade intravascular e a saída de líquidos do espaço intracelular para o extracelular. O valor real do sódio sérico (sódio corrigido) é obtido acrescentando-se 1,6 mEq ao valor do sódio sérico relatado pelo laboratório para cada 100 mg/dL de glicemia > 100 mg/dL (Fórmula de Katz); ou acrescentando 2,4 mEq ao valor do sódio sérico relatado pelo laboratório para cada 100 mg/dL de glicemia > 100 mg/dL (Fórmula de Hillier).

- Na fase de reposição hídrica, a decisão de usar solução hipotônica (SF0,45%) ou isotônica (SF0,9%) fica a critério clínico com base na gravidade da desidratação, concentração do sódio e osmolaridade sérica (p. ex., optar por SF0,9% se o sódio sérico for baixo, ou não se elevar em paralelo a queda da glicemia).
- Um efeito adverso do uso de solução salina isotônica para repor o déficit é o desenvolvimento de hipercloremia causando acidose metabólica hiperclorêmica que pode sugerir, erroneamente, persistência da cetoacidose. Nesses casos, a dosagem do beta-hidroxibutirato e o cálculo do hiato aniônico contribui para definir o diagnóstico. Se ainda assim o uso de solução isotônica for desejado, pode-se usar uma das seguintes estratégias: (i) repor potássio sob a forma de acetato ou fosfato, não administrando KCl; e (ii) prescrever Ringer lactato ao invés de SF0,9%.
- À medida que a glicemia cai, os níveis séricos de sódio devem subir. Caso isso não ocorra, recomenda-se aumentar a reposição de sódio na venóclise ou reduzir a taxa de reidratação pelo risco de desenvolvimento de edema cerebral.

Potássio

- Embora os estoques corporais de potássio estejam diminuídos na CAD, a concentração sérica de potássio na admissão pode ser normal ou falsamente elevada devido a redistribuição para o espaço extracelular durante a acidose.
- A hipopotassemia é causada por: vômitos, diurese osmótica, hiperaldosteronismo secundário a desidratação, excreção urinária de cetoácidos, entrada de potássio na célula ao se iniciar a reposição de insulina e efeito aldosterona-símile da insulina. A incidência e gravidade da hipopotassemia é maior nas crianças desnutridas.
- A acidose metabólica causa uma pseudo-hiperpotassemia, em que para cada 0,1 unidade de redução no pH, ocorre elevação artificial de 0,3 mEq/L no potássio. Isso porque a hiperosmolaridade sérica aumenta o gradiente intracelular-extracelular do potássio, fazendo com que haja saída do potássio do espaço intracelular para o extracelular; além da falta de insulina diminuir a captação de potássio pelas células. Na acidose metabólica um resultado de potássio normal sugere hipopotassemia; enquanto o resultado de potássio baixo indica a necessidade urgente de reposição.
- Se o resultado da dosagem do potássio for demorar ou não for disponível, pode-se avaliar seus distúrbios realizando o ECG que mostra: (i) hiperpotassemia: ondas T espiculadas e estreitas, alargamento do QRS, achatamento da onda P e depressão do segmento ST; e (ii) hipopotassemia: diminuição de amplitude da onda T, surgimento de onda U e bloqueio AV.
- Se o potássio corrigido pela acidose for < 3,5 mEq/L, recomenda-se uma correção rápida, desde que a velocidade de infusão do potássio não exceda 0,5 mEq/kg/h. Essa correção pode ser feita mesmo na 1ª fase de expansão venosa, colocando uma bolsa separada em "Y" contendo a solução de potássio. Não iniciar, ou suspender temporariamente a infusão venosa de insulina em uso, até que a concentração sérica do potássio esteja normal.
- Se o potássio for > 6,0 mEq/L, manter hidratação sem potássio até que se documente diurese, administrando potássio quando a concentração for sérica < 5,5 mEq/L.
- Se o potássio estiver entre 3,5 e 5,5 mEq/L, repor 40 mEq/L na solução venosa de hidratação. Não repor potássio em concentração > 60 mEq/L em veia periférica ou > 80 mEq/L em veia central.
- A reposição de potássio pode ser feita com: (i) apenas KCl (40 mEq/L); (ii) KCl (20 mEq/L) + KPO_4 (20 mEq/L); ou (iii) KCl (20 mEq/L) + acetato de potássio (20 mEq/L). O uso apenas de KCl pode causar hipercloremia e o uso apenas de KPO_4 pode causar hipocalcemia.

Fósforo

- Embora os estoques corporais de fósforo estejam diminuídos na CAD, a concentração sérica inicial do fósforo sérico pode estar normal ou aumentada como resultado do movimento do fósforo para fora das células.

- Na CAD, a depleção do fosfato é resultado da diurese osmótica, agravada com o início da insulinoterapia que faz com que o fosfato entre nas células, e pela diluição após o início da reidratação. A infusão venosa contínua de insulina por mais de 24 horas sem iniciar alimentação por via oral é um fator de risco para hipofosfatemia grave.
- A hipofosfatemia grave (< 1 mg/dL ou < 0,32 mmol/L) pode causar: encefalopatia metabólica (parestesia, convulsão, coma), disfunção cardíaca (diminuição da contratilidade miocárdica, arritmia ventricular), insuficiência respiratória por fraqueza do diafragma, disfunção muscular (miopatia proximal, disfagia, íleo paralítico, rabdomiólise), disfunção hematológica (hemólise, trombocitopenia, desvio da curva da hemoglobina para esquerda diminuindo a liberação de oxigênio para os tecidos).
- Não existe consenso sobre a reposição rotineira de fosfato. Entretanto, recomenda-se sua reposição na hipofosfatemia grave (< 1 mg/dL ou < 0,32 mmol/L).
- Uma preparação comumente utilizada para o tratamento da hipofosfatemia é: [fosfato de potássio dibásico (1,567 g) + fosfato de potássio monobásico (0,3 g) + água para injeção (10 mL)], na qual 1 mL = 1,1 mmol ou 2 mEq de fosfato e 2 mEq de potássio. A dose recomendada de fosfato é de 0,5 a 3,0 mmoL/kg/dia. Descontar do cálculo de reposição do potássio a quantidade de potássio administrada junto com o fósforo.
- Uma alternativa mais simples para o tratamento da hipofosfatemia é o uso do glicerofosfato de sódio (Glycophos®: 1 mL = 1 mmol de P), administrado na dose de 0,5 a 3,0 mmoL/kg/dia, EV.
- Monitorar cálcio e magnésio durante a reposição de fosfato pelo risco de hipocalcemia e hipomagnesemia.

Acidose metabólica

- A acidose metabólica na cetoacidose diabética é do tipo ânion *gap* elevado e de origem multifatorial sendo causada por cetonemia, acúmulo de ácido lático (má perfusão periférica), excesso de ácidos orgânicos (proteólise) e hipercloremia (iatrogenia).
- As repercussões clínicas só acontecem quando o pH sérico é < 6,9, podendo causar hipercapnia, depressão miocárdica e arritmias cardíacas.
- O uso indiscriminado do bicarbonato deve ser evitado por causa dos efeitos adversos indesejáveis como: hipernatremia, hiperosmolaridade, hipopotassemia, alcalose metabólica, acidose cerebral paradoxal, anulação do efeito Böhr com redução da oxigenação tecidual, aumento da resistência à ação da insulina e aumento do risco para desenvolver edema cerebral.
- A acidose metabólica da cetoacidose é corrigida pela hidratação (melhora de perfusão, redução do ácido lático e aumento da excreção renal de ácidos), reposição de insulina (redução dos corpos cetônicos) e metabolismo das cetonas para bicarbonato.
- A reposição de bicarbonato na cetoacidose diabética está indicada em situações de acidemia grave com pH < 6,9 ou bicarbonato < 4 mEq/L após a 1ª fase da hidratação venosa, associado a evidência de comprometimento da função miocárdica.
- O déficit de bicarbonato (bicarbonato de sódio a 8,4%: 1 mL = 1 mEq), pode ser calculado pela fórmula: Bicarbonato (mEq/L) = [(15 – bicarbonato sérico) × 0,3 × Peso (kg)]
- A administração é via endovenosa em 2 a 4 horas, repondo inicialmente de 1/2 a 1/3 do déficit calculado. O bicarbonato de sódio 8,4%, deve ser diluído com água destilada (1:1 = solução a 4,2%, 1:3 = solução a 2,1%) para reduzir a sua elevada osmolaridade. Solicitar gasometrias a cada 2 horas até o pH > 7,3.
- Se durante o tratamento, não houver melhora da acidose metabólica investigar: erro laboratorial, expansão venosa insuficiente, problemas com a infusão de insulina (acesso venoso, bomba de infusão, subdose), não reposição de bicarbonato na CAD com pH < 6,9, hipercloremia e sepse. Afastada a CAD (ânion *gap* normal, ácido beta-hidroxibutírico normal), investigar acidose metabólica hiperclorêmica e raros diagnósticos diferenciais de CAD como intoxicação por organofosforado e intoxicação por salicilato.

INDICAÇÕES DE INTERNAMENTO EM UTI

As indicações para internamento na UTI são: crianças menores de 5 a 7 anos, distúrbio eletrolítico grave, acidose metabólica grave (pH < 7,1), insuficiência respiratória ou circulatória, arritmia cardíaca, alteração do nível de consciência, ausência de condições estruturais na Enfermaria, inexistência de Unidade de Cuidados Semi-Intensivos.

MONITORAÇÃO DA CETOACIDOSE

Monitoração clínica

- Sinais vitais, nível de consciência, estado de hidratação, padrão respiratório, controle do balanço hídrico e doses de insulina: avaliar a cada 1 a 4 horas.
- Monitoração para sintomatologia sugestiva de edema cerebral: cefaleia, bradicardia, hipertensão arterial, vômitos recorrentes, alterações neurológicas (irritabilidade, sonolência, deterioração do nível de consciência), queda na saturação de oxigênio.

Monitoração laboratorial

- Glicemia capilar: a cada 1 a 2 horas. Confirmar periodicamente com dosagem de glicemia plasmática uma vez que a acidose e má perfusão periférica podem alterar os resultados.
- Gasometria: a cada 2 horas até pH > 7,3.
- Eletrólitos, glicemia, ureia, creatinina e sumário de urina: a cada 4 a 6 horas.
- A cetonúria não deve ser usada como parâmetro de melhora da cetoacidose porque ela dosa o acetoacetato e não o beta-hidroxibutirato. Como na cetoacidose grave a concentração do beta-hidroxibutirato pode ser até 15 vezes maior do que a do acetoacetato, à medida que o paciente melhora o beta-hidroxibutirato é convertido para acetoacetato. A utilização da cetonúria como parâmetro de monitoração da CAD leva a avaliação incorreta da persistência da cetonemia.
- A glicosúria também não deve ser usada como método de controle da cetoacidose devido às diferenças individuais no limiar de excreção renal da glicose.

COMPLICAÇÕES DA CETOACIDOSE DIABÉTICA

As principais complicações da CAD são: hipoglicemia; hipopotassemia; hipofosfatemia; hipocalcemia; hipercloremia e acidose hiperclorêmica; hipocloremia e alcalose hipoclorêmica; arritmias cardíacas secundárias a distúrbios eletrolíticos; pneumonia de aspiração; edema pulmonar; edema cerebral; pneumotórax, pneumomediastino, pneumoperitôneo; enfisema subcutâneo; insuficiência renal aguda do tipo pré-renal; lesão renal aguda; rabdomiólise, principalmente nos pacientes com hipofosfatemia e hiperosmolaridade; trombose venosa profunda, principalmente nos pacientes em uso de cateter venoso central; e pancreatite aguda (secundária a hipertrigliceridemia).

Lesão renal aguda

A lesão renal aguda (AKI: *acute kidney injury*) ocorre em aproximadamente 40 a 80% das crianças com CAD, sendo mais frequente naquelas com depleção de volume significante e acidose grave. A AKI é definida pela elevação da creatinina sérica (> 1,5 vez o valor basal) na primeira dosagem antes do início da terapia para a CAD. A AKI é classificada pelo Kidney Disease Improving Global Outcomes (KIDGO, 2012), em estágios 1, 2 e 3 (Quadro 8). Uma limitação dessa definição é que a dosagem laboratorial da creatinina usando o método colorimétrico de Jaffé (picrato alcalino) pode elevar falsamente a creatinina na presença de acetoacetato.

A AKI na CAD pode estar presente desde a admissão na unidade de emergência, ou pode surgir raramente durante o tratamento. Os principais fatores de risco para AKI são: desidratação com lesão pré-renal aguda, hiperglicemia, gravidade da acidose, elevação da ureia e maior valor do sódio sérico corrigido pela glicemia. A AKI pode ser assintomática (diagnosticada por alteração dos exames laboratoriais), ou cursar com: diminuição do débito urinário, hipertensão arterial, anorexia, náusea, edema de pernas ou de pés, dificuldade para respirar, dor em flanco ou no tórax e confusão mental. O tratamento consiste em otimizar a hidratação e eliminar fatores de risco (p. ex., aminoglicosídeos). A AKI relacionada a CAD é geralmente leve a moderada, resolvendo após correção da depleção do volume intravascular e melhora da perfusão renal.

Para que o paciente possa ser diagnosticado como tendo AKI é necessário saber o valor basal da creatinina sérica. Infelizmente, na maioria das vezes, os pacientes não têm essa informação disponível e quando o têm, foram obtidos durante intercorrências agudas. Desse

QUADRO 8 Estágios da lesão renal aguda (AKI), de acordo com critérios da KDIGO (2012)

Estágio	Creatinina sérica	Débito urinário
1	1,5-1,9 vez o valor basal, ou aumento ≥ 0,3 mg/dL	< 0,5 mL/kg/h, por 6-12 horas
2	2,0-2,9 vezes o valor basal	< 0,5 mL/kg/h, por ≥ 12 horas
3	3 vezes o valor basal	< 0,3 mL/kg/h, por ≥ 24 horas, ou anúria > 12 horas

modo, é necessário o cálculo da creatinina sérica basal estimada (EBC: *estimated basal creatinine*), a qual pode ser obtida pela equação de Schwartz ou pela Tabela FAS (*full age spectrum*).

Equação de Schwartz para estimar a TFG e a EBC

- Equação de Schwartz: TGF = [altura (cm) × 0,413 / creatinina sérica (mg/dL)]
- TFG usado como referência = 120 mL/minuto/1,73 m^2.
- EBC = [altura (cm) × 0,413) /120]
- Por exemplo: criança de 5 anos, com altura de 110 cm, a EBC será = [(110 × 0,413) /120], ou 0,38 mg/dL. Se a creatinina sérica na admissão foi de 0,57 mg/dL, ela tem uma AKI estágio 1, porque a creatinina sérica na admissão foi 1,5 vez maior do que a EBC.

Equação e Tabela do FAS para cálculo da TFG e EBC

A equação de tabela do FAS tem por base valores de creatinina sérica basal normatizadas em uma constante "Q", as quais foram obtidos de crianças normais, permitindo que a constante "Q", que equivale a EBC, possa ser obtida pela idade (em anos), ou pela altura (em cm), como mostrado no Quadro 9.

- Equação FAS: TFG = [107,3 / (creatinina sérica (mg/dL) / Q)]
- Q = EBC
- Por exemplo: criança de 5 anos, com altura de 110 cm, o valor de "Q" que equivale a EBC será = 0,38 mg/dL. No Quadro 9, o "Q" (ou EBC) pode ser obtido apenas pela idade da criança, o que é muito útil quando não for possível a aferição da altura.

Edema cerebral

O edema cerebral é a complicação mais temida da CAD. Ocorre em 0,5 a 1% dos pacientes, com mortalidade entre 21 e 24%. Muitas crianças apresentam edema cerebral subclínico diagnosticado por estreitamento ventricular na TC de crânio.

Sua fisiopatologia não está completamente esclarecida. Ele pode ser vasogênico, citotóxico ou uma combinação dos dois. Parece ser causado por alteração da perfusão cerebral, pelo estado inflamatório e pela rápida administração de fluidos com resultante disfunção osmótica.

Os principais fatores de risco para o desenvolvimento do edema cerebral são: crianças jovens (< 5 anos), primodiagnóstico do DM1, maior duração dos sintomas,

QUADRO 9 Valores de Q para serem utilizados na equação FSA (*full age spectrum*)

Idade (anos)	Altura (cm)	Q (mg/dL)
1	75	0,26
2	87	0,29
3	95,5	0,31
4	102,5	0,34
5	110,0	0,38
6	116,7	0,42
7	123,5	0,44
8	129,5	0,46
9	135,0	0,49
10	140,0	0,51
11	146,0	0,53
12	152,5	0,59
13	159,0	0,59
14	165,0	0,61
Adolescentes masculinos		
15	172,0	0,72
16	176,0	0,78
17	178,0	0,82
18	179,0	0,85
Adolescentes femininos		
15	164.5	0,64
16	166.0	0,64
17	166,5	0,69
18	167,0	0,69

cetoacidose grave (pH < 6,9 ou bicarbonato < 4 mEq/L), elevação da ureia na admissão (> 40 mg/dL), queda da glicemia >100 mg/dL/h, $PaCO_2$ muito baixa na admissão (< 21 mmHg), administração rápida de líquidos hipotônicos, e sódio sérico que não se eleva durante o tratamento. O estudo "*PECARN Fluid Study*" mostrou que se o paciente continuar desidratado, a reposição hídrica pode ser mantida mesmo que o volume ultrapasse 4 L/m^2/dia. Embora o edema cerebral possa ocorrer até mesmo antes do início do tratamento da CAD, tipicamente ele surge 4 a 12 horas após a instituição da terapia, ou mais raramente, 24 a 48 horas após o início do tratamento.

A apresentação clínica é de um paciente que está aparentemente bem, e subitamente apresenta deterioração neurológica com cefaleia, vômito, irritabilidade, desorientação, tontura, pupilas dilatadas, bradicardia, hipertensão arterial, queda na saturação de oxigênio e convulsão. Esses sintomas, se não corrigidos, podem evoluir para herniação cerebral, postura de decorticação e decerebração, paralisia de nervos cranianos (III, IV e VI), respiração de Cheyne-Stokes e óbito. A tríade de Cushing (hipertensão, bradicardia e depressão respiratória) é um sinal tardio e grave de hipertensão intracraniana. O Quadro 10 mostra os critérios diagnósticos para o edema cerebral.

Estabelecido o diagnóstico clínico do edema cerebral, o tratamento deve ser iniciado imediatamente, antes mesmo da TC de crânio para confirmação diagnóstica. As medidas terapêuticas a serem tomadas no tratamento do edema cerebral são:

- Redução da taxa de hidratação venosa para 1/3.
- Manitol: 0,5 a 1 g/kg, EV, em 10 a 15 minutos, podendo repetir após 30 minutos, se necessário. O início do efeito ocorre após 15 minutos com duração média de 2 horas.
- Solução salina hipertônica (SF3%): 2,5 a 5,0 mL/kg, EV, em 10 a 15 minutos, repetindo em 2 horas se necessário (prescrever como alternativa ao uso do manitol). Alguns estudos sugeriram maior mortalidade com o uso de solução salina hipertônica do que com manitol.
- Cabeceira elevada a 30º em posição neutra.
- Se o paciente não melhorar, considerar intubação traqueal, hiperventilação (manter $PaCO_2$ entre 30 e 35 mmHg) e consulta a neurocirurgia. Evitar hiperventilação que faça a $PaCO_2$ cair abaixo de 22 mmHg porque isso se associa a um pior prognóstico.
- Não existe indicação de dexametasona para o tratamento do edema cerebral da CAD.

QUADRO 10 **Critérios diagnósticos para o edema cerebral**

Critérios maiores
▪ Alteração do nível de consciência ▪ Desaceleração da FC (mais de 20 bpm) não atribuída a sono ou melhora da desidratação ▪ Incontinência urinária inapropriada para idade
Critérios menores
▪ Vômito ▪ Cefaleia ▪ Letargia, dificuldade de despertar ▪ Pressão arterial diastólica > 90 mmHg ▪ Idade < 5 anos
Critérios diagnósticos
▪ Resposta motora ou verbal diminuída aos estímulos dolorosos ▪ Postura de decorticação ou descerebração ▪ Paralisia de nervos cranianos (principalmente: III, IV e VI) ▪ Padrão respiratório anormal (respiração de Cheyne-Stokes)
*** Diagnóstico de edema cerebral é bastante sugestivo na presença de:**
▪ 2 critérios maiores ▪ 2 critérios menores e 1 maior ▪ Qualquer um dos critérios diagnósticos

Fonte: Muir et al., 2004.

TRANSIÇÃO: TERAPIA HOSPITALAR PARA AMBULATORIAL

A resolução da CAD é definida pelo pH > 7,3, bicarbonato > 18 mEq/L, hiato aniônico de 12 ± 2 mEq/L e ácido beta-hidroxibutírico < 3 mmol/L. O pH isolado não indica resolução da CAD, pois o pH pode estar em 7,3 com bicarbonato < 18 mEq/L (ainda em acidose) se houver alcalose respiratória concomitante. A ausência de cetonúria não deve ser utilizada como parâmetro de resolução da CAD. O início da administração de líquidos por via oral pode ocorrer quando paciente estiver lúcido e estável clinicamente, ainda que mantenha CAD leve ou moderada. A presença de distúrbios eletrolíticos leves, assintomáticos e que possam corrigidos por via oral não é um impedimento.

Os parâmetros a serem modificados na transição da terapia hospitalar para a ambulatorial são os seguintes:

- Plano alimentar: iniciar com líquidos claros por via oral (para testar a aceitação alimentar) e progredir até atingir a ingestão alimentar recomendada.
- Hidratação venosa: à medida que o paciente estiver aceitando bem a alimentação por via oral, a hidratação venosa será progressivamente reduzida até a sua completa suspensão.
- Insulinoterapia: iniciar insulina por via subcutânea assim que o paciente estiver apto a se alimentar por via oral e quando a hidratação venosa não for mais necessária. Administrar análogos de insulina de ação rápida, SC, 15 minutos antes da suspensão da infusão venosa contínua de insulina; e administrar insulina Regular, 30 minutos antes. Os análogos de insulina de ação rápida ou insulina Regular são prescritos na dose 0,1 unidade/kg/dose, SC. O momento ideal para isso é antes de uma refeição.
- Os análogos de insulina de ação longa são administrados na dose inicial de 0,2 a 0,3 unidade/kg/dia, SC, e de insulina NPH na dose de 0,5 UI/kg/dia, SC. Os análogos de ação ultralonga (degludeca) não são indicados nessa situação de transição porque demoram 3 a 4 dias para atingir o estado de equilíbrio dinâmico.
- A Diretriz 2023 da SBD sobre cetoacidose diabética orienta o cálculo da dose de insulina basal/*bolus* a ser administrada, SC, quando da suspensão da infusão venosa contínua de insulina. Calcula-se a taxa de infusão venosa de insulina em UI/h (média das últimas 4 a 6 horas, em bom controle glicêmico, com melhora da desidratação e da acidose), multiplica-se esse valor por 24 e administra-se 60 a 80% dessa dose, sob a forma basal/*bolus* dividida de forma proporcional.
- Monitoração da glicemia capilar: será modificada do regime intensivo, a cada 1 ou 2 horas, para 4 vezes/dia (antes do café da manhã, antes do almoço, antes do jantar e ao se deitar).

ORIENTAÇÕES PARA CASA APÓS A ALTA HOSPITALAR

- Educar o paciente recém-diagnosticado e sua família sobre o diabetes.
- Educar o paciente que já tem o diagnóstico de diabetes sobre os fatores precipitantes da cetoacidose, ilustrando especificamente o motivo que o fez descompensar.
- Instruir sobre a insulinoterapia a ser usada após a alta.
- Orientar sobre o plano alimentar.
- Ensinar como evitar, reconhecer sintomas e tratar hipoglicemia e de hiperglicemia.
- Recomendar monitoração domiciliar da glicemia ou da glicose intersticial.
- Orientar sobre o que fazer quando estiver doente (p. ex., febre, vômito, diarreia).
- Ir para Unidade de Emergência caso ocorra hipoglicemia ou hiperglicemias persistentes que não melhorem com a terapia habitual.
- Encaminhar para o Endocrinologista.

REFERÊNCIAS SELECIONADAS

1. Bergmann KR, et al. Intravenous fluid bolus volume and resolution of acute kidney injury in children with diabetic ketoacidosis. Pediatr Emerg Care. 2023;39(2):67-73.
2. Castellanos L, Tuffaha M, et al. Management of diabetic ketoacidosis in children and adolescents with type 1 diabetes mellitus. Paediatr Drugs. 2020;22(4):357-67.
3. Forestell B, Battaglia F, et al. Insulin infusion dosing in pediatric diabetic ketoacidosis: A systematic review and meta-analysis of randomized controlled trials. Crit Care Explor. 2023;5(2):e0857.
4. Glaser N, Fritsch M, et al. ISPAD clinical practice consensus guidelines 2022: Diabetic ketoacidosis and hyperglycemic hyperosmolar state. Pediatr Diabetes. 2022;23(7):835-56.
5. Glaser NS, Stoner MJ, et al. Relationships among biochemical measures in children with diabetic ketoacidosis. J Pediatr Endocrinol Metab. 2023;36(3):313-8.
6. Gripp KE, Trottier ED, et al. Current recommendations for management of paediatric diabetic ketoacidosis. Paediatr Child Health. 2023;28(2):128-38
7. Hasan RA, Hamid K, et al. The Two-bag System for Intravenous Fluid management of children with diabetic ketoacidosis: Experience from a community-based hospital. Glob Pediatr Health. 2021; 8:2333794X21991532.
8. Heddy N. Guideline for the management of children and young people under the age of 18 years with diabetic ketoacidosis (British Society for Paediatric Endocrinology and Diabetes). Arch Dis Child Educ Pract Ed. 2021:edpract-2020-320076.
9. Huang SK, Huang CY, et al. Acute kidney injury is a common complication in children and adolescents hospitalized for diabetic ketoacidosis. PLoS One. 2020 Oct 7;15(10):e0239160.
10. Khwaja A. KDIGO clinical practice guidelines for acute kidney injury. Nephron Clin Pract. 2012;120(4):c179-84.
11. Meena J, et al. Incidence, predictors, and short-term outcomes of acute kidney injury in children with diabetic ketoacidosis: a systematic review. Pediatr Nephrol. 2023;38(7):2023-31
12. Misra S, Barron E, et al. Temporal trends in emergency admissions for diabetic ketoacidosis in people with diabetes in England before and during the COVID-19 pandemic: a population-based study. Lancet Diabetes Endocrinol. 2021;9(10):671-80.
13. Park E, Kim M. Clinical use of continuous glucose monitoring in critically ill pediatric patients with diabetic ketoacidosis. Diabetes Technol Ther. 2023;25(8):529-37

14. Rahmati M, Keshvari M, et al. The global impact of COVID-19 pandemic on the incidence of pediatric new-onset type 1 diabetes and ketoacidosis: A systematic review and meta-analysis. J Med Virol. 2022;94(11):5112-27.
15. Sanchez A, Ruttan T. Pediatric diabetes: management of acute complications in the emergency department. Pediatr Emerg Med Pract. 2023;20(11):1-24.
16. Santomauro AT, et al. Diagnóstico e tratamento da cetoacidose diabética. Diretriz Oficial da Sociedade Brasileira de Diabetes. 2023.
17. Souza LCVF, Kraemer GC, et al. Diabetic ketoacidosis as the initial presentation of type 1 diabetes in children and adolescents: epidemiological study in Southern Brazil. Rev Paul Pediatr. 2019;38: e2018204.
18. Wang X. Rational use of antibiotics in children with diabetic ketoacidosis needs attention. World J Clin Pediatr. 2022;11(5):405-7.

29

Diabetes melito e hemoglobina glicada

INTRODUÇÃO

A associação entre diabetes melito e hemoglobina glicada (HbA1c ou A1c) foi descrita, em 1968, pelo cientista iraniano Samuel Rhabar (1929-2012) no artigo "*An abnormal hemoglobin in red cells of diabetics*", publicado na revista *Clinica Chimica Acta*, ao verificar a presença de uma hemoglobina de movimento rápido na eletroforese da paciente Zobaydeh Khatoon, uma senhora de 67 anos com diabetes melito descontrolado.

Em 1993, 25 anos depois, o estudo *Diabetes Control and Complications Trial* (DCCT) estabeleceu relação direta entre a HbA1c e as complicações microvasculares do diabetes melito, mostrando que o tratamento intensivo reduziu em 76% o risco para retinopatia, 39% para microalbuminúria e 60% para neuropatia. Desde então, a HbA1c tem sido usada como medida da eficácia do controle da doença.

DEFINIÇÕES

Aproximadamente 97% da hemoglobina (Hb) circulante é a HbA. Desse total, apenas 6% sofrem o processo de glicação sendo chamada de HbA1. Os demais 94% não sofrem o processo de glicação, sendo chamados de HbA0. Então, a HbA1 é chamada de hemoglobina glicada e a HbA0 é chamada de hemoglobina não glicada.

A HbA1 é subdividida em: HbA1a (frutose 1,6-difosfato), HA1b (glicose 6-fosfato) e HbA1c (glicose). A HbA1c representa 80% da HbA1, sendo formada pela ligação da glicose ao terminal da valina na cadeia beta da hemoglobina.

Hemoglobina glicada e hemoglobina glicosilada não são sinônimos. Hemoglobina glicada significa a ligação não enzimática e estável de açúcares redutores (p. ex., glicose) com a hemoglobina. Hemoglobina glicosilada significa a ligação enzimática e instável de açúcares redutores com a hemoglobina.

O processo de glicação não se restringe apenas à hemoglobina. Ele também ocorre com outras proteínas formando os produtos de glicação avançada (AGE) que participam da fisiopatologia das complicações crônicas do diabetes. Outras proteínas podem ser utilizadas para avaliar o controle glicêmico. Por exemplo: a frutosamina que resulta da ligação da glicose com a lisina encontrada na molécula de albumina e de outras proteínas. Como a albumina tem uma meia-vida de 2 a 3 semanas, o teste da frutosamina reflete o controle glicêmico em curto prazo. Não existem estudos demonstrando a utilidade desse exame como preditor de complicações crônicas do diabetes.

DOSAGEM DA HEMOGLOBINA GLICADA

Existem vários métodos para a dosagem da HbA1c. Idealmente, ela deve ser feita pelo método HPLC (cromatografia líquida de alta performance), e os resultados calibrados e certificados de acordo com o *National Glyco-hemoglobin Standardization Program* (NGSP).

Existe, também, a possibilidade de aferição da Hb1Ac por meio de analisadores automáticos (*point-of-care test*) coletando uma pequena gota de sangue capilar (1,5 mcL). Nesse teste, que não necessita de jejum, o resultado é obtido em 3 minutos, avaliando valores de HbA1c entre 4 e 15%. Com isso, é possível aferir a HbA1c no próprio local de atendimento, auxiliando na rápida tomada de decisões terapêuticas. Essa técnica não é indicada para a triagem ou o diagnóstico, mas para monitoramento. No Brasil, está disponível o *Afinion™ HbA1c* fabricado pela Abbott e aprovado pela Food and Drug Administration (FDA) em 2019. Existem outros aparelhos, como o "*HemoCue HbA1c 501 System*", ainda não aprovados pela FDA.

HEMOGLOBINA GLICADA NO DIAGNÓSTICO DO DIABETES

De acordo com recomendações da American Diabetes Association (ADA), a HbA1c pode ser usada em crianças e adultos para o diagnóstico do diabetes melito: > 6,5% = diabetes; entre 5,7 e 6,4% = pré-diabetes; e < 5,6% = ausência de diabetes. As vantagens desse exame são a desnecessidade de jejum e pouca variação entre os resultados no mesmo indivíduo. Além disso, alguns pacientes podem apresentar picos hiperglicêmicos em determinadas ocasiões, embora tenham glicemia de jejum normal.

IMPACTO DAS GLICEMIAS NA HEMOGLOBINA GLICADA

A dosagem da HbA1c não representa uma média ponderada das glicemias durante os últimos 120 dias (tempo médio de vida das hemácias). Embora a glicação das hemácias ocorra ao longo de toda a vida do glóbulo vermelho, as glicemias mais recentes são as que mais influenciam o valor da HbA1c: glicemias 30 dias antes do exame = 50% do resultado da HbA1c; entre 31 e 90 dias = 40%; e entre 91-120 dias = 10%. As glicemias do mês precedente ao exame são as que possuem maior impacto nos valores da HbA1c.

HEMOGLOBINA GLICADA E GLICEMIA MÉDIA ESTIMADA

A glicemia média estimada (GME) é utilizada com o objetivo de explicar de forma mais fácil o significado prático da HbA1c. Os endocrinologistas devem registrar nos prontuários, lado a lado, os valores da HbA1c e da GME e usar estes últimos valores para explicar o controle glicêmico para a família.

A GME é calculada pela fórmula: GME (mg/dL) = [(28,7 × HbA1c) – 46,7]. O Quadro 1 mostra a correlação entre a HbA1c e a glicemia média estimada.

QUADRO 1 **Correlação entre HbA1c e glicemia média estimada**

HbA1c (%)	Glicemia média estimada (mg/dL)
5	97
6	126
7	154
8	183
9	212
10	240
11	269
12	298

- Para cada 1% de elevação na HbA1c acima de 5%, a glicemia se eleva, em média, 29 mg/dL.
- HbA1c de 7% = HbA1c de 53 mmol/mol.

Fonte: Nathan et al., 2008.

HEMOGLOBINA GLICADA: METAS DESEJADAS

Em pessoas sem diabetes, os valores da HbA1c variam de 4,5 a 5,6%. Para crianças e adolescentes com diabetes, a ADA (2024) e a ISPAD (2022) recomendam as seguintes metas para a HbA1c:

- HbA1c < 7%: adequada para a maioria dos indivíduos.
- HbA1c < 7,5%: para crianças que não conseguem articular sintomas de hipoglicemia, que tenham hipoglicemia assintomática ou história de hipoglicemia grave, que não tenham acesso a análogos de insulina, que não possam checar a glicemia regularmente ou na impossibilidade de monitorização contínua da glicose.
- HbA1c < 6,5%: quando não aumentar o risco de hipoglicemia, não piorar a qualidade de vida, não trouxer sobrecarga exagerada no controle do diabetes ou durante a fase de lua de mel da doença.
- HbA1c < 8%: quando há risco de hipoglicemia grave ou não percebida; menor expectativa de vida; comorbidades limitantes; quando o risco do tratamento ultrapassa os benefícios e se a capacidade funcional for comprometida

Após a normalização da glicemia, os níveis de HbA1c demoram entre 8 e 10 semanas para serem estabilizados.

Para avaliar a eficácia do tratamento, a dosagem da HbA1c deverá ser solicitada 1 a 2 meses depois do início ou da modificação da terapia. O Quadro 2 mostra a correlação entre HbA1c e controle glicêmico.

QUADRO 2 HbA1c e controle glicêmico

HbA1c	Controle glicêmico
< 6,5%	Excelente
6,5-7,5%	Bom
7,6-8,5%	Aceitável
8,6-9,4%	Regular
> 9,5%	Ruim

RESULTADOS FALSO-POSITIVOS E FALSO-NEGATIVOS

O Quadro 3 resume as principais causas de resultados falso-positivos e falso-negativos para a HbA1c. Embora seja uma preocupação do passado, atualmente a maioria dos ensaios para dosagem da HbA1c não sofre interferência das variantes heterozigóticas mais comuns de hemoglobinopatias (HbAS, HbAC, HbAD e HbAE). Nas variantes homozigóticas (p. ex., HbSS), a HbA1c pode ser falsamente diminuída por causa da diminuição da vida média das hemácias.

HEMOGLOBINA GLICADA: LIMITAÇÕES DO EXAME

A dosagem da HbA1c não é útil em recém-nascidos, porque neles a maior quantidade de HbF faz o resultado da HbA1c, medida na HbA1, ser falsamente diminuído. Ao nascimento, a HBF representa 80 a 90% da hemoglobina total, a qual é gradualmente substituída pela HbA, de modo que após os 6 meses de idade a HbA representa a maior fração de hemoglobina circulante. Atualmente, os ensaios da Hb1c não sofrem interferência quando a Hb fetal é < 30%.

QUADRO 3 Causas de valores falsamente elevados ou diminuídos de HbA1c

HbA1c falsamente elevada	
Causas	**Mecanismo**
Ingestão crônica de salicilatos (altas doses)	Formação de hemoglobina acetilada
Ingestão crônica de opioides	Interferência metodológica
Alcoolismo crônico	Formação de hemoglobina acetilada
Uremia (insuficiência renal)	Formação de hemoglobina carbamilada
Deficiência de vitamina B12 e ácido fólico e anemia aplástica	Aumento da vida média das hemácias e maior população de hemácias antigas
Deficiência de ferro	Altera a estrutura da Hb aumentando sua glicação
Hiperbilirrubinemia	Interferência metodológica
Hipertrigliceridemia	Interferência metodológica
Vitamina C	Interferência metodológica
Gravidez (3º trimestre)	Diminuição do *turnover* das hemácias
HbA1c falsamente baixa	
Causas	**Mecanismo**
Anemia hemolítica, malária crônica	Diminuição da vida média das hemácias
Anemia por perda sanguínea crônica	Diminuição da vida média das hemácias
Recuperação da deficiência de ferro, vitamina B12 e folato	Aumento do *turnover* das hemácias
Gravidez (2º trimestre)	Aumento do *turnover* das hemácias
Vitaminas C e E	Inibição da glicação
Ácido acetilsalicílico (pequenas doses)	Inibição da glicação
Dapsona, ribavarina, antirretrovirais, sulfametoxazol-trimetoprima, quimioterápicos	Aumento da destruição das hemácias
Hemoglobinopatias S, C, F e E (falcemia)	Diminuição da vida média das hemácias
Fibrose cística	Aumento do *turnover* das hemácias
Recém-nascidos e lactentes < 6 meses	Interferência da hemoglobina fetal

A HbA1c, por refletir uma glicemia média, não considera parâmetros importantes para o bom controle do diabetes como variabilidade glicêmica (VG) e os episódios de hipoglicemia. Indivíduos com DM podem experimentar diferentes VG, maior ou menor frequência de hipoglicemia e hiperglicemia, apesar de terem uma mesma média glicêmica, medida pela HbA1c.

O uso da monitorização contínua da glicose intersticial (CGM) trouxe novas métricas para aferir o controle do diabetes como: tempo de glicose no alvo (*time in range*, TIR), tempo de hipoglicemia e hiperglicemia, coeficiente de variabilidade glicêmica e glicemia média estimada. Nesses aparelhos, os valores médios de glicose também podem ser obtidos, sendo relatados como glicemia média estimada, em substituição ao nome anterior (HbA1c estimada), que criava confusão entre pacientes e profissionais de saúde pelo fato de nem sempre seus resultados serem semelhantes aos da HbA1c aferida laboratorialmente. O Quadro 4 mostra a relação entre HbA1c e o TIR, em que, para cada aumento de 10% no TIR, ocorre uma redução de 0,8% da HbA1c. Apesar dessas limitações, a monitorização glicêmica por meio dos resultados de Hb1Ac permanece o padrão-ouro.

QUADRO 4 Relação entre HbA1c e o tempo de glicose no alvo (TIR)

HbA1c (%)	TIR (%)
12,1	0
11,4	10
10,0	20
9,8	30
9,0	40
8,4	50
7,5	60
6,7	70
5,9	80

Fonte: Vigersky e McMahon, 2019.

REFERÊNCIAS SELECIONADAS

1. American Diabetes Association. Standards of Medical Care. Diabetes Care. 2024;47(Supp.1):S1-S314.
2. Bulke C, Gondolf C, Grandhomme F, Allouche S. Which are the significance of low level of glycated hemoglobin A1c? Ann Biol Clin (Paris). 2018;76(5):531-6.
3. Nathan DM, Kuenen J, Borg R, Zheng H, Schoenfeld D, Heine RJ, A1c-Derived Average Glucose Study Group. Translating the A1C assay into estimated average glucose values. Diabetes Care. 2008; 31(8):1473-8.
4. Pititto B, Dias M, Moura F, Lamounier RN. Metas no tratamento do diabetes. Diretriz Oficial da Sociedade Brasileira de Diabetes. 2022.
5. Rahbar S. An abnormal hemoglobin in red cells of diabetics. Clin Chim Acta. 1968;22(2):296-8.
6. Suzuki S, Koga M, Niizeki N, Furuya A, Matsuo K, Tanahashi Y, et al. Evaluation of glycated hemoglobin and fetal hemoglobin adjusted HbA1c measurements in infants. Pediatr Diabetes. 2013;14(4):267-72.
7. The relationship of glycemic exposure (HbA1c) to the risk of development and progression of retinopathy in the diabetes control and complications trial. Diabetes. 1995;44(8):968-83.
8. Vigersky RA, McMahon C. The relationship of hemoglobin A1C to time-in-range in patients with diabetes. Diabetes Technol Ther. 2019; 21(2):8155.

30

Hipoglicemia neonatal

INTRODUÇÃO

Em 1937, Hartman, Jaudon e Morton publicaram na revista *The Journal of Pediatrics* o artigo intitulado "*Hypoglycemia*", no qual avaliaram 286 recém-nascidos com hipoglicemia significante ou persistente, propondo, pela primeira vez, uma classificação de gravidade para hipoglicemia neonatal. Para os autores, glicemia entre 40 e 50 mg/dL seria classificada como leve, entre 20 e 40 mg/dL, moderada, e < 20 mg/dL, grave.

Transcorridos quase 90 anos dessa publicação, ainda existe debate sobre como definir, classificar e tratar a hipoglicemia em recém-nascidos, apesar de ela ser o distúrbio metabólico mais comum no período neonatal e ser associada a morbidade neurológica grave se não identificada e tratada precocemente.

FISIOLOGIA DA GLICOSE NO FETO E NO RECÉM-NASCIDO

Durante a vida intrauterina o feto recebe um suprimento constante de glicose via transplacentária. A glicose é transportada pela placenta por difusão facilitada, e a concentração de glicose no feto é 8 a 15 mg/dL inferior à materna. A concentração de glicose fetal é determinada pela glicemia materna, enquanto a secreção de insulina fetal é regulada pela glicemia do feto. A principal função da insulina no feto é anabólica e estimuladora do crescimento.

As enzimas responsáveis pela gliconeogênese estão presentes a partir do 3º mês de gestação. O maior acúmulo de glicogênio fetal ocorre no fim da gestação a partir da 36ª semana. Se as necessidades fetais de glicose não forem preenchidas devido a insuficiência placentária ou hipoglicemia materna, o feto pode usar glicogenólise e gliconeogênese para produzir glicose, ou pode produzir corpos cetônicos a partir da oxidação de ácidos graxos.

Após o nascimento, com a secção do cordão umbilical, o suprimento transplacentário contínuo de glicose, proteína e outros nutrientes é interrompido. O recém-nascido passa a depender de alimentação intermitente, por via oral, a fim de manter os níveis glicêmicos dentro dos valores de referência. Com isso, a concentração de glicose do recém-nascido começa a diminuir entre 1 e 2 horas após o nascimento, atingindo o valor mais baixo (nadir), de até 30 mg/dL, entre 2 e 4 horas de vida. A resposta compensatória requer que os sistemas enzimáticos e hormonais responsáveis pela manutenção da glicemia em jejum estejam funcionando adequadamente ou que estejam no processo de amadurecimento. No recém-nascido a termo, o período de transição de hipoglicemia para euglicemia (hipoglicemia transitória) pode durar 72 horas, consistindo em duas fases: (i) fase hipoglicêmica hipocetótica; e (ii) fase euglicêmica/hipoglicêmica cetótica, quando o neonato começa a se alimentar.

Nos recém-nascidos a termo, a glicogenólise é o primeiro mecanismo a ser ativado, podendo suprir as necessidades de glicose por até 12 horas, correspondendo a 50% das necessidades energéticas. Nos recém-nascidos prematuros e pequenos para a idade gestacional (PIG), esse suprimento se esgota rapidamente, colocando o bebê em risco de hipoglicemia. O segundo mecanismo a ser ativado é a gliconeogênese, utilizando como substrato os níveis séricos elevados de lactato, responsável por 30% das necessidades energéticas. O terceiro mecanismo é a produção de cetonas a partir dos ácidos graxos de cadeia média, responsáveis por 20% das necessidades energéticas. Os ácidos graxos presentes no colostro materno, após a absorção intestinal pelo recém-nascido, são transportados para o fígado e metabolizados para corpos cetônicos. O lactato fornece energia nas primeiras 48 horas e as cetonas fornecem energia a partir do 3º e 4º dias de vida.

Assim, a hipoglicemia neonatal pode ocorrer se houver problemas com o aporte de glicose (p. ex., atraso na oferta da alimentação, taxa de infusão de glicose inadequadamente baixa nas soluções venosas), se o estoque de glicogênio for insuficiente (p. ex., prematuros e pequenos para a idade gestacional); se as demandas (consumo) de glicose forem aumentadas (p. ex., sepse, convulsão, hipotermia), se os sistemas enzimáticos (p. ex., glicogenólise, gliconeogênese e cetogênese) estiverem prejudicados, se houver deficiência hormonal (p. ex., cortisol, hormônio do crescimento) ou excesso hormonal (p. ex., insulina), e se o feto ou recém-nascido tiver sido submetido a estresse com depleção das reservas de glicogênio.

DEFINIÇÃO

Não existe consenso sobre a definição laboratorial da hipoglicemia neonatal. Essa indefinição traz grandes problemas porque recém-nascidos e lactentes são incapazes de comunicar sintomatologia de hipoglicemia e porque os sintomas nessa faixa etária são quase sempre inespecíficos. Adicionalmente, muitos recém-nascidos saudáveis apresentam hipoglicemia assintomática nos primeiros 2 a 3 dias de vida como resultado da adaptação à vida extrauterina, condição conhecida como hipoglicemia transitória do recém-nascido. Após 3 dias de vida, os recém-nascidos tendem a manter valores glicêmicos entre 70 e 90 mg/dL. O Quadro 1 mostra a definição de hipoglicemia neonatal de acordo com os critérios da American Academy of Pediatrics (AAP) e da Pediatric Endocrine Society (PES).

EPIDEMIOLOGIA

A hipoglicemia neonatal é uma condição comum, que afeta 5 a 10% de todos os bebês e 50% dos portadores de algum fator de risco. A incidência varia de acordo com a definição de hipoglicemia, o método diagnóstico e as características das crianças.

FATORES DE RISCO PARA HIPOGLICEMIA NEONATAL

No recém-nascido, o cérebro é o órgão responsável pelo maior consumo de glicose. Embora o cérebro do recém-nascido possa usar substratos energéticos alternativos durante a hipoglicemia, eles são disponíveis em pouca quantidade. Portanto, hipoglicemia prolongada, grave ou repetida, pode diminuir o suprimento de energia para o cérebro e lesar o sistema nervoso central (SNC), causando convulsão, epilepsia, paralisia cerebral, coma e morte. O Quadro 2 mostra os fatores de risco para hipoglicemia neonatal.

ETIOLOGIA

A hipoglicemia neonatal pode ser classificada em dois grupos: (i) transitória (duração de algumas horas até 3 dias); e (ii) persistente (duração > 3 dias). O Quadro 3 mostra a etiologia da hipoglicemia neonatal.

Em relação à frequência, sabe-se que 50% das hipoglicemias neonatais são transitórias e assintomáticas, 15%, são transitórias e sintomáticas, 35%, são associadas a condições graves e apenas 2% são persistentes.

Ingestão de medicamentos pela gestante

A ingestão de determinados medicamentos pela gestante pode causar hipoglicemia no feto e no recém-nascido. Os betabloqueadores (p. ex., propranolol) bloqueiam a glicogenólise estimulada pela epinefrina, a gliconeogê-

QUADRO 1 Diagnóstico de hipoglicemia neonatal segundo a American Academy of Pediatrics e a Pediatric Endocrine Society

Sociedade médica	Diagnóstico de hipoglicemia neonatal (mg/dL), de acordo com a idade em horas				
	0-4 horas	4-24 horas	24-48 horas	48-72 horas	> 72 horas
AAP	< 25-40 mg/dL	< 35-45 mg/dL	< 45 mg/dL	< 60 mg/dL	< 70 mg/dL
PES	< 50 mg/dL			< 60 mg/dL	< 70 mg/dL

Fonte: AAP, 2011; PES, 2015.

QUADRO 2 Fatores de risco para hipoglicemia neonatal

Condições neonatais

- Prematuros
- PIG (pequenos para a idade gestacional), RCIU (retardo do crescimento intrauterino)
- GIG (grandes para a idade gestacional)
- Menor dos gêmeos
- Filhos de mães com diabetes, ou obesidade
- Hipoxemia, asfixia perinatal
- Hipotermia
- Atraso no início da alimentação, ou dificuldade alimentar
- Policitemia, eritroblastose fetal (isoimunização Rh)
- Doenças graves (p. ex., sepse, choque, cardiopatia congênita)
- Sinais sugestivos de hipopituitarismo (p. ex., micropênis, defeitos de linha média, icterícia prolongada)
- Sinais sugestivos de hiperinsulinismo (p. ex., macrossomia)
- Sinais sugestivos da síndrome genética (p. ex., Beckwith-Wiedemann, Kabuki)
- Posicionamento do cateter umbilical próximo a artérias pancreáticas

Condições maternas

- Diabetes, obesidade, pré-eclâmpsia
- Uso de betabloqueadores, tocolíticos, antidiabéticos orais
- Uso de soluções glicosadas parenterais antes do parto
- História familiar de hipoglicemia neonatal
- Relato de ter tido recém-nascido macrossômico

QUADRO 3 Etiologia da hipoglicemia neonatal

Transitória assintomática (duração de 6 a 12 horas)

- Estresse perinatal, atraso no início da alimentação, hipotermia

Transitória sintomática (duração < 3 dias)

- Jejum prolongado ou oferta calórica insuficiente, interrupção brusca da infusão de soluções glicosadas, prematuridade ou pós-maturidade, PIG (pequenos para a idade gestacional), GIG (grande para a idade gestacional), RCIU (retardo do crescimento intrauterino), gemelaridade, hipotermia, asfixia perinatal, eritroblastose fetal, filhos de mães diabéticas, posicionamento do cateter umbilical próximo à artéria pancreática, toxemia materna, uso de medicamentos pela gestante (p. ex., antidiabéticos orais, narcóticos, indometacina, betabloqueadores, ácido valproico, interferon)

Associada a condições graves

- Sepse, choque, cardiopatia congênita cianótica

Persistente (duração > 3 dias)

- Distúrbio pancreático: hiperinsulinismo congênito, deficiência de glucagon
- Distúrbio adrenal: deficiência de cortisol ou epinefrina
- Distúrbio hipofisário: deficiência do hormônio de crescimento (GH) ou corticotrofina (ACTH)
- Distúrbios do armazenamento do glicogênio (GSD):
  - Deficiência da glicogênio sintetase (GSD O)
  - Deficiência da glicose-6-fosfatase (GSD I)
  - Deficiência da enzima desramificadora (GSD III)
  - Deficiência da fosforilase hepática (GSD VI)
  - Deficiência da fosforilase quinase (GSD IX)
- Distúrbios da gliconeogênese:
  - Deficiência da frutose 1,6-difosfatase
  - Deficiência da piruvato carboxilase
  - Deficiência de fosfoenolpiruvato carboxiquinase
  - Deficiência da glicerol-quinase
- Distúrbios do metabolismo dos aminoácidos:
  - Doença do xarope de bordo
  - Acidemia propiônica
  - Acidemia metilmalônica
  - Acidemia glutárica
  - Tirosinemia tipo 1
- Distúrbios do metabolismo dos ácidos graxos:
  - Distúrbios da captação dos ácidos graxos e defeitos do ciclo da carnitina
  - Distúrbios da oxidação dos ácidos graxos
  - Distúrbios da cetogênese e da utilização das cetonas

nese e a lipólise. As sulfonilureias (p. ex., glicazida, glibenclamida) estimulam a secreção de insulina.

Prematuridade, pequenos para a idade gestacional e retardo do crescimento intrauterino

Nos pacientes nascidos prematuros, PIG ou com RCIU, os depósitos insuficientes de glicogênio, a menor quantidade de tecido adiposo e a imaturidade das enzimas gliconeogênicas causam diminuição do suprimento de glicose.

Doenças graves

Doenças graves como sepse, choque, traumatismo cranioencefálico, cardiopatia congênita cianótica e pancreatite podem causar hipoglicemia por vários mecanismos: efeitos específicos de cada doença, medicamentos usados para tratá-las, depleção de substratos, aumento do consumo de glicose e perda de acesso venoso de soluções contendo glicose.

Hiperinsulinismo

O hiperinsulinismo é a causa mais frequente e grave de hipoglicemia neonatal persistente, uma vez que o excesso de insulina, além de bloquear todas as respostas metabólicas de adaptação ao jejum (glicogenólise, gliconeogênese, lipólise, cetogênese), mantém intacta a captação de glicose pelo fígado e pelo tecido adiposo. Essas crianças apresentam hipoglicemia de instalação rápida, após períodos curtos de jejum, necessitando de grandes quantidades de glicose para manterem-se euglicêmicas (TIG > 10 mg/kg/minuto).

O hiperinsulinismo congênito pode ser classificado em: transitório, permanente, sindrômico e não sindrômico. O Quadro 4 mostra as principais causas de hiperinsulinismo neonatal.

QUADRO 4 Etiologia do hiperinsulinismo neonatal

Transitório
- Recém-nascidos de mães com diabetes, prematuridade, asfixia perinatal, eritroblastose fetal, uso de soluções de glicose hipertônica pela gestante, uso de medicamentos (p. ex., sulfonilureia, propranolol) pela gestante
Sindrômico
- Beckwith-Wiedemann, Sotos, Perlman, Simpson-Golabi-Behmel, Costello, Timothy, Turner, Usher, Kabuki
Distúrbios dos canais pancreáticos (canalopatias)
- Variante patogênica inativadora ou perda de função do *ABCC8* e *KCNJ11* - Variante patogênica ativadora ou ganho de função do *CACNA1D*
Distúrbios das vias metabólicas (metabolopatias)
- Variante patogênica ativadora ou ganho de função do *GCK*, *GLUD1* e *HK1* - Variante patogênica inativadora ou perda de função do *HADH* e *UCP2*
Distúrbios das proteínas transportadoras
- Variante patogênica ativadora ou ganho de função do *SLC16A1* (MCT1)
Distúrbios dos fatores de transcrição
- Variante patogênica inativadora ou perda de função do *HNF1A*, *HNF4A* e *FOXA2*
Distúrbios congênitos da glicosilação
- Variante patogênica do *PMM2*, *PGM1* e *MPI*
Outros
- Hiperinsulinismo e doença renal policística – HIPKD (*PMM2*) - Tirosinemia tipo 1 - Factícia (síndrome de Munchausen por procuração)

Hiperinsulinismo congênito transitório

O hiperinsulinismo neonatal transitório refere-se às condições nas quais o excesso de secreção de insulina tem resolução espontânea alguns dias após o nascimento, podendo, raramente, durar alguns meses. Nos casos prolongados, pode-se usar o diazóxido.

A principal causa de hiperinsulinismo neonatal transitório são os recém-nascidos de mães com diabetes. Essas crianças apresentam hipoglicemia nas primeiras horas de vida devido à hipertrofia das células beta pancreáticas fetais em resposta aos níveis elevados de glicose materna transferidos para o feto durante a gestação. Os recém-nascidos são macrossômicos, com risco aumentado para policitemia, hiperbilirrubinemia, hipocalcemia e trombose de veia renal. O hiperinsulinismo tem duração de alguns dias.

Outras causas de hiperinsulinismo neonatal transitório são: asfixia perinatal, toxemia materna, uso de sulfonilureias pela gestante, uso de soluções glicosadas durante o trabalho de parto e eritroblastose fetal (isoimunização Rh), causando hiperinsulinismo transitório a partir da liberação de glutationa pelas hemácias hemolizadas.

Hiperinsulinismo congênito sindrômico

O Quadro 5 mostra a etiologia do hiperinsulinismo congênito sindrômico. A causa mais frequente é a síndrome de Beckwith-Wiedemann.

Hiperinsulinismo congênito não sindrômico

O hiperinsulinismo congênito não sindrômico, ou monogênico, é caracterizado pela secreção inapropriada e autônoma de insulina causando hipoglicemia. A incidência varia de 1:13.500 a 1:45.000 em populações não consanguíneas a 1:2.500 nascidos vivos em países com alta consanguinidade (p. ex., Arábia Saudita).

Para facilitar o entendimento da hipoglicemia hiperinsulinêmica, será apresentada a seguir uma breve descrição da fisiologia desse sistema: o carreador GLUT2 transporta a glicose da circulação para dentro das células beta pancreáticas. Dentro do citoplasma, a glicose é fosforilada pela enzima glicoquinase (GCK) em glicose-6-fosfato, que é impermeável à membrana celular. Associado a isso, ocorre a oxidação do glutamato em alfacetoglutarato pela enzima glutamato desidrogenase (GDH). Esses dois processos metabólicos (conversão de glicose em glicose-6-fosfato e conversão do glutamato em alfacetoglutarato) aumentam a produção do trifosfato de adenosina (ATP). O aumento da razão ATP:ADP fecha os canais de potássio sensíveis ao ATP (K_{ATP}), que são formados por duas subunidades: o receptor do canal de potássio Kir6.2, codificado pelo *KCJN11*, e o receptor da sulfonilureia SUR1, codificado pelo *ABCC8*. O fechamento dos canais K_{ATP} causado pela inibição do SUR1 e do Kir6.2 despolariza a membrana celular, inibindo o efluxo celular de potássio, abrindo os canais de cálcio voltagem-dependentes e aumentando o influxo de cálcio intracelular. Isso faz com que ocorra liberação da insulina armazenada nos grânulos citoplasmáticos para fora da célula.

QUADRO 5 Etiologia do hiperinsulinismo congênito sindrômico

Síndrome (herança)	Gene (cromossomo)	Características clínicas
Beckwith-Wiedemann (AD, esporádica)	Regulação anormal de genes na região crítica BWS (11p.15.5): *CDKN1C, H19, KCNQ1OT1*	Macrossomia, macroglossia, onfalocele, hérnia umbilical, visceromegalia, anormalidades no lóbulo da orelha, malformações cardíacas e renais, hemi-hipertrofia, predisposição para tumores embrionários. Hipoglicemia ocorre em 50% dos casos
Sotos (AD, esporádica)	*NSD1* (5q35.3) *NFIX* (19p13.13)	Macrossomia, macrocefalia, dolicocefalia, fronte proeminente, orelhas grandes, hipertelorismo, fácies triangular, palato ogival, mãos e pés grandes, retardo mental. Hipoglicemia ocorre em 15% dos casos
Simpson-Golabi-Behmel (ligada ao X)	*GPC3* (Xq26.2) *GPC4* (Xq26.2)	Macrossomia, fácies de buldogue, palato ogival, macroglossia, hipotonia, mamilos supranumerários, visceromegalia, cardiopatia congênita, hipoplasia das unhas do dedo indicador, agenesia do corpo caloso
Perlman (AR)	*DIS3L2* (2q37.1)	Macrossomia, visceromegalia, hamartomas renais bilaterais, nefroblastomatose, hidronefrose, hidroureter, criptorquidismo, retardo mental
Kabuki (AR, ligada ao X na variante patogênica do KDM6A)	*KMT2D* (12q13.2) *KDM6A* (Xp11.3)	Fácies característica (máscara Kabuki), baixa estatura pós-natal, microcefalia, hipotonia, escoliose, déficit intelectual, fenda palatina, cardiopatia congênita. Maior prevalência de hipoglicemia na variante patogênica do *KDM6A*
Costello (AD, esporádica)	*HRAS* (11p15.5)	Macrossomia, macrocefalia, epicanto, boca grande, lábios grossos, bochechas cheias, ventriculomegalia, arritmia cardíaca, hipercolesterolemia
Turner (esporádica)	Perda do X com deleção do *KDM6A* (?)	Pescoço alado, linfedema de mãos e pés, *cubitus valgus*, hipertelorismo mamário, malformações cardíacas e renais
Patau (esporádica)	Trissomia do 13	Fenda labial e/ou palatina, malformações cardíacas e renais, polidactilia pós-axial, sobreposição dos dedos, microcefalia, microftalmia, holoprosencefalia
Usher tipo 1C com hiperinsulinismo congênito (AR)	*USH1C* (11p15.1), gene contiguo ao *ABCC8*	Enteropatia, déficit auditivo neurossensorial, hipoglicemia resistente ao diazóxido requerendo pancreatectomia parcial
Timothy (AD)	*CACNA1C* (12p.13.33)	Dismorfia facial, transtorno do espectro do autismo, sindactilia, cardiopatia congênita, prolongamento do intervalo QT
MEHMO (ligada ao X)	*EIF2S3* (Xp22.11)	MEHMO (*mental retardation, epileptic seizures, hypogonadism, hypogenitalism, microcephaly, and obesity*)
Rubinstein-Taybi (AD)	*EP300* (22q13.2) *CREBBP* (16p13.3)	Dismorfismo facial, polegares largos, baixa estatura, microcefalia, déficit cognitivo, atraso do desenvolvimento
Hipoventilação central congênita (AD)	*PHOX2B* (4p13)	Insuficiência respiratória, megacólon congênito (doença de Hirschsprung), hipotermia, alterações oculares, episódios de sudorese excessiva
Doença relacionada a YARS (AR)	*YARS1* (1p35.1)	Hepatite colestática, surdez, alteração na retina, hipotireoidismo, hipertrigliceridemia, anemia, proteinúria, infecções de repetição, atrofia cerebral, disgenesia do corpo caloso
Deleção do 9p (AD, esporádica)	9p24.1-24.2	Trigonocefalia, orelhas de implantação baixa, retardo mental, hipotireoidismo congênito, criptorquidismo, hipospadia
═	*AKT2* (19q13.2)	Hiperinsulinismo congênito com hemi-hipertrofia
═	*MAFA* (8q24.3)	Hiperinsulinismo congênito com catarata e glaucoma

O Quadro 6 mostra as principais causas de hiperinsulinismo congênito não sindrômico (monogênico), resultantes de variantes patogênicas em genes envolvidos na regulação da secreção de insulina pelas células beta. O excesso de secreção insulínica pode ser causado por um dos seguintes mecanismos: distúrbios dos canais pancreáticos (canalopatias), das vias metabólicas (metabolopatias), proteínas transportadoras, fatores de transcrição e glicosilação.

Distúrbios dos canais pancreáticos (canalopatias)

ABCC8 e *KCNJ11*

Variantes patogênicas inativadoras ou perda de função do *KCNJ11* (*potassium inwardly rectifying channel subfamily J member 11*) e *ABCC8* (*ATP binding cassette subfamily C member 8*) são responsáveis por 50 a 60% dos casos de hiperinsulinismo congênito não sin-

QUADRO 6 Etiologia do hiperinsulinismo congênito não sindrômico (monogênico)

Gene	Cromossomo	Focal *vs.* difusa	Responsiva ao diazóxido
Distúrbios dos canais pancreáticos			
ABCC8	11p15.1	Focal, difusa, atípica	±
KCNJ11	11p.15.1	Focal, difusa, atípica	Não
CACNAID	3p21.1	Difusa	Sim
Distúrbios das vias metabólicas			
GLUD1	10q23.2	Difusa	Sim
GCK	7p13	Difusa	Sim
HADH	4q25	Difusa	Sim
UCP2	11q13.4	Difusa	±
HK1	10q22.1	Difusa, atípica	Sim
Distúrbios das proteínas transportadoras			
SLC16A1	1p13.2	Difusa	±
Distúrbios dos fatores de transcrição			
HNF1A	12q24.31	Difusa	Sim
HNF4A	20q13.12	Difusa	Sim
FOXA2	20p11.21	Difusa	Sim
Distúrbios congênitos da glicosilação			
PMM2	16p13.2	Difusa	Sim
PGM1	1p31.3	Difusa	Não
MPI	15q24.1	Difusa	Sim

drômico. Elas causam fechamento dos canais K_{ATP}, abertura dos canais de cálcio voltagem-dependente e secreção descontrolada de insulina apesar da hipoglicemia. Os pacientes com a forma histológica difusa são grandes para a idade gestacional e cursam com hipoglicemia nos primeiros dias de vida, o que os faz ter um diagnóstico mais precoce, podendo ser responsivos ao diazóxido. Os pacientes com a forma histológica focal podem ter peso normal ao nascimento e início mais tardio da hipoglicemia, sendo geralmente não responsivos ao diazóxido.

CACNA1D

Variantes patogênicas ativadoras ou ganho de função do *CACNA1D* (*calcium voltage-gated channel subunit alpha1 D*) causam ativação dos canais de cálcio do tipo L, fazendo com que eles permaneçam abertos promovendo secreção descontrolada de insulina. A hipoglicemia é responsiva ao tratamento com diazóxido. Outras manifestações são: macrossomia, hérnia umbilical, hipotonia, insuficiência aórtica e convulsões. Alguns pacientes apresentam a síndrome PASNA (*primary aldosteronism, seizures, neurological abnormalities*).

Distúrbios das vias metabólicas (metabolopatias)

GLUD1

Variantes patogênicas ativadoras ou ganho de função do *GLUD1* (*glutamate dehydrogenase 1*), que codifica a enzima GDH, aumentam a conversão do glutamato para alfa-cetoglutarato, causando secreção inapropriada de insulina, aumento da produção de amônia e diminuição da síntese de ureia pelo fígado. Esse distúrbio, também conhecido como síndrome do hiperinsulinismo hiperamonemia, é a segunda causa mais frequente de hipoglicemia hiperinsulinêmica congênita persistente.

Nesses pacientes, a leucina estimula a oxidação do glutamato, aumentando a razão ATP:ADP, o que leva ao fechamento dos canais K_{ATP}. O peso ao nascimento é normal, e grande parte dos casos é diagnosticada fora do período neonatal, quando as crianças já têm alguns meses de vida (média: 4 a 5 meses). Os pacientes cursam com episódios recorrentes de hipoglicemia em jejum e pós-prandial (precipitada por refeições ricas em proteína – leucina). Embora exista hiperamonemia persistente, eles não manifestam encefalopatia hiperamonimênica aguda e nem há recomendação de terapias para reduzir a amônia. Alguns pacientes apresentam déficit intelectual, epilepsia generalizada ou crise de ausência, sugerindo que as variantes patogênicas ativadoras do *GLUD1* afetam a atividade neurotransmissora do glutamato. O teste de estímulo com proteína é raramente utilizado devido à maior disponibilidade do teste molecular. O tratamento é feito com diazóxido e orientação alimentar (consumir carboidrato antes de durante uma refeição proteica). Não se recomenda a restrição proteica.

GCK

Variantes patogênicas homozigóticas, ativadoras ou ganho de função do *GCK* (*glucokinase*) são a terceira causa mais comum de hipoglicemia hiperinsulinêmica congênita permanente ao converter glicose para glicose-6-fosfato, aumentando a razão ATP:ADP dentro da célula beta e levando ao fechamento dos canais K_{ATP} e à secreção inapropriada de insulina. A idade do diagnóstico varia de recém-nascido até formas mais leves na vida adulta. Alguns pacientes podem apresentar hipoglicemia cetótica durante jejum prolongado, ao contrário da hipoglicemia hipocetótica encontrada no hiperinsulinismo. A resposta ao diazóxido é variável, podendo ser tratados com análogos da somatostatina, ou pancreatectomia subtotal.

HADH

Variantes patogênicas inativadoras ou perda de função do *HADH* (*hydroxyacyl-CoA dehydrogenase*), que codifica a enzima HADH, necessária para a beta-oxidação de ácidos graxos de cadeia curta, são uma causa rara de hiperinsulinismo congênito. A hipoglicemia é causada pelo aumento da atividade da GDH, que aumenta o ATP intracelular e promove a secreção de insulina. Ao contrário de outros defeitos do metabolismo dos ácidos graxos, essas crianças não têm alterações hepáticas, cardíacas ou musculoesqueléticas. As manifestações clínicas podem variar de discretas e início tardio até a hipoglicemia grave de início precoce. Esse tipo de hiperinsulinismo congênito é responsivo ao diazóxido.

UCP

A UCP2 é uma proteína expressa em vários tecidos que atua como transportador mitocondrial de ATP, protegendo contra o estresse oxidativo no metabolismo de ácidos graxos e regulando negativamente a secreção de insulina. Variantes patogênicas inativadoras ou perda de função do *UCP2* (*UCP uncoupling protein 2*) aumentam a razão ATP:ADP, causando secreção inapropriada de insulina. As manifestações clínicas variam de um hiperinsulinismo transitório a formas mais persistentes e responsivas ao diazóxido.

HK1

Variantes patogênicas ativadoras ou ganho de função do *HK1* (*hexokinase*), que codifica a enzima hexoquinase, responsável pela fosforilação de glicose para glicose-6-fosfato, causam hipoglicemia pela secreção inapropriada de insulina. A maioria dos pacientes é diagnosticada nas primeiras semanas de vida, enquanto os demais só são diagnosticados na vida adulta. A resposta ao diazóxido é variável, com pancreatectomia sendo indicada em alguns casos.

Distúrbios das proteínas transportadoras

SLC16A1

Variantes patogênicas ativadoras ou ganho de função do *SLC16A1* (*alpha solute carrier family 16 member 1*) alteram a síntese do transportador de monocarboxilato 1 (MCT1), aumentando a captação de piruvato, lactato e beta-hidroxibutirato pelas células durante o exercício, os quais são incorporados ao ciclo de Krebs, estimulando a produção de ATP e promovendo a exocitose da insulina. A hipoglicemia ocorre 30 a 45 minutos depois de uma atividade física intensa, devido ao acúmulo de lactato e piruvato, que atuam como secretagogos de insulina. Nem todos os casos respondem ao diazóxido. Evitar atividade física intensa e consumir carboidrato antes e durante a atividade física é a terapia recomendada.

Distúrbios dos fatores de transcrição

HNF1A e *HNF4A*

Variantes patogênicas inativadoras ou perda de função do *HNF1A* (*HNF1 homeobox A*) e *HNF4A* (*hepatocyte nuclear factor 4 alpha*) causam tanto hiperinsulinismo congênito como MODY-HNF1A e MODY-HNF4A. Variantes patogênicas do *HNF4A* também podem cursar com hipotireoidismo congênito, macrossomia, síndrome de Fanconi e elevação das enzimas hepáticas. É comum o relato de MODY na genitora ou na família. Alguns pacientes podem ser tratados apenas com alimentação a intervalos curtos, enquanto outros necessitam de diazóxido. Quando adolescentes ou adultos jovens, os pacientes podem ter MODY.

FOXA2

Variante patogênica inativadora ou perda de função do *FOXA2* (*forkhead box A2*), pode cursar com hipopituitarismo congênito (hipoplasia da adeno-hipófise, neuro-hipófise ectópica), hipoplasia do corpo caloso, coloboma coroidal e dismorfismo craniofacial. Eventualmente, pode manifestar-se por hiperinsulinismo e hipopituitarismo.

Distúrbios congênitos da glicosilação

Os distúrbios congênitos da glicosilação (CDG) são causados por variantes patogênicas de genes responsáveis pela síntese de oligossacarídeos. Três distúrbios são associados com hiperinsulinismo: PPM2-CDG, PGM1-CDG e MP1-CDG.

PPM2-CDG

O PPM2-CDG (CDG tipo 1a) é causado por variante patogênica inativadora ou perda de função do *PMM2* (*phosphomannumutase 2*), levando a deficiência da enzima fosfomanomutase 2. Caracteriza-se por hiperinsulinismo causado por disfunção do K_{ATP}, dismorfismo facial, estrabismo, hipotonia, mamilos invertidos, disgenesia cerebelar, alterações neurológicas, elevação das enzimas hepáticas e distúrbios da coagulação. A hipoglicemia é responsiva ao diazóxido.

PGM1-CDG

O PGM1-CDG (CDG tipo 1t) é causado por variante patogênica inativadora ou perda de função do *PGM1* (*phosphoglucomutase 1*), levando a deficiência da enzima fosfoglucomutase 1. É uma causa rara de hipoglicemia hiperinsulinêmica, ou de hipoglicemia cetótica mimetizando a GSD 0. Alguns pacientes podem apresentar fraqueza muscular, fenda palatina, disfunção hepática e distúrbios da coagulação.

MPI-CDG

O MPI-CDG (CDG tipo 1b) é causado por variante patogênica inativadora ou perda de função do *MPI* (*mannose phosphate isomerase*), levando a deficiência da enzima manose-fosfato-isomerase. Caracteriza-se por hiperinsulinismo, vômito, enteropatia perdedora de albumina, disfunção hepática e hemorragia intestinal. O tratamento é feito com manose, podendo ser necessário o uso de diazóxido para controle do hiperinsulinismo.

Outros distúrbios causadores de hiperinsulinismo congênito

Hiperinsulinismo e doença renal policística

Variantes patogênicas do *PPM2*, principalmente a variante c.167G>T, podem causar a síndrome caracterizada por hiperinsulinismo congênito e doença renal policística (HIPKD: *hyperinsulinism, polycystic kidney disease*), que muitas vezes é associada a cistos hepáticos. O hiperinsulinismo é diagnosticado no primeiro ano de vida, sendo responsivo ao diazóxido. O CGS tipo Ia, também causado por variante patogênica do *PPM2*, diferencia-se do HIPKD, pelo fato de apresentar dismorfia facial e alterações neurológicas. A doença renal policística autossômica recessiva, outro diagnóstico diferencial, é causada por variante patogênica do *PKHD1* e *DZIP1L*, cursando com alteração hepática e progressão para doença renal em estágio terminal.

Tirosinemia tipo 1

A tirosinemia tipo 1 é causada por variante patogênica do *FAH* (*fumarylacetoacetate hydrolase*). Caracteriza-se por hiperinsulinismo, disfunção hepática e renal e atraso do desenvolvimento. O tratamento é feito com restrição de fenilalanina e tirosina na dieta, associada ao uso de nitisinona (Orfadin®: comp. 2, 5, 10 e 20 mg; e solução oral de 4 mg/mL), na dose de 1 mg/kg/dia, via oral (VO). A nitisinona diminui a formação de succinilacetona um metabólito tóxico para o fígado. O hiperinsulinismo é responsivo ao tratamento com diazóxido.

Deficiência do hormônio de crescimento

A deficiência do hormônio do crescimento (GH) causa hipoglicemia pela diminuição da glicogenólise, lipólise e gliconeogênese. A hipoglicemia cursa com cetose que não responde ao glucagon, indicando depleção das reservas de glicogênio. A deficiência pode ser isolada ou associada a hipopituitarismo congênito que se manifesta por micropênis, icterícia e defeitos de linha média (p. ex., lábio leporino, fenda palatina, incisivo central único, ausência do corpo caloso ou septo pelúcido). O tratamento é feito pela reposição de rGH (0,1 a 0,15 UI/kg/dia, SC, 1 vez/dia, 7 dias/semana).

Deficiência do cortisol

A hipoglicemia é causada pela diminuição da gliconeogênese cursando com cetose que não responde ao glucagon, indicando depleção das reservas de glicogênio. A insuficiência adrenal primária pode cursar com atipia genital (p. ex., hiperplasia adrenal congênita), hiperpigmentação, distúrbios eletrolíticos (p. ex., hiponatremia, hiperpotassemia) e crise de perda de sal (p. ex., vômitos, desidratação, choque). A insuficiência adrenal central pode cursar com hipopituitarismo congênito (micropênis, fenda palatina, lábio leporino, icterícia prolongada). O tratamento é feito com hidrocortisona (10 a 12 mg/m^2/dia, VO, a cada 8 horas). Em sua indisponibilidade, prescrever prednisona (2 a 4 mg/m^2/dia, VO, a cada 12 horas). Administrar doses maiores em situações de estresse.

Galactosemia

A principal causa da galactosemia é a variante patogênica do *GALT* (*galactose-1-phosphate uridylyltransferase*), levando a deficiência da galactose-1-fosfato-uridil-transferase e acúmulo tóxico da galactose-1-fosfato, galactitol e galactonato. A importância dessa doença advém do fato de a lactose, um dissacarídeo formado por galactose e glicose, ser o principal açúcar do leite. O diagnóstico é feito pelo teste do pezinho ou pelas manifestações clínicas de hipoglicemia, vômito e diarreia após a ingestão de lactose. A hipoglicemia é do tipo pós-prandial, causada pela inibição da gliconeogênese como resultado do acúmulo de metabólitos da galactose. O tratamento consiste na eliminação da galactose da dieta.

Distúrbios do armazenamento do glicogênio

A glicogênese ocorre no estado alimentado ou pós-prandial. A glicose captada pelo fígado é fosforilada pela glicoquinase para glicose-6-fosfato, que sob ação da fosfoglucomutase é transformada para glicose-1-fosfato, a qual, sob ação da UDP-glicose-pirofosforilase, forma a UDP-glicose-1-fosfato, que é o substrato inicial para a síntese do glicogênio a partir da ação da enzima glicogênio sintase.

A glicogenólise ocorre no jejum ou em estado pré-prandial. O glicogênio é quebrado para glicose pelas seguintes reações enzimáticas: a enzima glicogênio-fosforilase forma glicose-1-fosfato, que sob ação da enzima fosfoglucomutase é transformada em glicose-6-fosfato, que por sua vez sofrerá ação da glicose-6-fosfatase, liberando a glicose livre utilizada na glicólise como fonte de energia ou liberada na corrente sanguínea.

Os distúrbios do armazenamento do glicogênio (GSD) são causados por deficiência no armazenamento ou quebra do glicogênio, resultando em hipoglicemia e acidose metabólica. As GSD que cursam com hipoglicemia neonatal são as do tipo 0, III, VI e IX.

A GSD 0 é causada por variante patogênica do *GYS2* (*glycogen synthase 2*), levando a deficiência da enzima glicogênio sintase, que diminui a síntese de glicogênio. A glicose pós-prandial, não podendo ser armazenada sob a forma de glicogênio, entra no processo de glicólise, gerando lactato. A GSD 0 se manifesta com hipoglicemia cetótica em jejum, hiperglicemia, glicosuria pós-prandial, dislipidemia e acidose lática. Esses pacientes não apresentam hepatomegalia porque não acumulam glicogênio no fígado.

A GSD III, doença de Cori ou de Forbes, é causada por variante patogênica do *AGL* (*amylo-alpha-1, 6-glucosidase, 4-alpha-glucanotransferase*), levando a deficiência da enzima desramificadora do glicogênio, sendo classificada em quatro tipos. As GSD IIIa e IIIc (85% dos casos) cursam com envolvimento hepático e muscular. As GSD IIIb e IIId (15% dos casos) apresentam apenas comprometimento hepático. Manifesta-se por hipoglicemia cetótica, dislipidemia, elevação das transaminases, hepatomegalia e retardo do crescimento. As GSD tipo IIIa e IIIc podem apresentar fraqueza muscular, elevação da CPK e cardiomiopatia hipertrófica.

A GSD VI, ou doença de Hers, é causada por variante patogênica do *PYGL* (*glycogen phosphorilase L*), levando a deficiência da enzima glicogênio fosforilase hepática. Manifesta-se por hepatomegalia, hipoglicemia cetótica após jejum, hiperlipidemia e tendência a resolução espontânea da hipoglicemia na vida adulta.

A GSD IX é classificada em dois tipos: IXa e IXb. A GSD tipo IXa é causada por variante patogênica do *PHKA1 e PHKA2* (*phosphorylase kinase regulatory subunit alpha*), levando a deficiência da enzima fosforilase quinase. A GSD IXb é causada por variante patogênica do *PHKB* (*phosphorylase kinase regulatory subunit beta*), levando a deficiência da enzima fosforilase quinase subunidade beta. A GSD IX caracteriza-se por início neonatal ou pós-neonatal, com hipoglicemia cetótica, elevação das transaminases, dislipidemia, hepatomegalia e hipotonia.

O tratamento das GSD se faz com: (i) dieta hiperproteica; (ii) evitar jejum prolongado, com alimentação a intervalos curtos e/ou alimentação noturna contínua via sonda nasogástrica ou gastrostomia; (iii) em > 6 a 9 meses, a utilização de amido cru (1,75 a 2,5 g/kg), geralmente à noite, que age como um reservatório intestinal de glicose, fazendo com que esta seja lentamente absorvida; (iv) carboidratos complexos e de baixo índice glicêmico; e (v) restrição de lactose, galactose, sacarose e frutose, que aumentam a produção de glicose e lactato. Outra opção, não disponível no Brasil, é o Glycosade® (amilopectina), comercializado em sachês de 60 g (55 g de amilopectina) na dose média de 60 g, VO, ao se deitar.

Distúrbios da gliconeogênese

Os principais distúrbios da gliconeogênese são: deficiência da frutose 1,6-difosfatase (FDF), piruvato carboxilase (PCK), fosfoenolpiruvato carboquinase (PEPCK) e glicerol quinase (GCK). Entretanto, outros distúrbios também causam alterações da gliconeogênese, como galactosemia, frutosemia, intoxicação por salicilatos e etanol. A hipoglicemia ocorre após jejum prolongado com depleção das reservas de glicogênio, sendo associada a cetose e acidose lática.

A deficiência da FDF é causada por variante patogênica do *FBP1* (*fructose-biphosphatase 1*). Cursa com: hipoglicemia e acidose lática principalmente após ingestão de frutose.

A deficiência da PCK é causada por variante patogênica do *PC* (*pyruvate carboxylase*). Cursa com hipoglicemia, acidose metabólica (elevação do lactato e cetoácidos), aumento dos níveis séricos de alanina e piruvato, convulsão, encefalopatia necrotizante e óbito precoce.

A deficiência da PEPCK é causada por variante patogênica do *PCK1* e *PCK2* (*phosphoenolpyruvate carbokinase*). Pode cursar com hipoglicemia, acidose metabólica, elevação do lactato, aumento da concentração de alanina e enzimas hepáticas e alteração dos testes da coagulação.

A deficiência da GCK (*glycerol kinase*), de herança recessiva ligada ao X, é causada por variante patogênica do *GK*. Pode se manifestar isoladamente, associada a distrofia muscular de Duchenne, ou associada a hipoplasia adrenal congênita (deleção parcial do Xp21). Manifesta-se com hipoglicemia, hipercetonemia, acidose metabólica, vômitos e, às vezes, coma.

O tratamento dos distúrbios da gliconeogênese depende da causa, mas o jejum prolongado deve ser evitado em todas as etiologias. A administração de amido cru (não cozido) em > 9 meses contribui para a manutenção da normoglicemia.

Distúrbios do metabolismo dos aminoácidos

Os principais distúrbios do metabolismo dos aminoácidos (acidemias orgânicas) são: doença do xarope de bordo, acidemia propiônica, acidemia metilmalônica e tirosinemia. A hipoglicemia tem início no período neonatal, com acidose metabólica e *anion gap* elevado por elevação de cetoácidos e ácido lático. O tratamento consiste em dietas especiais e evitar jejum prolongado.

A doença do xarope de bordo é causada por variante patogênica de três genes: *BCKDHA* (*branched chain keto acid dehydrogenase E1 subunit alpha*), *BCKDHB* (*branched chain keto acid dehydrogenase E1 subunit beta*) e *DBT* (*dihydrolipoamide branched chaintransacylase E2*), levando a deficiência da enzima que catalisa a decarboxilação dos aminoácidos de cadeia ramificada (leucina, isoleucina e valina). Esses pacientes nascem normais e desenvolvem, logo após o nascimento, recusa alimentar, vômito, letargia e hipoglicemia. O odor característico de xarope de bordo é uma manifestação típica. Se não tratados, evoluirão para encefalopatia progressiva. A hipoglicemia parece resultar de distúrbio no ciclo da alanina (ciclo de Felig). O diagnóstico é feito pela presença de concentrações aumentadas de aminoácidos da cadeia ramificada no sangue e na urina. O tratamento se faz pela alimentação com restrição de aminoácidos de cadeia ramificada, usando fórmulas lácteas especiais.

A acidemia propiônica é causada por variante patogênica do *PCCA* (*propionyl-CoA carboxylase subunit alpha*) e *PCCB* (*propionyl-CoA carboxylase subunit beta*), levando a deficiência da enzima propionil-CoA-carboxilase e acúmulo toxico de propionato. Manifesta-se nos primeiros dias de vida com acidose metabólica, recusa alimentar, vômito, hipotonia, letargia, hiperamonemia, neutropenia, trombocitopenia e hipoglicemia.

A acidemia metilmalônica é causada por variante patogênica de quatro genes: *MMAA* (*metabolism of cobalamin associated A*), *MMAB* (*metabolism of cobalamin associated B*), *MMUT* (*methylmalonil-CoA mutase*) e *MCEE* (*methylmalonil-CioA epimerase*), levando a deficiência da metilmalonil-CoA mutase, enzimas que fazem parte do metabolismo dos aminoácidos treonina, valina, metionina e isoleucina. Manifesta-se nos primeiros meses de vida com acidose metabólica (acúmulo de cetoácidos e ácido lático), recusa alimentar, vômito, hipotonia, letargia e hipoglicemia.

A acidemia glutárica tipo II é causada por variante patogênica do *ETFA* (*electron transfer flavoprotein subunit alpha*), *ETFB* (*electron transfer flavoprotein subunit beta*) e *ETFDH* (*electron transfer flavoprotein dehydrogenase*), levando a deficiência da flavoproteína transportadora de elétrons. Ela cursa com hipoglicemia, acidose metabólica, hiperamonemia, odor de pé suado, miopatia e rins policísticos.

O diagnóstico das acidemias orgânicas é feito pela cromatografia ou espectrometria de massa de aminoácidos e comprovação por testes moleculares. O tratamento se faz com restrição proteica, fórmulas de aminoácidos especificas para essas condições e correção da acidose metabólica. Algumas delas (acidemia metilmalônica) podem melhorar com a administração de altas doses de vitamina B12.

Distúrbios do metabolismo dos ácidos graxos

A oxidação dos ácidos graxos ocorre na mitocôndria, sendo uma importante fonte de energia durante o jejum, quando o metabolismo da glicose é insuficiente para manter as necessidades do organismo. Esse processo tem início quando as reservas de glicogênio são exauridas e a gliconeogênese foi ativada. A diminuição da insulina faz com que a lipase quebre os triglicérides, gerando ácidos graxos livres e glicerol. O glicerol é utilizado na gliconeogênese. Os ácidos graxos livres são metabolizados para acetil-CoA, que é convertida em corpos cetônicos, principalmente ácido beta-hidroxibutírico, que é exportado para o cérebro para ser utilizado como fonte de energia, uma vez que os ácidos graxos livres não atravessam a barreira hematoencefálica. No cérebro, o ácido beta-hidroxibutírico é convertido em ácido acetoacético, que é metabolizado para acetilcoenzima A, que entra no ciclo do ácido cítrico, gerando ATP e protegendo o cérebro da hipoglicemia.

Nas demais células, os ácidos graxos livres são transportados para dentro da célula por transportadores específicos. Dentro da célula, os ácidos graxos livres são esterificados pela acil-CoA sintase e entram no ciclo da carnitina. A enzima carnitina-palmitoil-transferase (CPT I) forma a acil-carnitina, que é transportada na membrana mitocondrial pela enzima carnitina-acilcarnitina-transferase (CACT). Na mitocôndria, a acilcarnitina é convertida para acil-CoA, que é beta-oxidada, gerando ATP.

Os distúrbios do metabolismo dos ácidos graxos podem ser classificados em três grupos: (i) distúrbios da captação dos ácidos graxos na mitocôndria e defeitos do ciclo da carnitina (CPT I e CACT); (ii) distúrbios da oxidação dos ácidos graxos (MCAD); e (iii) distúrbios da cetogênese e utilização das cetonas (HMG-CoA sintase, HMG-CoaA liase, MCT1).

A deficiência de carnitina é causada por vários defeitos enzimáticos. Manifesta-se por hipoglicemia após jejum, vômitos ou doenças intercorrentes. Laboratorialmente, ocorre hipoglicemia, com diminuição da produção de cetonas, aumento dos níveis séricos de ácidos graxos livres, diminuição dos níveis séricos de carnitina total e livre. Alguns pacientes apresentam hepatomegalia, aumento das transaminases, hipotonia, insuficiência cardíaca, encefalopatia e edema cerebral. O tratamento consiste em evitar jejum prolongado, administração de glicose parenteral (se a ingestão estiver prejudicada) e reposição de carnitina (Levocarnin®: flaconetes de 10 mL com 1 g) na dose de 100 mg/kg/dia, VO, a cada 8 horas.

MANIFESTAÇÕES CLÍNICAS

A maioria dos casos de hipoglicemia neonatal é assintomática. Quando os sintomas estão presentes, são inespecíficos (Quadro 7), podendo ser confundidos com outros problemas, como sepse, distúrbios eletrolíticos e insuficiência respiratória. A hipoglicemia neonatal pode ser transitória ou permanente e pode ocorrer em jejum ou pós-prandial.

As hipoglicemias transitórias são causadas por imaturidade do sistema enzimático ou hormonal (p. ex., prematuridade), depleção intrauterina dos estoques de glicogênio (p. ex., RCIU), aumento das demandas energéticas (p. ex., convulsão, hipotermia, sepse) e hiperinsulinismo (p. ex., asfixia perinatal, ertitroblastose fetal, recém-nascidos de mães diabéticas, síndrome de Beckwith-Wiedemann).

As hipoglicemias permanentes são causadas por distúrbios endócrinos, distúrbios de armazenamento do glicogênio, distúrbios da gliconeogênese, distúrbios do metabolismo dos aminoácidos e distúrbios dos ácidos graxos. Recém-nascidos com hiperinsulinismo congênito apresentam macrossomia, fronte proeminente, nariz bulboso, lábio superior fino, cardiomiopatia, hepatomegalia e necessidade de taxas de infusão de glicose (TIG) elevadas (> 10 mg/kg/minuto) para manter normoglicemia.

As hipoglicemias em jejum são mais frequentes do que as pós-prandiais. Quanto menor a duração do jejum para precipitar a hipoglicemia, mais grave será o distúrbio hormonal subjacente. A principal hipoglicemia pós-prandial é a galactosemia.

Como os recém-nascidos são alimentados a cada 3 horas, os distúrbios da glicogenólise, gluconeogênese e cetogênese são pouco prováveis de se manifestar nesse período, a não ser que o intervalo entre as alimentações seja prolongado.

QUADRO 7 Sinais e sintomas da hipoglicemia neonatal

Neurogênicos (glicemia < 70 mg/dL)	Neuroglicopênicos (glicemia < 45 a 50 mg/dL)
Taquicardia, bradicardia Cianose ou palidez Hipotermia Tremores Sudorese Fraqueza Fome	Choro fraco e agudo Recusa alimentar, sucção débil Depressão respiratória, apneia Hipotonia, letargia Irritabilidade Abalos mioclônicos, convulsão Exacerbação dos reflexos primitivos

TRIAGEM

A triagem para hipoglicemia não é recomendada para recém-nascidos saudáveis, a termo e sem fatores de risco para hipoglicemia. Naqueles com um ou mais fatores de risco para hipoglicemia, não existe consenso sobre quando iniciar a triagem, tampouco quanto à frequência das dosagens de glicemia e sobre o tempo pelo qual devem ser continuadas.

A maioria dos protocolos recomenda que, nos grupos de risco, a triagem tenha início nas primeiras 1 a 4 horas de vida, seguida de exames a cada 3 a 4 horas, antes da mamada, até que a normoglicemia seja mantida. Recém-nascidos de mães com diabetes, GIG, PIG e prematuros devem ser monitorados por 12 horas após o nascimento.

A Pediatric Endocrine Society orienta que neonatos incapazes de manter glicemia > 50 mg/dL nas primeiras 48 horas de vida, ou > 60 mg/dL entre 48 e 72 horas de vida, têm risco aumentado para hipoglicemia persistente e devem ser investigados antes da alta hospitalar.

A triagem habitualmente é realizada pela dosagem da glicemia capilar usando o glicosímetro. Esse é um método amplamente disponível, de baixo custo e que requer pequena quantidade de sangue. Lembrar que o valor da glicose aferido pela glicemia capilar (sangue total) é 15% inferior ao resultado do exame feito no laboratório (plasma). Além disso, em neonatos, os resultados podem variar a depender da concentração de hemoglobina e bilirrubina, que é mais elevada nesse grupo de crianças do que em outras faixas etárias. Para minimizar chances de erro, a glicemia capilar deve ser checada antes das mamadas, após o aquecimento da extremidade a ser puncionada e após secar o excesso de álcool (caso tenha sido usado como antisséptico) para evitar interferência na dosagem da glicemia capilar. Sempre que a glicemia capilar mostrar hipoglicemia, é importante a confirmação laboratorial. Como a dosagem laboratorial da glicemia demora para ter o resultado, alguns serviços têm utilizado a gasometria para confirmar o diagnóstico de hipoglicemia neonatal.

A monitoração contínua da glicose intersticial no período neonatal tem algumas limitações: tamanho do sensor muito grande para recém-nascidos, baixa acurácia para valores baixos de glicemia e detecção de maior número de episódios de hipoglicemia sem que se tenha certeza de seu impacto negativo sobre potencial lesão cerebral. Entretanto, com o avanço tecnológico, é possível que venha a ser usada na triagem da hipoglicemia neonatal.

ABORDAGEM DIAGNÓSTICA

A abordagem diagnóstica tem por objetivo confirmar a suspeita diagnóstica clínica ou laboratorial e identificar sua causa e patologias associadas.

A investigação da uma causa endocrinometabólica para a hipoglicemia neonatal deve ser realizada após 3 a 4 dias de vida (final do período de transição), naqueles neonatos que: (i) mantenham glicemias plasmáticas persistentemente < 60 a 70 mg/dL; (ii) necessitam de altas taxas de infusão venosa de glicose para manter a glicemia; (iii) apresentem algum fator de risco; e (iv) não tenham doença sistêmica (p. ex., sepse, cirurgia) que justifique a manutenção da hipoglicemia.

História clínica

- História gestacional detalhada (p. ex., diabetes gestacional, medicamentos).
- História neonatal detalhada (p. ex., idade gestacional, prematuridade ou pós-maturidade, gemelaridade, sofrimento fetal, peso, comprimento e perímetro cefálico).
- Tipo de parto (p. ex., traumático, causando hemorragia adrenal ou dano hipofisário).
- Idade do início dos sintomas e idade ao diagnóstico.
- Sintomatologia de hipoglicemia.
- Questionar se a hipoglicemia foi em jejum (anotar a duração do jejum) ou pós-prandial (galactosemia).
- Documentar o tipo de fórmula láctea em uso e o volume da ingestão diária.
- No paciente em venóclise, calcular a taxa de infusão de glicose (TIG). A necessidade de TIG muito elevado (> 10 mg/kg/minuto) sugere hiperinsulinismo.
- Investigar se houve suspensão abrupta de venóclise com glicose (perda de acesso venoso), levando a hipoglicemia de rebote.
- Doenças que aumentam as necessidades de glicose (p. ex., choque, sepse).
- Medicamentos associados à hipoglicemia (p. ex., betabloqueadores).
- Doenças hepáticas.
- Características sugestivas de hipopituitarismo congênito: micropênis, icterícia prolongada, defeitos de linha média (lábio leporino, fenda palatina).
- História familiar de hipoglicemia.
- Consanguinidade parental.
- Determinar os níveis atuais glicemia e compará-lo com anteriores, se disponíveis.
- Hiponatremia e hiperpotassemia (insuficiência adrenal primária).
- Hiperuricemia e dislipidemia (doenças de depósito de glicogênio).
- Acidose metabólica (distúrbios do metabolismo da glicose e aminoácidos).
- Saber se já foi realizado algum procedimento diagnóstico (dosagem hormonal, exame de imagem), há quanto tempo e quais foram os resultados.
- Verificar os medicamentos sendo usados para tratamento da hipoglicemia (nome, dose, início, via de administração, resposta terapêutica, efeitos adversos).

Exame físico

- Sinais vitais.
- Peso, comprimento e perímetro cefálico.
- Sinais clínicos de hipoglicemia.
- Macrossomia (hiperinsulinismo).
- Dismorfias (p. ex., síndrome de Beckwith-Wiedemann, Kabuki, Sotos).
- Cardiopatia.
- Hepatomegalia ou massas tumorais.
- Pistas ao exame físico que possam ajudar no diagnóstico. Por exemplo:
  - Defeitos de linha média (lábio leporino, fenda palatina, micropênis): hipopituitarismo.
  - Atipia genital (hiperplasia adrenal congênita).

Exames laboratoriais

A glicemia plasmática (usando o método da glicose-hexoquinase) deve ser coletada em um tubo contendo inibidor da glicólise (p. ex., fluoreto de sódio, tubo de tampa cinza), tendo em vista que a glicemia diminui cerca de 15 a 20 mg/dL por hora, caso ocorra demora no processamento da amostra. A obtenção da amostra glicêmica a partir de um acesso venoso onde se administram soluções glicofisiológicas pode diluir a glicose e causar uma falsa-hipoglicemia se a técnica de coleta não levar esse problema em consideração.

No paciente sem diagnóstico prévio de hipoglicemia, uma vez confirmados os baixos níveis glicêmicos e antes de instituir qualquer medida terapêutica (p. ex., uso de corticoide), deve-se colher amostras de sangue, que, armazenadas no laboratório, servirão para futura investigação diagnóstica da hipoglicemia.

Em pacientes com relato de hipoglicemia pós-prandial, a amostra crítica deve ser coletada após um estímulo alimentar que provoque a hipoglicemia (p. ex., lactose, proteína). Em pacientes com relato de hipoglicemia de jejum ele será realizado de acordo com as instruções do Quadro 8.

As substâncias a serem dosadas na amostra crítica de sangue variam de acordo com os recursos da instituição onde o paciente está hospitalizado (Quadro 9). Apesar de recomendada pelos livros-texto, a amostra crítica não é dosada na maioria dos hospitais públicos brasileiros porque envolve um elevado custo financeiro. Se o volume de sangue na coleta da amostra crítica for insuficiente, direcioná-lo para as dosagens hormonais. Isso porque dosagem da função hepática e renal, perfil lipídico e ácido úrico não requerem jejum e podem ser coletadas em outro momento.

O diagnóstico laboratorial do hiperinsulinismo é definido de acordo com os critérios do Quadro 10, usando a dosagem concomitante de insulina, peptídeo C e glicemia. O Quadro 11 ilustra um roteiro diagnóstico para investigação da hipoglicemia. Testes moleculares são indicados para diagnosticar a etiologia do hiperinsulinismo congênito sem uma causa identificada.

QUADRO 8 Teste do jejum para coleta da amostra crítica da hipoglicemia de jejum

▪ Iniciar o teste pela manhã, colocando o paciente em dieta zero e suspendendo a infusão de soluções glicosadas
▪ Instalar acesso venoso
▪ Ter disponível, na cabeceira do leito, SG10% (2 mL/kg, EV, lento) ou SG25% (1 mL/kg, EV, lento) para tratar eventuais hipoglicemias graves
▪ Colocar em uma bandeja ou *rack* os tubos em que as amostras serão coletadas, com definição prévia do volume de sangue a ser colocado em cada tubo (p. ex., tampa cinza, tampa vermelha, tampa lilás)
▪ Dosar a glicemia capilar (dosar cetonas em tiras reagentes: se disponíveis), a cada 30-60 minutos, até a glicemia capilar ≤ 50 mg/dL. Quando a glicemia capilar for ≤ 50 mg/dL, coletar sangue para amostra crítica, reiniciar dieta e infusão de soluções glicosadas (caso o paciente esteja em uso de venóclise) e encerrar o teste
▪ Alternativamente, o teste será encerrado, mesmo que a glicemia não tenha atingido valores ≤ 50 mg/dL, quando o período máximo de jejum de 6 horas, para recém-nascidos, for atingido

QUADRO 9 Amostra crítica (sangue e urina) a ser obtida no momento da hipoglicemia

Hospitais com recursos	Hospitais sem recursos
▪ Glicemia ▪ Gasometria arterial, lactato, beta-hidroxibutirato ▪ Amônia ▪ Insulina, pró-insulina, peptídeo-C ▪ Anticorpo anti-insulina e antirreceptor de insulina ▪ Cortisol, hormônio do crescimento, IGF-1 ▪ Ácidos graxos livres, alanina, piruvato ▪ Perfil de acilcarnitina, carnitina total e livre ▪ Sumário de urina	▪ Glicemia ▪ Gasometria arterial ▪ Lactato ▪ Insulina, peptídeo C ▪ Cortisol ▪ Hormônio do crescimento ▪ Sumário de urina
– Na vigência de hipoglicemia, em um paciente com forte suspeita de hiperinsulinismo, a detecção de níveis séricos baixos ou indetectáveis de insulina em amostra isolada não afasta esse diagnóstico (p. ex., hemólise). Nesse caso, repetir a dosagem de glicemia e insulina e fazer o teste de estímulo com glucagon. – Por não ter metabolismo hepático e não sofrer interferência de hemólise, a dosagem do peptídeo C parece ser melhor marcador da secreção insulínica, exceto em pacientes com insuficiência renal.	

Testes moleculares

Os testes moleculares são indicados para investigar a etiologia de todos os hiperinsulinismos congênitos uma vez que tenham sido afastadas causas perinatais transitórias de hiperinsulinismo adquirido. Os testes moleculares também contribuem para definir o tipo histológico do hiperinsulinismo (difuso ou focal) nos casos de variantes patogênicas do *ABCC8* e *KCNJ11*.

O teste molecular para pesquisa de variantes patogênicas associadas ao hiperinsulinismo congênito é o painel de sequenciamento genético (NGS) ou pesquisa do exoma. Testes de metilação para defeitos de *imprinting* do 11p15 são indicados na suspeita da síndrome de Beckwith-Wiedemann.

Exames de imagem

Os exames de imagem são indicados para investigar formas focais *versus* difusas do hiperinsulinismo congênito, insulinoma, lesões hipotalâmico-hipofisárias e lesões adrenais, de acordo com a indicação clínico-laboratorial.

A tomografia por emissão de prótons (PET) com ^{18}F-FDOPA (^{18}F-6-fluoro-L-DOPA) é usada para o diagnóstico das formas focais do hiperinsulinismo congênito, com 75 a 100% de sensibilidade, 88 a 100% de especificidade e 100% de acurácia. Não é necessária a suspensão do diazóxido, octreotida ou lanreotida antes da realização do exame. Resultados normais não excluem a forma histológica focal do hiperinsulinismo congênito causada por lesões muito pequenas, nem excluem a forma atípica. O ^{18}F-FDOPA, administrado na dose de 4 MBq/kg, concentra-se nas células beta do pâncreas, e seu padrão de distribuição permite identificar hipermetabolismo focal ou difuso da dopamina nas ilhotas pancreáticas. O ^{18}F-FDOPA-PET é solicitado nas seguintes situações: (i) variantes patogênicas inativadoras paternas recessivas do *ABCC8* ou *KCNJ11*, pois elas são mais associadas às formas histológicas focais; (ii) variante patogênica desconhecida ou não identificada; (iii) variante patogênica materna ausente com pai não disponível para realizar o teste; (iv) necessidade persistente ou não resposta ao diazóxido; e (v) síndrome de Beckwith-Wiedemann com variante patogênica paterna recessiva do *ABCC8* ou *KCNJ11*. Pacientes com teste molecular indicando forma difusa do hiperinsulinismo não têm indicação de realizar o ^{18}F-FDOPA-PET.

O PET-TC com ^{68}Gálio-NOGADA-exendina-4 tem demonstrado ser um bom radiotraçador para identificação de células beta. Porém, são necessários mais estudos para comprovar essa indicação.

QUADRO 10 Diagnóstico laboratorial do hiperinsulinismo congênito

Glicemia ≤ 50 mg/dL espontânea ou após jejum supervisionado e:
▪ Insulina: níveis séricos > 1,25 µUI/mL ▪ Peptídeo C: níveis séricos ≥ 0,5 ng/mL ▪ Proinsulina: níveis séricos > 20 pmol/L ▪ Ácido beta-hidroxibutírico: < 1,8 mmoL/L ▪ Ácidos graxos livres: < 1,7 mmol/L ▪ IGF-1: < 110 ng/L ▪ GH: > 5 a 7 ng/mL ▪ Cortisol: ≥ 18 mcg/dL ▪ Amônia: aumentada na síndrome do hiperinsulinismo hiperamonemia (variante patogênica do *GLUD1*) ▪ Teste do glucagon: o aumento da glicemia acima de 30 mg/dL, 40-60 minutos após a administração IM de glucagon (0,03 a 0,05 mg/kg, dose, máximo: 0,5 mg para < 5 anos e 1 mg para > 5 anos) sugere o diagnóstico de hiperinsulinismo, porque o excesso de insulina inibe a glicogenólise. Medir glicemia capilar aos: 0', 20', 40' e 60', quando o teste será suspenso. Possíveis efeitos adversos são hipotensão e urticária ▪ Sumário de urina (pesquisa de cetonas): colocar saco coletor e obter primeira amostra de urina após a hipoglicemia
Armadilhas diagnósticas
▪ Se a insulina for indetectável na vigência de hipoglicemia e os quadros clínico e laboratorial forem sugestivos de hiperinsulinismo, a amostra deve ser repetida, uma vez que em 20% dos casos isso pode ocorrer ▪ Hipoglicemias recorrentes podem inibir a resposta hormonal contrarreguladora, fazendo com que, eventualmente, os níveis séricos desses hormônios (GH, IGF-1) sejam baixos

Fonte: Güemes et al., 2020; De Leon, 2023.

QUADRO 11 Roteiro diagnóstico para investigação da hipoglicemia

Distúrbio ácido-básico	Achados adicionais	Exemplos de distúrbios
Com acidose metabólica	Aumento das cetonas	Distúrbios da glicogenólise, hipoglicemia cetótica, hipopituitarismo, deficiência do GH, hipocortisolismo
	Aumento do lactato	GSD tipo I, intolerância hereditária à frutose, intoxicação por etanol, distúrbios da gliconeogênse
Sem acidose metabólica	Sem cetose e sem elevação dos ácidos graxos livres	Hiperinsulinismo, hipopituitarismo, deficiência de GH, hipocortisolismo
	Sem cetose e com elevação dos ácidos graxos livres	Distúrbios da oxidação dos ácidos graxos e da cetogênese

Diferenciação entre as formas focais, difusas e atípicas do hiperinsulinismo

Histologicamente, o hiperinsulinismo congênito causado por variante patogênica do *ABCC8* e *KCNJ11* pode ser classificado em difuso, focal e atípico, os quais têm etiologia e tratamento distintos.

A forma histológica difusa corresponde a 60 a 70% dos casos, acometendo quase todas as células beta. Essa forma geralmente não responde ao diazóxido, requerendo pancreatectomia subtotal. Ela é causada por variante patogênica autossômica recessiva heterozigótica composta ou variante patogênica autossômica dominante homozigótica do *ABCC8* e *KCNJ11*. Para pacientes com variantes sugestivas da forma histológica difusa de hiperinsulinismo, não há necessidade de solicitar o ^{18}F-DOPA-PET.

A forma histológica focal corresponde a 30 a 40% dos casos, sendo definida como uma área limitada do pâncreas (2 a 10 mm) com o potencial de ser curada com pancreatectomia parcial, embora as ilhotas sejam difíceis de serem identificadas na biópsia de congelação durante o procedimento cirúrgico. Os defeitos genéticos mais frequentes são: perda do alelo materno no cromossomo 11p15.1 compensada por dissomia uniparental paterna, ou variantes patogênicas de herança autossômica recessiva e origem paterna do *ABCC8* e *KCNJ11*. Caso alguma dessas variantes seja identificada, solicitar ^{18}F-DOPA-PET, TC ou RM para localizar a lesão focal.

A forma histológica atípica, também conhecida como LINE-HI (*localized islet nuclear enlargement hyperinsulinism*), não se caracteriza nem como focal nem como difusa, sendo definida por um padrão em mosaico no qual o parênquima pancreático normal é intercalado por ilhas de células hiperfuncionantes. Na forma atípica, coexistem dois tipos de ilhotas: ilhotas grandes, com células beta ricas em citoplasma, e ilhotas pequenas. Essa forma histológica do hiperinsulinismo congênito é geralmente causada por variantes patogênicas autossômicas dominantes do *ABCC8* e *GCK*, e expressão aumentada do *HK1*.

ABORDAGEM TERAPÊUTICA

Os princípios da prevenção da hipoglicemia neonatal são: (i) identificação dos fatores de risco pré-natal e pós-natal; (ii) manutenção de conforto térmico, evitando hipotermia; (iii) oferta precoce de alimentação (leite materno nos primeiros 60 minutos); e (iv) monitoração da glicemia capilar nos grupos de risco.

No recém-nascido estável e assintomático, a primeira opção terapêutica é o início precoce da alimentação. Se a hipoglicemia persistir, administrar gel de glicose na mucosa oral. Se ainda assim a hipoglicemia não for controlada, prescrever reposição venosa de glicose. Se após 3 dias de vida o TIG para manter glicemia normal for > 10 mg/kg/minuto, investigar hipoglicemia neonatal persistente. Nas hipoglicemias graves pode ser necessária a instalação de um cateter venoso central, ou a colocação de uma sonda nasoenteral para manter o aporte adequado de glicose.

A monitoração frequente da glicemia capilar é importante para detecção e correção precoce dos episódios hipoglicêmicos. A monitorização contínua da glicose intersticial ainda não é aprovada para recém-nascidos.

Hipoglicemia transitória assintomática

A American Academy of Pediatrics recomenda para recém-nascidos assintomáticos e com risco de hipoglicemia o início da alimentação na primeira hora de vida (leite materno ou fórmula), com o objetivo de manter glicemia ≥ 45 mg/dL antes da alimentação. A lactose é o açúcar de preferência para a alimentação oral ou enteral, uma vez que ela será transformada em glicose e galactose. A galactose, além de não estimular a secreção de insulina, estimula a síntese de glicogênio, que pode ser usado no período de jejum entre as refeições.

O uso de gel de dextrose a 40% (0,5 mL/kg = 200 mg/kg), aplicado na mucosa oral, em combinação com a alimentação oral ou enteral, tem sido usado como estratégia para prevenção e tratamento da hipoglicemia neonatal. Nos Estados Unidos, as duas preparações mais usadas são: Glutose 15® (*Perrigo Company*) com 15 g de glicose por seringa dosadora, e Insta-Glucose® (*Valeant Pharmaceuticals*), com 24 g de glicose por seringa dosadora. Esse tratamento equivale a infusão venosa de soro glicosado (SG) 10% na dose de 2 mL/kg.

Se a alimentação oral ou enteral não for possível, iniciar venóclise com TIG de 4 a 6 mg/kg/minuto para recém-nascidos a termo e de 6 a 8 mg/kg/minuto para prematuros.

Hipoglicemia transitória sintomática

Se o recém-nascido estiver com hipoglicemia sintomática e não puder receber alimentação por via oral ou enteral, deve-se administrar SG10% na dose de 2 a 4 mL/kg, por via endovenosa (EV), em bolo, que equivale a 200 a 400 mg/kg/dose de glicose. Em seguida, instalar venóclise com um TIG de 6 a 8 mg/kg/minuto. À medida que a alimentação oral é iniciada e aumentada de volume, a concentração de glicose da venóclise é gradualmente reduzida. Nesse grupo de pacientes, o uso de venóclise para manter normoglicemia pode durar até pouco mais de 1 semana. A infusão rápida ou prolongada de soluções de glicose hipertônicas pode causar lesões osmóticas, com risco de sangramento do SNC. Exemplos de soluções glicosadas: SG5% = 278 mOsmo/kg (isotônica), SG10% = 540 mOsmo/kg e SG25% = 2.770 mOsmo/kg.

Na indisponibilidade de acesso venoso ou necessidade de TIG > 10 mg/kg/minuto para manter glicemia ≥ 50 mg/dL, pode-se administrar glucagon (GlucaGen® HypoKit: frasco-ampola com pó 1 mg e seringa com 1 mL de diluente), na dose de 0,2 mL/kg (200 mcg/kg), por via intramuscular (IM). O glucagon estimula a glicogenólise e a gliconeogênese, levando a elevação rápida da glicemia (10 a 15 minutos). A hipoglicemia causada por glicogenose não responde ao tratamento com glucagon. A hipoglicemia do recém-nascido PIG ou prematuro com depleção das reservas de glicogênio também não é responsiva ao glucagon.

Hipoglicemia persistente

A hipoglicemia é considerada persistente quando dura > 3 dias. Alguns autores também consideram critério diagnóstico a concentração de glicose > 10 mg/kg/minuto para manter normoglicemia. Nesses casos, é importante investigar causas raras de hipoglicemia neonatal.

Se o recém-nascido estiver com hipoglicemia sintomática e não puder receber alimentação por via oral ou enteral, deve-se administrar SG10% na dose de 2 a 4 mL/kg, EV, em bolos, que equivale a 200 a 400 mg/kg/dose de glicose. Concentrações de glicose acima de 15 a 20% requerem acesso venoso central.

Se mesmo com a administração de uma TIG > 10 mg/kg/minuto a hipoglicemia ainda persiste, é possível adicionar glicocorticoide, por curto prazo, ao tratamento (após coleta e armazenamento de amostra de sangue para futuras dosagens hormonais), com o objetivo de estimular a gliconeogênese e reduzir o consumo periférico de glicose. Opções de corticoterapia são: hidrocortisona (5 mg/kg/dia, EV ou VO, a cada 6 horas) ou prednisolona (1 a 2 mg/kg/dia, VO, a cada 12 horas).

A seguir serão descritas as medidas terapêuticas do hiperinsulinismo congênito. O tratamento das demais causas de hipoglicemia foi abordado em sua descrição clínica.

Hiperinsulinismo congênito

O tratamento do hiperinsulinismo congênito é feito com: (i) adequado aporte de glicose (via oral, sonda enteral, gastrostomia ou venóclise) para manter normoglicemia; (ii) dieta restrita em leucina, para pacientes com a síndrome do hiperinsulinismo hiperamonemia; (iii) medicamentos: diazóxido, octreotida, lanreotida, glucagon e hidroclorotiazida; e (iv) cirurgia: para as formas focais e para as formas difusas que não respondem ao tratamento clínico. A nifedipina, um bloqueador do canal de cálcio que age impedindo o influxo de cálcio para célula e potencialmente limitando a exocitose da insulina, não é indicado no hiperinsulinismo. O Quadro 12 resume os principais medicamentos usados no tratamento da hipoglicemia hiperinsulinêmica.

Diazóxido

O diazóxido (agonista do canal K_{ATP}), administrado por via oral, é o medicamento de primeira escolha para o tratamento do hiperinsulinismo desde que a função do K_{ATP} esteja intacta. Assim, ele é ineficaz em grande parte dos hiperinsulinismos causados por variantes patogênicas inativadoras do *ABCC8* e *KCNJ11*.

A preparação por via oral não é disponível no Brasil, mas pode ser importada (Proglycem®: comp. 25, 50 e 100 mg e suspensão oral de 50 mg/1 mL). Ele age se ligando à subunidade SUR1, abrindo o canal K_{ATP}, hiperpolarizando a membrana celular, aumentando o efluxo celular de potássio, fechando os canais de cálcio voltagem-dependentes e reduzindo a secreção de insulina.

O diazóxido é iniciado na dose de 5 mg/kg/dia, aumentando, se necessário, em 5 mg/kg/dia a cada 2 dias até a dose máxima de 15 mg/kg/dia, VO, a cada 8 ou 12 horas. Iniciar com doses menores (2,5 mg/kg/dia) em recém-nascidos com doença cardíaca ou risco de efeitos adversos do medicamento. Retenção hídrica, insuficiência cardíaca congestiva e hipertensão pulmonar podem ocorrer no início da terapia. Por isso, recomenda-se restrição hídrica (< 150 mL/kg/dia), para recém-nascidos a termo, 24 a 48 horas antes do diazóxido, e a realização de ecocardiograma antes e 7 a 14 dias após o início da terapia. A hidroclorotiazida (1 a 2 mg/kg/dia, VO, a cada 8 ou 12 horas) é associada ao diazóxido no início do tratamento para minimizar a retenção hídrica, principalmente se a dose do diazóxido for ≥ 10 mg/kg/dia. Pode-se tentar suspender a hidroclorotiazida quando a dose do diazóxido for pequena (~5 mg/kg/dia), o que geralmente ocorre no primeiro ano de vida.

A melhora ou normalização da glicemia geralmente é observada nos primeiros 2 dias. Se após 5 dias de uso do diazóxido, na dose de 15 mg/kg/dia, a infusão venosa de glicose não puder ser interrompida, ou o paciente for incapaz de manter glicemia > 70 mg/dL após um jejum de 12 horas, considera-se que ele não tenha resposta ao medicamento. Caso isso ocorra, o diazóxido será suspenso, considerando-se alternativas terapêuticas como cirurgia, ou uso de fármacos de segunda escolha. Quando a hipoglicemia é controlada com doses < 10 mg/kg/dia, provavelmente a atividade dos canais K_{ATP} está mantida e existe possibilidade de redução da dose.

Os principais efeitos adversos do diazóxido são: retenção hídrica, taquicardia, insuficiência cardíaca, derrame pericárdico, hipertensão pulmonar, reabertura do forame oval, enterocolite necrotizante, hipertricose, taquicardia, hiponatremia, hiperuricemia, eosinofilia, neutropenia, trombocitopenia, hipoglicemia paradoxal e diminuição da IgG.

Octreotida

A octreotida é a segunda opção para os pacientes que não responderam ao diazóxido. Ela é um análogo de longa duração da somatostatina que se liga aos receptores 2 e 5 da somatostatina (SSTR2 e SSTR5), ativando e mantendo abertos os canais de K_{ATP} e inibindo a secreção de insulina. Também causa inibição do AMP cíclico intracelular, com diminuição da exocitose da insulina. Seu uso no tratamento da hipoglicemia hiperinsulinêmica é *off-label*. Existem duas apresentações da octreotida disponíveis no mercado: duração curta e prolongada.

A apresentação de duração curta (Sandostatin®: ampolas de 0,05 mg (50 mcg), 0,1 mg (100 mcg) e 0,5 mg (500 mcg) por 1 mL) é administrada por via subcutânea, a cada 6 ou 8 horas, iniciando com uma dose menor (3 a 6 mcg/kg/dia) e aumentando em 3 mcg/kg/dia (1 mcg/kg/dose a cada 8 horas), a cada 2 dias, se necessário, até a dose máxima de 20 mcg/kg/dia. Em recém-nascidos, preferir a apresentação de 0,05 mg (50 mcg) por 1 mL. O uso da octreotida é seguido pelo fenômeno da taquilafixia/dessensibilização, de modo que ela perde sua eficácia com o uso crônico

A preparação de duração prolongada (Sandostatin LAR®: frasco-ampolas de 10, 20 e 30 mg, com pó e 2,5 mL de diluente) é administrada, via intramuscular, na região glútea, 1 vez/mês, alternando nádega direita e esquerda a cada injeção (não usar o deltoide). Existe pouca experiência com o uso da preparação LAR em crianças. Iniciar com a menor dose (p. ex., 5 mg, IM, a cada 30 dias). O Sandostatin LAR® permite ajustes de doses. Essa possibilidade favorece o uso dessa preparação em crianças.

Os principais efeitos adversos da octreotida são: diminuição do esvaziamento gástrico, anorexia, náusea, dor abdominal, flatulência, má-absorção de gordura podendo causar diarreia, diminuição da contratilidade da vesícula biliar, podendo causar colelitíase, enterocolite necrotizante em lactentes < 2 meses, supressão do GH, TSH e glucagon, elevação das enzimas hepáticas, insuficiência pancreática exógena, deficiência de vitaminas A, D, E e K, síndrome do QT longo e taquifilaxia.

Lanreotida

A lanreotida é um análogo sintético da somatostatina usado de forma *off-label*, no tratamento da hipoglicemia hiperinsulinêmica. Seus mecanismos de ação são: ativação do receptor da somatostatina 2 (SSTR2), inibindo a atividade do gene promotor da insulina; abertura dos canais K_{ATP} no pâncreas, inibindo a secreção de insulina.

A lanreotida (Somatuline Autogel®: seringas preenchidas de 60 mg (0,3 mL agulha de 1,2 × 20 mm), 90 mg (0,3 mL, agulha de 1,2 × 20 mm) e 120 mg (0,5 mL, agulha de 1,4 × 20 mm) é destinada apenas ao uso por via SC profunda. Indicada para lactentes > 10 kg ou > 1 ano. O medicamento é administrado, via SC profunda, no quadrante superior externo da coxa, alternando lado direito e esquerdo entre as injeções. Como a injeção é dolorosa, recomenda-se a aplicação prévia de um anestésico tópico ou gelo, para reduzir a dor no local. A duração da ação é de 28 a 56 dias. Existem experiências em crianças tão jovens quanto 7 semanas de vida, mostrando a eficácia e segurança desse medicamento no tratamento do hiperinsulinismo congênito. Como a dose do Somatuline Autogel® é fixa (a apresentação em seringas pré-preenchidas impossibilita doses menores), ele não é usado em crianças com peso < 10 kg, nem permite redução e ajustes de doses, quando há melhora do hiperinsulinismo.

Para o tratamento da hipoglicemia hiperinsulinêmica, recomenda-se iniciar com 60 mg/dose, aumentando para 90 mg, caso não haja controle das hipoglicemias. Quando as glicemias estiverem controladas por mais de 3 meses, pode-se considerar aumentar o intervalo entre as doses de 28 em 28 dias para intervalos maiores (p. ex., 42 a 56 dias).

Os principais efeitos adversos da lanreotida são: dor, nódulos fibróticos no local da injeção, anorexia, náusea, dor abdominal, flatulência, diarreia, colelitíase, enterocolite necrotizante, alopecia, bradicardia sinusal, cefaleia, tontura, supressão do GH, TSH e glucagon, elevação de enzimas hepáticas e bilirrubina, insuficiência pancreática exógena, deficiência de vitaminas A, D, E e K e taquifilaxia.

Glucagon

O glucagon (GlucaGen® HypoKit: frasco-ampola com pó 1 mg e seringa com 1 mL de diluente) é administrado na dose de 0,2 mL/kg (200 mcg/kg), por via intramuscular ou subcutânea. O glucagon estimula a glicogenólise e a gliconeogênese, levando a elevação rápida da glicemia (10 a 15 minutos). A preparação endovenosa (2,5 a 20 mcg/kg/h) não é disponível no Brasil. Potenciais efeitos adversos são náusea, vômito, dor abdominal e eritema necrolítico migratório.

Tratamento cirúrgico do hiperinsulinismo congênito

O tratamento cirúrgico é reservado para crianças que não podem ser tratadas clinicamente, para as que têm a forma histológica difusa e que não responderam ao tratamento medicamentoso e para as que têm lesão hiperinsulinêmica focal passível de excisão cirúrgica.

Por isso, a análise molecular pré-cirúrgica associada ao ^{18}F-DOPA-PET é importante para identificar se a lesão é focal ou não. A investigação para diferenciar os tipos histológicos deve continuar durante a cirurgia, quando o pâncreas será inspecionado e palpado em busca de lesões focais ao tempo em que biópsias de congelação (cabeça, corpo e cauda do pâncreas) são enviadas para estudo histológico.

Nas formas histológicas focais (30 a 40% dos casos), a lesão mede entre 0,5 e 1 cm, não é encapsulada e se estende dentro do parênquima pancreático com dificuldade para avaliar as margens. A ressecção da lesão (lesionectomia) é curativa, desde que se assegure que as margens da lesão fiquem livres e que a lesão não esteja localizada na cabeça do pâncreas. Nas lesões difusas não responsivas ao tratamento medicamentoso, recomenda-se a pancreatectomia quase total (remoção de 95% do pâncreas, deixando uma pequena porção de tecido pancreático ao longo do ducto biliar e duodeno). Alguns autores recomendam remoções mais conservadoras (50 a 70%) mesmo que isso implique novas cirurgias, caso a hipoglicemia persista, para evitar as complicações de uma pancreatectomia extensa (p. ex., lesões do ducto biliar, pseudocistos pancreáticos, fistulas, infecções).

Após a pancreatectomia quase total, os pacientes podem desenvolver diabetes melito insulino-dependente de difícil tratamento devido à concomitante deficiência de glucagon e insuficiência pancreática exógena. Por isso, a decisão quanto à pancreatectomia quase total em serviços onde a investigação diagnóstica é limitada deve ser individualizada, levando em consideração as circunstâncias locais, a experiência da equipe cirúrgica e as condições familiares para reconhecer e tratar hipoglicemia no domicílio. O pós-operatório é complexo, com os pacientes podendo apresentar tanto hiperglicemia como hipoglicemia.

A programação de alta hospitalar inclui documentação dos seguintes itens: teste de jejum para avaliar a ausência de hipoglicemia, acompanhamento multidisciplinar, avaliar a necessidade de gastrostomia, tratamento da insuficiência pancreática exógena e diabetes melito nas pancreatectomias quase totais, e medicamentos para controle das hipoglicemias quando o hiperinsulinismo persiste após a cirurgia. Os cuidadores devem ser instruídos a prevenir, reconhecer e tratar hipoglicemias e a monitorar a glicemia capilar com glicosímetros ou sensores de monitoração contínua da glicose intersticial.

O pâncreas biônico bi-hormonal, administrando autonomamente insulina e glucagon, com base na glicose aferida por um sensor, poderá vir a ser uma opção terapêutica importante para os pacientes submetidos a pancreatectomia total.

ORIENTAÇÃO PARA OS PAIS/RESPONSÁVEIS

Ao planejar a alta para casa do recém-nascido com hipoglicemia persistente, deverão ser feitas as seguintes orientações para os cuidadores:

QUADRO 12 Tratamento farmacológico do hiperinsulinismo

Medicamento	Dose e via de administração	Mecanismo de ação	Efeitos adversos
Diazóxido (Proglycem®: solução oral de 50 mg/1 mL, comp. 25, 50 e 100 mg) * Requer importação	5-15 mg/kg/dia, VO, a cada 8 horas	Agonista do canal K_{ATP}. Liga-se ao SUR1, abrindo os canais K_{ATP}, impedindo a despolarização da membrana e inibindo a secreção de insulina	Retenção hídrica, insuficiência cardíaca, derrame pericárdico, hipertensão pulmonar, hipertricose, taquicardia, hiponatremia, hiperuricemia, leucopenia, trombocitopenia, enterocolite necrotizante
Hidroclorotiazida (Clorana®: comp. 25 mg)	1-2 mg/kg/dia, VO, a cada 12 horas	Agonista do canal K_{ATP}, mantendo-os abertos e reduzindo a secreção de insulina	Hiponatremia, hipopotassemia, hiperuricemia, alcalose metabólica
Octreotida (Sandostatin®: amp. 1 mL com 50, 100 e 500 mcg) (Sandostatin LAR®: frasco--ampolas de 10, 20 ou 30 mg)	3-20 mcg/kg/dia, SC, a cada 8 horas; ou em infusão venosa contínua * Preparação de longa duração é usada, na dose de 10-30 mg, via IM, a cada 4-6 semanas	Inibe a secreção insulínica ao ativar os receptores 2 e 5 da somatostatina (SSTR-2 e SSTR-5) e bloquear o canal de cálcio	Anorexia, náusea, dor abdominal, flatulência, diarreia, colelitíase, enterocolite necrotizante, supressão do GH, TSH e glucagon, taquifilaxia, síndrome do QT longo
Lanreotida (Somatuline Autogel®: seringa preenchida de 60, 90 e 120 mg)	30-90 mg, via SC profunda, a cada 38-56 dias	Inibe a secreção de insulina pela ativação do receptor 2 da somatostatina (SSTR-2)	Bradicardia, arritmia, palpitação, diarreia, dor abdominal, colelitíase, elevação de enzimas hepáticas, enterocolite necrotizante, hiperglicemia, supressão do GH, TSH e glucagon, dor ou fibrose no local da injeção, síndrome do QT longo
Glucagon (Glucagen®: amp. 1 mL com 1 mg)	0,03 mg/kg/dose, ou 0,5-1 mg/dose, via IM ou SC. A preparação para uso EV não é disponível no Brasil	Aumento da glicogenólise e da gliconeogênese. Não pode ser usado na terapia crônica por exaurir as reservas de glicogênio	Náusea, vômito, *rash* cutâneo, eritema necrolítico migratório
Acarbose (GlucoBay®: comp. 50 e 100 mg)	6,25-300 mg/dia, VO, a cada 8 horas, antes das refeições	Inibe a alfa-glicosidase intestinal, quebrando polissacarídeos em monossacarídeos. Indicado para o hiperinsulinismo pós-prandial	Náusea, dor abdominal, flatulência, diarreia

- Ter glicosímetro e fitas reagentes no domicílio para aferir a glicemia capilar.
- Instruir sobre a prevenção, reconhecimento e tratamento domiciliar da hipoglicemia.
- Seguir o plano alimentar específico para o distúrbio de base (p. ex., glicogenose).
- Manter o intervalo entre as refeições nas hipoglicemias precipitadas por jejum.
- Enviar para a Secretaria Estadual de Saúde relatório detalhado para dispensação de medicamentos *off-label* e de custo elevado (p. ex., octreotida, lanreotida).
- Instruir como armazenar e como administrar, incluindo a diluição, se necessário, dos medicamentos administrados por via SC ou IM.
- Prescrever glucagon, orientando sobre como armazenar e administrar nas hipoglicemias graves, quando a via oral não for disponível.
- Orientar sobre os procedimentos para a compra de medicamentos importados.
- Orientar sobre os principais efeitos adversos dos medicamentos.
- Portar identificação, informando sobre a causa e tratamento da hipoglicemia.

REFERÊNCIAS SELECIONADAS

1. Blanco CL, Kim J. Neonatal glucose homeostasis. Clin Perinatol. 2022;49(2):393-404.
2. Casertano A, Rossi A, Fecarotta S, Rosanio FM, Moracas C, Di Candia F, et al. An overview of hypoglycemia in children including a

comprehensive practical diagnostic flowchart for clinical use. Front Endocrinol (Lausanne). 2021;12:684011.
3. De Leon DD, Arnoux JB, Banerjee I, Bergada I, Bhatti Iet al. International guidelines for the diagnosis and management of hyperinsulinism. Horm Res Paediatr. 2023.
4. ElSheikh A, Shyng SL. KATP channel mutations in congenital hyperinsulinism: Progress and challenges towards mechanism-based therapies. Front Endocrinol (Lausanne). 2023;14:1161117.
5. Giouleka S, Gkiouleka M, Tsakiridis I, Daniilidou A, Mamoopulos A, Athanasiadis A, et al. Diagnosis and management of neonatal hypoglycemia: a comprehensive review of guidelines. Children (Basel). 2023;10(7):1220.
6. Hartmann AF, Jaudon JC, Morton M. Hypoglycemia. J Pediatr. 1937;11(1):1-36.
7. Kalogeropoulou MS, Iglesias-Platas I, Beardsall K. Should continuous glucose monitoring be used to manage neonates at risk of hypoglycaemia? Front Pediatr. 2023;11:1115228.
8. Roberts L, Lin L, Alsweiler J, Edwards T, Liu G, Harding JE. Oral dextrose gel to prevent hypoglycaemia in at-risk neonates. Cochrane Database Syst Rev. 2023;11(11):CD012152.
9. Rosenfeld E, De León DD. Bridging the gaps: recent advances in diagnosis, care, and outcomes in congenital hyperinsulinism. Curr Opin Pediatr. 2023;35(4):486-93.
10. Rosenfeld E, Thornton PS. Hypoglycemia in neonates, infants, and children. 2023. In: Feingold KR, Anawalt B, Blackman MR, et al., editors. Endotext [Internet]. South Dartmouth (MA): MDText.com; 2000.
11. Shaikh MG, Lucas-Herald AK, Dastamani A, Estebanez MS, Senniappan S, Abid N, et al. Standardized practices in the networked management of congenital hyperinsulinism: a UK national collaborative consensus. Front Endocrinol (Lausanne). 2023;14:1231043.
12. Stanley CA, Thornton PS, De Leon DD. New approaches to screening and management of neonatal hypoglycemia based on improved understanding of the molecular mechanism of hypoglycemia. Front Pediatr. 2023;11:1071206.
13. Thornton PS, Stanley CA, De Leon DD, Harris D, Haymond MW, Hussain K, et al. Recommendations from the Pediatric Endocrine Society for evaluation and management of persistent hypoglycemia in neonates, infants, and children. J. Pediatr. 2015;167-238-45.
14. Zenker M, Mohnike K, Palm K. Syndromic forms of congenital hyperinsulinism. Front Endocrinol (Lausanne). 2023;14:1013874.

31

Hipoglicemia na criança e adolescente

INTRODUÇÃO

Em 1935, Allen Oldfather Whipple (1881-1963) publicou um artigo na revista *Annals of Surgery*, intitulado "*Adenoma of islets cells with hyperinsulinism*", no qual descreveu três critérios para o diagnóstico de hipoglicemia, que ficaram conhecidos como tríade de Whipple: sintomas de hipoglicemia, concentração sérica de glicose abaixo do normal e melhora ou resolução dos sintomas quando a glicemia é restaurada.

A hipoglicemia é um distúrbio metabólico incomum em crianças e adolescentes saudáveis, com exceção da hipoglicemia cetótica. Em crianças e adolescentes com problemas de saúde, o diabetes melito é a causa mais frequente. Uma vez comprovada a hipoglicemia, os exames diagnósticos devem ser realizados durante a vigência de hipoglicemia espontânea ou provocada. O tratamento é individualizado de acordo com a etiologia, podendo incluir alterações na dieta, uso de medicamentos ou cirurgia.

FISIOLOGIA DO METABOLISMO DA GLICOSE

A glicose plasmática se origina da absorção intestinal de carboidratos e da produção endógena por meio da glicogenólise e gliconeogênese. Ela é transportada para dentro das células por diferentes transportadores: GLUT1 (barreira hemato-liquórica), GLUT2 (hepatócitos e células beta) e GLUT4 (miócitos e adipócitos). Uma vez dentro da célula, a glicose é fosforilada por hexoquinases (glicoquinase nos hepatócitos e células beta) para glicose-6-fosfato, que é armazenada como glicogênio ou metabolizada pela glicólise (conversão para piruvato gerando ATP). O piruvato pode ser reduzido, em condições anaeróbicas, para lactato ou ser oxidado no ciclo de Krebs aumentando ainda mais a produção de ATP. O aumento da concentração celular de ATP leva ao fechamento dos canais de potássio ATP dependente (K_{ATP}), despolarizando a membrana celular, inibindo o efluxo de potássio e abrindo os canais de cálcio voltagem-dependente que aumentam o influxo intracelular de cálcio, o que leva à liberação de insulina na circulação. A secreção de insulina ocorre de forma pulsátil, a cada 9 a 14 minutos. Além disso, existe uma secreção cefálica de insulina, ativada pela visão, pelo odor ou pelo sabor de alimentos, sendo mediada pelo sistema nervoso parassimpático.

A manutenção da glicemia depende do funcionamento intacto e integrado do sistema enzimático (glicogenólise, gliconeogênese, lipólise e cetogênese), do sistema endócrino (insulina, glucagon, epinefrina, cortisol, hormônio do crescimento) e de um suprimento adequado de substratos energéticos (glicose, aminoácidos, glicerol, lactato).

No período pós-prandial (estado alimentado), a elevação da glicemia estimula a secreção de insulina pelo pâncreas. A insulina suprime a produção de glucagon pelas células alfa pancreáticas, aumenta a captação de glicose pelo músculo e pelo tecido adiposo, promove a síntese de glicogênio e inibe a gliconeogênese hepática. A glicose que não é utilizada é armazenada sob a forma de glicogênio no fígado e no músculo e de triglicérides no tecido adiposo.

No jejum (estado não alimentado), a glicogenólise é o primeiro mecanismo metabólico adaptativo a ser ativado, quebrando glicogênio para produzir glicose e manter a glicemia normal. A glicose-6-fosfato gerada pela glicogenólise pode sofrer glicólise, ser convertida em lactato ou em glicose. O segundo mecanismo adaptativo é a gliconeogênese, que produz glicose a partir de lactato, alanina, frutose e glicerol. O terceiro mecanismo é a lipólise, que gera triglicérides metabolizados em ácidos graxos e glicerol. Os ácidos graxos são utilizados para formação de corpos cetônicos e o glicerol é utilizado na gliconeogênese.

A resposta hormonal no jejum (estado não alimentado) consiste na supressão da secreção de insulina, diminuindo a utilização de glicose pelos tecidos periféricos, e no aumento dos hormônios contrarreguladores. O glucagon estimula a glicogenólise, gliconeogênese e cetogênese; a epinefrina estimula a glicogenólise, lipólise e cetogênese; o cortisol estimula a gliconeogênese; e o hormônio de crescimento estimula a lipólise e glicogenólise. Em relação à cronologia da resposta hormonal, a diminuição da insulina é a primeira resposta (glicemia: 80 a 85 mg/dL), seguida pelo aumento do glucagon e da epinefrina (glicemia: 65 a 70 mg/dL) e, por fim, pela elevação do cortisol e do hormônio de crescimento (glicemia < 65 mg/dL).

Em lactentes, os depósitos de glicogênio se exaurem após 4 a 8 horas de jejum e, em crianças maiores, após 8 a 12 horas, porque neles a taxa de utilização de glicose é de 8 a 12 mg/kg/minuto, comparada a 4 a 6 mg/kg/minuto em adultos. Ao estimularem a lipólise, os hormônios contrarreguladores aumentam o suprimento de ácidos graxos, que são oxidados para corpos cetônicos. Estes cruzam a barreira sangue/cérebro, por meio dos transportadores MCT1 (*monocarboxylate transporter 1*), cuja expressão é aumentada em pacientes com níveis séricos de cetonas cronicamente elevados, sendo utilizados como fonte energética pelo cérebro. Por isso, pessoas em dieta cetogênica apresentam poucas manifestações de hipoglicemia, ao contrário da hipoglicemia aguda, na qual os corpos cetônicos são menos eficazes na prevenção dos sintomas. O cérebro também usa lactato como fonte alternativa de energia. Essa é a razão das crianças com glicogenose tipo 1 tolerarem relativamente bem a hipoglicemia ao diagnóstico. Uma vez iniciado o tratamento, ocorre redução do lactato fazendo com que elas se tornem mais vulneráveis aos sintomas hipoglicêmicos.

Anormalidades em qualquer um dos mecanismos citados podem levar à hipoglicemia, um distúrbio metabólico que, se não for diagnosticado e tratado precocemente, pode resultar em convulsão, déficit cognitivo, distúrbio da memória, afasia, hemiparesia, coma e óbito.

DEFINIÇÃO

A dificuldade em estabelecer um valor de glicose que defina hipoglicemia deve-se à grande variabilidade da concentração necessária para causar sintomas hipoglicêmicos. Essa variação, que ocorre de paciente para paciente, depende da disponibilidade de combustível alternativo (inexistente no hiperinsulinismo), da gravidade, duração e etiologia da hipoglicemia, da concentração prévia de glicose e de múltiplos fatores que interferem na sua interpretação. Por exemplo, artefatos técnicos que fornecem resultados falso-positivos (a demora na realização do exame pode diminuir a glicemia em até 6 mg/dL/h); falência autonômica associada à hipoglicemia, fazendo com que o limiar para sintomas neurogênicos caia para valores < 55 mg/dL; e a não definição sobre qual o valor de hipoglicemia se associa a dano cerebral.

Alguns autores classificam a hipoglicemia nas crianças e adolescentes em dois grupos: (i) hipoglicemia diagnóstica (glicemia ≤ 50 mg/dL) = a concentração de glicose indicada para investigar a etiologia da hipoglicemia; e (ii) hipoglicemia terapêutica (> 70 mg/dL) = a concentração de glicose a ser mantida após o tratamento da hipoglicemia.

Para padronizar essas limitações, em 2015, a Pediatric Endocrine Society publicou critérios que orientam a investigação da hipoglicemia. São eles:

- Em crianças capazes de comunicar os sintomas de hipoglicemia, a investigação está indicada caso o paciente preencha os critérios da tríade de Whipple.
- Em crianças incapazes de comunicar os sintomas de hipoglicemia, a investigação está indicada se as glicemias plasmáticas se mantiverem < 60 mg/dL.
- Em recém-nascidos, a investigação será efetuada nos grupos de risco, após as primeiras 72 horas de vida, isto é, após a fase de transição.

ETIOLOGIA

A hipoglicemia ocorre quando o consumo de glicose é maior que sua produção ou aporte, por exemplo: consumo normal e produção/aporte diminuídos, consumo aumentado e produção/aporte normais, e consumo aumentado e produção/aporte diminuídos.

A maioria das hipoglicemias em crianças ocorre em jejum (p. ex., hipoglicemia cetótica). As hipoglicemias pós-prandiais (p. ex., hiperinsulinismo induzido por proteína, galactosemia, intolerância à frutose) são menos frequentes.

As principais causas de hipoglicemia em crianças e adolescentes estão listadas no Quadro 1. A prevalência de cada etiologia depende da idade do paciente e da doença de base. Em termos de frequência, as causas mais comuns de hipoglicemia em crianças são diabetes melito e hipoglicemia cetótica.

QUADRO 1 **Etiologia da hipoglicemia na criança e no adolescente**

Desnutrição
Jejum prolongado
Diarreia grave
Doenças graves ▪ Sepse, choque, queimadura, neoplasia
Drogas ou medicamentos ▪ Insulina, sulfonilureias, meglitinidas, betabloqueadores, salicilatos, pentamidina, quinina, hidroxicloroquina, fluoroquinolonas, IGF-1 recombinante, análogos do GLP-1, etanol
Hipoglicemia cetótica
Distúrbios hepáticos ▪ Hepatite, deficiência de alfa-1-antitripsina
Distúrbios cardíacos ▪ Insuficiência cardíaca grave, cardiopatia congênita cianótica
Distúrbios renais ▪ Insuficiência renal
Distúrbios mitocondriais ▪ Síndrome da depleção mitocondrial hepatocerebral da MPV17
Distúrbios endócrinos ▪ Pâncreas: hiperinsulinismo, deficiência de glucagon ▪ Adrenal: deficiência de cortisol ou epinefrina ▪ Tireoide: hipotireoidismo ▪ Hipófise: deficiência do hormônio do crescimento (GH), corticotrofina (ACTH) ou tireotrofina (TSH)
Distúrbios do armazenamento do glicogênio (GSD) ▪ Deficiência da: glicogênio sintetase (GSD 0), glicose-6--fosfatase (GSD I), enzima desramificadora (GSD III), fosforilase hepática (GSD (VI) e fosforilase quinase (GSD IX)
Distúrbios da gliconeogênese ▪ Deficiência da: frutose 1,6-difosfatase, piruvato carboxilase, fosfoenolpiruvato carboquinase e glicerol quinase
Distúrbios do metabolismo dos aminoácidos ▪ Doença do xarope de bordo, acidemia propiônica, acidemia metilmalônica, acidemia glutárica e tirosinemia
Distúrbios do metabolismo dos ácidos graxos ▪ Deficiência da carnitina, transporte dos ácidos graxos e betaoxidação dos ácidos graxos, doença do vômito da Jamaica (intoxicação exógena pela *ackee fruit)*, intoxicação exógena pelo bardo azul
Distúrbios do transporte de glicose ▪ Síndrome de Fanconi-Bickel
Hipoglicemia autoimune ▪ Anticorpos anti-insulina (doença de Hirata), anticorpos antirreceptor de insulina
Tumores produtores de IGF-2
Hipoglicemia pós-prandial ▪ Síndrome *dumping*, síndrome pós-prandial idiopática (hipoglicemia reativa), galactosemia, frutosemia
Hipoglicemia hipoinsulinêmica não cetótica ▪ Secreção paraneoplásica de pró-IGF-2 (síndrome de Doege-Potter) ▪ Distúrbios da sinalização da insulina (*AKT2, AKT3, PIK3CA, PIK3R2, CCND2, INSR*

Desnutrição

Na desnutrição existe uma redução significativa das reservas hepáticas de glicogênio, diminuição de substratos para gliconeogênese (p. ex., alanina, lactato, glicerol) e para cetogênese (triglicérides), o que pode causar hipoglicemia.

Jejum prolongado

O jejum prolongado é uma causa importante de hipoglicemia ao exaurir as reservas hepáticas de glicogênio, bem como a capacidade de normalizar a glicemia por meio da gliconeogênese.

Diarreia

A hipoglicemia é incomum em crianças previamente sadias que desenvolvem diarreia aguda porque ela será compensada pela cetogênese. No entanto, a diarreia grave (p. ex., causada pela cólera), principalmente em crianças desnutridas, ou que permanecem em jejum por muito tempo, pode causar hipoglicemia.

Doenças

Doenças graves como sepse, choque, traumatismo cranioencefálico e pancreatite podem causar hipoglicemia por vários mecanismos, incluindo depleção de substratos, aumento do consumo de glicose, uso de medicamentos, perda de acessos venosos de soluções contendo glicose e efeitos específicos de cada doença.

Drogas ou medicamentos

Alguns medicamentos, usados intencional ou acidentalmente, podem causar hipoglicemia:

- Sulfonilureias (p. ex., glicazida, glibenclamida): causam hipoglicemia ao estimular a secreção de insulina após se ligarem à subunidade SUR1 dos canais K_{ATP}.
- Glinidas ou meglitinidas (p. ex., repaglinida, nateglinida): causam hipoglicemia ao estimularem a secreção de insulina ligando-se aos receptores dos canais K_{ATP} em um sítio diferente das sulfonilureias.
- Betabloqueadores (p. ex., propranolol, atenolol): causam hipoglicemia ao diminuir a ação da epinefrina em promover glicogenólise. Eles também bloqueiam a resposta autonômica a queda dos níveis de glicose, fazendo com que a percepção da hipoglicemia seja reduzida.
- Salicilatos: a intoxicação por salicilatos causa hipoglicemia por redução da gliconeogênese.
- Fluoroquinolonas (levofloxacina, ciprofloxacina): podem causar hipoglicemia ao inibir as subunidades Kir6.2 dos canais K_{ATP}.
- Inibidores da enzima de conversão do angiotensinogênio (p. ex., captopril): podem causar hipoglicemia ao inibir a secreção de epinefrina e norepinefrina induzida pela insulina.
- Análogos do GLP-1 (liraglutida, semaglutida): podem causar hipoglicemia quando associados a outros antidiabéticos ao estimularem a secreção de insulina.
- IGF-1 recombinante: causa hipoglicemia por seu efeito semelhante a insulina.
- Pentamidina: causa hipoglicemia por lesão pancreática e hiperinsulinismo.
- Etanol: causa hipoglicemia pela inibição da gliconeogênese e glicogenólise. Sua intoxicação cursa com acidose metabólica de ânion *gap* elevado e aumento dos níveis séricos de lactato. Em crianças, a intoxicação alcoólica pode ocorrer por ingestão, fricção de álcool na pele e uso de antissépticos bucais contendo álcool.

Hipoglicemia cetótica

É a etiologia mais comum de hipoglicemia em crianças, sendo causada pela depleção dos depósitos hepáticos de glicogênio e por distúrbios da gliconeogênese após jejum prolongado. É mais frequente em crianças entre 1 e 6 anos, do sexo masculino, brancas e de baixo peso. Os episódios de hipoglicemia cetótica desaparecem espontaneamente entre 8 e 9 anos.

A apresentação típica é de uma criança geralmente magra ou com dificuldade de alimentação, que acorda pela manhã, após um jejum prolongado (≥ 10 a 12 horas), com sintomatologia sugestiva de hipoglicemia que desaparece com a administração de alimentos. Um fator precipitante frequente é a gastroenterite. Na vigência da hipoglicemia, observa-se ausência de hiperinsulinismo, níveis séricos normais de lactato e piruvato, e presença de cetonemia ou cetonúria. O diagnóstico diferencial se faz com hipocortisolismo, deficiência do GH e hipopituitarismo. O tratamento inclui alimentação frequente com intervalos regulares.

Distúrbios hepáticos

Hepatopatia causa hipoglicemia por deficiência da gliconeogênese hepática, depleção de glicogênio, diminuição do metabolismo de medicamentos que causam hipoglicemia e redução da ingestão alimentar.

Distúrbios renais

A insuficiência renal pode causar hipoglicemia por vários mecanismos: diminuição da gliconeogênese renal, redução do *clearance* de insulina, menor ingestão alimentar e diminuição do metabolismo de medicamentos causadores de hipoglicemia.

Distúrbios cardíacos

Insuficiência cardíaca grave pode causar hipoglicemia pela redução da ingestão alimentar, edema com diminuição da absorção intestinal de nutrientes, congestão hepática e aumento da demanda metabólica.

Distúrbios mitocondriais

A hipoglicemia pode ocorrer em distúrbios mitocondriais com envolvimento hepático a exemplo de variante patogênica do *MPV17* (*mitochondrial inner membrane protein*), causando a síndrome de depleção do DNA mitocondrial hepatocerebral, que cursa com hipoglicemia, atraso do desenvolvimento, hipotonia, neuropatia periférica, incapacidade de sentir dor, hepatomegalia e colestase.

Diabetes melito

As principais causas de hipoglicemia no indivíduo com diabetes são: (i) erro alimentar; (ii) atividade física não programada ou mais intensa que a habitual sem adequação da dieta ou dose de insulina; (iii) erro acidental ou intencional na administração de insulina; (iv) doses elevadas de insulina basal; (v) ingestão de bebida alcoólica; (vi) insuficiência renal crônica; (vii) doença celíaca; (viii) insuficiência adrenal; (ix) distúrbios gastrointestinais (p. ex., doença celíaca); e (x) medicamentos.

Deficiência do cortisol

A hipoglicemia resulta da diminuição da gliconeogênese, proteólise e lipólise. Ela ocorre em jejum, sendo associada a cetose que não responde ao glucagon, indicando depleção das reservas de glicogênio. A insuficiência adrenal em recém-nascidos pode se manifestar com icterícia colestática e atipia genital (hiperplasia adrenal congênita). Na insuficiência adrenal primária pode ocorrer hiponatremia, hiperpotassemia, acidose metabólica e hiperpigmentação de pele e mucosas; e na insuficiência adrenal secundária podem coexistir sintomas de hipopituitarismo. O tratamento é feito com doses de manutenção de hidrocortisona (8 a 12 mg/m^2/dia, VO, a cada 8 horas). Na sua indisponibilidade, prescrever prednisona (2 mg/m^2/dia, VO, a cada 12 horas). Doses maiores devem ser administradas em situações de estresse.

Deficiência do hormônio do crescimento

A deficiência do GH causa hipoglicemia pela diminuição da glicogenólise e da lipólise. A hipoglicemia cursa com cetose que não responde ao glucagon, indicando depleção das reservas de glicogênio. Ela pode ser isolada ou associada à hipopituitarismo. No hipopituitarismo congênito, são comuns defeitos da linha média (p. ex., fenda palatina), micropênis e icterícia neonatal. O tratamento é feito pela reposição de rhGH diariamente (0,1 a 0,15 UI/kg/dia = 33 a 50 mcg/kg/dia, SC, 1 vez/dia, à noite, 7 dias/semana), ou semanalmente (somapacitana: 0,16 mg/kg/semana; somatogrona: 0,66 mg/kg/semana).

Distúrbios do armazenamento do glicogênio

A glicogênese ocorre no estado alimentado ou pós-prandial. A glicose captada pelo fígado, é fosforilada pela glicoquinase para glicose-6-fosfato, que sob ação da fosfoglicomutase é transformada para glicose-1-fosfato, a qual sob ação da UDP-glicose-pirofosforilase forma a UDP-glicose glicose-1-fosfato, o substrato inicial para a síntese do glicogênio a partir da ação da enzima glicogênio sintase.

A glicogenólise ocorre no jejum ou no estado pré-prandial. O glicogênio é quebrado para glicose pelas seguintes reações enzimáticas: a enzima glicogênio-fosforilase formando glicose-1-fosfato, que sob ação da enzima fosfoglicomutase é transformada em glicose-6-fosfato, que sofrerá ação da glicose-6-fosfatase, liberando a glicose livre, utilizada na glicólise como fonte de energia ou liberada na corrente sanguínea.

Os distúrbios do armazenamento do glicogênio (GSD) são causados por deficiência no armazenamento ou quebra do glicogênio. As GSD que cursam com hipoglicemia são: 0, I, III, VI e IX.

A GSD 0 é causada por variante patogênica do *GYS2* (*glycogen synthase 2*), levando a deficiência da enzima glicogênio sintase, que diminui a síntese de glicogênio. A glicose pós-prandial, não podendo ser armazenada sob a forma de glicogênio, entra na via da glicólise gerando lactato. A GSD 0 cursa com hipoglicemia cetótica em jejum, acidose lática e hiperglicemia pós-prandial. Esses pacientes não apresentam hepatomegalia porque não acumulam glicogênio no fígado.

A GSD1 é classificada em dois tipos: Ia e Ib. A GSD Ia, ou doença de Von Gierke – responsável por 80% dos casos – é causada por variante patogênica do *G6PC* (*glucose-6-phosphatase catalytic subunit 1*), levando a deficiência da glicose-6-fosfatase, enzima que hidroliza a glicose-6-fosfato para glicose. As manifestações clínicas têm início entre 3 e 4 meses de idade, se manifestando por hipoglicemia após jejum de 2 a 4 horas, acidose lática, hiperuricemia, hipertrigliceridemia, elevação das transaminases, disfunção plaquetária e hepatomegalia. A GSD Ib é causada por variante patogênica do *SLC37A4* (*solute carrier family 37 member 4*), levando a deficiência do transportador da glicose-6-fosfato. As manifestações clínicas e laboratoriais são semelhantes a GSD Ia, com sintomatologia adicional de neutropenia e doença inflamatória intestinal.

A GSD III, doença de Cori ou de Forbes, é causada por variante patogênica do *AGL* (*amylo-alpha-1, 6-glucosidase, 4-alpha-glucanotransferase*), levando a deficiência da enzima desramificadora do glicogênio, sendo classificada em dois tipos: GSD IIIa (85% dos casos, com envolvimento hepático e muscular) e GSD IIIb (15% dos casos, com apenas comprometimento hepático). Manifesta-se por hipoglicemia, dislipidemia, elevação das transaminases, cetose, hepatomegalia e retardo do crescimento. A GSD IIIa pode cursar com fraqueza muscular, elevação da CPK e cardiomiopatia.

A GSD VI, ou doença de Hers, é causada por variante patogênica do *PYGL* (*glycogen phosphorilase L*), levando a deficiência da enzima glicogênio fosforilase hepática. Manifesta-se por hepatomegalia, elevação das transaminases, hipoglicemia cetótica após jejum prolongado, hiperlipidemia e resolução espontânea na vida adulta.

A GSD IX é classificada em dois tipos: IXa e IXb. A GSD IXa é causada por variante patogênica do *PHKA1* e *PHKA2* (*phosphorylase kinase regulatory subunit alpha*), levando a deficiência da enzima fosforilase quinase. A GSD IXb é causada por variante patogênica do *PHKB* (*phosphorylase kinase regulatory subunit beta*), levando a deficiência da enzima fosforilase quinase subunidade beta. Caracteriza-se por: hipoglicemia cetótica, elevação das transaminases, hepatomegalia e hipotonia.

O tratamento das GSD se faz com: (i) dieta hiperproteica; (ii) alimentação a intervalos curtos ou alimentação contínua via sonda nasogástrica ou gastrostomia; (iii) utilização de amido cru (1,75 a 2,5 g/kg), à noite, em > 6 meses, que age como um reservatório intestinal de glicose, fazendo com que ela seja lentamente absorvida; (iv) carboidratos complexos e de baixo índice glicêmico; (v) restrição de lactose, galactose, sacarose e frutose que aumentam a produção de glicose e lactato; e (vi) Glycosade® (amilopectina), não disponível no Brasil, comercializada em sachês de 60 g (55 g de amilopectina) na dose média de 60 g, VO, ao deitar-se.

Distúrbios da gliconeogênese

A hipoglicemia dos distúrbios da gliconeogênese ocorre após jejum prolongado e depleção das reservas de glicogênio, sendo associada a cetose e acidose lática.

Os principais distúrbios congênitos da gliconeogênese são: deficiência da frutose 1,6-difosfatase (FDF), piruvato carboxilase (PCK), fosfoenolpiruvato carboquinase (PEPCK) e glicerol quinase (GCK).

A deficiência da FDF é causada por variante patogênica do *FBP1* (*fructose biphosphatase 1*). Manifesta-se por hipoglicemia, acidose lática, cetoacidose, hiperlipemia, hiperuricemia, hiperventilação, apneia e convulsão, causados por jejum prolongado, ou após ingestão de grande quantidade de frutose.

A deficiência da PCK é causada por variante patogênica do *PC* (*pyruvate carboxylase*). Cursa com hipoglicemia, acidose metabólica (elevação do lactato e cetoácidos), aumento dos níveis séricos de alanina e piruvato, convulsão e encefalopatia necrotizante com óbito precoce.

A deficiência da PEPC é causada por variante patogênica do *PCK1* e *PCK2* (*phosphoenolpyruvate carbokinase*). Caracteriza-se por hipoglicemia, acidose metabólica, elevação do lactato, aumento da alanina e enzimas hepáticas e alteração dos testes da coagulação.

A deficiência da GCK é causada por variante patogênica do *GK* (*glycerol kinase*). Pode se manifestar isoladamente ou associada a distrofia muscular de Duchenne, ou hipoplasia adrenal congênita. Caracteriza-se por hipoglicemia, hipercetonemia, acidose metabólica e vômitos.

O tratamento dos distúrbios da gliconeogênese depende da causa, mas o jejum prolongado deve ser evitado em todas as etiologias. A administração de amido cru, em > 6 meses, como orientado para os distúrbios de depósito do glicogênio, contribui para a manutenção da normoglicemia.

Distúrbios do metabolismo dos aminoácidos

Os principais distúrbios do metabolismo dos aminoácidos (acidemias orgânicas) são: doença do xarope de bordo, acidemia propiônica, acidemia metilmalônica, tirosinemia e acidemia glutárica. A hipoglicemia das acidemias orgânicas tem início no período neonatal com acidose metabólica e *anion gap* elevado.

A doença do xarope de bordo é causada por variante patogênica do *BCKDHA* (*branched chain keto acid dehydrogenase E1 subunit alpha*), *BCKDHB* (*branched chain keto acid dehydrogenase E1 subunit beta*) e *DBT* (*dihydrolipoamide branched chaintransacylase E2*), levando a deficiência da enzima que catalisa a decarboxilação dos aminoácidos de cadeia ramificada como leucina, isoleucina e valina. Esses pacientes nascem normais e desenvolvem, logo após o nascimento, um odor característico do xarope de bordo, dificuldades alimentares, hipoglicemia, coma e morte. O diagnóstico é feito pelos níveis aumentados de aminoácidos da cadeia ramificada no sangue e na urina. O tratamento se faz com a restrição desses aminoácidos, usando fórmulas lácteas especiais.

A acidemia propiônica é causada por variante patogênica do *PCCA* (*propionyl-CoA carboxylase subunit alpha*) e *PCCB* (*propionyl-CoA carboxylase subunit beta*); levando a deficiência da enzima propionil-CoA-carboxilase. Manifesta-se nos primeiros dias de vida com acidose metabólica, recusa alimentar, vômito, hipotonia, letargia e hipoglicemia.

A acidemia metilmalônica é causada por variante patogênica do *MMAA* (*metabolism of cobalamin associated A*), *MMAB* (*metabolism of cobalamin associated B*), *MMUT* (*methylmalonil-CoA mutase*) e *MCEE* (*methylmalonil-CioA epimerase*), levando a deficiência da metilmalonil-CoA mutase, enzima que faz parte do metabolismo dos aminoácidos treonina, valina, metionina e isoleucina. Assim como a acidemia propiônica, esta também manifesta-se nos primeiros meses de vida com acidose metabólica, recusa alimentar, vômito, hipotonia, letargia e hipoglicemia.

A acidemia glutárica tipo II é causada por variante patogênica do *ETFA* (*electron transfer flavoprotein subunit alpha*), *ETFB* (*electron transfer flavoprotein subunit beta*) e *ETFDH* (*electron transfer flavoprotein dehydrogenase*), levando a deficiência da flavoproteína transportadora de elétrons. Ela cursa com hipoglicemia, acidose metabólica, hiperamonemia, odor de pé suado, miopatia e rins policísticos.

O diagnóstico das acidemias orgânicas é feito pela cromatografia de aminoácidos e comprovação por testes moleculares. O tratamento é feito pela restrição proteica com fórmulas de aminoácidos específicas e correção da acidose metabólica. Algumas delas (acidemia metilmalônica) podem melhorar com a administração de altas doses de vitamina B12.

Distúrbios do metabolismo dos ácidos graxos

A oxidação dos ácidos graxos ocorre na mitocôndria, sendo uma importante fonte de energia durante o jejum quando o metabolismo da glicose é insuficiente para manter as necessidades do organismo. A diminuição da insulina faz com que a lipase quebre os triglicérides gerando ácidos graxos livres e glicerol. Os ácidos graxos livres são metabolizados para acetilcoenzima A, que é convertida para corpos cetônicos, principalmente ácido beta-hidroxibutírico que é exportado para o cérebro para ser utilizado como fonte de energia, uma vez que os ácidos graxos livres não atravessam a barreira hematoencefálica. No cérebro, o ácido beta-hidroxibutírico é convertido em ácido aceto-acético, que é metabolizado para acetilcoenzima A e entra no ciclo do ácido cítrico gerando ATP, protegendo o cérebro da hipoglicemia. A captação cerebral de cetonas pode ser reduzida na presença de variante patogênica inativadora do *SLC16A1* (*solute carrier family 16 member 1*), que codifica o MCT1 (*monocarboxilase transporter 1 protein*), o transportador de cetonas para o cérebro.

Nas demais células, os ácidos graxos livres são transportados para dentro da célula por transportadores específicos. Dentro da célula, eles são esterificados pela acil-CoA sintase e entram no ciclo da carnitina. A enzima carnitina-palmitoil-transferase (CPT I) forma a acilcarnitina, que é transportada na membrana mitocondrial pela enzima carnitina-acilcarnitina-transferase (CACT). Uma vez dentro da mitocôndria, a acilcarnitina é convertida para acil-CoA, que é betaoxidada gerando ATP. Os principais distúrbios congênitos do metabolismo dos ácidos graxos são a deficiência da enzima acilcoenzima A de cadeia média (MCAD) e da carnitina.

A deficiência da carnitina é causada por vários defeitos enzimáticos e manifesta-se por hipoglicemia após jejum, atividade física prolongada, vômitos ou doenças intercorrentes. Cursa com hipoglicemia, diminuição da produção de cetonas, aumento dos ácidos graxos livres, diminuição da carnitina total e livre.

Alguns pacientes apresentam hepatomegalia, aumento das transaminases, hipotonia, insuficiência cardíaca e encefalopatia. O tratamento baseia-se em evitar jejum prolongado, inclusive com administração de glicose parenteral (se a ingestão estiver prejudicada) e na reposição de carnitina. Essa reposição (Levocarnin®: flaconetes de 10 mL com 1 g) é feita na dose de 100 mg/kg/dia, VO, a cada 8 horas.

A deficiência da MCAD é causada por variante patogênica do *ACADM* (*acyl-CoA dehydrogenase medium chain*), diminuindo o metabolismo da acil-CoA e a cetogênese. Ela se manifesta em lactentes que, ao serem submetidos a jejum prolongado (> 12 a 18 horas), desenvolvem hipoglicemia, diminuição das cetonas, vômitos, letargia, convulsão e coma. O tratamento se faz evitando o jejum prolongado, correção da hipoglicemia, tratamento da hiperamonemia, insuficiência hepática e edema cerebral.

Galactosemia

Existem três tipos de galactosemia: (i) tipo I, ou clássica, causada por deficiência da GALT (galactose-1-fosfato-uridil-transferase); (ii) tipo II, causada pela deficiência da GALK (galactoquinase); e (iii) tipo III, causada pela deficiência da GALE (UDP-galactose-4-epimerase).

O tipo I é a principal causa da galactosemia. A importância desta doença advém do fato da lactose (dissacarídeo formado por galactose mais glicose) ser o principal açúcar do leite. O diagnóstico da galactosemia é suspeitado pelo teste do pezinho ou pelas manifestações clínicas de hipoglicemia após ingestão de lactose, como vômito, diarreia, icterícia, catarata, hepatomegalia, elevação das transaminases, defeitos tubulares renais e disfunção ovariana. O tratamento consiste na eliminação da galactose da dieta.

Frutosemia

A intolerância hereditária a frutose (frutosemia) é causada por variante patogênica do *ALDOB* (*aldolase, fructose-biphosphate B*), levando a deficiência da enzima aldolase B. A hipoglicemia resulta do acúmulo da frutose 1-fosfato, inibindo a gliconeogênese e a glicogenólise. A sintomatologia tem início com a introdução de frutose, sucrose e sorbitol na dieta do lactente (p. ex., frutas, vegetais). Após a ingestão desses açúcares, o paciente apresenta hipoglicemia pós-prandial, dor abdominal, náusea, vômito, palidez, aversão a sabores doces, podendo evoluir para hepatomegalia, icterícia, baixa estatura, baixo peso e insuficiência renal. As vacinas contra rotavírus (Rotarix® e RotaTeq®) contêm sacarose (glicose + frutose), podendo causar sintomas de frutosemia quando administradas a crianças com esse problema.

Laboratorialmente, apresentam: acidose metabólica por aumento do ácido lático, hipopotassemia, hipofosfatemia, hiperuricemia, anemia, trombocitopenia, glicosúria, frutosúria e ausência de cetonúria. O tratamento consiste na eliminação da frutose, sucrose e sorbitol da dieta e na suplementação de multivitamínicos sem açúcar.

Distúrbios do transporte da glicose

A síndrome de Fanconi-Bickel é causada por variante patogênica do *SLC2A2* (*solute carrier family 2 member 2*), que codifica o GLUT-2, um transportador de glicose para os hepatócitos, células tubulares renais, enterócitos e células beta. Caracteriza-se por: hipoglicemia em jejum e hiperglicemia pós-prandial, intolerância a galactose, hipopotassemia, hipocloremia, hipofosfatemia, hepatomegalia, nefromegalia, elevação de enzimas hepáticas, glicosúria, aminoacidúria, fosfatúria, uricosúria, raquitismo hipofosfatêmico, baixa estatura e baixo peso.

Tirosinemia tipo 1

A tirosinemia tipo 1 é causada por variante patogênica do *FAH* (*fumarylacetoacetate hydrolase*). Caracteriza-se por hipoglicemia, disfunção hepática e renal, e atraso do desenvolvimento neuropsicomotor. O tratamento é feito por dieta com restrição de fenilalanina e tirosina, associada ao uso de nitisinona (Orfadin®: comp. 2, 5, 10 e 20 mg; e solução oral de 4 mg/mL), na dose de 1 mg/kg/dia, VO. A nitisinona diminui a formação de succinilacetona, um metabólito tóxico para o fígado. O hiperinsulinismo é responsivo ao tratamento com diazóxido.

Hiperinsulinismo

O hiperinsulinismo é a causa mais grave de hipoglicemia, uma vez que o excesso de insulina além de bloquear todas as respostas metabólicas de adaptação ao jejum (p. ex., glicogenólise, gliconeogênese, lipólise, cetogênese), ainda mantém intacta a captação hepática de glicose. Por isso, essas crianças apresentam hipoglicemia de instalação rápida, após períodos curtos de jejum, necessitando grandes quantidades de glicose (TIG > 8 mg/kg/minuto) para manter-se euglicêmicos. Outras vezes, o hiperinsulinismo é precipitado pela ingestão de uma dieta hiperproteica (síndrome do hiperinsulinismo hiperamonemia), após uma refeição em bolo (síndrome *dumping*) ou após exercício. O Quadro 2 mostra as principais causas de hiperinsulinismo.

Para facilitar o entendimento dessa causa de hipoglicemia, segue-se uma breve descrição da fisiologia desse sistema: o carreador GLUT2 transporta a glicose da circulação para dentro das células beta pancreáticas. Dentro da célula, a glicose é fosforilada, pela enzima glicoquinase (GCK), em glicose-6-fosfato que é impermeável à membrana celular. Associado a isto, ocorre a oxidação do glutamato em alfacetoglutarato pela enzima glutamato desidrogenase (GDH). Esses dois processos metabólicos (conversão de glicose em glicose-6-fosfato e conversão do glutamato em alfacetoglutarato) aumentam a produção do trifosfato de adenosina (ATP). O aumento da razão ATP/ADP fecha os canais K_{ATP}, os quais são formados por duas subunidades: o receptor do canal de potássio Kir6.2, codificado pelo *KCJN11* e o receptor da sulfonilureia SUR1, codificado pelo *ABCC8*. O fechamento dos canais K_{ATP} causados pela inibição do SUR1 e Kir6.2 despolariza a membrana celular impedindo o efluxo celular de potássio e abre os canais de cálcio voltagem dependentes aumentando o influxo de cálcio intracelular. Isso faz com que ocorra liberação da insulina armazenada dentro dos grânulos citoplasmáticos para fora da célula.

Hiperinsulinismo congênito sindrômico

As principais causas e manifestações do hiperinsulinismo sindrômico são descritas no Quadro 3.

QUADRO 2 Etiologia do hiperinsulinismo na criança e no adolescente

Sindrômico
▪ Beckwith-Wiedeman, Sotos, Perlman, Simpson-Golabi-Behmel, Costello, Usher, Kabuki
Congênito
▪ Distúrbios dos canais pancreáticos (canalopatias) – Variante patogênica inativadora ou perda de função do *ABCC8* e *KCNJ11* – Variante patogênica ativadora ou ganho de função do *CACNA1D* ▪ Distúrbios das vias metabólicas (metabolopatias) – Variante patogênica ativadora ou ganho de função do *GCK, GLUD1, HK1* – Variante patogênica inativadora ou perda de função do *HADH, UCP2* ▪ Distúrbios das proteínas transportadoras – Variante patogênica ativadora ou ganho de função do *SLC16A1* (MCT1) ▪ Distúrbios dos fatores de transcrição – Variante patogênica inativadora ou perda de função do *HNF1A, HNF4A, FOXA2* ▪ Distúrbios congênitos da glicosilação – CGD-PGM1, CGD-PMM2, CGD-MPI
Adquirido
▪ Derivação gástrica em Y de Roux ▪ Síndrome *dumping* (p. ex., fundoplicatura de Nissen) ▪ Hipoglicemia reativa ▪ Insulinoma isolado ou associado à neoplasia endócrina múltipla tipo 1 ▪ Factícia (síndrome de Munchausen) ▪ Medicamentos (sulfonilureias, glinidas, insulina) ▪ Autoimune (doença de Hirata)

Hiperinsulinismo congênito não sindrômico

A seguir, são descritas as principais causas de hiperinsulinismo congênito não sindrômico, ou monogênico.

Distúrbios dos canais pancreáticos (canalopatias)

Defeitos em vários genes responsáveis pela secreção de insulina causam hiperinsulinismo por distúrbios nos canais pancreáticos (canalopatias).

ABCC8 e KCNJ11

Variantes patogênicas inativadoras ou perda de função do *KCNJ11* (*potassium inwardly rectifying channel subfamiy J member 11*), que codifica a subunidade Kir6.2, e *ABCC8* (*ATP binding cassette subfamiy C member 8*), que codifica a subunidade SUR, são responsáveis por aproximadamente 50 a 60% dos casos de hiperinsulinismo congênito não sindrômico. Como resultado dessas variantes patogênicas, os canais de K_{ATP} permanecem fe-

QUADRO 3 Etiologia do hiperinsulinismo sindrômico

Síndrome (herança)	Gene (cromossomo)	Características clínicas
Beckwith-Wiedemann (AD, esporádica)	Regulação anormal de genes na região crítica BWS (11p.15.5): *CDKN1C, H19, KCNQ1OT1*	Macrossomia, macroglossia, defeitos da parede abdominal (onfalocele, hérnia umbilical), visceromegalia, anormalidades no lóbulo da orelha, malformações cardíacas e renais, hemi-hipertrofia, predisposição para tumores embrionários. Hipoglicemia em 50% dos casos
Sotos (AD, esporádica)	*NSD1* (5q35.3) *NFIX* (19p13.13)	Macrossomia, macrocefalia, dolicocefalia, fronte proeminente, orelhas grandes, hipertelorismo, estrabismo, prognatismo, palato ogival, mãos e pés grandes, retardo mental. Hipoglicemia em 15% dos casos
Simpson-Golabi-Behmel (ligada ao X)	*GPC3* (Xq26.2) *GPC4* (Xq26.2)	Macrossomia, fácies de buldogue, palato ogival, macroglossia, hipotonia, mamilos supranumerários, visceromegalia, cardiopatia congênita, hipoplasia das unhas do dedo indicador, retardo mental, malformação de Dandy-Walker, agenesia do corpo caloso
Perlman (AR)	*DIS3L2* (2q37.1)	Macrossomia, visceromegalia, hamartomas renais bilaterais, nefroblastomatose, hidronefrose, hidroureter, criptorquidismo, retardo mental
Kabuki (AR, ligada ao X na variante patogênica do *KDM6A*)	*KMT2D* (12q13.2) *KDM6A* (Xp11.3)	Fácies característica (máscara Kabuki), baixa estatura, microcefalia, hipotonia, escoliose, déficit intelectual, fenda palatina, cardiopatia congênita. Maior prevalência de hipoglicemia na variante patogênica do *KDM6A*
Costello (AD, esporádica)	*HRAS* (11p15.5)	Macrossomia, macrocefalia, epicanto, boca grande, lábios grossos, bochechas cheias, ventriculomegalia, arritmia cardíaca, hipercolesterolemia
Turner (esporádica)	Perda do X com deleção do *KDM6A* (?)	Pescoço alado, linfedema de mãos e pés, *cubitus valgus*, hipertelorismo mamário, malformações cardíacas e renais
Patau (esporádica)	Trissomia do 13	Fenda labial e/ou palatina, malformações cardíacas e renais, polidactilia pós-axial, sobreposição dos dedos, microcefalia, microftalmia, micrognatia
Usher tipo 1C com hiperinsulinismo congênito (AR)	*USH1C* (11p15.1), gene contíguo ao *ABCC8*	Enteropatia, déficit auditivo neurossensorial, hipoglicemia resistente ao diazóxido requerendo pancreatectomia
Timothy (AD)	*CACNA1C* (12p.13.33)	Dismorfia facial, transtorno do espectro do autismo, sindactilia, cardiopatia congênita, prolongamento do intervalo QT
Deleção do 9p (AD, esporádica)	9p24.1-24.2	Trigonocefalia, orelhas de implantação baixa, retardo mental, hipotireoidismo congênito, criptorquidismo, hipospadia
Hipoventilação central congênita (AD)	*PHOX2B* (4p13)	Insuficiência respiratória, megacólon congênito (doença de Hirschsprung), hipotermia, alterações oculares, episódios de sudorese excessiva

chados, a membrana das células beta pancreáticas se mantém continuadamente despolarizada, abrindo os canais de cálcio voltagem dependentes e provocando secreção descontrolada de insulina apesar da hipoglicemia.

Os pacientes com a forma histológica difusa são grandes para idade gestacional e cursam com hipoglicemia nos primeiros dias de vida, enquanto aqueles com a forma histológica focal podem ter peso normal ao nascimento e o início mais tardio da hipoglicemia. A resposta ao diazóxido é quase sempre ausente, exceto quando causado por variante patogênica autossômica dominante quando há preservação parcial da função do K_{ATP}.

CACNA1D

Variantes patogênicas ativadoras ou ganho de função do *CACNA1D* (*calcium voltage-gated channel subunit alpha 1 D*) causam ativação dos canais de cálcio do tipo L, fazendo com que eles permaneçam abertos promovendo secreção inapropriada de insulina. A hipoglicemia é responsiva ao tratamento com diazóxido. Alguns pacientes cursam ao nascimento com macrossomia, hérnia umbilical, hipotonia axial, hipermetropia, insuficiência aórtica e convulsões.

Distúrbios das vias metabólicas (metabolopatias)

Os distúrbios das vias metabólicas atuam aumentando a formação de ATP intracelular ou de metabólitos que estimulam a secreção insulínica.

GLUD1

Variantes patogênicas ativadoras ou ganho de função do *GLUD1* (*glutamate dehydrogenase*), que codifica a enzima GDH, aumentam a conversão do glutamato para alfacetoglutarato levando à secreção inapropriada de insulina, aumento da produção de amônia e diminuição da síntese de ureia pelo fígado. Esse distúrbio, também conhecido como síndrome do hiperinsulinismo hiperamonemia, é a segunda causa mais frequente de hiperinsulinismo neonatal permanente.

Nesses pacientes, a leucina estimula a oxidação do glutamato aumentando a razão ATP/ADP, o que leva ao fechamento dos canais de K_{ATP}. Grande parte dos casos é diagnosticada quando as crianças já têm alguns meses de vida. Caracteriza-se por episódios recorrentes de hipoglicemia em jejum e pós-prandial (precipitada por refeições ricas em proteína – leucina). Embora exista hiperamonemia, os pacientes não manifestam sintomatologia desse distúrbio. Algumas crianças apresentam déficit intelectual, epilepsia ou crise de ausência por disfunção no cérebro. O teste de estímulo com proteína é raramente utilizado devido a maior disponibilidade de testes moleculares. O tratamento consiste na ingestão de carboidratos antes e durante uma refeição proteica. Não há indicação de restrição de proteínas no plano alimentar. O diazóxido é eficaz no tratamento da hipoglicemia.

GCK

Variantes patogênicas ativadoras ou ganho de função do *GCK* (*glucokinase*), que codifica a enzima GCK, são a terceira causa mais comum de hipoglicemia hiperinsulinêmica congênita. Essa variante patogênica aumenta a razão ATP:ADP dentro da célula beta levando ao fechamento dos canais K_{ATP} e a secreção inapropriada de insulina. A idade do diagnóstico varia de recém-nascido até na vida adulta. A resposta ao diazóxido é variável. Alguns pacientes requerem tratamento com análogos da somatostatina, e outros, necessitam de pancreatectomia subtotal.

HADH

Variantes patogênicas inativadoras ou perda de função do *HADH* (*hydroxhydroxacyl-CoA dehydrogenase*), que codifica a enzima mitocondrial HADH, necessária para a beta-oxidação de ácidos graxos de cadeia curta, são uma causa rara de hiperinsulinismo congênito. A hipoglicemia é causada pelo crescimento da atividade da GDH, que aumenta o ATP intracelular e a secreção de insulina. As manifestações clínicas podem variar de discretas e início tardio até a hipoglicemia grave de início precoce. Esse tipo de hiperinsulinismo é responsivo ao diazóxido.

UCP2

Variantes patogênicas inativadoras ou perda de função do *UCP2* (*uncoupling protein 2*), transportador mitocondrial de ATP, diminuem a UCP2 uma proteína expressa em vários tecidos e que atua como proteção contra o estresse oxidativo no metabolismo de ácidos graxos, regulando negativamente a secreção de insulina. As manifestações clínicas variam de um hiperinsulinismo transitório a formas mais persistentes e responsivas ao diazóxido.

HK1

Variantes patogênicas ativadoras ou ganho de função do *HK1* (*hexokinase 1*), que codifica a enzima hexoquinase, responsável pela fosforilação de glicose para glicose-6-fosfato, causam a hipoglicemia pela secreção inapropriada de insulina. A maioria dos pacientes é diagnosticada nas primeiras semanas de vida, enquanto os demais só são diagnosticados na vida adulta. A resposta ao diazóxido é variável com pancreatectomia sendo indicada em alguns casos.

Distúrbios das proteínas transportadoras

SLC16A1

Variantes patogênicas ativadoras ou ganho de função do *SLC16A1* (*solute carrier family 16 member 1*), alteram a síntese do transportador de monocarboxilato 1 (MCT-1), aumentando a captação de piruvato pelas células beta, o qual é incorporado ao ciclo de Krebs, estimulando a produção de ATP e promovendo a exocitose da insulina. A hipoglicemia ocorre 30 a 45 minutos depois de uma atividade física intensa, devido ao acúmulo de lactato e piruvato que atuam como secretagogos de insulina. Nem todos os casos respondem ao diazóxido. Evitar atividade física intensa é a prevenção recomendada.

Distúrbios dos fatores de transcrição

HNF1A e HNF4A

Variantes patogênicas do *HNF1A* (*HNF1A homeobox A*) e HNFA4 (*hepatocyte nuclear fator 4 alpha*), de herança autossômica dominante desses genes causam hipoglicemia e macrossomia no período neonatal, podendo, mais tarde, evoluir para diabetes tipo MODY. O diagnóstico geralmente é realizado no período neonatal. Alguns pacientes necessitam reposição venosa de glicose por alguns dias, enquanto outros necessitam tratamento com diazóxido por anos.

FOXA2

Variantes patogênicas do *FOXA2* (*forkhead box A2*) causam hipoglicemia hiperinsulinêmica congênita e hipopituitarismo congênito (hipoplasia da adeno-hipófise, neuro-hipófise ectópica), dismorfismo facial e alterações hepáticas, cardíacas, gastrointestinais e pancreáticas. Eventualmente, pode se manifestar pela combinação rara de hiperinsulinismo e hipopituitarismo.

Distúrbios congênitos da glicosilação

Os distúrbios congênitos da glicosilação (CDG) são causados por variantes patogênicas em genes responsáveis pela síntese de oligossacarídeos. Três desses distúrbios são associados com hiperinsulinismo: PPM2-CDG, PGM1-CDG e MP1-CDG.

PPM2-CDG

O PPM2-CDG (CDG tipo 1a) é causado por variante patogênica inativadora ou perda de função do *PMM2* (*phosphomannumutase 2*), levando a deficiência da enzima fosfomanomutase 2. Caracteriza-se por hipoglicemia hiperinsulinêmica, dismorfismo facial, hipotonia, mamilos invertidos, disgenesia cerebelar, elevação das enzimas hepáticas e distúrbios da coagulação. A hipoglicemia é responsiva ao diazóxido.

PGM1-CDG

O PGM1-CDG (CGD tipo 1t) é causado por variante patogênica inativadora ou perda de função do *PGM1* (*phosphoglucomutase 1*), levando a deficiência da enzima fosfoglucomutase 1. Caracteriza-se por hipoglicemia hiperinsulinêmica, fraqueza muscular, fenda palatina, disfunção hepática e distúrbios da coagulação. A resposta ao diazóxido é ineficaz.

MPI-CDG

O distúrbio congênito da glicosilação MPI-CDG (CGD tipo 1b) é causado por variante patogênica inativadora ou perda de função do *MPI* (*mannose phosphate isomerase*), levando à deficiência da enzima manose-fosfato-isomerase. Caracteriza-se por hipoglicemia hiperinsulinêmica, vômito, enteropatia perdedora de albumina, disfunção hepática e hemorragia intestinal. A hipoglicemia é responsiva ao diazóxido.

Hiperinsulinismo adquirido

Derivação gástrica em Y de Roux

Hipoglicemia hiperinsulinêmica tem sido relatada em indivíduos submetidos a cirurgia bariátrica pela derivação gástrica em Y de Roux. A hipoglicemia ocorre no período pós-prandial por alteração da digestão e da secreção de insulina (hiperplasia de células beta) e incretinas.

Síndrome dumping

É uma complicação comum da fundoplicatura de Nissen. A alimentação em bolo provoca hiperperistaltismo gástrico com rápido esvaziamento do alimento do estômago. Isso leva a uma concentração elevada de carboidratos no intestino delgado de onde são absorvidos rapidamente para a circulação sistêmica, elevando a glicemia e causando uma resposta insulínica exagerada. A hipoglicemia ocorre de 1 a 2 horas após a refeição, associada à distensão abdominal, sudorese, letargia ou irritabilidade, taquicardia e palidez. O tratamento consiste em alimentação fracionada ou contínua, evitando excesso de açúcar e pelo uso de acarbose (Glucobay®), que retarda a conversão de oligossacarídeos para monossacarídeos diminuindo a hiperglicemia pós-prandial. Em casos selecionados, usar bloqueadores do canal de cálcio ou análogos da somatostatina.

Hipoglicemia reativa

A hipoglicemia reativa ou síndrome pós-prandial idiopática, refere-se aos sintomas autonômicos de hipoglicemia que surgem de 2 a 4 horas após uma refeição, por uma resposta insulínica exagerada. É mais comum em adolescentes do sexo feminino. O tratamento consiste em alimentação frequente e evitar alimentos ricos em carboidratos.

Insulinoma

Tumores pancreáticos secretores de insulina podem ser isolados ou associados à neoplasia endócrina múltipla tipo 1 (NEM-1). A NEM-1 é causada por variante patogênica do *MEN1* (*menin 1*), cuja tríade diagnóstica consiste em hiperparatireoidismo, adenoma de hipófise anterior e neoplasia de ilhotas pancreáticas. O insulinoma geralmente é solitário e benigno, embora possa ter comportamento biológico maligno, com metástases extra pancreáticas principalmente para fígado. A apresentação clínica é de episódios recorrentes de hipoglicemia em jejum. Ganho ponderal excessivo é comum devido ao uso frequente de carboidrato para tratar a hipoglicemia. O uso intencional ou acidental de insulina ou secretagogos de insulina (p. ex., sulfonilureia) deve ser excluído na investigação diagnóstica. Ressonância magnética e/ou cintilografia devem ser solicitadas para localizar do tumor. Confirmado o insulinoma, recomenda-se investigação para NEM-1. O diazóxido pode ser útil enquanto se aguarda a cirurgia ou quando o tumor não é localizado.

Síndrome de Munchausen

A síndrome de Munchausen *by proxy* causada pela administração de insulina ou outros medicamentos secretagogos de insulina, em especial sulfonilureias e glinidas, deve ser considerada em pacientes com diagnóstico inconclusivo, distúrbios da dinâmica familiar e acesso a antidiabéticos. Nesses casos, solicitar dosagem de insulina, peptídeo C e painel de sulfonilureias. Na síndrome de Munchausen causada por administração de insulina, o resultado mostrará insulina elevada com peptídeo C baixo. Na síndrome de Munchausen causada pela administração de sulfonilureia, tanto a insulina como o peptídeo C estão aumentados, sendo um diagnóstico diferencial para insulinoma.

Hipoglicemia autoimune

Hipoglicemia causada por anticorpos anti-insulina

A hipoglicemia causada pela produção de anticorpos anti-insulina, ou doença de Hirata, é uma causa rara de hipoglicemia caracterizada por episódios de hipoglicemia, associados a concentração sérica aumentada de insulina e de anticorpos anti-insulina em pacientes que não fizeram uso de insulina exógena. A hipoglicemia ocorre pela ligação dos anticorpos a insulina e posterior liberação da insulina do anticorpo de forma independente da concentração da glicose causando hipoglicemia. A doença de Hirata tem sido associada a doença de Graves, artrite reumatoide e lúpus eritematoso sistêmico. Aproximadamente 70% dos pacientes relatam ter usado medicamentos contendo o grupo sulfidrila (p. ex., metimazol, carbimazol, penicilamina, glutationa), sugerindo que esses medicamentos possam ter desencadeado o processo autoimune. O HLA DRB1*0406 é um fator de risco para a doença.

A maioria dos pacientes entra em remissão espontânea 3 meses após a suspensão do agente desencadeador. Casos mais graves podem se beneficiar do uso de corticoides e imunossupressores. Casos leves a moderados podem ser tratados com dieta fracionada a cada 2 a 3 horas e fármacos que retardam a absorção intestinal de açúcar (p. ex., acarbose, inibidor da alfaglicosidase).

Hipoglicemia causada por anticorpo antirreceptor de insulina

Pacientes com doenças autoimunes ou do colágeno podem desenvolver um anticorpo específico para o receptor de insulina mimetizando sua ação e causando hipoglicemia. Os níveis séricos de insulina e peptídeo C estão normais ou diminuídos, os anticorpos anti-insulina são normais e os anticorpos antirreceptor de insulina são elevados. A terapia com prednisona pode ser usada transitoriamente uma vez que os anticorpos tendem a desaparecer espontaneamente em meses ou anos.

Tumores produtores de IGF-2

Em crianças, os tumores mais associados a produção de IGF-2 são: tumor de Wilms, nefroblastoma, hepatoblastoma, disgerminoma, linfoma e leucemia. O excesso de IGF-2, produzido pela secreção tumoral paraneoplásica, estimula o receptor de IGF-2 causando aumento da captação de glicose, inibição da glicogenólise, gliconeogênese, lipólise e cetogênese, levando à hipoglicemia não cetótica em jejum, com diminuição da insulina, peptídeo C, glucagon e GH (o excesso de IGF-1 inibe a secreção desses hormônios). No período pós-prandial pode ocorrer hiperglicemia devido a diminuição da secreção de insulina. A hipoglicemia é corrigida pelo tratamento do tumor. Glicocorticoide pode ser usado enquanto se aguarda a cirurgia.

MANIFESTAÇÕES CLÍNICAS

A sintomatologia da hipoglicemia é classificada em autonômica e neuroglicopênica (Quadro 4). A sintomatologia adrenérgica é a que surge mais precocemente (glicemia < 54 mg/dL). Numa fase mais tardia (glicemia: 10 a 50 mg/dL), surgem as manifestações neuroglicopênicas.

Alguns erros inatos do metabolismo, apesar de sua etiologia hereditária, muitas vezes manifestam a hipoglicemia meses após o nascimento. Do mesmo modo, nem todo hiperinsulinismo congênito se manifesta ao nascimento. Por exemplo, a síndrome do hiperinsulinismo-hiperamonemia pode ocorrer mais tarde na infância.

Suspeitar de síndrome de Munchausen ou doença de Hirata em pacientes previamente hígidos e que "subitamente" desenvolvem hipoglicemia hiperinsulinêmica. A dosagem concomitante de insulina e peptídeo C sugere Munchausem por administração de insulina se ela for elevada e o peptídeo C normal. Quando a causa da hipoglicemia for administração de sulfonilureia, ambos os hormônios (insulina e peptídeo C) serão elevados, sendo necessário a dosagem do nível sérico das sulfonilureias para elucidar o diagnóstico. A elevação acentuada dos anticorpos anti-insulina, na ausência do uso terapêutico de insulina sugere doença de Hirata.

QUADRO 4 Sinais e sintomas da hipoglicemia

Sintomatologia autonômica (glicemia < 70 mg/dL)	Sintomatologia neuroglicopênica (glicemia < 50 mg/dL)
Tremor Palidez Ansiedade Taquicardia Palpitação Sudorese Fome Parestesia Irritabilidade Nervosismo Náusea, vômito	Cefaleia Voz embolada Visão turva Cansaço Fraqueza Zumbido Confusão mental Dificuldade para se comunicar Alteração do comportamento Convulsão Coma

ABORDAGEM DIAGNÓSTICA

O diagnóstico da hipoglicemia em crianças e adolescentes é realizado pela tríade de Whipple. A abordagem diagnóstica da hipoglicemia não é uma tarefa fácil. Ela tem por objetivo confirmar a suspeita diagnóstica clínica ou laboratorial e identificar sua causa e patologias associadas. Em muitas crianças, mesmo após uma investigação clínica e laboratorial extensa é possível que uma etiologia não seja encontrada.

História clínica

- História gestacional e neonatal.
- Idade de início dos sintomas e idade ao diagnóstico.
- Como a suspeita diagnóstica foi estabelecida.
- Sintomas de hipoglicemia e se há melhora após a ingestão de carboidratos.
- Hipoglicemia em jejum (anotar a duração do jejum) ou pós-prandial. Nesse último caso, investigar se após a ingestão de leite (galactosemia), frutas (frutosemia), proteína (hiperinsulinismo hiperamonemia, distúrbios dos aminoácidos).
- Hipoglicemias que ocorrem após pouco tempo de jejum sugerem hiperinsulinismo, defeitos mitocondriais, ou glicogenose tipo 1. Hipoglicemias que ocorrem após maior duração de jejum (p. ex., após 4 a 12 horas) sugerem distúrbios da gliconeogênese ou defeitos da oxidação dos ácidos graxos.
- Aversão a determinados alimentos como frutas (frutosemia) e leite (galactosemia).
- Se a hipoglicemia foi precipitada por exercício (variante patogênica do *SCLA16A1*).
- Doenças que aumentam as necessidades de glicose (p. ex., choque, sepse).
- Medicamentos associados à hipoglicemia (p. ex., betabloqueadores, salicilatos).
- Distúrbios endócrinos (p. ex., hipocortisolismo, hiperinsulinismo).
- Doenças autoimunes e do tecido conectivo (hipoglicemia autoimune).
- Cirurgia bariátrica, fundoplicatura de Nissen (hiperinsulinismo adquirido).
- Erros inatos do metabolismo (p. ex., glicogêneses).
- Doenças hepáticas.
- Síndromes genéticas (p. ex., Kabuki, Turner).
- Intoxicação por etanol.
- História familiar de hipoglicemia.
- Distúrbios da dinâmica familiar, história médica inconsistente e acesso a antidiabéticos (pensar em síndrome de Munchausen).

- No paciente em venóclise, calcular a taxa de infusão de glicose (TIG). A necessidade de TIG muito elevado (> 8 mg/kg/minuto) sugere hiperinsulinismo.
- Níveis atuais glicemia e compará-lo com anteriores, se disponíveis.
- Se já foi realizado algum procedimento diagnóstico, quais foram os resultados.
- Dose dos medicamentos em uso (caso o paciente já esteja em tratamento).

Exame físico

- Sinais vitais (p. ex., hiperventilação da acidose metabólica).
- Peso, altura.
- Estadiamento puberal.
- Sinais clínicos de hipoglicemia.
- Hepatomegalia (p. ex., síndrome de Beckwith-Wiedemann, glicogênese).
- Massas tumorais.
- Dismorfias sugestivas de síndromes genéticas.
- Pistas ao exame físico que possam ajudar no diagnóstico. Por exemplo:
  - Ganho de peso: hiperinsulinismo.
  - Bócio: hipotireoidismo.
  - Defeitos de linha média (p. ex., inciso central único): hipopituitarismo congênito.
  - Hiperpigmentação de palmas das mãos e gengiva: doença de Addison.
  - Atipia genital: hipocortisolismo (p. ex., hiperplasia adrenal congênita).
  - Miopatia e cardiomiopatia: distúrbios da oxidação dos ácidos graxos, glicogenose.
  - Raquitismo: síndrome de Fanconi-Bickel.
  - Catarata: galactosemia.

Exames laboratoriais

A glicemia capilar (sangue total) é aproximadamente 15% inferior ao da glicemia plasmática. A obtenção de glicemia capilar de extremidades (p. ex., dedos, solas dos pés), que estejam frias ou cianóticas, pode resultar numa falsa-hipoglicemia. Por isso a extremidade deve ser aquecida (p. ex., fricção local) antes do exame.

A glicemia plasmática deve ser coletada num tubo contendo um inibidor da glicólise (p. ex., fluoreto de sódio, tubo de tampa cinza) uma vez que a glicemia diminui em 15 a 20 mg/dL/h, caso ocorra demora no processamento do material. A obtenção da amostra glicêmica a partir de um acesso venoso, onde se administra soluções glicofisiológicas, pode diluir a glicose e causar uma falsa-hipoglicemia.

No paciente sem diagnóstico prévio de hipoglicemia, uma vez confirmado os baixos níveis glicêmicos (glicemia ≤ 50 mg/dL) e antes de instituir qualquer medida terapêutica (p. ex., corticoterapia), deve-se obter amostras de sangue que armazenadas no laboratório servirão para a futura investigação diagnóstica da hipoglicemia.

Em pacientes com relato de hipoglicemia pós-prandial, a amostra crítica deve ser coletada após um estímulo alimentar que provoque a hipoglicemia (p. ex., lactose, frutose, proteína). Em pacientes com relato de hipoglicemia de jejum a coleta da amostra crítica será realizada de acordo com as instruções do Quadro 5.

As substâncias a serem dosadas na amostra crítica de sangue são: glicose, lactato, ácidos graxos livres, 3-beta-hidroxibutirato, insulina, pró-insulina, anticorpo anti-insulina, peptídeo C, cortisol e hormônio do crescimento (Quadros 6). Apesar de recomendada pelos livros, essa amostra crítica não é dosada na maioria dos

QUADRO 5 Teste do jejum para coleta da amostra crítica da hipoglicemia de jejum

- Iniciar o teste pela manhã, colocando o paciente em dieta zero e suspendendo infusão de soluções glicosadas
- Instalar acesso venoso
- Disponibilizar, na cabeceira do leito, soluções glicosadas: SG10% (2 mL/kg, EV, lento) ou SG25% (1 mL/kg, EV, lento) para tratar eventuais hipoglicemias graves
- Colocar em uma bandeja ou *rack* os tubos em que as amostras serão coletadas, com definição prévia de qual volume de sangue colocar em cada tubo (p. ex., tampa vermelha, tampa cinza, tampa roxa)
- Dosar glicemia capilar (dosar cetonas em tiras reagentes: se disponíveis) a cada 30 a 60 minutos, até a glicemia capilar ≤ 50 mg/dL. Quando glicemia capilar for ≤ 50 mg/dL, coletar sangue para a amostra crítica, reiniciar dieta e infusão de soluções glicosadas (caso o paciente esteja em uso de venóclise) e encerrar o teste
- Alternativamente, o teste será encerrado, mesmo que a glicemia não tenha atingido valores ≤ 50 mg/dL, quando o período máximo de jejum (de acordo com a faixa etária) for atingido (Casertano et al., 2021): < 6 meses = 6 horas; 6 meses a 12 meses = 12 a 14 horas; 1 a 2 anos = 16 a 18 horas; 2 a 7 anos = até 20 horas, > 7 anos = até 24 horas

hospitais públicos brasileiros porque elas envolvem um elevado custo financeiro.

Nem todos os exames laboratoriais requerem que o paciente esteja em hipoglicemia no momento da coleta. Alguns podem ser dosados com o paciente euglicêmico como: ureia, creatinina, ácido úrico, amônia, perfil lipídico e enzimas hepáticas.

Outros exames podem ser solicitados de acordo com a suspeita diagnóstica como: perfil de sulfonilureias (síndrome de Munchausen), IGF-2 (tumores não pancreáticos), cálcio, fósforo e PTH (insulinoma associado à NEM-1), anticorpo antirreceptor de insulina (doenças autoimunes).

O diagnóstico laboratorial do hiperinsulinismo é definido de acordo com os critérios do Quadro 7. Um nível sérico isolado baixo ou indetectável de insulina não é suficiente para excluir o diagnóstico, uma vez que o hiperinsulinismo pode cursar com níveis normais de insulina. A deficiência de cortisol e hormônio do crescimento é sugerida pelas alterações clínicas de cada caso, com hipoglicemia associada à acidose metabólica, cetonemia e cetonúria. O Quadro 8 demonstra um roteiro para o diagnóstico da hipoglicemia de acordo com a presença ou não de acidose metabólica.

Exames de imagem

Exames de imagem (ultrassonografia, tomografia, ressonância magnética) são indicados de acordo com os dados clínico-laboratoriais para investigar: insulinoma, lesões hipotalâmico-hipofisárias, lesões adrenais, NEM-1, tumores não pancreáticos secretores de IFG-2. Cintilografia e PET-TC são indicados para localização anatômica do insulinoma e para diferenciar formas focais e difusas do hiperinsulinismo.

QUADRO 6 Investigação laboratorial da hipoglicemia (sangue e urina)

Amostra crítica (glicemia ≤ 50 mg/dL)
▪ Glicemia ▪ Insulina, pró-insulina, peptídeo C ▪ Anticorpo anti-insulina ▪ Cortisol, hormônio do crescimento, IGF-1 ▪ Gasometria, lactato, 3-beta-hidroxibutirato ▪ Ácidos graxos livres ▪ Sumário de urina (pesquisa de corpos cetônicos): coletar 1ª urina durante ou logo após a hipoglicemia
Amostra sem necessidade de hipoglicemia
▪ AST, ALT, ureia, creatinina, ácido úrico, perfil lipídico, amônia ▪ Solicitar ao laboratório o armazenamento de amostra extra de sangue para futuras investigações, se necessário ▪ Outros exames a serem solicitados a depender da suspeita diagnóstica: painel de sulfonilureia, perfil de acilcarnitina, anticorpo antirreceptor de insulina, teste de estímulo com glucagon

QUADRO 7 Diagnóstico laboratorial do hiperinsulinismo

Glicemia ≤ 50 mg/dL e:
▪ Insulina: > 1,25 µUI/mL ▪ Peptídeo: > 0,5 ng/mL ▪ Pró-insulina: > 20 pmol/L ▪ Ácido beta-hidroxibutírico: < 1,8 mmoL/L ▪ Ácidos graxos livres: < 1,7 mmol/L ▪ IGF-1: < 110 ng/L ▪ GH: > 5 a 7 ng/mL ▪ Cortisol: > 20 mcg/dL ▪ Amônia: aumentada na síndrome do hiperinsulinismo hiperamonemia ▪ Sumário de urina: ausência de cetonúria ▪ Teste do glucagon: indicado para confirmar o hiperinsulinismo quando os exames da amostra crítica não forem conclusivos. Dosar a glicemia basal, administrar glucagon (0,03 mg/kg, dose, IM, máximo: 0,5 mg para < 5 anos e 1 mg para > 5 anos) e repetir a dosagem da glicemia 20, 40 e 60 minutos após o glucagon. A elevação da glicemia acima de 30 mg/dL sugere hiperinsulinismo. Possíveis efeitos adversos são: hipotensão, náusea, vômito e urticária

QUADRO 8 Roteiro para diagnóstico da hipoglicemia de acordo com a presença ou não de acidose metabólica

Distúrbio ácido-básico	Achados adicionais	Exemplos de distúrbios
Com acidose metabólica	Aumento das cetonas	Distúrbios do armazenamento do glicogênio (tipos 3, 6 e 9), hipoglicemia cetótica, deficiência de cortisol e do hormônio de crescimento
	Aumento do lactato	Distúrbios do armazenamento do glicogênio, distúrbios da gliconeogênese, galactosemia, intolerância hereditária a frutose, intoxicação por etanol
Sem acidose metabólica	Sem cetose e sem elevação dos ácidos graxos livres	Hiperinsulinismo, hipopituitarismo, deficiência do cortisol e do hormônio do crescimento
	Sem cetose e com elevação dos ácidos graxos livres	Distúrbios a oxidação dos ácidos graxos e da cetogênese

Diferenciação entre as formas focais, difusas e atípicas do hiperinsulinismo

Histologicamente, o hiperinsulinismo congênito causado por variante patogênica do *ABCC8* e *KCNJ11* pode ser classificado em: difuso, focal e atípico.

A forma histológica difusa corresponde a 60 a 70% dos casos, acometendo quase todas as células beta. Essa forma geralmente não responde ao diazóxido e requer pancreatectomia subtotal. É causada por variante patogênica heterozigótica composta de herança autossômica recessiva, ou variante patogênica homozigótica, de herança autossômica dominante do *ABCC8* e *KCNJ11*. Para pacientes com variante patogênica sugestiva da forma histológica difusa, não há necessidade de solicitar o ^{18}F-DOPA-PET.

A forma histológica focal corresponde a 30 a 40% dos casos, sendo definida como uma área limitada do pâncreas (2 a 10 mm) com o potencial de ser curada com remoção cirúrgica. Os defeitos genéticos mais frequentes são: perda do alelo materno no cromossomo 11p15.1 compensada por dissomia uniparental paterna, ou variante patogênica de herança autossômica recessiva e origem paterna do *ABCC8* e *KCNJ11*. Caso alguma dessas variantes patogênicas seja identificada, deve-se solicitar ^{18}F-DOPA-PET, associado a TC ou RM para localizar a lesão focal.

A forma histológica atípica, também conhecida como LINE-HI (*localized islet nuclear enlargement hyperinsulinism*) não se caracteriza nem como focal, nem como difusa, sendo definida por um padrão em mosaico onde o parênquima pancreático normal é intercalado por ilhas de células hiperfuncionantes. Na forma atípica, coexistem dois tipos de ilhotas: ilhotas grandes, com células beta rica em citoplasma; e ilhotas pequenas, com citoplasma. Essa forma histológica do hiperinsulinismo congênito é geralmente causada por variantes patogênicas, de herança autossômica dominante do *ABCC8* e *GCK*, ou expressão aumentada do *HK1*.

Exames moleculares

Testes moleculares para detectar variantes patogênicas inativadoras ou perda de função do *ABCC8* e *KCNJ11* contribuem para definir o tipo histológico da doença.

Tomografia por emissão de prótons

A tomografia por emissão de prótons (PET) com ^{18}F-FDOPA (^{18}F-6-fluoro-L-DOPA) é usada para o diagnóstico diferencial de formas morfológicas do hiperinsulinismo congênito, com 88% de sensibilidade, 94% de especificidade e 100% de acurácia. Não é necessário suspender o diazóxido, octreotida ou lanreotida anes da realização do exame. O radiotraçador ^{18}F-FDOPA, administrado na dose de 4 MBq/Kg, concentra-se nas células beta do pâncreas e seu padrão de distribuição permite identificar hipermetabolismo focal ou difuso da dopamina nas ilhotas pancreáticas. O ^{18}F-FDOPA-PET-TC deve ser solicitado nas seguintes situações: (i) variantes patogênicas monoalélicas paternas recessivas do *ABCC8* ou *KCNJ11*, mais associadas a formas histológicas focais; (ii) variante patogênica desconhecida ou não identificada; (iii) variante patogênica materna ausente com pai não disponível para realizar o teste; (iv) necessidade persistente ou não resposta ao diazóxido; e (v) síndrome de Beckwith-Wiedemann com variante patogênica paterna recessiva do *ABCC8* ou *KCNJ11*. Pacientes com teste molecular indicando forma difusa não tem indicação de realizar o ^{18}F-FDOPA-PET.

Investigação do insulinoma

Os insulinomas são, na maioria das vezes, benignos e localizados no pâncreas. Eventualmente, podem ter comportamento biológico maligno, com metástases para linfonodos regionais e fígado. Geralmente são tumores pequenos (< 2 cm) e de difícil visualização. Exames de imagem para sua identificação são (ultrassonografia abdominal ou endoscópica), tomografia computadorizada e ressonância magnética. Caso não seja identificado, solicitar cintilografia com ^{111}In-pentreotida, ^{18}F-1-di-hidroxifenilalanina ou ^{68}Ga-DOTATATE.

ABORDAGEM TERAPÊUTICA

O tratamento visa restaurar a glicemia para valores normais pela administração oral ou parenteral de glicose, seguida da terapia específica para cada causa de hipoglicemia. A monitoração frequente da glicemia capilar é importante para detecção e correção precoce dos episódios hipoglicêmicos. Nas hipoglicemias graves, pode ser necessária a instalação de um cateter venoso ou a colocação de sonda nasoenteral para manter o aporte adequado de glicose.

Pacientes com uma causa não curável de hipoglicemia e que precisem de tratamento permanente, devem ser orientados a: (i) prevenirem, reconhecerem e tratarem os episódios de hipoglicemia; (ii) terem sempre consigo, glicosímetro com fitas reagentes e insumos para tratar hipoglicemia (p. ex., sachês de glicose, glucagon); e (iii) usarem cartão, pulseira ou colar de identificação informando sobre o problema.

Hipoglicemia grave

Hipoglicemia grave (nível 3) é aquela em que o paciente não consegue se tratar sem ajuda de terceiros ou é associada à perda de consciência, convulsão ou coma.

Se o paciente estiver hospitalizado, o tratamento é feito pela administração de SG10% na dose de 2 a 4 mL/kg (200 a 400 mg/kg), EV, em *bolus*. Após a correção da hipoglicemia, recomenda-se instalar solução glicofisiológica com TIG de 4 a 6 mg/kg/minuto para crianças e adolescentes, e 6 a 8 mg/kg/minuto para lactentes. Se um acesso venoso não for disponível, ou o paciente estiver no domicílio e impossibilitado de ingestão oral, pode-se massagear um pouco de açúcar ou mel entre a gengiva e a bochecha para evitar risco de aspiração ao se administrar líquidos, via oral. Se disponível, administrar glucagon (Glucagen Hypokit®), via IM, na dose de 0,5 mg (< 12 anos) e 1 mg (> 12 anos). O glucagon, via IN (Baqsimi®, aprovado para > 4 anos, em doses fixas de 3 mg), não está disponível no Brasil.

Alerta de hipoglicemia e hipoglicemia significante

Alerta de hipoglicemia (nível 1) é definida por glicemia entre 54 e 70 mg/dL; e hipoglicemia significante (nível 2) é definida por glicemia < 54 mg/dL. O tratamento dessas hipoglicemias é feito com a reposição oral de glicose, na dose de 0,3 g/kg/dose. Repetir esse procedimento a cada 15 minutos, se necessário, até a normalização da glicemia. Porções de alimentos equivalentes a 15 g de glicose são: 1 copo de suco de frutas, 1 copo de refrigerante, 1 colher (sopa) de açúcar, 3 balas de mel ou caramelo.

Hiperinsulinismo

O tratamento do hiperinsulinismo é feito com: (i) adequado aporte de glicose para manter normoglicemia; (ii) dieta hipoproteica e restrita em leucina, para pacientes com a síndrome de hiperinsulinismo hiperamonemia; (iii) medicamentos: diazóxido, octreotida, lanreotida, glucagon e hidroclorotiazida (Quadro 9); e (iv) cirurgia é indicada para os hiperinsulinismos de forma difusa (pancreatectomia subtotal), formas focais ("lesionectomia") e para o tratamento do insulinoma.

Diazóxido

O diazóxido (agonista do canal K_{ATP}) é o medicamento de primeira escolha para o tratamento do hiperinsulinismo se a função do K_{ATP} estiver intacta. Ele é ineficaz em grande parte dos hiperinsulinismos por variantes patogênicas inativadoras do *ABCC8* e *KCNJ11*, as quais constituem a maioria dos casos de hiperinsulinismo congênito.

O diazóxido não está disponível no Brasil, mas pode ser importado (Proglycem®: comp. 25 mg, 50 mg e 100 mg e suspensão oral de 50 mg/1 mL). Ele age se ligando a subunidade SUR1, mantendo o canal K_{ATP} aberto, hiperpolarizando a membrana celular, fechando os canais de cálcio voltagem-dependentes impedindo a entrada de cálcio na célula e suprimindo a secreção insulínica.

O diazóxido é iniciado com 5 mg/kg/dia, aumentando a dose em 5 mg/kg/dia a cada 2 dias até a dose máxima de 15 mg/kg/dia. Iniciar com doses de 2,5 mg/kg/dia nas crianças com doença cardíaca ou risco de complicações. A hidroclorotiazida (2 a 5 mg/kg/dia, VO, a cada 8 ou 12 horas) é associada ao diazóxido para minimizar seus efeitos de retenção hídrica e risco de insuficiência cardíaca congestiva, principalmente se a dose do diazóxido for ≥ 10 mg/kg/dia. Pode-se tentar suspender a hidroclorotiazida quando a dose do diazóxido for pequena (~5 mg/kg/dia), o que geralmente ocorre no primeiro ano de vida.

A melhora ou normalização da glicemia geralmente é observada nos primeiros 2 dias do tratamento. Se após

QUADRO 9 Tratamento farmacológico do hiperinsulinismo

Medicamento	Dose e via de administração	Mecanismo de ação	Efeitos adversos
Diazóxido (Proglycem®: solução oral de 50 mg/1 mL, cápsulas de 25, 50 e 100 mg) *Requer importação	5-15 mg/kg/dia, VO, a cada 8 horas	Agonista do canal K_{ATP}. Se liga ao SUR1, abrindo os canais K_{ATP}, impedindo a despolarização da membrana e inibindo a secreção de insulina	Retenção hídrica, insuficiência cardíaca, derrame pericárdico, hipertensão pulmonar, hipertricose, taquicardia, hiponatremia, hiperuricemia, neutropenia, trombocitopenia
Hidroclorotiaziada (Clorana®: comp. 25 mg)	2-5 mg/kg/dia, VO, a cada 12 horas	Agonista do canal K_{ATP}, mantendo-os abertos e reduzindo a secreção de insulina	Hiponatremia, hipopotassemia, hiperuricemia, alcalose metabólica
Octreotida (Sandostatin®: ampolas: 1 mL com 0,05-0,1 e 0,5 mg) (Sandostatin LAR®: frasco-ampolas de 10, 20 ou 30 mg)	3-30 mcg/kg/dia, SC, a cada 8 horas; ou em infusão venosa contínua *Preparação de longa duração é usada na dose de 10-30 mg, via IM, a cada 4-6 semanas	Inibe a secreção insulínica ao ativar o receptor 2 e 5 da somatostatina (SSTR-2 e SSTR-5) e bloquear o canal de cálcio	Anorexia, náusea, dor abdominal, flatulência, diarreia, colelitíase, enterocolite necrotizante, supressão do GH, TSH e glucagon, taquifilaxia, síndrome do QT longo
Lanreotida (Somatuline Autogel®: seringas preenchidas de 60, 90 e 120 mg)	60-90 mg, via SC profunda, a cada 38-56 dias	Inibe a secreção de insulina pela ativação do receptor 2 da somatostatina (SSTR-2)	Bradicardia, arritmia, palpitação, anorexia, náusea, diarreia, dor abdominal, colelitíase, elevação de enzimas hepáticas, enterocolite necrotizante, hiperglicemia, supressão do GH, TSH e glucagon, dor ou fibrose no local da injeção, síndrome do QT longo
Glucagon (GlucaGen HypoKit®: frasco de 1 mg)	0,03 mg/kg/dose, ou 0,5-1 mg/dose, via IM ou SC. Preparação para uso EV não está disponível no Brasil	Aumento da glicogenólise e da gliconeogênese. Não pode ser usado na terapia crônica por exaurir as reservas de glicogênio	Náusea, vômito, *rash* cutâneo, eritema necrolítico migratório
Acarbose (GlucoBay®: comp. 50 e 100 mg)	6,25-300 mg/dia, VO, a cada 8 horas, antes das refeições	Inibe a alfaglicosidase intestinal, quebrando polissacarídeos em monossacarídeos. Indicado para o hiperinsulinismo pós-prandial	Náusea, dor abdominal, flatulência, diarreia

5 dias de uso do diazóxido e já na maior dose tolerável, o paciente for incapaz de manter glicemia > 70 mg/dL após um jejum de 12 horas, considera-se que ele não tenha resposta ao medicamento. Caso isso ocorra, o diazóxido deverá ser suspenso considerando-se alternativas terapêuticas. Quando a hipoglicemia é controlada com doses < 10 mg/kg/dia, provavelmente a atividade dos canais K_{ATP} está mantida, existindo a possibilidade de redução da dose.

Os principais efeitos adversos do diazóxido são: retenção hídrica, taquicardia, insuficiência cardíaca, derrame pericárdico, hipertensão pulmonar, enterocolite necrotizante, hipertricose, hiponatremia, hiperuricemia, eosinofilia, neutropenia, trombocitopenia, hipoglicemia paradoxal, diminuição da IgG e exantema. Por causa de relatos de hipertensão pulmonar, recomenda-se solicitar ecocardiograma basal após 1 semana do uso do medicamento. Esses parâmetros laboratoriais são avaliados antes do início do diazóxido e 5 dias depois, com posterior monitoração sendo realizada de acordo com os achados clínico-laboratoriais.

Octreotida

A octreotida é a segunda opção para os pacientes que não responderam ao diazóxido. Ele é um análogo de longa duração da somatostatina que se liga aos receptores 2 e 5 da somatostatina (SSTR2 e SSTR5), ativando os canais de K_{ATP}, mantendo-os abertos, hiperpolarizando a membrana celular, fechando os canais de cálcio voltagem dependente e inibindo a secreção de insulina. Existem duas apresentações da octreotida: de duração curta e de duração prolongada.

A apresentação de duração curta [Sandostatin®: ampolas de 0,05 mg (50 mcg), 0,1 mg (100 mcg) e 0,5 mg (500 mcg) por 1 mL] é administrada por via subcutânea, a cada 6 ou 8 horas. Iniciar com uma dose de 3 a 6 mcg/kg/dia, aumentando, se necessário, em 3 mcg/kg/dia (1 mcg/kg/dose, a cada 8 horas), a cada 2 dias até a dose máxima de 30 mcg/kg/dia. Por exemplo: 3, 6, 9, 12, 15, 18, 21, 24, 27 e 30 mcg/kg/dia. O uso da octreotida é seguido pelo fenômeno da taquilafixia/desensibilização de modo que ela perde sua eficácia com o uso crônico em 90 a 95% dos pacientes.

A preparação de duração prolongada (Sandostatin LAR®: frasco-ampolas de 10, 20 e 30 mg, com 2,5 mL de diluente) é administrada, via intramuscular, na região glútea, 1 vez/mês, alternando nádega direita e esquerda a cada injeção (não usar o deltoide). Existe pouca experiência com o uso da preparação LAR em crianças < 1 ano ou < 10 kg. Iniciar com uma dose de 2,5 a 5 mg, IM, a cada 30 dias. A apresentação em pó para diluição permite o ajuste de doses, incluindo iniciar com doses menores ou reduzi-las quando a hipoglicemia estiver controlada.

Os principais efeitos adversos da octreotida são: diminuição do esvaziamento gástrico, anorexia, náusea, dor abdominal, flatulência, diarreia, colelitíase, enterocolite necrotizante, supressão do GH, TSH e glucagon, elevação das enzimas hepáticas, insuficiência pancreática exógena, deficiência de vitaminas A, D, E e K, e taquifilaxia.

Lanreotida

A lanreotida é um análogo sintético da somatostatina que inibe a secreção de insulina por dois mecanismos: (i) ativação do receptor da somatostatina 2 (SSTR2) que inibe a atividade do gene promotor da insulina; e (ii) abertura dos canais K_{ATP} nas células beta pancreáticas, inibindo a secreção de insulina.

A lanreotida (Somatuline Autogel®: 60 mg [0,3 mL, agulha de 1,2 × 20 mm], 90 mg [0,3 mL, agulha de 1,2 × 20 mm] e 120 mg [0,5 mL, agulha de 1,4 × 20 mm]) é administrada apenas por via SC profunda. Em lactentes, o medicamento é administrado, via SC profunda, no quadrante superior externo da coxa, alternando lado direito e esquerdo entre as injeções. Como a injeção é dolorosa, recomenda-se a aplicação prévia de um anestésico tópico ou de gelo para reduzir a dor no local da injeção. A duração de ação é de 28 a 56 dias. Existem experiências em crianças tão jovens quanto 7 semanas de vida mostrando a eficácia e segurança no tratamento do hiperinsulinismo congênito. Por serem disponíveis em seringa preenchidas, as doses são fixas, não permitindo o uso de doses menores para iniciar o tratamento, nem as reduzir quando a hipoglicemia estiver controlada. Iniciar com 60 mg/dose, aumentando para 90 e 120 mg, caso não haja controle das hipoglicemias. Quando as glicemias estiverem controladas por mais de 3 meses, pode-se considerar aumentar o intervalo entre as doses a cada 28 dias para intervalos maiores de 42 a 56 dias.

Os principais efeitos adversos da lanreotida são: dor, nódulos de fibrose no local da injeção, anorexia, náusea, dor abdominal, flatulência, diarreia, colelitíase, enterocolite necrotizante, alopecia, bradicardia sinusal, cefaleia, tontura, supressão do GH, TSH e glucagon, elevação de enzimas hepáticas e bilirrubina, insuficiência pancreática exógena, deficiência de vitaminas A, D, E e K, e taquifilaxia.

Glucagon

O glucagon (Glucagen HypoKit®: frasco-ampola com pó 1 mg e seringa com 1 mL de diluente), é administrado na dose de 0,2 mL/kg (200 mcg/kg), por via intramuscular. O glucagon estimula a glicogenólise e gliconeogênese levando a elevação rápida da glicemia (10 a 15 minutos). A preparação endovenosa (2,5 a 20 mcg/kg/h) não está disponível no Brasil. Potenciais efeitos adversos são náusea, vômito, dor abdominal e eritema necrolítico migratório.

Tratamento cirúrgico

O tratamento cirúrgico é reservado para insulinoma, crianças que não podem ser tratadas clinicamente, forma histológica difusa que não respondeu ao tratamento medicamentoso e lesão hiperinsulinêmica focal passível de excisão cirúrgica.

No hiperinsulinismo congênito, a análise genética pré-cirúrgica associada ao ^{18}F-DOPA-PET são procedimentos importantes para identificar se a lesão é focal ou não. A investigação deve continuar durante a cirurgia quando o pâncreas será inspecionado e palpado em busca de lesões focais, ao tempo em que biópsias de congelação (cabeça, corpo e cauda do pâncreas) serão enviadas para estudo histológico. Nas lesões histológicas focais, a ressecção da lesão é curativa desde que se assegure que as margens da lesão fiquem livres. Em relação às formas histológicas difusas existe dúvida se a cirurgia é indicada, porque alguns pacientes com esta forma podem evoluir espontaneamente para diabetes melito por apoptose das células beta. Por isso, a pancreatectomia subtotal (remoção de 95% do pâncreas deixando uma pequena porção de tecido pancreático ao longo do ducto biliar e duodeno) é reservada para os pacientes não-responsivos ao diazóxido. Alguns autores têm, inclusive, recomendado remoções mais conservadoras mesmo que isso implique em novas cirurgias para evitar as complicações de uma pancreatectomia extensa (p. ex., lesões do ducto biliar, pseudocistos pancreáticos, fístulas, infecções). Após a pancreatectomia subtotal, os pacientes podem desenvolver diabetes melito insulino-dependente de difícil tratamento por causa da deficiência de glucagon e insuficiência pancreática exógena. Por isso, a decisão quanto à cirurgia, em locais onde a investigação diagnóstica é limitada e o paciente não pode ir para um centro maior, deve ser individualizada levando em consideração as circunstâncias locais, a experiência da equipe cirúrgica e as condições familiares para reconhecer e tratar hipoglicemia no domicílio.

Outras causas de hipoglicemia

O tratamento das outras causas de hipoglicemia é descrito nos tópicos correspondentes a cada doença.

ORIENTAÇÃO PARA OS PAIS/RESPONSÁVEIS

Ao se planejar a alta para casa da criança ou adolescente com hipoglicemia persistente deverão ser feitas as seguintes orientações para os cuidadores:

- Ter glicosímetro e fitas reagentes no domicílio.
- Instruir sobre a prevenção, reconhecimento e tratamento domiciliar da hipoglicemia.
- Seguir o plano alimentar específico para o distúrbio de base (p. ex., glicogênese, acidemias orgânicas, galactosemia, frutosemia).
- Manter o intervalo entre as refeições nas hipoglicemias causadas por jejum.
- Enviar para a Secretaria Estadual de Saúde relatório detalhado para dispensação de medicamentos *off-label* e de custo elevado (p. ex., octreotida, lanreotida).
- Prescrever glucagon orientando como armazenar e administrar.
- Orientar sobre os procedimentos para a compra de medicamentos importados.
- Orientar sobre os principais efeitos adversos dos medicamentos.
- Portar identificação, informando sobre a causa e o tratamento da hipoglicemia.

TRANSIÇÃO DOS CUIDADOS PARA A ENDOCRINOLOGIA DE ADULTO

A equipe de endocrinologia pediátrica deve preparar o adolescente e sua família para transição e posterior cuidado médico pelo endocrinologista de adultos, pelo menos 6 a 12 meses antes da transferência. Idealmente, as instituições deveriam desenvolver protocolos com a participação de endocrinologistas pediátricos e de adultos que atendessem as peculiaridades do serviço e otimizassem essa fase de transição.

Na transição dos cuidados para a endocrinologia adulto, orientar que algumas causas de hipoglicemia (p. ex., endocrinopatias, erros inatos do metabolismo) persistirão na vida adulta requerendo uso de medicamentos, orientação nutricional e controle clínico-laboratorial, e que insulinomas mesmo tratados podem apresentar metástases tardias.

REFERÊNCIAS SELECIONADAS

1. Ahmed FW, Majeed MS, Kirresh O. Non-Diabetic Hypoglycemia. [Updated 2022 Sep 20]. In: StatPearls [Internet]. Treasure Island (FL): StatPearls; 2023. Available from: https://www.ncbi.nlm.nih.gov/books/NBK573079/
2. Banerjee I, et al. Congenital hyperinsulinism in infancy and childhood: challenges, unmet needs and the perspective of patients and families. Orphanet J Rare Dis. 2022;17(1):61.
3. Casertano A, et al. An overview of hypoglycemia in children including a comprehensive practical diagnostic flowchart for clinical use. Front Endocrinol (Lausanne). 2021;12:684011.
4. de Herder WW, Hofland J. Insulinoma. 2023 Apr 4. In: Feingold KR, Anawalt B, Blackman MR, Boyce A, Chrousos G, Corpas E, et al., editors. Endotext [Internet]. South Dartmouth (MA): MDText.com, Inc.; 2000.
5. Güemes M, Rahman SA, et al. Hyperinsulinemic hypoglycemia in children and adolescents: Recent advances in understanding of pathophysiology and management. Rev Endocr Metab Disord. 2020;21(4):577-97.

6. Gümüş E, Özen H. Glycogen storage diseases: An update. World J Gastroenterol. 2023;29(25):3932-63.
7. Hewat TI, Johnson MB, Flanagan SE. Congenital Hyperinsulinism: Current laboratory-based approaches to the genetic diagnosis of a heterogeneous disease. Front Endocrinol (Lausanne). 2022;13:873254.
8. Lee SC, Baranowski ES, et al. Hypoglycaemia in adrenal insufficiency. Front Endocrinol (Lausanne). 2023;14:1198519.
9. Maines E, Urru SAM, et al. Drug-induced hyperinsulinemic hypoglycemia: An update on pathophysiology and treatment. Rev Endocr Metab Disord. 2023;24(6):1031-44.
10. Massese M, Tagliaferri F, et al. Glycogen storage diseases with liver involvement: a literature review of GSD type 0, IV, VI, IX and XI. Orphanet J Rare Dis. 2022;17(1):241.
11. Muneer M. Hypoglycaemia. Adv Exp Med Biol. 2021;1307:43-69.
12. Quarta A, et al. Hypoglycemia in children: major endocrine-metabolic causes and novel therapeutic perspectives. Nutrients. 2023; 15(16):3544.
13. Rosenfeld E, Thornton PS. Hypoglycemia in neonates, infants, and children. 2023. In: Feingold KR, et al., editors. Endotext [Internet]. South Dartmouth (MA): MDText.com, Inc.; 2000.
14. Sprague JE, et al. Glucose counterregulatory responses to hypoglycemia. Pediatr Endocrinol Rev. 2011:463-73.
15. States LJ, Davis JC, et al. 18F-6-Fluoro-l-Dopa PET/CT imaging of congenital hyperinsulinism. J Nucl Med. 2021;62(Suppl 2):51S-56S.
16. Thornton PS, Stanley CA, et al. Recommendations from the Pediatric Endocrine Society for evaluation and management of persistent hypoglycemia in neonates, infants, and children. J. Pediatr. 2015;167:238-45.
17. Whipple AO, Franz VK. Adenoma of islets cells with hyperinsulinism: a review. Ann Surg. 1935;101(6):1299-35.
18. Worth C, Hoskyns L, et al. Continuous glucose monitoring for children with hypoglycaemia: Evidence in 2023. Front Endocrinol (Lausanne). 2023;14:1116864.

SEÇÃO VI

Obesidade e dislipidemia

32
Obesidade

INTRODUÇÃO

Em 1994, Jeffrey Michael Friedman (1954-) publicou na revista *Nature* o artigo "*Positional cloning of the mouse obese gene and its human homologue*", relatando a descoberta do gene da leptina (do grego *leptos*, magro) no camundongo e seu homólogo humano. Isto foi seguido pela demonstração de que a administração de leptina em camundongos reduzia o peso corporal ao diminuir a ingestão alimentar e aumentar o gasto energético.

A obesidade infantil é particularmente importante porque é preditiva de obesidade em adultos e porque predispõe ao desenvolvimento de síndrome metabólica, doença cardiovascular, diabetes melito tipo 2 (DM2), dislipidemia, síndrome dos ovários policísticos, apneia obstrutiva do sono, doença hepática esteatótica associada a disfunção metabólica, baixa fertilidade e maior risco para algumas neoplasias.

O Dia Mundial da Obesidade é comemorado em 4 de março. No Brasil, o Dia Nacional de Prevenção à Obesidade é comemorado em 11 de outubro e o Dia Nacional de Combate à Gordofobia é comemorado em 10 de setembro.

FISIOLOGIA: TECIDO ADIPOSO MARROM, BRANCO, BEGE E ROSA

O tecido adiposo é um tipo especial de tecido conjuntivo, constituído de pré-adipócitos, adipócitos, fibroblastos, leucócitos, macrófagos, estroma vascular, fibras colágenas e fibras nervosas. O tecido adiposo é um órgão multifuncional: endócrino, imune e metabólico. Entre o nascimento e a adolescência, o aumento do tecido adiposo é determinado pela hiperplasia. Na vida adulta, a hipertrofia é o principal mecanismo para esse aumento. O tecido adiposo pode ser classificado histológica e funcionalmente em quatro tipos: marrom, branco, bege e rosa (Quadro 1).

Tecido adiposo marrom

O tecido adiposo marrom (TAM) produz calor pela oxidação de ácidos graxos, além de ter ação anti-inflamatória e cardioprotetora. Indivíduos do sexo feminino, jovens, magros e com baixas taxas de glicemia têm maior quantidade do TAM, sugerindo que essas células possam desempenhar um papel na regulação do peso corporal, uma vez que, ao gerar calor, esse tecido queima uma grande quantidade de calorias, o que estimula o emagrecimento.

Os adipócitos marrons são histologicamente distinguíveis dos demais adipócitos por suas múltiplas gotas lipídicas, alta vascularização e densidade mitocondrial. A alta densidade mitocondrial é responsável pela aparência acastanhada que dá o nome a esse tecido. As mitocôndrias do TAM contêm a proteína funcional específica de desacoplamento 1 (UCP1), localizada na membrana mitocondrial interna, permitindo a termogênese. A UCP1 é inibida por nucleotídeos de purina (p. ex., ATP) e ativada por ácidos graxos, sendo acoplada à lipólise. Além de serem ativadores da UCP1, os ácidos graxos são importante fonte de energia durante a termogênese. A atividade do TAM é aumentada por exposição ao frio, exercício, insulina e hormônios tireoidianos.

O TAM está presente em maior quantidade nos fetos e recém-nascidos, onde se localiza entre as escápulas,

QUADRO 1 Características do tecido adiposo marrom, branco e bege

Características	Tecido adiposo marrom	Tecido adiposo branco	Tecido adiposo bege
Progenitor	Células mesenquimais que expressam o fator miogênico (Myf5)	Células mesenquimais que não expressam o fator miogênico (Myf5)	Células endoteliais e perivasculares dentro do tecido adiposo branco
Coloração	Marrom, acastanhada	Branca, amarelada	Bege
Expressão da UCP1	Sim	Não	Sim
Densidade mitocondrial	Alta	Baixa	Média
Vascularização	Muito vascularizado	Relativa pouca vascularização	Vascularizado
Morfologia	Multilocular (múltiplas gotículas lipídicas). Células pequenas (60 μm) e poligonais, o citoplasma é distribuído por toda a célula e o núcleo pode estar no centro da célula	Unilocular (uma grande gota lipídica). Células grandes (90-100 μm) e arredondadas. A gota lipídica desloca o citoplasma, organelas e núcleo para a periferia	Multilocular (múltiplas gotículas lipídicas)
Função	▪ Termogênese ▪ Função anti-inflamatória ▪ Cardioproteção	▪ Armazenamento de energia ▪ Secreção hormonal e de citocinas ▪ Proteção de órgãos e isolamento térmico	▪ Termogênese ▪ Função anti-inflamatória ▪ Cardioproteção
Distribuição	Região cervical, interescapular, axilar, periaórtica, perirrenal paravertebral e inguinal	Tecido subcutâneo, face, região abdominal, inguinal, gonadal, perivisceral, periarticular e pericardíaca	Região supraclavicular

região cervical e clavícula, vasos mediastinais e região perirrenal. Em adultos, é encontrado principalmente nas regiões supraclavicular e cervical, e menos frequentemente na região costovertebral, mediastino superior e axila.

Tecido adiposo branco

O tecido adiposo branco (TAB) é o tecido adiposo mais comum nos seres humanos, representando de 10 a 20% do peso corporal de um adulto. O TAB desempenha várias funções no organismo: armazenamento de energia sob a forma de triglicérides, lipólise, secreção hormonal (p. ex., leptina, adiponectina), síntese de citocinas pró-inflamatórias, proteção dos órgãos e isolamento térmico. É localizado principalmente no tecido subcutâneo da face e das regiões abdominal, inguinal, gonadal, perivisceral, periarticular e pericardíaca. Histologicamente, sua densidade mitocondrial é baixa, não expressa UCP1 e tem morfologia unilocular (uma gota lipídica).

Tecido adiposo bege

O tecido adiposo bege é responsável pela termogênese e tem atividades anti-inflamatória e cardioprotetora. Possui características de adipócitos marrons, mas é encontrado no tecido adiposo branco. Esses adipócitos expressam a UCP1 e são capazes de termogênese, sendo encontrados na região supraclavicular.

Tecido adiposo rosa

O tecido adiposo rosa se origina das glândulas produtoras de leite durante a gestação e lactação a partir da conversão do tecido adiposo branco.

HORMÔNIOS E PEPTÍDEOS OREXÍGENOS E ANOREXÍGENOS

Vários peptídeos orexígenos e anorexígenos participam do processo de regulação da fome e saciedade (Quadro 2). Os peptídeos anorexígenos induzem balanço energético negativo, enquanto os orexígenos são estimuladores da ingestão alimentar. Desequilíbrios na síntese e/ou ação desses peptídeos podem causar obesidade.

Peptídeos orexígenos

Neuropeptídeo Y

O neuropeptídeo Y (NPY) é sintetizado principalmente no núcleo arqueado do hipotálamo em resposta

QUADRO 2 Hormônios e peptídeos orexígenos e anorexígenos

Hormônio/peptídeo	Local de síntese	Ação
NPY	Hipotálamo	Orexígena
AgRP		
Orexinas A e B		
Grelina	Estômago	
POMC	Hipotálamo	Anorexígena
CART		
Alfa-MSH		
Insulina	Pâncreas	
Amilina		
Polipeptídeo pancreático (PP)		
Colecistoquinina (CCK)	Intestino	
GLP-1		
GIP		
Oxintomodulina (OXM)		
Peptídeo Y (PYY)		
Motilina		
Leptina	Tecido adiposo	
Adiponectina		

à diminuição das reservas de gordura corporal, hipoglicemia e jejum. Ele se liga aos receptores Y5 e Y6, aumentando o apetite, reduzindo a saciedade e promovendo o armazenamento de gordura. Não se deve confundi-lo com o peptídeo Y (PYY), secretado no intestino e com ação anorexígena.

Proteína relacionada ao gene aguti

A proteína relacionada ao gene aguti (AgRP) é um neuropeptídeo estimulador do apetite produzido no núcleo arqueado do hipotálamo. Ao bloquear o receptor 4 da melanocortina (MC4R), ele promove aumento do apetite e redução da saciedade. Além disso, reduz a ação inibidora do apetite mediada pelo hormônio alfa estimulante de melanócitos (alfa-MSH).

Grelina

A grelina é sintetizada pelas células endócrinas do estômago, intestino delgado e cólon. É também conhecida como "hormônio da fome", pelo seu efeito estimulador do apetite. Os níveis séricos estão elevados antes das refeições, diminuindo após a alimentação. Sua ação é mediada pela ligação aos receptores de grelina tipo 1a (GHSR1a), distribuídos principalmente no núcleo arqueado do hipotálamo. Ao se ligar a esses receptores, a grelina estimula os neurônios AgRP e NPY, que aumentam o apetite e a ingestão de alimentos. A grelina também atua nas vias de recompensa cerebral, aumentando a motivação para buscar alimentos, e estimula a secreção do hormônio do crescimento.

Orexinas A e B

As orexinas ou hipocretinas são peptídeos sintetizados no hipotálamo lateral. Elas existem em duas formas principais: orexina A e orexina B, que atuam pela ligação aos receptores OX1R e OX2R. Agem estimulando o apetite e a vigília. Sua ação na regulação do apetite se dá pelo estímulo dos neurônios NPY e AgRP (orexígenos) e pela inibição dos neurônios POMC (anorexígenos). Deficiência das orexinas pode causar alterações do apetite e do sono (p. ex., narcolepsia).

Peptídeos anorexígenos

Leptina

A leptina é sintetizada pelo tecido adiposo branco. Ela cruza a barreira hematoencefálica se ligando a receptores (LEPR) localizados no núcleo arqueado e ventromedial do hipotálamo, estimulando a produção de alfa-MSH que se liga ao receptor MC4R, diminuindo o apetite e aumentando o gasto energético; e inibe os neurônios NPY e AgRP, reduzindo a ingestão alimentar e aumentando a saciedade. Adicionalmente, aumenta a lipólise, diminui a lipogênese e estimula a resposta pró-inflamatória. Os níveis séricos da leptina estão diminuídos quando há redução do tecido adiposo, atuando como um sinal para o organismo aumentar a ingestão calórica.

Na obesidade, os níveis séricos de leptina podem estar aumentados, indicando resistência periférica ou deficiência no transporte para o fluido intersticial cerebral, ou diminuídos, indicando deficiência na sua síntese. Variantes patogênicas inativadoras do *LEP* ou do *LEPR* causam menos de 3% das obesidades graves.

Pró-opiomelanocortina, pró-proteína convertase 1 e hormônio alfa estimulante de melanócitos

A POMC (pró-opiomelanocortina), presente no núcleo arqueado do hipotálamo, é clivada pelas enzimas pró-proteína convertase 1 (PCSK1) e carboxipeptidase

E (CPE), dando origem ao: hormônio adrenocorticotrófico (ACTH), alfa-MSH, beta-MSH, gama-MSH, betalipoproteína e betaendorfina. O alfa-MSH se liga ao receptor MC4R inibindo o apetite e a ingestão alimentar. A atividade da POMC é estimulada por adiponectina, insulina, peptídeo-1 semelhante ao glucagon (GLP-1) e polipeptídeo pancreático. Variantes patogênicas em genes do sistema POMC/PCSK1/MC4R são causa de obesidade. Por exemplo:

- Variante inativadora ou perda de função do *POMC* impede a formação do alfa-MSH, impossibilitando a ativação do MC4R, causando obesidade de início precoce, hiperfagia, deficiência do ACTH, hipopigmentação cutânea e cabelos avermelhados.
- Variante inativadora ou perda de função do *MC4R* impede que esse receptor seja ativado pelo alfa-MSH, causando obesidade de início precoce, hiperfagia, hiperinsulinemia, alta estatura e aumento da densidade mineral óssea.
- Variante inativadora ou perda de função do *PCSK1* impede a clivagem do *POMC* em seus peptídeos bioativos, levando a deficiência de alfa-MSH e obesidade.

Transcrito regulado por anfetamina e cocaína

O transcrito regulado por anfetamina e cocaína (CART) é um neuropeptídeo produzido principalmente no núcleo arqueado do hipotálamo. O CART se liga ao receptor MC4R, inibindo o apetite e aumentando a saciedade. Ele também aumenta o gasto energético e promove a oxidação de gorduras, auxiliando no controle do equilíbrio energético. O sistema POMC/CART é estimulado por leptina, adiponectina, insulina, GLP-1 e polipeptídeo pancreático. Diminuição da expressão e níveis reduzidos do CART são associados a ganho ponderal excessivo em razão do aumento do apetite.

Colecistoquinina

A colecistoquinina (CCK) é sintetizada no duodeno e jejuno em resposta à ingestão de alimentos, principalmente os ricos em gordura e proteína. Sua ação é mediada pela ativação de receptores na região pilórica do estômago, que enviam sinais para o núcleo paraventricular e ventromedial do hipotálamo, inibindo o apetite. Também retarda o esvaziamento gástrico, inibe a grelina (peptídeo orexígeno) e estimula o peptídeo YY (peptídeo anorexígeno). Além disso, estimula a contração da vesícula biliar e a secreção de bile. Sua deficiência pode causar aumento da ingestão alimentar.

Peptídeo YY

O peptídeo Y (PYY) é produzido no intestino delgado e cólon em resposta à ingestão de alimentos. Seus níveis séricos aumentam após uma refeição e permanecem elevados por muito tempo. Ele se liga aos receptores Y1, Y2 e Y4, localizados no hipotálamo e trato gastrointestinal, promovendo saciedade e reduzindo a sensação de fome. Além disso, retarda o esvaziamento gástrico e inibe a secreção de grelina.

Peptídeo-1 semelhante ao glucagon

O GLP-1 é uma incretina secretada pelas células L do intestino quando o alimento chega ao íleo, contribuindo para a saciedade e diminuição do apetite pelos seguintes mecanismos: diminuição do esvaziamento gástrico, aumento da secreção de insulina dependente da glicose, redução da secreção do glucagon e estímulo dos neurônios hipotalâmicos anorexígenos (POMC e CART).

Amilina

A amilina, ou polipeptído amiloide pancreático, é um peptídeo secretado pelas células beta do pâncreas em resposta à ingestão alimentar. Sua ação anorexígena é causada pelo retardo do esvaziamento gástrico, secreção de glucagon pós-prandial, inibição da grelina e modulação do sistema serotoninérgico/dopaminérgico cerebral, aumentando a sensação de saciedade. Ela também reduz a liberação de glicose pelo fígado e aumenta a sensibilidade insulínica nos tecidos periféricos.

Polipeptídeo pancreático

O polipeptídeo pancreático (PP) é secretado pelas células F das ilhotas de Langerhans. Exerce efeito anorexígeno pelo estímulo dos receptores Y4 no hipotálamo e tronco cerebral e pelo nervo vago. Seus níveis séricos aumentam após uma refeição e permanecem elevados por muito tempo, o que contribui para o controle da saciedade.

Oxintomodulina

A oxintomodulina (OXM) se origina da clivagem do pró-glucagon. Ela é secretada pelas células L do intestino, principalmente íleo e cólon, em resposta à ingestão alimentar, de forma proporcional ao aporte calórico ingerido. Seu efeito anorexígeno, supressor do apetite e indutor da saciedade é mediado pelo receptor de GLP-1 (GLP-1R) e pela redução da grelina plasmática. Ela também modula o metabolismo lipídico ao estimular a oxidação de ácidos graxos e quebra de lipídeos.

Peptídeo insulinotrópico dependente de glicose

O peptídeo insulinotrópico dependente de glicose (GIP) é secretado pelas células K localizadas no duodeno e jejuno proximal em reposta à presença de nutrientes, principalmente glicose e gordura na luz intestinal, aumentando a secreção de insulina induzida pela glicose. Ao contrário do GLP1-1, o GIP não diminui o tempo de esvaziamento gástrico; e, em vez de suprimir a secreção de glucagon, ele aumenta moderadamente o nível sérico desse hormônio.

Proteína adaptadora SH2B1

A proteína adaptadora SH2B1 amplifica os sinais provenientes do receptor da leptina, aumentando sua ação inibitória do apetite. A deficiência dessa proteína causa obesidade sindrômica de início precoce, com hiperfagia, atraso da linguagem, tendência a isolamento social, comportamento agressivo e baixa estatura.

Homólogo único 1

O homólogo único 1 (*SIM1*) é um fator de transcrição que se liga a regiões regulatórias do *POMC*, estimulando ou inibindo sua expressão. A expressão aumentada do *SIM1* faz a POMC produzir maior quantidade de alfa-MSH, resultando em efeito anorexígeno. A deficiência do SIM1 diminui a expressão do *POMC* e, consequentemente, do alfa-MSH, causando aumento do apetite, ingestão alimentar e obesidade.

Fator neurotrópico derivado do cérebro

O fator neurotrópico derivado do cérebro (BDNF) é uma proteína que aumenta a expressão do *POMC*, resultando em maior produção do alfa-MSH e inibição do apetite. Ele também inibe a expressão do NPY e AgRP reduzindo seu efeito orexígeno, além de agir em áreas do cérebro associadas à recompensa envolvida na resposta ao alimento. Níveis diminuídos do BDNF estão associados à obesidade.

PROTEÍNAS E CITOCINAS SECRETADAS PELO TECIDO ADIPOSO

Várias proteínas e citocinas secretadas pelo tecido adiposo desempenham papel importante na proteção ou promoção da morbidade associada à obesidade.

Proteínas e adipocinas que protegem contra a morbidade associada à obesidade

Adiponectina

A adiponectina é sintetizada pelos adipócitos com efeito antidiabetogênico, antiaterogênico e anti-inflamatório. Sua concentração é maior no tecido adiposo periférico que no visceral. À medida que o adipócito acumula gordura, ele perde a capacidade de produzir adiponectina. Indivíduos com obesidade abdominal possuem concentrações plasmáticas diminuídas de adiponectina, com resistência insulínica, aumento dos ácidos graxos e inflamação vascular.

Omentina

A omentina é secretada pelo tecido adiposo visceral. Ela reduz a produção de citocinas pró-inflamatórias, aumenta a captação de glicose nas células adiposas e musculares e parece proteger contra doenças cardiovasculares e aterosclerose.

Visfatina

A visfatina é secretada pelo tecido adiposo melhorando a sensibilidade insulínica, contribuindo para o controle glicêmico e diminuindo a expressão de citocinas pró-inflamatórias. Sua secreção é estimulada por hipóxia, inflamação e hiperglicemia.

Proteínas e adipocinas que aumentam a morbidade associada à obesidade

Leptina

Descrita no tópico anterior sobre peptídeos orexígenos e anorexígenos.

Interleucina-6

A interleucina-6 (IL-6) é uma citocina pró-inflamatória expressa em maior quantidade no tecido adiposo visceral que no cutâneo. Na obesidade, ela atua promovendo resistência insulínica e intolerância à glicose.

Fator de necrose tumoral alfa

O fator de necrose tumoral alfa (TNF-alfa) é uma citocina pró-inflamatória expressa no tecido adiposo, que estimula a resistência insulínica e o aumento dos lipídeos.

Inibidor do ativador de plasminogênio

O inibidor do ativador de plasminogênio (PAI-1) é secretado em maior quantidade pelos adipócitos do tecido adiposo visceral. Sua concentração sérica é diretamente associada à obesidade abdominal. Níveis elevados causam resistência insulínica, estimulam a aterogênese e aumentam o risco de trombose pela inibição da atividade fibrinolítica.

Proteína quimioatrativa de macrófagos e monócitos

A proteína quimioatrativa de macrófagos e monócitos (MCP-1) ou quimiocina C-C ligante (CCL2) tem sua expressão aumentada no tecido adiposo ao promover infiltração de monócitos e macrófagos que secretam citocinas inflamatórias como IL-6 e TNF-alfa, aumentando a resistência insulínica e aterogênese.

Proteínas do sistema renina-angiotensina

Várias proteínas do sistema renina-angiotensina (PSRA): renina, angiotensina I e II, angiotensinogênio e receptores de angiotensina, são secretadas pelo tecido adiposo, agindo na reabsorção tubular renal de sódio e água, aumentando o tônus vascular e participando da fisiopatologia da hipertensão arterial associada à obesidade.

Resistina

A resistina é um peptídeo secretado pelo tecido adiposo com ação pró-inflamatória que contribui para a inflamação crônica da obesidade. Além disso, aumenta a resistência insulínica e o risco de DM2.

Monocitocina induzida por interferon-gama

A monocitocina induzida por interferon-gama (MIG/CXCL9) é uma adipocina pró-inflamatória que atua na atração e ativação de células inflamatórias, células T e macrófagos, sendo associada a um estado inflamatório crônico.

CONTROLE NEUROENDÓCRINO DA FOME E SACIEDADE

A homeostase energética é coordenada por mecanismos neuroendócrinos que regulam a fome e saciedade, e controlam a ingestão alimentar e o gasto energético.

Os principais efetores desse controle são:

- Hipotálamo (núcleo arqueado, ventromedial e lateral).
- Núcleo do trato solitário e área postrema.
- Sistema dopaminérgico mesolímbico.
- Via serotoninérgica.
- Via endocanabinoide.

Hipotálamo

Os núcleos arqueado, paraventricular, ventromedial e lateral recebem e integram estímulos periféricos químicos (hormônios intestinais, pancreáticos e do tecido adiposo) e nervosos, modulando a homeostase energética.

Núcleo arqueado

O núcleo arqueado (NA) contém dois grupos de neurônios de primeira ordem que controlam a homeostase energética: (i) neurônios anorexígenos, que expressam POMC e CART; e (ii) neurônios orexígenos, que expressam o NPY e a AgRP. Os peptídeos produzidos nos neurônios hipotalâmicos de primeira ordem (alfa-MSH e CART [anorexígenos]; NPY e AgRP [orexígenos]) se ligam a receptores de neurônios hipotalâmicos de segunda ordem localizados no núcleo paraventricular, onde sinalizam seus efeitos anorexígenos ou orexígenos.

Os neurônios anorexígenos (POMC e CART) são estimulados por leptina, adiponectina, insulina, GLP-1, amilina, PP e PYY; e inibidos pelo NPY e AgRP. Os neurônios POMC produzem o alfa-MSH e outros peptídeos que inibem a fome e promovem a saciedade. O alfa-MSH se liga aos receptores MC3R e MC4R no núcleo paraventricular e núcleo do trato solitário, exercendo efeito anorexígeno. Os neurônios CART produzem o peptídeo CART, que exerce efeito anorexígeno.

Os neurônios orexígenos (NPY e AgRP) são estimulados por grelina, diminuição da concentração de nutrientes no sangue, diminuição das reservas de gordura corporal, hipoglicemia e jejum; e são inibidos pela CCK, PPY e leptina. Os neurônios NPY produzem o NPY que possui efeito orexígeno estimulando o apetite, busca por comida e ingestão alimentar. Os neurônios AgRP produzem o peptídeo AgRP, que bloqueia o MC3R e MC4R, aumentando o apetite por sua ação orexígena.

Núcleo ventromedial

O núcleo ventromedial (NVM) contém neurônios anorexígenos sensíveis aos níveis de glicose no sangue que inibem a fome e promovem a saciedade.

Núcleo lateral

O núcleo lateral (NL) possui neurônios orexígenos que produzem a melatonina concentradora estimulante (MCE) e orexina. Esses peptídeos estimulam a fome e a ingestão de alimentos, e participam da motivação pela busca por alimentos palatáveis.

Núcleo do trato solitário e área postrema

Núcleo do trato solitário

O núcleo do trato solitário (NTS) está localizado na medula oblonga do tronco cerebral. Ele participa da integração de informações sensoriais e metabólicas relacionadas a fome e saciedade. Essas informações são provenientes dos nervos cranianos responsáveis por visão, olfato e paladar, dos hormônios gastrointestinais, da concentração de nutrientes no sangue e de sinais de distensão alimentar do estômago. Quando o indivíduo vê a comida, sente seu cheiro, constata seu sabor, sua textura e ingere o alimento, esses sinais sensoriais são transmitidos ao NTS, que envia essas informações para o hipotálamo e córtex pré-frontal. A ativação do NTS estimula a secreção de peptídeos anorexígenos (serotonina, CCK, PPY), promovendo sensação de plenitude e satisfação após a refeição.

Área postrema

A área postrema (AP), localizada na medula oblonga do tronco cerebral, é um órgão constituído por neurônios e capilares que detecta toxinas no sangue. Um de seus principais componentes é o centro do vômito. Por estar adjacente ao núcleo do trato solitário, também atua na integração de respostas autonômicas que controlam a fome.

Sistema dopaminérgico mesolímbico

A diminuição da dopamina aumenta o apetite e a busca por alimentos associados à sensação de prazer e recompensa. O sistema dopaminérgico mesolímbico (SDM) é um importante circuito neural na regulação da fome, saciedade e comportamento alimentar, sendo composto por área tegmental ventral, núcleo *accumbens* e córtex pré-frontal.

A área tegmental ventral (ATV) é a região cerebral que contém neurônios produtores e secretores de dopamina ativados em resposta a estímulos gratificantes como alimentos saborosos e palatáveis, que estimulam a motivação para buscar e consumir esses alimentos.

O núcleo *accumbens* (NAc) é um núcleo cerebral que recebe neurônios dopaminérgicos da ATV. A dopamina liberada no NAc estimula a sensação de gratificação, recompensa e prazer associados à alimentação.

O córtex pré-frontal (CPF) participa do controle cognitivo e da tomada de decisões relacionadas à alimentação, recebendo informações da ATV e do NAc sobre o valor recompensador do alimento. Além disso, o CPF integra outras informações sensoriais e emocionais, e, com isso, consegue inibir e controlar o comportamento alimentar impulsivo e regular a saciedade.

Indivíduos com obesidade podem ter diminuição da dopamina ou disfunção na sinalização da dopamina no SDM. A diminuição da dopamina reduz a sensação de recompensa, estimulando uma maior ingestão de alimentos para compensar essa disfunção. A exposição crônica a alimentos ricos em gordura, açúcar e sal diminui a sensibilidade dos neurônios dopaminérgicos, com menor liberação de dopamina, o que leva à busca por alimentos mais calóricos para obter a sensação de prazer e recompensa.

Via serotoninérgica

A serotonina desempenha várias funções no cérebro, incluindo regulação do humor, sono e alimentação. Ela é sintetizada a partir do aminoácido triptofano, sendo liberada no hipotálamo, núcleo do trato solitário e córtex cerebral em reposta a estímulos relacionados à alimentação. Sua ação se dá pela ligação a receptores 5-HT1 e 5-HT2, suprimindo o apetite e promovendo a saciedade. A serotonina é recaptada pelos neurônios após sua liberação na sinapse por meio de transportadores específicos. Essa recaptação é essencial para regular os níveis de serotonina disponíveis na sinapse.

Níveis aumentados de serotonina e norepinefrina fazem com que o indivíduo se sacie mais facilmente e tenha maior controle sobre a vontade de comer doces. Níveis baixos de serotonina e norepinefrina causam aumento do apetite, diminuição da saciedade e comportamento alimentar compulsivo. Medicamentos que inibem sua recaptação (p. ex., sibutramina) permitem que ela permaneça mais tempo na fenda sináptica, sendo usados no tratamento da obesidade. Medicamentos inibidores seletivos da serotonina, como a fluoxetina e sertralina, embora possam causar perda de peso em curto prazo, não mantêm esse efeito com o uso prolongado.

Via endocanabinoide

A via endocanabinoide da alimentação refere-se ao sistema de sinalização neuronal que envolve os endocanabinoides, compostos semelhantes aos canabinoides da maconha. Esse sistema é composto por endocanabinoides endógenos (anandamida e 3-araquidonilglicerol) e receptores canabinoides (tipos 1 e 2).

Os endocanabinoides, principalmente o 3-araquidonilglicerol (2-AG), são liberados nos neurônios hipotalâmicos e outras áreas do cérebro relacionadas à alimentação, quando o indivíduo está com fome. Eles se ligam aos receptores canabinoides tipo 1 (CB1) estimulando o apetite e aumentando a sensação de prazer associada ao alimento. A ativação do CB1 no tecido adiposo promove lipogênese e inibe a lipólise, contribuindo para aumentar a gordura corporal.

DEFINIÇÕES

A obesidade é uma doença crônica, complexa e de etiologia multifatorial, resultante de um balanço energético positivo traduzido pelo aumento da gordura corporal e do peso. Portanto, não deve ser entendida como resultado de escolhas pessoais, estilo de vida ou falta de força de vontade.

Na ausência de um método preciso e prático para medir o excesso de gordura, usa-se o índice de Quetelet ou IMC (peso em kg, dividido pela altura, em metros, ao quadrado) para aferir o excesso ponderal. É importante levar em consideração as limitações do IMC, como superestimar a quantidade de gordura em pessoas com grande massa muscular, ser normal ainda que o indivíduo tenha obesidade (falso magro) e não aferir a distribuição regional da gordura. Por isso, é importante utilizá-lo em conjunto com outras medidas, como a circunferência abdominal ou razão cintura:estatura.

O Quadro 3 mostra a definição de excesso ponderal em crianças de acordo com os critérios da Organização Mundial de Saúde (OMS) e o Quadro 4 mostra essa definição de acordo com os critérios da Endocrine Society.

QUADRO 3 Diagnóstico e classificação de eutrofia e excesso de peso

Condição	Faixa etária			
	0 a 5 anos		5 a 19 anos	
	Z-score do IMC	Percentil	Z-score do IMC	Percentil
Eutrofia	≥ -2 e ≤ +1	≥ P3% e ≤ P85%	≥ -2 e ≤ +1	(≥ P3% e ≤ P85%)
Risco de sobrepeso	> +1 e ≤ +2	> P85% e ≤ P97%	N/A	N/A
Sobrepeso	> +2 e ≤ +3	> P97% e ≤ P99%	> +1 e ≤ +2 ou (IMC > 25 e ≤ 30 aos 19 anos)	> P85% e ≤ P97%
Obesidade	> +3	> P99%	> +2 e ≤ 3 ou (IMC > 30, aos 19 anos)	> P97% e ≤ P99%
Obesidade grave	N/A	N/A	> +3	> P99%

IMC: índice de massa corpórea; OMS: Organização Mundial da Saúde; N/A: não se aplica

Fonte: OMS.

QUADRO 4 Definição de obesidade e sobrepeso em crianças e adolescentes

Condição	Faixa etária	
	> 2 anos (IMC)	< 2 anos (IPC)
Sobrepeso	≥ P85% e < P95%	N/A
Obesidade classe 1	≥ P95% e < 120% do P95%	≥ 97,7%
Obesidade classe 2	≥ 120% do P95% e < 140% do P95% ou ≥ 35 kg/m² e < 39 kg/m²	N/A
Obesidade classe 3	≥ 140% do P95% ou ≥ 40 kg/m²	N/A

IMC: índice de massa corpórea; IPC: índice peso/comprimento; N/A: não se aplica.

Fonte: Endocrine Society, 2017.

EPIDEMIOLOGIA

Informações do Instituto Brasileiro de Geografia e Estatística (IBGE) apontam que uma em cada três crianças entre 5 e 9 anos de idade está acima do peso. Dados de 2019 do Sistema de Vigilância Alimentar e Nutricional (Sisvan) mostram o excesso ponderal nas crianças brasileiras. Em crianças < 2 anos, 18,9% têm excesso de peso e 7,9% têm obesidade. Entre 2 e 4 anos, 6,5% têm obesidade. Entre 5 e 10 anos, 16,33% estão com sobrepeso e 9,38% com obesidade. Nos adolescentes, 18% apresentam sobrepeso e 9,53% têm obesidade. Durante a pandemia da covid-19, observou-se um aumento da frequência e gravidade da obesidade entre crianças e adolescentes.

O Atlas Mundial da Obesidade, em sua edição de 2024, relata que, em 2020, 2 bilhões de adultos tinham obesidade, com projeção de aumento para 3,5 bilhões de adultos em 2035, o que representará 54% da população mundial. As taxas de obesidade entre crianças e adolescentes de 5 a 19 anos quadruplicaram nas últimas décadas e estima-se que, em 2035, mais de 700 milhões de crianças e adolescentes terão sobrepeso ou obesidade. No Brasil, em 2020, 34% (aproximadamente 15 milhões) de crianças e adolescentes estavam acima do peso. Em 2035, a projeção é de que essa taxa aumente para 50% (aproximadamente 20 milhões).

FATORES DE RISCO

Os principais fatores de risco associados ao desenvolvimento da obesidade são:

- Fatores genéticos (contribuem com até 70% do risco de obesidade).
- Fatores epigenéticos.
- Filhos de gestantes com obesidade e diabetes melito.
- Pequenos para a idade gestacional (PIG) ou grandes para a idade gestacional (GIG).
- Obesidade nos pais (a obesidade materna é mais importante).
- Aleitamento materno de curta duração (< 6 meses).
- Elevado consumo proteico nos primeiros 1.000 dias de vida.
- Disbiose (aumento das bactérias *Firmicutes* e diminuição das *Bacteroidetes*).
- Padrão alimentar familiar inadequado.
- Ambiente escolar com alimentação inadequada e ausência de atividade física.
- Sedentarismo (pouco acesso à atividade física; uso excessivo de tecnologia digital).
- Tempo de tela excessivo (*smartphone*, computador, *tablet*, videogame).
- Exposição a desreguladores endócrinos (bisfenol, ftalatos, parabenos).
- Privação e distúrbios do sono.
- Menor nível socioeconômico.
- Hábitos culturais.
- Subsídios fiscais e publicidade para alimentos obesogênicos.

FISIOPATOLOGIA

A fisiopatologia da obesidade é multifatorial, envolvendo a interação de fatores genéticos, epigenéticos, metabólicos, hormonais, ambientais, comportamentais e socioeconômicos. Mais de 600 genes regulam o gasto energético, apetite, fome, saciedade e distribuição de gordura corporal. A hereditariedade é altamente preditiva de obesidade: se um dos pais tiver obesidade, o risco de obesidade nos filhos é de até 50% e, se os dois tiverem obesidade, o risco pode chegar a 80%.

Fatores epigenéticos podem alterar a expressão gênica sem alterar a sequência de DNA. A nutrição materna durante o período pré-natal pode desencadear essas mudanças epigenéticas, aumentando o risco de obesidade.

A obesidade poligênica (exógena) é a mais frequente. A obesidade monogênica é rara, manifestando-se nos primeiros 5 anos de vida com obesidade grave, atraso no desenvolvimento, déficit cognitivo, características dismórficas, comportamentos alimentares inapropriados e anormalidades no desenvolvimento de órgãos.

Alterações do sistema neuroendócrino regulador da homeostase energética, tanto central (p. ex., hipotálamo, NTS) como periférico (hormônios e peptídeos gastrointestinais), são mecanismos que participam da fisiopatologia da obesidade.

O consumo de dietas ricas em gordura pode causar inflamação reativa, ativação e proliferação de astrócitos e micróglia (gliose hipotalâmica) no núcleo arqueado, região que expressa neurônios anorexígenos (POMC, CART), causando resistência a sua ação. A avaliação da gliose hipotalâmica é realizada por ressonância magnética (RM) funcional. Estudos preliminares mostram redução da gliose após perda de ponderal.

A microbiota intestinal é fundamental para manutenção da integridade da barreira mucosa do intestino, metabolismo de nutrientes, resposta imune e proteção contra patógenos. A disbiose (predomínio de bactérias *Firmicutes* e diminuição das *Bacteroidetes*) participa da fisiopatologia da obesidade ao aumentar a permeabilidade da mucosa intestinal, interromper o eixo intestino-fígado, liberar marcadores inflamatórios e causar esteatose hepática, DM2 e síndrome metabólica.

Distúrbios do sono representados pela má qualidade ou encurtamento do período de sono contribuem para a obesidade por dois mecanismos:

- Biológicos: diminuição de leptina e melatonina e aumento de grelina e cortisol. Isso leva à diminuição do gasto energético e ao aumento da ingestão calórica, em especial de alimentos ricos em gordura e açúcar.
- Comportamentais: ao permanecer mais tempo acordado, a oportunidade para comer aumenta, e por não dormir bem ocorrem cansaço e sonolência no dia seguinte, o que reduz a atividade física e aumenta o sedentarismo. A obesidade, por sua vez, também causa distúrbios do sono (apneia obstrutiva, ronco, asma), fechando esse círculo vicioso.

ETIOLOGIA

A principal causa de obesidade em crianças e adolescentes é a obesidade exógena causada por fatores ambientais, associados ou não a maior susceptibilidade genético-familiar. Nas últimas décadas, as pessoas passaram a se alimentar não apenas para saciar a fome fisiológica, mas também para satisfazer a fome hedônica, relacionada ao prazer. Esses mecanismos têm sido potencializados pela maior disponibilidade e consumo de alimentos ultraprocessados e mais palatáveis.

A obesidade monogênica não sindrômica e sindrômica é descrita nos Quadros 5 e 6. A distinção entre obesidade monogênica não sindrômica e sindrômica nem sempre é muito clara e, em algumas situações, elas podem ser classificadas como sindrômica e não sindrômica.

A obesidade causada por alterações estruturais do hipotálamo, congênitas ou adquiridas, atua desregulando os neuropeptídeos envolvidos no controle da saciedade e do gasto energético.

Outras causas de obesidade são distúrbios endócrino-metabólicos (Quadro 7), medicamentos (Quadro 8) e transtornos psicológicos (p. ex., depressão). Os transtornos psicológicos podem ser tanto causa como consequência da obesidade.

Variações alélicas de genes que controlam o balanço energético têm sido relatadas como causa de obesidade poligênica. Por exemplo:

- *FTO*: crianças que herdam duas cópias da variante A desse lócus genético são mais propensas a terem obesidade.
- *PPARG*: variantes ativadoras desse gene se associam a obesidade importante.
- Receptor beta-adrenérgico: polimorfismos que diminuem a ação desses receptores (Arg16 e Gln27) são associados à obesidade.
- Peripilina: alguns polimorfismos são mais associados à dificuldade de perder peso que outros.

Estudos de prevalência em humanos sugerem que indivíduos com anticorpos contra o AD36 (variante do adenovírus que causa obesidade em galinhas) tenham maior propensão à obesidade que os não infectados.

QUADRO 5 Etiologia da obesidade monogênica não sindrômica

Gene	Características
LEP	Variante patogênica inativadora ou perda de função do *LEP*. Caracteriza-se por: leptina sérica diminuída ou ausente, peso normal ao nascimento, obesidade de início precoce, hiperfagia, estatura final diminuída, hipogonadismo hipogonadotrófico e hipotireoidismo central, resistência insulínica, dislipidemia, alteração da resposta imune com infecções recorrentes. Tratada com metreleptina
LEPR	Variante patogênica inativadora ou perda de função do *LEPR*. As manifestações clínicas são semelhantes às da variante patogênica do *LEP*. Tratada com setmelanotida
MC4R	Variante patogênica inativadora ou perda de função do *MC4R*. A variante mais comum é a c.496G>A. Caracteriza-se por: obesidade de início precoce, hiperfagia, hiperinsulinemia, crescimento linear acelerado, alta estatura, aumento da densidade mineral óssea. É a causa mais prevalente de obesidade hereditária (2 a 5% das crianças com obesidade). Esse tipo de obesidade ainda não tem tratamento
POMC	Variante patogênica inativadora ou perda de função do *POMC*. Caracteriza-se por: peso normal ao nascimento, obesidade de início precoce, hiperfagia, insuficiência adrenal central e hipotireoidismo central, hipopigmentação, cabelos avermelhados, icterícia colestática. Tratada com setmelanotida
PCSK1	Variante patogênica inativadora ou perda de função do *PCSK1*. Caracteriza-se por: insuficiência adrenal secundária, diabetes insípido, hipotireoidismo central e deficiência do GH, hipoglicemia pós-prandial. Pode haver enteropatia com diarreia no período neonatal. Tratada com setmelanotida
MRAP2	Variante patogênica inativadora ou perda de função do *MRAP2*. Caracteriza-se por: obesidade de início precoce, hipertensão arterial e hiperglicemia
BDNF	Variante patogênica inativadora ou perda de função do *BDNF*. Caracteriza-se por: obesidade, hiperfagia, hiperatividade, déficit intelectual

COMORBIDADES ASSOCIADAS À OBESIDADE

A obesidade, principalmente as mais graves, de curso crônico e com aumento da gordura visceral, pode se associar a sérias comorbidades. Mais de 30% dos adolescentes com obesidade têm pelo menos um fator de risco cardiovascular, clínico ou bioquímico, e 25% têm dois ou mais fatores de risco.

A dislipidemia (aumento do colesterol, triglicérides, LDL e VLDL, e diminuição do HDL) é diretamente associada ao excesso de peso. O DM2 associado à obesidade chega a representar, em alguns centros norte-americanos, mais da metade de todos os casos de diabetes em pacientes entre 10 e 19 anos. O espessamento da camada íntima média da carótida, um fator de risco para doença cardiovascular, é uma complicação frequente em indivíduos com obesidade. A síndrome metabólica é outra comorbidade da obesidade. A síndrome dos ovários policísticos (SOP) caracteriza-se pela combinação de hiperandrogenismo clínico ou laboratorial e oligoamenorreia, muitas vezes associados à obesidade. A obesidade também pode acarretar telarca e menarca precoces em meninas e atraso puberal em meninos.

As complicações ortopédicas da obesidade podem ser evidentes (geno varo, geno valgo, doença de Blount, epifisiólise da cabeça do fêmur) ou se manifestar por dores em pés, joelhos e quadris, claudicação e sintomas inflamatórios articulares.

A hiperuricemia é associada a hipertensão e diminuição da taxa de filtração glomerular. Proteinúria e glomeruloesclerose focal segmentar são complicações que podem ocorrer como resultado do depósito de gordura intrarrenal e alteração da taxa de filtração glomerular. Essas alterações podem tanto progredir para insuficiência renal terminal como regredir com a perda de peso.

Apneia obstrutiva do sono é um fator de risco para hipertensão e doença cardiovascular nas crianças com obesidade. A síndrome de apneia obstrutiva do sono (SAOS) caracteriza-se por obstrução das vias aéreas superiores durante o sono causando episódios repetidos de apneia, interrupção do sono e queda na saturação de oxigênio. Deve-se suspeitar desse problema no paciente com relatos de ronco, enurese noturna, cefaleia

QUADRO 6 Etiologia da obesidade monogênica sindrômica

Síndrome	Herança	Etiologia e características clínicas
Bardet-Biedl	AR	Variante patogênica em pelo menos um de 20 genes, conhecidos como *BBS*. Caracteriza-se por: obesidade de início precoce, distrofia retiniana pigmentar, estatura normal ou baixa, atraso do desenvolvimento psicomotor, polidactilia, sindactilia, hipogonadismo, diabetes melito tipo 2 e malformações renais
Alström	AR	Variante patogênica do *ALMS1*. Caracteriza-se por: obesidade de início precoce, baixa estatura, cognição normal, distrofia retiniana, surdez, miocardiopatia, fibrose pulmonar, disfunção hepática e renal, diabetes, hipogonadismo, hipotireoidismo, diabetes insípido, deficiência de GH, hiperandrogenismo no sexo feminino
Cohen	AR	Variante patogênica do *VPS13B*. Caracteriza-se por: obesidade, hipotonia e fraqueza muscular, microcefalia, retardo mental, hipoplasia maxilar, incisivos centrais proeminentes, boca aberta, distrofia de retina, estrabismo, pés e mãos estreitos, encurtamento dos metatarsos e metacarpos, hiperextensibilidade articular
Prader-Willi	HC	Deleção da porção proximal do braço longo do cromossomo 15q11-q13 paterno, dissomia uniparental materna ou anormalidades do *imprinting*. Caracteriza-se por: obesidade de início precoce, hiperfagia, hipotonia, olhos amendoados, retardo no desenvolvimento, estrabismo, mãos e pés pequenos, baixa estatura, hipogonadismo
Angelman	HC	Variante patogênica do *UBE3A*. Caracteriza-se por: obesidade, retardo no desenvolvimento, autismo, alterações na marcha, risos frequentes, epilepsia, ataxia
Börjeson-Forssman--Lehmann	X	Variante patogênica do *PHF6*. Caracteriza-se por: obesidade, deficiência mental severa, fissura palpebral estreita, orelhas grandes, epilepsia, hipogonadismo
MEHMO	X	MEHMO (*mental retardation, epileptic seizures, hypogonadism, hypogenitalism, microcephaly, and obesiy*). Variante patogênica do *EIF2S3*
MOMO	AR, AD	Variante patogênica do *LINC00237*. Caracteriza-se por: obesidade, macrocefalia, macrossomia e alterações oculares (coloboma de retina e nistagmo)
Carpenter	AR	Variante patogênica do *RAB23*. Caracteriza-se por: obesidade, braquicefalia, craniossinostose, fácies peculiar (exoftalmia, ptose palpebral, orelhas de baixa implantação, base nasal achatada, retrognatismo), braquidactilia, polidactilia e retardo mental. Também conhecida como acrocefalopolissindactilia tipo II
Rubinstein-Taybi	AD	Variante patogênica do *CREBBP* e *EP300*. Caracteriza-se por: obesidade, baixa estatura, déficit cognitivo, polegares largos, malformações cardíacas e renais
Smith-Magenis	Não é herdada	Variante patogênica do *RAI1*. Caracteriza-se por: obesidade, baixa estatura, anomalias craniofaciais, comportamento automutilador e distúrbios do sono
Beckwith--Wiedemann	AD	Alterações genéticas no cromossomo 11p15.5. Caracteriza-se por: obesidade, macrossomia, macroglossia, hemi-hiperplasia, defeitos da parede abdominal, visceromegalia, hipoglicemia neonatal, malformações renais e tumores embrionários
ROHHAD	AD	ROHHAD (*rapid-onset obesity with hypothalamic dysfunction, hypoventilation, and autonomic dysfunction*). Variante patogênica do *PHOX2B*
Variante patogênica do *SH2B1*	=	Variante patogênica do *SH2B1*. Caracteriza-se por: obesidade de início precoce, atraso da linguagem e do desenvolvimento, comportamento agressivo, resistência insulínica, hiperinsulinemia
Variante patogênica do SIM1	=	Variante patogênica do *SIM1*. Caracteriza-se por: obesidade de início precoce (< 5 anos), dismorfia facial, baixa estatura, hipopituitarismo, hipotonia neonatal e atraso do desenvolvimento semelhante à síndrome de Prader-Willi
Variante patogênica do BDNF	=	Variante patogênica do *BDNF*. Caracteriza-se por: obesidade, hiperfagia, hiperatividade, déficit de aprendizado e de memória
Variante patogênica do *MYT1L*	AD	Variante patogênica do *MYT1L*. Caracteriza-se por: obesidade de início precoce (< 5 anos), dismorfia facial, atraso cognitivo, da linguagem e desenvolvimento
Variante patogênica do *NCOA1* (denominação anterior: *SRC1*)	=	Variante patogênica do *NCOA1*. Caracteriza-se por: obesidade de início precoce (< 5 anos), hiperfagia, resistência ao hormônio tireoidiano, fraturas, diarreia persistente, fibrose hepática e do tecido adiposo
Variante patogênica do *P4HTM*	=	Variante patogênica do *P4HTM*. Caracteriza-se por: obesidade, hipotonia, déficit cognitivo, convulsão, disautonomia
Variante patogênica do *ADCY3*	=	Variante patogênica do ADCY3. Caracteriza-se por: obesidade, déficit cognitivo, anosmia
Variante patogênica do *ASYP*	=	Variante patogênica do ASYP. Caracteriza-se por: obesidade, hiperfagia, alta estatura, hipopigmentação, hiperinsulinismo, esteatose hepática
Variante patogênica do *TUB*	AR	Variante patogênica do *TUB*. Caracteriza-se por: obesidade, distrofia de retina, cegueira noturna e diminuição da acuidade visual
Síndrome da microdeleção do 16p11.2	AD	Obesidade, transtorno do espectro autista, déficit intelectual, atraso do desenvolvimento, epilepsia, macrocefalia
Schaaf-Yang	AD	Variante patogênica do *MAGEL2*. Fenótipo similar à de Prader-Willi
MO1	AR	Variante patogênica do *CEP19*. Caracteriza-se por: obesidade, síndrome metabólica, resistência insulínica, déficit intelectual, defeitos da espermatogênese
CHOPS	AD	Variante patogênica do AFF4. Caracteriza-se pelas disfunções que compõem o acrônimo CHOPS (*coarse facies, heart defects, obesity, pulmonary involvement, short stature, skeletal dysplasia syndrome*)
Chudley-Lowry	X	Variante patogênica no lócus Xq13. Caracteriza-se por: obesidade, hipotonia, dismorfia facial, déficit cognitivo, hipogonadismo

* AD: autossômica dominante; AR: autossômica recessiva; HC: herança complexa; X: herança ligada ao cromossomo X.

matutina e sonolência diurna. A síndrome de hipoventilação da obesidade refere-se à hipoventilação alveolar durante o estado de vigília, acometendo indivíduos com obesidade grave. O diagnóstico é confirmado pela polissonografia.

QUADRO 7 Etiologia endócrino-metabólica de obesidade

Endocrinopatias	Características clínicas
Hipotireoidismo	Bócio, baixa estatura, pele seca e fria, intolerância ao frio, atraso puberal, sonolência, constipação, distúrbios menstruais, diminuição do T4 livre. O ganho de peso deve-se à diminuição da termogênese, gasto energético e atividade física e retenção hídrica. O hipotireoidismo na maioria das vezes não causa obesidade
Hipercortisolismo	Obesidade, baixa estatura, fácies de lua cheia, pletora facial, gibosidade truncal, hipertricose, estrias violáceas, hipertensão arterial, dislipidemia, hipocalemia, hipercortisolismo. A obesidade é causada pelo aumento do apetite, redução da termogênese e sarcopenia limitando a atividade física
Deficiência ou resistência do hormônio de crescimento	Baixa estatura, adiposidade centrípeta, diminuição dos níveis séricos de IGF-1 e IGFBP-3, com diminuição ou elevação do hormônio de crescimento. A obesidade é causada por diminuição da lipólise, aumento da lipogênese e redução da massa muscular limitando a atividade física
Síndrome dos ovários policísticos	Hiperandrogenismo clínico ou laboratorial + irregularidade menstrual ou amenorreia. A presença de ovários policísticos não é um critério diagnóstico para adolescentes
Disfunção hipotalâmica	Trauma, infecção, tumor, radiação ou cirurgia do SNC: hiperfagia, sinais de hipertensão intracraniana, deficiência hormonal pituitária múltipla. A obesidade é causada por distúrbios nos centros hipotalâmicos de fome e saciedade
Hiperinsulinemia	Obesidade progressiva, hiperfagia, hipoglicemia, crescimento estatural acelerado, hiperinsulinismo
Pseudo-hipoparatireoidismo (osteodistrofia de Albright)	Baixa estatura, fácies arredondada, encurtamento dos 4º metacarpos e metatarsos, mãos e pés pequenos, retardo mental, hipogonadismo, ossificação ectópica, hipocalcemia, hiperfosfatemia, elevação do PTH. A obesidade é causada pela diminuição da taxa metabólica basal e pelas endocrinopatias associadas

QUADRO 8 Medicamentos associados à obesidade

Classe de medicamentos	Exemplos
Glicocorticoides	Glicocorticoides orais ou parenterais
Contraceptivos orais hormonais	—
Antipsicóticos	Aripiprazol, clozapina, olanzapina, quetiapina, risperidona
Antidepressivos tricíclicos	Amitriptilina, imipramina, nortriptilina
Anticonvulsivantes	Carbamazepina, gabapentina, pregabalina, valproato, vigabatrina
Anti-histamínicos	Ciproeptadina
Alfabloqueadores	Clonidina, prazosina
Betabloqueadores	Atenolol, metoprolol, nadolol, propranolol
Estabilizadores do humor	Lítio

A doença hepática esteatótica associada à disfunção metabólica (MASLD, do inglês *metabolic dysfunction-associated steatotic liver disease*) e a esteato-hepatite associada à disfunção metabólica (*MASH*, do inglês *metabolic dysfunction-associated steatohepatitis*) são complicações comuns. A colelitíase é encontrada em até 2% das crianças com obesidade em comparação com 0,6% das crianças sem excesso ponderal. A doença do refluxo gastroesofágico também é mais comum na obesidade.

Transtornos psicológicos são frequentes, com destaque para: *bullying*, baixa autoestima, transtorno alimentar, isolamento social, insatisfação com a imagem corporal, problemas de comportamento, depressão e redução da qualidade de vida. A linguagem usada pelos profissionais de saúde deve ser inclusiva, empática e respeitosa para não reforçar o estigma, nem dificultar a motivação para perda de peso.

A obesidade é um fator de risco para maior susceptibilidade e gravidade da infecção pela covid-19, em virtude das alterações nutricionais, cardíacas, respiratórias, renais e imunológicas.

Outras comorbidades da obesidade são maior risco de neoplasias (sexo masculino: cólon, reto, próstata; sexo feminino: mama, colo uterino, endométrio, ovário, vesícula).

MANIFESTAÇÕES CLÍNICAS

A manifestação clínica mais evidente é o excesso ponderal. A distinção entre obesidade abdominal e obesidade periférica é realizada pela medida da circunferência abdominal (valores > P90) ou razão cintura:estatura. A medida da circunferência abdominal deve utilizar padrões apropriados para idade, sexo e etnia.

De modo geral, os indivíduos com obesidade e alta estatura têm obesidade exógena, enquanto aqueles com obesidade e baixa estatura devem ser investigados para uma causa endógena (Quadro 9). Vários mecanismos são postulados para explicar a associação de obesidade e alta estatura: maior expressão de receptores de GH, diminuição das proteínas ligadoras do IGF-1, ligação do excesso de insulina aos receptores de IGF-1 e hiperleptinemia. Existem, entretanto, algumas exceções a essa regra, como: hiperinsulinismo (associação de obesidade + alta estatura + hipoglicemia) e tumores adrenocorticais secretores de cortisol e andrógenos (associação de obesidade + alta estatura + virilização). A obesidade endógena deve ser suspeitada nas crianças com obesidade grave de início precoce (< 5 anos) e atraso do desenvolvimento cognitivo.

A presença de acantose *nigricans* fala a favor de um estado de resistência insulínica. Ela está presente em 10% das crianças brancas e 50% das crianças negras com obesidade. Estrias claras, celulite, furunculose e intertrigo são alterações comumente associadas à obesidade. Estrias violáceas sugerem hipercortisolismo.

Alterações ortopédicas são complicações encontradas na obesidade. Quando não evidentes, elas podem se manifestar por dores nos joelhos, quadris ou pernas.

Distúrbios respiratórios podem ser suspeitados por relatos de: ronco, sono intranquilo e agitado, pausas respiratórias durante o sono, necessidade de dormir com vários travesseiros, cefaleia matinal, irritabilidade, falta de atenção, dificuldade de aprendizado e sonolência durante o dia em decorrência de noites maldormidas.

A síndrome dos ovários policísticos é suspeitada pelo relato de amenorreia, oligomenorreia ou sinais de hiperandrogenismo clínico ou laboratorial.

A MASLD é habitualmente assintomática, embora alguns pacientes possam ter hepatomegalia ou se queixar de desconforto abdominal e fadiga. Dor abdominal em cólica, no quadrante superior direito, náusea e intolerância a alimentos gordurosos podem indicar colelitíase.

Poliúria, polidipsia e perda ponderal sugerem diabetes melito. Alterações da saúde mental, como depressão, ansiedade, baixa autoestima, transtorno da imagem corporal e retraimento social são frequentes.

Cefaleia, dor retro-ocular, diplopia e fotofobia podem ser queixas de *pseudotumor cerebri* ou sintomas iniciais de processo expansivo do sistema nervoso central (SNC).

QUADRO 9 Diferenças entre a obesidade exógena e endógena

Obesidade exógena	Obesidade endógena
▪ > 90% dos casos de obesidade ▪ Início variável ▪ Ausência de consanguinidade parental ▪ Estatura normal à alta ▪ Velocidade de crescimento normal ou aumentada ▪ História familiar de obesidade é comum ▪ Desenvolvimento cognitivo normal ▪ Idade óssea normal ou avançada ▪ Sem sinais de síndromes e endocrinopatias	▪ < 10% dos casos de obesidade ▪ Início precoce (< 5 anos) ▪ Relato de consanguinidade parental ▪ Baixa estatura ▪ Diminuição da velocidade de crescimento ▪ História familiar de obesidade é incomum ▪ Desenvolvimento cognitivo geralmente atrasado ▪ Idade óssea atrasada ▪ Com sinais de dismorfias ou endocrinopatias

PADRÕES ALIMENTARES NA OBESIDADE

Caracterizar os diferentes padrões alimentares associados à obesidade pode auxiliar na identificação de comportamentos alimentares distorcidos, permitindo diagnóstico e abordagem terapêutica diferenciada de acordo com cada padrão. Esses padrões podem coexistir, ser modificados de acordo com a fase da vida, se manifestar em situações especificas (p. ex., tensão pré-menstrual) e ter influência genética e ambiental (Quadro 10). Acosta et al., em publicação de 2021, propuseram a classificação dos padrões alimentares da obesidade em adultos em quatro fenótipos, como descrito no Quadro 11.

ABORDAGEM DIAGNÓSTICA

O diagnóstico da obesidade é eminentemente clínico. No Brasil, são usados os gráficos de crescimento da OMS como o padrão de referência.

QUADRO 10 Padrões alimentares ou tipos de fome

Padrão alimentar	Características
Homeostático ou fisiológico	Padrão alimentar habitual. Resulta de uma resposta fisiológica normal, na qual o indivíduo come para satisfazer as necessidades energéticas e nutricionais do corpo. A ingestão alimentar decorre da sensação de fome, sinalizando a necessidade de comer
Hiperfágico prandial ou volumétrico	Comer grande quantidade de alimento no horário habitual das refeições. Ou seja, comer porções muito grandes, com repetição de porções, em quantidade que ultrapassa os limites da saciação, até se sentir mal ou "cheio"
Emocional	Comer em resposta a estados emocionais negativos como ansiedade, estresse, tristeza, tédio e solidão, mesmo que esteja sem fome. Os fatores emocionais negativos são o "gatilho" para comer, pois a ingestão do alimento é seguida por uma sensação de alívio ao descarregar as frustações na comida
Hedônico	Comer e buscar alimentos palatáveis "além da conta" e/ou repetindo porções, com base nas recompensas sensoriais e no prazer relacionado à alimentação
Comer noturno (síndrome alimentar noturna)	Comer excessivamente à noite, muitas vezes após a hora de dormir ou após despertar de um sono na madrugada. Esses indivíduos têm pouca ou nenhuma fome pela manhã e à tarde. O comer noturno é associado a um maior risco de distúrbios do sono, distúrbios metabólicos, obesidade e diabetes
Beliscador ou petiscador	Comer pequenas quantidades de alimentos (beliscar), sem nenhum planejamento, várias vezes ao longo do dia. Os indivíduos passam o dia mastigando alguma coisa e sempre tem alimento na bolsa, em gavetas ou no carro. Por isso, geralmente dizem que não sentem fome e não têm consciência do quanto comeram durante o dia
Fissura	Comer em resposta a um desejo intenso e específico por determinado alimento muito palatável e calórico. Esse desejo pode ser desencadeado por fatores emocionais, ambientais ou fisiológicos
Caótico	Comer ora num padrão beliscador, ora num padrão hiperfágico prandial, ora com períodos prolongados de jejum. Os indivíduos não têm horário para fazer as refeições e muitas vezes não se recordam do que comeram no dia anterior, por não terem um hábito alimentar. Não existe um padrão alimentar dominante e sim uma superposição de distintos padrões de fome
Compulsivo (transtorno da compulsão alimentar periódica)	Comer sem controle. Episódios recorrentes de ingestão de uma quantidade de alimento maior do que a maioria das pessoas comeria em circunstâncias semelhantes. Geralmente esse consumo de alimentos (muitas vezes congelados, não preparados ou não palatáveis) é feito escondido, sem que outros vejam. No transtorno da compulsão alimentar, existe a sensação de falta de controle, associada a três ou mais dos seguintes fatores: (i) comer quando não está fisiologicamente com fome; (ii) continuar a comer mesmo após estar satisfeito; (iii) comer até sentir-se demasiadamente cheio ou passar mal; (iv) comer mais rápido que o normal; (v) comer sozinho por vergonha e por saber que é um exagero; (vi) sentir culpa, arrependimento e tristeza após esses episódios
Social	Comer de forma excessiva em eventos sociais ou convívio com amigos e familiares. Pode ocorrer quando não há motivação fisiológica e sim para se envolver compartilhando refeição em interações sociais
Sofisticado	Comer "sofisticando" o prato adicionando azeite, molhos a base de óleo, queijo ou creme de leite, castanhas, passas. Tendem a comer uma entrada antes do prato principal, consomem vinho durante a refeição e tomam licor ao final. Geralmente gostam de comer em bons restaurantes ou gostam de cozinhar

QUADRO 11 Fenótipos de padrões alimentares da obesidade

Fenótipo	Características
Cérebro faminto	Saciação (quantidade de alimento necessária para se sentir satisfeito) anormal. Ingestão de grandes porções, dificuldade em se saciar, necessitando de mais alimento para se sentir satisfeito. Só para de comer quando sente que o estômago está cheio
Intestino faminto	Saciedade (intervalo entre acabar de comer e voltar a sentir fome) anormal. Os indivíduos sentem fome pouco tempo depois de se alimentarem, fazendo com que consumam alimentos durante todo o dia. O diário alimentar auxilia na identificação desse fenótipo. Também é comum o desejo de saber o horário da próxima refeição enquanto ainda está comendo. Esse fenótipo é associado a um rápido esvaziamento gástrico
Fome emocional	Comer em resposta às emoções (p. ex., estresse, tristeza, ansiedade). O alimento é consumido para alívio das emoções não tendo finalidade energética
Metabolismo lento	Gasto energético reduzido devido a diminuição do metabolismo basal. São indivíduos que mesmo ingerindo menos calorias e fazendo atividade física têm dificuldade para perder peso

Fonte: Acosta et al., 2021.

História clínica

Ao obter história clínica e exame físico, recomenda-se adotar linguagem inclusiva, usando termos como "criança com obesidade" em vez de "criança obesa", e "obesidade classe 3" em vez de "obesidade mórbida". Deve-se evitar comentários que possam ser interpretados como gordofóbicos. Perguntar se o paciente ou a família querem conversar sobre o IMC ou o peso antes de abordar o assunto. Apesar de todos esses cuidados, a consulta ainda pode desencadear sentimentos de frustação, raiva e tristeza quando o paciente ou os cuidadores se recordam de experiências negativas passadas ou do insucesso de tentativas prévias de perder peso.

- História gestacional: genitora com obesidade, diabetes melito, hipertensão arterial.
- Peso e comprimento ao nascimento (PIG ou GIG têm maior risco para obesidade).
- História da obesidade (cronologia, evolução, fatores desencadeantes, diagnóstico, exames e tratamentos realizados).
- Desenvolvimento neuropsicomotor (p. ex., atrasado nas obesidades monogênicas).
- Dados prévios de peso e altura para construir gráfico de crescimento.
- Duração do aleitamento materno.
- Hábito alimentar do paciente e da família (p. ex., consumo de alimentos ultraprocessados, lanches).
- Padrão alimentar (p. ex., hiperfágico prandial, hedônico, beliscador).
- Atividade física: qual atividade, frequência e duração.
- Tempo de tela (televisão, computador, *tablet*, *smartphone*, videogame).
- Higiene do sono (qualidade e duração).
- História social: ocupação dos pais, nível socioeconômico da família.
- Lesão do SNC: tumor, cirurgia, trauma, infecção, radiação.
- Uso de medicamentos associados à obesidade (p. ex., corticosteroides, antipsicóticos).
- Sintomatologia:
  - Endócrina (p. ex., hirsutismo e irregularidade menstrual sugestivos de SOP).
  - Respiratória (p. ex., apneia do sono, ronco, sono intranquilo, cefaleia matinal).
  - Gastrointestinal (p. ex., azia, disfagia, regurgitação, dor abdominal, constipação).
  - Ortopédica (p. ex., geno varo, geno valgo, dor articular, alteração da marcha).
  - Saúde mental (p. ex., tristeza, depressão, baixa autoestima, ansiedade).
  - Neurológica (p. ex., cefaleia, distúrbio visual).
- História familiar de:
  - Obesidade nos pais, irmãos, tios, avós, primos e relatos de cirurgia bariátrica.
  - Dislipidemia e diabetes melito.
  - Doença cardiovascular precoce (< 55 anos para homens e < 65 anos para mulheres).

Exame físico

- Sinais vitais (pressão arterial: usar manguito adequado ao braço do paciente).
- Impressão clínica, dismorfias, distribuição da gordura corporal.
- Peso, altura, IMC, razão cintura:estatura.
- Razão peso:comprimento, em < 2 anos (usar referência da Endocrine Society).
- Circunferência abdominal: uma opção é usar os dados do NHANES III posicionando a fita métrica na parte superior do osso ilíaco. Valores > P97 para idade e sexo são indicativos de obesidade abdominal (Quadro 12). Instruir o paciente a não encolher a barriga no momento da medida.
- Razão cintura:estatura (valor > 0,5 indica maior risco de doença cardiovascular).
- Pregas cutâneas: ambulatórios de nutrição ou obesidade.
- Alterações da pele associadas a: obesidade (estrias, celulite, intertrigo), dislipidemia (xantelasmas, xantomas), resistência insulínica (acantose *nigricans*), SOP (acne, hirsutismo), hipotireoidismo (pele seca, fria), síndrome de Cushing (equimoses, hirsutismo, estrias violáceas).
- Região cervical: bócio e hipertrofia de amígdalas.
- Abdome: se doloroso, pensar em colelitíase ou MALSD, presença de hepatomegalia.
- Genitália: pênis "embutido" ou "escondido" na gordura suprapúbica.
- Mamas: diferenciar lipomastia de telarca ou ginecomastia.

- Exame oftalmológico: papiledema (pseudotumor cerebral), retinite pigmentosa (síndrome de Bardet-Biedl).
- Estágio puberal: tendência de adrenarca e telarca precoce na obesidade exógena, em especial no sexo feminino; e atraso puberal nas obesidades monogênicas.
- Alterações ortopédicas: geno varo (doença de Blount), geno valgo, lordose, polidactilia (síndrome de Bardet-Biedl).
- Dismorfias sugestivas de síndromes genéticas associadas à obesidade (p. ex., microcefalia na síndrome de Cohen).

QUADRO 12 Circunferência abdominal pelos critérios do NHANES III e ponto de corte, em centímetros, com valor superior ao P97 para idade e sexo

Idade (anos)	Circunferência abdominal (cm): > P97%	
	Meninos	Meninas
7 a 8	72,3	73,4
8 a 9	77,0	77,7
9 a 10	81,9	82,0
10 a11	86,9	86,3
11 a 12	91,7	90,5
12 a 13	96,1	94,5
13 a 14	100,0	98,2
14 a 15	103,2	101,8
15 a 16	106,0	105,0
16 a 17	108,3	108,1
17 a 18	110,3	110,9

Exames complementares

Exames laboratoriais básicos

A Endocrine Society e a American Academy of Pediatrics não recomendam a dosagem rotineira da insulina basal para cálculo de índices de resistência insulínica na avaliação de crianças com obesidade. As principais razões para isso são: a insulina em jejum pode mostrar resultados semelhantes em crianças insulinossensíveis e insulinorresistentes; não existe um ponto de corte universalmente aceito que defina resistência insulínica; existem variações relacionadas a raça/etnia; e existe reação cruzada entre insulina e pró-insulina. Apesar dessas recomendações, é comum a prática de solicitar a dosagem da insulina e o cálculo do HOMA-IR.

- Glicemia em jejum: investigar distúrbios da glicose.
- Hemoglobina glicada: 5,7 e 6,4% (pré-diabetes); ≥ 6,5% (diabetes melito).
- Insulina sérica: não é recomendação consensual.
- Índice HOMA-IR: parâmetro mais utilizado para avaliar a resistência insulínica. Calculado pela fórmula: [Insulina (μUI/mL) × Glicemia em jejum (mg/dL)/405]. Não é uma recomendação consensual pela baixa sensibilidade e especificidade.
- Colesterol total e frações e triglicérides.
- Hemograma: hemoconcentração (elevação da hemoglobina e hematócrito) nas obesidades graves associadas à hipoventilação e anemia ferropriva.
- Ácido úrico: hiperuricemia causada pela resistência insulínica.
- ALT, AST: podem estar elevados na MALSD e MASH. A ALT é a enzima mais frequentemente elevada.
- Ureia, creatinina, sumário de urina: proteinúria e glomeruloesclerose.
- Proteína C-reativa ultrassensível: a elevação sugere um estado pró-inflamatório.
- T4 livre, TSH: afastar hipotireoidismo.

Outros exames laboratoriais

Estes exames são solicitados de acordo com a suspeita diagnóstica:

- Teste de tolerância oral à glicose (TTOG): indicado quando a glicemia de jejum ou ao acaso estão alteradas, ou na presença de fatores de risco para diabetes.
- Homocisteína: aminoácido com propriedades aterogênicas. A hiper-homocisteinemia diminui a síntese de prostaciclina reduzindo a liberação de óxido nítrico, com prejuízo da vasodilatação e proliferação de músculo liso.
- Prolactina, LH, FSH, estradiol, testosterona livre, SHBG, S-DHEA, 17-OH-progesterona: síndrome dos ovários policísticos.
- Cálcio, fósforo, magnésio, fosfatase alcalina, PTH: osteodistrofia de Albright.
- 25(OH)vitamina D: pacientes com obesidade podem ter hipovitaminose D.
- Cortisol salivar à meia-noite, cortisol livre na urina de 24 horas, teste de supressão noturna com dexametasona: síndrome de Cushing.

- Microalbuminúria: glomeruloesclerose focal segmentar.
- Testes genéticos: suspeita de obesidade monogênica ou sindrômica. Por exemplo: teste da metilação no braço longo do cromossomo 15 (síndrome de Prader-Willi); sequenciamento genético de nova geração (NGS), pesquisa do exoma ou genoma.

Exames de imagem e outros exames

Estes exames são solicitados de acordo com a suspeita diagnóstica:

- Bioimpedanciometria: em adolescentes pós-púberes.
- Ultrassonografia de abdome superior: esteatose hepática e colelitíase.
- Medida ambulatorial da pressão arterial (MAPA): hipertensão arterial.
- Radiografia do quadril: epifisiólise da cabeça do fêmur.
- Radiografia dos joelhos: doença de Blount.
- Eletrocardiograma: hipertrofia ventricular direita na apneia obstrutiva do sono.
- Ecocardiograma: hipertrofia de ventrículo direito e hipertensão pulmonar.
- Polissonografia: investigar SAOS. Os resultados são expressos como: índice de apneia (número de apneias obstrutivas e mistas > 1 evento/h de sono sugere SAOS); hipopneia obstrutiva (↓ 50% ou mais do fluxo aéreo associado à dessaturação da oxiemoglobina > 4% ou $SatO_2$ < 90% e/ou despertar sugere SAOS); e índice de apneia/hipopneia (1 a 5 eventos/h = SAOS leve, 5 a 9 eventos/h = SAOS moderada e > 10 eventos/h = SAOS grave).

Interconsultas

Nutrição (avaliação e orientação nutricional); psicologia (adesão à terapia, abordagem do componente psíquico); genética (obesidade sindrômica ou monogênica); ortopedia (complicações ortopédicas); oftalmologia (papiledema, retinite pigmentosa nas síndromes de Bardet-Biedl e Alström); pneumologia (apneia obstrutiva do sono).

ABORDAGEM TERAPÊUTICA

A abordagem terapêutica da obesidade é muitas vezes frustrante, difícil, cara e demorada. A participação e cooperação de todos os membros da família é essencial. De preferência, o tratamento deve incluir uma equipe multidisciplinar. A adequada comunicação com o paciente e a família é fundamental para o sucesso do tratamento. Evitar usar palavras que possam contribuir para dificultar o diálogo. Por exemplo: usar o termo "pessoa com obesidade", ao invés de "pessoa obesa". Também é importante não culpar a criança, o adolescente ou a família pelo excesso de peso.

A mudança do estilo de vida (sedentarismo e maus hábitos alimentares) é a abordagem inicial. Os medicamentos para tratar a obesidade são aprovados apenas como tratamento coadjuvante para adolescentes ≥ 12 anos e a cirurgia bariátrica no Brasil é indicada para adolescentes > 16 anos, em situações específicas.

Após a perda de peso, múltiplos mecanismos atuarão de forma coordenada para restabelecer o peso perdido. Por exemplo: aumento da grelina e diminuição da leptina, insulina, PYY, CCK e GLP-1, que aumentam a fome e diminuem a saciedade; e diminuição da taxa metabólica basal. Dessa forma, o reganho de peso não significa autossabotagem, mas sim o resultado de um fenômeno biológico.

Orientação alimentar

A perda de peso com a orientação de um plano alimentar saudável, associado à prática de atividade física regular, constitui a primeira linha de tratamento da obesidade. Com essa abordagem, a perda de peso varia de 3 a 8%. Entretanto, alguns pacientes não perdem peso e, em outros, a perda ponderal inicial é rapidamente recuperada. A participação da família é essencial para o sucesso: todos devem ser estimulados a participar das mudanças de hábitos alimentares. O cardápio deve ser individualizado para aumentar o engajamento e evitar prejuízos ao crescimento. Evitar dietas muito restritivas que, se seguidas, podem causar deficiências nutricionais e rápida perda de peso seguida de reganho; e, se não seguidas, podem agravar o sentimento de frustação do paciente e da família. O plano alimentar, de preferência orientado por um nutricionista, deve conter as seguintes recomendações:

- Diminuir o consumo de bebidas açucaradas.
- Evitar o consumo de carboidratos refinados.

- Reduzir a ingestão de gorduras saturadas, gorduras trans, carboidratos simples e sal.
- Aumentar da ingestão de fibras, frutas e vegetais.
- Evitar alimentos de alto valor calórico, como sanduíches, doces e frituras.
- Reduzir a ingestão de alimentos processados e ultraprocessados, de alta densidade calórica e pouco valor nutricional (p. ex., salgadinhos, refrigerantes, doces).
- Evitar "pular" o café da manhã.
- Não substituir refeições por lanches.
- Aprender a ler e interpretar os rótulos dos alimentos.
- "Descascar mais" e "desembalar menos".

Atividade física

A atividade física aeróbica de intensidade moderada a vigorosa deve ser praticada pelo menos 1 hora por dia. Iniciar com atividades de menor duração e progredir gradualmente. A atividade física deve causar um aumento da frequência cardíaca e respiratória para ser considerada como tendo a intensidade desejada. Entretanto, existem várias barreiras que dificultam a atividade física: falta de locais para praticá-la após o período escolar (p. ex., ausência de praças, ciclovias e *playgrounds*); violência no bairro impedindo sair de casa; baixa condição financeira para matricular os filhos em uma atividade física extraescolar; escolas sem educação física; e maior disponibilidade de equipamentos da vida moderna (p. ex., controle remoto, elevador, escada rolante).

Atividades digitais

Recomenda-se que o número de horas assistindo à televisão, usando o computador, *tablet*, *smartphone* ou brincando com videogames, ou seja, "tempo de tela", seja limitado a 2 horas por dia, excetuando o tempo gasto nas atividades escolares.

Higiene do sono

A quantidade de horas de sono varia de acordo com a faixa etária (SBP, 2021): 4 a 12 meses de idade (12 a 16 h/dia, cochilos incluídos); 1 a 2 anos de idade (11 a 14 h/dia, cochilos incluídos); 2 a 5 anos de idade (10 a 13 h/dia, cochilos incluídos); 6 a 12 anos de idade (9 a 12 h/dia); e 13 a 18 anos de idade (8 a 10 h/dia). Além da duração, a qualidade do sono também é importante.

Estratégias terapêuticas de acordo com o padrão alimentar

O Quadro 13 resume algumas estratégias terapêuticas a serem adotadas com base no padrão alimentar ou tipo de fome apresentado pelo paciente.

QUADRO 13 Estratégias terapêuticas de acordo com o padrão alimentar

Padrão alimentar	Estratégia
Beliscador	Estabelecer horários regulares para as refeições. Colocar uma quantidade limitada de alimento saudável no recipiente que for usado para "beliscar". Optar por fibra ou proteína para promover a saciedade. Evitar comprar alimentos que sejam palatáveis, "tentadores" e fáceis de "beliscar". Análogos do GLP-1 em casos selecionados
Emocional	Identificar os sentimentos e emoções negativas que desencadeiam a fome emocional. Desenvolver estratégias de enfrentamento saudáveis para lidar com essas emoções: atividade física, meditação, psicoterapia. Bupropiona + naltrexona podem ser úteis em casos selecionados
Hedônico	Priorizar alimentos nutritivos, em vez de alimentos ultraprocessados e muito palatáveis. Equilibrar o prazer sensorial da alimentação com as necessidades nutricionais. Explorar outras fontes de prazer e recompensa (p. ex., *hobbies*, atividade física, atividade social)
Comer noturno	Redistribuir a ingestão de alimentos ao longo do dia. Comer mais durante o dia, reduzindo a ingestão de alimentos à noite. Identificar se o comer noturno está relacionado a problemas emocionais, distúrbio hormonal ou outros fatores. Topiramato em casos selecionados
Social	Optar por refeições mais saudáveis durante encontros sociais. Incentivar escolhas alimentares equilibradas quando se reunir com amigos ou familiares
Compulsivo	Abordagem multidisciplinar com psiquiatra e nutricionista, identificando e modificando os pensamentos e comportamentos disfuncionais relacionados à alimentação, e desenvolvendo habilidades de enfrentamento e autocontrole. Fluoxetina e sertralina em casos selecionados

Medicações

O tratamento medicamentoso é considerado quando não houver resposta às modificações do estilo de vida (MEV), ou em situações de obesidade grave, avaliando riscos e benefícios. A farmacoterapia é um tratamento adjuvante, devendo ser sempre associado às MEV.

Nos Estados Unidos, até o final de 2024, a Food and Drug Administration (FDA) havia aprovado os seguintes medicamentos para o tratamento da obesidade em crianças e adolescentes: orlistate (> 12 anos), liraglutida (≥ 12 anos), semaglutida (≥ 12 anos), fentermina (≥ 16 anos); fentermina + topiramato (≥ 12 anos), e setmelanotida (> 6 anos). No Brasil, até o final de 2024, a Agência Nacional de Vigilância Sanitária (Anvisa) havia aprovado os seguintes medicamentos para o tratamento da obesidade em adolescentes: liraglutida (≥ 12 anos) e semaglutida (≥ 12 anos).

O Quadro 14 resume os medicamentos usados no tratamento da obesidade. O Quadro 15 mostra a evolução dos medicamentos contra obesidade, em percentual de perda de peso, nas últimas décadas.

Agonistas do GLP-1

Dois agonistas do GLP-1 são aprovados para o tratamento da obesidade em adolescentes ≥ 12 anos: liraglutida e semaglutida. Os análogos do GLP-1 pertencem à classe das incretinas ou incretinomiméticos. Eles agem aumentando a secreção de insulina em resposta ao estímulo glicêmico, inibindo a secreção do glucagon, retardando o esvaziamento gástrico e promovendo saciedade. Além disso, agem no núcleo arqueado do hipotálamo estimulando a secreção da POMC e inibindo a secreção de NPY e AgRP.

Os principais efeitos adversos dos agonistas do GLP-1 são: hipoglicemia, diminuição da sede, desidratação, dor abdominal, gastroparesia, náusea, vômito, dispepsia, diarreia ou constipação, edema de face, disfagia, rouquidão, hipoglicemia e aumento das enzimas hepáticas. A náusea pode ser evitada ou minimizada pela alimentação em pequenas porções, sem gordura e frituras, com pouca fibra, seguida da ingestão de frutas cítricas ou bebidas à base de hortelã ou gengibre. O vômito pode ser evitado pela ingestão de pequenas porções de alimentos, às vezes associado ao uso de procinéticos ou antieméticos. A constipação é corrigida pelo aumento da ingestão de lí-

QUADRO 14 Medicamentos usados no tratamento da obesidade

Nome genérico (comercial)	Mecanismo de ação	Dose	Aprovação da FDA	Aprovação da Anvisa
Liraglutida (Saxenda®)	Agonista do GLP-1	3 mg, SC, 1 vez/dia	≥ 12 anos	≥ 12 anos
Semaglutida (Wegovy®)	Agonista do GLP-1	2,4 mg, SC, 1 vez/semana	≥ 12 anos	≥ 12 anos
Tirzepatida (Zepbound®)	Agonista duplo do GLP-1 e GIP	5, 10 ou 15 mg, SC, 1 vez/semana	Adultos	Adultos com DM2
Orlistate (Xenical®)	Inibidor da lipase gástrica e pancreática	120 mg, VO, a cada 8 horas	≥ 12 anos	Adultos
Sibutramina (Plenty®)	Inibidor da recaptação da serotonina e noradrenalina	10 mg, ou 15 mg, VO, 1 vez/dia	Não	Adultos
Naltrexona + bupropiona (Contrave®)	Antagonista opioide (naltrexona), inibidor da recaptação de dopamina e noradrenalina (bupropiona)	1 cápsula, VO, a cada 12 horas	Adultos	Adultos
Fentermina + topiramato (Qsymia®)	Liberação de noradrenalina (fentermina), inibição do GABA (topiramato)	7,5 mg/46 mg, ou 15 mg/92 mg, VO, 1 vez/dia	≥ 12 anos	Não
Fentermina (Adipex-P®)	Inibidor da recaptação da noradrenalina	7,5, 15, 30 ou 37,5 mg, VO, 1 vez/dia	≥ 16 anos	Não
Setmelanotida (Incivree®)	Agonista do MC4R	3 mg, SC, 1 vez/dia para variante patogênica do *POMC*, *PCSK1*, *LEPR* e síndrome de Bardet-Biedl	≥ 6 anos	Não

Anvisa: Agência Nacional de Vigilância Sanitária; DM2: diabetes melito tipo 2; FDA: Food and Drug Administration.

quidos e de fibras, e atividade física. A diarreia é manejada pelo aumento da ingestão de líquidos (evitar bebidas esportivas ou gaseificadas), e redução do consumo de fibras, café, álcool e refrigerantes.

O uso de agonistas do GLP-1 não é recomendado em pacientes com história pessoal ou familiar de neoplasia endócrina múltipla tipo 2 e carcinoma medular da tireoide. Também não são recomendados nos indivíduos com pancreatite, DM1, retinopatia diabética, grávidas e lactantes. Os pacientes devem ser instruídos a suspender o medicamento e a notificar o médico caso surja algum nódulo tireoidiano ou caso desenvolvam sintomatologia sugestiva de pancreatite.

Liraglutida

A Anvisa autorizou, em 2020, o uso da liraglutida como tratamento coadjuvante da obesidade em adolescentes ≥ 12 anos e peso ≥ 60 kg, associada a dieta hipocalórica e aumento da atividade física. Essa aprovação teve por base o estudo SCALE TEENS, publicado em 2020. Estudo de fase 3 publicado em setembro de 2024 mostrou eficácia e segurança da liraglutida no tratamento da obesidade em crianças entre 6 e 12 anos, mas até o final de 2024 as agências reguladoras não haviam aprovado seu uso nessa faixa etária.

A liraglutida para tratamento da obesidade é comercializada com o nome de Saxenda® (canetas injetoras de 0,6, 1,2, 1,8, 2,4 e 3,0 mg/dose; com 1 mL = 6 mg de liraglutida). A caneta fechada e que não está em uso deve ser armazenada refrigerada (2 a 8ºC). Após iniciado o uso, pode ser armazenada em temperatura ambiente (< 30ºC).

QUADRO 15 Farmacoterapia da obesidade: perda ponderal média

Perda ponderal média	Medicamentos
5 a 10%	▪ Orlistate (Xenical®) ▪ Sibutramina (Plenty®) ▪ Liraglutida (Saxenda®) ▪ Bupropiona + naltrexona (Contrave®) ▪ Fentermina + topiramato (Qysmia®)
15%	▪ Semaglutida (Wegovy®) ▪ Cagrisema (cagrinlitida + semagludita), em estudo de fase 3
20%	▪ Tirzepatida (Zepbound®)
24%	▪ Retratutida (agonista triplo do GLP1-1, GIP e glucagon), em estudo de fase 3

A administração é por via subcutânea (SC), 1 vez/dia, iniciando com doses menores (0,6 mg/dia), as quais são aumentadas a cada semana até chegar à dose recomendada (3 mg/dia). Mesmo que se observe perda de peso com as doses iniciais, recomenda-se o aumento escalonado da dose até atingir a dose terapêutica de 3 mg/dose. Por exemplo: 1ª semana 1 (0,6 mg, SC, 1 vez/dia); 2ª semana (1,2 mg, SC, 1 vez/dia); 3ª semana (1,8 mg, SC, 1 vez/dia); 4ª semana 4 (2,4 mg, SC, 1 vez/dia); e 5ª semana em diante (3,0 mg, SC, 1 vez/dia). Se o paciente esquecer de aplicar uma dose, mas se lembrar dentro de 12 horas do horário usual, ele pode aplicar a dose esquecida. Se o paciente esquecer de aplicar a dose e só lembrar 12 horas depois do horário usual, não deve aplicar a dose esquecida, aplicando a próxima dose no dia seguinte. Não administrar uma dose duplicada ou aumentada no dia seguinte para compensar a dose esquecida.

Recomenda-se suspender a liraglutida de 1 a 2 dias antes de um procedimento cirúrgico, especialmente em cirurgias do trato gastrointestinal, ou em pacientes com maior risco de náusea de vômito, a fim de assegurar o adequado esvaziamento gástrico.

A liraglutida, em doses menores (Victoza®), de até 1 mg/dia, é aprovada pela Anvisa para o tratamento do DM2 em adolescentes > 10 anos.

Semaglutida (subcutânea)

A semaglutida foi aprovada pela Anvisa em 2023 como tratamento coadjuvante da obesidade em adolescentes ≥ 12 anos com peso > 60 kg. A aprovação teve por base o estudo STEP-TEENS, publicado em 2022.

A semaglutida para tratamento da obesidade é comercializada como Wegovy® (solução injetável em caneta pré-preenchida: 0,25, 0,5, 1,0, 1,7 e 2,4 mg). A caneta fechada e que não está em uso deve ser armazenada refrigerada. Após iniciado o uso, pode permanecer em temperatura ambiente (< 30ºC).

A administração é por via SC, 1 vez/semana, iniciando com doses menores e aumentando progressivamente, ao longo de 16 semanas, até chegar à dose-padrão de 2,4 mg/semana. Mesmo que se observe perda de peso com as doses iniciais, recomenda-se o aumento escalonado da dose até 2,4 mg/dose. Se a dose-alvo de 2,4 mg por semana não for tolerada, pode-se diminuir temporariamente a dosagem para 1,7 mg 1 vez por semana por até 4 semanas, e então aumentar novamente para 2,4 mg 1 vez por semana. Uma sugestão de prescrição é descrita a seguir: 1ª a 4ª semana (0,25 mg, SC, 1 vez/semana); 5ª a 8ª semana (0,5 mg, SC, 1 vez/semana); 9ª a 12ª semana (1 mg, SC, 1 vez/semana); 13ª a 16ª semana (1,7 mg, SC, 1 vez/semana); 17ª semana em diante (2,4 mg, SC, 1 vez/semana).

O medicamento pode ser administrado em qualquer hora do dia, independentemente das refeições, mas sempre no mesmo dia. Se o paciente esquecer de tomar uma dose, ela deve ser administrada no prazo de cinco dias após a dose omitida. Se tiverem passados mais de cinco dias, a dose omitida é ignorada e a dose seguinte é administrada no dia previsto.

Recomenda-se suspender a semaglutida de 7 a 14 dias antes de um procedimento cirúrgico, especialmente em cirurgias do trato gastrointestinal, ou em pacientes com maior risco de náusea de vômito, a fim de assegurar o adequado esvaziamento gástrico.

A semaglutida subcutânea com menor dosagem (Ozempic®) é aprovada pela Anvisa para o tratamento do DM2 em adolescentes > 10 anos. A semaglutida oral (Rybelsus®) é aprovada pela Anvisa para o tratamento de adultos com DM2.

Orlistate

O orlistate é um inibidor reversível da lipase gástrica e pancreática. Ao se ligar à lipase, o orlistate dificulta a hidrólise de triglicérides e colesterol, reduzindo a absorção de gordura em 30% (16 g/dia). Foi aprovado em 1999 pela FDA para o tratamento da obesidade em pacientes ≥ 12 anos, com base no estudo XENDOS. Aprovado pela Anvisa em 1999 para uso em adultos. No Brasil, a prescrição em adolescentes é *off-label*.

O orlistate é comercializado como Xenical® (cápsulas de 120 mg). A dose recomendada é de 120 mg, via oral (VO), a cada 8 horas. O medicamento deve ser tomado preferencialmente junto com as refeições. Os principais efeitos adversos são: meteorismo intestinal, flatulência, diarreia, urgência fecal, eliminação de gordura pelo ânus, incontinência e urgência fecal, deficiência de vitaminas A, D, E e K, e colelitíase. A reposição de multivitamínicos 2 horas antes ou depois da administração do orlistate é recomendada para evitar deficiências nutricionais. É contraindicado na gestação e em pacientes com colestase e síndrome de má-absorção intestinal.

Sibutramina

A sibutramina é um inibidor não seletivo da recaptação da serotonina, noradrenalina e dopamina que age aumentando a saciedade, reduzindo a sensação de fome e aumentando o gasto energético.

Em 2010, com base nos resultados do estudo SCOUT, a sibutramina foi proibida na Europa e nos Estados Unidos por relatos de eventos cardiovasculares adversos em alguns pacientes. Em 26 de março de 2010, a Anvisa publicou a Resolução da Diretoria Colegiada (RDC) n. 13, recomendando que a bula do medicamento alerte sobre eventos adversos cardiovasculares e mudando sua prescrição de "tarja vermelha/receita branca" para "tarja preta/receita azul". No Brasil, a sibutramina é comercializada como Plenty® e Reductyl® (cápsulas gelatinosas de 10 e 15 mg), na dose de 10 ou 15 mg, VO, 1 vez/dia.

Seus principais efeitos adversos são: cefaleia, boca seca, taquicardia, palpitação, hipertensão arterial, dor torácica, insuficiência aórtica, insônia, nervosismo, ansiedade, depressão, constipação, colelitíase e elevação das transaminases. Os pacientes devem ser instruídos a suspender o medicamento caso apresentem taquicardia, arritmia ou hipertensão arterial.

A sibutramina é contraindicada nas seguintes condições: doença arterial coronariana, hipertensão arterial de difícil controle, insuficiência cardíaca congestiva, taquicardia, doença arterial obstrutiva periférica, arritmia ou doença cerebrovascular, DM2 com pelo menos mais um fator de risco, psicose, mania, pensamentos suicidas, transtornos alimentares (bulimia), distúrbios hemorrágicos, gestantes, lactantes, pacientes usando drogas inibidoras da monoamina oxidase (MAO), medicamentos de ação central para redução do peso e medicamentos antigripais à base de pseudoefedrina e fenilefrina.

Naltrexona + bupropiona

A combinação de naltrexona e bupropiona age estimulando os neurônios POMC do hipotálamo, reduzindo o apetite, e no sistema mesolímbico, reduzindo o desejo ou a fissura de comer determinados alimentos (p. ex., salgados, doces e gordura).

A bupropiona inibe a recaptação de noradrenalina e serotonina, fazendo com que essas catecolaminas estimulem os neurônios do núcleo arqueado do hipotálamo a produzir POMC que será clivada em alfa-MSH e betaendorfina. O alfa-MSH estimula o MC4R, diminuindo o apetite e aumentando o gasto energético e a perda de peso. Entretanto, a betaendorfina se liga ao receptor MOP-C reduzindo a atividade da POMC e diminuindo a produção do alfa-MSH, atenuando o efeito anorexígeno. Por isso, acrescenta-se a naltrexona para impedir o efeito inibitório da betaendorfina sobre os neurônios POMC e aumentar o efeito do alfa-MSH.

Esse medicamento foi aprovado pela Anvisa em 2021, como tratamento coadjuvante da obesidade para adultos com IMC ≥ 30 kg/m² ou ≥ 27 kg/m² associado a pelo menos alguma comorbidade, como hipertensão, diabetes e dislipidemia. Até o final de 2024, não havia recebido aprovação da Anvisa para o tratamento da obesidade em adolescentes.

É comercializada sob o nome de Contrave®: (comprimidos de ação prolongada com 8 mg de naltrexona e 90 mg de bupropiona). A compra do medicamento requer a apresentação de receita médica. A posologia recomendada é de 1 cápsula VO pela manhã e outra à noite, com um copo d'água, sem mastigar ou triturar a cápsula e, de preferência, não deve ser tomado com refeições ricas em gordura.

Os principais efeitos adversos são: boca seca, taquicardia, hipertensão, náusea, vômito, constipação, tremores, insônia e dor de cabeça. Seu uso é contraindicado para: usuários de opioides, gestantes, lactantes, menores de 18 anos, dependentes químicos, indivíduos que usem inibidores da MAO, depressão, transtorno bipolar, bulimia, doença cardiovascular, insuficiência hepática ou renal e epilepsia. O medicamento deve ser suspenso 2 a 3 dias antes de uma cirurgia na qual se espere o uso de opioides para o tratamento da dor pela ação bloqueadora da naltrexona na ação das endorfinas.

Setmelanotida

A setmelanotida é um agonista do MC4R indicado como tratamento coadjuvante da obesidade causada por variantes patogênicas (patogênicas, provavelmente patogênicas e de significado incerto) do *POMC*, *LEPR*, *PCCK1* e para a síndrome de Bardet-Biedl. Aprovada pela FDA em 2020 para crianças ≥ 6 anos. Até o final de 2024, não havia recebido autorização de uso pela Anvisa para essa finalidade.

A setmelanotida é comercializada como Imcivree® (frasco-ampola com 10 mg/1 mL). A administração é por via SC, 1 vez/dia, pela manhã, com ou sem refeição. O medicamento deve ser armazenado refrigerado. A posologia varia com a idade:

- Crianças > 12 anos e adultos: iniciar com 2 mg (0,2 mL), SC, 1 vez/dia, por 2 semanas. Se essa dose não for tolerada por efeitos adversos (p. ex., gastrointestinais), reduzir a dose para 1 mg (0,1 mL), SC, 1 vez/dia. Se a dose de 1 mg/dia for bem tolerada e uma perda de peso adicional for desejada, aumentar para 2 mg (0,2 mL), SC, 1 vez/dia. Se a dose de 2 mg/dia for bem tolerada, aumentar para 3 mg (0,3 mL), SC, 1 vez/dia. Se surgirem efeitos adversos, reduzir para 2 mg (0,2 mL), SC, 1 vez/dia.
- Crianças entre 6 e 12 anos: iniciar com 1 mg (0,1 mL), SC, 1 vez/dia, por 2 semanas. Se essa dose não for tolerada por efeitos adversos (p. ex., gastrointestinais), reduzir a dose para 0,5 mg (0,05 mL), SC, 1 vez/dia. Se a dose de 0,5 mg/dia for bem tolerada e uma perda de peso adicional for desejada, aumentar para 1 mg (0,1 mL), SC, 1 vez/dia. Se a dose de 1 mg/dia for bem tolerada, aumentar para 2 mg (0,2 mL), SC, 1 vez/dia. Se surgirem efeitos adversos com a dose de 2 mg/dia, reduzir para 1 mg (0,1 mL), SC, 1 vez/dia. Se a dose de 2 mg/dia for bem tolerada e uma perda ponderal maior for desejada, pode-se aumentar a dose para 3 mg (0,3 mL), SC, 1 vez/dia. Se surgirem efeitos adversos, reduzir para 2 mg (0,2 mL), SC, 1 vez/dia.

Se após 12 a 16 semanas não houver perda de peso ou diminuição do IMC > 5% do peso inicial, o tratamento deve ser descontinuado. Os principais efeitos aversos são: boca seca, náusea, diarreia, dor abdominal, aumento da libido, ereções espontâneas, depressão, ideação suicida, escurecimento e aumento da pigmentação da pele e de nevos cutâneos. Contraindicado na gestação e lactação.

Tirzepatida

A tirzepatida é um análogo duplo do GLP1 e do peptídeo insulinotrópico dependente de glicose (GIP), com grande potência na perda de peso (> 20% na dose de 15 mg). Além da perda de peso, seu uso melhora a pressão arterial, reduz a concentração de LDL e triglicerídeos, aumenta o HDL, induz a remissão do pré-diabetes, controla o DM2 e melhora a composição corporal.

Em 8 de novembro de 2023, a tirzepatida foi aprovada pela FDA para tratamento da obesidade em adultos com IMC ≥ 30 kg/m² ou ≥ 27 kg/m² associado a pelo menos uma comorbidade relacionada à obesidade. No Brasil, até o final de 2024, a tirzepatida não tinha recebido aprovação da Anvisa para o tratamento da obesidade em adultos ou adolescentes. A tirzepatida para o tratamento da obesidade é comercializada como Zepbound® (solução injetável em caneta pré-preenchida: 2,5 mg, 5 mg, 7,5 mg, 10 mg, 12,5 mg e 15 mg). A caneta fechada e que não está em uso deve ser armazenada refrigerada. Após iniciado o uso, pode permanecer em temperatura ambiente (< 30ºC).

A administração é por via SC, 1 vez/semana. Pode ser administrada em qualquer hora do dia, independentemente das refeições, mas sempre no mesmo dia. A dose inicial é de 2,5 mg, SC, 1 vez por semana. Após quatro semanas, aumentar para 5 mg/dose. Se necessário, a dose pode ser aumentada em incrementos de 2,5 mg a cada quatro semanas, até um máximo de 15 mg 1 vez por semana. A dose de manutenção pode ser de 5, 10 ou 15 mg, SC, 1 vez/semana. Uma sugestão de prescrição é descrita a seguir: 1ª a 4ª semana (2,5 mg, SC, 1 vez/semana); 5ª a 8ª semana (5,0 mg, SC, 1 vez/semana); 9ª a 12ª semana (7,5 mg, SC, 1 vez/semana); 13ª a 16ª semana (10,0 mg, SC, 1 vez/semana); 17ª a 20ª semana (12,5 mg, SC, 1 vez/semana); 21ª semana em diante (15,0 mg, SC, 1 vez/semana).

Os principais efeitos adversos da tirzepatida são: náusea, vômito, dispepsia, gastroparesia, diarreia ou constipação, hipoglicemia quando associada a secretagogos de insulina, desidratação e queda de cabelos. A náusea pode ser evitada ou minimizada pela alimentação em pequenas porções, sem gordura e frituras, com pouca fibra, seguida da ingestão de frutas cítricas ou bebidas à base de hortelã ou gengibre. O vômito pode ser evitado pela ingestão de pequenas porções de alimentos, às vezes associado ao uso de procinéticos ou antieméticos. A constipação é corrigida pelo aumento da ingestão de líquidos e de fibras, e atividade física. A diarreia é manejada pelo aumento da ingestão de líquidos (evitar bebidas esportivas ou gaseificadas), e redução do consumo de fibras, café, álcool e refrigerantes.

Seu uso não é recomendado se houver história pessoal ou familiar de carcinoma medular da tireoide, ou neoplasia endócrina múltipla tipo 2. Também não é recomendada nos indivíduos com pancreatite, DM1, retinopatia diabética, grávidas e lactantes. Os pacientes devem ser instruídos a suspender o medicamento e a notificar o médico caso surja algum nódulo tireoidiano ou caso desenvolvam sintomatologia sugestiva de pancreatite. Recomenda-se suspender a tirzepatida de 7 a 14 dias antes de um procedimento cirúrgico, especialmente em cirurgias do trato gastrointestinal, ou em pacientes com maior risco de náusea de vômito, a fim de assegurar o adequado esvaziamento gástrico.

A tirzepatida (Mounjaro®) foi aprovada pela Anvisa em 2023, em combinação com modificação do estilo de vida, para o tratamento de adultos com DM2 não adequadamente controlados, em monoterapia ou associada a outros medicamentos antidiabéticos.

Fentermina + topiramato

Fentermina + topiramato é a combinação de um simpatomimético e anticonvulsivante. A fentermina age liberando catecolaminas no hipotálamo, resultando em diminuição do apetite e ingestão alimentar. O topiramato age como agonista dos receptores do ácido gama-aminobutírico (Gaba) e antagonista dos receptores do glutamato, aumentando a liberação de dopamina e reduzindo a ingestão alimentar.

Aprovada pela FDA em 2012, com base nos estudos EQUIP, CONQUER e SEQUEI, como tratamento coadjuvante da obesidade para adolescentes ≥ 12 anos e adultos com IMC ≥ 30 kg/m² ou IMC ≥ 27 kg/m², associado a pelo menos alguma comorbidade como hipertensão, diabetes e dislipidemia. Até o final de 2024, não havia recebido aprovação da Anvisa para o tratamento da obesidade em adultos e adolescentes.

Esse medicamento é comercializado como Qsymia® (cápsulas de F/T nas seguintes apresentações: 3,75 mg/23 mg, 7,5 mg/46 mg, 11,25 mg/69 mg e 15 mg/92 mg. A administração é por via oral, 1 vez ao dia pela manhã, com ou sem alimentos. Não tomar à noite pelo risco de insônia. Iniciar com 3,75 mg/23 mg, 1 vez ao dia, por 14 dias. Depois, aumentar para 7,5 mg/46 mg. Se após 12 semanas a perda de peso tiver sido < 3%, aumentar a dose para 11,25 mg/69 mg. Se após 12 semanas a perda de peso tiver sido < 5%, aumentar para a dose máxima de 15 mg/92 mg. Se não houver perda de peso > 5% com a dose máxima, o medicamento deve ser descontinuado. A suspensão deve ser gradual (uso em dias alternados por 1 a 2 semanas), pelo risco de convulsão com a interrupção abrupta do topiramato.

Os principais efeitos adversos são: parestesias, tontura, insônia, boca seca, constipação, taquicardia e alteração da memória. Um efeito adverso incomum e grave é a síndrome de miopia aguda + glaucoma de ângulo fechado, causados pelo topiramato. Os pacientes devem ser instruídos a suspender o medicamento imediatamente e serem avaliados por oftalmologista caso desenvolvam sintomas oculares. O topiramato é teratogênico e as adolescentes devem ser orientadas quanto à contracepção adequada. O Qsymia® tem interação com vários medicamentos interferindo na sua ação (verificar essa informação para orientar os pacientes). Contraindicado em casos de: gestação, lactação, glaucoma, hipertireoidismo e hipertensão descontrolados, uso de inibidores da MAO e ideação suicida.

Hormônio de crescimento

O uso do hormônio de crescimento recombinante humano (rGH) para a síndrome de Prader-Willi (SPW) foi aprovado nos Estados Unidos no ano 2000. No Brasil, cada estado tem seu próprio protocolo de fornecimento do rGH e nem sempre pacientes com SPW fazem parte desses critérios. Os efeitos benéficos do rGH na SPW incluem: diminuição da massa gorda (redução média de 19%), aumento da velocidade de crescimento, melhora da densidade mineral óssea e da dislipidemia e melhora do desenvolvimento neuropsicomotor.

Na SPW, o rGH é iniciado a partir de 3 a 4 meses de idade, na dose de 1 mg/m²/dia (iniciar com 0,5 mg/m²/dia). Pacientes com SPW têm um risco aumentado de desenvolver apneia obstrutiva do sono em decorrência de obesidade, micrognatia, secreções espessas e hipotonia. Antes de iniciar o rGH, é fundamental excluir apneia obstrutiva do sono e hipertrofia de amígdalas e/ou adenoides.

Outros medicamentos

Outros medicamentos de uso *off-label* no tratamento da obesidade são:

- Metformina (Glifage®): aprovada para o tratamento do DM2 em adolescentes ≥ 10 anos. Uso *off-label* em adolescentes com obesidade associada à síndrome dos ovários policísticos, na dose de 1 a 2 g/dia, VO. A metformina aumenta a secreção do GLP-1 e do PYY, o que induz efeito anorético. Efeitos adversos: náusea, vômito, dor abdominal, diarreia, flatulência e cefaleia.
- Topiramato (Topamax®): aprovado para tratamento da epilepsia em crianças ≥ 2 anos. Uso *off-label* em adolescentes ≥ 12 anos, com obesidade associada à compulsão alimentar. O topiramato age estimulando os receptores Gaba, diminuindo o NPY e antagonizando os receptores de glutamato no NTS, reduzindo a ingestão alimentar.
- Sertralina (Zoloft®): usada *off-label* em crianças > 6 anos, com compulsão alimentar, na dose de 25 a 50 mg, VO, 1 vez/dia.
- Fluoxetina (Prozac®): usada *off-label* em crianças ≥ 8 anos com depressão associada à obesidade, na dose de 10 mg, VO, 1 vez/dia.
- Lisdexanfetamina (Venvanse®): aprovada para crianças ≥ 6 anos com transtorno do déficit de atenção e hiperatividade (TDAH) e para o tratamento da compulsão alimentar em adultos (adultos: iniciar com 30 mg/dia, VO, e aumentar 10 a 20 mg/dia por semana, até a dose máxima de 70 mg/dia). A lisdexanfetamina é ativada para d-anfetamina após sua ingestão e, após absorvida, cruza a barreira hematoliquórica, aumentando a secreção de dopamina e a transmissão de norepinefrina, o que reduz o apetite. Efeitos adversos: insônia, irritabilidade, ansiedade, cefaleia e boca seca.

Cirurgia bariátrica

A cirurgia bariátrica deve ser realizada em hospitais com equipes multidisciplinares treinadas e equipadas para essa finalidade. Aproximadamente 15% dos adolescentes reganham uma quantidade significativa de peso quando acompanhados por longo prazo.

No Brasil, o Conselho Federal de Medicina (CFM), por meio da Resolução n. 1.942/2010, posteriormente atualizada pela Resolução n. 2.131/2015, estabeleceu os critérios para cirurgia bariátrica em adolescentes, aprovando-a para > 16 anos (Quadro 16). Nos Estados Unidos, a cirurgia bariátrica é recomendada para adolescentes > 13 anos com IMC ≥ 120% do P95 para idade e sexo.

QUADRO 16 Indicações e contraindicações de cirurgia bariátrica

Indicações
▪ Adolescentes entre 16-18 anos e adultos, com: – IMC ≥ 40 kg/m², ou – IMC > 35 kg/m² com comorbidades que não responderam após dois anos ao tratamento clínico longitudinal e que melhorem com o tratamento da obesidade, p. ex.: diabetes melito, apneia do sono, hipertensão arterial, dislipidemia, doenças cardiovasculares (incluindo doença arterial coronariana, infarto de miocárdio, angina, insuficiência cardíaca congestiva, acidente vascular encefálico, fibrilação atrial, cardiomiopatia dilatada), *cor pulmonale*, síndrome de hipoventilação, asma grave não controlada, osteoartroses, hérnias discais, refluxo gastroesofágico com indicação cirúrgica, litíase biliar, pancreatites agudas de repetição, esteatose hepática, incontinência urinária de esforço na mulher, infertilidade masculina e feminina, disfunção erétil, síndrome dos ovários policísticos, veias varicosas e doença hemorroidária, hipertensão intracraniana idiopática (*pseudotumor cerebri*), estigmatização social e depressão
Critérios a serem observados para a indicação da cirurgia
▪ Tratamento clínico longitudinal significa orientação e apoio para mudança de hábitos, dieta, atenção psicológica, atividade física e, se necessário, farmacoterapia, por no mínimo dois anos ▪ Respeitar os limites clínicos de acordo a idade: – Adolescentes entre 16 e 18 anos: o tratamento cirúrgico não deve ser realizado antes do fechamento das epífises de crescimento. Portanto, a avaliação clínica deve incluir a avaliação da idade óssea e critérios de risco-benefício, realizada por equipe multiprofissional com participação de um pediatra e dois médicos especialistas na área – Adultos acima de 65 anos: avaliação individual por equipe multiprofissional, considerando a avaliação do risco-benefício, comorbidades, expectativa de vida e benefícios do emagrecimento – Pacientes menores de 16 anos: a cirurgia será permitida somente em caráter experimental e dentro dos protocolos da CONEP (Comissão Nacional de Ética em Pesquisa)
Contraindicações
▪ Uso de drogas ilícitas ou álcool ▪ Quadros psicóticos ou demenciais, graves ou moderados e não controlados ▪ Não entendimento/compreensão do paciente e dos familiares, dos riscos e das mudanças de hábitos em função da operação e da necessidade de acompanhamento pós-operatório multiprofissional por toda a vida ▪ Doenças endócrinas específicas e condições físicas/clínicas que contraindiquem cirurgia de grande porte (p. ex., cirrose hepática, cardiopatias, pneumopatias, insuficiência renal crônica) ▪ Plano de engravidar no primeiro ano da cirurgia

Fonte: Resoluções ns. 1.766/2005, 1.942/2010 e 2.131/2015 do Conselho Federal de Medicina do Brasil.

Os procedimentos cirúrgicos são classificados em:

- Disabsortivos (derivação biliopancreática com ou sem *switch* duodenal).
- Restritivos (bandas gástricas, gastrectomia vertical – GV – em manga ou *sleeve*);
- Mistos (*bypass* gástrico em Y de Roux).

Os procedimentos disabsortivos não são indicados para adolescentes. Em adolescentes, as cirurgias mais realizadas são o *bypass* grástrico em Y de Roux (potencialmente reversível) e a gastrectomia vertical (irreversível). No *bypass* gástrico em Y de Roux, o estômago é dividido para criar uma pequena bolsa de 15 a 30 mL na qual se anastomosa um segmento do jejuno localizado 15 a 60 cm abaixo do ligamento de Treitz. Realiza-se reanastomose da porção proximal do jejuno 75 a 150 cm abaixo da gastrojejunostomia. Na gastrectomia vertical, parte do estômago é removida em sua curvatura maior, deixando um estômago remanescente de formato tubular.

Complicações pós-cirúrgicas precoces da cirurgia bariátrica são: fistula anastomótica com perda de líquido intestinal para a cavidade abdominal, infecção na ferida cirúrgica, íleo paralitico, sangramento, estenoses gastrojejunais, fístula gastrogástrica, colelitíase, tromboembolismo venoso e embolia pulmonar.

Complicações pós-cirúrgicas tardias são: deficiência de oligoelementos, minerais e vitaminas como resultado da menor ingestão e menor absorção, litíase biliar, estenose, fistula, hérnia incisional e reganho de peso. A hipoglicemia pós-prandial causada pelo hiperinsulinismo (síndrome de *dumping*) e a elevação das incretinas após a ingestão de alimentos ricos em carboidratos são outras complicações crônicas da cirurgia. O excesso de pele após a perda de peso bem-sucedida é uma preocupação comum. A abdominoplastia é indicada quando houver estabilização do peso, o que geralmente ocorre dois anos após a cirurgia.

O protocolo de manejo do paciente após a cirurgia bariátrica varia de acordo com o procedimento e o serviço. Reiniciam-se as refeições com alimentos líquidos, hiperproteicos, em pequenas quantidades e divididos em 4 refeições/dia, progredindo para alimentos sólidos (bem mastigados) no decorrer dos primeiros seis meses após a cirurgia. O consumo de líquidos ricos em carboidratos deve ser evitado para não causar a síndrome de *dumping* e não contribuir para o ganho de peso pós-cirurgia.

A reposição de suplementos vitamínicos e minerais deve ser feita para o resto da vida. O Quadro 17 resume

QUADRO 17 Deficiências nutricionais após cirurgia bariátrica: causas, consequências e tratamento preventivo

Nutrientes	Causa da deficiência	Consequência da deficiência	Prevenção da deficiência
Ferro	Redução da área absortiva (duodeno e jejuno), aumento da hepcidina, diminuição do HCl dificultando a solubilização do ferro, ingestão alimentar reduzida	Anemia ferropriva, unhas frágeis, aumento da sensibilidade ao frio, cefaleia, depressão, síndrome da perna inquieta	▪ 40-60 mg/dia, VO, de ferro elementar/dia (incluindo o Fe dos polivitamínicos), ingerido nas principais refeições, associado a sucos cítricos ▪ Sulfato ferroso e ferro glicinato (20% de ferro elementar)
Zinco	Redução da área absortiva (duodeno); ingestão alimentar reduzida	Queda de cabelo, glossite, unhas distróficas, acrodermatite enteropática, dificuldade de cicatrização	▪ 10-30 mg/dia, VO ▪ Administrar 1 mg/dia de cobre para cada 10 mg de zinco para não depletar o cobre
Cobre e ceruloplasmina	Redução da área absortiva	Fraqueza muscular, irritabilidade, confusão mental, anemia microcítica com ferro e ferritina normais	▪ 1-2 mg/dia, VO, acrescentando 1 mg/dia para cada 10 mg/dia de reposição de zinco
Selênio	Redução da área absortiva	Fraqueza, fadiga, hipotireoidismo	▪ 50 mcg/dia, VO, se necessário. Suplementação de rotina não é indicada
Cálcio	Redução da área absortiva (duodeno e jejuno), diminuição do HCl dificultando a absorção, ingestão alimentar reduzida	Osteopenia, osteoporose, fraturas, hiperparatireoidismo secundário	▪ 1.000 a 2.000 mg/dia de cálcio + vit. D, VO, 2 horas depois de tomar os polivitamínicos ▪ Citrato de cálcio (20% de cálcio elementar), preparação de escolha: ingerido independente das refeições
Vitamina B1 (tiamina)	Redução da área absortiva (duodeno e jejuno), diminuição do HCl dificultando a absorção, ingestão alimentar reduzida	Beribéri (parestesia, câimbra, queimação nos pés), síndrome de Wernicke-Korsakoff (ataxia, nistagmo, confusão mental)	▪ 100 mg/semana, VO ▪ Repor polivitamínico contendo complexo B
Vitamina B12 (cianocobalamina)	Redução do fator intrínseco do estômago, menor secreção de HCl dificultando a separação da vitamina ligada a proteína do alimento	Anemia megaloblástica (perniciosa), leucopenia, trombocitopenia, parestesia, fraqueza, diminuição de reflexos, espasticidade, ataxia, incontinência, alteração do humor, psicose, elevação da homocisteína	▪ 2.000 mcg/semana, VO, ou ▪ 5.000 mcg/mês, IM
Vitamina B9 (ácido fólico, folato)	Menor absorção pela redução do HCl e ingestão alimentar reduzida	Anemia megaloblástica, elevação da homocisteína, malformação do tubo neural fetal na gestação	▪ 400 a 800 mcg/dia, VO ▪ Repor polivitamínicos
Vitamina A	Redução dos sais biliares diminuindo absorção, deficiência de zinco diminuindo a mobilização e transporte da vit. A	Xeroftalmia (ressecamento dos olhos), cegueira noturna, hiperceratose da pele	▪ 800 a 1.500 UI/dia, VO
Vitamina K	Redução dos sais biliares diminuindo a absorção	Equimoses, petéquias, sangramentos, aumento do risco de osteoporose e calcificação arterial (subcarboxilação de proteínas que usam essa vitamina como cofator)	▪ 0,5 a 1 mg/dia, VO
Vitamina D	Redução dos sais biliares diminuindo absorção, ingestão alimentar reduzida	Osteopenia, osteomalácia, osteoporose, fraturas	▪ Colecalciferol: 1.200 -2.000 UI/dia, VO; ou ▪ Calcifediol: 10 a 20 mcg/dia, VO ▪ Manter vit. D acima de 30 ng/mL. Se menor que 20 ng/mL, administrar 50.000 UI/semana por 8 semanas; e se entre 20-30 ng/mL, usar 14.000 UI/semana, por 8 semanas
Vitamina E	Redução dos sais biliares diminuindo absorção	Fraqueza muscular, ataxia, dormência, formigamento, perda de sensação vibratória	▪ 15 mg/dia, VO
Proteína	Ingestão alimentar reduzida	Fraqueza, hipoalbuminemia, edema	▪ 60-160 g/dia, após BGYR ▪ 60-100 g/dia, após GV ▪ 1-2 g/kg de peso ideal/dia

– Opções de polivitamínicos: Supradyn®, Centrum Select®, Materna®, Zirvit Multi®, Bariatric Advance®
– Opções de vitamina B12: Dozemast® (comp., SL, 1000 mcg); Citoneurin®, Nevrix®, Cronobê® (ampolas de 1.000 e 5.000 mcg)
– Citoneurin® e Nevrix® na apresentação intramuscular contêm vitaminas B1, B6 e B12.
– Opções de ferro: Neutrofer® (ferro glicinato, comp. 500 mg, com 100 mg de Fe elementar).
– Como é difícil atingir a ingestão proteica apenas com alimentação, orienta-se a suplementação com *whey protein*.

as causas, consequências e o tratamento preventivo das deficiências nutricionais após a cirurgia bariátrica.

PREVENÇÃO

O Quadro 18 mostra algumas das ações que pediatras e familiares podem seguir para a prevenção da obesidade.

QUADRO 18 Prevenção da obesidade: orientações para pacientes e familiares

Gestação
A prevenção da obesidade infantil tem início antes e durante a gestação com medidas que evitem o nascimento de recém-nascidos prematuros, de baixo peso ou grandes para a idade gestacional e que podem inclusive auxiliar na preferência alimentar saudável da criança após o nascimento. Avaliar e monitorar o estado nutricional e ganho de peso da gestante; evitar o sedentarismo; e identificar e tratar obesidade, diabetes, hipertensão e dislipidemia
Promoção da alimentação saudável
▪ Aleitamento materno exclusivo por pelo menos 6 meses ▪ Não oferecer sucos de frutas para < 6 meses ▪ Não adoçar bebidas ou alimentos antes dos 2 anos de idade ▪ Estimular o consumo de frutas, vegetais, cereais integrais e carnes magras ▪ Evitar e/ou limitar consumo de sucos de frutas e refrigerantes ▪ Limitar o consumo de alimentos processados, ultraprocessados, ricos em gordura e açúcar ▪ Diminuir o tamanho das porções de alimentos ▪ Estabelecer horário de refeições (evitar deixar de tomar café da manhã) ▪ Evitar o uso de tela nas refeições (televisão, *tablet* e celulares) ▪ Respeitar saciedade da criança ▪ Não usar o alimento como recompensa ou castigo ▪ Ensinar pelo exemplo, adotando hábitos alimentares saudáveis
Aumento da atividade física
▪ Praticar, pelo menos, 60 minutos/dia de atividade física aeróbica de intensidade moderada a vigorosa, pelo menos 5 vezes/semana para crianças acima da idade escolar ▪ Adolescentes podem praticar exercícios de resistência, de intensidade moderada (10 a 15 repetições) associados a atividade física aeróbica ▪ Limitar o tempo de *smarphones*, televisão, computador, *tablets* e videogame para, no máximo, 2 horas/dia, exceto o tempo utilizado para atividades escolares ▪ Diminuir o comportamento sedentário (p. ex., uso de elevador, escada rolante, controle remoto) ▪ Promover atividades físicas familiares (p. ex., caminhada, andar de bicicleta) ▪ Realizar atividades físicas no recreio, após a escola e no final de semana

Fonte: Sociedade Brasileira de Pediatria.

TRANSIÇÃO DOS CUIDADOS PARA A ENDOCRINOLOGIA DE ADULTOS

A equipe de endocrinologia pediátrica deve preparar o adolescente e sua família para transição e posterior cuidado médico pela endocrinologia de adultos, pelo menos 6 a 12 meses antes de efetivar a transferência. Idealmente, as instituições deveriam desenvolver protocolos com a participação de endocrinologistas pediátricos e de adultos que atendessem às peculiaridades do serviço e otimizassem essa fase de transição.

Pelo fato de a obesidade ser uma doença crônica, o acompanhamento desses indivíduos deve ser mantido na vida adulta, com reforço da orientação alimentar e atividade física, monitoração das comorbidades, ajustes de doses e avaliação de efeitos adversos dos medicamentos contra a obesidade, complicações da cirurgia bariátrica como as deficiências nutricionais, questões de gravidez e fertilidade, entre outros.

REFERÊNCIAS SELECIONADAS

1. Acosta A, Camilleri M, Abu Dayyeh B, Calderon G, Gonzalez D, McRae A, et al. Selection of antiobesity medications based on phenotypes enhances weight loss: a pragmatic trial in an obesity clinic. Obesity. 2021;29(4):662-71.
2. Ahn YJ, Maya J, Singhal V. Update on pediatric anti-obesity medications-current landscape and approach to prescribing. Curr Obes Rep. 2024;13(2):295-312.
3. Braddock A, Browne NT, Houser M, Blair G, Williams DR. Weight stigma and bias: a guide for pediatric clinicians. Obes Pillars. 2023;6:100058.
4. Brasil. Ministério da Saúde. Atlas da obesidade infantil no Brasil. 2019 [citado em 07 abr. 2025]. Disponível em: http://189.28.128.100/dab/docs/portaldab/publicacoes/dados_atlas_obesidade.pdf.
5. Dubern B, Faccioli N, Poitou C, Clément K. Novel therapeutics in rare genetic obesities: a narrative review. Pharmacol Res. 2023;191:106763.
6. Faccioli N, Poitou C, Clément K, Dubern B. Current treatments for patients with genetic obesity. J Clin Res Pediatr Endocrinol. 2023;15(2):108-19.
7. Fox CK, Barrientos-Pérez M, Bomberg EM, Dcruz J, Gies I, Harder-Lauridsen NM, Jalaludin MY, et al; SCALE Kids Trial Group. Liraglutide for children 6 to < 12 years of age with obesity – a randomized trial. N Engl J Med. 2024. doi: 10.1056/NEJMoa2407379.
8. Hampl SE, Hassink SG, Skinner AC, Armstrong SC, Barlow SE, Bolling CF, et al. Clinical practice guideline for the evaluation and treatment of children and adolescents with obesity. Pediatrics. 2023: e2022060640.
9. Hannon TS, Arslanian SA. Obesity in adolescents. N Engl J Med. 2023;389(3):251-61.
10. Herouvi D, Soldatou A, Paschou SA, Kalpia C, Karanasios S, Karavanaki K. Bariatric surgery in the management of childhood and adolescence obesity. Endocrine. 2023;79(3):411-9.

11. Kosmalski M, Deska K, Bąk B, Różycka-Kosmalska M, Pietras T. Pharmacological support for the treatment of obesity-present and future. Healthcare (Basel). 2023;11(3):433. doi: 10.3390/healthcare11030433.
12. Lister NB, Baur LA, Felix JF, Hill AJ, Marcus C, Reinehr T, et al. Child and adolescent obesity. Nat Rev Dis Primers. 2023;9(1):24.
13. Mainieri F, La Bella S, Rinaldi M, Chiarelli F. Rare genetic forms of obesity in childhood and adolescence, a comprehensive review of their molecular mechanisms and diagnostic approach. Eur J Pediatr. 2023;182(11):4781-93.
14. Mechanick JI, Apovian C, Brethauer S, Garvey WT, Joffe AM, Kim J, et al. Clinical practice guidelines for the perioperative nutrition, metabolic, and nonsurgical support of patients undergoing bariatric procedures – 2019 update. Surg Obes Relat Dis. 2020;16(2):175-247.
15. Nogueira-de-Almeida CA, Weffort VRS, Ued FDV, Ferraz IS, Contini AA, Martinez EZ, Ciampo LAD. What causes obesity in children and adolescents? J Pediatr (Rio J). 2023:S0021-7557(23)00127-4.
16. O'Hara V, Cuda S, Kharofa R, Censani M, Conroy R, Browne NT. Clinical review: guide to pharmacological management in pediatric obesity medicine. Obes Pillars. 2023; doi: 10.1016/j.obpill.2023.100066.
17. Patel JJ, Mundi MS, Hurt RT, Wolfe B, Martindale RG. Micronutrient deficiencies after bariatric surgery: an emphasis on vitamins and trace minerals. Nutr Clin Pract. 2017;32(4):471-80.
18. Sociedade Brasileira de Pediatria. Departamento de Nutrologia. Manual de Orientação: Obesidade na infância e adolescência. 3. ed. 2019 [citado em 07 abr. 2024]. Disponível em: https://www.sbp.com.br/fileadmin/user_upload/Manual_de_Obesidade_-_3a_Ed_web_compressed.pdf.
19. Tabesh MR, Eghtesadi M, Abolhasani M, Maleklou F, Ejtehadi F, Alizadeh Z. Nutrition, physical activity, and prescription of supplements in pre- and post-bariatric surgery patients: an updated comprehensive practical guideline. Obes Surg. 2023;33(8):2557-72.
20. World Obesity Atlas 2024 [citado em 07 abr. 2025]. Disponível em: https://data.worldobesity.org/publications/WOF-Obesity-Atlas-v7.pdf.
21. Zhang Y, Proenca R, Maffei M, Barone M, Leopold L, Friedman JM. Positional cloning of the mouse obese gene and its human homologue. Nature. 1994;372(6505):425-32.

33

Dislipidemia

INTRODUÇÃO

Em 1965, Donald Sharp Fredrickson (1924-2002) publicou na revista *Circulation* o artigo "*A system for phenotyping hyperlipoproteinemia*", classificando os distúrbios lipídicos em cinco grupos com base no padrão eletroforético das lipoproteínas. Essa classificação foi adotada pela Organização Mundial de Saúde ficando internacionalmente conhecida como "Classificação dos distúrbios lipídicos de Fredrickson".

A dislipidemia é um dos fatores de risco mais importantes para a doença cardiovascular aterosclerótica (DCVA). O processo de aterosclerose tem início até mesmo na vida intrauterina. Alguns exemplos de evidências da associação entre dislipidemia precoce e aterosclerose são: (i) a dislipidemia pediátrica é associada com marcadores indiretos de aterosclerose como disfunção endotelial aferida pela dilatação mediada por fluxo na artéria braquial, e aumento da espessura da camada média íntima da carótida; (ii) aproximadamente 50% das crianças com dislipidemia continuam a ter esse problema na vida adulta; (iii) crianças com dislipidemia são mais diagnosticadas em famílias com DCVA; e (iv) estudos de autópsia mostram associação entre dislipidemia e aterosclerose. Portanto, a prevenção, identificação e tratamento precoce da dislipidemia na faixa etária pediátrica pode impedir ou desacelerar o processo aterosclerótico e a DCVA.

FISIOLOGIA: LIPOPROTEÍNAS

Colesterol, triglicérides (triacilgliceróis), fosfolípides e ácidos graxos são os principais lipídeos circulantes. Por serem insolúveis no plasma, são transportados na circulação associados a proteínas, formando complexos solúveis denominados de lipoproteínas. As lipoproteínas são esféricas, sendo formadas pelo núcleo e por uma camada externa. O núcleo contém lipídeos insolúveis em água, principalmente ésteres de colesterol e triglicérides. A camada externa é composta de colesterol livre, fosfolípides e apolipoproteínas. As lipoproteínas são classificadas de acordo com seu tamanho, composição lipídica, densidade e mobilidade eletroforética em quilomícrons (QM), lipoproteína de muita baixa densidade (VLDL), lipoproteína de baixa densidade (LDL) e lipoproteína de alta densidade (HDL) (Quadro 1).

Além delas, existem os remanescentes dos QM, lipoproteína de densidade intermediária (IDL) e a lipoproteína lipase [LP(a)]. Os remanescentes do QM são partículas formadas pela remoção dos triglicérides nos tecidos periféricos sendo mais ricas em colesterol quando comparadas aos QM. O IDL é formado pela remoção dos triglicérides do VLDL no músculo e tecido adiposo. A LP(a) inibe o fator ativador do plasminogênio tecidual, reduzindo a geração de plasmina a partir do plaminogênio, além de possuir atividade pró-inflamatória, aterogênica e maior risco de DCVA.

As apolipoproteínas são localizadas na camada externa das lipoproteínas, desempenhando quatro funções básicas: (i) papel estrutural; (ii) ligantes para os receptores das lipoproteínas; (iii) guia para formação das lipoproteínas; e (iv) ação ativadora ou inibidora de enzimas envolvidas no metabolismo das lipoproteínas.

FISIOLOGIA: METABOLISMO LIPÍDICO

O colesterol (CT) é precursor da síntese dos hormônios esteroides, vitamina D e ácidos biliares, além

QUADRO 1 Propriedades das principais lipoproteínas

Propriedades	Quilomícrons	VLDL	LDL	HDL
Composição (%) CT TG Fosfolípides Proteínas	 1-3 90-95 2-6 1	 22 50-65 12-15 8	 50 4-6 6-15 20	 20 5 25 50
Origem	Intestino	Fígado, intestino	Produto do metabolismo do VLDL	Fígado, intestino
Função	Transporta os TG da dieta para os tecidos periféricos	Transporta TG hepático	Transporta e fornece CT para as células	Faz o transporte reverso do CT dos tecidos periféricos para o fígado
Densidade (g/mL)	< 0,930	0,930 a 1,006	1,019 a 1,063	1,063 a 1,210
Mobilidade eletroforética	Origem	Pré-beta	Beta	Alfa
Apoproteínas	A-I, A-II, A-IV, B-48, C-I, C-II, C-III, E	B-100, C-I, C-II, C-III, E	B-100	A-I, A-II, C-II, E

CT: colesterol total; HDL: lipoproteína de alta densidade; LDL: lipoproteína de baixa densidade; TG: triglicérides; VLDL: lipoproteína de muito baixa densidade.

de fazer parte das membranas celulares. Os triglicérides (TG) depositados nos tecidos adiposo e muscular constituem importante fonte de armazenamento de energia.

Os ácidos graxos são classificados como saturados e insaturados (monoinsaturados e poli-insaturados). Os ácidos graxos saturados mais presentes em nossa alimentação são: láurico (coco, palma e canola), mirístico (macaúba e babaçu), palmítico (coco, palma e carnes) e esteárico (carne, peixe, cereais e laticínios). O ácido graxo monoinsaturado mais frequente é o ácido oleico (peixes marinhos, óleo de oliva, soja, girassol, palma e macaúba). Os ácidos graxos poli-insaturados são classificados como ômega-3 (eicosapentaenoico, docosa-hexaenoico e linolênico) e ômega-6 (linoleico). Os ácidos ômega-3 são encontrados em peixes de águas frias (salmão, atum e arenque), vegetais (espinafre, alface, agrião e couve) e castanhas. Os ácidos graxos ômega-6 são encontrados no azeite de oliva, nozes, castanhas, amêndoas, sementes de girassol, óleo de soja e milho.

O metabolismo lipídico pode ser classificado em dois ciclos: exógeno e endógeno.

Ciclo exógeno

Esse ciclo corresponde ao transporte dos lipídeos da dieta para a circulação. A maior parte dos TG provém da dieta (75 a 150 g/dia), embora também sejam sintetizados no intestino, no fígado e no tecido adiposo. Em relação ao colesterol, 70% são sintetizados no fígado e apenas 30% se originam da dieta (300 a 600 mg/dia).

Na luz intestinal, o colesterol e os TG são emulsificados por ácidos biliares e hidrolisados por lipases pancreáticas. Os ésteres de colesterol são transformados em ácidos graxos e colesterol não esterificado. Os TG são transformados em ácidos graxos livres, monoglicerídeos e diglicerídeos. A proteína NPC1-L1 (*Niemann-Pick C1-like 1*), situada na membrana apical do enterócito promove a passagem do colesterol pela borda em escova da célula facilitando sua absorção intestinal. Na célula intestinal, os monoglicerídeos são reesterificados em TG e armazenados nos QM, que são os responsáveis pelo transporte de lipídeos da dieta. A Apo B-48 e Apo C-II são as principais apolipoproteínas dos QM.

Os QM, complexos ricos em TG, entram nos vasos linfáticos intestinais de onde são transportados para o ducto torácico e posteriormente para a circulação sistêmica pela veia cava. No endotélio capilar do tecido adiposo e muscular, os QM se ligam a lipoproteína lípase (LPL), mediados pela Apo C-II, liberando TG sob a forma de monoglicérideos e ácidos graxos livres. O músculo utiliza os ácidos graxos livres e monoglicérideos para produzir energia. O tecido adiposo os utiliza para sintetizar TG e armazená-los nas células adiposas. O QM resultante desse metabolismo, QM remanescente, de menor tamanho e mais rico em colesterol, é captado pelo fígado. Normalmente os QM só são encontrados no plasma no período pós-prandial, pois eles são os transportadores dos triglicérides da dieta.

Ciclo endógeno

Este ciclo corresponde ao transporte de lipídeos (VLDL, IDL e LDL) do fígado para os tecidos periféricos e, dos tecidos periféricos, de volta para o fígado (HDL). O VLDL, IDL e LDL são lipoproteínas pró-aterogênicas e o HDL é antiaterogênica.

O VLDL é sintetizado no fígado e tem por função transportar TG do fígado para os tecidos periféricos. A síntese hepática do VLDL requer a ação da proteína microssomal de transferência de triglicérides (MTP), responsável pela transferência dos TG para a Apo B permitindo a formação do VLDL. Na membrana celular, o VLDL, com a Apo C-II, estimula a LPL liberando TG para as células e transformando o VLDL em IDL. O IDL tem dois destinos: ser removido pelo fígado pela interação da Apo E com o receptor do IDL; ou dar origem ao LDL pela remoção continuada dos TG pela lípase hepática.

O LDL é o principal transportador de colesterol para as células onde é captado pelos receptores de LDL (LDLR) que reconhecem tanto a Apo B-100 como a Apo E. Aproximadamente 2/3 do LDL circulante é removido por tecidos extra-hepáticos, incluindo células produtoras de hormônios esteroides e células do espaço subendotelial, onde ocorre a formação de ateromas. O colesterol absorvido e acumulado pelas células inibe a atividade da enzima 3-hidroxi-3-metilglutaril-CoA redutase (HMG-CoA), diminuindo a síntese do colesterol e expressão do receptor do LDL (LDLR). A pró-proteína convertase subtilisina/kexina tipo 9 (PCSK9) é uma protease expressa no fígado, rins e intestino que inibe a expressão dos LDLR aumentando os níveis séricos do LDL. No espaço subendotelial, o efeito protetor dos antioxidantes circulantes (p. ex., vitamina E) é perdido, fazendo com que o LDL seja oxidado. O LDL oxidado (LDL-ox) é captado mais rapidamente pelos macrófagos causando lesão endotelial.

O HDL é produzido no fígado e no intestino e atua no transporte reverso do colesterol. Nesse processo, o HDL capta o excesso de colesterol e TG liberados às células e os transporta de volta para o fígado. O HDL é formado por duas partículas: HDL_2 (ricas em lipídeos, que representam 40% do HDL) e HDL_3 (ricas em proteínas, que representam 60% do HDL). O HDL_2 transporta o colesterol excedente diretamente para o fígado ou o transfere para o VLDL ou IDL pela ação da proteína de transferência dos ésteres de colesterol (CETP). O colesterol do HDL é levado até o fígado onde é captado pelos receptores SR-B1 (*receptor scavenger B1*) ou receptores de HDL. O complexo ABCA1 (transportadores de cassete de ligação do ATP tipo A1) transfere o colesterol e fosfolípides das células para o HDL nascente formando o HDL_3. O colesterol livre do HDL nas células é reesterificado pela enzima lecitina-colesterol-aciltransferase (LCAT), permitindo que o colesterol seja estabilizado e transportado no plasma.

DEFINIÇÕES

- Aterosclerose: doença inflamatória crônica de etiologia multifatorial causada pelo depósito de gordura e inflamação nas paredes dos vasos, acometendo principalmente a camada íntima das artérias.
- Dislipidemia: termo utilizado para descrever o desequilíbrio no metabolismo dos lipídeos, como resultado da alteração dos níveis séricos de seus componentes. Na prática clínica, hiperlipidemia e dislipidemia são usadas como sinônimos, embora hipolipidemia também seja uma dislipidemia.
- Hipolipidemia: não existe consenso sobre como defini-la. A maioria dos autores usa o colesterol total < 100 a 120 mg/dL.

EPIDEMIOLOGIA

A prevalência de dislipidemia tem aumentado na população pediátrica nos últimos anos. As possíveis razões seriam: recomendação para triagem, aumento da obesidade exógena causando hipertrigliceridemia e maior sobrevida de pacientes com doenças crônicas.

Os dados de prevalência de dislipidemia entre crianças e adolescentes no Brasil variam de acordo com a população e região estudada, o ano em que foram avaliados e com os pontos de corte utilizados para as análises bioquímicas. Alguns dados mostram taxas de: 33% em Campinas (Gomes et al.), 20,4% em Salvador (Alcântara-Neto et al.) e 22,4% em Florianópolis (Giuliano et al.). Esses dados são semelhantes à prevalência de 27,4%, em metanálise publicada por Da Silva et al. em 2023, avaliando os estudos brasileiros.

FATORES DE RISCO PARA DOENÇA ATEROSCLERÓTICA (DCVA)

Os fatores de risco para DCVA são classificados em modificáveis e não modificáveis (idade, sexo e hereditariedade) (Quadro 2).

QUADRO 2 Fatores de risco para doença cardiovascular aterosclerótica em pediatria

- História familiar de doença cardiovascular precoce (homens ≤ 55 anos; mulheres ≤ 65 anos)
- Dislipidemia (elevação dos triglicérides, aumento do LDL e redução do HDL)
- Má alimentação (consumo excessivo de gorduras saturadas e açúcares refinados)
- Sedentarismo
- Obesidade
- Hipertensão arterial
- Diabetes melito
- Insuficiência renal, síndrome nefrótica
- Doenças inflamatórias crônicas (p. ex., lúpus eritematoso sistêmico, artrite reumatoide)
- Doença de Kawasaki com aneurismas
- Infecção pelo vírus HIV
- Transplante cardíaco ortotópico
- Sobreviventes de câncer infantil
- Cardiopatias congênitas (p. ex., coarctação da aorta)
- Tabagismo
- Elevação de marcadores de inflamação endotelial (p. ex., homocisteína, PCR ultrassensível, fibrinogênio, lipoproteína)

FISIOPATOLOGIA

A agressão ao endotélio vascular causada pela dislipidemia aumenta a permeabilidade da camada íntima das artérias às lipoproteínas, fazendo com que elas sejam retidas no espaço subendotelial. As partículas retidas do LDL sofrem oxidação (LDL-ox) tornando-se imunogênicas e atraindo monócitos e linfócitos para a lesão. Os monócitos se diferenciam em macrófagos, que fagocitam o LDL-ox se transformando em macrófagos repletos de lipídeos, chamados de células espumosas. Esta lesão, formada por macrófagos cheios de gordura localizados na camada íntima das artérias, também conhecida como estria gordurosa, é a lesão inicial da aterosclerose. A estria gordurosa evolui para a formação da placa adiposa ou pré-ateroma e depois para a placa fibrosa ou ateroma. A placa fibrosa pode causar infarto agudo do miocárdio e acidentes vasculares encefálicos ao obstruir a luz das artérias ou causar tromboembolismo a partir de sua ruptura.

CLASSIFICAÇÃO DAS DISLIPIDEMIAS

As classificações mais utilizadas são: (i) classificação de Fredrickson: categoriza as dislipidemias de acordo com a partícula lipídica alterada; (ii) classificação etiológica: categoriza as dislipidemias em primárias versus secundárias; e (iii) classificação laboratorial: categoriza as dislipidemias de acordo com alterações do colesterol, TG e HDL.

Classificação de Fredrickson

Esta classificação agrupa as dislipidemias em seis fenótipos (I, IIa, IIb, III, IV e V) de acordo com o tipo de partícula lipídica alterada (Quadro 3). O fenótipo IIa (mais comum) resulta da elevação do LDL. Os fenótipos I, IV e V devem ser suspeitados quando houver predominância de hipertrigliceridemia. Os fenótipos IIb e III são caracterizados pela elevação do CT e TG.

Classificação etiológica (primárias *versus* secundárias)

As dislipidemias primárias (Quadro 4) são causadas por distúrbios genéticos, enquanto as secundárias (Quadro 5) são causadas por doenças, medicamentos e hábitos de vida inadequados.

Classificação laboratorial

Categoriza as dislipidemias em cinco grupos:

- Hipercolesterolemia: elevação isolada do CT, por aumento do LDL.
- Hipertrigliceridemia: elevação isolada dos TG, por aumento do VLDL e/ou QM.
- Hiperlipidemia mista: aumento do CT e dos TG.
- Hipoalfaliporoteinemia: diminuição do HDL, com ou sem aumento do CT ou TG.
- Hipolipidemia: diminuição dos lipídeos.

QUADRO 3 Classificação de Fredrickson para as dislipidemias

Fenótipo	Partícula aumentada	Principal alteração lipídica	Aparência do plasma (jejum)	Principais causas
I	Quilomícron	TG > 1.000 mg/dL CT 160-400 mg/dL	Sobrenadante cremoso	Hiperquilomicronemia familiar causada por: deficiência da lipoproteína lipase (LPL), deficiência da Apo C-II
IIa	LDL	TG < 200 mg/dL CT > 240 mg/dL	Transparente	Hipercolesterolemia familiar, dislipidemia familiar combinada, hipotireoidismo, nefropatia, doença hepática colestática, diabetes
IIb	LDL VLDL	TG: 200-500 mg/dL CT: 250-500 mg/dL	Turvo	Semelhante a IIa
III	IDL	TG: 300-600 mg/dL CT: 300-600 mg/dL	Turvo	Diabetes, nefropatia, hepatopatia, disbetalipoproteinemia
IV	VLDL	TG: 300-1.000 mg/dL CT < 240 mg/dL	Turvo	Hipertrigliceridemia familiar combinada, diabetes, hipotireoidismo, obesidade, hipercortisolismo, nefropatia, hepatopatia, alcoolismo, medicamentos (andrógenos, estrógenos, tiazídicos, betabloqueadores)
V	Quilomícron VLDL	TG: 1.500-5.000 mg/dL	Camada superior cremosa	Mais de duas doenças concomitantes do grupo IV

HDL: lipoproteína de alta densidade; IDL: lipoproteína de densidade intermediária; LDL: lipoproteína de baixa densidade; VLDL: lipoproteína de muito baixa densidade.

QUADRO 4 Etiologia das dislipidemias primárias

Hipercolesterolemias
▪ Hipercolesterolemia familiar homozigótica e heterozigótica ▪ Dislipidemia familiar combinada ▪ Disbetalipoproteinemia
Hipertrigliceridemias
▪ Hiperquilomicronemia familiar ▪ Hipertrigliceridemia familiar ▪ Dislipidemia familiar combinada ▪ Disbetalipoproteinemia
Hipolipidemias
▪ Hipoalfalipoproteinemia familiar ▪ Doença de Tangier ▪ Deficiência da LCAT ▪ Hipobetalipoproteinemia familiar ▪ Abetalipoproteinemia ▪ Doença de retenção dos quilomícrons ▪ Aumento da atividade da PSCK9

LCAT: acilcoenzima A:colesterol aciltransferase; *PSCK9*: pró-proteína convertase subtilisina/kexina tipo 9.

QUADRO 5 Etiologia das dislipidemias secundárias

Doenças
▪ Endocrinopatias: diabetes melito tipo 1 e tipo 2, hipotireoidismo, hipopituitarismo, hipercortisolismo, deficiência do hormônio do crescimento, síndrome metabólica, obesidade, síndrome dos ovários policísticos ▪ Nefropatias: síndrome nefrótica, insuficiência renal crônica, síndrome hemolítico-urêmica ▪ Hepatopatias: colestase, atresia biliar, síndrome de Alagille, cirrose biliar, colangite esclerosante ▪ Cardiopatias: doença de Kawasaki, transplante cardíaco ▪ Doenças de depósito: glicogenoses, doenças de Gaucher, Niemann-Pick e Tay-Sachs ▪ Doenças do colágeno: lúpus eritematoso sistêmico, artrite reumatoide ▪ Outras doenças: aids, alcoolismo, anorexia nervosa, porfiria aguda intermitente, síndrome de Klinefelter
Medicamentos
▪ Corticoides, diuréticos tiazídicos, betabloqueadores, contraceptivos orais hormonais, esteroides anabólicos, ciclosporina, antirretrovirais (p. ex., inibidores da protease), isotretinoína (ácido 13-cis-retinoico), antidepressivos, antipsicóticos de 2ª geração, sirolimo
Hábitos de vida inadequados
▪ Tabagismo, etilismo, dieta rica em carboidratos, dieta vegetariana, dieta pobre em gordura

DISLIPIDEMIAS PRIMÁRIAS

Hipercolesterolemia familiar

Definição

A hipercolesterolemia familiar (HF) é causada por variantes patogênicas que diminuem o número ou a função do receptor do LDL (LDLR), aumentando os níveis séricos do LDL e CT. Ou seja, a HF resulta de um defeito na remoção das partículas de LDL da circulação, sendo classificada em heterozigótica (HFHe) e homozigótica (HFHo).

Epidemiologia

A prevalência global da HFHe é de 1:200 a 1:300 pessoas (no Brasil = 1:250). A prevalência global da HFHo de 1:160.000-1.300.000. A gravidade desse problema pode ser avaliada pelos seguintes dados epidemiológicos:

- Sem tratamento, 50% dos homens com HFHe desenvolverão doença arterial coronariana (DAC) antes dos 50 anos e 100%, aos 70 anos; entre as mulheres com HFHe, 12% terão alguma manifestação de DAC aos 50 anos e 74%, aos 70 anos.

- Aproximadamente 85% dos homens e 50% das mulheres com HFHe terão um evento cardiovascular antes dos 65 anos de idade.

Etiologia

Na HFHe, o paciente herda apenas um gene alterado de um dos pais, enquanto na HFHo o paciente herda dois genes alterados, um de cada pai. Portanto, na HFHo, os receptores de LDL estão praticamente ausentes ou não funcionais.

As principais causas de HF são variantes patogênicas dos seguintes quatro genes: *LDLR* (*low density lipoprotein receptor*), *APOB* (*apolipoprotein B*), *PCSK9* (*proprotein convertase subtilisin/hexin type 9*) e *LDLRAP1* (*low density lipoprotein receptor adaptor protein 1*).

A variante patogênica, de herança autossômica dominante, inativadora ou perda de função do LDLR é a principal causa de HF (80 a 90%), com as variantes patogênicas sendo classificadas em:

- Classe I: ausência do LDLR, o qual não é sintetizado ou é sintetizado não funcionalmente.
- Classe II: alteração da função do LDLR, que não é devidamente transportado do retículo endoplasmático para o aparelho de Golgi, ocorrendo menor expressão na superfície celular.
- Classe III: alteração da ligação do LDLR ao LDL devido um defeito do receptor.
- Classe IV: alteração da quantidade de receptores. As proteínas transportadoras ligam-se normalmente à LDL, mas ele não é internalizado.
- Classe V: o LDLR não é reciclado de volta para a superfície celular.

A variante patogênica de herança autossômica dominante, inativadora ou perda de função do *APOB*, que codifica a Apo B-100, reduz a afinidade do LDLR, diminuindo a captação celular do LDL e aumentando seus níveis séricos. É a segunda causa mais frequente de HF (5 a 10%).

A variante patogênica de herança autossômica dominante, ativadora ou com ganho de função do *PCSK9*, aumenta o catabolismo do LDLR, diminuindo o número dos receptores LDLR e elevando os níveis séricos do LDL-C devido a sua menor captação celular. Essa variante patogênica é a terceira causa mais frequente de HF (1%).

A variante patogênica de herança autossômica recessiva, inativadora ou perda de função do *LDLRAP1*, reduz a internalização do complexo LDL/LDLR no hepatócito. Apenas indivíduos com variante patogênica em homozigose ou heterozigose composta são afetados. Esta variante patogênica é a menos frequente (< 1%).

Manifestações clínicas

A HF começa a manifestar alterações desde a vida intrauterina com aumento da deposição de LDL nas paredes das artérias, principalmente coronárias e aorta, onde são oxidadas causando inflamação e predispondo a aterosclerose precoce. Arco corneano está presente em 50% dos pacientes aos 50 anos. Os xantomas tendinosos no tendão de Aquiles, tendões extensores dos dedos, tendões patelares e do tríceps são praticamente patognomônicos de HF, mas ocorrem em menos de 50% dos casos. Já os xantomas planares intertriginosos são comuns na HFHo. Os xantomas tuberosos amarelo-alaranjados e xantelasmas de pálpebras não são específicos de HF. Também pode ocorrer sopro sistólico secundário a estenose da valva aórtica e da região supra-aórtica.

Diagnóstico

A HF é diagnosticada pela detecção de níveis séricos elevados de LDL, história familiar de dislipidemia ou DCVA precoce, alterações do exame físico (p. ex., xantomas e xantelasmas) e por testes moleculares (padrão-ouro). Em crianças, o diagnóstico da HF pode ser feito pelos critérios britânicos de *Simon Broome* (Quadro 6), ou pelos critérios da European Society for Atherosclerosis (Quadro 7). Os níveis séricos do LDL contribuem para diferenciar os dois tipos de HF. Na HFHo, o LDL é > 500 mg/dL nos pacientes sem uso de hipolipemiantes e > 300 mg/dL nos pacientes em uso de hipolipemiantes. Na HFHe, o LDL é > 160 a 190 mg/dL em pacientes sem uso de hipolipemiantes.

Rastreamento

Como na maioria dos casos, a HF é um distúrbio de herança autossômica dominante, os pais, irmãos e filhos do paciente têm 50% de chances de herdarem a doença.

QUADRO 6 Critérios britânicos de *Simon Broome* para o diagnóstico da hipercolesterolemia familiar (colesterol: 1 mg/dL = 0,02586 mmol/L)

A. Diagnóstico definitivo de hipercolesterolemia familiar
Em < 16 anos: colesterol total > 260 mg/dL ou LDL > 155 mg/dL. Em adultos: colesterol total > 290 mg/dL, ou LDL > 190 mg/dL. Ambos associados à presença de pelo menos um dos dois seguintes fatores: ▪ Presença de xantomas no paciente ou familiares de primeiro ou segundo grau, ou ▪ Variante patogênica do *LDLR*, *PCSK9*, *APOB* ou *LDLRAP1*
B. Diagnóstico presuntivo de hipercolesterolemia familiar
Em < 16 anos: colesterol total > 260 mg/dL ou LDL > 155 mg/dL. Em adultos: colesterol total > 290 mg/dL, ou LDL > 190 mg/dL. Ambos associados à presença de pelo menos um dos dois seguintes fatores: ▪ História familiar de infarto do miocárdio em parente de 1º grau < 60 anos, ou de 2º grau < 50 anos, ou ▪ História familiar de colesterol total > 290 mg/dL em um parente adulto de 1º ou 2º grau, ou colesterol total > 260 mg/dL em um irmão ou criança < 16 anos

QUADRO 7 Critérios da European Society for Atherosclerosis para o diagnóstico da hipercolesterolemia familiar (colesterol: 1 mg/dL = 0,02586 mmol/L)

Hipercolesterolemia familiar heterozigótica
▪ Presença de pelo menos um dos seguintes quatro fatores: – LDL > 190 mg/dL, em dois exames consecutivos, usando dieta hipolipêmica por 3 meses – LDL > 155 mg/dL, associado a doença cardiovascular precoce (homens < 55 anos, mulheres < 60 anos); e/ou LDL > 190 mg/dL em um familiar de primeiro grau – LDL > 135 mg/dL, se HFHe confirmada por teste molecular em familiar de primeiro grau – Qualquer valor de LDL, quando confirmada a presença de variante patogênica do *LDLR*, *PCSK9*, ou *APOB*, em um dos genitores com diagnóstico de HFHe
Hipercolesterolemia familiar homozigótica
▪ Presença de pelo menos um dos dois seguintes fatores: – Variante patogênica do *LDL-R*, *PCSK9*, *APOB* ou *LDLRAP1*, ou – LDL > 500 mg/dL sem uso de hipolipemiantes, ou LDL > 300 mg/dL, em uso de hipolipemiantes

O rastreamento pode ser feito na modalidade de cascata direta (o diagnóstico nos pais leva a rastrear os filhos), ou cascata inversa (o diagnóstico nos filhos leva a rastrear os pais). Uma vez confirmada laboratorialmente, solicita-se os testes moleculares para identificar a variante patogênica. No Brasil, desde 2017, os laudos laboratoriais indicam que CT ≥ 310 mg/dL em adultos e ≥ 230 mg/dL em crianças e adolescentes são sugestivos de HF.

Tratamento

De acordo com a Atualização da Diretriz Brasileira de Hipercolesterolemia Familiar (2021), todas as crianças devem ser orientadas em relação à modificação do estilo de vida (MEV). O alvo terapêutico do LDL é < 130 mg/dL para crianças > 10 anos e redução em 50% dos valores basais para crianças entre 8 e 10 anos. Se existirem fatores de risco para DCVA, o alvo do LDL deve ser < 110 mg/dL, e se existirem outros fatores agravantes, o alvo será < 100 mg/dL.

Nas crianças ≥ 6 anos o tratamento farmacológico inicial é feito com estatinas isoladas, estatinas + ezetimiba, estatina + ezetimiba + fitosteróis, ou estatina + ezetimiba + colestiramina. Nas crianças < 6 anos, a indicação terapêutica é individualizada. Caso a meta do LDL não seja alcançada, pode-se considerar acrescentar ao tratamento o uso dos novos hipolipemiantes: (i) anticorpo monoclonal humano contra o PCSK9: alirocumabe (Praluent®), aprovado pela Anvisa para adultos com HFHe; e evelocumabe (Repatha®), aprovado pela Anvisa em 04/07/2022, para adolescentes > 10 anos com HFHo; (ii) RNA de interferência (siRNA), que inibe a síntese hepática da PCSK9: inclisirana (Sybrava®), aprovado pela Anvisa para adultos com HFHe; e (iii) anticorpos monoclonais contra a ANGPTL3 (*angiopoietin like-3*): evinacumabe (Evkeeza®), aprovado pela Anvisa em 06/08/2024, para crianças ≥ 5 anos e adultos com HFHo.

Dislipidemia familiar combinada

A dislipidemia familiar combinada, ou hiperlipoproteinemia tipo IIb, é a causa mais comum de dislipidemia primária. Tem herança poligênica e ocorre em 0,5 a 1,0% da população. Sua apresentação na faixa etária pediátrica é incomum. É causada pela produção hepática aumentada de VLDL e Apo B-100, ou diminuição da depuração de partículas ricas em TG. Pode cursar com elevação do componente C3 do complemento.

Os indivíduos afetados apresentam três fenótipos: (i) elevação do CT (250 a 500 mg/dL) às custas do LDL; (ii) elevação dos TG (250 a 750 mg/dL); e (iii) elevação do CT e TG. O diagnóstico requer que pelo menos 2 fenótipos estejam presentes numa mesma família, sendo que pelo menos um dos familiares tenha hipertrigliceridemia. Crianças podem ter níveis lipídicos inicialmente normais que evoluem para dislipidemia com a idade e com o surgimento de outros fatores de risco (p. ex., obesidade). Essa dislipidemia é associada a um risco aumentado para DCVA precoce. O tratamento com estatina é reservado para casos em que o LDL não reduza com modificações do estilo de vida.

Hiperquilomicronemia familiar

A hiperquilomicronemia familiar, ou hiperlipoproteinemia tipo I, é um distúrbio de herança autossômica recessiva. Em 80% dos casos é causada por variantes patogênicas inativadoras, ou perda de função do *LPL* (*lipoprotein lipase*). Em 20% dos casos é causada por variantes patogênicas em genes cofatores para a atividade da LPL: *APOC2* (*apolipoprotein C2*), *APOA5* (*apolipoprotein A5*), *LMF1* (*lipase maturation fator 1*), e *GPIHBP1* (*glycosylphosphatidylinositol anchored high density lipoprotein binding protein 1*). Também pode ser causada por anticorpos circulantes contra a LPL.

A incidência é de 1:500.000 a 1:1.000.000. História de consaguinidade pode estar presente. Caracteriza-se por acúmulo de QM e hipertrigliceridemia grave, devido a deficiência de atividade da LPL, enzima localizada no endotélio vascular que hidrolisa as lipoproteínas ricas em triglicérides, usando a Apo C-II como cofator.

As manifestações clínicas são variadas. Os pacientes geralmente são magros e alguns são assintomáticos. Em outros pacientes, os sintomas surgem no período neonatal ou na infância, com dor abdominal recorrente, hepatoesplenomegalia, lipemia *retinalis*, xantomas eruptivos, sangue de aspecto leitoso e, nos casos mais graves, pancreatite aguda. Os xantomas tendem a desaparecer com a redução da hipertrigliceridemia.

Os níveis de TG são extremamente elevados (1.000 a 25.000 mg/dL), os níveis séricos de CT são normais ou aumentados e os níveis de LDL e HDL são baixos. O plasma é turvo, dando uma aparência leitosa ao sangue. O diagnóstico pode ser inferido pelo "teste da geladeira". Nesse teste, após a amostra de sangue permanecer na geladeira por 18 horas, os QM, por terem densidade muito baixa, ficarão na superfície do soro, formando uma camada de aspecto cremoso sobre um infranadante límpido. Na investigação, é importante afastar causas secundárias de hipertrigliceridemia. O sequenciamento genético é o exame confirmatório de escolha.

O tratamento com fibratos geralmente é ineficaz. Por isso, recomenda-se o tratamento dietético com redução da quantidade de gorduras para 10% ou menos do valor calórico total (10 a 15 g/dia, no adulto) com pelo menos 5 g/dia de ácidos graxos poli-insaturados, diminuição da ingestão de açúcares refinados e suplementação de vitaminas lipossolúveis e triglicérides de cadeia média (TCM). Substituir o leite materno por leite com baixo teor de gordura. O volanersosen (Waylivra®), inibidor da síntese de apolipoproteína C-III (antissenso anti-Apo C-III), foi aprovado em 23/08/2021 pela Anvisa para o tratamento de adultos.

Hipertrigliceridemia familiar

A hipertrigliceridemia familiar pode se manifestar como: (i) hiperlipoproteinemia tipo IV (elevação do VLDL e triglicérides), que cursa com hipertrigliceridemia moderada; e (ii) hiperlipoproteinemia tipo V (elevação do VLDL e quilomícrons), que cursa com hipertrigliceridemia grave precipitada por outras comorbidades (p. ex., alimentação rica em gordura). A prevalência é de 1:500. A herança é autossômica dominante. A etiologia ainda não foi elucidada e a anormalidade primária é a produção aumentada de VLDL pelo fígado e a diminuição do catabolismo das lipoproteínas ricas em triglicérides. A produção hepática de Apo B-100 é normal, não existe elevação do LDL.

Ela geralmente se manifesta na vida adulta, embora possa ser assintomática, ou diagnosticada em crianças com outros fatores de risco como a obesidade. Os sintomas mais frequentes são: dor abdominal, hepatoesplenomegalia, lesão vascular retiniana, neuropatia periférica e xantomas. Laboratorialmente, ocorre: hipertrigliceridemia (250 a 1.000 mg/dL), CT normal ou discretamente aumentado e HDL normal ou diminuído. Os níveis séricos de TG podem se elevar quando houver exposição a fatores de risco que aumentem sua concentração (p. ex., hipotireoidismo) podendo causar pancreatite aguda hipertrigliceridêmica. Cursa com aumento de risco para desenvolver DCVA. Na investigação inicial, é importante afastar causas secundárias de hipertrigliceridemia. O tratamento é feito com modificação do estilo de vida, fibratos e/ou ácidos graxos ômega-3.

Disbetalipoproteinemia

A disbetalipoproteinemia familiar, ou hiperlipoproteinemia tipo III, de herança autossômica recessiva, é causada por variante patogênica inativadora ou perda de função do *APOE* (*apolipoprotein E*), impedindo que a Apo E se ligue a seus receptores, diminuindo a depuração dos quilomícrons, IDL e VLDL. Caracteriza-se por elevação do CT (250 a 500 mg/dL), TG (250 a 750 mg/dL) e VLDL (> 50 mg/dL) e diminuição do LDL.

É predominante no sexo masculino e os pacientes, geralmente, são acima do peso. Clinicamente, podem ocorrer xantomas tuberosos (joelhos e cotovelos), tuberoeruptivos (região glútea), xantomas palmares (praticamente patognomônicos da disbelipoproteinemia) e pancreatite. Também pode haver intolerância à glicose. O diagnóstico é confirmado por sequenciamento genético e o tratamento consiste na redução de gorduras. Caso não melhore, é necessário considerar o uso de fibratos ou estatina.

Sitosterolemia

A sitosterolemia ou fitosterolemia, de herança autossômica recessiva, é causada por variante patogênica inativadora ou perda de função do *ABCG5* (*ATP binding casssette subfamily G member 5*) e *ABCG8* (*ATP binding casssette subfamily G member 8*). Esse defeito leva a uma absorção excessiva de esteróis de origem vegetal no intestino, impede a excreção deles pela bile e promove o acúmulo e depósito de fitosteróis em vários tecidos. Os marcadores clínicos da doença são: xantomas, esplenomegalia, hepatopatia, artrite, artralgia, aterosclerose prematura, anemia hemolítica, plaquetopenia e macroplaquetose. O CT pode ser normal ou aumentado. A confirmação diagnóstica é feita pela dosagem de sitosterol e campesterol que se encontram elevados e o tratamento consiste na suspensão de óleos vegetais e alimentos ricos em lipídeos vegetais.

Hipolipidemias

As hipolipidemias ou hipoalfalipoproteinemias primárias são causadas por variantes patogênicas monogênicas levando à diminuição de uma ou mais fração lipídica. São condições raras, associadas a aterosclerose e resumidas no Quadro 8.

DISLIPIDEMIAS SECUNDÁRIAS

Os Quadros 9, 10 e 11 mostram os distúrbios lipídicos encontrados nas principais causas de dislipidemia secundária.

Triagem da dislipidemia em pediatria

Em 2011, o United States National Heart, Lung, and Blood Institute recomendou a combinação da triagem universal e seletiva para dislipidemia em crianças (Quadro 12):

- Triagem universal: o exame laboratorial a ser solicitado é o não HDL que, se aumentado, requer a dosagem do perfil lipídico em jejum. Essa triagem é indicada em duas faixas etárias: 9 a 11 anos e 17 a 21 anos.
- Triagem seletiva: o exame laboratorial a ser solicitado é o perfil lipídico em jejum. Indicada para crianças com história familiar de dislipidemia ou fator de risco para DCVA, nas faixas etárias de 2 a 8 anos e 12 a 16 anos. Por incluir história familiar de dislipidemia, a triagem seletiva deixa de diagnosticar pacientes dislipidêmicos cujos pais ou avós sejam jovens para terem dislipidemia ou eventos cardiovasculares, que usem hipolipemiantes impedindo esses eventos, bem como filhos de pais que desconheçam seu perfil lipídico.

VALORES DE REFERÊNCIA PARA LIPÍDEOS EM PEDIATRIA

A concentração sérica de lipídeos e lipoproteínas varia de acordo com a idade, sexo, estágio puberal, etnia e estação do ano. Os níveis mais baixos são encontrados na vida intrauterina e ao nascimento, seguido de aumento progressivo até os 2 anos, estabilidade entre 2 e 9 anos, pico entre 9 e 11 anos, diminuição entre 14 e 16 anos e nova elevação até atingir valores de adulto, após os 18 anos.

O sexo feminino apresenta níveis mais elevados de HDL e CT após a puberdade. O colesterol atinge maiores concentrações séricas nos meses de inverno e

QUADRO 8 Hipolipidemias primárias

Distúrbio	Variantes inativadoras ou perda de função	Manifestações clínico-laboratoriais e tratamento
Doença de Tangier	*ABCA1*	▪ Herança: autossômica recessiva ▪ Clínica: início na infância, amígdalas aumentadas e alaranjadas, hepatomegalia, esplenomegalia, linfadenomegalia, opacidade corneana, neuropatia periférica episódica/recorrente, fraqueza muscular de extremidades e paresia motora ▪ Laboratório: ↓ CT, ↓ HDL, LDL e TG normais, ↓ Apo A1 e A4 ▪ Tratamento: não disponível
Hipoalfalipoproteinemia familiar	*ApoAI, ApoA4, ApoC3* ou *PCOLCE2*	▪ Herança: autossômica dominante ▪ Clínica: opacidade corneana, risco aumentado para aterosclerose precoce ▪ Laboratório: ↓ CT, ↓ HDL, ↓ LDL, Apo A1 não detectável ▪ Tratamento: exercício físico
Deficiência da lecitina-colesterol aciltransferase (doença do "olho de peixe")	*LCAT*	▪ Herança: autossômica recessiva ▪ Clínica: opacidade corneana ("olho de peixe"), anemia, insuficiência renal, neuropatia periférica ▪ Laboratório: CT normal, ↓ ou ↑, ↓ HDL (< 10 mg/dL), ↑ TG, anemia normocrômica, hiperbilirrubinemia ▪ Tratamento: sintomático, uso de corticoides
Abetalipoproteinemia	*MTTP*	▪ Herança: autossômica recessiva ▪ Clínica: diminuição do tecido celular subcutâneo, baixa estatura e baixo peso, esteatorreia, esteatose hepática, ataxia, retinite pigmentosa, cegueira noturna, nistagmo, diminuição da visão, cardiomiopatia ▪ As alterações da visão são causadas pela deficiência de vitamina E, as hemorragias pela deficiência de vitamina K e a esteatorreia pelo acúmulo de lipídeos nos enterócitos ▪ Laboratório: ↓ CT (< 30 mg/dL), LDL (não detectável), VLDL, TG (< 30 mg/dL), HDL ↓ ou normal, Apo B (não detectável), hemácias acantocíticas, ↓ vitaminas "ADEK" ▪ Tratamento: administração de vitaminas "ADEK"
Hipobetalipoproteinemia familiar	*APOB*	▪ Herança: autossômica codominante ▪ Clínica: opacidade corneana, anemia, neuropatia periférica, esteatose hepática ▪ Laboratório: ↓ CT, HDL, LDL (20-50 mg/dL), ↑ TG, anemia normocrômica, hiperbilirrubinemia, diminuição do nível sérico da Apo B, discreta elevação das transaminases ▪ Tratamento: administração de vitaminas "ADEK"
Doença da retenção de quilomícrons (doença de Anderson)	*SAR1B*	▪ Herança: autossômica recessiva ▪ Incapacidade dos enterócitos de secretar quilomícrons ▪ Clínica: manifesta-se no período neonatal com esteatorreia e déficit de crescimento. Os sintomas tendem a melhorar com o tempo ▪ Laboratório: ↓ CT, ↓ LDL, ↓ HDL, com TG normais ▪ Tratamento: dieta hipolipídica
Diminuição da afinidade do LDLR	*PCSK9*	▪ Herança: autossômica dominante ▪ ↓ CT, HDL e LDL ▪ Heterozigotos: assintomáticos, menor prevalência de doença cardiovascular. Homozigotos: LDL (15 mg/dL)
Hipolipidemia familiar combinada	*ANGPTL3*	▪ Herança: autossômica recessiva ▪ Clínica: assintomáticos, com menor risco de doença cardiovascular ▪ Laboratório: ↓ CT, HDL, LDL, VLDL e TG
Distúrbios da síntese do colesterol (síndrome de Smith-Lemli-Opitz)	*DHCR7*	▪ Herança: autossômica recessiva ▪ Clínica: retardo mental, dismorfia facial (microcefalia, nariz largo, micrognatia, fenda palatina, pescoço curto), dismorfia de extremidades (polegar curto, sindactilia dos 2º-3º quirodáctilos, polidactilia) e alterações genitais (sexo reverso masculino-para-feminino, hipospádia, criptorquidismo) ▪ Laboratório: cariótipo 46, XY, colesterol ↓ ou NL

CT: colesterol total; HDL: lipoproteínas de alta densidade; LDL: lipoproteínas de baixa densidade; NL: níveis de lipoproteínas; TG: triglicérides; VLDL: lipoproteína de densidade muito baixa.

QUADRO 9 Hiperlipidemias secundárias causadas por doenças

Distúrbio	Alterações lipídicas
Obesidade, síndrome metabólica	↑ triglicérides, ↓ HDL
Anorexia	↑ colesterol total
Bulimia	↑ colesterol total e triglicérides
Diabetes melito	↑ triglicérides e colesterol total e ↓ HDL
Hipotireoidismo	↑ triglicérides, colesterol total e LDL
Deficiência do hormônio de crescimento	↑ colesterol e LDL
Síndrome de Cushing	↑ colesterol total e triglicérides
Hepatopatia colestática	↑ colesterol total e LDL e ↓ HDL
Síndrome nefrótica	↑ colesterol total, LDL e triglicérides
Insuficiência renal crônica	↑ triglicérides e colesterol total e ↓ HDL
Infecção pelo HIV	↑ triglicérides, ↓ HDL
Doença de depósito de glicogênio tipo I	↑ triglicérides
Lipodistrofias congênitas	↑ triglicérides
Lúpus eritematoso sistêmico	↑ triglicérides, ↓ HDL

QUADRO 10 Hiperlipidemias secundárias causadas por medicamentos

Distúrbio	Alterações lipídicas
Diuréticos	↑ triglicérides, ↓ HDL
Betabloqueadores	↑ triglicérides, ↓ HDL
Glicocorticoides	↑ colesterol e triglicérides
Antirretrovirais (inibidores da protease)	↑ colesterol e triglicérides
Isotretinoína	↑ colesterol e triglicérides
Ciclosporina	↑ colesterol e triglicérides
L-asparaginase	↑ triglicérides
Estrógenos e contraceptivos hormonais	↑ colesterol e triglicérides
Esteroides anabólicos	↑ colesterol e ↓ HDL
Antipsicóticos atípicos (p. ex., olanzapina, risperidona)	↑ triglicérides
Sequestradores de sais biliares	↑ triglicérides

menores nos meses de verão. Além disso, intercorrências médicas também interferem nos resultados do perfil lipídico, levando à redução temporária de seus níveis séricos.

QUADRO 11 Hipolipidemias secundárias

- Dieta pobre em gorduras
- Dieta vegetariana
- Desnutrição
- Caquexia (p. ex., câncer)
- Tabagismo
- Distúrbios mieloproliferativos (p. ex., leucemia, linfoma)
- Insuficiência hepática
- Má absorção intestinal
- Hipertireoidismo
- Doenças infecciosas crônicas (p. ex., aids, tuberculose, hepatite C, calazar, malária)
- Pacientes criticamente enfermos
- Medicamentos (p. ex., estatinas)

O Quadro 13 mostra os valores de referência recomendados pela Atualização da Diretriz Brasileira de Prevenção Cardiovascular da Sociedade Brasileira de Cardiologia (2019). O Quadro 14 mostra os valores recomendados pela Sociedade Brasileira de Pediatria (2017). Para converter CT, HDL, LDL e não HDL de mg/dL para mmol/L, dividir o resultado por "38,67", ou multiplicar por "0,2586". Para converter triglicérides de mg/dL para mmol/L, dividir o resultado por "88,57".

ABORDAGEM DIAGNÓSTICA

A abordagem diagnóstica tem por objetivo investigar informações que forneçam subsídios para classificação etiológica, estratificação de risco cardiovascular e adequada orientação terapêutica.

História clínica

- História gestacional, idade gestacional, peso e comprimento ao nascimento.
- Sexo.
- História da dislipidemia: idade ao diagnóstico, etiologia e manifestações clínicas.
- Acompanhamento com nutricionista, endocrinologista, cardiologista.
- Hábitos de vida (p. ex., sedentarismo, tabagismo, alcoolismo).
- Histórico alimentar (p. ex., excesso de calorias, gorduras saturadas, sal e açúcar).
- Doenças de base associadas à dislipidemia (p. ex., diabetes melito, síndrome nefrótica).
- Medicamentos causadores de dislipidemia (p. ex., corticoides, inibidores da protease).
- Antecedentes familiares de dislipidemia.

- Antecedentes familiares de DCVA em homens ≤ 55 anos e mulheres ≤ 65 anos.
- Antecedentes familiares de diabetes e hipotireoidismo.
- Resultados de exames laboratoriais recentes.
- Tratamento para a dislipidemia (medicamento, início, dose, resultado, efeito adverso).

QUADRO 12 Indicações para triagem da dislipidemia em pediatria

Idade	Triagem
Nascimento-2 anos	**Não fazer triagem**
2-8 anos	**Triagem seletiva:** perfil lipídico em jejum (PLJ), dosado duas vezes (intervalo > 2 semanas e < 3 meses), calculando a média dos resultados, caso haja presença de pelo menos um dos seguintes fatores: ▪ Pais, avós, tios, ou irmãos com relato de doença cardiovascular (p. ex., infarto miocárdico, angina, acidente vascular encefálico, angioplastia, colocação de *stent*) em idade ≤ 55 anos para o sexo masculino e ≤ 65 anos para o sexo feminino ▪ Pais com colesterol total ≥ 240 mg/dL ou dislipidemia conhecida ▪ Paciente com diabetes, hipertensão, IMC ≥ 95%, fumante ativo ou passivo ▪ Paciente com doença de risco moderado a elevado para doença cardiovascular (p. ex., insuficiência renal crônica, doença de Kawasaki, doença inflamatória crônica, transplante cardíaco, doença arterial coronariana atual ou pregressa)
9-11 anos	**Triagem universal:** dosar o não HDL ou PLJ: 1) Não HDL (colesterol total – HDL): ▪ Se o não HDL for ≥ 145 mg/dL e HDL < 40 mg/dL = dosar o PLJ duas vezes (intervalo > 2 semanas e < 3 meses) calculando a média dos resultados 2) PLJ ▪ Se LDL ≥ 130 mg/dL, HDL < 40 mg/dL, não HDL ≥ 145, ou triglicérides ≥ 100 mg/dL se paciente < 10 anos ou ≥ 130 mg/dL se paciente ≥ 10 anos = dosar o PLJ, 2 vezes
12-16 anos	**Triagem seletiva:** perfil lipídico em jejum (PLJ), dosado duas vezes (intervalo > 2 semanas e < 3 meses), calculando a média dos resultados, caso haja presença de pelo menos um dos seguintes fatores: ▪ Pais, avós, tios ou irmãos com relato de doença cardiovascular (p. ex., infarto miocárdico, angina, acidente vascular encefálico, angioplastia, colocação de *stent*) em idade ≤ 55 anos para o sexo masculino e ≤ 65 anos para o sexo feminino ▪ Pais com colesterol total ≥ 240 mg/dL ou dislipidemia conhecida ▪ Paciente com diabetes, hipertensão, IMC ≥ 85%, fumante ativo ▪ Paciente com doença de risco moderado a elevado para doença cardiovascular (p. ex., insuficiência renal crônica, doença de Kawasaki, doença inflamatória crônica, transplante cardíaco, doença arterial coronariana atual ou pregressa)
17-21 anos	**Triagem universal:** dosar o não HDL ou PLJ: 1) Não HDL (colesterol total – HDL): ▪ Se o não HDL for ≥ 145 mg/dL e HDL < 40 mg/dL = dosar o PLJ duas vezes (intervalo > 2 semanas e < 3 meses), calculando a média dos resultados 2) PLJ ▪ 17-19 anos: Se LDL ≥ 130 mg/dL, HDL < 40 mg/dL, Não HDL ≥ 145, ou triglicérides ≥ 130 mg/dL = dosar o PLJ, 2 vezes ▪ 20-21 anos: Se LDL ≥ 160 mg/dL, HDL < 40 mg/dL, Não HDL ≥ 190, ou triglicérides ≥ 150 mg/dL = dosar o PLJ, 2 vezes

Fonte: United States National Heart, Lung, and Blood Institute (NHLBI), 2011.

QUADRO 13 Valores de referência para o perfil lipídico (mg/dL) em crianças e adolescentes

Lipídeos	Em jejum (mg/dL)	Sem jejum (mg/dL)
Colesterol total	< 170	< 170
HDL colesterol	> 45	> 45
Triglicérides ▪ 0-9 anos ▪ 10-19 anos	 < 75 < 90	 < 85 < 100
LDL colesterol	< 110	< 110
VLDL colesterol	≤ 23	≤ 23
Não HDL colesterol	< 145	< 145

Fonte: Atualização da Diretriz de Prevenção Cardiovascular da Sociedade Brasileira de Cardiologia – 2019.

QUADRO 14 Valores de referência para o perfil lipídico (mg/dL) em indivíduos entre 2 e 19 anos, em jejum e sem jejum

Lipídeos	Em jejum (mg/dL)	Sem jejum (mg/dL)
	Nível aceitável	Nível aceitável
Colesterol total	< 170	< 170
LDL colesterol	< 110	< 110
HDL colesterol	> 45	> 45
Triglicérides ▪ 0-9 anos ▪ 10-19 anos	 < 75 < 90	 < 85 < 100
Não HDL	< 120	—
Apolipoproteína B	< 90	—
▪ Colesterol total ≥ 230 mg/dL sugere hipercolesterolemia familiar. TG > 440 mg/dL, solicitar dosagem após jejum de 12 h.		

Fonte: Sociedade Brasileira de Pediatria, 2017.

Exame físico

- Sinais vitais.
- Dados antropométricos (p. ex., peso, estatura, IMC, circunferência abdominal).
- Estágio puberal.
- Depósitos de lipídeos:
  - Arco corneal (halo esbranquiçado na córnea): frequente em hipercolesterolemias.
  - *Lipemia retinalis*: frequente em hipertrigliceridemias (TG > 2.000 mg/dL).
  - Xantelasmas (depósitos de gorduras sob a pele, principalmente nas pálpebras e próximo ao nariz), frequente nas hipercolesterolemias.
  - Xantomas eruptivos (lesões cutâneas eruptivas, de coloração amarelada, com halo eritematoso, medindo 2 a 5 mm de diâmetro, encontradas nas superfícies extensoras, como cotovelos, joelhos e nádegas), frequente nas hipertrigliceridemias graves.
  - Xantomas tuberosos (lesões cutâneas, móveis, amarelo-alaranjadas, localizadas nas superfícies extensoras, como cotovelos e joelhos).
  - Xantomas tuberoeruptivos (nódulos cutâneos, róseo-amarelados, de 3 a 8 mm, dolorosos, localizados nas superfícies extensoras).
  - Xantomas tendinosos: quase patognomônicos da hipercolesterolemia familiar.
  - Xantomas palmares (lesões cutâneas, amarelo-alaranjadas, localizadas nos sulcos das mãos) são quase patognomônicos da disbetalipoproteinemia.
- Sinais de pancreatite.
- Hepatomegalia e esplenomegalia.
- Marcadores clínicos de doenças endocrinometabólicas: acantose *nigricans* (resistência insulínica); face pletórica, acne, hirsutismo e estrias (síndrome de Cushing); bócio, pele fria e seca, bradicardia (hipotireoidismo); hepatomegalia (doenças de depósito).
- Sinais de hipolipidemia (p. ex., opacidade corneana, amígdalas alaranjadas, ataxia).

Avaliação laboratorial

Exames iniciais

- Perfil lipídico (colesterol total, HDL, LDL, VLDL e triglicérides).

A dosagem do perfil lipídico não requer jejum, exceto se triglicérides forem > 440 mg/dL quando o perfil lipídico será dosado após jejum de 12 horas. Evitar estase venosa prolongada durante a coleta (pode aumentar os valores dos lipídeos), e uso de medicamentos que interfiram na dosagem dos lipídeos. Idealmente, a avaliação laboratorial deverá ser realizada em uso da dieta habitual e na ausência de grandes variações recentes no peso. Não realizar atividade física vigorosa 24 horas antes do exame, nem consumir álcool nas 72 horas que o antecedem. O intervalo entre um procedimento cirúrgico e a coleta deve ser de oito semanas. Após um episódio de estresse os níveis séricos de colesterol podem permanecer diminuídos por até 3 semanas.

Após quatro décadas do uso da fórmula de Friedewald (LDL = (CT – [HDL + TG/5]), se TG < 400 mg/dL, VLDL = TG/5), recentemente, tem-se utilizado a fórmula de Martin para estimar o valor do LDL, principalmente quando os valores dos triglicérides forem > 400 mg/dL. Na fórmula de Martin, o jejum não é exigido, o divisor é variável, baseado na concentração de triglicérides (localizado na 1ª coluna no Quadro 15), e a concentração dos triglicérides pode variar de 7 mg/dL a 13.975 mg/dL. Essa fórmula também usa o colesterol não HDL (localizado na 1ª linha do Quadro 16, que varia de < 100 a ≥ 220 mg/dL). O valor numérico de cada divisor também é descrito no Quadro 15.

Exemplo de como usar a fórmula de Martin para estimar o LDL: CT = 200 mg/dL; HDL = 40 mg/dL e TG = 400 mg/dL. Qual é o valor estimado do LDL?

- TG: 400 mg/dL (última linha da 1ª coluna do Quadro 15).
- Não HDL: (CT- HDL) ou (200-40) = 160 mg/dL (5ª coluna do Quadro 15).
- Verifica-se então o "divisor" na intercessão dos valores = 8,1.

QUADRO 15 Fórmula de Martin: valores de triglicérides (mg/dL), não HDL (mg/dL) e o divisor numérico para estimar o LDL

Triglicérides (mg/dL)	Não HDL (mg/dL)					
	< 100	100-129	130-159	160-189	190-219	> 220
7-49	3,5	3,4	3,3	3,3	3,2	3,1
50-56	4,0	3,9	3,7	3,6	3,6	3,4
57-61	4,3	4,1	4,0	3,9	3,8	3,6
62-66	4,5	4,3	4,1	4,0	3,9	3,9
67-71	4,7	4,4	4,3	4,2	4,1	3,9
72-75	4,8	4,6	4,4	4,2	4,2	4,1
76-79	4,9	4,6	4,5	4,3	4,3	4,2
80-83	5,0	4,8	4,6	4,4	4,3	4,2
84-87	5,1	4,8	4,6	4,5	4,4	4,3
88-92	5,2	4,9	4,7	4,6	4,4	4,3
93-96	5,3	5,0	4,8	4,7	4,5	4,4
97-100	5,4	5,1	4,8	4,7	4,5	4,3
101-105	5,5	5,2	5,0	4,7	4,6	4,5
106-110	5,6	5,3	5,0	4,8	4,6	4,5
111-115	5,7	5,4	5,1	4,9	4,7	4,5
116-120	5,8	5,5	5,2	5,0	4,8	4,6
121-126	6,0	5,5	5,3	5,0	4,8	4,6
127-132	6,1	5,7	5,3	5,1	4,9	4,7
133-138	6,2	5,8	5,4	5,2	5,0	4,7
139-146	6,3	5,9	5,6	5,3	5,0	4,8
147-154	6,5	6,0	5,7	5,4	5,1	4,8
155-163	6,7	6,2	5,8	5,4	5,2	4,9
164-173	6,8	6,3	5,9	5,5	5,3	5,0
174-185	7,0	6,5	6,0	5,7	5,4	5,1
186-201	7,3	6,7	6,2	5,8	5,5	5,2
202-220	7,6	6,9	6,4	6,0	5,6	5,3
221-247	8,0	7,2	6,6	6,2	5,9	5,4
248-292	8,5	7,6	7,0	6,5	6,1	5,6
293-399	9,5	8,3	7,5	7,0	6,5	5,9
400-13975	11,9	10,0	8,8	8,1	7,5	6,7

   - Aplica-se a fórmula de Friedewald mudando o divisor do TG de "5" para "8,1", em que o LDL estimado é de 110 mg/dL.
- Não HDL: o não HDL (CT-HDL) reflete a quantidade de colesterol transportado pelas lipoproteínas aterogênicas contendo Apo B [VLDL, IDL, LDL e lipoproteína(a)]. A SBP (2017) recomenda como valor de referência resultados < 120 mg/dL. Já a SBC (2019) recomenda como resultados adequados < 145 mg/dL.
- Razão CT/HDL: o valor de referência para a razão CT/HDL = ≤ 3, considerando-se CT = 150 mg/dL e HDL = 50 mg/dL.
- AST, ALT, fosfatase alcalina, ureia, creatinina, glicemia, ácido úrico, T4L, TSH: investigar causas secundárias de dislipidemia.
- Perfil lipídico dos pais e irmãos: investigar causas primárias.
- Amilase, lípase, glicemia, cálcio, proteínas totais e frações: investigar pancreatite.
- Proteína C-reativa ultrassensível (PCR-us): é um marcador de inflamação associado a um maior risco de doença cardiovascular. A PCR-us se relaciona aos níveis de triglicérides e à razão entre triglicérides e HDL, indicando que o controle do perfil lipídico pode ajudar a diminuir a atividade inflamatória endotelial. Sua utilização como marcador de risco cardiovascular não se aplica a fumantes, diabéticos, pacientes em uso de anti-inflamatórios ou no curso de processos infecciosos.

Exames solicitados a depender da suspeita diagnóstica

- Homocisteína: é um aminoácido com propriedades aterogênicas. A hiper-homocisteinemia diminui a síntese de prostaciclina reduzindo a liberação de óxido nítrico, com prejuízo da vasodilatação e proliferação de músculo liso.
- Apolipoproteína B-100: é a principal apolipoproteína das partículas aterogênicas (VLDL, IDL e LDL). Sua concentração é uma estimativa dessas partículas no sangue.
- Apolipoproteína A1: é a principal apolipoproteína do HDL. Sua concentração é uma estimativa da quantidade de HDL na circulação.
- Lipoproteína (a): a dosagem dessa lipoproteína aterogênica é indicada na avaliação de pacientes com forte história familiar para DCVA precoce, uma vez que a Lp(a) é um marcador de risco para doença aterosclerótica quando > 50 mg/dL (> 125 nmol/L).
- Sitosterol, campesterol: indicados na suspeita de sitosterolemia.
- Pesquisa de variantes genéticas patogênicas: indicada na avaliação diagnóstica de todas as dislipidemias primárias. Solicitar painel de genes-alvo ou exoma.
- Outros exames: eletroforese de lipoproteínas, subclasses de LDL, VLDL e HDL.

Exames de imagem cardiovasculares

Os exames de imagem cardiovasculares são solicitados para monitorar o surgimento e progressão da aterosclerose e orientar seu tratamento em crianças e adolescentes com dislipidemia familiar. Os exames de imagem habitualmente solicitados são:

- US da carótida comum (logo após a bifurcação das carótidas interna e externa) para avaliar a espessura médio-intimal e, com isso, avaliar a estrutura da parede vascular das crianças (> 8 anos) com HF. Outras variáveis que podem ser usadas para avaliar a função endotelial são: distensibilidade mediada por fluxo, hiperemia reativa pós-oclusiva e velocidade de onda de pulso.
- Ecocardiografia convencional para avaliar a função ventricular esquerda, valvas cardíacas e raiz aórtica e afastar disfunções, dilatações ou calcificações.
- Angiotomografia de coronárias: para visualizar placas não calcificadas e estimativas do grau de estenose luminal.

ABORDAGEM TERAPÊUTICA

A abordagem terapêutica depende de vários fatores: idade do paciente, tipo de dislipidemia (não LDL ou LDL), etiologia, concentração sérica do lipídeo alterado, presença de outros fatores de risco para DCVA, presença de hepatopatia ou nefropatia e história familiar de dislipidemia ou DCVA precoce. Qualquer que seja a dislipidemia, a medida inicial é a mudança do estilo de vida (MEV), associando uso de medicamentos de acordo com a etiologia.

Tratamento da doença de base

Compreende o tratamento do hipotireoidismo, diabetes melito, síndrome de Cushing, hepatopatia, síndrome nefrótica, suspensão de medicamentos associados à dislipidemia, entre outras condições causadoras de dislipidemia.

Modificação do estilo de vida

- Atividade física aeróbica, de intensidade moderada a vigorosa, 60 minutos/dia para crianças entre 6 e 17 anos, para diminuir os triglicérides, aumentar o HDL, melhorar a resistência insulínica, manter peso adequado e diminuir o risco de DCVA.
- Limitar o tempo gasto com telas para no máximo 2 horas/dia, excetuando o tempo gasto com atividades educacionais.
- Reduzir peso nos indivíduos com sobrepeso ou obesidade.
- Eliminar tabagismo (inclusive o tabagismo passivo) e etilismo.

Orientação nutricional

Crianças > 2 anos, mesmo saudáveis, deverão ser orientadas sobre um plano alimentar no qual as gorduras representem < 30% do valor calórico (gorduras saturadas < 7 a 10% e colesterol < 300 mg/dia), com um valor calórico adequado para manter crescimento e desenvolvimento normais, associada ao aumento da ingestão de frutas, vegetais, peixe, grãos integrais e produtos lácteos com pouca gordura (Quadro 16). Adicionalmente, nos indivíduos com dislipidemia ou alto risco para desenvolvê-la, recomenda-se:

- Utilizar produtos lácteos semidesnatados nas crianças > 1 ano de idade com obesidade, ou com história familiar de dislipidemia, DCVA e obesidade.
- Substituir as gorduras saturadas de origem animal (p. ex., manteiga, banha, bacon, toucinho) por gorduras poli-insaturadas (p. ex., óleo de girassol, milho e soja) ou monoinsaturadas (p. ex., azeite de oliva, óleo de canola).
- Evitar o consumo de gorduras trans que são ácidos graxos insaturados formados no processo de hidrogenação de óleos vegetais líquidos. Elas estão presentes em margarina, chocolate, sorvete, pães, biscoitos recheados, molhos para salada, maionese, cremes para sobremesa e óleos para fritura. As gorduras trans aumentam o CT e LDL e diminuem o HDL. Portanto, sua ingestão deve ser < 1% do total de calorias ingeridas.
- Aumentar a ingestão de fibras solúveis, pois elas diminuem a circulação êntero-hepática do colesterol reduzindo o LDL. As principais fibras solúveis são

QUADRO 16 Recomendações nutricionais para o tratamento da dislipidemia

Tipo de dieta	Gordura total (% calorias totais)	Gordura saturada (% calorias totais)	Gordura insaturada (% calorias totais)	Colesterol na dieta (mg/dia)
CHILD-1	30%	7-10%	10%	< 300 mg/dia
CHILD-2	25-30%	≤ 7%	10%	< 200 mg/dia
Dislipidemia por elevação do LDL				
▪ Terapia nutricional com CHILD-1 ou CHILD-2, sob orientação de nutricionista ▪ Usar esteróis de plantas em crianças > 2 anos, até o máximo de 2 g/dia ▪ Usar fibras (6 g/dia para crianças 2-12 anos e 12 g/dia, para crianças ≥ 12 anos) ▪ Atividade física moderada a vigorosa pelo menos 1 hora/dia ▪ Limitar o tempo de tela não utilizado para fins educacionais para < 2 horas/dia				
Dislipidemia por elevação dos triglicérides				
▪ Terapia nutricional com CHILD-1 ou CHILD-2, sob orientação de nutricionista ▪ Diminuir a ingestão de açúcar ▪ Substituir açúcares simples por açúcares complexos ▪ Evitar bebidas adocicadas ▪ Prescrever óleos de peixe ômega-3 (2-4 g/dia para TG > 500 mg/dL). Não usar se o paciente for alérgico a peixes ou crustáceos. Prescrever produtos que contenham: 1.000 mg de EPA e 500 mg de DHA ▪ Reduzir peso nos indivíduos com sobrepeso ou obesidade				

*CHILD = *cardiovascular health integrated lifestyle diet.*
Fonte: United States, National, Heart, Lung, and Blood Institute, 2011.

a pectina (frutas) e as gomas (p. ex., aveia, cevada, feijão, grão de bico). A ingestão diária recomendada é de 6 g/dia para crianças entre 2 e 12 anos e 12 g/dia, para > 12 anos.

- Substituir a ingestão de açúcares simples e refinados por carboidratos complexos.
- Utilizar estanóis e esteróis de plantas, os quais podem diminuir a absorção intestinal do colesterol reduzindo sua concentração sérica em 5 a 10%. Essas substâncias estão presentes no suco de laranja, iogurte, barra de cereal e produtos dietéticos. Entretanto, existe preocupação quanto à diminuição da absorção de vitaminas lipossolúveis e betacarotenos, sendo necessária a suplementação delas.
- Utilizar proteína de soja (p. ex., farinha, leite, queijo, óleo) que pode ser benéfica em pacientes com hipercolesterolemia familiar reduzindo a concentração do VLDL e triglicérides e aumentando o HDL sem reduzir o LDL.

Tratamento farmacológico

Em crianças com LDL > 190 mg/dL sem fator de risco, LDL > 160 mg/dL com fator de risco, LDL > 130 mg/dL com diabetes melito, triglicérides > 500 mg/dL, obesidade grave e formas genéticas de dislipidemia, as MEV isoladas são incapazes de normalizar o colesterol. Nesses casos, considerar farmacoterapia.

O tratamento farmacológico em < 8 anos pode ser realizado nas hipercolesterolemias familiares e nas crianças com condições médicas de risco para DCVA (Quadro 2). As orientações para o tratamento farmacológico das dislipidemias causadas por elevação do LDL e dos triglicérides são descritas nos Quadros 17 e 18. De acordo com o distúrbio lipídico predominante podem ser utilizados, como primeira opção, os seguintes hipolipemiantes: (i) hipercolesterolemia (estatina, ezetimiba, colestiramina, fitosteróis ou uma combinação desses fármacos); (ii) hipertrigliceridemia (estatina, fibratos, ômega-3); e (iii) dislipidemia mista (estatina, ezetimiba, estatina + ezetimiba) (Quadros 19 e 20).

Existem ainda os novos hipolipemiantes como: (i) anticorpo monoclonal contra o PCSK9 (arilocumabe, evelocumabe), usado no tratamento da HF; (ii) anticorpo monoclonal contra a ANGPTL3 (evinacumabe), usado no tratamento da HF; (iii) RNA de interferência siRNA (inclisirana), usado no tratamento da HF; (iv) lipase ácida lisossomal recombinante (sebelipase alfa), usada no tratamento da deficiência da lipase ácida lisossomal; e (v) inibidor da síntese de apolipoproteína C-3 (volanersosen), usado no tratamento da hiperquilomicronemia familiar.

QUADRO 17 Tratamento farmacológico da dislipidemia causada por elevação do LDL

Idade	Recomendações
Nascimento-10 anos	Tratamento farmacológico é limitado a crianças com dislipidemia primária grave (p. ex., hipercolesterolemia familiar homozigótica), condição médica com risco elevado para doença cardiovascular ou doença cardiovascular evidente
≥ 10 -21 anos	História familiar, fatores de risco e condições médicas com risco aumentado para doença cardiovascular devem ser avaliados antes de iniciar o tratamento ▪ Se LDL ≥ 250 mg/dL (média de 2 PLJ) = consultar especialista em lipídeos ▪ Se LDL ≥ 130-250 mg/dL (média de 2 PLJ), ou não HDL ≥ 145 mg/dL = encaminhar para nutricionista implementar terapia com CHILD-1 → CHILD-2 por 6 meses e repetir PLJ – Se LDL < 130 mg/dL = continuar CHILD-2 e reavaliar a cada 1 ano – Se LDL ≥130-189 mg/dL, com história familiar negativa e ausência de FR/CM, continuar CHILD-2 e reavaliar a cada 6 meses – Se LDL ≥ 190 mg/dL = iniciar terapia com estatina – Se LDL 160-189 mg/dL com história familiar positiva ou ≥ 1 FR/CM de risco elevado, ou ≥ 2 FR/CM de risco moderado = iniciar terapia com estatina – Se LDL ≥ 130-159 mg/dL com 2 FR/CM de risco elevado ou 1 FR/CM de risco elevado + 2 FR/CM de risco moderado = iniciar terapia com estatina
CM: condição médica com risco elevado para DCV; FR: fator de risco cardiovascular; PLJ: perfil lipídico em jejum.	
▪ O PLJ deve ser a média de 2 resultados avaliados com intervalo de 2 semanas-3 meses ▪ Nos pacientes tratados com estatina, considerar sequestrantes de ácidos biliares ou ezetimiba se LDL ≥ 130 mg/dL ▪ Se o não HDL for ≥ 145 mg/dL apesar do tratamento eficaz do LDL, avaliar se a meta dos triglicérides está adequada (< 100 mg/dL para < 10 anos e < 130 mg/dL para pacientes entre 10-19 anos) ▪ Monitorar laboratorialmente a resposta terapêutica e possíveis efeitos adversos das estatinas	

Fonte: United States, National, Heart, Lung, and Blood Institute, 2011.

QUADRO 18 Tratamento farmacológico da dislipidemia pediátrica causada por elevação dos triglicérides

Idade	Recomendações
Nascimento-10 anos	Tratamento farmacológico é limitado a crianças com dislipidemia primária grave (p. ex., hipertrigliceridemia primária com triglicérides ≥ 500 mg/dL), uma condição médica com risco elevado para doença cardiovascular, ou doença cardiovascular evidente, todos sob os cuidados de um especialista em lipídeos
≥ 10 -21 anos	História familiar, fatores de risco e condições médicas com risco aumentado para doença cardiovascular devem ser avaliados antes de iniciar o tratamento ▪ Se TG ≥ 500 mg/dL (média de 2 PLJ) = consultar especialista em lipídeos ▪ Se TG ≥ 100 e < 500 mg/dL (média de 2 PLJ) em crianças < 10 anos ou ≥ 130 e < 500 mg/dL em crianças entre 10-19 anos = encaminhar para nutricionista implementar terapia com CHILD-1 → CHILD-2 por 6 meses e depois repetir PLJ – Se TG < 100 mg/dL = continuar CHILD-2 e reavaliar a cada 6-12 meses – Se TG ≥ 100 e < 200 mg/dL = intensificar a dieta CHILD-2, perder peso e aumentar o consumo de peixes. Repetir PLJ em 6 meses – Se TG ≥ 200-499 mg/dL ou não HDL ≥ 145 mg/dL = consulta com especialista em lipídeos para iniciar terapia com estatina, fibrato ou ácido nicotínico; e considerar adicionar óleos ômega-3 à terapia

CM: condição médica com risco elevado para doença cardiovascular; FR: fator de risco cardiovascular; PLJ: perfil lipídico em jejum; TG: triglicérides.
Fonte: United States, National, Heart, Lung, and Blood Institute, 2011.

QUADRO 19 Hipolipemiantes usados em pediatria

Classe do medicamento	Mecanismo de ação	Efeito terapêutico	Representantes	Efeitos adversos
Inibidores da HMG-CoA	▪ Inibem a síntese de colesterol nas células hepáticas e aumentam a expressão do LDLR	▪ ↓ LDL e triglicérides ▪ ↑ HDL	Atorvastatina Lovastatina Pravastatina Sinvastatina Fluvastatina Rosuvastatina Pitavastatina	▪ Elevação das enzimas hepáticas e da CPK, risco de hepatopatia, miosite e rabdomiólise
Sequestrantes de ácidos biliares	▪ Se ligam a ácidos biliares interrompendo seu ciclo êntero-hepático e aumentam a expressão do LDLR	▪ ↓ LDL, ▪ ↑ triglicérides ▪ ↑ HDL	Colestiramina Colestipol Colesevelam	▪ Dor abdominal, meteorismo, constipação, diminuição da absorção de vitaminas lipossolúveis
Fibratos, ou derivados do ácido fíbrico	▪ Inibem a síntese hepática de VLDL, ↑ degradação do VLDL e TG	▪ ↓ triglicérides ▪ ↑ HDL, ▪ Pouco efeito em ↓ LDL	Bezafibrato Cipofibrato Fenofibrato Genfibrozil Ácido fenofíbrico	▪ Elevação das enzimas hepáticas e da CPK, risco de hepatopatia, miosite, rabdomiólise e colelitíase
Inibidores da absorção do colesterol	▪ Diminuem a absorção intestinal do colesterol, aumentam a expressão do LDLR	▪ ↓ LDL	Ezetimiba	▪ Dor abdominal, náusea, miopatia
Ácido nicotínico	▪ Aumentam a expressão do LDLR	▪ ↓ LDL e triglicérides	Niacina	▪ Hepatotoxicidade, intolerância a glicose, hiperuricemia, rubor facial
Óleos de peixe ômega-3	▪ Diminuem a síntese hepática de TG e ácidos graxos (AG), aumentam a degradação dos AG, diminuem a liberação do VLDL	▪ ↓ TG ▪ ↑ HDL ▪ ↑ LDL		▪ Efeitos gastrointestinais ▪ Gosto de peixe na boca
Fitosteróis	▪ Diminuem a absorção intestinal do colesterol	▪ ↓ LDL		▪ Efeitos gastrointestinais leves

QUADRO 20 Hipolipemiantes: apresentação comercial e posologia

Fármaco (idade para uso)	Apresentação comercial	Posologia (via oral)
Estatinas		
Atorvastatina (> 8 anos)	Citalor®, Lipitor®, Lipistat®, Atorless®, (comp. 10, 20, 40 e 80 mg)	Dose inicial = 5-10 mg, 1 vez/dia Dose máxima = 40 mg, 1 vez/dia
Pravastatina (> 8 anos)	Genérico (comp. 10 mg)	Dose inicial = 5-10 mg, 1 vez/dia Dose máxima = 40 mg, 1 vez/dia
Rosuvastatina (> 6 anos)	Crestor®, Ruva®, Trezor®, Zinpass® (comp. 5, 10, 20 e 40 mg)	Dose inicial = 5 mg, 1 vez/dia Dose máxima = 20 mg, 1 vez/dia
Sinvastatina (> 8 anos)	Vaslip®, Lipistatina®, Simlip®, Unak®, Sinvascon® (comp. 10, 20, 40 e 80 mg)	Dose inicial = 5 mg, 1 vez/dia Dose máxima = 40 mg, 1 vez/dia
Pitavastatina (> 8 anos)	Livalo®, Pivast®, Lester®, Ebatz® (comp. 2 e 4 mg)	Dose inicial = 1 mg, 1 vez/dia Dose máxima = 4 mg, 1 vez/dia
Sequestrantes de ácidos biliares		
Colestiramina (qualquer idade)	Questran Light® (envelopes com 4 gramas)	Dose inicial = 0,12 g/kg/dia, a cada 8 ou 12 horas Dose máxima = 8 g/dia
Inibidores da absorção do colesterol		
Ezetimiba (> 6 anos)	Ezetrol®, Zetia®, Zimiex®, Coratez®, Dezemim® (comp. 10 mg)	Dose inicial = 10 mg, 1 vez/dia Dose máxima = 10 mg, 1 vez/dia
Fibratos		
Bezafibrato (não aprovado para crianças)	Cedur Retard® [comp. 200 mg (genérico) e 400 mg]	Dose inicial = 200 mg, 1 vez/dia Dose máxima = 400 mg, 1 vez/dia
Ciprofibrato (não aprovado para crianças)	Lipless®, Oroxadin®, Cibrato®, Cipide®, Ciprolip® (comp. 100 mg)	Dose usual = 100 mg, 1 vez/dia
Fenofibrato (não aprovado para crianças)	Lipanon®, Lipidil®, Reducofen®, Fenobraty® (cáps. 200 mg; cáps. lib. prolongada: 250 mg; comp. revestido: 160 mg)	Dose usual = 250 mg, 1 vez/dia
Genfibrozila (não aprovado para crianças)	Genérico (comp. 600 e 900 mg)	Dose inicial = 600 mg, 1 vez/dia Dose máxima = 900 mg, 1 vez/dia
Ácido fenofíbrico (não aprovado para crianças)	Trilipix® (cápsulas de 45 e 135 mg)	Dose inicial = 45 mg, 1 vez/dia Dose máxima = 135 mg, 1 vez/dia
Ácido nicotínico		
Ácido nicotínico (> 16 anos)	Acinic® (comp. liberação prolongada 500 e 750 mg)	Dose inicial = 100 mg/dia Dose máxima = 1 g/dia
Ezetimiba + estatina		
Ezetimiba + sinvastatina (> 8 anos)	Vytorin®, Zetsim®, Emibazet sinv®, Posicor sin® (10/10, 10/20, 10/40 e 10/80 mg)	Dose inicial = 10/10 mg Dose máxima = 10/40 mg
Ezetimiba + atorvastatina (> 8 anos)	Liptruzet®, Orvatez®, Atozet® (10/10, 10/20, 10/40 e 10/80 mg)	Dose inicial = 10/10 mg Dose máxima = 10/80 mg
Ezetimiba + rosuvastatina (> 6 anos)	Zinpass Eze®, Trezete®, Plenance Eze®, Coledue R® (cáps dura: 5/10, 10/10 e 20/10 mg) (comp. 10/10, 20/10 e 40/10 mg)	Dose = 10/20 mg

Estatinas

As estatinas são os fármacos de primeira escolha para o tratamento da dislipidemia por elevação do LDL em pediatria, sendo aprovadas para crianças maiores de 6 a 8 anos, a depender do medicamento. Seus principais representantes são: atorvastatina, pravastatina, rosuvastatina, sinvastatina e pitavastatina. Elas inibem a enzima HMG-CoA reduzindo a síntese do colesterol, o que leva a um aumento na expressão de receptores do LDL na superfície celular, diminuindo os níveis séricos de CT e TG. Outras ações benéficas das estatinas são: diminuição da oxidação do LDL, inibição da disfunção endotelial e proliferação do músculo liso vascular, diminuição da fibrose e inflamação, redução da atividade plaquetária e efeito estabilizador da placa ateromatosa. Estudos em adultos que iniciaram o tratamento com estatinas quando crianças mostram redução de eventos cardiovasculares adversos e mortes a eles relacionadas.

As estatinas menos potentes (sinvastatina, pravastatina) devem ser ingeridas à noite, ao deitar-se, para seu efeito coincidir com o pico de síntese do colesterol endógeno. As estatinas mais potentes (atorvastatina, rosuvastatina e pitavastatina) podem ser administradas em qualquer horário. Deve-se iniciar a terapia com a menor dose, ajustando a posologia após 4 a 6 semanas de uso. Cada vez que se dobra a dose da estatina, obtêm-se uma redução média adicional do LDL em torno de 6 a 7%. Caso a meta terapêutica não seja atingida com a dose inicial, recomenda-se aumentar a dose, trocar por uma estatina mais potente ou associá-la a ezetimiba, colestiramina ou fitosteróis.

As estatinas são contraindicadas na gravidez (teratogênese), devendo ser suspensas 3 meses antes da concepção. Também são contraindicadas durante a lactação. Apesar das estatinas inibirem a síntese de colesterol, não existem evidências convincentes de seu efeito deletério sobre crescimento, puberdade e função cognitiva.

As estatinas podem causar miopatia por efeito direto no músculo ou por efeito autoimune associado a autoanticorpos contra a HMG-CoA-redutase. A miopatia por lesão muscular direta é dose dependente, transitória, desaparece com a suspensão da estatina e geralmente é causada por associação de medicamentos. A miopatia autoimune é rara, não é dose dependente, pode ocorrer até anos após o início do tratamento, não reverte com a suspensão da estatina e necessita, algumas vezes, de tratamento com imunossupressor. A miopatia é definida pela elevação da CPK 10 vezes acima do valor de referência associada à fraqueza e/ou dor muscular inexplicada. Os pacientes devem ser instruídos a suspender o medicamento e procurar ajuda médica caso apresentem dores musculares, fraqueza ou câimbras sugestivas de miopatia, a qual pode progredir para rabdomiólise, mioglobinúria e insuficiência renal. Suspender estatina se CPK > 5 a 10 vezes os valores de referência.

O risco de toxicidade hepática é baixo. As estatinas devem ser suspensas se as transaminases forem > 3 vezes os valores de referência. Monitorar enzimas hepáticas antes do tratamento, a cada 2 a 3 meses no primeiro ano e a intervalos periódicos depois disso.

As estatinas aumentam o risco de desenvolver diabetes melito tipo 2 (DM2) no início da terapia, principalmente em pacientes com fatores de risco como pré-diabetes e obesidade. A patogênese é desconhecida, sendo associada a doses elevadas de estatina. Como a prevalência dessa complicação é baixa, os benefícios cardiovasculares superam esse potencial risco não impedindo o uso da estatina.

Medicamentos que aumentam os níveis séricos das estatinas potencializando o risco de miopatia e rabdomiólise são: inibidores da protease, ciclosporina, antibióticos macrolídeos (p. ex., eritromicina, claritromicina), antifúngicos (p. ex., cetoconazol, itraconazol), amiodarona, diltiazem, anlodipina e danazol. Portanto, as estatinas devem ser usadas na menor dose possível quando associadas a qualquer desses medicamentos. A pravastatina é a opção de escolha quando houver risco elevado de interação medicamentosa pelo fato de ela não ser metabolizada pela enzima P450.

As taxas de excreção renal das principais estatinas são: atorvastatina (< 2%), rosuvastatina (2%), sinvastatina (13%), pitavastatina (15%), pravastatina (20%).

Quanto ao seguimento, sugere-se a repetição do perfil lipídico, em jejum, 4 a 8 semanas após o início da estatina. Se for observada uma redução adequada do LDL, novo perfil lipídico em jejum deve ser repetido a cada 3 a 4 meses (no primeiro ano) e depois a cada 6 a 12 meses. O Quadro 21 mostra orientações sobre a prescrição das estatinas.

Ezetimiba

A ezetimiba é um inibidor seletivo da absorção de colesterol na borda em escova do intestino, não afetando a absorção de triglicérides nem das vitaminas lipossolúveis. Ela age bloqueando o transportador de colesterol NPC1-L1 e não tem efeito significativo na elevação do HDL. A dose é única de 10 mg, VO, 1 vez/dia, pode ser usada em crianças > 6 anos como monoterapia, ou associada a estatinas. Seus principais efeitos adversos são dor abdominal, flatulência, diarreia e fraqueza muscular.

QUADRO 21 Orientações para o uso das estatinas

▪ Dosar: ALT, AST, CPK, glicemia, HbA1c e beta-hCG (em adolescentes femininas), antes de prescrever a estatina e durante o tratamento
▪ Escolher uma estatina de acordo com a idade da criança e começar com a menor dose
▪ Evitar sinvastatina nos pacientes com aids usando inibidores da protease
▪ Orientar o paciente para suspender o uso da estatina e comunicar esse fato ao seu médico, se: – Apresentar sintomas sugestivos de mialgia/miosite (p. ex., dores musculares, fraquezas, câimbras) para evitar progressão para rabdomiólise, mioglobinúria e insuficiência renal – Apresentar sintomas sugestivos de hepatite (p. ex., icterícia, colúria, acolia fecal)
▪ Advertir o paciente que alguns medicamentos [p. ex., antibióticos (eritromicina, claritromicina), antifúngicos (cetoconazol, itraconazol), amiodarona, anlodipina, barbitúricos, inibidores da protease] podem aumentar o risco de efeitos adversos das estatinas
▪ Alertar as adolescentes, em todas as consultas, para evitar gravidez usando contracepção adequada caso sejam sexualmente ativas, porque as estatinas são teratogênicas
▪ Esclarecer ao paciente que o objetivo da terapia é reduzir o LDL para < 100 mg/dL para < 10 anos e < 130 mg/dL para pacientes entre 10-19 anos
▪ Após 4 semanas após o início do tratamento dosar: perfil lipídico, AST, ALT e CPK: – Se CPK estiver ≥ 10 vezes acima do normal ou se enzimas hepáticas estiverem ≥ 3 vezes acima dos valores de normalidade, suspender uso da estatina – Se CPK estiver > 5 e < 10 vezes acima do normal ou se enzimas hepáticas estiverem < 3 vezes acima dos valores de normalidade, suspender uso da estatina, reavaliar exames após 4 semanas e considerar reiniciar – Se CPK, ALT e AST estiverem normais, manter estatina e repetir exames de controle a cada 2-3 meses
▪ Se surgirem anormalidades laboratoriais ou sintomas clínicos, suspender a estatina por 4 semanas e repetir exames. Reintroduzir a estatina quando os exames estiverem normais ou o paciente estiver sem sintomas. Se os efeitos adversos retornarem, substituir a estatina por outro hipolipemiante
▪ Dosar glicemia em jejum e HbA1c uma vez ao ano em pacientes com risco aumentado para DM2
▪ Monitorar crescimento, desenvolvimento e puberdade

Fibratos

Os fibratos ou derivados do ácido fíbrico (bezafibrato, ciprofibrato, fenofibrato, genfibrozil, ácido fenofíbrico) são indicados para o tratamento *off-label* de crianças com hipertrigliceridemia acentuada e persistente (> 400 a 500 mg/dL) e risco de pancreatite. O mecanismo de ação é multifatorial: ação agonista no PPAR-alfa causando lipólise e diminuição dos triglicérides, aumento da atividade da LPL, inibição da síntese hepática do VLDL, aumento da excreção biliar do colesterol hepático e estímulo da lípase lipoproteica.

Seus principais efeitos adversos são: náusea, vômito, dor abdominal, leucopenia, elevação das transaminases e da CPK, mialgia, fraqueza muscular e predisposição para colelitíase. Hipotireoidismo, hipoalbuminemia e uso concomitante com estatinas aumentam o risco de rabdomiólise. Os pacientes devem ser instruídos a suspender o medicamento, aumentar a ingestão hídrica e procurar ajuda médica caso apresentem dores musculares, fraqueza ou câimbras sugestivas de miopatia. Eles também devem ser orientados a suspender o medicamento se desenvolverem sintomas sugestivos de colelitíase e/ou colecistite. Usar com cautela em pacientes com insuficiência renal crônica.

Resinas ou sequestrantes de ácidos biliares

As resinas (colestiramina, colestipol, colesevelam) são grandes polímeros não absorvíveis que se ligam aos ácidos biliares na luz intestinal, formando um complexo insolúvel eliminado pelas fezes diminuindo sua reabsorção e, consequentemente, a circulação êntero-hepática do colesterol. Como resultado da depleção do colesterol intra-hepático ocorre um aumento da expressão do LDLR, reduzindo os níveis séricos do LDL. A colestiramina é utilizada quando a terapêutica com altas doses de estatina isolada ou associada a ezetimiba não alcança o alvo desejado do LDL. É um fármaco pouco utilizado, embora possa ser útil em < 6 anos que ainda não podem ser tratados com estatinas.

Seus principais efeitos adversos são: aumento da produção do VLDL com elevação dos TG, baixa palatabilidade, diminuição da absorção intestinal de vitaminas lipossolúveis e folato, diminuição da absorção intestinal de alguns medicamentos (p. ex., digoxina, tiroxina, estatinas, ferro), manifestações gastrointestinais (constipação, cólica, meteorismo, flatulência, fissura anal) e acidose hiperclorêmica (em pacientes com insuficiência renal).

No Brasil, a colestiramina (Questran Light®) é a única resina disponível. O tratamento em crianças deve ser iniciado com 0,12 g/kg/dia. Já em adolescentes e adultos, com 8 g/dia. As doses de manutenção são: crianças < 10 anos (1 a 4 g/dia), crianças > 10 anos (2 a 8 g/dia) e adultos (8 a 16 g/dia). Administrar, VO, a cada 8 ou

12 horas; diluir o pó com um pouco de suco ou água, misturando até ocorrer a homogeneização; evitar outros medicamentos 1 hora antes até 4 horas depois da ingestão das resinas devido a interferência na absorção de outras drogas. Alguns pacientes necessitarão de suplementação de vitaminas lipossolúveis e de ácido fólico.

Niacina

A niacina ou ácido nicotínico é um medicamento de uso pediátrico *off-label*. Age inibindo a enzima diglicerol aciltransferase 2 (DGAT2), diminuindo a síntese hepática de LDL e a secreção de VLDL. Pode ser usada na hipertrigliceridemia acentuada e persistente, que não responde ao tratamento inicial. Seus principais efeitos adversos são: rubor facial, intolerância à glicose, hiperuricemia, miopatia e insuficiência hepática fulminante.

Ácidos graxos ômega-3

Os ácidos graxos ômega-3 derivados do óleo de peixe (ácido eicosapentaenoico = EPA e ácido docosa-hexaenoico = DHA) são mais eficazes no tratamento da dislipidemia do que os derivados de plantas (ácido alfalinolênico).

Estudos mostram diminuição do crescimento da placa ateromatosa, melhora da função endotelial, diminuição dos níveis séricos dos triglicérides e redução do risco de trombose com a suplementação desses ácidos graxos. Eles reduzem os TG e aumentam discretamente o HDL, podendo, entretanto, aumentar o LDL. Seus efeitos no perfil lipídico são causados pela diminuição da produção de VLDL e o aumento de seu catabolismo.

Os ácidos graxos ômega-3 são usados na dose de 2 a 4 g, VO, 1 vez/dia, no tratamento coadjuvante da hipertrigliceridemia moderada a grave (triglicérides > 500 mg/dL). Como eles são comercializados em cápsulas gelatinosas, para serem usados em crianças pequenas é necessário perfurar a cápsula e retirar o óleo. Prescrever produtos que tenham odor e sabor mais agradável, por exemplo: limão. Recomenda-se os produtos que contenham 1.000 mg de EPA e 500 mg de DHA por cápsula.

Fitosteróis

Os fitosteróis (esteróis e estanóis vegetais) são substâncias semelhantes ao colesterol, produzidas pelas plantas e presentes em óleos vegetais, sementes, grãos, frutas e hortaliças. Agem na luz intestinal como um competidor do colesterol ingerido com os alimentos, diminuindo sua absorção.

Os medicamentos com fitosteróis disponíveis no Brasil são: Collestra® (cápsula de 650 mg), DuploStat® (cápsula de 800 mg) e Fitocor® (cápsula de 650 mg). A terapia habitual é feita com 1,5 a 3 g/dia, via oral, uma a duas vezes ao dia. Recomenda-se o consumo do fitosterol junto das refeições pelo seu mecanismo de competição na absorção do colesterol da dieta. Quando associado a um plano alimentar saudável, promove redução de 10 a 15% do LDL a partir da 3ª semana de tratamento.

Inibidores da PCSK9

Dois inibidores da PCSK9 foram aprovados pela Anvisa: o alirocumabe (Praluent®) e o evolocumabe (Repatha®). Esses medicamentos são indicados para pacientes com risco cardiovascular elevado que, apesar de o tratamento pleno com estatinas na maior dose tolerada, não tenham alcançado as metas de LDL recomendadas. O evolocumabe (Repatha®: caneta com 140 mg/1 mL) é aprovado pela Anvisa para > 10 anos com HFHe e HFHo, na dose inicial = 140 mg, SC, a cada 2 semanas, e dose máxima = 420 mg, SC, 1 vez/mês. O alirocumabe (Praluent®: caneta com 75 mg/1 mL e 150 mg/1 mL) é aprovado para adultos com HFHe na dose inicial = 75 mg, SC, a cada 2 semanas, e dose máxima = 150 mg, SC, a cada 2 semanas. Estudo de fase 3 em adolescentes (de 8 a 17 anos) usando arilocumabe mostraram bons resultados. Efeitos adversos são: nasofaringite, náusea e reações no local da injeção.

RNA de interferência (siRNA)

Os fármacos da classe RNA de interferência (siRNA) agem bloqueando a transcrição gênica, degradando e impedindo a tradução do RNA-mensageiro. Os que atuam inibindo a PCSK9 (inclisirana), o fazem inibindo a síntese hepática da PCSK9 nos hepatócitos, aumentando a expressão do LDLR e reduzindo os níveis séricos do LDL.

A inclisirana foi aprovada pela FDA, em 2021, e pela Anvisa, em 2023. Indicada para adultos com HFHe ou dislipidemia mista, em associação com dieta, estatina ou outro hipolipemiante. O estudo ORION 13, de 2023, fornece informações sobre o uso em adolescentes.

A inclisirana (Sybrava®: seringa preenchida com 284 mg/1,5 mL) é administrada via SC (barriga, braço, coxa). Posologia: 284 mg, SC, injeção única, seguida de uma dose após 3 meses e depois manter essa dose a cada 6 meses. Reações adversas são: dor, eritema e erupção no local da injeção, artralgia e bronquite. Contraindicado na gestação.

Lipase ácida lisossômica recombinante humana

A terapia de reposição enzimática com alfassebelipase (lipase ácida lisossomal recombinante humana) é indicada na deficiência da lipase ácida lisossomal (LAL), restaurando os níveis fisiológicos da LAL e evitando o acúmulo de ésteres de colesterol. Esse medicamento foi aprovado em 2017 pela Anvisa, para todas as idades.

A sebelipase alfa é comercializada como Kanuma® (frascos de 20 mg, com 2 mg/1 mL). A dose usual é de: 1 mg/kg, a cada 2 semanas, em infusão venosa com duração de 1 a 2 horas. Ao final da infusão, os pacientes deverão permanecer em observação por, pelo menos, uma hora. Efeitos adversos comuns são: diarreia, vômito, palidez, taquicardia, ansiedade, obstrução nasal, urticária e febre. Contraindicado na gestação e lactação.

Inibidores da síntese de apolipoproteína C-III (antissenso anti-Apo C-III)

A Apo C-III é sintetizada no fígado sendo um componente das lipoproteínas ricas em TG. Ela inibe a hidrólise de triglicérides mediada pela enzima LPL e diminui a captação hepática dos remanescentes de lipoproteínas ricas em triglicérides. O volanesorsen é um oligonucleptídeo antissenso de segunda geração que diminui os níveis do RNA mensageiro da Apo C-III, inibindo a tradução da proteína Apo C-III.2 e aumentando a hidrólise dos triglicérides.

O volanesorsena (Waylivra®: seringas preenchidas com 285 mg/1,5 mL), foi aprovado pela Anvisa para o tratamento de hiperquilomicronemia familiar. A dose inicial é de 285 mg, SC, 1 vez/semana, por 3 meses. Depois, reduzir a dose para 285 mg, SC, a cada 2 semanas. O medicamento deve ser suspenso se não houver redução de pelo menos 25% nos níveis séricos iniciais dos triglicérides. Efeitos adversos comuns são: reações no local da injeção, doença do soro e plaquetopenia.

Em abril de 2024, foi publicado um estudo de fase 3 usando o olezarsen. Na dose de 80 mg, SC, a cada 4 semanas, esse medicamento foi eficaz em reduzir o nível sérico dos triglicérides em pacientes com a síndrome da hiperquilomicronemia familiar.

Anticorpo monoclonal anti-ANGPTL3

O evinacumabe é um anticorpo monoclonal contra ANGPTL, proteína produzida pelo fígado que inibe a lipoproteína lipase, enzima que decompõe os triglicérides plasmáticos dentro dos capilares dos músculos e tecido adiposo. O uso do evinacumabe reduz o colesterol LDL, independentemente do receptor de LDL. O evinacumabe foi aprovado pela FDA, em fevereiro de 2021, para o tratamento da HFHo (redução de até 47% do LDL), em adolescentes > 12 anos, e aprovado pela Anvisa em 06/08/2024 para o tratamento da HFHo em > 5 anos. Comercializado como Evkeeza® (frascos de 150 mg/1 mL). A dose usual é de 15 mg/kg, em infusão venosa lenta, a cada 4 semanas. Efeitos adversos comuns são: nasofaringite, rinorreia, tontura e náusea.

TRANSIÇÃO DOS CUIDADOS PARA A ENDOCRINOLOGIA DE ADULTO

A equipe de endocrinologia pediátrica deve preparar o adolescente e sua família para transição e posterior cuidado médico pelo endocrinologista de adultos, pelo menos 6 a 12 meses antes da transferência. Idealmente, as instituições deveriam desenvolver protocolos com a participação de endocrinologistas pediátricos e de adultos que atendessem as peculiaridades do serviço e otimizassem essa fase de transição.

Na transição para os cuidados pelo endo-adulto, deve-se monitorar complicações cardiovasculares e ateroscleróticas das dislipidemias primárias, os efeitos adversos cumulativos dos medicamentos hipolipemiantes iniciados na faixa etária pediátrica, o risco de recorrência da dislipidemia na prole e o aconselhamento genético para aqueles que desejam ter filhos, além da teratogenicidade dos hipolipemiantes na gestação, da manutenção da adesão à terapia hipolipemiante e de sua interação com outros medicamentos.

REFERÊNCIAS SELECIONADAS

1. Arvanitis M, Lowenstein CJ. Dyslipidemia. Ann Intern Med. 2023;176(6):ITC81-ITC96.

2. Bansal N, Kumar S, Brar PC. Update on management of paediatric dyslipidaemia. Curr Opin Endocrinol Diabetes Obes. 2023;30(1):52-64.
3. Berenson GS, et al. Association between multiple cardiovascular risk factors and atherosclerosis in children and young adults. The Bogalusa Heart Study. N Engl J Med. 1998;338:1650.
4. Bredefeld C, Hussain MM, et al. Guidance for the diagnosis and treatment of hypolipidemia disorders. J Clin Lipidol. 2022;16(6):797-812.
5. Choudhari P, Patni N. Updates in the management of pediatric dyslipidemia. Curr Opin Lipidol. 2023;34(4):156-61.
6. Dalla Pozza R, et al. Association for European Paediatric Cardiology Working Group Cardiovascular Prevention. Intima media thickness measurement in children: a statement from the Association for European Paediatric Cardiology (AEPC) Working Group on Cardiovascular Prevention endorsed by the Association for European Paediatric Cardiology. Atherosclerosis. 2015;238(2):380-7.
7. da Silva TPR, Mendes LL, et al. Total cholesterol and low-density lipoprotein alterations in children and adolescents from Brazil: a prevalence meta-analysis. Arch Endocrinol Metab. 2023;67(1):19-44.
8. de Alcântara Neto OD, et al. Factors associated with dyslipidemia in children and adolescents enrolled in public schools of Salvador, Bahia. Rev Bras Epidemiol. 2012;15(2):335-45.
9. Expert Panel on Integrated Guidelines for Cardiovascular Health and Risk Reduction in Children and Adolescents. National Heart, Lung, and Blood Institute. Pediatrics. 2011;128(Suppl 5):S213.
10. Faludi, AA et al. Atualização da Diretriz Brasileira de Dislipidemias e Prevenção da Aterosclerose – 2017. Arq Bras Cardiol. 2017;109 (2Supl.1):1-76.
11. Fiorentino R, Chiarelli F. Statins in children, an update. Int J Mol Sci. 2023;24(2):1366.
12. Fredrickson DS, Lees RS. A system for phenotyping hyperlipoproteinemia. Circulation. 1965;31(3):3321-7.
13. Giuliano Ide C, et al. Serum lipids in school kids and adolescents from Florianopolis, SC, Brazil-Healthy Floripa 2040 study. Arq Bras Cardiol. 2005;85(2):85-91.
14. Gomes E, Zago VHS, Faria EC. Evaluation of Lipid Profiles of Children and Youth from Basic Health Units in Campinas, SP, Brazil: A Cross-Sectional Laboratory Study. Arq Bras Cardiol. 2020; 114(1):47-56.
15. Izar MCO, Giraldez VZR, Bertolami A, et al. Atualização da Diretriz Brasileira de Hipercolesterolemia Familiar – 2021. Arq Bras Cardiol. 2021;117(4):782-844.
16. Izar MCO, Santos Filho RDD, et al. Brazilian Position Statement for Familial Chylomicronemia Syndrome – 2023. Arq Bras Cardiol. 2023.
17. Kim GK, Yee JK, Bansal N. Algorithms for treating dyslipidemia in youth. Curr Atheroscler Rep. 2023;25(8):495-507.
18. National Cholesterol Education Program (NCEP): highlights of the report of the Expert Panel on Blood Cholesterol Levels in Children and Adolescents. Pediatrics. 1992;89:495-501.
19. Patel A, Patni N. Evaluation and management of lipids and lipoproteins in children and adolescents. Endocrinol Metab Clin North Am. 2022;51(3):573-588.
20. Sociedade Brasileira de Pediatria, Departamento de Endocrinologia. Novas orientações sobre o jejum para a determinação laboratorial do perfil lipídico. Guia prático de atualização. Publicado em julho 2017. Disponível em: https://www.sbp.com.br/fileadmin/user_upload/19922c-GPA-Jejum_para_Perfil_Lipidico.pdf.
21. US Preventive Services Task Force, Bibbins-Domingo K, et al. Screening for lipid disorders in children and adolescents: US Preventive Services Task Force Recommendation Statement. JAMA. 2016; 316(6):625-33.

34

Síndrome metabólica

INTRODUÇÃO

O termo síndrome metabólica (SM) foi criado, em 1975, por Herman Haller, no capítulo *Synoptische Betrachtung metabolischer Risikofaktoren* (Considerações sobre fatores de risco metabólicos), publicado no livro *Lipidstoffwechselstörungen* (Distúrbios do metabolismo lipídico), no qual descreveu que a combinação de hipertensão, obesidade, dislipidemia e alteração do metabolismo dos carboidratos causava maior risco de doença cardiovascular (DCV).

A partir desses dados, a SM foi definida pela associação de um grupo de fatores de risco precursores para DCV e diabetes melito tipo 2 (DM2) incluindo: obesidade abdominal, dislipidemia, disglicemia e hipertensão arterial. De acordo com esse conceito, o paciente com SM não tem apenas um distúrbio isolado (p. ex., obesidade), mas sim uma associação de problemas que o colocam com risco elevado de desenvolver DCV e DM2.

Como o excesso ponderal é o principal fator de risco para o desenvolvimento da SM, cada vez mais adolescentes estão sendo diagnosticados com esse problema devido à crescente epidemia de obesidade. Portanto, a importância da prevenção, diagnóstico e tratamento precoce da SM para evitar ou diminuir a morbidade e mortalidade a ela associada.

DEFINIÇÃO DA SÍNDROME METABÓLICA EM PEDIATRIA

Não existe consenso sobre a definição de SM em crianças e adolescentes, os quais diferem nas variáveis e pontos de corte, atestando a dificuldade em se encontrar uma definição consensual. Adicionalmente, parâmetros associados a um maior risco cardiometabólico, como esteatose hepática e hiperuricemia não foram incluídos até então. Neste capítulo, são apresentadas duas definições para SM: o da International Diabetes Federation – IDF (2007) e o da Associação Brasileira de Nutrologia – Abran (2020).

Definição da International Diabetes Federation – IDF (2007)

A definição de SM da IDF (2007) para adolescentes, descrita no Quadro 1, é uma adaptação da definição de adultos, mantendo limitações importantes como, por exemplo, ter apenas uma única definição de hipertensão arterial ao invés de levar em consideração idade, sexo e percentil de altura.

Pelo critério da IDF, a circunferência abdominal é um critério essencial para o diagnóstico, porque estudos em indivíduos com obesidade e mesmo índice de massa corporal (IMC) mostraram que a resistência insulínica, dislipidemia e hipertensão arterial eram mais prevalentes naqueles com aumento da circunferência abdominal.

Como não existem valores de referência para circunferência abdominal em crianças e adolescentes brasileiros, são usados padrões internacionais: (i) McCarthy et al.: padrão britânico no qual se considera obesidade abdominal a circunferência abdominal ≥ P90 para sexo e idade (Quadro 2); e (ii) NHANES III: padrão norte-americano no qual se considera obesidade abdominal a circunferência abdominal ≥ P97 para sexo e idade (Quadro 3).

Os dados de McCarthy et al. podem ser usados para definir o aumento da circunferência abdominal quando

QUADRO 1 Definição da síndrome metabólica, em crianças e adultos, segundo a International Diabetes Federation – IDF (2007). O diagnóstico requer a presença de obesidade abdominal (componente essencial) associada a 2 ou mais dos 4 critérios

Faixa etária	Obesidade (circunferência abdominal)	Triglicérides (mg/dL)	HDL (mg/dL)	Pressão arterial (mmHg)	Glicemia em jejum (mg/dL), ou diagnóstico de DM2
6-10 anos	≥ P90%	Diagnóstico de SM não pode ser feito. Investigar, se relato de: história familiar de SM, DM2, dislipidemia, doença cardiovascular, hipertensão e/ou obesidade			
10-16 anos	≥ P90%	≥ 150 mg/dL	< 40 mg/dL	PAS ≥ 130, e/ou PAD ≥ 85 mmHg	≥ 100 mg/dL ou diagnóstico de DM2
> 16 anos e adultos	> 94 cm (homens) > 80 cm (mulheres)	≥ 150 mg/dL, ou tratamento para dislipidemia	< 40 mg/dL (homens), < 50 mg/dL (mulheres), ou tratamento para dislipidemia	PAS ≥ 130, e/ou PAD ≥ 85 mmHg, ou tratamento para hipertensão	≥ 100 mg/dL ou diagnóstico de DM2

DM2: diabetes melito tipo 2; HDL: lipoproteína de alta densidade; PAD: pressão arterial diastólica; PAS: pressão arterial sistólica.

QUADRO 2 Circunferência abdominal, P50 e P90 para idade e sexo

Sexo	Idade	Percentil 50	Percentil 90
Meninos	5 anos	51,3 cm	55,6 cm
	6 anos	52,2 cm	57,1 cm
	7 anos	53,3 cm	58,8 cm
	8 anos	54,7 cm	60,9 cm
	9 anos	56,4 cm	63,2 cm
	10 anos	58,2 cm	65,6 cm
	11 anos	60,2 cm	67,9 cm
	12 anos	62,3 cm	70,4 cm
	13 anos	64,6 cm	73,1 cm
	14 anos	67,0 cm	76,1 cm
	15 anos	69,3 cm	79,0 cm
	16 anos	71,6 cm	81,8 cm
Meninas	5 anos	50,3 cm	55,4 cm
	6 anos	51,5 cm	57,0 cm
	7 anos	52,7 cm	58,7 cm
	8 anos	54,1 cm	60,4 cm
	9 anos	55,3 cm	62,0 cm
	10 anos	56,7 cm	63,6 cm
	11 anos	58,2 cm	65,4 cm
	12 anos	60,0 cm	67,3 cm
	13 anos	61,7 cm	69,1 cm
	14 anos	63,2 cm	70,6 cm
	15 anos	64,4 cm	71,7 cm
	16 anos	65,3 cm	72,6 cm

Fonte: McCarthy et al., 2001.

se utiliza os critérios de SM da IDF. Isto porque, McCarthy et al. usam o P90 como ponto de corte e seus valores máximos não ultrapassam o limite de 94 cm de circunferência abdominal para homens e 80 cm para mulheres.

QUADRO 3 Circunferência abdominal ≥ P97 para idade e sexo

Idade (anos)	Circunferência abdominal (cm): P ≥ 97%	
	Meninos	Meninas
7 a 8	72,3	73,4
8 a 9	77,0	77,7
9 a 10	81,9	82,0
10 a11	86,9	86,3
11 a 12	91,7	90,5
12 a 13	96,1	94,5
13 a 14	100,0	98,2
14 a 15	103,2	101,8
15 a 16	106,0	105,0
16 a 17	108,3	108,1
17 a 18	110,3	110,9

Fonte: NHANES III.

Os dados do NHANES III, por usarem o P97 como ponto de corte, fazem com que pacientes com circunferência entre o P91 e o P96 deixem de ser classificados como tendo obesidade abdominal, excluindo-os da definição da SM da IDF, uma vez que nela, a obesidade abdominal é definida como circunferência abdominal ≥ P90. Entretanto, esses dados são os utilizados para diagnosticar a SM pelos critérios da Abran.

Definição da Associação Brasileira de Nutrologia (Abran) (2020)

Em 2020, a Associação Brasileira de Nutrologia (ABRAN) propôs uma nova definição para SM em crianças e adolescentes, consistindo em 4 critérios: (i) adiposidade abdominal, definida pela circunferência abdominal ≥ P97 para idade e sexo, com base nos critérios do NHANES III; (ii) perfil lipídico alterado, definido por triglicerídeos elevados ou HDL baixo; (iii) perfil glicêmico alterado, definido por glicemia elevada ou insulinemia elevada (> 2 DP para idade e sexo); e (iv) pressão arterial sistólica ou diastólica elevadas, de acordo com os critérios da American Pediatric Society, 2017. São considerados tendo SM as crianças > 7 anos que sejam positivas em pelo menos 3 dos 4 critérios.

Em comparação com a definição do IDF, a definição da Abran inclui crianças > 7 anos e não > 10 anos, não considera a adiposidade abdominal critério essencial para definir SM, agrupa as alterações de triglicerídeos e HDL em um único critério e especifica os valores alterados de cada critério de acordo com o sexo e a faixa etária (Quadros 4 e 5).

DEFINIÇÃO DA SÍNDROME METABÓLICA EM ADULTOS

Em 2009, a partir de um consenso entre várias associações médicas, foi criada uma definição comum para SM em adultos para unificar as várias definições até então existentes. Por esse consenso, a SM é diagnosticada pela presença de 3 de 5 critérios (Quadro 6). A

QUADRO 4 Definição da síndrome metabólica, em crianças e adolescentes do sexo masculino, segundo a Associação Brasileira de Nutrição – Abran (2020). O diagnóstico requer a presença de pelo menos 3 dos 4 critérios diagnósticos

Idade (anos)	Adiposidade	Perfil glicêmico		Perfil lipídico		Pressão arterial	
	Circ. abd. (cm)	Glicemia (mg/dL)	Insulinemia (microUI/mL)	HDL (mg/dL)	TG (mg/dL)	PAS (mm/Hg)	PAD (mm/Hg)
	Maior que	Maior que	Maior que	Menor que	Maior que	Maior que	Maior que
7 a 8	72,3	100	7,92	45	85	106	68
8 a 9	77,0	100	7,92	45	85	107	69
9 a 10	81,9	100	8,69	45	85	107	70
10 a11	86,9	100	8,69	45	100	108	72
11 a 12	91,7	100	12,18	45	100	110	74
12 a 13	96,1	100	12,18	45	100	113	75
13 a 14	100,0	100	13,74	45	100	120	80
14 a 15	103,2	100	13,74	45	100	120	80
15 a 16	106,0	100	10,27	45	100	120	80
16 a 17	108,3	100	10,27	45	100	120	80
17 a 18	110,3	100	10,27	45	100	120	80

QUADRO 5 Definição da síndrome metabólica, em crianças e adolescentes do sexo feminino, segundo a Associação Brasileira de Nutrição – Abran (2020). O diagnóstico requer a presença de pelo menos 3 dos 4 critérios diagnósticos

Idade (anos)	Adiposidade	Perfil glicêmico		Perfil lipídico		Pressão arterial	
	Circ. abd. (cm)	Glicemia (mg/dL)	Insulinemia (microUI/mL)	HDL (mg/dL)	TG (mg/dL)	PAS (mm/Hg)	PAD (mm/Hg)
	Maior que	Maior que	Maior que	Menor que	Maior que	Maior que	Maior que
7 a 8	73,4	100	6,7	45	85	106	68
8 a 9	77,7	100	6,7	45	85	107	69
9 a 10	82,0	100	11,99	45	85	108	71
10 a11	86,3	100	11,99	45	100	109	72
11 a 12	90,5	100	13,26	45	100	111	74
12 a 13	94,5	100	13,26	45	100	114	75
13 a 14	98,2	100	14,85	45	100	120	80
14 a 15	101,8	100	14,85	45	100	120	80
15 a 16	105,0	100	13,13	45	100	120	80
16 a 17	108,1	100	13,13	45	100	120	80
17 a 18	110,9	100	13,13	45	100	120	80

QUADRO 6 Definição unificada da síndrome metabólica (SM) em adultos

Parâmetros	Ponto de corte
Aumento da circunferência abdominal	Usar critérios populacionais específicos
Hipertrigliceridemia ou tratamento medicamentoso para elevação dos triglicérides	≥ 150 mg/dL
Diminuição do HDL ou tratamento medicamentoso para hipoalfalipoproteinemia	< 40 mg/dL em homens, e < 50 mg/dL em mulheres
Hipertensão arterial ou uso de drogas anti-hipertensivas	PAS ≥ 130 mmHg e/ou PAD ≥ 85 mmHg
Glicemia de jejum elevada ou tratamento para hiperglicemia	≥ 100 mg/dL

SM é definida pela positividade ≥ 3 dos 5 critérios.
Fonte: Alberti et al., 2009.

obesidade abdominal (Quadro 7) não é considerada um critério essencial para a definição da SM.

EPIDEMIOLOGIA

É difícil estimar a prevalência da SM devido aos diferentes critérios diagnósticos, faixa etária e etnia. No Brasil, Ferreira et al. (2007) encontraram uma prevalência de 17,3% de SM em crianças na faixa etária de 7 a 10 anos, usando os critérios do Cook et al. (2003); Gonçalves et al. (2021) encontraram uma prevalência de 7,6% em crianças entre 6 e 10 anos, usando os critérios do NCEP III; Dias Pitangueira et al. (2014) encontraram uma prevalência de 12,8%, em crianças entre 7 e 14 anos, usando os critérios do NCEP III; Dos Santos et al. (2018) encontraram prevalência de 4,7%, em adolescentes entre 12 e 18 anos, usando os critérios da IDF, e de Almeida et al. (2023) encontraram prevalência entre 4,2% e 10,2% a depender do critério utilizado para definir a SM.

QUADRO 7 Diagnóstico de aumento da circunferência abdominal em adultos

População	Aumento da circunferência abdominal	
	Homens	Mulheres
América do Sul e Central (IDF)	≥ 90 cm	≥ 80 cm
Europa (IDF)	≥ 94 cm	≥ 80 cm
Europa (*European Cardiovascular Societies*)	≥ 102 cm	≥ 88 cm
Caucasianos (OMS)	≥ 94 cm	≥ 80 cm
Estados Unidos (ATP III)	≥ 102 cm	≥ 88 cm
Canadá (*Health Canada*)	≥ 102 cm	≥ 88 cm
Ásia (IDF)	≥ 90 cm	≥ 80 cm
Ásia (OMS)	≥ 90 cm	≥ 80 cm
China (*Cooperative Task Force*)	≥ 85 cm	≥ 80 cm
Oriente Médio, Mediterrâneo (IDF)	≥ 94 cm	≥ 80 cm
África Sub-Saariana (IDF)	≥ 94 cm	≥ 80 cm

IDF: International Diabetes Federation; OMS: Organização Mundial de Saúde.

CONTROVÉRSIAS

Além das limitações previamente descritas, existem outras controvérsias associadas à definição da SM. As mais importantes são:

- Inexistência de um critério internacionalmente aceito que permita a uniformidade e comparação dos dados.
- Falta de evidências consistentes para definir os valores das variáveis que fazem parte da definição da SM. Por exemplo: como medir a circunferência abdominal e como definir seus valores de normalidade principalmente na população pediátrica.
- Discordância de alguns autores que o DM2 faça parte dos critérios diagnósticos da SM desde que um dos objetivos do diagnóstico é justamente identificar pacientes com risco aumentado de vir a desenvolver DM2.
- Inclusão de pacientes com DCV. Isto pode ser considerado inapropriado, uma vez que um dos objetivos da SM é identificar risco de desenvolver DCV.
- Outros fatores de risco que não fazem parte da definição da SM podem predispor o paciente a um risco para DM2 ou DCV semelhantes aos que os critérios diagnósticos da síndrome.
- O fato de que o risco e o tratamento da SM não diferem do risco e tratamento de seus componentes individuais isolados.

FATORES DE RISCO

Os principais fatores de risco para SM são:

- Predisposição genética (10 a 30% do risco).
- Alterações epigenéticas.
- Idade (quanto maior a idade, maior o risco de SM).
- Sexo feminino.
- Etnia (nos EUA, a prevalência de SM maior em hispano-americanos).
- Diabetes gestacional, obesidade materna.
- Baixo peso ao nascimento (PIG: pequenos para a idade gestacional).
- Magnitude do excesso ponderal.
- Sedentarismo.
- Alimentação (excesso de frutose, gordura e aminoácidos de cadeia ramificada).
- Disbiose (aumento das bactérias Firmicutes e diminuição das Bacteroidetes).
- Distúrbios do sono (sono insuficiente ou de baixa qualidade).
- Psicotrópicos atípicos (p. ex., clozapina, olanzapina, risperidona, quetiapina).

FISIOPATOLOGIA

Embora não exista um mecanismo central consensualmente aceito, a resistência insulínica e obesidade têm sido propostas como o elo comum para o desenvolvimento da SM.

Obesidade

A gordura corporal pode ser classificada em visceral (dentro da cavidade abdominal) e periférica (subcutânea). O aumento da gordura visceral é também conhecido como obesidade abdominal, androide ou "em maçã"; e o aumento da gordura periférica é também chamado de obesidade ginecoide ou "em pera".

O aumento da gordura visceral é mais prejudicial ao organismo do que a gordura periférica. A gordura visceral é constituída por adipócitos grandes, hipoproliferativos, resistentes a insulina e mais sensíveis a lipólise. Isto faz com essas células liberem uma maior quantidade de ácidos graxos livres na circulação portal que vão para o fígado, diminuindo a extração hepática de glicose e contribuindo para o aumento da resistência insulínica e da produção hepática de VLDL e apolipoproteína-B. A gordura visceral também é uma fonte importante de citocinas inflamatórias (IL-6, IL-1β, TNF-α) e adipocinas como a leptina, resistina e quemerina, que aumentam ainda mais a resistência insulínica. A adiponectina, uma adipocina com efeito protetor para doença cardiovascular aterosclerótica, inflamação e hipertensão está diminuída em indivíduos com acúmulo de gordura visceral.

Já a gordura periférica possui características opostas à da gordura visceral. Os adipócitos da gordura periférica são pequenos, mais proliferativos, mais sensíveis à insulina e menos sensíveis à lipólise. Além disso, por liberarem ácidos graxos na circulação periférica e não na circulação esplâncnica, não contribuem para a resistência insulínica.

Resistência insulínica

A resistência insulínica é o evento primário desencadeador da SM. Em condições normais, a insulina participa do metabolismo das gorduras inibindo a lipólise no tecido adiposo e estimulando a atividade da lipase lipoprotéica (enzima que faz com que os ácidos graxos livres da circulação sejam armazenados nos adipócitos sob a forma de triglicérides). Na presença de excesso de adiposidade abdominal, as células beta pancreáticas aumentam a produção de insulina como mecanismo compensatório. Isso causa resistência insulínica, com redução da atividade lipogênica da insulina e aumento da lipólise. A lipólise aumentada libera uma maior quantidade de ácidos graxos livres na circulação, que aumentam a resistência insulínica inibindo a captação de glicose, a síntese de glicogênio e a oxidação da glicose, e consequentemente estimulando maior produção hepática de glicose.

As duas principais vias para a sinalização insulínica são as vias PI3K (fosfatidilinositol-3-quinase) e a MAPK (proteinoquinase mitógeno-ativada). Na SM, a ativação da via PI3K está bloqueada, enquanto a via da MAPK está aberta e as vezes hiperestimulada. O bloqueio da via PI3K na SM parece ser causado pelo aumento dos ácidos graxos livres. O estado inicial de resistência insulínica evolui para um declínio na produção de insulina causando glicemia de jejum alterada, intolerância a glicose e diabetes.

Dislipidemia

O aumento da quantidade de ácidos graxos livres na circulação (aumento da lipólise nos estados de resistência insulínica) aumenta a produção hepática de VLDL, que são ricas em triglicérides. A elevação dos triglicérides aumenta a eliminação do HDL, reduzindo seus níveis séricos e faz com que a LDL fique menor, mais densa e mais aterogênica. Quando o transporte de triglicérides para os adipócitos atinge sua capacidade máxima, o fígado passa a acumular gordura levando ao desenvolvimento da esteatose hepática.

Hipertensão arterial

A hipertensão arterial é definida por valores de pressão arterial igual ou maiores que o P95 para sexo, idade e altura. A hiperinsulinemia (resistência insulínica) contribui para a hipertensão arterial aumentando a reabsorção renal de sódio e ativando o sistema nervoso simpático. A elevação dos ácidos graxos livres na circulação inibe a produção de óxido nítrico aumentando a vasoconstrição e diminuindo o reflexo de relaxamento vascular.

COMORBIDADES

Além das componentes que fazem parte dos critérios diagnósticos da SM (resistência insulínica com hiperinsulinemia ou DM2, obesidade visceral, dislipidemia e hipertensão arterial), outras condições mórbidas também podem estar presentes.

- Disfunção endotelial.
- Estado pró-trombótico (p. ex., elevação do inibidor do ativador do plasminogênio).
- Estado pró-inflamatório (p. ex., elevação da proteína C-reativa, TNF-alfa, IL-6).
- Hiperuricemia.
- Diminuição da adiponectina.
- Doença renal crônica (↓ filtração glomerular, microalbuminúria).
- Doença hepática esteatótica associada a disfunção metabólica (MASLD: *metabolic dysfunction-associated liver disease*) e esteato-hepatite associada a disfunção metabólica (MASH: *metabolic dysfunction-associated steatohepatitis*).
- Síndrome dos ovários policísticos (SOP).
- Síndrome da apneia obstrutiva do sono.
- Aterosclerose.

MANIFESTAÇÕES CLÍNICAS

Além da obesidade abdominal, os indivíduos podem apresentar: hipertensão arterial, manifestações cutâneas de hiperinsulinismo (*acantosis nigricans* em pescoço, axila, virilha e superfícies extensoras dos dedos), alterações cutâneas (estrias, celulite, intertrigo, furunculose), alterações psicológicas (baixa autoestima, depressão), complicações ortopédicas (geno varo, geno valgo, dor em membros inferiores, claudicação), hepatomegalia (MALSD), dor abdominal (colelitíase), ronco e pausas respiratórias noturnas (apneia obstrutiva do sono), acne e hirsutismo (SOP), poliúria e polidipsia (DM2), entre outras alterações.

ABORDAGEM DIAGNÓSTICA

História clínica

- História gestacional.
- História neonatal (p. ex., idade gestacional, peso e comprimento de nascimento).
- Cronologia da obesidade (p. ex., idade de início, fatores desencadeantes).
- Presença dos demais componentes da SM (p. ex., DM2, hipertensão arterial).
- Desenvolvimento neuropsicomotor (atrasado na obesidade associadas a síndromes).
- Dados prévios de peso e altura para construir gráfico de crescimento.
- Duração do aleitamento materno.
- Padrão alimentar do paciente e de sua família.
- Atividade física, disponibilidade de equipamentos e escolas para sua prática e possíveis barreiras a sua implementação (p. ex., bairros violentos, ausência de áreas de lazer).

- Tempo de tela (televisão, *smartphone*, *tablet*, computador ou videogames).
- Lesão do SNC (p. ex., tumor, cirurgia, trauma, infecção, radiação).
- Comorbidades da obesidade (p. ex., diabetes melito, dislipidemia).
- Medicamentos associados à obesidade: antipsicóticos atípicos (clozapina, risperidona, olanzapina e quetiapina), corticoides.
- História familiar de:
  - Síndrome metabólica.
  - Obesidade (pais, irmãos, tios, avós, primos).
  - Cirurgia bariátrica.
  - Dislipidemia, diabetes.
  - DCV precoce (< 55 anos para homens e < 65 anos para mulheres).
- Resultados de exames já realizados e relato do tratamento atual e pregresso.

Exame físico

- Dados vitais (pressão arterial: usar manguito adequado ao braço do paciente).
- Altura, peso e IMC: classificar o estado nutricional de acordo com os critérios da OMS.
- Circunferência abdominal: pelos critérios NHANES III, aferida após uma expiração normal, com a fita métrica colocada na parte superior do osso ilíaco. Pelos critérios de McCarthy et al., a circunferência abdominal é mensurada no ponto médio da distância entre o 10º arco costal e a crista ilíaca.
- Razão cintura/altura: valor > 0,5 indica um maior risco cardiometabólico.
- Região cervical: bócio (hipotireoidismo), hipertrofia de amígdalas (apneia obstrutiva).
- Alterações de pele associadas a:
  - Obesidade (estrias, celulite, intertrigo).
  - Resistência insulínica (*acantosis nigricans*).
  - SOP (acne, hirsutismo).
- Abdome: se doloroso pensar em colelitíase ou MASLD.
- Genitália: meninos com obesidade frequentemente apresentam pênis "embutido" ou "escondido" na gordura suprapúbica o que pode ser confundido com um micropênis.
- Mamas: diferenciar lipomastia de telarca ou ginecomastia.
- Puberdade (p. ex., adrenarca e telarca precoce na obesidade exógena).
- Alterações ortopédicas (p. ex., geno varo, geno valgo).
- Dismorfias sugestivas de síndromes genéticas associadas à obesidade (p. ex., polidactilia e retinite pigmentosa na síndrome de Bardet-Biedl).

Exames complementares

A Endocrine Society e a American Academy of Pediatrics não recomendam a dosagem rotineira da insulina basal para cálculo de índices de resistência insulínica na avaliação de crianças com obesidade. As principais razões para isso são: a insulina em jejum pode mostrar resultados semelhantes em crianças insulinossensíveis e insulinorresistentes; não existe um ponto de corte universalmente aceito que defina resistência insulínica; existem variações relacionadas a raça/etnia; e existe reação cruzada entre insulina e pró-insulina. Entretanto, a dosagem da insulina é solicitada na investigação da SM pelo fato de a resistência insulínica ser um dos mecanismos fisiopatológicos e porque os critérios da Abran (2020) incluem a dosagem da insulina em sua definição.

Exames laboratoriais iniciais

- Glicemia em jejum: investigar distúrbios da glicemia.
- Teste de tolerância oral à glicose (TTOG): dosar glicemia em jejum e 2 horas após a ingestão de 1,75 g/kg de glicose (máximo de 75 g): exame normal (glicemia pós-estímulo < 140 mg/dL), intolerância à glicose (glicemia pós-estímulo: 140 e 199 mg/dL) e diabetes (glicemia pós-estímulo ≥ 200 mg/dL).
- Índice HOMA-IR: o índice HOMA-IR (*Homeostatic Model Assessment*) é o parâmetro mais utilizado para se avaliar a resistência insulínica. Ele é calculado pelas fórmulas descritas no Quadro 8. No Brasil, Geloneze et al. (2006), estudando adultos, estabeleceram um ponto de corte de 2,71. Em crianças, de Almeida et al. (2008) mostraram que o HOMA varia com a idade e sexo (Quadro 9).

QUADRO 8 Fórmulas para o cálculo do índice HOMA-IR

Fórmula #1	Fórmula #2
HOMA-IR: [Glicemia (mmol/L) × Insulina (μUI/mL) / 22,5] *Glicose: mg/dL para mmol/, multiplicar por 0,05	HOMA-IR: [Glicemia (mg/dL) × Insulina (μUI/mL) / 405]

QUADRO 9 Valores de referência para o HOMA-IR em pacientes brasileiros dos 7-18 anos[a] e acima dos 18 anos[b]

Faixa etária	Meninos		Meninas	
	Média (DP)	2 DP	Média (DP)	2 DP
7-8,9 anos	0,68 (0,54)	1,76	0,65 (0,37)	1,39
9-10,9 anos	0,93 (0,52)	1,97	1,20 (0,71)	2,62
11-12,9 anos	1,03 (0,81)	2,65	1,44 (0,79)	3,02
13-14,9 anos	1,57 (0,82)	3,21	1,72 (0,87)	3,46
15-17,9 anos	1,05 (0,67)	2,39	1,49 (0,70)	2,89
> 18 anos	2,71	—	2,71	—

Fonte: [a]de Almeida et al., 2008; [b]Geloneze et al., 2006.

- Colesterol total e frações e triglicérides.
- Ácido úrico: a resistência insulínica diminui a excreção renal de ácido úrico e o consumo aumentado de proteína animal e frutose aumentam o ácido úrico, levando a hiperuricemia.
- AST, ALT, GGT, fosfatase alcalina: as enzimas hepáticas podem estar elevadas na MALSD, principalmente a ALT e GGT.
- Ureia, creatinina.
- Proteína C-reativa ultrassensível (PCRus): aumentada no estado pró-inflamatório.
- T4 livre, TSH: excluir hipotireoidismo.
- Microalbuminúria: glomeruloesclerose focal segmentar associada à obesidade.

Exames a serem solicitados a depender da indicação clínica

- Fibrinogênio: tende a estar elevado indicando um estado pró-trombótico.
- Inibidor do ativador do plasminogênio (PAI-1): tende a estar elevado indicando um estado pró-trombótico.
- Homocisteína: é um aminoácido com propriedades aterogênicas. A hiper-homocisteinemia diminui a síntese de prostaciclina reduzindo da liberação de óxido nítrico, com prejuízo da vasodilatação e proliferação de músculo liso.
- Adiponectina: tende a estar diminuída na SM.
- Leptina: indivíduos com obesidade têm resistência à ação da leptina com aumento de seu nível sérico

Exames de imagem

- Ultrassonografia (US) de abdome superior: investigar esteatose hepática e colelitíase.
- US pélvica: investigar SOP, quando necessário.

ABORDAGEM TERAPÊUTICA

A abordagem terapêutica da SM é direcionada a correção dos componentes que estejam alterados.

Obesidade

A redução do IMC em apenas -0,125 Z-score já se associa a redução de múltiplos fatores de risco cardiometabólicos, por exemplo: pressão arterial, triglicerídeos e resistência insulínica. Até mesmo a estabilização de peso em crianças com obesidade é considerada satisfatória, uma vez que em uma criança que cresce ≥ 5 cm/ano, isso equivale a uma redução do Z-score do IMC em -0,5. Ou seja, os benefícios terapêuticos já são observados antes mesmo de se atingir um peso ideal.

Modificação do estilo de vida

A modificação do estilo de vida (MEV) constitui a primeira linha de tratamento da obesidade. A modificação do estilo de vida pode ser dividida em quatro estágios, idealmente orientados por uma equipe multidisciplinar composta por endocrinologistas, nutricionistas, psicólogos e educadores físicos:

- Alimentação saudável (redução de gorduras saturadas, gorduras trans, carboidratos simples, frutose e sal; e aumento da ingestão de fibras), estímulo a atividade física (atividade física aeróbica 5 vezes/semana, de intensidade moderada a vigorosa), e redução do tempo de tela (máximo: 2 h/dia, exceto o tempo gasto com atividades escolares).

- Controle de peso estruturado: consultas mensais para fornecer abordagens estruturadas de aconselhamento dietético e atividade física regular.
- Intervenção multidisciplinar abrangente: semelhante ao segundo estágio, mas incluindo visitas semanais e intervenção comportamental estruturada adicional.
- Intervenção de cuidados terciários: programa estruturado abordando todos os módulos do terceiro estágio, considerando doenças concomitantes, medicamentos, restrições alimentares severas ou intervenção cirúrgica.

Medicamentos para obesidade

O tratamento da obesidade com fármacos é indicado com adjuvante às MEV, caso elas não consigam atingir o resultado desejado. Os medicamentos mais utilizados são: agonistas do GLP-1 (liraglutida, semaglutida) e orlistate. Mais informações sobre o tratamento com medicamentos são descritas no capítulo sobre Obesidade.

Agonistas do GLP-1

No Brasil, até o final de 2024, a Anvisa havia aprovado dois medicamentos para o tratamento da obesidade em ≥ 12 anos: liraglutida e semaglutida. Esses dois medicamentos pertencem a classe dos agonistas do receptor do GLP-1 (peptídeo-1 semelhante ao glucagon), hormônio secretado pelas células L do intestino delgado em resposta a alimentação. Eles agem aumentando a secreção de insulina proporcionalmente ao estímulo glicêmico, suprimindo a secreção do glucagon, retardando o esvaziamento gástrico e promovendo saciedade. Além disso, atuam no núcleo arqueado do hipotálamo estimulando a secreção da pró-opiomelanocortina (POMC) e inibindo a secreção do neuropeptídeo Y (NPY) e a proteína relacionada a agouti (AgRP), ambos orexígenos, reduzindo o apetite.

Os principais efeitos adversos são: hipoglicemia, diminuição da sede, desidratação, dor abdominal, gastroparesia, náusea, vômito, dispepsia, diarreia ou constipação, desidratação, edema de face, disfagia, rouquidão, hipoglicemia e aumento das enzimas hepáticas. A náusea pode ser evitada com alimentação pobre em gordura, aumento da hidratação e ingestão de frutas cítricas. A desidratação e constipação são manejadas pelo aumento da ingestão hídrica.

O uso dos agonistas do GLP-1 não é recomendado em pacientes com história pessoal ou familiar de neoplasia endócrina múltipla tipo 2, carcinoma medular da tireoide, ou relato de pancreatite. Os pacientes devem ser instruídos a suspender o medicamento e a notificar o médico caso surja nódulo tireoidiano ou caso desenvolvam sintomatologia de pancreatite.

Liraglutida

A Anvisa autorizou em 03/08/2020 o uso da liraglutida como tratamento coadjuvante da obesidade em adolescentes ≥ 12 anos e peso ≥ 60 kg, associada à dieta hipocalórica e aumento da atividade física.

A liraglutida para tratamento da obesidade é comercializada com o nome de Saxenda® (canetas injetoras de 0,6 mg, 1,2 mg, 1,8 mg, 2,4 mg e 3,0 mg/dose; com 1 mL = 6 mg de liraglutida). A administração é via SC, 1 vez/dia, iniciando com doses menores (0,6 mg/dia), as quais são duplicadas, a cada semana, até se chegar à dose recomendada de 3,0 mg/dia. Mesmo que se observe perda de peso com as doses iniciais, o aumento escalonado da dose deve progredir até a recomendação terapêutica de 3 mg/dose. Por exemplo: 1ª semana (0,6 mg, SC, 1 vez/dia), 2ª semana (1,2 mg, SC, 1 vez/dia), 3ª semana (1,8 mg, SC, 1 vez/dia), 4ª semana (2,4 mg, SC, 1 vez/dia), 5ª semana em diante (3,0 mg, SC, 1 vez/dia).

Enquanto evidências mais sólidas não são disponíveis, recomenda-se suspender a liraglutida 24 horas antes de um procedimento cirúrgico, especialmente em cirurgias do trato gastrointestinal, ou em pacientes com maior risco de náusea de vômito, a fim de se assegurar o adequado esvaziamento gástrico.

Semaglutida

A semaglutida foi aprovada pela Anvisa, em 03/01/2023, como tratamento coadjuvante da obesidade em adultos com IMC inicial de: ≥ 30 kg/m^2, ou ≥ 27 kg/m^2 e < 30 kg/m^2 na presença de pelo menos uma comorbidade relacionada ao peso. Os estudos STEP mostraram redução ponderal > 20% em 1/3 dos pacientes. Em 26/09/2023, a Anvisa aprovou a semaglutida como tratamento coadjuvante da obesidade em adolescentes ≥ 12 anos.

A semaglutida, para tratamento da obesidade, é comercializada como Wegovy® (solução injetável em caneta pré-preenchida: 0,25 mg, 0,5 mg, 1,0 mg, 1,7 mg e 2,4 mg). A administração é por via SC, 1 vez/semana, iniciando com doses menores e aumentando progressivamente ao longo de 16 semanas, até chegar à dose-padrão de 2,4 mg/semana. Pode ser administrada em qualquer hora do dia, independentemente das refeições, mas sempre no mesmo dia. Mesmo que se observe perda de peso com as doses iniciais, o aumento escalonado da dose deve progredir até a recomendação terapêutica de 2,4 mg/dose. Se a dose-alvo de 2,4 mg/semana não for tolerada, pode-se diminuir temporariamente a dosagem para 1,7 mg, 1 vez/semana por até 4 semanas, e então aumentar novamente para 2,4 mg, 1 vez/semana. Uma sugestão de prescrição é descrita a seguir: 1ª a 4ª semana (0,25 mg, SC, 1 vez/semana), 5ª a 6ª semana (0,5 mg, SC, 1 vez/semana), 9ª a 12ª semana (1 mg, SC, 1 vez/semana), 13ª a 16ª semana (1,7 mg, SC, 1 vez/semana), 17ª semana em diante (2,4 mg, SC, 1 vez/semana).

Enquanto evidências mais sólidas não são disponíveis, recomenda-se suspender a semaglutida 7 dias antes de um procedimento cirúrgico, especialmente em cirurgias do trato gastrointestinal, ou em pacientes com maior risco de náusea de vômito, a fim de se assegurar o adequado esvaziamento gástrico.

Orlistate

O orlistate é um inibidor reversível da lípase gástrica e pancreática. Ao se ligar a lípase, o orlistate dificulta a hidrólise de triglicéride e colesterol, reduzindo a absorção de gordura em 30% (16 g/dia).

Foi aprovado, em 1999, pela Food and Drug Administration (FDA), para o tratamento da obesidade em pacientes ≥ 12 anos. Aprovado pela Anvisa, em 1999, para uso em adultos. No Brasil, a prescrição em adolescentes é *off-label*. Seu uso consegue reduzir o IMC entre 0,7 e 1,7 kg/m^2.

O orlistate é comercializado como Xenical®, Lipiblock® e outras marcas (cápsulas de 120 mg). A dose recomendada é de 120 mg, VO, a cada 8 horas. O medicamento deve ser tomado, de preferência, com as refeições. Os principais efeitos adversos são: meteorismo intestinal, flatulência, diarreia, urgência fecal, eliminação de gordura pelo ânus, incontinência e urgência fecal, deficiência de vitaminas A, D, E e K, e colelitíase. Os sintomas gastrointestinais são mais comuns quando se faz uso de dietas ricas em gordura. A reposição de multivitamínicos 2 horas antes ou depois da administração do orlistate é recomendada para evitar deficiências nutricionais. Contraindicado na gestação, colestase e síndromes de má-absorção intestinal.

Cirurgia bariátrica

A cirurgia bariátrica é indicada quando houver falha das outras intervenções e associação com outras comorbidades (*vide* capítulo sobre Obesidade).

Dislipidemia

Os hipolipemiantes de escolha são as estatinas. Elas agem inibindo a enzima hidroximetilglutaril coenzima A (HMG-CoA) limitando a síntese do colesterol. Seu efeito máximo ocorre em 4 semanas reduzindo o colesterol entre 25 e 50% e os triglicérides entre 13 e 33%.

O uso desses medicamentos é indicado em crianças > 8 anos nas seguintes situações: (i) LDL > 190 mg/dL, apesar das mudanças no estilo de vida, na ausência de fatores de risco para DCV; (ii) LDL > 160 mg/dL, apesar das mudanças no estilo de vida, na presença de fatores de risco para DCV; e (iii) LDL > 130 mg/dL, apesar das mudanças no estilo de vida e correção da glicemia, em crianças com DM1.

Seus principais efeitos adversos são: dor abdominal, náusea, diarreia, cefaleia, erupção cutânea, mialgia (elevação da CPK) e hepatotoxicidade (elevação das transaminases). As estatinas são contraindicadas em gestantes e pacientes com hepatopatia crônica. Usar com cautela em pacientes usando drogas metabolizadas pelo citocromo P450 (p. ex., eritromicina, cetoconazol, barbitúricos, ciclosporina, inibidores da protease). Os pacientes devem ser instruídos a suspender o medicamento e procurar ajuda médica caso apresentem dores musculares, fraqueza ou câimbras sugestivas de miopatia (dor muscular + elevação da CPK). Orientar sobre contracepção devido ao seu efeito teratogênico.

Resistência insulínica

Os antidiabéticos não são indicados para a prevenção do DM2 em adolescentes. Portanto, não são indicados para o tratamento da glicemia de jejum alterada (glicemia: 100 a 125 mg/dL), nem para o tratamento da intolerância à glicose (glicose 2 horas após sobrecarga de glicose: 140 a 199 mg/dL). Caso o adolescente tenha diagnóstico de DM2, ele pode ser tratado com metformina, liraglutida e insulina (*vide* capítulo sobre DM2).

Hipertensão arterial

Considera-se hipertensão arterial, a pressão arterial sistólica (PAS) ou diastólica (PAD) > P95 de acordo com o sexo, idade e altura.

O tratamento medicamentoso está indicado quando a hipertensão arterial sintomática não responde à MEV, quando a hipertensão for estágio 2, em pacientes com diabetes melito ou com doença renal crônica.

Os inibidores da enzima de conversão da angiotensina (p. ex., captopril, enalapril, ramipril) e os bloqueadores do receptor da angiotensina (p. ex., ibersartano, losartano) são os anti-hipertensivos mais utilizados. Diuréticos são contraindicados por poderem piorar a resistência insulínica e a dislipidemia. Uma exceção é o uso de diuréticos tiazídicos (hidroclorotiazida) em baixas doses. Embora betabloqueadores em altas doses sejam contraindicados, em baixas doses eles podem ser úteis.

Estado pró-trombótico

O uso de ácido acetilsalicílico (AAS) e de outras drogas antiplaquetárias (clopidogrel) para redução de eventos trombóticos é contraindicado em crianças com síndrome metabólica.

Estado pró-inflamatório

A perda de peso tem sido associada à redução dos níveis séricos das citocinas inflamatórias (IL-6, TNF-alfa) e dos reagentes de fase aguda (proteína C-reativa ultrassensível, fibrinogênio).

PREVENÇÃO

A prevenção da SM tem início no pré-natal, o acompanhamento obstétrico adequado prevenirá o surgimento de fatores de risco como: diabetes gestacional e restrição do crescimento intrauterino. Após o nascimento, recomenda-se aleitamento materno, se possível exclusivo, por pelo menos 6 meses, pois para cada 1 mês de aleitamento materno ocorre uma redução de 4% no risco de obesidade.

A introdução adequada da alimentação complementar também é importante. Crianças alimentadas com fórmula infantil ingerem cerca de 50 a 80% a mais de proteínas que aquelas em aleitamento materno. Isso é mais grave se elas consumirem leite de vaca antes da idade de 1 ano, porque o leite de vaca contém 3 a 5 vezes mais proteínas que o leite humano. O consumo exagerado de proteínas está associado à resistência insulínica, aumento de gliconeogênese, elevação da glicemia e aumento do ganho de peso.

Um plano alimentar saudável, atividade física regular, abstenção do tabagismo e o não uso de drogas associadas à obesidade (p. ex., corticoides, psicotrópicos) complementam a prevenção da SM.

TRANSIÇÃO DOS CUIDADOS PARA A ENDOCRINOLOGIA DE ADULTO

A equipe de endocrinologia pediátrica deve preparar o adolescente e sua família para transição e posterior cuidado médico pelo endocrinologista de adulto, pelo menos 6 a 12 meses antes de efetivar a transferência. Idealmente, as instituições deveriam desenvolver protocolos com a participação de endocrinologistas pediátricos e de adultos que atendessem às peculiaridades do serviço e otimizassem essa fase de transição.

Na transição para os cuidados pelo endocrinologista de adulto, recomenda-se o acompanhamento das comorbidades e complicações cardiovasculares e ateroscleróticas, efeitos adversos cumulativos dos medicamentos iniciados na faixa etária pediátrica, questões sobre ciclo menstrual, fertilidade e gestação, entre outros.

REFERÊNCIAS SELECIONADAS

1. Alberti KG, Eckel RH, Grundy SM, Zimmet PZ, Cleeman JI, Donato KA, Fruchart JC, James WP, Loria CM, Smith SC Jr; International Diabetes Federation Task Force on Epidemiology and Prevention. Circulation. 2009;120(16):1640-5.
2. Cook S, Weitzman M, et al. Prevalence of a metabolic syndrome phenotype in adolescents: findings from the third National Health and Nutrition Examination Survey, 1988-1994. Arch Pediatr Adolesc Med. 2003;157(8):821-7.
3. de Almeida CAN, Pinho AP, et al. Determination of glycemia and insulinemia and the homeostasis model assessment (HOMA) in

schoolchildren and adolescents with normal body index. J Pediatr (Rio J). 2008;84:136-40.

4. de Almeida Melo D, Dos Santos AM, et al. Prevalence of metabolic syndrome in adolescents based on three diagnostic definitions: a cross-sectional study. Arch Endocrinol Metab. 2023;67(5):e000634.
5. Dias Pitangueira JC, Rodrigues Silva L, et al. Metabolic syndrome and associated factors in children and adolescents of a Brazilian municipality. Nutr Hosp. 2014;29(4):865-72.
6. Ferreira AP, et al. Metabolic syndrome and risk factors for cardiovascular disease in obese children: the relationship with insulin resistance (HOMA-IR). J Pediatr (Rio J). 2007;83:21-6.
7. Geloneze B, Repetto EM, et al. The threshold value for insulin resistance (HOMA-IR) in an admixtured population. IR in the Brazilian Metabolic Syndrome Study. Diabetes Research and Clinical Practice. 2006;72:219-20.
8. Gepstein V, Weiss R. Obesity as the main risk factor for metabolic syndrome in children. Front Endocrinol (Lausanne). 2019;10:568.
9. Gonçalves R, et al. Prevalence of metabolic syndrome in Brazilian children using three different sets of international criteria. Nutr Hosp. 2021;38(2):228-35.
10. Gunaratne N, Deplewski D. Metabolic consequences of pediatric obesity: A review of pathophysiology, screening, and treatment. Pediatr Ann. 2023;52(2):e62-e67
11. Haller H, Hanefeld M. Synoptische Betrachtung metabolischer Risikofaktoren. Haller H Hanefeld M Jaross W eds. Lipidstoffwechselstörungen. 1975:254-64 Gustav Fischer Verlag Jena.
12. Jee YH, Jumani S, Mericq V. The association of accelerated early growth, timing of puberty, and metabolic consequences in children. J Clin Endocrinol Metab. 2023;108(9):e663-e670.
13. McCarthy HD, Jarrett KV, Crawley HF. The development of waist circumference percentiles in British children aged 5.0-16.9 y. Eur J Clin Nutr. 2001;55(10):902-7.
14. Nehus E, Mitsnefes M. Childhood obesity and the metabolic syndrome. Pediatr Clin North Am. 2019;66(1):31-43.
15. Nogueira-de-Almeida CA, et al. Criterion of the Brazilian Association of Nutrology for the diagnosis and treatment of metabolic syndrome in children and adolescents, Int J Nutrol. 2020;13:54-68.
16. Seo YJ, et al. Association of serum uric acid Levels with metabolic syndromes in Korean adolescents. Front Endocrinol (Lausanne). 2023;14:1159248.
17. Weihe P, Weihrauch-Blüher S. Metabolic syndrome in children and adolescents: diagnostic criteria, therapeutic options and perspectives. Curr Obes Rep. 2019;8(4):472-9.
18. Yang M, Liu S, Zhang C. The related metabolic diseases and treatments of obesity. healthcare (Basel). 2022;10(9):1616.

SEÇÃO VII

Metabolismo ósseo

35

Osteoporose

INTRODUÇÃO

Em 1830, Jean Georges Chrétien Frédéric Martin Lobstein (1777-1835) cunhou o termo "osteoporose" ao observar, em estudos histológicos, que os ossos de alguns pacientes tinham mais lacunas do que os ossos normais. Em 1894, Theodor Salzer descobriu o bisfosfonato, e, em 1969, Herbert Andre Fleisch (1933-2007) descreveu sua aplicação clínica no tratamento da osteoporose.

A osteoporose vem sendo diagnosticada com maior frequência na população pediátrica diferindo do adulto pela maior frequência de causas monogênicas e pela necessidade de diferenciar se a fratura foi causada por maus-tratos, quedas ou fragilidade óssea. Como mais de 90% da massa óssea é adquirida nas primeiras duas décadas de vida, com pico entre 19 e 21 anos, é essencial que os médicos reconheçam, previnam, diagnostiquem e tratem esse problema precocemente para evitar osteoporose, fraturas, deformidades ósseas e diminuição da qualidade de vida.

O Dia Mundial e Nacional de Combate à Osteoporose é comemorado em 20 de outubro.

FISIOLOGIA DA MINERALIZAÇÃO E REMODELAÇÃO ÓSSEA

O osso é composto por minerais (50 a 70%, principalmente hidroxiapatita), matriz orgânica (20 a 40%, principalmente colágeno), água (5 a 10%) e lipídeos (< 3%). O esqueleto é composto por 80% de osso cortical (p. ex., ossos longos, colo femoral) e 20% de osso trabecular (p. ex., vértebras, crânio, bacia). Como o osso trabecular (esponjoso) é mais ativo metabolicamente e tem maior superfície, ele é mais suscetível a sofrer fraturas do que o osso cortical.

O tecido ósseo é formado por osteoblastos, osteoclastos, osteócitos e osteomorfos. Os osteoblastos são responsáveis pela formação óssea ao produzirem colágeno tipo 1, que serve de sustentação para o processo de formação do osteoide e posterior mineralização com o depósito de cristais de hidroxiapatita. Os osteoclastos são responsáveis pela reabsorção óssea, secretando metaloproteinases, lisozimas e catepsina-K. Os osteócitos se comunicam por meio de processos dendríticos, detectando e comunicando forças mecânicas e dano ósseo. Com isso, podem estimular ou diminuir a ação dos osteoblastos e produzir FGF-23. Os osteomorfos regulam a reabsorção óssea.

O remodelamento ósseo ou a substituição do osso "velho" por osso "novo" consiste na remoção, pelos osteoclastos, do osso já existente seguida pela ação dos osteoblastos em sintetizar e mineralizar o osteoide para formar nova matriz óssea. Nas crianças, adolescentes e adultos jovens, a formação óssea é o processo predominante, levando ao crescimento e ganho de força dos ossos. Nos idosos, predomina a reabsorção. Esse processo contínuo de formação e reabsorção óssea reflete a atividade metabólica do esqueleto. Os dois compartimentos, o trabecular, mais interno e metabolicamente ativo, e o cortical, mais externo e rico em minerais, atuam de forma combinada mantendo a saúde óssea. Caso haja um desequilíbrio da formação/reabsorção óssea, o osso cortical ficará poroso, o osso trabecular ficará mais fino, resultando em desmineralização e osteoporose.

Vários fatores modificáveis (nutrição, exercício) e não modificáveis (sexo, genética) podem afetar a mineralização óssea (formação e reabsorção). As principais vias moleculares que regulam a formação e a reabsorção óssea são:

- RANK/RANKL/OPG (RANK: ativador do receptor do fator nuclear kappa-B; RANKL: ligante do RANK; OPG: osteoprotegerina): O RANK é expresso na superfície dos precursores dos osteoclastos. O RANKL é secretado pelos osteoblastos e osteócitos. A ligação do RANKL ao RANK estimula a diferenciação dos osteoclastos, promovendo a reabsorção óssea. A OPG, expressa nos osteoblastos, é um receptor solúvel que se liga ao RANKL, impedindo que ele interaja com o RANK, e com isso impede a osteoclastogênese e a reabsorção óssea. Entre os reguladores dessa via incluem-se: hormônio do crescimento, paratormônio, vitamina D, esteroides sexuais, IL-6 e TNF.
- WNT (*Wingless integration site family*): a ativação dessa via de sinalização estimula a osteogênese e o aumento da massa óssea ao inibir a apoptose dos precursores dos osteoblastos, permitindo que eles se desenvolvam e se diferenciem para osteoblastos maduros. A via de sinalização do *WNT* é composta por proteínas (Wnt1, Wnt3) que se ligam ao receptor transmembrana *frizzled*, e aos receptores LRP5 e LRP6 (*low-density lipoprotein receptor-related protein 5, and protein 6*), ativando sua ação. A esclerostina, secretada pelos osteócitos, inibe a via WNT ao se ligar aos LRP5 e LRP6.
- TFG-beta (fator de crescimento transformador beta): o TGF-beta, secretado pelos osteoclastos, promove a osteogênese ao estimular a proliferação de diferenciação de células progenitoras em osteoblastos, e inibe a secreção de esclerostina.

A deposição mineral óssea tem início na vida intrauterina. O conteúdo mineral ósseo aumenta 40 vezes entre o nascimento (25 g) e a vida adulta (1.000 g). A massa óssea apresenta aumento constante durante a infância, com pico de acreção mineral após o estirão do crescimento. A densidade mineral óssea (DMO) da coluna lombar apresenta o maior aumento entre 11 e 13 anos nas meninas e entre 12 e 14 anos nos meninos, com o pico de massa óssea sendo atingido em média aos 19 anos nas meninas e aos 21 anos nos meninos. A acreção mineral é mais dependente do estágio puberal do que da idade cronológica. Os homens têm ossos longos com maior diâmetro, maior massa óssea e maior resistência do que as mulheres. Se o indivíduo não atingir a DMO esperada durante a infância e a adolescência, ele poderá desenvolver osteoporose na vida adulta, uma vez que 50% do pico de massa óssea do adulto se estabelece na adolescência.

MARCADORES DO METABOLISMO ÓSSEO

A massa óssea é um reflexo do equilíbrio entre a formação óssea dos osteoblastos e a atividade reabsortiva dos osteoclastos. Quando a atividade dos osteoclastos (reabsorção óssea) ultrapassa a atividade dos osteoblastos (formação óssea), a perda óssea tem início, podendo evoluir para osteoporose.

Os marcadores do metabolismo ósseo, dosados no sangue ou na urina, são classificados em marcadores de formação (avaliam a função dos osteoblastos) e de reabsorção (avaliam a atividade dos osteoclastos) – Quadro 1. Esses marcadores não são muito utilizados na prática clínica devido à baixa especificidade e sensibilidade (variações causadas pelo ritmo circadiano, dieta, função renal, faixa etária e estágio puberal), pouca disponibilidade e alto custo.

DEFINIÇÕES

- Osteoporose: doença metabólica sistêmica caracterizada por diminuição da massa óssea e deterioração da microarquitetura do tecido ósseo, com aumento da fragilidade óssea e suscetibilidade a fraturas.
- Osteopenia: doença metabólica sistêmica caracterizada por diminuição da massa óssea, porém sem comprometimento da microarquitetura.
- Osteomalácia: doença metabólica sistêmica causada por deficiência da mineralização da matriz do osso cortical e trabecular, com acúmulo de tecido osteoide não mineralizado.

FATORES DE RISCO PARA OSTEOPOROSE

Cerca de 70 a 80% da massa óssea é geneticamente determinada, sofrendo influência de fatores ambientais

QUADRO 1 Marcadores bioquímicos do metabolismo ósseo

Ação	Marcador	Local onde é mensurado	Observações
Marcadores de formação	Fosfatase alcalina	Sangue	Exame mais utilizado na prática
	Fosfatase alcalina específica do osso	Sangue	Produzida pelos osteoblastos
	Osteocalcina	Sangue	Sintetizada pelos osteoblastos
	Pró-peptídeo carboxiterminal do pró-colágeno tipo 1 (PICP)	Sangue	Produto do metabolismo do colágeno tipo1
	Pró-peptídeo aminoterminal do pró-colágeno tipo 1 (PINP)	Sangue	Produto do metabolismo do colágeno tipo1
Marcadores de reabsorção	Hidroxiprolina	Urina	Aminoácido componente do colágeno. Apresenta grande variabilidade em relação à dieta, resultando em baixa especificidade
	C-telopeptídeo *crosslinked* do colágeno tipo 1 (CTx)	Sangue	Produzidos na degradação do colágeno tipo 1
	N-telopeptídeo *crosslinked* do colágeno tipo 1 (NTx)	Urina	Produzidos na degradação do colágeno tipo 1
	Piridinolina/desoxipiridinolina	Urina	Peptídeos *crosslinked* do colágeno
	Fosfatase ácida tartarato-resistente	Sangue	Sintetizada por osteoclastos

e metabólicos. Os fatores de risco que comprometem a mineralização óssea são classificados em intrínsecos e extrínsecos.

- Fatores intrínsecos: sexo feminino, raça branca, hereditariedade (história familiar de osteoporose) e fatores hormonais (deficiência do hormônio do crescimento [GH], fator de crescimento insuliniforme tipo 1 [IGF-1], vitamina D e esteroides sexuais [testosterona e estradiol]; e excesso de cortisol, paratormônio [PTH] e hormônios tireoidianos).
- Fatores extrínsecos: maus hábitos alimentares (baixa ingestão de cálcio, baixa ingestão de vitaminas C, D e K, consumo excessivo de refrigerante tipo "cola" – o alto conteúdo de ácido fosfórico reduz a calcemia e aumenta a reabsorção óssea para neutralizar o excesso de ácido), sedentarismo, diminuição dos exercícios de resistência, fatores mecânicos (p. ex., paralisia, restrição ao leito), tabagismo, alcoolismo, doenças crônicas, medicamentos (p. ex., glicocorticoides), exposição solar insuficiente.

ETIOLOGIA

A osteoporose pode ser classificada em primária e secundária (Quadros 2, 3 e 4). As formas primárias são raras e resultam de uma anormalidade óssea intrínseca, causadas por distúrbios genéticos ou hereditários. As formas secundárias são as causas mais comuns e surgem como resultado de doenças crônicas e/ou de seu tratamento. Os erros inatos do metabolismo são classificados por alguns autores como osteoporose primária (p. ex., homocistinúria) e por outros como osteoporose secundária.

Osteoporose primária

Osteogênese imperfeita

A osteogênese imperfeita (OI) é a causa mais comum de osteoporose primária. Sua incidência varia de 1:15.000 a 1:20.000 nascimentos. Na maioria dos casos (90%), é causada por variantes patogênicas, de herança autossômica dominante, do *COL1A1* (*collagen type 1 alpha 1 chain*) e do *COL1A2* (*collagen type 1 alpha 2 chain*), levando à formação de um colágeno anormal ou em menor quantidade. Atualmente são conhecidos pelo menos 22 tipos de OI, um número que tende a aumentar.

Além das fraturas espontâneas ou causadas por traumas leves, os pacientes podem apresentar manifestações extraesqueléticas como esclera azulada, déficit auditivo, dentinogênese imperfeita, hérnias e prolapso de valva mitral. As manifestações clínicas variam a depender do tipo da OI e da idade ao diagnóstico. Por exemplo: (i) feto: micromelia, osteopenia, fraturas; (ii) recém-nascido: fraturas, apresentação pélvica, esclera azulada, fácies triangular, ossos wormianos na radiografia de

QUADRO 2 Etiologia da osteoporose primária

Distúrbio	Gene	Cromossomo	Herança	Principais características
Osteogênese imperfeita – OI (tipos 1 a 4)	*COL1A1*, *COL1A2*	17q21.33 7q21.3	AD	Fraturas e deformidades ósseas, dentinogênese imperfeita, escleras azuladas, déficit auditivo. Outros tipos de OI também cursam com osteoporose
Osteoporose idiopática juvenil	*LRP5 (?)*	11q13.2	AD	Fraturas na pré-puberdade que deixam de ocorrer após a adolescência
Síndrome da osteoporose pseudoglioma	*LRP5*	11q13.4	AR	Pseudoglioma óptico, déficit visual, escoliose, baixa estatura, deformidade de extremidades
Síndrome de Marfan	*FBN1*	15q21.1	AD	Alta estatura, hipermobilidade articular, escoliose, alterações oculares e cardíacas, ectasia dural
Síndrome de Loeys-Dietz	*SMAD3*	15q22.33	AD	Classificada em 5 tipos. Osteoporose, escoliose, *pectus carinatum*, alterações vertebrais, úvula bífida, fenda palatina
Hipofosfatasia	*ALPL*	1p36.12	AR	Raquitismo, fraturas, dor óssea, osteopenia, osteoporose, convulsão, hipofosfatasia, hipercalcemia
Doença de Paget juvenil	*TNFRSF11B*	8q24	AR	Macrocrania, deformidade de membros inferiores, elevação acentuada da fosfatase alcalina
Síndrome de Ehlers-Danlos	*COL3A1*	2q32.2	AD	Hipermobilidade articular, hiperextensibilidade da pele, fragilidade vascular cutânea, escoliose
Síndrome de Ehlers-Danlos progeroide tipo 1	*B4GALT7*	5q35.3	AR	Baixa estatura, hipermobilidade articular, hiperextensibilidade da pele, dificuldade de cicatrização
Síndrome de Ehlers-Danlos progeroide tipo 2	*B3GALT6*	1p33.36	AR	Aparência idosa, atraso do desenvolvimento, hipermobilidade articular, hiperextensibilidade da pele
Síndrome de Torg-Winchester	*MMP14*, *MMP2*	16q13-q21	AR	Baixa estatura, fácies grosseira, manchas cutâneas escuras, nódulos subcutâneos, artropatia, osteólise
Doença de Nasu-Kakota	*TREM2*, *TYROBP*	6p21.1 19q13.12	AR	Demência pré-senil, destruição dos ossos trabeculares
Síndrome espôndilo-ocular	*XYLT2*	17q21.33	AR	Platispondilia com aparência de osso de peixe, descolamento de retina, surdez, anomalias cardíacas
Síndrome de Cole-Carpenter	*CRTAP* *P4HB*	3p22 3p24.1-p22	AD	Craniossinostose, proptose ocular, hidrocefalia, esclera azulada, epífises com aparência de pipoca
Síndrome de Hajdu-Cheney	*NOTCH2*	1p12-p13	AD	Acro-osteólise, baixa estatura, dismorfia facial, anomalias vertebrais, cardíacas e renais, surdez neurossensorial
Síndrome RAPADILINO	*RECQL4*	8q24.3	AR	Hipoplasia ou aplasia radial e da patela, ausência dos polegares, dismorfismo facial, fenda palatina, baixa estatura
Displasia cleidocraniana	*RUNX2*	6p21.1	AD	Suturas cranianas abertas, anomalias dentais, malformações vertebrais, sínfise púbica aberta
Displasia gnatodiafisária	*ANO5*, *LGMD2L*, *TMEM16E*	11p14.3	AD	Lesões da mandíbula, esclerose diafisária dos ossos longos
BMND16	*WNT1*	12q13.2	AD	Osteoporose de início na adolescência causada por variante patogênica heterozigótica
BMND18	*PLS3*	Xq23	XL	Osteoporose ligada ao X com fraturas: osteoporose de início precoce com fraturas vertebrais e de ossos longos
Fragilidade óssea lesões cranianas em formato de *donuts*	*SGMS2*	4q25	AD	Osteoporose de início precoce, transluscência craniana, lesões cranianas em formato de donuts
═══	*ARHGAP25*	2p13.3	AD	Osteoporose de início precoce, com fraturas a partir dos 8 anos. Condição rara descrita em uma família finlandesa

QUADRO 3 Etiologia da osteoporose secundária

Distúrbios nutricionais ▪ Desnutrição, anorexia nervosa
Doenças gastrointestinais ▪ Alergia à proteína do leite de vaca, doença inflamatória intestinal, doença celíaca, doença de Wilson, fibrose cística, patologias hepatobiliares, gastrectomia, cirurgia bariátrica
Doenças reumáticas ▪ Artrite reumatoide juvenil, lúpus eritematoso sistêmico, dermatomiosite, espondilite anquilosante
Doenças respiratórias ▪ Asma brônquica, fibrose cística
Doenças renais ▪ Insuficiência renal crônica, síndrome nefrótica, acidose tubular renal
Doenças neuromusculares ▪ Paralisia cerebral, epilepsia, imobilização prolongada, miopatias (p. ex., distrofia muscular de Duchenne), paraplegia, tetraplegia
Doenças endócrinas ▪ Atraso puberal, hipogonadismo, deficiência do hormônio do crescimento, hipotireoidismo e hipertireoidismo, hiperparatireoidismo, diabetes melito tipo 1, hiperprolactinemia, síndrome de Cushing, distúrbios da vitamina D
Doenças hematológicas e oncológicas ▪ Hemoglobinopatias (falcemia, talassemia), hemofilia, leucemia, linfoma, mieloma, mastocitose, neuroblastoma
Doenças dermatológicas ▪ Epidermólise bolhosa
Erros inatos do metabolismo ▪ Homocistinúria, alcaptonúria, galactosemia, mucopolissacaridose, glicogenose, doença de Gaucher
Síndromes genéticas que afetam secundariamente a saúde óssea
Outras doenças ▪ Infecção pelo HIV
Transgeneridade

QUADRO 4 Medicamentos associados à osteoporose

Glicocorticoides
Heparina não fracionada
Anticonvulsivantes (p. ex., fenobarbital, fenitoína, carbamazepina, ácido valproico)
Antidiabéticos orais (p. ex., pioglitazona, rosiglitazona)
Inibidores da aromatase (p. ex., anastrozol, letrozol, exemestano)
Inibidores da bomba de prótons (p. ex., omeprazol, pantoprazol)
Inibidores seletivos da recaptação de serotonina (p. ex., fluoxetina, sertralina, citalopram)
Diuréticos de alça (p. ex., furosemida)
Antirretrovirais (p. ex., lopinavir, ritonavir, zidovudina, lamivudina)
Anticoagulantes (p. ex., heparina, cumarínicos)
Quimioterápicos (p. ex., metotrexato, ciclosporina, ifosfamida, tacrolimo)
Hormônios tireoidianos (levotiroxina)
Análogos do GnRH (leuprorrelina, triptorrelina, gosserrelina)
Antiandrogênios (p. ex., acetato de ciproterona, biclutamida)
Progestínicos (p. ex., acetato de medroxiprogesterona)

crânio; (iii) crianças: fraturas, deformidades ósseas, dentinogênese imperfeita e esclera azulada. O diagnóstico da OI é fenotípico, podendo ser confirmado por testes moleculares. O tratamento com bisfosfonatos diminuiu sua morbimortalidade.

Osteoporose idiopática juvenil

A osteoporose idiopática juvenil (OIJ) é uma condição rara (1:100.000 nascidos vivos), de etiologia desconhecida e curso clínico autolimitado. Acomete igualmente ambos os sexos, manifestando-se de forma insidiosa em crianças previamente saudáveis, na faixa etária pré-puberal.

As manifestações clínicas dependem da gravidade da osteoporose: dor lombar progressiva (com ou sem fraturas vertebrais), dor óssea, artralgia (quadril, joelho e tornozelo), cifose, escoliose, deformidades torácicas, claudicação, dificuldade para deambular e fratura vertebral ou de ossos longos após traumas de baixo impacto. A resolução espontânea é comum ao final da puberdade. O prognóstico é comprometido nos pacientes em que as fraturas causaram deformidades ósseas.

O estudo radiológico mostra fraturas metafisárias e de compressão vertebral e formação de osso osteoporótico (osteoporose neo-óssea), sem calo ósseo nos locais de fraturas. Os exames do metabolismo ósseo são normais. O diagnóstico é clínico, de exclusão e de difícil realização devido à falta de especificidade dos sintomas. Recentemente, foram identificadas variantes patogênicas do *LRP5*.

A OI diferencia-se da OIJ pela presença na OI de: manifestações extraesqueléticas (p. ex., escleras azuladas, dentinogênese imperfeita), maior frequência de fraturas diafisárias, presença de ossos wormianos no crânio, história familiar geralmente positiva e ausência de remissão espontânea. A exclusão de doenças sistêmicas é realizada solicitando exames para afastar leucemia, doença celíaca, hipercortisolismo, hipertireoidismo, hepatopatias, nefropatias e doença de Paget juvenil.

Hipofosfatasia

Causada por variante patogênica do *ALPL* (*alcaline phosphatase mineralization associated*), que codifica a síntese da fosfatase alcalina. Como a fosfatase alcalina não pode ser sintetizada normalmente, seus substratos (pirofosfato inorgânico, piridoxical 5'-fosfato e fosfoetanolamina) se acumulam no organismo, dificultando a mineralização, principalmente devido ao acúmulo do pirofosfato inorgânico (PPi) um inibidor da hidroxiapatita, causando raquitismo e osteomalácia. Sua incidência é de 1:300.000 para recém-nascidos na forma grave e 1:6.700 na forma moderada. As manifestações clínicas são classificadas em seis grupos (Quadro 5).

Outras causas

Outras síndromes e condições médicas causadoras de osteoporose primária são descritas no Quadro 2.

Osteoporose secundária

A osteoporose secundária é causada pela doença de base e/ou seu tratamento.

Doenças crônicas

A osteoporose causada por doenças crônicas resulta de uma combinação de mecanismos. Por exemplo: ingestão alimentar insuficiente ou inadequada, má-absorção intestinal, desnutrição, reduzida exposição à luz solar, diminuição da atividade física, imobilização ao leito, distúrbios hormonais, aumento das citocinas pró-inflamatórias e uso de medicamentos. O efeito desses mecanismos sobre o osso é complexo, podendo tanto aumentar a atividade osteoclástica como inibir a diferenciação dos osteoblastos.

Nas doenças crônicas, a elevação das citocinas pró-inflamatórias (IL-1, IL-6, IL-7) e fatores de necrose tumoral (TNF-alfa, TNF-beta) induzem a diferenciação dos osteoclastos aumentando a reabsorção óssea, diminuem a concentração da osteocalcina e dos fatores de crescimento insuliniformes (IFG), aumentam o catabolismo e causam anorexia, que reduz a ingestão de nutrientes para a manutenção da densidade mineral óssea.

QUADRO 5 Características clínicas, laboratoriais e radiológicas da hipofosfatasia

Forma clínica	Manifestações
Perinatal letal	Hipomineralização óssea difusa e grave diagnosticada por US obstétrica. Na maioria das vezes, o feto é natimorto devido à hipoplasia pulmonar e fraturas de arcos costais. Hipercalcemia, apneia e convulsões são outras manifestações que contribuem para o óbito
Perinatal benigna	Identificada pela US obstétrica. As manifestações esqueléticas podem melhorar com o passar dos anos
Infantil	As manifestações clínicas têm início entre o nascimento e 6 meses de vida, caracterizando-se por: déficit de crescimento, raquitismo, fraturas patológicas, dor óssea, perda prematura da dentição decídua, convulsão por ↓ vitamina B6. O estudo radiológico mostra: osteopenia, osteoporose, sinais radiológicos de raquitismo, defeitos focais nas metáfises ósseas (línguas radiolucentes), pseudofraturas. Laboratorialmente apresenta hipofosfatasia, hipercalcemia
Juvenil	As manifestações clínicas surgem entre 6 meses e 18 anos, caracterizando-se por: baixa estatura, craniossinostose, raquitismo, deformidades esqueléticas, dor óssea, fraturas recorrentes, fraqueza muscular, perda prematura da dentição decídua
Adulta	Diagnosticada em > 18 anos, por osteomalácia, fraturas de estresse (metatarsos, tíbia), condrocalcinose, osteoartropatia, perda precoce da dentição permanente
Odonto-hipofosfatasia	Achado odontológico isolado, embora possa estar presente nas outras formas de hipofosfatasia, caracterizando-se por perda prematura da dentição, alteração da dentina e do esmalte dentário, aumento do número de cáries e perda do osso alveolar

A osteoporose das paralisias e imobilidade (p. ex., paralisia cerebral) é causada pela diminuição da atividade física e redução da tensão mecânica sobre os ossos, aumentando sua reabsorção e diminuindo sua formação.

A hipomineralização óssea das doenças oncológicas pode ser agravada pela quimioterapia, imunossupressão, corticoterapia e radioterapia.

As doenças do colágeno causam osteoporose pela inflamação crônica com produção de citocinas osteoclásticas e pela corticoterapia.

Na leucemia linfoblástica aguda (LLA), 16% das crianças apresentam fratura vertebral ao diagnóstico devido à liberação de interleucinas pelas células leucêmicas, estimulando a atividade osteoclástica. Essa prevalência aumenta nos primeiros 2 anos após o diagnóstico.

A osteoporose da hemofilia tem etiologia multifatorial, incluindo deficiência do fator VIII ou IX, diminuição da atividade física de carga e estímulo inflamatório.

A talassemia causa osteoporose por expansão da medula óssea devido à eritropoiese aumentada e disfunção endócrina pela sobrecarga de ferro, levando a atraso puberal e hipoparatireoidismo.

As hepatopatias crônicas causam osteoporose por diminuição da absorção de cálcio e vitamina D, redução da hidroxilação da vitamina D para 25(OH)vitamina D, diminuição da excreção de ácidos biliares e desnutrição.

As nefropatias crônicas causam osteoporose por aumento do fósforo sérico, diminuição da calcemia e redução da formação da 1,25$(OH)_2$vitamina D.

As síndromes de má-absorção intestinal reduzem a absorção de nutrientes (p. ex., cálcio) e com isso predispõem ao desenvolvimento de osteoporose. Pacientes com doença celíaca podem ter autoanticorpos antiosteoprotegerina, aumentando a reabsorção óssea e contribuindo para a baixa DMO.

A cirurgia bariátrica causa osteoporose ao diminuir a absorção de cálcio devido ao aumento do pH gastrointestinal. Os inibidores da bomba de prótons causam osteoporose por mecanismo semelhante.

O mieloma causa osteoporose pelo aumento da expressão do RANKL pelas células do mieloma, aumentando a osteoclastogênese e a reabsorção óssea.

Na mastocitose sistêmica, a osteoporose decorre da degranulação aumentada dos mastócitos, com liberação de interleucinas e histamina, que promovem a diferenciação osteoclástica.

Na epilepsia, a osteoporose pode ser causada pelo uso de drogas anticonvulsivantes, que induzem as enzimas do sistema CYP450, reduzindo a concentração sérica da 25(OH)vitamina D, e por dieta cetogênica, causando acidose, hipercalciúria e deficiência de micronutrientes.

A fibrose cística causa osteoporose pela má-absorção intestinal de vitaminas lipossolúveis, pelo déficit de crescimento e pelo atraso puberal.

A osteoporose associada ao HIV é multifatorial: baixo peso, inflamação crônica, deficiência de vitamina D e hormônio do crescimento, e hipogonadismo.

Em indivíduos transgênero, o uso de análogos do GnRH antes de começar o tratamento com esteroides sexuais pode causar redução da densidade mineral óssea, que tende a se recuperar após iniciar o tratamento com esteroides sexuais.

Os transtornos alimentares causam osteoporose pelo déficit energético, diminuição da massa corporal e distúrbios hipotalâmicos, incluindo o hipogonadismo.

Doenças endócrinas

A deficiência do GH reduz a concentração do IGF-1, levando a diminuição da DMO ao reduzir a formação óssea mediada por osteoblastos.

O hipogonadismo e o atraso puberal causam aumento da reabsorção óssea e redução da vida média dos osteoblastos.

O hipotireoidismo diminui a formação óssea ao reduzir a formação do osso endocondral. O hipertireoidismo aumenta a atividade osteoclástica.

O hipercortisolismo crônico causa osteoporose (mais acentuada na coluna vertebral), por diminuição da atividade osteoblástica, aumento da atividade osteoclástica, diminuição da absorção intestinal de cálcio, aumento da excreção urinária de cálcio, diminuição da secreção de GH e esteroides sexuais, inibição da síntese de colágeno e fraqueza muscular.

O hiperparatireoidismo diminui a mineralização esquelética ao induzir a produção de RANKL e inibir a osteoprotegerina, aumentando a osteoclastogênese e a reabsorção óssea, o que afeta principalmente os ossos corticais (p. ex., falanges).

O diabetes melito tipo 1 causa diminuição da DMO pela falta da ação anabólica da insulina e de proteínas derivadas das células beta, a exemplo da amilina. Outro mecanismo é a glicação das células mesenquimais, interferindo em sua diferenciação para condrócitos. O uso de tiazolidinedionas no diabetes melito tipo 2 é associado a redução da DMO e maior risco de fraturas em quadril, úmero e ossos das mãos/pés.

Corticoterapia

A osteoporose induzida por glicocorticoides (GIOP: *glucocorticoid-induced osteoporosis*) é a causa secundária mais comum de osteoporose, afetando principalmente a coluna vertebral. Mesmo os corticoides inalatórios podem causar diminuição da densidade mineral óssea a depender da dose e da duração do tratamento.

A incidência de osteoporose em indivíduos usando glicocorticoides por mais de 3 meses varia de 30 a 50%. O risco de fraturas vertebrais aumenta 3 a 6 meses após o início do tratamento, com o risco sendo diretamente relacionado à dose do glicocorticoide. Em pediatria, doses de prednisona ≥ 0,16 mg/kg/dia são suficientes para reduzir a densidade mineral óssea.

A osteoporose da GIOP é causada pela diminuição da formação e aumento da reabsorção óssea, principalmente no osso trabecular. A fragilidade óssea é caracterizada por uma rápida perda óssea (aumento da reabsorção óssea) nos primeiros meses de terapia, seguida de um deficiente anabolismo (diminuição da formação óssea), que predomina a partir dos meses iniciais (Quadro 6).

QUADRO 6 Fisiopatologia da osteoporose induzida por glicocorticoides

Diminuição da absorção intestinal de cálcio + aumento da excreção urinária de cálcio → balanço negativo de cálcio → aumento da reabsorção óssea → diminuição da massa óssea
Proteólise das miofibrilas → diminuição das fibras musculares → miopatia → fraqueza muscular → diminuição da massa óssea
Diminuição do GH, IGF-1, IGFBP-3 → diminuição da formação óssea → diminuição da massa óssea
Diminuição dos esteroides sexuais → hipogonadismo → aumento da reabsorção óssea → diminuição da massa óssea
Aumento da osteoclastogênese (aumento da expressão de RANK-L e diminuição de expressão da osteoprotegerina) + aumento da diferenciação e diminuição da apoptose dos osteoclastos → aumento da reabsorção óssea → diminuição da massa óssea
Diminuição da diferenciação e função dos osteoblastos (aumento da expressão do PPAR-gama e da esclerostina e supressão da sinalização da proteína Wnt) + aumento da apoptose dos osteoblastos (ativação da caspase 3) → diminuição da formação óssea → diminuição da massa óssea
Diminuição da função e aumento da apoptose dos osteócitos (ativação da caspase 3) → diminuição da qualidade da massa óssea

Doenças neuromusculares

Nas doenças neuromusculares, os mecanismos responsáveis pela osteoporose são multifatoriais: fraqueza muscular (atrofia e diminuição das fibras musculares), imobilização, diminuindo a tração mecânica sobre o osso, deficiência de vitamina D (dificuldade alimentar, diminuição da exposição solar pela restrição ao leito), uso de glicocorticoides e liberação de citocinas inflamatórias pelo tecido muscular.

A distrofia de Duchenne, de herança recessiva ligada ao X, é causada por variante patogênica inativadora ou perda de função do *DMD* (*distrophin*), que codifica a proteína distrofina. A perda de distrofina resulta em necrose das miofibras e fraqueza muscular progressiva, com perda do estímulo mecânico sobre o osso. O uso precoce de glicocorticoides diminui a progressão da fraqueza muscular, mas causa osteoporose principalmente das vértebras. O hipogonadismo contribui para redução da DMO.

Homocistinúria

Causada por variante patogênica inativadora ou perda de função do *CBS* (*cystathionine beta-synthase*), levando a deficiência da enzima cistationina-sintetase e acúmulo de homocisteína no sangue e a homocistinúria. As principais manifestações são: alta estatura, hábito marfanoide, osteoporose, déficit cognitivo, descolamento do cristalino e propensão para trombose arterial e venosa. O diagnóstico é feito pelo nível sérico aumentado da homocisteína. O tratamento consiste em dieta pobre em metionina (diminuir a produção de homocisteína) e reposição de vitamina B6 (cofator para cistationina-sintetase).

MANIFESTAÇÕES CLÍNICAS

Na maioria das vezes, a osteoporose é silenciosa e assintomática. Isso leva ao diagnóstico tardio, geralmente em uma fase mais avançada da doença. No indivíduo sintomático, as manifestações clínicas variam de acordo com a idade, a causa e a gravidade do problema e o osso acometido. Por exemplo: OI (fraturas de início precoce, escleras azuladas, dentinogênese imperfeita) e síndrome de Marfan (alta estatura, aracnodactilia, deformidades torácicas).

Algumas condições afetam mais a coluna (hipercortisolismo), outras o fêmur (imobilização), e outras as falanges (hiperparatireoidismo). As fraturas mais comuns são as vertebrais, região proximal do fêmur e antebraço. A depender do osso acometido, as fraturas podem ser clinicamente evidentes ou se traduzir por dor óssea, dor nas costas ou espasmo muscular no local da fratura.

As fraturas vertebrais podem se manifestar com dor nas costas localizadas no local da fratura, ou com dor irradiada para o abdome. A dor geralmente é aguda e exacerbada por movimentos de flexão, extensão, tosse ou espirro. Também se deve suspeitar de sua ocorrência, quando se constatar redução de estatura entre consultas devido à diminuição da altura do corpo vertebral. Fraturas de coluna lombar podem diminuir a cavidade abdominal, causando constipação crônica. Fraturas vertebrais múltiplas podem causar infecções respiratórias e restrição da distensibilidade torácica.

Pacientes com osteoporose grave e múltiplas fraturas podem apresentar baixa estatura, incapacidade de deambular, incapacidade de se cuidar e realizar as atividades da vida diária, dificuldade respiratória (p. ex., fraturas de arcos costais) e distúrbios psicológicos (p. ex., medo e ansiedade em relação à possibilidade de novas fraturas).

AVALIAÇÃO DA DENSIDADE MINERAL ÓSSEA

A absorciometria com raios X de dupla energia (DXA) é o exame padrão-ouro para avaliar a DMO. Ao emitir dois tipos de energia de baixa radiação e quantificar a atenuação que os raios X sofrem ao atravessar os diferentes tecidos do organismo, esse exame permite diferenciar os tecidos corporais em massa gorda, massa magra e conteúdo mineral. Outros exames infrequentemente solicitados são: tomografia computadorizada (TC) quantitativa tradicional, TC quantitativa periférica, radiogrametria, ultrassonografia quantitativa e ressonância magnética.

No tecido ósseo, a DXA é capaz de mensurar o conteúdo mineral ósseo (CMO, expresso em gramas), que ao ser dividido pela área óssea fornece uma estimativa da densidade mineral óssea (DMO, expressa em g/cm^2). Portanto, a DXA é uma medida bidimensional (2D) de um objeto tridimensional (3D), uma vez que não avalia a profundidade do osso. Assim, não avalia a densidade mineral óssea real, que deveria ser medida em g/cm^3 (densidade mineral óssea volumétrica). A DXA detecta perdas ósseas de até 5% enquanto o estudo radiológico convencional só detecta perdas ósseas superiores a 30 a 50%. A DMO pode ser baixa devido a artefatos, pode ser normal em crianças com osteoporose e pode até mesmo ser aumentada nas doenças ósseas esclerosantes.

NOMENCLATURAS EM DENSITOMETRIA

A seguir é apresentada a norma padrão para descrever algumas siglas utilizadas em densitometria:

- Correto = DXA e não DEXA.
- Correto = T-score e não T score, T-escore ou t score.
- Correto = Z-score e não Z score, Z-escore ou z score.

CASAS DECIMAIS PARA VALORES DE DXA

A seguir é apresentada a norma padrão para descrever as casas decimais utilizadas nos resultados da densitometria:

- CMO: 2 casas decimais (p. ex., 32,80 g).
- DMO: 3 casas decimais (p. ex., 0,925 g/cm^2).
- T-score: 1 casa decimal (p. ex., –2,5).
- Z-score: 1 casa decimal (p. ex., –2,0).
- Área: 2 casas decimais (p. ex., 42,18 cm^2).

DENSITOMETRIA NA AVALIAÇÃO DA BAIXA DENSIDADE MINERAL ÓSSEA

O Quadro 7 mostra a definição diagnóstica de hipomineralização óssea (osteopenia e osteoporose) em crianças e adultos de acordo com a International Society of Clinical Densitometry (ISCD).

Uma vez que durante o crescimento a área óssea não aumenta na mesma proporção que o volume, crianças com baixa estatura têm a DMO subestimada. Para corrigir esse problema, pode-se calcular a DMO de acordo com a altura-idade (idade em que a altura do paciente corresponde ao percentil 50%) ou expressar os resultados, calculados por fórmulas, em g/cm^3, refletindo a DMO volumétrica e não areal.

Existem diversos fabricantes e aparelhos de DXA. Cada aparelho tem uma base de dados própria para os cálculos dos resultados, o que limita a comparação de exames realizados por máquinas diferentes. Por isso, não se recomenda fazer exames de seguimento usando aparelhos de diferentes fabricantes e até mesmo em aparelhos do mesmo fabricante em clínicas diferentes.

A região topográfica e a interpretação da DXA variam entre adultos e crianças:

QUADRO 7 Diagnóstico de hipomineralização óssea em crianças e adultos

Faixa etária	Critérios diagnósticos
Adultos (mulheres menopausadas e homens > 50 anos)	▪ Osteopenia = DMO entre -1,01 e -2,49 DP (T-score) da média de adultos jovens ▪ Osteoporose = DMO igual ou inferior a -2,5 DP (T-score) da média de adultos jovens ▪ Osteoporose grave = DMO igual ou inferior a -2,5 DP (T-score) da média de adultos jovens associada a uma ou mais fraturas patológicas
Adultos (mulheres na menacme e homens < 50 anos)	▪ Baixa DMO para idade = DMO igual ou inferior a -2,0 DP (Z-score) da faixa esperada para a idade ▪ Osteoporose: baixa DMO + causa secundária (p. ex., corticoterapia crônica)
Crianças	▪ Baixa DMO para a idade = DMO inferior a -2,0 DP (Z-score) da média de crianças da mesma idade e sexo. Não usar o termo "osteopenia" ▪ Osteoporose: – ≥ 1 fratura vertebral na ausência de doença ou trauma de alto impacto, independentemente do resultado da densitometria – Baixa DMO e ≥ 2 fraturas de ossos longos antes dos 10 anos de idade – Baixa DMO e ≥ 3 fraturas de ossos longos antes dos 19 anos de idade

DMO: densidade mineral óssea; DP: desvio-padrão.

- Em adultos, a avaliação da massa óssea pela DXA é habitualmente realizada no corpo inteiro, coluna lombar anteroposterior (L1-L4), colo femoral e fêmur total (não se usa o trocanter e o triângulo de Ward para fins diagnósticos). O estudo da coluna avalia o osso trabecular e o estudo do colo do fêmur, o osso cortical.

Nas mulheres menopausadas e homens com idade > 50 anos, os resultados da DMO são expressos em T-score, ou seja, o número de desvios-padrão abaixo da média de indivíduos jovens, do mesmo sexo, no pico da massa óssea (20 a 30 anos). Nessa faixa etária, de acordo com a Organização Mundial de Saúde (OMS), a osteoporose é definida quando a DMO é ≤ 2,5 desvios-padrão (T-score) da média; e osteopenia quando a DMO está entre -1,01 e -2,49 desvios-padrão (T-score) abaixo dessa média. Esses resultados têm forte relação com o risco de fratura.

- Em crianças, a DXA é realizada na coluna lombar anteroposterior (L1 a L4) e no corpo inteiro (excluindo a cabeça). A cabeça é excluída da análise porque representa uma grande porção da massa óssea que varia pouco com o crescimento, atividade ou doença. A DXA da coluna lombar é um método especialmente útil para crianças < 5 anos, e a DXA de corpo inteiro para > 5 anos. Esses sítios anatômicos permitem avaliar tanto o osso trabecular como o cortical. Por exemplo: (i) coluna lombar (95% de osso trabecular e 5% de osso cortical); e (ii) colo femoral (75% de osso cortical e 25% de osso trabecular). Nas crianças com dificuldade de se posicionar (p. ex., paralisia cerebral, escoliose grave), é possível fazer a DXA da região lateral do fêmur ou 1/3 distal do rádio não dominante (antes de solicitar, verificar se existem valores de referência pediátricos).

Em crianças, adolescentes e adultos jovens (mulheres na menacme e homens com idade < 50 anos), os resultados da DMO são expressos em Z-score, ou seja, o número de desvios-padrão abaixo da média de indivíduos da mesma idade, sexo, tamanho (peso e altura) e etnia. A definição de osteoporose infantil inclui critérios clínicos e densitométricos estabelecidos pela ISCD: (i) ≥ 1 fratura por compressão vertebral na ausência de trauma de alta energia ou doença local, independentemente do resultado da DMO; ou (ii) relato de fratura clinicamente significativa acompanhada por DXA com Z-score ≤ -2,0. A história de fratura é considerada clinicamente significativa quando tiverem ocorrido ≥ 2 fraturas de ossos longos até os 10 anos de idade ou ≥ 3 fraturas de ossos longos até os 19 anos.

Esses critérios diagnósticos de osteoporose para crianças e adolescentes, embora evitem o excesso diagnóstico e o tratamento intempestivo com bisfosfonatos, pode levar ao subdiagnóstico. Por exemplo, no paciente com DMO ≤ -2 Z-score, as diretrizes recomendam esperar por uma segunda ou terceira fratura de osso longo antes de se diagnosticar a osteoporose, o que pode atrasar o tempo da intervenção. Ao seguir essas diretrizes de forma rígida, pacientes com fragilidade óssea (p. ex., displasia esquelética), e que tenham apenas uma fratura na apresentação inicial, não serão diagnosticados como tendo osteoporose, com sérias consequências decorrentes desse atraso diagnóstico. Portanto, em algumas situações o diagnóstico de osteoporose deve considerar não apenas a combinação de DMO e fraturas prévias, mas levar em consideração outros fatores. Por exemplo: características das fraturas (local, mecanismo, grau ou intensidade do trauma, características radiológicas), história familiar de fragilidade óssea e fenótipo.

ABORDAGEM DIAGNÓSTICA

Nos pacientes com relato de fratura e sem alterações clínicas sugestivas do diagnóstico, é importante afastar lesões acidentais (p. ex., esportes), raquitismo, uso de medicamentos, doenças crônicas subclínicas, síndromes genéticas e causas monogênicas de osteoporose. Mesmo quando a suspeita diagnóstica for óbvia é importante estar atento a possibilidades raras, por exemplo, a coexistência de distrofia muscular de Duchenne e osteogênese imperfeita ou pseudoacondroplasia.

História clínica

- História gestacional e neonatal.
- Diagnóstico da baixa DMO ou osteoporose: quando e como foi realizado.
- História de fraturas: idade de início (intraútero ou pós-natal), mecanismo da fratura (traumática, espontânea), ossos afetados, confirmação radiológica, tempo para consolidação, deformidades pós-fraturas.
- Desenvolvimento puberal.
- Dor óssea, dor nas costas ou em coluna, diminuição da estatura (fratura vertebral).
- Espasmos musculares (sugerem fratura) e sua localização.
- Dificuldade para andar, claudicação.
- Deformidades ósseas.
- História nutricional: alimentação (VO, SNG, parenteral); ingestão de cálcio e de vitaminas (C, D e K), consumo excessivo de refrigerantes.
- Transtornos alimentares (p. ex., anorexia nervosa).
- Consumo de álcool e/ou tabagismo.
- Tríade da adolescente atleta: anorexia + amenorreia + osteoporose.
- Doenças crônicas e neoplásicas atuais e pregressas.
- Doenças endócrinas (p. ex., diabete melito tipo 1, hipertireoidismo, hipogonadismo).
- Atividade física, imobilização ao leito, uso de cadeira de rodas.
- Medicamentos (p. ex., glicocorticoides, anticonvulsivantes, quimioterápicos).
- Exposição à luz solar.
- Déficit visual (p. ex., pseudoglioma, síndrome de Marfan, homocistinúria).
- Déficit auditivo (osteogênese imperfeita).
- Síndromes associadas à hipomineralização (p. ex., Turner, Klinefelter).
- História familiar de osteoporose, fraturas, displasias ósseas.
- História sugestiva de maus-tratos (p. ex., equimoses e hematomas em áreas não expostas, hemorragia de retina, fraturas cranianas complexas, fraturas de arcos costais posteriores, esterno, escápula, processo espinhoso e metafisárias).
- Avaliação de radiografias, densitometria e exames do metabolismo ósseo previamente realizados.
- Tratamento em uso.

Exame físico

- Sinais vitais.
- Altura (alta estatura na síndrome de Marfan e homocistinúria).
- Peso (p. ex., diminuído na desnutrição, aumentado no hipercortisolismo).
- Índice de massa corporal: importante nos transtornos alimentares, doenças crônicas.
- Envergadura, razão segmento superior/segmento inferior, razão altura sentada/altura em pé.
- Olhos (esclera azulada na OI, ectopia do cristalino na homocistinúria, síndrome de Marfan e síndrome de Ehlers-Danlos, e cegueira no pseudoglioma).
- Audição (déficit de audição na OI).
- Dentes (dentinogênese imperfeita na OI).
- Pele (hiperelasticidade nas doenças do tecido conectivo).
- Articulações (frouxidão ligamentar nas doenças do tecido conectivo, contraturas, alargamento de punhos e tornozelos).
- Extremidades (fraturas e deformidades).

- Coluna (escoliose, lordose, cifose, dor localizada), sugerindo fratura vertebral.
- Avaliação puberal (excluir hipogonadismo).
- Sinais de doenças crônicas associadas à osteoporose (p. ex., hepatopatia).
- Sinais sugestivos de maus-tratos (p. ex., equimoses e hematomas em áreas não expostas, hemorragia de retina, fraturas cranianas complexas, fraturas de arcos costais posteriores, esterno, escápula, processo espinhoso e metafisárias, quando o mecanismo da lesão não justifica a fratura ou é relatado como desconhecido).

Exames laboratoriais iniciais

Os exames laboratoriais solicitados na investigação diagnóstica inicial da osteoporose são:

- Hemograma: leucemia, anemia, leucocitose das doenças inflamatórias.
- Velocidade de hemossedimentação, proteína C-reativa: processos inflamatórios.
- Ureia, creatinina: nefropatia.
- AST, ALT, GGT: hepatopatia.
- Proteína total e frações: função hepática e albuminemia para correção do valor do cálcio sérico na presença de hipoalbuminemia.
- Fosfatase alcalina: hipofosfatasia ou hiperfosfatasia. Usar valores de referência de acordo com sexo e idade (Quadro 8).
- Cálcio total, cálcio iônico, fósforo, magnésio: usar valores de referência adequados para a idade (Quadro 9). Corrigir o cálcio total pela albumina usando a fórmula: Ca^{++} total corrigido (mg/dL) = [Ca^{++} total (mg/dL) + 0,8 × (4 – albumina (g/L)].
- Sódio, cloro, potássio, reserva alcalina: acidose tubular renal.
- Glicemia: diabetes melito.
- Gasometria: acidose tubular renal.
- T4 livre, T3, TSH: disfunção tireoidiana.
- PTH intacto: hiperparatireoidismo.
- 25(OH)vitamina D: suficiência = 20 a 100 ng/mL.
- Iga total, anticorpo antitransglutaminase: doença celíaca.
- Sumário de urina.
- Razão cálcio:creatinina, em amostra randômica de urina: investigar hipercalciúria. Esse índice varia de acordo com a faixa etária (Quadro 10). O cálculo para sua obtenção é: Razão cálcio:creatinina = [Ca^{++} urinário (mg/dL) / creatinina urinária (mg/dL)].
- Dosagem de cálcio em urina de 24 horas: investigar hipercalciúria, que está presente em quase todas as causas de hipercalcemia, exceto na hipercalcemia

QUADRO 8 Valores de referência para a fosfatase alcalina em crianças e adolescentes

Idade	Ensaio laboratorial (U/L)									
	Abbott Architect		Beckman Coulter		Ortho Vitros		Roche Cobas		Siemens Vista	
	F	M	F	M	F	M	F	M	F	M
0-14 dias	90-273	97-273	77-237	77-237	91-256	91-256	83-248	83-248	81-249	81-249
15 dias-1 ano	134-518	134-518	116-450	116-450	131-476	131-476	122-469	122-469	122-473	122-473
1-10 anos	156-369	156-369	135-320	135-320	151-342	151-342	142-335	142-335	142-336	142-336
10-13 anos	141-460	141-460	122-400	122-400	137-424	137-424	129-417	129-417	128-420	128-420
13-15 anos	62-680	127-517	52-243	109-449	66-262	124-474	57-254	116-468	55-255	115-471
15-17 anos	54-128	89-365	46-110	77-317	59-126	91-339	50-117	82-331	49-116	81-333

QUADRO 9 Valores de referência do cálcio total (1 mg/dL = 0,24 mmol/L), cálcio iônico e fósforo (1 mg/dL = 0,31 mmol/L), de acordo com a faixa etária

Faixa etária	Cálcio total (mg/dL)	Cálcio iônico (mmol/L)	Fósforo (mg/dL)
1-11 meses	8,8-11,3	1,22-1,40	4,8-7,4
1-5 anos	9,4-10,8	1,22-1,32	4,5-6,5
6-12 anos	9,4-10,3	1,15-1,32	3,6-5,8
13-18 anos	8,8-10,2	1,12-1,30	2,3-4,5

hipocalciúrica familiar. A hipercalciúria é definida pela excreção renal de cálcio > 4 mg/kg/dia.

- Fração de excreção renal do cálcio (FECa): na variante patogênica inativadora do CaSR, os pacientes não aumentam a excreção urinária de cálcio apesar da hipercalcemia, uma vez que a variante patogênica também se expressa nos túbulos renais. Nesses casos, a FECa é baixa, com valores inferiores a 0,01. O cálculo para sua obtenção é: FECa = [(Ca^{++} urinário / Ca^{++} sérico total) × (creatinina sérica × creatinina urinária)].

QUADRO 10 Valores de referência da razão cálcio:creatinina urinária, em amostra randômica de urina, de acordo com a idade

Idade	Razão cálcio:creatinina urinária (mg de cálcio/mg de creatinina)
1-12 meses	0,03-0,81
13-23 meses	0,03-0,56
24-35 meses	0,02-0,50
3-4 anos	0,02-0,41
5-6 anos	0,01-0,30
7-9 anos	0,01-0,25
10-14 anos	0,01-0,24
> 14 anos	0,01-0,24

Fonte: Matos et al., 1997.

Exames laboratoriais solicitados a depender da suspeita diagnóstica

- Cloro no suor: fibrose cística.
- Creatinofosfoquinase (CK): aumentada na distrofia muscular de Duchenne.
- Homocisteína: elevada na homocistinúria.
- Ceruloplasmina e cobre: doença de Wilson.
- Anticorpos anti HIV-1 e HIV-2: aids.
- Testosterona, estradiol, LH, FSH: hipogonadismo.
- IGF-1, IGFBP-3: deficiência do GH.
- Cortisol livre na urina de 24 horas, cortisol salivar à meia-noite: hipercortisolismo.
- Outros marcadores do metabolismo ósseo (p. ex., osteocalcina, hidroxiprolina).
- Triptase sérica e excreção urinária de histamina: mastocistose sistêmica.
- Sequenciamento de nova geração: OI, osteoporose sindrômica ou primária.
- Exoma, genoma: OI, osteoporose sindrômica ou primária.
- Biópsia óssea (crista ilíaca): indicada raramente quando a etiologia permanece desconhecida apesar dos exames iniciais. A biópsia mostra informações qualitativas e quantitativas da microarquitetura óssea, matriz óssea e mineralização, além de mostrar parâmetros dinâmicos de formação e reabsorção óssea ao se usar a marcação com tetraciclina.

Exames de imagem

Como os estudos radiológicos só mostram perda óssea superior a 30 a 50%, eles são pouco sensíveis para diagnosticar a osteoporose e para monitorar a resposta terapêutica. Entretanto, são úteis para investigar a etiologia da osteoporose e avaliar o comprometimento e fraturas dos corpos vertebrais. Os exames mais solicitados são:

- Radiografia lateral da coluna toracolombar: é o método padrão-ouro para detectar fraturas vertebrais (T4 a L4), apesar da significante exposição à radiação. As vértebras T1 a T3 não são examinadas pela dificuldade de visualizá-las devido à interposição com órgãos intratorácicos e os ombros. Para a radiografia das vértebras torácicas, o raio é centralizado em T7, e para lombar, em L3. Em crianças pequenas, o exame de toda a coluna pode ser feito centralizando o raio em T12.

A avaliação das fraturas vertebrais osteoporóticas é feita utilizando o escore semiquantitativo de Genant (1993), que classifica as fraturas vertebrais osteoporóticas de acordo com seu grau de deformidade: grau 0 = normal, grau 1 = discreta (< 25%), grau 2 = moderada (25 a 40%), grau 3 = grave (> 40%).

O *Vertebral Fracture Assessment* (VFA) é um *software* utilizado para avaliar fraturas vertebrais usando o DXA. Provavelmente esse exame substituirá a radiografia de coluna, como método diagnóstico para avaliar fraturas vertebrais na população pediátrica por ser isento de radiação. Não é amplamente disponível e tem pouca acurácia em avaliar fraturas localizadas na região torácica em crianças pequenas. O diagnóstico de fratura vertebral na ausência de trauma é indicativo de osteoporose independentemente do resultado da DXA.

- Radiografia de ossos longos: avaliar fraturas e deformidades ósseas e auxiliar na distinção entre OIJ (fraturas metafisárias) e OI (fraturas diafisárias).
- Radiografia de crânio: avaliar ossos wormianos na OI.

Densitometria óssea

O DXA é o padrão-ouro para avaliar a DMO, sendo indicado para investigar pacientes com fratura de baixo impacto, doença óssea primaria e risco de doença óssea secundária, monitorar o efeito das intervenções terapêuticas e previsão do risco de fraturas. O Quadro 11 descreve os cuidados a serem observados quando da solicitação, realização e interpretação desse exame.

ABORDAGEM TERAPÊUTICA

A abordagem terapêutica deve, idealmente, ser realizada por uma equipe multidisciplinar incluindo médico, fisioterapeuta, terapeuta ocupacional, nutricionista, enfermeira, psicólogo e assistente social. Além disso, é importante que o serviço tenha acesso a ortopedista, dentista e cirurgião da coluna.

Medidas gerais

Tratamento da doença de base

O tratamento da doença de base varia de acordo com a etiologia. Por exemplo: suspender medicamentos associados a uma deficiente mineralização óssea, orientar plano alimentar sem glúten na doença celíaca, reposição de bicarbonato na acidose tubular renal, quimioterapia na leucemia, administração de esteroides sexuais no atraso puberal, antitireoidianos no hipertireoidismo, orientação nutricional e psicoterápica nos transtornos alimentares.

Alimentação saudável

Recomenda-se uma alimentação saudável, com alimentos ricos em cálcio e vitamina D e com conteúdo adequado de proteínas, potássio, magnésio, cobre, vitamina C e vitamina K.

Estímulo à atividade física

Para pacientes com redução leve a moderada da DMO e com deambulação normal, recomendar ativi-

QUADRO 11 Cuidados na solicitação, realização e interpretação da DXA

Quando da solicitação
▪ Faixa etária: a maioria das máquinas dispõe de banco de dados para crianças > 5 anos; e algumas, > 3 anos ▪ O intervalo mínimo entre os exames é de 6-12 meses ▪ Não usar suplementos de cálcio e vitaminas 24-48 horas antes do exame ▪ Solicitar a DXA 5-10 dias após a realização de exames radiológicos com contraste ▪ A gestação é uma contraindicação para a DXA ▪ Em pediatria, solicitar DXA de corpo inteiro (excluindo cabeça) e coluna lombar (L1-L4), exceto em situações clínicas especificas, quando será solicitado DXA do fêmur distal lateral ou 1/3 distal do rádio não dominante ▪ Descrever interferentes (p. ex., escoliose, implantes metálicos, uso de comprimidos de cálcio logo antes do exame, uso de contrastes radiológicos baritados)
Quando do exame
▪ Retirar roupas e adereços que contenham metal e possam interferir no resultado do exame ▪ Gesso, bolsa de ostomia, implantes metálicos e sondas enterais podem ser fonte de artefato ▪ Posicionamento do paciente: a coluna deve estar centralizada e o eixo vertebral deve estar reto ▪ Evitar artefatos de movimento, solicitando ao paciente que não se mexa durante o procedimento ▪ Não realizar o exame se não for possível posicionar o paciente de modo apropriado ▪ Etiquetagem das vértebras: a imagem deve mostrar o meio de T12 (identificada como a vértebra ao lado da qual saem os últimos arcos costais) até o meio de L5 (identificada como a vértebra margeada pelas cristas ilíacas). Desse modo, L1 a L4 ficam entre T12 e L5. Linhas coloridas são usadas para delimitar as estruturas ósseas estudadas ▪ Crianças com dificuldade de se posicionar (paralisia cerebral, distrofias musculares, desvios importantes da coluna, uso de próteses) devem ser avaliadas pela DXA do fêmur distal lateral ou 1/3 distal do rádio
Quando da interpretação dos resultados
▪ Verificar fabricante do aparelho, modelo e versão do *software* ▪ Só comparar resultados de exames realizados pela mesma máquina ▪ Em crianças, adolescentes e adultos jovens, o resultado é expresso em Z-score ▪ Checar se a etiquetagem das vértebras foi correta ▪ Se houver diferença > 1 DP entre duas vértebras adjacentes, excluir a vértebra de maior densidade ▪ Além do resultado da DXA em Z-score, avaliar o CMO (gramas) e DMO areal (cm^2) ▪ Fraturas vertebrais, com achatamento ósseo, podem sugerir uma falsa melhora da DMO ▪ Exames sequenciais mostrando diminuição do Z-score da DMO ≥ 0,5 indicam perda significativa da massa óssea ▪ Vértebras e ossos afetados por alterações morfológicas ou estruturais (p. ex., hastes metálicas, fraturas) devem ser excluídos da interpretação. Nesses casos, usar sítios alternativos (fêmur distal lateral, 1/3 distal do rádio) ▪ Nos pacientes com atraso puberal, ajustar a data de nascimento para a idade óssea ▪ Nos pacientes com baixa estatura, ajustar o Z-score da DMO para o Z-score da altura para a idade (P50) ▪ Pacientes com doença renal crônica e fragilidade óssea nem sempre terão alteração na DXA ▪ Comparação com resultados anteriores (se for exame subsequente)

dade física regular, pelo menos 60 minutos/dia, com preferência para as atividades que promovam carga (andar, correr) que têm mais efeito sobre a mineralização óssea do que os exercícios que não promovem carga. A escolha da atividade física deve levar em consideração a gravidade da osteoporose e o risco de novas fraturas. Esportes de contato e/ou de alto impacto (p. ex., futebol) e esportes que colocam força adicional na coluna (p. ex., equitação) devem ser evitados. O uso de aparelhos de vibração de alta frequência e baixa amplitude de corpo inteiro pode promover efeitos anabólicos sobre o osso pelas vibrações transmitidas ao esqueleto e pelos efeitos neuromusculares.

Cuidado com a manipulação

Os cuidadores devem ser orientados quanto aos movimentos realizados durante o banho, trocas de roupa e transferências de um local para outro, uma vez que se realizados de maneira brusca podem causar fraturas. Pacientes com redução grave da DMO e história de múltiplas fraturas (p. ex., OI) devem realizar fisioterapia com cuidado especial para que os movimentos não levem à ocorrência de novas fraturas. Do mesmo modo, cuidado especial deve ser tomado em procedimentos de acesso venoso (p. ex., tentar estirar o braço), acesso à via aérea (p. ex., intubação traqueal), broncoscopia, colocação de sondas nasogástricas ou nasoenterais, pelo risco de fratura vertebral e deslocamento atlantoaxial. Fraturas de dentes (p. ex., dentinogênese imperfeita) são outra complicação possível com o uso do laringoscópio.

Outras medidas

Deixar de fumar, diminuir/suspender o consumo de bebidas alcoólicas, reduzir/suspender o consumo de refrigerantes tipo "cola" e cafeína e prevenir quedas (sapatos com solas antiderrapantes, barras de apoio no banheiro e ao lado do vaso sanitário, não usar tapetes na casa, evitar medicamentos que deprimam a consciência ou que alterem o equilíbrio) são medidas adicionais a serem implementadas no tratamento não farmacológico da osteoporose.

Intervenção farmacológica

O tratamento farmacológico pode ser realizado com medicamentos antirreabsortivos (inibidores da reabsorção óssea) e medicamentos anabólicos (estimuladoras da formação óssea).

Suplementação de cálcio e vitamina D

Orientar uma dieta rica em cálcio e vitamina D. Caso haja deficiência comprovada de cálcio, ele é reposto habitualmente sob a forma de carbonato de cálcio (40% de cálcio elementar) na dose de 30 a 50 mg/peso calórico/dia de cálcio elementar (máximo: 2 g/dia), via oral, a cada 8 horas (Quadro 12). Citrato de cálcio ou citrato malato de cálcio são indicados em condições associadas a menor acidez gástrica (p. ex., inibidores da bomba de prótons, cirurgia bariátrica), ou quando for necessária melhor absorção.

A insuficiência e a deficiência de vitamina D são tratadas com a reposição de 800 a 2.000 UI/dia para manter os níveis séricos da 25(OH)vitamina D entre 20 e 100 ng/mL. Em algumas situações (p. ex., doença de Crohn, cirurgia bariátrica), doses maiores de cálcio e/ou vitamina D podem ser necessárias. As preparações de vitamina D disponíveis são resumidas no Quadro 13.

Também é disponível no Brasil a 25(OH)vitamina D ou calcifediol (Addera Max® e DPrev Ative®: comp.: 10 mcg). O calcifediol é absorvido pelo sistema porta e não pelo sistema linfático (sendo independente da absorção de gordura), é mais hidrofílico, não necessita de hidroxilação hepática para sua ativação, aumenta os níveis séricos de 25(OH)vitamina D mais rapidamente e é menos propenso a ser sequestrado no tecido adiposo. A dose usual é de 10 a 20 mcg, VO, 1 vez/dia. Indicado para deficiência de vitamina D em pacientes com doença hepática grave, síndromes de má-absorção intestinal (p. ex., pós-cirurgia bariátrica, doença celíaca, síndrome do intestino curto), obesidade, doença renal crônica não dialítica, raquitismo dependente da vitamina D tipo 1B e uso de medicamentos que inibem a ação das enzimas CYP450.

Medicamentos inibidores da reabsorção óssea

Bisfosfonatos

Os bisfosfonatos são fármacos antirreabsortivos ósseos indicados para o tratamento de fragilidade óssea. Eles agem inibindo o número e a atividade dos osteoclastos e com isso diminuindo a reabsorção óssea. Além disso, exercem efeito positivo na formação óssea, prevenindo a apoptose de osteoblastos e osteócitos. Como resultado, aumentam a mineralização óssea, diminuem as dores ósseas, melhoram a mobilidade, reduzem a incidência de fraturas e aumentam a velocidade de crescimento. Os efeitos terapêuticos são observados nos primeiros 2 a 4 anos do tratamento. Os bisfosfonatos podem permanecer muito tempo no osso recém-formado, fazendo com que seus efeitos farmacológicos durem até anos após a suspensão do tratamento.

Em pediatria, não existe consenso em relação ao melhor bisfosfonato, sua dose, frequência e duração da terapia, nem as possíveis repercussões após sua suspensão (p. ex., perda da massa óssea). Em adultos, o uso seguro de bisfosfonatos tem sido relatado até por mais de 15 anos de terapia.

Os bisfosfonatos podem ser classificados em: (i) compostos que não contêm nitrogênio (etidronato, clodronato e tiludronato) e que produzem análogos tóxicos de trifosfato-adenosina, causando morte celu-

QUADRO 12 Apresentações comerciais de cálcio para uso por via oral

Nome comercial	Apresentação	Outros componentes	Mg de Ca^{++} elementar
Carbonato de cálcio			
Os-Cal 500®	Comprimido revestido (1.250 mg)		500
NeshCálcio®	Comprimido simples (1.250 mg)		500
Fosfato de cálcio básico + colecalciferol			
Bonecal D®	Comprimido revestido (1.666 mg)	400 UI (vitamina D)	600
Citrato de cálcio			
Miocalven D®	Sachê (diluir em 100 mL)	200 UI (vitamina D)	500
Oscal Cit®	Comprimido	–	500
Oscal Cit®	Sachê (diluir em 100 mL)	200 UI (vitamina D)	500
Citrato malato de cálcio			
Prosso®	Comprimido	100 UI (vitamina D)	250
Prosso D+®	Comprimido	1.000 UI (vitamina D)	250
Prosso KM®	Comprimido	200 UI (vitamina D) 65 mcg (vitamina K2) 39 mg (magnésio)	250
Prosso D+ KM®	Comprimido	1.000 UI (vitamina D) 65 mcg (vitamina K2) 39 mg (magnésio)	
Addera Cal® 1.000 UI	Comprimido	1.000 UI (vitamina D)	250
Addera Cal® 2.000 UI	Comprimido	2.000 UI (vitamina D)	250
Calde MAG®	Comprimido	100 UI (vitamina D) 62,5 mg (magnésio)	125
Sarcopore®	Sachê (diluir em 250 mL)	2.000 UI (vitamina D) 65 mcg (vitamina K2) 9,1 g (proteína)	500
DPrev Cálcio® 1.000 UI	Comprimido	1.000 UI (vitamina D) 55 mcg (vitamina K2) 65 mg (magnésio)	260
DPrev Cálcio® 2.000 UI	Comprimido	2.000 UI (vitamina D) 55 mcg (vitamina K2) 65 mg (magnésio)	260
Fixare®	Comprimido	1.000 UI (vitamina D) 55 mcg (vitamina K2) 65 mg (magnésio)	250

QUADRO 13 Preparações comerciais de colecalciferol (40 UI = 1 mcg ou 1 UI = 25 ng)

Apresentação	Nome comercial	UI de vitamina D
Cápsula mole	Sany D 800®	800 UI
Cápsula mole	Addera D3®, AltaD Caps®, Depura®, Ohde Caps®	1.000 UI
Comprimido revestido	Addera D3®, Dprev®, Depura®, Sany D®, AltaD®	1.000 UI
Cápsula mole	Depura®, Dprev Caps®, Decole Caps®, Damater D®	2.000 UI
Comprimido revestido	AltaD®, Depura®, Dprev®, Sany D®, Decole®	2.000 UI
Comprimido orodispersível	Depura®, Medvit D3	2.000 UI
Cápsula mole	Addera D3®, Doss®, Degen®, Dropy-D®	3.000 UI
Cápsula mole	Addera D3®, Dropy-D®	4.000 UI
Comprimido revestido	AltaD®, Decole®, Depura®, Dprev®, Sany D®	4.000 UI
Cápsula mole	Addera D3®, Dprev Caps®, Dvitta®, Decole Caps®	5.000 UI
Comprimido revestido	Addera D3®, Dprev®, Depura®, AltaD®, Decole®	5.000 UI
Comprimido mastigável	InpruvD®	5.000 UI
Cápsula mole	Addera D3®, AltaD Caps®, Depura®, Dprev Caps®	7.000 UI
Comprimido revestido	AdderaD3®, Dprev®, Depura®, AltaD®, Decole®	7.000 UI
Comprimido orodispersível	Depura®, Medvit D3	7.000 UI
Comprimido mastigável	InpruvD®	7.000 UI
Cápsula mole	Addera D3®, DprevCaps®, Decole Caps®, Dphar®	10.000 UI
Comprimido revestido	Addera D3®, Depura®, Defull®, AltaD®, Decole®	10.000 UI
Cápsula mole	InpruvD®	10.000 UI
Cápsula mole	Addera D3®	14.000 UI
Comprimido revestido	AltaD®, Decole®, Depura®, Dprev®, Sany D®	14.000 UI
Cápsula mole	AltaD Caps®, Degen®, Doss®, Ohde Caps®	15.000 UI
Comprimido revestido	Gran-D®	22.400 UI
Cápsula mole	Addera D3®, Depura®, MedvitD3®	30.000 UI
Comprimido revestido	Addera D3®, Dropy-D®	30.000 UI
Comprimido orodispersível	Depura®, Medvit D3	30.000 UI
Cápsula mole	Addera D3®, AltaD Caps®, Depura®, Dprev Caps®	50.000 UI
Comprimido revestido	Addera D3®, Dprev®, Depura®, AltaD®, Decole®	50.000 UI
Comprimido orodispersível	Depura®, Medvit D3	50.000 UI
Comprimido mastigável	InpruvD®	50.000 UI
Cápsula mole	Addera D3®	60.000 UI
Comprimido revestido	AltaD®, Decole®, Depura®, Dprev®, Sany D®	100.000 UI
Solução oral	Addera D3®, GrowD®, Sany D®, Aidê3®	1 gota = 200 UI
	Addera D3®, DPrev®, NeoQuímicaKids®	1 gota = 400 UI
	Alta D®, Depura®,	1 gota = 500 UI
	Addera D3®, DPrev®	1 gota = 600 UI
	Addera D3®, DPrev®, Doss®	1 gota = 1.000 UI
	Vita D3®, Font D®,	1 gota = 2.000 UI
	Dprev Gotas®	1 gota = 5.000 UI
Solução *spray* (uso sublingual)	Simpli-D® 1.000 UI	1 jato = 1.000 UI
	Simpli-D® 2.000 UI	1 jato = 2.000 UI

lar; e (ii) compostos contendo nitrogênio ou aminobisfosfonatos (alendronato, pamidronato, risedronato, ibandronato, zoledronato), que não produzem análogos tóxicos. Os bisfosfonatos não nitrogenados não são utilizados no tratamento da osteoporose, sendo reservados para o tratamento de osteólise secundária a metástases de tumores sólidos ou neoplasias hematológicas.

Outra classificação os divide naqueles que podem ser administrados por via oral (p. ex., alendronato, risedronato) e endovenosa (p. ex., pamidronato, zoledronato, ibandronato, neridronato). Em relação a sua potência antirreabsortiva, o etidronato tem potência = 1, pamidronato = 100; alendronato = 100 a 1.000; risedronato = 1.000 a 10.000; ibandronato = 1.000 a 10.000 e zoledronato = > 10.000.

Os comprimidos de bisfosfonatos são ingeridos pela manhã, em jejum, com um copo d'água cheio (200 mL). Não ingerir com suco, leite, refrigerante, café ou chás. Engolir o comprimido inteiro, sem mastigar ou dissolver, pelo risco de causar úlceras na boca. Recomenda-se que o paciente esteja sentado ou de pé, permanecendo assim por pelo menos 60 minutos após a ingestão do medicamento. Pacientes acamados e crianças que não conseguem engolir o comprimido inteiro não podem usar bisfosfonatos por via oral. Orienta-se tomar o café da manhã 30 minutos após a ingestão do medicamento, porque alimentos e bebidas interferem na absorção intestinal.

Os bisfosfonatos de administração endovenosa são a primeira opção terapêutica pela maior disponibilidade e eficácia em melhorar a saúde óssea. Eles podem causar reação de fase aguda (febre, dor óssea, mialgia, cefaleia), que surge nas primeiras 48 horas após a primeira dose do medicamento. Raramente, ocorre em administrações subsequentes. Essa reação pode ser atenuada pela administração de metade da dose prevista do bisfosfonato quando da primeira infusão e pelo uso prévio de dipirona, ibuprofeno ou acetaminofeno. Os bisfosfonatos venosos não são administrados em bolo e sim diluídos em SG5% ou SF0,9%, EV, em 2 a 6 horas. Hipocalcemia transitória pode ocorrer na primeira semana após a administração do bisfosfonato venoso. Por isso, deve-se assegurar níveis séricos normais de cálcio e vitamina D antes da infusão; e, se necessário, suplementar cálcio na primeira semana após a terapia. Hipofosfatemia transitória pós-bisfosfonato é menos frequente.

Os principais efeitos adversos dos bisfosfonatos orais são: refluxo gastroesofágico, esofagite erosiva, estenose e perfuração esofágica. É fundamental que os pacientes sejam orientados sobre cuidados relativos à administração do medicamento e a suspender seu uso se apresentarem odinofagia, pirose, azia ou dor retroesternal.

Outros efeitos adversos dos bisfosfonatos (VO e EV) são: nefrite, uveíte, esclerite, conjuntivite, hipocalcemia, hipomagnesemia, trombocitopenia, dificuldade de cicatrização nos locais de fratura e osteotomia, osteopetrose, fraturas na interface entre o osso tratado e o osso recém-formado, fratura atípica de fêmur (em adultos)

Osteonecrose da mandíbula após trauma dentário (p. ex., extração de dente) só foi relatada em adultos, que devem manter uma higiene oral rigorosa para diminuir as chances dessa complicação. Se possível, realizar tratamento dentário completo antes de iniciar o uso de bisfosfonatos.

Os bisfosfonatos podem atrasar o tempo de cicatrização de osteotomias. Por isso, recomenda-se suspendê-lo antes da cirurgia e só retornar a usá-lo após 4 meses, que é o tempo médio para que ocorra a formação do calo ósseo.

O uso de bisfosfonatos é contraindicado em gestantes, lactantes, doença renal crônica com taxa de filtração glomerular < 35 mL/min/1,73 m^2 e no raquitismo. Testes de gravidez devem ser solicitados em adolescentes antes de prescrever bisfosfonatos.

Não existe consenso sobre a duração ideal do tratamento com bisfosfonatos em crianças. Alguns autores recomendam suspender o medicamento quando surgirem efeitos adversos graves, quando os fatores de risco para osteoporose forem eliminados, quando não houver novas fraturas no período de 1 a 2 anos e quando se demonstrar melhora da DMO. Em pacientes com fatores de risco irreversíveis para osteoporose (p. ex., causas primárias de osteoporose), o tratamento é continuado até a cessação do crescimento, seguido do uso de doses menores, se necessário. Uma recomendação orienta tratar os pacientes com a dose inicial de bisfosfonatos (pamidronato = 9 mg/kg/ano; zolendronato = 0,1 mg/kg/ano) até que ocorra melhora clínica e de imagem da osteoporose, o que dura, em média, 2 anos. Em seguida, reduzir para dose de manutenção, que equivale à metade da dose inicial (pamidronato = 4,5 mg/kg/ano; zolendronato = 0,025 a 0,05 mg/kg/ano), e mantê-la até o fechamento da cartilagem de crescimento, quando o tratamento poderá ser suspenso se o paciente estiver estável. A terapia de manutenção tem por objetivo manter os ganhos obtidos com a dose inicial naqueles pacientes nos quais os fatores de risco para osteoporose sejam permanentes ou persistam. Se não houver melhora da osteoporose, a dose inicial do bisfosfonato é mantida. Na falta de uma definição consensual, a duração da terapia deve ser avaliada em bases individuais. O Quadro 14 mostra os principais bisfosfonatos, sua apresentação comercial e posologia habitual. O Quadro 15 mostra a monitoração da terapia com bisfosfonatos.

Denosumabe

O denosumabe é um anticorpo monoclonal humano contra o RANKL que impede a ativação do receptor RANK, atuando de modo similar à osteoprotegerina, ou seja, inibindo a osteoclastogênese. Foi aprovado, em 2018, pela Food and Drug Administration (FDA) e pela Agência Nacional de Vigilância Sanitária (Anvisa), para tratamento da osteoporose em mulheres na pós-menopausa, tratamento do câncer de mama e de próstata, tratamento da osteoporose induzida por glicocorticoide e osteoporose masculina. Não é aprovada para o tratamento de osteoporose em crianças e adolescentes. A única indicação pediátrica é no tratamento de adolescentes com maturação esquelética completa e que tenham tumores ósseos de células gigantes que não sejam ressecáveis, ou que tenham doença metastática. Entretanto, o denosumabe tem sido usado *off-label* em pediatria no tratamento da OI, tumores de células gigantes não ressecáveis, displasia fibrosa e doença de Paget juvenil. Doses, intervalo de doses e duração do tratamento são bastante variáveis nesses estudos.

A preparação comercialmente disponível é o Prolia® (seringa preenchida de 60 mg/1 mL). O armazenamen-

QUADRO 14 Principais bisfosfonatos

Fármaco	Apresentação comercial	Uso	Posologia
Alendronato	▪ Boneprev®, Ostrazil®, Endrostan®, Osteofar®, Bonagran®, Minusorb®, (comprimidos: 70 mg)	VO	70 mg, VO, 1 vez/semana
Alendronato (associações)	▪ Alendil Cálcio D® Comprimido: alendronato (70 mg) + carbonato de cálcio (500 mg) + vitamina D (200 UI)	VO	70 mg, VO, 1 vez/semana
Alendronato (associações)	▪ Fosamax® Comprimido: alendronato (70 mg) + vitamina D (5.600 UI)	VO	70 mg + 5.600 UI, VO, 1 vez/semana
Risedronato	▪ Actonel Chronos®, Osteotrat® (comprimido revestido: 35 mg) ▪ Actonel®, Risonatro® (comprimido revestido 150 mg)	VO	▪ < 40 kg: 17,5 mg/semana, VO ▪ > 40 kg: 35 mg/semana, ou 150 mg/mês, VO
Ibandronato	▪ Bonviva®, Osteotec®, Afrat® (comprimidos: 150 mg)	VO	150 mg, VO, 1 vez/mês (adultos)
Pamidronato	▪ Pamidron®, Melidronato® (pó para solução injetável: 60 mg, 90 mg + ampola diluente com 10 mL)	EV	Dose inicial: ▪ Crianças < 2 meses: 0,5 mg/kg/dia, EV, por 3 dias, a cada 2 meses (1,5 mg/kg/ciclo = 9 mg/kg/ano) ▪ Crianças entre 2-3 anos: 0,75 mg/kg/dia, EV, por 3 dias, a cada 3 meses (2,25 mg/kg/ciclo = 9 mg/kg/ano) ▪ Crianças > 3 anos: 1 mg/kg/dia, EV, a cada 4 meses (3 mg/kg/ciclo = 9 mg/kg/ano) Dose de manutenção: ▪ 4,5 mg/k/ano
Zoledronato	▪ Aclasta®, Teoro®, Densis® (solução injetável: amp. 5 mg/100 mL) ▪ Zometa®, Zodney® (solução injetável: amp. 4 mg/100 mL) ▪ Zolibbs ® (solução injetável concentrada: 0,8 mg/mL – frasco de 5 mL) ▪ Zobone ® (solução injetável com pó liofilizado: 4 mg)	EV	Dose inicial: ▪ Crianças < 2 anos: 0,025 mg/kg/dose, EV, a cada 3 meses (0,1 mg/kg/ano) ▪ Crianças ≥ 2 anos: 0,05 mg/kg/dose, EV, a cada 6 meses (0,1 mg/kg/ano) Dose de manutenção: ▪ 0,025-0,05 mg/kg/ano Dose máxima: 4 mg/dose Ajustar dose na insuficiência renal
Neridronato	Nerixia® (amp. 25 mg) * Não disponível no Brasil.	EV	1-2 mg/kg/dia, EV, a cada 4 meses

QUADRO 15 Monitoração da terapia com bisfosfonatos em pediatria

▪ Contraindicados na gestação (teratogênese). Excluir gravidez em mulheres em idade reprodutiva
▪ Usar bisfosfonatos, por via EV, para pacientes acamados ou que não consigam deglutir o comprimido
▪ Iniciar com a menor dose
▪ No tratamento com bisfosfonatos VO, instruir sobre a técnica de ingestão do comprimido
▪ Diluir as preparações venosas e infundi-las lentamente
▪ Reação de fase aguda é comum após a primeira dose do bisfosfonato venoso. Administrar metade da dose e usar antitérmico ou anti-inflamatório antes da primeira dose do bisfosfonato. Em pacientes usando corticoterapia, a primeira dose do bisfosfonato pode precipitar crise adrenal, e esses pacientes devem usar dose antiestresse de corticoide para prevenir tal complicação
▪ Orientar o paciente a suspender o medicamento se surgirem efeitos adversos como distúrbios visuais, queixas gastrointestinais, queixas dentárias, câimbras e tetania
▪ Avaliação clínica: história de fraturas, melhora das dores ósseas e mobilidade, efeitos colaterais, exame dos olhos, boca, ossos e articulações, sinais de tetania, crescimento estatural
▪ Avaliação laboratorial (intervalo: não estabelecido): hemograma, cálcio, fósforo, magnésio, albumina, ureia, creatinina, PTH, 25(OH)vitamina D, sumário de urina
▪ Avaliação da DMO: 1 vez/ano ou a cada 6 meses se osteoporose induzida por corticoterapia
▪ Sinais de melhora: aumento da DMO, remodelamento dos corpos vertebrais, ausência de novas fraturas, melhora das dores ósseas e da mobilidade
▪ A diminuição da dose e a suspensão da terapia devem ser consideradas em bases individuais (*vide* o texto)
▪ Avaliar evidências de dose excessiva: ossos hiperdensos

to é sob refrigeração (2 a 8ºC). A dose habitual, em adultos, é de 60 mg, SC, a cada 6 meses, por 2 anos. Ao contrário dos bisfosfonatos, o efeito antirreabsortivo ósseo do denosumabe é de curta duração, e sua suspensão pode aumentar o remodelamento ósseo, causando hipercalcemia grave ameaçadora à vida e efeito rebote (diminuição da DMO e fraturas vertebrais) 4 semanas após sua suspensão.

Efeitos adversos durante o tratamento são: hipocalcemia, fratura atípica do fêmur, dor musculoesquelética, erupção cutânea e osteonecrose de mandíbula. Recomenda-se que o paciente faça tratamento dentário antes da prescrição do denosumabe. Após iniciado o uso, orientar os pacientes a relatarem surgimento de dor, edema, sangramento ou feridas que não cicatrizam na boca, bem como "dentes soltos". Contraindicado em crianças, grávidas e lactantes.

Romosozumabe

O romosozumabe é um anticorpo monoclonal humano que inibe a esclerostina, desempenhando um efeito duplo sobre o osso, diminuindo a reabsorção e aumentando a formação óssea. Foi aprovado pela Anvisa, em 2020, para o tratamento de osteoporose em mulheres na pós-menopausa com alto risco de fraturas. Não tem aprovação para uso em crianças ou adolescentes. Outro produto, o blosozumabe está em investigação.

A preparação comercialmente disponível do romosozumabe é o Evenity® (seringas preenchidas de 105 mg/1,17 mL ou 90 mg/1 mL). Armazenar na geladeira (2 a 8ºC). Após iniciar o uso, pode ser mantido em temperatura ambiente com validade de 30 dias. A dose recomendada, em adultos, é de 210 mg, SC, em abdome, coxa ou antebraço, administrada em duas injeções, uma após a outra, 1 vez ao mês, por 1 ano. Ao final do tratamento, recomenda-se manter o uso de outro medicamento antirreabsortivo. Efeitos adversos comuns são: hipocalcemia, tosse, cefaleia, urticária, reações no local da injeção, osteonecrose de mandíbula e fratura femoral atípica. Também aumenta o risco de infarto do miocárdio e acidente vascular encefálico, devendo ser usado com cautela nos pacientes com fatores de risco para essas complicações. Os pacientes devem ser orientados a suspender o medicamento e buscarem auxílio médico se apresentarem dor ou pressão no peito, falta de ar e tontura. Contraindicado na gravidez e na lactação.

Medicamentos anabólicos ósseos

Teriparatida

A teriparatida é um análogo do PTH recombinante humano (rhPTH,1-34), com efeito anabólico ósseo. É comercializada como Fortéo Colter Pen® (caneta injetora com 250 mcg/mL, refil de 2,4 mL). Em adultos, a dose é de 20 mcg, SC, na coxa ou abdome, 1 vez ao dia. Armazenar sob refrigeração (2 a 8ºC) e não congelar. Após aberto (primeira injeção), a validade do medicamento é de 28 dias em temperatura ambiente. Efeitos adversos são: náusea, hipotensão ortostática (primeiras

4 horas), tontura, câimbra e dor no local da injeção. A interrupção da teriparatida (máximo de 2 anos de uso) deve ser seguida pelo uso de bisfosfonatos ou outra droga antirreabsortiva a fim de manter a DMO obtida com o rhPTH. Em crianças, os estudos são limitados devido ao desenvolvimento de sarcoma osteogênico em modelos animais tratados com esse medicamento. Contraindicado em crianças, gestantes e lactantes.

Esse medicamento foi aprovado pelo PCDT (Protocolo Clínico e Diretrizes Terapêuticas) de Osteoporose, publicado em 28/09/2023, sendo dispensado pelo Sistema Único de Saúde (SUS) para adultos que apresentem todos os seguintes critérios de inclusão: (i) falha ao tratamento com os demais medicamentos preconizados nesse Protocolo; (ii) alto risco de fratura calculado pelo FRAX®; (iii) T-score menor ou igual a -3,0 DP ou com fratura vertebral ou não vertebral por fragilidade óssea.

Abaloparatida

A abaloparatida é um análogo do PTH recombinante humano (rhPT(1-34), aprovado para mulheres na pós-menopausa com osteoporose e alto risco de fratura. Comercializada como Tymlos® (seringas preenchidas com 30 doses de 80 mcg), na dose, em adultos, de 80 mcg, SC, 1 vez/dia A seringa fechada deve ser armazenada sob refrigeração (2 a 8ºC). Após iniciado o uso, pode ser mantido em temperatura ambiente por até 28 dias. Efeitos adversos são: hipercalcemia, hipercalciúria, hipotensão ortostática (primeiras 4 horas após a injeção), náusea, dor abdominal, cefaleia, palpitação e vertigem. Na bula existe um aviso sobre o potencial risco de osteossarcoma. O uso por tempo superior a 2 anos não é indicado. Em crianças, os estudos são limitados devido ao risco de sarcoma osteogênico em modelos animais tratados com esse medicamento. Portanto, no momento esse medicamento é contraindicado em crianças. Contraindicado em pacientes com doença de Paget, hiperfosfatasemia, história pessoal ou familiar de osteossarcoma, gravidez e lactação.

Testosterona

A administração de testosterona é indicada para o tratamento da osteoporose causada por hipogonadismo e atraso puberal no sexo masculino. Além de aumentar a densidade mineral óssea, aumenta a força muscular.

Hormônio do crescimento

O hormônio de crescimento (GH) contribui para a mineralização óssea ao estimular a produção local de IGF-1, o qual, por sua vez, estimula a diferenciação de condrócitos e osteoblastos. Crianças pré-púberes com fibrose cística apresentaram melhora do conteúdo mineral ósseo após o uso de rGH. Tendo em vista sua fraca ação anabólica, alto custo e potenciais efeitos adversos, não existe indicação para seu uso na osteoporose, exceto nos pacientes com deficiência comprovada do hormônio.

TERAPIA DA OSTEOPOROSE EM SITUAÇÕES ESPECIAIS

Doenças neuromusculares

O tratamento padrão inclui ingestão adequada ou suplementação de cálcio e vitamina D, estímulo à exposição solar e fisioterapia com aumento da mobilidade muscular. Os bisfosfonatos podem ser indicados, caso a caso, principalmente se houver fratura vertebral. As preparações intravenosas são indicadas para pacientes sem estabilidade truncal ou incapacidade de sentar-se de forma confiável, uma vez que os bisfosfonatos orais podem causar esofagite naqueles que não conseguem permanecer sentados por pelo menos 30 minutos depois de ingerir o medicamento. Não há consenso em relação ao tipo de bisfosfonato, dose e duração de uso.

Alguns pacientes com distrofia muscular de Duchenne podem se beneficiar do uso de glicocorticoides, que reduz a resposta inflamatória no músculo deficiente em distrofina, atrasando a perda de força muscular e preservando a capacidade de deambular por mais tempo. A terapia com vibração muscular de alta frequência e baixa intensidade tem efeitos benéficos ainda não definidos, sendo necessário mais estudos. O uso de denosumabe, paratormônio e melatonina ainda é de indicação experimental.

Osteogênese imperfeita

O tratamento da OI é feito com bisfosfonatos. Vários bisfosfonatos têm sido usados no tratamento da OI: pamidronato, neridronato, olpadronato e zoledronato, cada um com suas vantagens e desvantagens. Os bisfosfonatos podem manter atividade biológica até 2 anos após sua suspensão.

No Brasil, o tratamento da OI é regulamentado pela Portaria n. 17, de 8 de setembro de 2022. Vários serviços usam o zolendronato, tendo em vista a não necessidade de hospitalização por 3 dias. O tratamento é descrito no capítulo sobre OI.

Osteoporose idiopática juvenil

Na maioria das vezes não há necessidade de uso de medicamentos, e sim de cuidados para evitar novas fraturas e de adequado tratamento ortopédico para prevenir deformidades ósseas. Embora não haja estudo comprovando sua eficácia, bisfosfonatos podem ser usados nos casos mais graves da osteoporose idiopática juvenil.

Osteoporose induzida por glicocorticoides

Nos pacientes nos quais se antecipa o uso prolongado e/ou com doses suprafisiológicas de corticoides (> 8 mg/m^2/dia de hidrocortisona ou dose equivalente de outro corticoide, por período > 3 meses), recomenda-se que sejam solicitados, antes do início da terapia, os seguintes exames: cálcio, fósforo, fosfatase alcalina, proteínas totais e frações, AST, ALT, ureia, creatinina, 25(OH)vitamina D, razão cálcio:creatinina na urina, calciúria de 24 horas. A densitometria óssea é solicitada ao diagnóstico e a cada 6 a 12 meses enquanto a corticoterapia persistir. Em pediatria, a abordagem terapêutica da GIOP é dividida em:

- Prevenção primária (impedir o surgimento da osteoporose):
  - Reduzir a exposição aos corticoides: menor dose, menor potência, maior intervalo e período mais curto.
  - Medidas gerais: dieta saudável, aumentar a atividade física (evitar exercícios aeróbicos de alto impacto, realizar exercícios de resistência), exposição à luz solar.
  - Reposição de cálcio (crianças: 20-30 mg/kg/dia de cálcio elementar, VO, a cada 8 horas; adultos: 1,2 g/dia. Máximo: 3 g/dia) e vit. D (800 a 1.000 UI/dia).
  - O uso de bisfosfonatos não é recomendado na prevenção primária.
- Prevenção secundária (impedir a progressão da osteoporose já instalada):
  - Reduzir a exposição aos corticoides: menor dose, menor potência, maior intervalo e período mais curto.
  - Medidas gerais: dieta saudável, aumentar a atividade física (evitar exercícios aeróbicos de alto impacto, realizar exercícios de resistência), exposição à luz solar.
  - Reposição de cálcio (crianças: 30 mg/kg/dia de cálcio elementar, VO, a cada 8 horas; adultos: 1,2 g/dia. Máximo: 3 g/dia) e vitamina D (800 a 1.000 UI/dia).
  - Bisfosfonatos (p. ex., alendronato [VO], zoledronato [EV]).

Hipofosfatasia

O tratamento é efetuado pela reposição enzimática, utilizando a asfotase alfa (Strensiq®: frascos de 18 mg/0,45 mL, 28 mg/0,7 mL, 40 mg/1 mL e 80 mg/0,8 mL), medicamento aprovado pela Anvisa em 17/7/2017. Na embalagem original, manter refrigerado (2 a 8ºC). Uma vez retirado da geladeira, deve ser administrado em até 3 horas. Iniciar com a dose de 6 mg/kg/semana, administrada como 2 mg/kg/dose, SC, 3 vezes/semana; ou 1 mg/kg/dose, SC, 6 vezes/semana. Dose máxima = 9 mg/kg/semana ou 3 mg/kg/dose, 3 vezes/semana, podendo ser usada nas formas perinatal e infantil. Efeitos adversos comuns são: lipodistrofia no local da injeção, calcificações ectópicas (córnea, conjuntiva, rins), dor muscular e reações de hipersensibilidade (p. ex., febre, calafrio, tontura, edema periorbital, prurido), hipocalcemia, diminuição da vitamina B6. Pacientes em uso de asfotase alfa podem ter alterações em exames laboratoriais que usam imunoensaio conjugados com a fosfatase alcalina. Contraindicado em grávidas e gestantes.

MONITORAÇÃO DA TERAPIA

Medidas seriadas da DMO podem auxiliar na monitoração do tratamento, demonstrando estabilidade ou ganho de massa óssea ou ausência de resposta terapêutica. O ganho de massa óssea 2 anos após a introdução dos bisfosfonatos é de 5 a 10% na coluna e de 5% no colo do fêmur. Como a DXA não detecta alterações menores que 2%, recomenda-se repetir o exame a cada 6 a 12 meses.

Em pacientes usando bisfosfonatos, além do DXA, é importante monitorar: (i) história clínica: queixas oculares, queixas gastrointestinais, melhora da mobilidade, diminuição da dor, redução das fraturas; (ii) exame físico: exame ocular, exame da cavidade oral, avaliação do crescimento; (iii) avaliação laboratorial: hemograma, ureia, creatinina, eletrólitos, PTH, vitamina D, cálcio urinário; e (iv) estudo radiológico: o surgimento de bandas escleróticas na coluna e em áreas justa-articulares indica recuperação da mineralização óssea.

PREVENÇÃO

Na prevenção da osteoporose, é imprescindível implementar medidas que eliminem ou diminuam os fatores de risco modificáveis a ela associados.

Alimentos ricos em cálcio são preferíveis em relação ao uso de suplementos, devido a sua maior biodisponibilidade, melhor digestão, menor custo, eliminação de potenciais efeitos adversos e à oportunidade de implementar hábitos alimentares saudáveis. Além do cálcio, a dieta deve prover quantidades adequadas de outros elementos importantes para o metabolismo ósseo, como magnésio, fósforo, potássio, zinco, cobre, vitaminas A, C e K.

Atividade física regular, se possível com exercícios de impacto e frequência reduzida, é mais eficaz para manter a saúde óssea, pesando os riscos de fraturas de impacto. Para os adolescentes, orientar a evitar uso de tabaco e álcool e reduzir o consumo de cafeína.

TRANSIÇÃO DOS CUIDADOS PARA A ENDOCRINOLOGIA DE ADULTO

A equipe de endocrinologia pediátrica deve preparar o adolescente e sua família para transição e posterior cuidado médico pelo endocrinologista de adulto, pelo menos 6 a 12 meses antes de efetivar a transferência. Idealmente, as instituições deveriam desenvolver protocolos com a participação de endocrinologistas pediátricos e de adultos que atendessem às peculiaridades do serviço e otimizassem essa fase de transição.

Na transição dos cuidados para o endocrinologista de adulto, recomenda-se monitorar as formas persistentes de osteoporose primária, efeitos adversos dos medicamentos antiosteoporose de uso contínuo, fraturas, deformidades ósseas, limitação das atividades da vida diária, restrição da mobilidade, atividade física e fisioterapia, procedimentos ortopédicos, gestação, envelhecimento e piora da osteoporose, risco de fraturas, entre outros.

REFERÊNCIAS SELECIONADAS

1. Alves C, et al. Osteoporose em crianças e adolescentes. Documento Científico da Sociedade Brasileira de Pediatria. Disponível em: http://www.sbp.com.br/fileadmin/user_upload/20222c-GPA_-_Osteoporose_em_Crian_e_Adoles.pdf. Acesso em: 15 abr. 2025.
2. Brunetto O, Cassinelli HR, Espada G, Viterbo GL, Meiorin SM, Ahumada MF, et al. Guidelines for the prevention and treatment of glucocorticoid-induced osteoporosis in pediatrics. Arch Argent Pediatr. 2024;122(2):e202202948. English, Spanish.
3. Ciancia S, van Rijn RR, Högler W, Appelman-Dijkstra NM, Boot AM, Sas TCJ, et al. Osteoporosis in children and adolescents: when to suspect and how to diagnose it. Eur J Pediatr. 2022;181(7): 2549-61.
4. Ciancia S, Högler W, Sakkers RJB, Appelman-Dijkstra NM, Boot AM, Sas TCJ, et al. Osteoporosis in children and adolescents: how to treat and monitor? Eur J Pediatr. 2023;182(2):501-11.
5. Costantini A, Mäkitie RE, Hartmann MA, Fratzl-Zelman N, Zilikens MC, Kornak U, et al. Early-onset osteoporosis: rare monogenic forms elucidate the complexity of disease pathogenesis beyond type I collagen. J Bone Miner Res. 2022;37(9):1623-41.
6. Costi S, Giani T, Orsini F, Cimaz R. Drug treatment of low bone mass and other bone conditions in pediatric patients. Paediatr Drugs. 2022;24(2):103-19.
7. Di Iorgi N, Maruca K, Patti G, Mora S. Update on bone density measurements and their interpretation in children and adolescents. Best Pract Res Clin Endocrinol Metab. 2018;32(4):477-98.
8. Formosa MM, Christou MA, Mäkitie O. Bone fragility and osteoporosis in children and young adults. J Endocrinol Invest. 2024;47(2):285-98.
9. Genant HK, Wu CY, et al. Vertebral fracture assessment using a semiquantitative technique. J Bone Miner Res. 1993;8(9):1137-48.
10. Guss CE, McAllister A, Gordon CM. DXA in children and adolescents. J Clin Densitom. 2021;24(1):28-35.
11. Humphrey MB, Russell L, Danila MI, Fink HA, Guyatt G, Cannon M, et al., 2022 American College of Rheumatology Guideline for the Prevention and Treatment of Glucocorticoid-Induced Osteoporosis. Arthritis Care Res (Hoboken). 2023;75(12):2405-19.
12. Lim DBN, Moon RJ, Davies JH. Advances in diagnosis and management of childhood osteoporosis. J Clin Res Pediatr Endocrinol. 2022;14(4):370-84.
13. Matos V, van Melle G, Boulat O, Markert M, Bachmann C, Guignard JP. Urinary phosphate/creatinine, calcium/creatinine, and magnesium/creatinine ratios in a healthy pediatric population. J Pediatr. 1997;131(2):252-7.
14. Petroianu GA. Pharmacist Theodor Salzer (1833-1900) and the discovery of bisphosphonates. Pharmazie. 2011;66(10):804-7.
15. Rodrick E, Kindler JM. Bone mass accrual in children. Curr Opin Endocrinol Diabetes Obes. 2024;31(1):53-9.
16. Shepherd JA. Positions of The International Society for Clinical Densitometry and Their Etiology: a scoping review. J Clin Densitom. 2023;26(3):101369.
17. Tanaka Y, Soen S, Hirata S, Okada Y, Fujiwara S, Tanaka I, et al. The 2023 Guidelines for the management and treatment of glucocorticoid-induced osteoporosis. J Bone Miner Metab. 2024;42(2):143-54.
18. Ward LM. Glucocorticoid-induced osteoporosis: why kids are different. Front Endocrinol (Lausanne). 2020;11:576.
19. Ward LM. A practical guide to the diagnosis and management of osteoporosis in childhood and adolescence. Front Endocrinol (Lausanne). 2024;14:1266986.

36

Osteogênese imperfeita

INTRODUÇÃO

Evidências de osteogênese imperfeita (OI) foram encontradas em uma múmia egípcia datada de 1000 a.C. Essa doença já teve vários epônimos que variavam de acordo com os autores que a descreveram. Alguns nomes pelos quais ela já foi conhecida são: doença de Ekman (1788), doença de Lobstein (1833), doença de Vrolik (1850) e doença de Van der Hoeve (1908). Ela é também conhecida como doença dos "ossos de vidro", ou "ossos de cristal".

A OI é causada por defeitos da síntese ou qualidade do colágeno. Embora, nas últimas décadas, tenha havido um considerável progresso no entendimento da patogênese da OI, isso não foi acompanhado por avanços semelhantes no tratamento, que continua a usar drogas antirreabsortivas (bisfosfonatos), indicando a necessidade do desenvolvimento de terapias que atuem restaurando a deficiente qualidade e/ou quantidade do colágeno.

O Dia Internacional da Osteogênese Imperfeita é celebrado em 6 de maio. A Associação Nacional de Osteogênese Imperfeita (ANOI), entidade sem fins lucrativos, auxilia os indivíduos com a doença e suas famílias e incentiva a realização de pesquisas.

FISIOLOGIA DO COLÁGENO

O colágeno é a proteína mais abundante do organismo, representando 30% do conteúdo proteico corporal. Ele é um dos principais componentes da matriz extracelular, contribuindo para a resistência mecânica, coesão e elasticidade dos tecidos, além de regular várias vias de sinalização. Os cinco tipos mais importantes são: tipo I (90% do conteúdo de colágeno), tipo II (na cartilagem), tipo III (no musculo, artérias e órgãos), tipo IV (na pele) e tipo V (na córnea, pele, cabelo e placenta).

O colágeno tipo I está presente na matriz extracelular da pele, tecido conjuntivo, esclera, retina, dentina, ossos, tendões, pulmões, coração e vasos sanguíneos. No tecido ósseo, o colágeno tipo I representa 90 a 95% da matriz orgânica. Estruturalmente, o colágeno tipo I é um heterodímero de tripla hélice, formado por duas cadeias alfa-1 e uma cadeia alfa-2, sendo produzido, principalmente, por osteoblastos, fibroblastos dérmicos e tenócitos, a partir do pró-colágeno. Sua síntese é um processo complexo requerendo a ação de vários genes. As duas cadeias alfa-1 e a cadeia alfa-2 do colágeno tipo 1 são codificadas pelo *COL1A1* e *COL1A2*. A formação da estrutura de tripla hélice resulta da ação dos genes *P3H1*, *CRTAP*, *PPIB* e *FKDB*. O *SERPINH1* participa da estabilização da tripla hélice e transporte para o aparelho de Golgi. As extensões terminais do pró-colágeno são clivadas por proteases específicas codificadas pelos genes *BMP1* e *ADAMTS2*. Variantes patogênicas em quaisquer desses genes causam OI ao alterarem a síntese e o processamento do colágeno.

DEFINIÇÃO

A OI refere-se a um grupo de distúrbios genéticos, de herança autossômica dominante, autossômica recessiva, ou ligada ao X, que afeta a estrutura ou qualidade do colágeno, resultando em fragilidade óssea e risco aumentado de fraturas.

EPIDEMIOLOGIA

A incidência estimada nos EUA é de 1:10.000 a 1:20.000 nascidos vivos. Em 2017, segundo dados da Associação Nacional de Osteogênese Imperfeita (ANOI), existiam no Brasil 12 mil pessoas com OI.

ETIOLOGIA

A OI pode ter herança autossômica dominante (*COL1A1, COL1A2, IFITM5*), autossômica recessiva (*SERPINF1, CRTAP, P3H1, PPIB, SERPINH1, FKBP10, SP7, BMP1, TMEMB38, WNT1, CREB3L1, SPARC, TENT5A, MESD, KDELR2 e CCDC134*), ou ligada ao cromossomo X (*MBTPS2*). As variantes patogênicas de herança autossômica recessiva são mais relacionadas à consanguinidade do que às autossômicas dominantes.

As variantes patogênicas do *COL1A1* e *COL1A2* alteram a síntese ou estrutura do colágeno. As variantes patogênicas dos outros genes alteram a síntese do colágeno, fatores de transcrição e moléculas sinalizadoras relacionadas à diferenciação e mineralização das células ósseas. As OI causadas por defeitos qualitativos ou estruturais na síntese do colágeno resultam em fenótipos mais graves.

Estudo brasileiro publicado em 2023 por Holtz et al., avaliando 156 pacientes em três regiões do país, mostrou a seguinte distribuição de variantes patogênicas: *COL1A1* (53,7%), *COL1A2* (34,7%), *IFITM5* (1,7%), *CRTAP* (0,8%), *P3H1* (2,5%), *PPIB* (1,7%), *FKBP10* (3,3%), *SERPINH1* (0,8%) e *TMEM38B* (0,8%). Esses resultados são semelhantes aos publicados na literatura internacional.

CLASSIFICAÇÃO CLÍNICA

Em 1979, Silence et al. classificaram a OI em quatro tipos, todos de herança autossômica dominante, com base em critérios clínicos e radiológicos. O tipo I é causado pela deficiência quantitativa do colágeno tipo 1, enquanto os tipos II, III e IV são causados por alterações qualitativas (estruturais) do colágeno. Em 2000 foi acrescentado o tipo V, causado por variante patogênica autossômica dominante do *IFITM5*. Esses cinco tipos representam 90% dos casos de OI.

- Tipo I: fenótipo leve a moderado, não deformante, com perda não acentuada da mineralização óssea.
- Tipo II: fenótipo perinatal letal, com óbito intraútero ou logo após o nascimento devido a múltiplas fraturas e insuficiência respiratória.
- Tipo III: fenótipo grave, com escleras azuladas ao nascimento, deformidade progressiva e evolução para a impossibilidade de deambular.
- Tipo IV: fenótipo moderadamente deformante entre os tipos III e V, com envolvimento da coluna e ossos longos.
- Tipo V: fenótipo moderadamente deformante, semelhante ao tipo IV, porém caracterizado pela formação de calo ósseo hiperplásico e calcificação da membrana interóssea entre rádio/ulna e tíbia/fíbula.

CLASSIFICAÇÃO MOLECULAR

A classificação molecular (Quadro 1) leva em consideração o padrão de herança, o gene acometido, defeito do colágeno, manifestações clínicas e gravidade do fenótipo.

CLASSIFICAÇÃO NOSOLÓGICA

O PCDT/2022 de OI usou a classificação da *Nosology and classification of genetic skeletal disorders: 2019 revision*. Um ano depois, em 2023, foi publicada uma versão atualizada dessa classificação, que é descrita no Quadro 2. Nessa nova classificação a OI está incluída no grupo 26, denominado osteogênese imperfeita e fragilidade óssea.

MANIFESTAÇÕES CLÍNICAS

As manifestações clínicas da OI podem variar de fenótipos perinatais letais até fenótipos leves com fraturas de início na adolescência ou vida adulta (Quadro 3). Além do osso, outros tecidos, como pele, dente e vasos sanguíneos, também são afetados.

O envolvimento esquelético se caracteriza por fragilidade óssea e fraturas ocasionadas por trauma mínimo, podendo causar deformidades ósseas em crânio, tórax, coluna, pelve e ossos longos. Baixa estatura está presente em quase todos os pacientes. Deformidades da coluna podem causar insuficiência respiratória restritiva.

QUADRO 1 **Classificação molecular da osteogênese imperfeita**

Tipo	Herança	Gene (cromossomo)	Alteração proteica	Gravidade do fenótipo
I	AD	*COL1A1* e *COL1A2* (17q21.33 e 7q21.3)	Quantidade do colágeno	Leve
II	AD, mosaicismo parental	*CO1LA1* e *CO1LA2* (17q21.33 e 7q21.3)	Estrutura do colágeno	Perinatal letal
III	AD, mosaicismo parental	*COL1A1* e *COL1A2* (17q21.33 e 7q21.3)	Estrutura do colágeno	Grave
IV	AD, mosaicismo parental	*COL1A1* e *COL1A2* (17q21.33 e 7q21.3)	Estrutura do colágeno	Leve/moderado
V	AD	*IFITM5* (11p15.5)	Mineralização da matriz óssea	Moderado a grave
VI	AR	*SERPINF1* (17p13.3)	Mineralização da matriz óssea	Moderado a grave
VII	AR	*CRTAP* (3p22.3)	Modificação *post-translational*	Grave
VIII	AR	*P3H1* (1p34.2)	Modificação *post-translational*	Moderado a grave
IX	AR	*PPIB* (15q22.31)	Modificação *post-translational*	Grave
X	AR	*SERPINH1* (11q13.5)	Enovelamento da tríplice hélix e *crosslink*	Grave
XI	AR	*FKBP10* (17q21.2)	Enovelamento da tríplice hélix e *crosslink*	Moderada
XII	AR	*SP7* (12q13.13)	Processamento do colágeno	Moderado a grave
XIII	AR	*BMP1* (8p21.3)	Diferenciação e maturação dos osteoblastos	Leve a grave
XIV	AR	*TMEM38B* (9q31.2)	Fluxo de cálcio no retículo endoplasmático	Grave
XV	AR	*WNT1* (12q13.2)	Sinalização da via WNT	Moderado a grave
XVI	AR	*CREB3L1* (11p11.2)	Transcrição de fator envolvido na resposta de estresse celular	Grave a letal
XVII	AR	*SPARC* (5q33.1)	Processamento do colágeno	Moderado a grave
XVIII	AR	*TENT5A* (6q14.1)	Formação óssea	Moderado a grave
XIX	X	*MBTPS2* (Xp22.12	Coordenação de íons metálicos	Grave
XX	AR	*MESD* (15q25.1)	Chaperona de receptores da via WNT	Grave
XXI	AR	*KDELR2* (7p22.1)	Equilíbrio do pH no retículo endoplasmático	Grave
XXII	AR	*CCDC134* (22q13.2)	Regulação das vias de sinalização	Grave

BMP1: bone morphogenetic protein 1; CCDC134: ciled-coil domain containing 134; COLIA1: collagen type I alpha 1 chain; COLIA2: collagen type I alpha 2 chain; CREB3L1: CAM responsive element binding protein 3 like 1; CRTAP: cartilage associated protein; FKBP10: FKBP prolyl isomerase 10; SP7; IFITM5: interferon induced transmembrane protein 5; KDELR2: KDEL endoplasmic reticulum protein retention receptor 2; MBTPS2: membrane bound transcription factor peptidase, site 2; MESD: mesoderm development LRP chaperone; P3H1: prolyl 3-hydroxylase 1; PPIB: peptidylprolyl isomerase B; SERPINF1: serpin family F, member 1; SERPINH1: serpin family H, member 1; SPARC: secreted protein acidic and cysteine rich; TENT5A: terminal nucleotidyltransferase 5 A; TMEM38B: transmembrane protein 38; WNT1: WNT Family member 1.

AD: autossômica dominante; AR: autossômica recessiva; X: herança ligada ao cromossomo X.

QUADRO 2 Classificação da osteogênese imperfeita pela *Nosology and Classification of Genetic Disorders – 2023 revision*

Número do distúrbio	Nome do grupo / nome da doença	Herança	Gene	MIM (nº)	Observação
NOS 26-0010	Não deformante (Silence 1), relacionada ao *COL1A1*	AD	*COL1A1*	166200	Geralmente com esclera azulada, pode ter fraqueza do tecido conectivo
NOS 26-0020	Não deformante (Silence 1), relacionada ao *COL1A2*	AD	*COL1A2*	166200	Geralmente com esclera azulada, pode ter fraqueza do tecido conectivo
NOS 26-0030	Perinatal grave (Silence 2), relacionada ao *COL1A1*	AD	*COL1A1*	166210	No passado: "perinatal letal"
NOS 26-0040	Perinatal grave (Silence 2), relacionada ao *COL1A2*	AD	*COL1A2*	166210	No passado: "perinatal letal"
NOS 26-0050	Perinatal grave (Silence 2), relacionada ao *CRTAP*	AR	*CRTAP*	610682	No passado: "perinatal letal"
NOS 26-0060	Perinatal grave (Silence 3), relacionada ao *P3H1*	AR	*P3H1*	610915	No passado: "perinatal letal"
NOS 26-0070	Perinatal grave (Silence 2), relacionada ao *PPIB*	AR	*PPIB*	259440	No passado: "perinatal letal"
NOS 26-0080	Perinatal grave (Silence 3), relacionada ao *COL1A1*	AD	*COL1A1*	259420	OMIM: OI tipo III
NOS 26-0090	Perinatal grave (Silence 3), relacionada ao *COL1A2*	AD	*COL1A2*	259420	OMIM: OI tipo III
NOS 26-0100	Deformante progressiva (Silence 3), relacionada ao *IFITM5*	AD	*IFITM5*	610967	OMIM: OI tipo III
NOS 26-0110	Deformante progressiva (Silence 3), relacionada ao *SERPINF1*	AR	*SERPINF1*	613982	OMIM: OI tipo VI
NOS 26-0120	Deformante progressiva (Silence 3), relacionada ao *CRTAP*	AR	*CRTAP*	610682	OMIM: OI tipo VII
NOS 26-0130	Deformante progressiva (Silence 3), relacionada ao *P3H1*	AR	*P3H1*	610915	OMIM: OI tipo VIII
NOS 26-0140	Deformante progressiva (Silence 3), relacionada ao *PPIB*	AR	*PPIB*	259440	OMIM: OI tipo IX
NOS 26-0150	Deformante progressiva (Silence 3), relacionada ao *SERPINH1*	AR	*SERPINH1*	513848	OMIM: OI tipo X
NOS 26-0160	Deformante progressiva (Silence 3), relacionada ao *FKBP10*	AR	*FKBP10*	610968	OMIM: OI tipo XI
NOS 26-0170	Deformante progressiva (Silence 3), relacionada ao *TMEM38B*	AR	*TMEM38B*	615066	OMIM: OI tipo XIV
NOS 26-0180	Deformante progressiva (Silence 3), relacionada ao *BMP1*	AR	*BMP1*	614856	OMIM: OI tipo XIII
NOS 26-0190	Deformante progressiva (Silence 3), relacionada ao *WNT1*	AR	*WNT1*	615220	OMIM: OI tipo XV
NOS 26-0200	Deformante progressiva (Silence tipo 3), relacionada ao *CREB3L1*	AR	*CREB3L1*	616229	OMIM: OI tipo XVI
NOS 26-0210	OI, deformante progressiva (Silence 3), relacionada ao *SPARC*	AR	*SPARC*	616507	OMIM: OI tipo XVII
NOS 26-0220	Deformante progressiva (Silence 3), relacionada ao *TENT5A*	AR	*TENT5A*	617952	OMIM: OI tipo XVIII
NOS 26-0230	Deformante progressiva (Silence 3), relacionada ao *MBPTS2*	XLR	*MBPTS2*	301014	OMIM: OI tipo XIX
NOS 26-0240	Deformante progressiva (Silence 3), relacionada ao *MESD*	AR	*MESD*	618644	OMIM: OI tipo XX
NOS 26-0250	Deformante progressiva (Silence 3), relacionada ao *KDELR2*	AR	*KDELR2*	619131	OMIM: OI tipo XX1
NOS 26-0260	Deformante progressiva (Silence 3), relacionada ao *CCD134*	AR	*CCD134*	619795	OMIM: OI tipo XXII
NOS 26-0270	Forma moderada (Silence 4), relacionada ao *COL1A1*	AD	*COL1A1*	166220	OMIM: OI tipo IV
NOS 26-0280	Forma moderada (Silence 4), relacionada ao *COL1A2*	AD	*COL1A2*	166220	OMIM: OI tipo IV
NOS 26-0290	Forma moderada (Silence 4), relacionada ao *WNT1*	AR	*WNT1*	166220	OMIM: OI tipo XV
NOS 26-0300	Forma moderada (Silence 4), relacionada ao *IFITM5*	AD	*IFITM5*	166220	OMIM: OI tipo IV
NOS 26-0310	Forma moderada (Silence 4), relacionada ao *CRTAP*	AR	*CRTAP*	610682	OMIM: OI tipo VII
NOS 26-0320	Forma moderada (Silence 4), relacionada ao *PPIB*	AD	*PPIB*	259440	OMIM: OI tipo IX
NOS 26-0330	Forma moderada (Silence 4), relacionada ao *FKBP10*	AR	*FKBP10*	610968	OMIM: OI tipo XI
NOS 26-0340	Forma moderada (Silence 4), relacionada ao *SP7*	AR	*SP7*	613849	OMIM: OI tipo XII
NOS 26-0350	Calcificação intramembranosa, relacionada ao *IFITM5*	AD	*IFITM5*	610967	OMIM: OI tipo III e IV, com fenótipo distinto
NOS 26-0360	Craniossinostose, síndrome de Cole-Carpenter, relacionada ao *P4HB*	AD	*P4HB*	112240	Craniossinostose não é bem documentada
NOS 26-0370	Craniossinostose, síndrome de Cole-Carpenter, relacionada ao *SEC24D*	AR	*SEC24D*	616294	A maioria dos pacientes não tem craniossinostose e sim fontanelas amplas

AD: autossômica dominante; AR: autossômica recessiva; XLR: herança ligada ao cromossomo X recessivo.
Fonte: Unger et al., 2023.

O envolvimento extraesquelético se manifesta pelas seguintes alterações: auditivas (perda auditiva condutiva neurossensorial ou mista, uni ou bilateral, geralmente a partir da segunda década de vida), dentárias (dentinogênese imperfeita, má oclusão dentária), oftalmológicas (esclera azulada [maior transparência da esclera evidenciando os vasos sanguíneos da úvea], catarata congênita), cutaneoarticulares (hiperextensibilidade de pele, frouxidão ligamentar), cardiovasculares (dilatação da raiz aórtica, prolapso de valva mitral, regurgitação, aneurisma e dissecção da aorta), pulmonares (fratura de arcos costais, escoliose, fraqueza muscular, apneia obstrutiva do sono), neurológicas (macrocefalia, hidrocefalia, invaginação basilar [cefaleia, paralisia de nervos cranianos, disfagia, quadriparesia, ataxia, nistagmo]) e musculares (sarcopenia com perda de massa e função muscular).

As principais manifestações clínicas da OI de acordo com a idade ao diagnóstico são: (i) feto: micromelia, osteopenia, fraturas; (ii) recém-nascido: fraturas, apresentação pélvica, esclera azulada, fraturas, fácies triangular, ossos Wormianos na radiografia de crânio); e (iii) crianças: fraturas, deformidades ósseas, dentinogênese imperfeita e esclera azulada.

ABORDAGEM DIAGNÓSTICA PRÉ-NATAL

Se houver história familiar de OI, os pais devem receber avaliação e aconselhamento genético, idealmente, antes da gravidez. Adicionalmente, testes genéticos são realizados nos indivíduos afetados para definir a variante patogênica e o provável mecanismo de herança. Testes genéticos pré-natais usando NIPT (*noninvasive prenatal testing*), biópsia de vilosidade coriônica ou amniocentese também são indicados quando uma variante patogênica for identificada em um dos familiares.

Exames de imagem

O método de imagem de escolha para a detecção de displasias esqueléticas é a ultrassonografia (US) obstétrica realizada no primeiro trimestre (12 semanas) e no segundo trimestre (20 semanas) de gestação. Caso a US obstétrica mostre comprimento femoral < 2 DP no segundo trimestre gestacional, outros parâmetros ultrassonográficos devem ser avaliados (Quadro 4). A detecção isolada do comprimento femoral inferior ao esperado nem sempre indica displasia esquelética, podendo ocorrer em fetos com restrição do comprimento intrauterino, fetos nos quais a idade gestacional está equivocada e em cromossomopatias.

A US obstétrica 2D permite predizer a letalidade da displasia esquelética. Os parâmetros biométricos mais utilizados são: (i) razão comprimento femoral/circunferência abdominal < 0,16; (ii) circunferência torácica < P5 para a idade gestacional; (iii) razão circunferência torácica/circunferência abdominal < 0,6; e (iv) polidrâmnio.

A US obstétrica 3D mostra maior risco de letalidade quando o volume pulmonar é < P5 para a idade gestacional (hipoplasia pulmonar). Ela também mostra dismorfismo facial e a proporção relativa do esqueleto apendicular.

Se o estudo US for inconclusivo, pode-se solicitar ressonância magnética (RM) para complementar a investigação. A tomografia computadorizada (TC) helicoidal, embora realizada em alguns centros, não tem muitos adeptos devido à preocupação com o risco de exposição fetal a radiação ionizante.

Exames genéticos

O NIPT utiliza DNA fetal circulante no sangue materno para realizar testes genéticos. O DNA fetal pode ser detectado a partir da 5ª semana gestacional, aumentando com o progredir da gestação e desaparecendo do sangue materno 2 semanas após o parto. Habitualmente, o NIPT é solicitado na 7ª semana de gestação. Existem dois NIPT comercialmente disponíveis para investigação da OI: GeneSAFE® (italiano) e NATERA® (norte-americano).

Os dois testes pré-natais invasivos são: (i) biópsia de vilosidade coriônica, entre a 11ª e a 14ª semana de gestação; e (ii) amniocentese, a partir da 15ª semana de gestação.

ABORDAGEM DIAGNÓSTICA PÓS-NATAL

O diagnóstico pós-natal deve ser suspeitado em todos os indivíduos com fraturas de repetição causada por traumas não significantes, sendo confirmado pelos achados clínicos, laboratoriais, radiológicos e even-

QUADRO 3 Manifestações clínicas dos diferentes tipos de osteogênese imperfeita

Tipo	Gene	Principais características
I	*COL1A1, COL1A2*	Fenótipo leve. É o tipo mais frequente (50% dos casos). As fraturas têm início após os primeiros anos de vida, com pico na faixa etária pré-puberal, não são deformantes, geralmente < 10 fraturas até a puberdade e diminuem de frequência com a cessação do crescimento. Pode haver compressão vertebral. As escleras são azuladas. A dentinogênese imperfeita é de ocorrência rara. O déficit auditivo tem início na adolescência. Pode haver regurgitação aórtica. A estatura final tende a ser normal na maioria dos casos
II	*CO1LA1, CO1LA2*	Fenótipo perinatal letal. A maioria dos recém-nascidos é natimorta ou não sobrevive ao período perinatal devido a pneumonia ou insuficiência respiratória. As fraturas têm início na vida intrauterina, envolvendo arcos costais, vértebra e ossos longos. A face é triangular. As deformidades esqueléticas são graves, com pernas abduzidas na "posição de rã", fêmures "sanfonados" e as costelas "em rosário". As escleras são azuladas. Pode ocorrer hipoplasia pulmonar e malformações do SNC
III	*COL1A1, COL1A2*	Fenótipo grave e não letal. As fraturas têm início na vida intrauterina ou na infância, com deformidade progressiva dos ossos longos, alteração da caixa torácica, cifose e escoliose. A esclera pode ser azulada ao nascimento. Pode haver dentinogênese imperfeita e déficit auditivo em adultos. Os pacientes têm macrocefalia, baixa estatura, face triangular e geralmente são dependentes de cadeira de rodas. Pode ocorrer aparência de "pipoca" das metáfises e epífises (calcificação da cartilagem de crescimento)
IV	*COL1A1, COL1A2*	Fenótipo moderado. Ocorrem fraturas recorrentes, encurvamento dos ossos longos, frouxidão ligamentar e escoliose. A esclera pode ser azulada ao nascimento, evoluindo para coloração normal com o passar do tempo. Não existe déficit auditivo. Pode haver compressão de fossa craniana posterior
V	*IFITM5*	Fenótipo grave. Causada por uma única variante patogênica do *IFITM5* (c-14C>T). A esclera não é azulada. Não ocorre dentinogênese imperfeita. Não existem ossos Wormianos. Calcificação da membrana intraóssea entre rádio/ulna e tíbia/fíbula, deslocamento da cabeça do rádio e formação de calo ósseo hiperplásico após fratura. Radiografia mostra bandas metafisárias radiodensas nas placas de crescimento dos ossos longos, calcificação da membrana interóssea do antebraço e pernas
VI	*SERPINF1*	Fenótipo moderado a grave. Hiperfosfatasemia é frequente. O paciente é normal ao nascimento, desenvolvendo fraturas subsequentes e progressivas a partir do 4º ao 18º mês de vida. A biópsia de crista ilíaca mostra um padrão de "escama de peixe". Ausência de esclera azulada e dentinogênese imperfeita
VII	*CRTAP*	Fenótipo grave. Caracterizado por: rizomelia (úmero e fêmures curtos), fraturas desde o nascimento, baixa estatura, exoftalmia, escleras brancas ou azuladas, metáfises com aspecto de "pipoca" e características da síndrome de Cole-Carpenter. Os adultos afetados geralmente são dependentes de cadeira de rodas ou outras órteses para deambulação
VIII	*P3H1*	Fenótipo moderado a grave. Caracterizado por: rizomelia (úmero e fêmures curtos), metáfises com aspecto de "pipoca", baixa estatura e escleras brancas
IX	*PPIB*	Fenótipo grave. Caracterizado por baixa estatura, ausência de rizomelia, escleras brancas
X	*SERPINH1*	Fenótipo grave a letal. Caracterizado por fraturas ao nascimento ou logo após, esclera azulada, dentinogênese imperfeita, hérnia inguinal, litíase renal
XI	*FKBP10*	Fenótipo moderado a grave. Se a OI se associar a contraturas congênitas e pterígio, define-se o diagnóstico de síndrome de Bruck tipo 1. A síndrome de Kuskokwim, também causada por variante patogênica do *FKB10*, afeta a etnia esquimó Yupik do Alasca, manifestando-se com contratura congênita e alterações esqueléticas
XII	*SP7*	Fenótipo moderado a grave. Caracterizado por frouxidão ligamentar, hérnia umbilical, deficiência auditiva precoce
XIII	*BMP1*	Fenótipo leve a grave. Caracterizado por deformidades ósseas, atraso da erupção dentária, hipoplasia facial, hipermineralização óssea e alterações cardiovasculares
XIV	*TMEM38B*	Fenótipo grave. Caracterizado por osteopenia moderada, fratura de extremidades, ausência de esclera azulada e dentinogênese imperfeita, ausência de deficiência auditiva
XV	*WNT1*	Fenótipo moderado a grave. Caracterizado por malformação do SNC, autismo, ptose palpebral, déficit cognitivo, escleras azuladas
XVI	*CREB3L1*	Fenótipo grave letal. Variantes patogênicas homozigóticas causam deformidade óssea progressiva com fraturas desde o nascimento. Variantes patogênicas heterozigóticas causam sintomas leves a moderados, ou portadores assintomáticos
XVII	*SPARC*	Fenótipo moderado a grave. Caracterizado por deformidade óssea moderada e progressiva, sarcopenia
XVIII	*TENT5A*	Fenótipo moderado a grave. Caracterizado por deformidade progressiva, diagnóstico diferencial com a síndrome de Stüve-Wiedemann
XIX	*MBTPS2*	Fenótipo grave. Caracterizado por deformidade óssea progressiva, defeitos torácicos, deformidade torácica, fraturas pré-natais, fratura de compressão vertebral, rizomelia
XX	*MESD*	Fenótipo grave. Caracterizado por deformidade óssea progressiva, com algumas mortes por falência respiratória. Esclera azulada nos indivíduos jovens. Ausência de dentinogênese imperfeita. Presença de oligodontia ou anodontia
XXI	*KDELR2*	Fenótipo grave. Caracterizado por deformidade óssea progressiva, podem ocorrer fraturas ao nascimento, baixa estatura
XXII	CCDC134	Fenótipo grave. Caracterizado por fraturas intrauterinas, baixa estatura e não resposta ao tratamento com bisfosfonatos

SNC: sistema nervoso central.

QUADRO 4 Parâmetros ultrassonográficos a serem avaliados na pesquisa de displasia esquelética fetal

- Idade gestacional
- Fraturas
- Circunferências (cabeça, tórax e abdome)
- Comprimento dos ossos longos (todos os segmentos das 4 extremidades)
- Formato dos ossos longos (encurvamento, fraturas) e postura dos ossos longos
- Mineralização dos ossos longos (ecodensidade)
- Mineralização e formato das vértebras
- Aparência das metáfises
- Presença de epífises secundárias
- Formato do crânio (macrocrania, bossa frontal)
- Formato do tórax (circunferência, tórax em sino)
- Tamanho e forma da escápula
- Face (micrognatia, orelhas de formato anormal)
- Mãos e pés (tamanho, número dos dígitos)
- Mobilidade fetal
- Avaliação do líquido amniótico (polidrâmnio)
- Outras anomalias congênitas

tualmente por testes moleculares. O exame físico deve ser feito com cuidado na manipulação para evitar o risco de fratura.

História clínica

- História gestacional (p. ex., resultados da US obstétrica e se houve suspeita de displasia esquelética intraútero).
- Idade gestacional, peso, comprimento e perímetro cefálico ao nascimento; deformidades ou fraturas ósseas ao nascimento.
- Tipo de parto: natural (qual apresentação), fórceps, cesariana.
- Dados sobre o diagnóstico, caso o paciente já o tenha estabelecido.
- Idade de início das fraturas (intraútero, neonatal, infância, pré-puberal).
- Mecanismo da fratura e se a fratura é justificada pelo impacto que a causou.
- Cronologia das fraturas: data das fraturas, ossos acometidos, tratamento efetuado e resposta terapêutica.
- Relato de fratura significante: (i) duas ou mais fraturas de ossos longos até os 10 anos de idade; (ii) três ou mais fraturas de ossos longos até os 19 anos; (iii) fratura de compressão vertebral.
- História sugestiva de maus-tratos (p. ex., equimoses e hematomas em áreas não expostas, hemorragia de retina, fraturas cranianas complexas, fraturas de arcos costais posteriores, esterno, escápula, processo espinhoso e metafisárias).
- Doença de base associadas à diminuição da densidade mineral óssea (p. ex., síndromes de má-absorção intestinal, doenças reumáticas, neoplasias).
- Medicamentos associados à diminuição da densidade mineral óssea (p. ex., corticoides, anticonvulsivantes).
- Manifestações extraesqueléticas (p. ex., esclera azulada, dentinogênese imperfeita, déficit auditivo, macrocefalia, insuficiência respiratória, cardiopatia).
- Consanguinidade parental.
- História familiar de OI, fraturas, osteoporose ou doenças esqueléticas.
- Resultados de exames (p. ex., densitometria, radiografias) e tratamentos (p. ex., cirurgias ortopédicas, uso de bisfosfonatos) já efetuados.
- Medicamentos em uso (p. ex., bisfosfonatos, analgésicos, cálcio, vitamina D).
- Mobilidade (p. ex., uso de muletas, cadeira de rodas) e independência (capaz de realizar atividades da vida diária – AVD).

Exame físico

- Sinais vitais.
- Cianose, dificuldade respiratória.
- Idade.
- Altura, peso, perímetro cefálico, envergadura, razão segmento superior/segmento inferior. Se houver diferença entre o comprimento das pernas, medir a extremidade com maior comprimento. Realizar as medidas antropométricas com cuidado para evitar novas fraturas.
- Em maiores de 1 ano, avaliar o grau de mobilidade usando os critérios modificados de Bleck (1981), em que: grau zero = restrito a cadeira de rodas; grau 1 = capaz de andar apenas com assistência; grau 2 = capaz de andar, dentro de casa, com ou sem assistência; grau 3 = capaz de andar curtas distâncias, com ou sem assistência; grau 4 = capaz de andar de forma independente.
- Estágio puberal.
- Crânio (p. ex., ossos Wormianos, macrocefalia), coluna (p. ex. cifose, escoliose) e extremidades (p. ex., fraturas, deformidades).

- Manifestações extraesqueléticas (p. ex., escleras azuladas, dentinogênese imperfeita, hipermobilidade articular).
- Sinais de invaginação basilar (p. ex., cefaleia, paralisia de nervos cranianos, disfagia, quadriparesia, ataxia, nistagmo).
- Sinais de doença de base que possam causar baixa densidade mineral óssea (p. ex., hipogonadismo, leucemia).
- Sinais sugestivos de maus-tratos (p. ex., equimoses e hematomas em áreas não expostas, hemorragia de retina, fraturas cranianas complexas, fraturas de arcos costais posteriores, esterno, escápula, processo espinhoso e metafisárias).
- Sinais dismórficos que sugiram uma síndrome genética.
- Sopros cardíacos sugestivos de insuficiência aórtica.
- Mecanismo da fratura e se a fratura é justificada pelo impacto que a causou.

Exames complementares

- Hemograma.
- Cálcio, fósforo, magnésio, albumina: usar valores de referência adequados para idade e corrigir o cálcio total pela albumina. O cálculo do cálcio corrigido é feito pela fórmula: Cálcio total corrigido (mg/dL) = [Cálcio total (mg/dL) + 0,8 × (4 – albumina (g/L)].
- Fosfatase alcalina: usar valores de referência adequados para a idade.
- Ureia, creatinina.
- Proteína total e frações.
- 25(OH)vitamina D.
- PTH.
- Razão cálcio:creatinina urinária em amostra randômica de urina: para avaliar hipercalciúria, usando valores de referência de acordo com a idade.
- Testes genéticos: sequenciamento de nova geração é um exame fundamental para confirmar o diagnóstico, identificar a variante patogênica e orientar o tratamento e aconselhamento genético.
- Radiografia: ossos longos (AP/P), coluna (AP/P) e crânio (P). Se indicado, solicitar radiografias de tórax (PA/P) e bacia (AP). O Quadro 5 descreve as principais alterações radiológicas da OI. Não solicitar radiografias de modo excessivo devido ao risco de radiação ionizante e usar protetor de chumbo em pescoço e gônadas.
- Densitometria (DXA) de coluna lombar (L1-L4) e corpo inteiro (exceto cabeça), em > 3 a 5 anos. Os resultados podem ser difíceis de interpretar na presença de fraturas, deformidades ósseas e implantes ortopédicos.
- RM de crânio: se macrocefalia ou suspeita de invaginação basilar.

DIAGNÓSTICO DIFERENCIAL

Ao avaliar um paciente com relato de fraturas de repetição, é necessário investigar os diagnósticos diferenciais mais importantes: (i) osteoporose primária (p. ex., OI e síndromes); (ii) osteoporose secundária (medicamentos e doenças crônicas); (iii) osteoporose idiopática juvenil; e (iv) maus-tratos.

O Quadro 6 sumariza os principais diagnósticos diferenciais da osteogênese imperfeita, que variam de acordo com a idade do paciente e a gravidade da OI. O Quadro 7 mostra exemplos de fraturas sugestivas de maus-tratos.

ABORDAGEM TERAPÊUTICA

O tratamento da OI é sintomático, uma vez que inexiste uma terapia direcionada à causa do problema. O encaminhamento do paciente para acompanhamento por equipe multidisciplinar é fundamental para o

QUADRO 5 Alterações radiológicas na osteogênese imperfeita

- Ossos Wormianos (60% dos pacientes)
- Platibasia (achatamento da base do crânio)
- Atraso no fechamento das fontanelas
- Diminuição da densidade mineral óssea
- Fraturas vertebrais, vertebras bicôncavas, platispondilia (achatamento dos corpos vertebrais)
- Fraturas espirais e transversas dos ossos longos
- Fraturas diafisárias
- Fraturas de avulsão do olecrânio e patela
- Calos ósseos hiperplásicos principalmente na OI tipo V
- Pseudoartrose no local das fraturas causando deformidade óssea
- Lesões "em pipoca" das cartilagens de crescimento
- *Pectus carinatum* e *pectus excavatum*
- Deformidades da coluna (p. ex., escoliose, cifose)
- Fêmur em "cajado de pastor"
- Linhas escleróticas metafisárias ou diafisárias secundárias ao uso de bisfosfonatos (sinal das listras de zebra)

QUADRO 6 Diagnóstico diferencial da osteogênese imperfeita

Condição	Herança	Gene	Manifestações clínicas
Osteoporose pseudoglioma	AR	*LRP5*	Cegueira congênita devido a alterações do vítreo e da retina
Hipofosfatasia	AD, AR	*ALPL*	Hipofosfatasemia, 6 fenótipos (perinatal letal a odonto-hipofosfatasia)
Hiperfosfatasia	AR	*TNFRSF11B*	Hiperfosfatasemia, cifoescoliose, geno varo ou valgo, fraqueza muscular, surdez, palidez do nervo óptico
Osteoporose idiopática juvenil	?	Desconhecido *LRP5* (?)	Início na fase pré-puberal. Ausência de manifestações extraesqueléticas. Fraturas de compressão vertebral. Fraturas metafisárias de ossos longos
Síndrome espôndilo-ocular	AR	*XYLT2*	Osteoporose, catarata, displasia de retina, cardiopatia congênita
Síndrome de Hajdu-Cheney	AD	*NOTCH2*	Dolicocefalia, micrognatia, narinas antevertidas, hipertelorismo ocular, atrofia óptica, perda precoce da dentição, ossos wormianos, geno valgo, acro-oesteólise
Síndrome de Carpenter	AR	*RAB23* *MEGF8*	Deformidade pélvica, cifoescoliose, geno valgo, craniossinostose, anomalias dos dígitos, cardiopatia congênita
Maus-tratos (NAI: *nonaccidental injury*)	═══	═══	Fraturas metafisárias, de arcos costais, esterno e escápula. Hemorragia de retina. Equimoses e hematomas em áreas não expostas. Sinais de maus-tratos (p. ex., má higiene, queimaduras, mordidas)
Osteoporose secundária	═══	═══	▪ Doenças crônicas (p. ex., síndromes de má-absorção intestinal, leucemia, imobilização, hipovitaminose D) ▪ Medicamentos (p. ex., glicocorticoides)

AD: autossômica dominante; AR: autossômica recessiva.

QUADRO 7 Fraturas sugestivas de maus-tratos

- Múltiplas ou bilaterais
- Próximas as articulações
- Incomuns: fêmur, costelas, esterno, escápula, crânio, mandíbula, coluna vertebral
- Diafisárias com traço oblíquo ou em espiral
- Metafisárias por arrancamento
- Metacarpiais ou metatarsais
- Em diferentes estágios de consolidação
- Que não se justificam pelo acidente relatado pelos pais/responsáveis
- Não compatíveis com o desenvolvimento motor
- Descolamento da epífise distal do úmero (aspecto de "luxação de cotovelo")
- Descolamento da epífise proximal do fêmur

sucesso do tratamento, a fim de prevenir ou tratar as várias comorbidades associadas. O tratamento tem como objetivo reduzir a incidência de fraturas, atenuar a dor, promover crescimento e independência funcional e tratar as manifestações extraesqueléticas (Quadro 8).

Tratamento com bisfosfonatos

Os primeiros relatos de caso do uso de bisfosfonatos para OI datam de 1987 e 1988. O uso mais amplo e sistemático teve início em 1998, com a publicação do estudo de Glorieux et al., utilizando pamidronato. Os bisfosfonatos se ligam aos cristais de hidroxiapatita, sendo absorvidos pelos osteoclastos durante a remodelação óssea e induzindo a apoptose. Eles reduzem a reabsorção óssea, melhoram a arquitetura do osso, diminuem parcialmente a frequência de fraturas, atenuam a dor óssea crônica, diminuem a deformidade óssea e restauram a vértebra após fratura.

Não existe um protocolo padrão e consensual para o uso de bisfosfonatos no tratamento da OI, existindo grande variabilidade entre serviços em relação ao bisfosfonato de escolha, dose, ajustes de doses e protocolos de administração, critérios para início e suspensão do medicamento, e tipo e frequência da monitoração. No Brasil, o tratamento farmacológico da OI pelo Sistema Único de Saúde (SUS) segue as recomendações do PCDT/2022 (Quadros 9 e 10). Entretanto, vários serviços nacionais e no exterior têm utilizado o zolendronato pela comodidade da administração e eficácia similar. Os protocolos que usam zoledronato variam de acordo com cada serviço, não havendo consenso entre eles. O Quadro 11 mostra o protocolo usado no Serviço de Endocrinologia Pediátrica da FM/UFBA.

QUADRO 8 Tratamento da osteogênese imperfeita

Equipe multidisciplinar
▪ Ortopedia: tratamento das fraturas e prevenção e correção das deformidades ósseas ▪ Fisioterapia: prevenir fraturas, aumentar força muscular, maximizar mobilidade, evitar imobilização excessiva, orientar cadeira de rodas, muletas e andadores ▪ Terapia ocupacional: atividades da vida diária ▪ Psicologia: apoio psicoterápico ▪ Odontologia: dentinogênese imperfeita ▪ Otorrinolaringologista e fonoaudiólogo: perda auditiva ▪ Cardiologista: alterações da aorta ▪ Pneumologista: dificuldade respiratória restritiva ▪ Neurocirurgião: invaginação basilar, hidrocefalia
Medicamentos aprovados
▪ Bisfosfonatos endovenosos ou por via oral: diminuir a frequência de fraturas, diminuir a dor óssea ▪ Analgesia (p. ex., anti-inflamatório não esteroidais, opioides): tratar a dor óssea ▪ Cálcio + colecalciferol: prevenir e tratar hipocalcemia
Medicamentos em investigação
▪ Teriparatida (fragmento 1-34 do PTH): estimula o anabolismo ósseo, mas esse medicamento não é aprovado para crianças devido ao relato de desenvolvimento de osteossarcoma em ratos ▪ Anticorpo anti-TGF-beta (fresolimumabe): estimula o anabolismo ósseo ▪ Anticorpo anti-RANKL (Prolia® = denosunabe): diminui a reabsorção óssea ▪ Anticorpo antiesclerostina (Evenity®: romosozumabe; UX143 = setrusumabe): diminui a reabsorção e aumenta o anabolismo ósseo ▪ Losartana: inibe a ativação do TGF-beta, reduzindo a perda óssea e a incidência de fraturas ▪ 4-fenilbutirato (4-PBA): estimula o anabolismo ósseo ▪ Indometacina: pesquisada na OI tipo V para reduzir a formação de calo ósseo hiperplásico após fratura e osteotomia ▪ Transplantes de medula óssea ou células mesenquimais em formas graves de OI ▪ Terapia gênica

O PCDT/2022 recomenda a suspensão do bisfosfonato 2 anos após a última fratura (Quadro 10). Entretanto, essa recomendação não é consensual, com alguns serviços orientando a suspensão do tratamento apenas depois de o paciente ter atingido a altura final ou quase final, momento em que a puberdade foi concluída e o *turnover* ósseo, diminuído. A suspensão do tratamento antes da finalização do crescimento pode fazer com que o osso formado após a suspensão tenha menor massa e menor densidade, aumentando o risco de fratura na interface entre o osso "novo" e o osso "velho". Desse modo, quando o crescimento linear tiver finalizado, pode-se adotar uma de três condutas: (i) suspender o bisfosfonato, reavaliando a necessidade de reintroduzi-lo após 6 meses; (ii) reduzir a dose do bisfosfonato aos poucos até sua retirada; (iii) manter o bisfosfonato, substituindo a administração venosa pela via oral.

QUADRO 9 Tratamento medicamentoso da osteogênese imperfeita

Fármacos
▪ Alendronato (Boneprev®, Ostrazil®, Endrostan®, Osteofar®: comprimidos de 70 mg): pacientes > 18 anos ▪ Pamidronato (Melidronato®, Pamidron®: frasco-ampola de 60 e 90 mg) ▪ Carbonato de cálcio + colecalciferol (comprimidos de 500 mg/400 UI, ou 500 mg/200 UI)
Critérios de inclusão
Alendronato (> 18 anos de idade) ▪ Fenótipo moderado a grave de OI (p. ex., tipo III, IV ou V) ▪ Pelo menos 2 fraturas/ano, fratura de vértebra ou deformidade óssea, com comprovação radiológica ▪ Alteração do metabolismo do cálcio ▪ Ser capaz de manter ortostatismo após a administração do medicamento Pamidronato (< 18 anos de idade) ▪ Fenótipo leve a grave ▪ Pelo menos 2 fraturas/ano, fratura de vértebra ou deformidade óssea com comprovação radiológica ▪ Dor crônica independentemente do tipo de OI Pamidronato (> 18 anos de idade) ▪ Fenótipo leve a grave (p. ex., tipo I, III, IV ou V) ▪ Pelo menos 2 fraturas/ano, fratura de vértebra ou deformidade óssea, com comprovação radiológica ▪ Alteração do metabolismo ósseo ▪ Intolerância ao bisfosfonato oral (p. ex. dispepsia, refluxo gastroesofágico, hérnia de hiato) ▪ Impossibilidade de manter ortostatismo após o uso do medicamento
Benefícios esperados
▪ Redução do número de fraturas, dor crônica e incapacidade física, melhora do crescimento e mobilidade
Efeitos adversos
Reação de fase aguda (p. ex., febre, mialgia, mal-estar, *rash* cutâneo, vômitos) geralmente após a primeira infusão, uveíte e insuficiência respiratória em < 2 anos, hipocalcemia e leucopenia moderadas, aumento transitório da dor óssea e diminuição transitória da mineralização óssea. Os efeitos em longo prazo são desconhecidos, sugerindo que o uso em excesso possa prejudicar o reparo de microdanos ósseos e de fraturas
Tempo de tratamento
▪ Suspender 2 anos após a última fratura
Monitoração
▪ Crianças < 2 anos: a cada 2 meses; de 2 a 3 anos: a cada 3 meses; > 3 anos: a cada 4 meses ▪ Adultos: a cada 6 meses
Informações ao paciente
▪ Informar ao paciente ou ao seu responsável legal sobre os potenciais riscos, benefícios e efeitos adversos relacionados ao uso dos medicamentos, bem como a assinatura do termo de consentimento livre e esclarecido

Fonte: PCDT: Portaria n. 17, de 8/9/2022.

QUADRO 10 Tratamento da osteogênese imperfeita com pamidronato

Esquema de administração do pamidronato (dose máxima: 90 mg/dia) (Frasco-ampola: 60 e 90 mg de pó liofilizado com 10 mL de diluente)		
Idade	**Doses (9 mg/kg/ano)**	**Intervalo**
Abaixo de 2 anos	0,5 mg/kg/dia, por 3 dias	A cada 2 meses
Entre 2-3 anos	0,75 mg/kg/dia, por 3 dias	A cada 3 meses
Acima de 3 anos	1 mg/kg/dia, por 3 dias	A cada 4 meses
Diluição salina do pamidronato (diluir 0,1 mg/1mL; infundir, EV, em 3-4 horas, máximo: 60 mg/h)		
Pamidronato (mg)	**Soro fisiológico (mL)**	**mL/hora**
0-5	50	15
5,1-10	100	30
10,1-17	170	50
17,1-30	300	80
30,1-60	600	150
Efeitos adversos		
▪ Reação de fase aguda (p. ex., rubor facial, febre, dor óssea, mialgia, cefaleia) que surge nas primeiras 48 horas após a primeira dose do pamidronato e geralmente não ocorre em ciclos subsequentes ▪ Hipocalcemia, hipomagnesemia, trombocitopenia, dor e inflamação no local da injeção		
Tratamento associado ao pamidronato		
▪ Prevenção da reação de fase aguda: administrar dipirona, paracetamol ou ibuprofeno, VO, 1 hora antes da primeira infusão do primeiro ciclo ▪ Pacientes > 4 anos, com alteração do metabolismo do cálcio, administrar: 1.000 a 2.000 mg/dia de carbonato de cálcio + 400 a 800 UI/dia de colecalciferol		

Fonte: PCDT: Portaria n. 17, de 8/9/2022.

Alguns autores recomendam reduzir a dose dos bisfosfonatos para metade (pamidronato: 4,5 mg/kg/ano; zoledronato: 0,05 mg/kg/ano), quando o paciente estiver há 2 anos sem fratura, suspendendo o uso ao final do crescimento. Existem relatos de que aproximadamente 6 meses após a suspensão do bisfosfonato alguns pacientes se queixem de dor musculoesquelética, cansaço e falta de energia, com esses sintomas melhorando ou desaparecendo após a reinstituição do bisfosfonato. Uma minoria dos pacientes pode requerer a administração venosa de bisfosfonato para alívio dos sintomas.

Tratamento ortopédico

O tratamento ortopédico pode ser clínico (imobilização) ou cirúrgico, tendo como objetivos: aliviar a dor, prevenir e corrigir deformidades fazendo o alinhamento ósseo, reduzir a ocorrência de fraturas e auxiliar na deambulação.

O implante intramedular faz com que o segmento ósseo se torne mais resistente e alinhado, sendo indicado para deformidades de ossos longos de valor angular maior que 20º. No SUS estão disponíveis hastes flexíveis para uso infantil, fio de Kirschner e o fio de Steinmann rosqueado. O uso da haste intramedular telescópica ou extensível, desenvolvida para acompanhar o crescimento progressivo dos ossos longos, não foi aprovado pela Comissão Nacional de Incorporação de Tecnologias no Sistema Único de Saúde (Conitec) no PCDT de 2022.

A consolidação das fraturas causadas por OI tipo I a IV (90% dos casos) ocorre no mesmo tempo que indivíduos não afetados. Portanto, a imobilização prolongada é contraindicada para prevenir a deficiência muscular e consequente aumento da reabsorção óssea devido a imobilização.

ORIENTAÇÕES PARA A FAMÍLIA

As orientações descritas a seguir devem ser fornecidas, por escrito, para as famílias dos pacientes com OI.

QUADRO 11 Tratamento da osteogênese imperfeita com zoledronato

Apresentação

- Zometa®, Zoney®, Zobone®: ampolas de 4 mg
- Aclasta®, Teoro®, Densys®: ampolas de 5 mg

Exames laboratoriais pré-infusão

- Hemograma, cálcio, fósforo, fosfatase alcalina, 25(OH)vit. D, cálcio/creatinina em amostra randômica de urina

Adolescentes em idade reprodutiva

- Afastar gravidez (categoria D para risco de gravidez)

Prescrição

Idade	Dose do zoledronato (0,1 mg/kg/ano)	Frequência das infusões
> 3 meses e < 2 anos	0,025 mg/kg/dose	A cada 3 meses
2-5 anos	0,035 mg/kg/dose	A cada 4 meses
> 5 anos	0,05 mg/kg/dose	A cada 6 meses

Diluição

Dose (mg)	Volume final (diluído com soro fisiológico)	Velocidade de infusão (mL/hora)	*Flush* com soro fisiológico ao final da infusão
0-0,05	10 mL	12,5	5
0,051-0,125	10 mL	15	5
0,126-0,25	15 mL	25	5
0,251-0,375	20 mL	30	5
0,376-0,5	30 mL	40	5
> 0,5	50 mL	65	20
> 1	100 mL	130	20

Ajustes de doses

- Administrar metade da dose no primeiro ciclo
- Suspender zoledronato quando inexistirem fraturas em um período de 2 anos

Reação de fase aguda

- Sintomas: febre, mialgia, mal-estar, *rash* cutâneo e vômitos, geralmente após a primeira infusão
- Monitorar frequência cardíaca, frequência respiratória e temperatura antes e após a infusão
- Profilaxia e tratamento: administrar dipirona, acetaminofeno ou ibuprofeno, 1 hora antes da primeira infusão do zoledronato e nos 2 dias seguintes, se os sintomas persistirem

Reposição hídrica após a infusão do zoledronato

- Os pacientes devem ser orientados/encorajados a aumentar a ingestão hídrica nas primeiras 24 horas após a infusão do zoledronato

Reposição de cálcio após a infusão do zoledronato por 7 dias após a infusão

- Lactentes: gluconato de cálcio 10% (1 mL = 9,3 mg de cálcio elementar). Dose: 30 mg/kg/dia de cálcio elementar, VO, a cada 8 horas, por 7 dias
- Crianças maiores: carbonato de cálcio (1 g = 400 mg de cálcio elementar). Dose: 30 mg/kg/dia, VO, a cada 12 horas (máximo: 2 g/dia), por 7 dias

Cirurgias ortopédicas

- Após cirurgias ortopédicas (p. ex., osteotomia), aguardar 6 semanas para administrar o zoledronato

Fonte: Serviço de Endocrinologia Pediátrica da Universidade Federal da Bahia.

Ambiente

- Fazer adaptações no ambiente (casa, escola, trabalho), para facilitar as atividades da vida diária e promover a independência.

Alimentação

- Se for um bebê, colocar para arrotar dando tapinhas delicados nas costas.
- Oferecer a alimentação de forma fracionada.

- Tomar água durante o dia para prevenir obstipação intestinal e desidratação.
- Consumir alimentos para fortalecimento dos ossos de acordo com as indicações e limitações da idade. Cálcio: leite e derivados (queijo, iogurte), peixe, brócolis, espinafre; fósforo: carne vermelha, fígado, coração, rim, peixe, gema de ovo; magnésio: cereais (trigo, aveia, soja), batata, acelga, chocolate amargo; zinco: cereais (trigo, aveia, soja), carne vermelha; vitamina C: laranja, limão, acerola, maçã, pimentão, tomate; vitamina D: leite, sardinha.
- Evitar ganho de peso excessivo.

Roupas

- Trocar a fralda com cuidado, nunca puxando pelas pernas e sim rolando a criança cuidadosamente, ou deslizando a fralda até que ela esteja acomodada sob o corpo.
- Usar roupas largas, leves, com botões ou velcro na frente para facilitar a troca.
- Quando usar roupas com mangas, enfiar a mão dentro da manga e depois colocar o braço da criança dentro. Em seguida, com a outra mão, puxar a manga sobre o braço da criança. Essa mesma técnica deve ser usada para vestir bermudas ou calças.
- Se ocorrer uma fratura enquanto a criança estiver sendo vestida é recomendável cortar a roupa e retirá-la para evitar piorar a fratura.

Transporte

- Ao carregar a criança no colo, evitar que as pernas fiquem balançando. Cabeça, pescoço, braços, tronco, quadris e pernas e tronco devem estar bem apoiados.

Fraturas

- Sinais de que a criança pequena possa ter tido uma fratura: começar a chorar de repente, ouvir o som do estalo do osso quebrando, inchaço, vermelhidão, calor ou ferimento na pele sobre o osso.
- O que fazer se suspeitar de fratura: ficar calmo e confortar a criança, tentar localizar a fratura tocando delicadamente na superfície da pele, imobilizar o braço ou a perna, administrar um analgésico ou anti-inflamatório, levar a criança para o médico.
- Após cirurgias ortopédicas (p. ex., osteotomia, haste intramedular), a administração do zoledronato só deve ocorrer pelo menos 6 semanas após o procedimento

Dor

- A dor causada pelas fraturas, contraturas, deformidade dos braços e pernas, alterações da coluna e artrites causam sofrimento quando não tratadas. Bolsas de água quente podem aliviar as dores crônicas, e bolsas de gelo podem aliviar a dor aguda. Aplicar durante 15 a 20 minutos por vez, colocando uma toalha entre a pele e a bolsa para evitar queimadura na pele. Usar analgésicos e anti-inflamatórios prescritos pelos médicos.

Escola

- As crianças com osteogênese imperfeita devem frequentar escolas normais. Elas não têm nenhuma dificuldade intelectual. Mas as fraturas e cirurgias podem limitar sua mobilidade. Por isso, as escolas devem se adaptar para receber crianças que usam muletas, andadores ou cadeira de rodas. As crianças com dificuldade de locomoção devem ser ajudadas, tendo cuidado especial com situações que podem favorecer quedas, por exemplo, pisos molhados e irregulares, batentes e escadas. As crianças com osteogênese imperfeita devem sair da sala após as demais crianças para evitar o tumulto e eventual queda. As aulas de educação física devem evitar esportes de impacto e a criança deve ser permitida a parar a atividade se estiver cansada ou com dor.

Cuidado com boca e dentes

- Realizar higiene bucal e dentária cuidadosa, devido à maior frequência de cáries.
- Acompanhamento regular com dentista, principalmente se tiver dentinogênese imperfeita (fragilidade do esmalte dos dentes), pelo maior risco de cáries e fraturas dos dentes. Algumas crianças necessitam colocar coroas para proteger os dentes.

Cuidados com a audição

- Observar o desenvolvimento de perda auditiva causada por malformações ou ossificação deficiente do ouvido médio. Fazer acompanhamento regular com otorrinolaringologista e fonoaudiólogo.

Cuidados com a respiração

- Ficar atento à dificuldade respiratória, infecções respiratórias e eventual necessidade de internamento para suporte ventilatório ou antibioticoterapia venosa, devido à instabilidade e restrição ventilatória da caixa torácica.

Cuidados com o crescimento

- Monitorar o desenvolvimento de baixa estatura causada por deformidades dos membros inferiores causadas pela angulação e cavalgamento das fraturas, distúrbios dos centros de crescimento e cifoescoliose.

Tratamento fisioterápico

- Fisioterapia é fundamental para orientar posturas adequadas que evitem deformidades dos membros e para orientar o fortalecimento dos músculos. Hidroterapia e natação são úteis para aumentar a força muscular e controlar a dor.
- Evitar a imobilização prolongada, pois isso pode aumentar a fragilidade óssea e a perda de massa muscular, e diminuir a mobilidade das articulações.
- Fazer mudança periódica de postura para evitar posturas viciosas e escaras de decúbito. A postura sentada (ou pelo menos cabeceira elevada) é importante para prevenir complicações pulmonares.
- Usar auxílios de deambulação (p. ex., andadores, muletas, bengalas), conforme a necessidade.

Tratamento com bisfosfonatos

- O tratamento com esses medicamentos não cura a doença, mas diminui a dor, diminui a ocorrência de fraturas, melhora a mobilidade e a independência e promove melhor qualidade de vida.

Acompanhamento médico

- Manter acompanhamento ambulatorial multidisciplinar com endocrinologista, ortopedista, otorrinolaringologista, dentista, geneticista, fisioterapeuta, terapeuta ocupacional, fonoaudiólogo e psicólogo.

TRANSIÇÃO DOS CUIDADOS PARA A ENDOCRINOLOGIA DE ADULTO

A equipe de endocrinologia pediátrica deve preparar o adolescente e sua família para transição e posterior cuidado médico pelo endocrinologista de adulto, pelo menos 6 a 12 meses antes de efetivar a transferência. Idealmente, as instituições deveriam desenvolver protocolos com a participação de endocrinologistas pediátricos e de adultos que atendessem as peculiaridades do serviço e otimizassem essa fase de transição.

Nos adultos, embora ocorra diminuição da frequência de fraturas, existe aumento do envolvimento de tecidos conectivos ocular, auditivo, cardíaco, renal e pulmonar, requerendo a participação de outros profissionais de saúde. Os bisfosfonatos não são tão eficazes em reduzir a dor devido ao menor *turnover* ósseo. A qualidade de vida pode ser ainda mais comprometida pelas dificuldades acadêmicas e laborativas. Questões reprodutivas, de relacionamento afetivo, aconselhamento genético e do uso de medicamentos devem ser abordadas na transição e no acompanhamento. As hastes de metal colocadas como parte do tratamento ortopédico podem afetar a interpretação da DXA, que na vida adulta também muda seus sítios de avaliação, e a interpretação de Z para T-score.

REFERÊNCIAS SELECIONADAS

1. Arundel P, Borg SA. Early life management of osteogenesis imperfecta. Curr Osteoporos Rep. 2023;21(6):779-86.
2. Arundel P, Bishop N. Medical management for fracture prevention in children with osteogenesis imperfecta. Calcif Tissue Int. 2024;115(6):812-27.
3. Choi Y, Hwang S, Kim GH, Lee BH, Yoo HW, Choi JH. Genotype--phenotype correlations and long-term efficacy of pamidronate therapy in patients with osteogenesis imperfecta. Ann Pediatr Endocrinol Metab. 2022;27(1):22-9.
4. Deguchi M, Tsuji S, Katsura D, Kasahara K, Kimura F, Murakami T. Current overview of osteogenesis imperfecta. Medicina (Kaunas). 2021;57(5):464.
5. Etich J, Leßmeier L, Rehberg M, Sill H, Zaucke F, Netzer C, et al. Osteogenesis imperfecta: pathophysiology and therapeutic options. Mol Cell Pediatr. 2020;7:9.

6. Glorieux FH, Bishop NJ, Plotkin H, Chabot G, Lanoue G, Travers R. Cyclic administration of pamidronate in children with severe osteogenesis imperfecta. N Engl J Med. 1998;339(14):947-52.
7. Hidalgo Perea S, Green DW. Osteogenesis imperfecta: treatment and surgical management. Curr Opin Pediatr. 2021;33(1):74-8.
8. Holtz AP, Souza LT, Ribeiro EM, Acosta AX, Lago RMRS, Simoni G, et al. Genetic analysis of osteogenesis imperfecta in a large Brazilian cohort. Bone. 2023;169:116683.
9. Land C, Rauch F, Montpetit K, Ruck-Gibis J, Glorieux FH. Effect of intravenous pamidronate therapy on functional abilities and level of ambulation in children with osteogenesis imperfecta. J Pediatr. 2006;148(4):456-60.
10. Mäkitie O, Zillikens MC. Early-onset osteoporosis. Calcif Tissue Int. 2022;110(5):546-61.
11. Matos V, van Melle G, Boulat O, Markert M, Bachmann C, Guignard JP. Urinary phosphate/creatinine, calcium/creatinine, and magnesium/creatinine ratios in a healthy pediatric population. J Pediatr. 1997;131(2):252-7.
12. Panzaru MC, Florea A, Caba L, Gorduza EV. Classification of osteogenesis imperfecta: importance for prophylaxis and genetic counseling. World J Clin Cases. 2023;11(12):2604-20.
13. PCDT: Protocolo Clínico e Diretrizes Terapêuticas. Osteogênese imperfeita. Portaria N. 17, de 8 de setembro de 2022. Disponível em: https://www.gov.br/conitec/pt-br/midias/relatorios/2022/20220927_pcdt_osteogenese_imperfeita.pdf. Acesso em: 15 abr. 2025.
14. Ralston SH, Gaston MS. Management of osteogenesis imperfecta. Front Endocrinol (Lausanne). 2020;10:924.
15. Rauch F, Morin SN. Transition from pediatric to adult health care in osteogenesis imperfecta. Curr Osteoporos Rep. 2023;21(4):426-32.
16. Ross J, Bowden MR, Yu C, Diaz-Thomas A. Transition of young adults with metabolic bone diseases to adult care. Front Endocrinol (Lausanne). 2023;14:1137976.
17. Unger S, Ferreira CR, Mortier GR, Ali H, Bertola DR, Calder A, et al. Nosology of genetic skeletal disorders: 2023 revision. Am J Med Genet A. 2023;191(5):1164-209.

37

Raquitismo

INTRODUÇÃO

O raquitismo foi descrito em 1650, pelo britânico Francis Glisson (1597-1677), no livro *De rachitide sive morbo puerili Tractatus* (Tratado sobre doença raquítica infantil).

Antes de se descobrir que sua principal causa era a deficiência de vitamina D, o raquitismo atingiu proporções epidêmicas quando da industrialização do norte europeu, em meados de 1600. Naquela época, a poluição causada pela queima de carvão das fábricas resultou em diminuição da exposição das crianças à luz solar. Após a descoberta da vitamina D, da sua adição aos alimentos e das recomendações de exposição das crianças à luz solar, o raquitismo por deficiência de vitamina D foi praticamente eliminado. Recentemente, tem-se observado um recrudescimento do raquitismo nos países desenvolvidos como resultado da diminuição da exposição aos raios UVB.

A deficiência de vitamina D também tem sido associada a uma maior susceptibilidade para o desenvolvimento de infecções (tuberculose, infecções pelo vírus da influenza), neoplasias (mama, próstata, cólon, pâncreas, linfoma não Hodgkin), doenças respiratórias (asma brônquica), doenças autoimunes (diabetes melito tipo 1 – DM1, esclerose múltipla, doença de Crohn), doenças cardiovasculares (hipertensão arterial), doenças neuropsiquiátricas (depressão, esquizofrenia), obesidade e progressão de pré-diabetes para diabetes melito tipo 2 (DM2).

O Dia Mundial da Conscientização do Raquitismo Hipofosfatêmico ligado ao X (XLH), a principal causa de raquitismo hipofosfatêmico, é celebrado em 23 de junho.

FISIOLOGIA DA VITAMINA D

A vitamina D ou calciferol ocorre em duas formas principais: a vitamina D2 (ergocalciferol), obtida pela irradiação de leveduras de cogumelos, e a vitamina D3 (colecalciferol), sintetizada na pele e presente em óleos de peixe de águas frias (salmão, cavala, arenque), fígado, gema de ovo, frutos do mar e alimentos fortificados com vitamina D (p. ex., leite e cereais). O termo vitamina D será usado neste capítulo para se referir às vitaminas D2 e D3.

A vitamina D ingerida pela dieta começa seu metabolismo no estômago, onde a pepsina quebra a fração proteica, prosseguindo para o duodeno, onde outras enzimas digestivas a liberam de sua matriz alimentar com a contribuição dos ácidos biliares. Em seguida, a vitamina D é absorvida nos enterócitos, incorporada nos quilomícrons, entra no sistema linfático e de lá vai para a circulação venosa. Menos de 10% das necessidades de vitamina D são provenientes de sua ingestão. Sendo assim, a dieta é insuficiente para fornecer as quantidades necessárias dessa vitamina.

A principal fonte de vitamina D é a exposição à luz solar (90%). Durante a exposição, os raios ultravioleta B (UVB), com comprimento de onda entre 290 e 315 nm, são absorvidos pela pele convertendo a pró-vitamina D3 (7-di-hidrocolesterol) em pré-vitamina D3. A pré-vitamina D3 é isomerizada em uma reação não enzimática dependente do calor para vitamina D3.

A síntese cutânea da vitamina D é influenciada por vários fatores:

- Conteúdo de melanina na pele: a melanina compete com o fóton dos raios UVB deixando-os menos disponíveis para a fotólise do 7-di-hidrocolesterol.

- Idade: diminuição da reserva de 7-di-hidrocolesterol pela menor espessura da derme e epiderme nos indivíduos idosos.
- Barreiras físicas: vestuário e uso de protetores solares diminuindo a ação dos raios UVB.
- Latitude: quanto mais distante da linha do Equador, maior a distância que os raios UVB têm de atravessar para chegar à Terra.
- Estação do ano: o ângulo de incidência da luz solar (zênite solar) é maior no inverno diminuindo a quantidade de raios UVB que chegam à Terra.

A exposição prolongada à luz solar não causa intoxicação porque a pré-vitamina D3 é convertida para metabólitos inativos como lumisterol e taquisterol. Uma vez formada, a vitamina D3 se difunde da epiderme para os capilares da derme, onde se liga à proteína transportadora da vitamina D (DBP) e, em menor quantidade, a albumina, sendo transportada para o fígado, onde é submetida a uma primeira hidroxilação pela enzima 25-hidroxilase, codificada pelo *CYP2R1* (*cytochrome P450 family 2 subfamily R member 1*), transformando-se em 25(OH)vitamina D (calcidiol ou calcifediol), com meia-vida prolongada de 2 a 3 semanas, sendo usada como marcador do *status* da vitamina D. No rim, o calcidiol é absorvido pelos túbulos renais proximais mediante a ação dos receptores endocíticos megalina e cubulina, onde recebe uma segunda hidroxilação pela enzima 1-alfa-hidroxilase, codificada pelo *CYP27B1* (*cytochrome P450 family 27, subfamily B, member 1*), transformando-se em 1,25$(OH)_2$vitamina D ou calcitriol, que é a forma metabolicamente ativa da vitamina, com meia-vida de 5 a 8 horas. Além dos rins, a enzima 1-alfa-hidroxilase também é expressa em outros órgãos, como epiderme, osso, placenta e células do sistema imune.

A expressão e atividade da enzima 1-alfa-hidroxilase nos rins é estimulada pelo paratormônio (PTH) e pelo fator de crescimento insuliniforme tipo 1 (IGF-1), e inibida pelo fator de crescimento dos fibroblastos 23 (FGF-23) e pela 1,25$(OH)_2$vitamina D. Nos tecidos não renais (p. ex., queratinócitos, macrófagos), a enzima 1-alfa-hidroxilase é estimulada por citocinas (p. ex., TNF-alfa, interleucina). Por isso, nas doenças granulomatosas e linfoma, a 1-alfa-hidroxilase não é inibida pelo aumento do calcitriol.

Após se ligar ao receptor citoplasmático, a 1,25$(OH)_2$ vitamina D é transportada para o núcleo, onde age no seu receptor nuclear (VDR), estimulando a transcrição do gene responsivo à vitamina D. Além dessa ação genômica, a 1,25$(OH)_2$vitamina D também exerce uma ação não genômica por ligação a um presuntivo receptor plasmático de membrana, estimulando a via MAP-kinase. A 25(OH)vitamina D e a 1,25$(OH)_2$vitamina D são convertidas em metabólitos inativos pela enzima 24-hidroxilase, codificada pelo *CYP24A1* (*cytochrome P450 family 24 subfamily A member 1*) nos rins, e pela enzima citocromo P450-3A4, codificada pelo *CYP3A4* no fígado e intestino.

Nos ossos, a 1,25$(OH)_2$vitamina D aumenta a expressão do receptor proteico ligante do receptor do fator ativador nuclear kB (RANKL) nos osteoblastos. O RANKL, ao se ligar ao seu receptor RANK nos pré-osteoclastos, faz eles se diferenciarem para osteoclastos, aumentando a reabsorção óssea de cálcio e fósforo. A 1,25$(OH)_2$vitamina D também diminui a expressão da osteoprotegerina (OPG) nos osteoblastos. Com isso, a OPG não consegue se ligar ao RANKL e impedir que o complexo RANKL-RANK estimule a formação dos osteoclastos. Nos rins, a 1,25$(OH)_2$vitamina D aumenta a reabsorção tubular de cálcio nos túbulos distais ao estimular os canais de cálcio TRPV5 e a calbindina-D_{28k}. Ela também inibe a ação da enzima 1-alfa-hidroxilase e aumenta ação da enzima 24-hidroxilase. No intestino, a 1,25$(OH)_2$vitamina D aumenta a absorção de cálcio no duodeno estimulando os canais de cálcio TRPV5, TRPV6 e a calbindina-D_{9K}, e aumenta a absorção de fósforo no jejuno, estimulando as proteínas cotransportadoras de fósforo sódio-dependente (NaP2b). Nas paratireoides, a 1,25$(OH)_2$vitamina D diminui a síntese do PTH.

FISIOLOGIA DO FÓSFORO

Os níveis séricos de fosforo variam de acordo com a idade. Quanto mais jovem a criança, maior será sua fosfatemia. Os principais mecanismos que regulam o metabolismo do fósforo são: PTH (aumenta a excreção urinária), calcitriol (aumenta a absorção intestinal) e um grupo de peptídeos fosfatúricos coletivamente chamados de fosfatoninas, dos quais se destaca o FGF-23. Além de sua ação fosfatúrica, o FGF-23 também inibe a 1-alfa-hidroxilase, enzima que promove a síntese da 1,25$(OH)_2$vitamina D, e aumenta a atividade da 24-hidroxilase, enzima que diminui a síntese da 1,25$(OH)_2$vitamina D.

O FGF-23 é produzido principalmente nos osteócitos e osteoblastos em resposta à elevação dos níveis séricos de fósforo e da 1,25$(OH)_2$vitamina D. O FGF-23 se liga ao seu receptor (FGFR1) utilizando *klotho* como correceptor. No túbulo renal proximal, o FGF-23 inibe duas proteínas cotransportadoras de fosfato dependentes do sódio: NaP2a, codificada pelo *SLC34A1* (*solute carrier family 34 member 1*) e NaP2c, codificada pelo *SLC34A3* (*solute carrier family 34 member 3*), localizadas na borda em escova dos túbulos renais proximais, fazendo com que ocorra uma maior excreção urinária de fósforo. O FGF-23 também diminui a síntese renal da 1,25$(OH)_2$vitamina D.

DEFINIÇÕES

Raquitismo

Doença metabólica sistêmica causada pela diminuição da mineralização, ou calcificação endocondral óssea da placa epifisária de crescimento e do tecido osteoide. Portanto, só acomete crianças em fase de crescimento.

Osteomalácia

Doença metabólica sistêmica causada pela diminuição da mineralização da matriz do osso cortical e trabecular, com acúmulo de tecido osteoide não mineralizado. Pode ocorrer isoladamente em adultos nos quais a placa epifisária de crescimento foi fechada, ou associada a raquitismo em crianças nas quais a placa de crescimento permanece aberta.

ETIOLOGIA

Os distúrbios da mineralização que caracterizam o raquitismo podem resultar da não disponibilidade ou ação da vitamina D (Quadro 1), da não disponibilidade de fósforo (Quadro 2), da não disponibilidade de cálcio (ingestão insuficiente, alimentos ricos em fitatos e oxalatos, síndromes de má-absorção intestinal, glicocorticoides, colestiramina), ou por defeitos primários da mineralização (hipofosfatasia, fluoretos, alumínio).

QUADRO 1 Etiologia do raquitismo hipocalcêmico por deficiência ou diminuição da ação da vitamina D

Causas genéticas
▪ Raquitismo dependente da vitamina D: tipo 1A (*CYP27B1*), 1B (*CYP2R1*), 2A (*VDR*), 2B (*HNRNPC*), 3 (*CYP3A4*)
Causas adquiridas
▪ Raquitismo por deficiência da vitamina D – Exposição insuficiente à luz solar (roupas, protetor solar, poluição, pigmentação da pele) – Ingestão insuficiente de vitamina D (aleitamento materno exclusivo, dieta vegetariana) – Síndromes de má-absorção intestinal (fibrose cística, doença celíaca, doença de Crohn) – Medicamentos (fenobarbital, fenitoína, carbamazepina, glicocorticoides, isoniazida, rifampicina, cetoconazol) – Hepatopatia crônica – Insuficiência renal crônica, síndrome nefrótica – Acidose metabólica crônica – Recém-nascidos prematuros ou filhos de mães com deficiência de vitamina D

FISIOPATOLOGIA

A ossificação endocondral ocorre nos ossos longos e nas vértebras a partir da proliferação e diferenciação dos condrócitos formando a matriz cartilaginosa, a qual é posteriormente substituída por tecido ósseo mineralizado. No raquitismo tanto hipocalcêmico como hipofosfatêmico, a deficiência de fósforo causa uma mineralização inadequada, com expansão da zona hipertrófica da cartilagem da placa de crescimento. Além disso, ocorre diminuição da apoptose dos condrócitos mediada pela caspase-9. Estas alterações levam a um acúmulo de condrócitos hipertróficos e osteoide nas metáfises da placa de crescimento e diminuição da resistência óssea.

Na maioria das vezes, o raquitismo é resultante de condições que levam a hipocalcemia e hipofosfatemia crônicas. A hipofosfatemia é o distúrbio metabólico comum a todos os tipos de raquitismo, exceto em raras exceções, como nos defeitos primários da mineralização (p. ex., hipofosfatasia). O cálcio sérico pode ser normal mesmo nos raquitismos hipocalcêmicos, a depender da fase evolutiva.

QUADRO 2 Etiologia do raquitismo hipofosfatêmico

Causas genéticas
▪ Raquitismo hipofosfatêmico dominante ligado ao X (*PHEX*) ▪ Raquitismo hipofosfatêmico autossômico dominante (*FGF23*) ▪ Raquitismo hipofosfatêmico autossômico recessivo: tipo 1 (*DMP1*), tipo 2 (*ENPP1*) e tipo 3 (*FAM20C*) ▪ Raquitismo hipofosfatêmico hereditário com hipercalciúria (*SLC34A3*) ▪ Displasia óssea fibrosa poliostótica – síndrome de McCune-Albright (*GNAS*) ▪ Displasia osteoglofônica (*FGFR1*) ▪ Síndrome do nevo epidérmico linear (*KRAS*, *HRAS* e *NRAS*) ▪ Tubulopatias renais hereditárias – Síndrome de Fanconi: autossômica recessiva tipo 2 (*SLC34A1*), autossômica dominante tipo 3 (*EHHADH*), autossômica dominante tipo 4 (*FRST4*) – Síndrome de Fanconi causada por cistinose, amiloidose, tirosinemia, galactosemia, frutosemia – Acidose tubular renal distal com acidose metabólica e fosfatúria – Doença de Dent (*CLCN5* e *OCRL1*) – Síndrome de Lowe ou óculo-cérebro-renal (*OCRL1*) – Síndrome de Fanconi-Bickel (*SLC2A2*) – Cistinose nefropática (*CTNS*) – Raquitismo hipofosfatêmico com nefrolitíase e osteoporose (*SLC34A1* e *SLC9A3R1*) – Raquitismo autossômico dominante (*SGK3*) ▪ Raquitismo hipofosfatêmico com hiperparatireoidismo (Klotho)
Causas adquiridas
▪ Tubulopatia renal adquirida (síndrome de Fanconi) causada por: gentamicina, tetraciclina, ifosfamida, 6-mercaptopurina, cisplatina, tenofovir, adefovir, cádmio, chumbo, mercúrio ▪ Carboximaltose férrica (Ferrinject®): uso crônico pode diminuir a degradação do FGF-23 ▪ Medicamentos que diminuem a absorção intestinal de fósforo (p. ex., hidróxido de alumínio, sevelamer). ▪ Síndromes de má-absorção intestinal (fibrose cística, doença celíaca, doença de Crohn) ▪ Recém-nascidos prematuros em aleitamento materno exclusivo ▪ Nutrição parenteral total ▪ Raquitismo oncogênico (tumores produtores de fosfatoninas): tumores mesenquimatosos

RAQUITISMOS HIPOCALCÊMICOS

Raquitismo por deficiência da vitamina D

O raquitismo por deficiência da vitamina D ou nutricional é a forma mais comum de raquitismo. Sua etiologia é geralmente multifatorial. Os fatores que diminuem a produção da vitamina D3 na pele, podendo causar raquitismo, são demonstrados no Quadro 3. O Quadro 4 mostra os grupos de risco para deficiência da vitamina D.

A fisiopatologia do raquitismo por deficiência da vitamina D é explicada por: deficiência da vitamina D → diminuição da 25(OH)vitamina D → redução da absorção intestinal de cálcio → hipocalcemia → hiperparatireoidismo secundário → aumento da mobilização do cálcio esquelético e diminuição da reabsorção tubular de fósforo → hipocalcemia + hipofosfatemia → raquitismo.

Nos lactentes < 6 meses, o raquitismo se manifesta por irritabilidade, recusa alimentar, craniotabes, fontanelas amplas, infecções respiratórias e sintomatologia hipocalcêmica. Nas crianças > 6 meses, a sintomatologia mais comum é déficit de crescimento, atraso do desenvolvimento e rosário raquítico. Quando a criança começa a engatinhar e andar, surgem as deformidades nos membros inferiores. Os adolescentes podem manifestar sintomas de hipocalcemia, dor óssea, fraqueza muscular, alteração da marcha, encurvamento das pernas e fraturas. Raramente, formas graves podem causar a síndrome de von Jacksch-Luzet caracterizada por: anemia hipocrômica, eritroblastose, leucocitose, mielocitose, hepatoesplenomegalia e hipoplasia da medula óssea.

As alterações laboratoriais variam de acordo com a fase da doença: normocalcemia ou hipocalcemia, normofosfatemia ou hipofosfatemia, hiperfosfatasemia, diminuição da 25(OH)vitamina D, $1{,}25(OH)_2$vitamina normal, aumentada ou diminuída, e elevação do PTH.

QUADRO 3 Fatores que interferem na produção da vitamina D3 na pele

- Horário do dia: a maior exposição aos raios UVB ocorre entre 10-15 horas com pico ao meio-dia
- Latitude: regiões localizadas 35º acima ou abaixo da linha do Equador recebem uma quantidade insuficiente de raios UVB durante o inverno
- Estação do ano: menor produção no inverno
- Poluição atmosférica: dificulta a passagem dos raios UVB
- Hábitos culturais: uso de roupas cobrindo todo o corpo (p. ex., burka em alguns países muçulmanos);
- Permanência em ambientes fechados a maior parte do tempo
- Não exposição à luz solar (receio de câncer de pele, hospitalização prolongada)
- Uso excessivo de protetores solares que diminuem a absorção dos raios UVB (protetor solar de fator 30 diminui em 95% a produção da pré-vitamina D3)
- Pigmentação da pele: indivíduos de pele escura necessitam um tempo 5-10 vezes maior de exposição à luz solar quando comparados àqueles de pele clara para produzir a mesma quantidade de pré-vitamina D3
- Queimaduras extensas

QUADRO 4 Grupos de risco para deficiência de vitamina D

- Lactentes nascidos de mães com deficiência de vitamina D
- Lactentes em aleitamento materno exclusivo
- Uso de fórmula láctea fortificada com vitamina D ingerindo volume menor que 1.000 mL/dia
- Crianças e adolescentes que não ingerem pelo menos 600 UI de vitamina D/dia, que não se exponham ao sol regularmente, ou que não tomem um suplemento que contenha pelo menos 600 UI de vitamina D
- Gestação, lactação
- Dieta estritamente vegetariana ou vegana
- Obesidade
- Hepatopatia e nefropatia crônica
- Síndromes de má-absorção intestinal (doença celíaca, doença de Crohn, fibrose cística, cirurgia bariátrica)
- Hiperparatireoidismo
- Alguns linfomas
- Uso de medicamentos: fenobarbital, fenitoína, carbamazepina, oxcarbazepina, corticoides, antifúngicos azólicos (cetoconazol), antirretrovirais, colestiramina, orlistate, rifampicina

Raquitismo por deficiência de cálcio

A fisiopatologia do raquitismo por deficiência primária de cálcio é explicada por: deficiente ingestão ou absorção de cálcio → hipocalcemia → hiperparatireoidismo secundário → aumento da mobilização do cálcio esquelético e diminuição da reabsorção tubular de fósforo → hipocalcemia + hipofosfatemia → raquitismo. Alguns pacientes com este tipo de raquitismo têm polimorfismo F para o receptor da vitamina D, o que os torna mais susceptíveis ao desenvolvimento da doença. O diagnóstico é estabelecido pelas manifestações clínico-radiológicas de raquitismo, associadas a normocalcemia ou hipocalcemia, 25(OH)vitamina D normal, aumento da 1,25(OH)$_2$vitamina D e PTH.

Raquitismo dependente da vitamina D tipo 1A

O raquitismo dependente da vitamina D tipo 1A (VDDR1A), ou raquitismo por pseudodeficiência da vitamina D, é causado por variante patogênica inativadora ou perda de função do *CYP27B1* (*cytochrome P450 family 27 subfamily B member 1*), que codifica a enzima 1-alfa-hidroxilase responsável pela conversão da 25(OH) vitamina D em 1,25(OH)$_2$vitamina D. Formas leves são associadas a variantes patogênicas com maior atividade enzimática residual (E189G, G102E e L343F), que pode causar dificuldade diagnóstica com o raquitismo nutricional.

A fisiopatologia do VDDR1A é explicada por: deficiência da conversão da 25(OH)vitamina D para 1,25(OH)$_2$vitamina D → diminuição da 1,25(OH)$_2$vitamina D → redução da absorção intestinal do cálcio → hipocalcemia → hiperparatireoidismo secundário → aumento da mobilização do cálcio esquelético e diminuição da reabsorção tubular de fósforo → hipocalcemia + hipofosfatemia → raquitismo.

As manifestações clínico-radiológicas do raquitismo surgem nos primeiros dois anos de vida. Em casos graves, pode ocorrer convulsão hipocalcêmica. Laboratorialmente caracteriza-se por: hipocalcemia, hipofosfatemia, hiperfosfatasemia, 25(OH)vitamina D normal ou aumentada, 1,25(OH)$_2$vitamina D baixa ou indetectável (formas graves) e elevação do PTH. Alguns pacientes podem ter 1,25(OH)$_2$vitamina D inapropriadamente normal para o grau de hipocalcemia. Acidose metabólica hiperclorêmica pode ser causada pelo hiperparatireoidismo. O tratamento é feito com reposição de calcitriol e cálcio, uma vez que eles não respondem ao tratamento com as doses habituais de colecalciferol.

Raquitismo dependente da vitamina D tipo 1B

O raquitismo dependente da vitamina D tipo 1B (VDDR1B) é causado por variante patogênica inativadora ou perda de função do *CYP2R1* (*cytochrome P450 family 2 subfamily R member 1*), que codifica a enzima 25-hidroxilase, responsável pela conversão do calciferol em calcifediol (calcidiol). A mutação p.L99P é a mais frequente, com as formas homozigóticas apresentando um fenótipo grave, e as formas heterozigóticas causando um fenótipo mais leve ou moderado.

A fisiopatologia do VDDR1B é explicada por: deficiência da conversão de calciferol para 25(OH)vitamina D → diminuição da 25(OH)vitamina D → redução da absorção intestinal do cálcio → hipocalcemia → hiperparatireoidismo secundário → aumento da mobilização do cálcio esquelético e diminuição da reabsorção tubular de fósforo → hipocalcemia + hipofosfatemia → raquitismo.

As manifestações clínicas são semelhantes às do VDDR1A, só que mais brandas e com tendência a melhorar com a idade. O diagnóstico é estabelecido pelas manifestações clínico-radiológicas de raquitismo, não resposta à terapia com as doses habituais de colecalciferol, hipocalcemia, hipofosfatemia, hiperfosfatasemia, diminuição da 25(OH)vitamina D e 1,25$(OH)_2$vitamina D e elevação do PTH. O tratamento é feito pela reposição de calcifediol. Se não disponível, podem-se prescrever doses farmacológicas de colecalciferol ou doses fisiológicas de calcitriol, associadas à reposição de cálcio.

Raquitismo dependente da vitamina D tipo 2A

O raquitismo dependente da vitamina D tipo 2A (VDDR2A) é causado por variante patogênica inativadora ou perda de função do *VDR* (*vitamin D receptor*).

A fisiopatologia do VDDR2A é explicada por: incapacidade de ligação da 1,25$(OH)_2$vitamina D ao seu receptor → resistência à ação da 1,25$(OH)_2$vitamina D → elevação ineficaz da 1,25$(OH)_2$vitamina D → redução da absorção intestinal do cálcio → hipocalcemia → hiperparatireoidismo secundário → aumento da mobilização do cálcio esquelético e diminuição da reabsorção tubular de fósforo → hipocalcemia + hipofosfatemia → raquitismo.

O diagnóstico é estabelecido pelas manifestações clínico-radiológicas de raquitismo de início em crianças < 1 ano, associadas a alopecia total ou parcial com rarefação de cílios e sobrancelhas (50 a 60% dos casos), hipoplasia do esmalte dentário, cáries, déficit de crescimento, hipocalcemia, hipofosfatemia, hiperfosfatasemia, 25(OH)vitamina D normal ou elevada, 1,25$(OH)_2$vitamina D elevada e aumento do PTH. O tratamento é feito com reposição de calcitriol (habitualmente em doses elevadas), cálcio e fósforo. As alterações laboratoriais podem melhorar com a idade e normalizar na puberdade.

Raquitismo dependente da vitamina D tipo 2B

O raquitismo dependente da vitamina D tipo 2B (VDDR2B) é causado por variante patogênica do *HNRNPC* (*heterogenous nuclear ribonucleoprotein C*), levando a um aumento da expressão da proteína nuclear (hnRNPs) que interage com o elemento de resposta ao DNA que se liga aos receptores retinoides X, atenuando a transcrição gênica.

As manifestações clínicas são semelhantes às do VDDR2A. Um dos maiores grupos de indivíduos com esse distúrbio foi descrito em crianças no Departamento de Cauca, localizado no sudoeste da Colômbia, com mais de 200 pacientes afetados. O tratamento é semelhante ao recomendado para o VDDR2A.

Raquitismo dependente da vitamina D tipo 3

O raquitismo dependente da vitamina D tipo 3 (VDDR3) é causado por variante patogênica ativadora ou ganho de função do *CYP3A4* (*cytochrome P450 family 3 subfamily A member 4*), aumentando os metabólitos inativos da vitamina D. As características clínicas são similares às do VDDR1. O tratamento é feito pela reposição de calcitriol.

A fisiopatologia do VDDR3 é explicada por: inativação dos metabólitos da vitamina D → diminuição da 1,25$(OH)_2$vitamina D → redução da absorção intestinal do cálcio → hipocalcemia → hiperparatireoidismo secundário → aumento da mobilização do cálcio esquelético e diminuição da reabsorção tubular de fósforo → hipocalcemia + hipofosfatemia → raquitismo.

Raquitismo induzido por hepatopatia crônica

A fisiopatologia do raquitismo causado por hepatopatia crônica é explicada por: deficiência da proteína transportadora da vitamina D + diminuição da hidroxilação hepática da vitamina D em 25(OH)vitamina D + redução da circulação entero-hepática da vitamina D → raquitismo. O tratamento é feito pela reposição de calcifediol ou colecalciferol.

RAQUITISMO HIPOFOSFATÊMICO

O raquitismo hipofosfatêmico pode ser causado por redução do aporte, diminuição da absorção intestinal, ou aumento da perda urinária de fósforo (causa mais comum). Os raquitismos causados por aumento da fosfatúria podem ser classificados em:

- Isolados: apenas perda urinária de fósforo.
- Mistos: perda urinária de fósforo e outros eletrólitos, p. ex., síndrome de Fanconi.

- Hereditários: p. ex., raquitismo hipofosfatêmico dominante ligado ao X.
- Adquiridos: p. ex., tumores.
- Associados à elevação do FGF-23: raquitismo hipofosfatêmico dominante ligado ao X, hipofosfatêmico autossômico dominante, hipofosfatêmico autossômico recessivo, oncogênico, síndrome de McCune-Albright e raquitismo do nevo epidérmico.
- Não associados à elevação do FGF-23: raquitismo hereditário hipofosfatêmico com hipercalciúria, hipofosfatêmico recessivo ligado ao X [doença de Dent], cistinose nefropática e tubulopatia renal.
- Com hipercalciúria: raquitismo hereditário hipofosfatêmico com hipercalciúria, doença de Dent, cistinose nefropática, tubulopatia renal (p. ex., síndrome de Fanconi).

Raquitismo hipofosfatêmico dominante ligado ao X

O raquitismo hipofosfatêmico dominante ligado ao X (XLH) é causado por variante patogênica inativadora ou perda de função do *PHEX* (*phosphate regulating endopeptidase homolog X-linked*).

A fisiopatologia do XLH é explicada por: variante patogênica inativadora do *PHEX* → redução da degradação da MEPE (*matrix extracellular phosphoglycoprotein*) → aumento do FGF-23 → inibição da atividade do NaP2a e NaP2c nos túbulos renais proximais → redução da reabsorção tubular renal de fosfato → hiperfosfatúria → hipofosfatemia → raquitismo.

O XLH é a causa mais comum de raquitismo hipofosfatêmico hereditário. Em 60 a 80% dos casos, existe história familiar e em 20 a 30% dos casos, é causado por uma nova mutação. A incidência é de 1:20.000 a 1:25.000 nascidos vivos, afetando tanto meninos como meninas. Por ser de herança dominante ligada ao X, uma mãe afetada terá 50% de chance passar a doença para seus filhos, ao passo que, se o pai for afetado, todas as filhas herdarão a doença e os filhos não.

Embora a hipofosfatemia esteja presente desde o nascimento, os recém-nascidos não apresentam alterações esqueléticas, que começam a se manifestar nos dois primeiros anos de vida com baixa estatura desproporcionada (extremidades curtas e tronco normal), bossa frontal e deformidades ortopédicas progressivas. Defeitos da mineralização do esmalte dentário, cáries dentárias, abscessos dentários espontâneos e fístulas gengivais podem ocorrer geralmente nos dentes caninos e incisivos. Outros sintomas são craniossinostose (principalmente da sutura sagital) e anomalia de Chiari tipo 1. Pacientes com este tipo de raquitismo não apresentam miopatia, hipotonia e tetania – sintomas decorrentes de hipocalcemia. Também são incomuns o craniotabes e o rosário raquítico.

Adultos com XLH podem desenvolver osteomalácia, entesopatia (calcificação heterotópica de tendões, ligamentos e cápsula articular), pseudofraturas, dor articular, osteoartrite, doença periodontal, abscessos dentários e hipoacusia neurossensorial, além de apresentarem maior risco de morte.

As concentrações séricas de cálcio, PTH e 25(OH) vitamina D são normais. Embora a hipofosfatemia seja um potente estímulo para a síntese da $1,25(OH)_2$vitamina D, seus níveis séricos se mantêm inapropriadamente normais pelo fato de o FGF-23 diminuir a expressão do *CYP271B*, reduzindo a atividade da enzima 1-alfa-hidroxilase.

O diagnóstico é estabelecido pelas alterações clínico-radiológicas, associadas a hipofosfatemia, hiperfosfatasemia, calcifediol normal, PTH normal e calcitriol inapropriadamente normal ou baixo. O teste molecular confirma o diagnóstico. O tratamento tradicional é feito pela reposição de fósforo e calcitriol, o qual foi substituído pela administração de burosumabe, um anticorpo monoclonal contra o FGF-23.

Raquitismo hipofosfatêmico autossômico dominante

O raquitismo hipofosfatêmico autossômico dominante (ADHR) é uma forma rara de raquitismo causado por variante patogênica ativadora ou ganho de função do *FGF23*.

A fisiopatologia do ADHR é explicada por: variante patogênica ativadora do *FGF23* → produção de FGF-23 mutante e resistente à degradação → aumento do FGF-23 → inibição da atividade do NaP2a e NaP2c nos túbulos renais → redução da reabsorção tubular renal de fosfato → hiperfosfatúria → hipofosfatemia → raquitismo.

As concentrações séricas de cálcio, PTH e 25(OH) vitamina D são normais. Embora a hipofosfatemia seja um estímulo para a síntese da 1,25$(OH)_2$vitamina D, seus níveis séricos se mantêm inapropriadamente normais pelo fato de o FGF-23 reduzir a atividade da 1-alfa-hidroxilase.

O ADHR pode ser classificado em dois grupos: (i) início precoce: na infância com manifestações semelhantes às do XLH; e (ii) início tardio: na adolescência ou vida adulta com dor óssea, pseudofraturas e fraqueza muscular. Nas formas leves, os pacientes podem evoluir com períodos de atividade intercalados com períodos de inatividade da doença (normalização da hipofosfatemia). As formas de início precoce podem apresentar resolução da hipofosfatemia na idade adulta. As formas de início tardio, em grande parte, acometem mulheres, se manifestando com hipofosfatemia e osteomalácia. A deficiência de ferro aumenta a expressão do FGF-23, agravando a excreção urinária de fósforo, fazendo com que os sintomas sejam mais pronunciados em situações associadas à perda de ferro (p. ex., menstruação). Embora os sintomas do raquitismo possam se resolver com a reposição de ferro por via oral (VO), a reposição de ferro por via intravenosa (ferro carboximaltose, ferro polimaltose) tem um efeito oposto, com elevação do FGF-23. Assim, não se deve repor ferro por via intravenosa nesses pacientes.

O diagnóstico é estabelecido pelas alterações clínico-radiológicas, hipofosfatemia, normocalcemia, hiperfosfatasemia, 25(OH)vitamina D normal, PTH normal e 1,25$(OH)_2$vitamina D inapropriadamente normal ou diminuída. O teste molecular confirma o diagnóstico. O tratamento consiste na reposição de fósforo e calcitriol.

Raquitismo hipofosfatêmico autossômico recessivo

O raquitismo hipofosfatêmico autossômico recessivo (ARHR) é subdividido em tipos 1, 2 e 3.

Tipo 1

O ARHR tipo 1 é causado por variante patogênica inativadora ou perda de função do *DMP1* (*dentin matrix acidic phosphoprotein 1*), que codifica a proteína DMP1 expressa em osteoblastos e osteócitos que age inibindo o FGF-23.

A fisiopatologia do ARHR tipo 1 é explicada por: variante patogênica inativadora do *DMP1* → aumento da expressão do FGF-23 → inibição da atividade dos cotransportadores NaP2a e NaP2c nos túbulos renais proximais → redução da reabsorção tubular renal de fosfato → hiperfosfatúria → hipofosfatemia → raquitismo.

As concentrações séricas de cálcio, PTH e 25(OH) vitamina D são normais. Embora a hipofosfatemia seja um potente estímulo para a síntese da 1,25$(OH)_2$vitamina D, seus níveis séricos se mantêm inapropriadamente normais pelo fato de o FGF-23 reduzir a atividade da 1-alfa-hidroxilase.

Clinicamente, cursa com manifestações semelhantes às do XLH e ADHR. Além disso, apresenta osteosclerose da base do crânio, fechamento precoce das suturas cranianas e surdez. O diagnóstico é estabelecido pelas alterações clínico-radiológicas, hipofosfatemia, normocalcemia, hiperfosfatasemia, 25(OH)vitamina D normal, PTH normal e 1,25$(OH)_2$vitamina D inapropriadamente normal ou diminuída. O teste molecular confirma o diagnóstico. O tratamento consiste na reposição de fósforo e calcitriol.

Tipo 2

O ARHR tipo 2 é causado por variante patogênica inativadora ou perda de função do *ENPP1* (*ectonucleotide pyrophosphatase/phosphodiesterase 1*). Esse gene codifica a proteína ENPP1 que participa da produção de pirofosfato (PPi), que atua como inibidor da calcificação vascular e ectópica.

A variante patogênica do *ENPP1*, além de causar o ARHR tipo 2, também causa a síndrome da calcificação arterial generalizada da infância tipo 1 (CAGI tipo 1), que cursa com calcificação de artérias de médio e grande calibre de início pré ou pós-natal. Recém-nascidos e lactentes podem apresentar cardiomiopatia hipertrófica, hipertensão arterial e/ou pulmonar e calcificação generalizada de artérias. Crianças > 3 anos podem ter sinais de raquitismo, calcificação ectópica (p. ex., artérias, ligamentos, articulações), entesopatia, limitação dos movimentos da coluna e quadris, fusão da coluna cervical, nefrocalcinose, déficit auditivo, demora na perda da dentição decídua, hipertensão arterial, isquemia miocárdica e, eventualmente, morte precoce. Variante patogênica do *ABCC6* (*ATP binding cassette subfamily C member 6*), causa a GAGI tipo 2, que é geralmente fatal nos primeiros 6 a 12 meses de vida em decorrência de complicações vasculares.

O diagnóstico do ARHR tipo 2 é estabelecido pelas alterações clínico-radiológicas e calcificação ectópica. Os exames laboratoriais mostram: hipofosfatemia, normocalcemia, hiperfosfatasemia, hiperfosfatúria, diminuição da excreção urinária de cálcio, 25(OH)vitamina D e PTH normais, 1,25$(OH)_2$vitamina D inapropriadamente normal ou diminuída, FGF-23 normal ou aumentado, e diminuição do PPi. A audiometria pode mostrar déficit auditivo, a ultrassonografia de aparelho urinário pode mostrar nefrocalcinose, e radiografias de tórax e abdome podem mostrar calcificações arteriais. O mecanismo pelo qual a variante patogênica do *ENPP1* causa elevação do FGF-23 ainda é desconhecido. Embora a hipofosfatemia seja um potente estímulo para a síntese da 1,25$(OH)_2$vitamina D, seus níveis séricos se mantêm inapropriadamente normais pela elevação do FGF-23, reduzindo a atividade da 1-alfa-hidroxilase. O teste molecular confirma o diagnóstico. O tratamento consiste na reposição de fósforo e calcitriol. O uso de bisfosfonato aumenta a sobrevida ao reduzir a progressão das calcificações ectópicas. O tratamento com burosumabe pode piorar as calcificações ectópicas e não é indicado. Estudos iniciais têm mostrado resposta eficaz com a terapia de reposição de ENPP1.

Tipo 3

O ARHR tipo 3 ou síndrome de Raine é causado por variante patogênica inativadora ou perda de função do *FAM20C* (*family with sequence similarity 20, member C*), diminuindo a transcrição do DMP1 e aumentando o nível sérico do FGF-23.

Caracteriza-se por hipofosfatemia, esclerose do osso periostal, baixa estatura, alterações dentárias, perda auditiva neurossensorial, atraso do desenvolvimento, dismorfia craniofacial (microcefalia, exoftalmia, nariz hipoplásico, atresia de coanas) e calcificação cerebral. O diagnóstico é estabelecido pelos sinais dismórficos, perda auditiva, alterações dentárias, normocalcemia, hipofosfatemia, normocalcemia, hiperfosfatasemia, 25(OH) vitamina D normal, PTH normal e 1,25$(OH)_2$vitamina D inapropriadamente normal ou diminuída. O teste molecular confirma o diagnóstico. O tratamento consiste na reposição de fósforo e calcitriol.

Raquitismo hipofosfatêmico da displasia osteoglofônica

A displasia osteoglofônica, de herança autossômica dominante, é causada por variante patogênica ativadora ou ganho de função do *FGFR1* (*fibroblast growth receptor type 1*). Clinicamente apresenta as seguintes alterações: nanismo rizomélico, dismorfias faciais (hipoplasia maxilar, base nasal achatada, hipodontia ou anodontia, craniossinostose), anomalias vertebrais e metáfises radiolucentes.

O diagnóstico é estabelecido pelos sinais dismórficos e de displasia esquelética, hipofosfatemia, normocalcemia, hiperfosfatasemia, hiperfosfatúria, 25(OH)vitamina D normal, FGF-23 aumentado, PTH normal e 1,25$(OH)_2$vitamina D inapropriadamente normal ou diminuída. O teste molecular confirma o diagnóstico. O tratamento consiste na reposição de fósforo e calcitriol.

Raquitismo hipofosfatêmico com hiperparatireoidismo

O raquitismo hipofosfatêmico com hiperparatireoidismo é causado por translocação balanceada entre os cromossomos 9 e 13 aumentando a expressão do *Klotho*, que codifica o correceptor para o FGF-23. Ele cursa com hipofosfatemia, hipercalcemia e hiperparatireoidismo por hiperplasia das paratireoides. A elevação do PTH é uma exceção à regra dos raquitismos hipofosfatêmicos que não apresentam aumento do PTH.

Raquitismo hipofosfatêmico hereditário com hipercalciúria

O raquitismo hipofosfatêmico hereditário com hipercalcíuria é causado por variante patogênica inativadora ou perda de função do *SLC34A3* (*solute carrier family 34 member 3*), que codifica o transportador renal NaP2c. A inibição desse transportador diminui a reabsorção tubular proximal de fósforo, causando hiperfosfatúria e hipofosfatemia. O aumento da 1,25$(OH)_2$vitamina D estimula a absorção intestinal de cálcio e fósforo, causando hipercalciúria que pode evoluir para nefrolitíase e nefrocalcinose.

Como não existe aumento da atividade do FGF-23, os níveis séricos da 1,25$(OH)_2$vitamina D são elevados como resultado da hipofosfatemia. A elevação da 1,25$(OH)_2$vitamina D aumenta a absorção intestinal de cálcio e fósforo, causando hipercalciúria. O diagnóstico é estabelecido pelas alterações clínico-radiológicas, hipofosfatemia, normocalcemia, hipercalciúria, hiperfosfatasemia, 25(OH)vitamina D normal, 1,25$(OH)_2$vitamina D aumentada e PTH normal ou diminuído. O teste molecular confirma o diagnóstico. O tratamento é feito com reposição de fósforo.

Raquitismo da síndrome do nevo epidérmico

O raquitismo da síndrome do nevo epidérmico (nevo sebáceo linear), também conhecida como síndrome hipofosfatêmica cutâneo-esquelética, ou síndrome de Schimmelpenning-Feuerstein-Mims, é causado por variante patogênica ativadora ou ganho de função em um de três genes: *KRAS* (*KRAS proto-oncogene GTPase*), *NRAS* (*NRAS proto-oncogene GTPase*) e *HRAS* (*HRas proto-oncogene, GTPase*).

Essa síndrome se caracteriza por lesões lineares, verrucosas e pigmentadas, associadas a manchas café com leite seguindo uma distribuição dermatômica. Outras alterações são: hidrocefalia, convulsão, alopecia, retardo mental e lesões ósseas ipsilaterais ao nevo epidérmico. A remoção do nevo leva à diminuição dos níveis séricos do FGF-23.

Raquitismos causados por tubulopatia renal

Os principais raquitismos causados por tubulopatia renal são: síndrome de Fanconi, doença de Dent, síndrome de Lowe, síndrome de Fanconi-Bickel, cistinose nefropática, raquitismo hipofosfatêmico com nefrolitíase e osteoporose, e raquitismo autossômico dominante por variante patogênica do *SGK3*.

Síndrome de Fanconi

O raquitismo da síndrome de Fanconi é causado pela diminuição da reabsorção tubular renal proximal de bicarbonato, fósforo, aminoácidos, proteínas e glicose, levando a hiperfosfatúria e hipofosfatemia. Além disso, a acidose metabólica prolongada interfere no processo de mineralização, reduzindo a atividade da 1-alfa-hidroxilase e diminuindo os níveis séricos da 1,25$(OH)_2$vitamina D.

A fisiopatologia desse raquitismo é explicada por: perda urinária de fósforo e diminuição da 1,25$(OH)_2$ vitamina D, reduzindo a absorção intestinal de cálcio e fósforo → hipocalcemia → hiperparatireoidismo secundário → aumento da mobilização do cálcio esquelético e diminuição da reabsorção tubular de fósforo → hipofosfatemia → raquitismo.

Doença de Dent

A doença de Dent é uma tubulopatia proximal de herança autossômica recessiva ligada ao X (indivíduos do sexo feminino apresentam manifestações leves da doença), classificada em dois tipos: (i) doença de Dent tipo 1, causada por variante patogênica inativadora ou perda de função do *CLCN5* (*chloride voltage-gated channel 5*); e (ii) doença de Dent tipo 2, causada por variante patogênica inativadora ou perda de função do *OCRL1* (*OCRL inositol polyphosphate 5-phosphatase*). A presença de manifestações predominantemente renais é típica da doença de Dent tipo 1, enquanto a presença de manifestações extrarrenais (déficit cognitivo, hipotonia e catarata) é sugestiva da doença de Dent tipo 2.

Além da sintomatologia de raquitismo hipofosfatêmico, a doença de Dent é caracterizada por: proteinúria, hematúria, hipercalciúria, nefrolitíase, nefrocalcinose e insuficiência renal progressiva. Algumas vezes pode haver sintomatologia da síndrome de Fanconi, com aminoacidúria, glicosúria, uricosúria e caliúria. A presença de proteinúria diferencia a doença de Dent do raquitismo hipofosfatêmico com hipercalciúria. O teste molecular confirma o diagnóstico. Diuréticos tiazídicos podem ser usados para tratar a hipercalciúria. A reposição de vitamina D pode aumentar a hipercalciúria. Dieta rica em citrato pode atrasar a progressão da doença renal. A progressão para insuficiência renal terminal ocorre entre a 3ª e a 5ª década de vida.

Síndrome de Lowe

A síndrome de Lowe, ou síndrome óculo-cérebro-renal, é um distúrbio de herança recessiva ligada ao X, causado por variante patogênica inativadora ou perda de função do *OCRL1* (*OCRL inositol polyphosphate*

5-phosphatase), que está envolvido no transporte tubular renal do fosfato. Os indivíduos do sexo masculino apresentam: catarata, glaucoma, surdez, hipotonia, retardo mental e acidose tubular renal proximal com hipofosfatemia.

Síndrome de Fanconi-Bickel

A síndrome de Fanconi-Bickel é uma tubulopatia causada por variante patogênica inativadora ou perda de função do *SLC2A2* (*solute carrier family 2 member 2*), que codifica o GLUT2. As principais manifestações da síndrome são: hipoglicemia em jejum com hiperglicemia pós-prandial, intolerância à galactose, hepatomegalia e nefromegalia, elevação de enzimas hepáticas, tubulopatia renal proximal (glicosúria, aminoacidúria, fosfatúria, uricosúria), raquitismo hipofosfatêmico, baixa estatura e baixo peso. O teste molecular confirma o diagnóstico.

Cistinose nefropática

A cistinose nefropática é causada por variante patogênica inativadora ou perda de função do *CTNS* (*cystinosin, lysosomal cystine transporter*), levando à deficiência da cistinosina, proteína que exporta as moléculas de cistina para fora do lisossomo. Na cistinose, ocorrem acúmulo de cistina nos lisossomos e dano tecidual em vários órgãos. As manifestações têm início nos primeiros meses de vida, com raquitismo, depósitos de cistina na córnea, miopatia e múltiplas endocrinopatias (hipotireoidismo, hipogonadismo, diabetes). O tratamento precoce com cisteamina impede a progressão da doença. O raquitismo é tratado pela reposição de fósforo.

Raquitismo hipofosfatêmico com nefrolitíase e osteoporose

Esta tubulopatia é classificada em dois tipos: (i) tipo 1: causado por variante patogênica inativadora ou perda de função do *SLC34A1* (*solute carrier family 34 member 1*); e (ii) tipo 2: causado por variante patogênica inativadora ou perda de função do *SLC9A3R1* (*SLC9A3 regulator 1*), com diminuição da expressão do *NHERF1* (*sodium-hydrogen exchanger regulatory factor 1*).

Este tipo de raquitismo cursa com: aumento da excreção urinária de fósforo, hipofosfatemia, hipercalcemia, elevação da $1,25(OH)_2$vitamina D, diminuição do PTH, hipercalciúria, nefrolitíase e nefrocalcinose. O teste molecular confirma o diagnóstico. O tratamento é feito pela reposição de fósforo.

Raquitismo oncogênico

Raquitismo oncogênico, ou osteomalácia induzida por tumor (TIO, do inglês *tumor-induced osteomalacia*), é uma síndrome paraneoplásica causada por tumores geralmente benignos, de origem mesenquimal, localizados nos ossos longos, seios nasais, nasofaringe e virilha. Os tumores mais comuns são: fibromas, fibroangioma, tumores de células gigantes, hemangiopericitomas, osteoblastoma, tumores neuroendócrinos e condrossarcomas. Estes tumores produzem FGF-23, causando raquitismo hipofosfatêmico. Além do FGF-23, outros fatores fosfatúricos, como *MEPE*, *FGF7* e *FRP4*, podem ser produzidos por esses tumores.

Os sintomas iniciais da TIO são: fraqueza, dor óssea e muscular progressivas, diminuição da tolerância ao exercício, distúrbios da marcha, perda de altura, aumento da cifose torácica, *pectus carinatum* e fraturas após trauma de baixo impacto. Como esses sintomas são inespecíficos, muitas vezes existe uma demora de anos até o diagnóstico.

A comprovação de que se trata de um raquitismo hipofosfatêmico com elevação do FGF-23 é o passo inicial da investigação, seguida de um painel de sequenciamento genético, para afastar variantes patogênicas associadas a raquitismo hipofosfatêmico com elevação do FGF-23. Se todos os exames forem negativos, é possível que seja um raquitismo oncogênico. A etapa seguinte é diagnosticar a localização do tumor, o que é muito difícil pelo pequeno tamanho (< 2 cm) e por suas variadas localizações, fazendo com possa demorar até vários anos para ser identificado. A investigação para identificar a localização topográfica é feita com tomografia ou ressonância magnética (RM) de face, tórax e abdome, ou RM de corpo inteiro. Se o tumor não for identificado, solicitar PET-TC com ^{18}F-DOTATE ou ^{111}In-octreotida. Quando localizado, a remoção cirúrgica completa do tumor resulta em cura do raquitismo. Se o tumor não for identificado, o paciente é tratado sintomaticamente com burosumabe e, na sua impossibilidade, com reposição de fósforo e de calcitriol.

Raquitismo da displasia fibrosa poliostótica

O raquitismo da displasia fibrosa poliostótica, que, quando associada a manchas café com leite e endocrinopatias hiperfuncionantes, é conhecida como síndrome de McCune-Albright, é causado por variante patogênica ativadora ou ganho de função do *GNAS* (*GNAS complex locus*). Resulta em elevação dos níveis séricos do FGF-23, MEPE e FRP4 que regulam o metabolismo do *PHEX* e do *DMP1*.

As concentrações séricas de cálcio, PTH e 25(OH) vitamina D são normais. Embora a hipofosfatemia seja um potente estímulo para a síntese da $1{,}25(OH)_2$vitamina D, seus níveis séricos se mantêm inapropriadamente baixos pelo fato de o FGF-23 reduzir a atividade da 1-alfa-hidroxilase. O diagnóstico é estabelecido pelos sinais da displasia fibrosa, associados a alterações clínico-radiológicas, normocalcemia, hipofosfatemia acentuada, hiperfosfatasemia, 25(OH)vitamina D normal, $1{,}25(OH)_2$vitamina D inapropriadamente normal ou diminuída e PTH normal.

Raquitismo associado a fórmulas de aminoácidos livres ou hidrolisados

O raquitismo hipofosfatêmico foi descrito em crianças alimentadas com fórmulas à base de aminoácidos livres (Neocate®) ou hidrolisados. A melhora das manifestações clínico-laboratoriais ao modificar a alimentação para outra fórmula reforça a hipótese da baixa biodisponibilidade do fósforo. Em 2018, o fabricante do Neocate® mudou a composição da fórmula para evitar esse problema.

OUTROS TIPOS DE RAQUITISMO

Neste tópico são descritos raquitismos causados por defeito primário na mineralização óssea (hipofosfatasia), raquitismos com deficiência mista de cálcio e fósforo (raquitismo da prematuridade) e raquitismos causados por medicamentos.

Raquitismo da hipofosfatasia

A hipofosfatasia é causada por variante patogênica inativadora ou perda de função do *ALPL* (*alcaline phosphatase biomineralization associated*), que codifica a síntese da fosfatase alcalina (TNSALP, do inglês *tissue-nonspecific alkaline phosphatase*). A TNSALP é responsável por 95% da atividade sérica da fosfatase alcalina (FA). As outras três isoenzimas são: intestinal, placentária e de células germinativas.

Como a FA não pode ser sintetizada normalmente, seus substratos (p. ex., pirofosfato inorgânico –PPi, pridoxical-5'-fosfato – PLP e fosfoetanolamina – PEA) se acumulam no organismo. O acúmulo do PPi, um potente inibidor da hidroxiapatita, reduz a mineralização óssea, causando raquitismo e osteomalácia. O PLP (vitamina B6), por não poder entrar nas células, interfere na formação de neurotransmissores como o ácido gama-aminobutírico (Gaba), levando à convulsão.

Seis formas clínicas são atualmente reconhecidas com base na idade ao diagnóstico e gravidade das manifestações clínicas: perinatal letal, perinatal benigna, infantil, juvenil, adulta e odonto-hipofosfatasia. O diagnóstico é estabelecido pelos sinais de raquitismo, hipofosfatasia (usar valores de referência apropriados para a idade), elevação dos níveis séricos da vitamina B6 e níveis normais de cálcio, fósforo, 25(OH)vitamina D, $1{,}25(OH)_2$vitamina D e PTH. Na investigação diagnóstica, recomenda-se excluir condições associadas à redução transitória da fosfatase alcalina (p. ex., jejum, sepse, intoxicação pela vitamina D, anemia perniciosa, doença celíaca, deficiência de vitamina C, zinco e magnésio). O tratamento é feito com a alfa-asfotase (Strensiq®).

Raquitismo da prematuridade

Recém-nascidos prematuros desenvolvem raquitismo por deficiência de cálcio, fósforo e vitamina D e por efeitos adversos de medicamentos (p. ex., diuréticos, corticosteroides). Ver capítulo sobre doença metabólica óssea da prematuridade.

Raquitismo causado por medicamentos

Vários medicamentos podem causar raquitismo por diferentes mecanismos. Por exemplo:

- Glicocorticoides: diminuem a absorção intestinal de cálcio.

- Colestiramina: inibe a absorção intestinal de vitamina D.
- Anticonvulsivantes (fenobarbital, fenitoína, carbamazepina): estimulam a síntese de metabólitos inativos da vitamina D e diminuem a 25-hidroxilação da vitamina D. A fenitoína tem atividades raquíticas adicionais, como inibição do transporte de cálcio através da membrana celular e efeito supressivo sobre a atividade osteoblástica.
- Antiácidos à base de alumínio: formam complexos insolúveis de alumínio e fósforo no intestino, interferindo na absorção do fósforo. O alumínio também inibe a liberação do PTH e a atividade da enzima 1-alfa-hidroxilase.
- Bisfosfonatos: depositam-se no osso interferindo no processo de mineralização.
- Antibióticos (gentamicina, tetraciclina): causam tubulopatia de Fanconi.
- Quimioterápicos (ifosfamida, 6-mercapturina): causam tubulopatia de Fanconi.
- Metais pesados (cádmio, mercúrio, chumbo): causam tubulopatia de Fanconi.
- Flúor: depósito excessivo nos ossos.

MANIFESTAÇÕES CLÍNICAS

O raquitismo pode ocorrer desde o período fetal até a fusão das epífises de crescimento no final da adolescência. Suas manifestações clínicas dependem da idade de início, etiologia, duração e gravidade do raquitismo. As alterações podem ser esqueléticas e não esqueléticas, sendo causadas por hipocalcemia ou hipofosfatemia (Quadros 5 e 6).

QUADRO 5 Manifestações clínicas do raquitismo

Manifestações não esqueléticas
▪ Retardo do desenvolvimento neuropsicomotor (hipotonia) ▪ Irritabilidade ▪ Infecções respiratórias de repetição ▪ Aumento da sudorese ▪ Hipotonia e fraqueza muscular ▪ Sinais de hipocalcemia: Chvosteck e Trousseau, câimbras, parestesias, tetania, laringoespasmo ▪ Baixa estatura desproporcional com pernas curtas ▪ Alopecia total ou parcial: raquitismo dependente da vitamina D tipo 2A ▪ Cardiomiopatia dilatada em lactentes com raquitismo hipocalcêmico
Manifestações dentárias e musculoesqueléticas
▪ Fronte olímpica (bossa frontal) ▪ Craniotabes (calcificação deficiente da tábua interna da díploe) ▪ Atraso no fechamento das fontanelas ▪ Atraso no fechamento das suturas cranianas ▪ Achatamento do occipital e/ou parietal ▪ Craniossinostose (raquitismo hipofosfatêmico) ▪ Atraso na erupção dos dentes ▪ Hipoplasia do esmalte dentário, atraso da dentição, cáries (raquitismo hipocalcêmico) ▪ Abscessos dentários, periodontite, atraso da dentição, taurodontismo (XLH, ARHR tipo 1) ▪ Amelogênese imperfeita (ARHR tipo 3) ▪ Perda precoce de dentes decíduos e permanentes (hipofosfatasia) ▪ Rosário raquítico (hipertrofia/edema da junção costocondral) ▪ Deformidades torácicas (*pectus carinatum*, tórax em sino) ▪ Sulco de Harrisson (retração das costelas inferiores próximo ao diafragma) ▪ Alargamento "em taça" das extremidades dos ossos longos (punhos, tornozelos, joelhos) ▪ Deformidade de membros inferiores: geno valgo, geno varo, coxa vara, joelhos em "vendaval" ▪ Cifose, escoliose, acentuação da lordose lombar ▪ Deformidades pélvicas (podendo prejudicar gestação e parto no futuro) ▪ Dor óssea e fraturas ósseas

QUADRO 6 Manifestações clínico-laboratoriais do raquitismo hipocalcêmico e hipofosfatêmico

Critérios	Raquitismo hipocalcêmico	Raquitismo hipofosfatêmico
Fraqueza muscular	Presente	Ausente
Dor óssea	Comum	Incomum
Envolvimento de extremidades	Todas as extremidades	Mais em membros inferiores
Tetania	Pode estar presente	Ausente
Hipoplasia do esmalte dentário	Pode estar presente	Ausente
Abscesso dentário	Ausente	Presente
Cálcio sérico	Baixo ou normal	Normal
Fósforo sérico	Baixo ou normal	Baixo
Fosfatase alcalina sérica	Elevada	Elevada
Paratormônio sérico	Elevado	Normal
Osteíte fibrosa	Presente	Ausente

As manifestações iniciais muitas vezes são de difícil diagnóstico pela não especificidade da sintomatologia, como: hipotonia, fraqueza muscular, retardo no desenvolvimento neuropsicomotor, atraso na erupção dentária, irritabilidade, sudorese e infecções respiratórias. As alterações musculoesqueléticas surgem em uma fase mais tardia. Nas crianças que engatinham, os braços são os mais afetados e, nas que andam, as deformidades são mais evidentes nos membros inferiores. As manifestações ósseas mais floridas acometem as crianças mais jovens. Em adolescentes, as alterações são mais vagas e inespecíficas, podendo ser atribuídas a dores do crescimento.

MANIFESTAÇÕES RADIOLÓGICAS

As manifestações radiológicas do raquitismo são observadas mais facilmente nos locais de rápido crescimento ósseo, como as metáfises dos ossos longos (rádio e ulna distais, fêmur distal e tíbia proximal) e junções costocondrais, sendo caracterizadas por:

- Metáfises alargadas (metáfises "em taça de champanhe"), espessas, irregulares e côncavas, principalmente nos ossos longos, como rádio ulna, tíbia e fêmur.
- Irregularidade (franjeamento) e perda da definição (borda em escova) da zona entre as epífises e metáfises.
- Rarefação óssea e diminuição da trabeculação.
- Encurvamento dos ossos longos: geno valgo, geno varo ou coxa vara.
- Cifose, escoliose, acentuação da lordose lombar.
- Sinais de fratura atual ou consolidada.
- Deformidades da caixa torácica, rosário raquítico.
- Reabsorção subperiostal e cistos ósseos se houver hiperparatireoidismo secundário.
- *Looser zones*, pseudofraturas ou fissuras, visualizadas no estudo radiológico como linhas radiolucentes de 2 a 5 mm, com borda esclerótica, no sentido perpendicular às margens corticais do osso (cabeça do fêmur, ulna, escápula, clavícula e arcos costais).

ABORDAGEM DIAGNÓSTICA

A suspeita diagnóstica do raquitismo é baseada na história clínica e no exame físico, sendo confirmada por exames laboratoriais e radiológicos.

História clínica

- História gestacional e neonatal (p. ex., prematuridade).
- Comprimento e peso ao nascimento.
- Idade de início do raquitismo e progressão dos sintomas.
- Alimentação (p. ex., aleitamento materno exclusivo, baixa ingestão de cálcio e vitamina D).
- Exposição à luz solar (p. ex., protetor solar).
- Atraso do desenvolvimento motor.
- Manifestações esqueléticas (p. ex., dor óssea, fraqueza muscular, deformidades ósseas).
- Manifestações não esqueléticas (p. ex., abscesso dentário, perda auditiva, alopecia).
- Sintomas de hipocalcemia (câimbras, parestesia, tetania, apneia, estridor, fraqueza).
- Síndromes de má-absorção intestinal (p. ex., fibrose cística, doença celíaca).
- Hepatopatia ou nefropatia crônica.
- Síndromes genéticas (p. ex., Raine, Dent, Lowe, McCune-Albright).
- Tumores.
- Medicamentos (p. ex., glicocorticoides, anticonvulsivantes, antiácidos).
- História familiar de: raquitismo, deformidades ósseas, dor óssea, entesopatia, pseudofraturas, cirurgia ortopédica, baixa estatura desproporcional, doença periodontal, abscesso dentário.
- Consanguinidade entre os pais.
- Dados prévios de peso e altura para construir gráfico de crescimento.
- Avaliação diagnóstica prévia com resultados de todos os exames já realizados.
- Tratamento realizado até o momento (medicamentos e doses).

Exame físico

- Sinais vitais.
- Altura, peso, perímetro cefálico (craniossinostose no raquitismo hipofosfatêmico).
- Razão segmento superior/segmento inferior.
- Avaliação da distância intermaleolar e intercondilar: monitorar geno valgo e geno varo.
- Cálculo da velocidade de crescimento.

- Estado nutricional.
- Exame das estruturas musculoesqueléticas (p. ex., fronte olímpica, craniotabes, fontanelas e suturas cranianas, alargamento de punhos, joelhos e tornozelos, rosário raquítico, deformidade torácica, geno varo). Em crianças > 2 anos, o geno varo é definido pela distância intercondilar (entre os joelhos) > 2 cm e o geno valgo é definido pela distância intermaleolar (entre os tornozelos) > 6 cm.
- Exame da cavidade oral (p. ex., alterações da erupção dentária e do esmalte dentário).
- Exame da pele: manchas café com leite (síndrome de McCune-Albright), nevos cutâneos (síndrome do nevo linear sebáceo ou nevo epidérmico).
- Perda auditiva neurossensorial (raquitismo hipofosfatêmico ligado ao X).
- Outros sinais sugestivos de raquitismo (p. ex., alopecia).
- Sinais de hepatopatia crônica (p. ex., ascite, hepatomegalia, *spiders*).
- Sinais de insuficiência renal crônica.
- Sinais de hipocalcemia: tetania, estridor, câimbras, sinal de Chvostek (espasmo muscular facial manifestado por piscar de olhos e movimento de lábios ipsilateral, ao percutir a área da face sobre o nervo facial) e sinal de Trousseau (espasmo carpopedal observado ao manter o manguito de pressão arterial insuflado 15 mmHg acima da pressão sistólica por ≥ 3 minutos).
- Sinais sugestivos de síndrome genética (p. ex., Raine, Lowe, Dent, McCune-Albright).
- Estadiamento puberal (critérios de Tanner).

Exames complementares

Exames laboratoriais

O Quadro 7 mostra a evolução laboratorial do raquitismo por deficiência da vitamina D. Se o paciente estiver em uso de medicamentos para tratamento do raquitismo e o diagnóstico ainda não estiver definido, os exames laboratoriais devem ser realizados 10 dias após a suspensão da terapia.

- Cálcio total, cálcio iônico, albumina: corrigir o cálcio total pela albumina (para cada 1 g/dL de albumina abaixo de 4, acrescentar 0,8 mg/dL ao valor de cálcio relatado pelo laboratório). O cálcio está normal ou diminuído no raquitismo hipocalcêmico e normal no raquitismo hipofosfatêmico. O Quadro 8 mostra os valores de referência.
- Fósforo: diminuído ou normal no raquitismo hipocalcêmico e muito diminuído nos raquitismos hipofosfatêmicos. O fósforo é dosado preferencialmente pela manhã, em jejum. O Quadro 8 mostra os valores de referência.
- Fosfatase alcalina: elevada em todas as formas de raquitismo, exceto nos causados pela hipofosfatasia. Como em crianças 80 a 90% da fosfatase alcalina

QUADRO 7 Evolução laboratorial do raquitismo por deficiência da vitamina D

Exames	Estágio 1 (inicial)	Estágio 2 (intermediário)	Estágio 3 (final)
Cálcio sérico	Normal ou ↓	↓	↓↓
Fósforo sérico	Normal ou ↓	↓	↓↓
Fosfatase alcalina	↑	↑↑	↑↑↑
PTH	↑	↑↑	↑↑↑
25(OH)vitamina D	↓	↓↓	↓↓↓
1,25(OH)$_2$vitamina D	Normal	↑	↑, Normal, ↓
Fosfatúria	N	↑	↑↑

QUADRO 8 Valores de referência do cálcio total (1 mg/dL = 0,24 mmol/L), cálcio iônico e fósforo (1,0 mg/dL = 0,31 mmol/L)

Faixa etária	Cálcio total (mg/dL)	Cálcio iônico (mmol/L)	Fósforo (mg/dL)
1 a 11 meses	8,8-11,3	1,22-1,40	4,8-7,4
1 a 5 anos	9,4-10,8	1,22-1,32	4,5-6,5
6 a 12 anos	9,4-10,3	1,15-1,32	3,6-5,8
13 a 18 anos	8,8-10,2	1,12-1,30	2,3-4,5

total tem origem óssea, não é necessário solicitar a fosfatase alcalina específica para o osso. A fosfatase alcalina aumenta até 10 vezes o limite superior da normalidade no raquitismo hipocalcêmico e até três vezes no raquitismo hipofosfatêmico. O Quadro 9 mostra os valores de referência. Avaliar condições que diminuem a fosfatase alcalina: hipotireoidismo, desnutrição, deficiência de vitamina C, vitamina B12, zinco e magnésio.

- Magnésio: excluir hipomagnesemia (inibe o PTH) como causa de hipocalcemia.
- AST, ALT, GGT: hepatopatia.
- Ureia, creatinina: nefropatia.
- Sódio, cloro, potássio, reserva alcalina: acidose tubular renal.
- Hemograma, ferro sérico, ferritina, saturação da transferrina: anemia por deficiência de ferro que eleva o FGF-23 e agrava a hipofosfatemia em pacientes com raquitismo hipofosfatêmico autossômico dominante.
- Gasometria venosa: acidose metabólica causada por tubulopatias renais.
- PTH intacto: aumentado no raquitismo hipocalcêmico e normal no hipofosfatêmico. São exceções o raquitismo hipofosfatêmico recessivo ligado ao X e o raquitismo hipofosfatêmico com hipercalciúria.
- 25(OH)vitamina D: diminuída no raquitismo por deficiência de vitamina D e nos VDDR tipos 1B e 3. Embora haja controvérsias, o nível de suficiência da 25(OH)vitamina D mais aceito é o que varia de 20 a 100 ng/mL. É importante verificar as unidades de referência da vitamina D. Para converter "ng/mL" para "nmol/L", multiplica-se por 2,5. O nível sérico da 25(OH)vitamina D varia de acordo com sexo, idade, pigmentação da pele, atividade física, índice de massa corpórea, exposição à luz solar, estação do ano, latitude e uso de suplementos de vitamina D. O ensaio de cromatografia com espectrometria de massa em tandem é padrão-ouro. O ensaio laboratorial deve ser capaz de dosar a 25(OH)vitamina D originada tanto da vitamina D2 como da D3. Os resultados dos testes para dosagem da 25(OH)vitamina D variam entre laboratórios e entre os ensaios utilizados. Os principais mecanismos responsáveis por essa variabilidade são: ensaios que dosam preferencialmente os derivados da vitamina D3 e reação cruzada com metabólitos inativos como a 24,25$(OH)_2$vitamina D. Idealmente, os laboratórios devem ser credenciados pelo International Vitamin D External Quality Assessment Scheme.
- 1,25$(OH)_2$vitamina D: diminuída no VDDR tipos 1A, 1B e 3, e aumentada no VDDR tipos 2A e 2B. No raquitismo hipofosfatêmico por elevação do FGF-23, a 1,25$(OH)_2$vitamina D é baixa ou inapropriadamente normal e é aumentada nos raquitismos hipofosfatêmicos por defeito no transporte tubular renal do fósforo.
- FGF-23 (intacto ou C-terminal): o ensaio intacto mede o FGF-23 biologicamente ativo (N-terminal e C-terminal). O ensaio C-terminal mede o fragmento C-terminal, com a desvantagem de não medir o hormônio biologicamente ativo. Na prática clínica, qualquer um dos ensaios pode ser utilizado. A dosagem do FGF-23 permite classificar o raquitismo hipofosfatêmico com ou sem aumento do FGF-23.
- Sumário de urina: avaliar glicosúria, proteinúria, uricosúria, calciúria, fosfatúria e aminoacidúria na síndrome de Fanconi, e elevação do pH urinário nas acidoses tubulares renais.

QUADRO 9 **Valores de referência da fosfatase alcalina em crianças e adolescentes**

Idade	Ensaio laboratorial (U/L)									
	Abbott Architect		*Beckman Coulter*		*Ortho Vitros*		*Roche Cobas*		*Siemens Vista*	
	F	M	F	M	F	M	F	M	F	M
0-14 dias	90-273	97-273	77-237	77-237	91-256	91-256	83-248	83-248	81-249	81-249
15 dias-1 ano	134-518	134-518	116-450	116-450	131-476	131-476	122-469	122-469	122-473	122-473
1-10 anos	156-369	156-369	135-320	135-320	151-342	151-342	142-335	142-335	142-336	142-336
10-13 anos	141-460	141-460	122-400	122-400	137-424	137-424	129-417	129-417	128-420	128-420
13-15 anos	62-680	127-517	52-243	109-449	66-262	124-474	57-254	116-468	55-255	115-471
15-17 anos	54-128	89-365	46-110	77-317	59-126	91-339	50-117	82-331	49-116	81-333

- Calciúria de 24 horas: normal ou diminuída em todas as formas de raquitismo, exceto no raquitismo hipofosfatêmico com hipercalciúria, doença de Dent, cistinose nefropática e acidose tubular renal distal. Hipercalciúria é definida pela excreção urinária > 4 mg/kg/dia.
- Razão cálcio:creatinina na urina: em amostra randômica na segunda urina da manhã, em jejum. O resultado está aumentado em quatro tipos de raquitismo hipofosfatêmico: raquitismo hipofosfatêmico com hipercalciúria, doença de Dent, cistinose nefropática e acidose tubular renal. O Quadro 10 mostra os valores de referência.

QUADRO 10 Valores de referência da razão cálcio:creatinina urinária, em amostra randômica de urina de acordo com a idade

Idade	Razão cálcio:creatinina urinária (mg de cálcio/mg de creatinina)
1 a 12 meses	0,03 a 0,81
13 a 23 meses	0,03 a 0,56
24 a 35 meses	0,02 a 0,50
3 a 4 anos	0,02 a 0,41
5 a 6 anos	0,01 a 0,30
7 a 9 anos	0,01 a 0,25
10 a 14 anos	0,01 a 0,24
>14 anos	0,01 a 0,24

Fonte: Matos et al., 1997.

- Fosfatúria de 24 horas: quase sempre aumentada.
- Taxa de reabsorção tubular do fósforo (TRTP): os valores do fósforo e da creatinina, tanto séricos como urinários, devem estar expressos em mg/dL. TRTP < 85% (VR: 85 a 95%) indica que existe hiperfosfatúria. A TRTP pode ser obtida em amostra randômica de urina ou urina de 24 horas (padrão-ouro). Na dosagem randômica, o paciente deverá esvaziar a bexiga ao acordar, tomar um pouco d'água e coletar a amostra na segunda urina. As fórmulas para o cálculo da TRTP são descritas a seguir.

> *TRTP (%) urina randômica = [100 – (fósforo urinário/creatinina urinária) × 0,85]
>
> *TRTP (%), urina de 24 h = 1 – [(fósforo urinário × creatinina sérica)/(fósforo sérico × creatinina urinária)] × 100
>
> - Valor de referência: 85 a 95%. Usar as unidades de medida em "mg/dL"

- Taxa máxima de reabsorção de fosfato corrigida pela taxa de filtração glomerular (TmP/GFR): uma redução do TmP/GFR indica perda urinária aumentada de fósforo. As fórmulas para o cálculo da TmP/GFR são descritas a seguir e os valores dos intervalos normais são mostrados no Quadro 11. Esse cálculo é indicado quando a TRP for inapropriadamente normal pelo aumento compensatório da reabsorção tubular renal de fósforo. Existem calculadoras on-line para o cálculo do TmP/GFR, como: https://gpn.de/service/tmp-gfr-calculator/.

> *Equação de Kenny e Glen (1973)
>
> - Se TRTP ≤ 0,86 (86%): TmP/GFR (mg/dL) = [TRTP × fósforo sérico]
> - Se TRTP > 0,86 (86%): TmP/GFR (mg/dL) = [(0,3 × TRTP)/(1 – (0,8 × TRTP) × fósforo sérico]

  – Exemplo: menino de 3 anos com raquitismo hipofosfatêmico tem TRTP de 84% e um fósforo sérico de 2,5 mg/dL. O cálculo da TmP/GFR será realizado pela fórmula descrita acima, convertendo o TRTP de 84% para 0,84, em que: 0,84 × 2,5 = 2,1. Em seguida, verifica-se o valor de referência de acordo com a idade (Quadro 15). Observa-se que o intervalo de referência varia de 3,8 a 5,0 mg/dL, indicando uma perda urinária aumentada de fósforo. Quanto menor for o TmP/GFR, maior será a hiperfosfatúria.

Exames radiológicos

Os exames radiológicos devem ser solicitados com critério para evitar exposição desnecessária à radiação

QUADRO 11 Intervalos para a taxa máxima de reabsorção de fósforo corrigida pela taxa de filtração glomerular (TmP/GFR)

Idade	TmP/GFR (mg/dL)
Recém-nascido	5,7-8,1
1 mês a 2 anos	3,6-5,4
2 a 12 anos	3,8-5,0
12 a 16 anos	3,4-4,6
15 a 25 anos	3,3-5,9
25 a 45 anos	3,09-4,18
45 a 65 anos	2,78-4,18
65 a 75 anos	2,47-4,18

Fonte: PCDT de Raquitismo, 2022.

ionizante. Muitas vezes, a radiografia de mãos e punhos é suficiente para a conclusão diagnóstica. A seguir, são descritas as regiões anatômicas mais prováveis de mostrarem alterações no exame radiológico:

- Radiografia (AP) de mãos e punhos (rádio e ulna distais).
- Radiografia (PA) de tórax (junção costocondral).
- Radiografia (AP) de joelhos (fêmur distal e tíbia proximal).
- Radiografia (lateral) de tornozelos (tíbia distal).
- Radiografia de crânio (AP e P): em lactentes.

O estudo radiológico permite avaliar a gravidade do raquitismo e a melhora radiológica após início da terapia. Para isso, são utilizados os seguintes escores:

- Escore de gravidade do raquitismo de Tom Thacher (RSS, do inglês rickets severity score): a pontuação é aferida pela avaliação das imagens dos punhos (D e E) e joelhos (D e E). O escore máximo é de 10 pontos (4 pontos para os punhos e 6 pontos para os joelhos), que representa o grau mais grave de raquitismo; o escore zero indica ausência de sinais radiológicos de raquitismo. A ferramenta de treinamento disponibilizada no endereço https://rsstrainingtool.com/about auxilia na interpretação do RSS.
- Impressão global de melhora radiológica (RGI-C: *radiographic global impression of change*): a pontuação RGI-C é obtida pela comparação direta de radiografias de punho e joelho em dois pontos no tempo. A pontuação máxima é de 7 pontos, com uma pontuação > 2,0 definindo melhora radiológica.

Outros exames

Estes exames são solicitados caso a caso, a depender da suspeita diagnóstica:

- Cintilografia ou PET/TC com ^{111}In-octreotida, ^{68}GA-DOTATATE, ^{68}GA-DOTANOC, ^{68}GA-DOTATOC, ^{18}FDG, ^{99m}Tecnécio: tumores causadores de raquitismo oncogênico.
- Testes moleculares: solicitar painel de sequenciamento genético nos raquitismos hereditários. Se o resultado for negativo, considerar exoma, genoma ou MPLA.
- Ecocardiograma: lactentes com suspeita de cardiomiopatia dilatada causada por raquitismo nutricional por deficiência de cálcio e/ou vitamina D.
- Ultrassonografia do aparelho urinário: avaliar nefrolitiase e/ou nefrocalcinose em pacientes com suspeita de raquitismo hipofosfatêmico com hipercalciúria e nos pacientes usando vitamina D.

DIAGNÓSTICO DAS PRINCIPAIS CAUSAS DE RAQUITISMO

O Quadro 12 mostra o diagnóstico diferencial das principais causas de raquitismo associado ao metabolismo da vitamina D. O Quadro 13 mostra o diagnóstico diferencial dos principais tipos de raquitismo hipofosfatêmico hereditário. O Quadro 14 mostra as diferenças entre os raquitismos hipofosfatêmicos, de acordo com o nível sérico do FGF-23.

ABORDAGEM TERAPÊUTICA

O tipo de tratamento medicamentoso, bem com sua duração, depende da etiologia do raquitismo. No raquitismo hipofosfatêmico, o objetivo é manter os níveis séricos de fósforo nos valores inferiores da normalidade. O tratamento cirúrgico pode ser necessário para corrigir as deformidades ósseas quando o raquitismo estiver laboratorialmente controlado.

Raquitismo por deficiência de vitamina D (nutricional)

- Suspender medicamentos que diminuam a absorção de cálcio e/ou vitamina D.
- Tratar a doença de base (p. ex., hepatopatia, nefropatia, fibrose cística, doença celíaca).
- Orientar ingestão adequada de cálcio e vitamina D na alimentação.
- Suplementação de cálcio:
  - Prescrever 500 mg/dia de cálcio elementar, VO, 1 vez/dia. A opção terapêutica mais usada é o carbonato de cálcio (40% de cálcio elementar, em que 1 g do sal = 400 mg de cálcio elementar)

disponível em comprimidos de 500, 1.000 e 1.250 mg. Se a hipocalcemia for acentuada, iniciar com dose maior (até 50 mg/kg/dia, máximo: 2 g, reduzindo em 2 a 4 semanas), com o objetivo de evitar a síndrome do osso faminto. Na hipocalcemia sintomática, administrar gluconato de cálcio intravenoso (IV). O Quadro 15 mostra as preparações de cálcio disponíveis no mercado, algumas associadas a vitamina D, vitamina K e magnésio.

QUADRO 12 Diagnóstico laboratorial dos principais tipos de raquitismo associados ao metabolismo da vitamina D

Tipo	Gene	Cálcio	Fósforo	Fosfatase alcalina	PTH	25(OH)D	$1,25(OH)_2D$
Deficiência de cálcio	=	Diminuído ou normal	Normal ou diminuído	Aumentada	Aumentado	Normal	Aumentada ou normal
Nutricional	=	Diminuído ou normal	Normal ou diminuído	Aumentada	Aumentado	Diminuída	Normal, aumentada, diminuída
VDDR1A	*CYP27B1*	Diminuído ou normal	Normal ou diminuído	Aumentada	Aumentado	Normal ou aumentada	Normal ou diminuída
VDDR1B	*CYP2R1*	Diminuído ou normal	Normal ou diminuído	Aumentada	Aumentado	Diminuída	Normal ou diminuída
VDDR2A	*VDR*	Diminuído ou normal	Normal ou diminuído	Aumentada	Aumentado	Normal	Aumentada
VDDR2B	*HNRNPC*	Diminuído ou normal	Normal ou diminuído	Aumentada	Aumentado	Normal	Aumentada
VDDR3	*CYP3A4*	Diminuído ou normal	Normal ou diminuído	Aumentada	Aumentado	Normal	Diminuída

VDDR: raquitismo dependente da vitamina D.

QUADRO 13 Diagnóstico diferencial entre os principais tipos de raquitismo hipofosfatêmico hereditário

Tipo	Gene	Fósforo	Cálcio	TRTP	PTH	$1,25(OH)_2D$	FGF-23
XLH	*PHEX*	Diminuído	Normal	Diminuída	Normal	Normal ou diminuído	Aumentado
ADHR	*FGF23*	Diminuído	Normal	Diminuída	Normal	Normal ou diminuído	Aumentado
ARHR	*DMP1* *ENP1* *FAM20C*	Diminuído	Normal	Diminuída	Normal	Normal ou diminuído	Normal ou aumentado
HRH	Translocação cromossomo 9:13	Diminuído	Normal ou aumentado	Diminuída	Aumentado	Normal	Aumentado
SMA	*GNAS*	Diminuído	Normal	Normal ou diminuída	Normal	Normal ou diminuído	Normal ou aumentado
DOG	*FGFR1*	Diminuído	Normal	Normal ou diminuída	Normal	Normal ou diminuída	Normal ou aumentado
HHRH	*SLC34A3*	Diminuído	Aumentado	Diminuída	Diminuído	Aumentado	Normal ou diminuído
HRNO	*SLC34A1* *SLC9A3R1*	Diminuído	Normal ou aumentado	Diminuída	Normal ou diminuído	Aumentado	Normal ou diminuído
DD	*CLCN5* *OCRL1*	Diminuído	Normal	Diminuída	Normal ou diminuído	Aumentado	Normal ou diminuído

ADHR: raquitismo hipofosfatêmico autossômico dominante; ARHR: raquitismo hipofosfatêmico autossômico recessivo; DD: doença de Dent; DOG: displasia osteoglofônica; FGF-23: *fibroblast growth fator 23*; HHRH: raquitismo hipofosfatêmico hereditário com hipercalciúria; HRH: raquitismo hipofosfatêmico com hiperparatireoidismo; HRNO: raquitismo hipofosfatêmico com nefrolitíase e osteoporose; PTH: paratormônio; SMA: síndrome de McCune-Albright; TRTP: taxa de reabsorção tubular do fósforo; XLH: raquitismo hipofosfatêmico ligado ao X.

QUADRO 14 Diagnóstico do raquitismo hipofosfatêmico hereditário de acordo com o FGF-23

Raquitismo hipofosfatêmico dependente do FGF-23
Raquitismo hipofosfatêmico dominante ligado ao X (*PHEX*) Raquitismo hipofosfatêmico autossômico dominante (*FGF23*) Raquitismo hipofosfatêmico autossômico recessivo: tipo 1 (*DMP1*), tipo 2 (*ENPP1*) e tipo 3 (*FAM20C*) Raquitismo hipofosfatêmico com hiperparatireoidismo (*Klotho*) Raquitismo hipofosfatêmico oncogênico Síndrome de McCune-Albright (*GNAS*) Neurofibromatose tipo 1 (*NF1*) Síndrome do nevo epidérmico (*HRAS, NRAS*) Displasia osteoglofônica (*FGFR1*)
Raquitismo hipofosfatêmico independente do FGF-23
Raquitismo hipofosfatêmico hereditário com hipercalciúria (*SLC34A3*) Raquitismo hipofosfatêmico com nefrolitíase e osteoporose: tipo 1 (*SLC34A1*), tipo 2 (*SLC9A3R1*) Raquitismo autossômico dominante (*SGK3*) Doença de Dent: tipo 1 (*CLCN5*) e tipo 2 (*OCRL1*) Síndrome de Fanconi Síndrome de Lowe (*OCRL1*) Síndrome de Fanconi-Bickel (*SLC2A2*) Cistinose nefropática (*CTNS*)

QUADRO 15 Apresentações comerciais de cálcio para uso por via oral

Nome comercial	Apresentação	Outros componentes	Mg de Ca^{++} elementar
Carbonato de cálcio			
Os-Cal 500®	Comprimido revestido	═══	500
NeshCálcio®	Comprimido simples	═══	500
Fosfato de cálcio básico + colecalciferol			
Bonecal D®	Comprimido revestido	1.661,61 mg (+ 400 UI de Vit. D)	600
Citrato de cálcio			
Miocalven D®	Sachê (diluir em 100 mL)	200 UI (vitamina D)	500
Oscal Cit®	Comprimido	═══	105
Oscal Cit®	Sachê (diluir em 100 mL)	200 UI (vitamina D)	500
Citrato malato de cálcio			
Prosso®	Comprimido	100 UI (vitamina D)	250
Prosso D+®	Comprimido	1.000 UI (vitamina D)	250
Prosso KM®	Comprimido	200 UI (vitamina D) 65 mcg (vitamina K2) 39 mg (magnésio)	250
Prosso D+ KM®	Comprimido	1.000 UI (vitamina D) 65 mcg (vitamina K2) 39 mg (magnésio)	
Addera Cal® 1000 UI	Comprimido	1.000 UI (vitamina D)	250
Addera Cal® 2000 UI	Comprimido	2.000 UI (vitamina D)	250
Calde MAG®	Comprimido	100 UI (vitamina D) 62,5 mg (magnésio)	125
Sarcopore®	Sachê (diluir em 250 mL)	2.000 UI (vitamina D) 65 mcg (vitamina K2) 9,1 g (proteína)	500
DPrev Cálcio® 1000 UI	Comprimido	1.000 UI (vitamina D) 55 mcg (vitamina K2) 65 mg (magnésio)	260
DPrev Cálcio® 2000 UI	Comprimido	2.000 UI (vitamina D) 55 mcg (vitamina K2) 65 mg (magnésio)	260
Fixare®	Comprimido	1.000 UI (vitamina D) 55 mcg (vitamina K2) 65 mg (magnésio)	250

- Suplementação de vitamina D (1 mcg de vitamina D = 40 UI de vitamina D):
  - Colecalciferol (vitamina D3): a vitamina de escolha para o tratamento do raquitismo por deficiência da vitamina D. O Quadro 16 mostra as preparações de colecalciferol disponíveis no mercado. O Quadro 17 mostra as recomendações para o tratamento da deficiência da vitamina D.

QUADRO 16 Preparações comerciais de colecalciferol (40 UI = 1 mcg, ou 1 UI = 25 ng)

Apresentação	Nome comercial	UI de vitamina D
Cápsula mole	Sany D 800®	800 UI
Cápsula mole	Addera D3®, AltaD Caps®, Depura®, Ohde Caps®	1.000 UI
Comprimido revestido	Addera D3®, Dprev®, Depura®, Sany D®, AltaD®	1.000 UI
Cápsula mole	Depura®, Dprev Caps®, Decole Caps®, Damater D®	2.000 UI
Comprimido revestido	AltaD®, Depura®, Dprev®, Sany D®, Decole®	2.000 UI
Comprimido orodispersível	Depura®, Medvit D3	2.000 UI
Cápsula mole	Addera D3®, Doss®, Degen®, Dropy-D®	3.000 UI
Cápsula mole	Addera D3®, Dropy-D®	4.000 UI
Comprimido revestido	AltaD®, Decole®, Depura®, Dprev®, Sany D®	4.000 UI
Cápsula mole	Addera D3®, Dprev Caps®, Dvitta®, Decole Caps®	5.000 UI
Comprimido revestido	Addera D3®, Dprev®, Depura®, AltaD®, Decole®	5.000 UI
Comprimido mastigável	InpruvD®	5.000 UI
Cápsula mole	Addera D3®, AltaD Caps®, Depura®, Dprev Caps®	7.000 UI
Comprimido revestido	AdderaD3®, Dprev®,Depura®, AltaD®, Decole®	7.000 UI
Comprimido orodispersível	Depura®, Medvit D3	7.000 UI
Comprimido mastigável	InpruvD®	7.000 UI
Cápsula mole	Addera D3®, DprevCaps®, Decole Caps®, Dphar®	10.000 UI
Comprimido revestido	Addera D3®, Depura®, Defull®, AltaD®, Decole®	10.000 UI
Cápsula mole	InpruvD®	10.000 UI
Cápsula mole	Addera D3®	14.000 UI
Comprimido revestido	AltaD®, Decole®, Depura®, Dprev®, Sany D®	14.000 UI
Cápsula mole	AltaD Caps®, Degen®, Doss®, Ohde Caps®	15.000 UI
Comprimido revestido	Gran-D®	22.400 UI
Cápsula mole	Addera D3®, Depura®, MedvitD3®	30.000 UI
Comprimido revestido	Addera D3®, Dropy-D®	30.000 UI
Comprimido orodispersível	Depura®, Medvit D3	30.000 UI
Cápsula mole	Addera D3®, AltaD Caps®,Depura®, Dprev Caps®	50.000 UI
Comprimido revestido	Addera D3®, Dprev®, Depura®, AltaD®, Decole®	50.000 UI
Comprimido orodispersível	Depura®, Medvit D3	50.000 UI
Comprimido mastigável	InpruvD®	50.000 UI
Cápsula mole	Addera D3®	60.000 UI
Comprimido revestido	AltaD®, Decole®, Depura®, Dprev®, Sany D®	100.000 UI
Solução oral	Addera D3®, GrowD®, Sany D®, Aidê3®, MaxxiD3®	1 gota = 200 UI
	Addera D3®, DPrev®, NeoQuímicaKids®	1 gota = 400 UI
	Alta D®, Depura®,	1 gota = 500 UI
	Addera D3®, DPrev®	1 gota = 600 UI
	Addera D3®, DPrev®, Doss®	1 gota = 1.000 UI
	Vita D3®, Font D®,	1 gota = 2.000 UI
	Dprev Gotas®	1 gota = 5.000 UI
Solução *spray* (uso sublingual)	Simpli-D® 1000 UI	1 jato = 1.000 UI
	Simpli-D® 2000 UI	1 jato = 2.000 UI

QUADRO 17 Tratamento do raquitismo por deficiência de vitamina D (1 mcg = 40 UI)

Faixa etária	Dose diária, via oral, por 90 dias	Dose única, via intramuscular	Dose de manutenção diária
< 3 meses	2.000 UI	Não se aplica	400 UI
3 a 12 meses	2.000 UI	50.000 UI	400 UI
> 12 meses a 12 anos	3.000-6.000 UI	150.000 UI	600 UI
> 12 anos	6.000 UI	300.000 UI	600 UI

Fonte: Munns et al., 2016.

  - A vitamina D (colecalciferol) VO pode ser administrada a qualquer hora do dia, com ou sem refeições. Administrar 1 vez/dia ou 1 vez/semana.
  - Em pacientes com hepatopatia grave ou síndromes de má-absorção intestinal, recomenda-se tratamento com calcifediol (10 a 20 mcg, VO, 1 vez/dia), ou calcitriol (0,01 a 0,02 mcg/kg por dia), ajustando a dose de acordo com a resposta clínica e laboratorial. Exemplos de preparações farmacêuticas de calcifediol disponíveis no Brasil são: DPrev Active® (comp.: 10 mcg) e Addera Max® (comp: 10 mcg).
  - Manter o tratamento com doses terapêuticas de vitamina D por 90 dias, seguidas de doses de manutenção de acordo com a idade.
- Resposta terapêutica: cálcio e fósforo normalizam em 3 semanas; PTH e 25(OH)vitamina D, em 1 a 2 meses; fosfatase alcalina, em 3 a 4 meses; e a cura radiológica, em 3 a 6 meses. A correção da hipocalciúria inicial indica adequação da suplementação de cálcio.

Raquitismo por deficiência de cálcio

- Suspender medicamentos e alimentos que diminuem a absorção de cálcio e vitamina D.
- Tratar a doença de base (p. ex., hepatopatia, nefropatia, fibrose cística, doença celíaca).
- Orientar ingestão adequada de cálcio e vitamina D na alimentação.
- Suplementação de cálcio:
  - Efetuada como descrito para o raquitismo por deficiência da vitamina D.
- Manter o tratamento até a cura radiológica, o que geralmente ocorre em 3 a 6 meses.

Raquitismo dependente da vitamina D tipo 1A

No VDDR1A, a 25(OH)vitamina D não é convertida para 1,25(OH)$_2$vitamina D. Por isso, a suplementação da vitamina D é realizada com calcitriol. O alfacalcidiol, não disponível no Brasil, precisa ser convertido em calcitriol para se tornar ativo.

- Suplementação de vitamina D:
  - Calcitriol (Rocaltrol®, Ostriol®, Sigmatriol®: cápsulas de 0,25 mcg): prescrito na dose de 0,012 mcg/kg/dia, para crianças com peso < 10 kg; e 0,025 mcg/kg/dia, para crianças com peso > 10 kg. Após a resolução das lesões ósseas, manter dose de manutenção de 0,25 mcg a 1 mcg/dia. Outros autores prescrevem uma dose fixa de 0,25 a 2 mcg/dia (1 a 4 cápsulas de 0,25 mcg/dia) de calcitriol, VO, a cada 12 horas.
- Suplementação de cálcio:
  - A opção terapêutica mais usada é o carbonato de cálcio (40% de cálcio elementar, em que 1 g do sal = 400 mg de cálcio elementar), disponível em comprimidos de 500 e 1.000 mg. Iniciar com a maior dose (até 50 mg/kg/dia de cálcio elementar VO, máximo 2 g), com o objetivo de evitar a síndrome do osso faminto. Após 2 a 4 meses, reduzir para 500 mg/dia de cálcio elementar.

Raquitismo dependente da vitamina D tipo 1B

No VDDR1B, a vitamina D não é convertida para 25(OH)vitamina D. O tratamento ideal é a reposição de calcifediol (calcidiol). Na indisponibilidade do calcifediol, podem-se administrar doses elevadas de colecalciferol, ou doses usuais de calcitriol.

- Suplementação de vitamina D:
  - Calcifediol (calcidiol): as preparações disponíveis são DPrev Active® (comp.: 10 mcg) e Addera Max® (comp: 10 mcg). A dose usual é de 10 a 50 mcg/dia.
  - O colecalciferol é administrado na dose 4.000 a 8.000 UI/dia (100 a 200 mcg/dia).
  - O calcitriol (Rocaltrol®, Ostriol®, Sigmatriol®: cápsulas de 0,25 mcg) é administrado na dose de 0,25 a 2 mcg/dia, VO (1 a 4 cápsulas de 0,25 mcg/dia, independentemente do peso).
- Suplementação de cálcio:
  - A opção terapêutica mais usada é o carbonato de cálcio (40% de cálcio elementar, em que 1 g do sal = 400 mg de cálcio elementar) disponível em comprimidos de 500 e 1.000 mg. Iniciar com a maior dose (até 50 mg/kg/dia de cálcio elementar VO, máximo 2 g), com o objetivo de evitar a síndrome do osso faminto. Após 2 a 4 meses, reduzir para 500 mg/dia de cálcio elementar, independentemente do peso ou da idade.

Raquitismo dependente da vitamina D tipos 2A e 2B

No VDDR2A, a $1,25(OH)_2$vitamina D não pode se acoplar ao receptor da vitamina D. O tratamento é feito com doses elevadas de calcitriol.

- Suplementação de vitamina D:
  - Calcitriol (Rocaltrol®, Ostriol®, Sigmatriol®: cápsulas de 0,25 mcg): iniciar com 2 mcg/dia, VO, podendo chegar até 30 a 60 mcg/dia, ajustando as doses de acordo com a resposta clínica e laboratorial e o grau de resistência do receptor de vitamina D.
  - De modo geral, pacientes sem alopecia ou com alopecia discreta respondem bem a doses moderadas de calcitriol, enquanto aqueles com alopecia total podem ser resistentes até mesmo a doses muito elevadas do calcitriol.
- Suplementação de cálcio:
  - A opção terapêutica mais usada é o carbonato de cálcio (40% de cálcio elementar, em que 1 g do sal = 400 mg de cálcio elementar), disponível em comprimidos de 500, 1.000 e 1.250 mg. Em lactentes, pode ser necessário iniciar reposição com doses elevadas (até 60 a 80 mg/kg/dia de cálcio elementar, máximo 2 g/dia), VO, para evitar a síndrome do osso faminto. Alguns pacientes podem, inclusive, necessitar de reposição intravenosa de cálcio até que seja possível modificar para VO. Durante a puberdade, a absorção intestinal de cálcio aumenta, permitindo normalizar a calcemia com doses baixas.

Raquitismo hipofosfatêmico dominante ligado ao X

O tratamento convencional do XLH com reposição de calcitriol (0,02 a 0,05 mcg/kg/dia) e fósforo (20 a 60 mg/kg/dia, de fósforo elementar, VO, a cada 6 horas), utilizado entre 1975 e 2018, tem sido substituído pelo burosumabe, um anticorpo monoclonal contra o FGF-23. Esse medicamento aumenta a reabsorção renal de fósforo, eleva a fosfatemia e estimula a síntese do calcitriol, normalizando as alterações do XLH.

- O anticorpo monoclonal humano anti-FGF23 (burosumabe [Crysvita®], ampolas de 10 mg/1 mL, 20 mg/1 mL e 30 mg/1 mL) foi aprovado pela European Medicine Agency e pela Food and Drug Administration em 2018 e pela Agência Nacional de Vigilância Sanitária (Anvisa) em 2019. Em 2022, o burosumabe foi incorporado pela Comissão Nacional de Incorporação de Tecnologias no Sistema Único de Saúde (Conitec) para tratamento do XLH em crianças > 1 ano e adolescentes até 18 anos incompletos.
- O Quadro 18 resume o tratamento do XLH com burosumabe (Crysvita®). O Quadro 19 mostra a orientação posológica para início e ajustes de dose.
- Se houver alguma demora para o início do burosumabe, o paciente deve iniciar a terapia com o tratamento convencional, até que seja possível iniciar o burosumabe.
- Recomenda-se consulta semestral com dentista para prevenir e tratar as complicações odontológicas (abscesso dentário, periodontite, fístula, necrose de polpa, celulite), instruindo higiene oral rigorosa, proteção preventiva das superfícies dentárias e tratamento endodôntico dos abscessos das raízes dos dentes.

QUADRO 18 **Orientações para o tratamento do raquitismo hipofosfatêmico dominante ligado ao X com burosumabe (Crysvita®)**

Apresentação
▪ Ampolas de 10 mg/1 mL, 20 mg/1 mL e 30 mg/1 mL
Conservação
▪ Conservar na geladeira (entre 2-8ºC). Não congelar
Indicação
▪ PCDT/2022: crianças > 1 ano até 18 anos incompletos. Bula: crianças > 6 meses
Contraindicações
▪ Gestação ▪ Insuficiência renal grave ▪ Hiperfosfatemia ou administração concomitante de reposição de fósforo
Administração
▪ Não administrar burosumabe a adolescentes sexualmente ativas sem uma adequada contracepção ▪ Nos pacientes que estavam em tratamento convencional, suspender o uso de fosfato oral e calcitriol, 1 semana antes de iniciar o tratamento ▪ Não administrar burosumabe concomitantemente ao tratamento convencional ▪ O burosumabe é administrado, via SC, em regiões como braço, abdome, nádega ou coxa. O volume máximo de medicamento por local de injeção é de 1,5 mL. Se for necessário mais de 1,5 mL em determinado dia, o volume total de medicamento deve ser dividido e administrado em dois locais diferentes. Alternar os locais de injeção e avaliar reações cutâneas
Posologia
▪ Peso < 10 kg, a dose inicial é de 1 mg/kg/dia, SC, a cada 14 dias. Peso > 10 kg, a dose inicial é de 0,8 mg/kg, SC, a cada 14 dias. A dose máxima é de 90 mg. As doses devem ser ajustadas para o múltiplo de 10 mg mais próximo. Alguns autores recomendam iniciar o tratamento para crianças com peso > 10 kg, com 0,4 mg/kg/dose, SC, a cada 14 dias ▪ Aumentar a dose em incrementos de 0,4 mg/kg/dose, a cada 4 semanas (máximo: 2 mg/kg/dose ou 90 mg/dose). Não ajustar doses em intervalos inferiores a 4 semanas ▪ Se o fosfato sérico, em jejum, estiver no intervalo de referência correspondente à idade (próximo ao limite inferior), a dose deve ser mantida ▪ Se o fosfato sérico, em jejum, estiver abaixo do intervalo de referência correspondente à idade, a dose poderá ser aumentada gradualmente em 0,4 mg/kg até uma dose máxima de 2 mg/kg (dose máxima de 90 mg) ▪ Se o fosfato sérico, em jejum, estiver acima do intervalo de referência correspondente à idade, deve suspender-se a dose seguinte, reavaliando o fosfato sérico, em jejum, após 4 semanas. Quando o fosfato sérico, em jejum, estiver abaixo do intervalo de referência correspondente à idade, o burosumabe será reiniciado com metade da dose anterior ▪ Quando o paciente atingir a idade adulta, a dose do burosumabe deverá ser modificada para 1 mg/kg/dose, SC, a cada 4 semanas, com dose máxima de 90 mg (essa recomendação ainda não foi aprovada no Brasil)
Reações adversas
▪ Febre, náusea, vômito, diarreia, constipação, calcificação ectópica, hiperfosfatemia, elevação do PTH, reações no local da injeção, dor de dente, abscesso dentário, cefaleia, mialgia, síndrome das pernas inquietas. Possível aumento do risco de cáries e abscesso dentário a ser comprovado
Monitoração do tratamento
▪ Ao iniciar o burosumabe, dosar o fosfato sérico (em jejum) após 15 dias, 1 mês, 3 meses, 6 meses e 1 ano. Em seguida, fazer dosagem semestral. O fosfato sérico também deve ser dosado 4 semanas após qualquer ajuste da dose ▪ Dosar fosfatase alcalina, cálcio, PTH e creatinina sérica a cada 6 meses (a cada 3 meses para crianças entre 1 e 2 anos de idade) ou conforme indicado ▪ Dosar $1,25(OH)_2$vitamina D a cada 6 meses e 25(OH)vitamina D anualmente ▪ Avaliar a razão cálcio/creatinina urinária a cada 3 meses no 1º semestre de tratamento. Depois, a cada 6 meses ▪ Avaliar a reabsorção tubular renal de fósforo a cada 3 meses no 1º semestre de tratamento. Depois, a cada 6 meses ▪ Avaliação odontológica semestral, uma vez que o burosumabe não diminui a frequência de periodontite, abscessos dentários periapicais espontâneos com fístulas gengivais, que são mais frequentes nos dentes incisivos ▪ US de rins e vias urinárias para monitorar nefrolitíase e nefrocalcinose: solicitar no início do tratamento, a cada 6 meses durante os primeiros 12 meses de tratamento, e daí em diante, anualmente

QUADRO 19 Orientação posológica para início e ajustes de dose do burosumabe em pacientes > 10 kg

Peso (kg)	Dose inicial (mg)	Primeiro aumento de dose (mg)	Segundo aumento de dose (mg)
10-14	10	15	20
15-18	10	20	30
19-31	20	30	40
32-43	30	40	60
44-56	40	60	80
57-68	50	70	90
69-80	60	90	90

Fonte: PCDT de Raquitismo e Osteomalácia, 2022.

- Indica-se consulta com neurocirurgia se houver craniossinostose, malformação de Chiari tipo 1 e hipertensão intracraniana (cefaleia persistente, dor em região occipital).
- Usar analgésicos, anti-inflamatórios e fisioterapia para tratar a dor óssea.

Raquitismo hipofosfatêmico autossômico dominante

Causado por variante patogênica ativadora ou ganho de função do *FGF23*. O tratamento se faz com reposição de fósforo e calcitriol.

- Suplementação de fósforo:
  - 20 a 60 mg/kg/dia de fósforo elementar (máximo 3,5 g/dia), VO, a cada 4 a 6 horas. A reposição de fósforo pode causar sintomas gastrointestinais dificultando a adesão mesmo quando administrado quatro vezes ao dia. O Quadro 20 mostra as principais formulações de solução de fósforo para uso via oral.
- Suplementação de vitamina D:
  - Calcitriol (Rocaltrol®, Ostriol®, Sigmatriol®: cápsulas de 0,25 mcg): 0,02 a 0,05 mcg/kg/dia (média de 0,25 a 0,75 mcg/dia), VO, fracionados em 1 ou 2 doses diárias.
- Corrigir deficiência de ferro:
  - No raquitismo hipofosfatêmico autossômico dominante, a deficiência de ferro pode aumentar o nível sérico do FGF-23, agravando as manifestações clínicas do raquitismo. Embora os sintomas do raquitismo possam se resolver com a reposição de ferro por via oral, a reposição de ferro por via intravenosa (ferro carboximaltose, ferro polimaltose), tem um efeito oposto, causando elevação do FGF-23, talvez pela ação da molécula de carboidrato presente na apresentação venosa do ferro. Assim, não se deve repor ferro por via intravenosa.
- Tratamento odontológico semelhante ao XLH.

QUADRO 20 Soluções orais para suplementação de fósforo (necessitam de formulação)

Solução de Joulie (5 mL = 150 mg de fósforo) "Fosfato sódico dibásico (136 g) + Ácido fosfórico (58,8 g) + Veículo edulcorante (qsp: 1.000 mL)"
Solução de fósforo (5 mL = 150 mg de fósforo) "Fosfato sódico dibásico (280 g) + Ácido cítrico (6 g) + Veículo edulcorante (qsp: 1.000 mL)"
Solução de fósforo (5 mL = 177 mg de fósforo) "Fosfato sódico monobásico (136 g) + Ácido fosfórico (58,8 g) + Veículo edulcorante (qsp: 1.000 mL)"
Solução de fósforo (5 mL = 75 mg de fósforo) "Fosfato de sódio monobásico (11,55 g) + Fosfato de sódio dibásico anidro (55,6 g) + Veículo edulcorante (qsp: 1.000 mL)"
Posologia habitual: 20 a 60 mg/kg/dia, de fósforo elementar, VO, 3 a 5 vezes ao dia. Não ultrapassar 80 mg/kg/dia de fósforo elementar, ou 3,5 g/dia do sal de fósforo

Raquitismo hipofosfatêmico autossômico recessivo

O tratamento do raquitismo hipofosfatêmico autossômico recessivo tipo 1 (*DMP1*) se faz com reposição de fósforo e calcitriol, semelhante ao tratamento convencional do XLH. O tratamento do raquitismo hipofosfatêmico autossômico recessivo tipo 2 (*ENP1*) é mais desafiador pela sua raridade e pelo fato de cursar com calcificação arterial, cardíaca e articular, ou com a síndrome de calcificação arterial generalizada da infância.

A presença de calcificação extensa pode ser uma indicação para o não uso do calcitriol, ou para usá-lo em dose baixa, com 0,015 mcg/kg/dia, associado à suplementação de fósforo (40 mg/kg/dia de fósforo elementar). Estudos clínicos repondo o ENP1 estão em fase de pesquisa.

Raquitismo hipofosfatêmico oncogênico

Causado pelo aumento do FGF-23, tem como tratamento definitivo a remoção completa do tumor. Após a cirurgia, os níveis séricos de FGF-23 se normalizam entre 1 hora e 5 dias, devendo ser monitorados periodicamente para identificar recidiva tumoral. O tratamento com burosumabe (0,8 mg/kg, subcutâneo [SC], a cada 2 semanas, aumentando 0,4 mg/kg a cada 4 semanas, se necessário, até a dose máxima de 2 mg/kg/dia, ou 180 mg/dose) é indicado nas seguintes situações: enquanto se aguarda a cirurgia, quando a remoção do tumor é impossível, quando comorbidades impedem a cirurgia ou quando o tumor não é localizado. Na impossibilidade de uso do burosumabe, prescrever o tratamento convencional do XLH.

Raquitismo hipofosfatêmico hereditário com hipercalciúria

Causado por variante patogênica inativadora do *SLC34A3*, com perda de função do NaP2c no túbulo renal proximal e aumento da perda urinária de fósforo. O tratamento consiste na reposição de fósforo e, às vezes, diuréticos tiazídicos.

- Suspender medicamentos que contribuam para diminuição da absorção do fósforo.
- Não existe necessidade de repor calcitriol porque a causa do raquitismo é a perda tubular renal de fósforo não mediada por elevação do FGF-23.
- Suplementação de fósforo: 20 a 60 mg/kg/dia de fósforo elementar (máximo 3,5 g/dia), VO, a cada 6 horas. Iniciar com a menor dose e aumentar aos poucos.
- O tratamento da hipercalciúria é realizado pelo aumento da ingestão hídrica, dieta com menor teor de sódio e, eventualmente, uso de diuréticos tiazídicos.

Raquitismo hipofosfatêmico por tubulopatia renal

Os raquitismos hipofosfatêmicos causados por tubulopatias renais (independentes do FGF-23) são tratados pela reposição de fósforo e de bicarbonato (se houver acidose metabólica), uma vez que nesses pacientes a secreção da 1,25$(OH)_2$vitamina D é normal por não inexistir sua inibição pelo FGF-23.

- Suplementação de fósforo: 20 a 60 mg/kg/dia de fósforo elementar (máximo 3,5 g/dia), VO, a cada 6 horas.
- Reposição de bicarbonato nas tubulopatias associadas à acidose metabólica: a opção terapêutica mais prática é a formulação da solução de Shohl (1 mL = 1 mEq de bicarbonato). A solução de Shohl é preparada em farmácia de manipulação pela seguinte fórmula: ácido cítrico (140 g) + citrato de sódio (98 g) + veículo edulcorante (qsp: 1.000 mL). A solução de Shohl é administrada VO, a cada 6 ou 8 horas, 30 minutos após a refeição, para diminuir os efeitos adversos gastrointestinais (p. ex., náusea, dor abdominal). O objetivo é manter o bicarbonato > 12 mEq/L. A dose para crianças varia de 1 a 2 mEq/kg/dia (máximo 60 mEq/dia); para adolescentes, a dose varia de 20 a 60 mEq/dia; e para adultos, a dose varia de 40 a 120 mEq/dia.

Raquitismo da hipofosfatasia (forma perinatal/infantil e juvenil)

O tratamento é efetuado pela reposição enzimática, utilizando a alfa-asfotase (Strensiq®: frascos de 18 mg/0,45 mL, 28 mg/0,7 mL, 40 mg/1 mL e 80 mg/0,8 mL), aprovada pela Anvisa em 2017. Posologia: iniciar com a dose de 6 mg/kg/semana, administrada como 2 mg/kg/dose, SC, 3 vezes/semana; ou 1 mg/kg/dose, SC, 6 vezes/semana. Dose máxima = 9 mg/kg/semana ou 3 mg/kg/dose, 3 vezes/semana, podendo ser usada nas formas perinatal e infantil. Efeitos adversos comuns são: lipodistrofia no local da injeção, calcificações ectópicas (córnea, conjuntiva, rins), dor muscular e reações de hipersensibilidade (p. ex., febre, calafrio, edema periorbital, prurido, hipocalcemia, diminuição da vitamina B6). Pacientes em uso de alfa-asfotase podem ter alterações em exames laboratoriais que usam imunoensaios conjugados à fosfatase alcalina.

MONITORAÇÃO DO TRATAMENTO

Raquitismo hipocalcêmico por deficiência ou dependência da vitamina D

- Cálcio, fósforo e fosfatase alcalina sérica em 1, 3 e 6 meses: o fósforo sérico começa a se elevar em 1 semana, seguido pelo aumento do cálcio sérico. A fosfatase alcalina pode aumentar ainda mais no início do tratamento pelo aumento da formação óssea.
- Calciúria em 1, 3 e 6 meses: no raquitismo por deficiência de cálcio ou vitamina D, o retorno à calciúria indica que os depósitos de cálcio e vitamina D foram normalizados.
- 25(OH)vitamina D em 1, 3 e 6 meses: manter a 25(OH)vitamina D > 20 ng/mL.
- Estudo radiológico em 6 meses: a cura radiológica do raquitismo geralmente ocorre seis meses após o início do tratamento, embora melhora radiológica possa ser observada até uma semana após o início da terapia.
- Ultrassonografia de aparelho urinário, cálcio/creatinina urinários: intoxicação pela vitamina D.

Raquitismo hipofosfatêmico dependente do FGF-23

Nos pacientes em uso do tratamento convencional para raquitismo hipofosfatêmico dependente do FGF-23, é importante manter doses adequadas de calcitriol e fósforo:

- Monitorar hipercalciúria pela razão cálcio/creatinina em amostra randômica de urina ou pela calciúria de 24 horas. Se houver hipercalciúria, reduzir a dose do calcitriol.
- Dosar PTH a cada três meses no início do tratamento e depois a cada seis meses, com objetivo de detectar o surgimento de hiperparatireoidismo. Caso o PTH esteja elevado, deve-se reduzir a dose de fósforo ou aumentar a dose do calcitriol.
- Pacientes em tratamento convencional (calcitriol e fósforo) para raquitismo hipofosfatêmico devem ser monitorados periodicamente com ultrassonografia de rins e vias urinárias, a cada ano, para investigar nefrolitíase ou nefrocalcinose causados por intensa reabsorção óssea de cálcio, como resultado do desenvolvimento de hiperparatireoidismo decorrente de doses excessivas de fosfato.
- O Quadro 21 mostra as principais complicações do tratamento convencional do raquitismo hipofosfatêmico causado por elevação do FGF-23.

QUADRO 21 Complicações do tratamento convencional do raquitismo hipofosfatêmico dependente do FGF-23

Complicações relativas às doses de calcitriol e de fosfato
(1) Doses elevadas de calcitriol podem causar: ▪ Hipercalcemia + hipercalciúria + PTH normal ▪ Hipercalcemia + hipercalciúria + PTH normal + intoxicação por vitamina D (p. ex., cefaleia, gosto metálico, náusea, vômito, pancreatite, nefrolitíase, nefrocalcinose) ▪ Nos casos acima, reduzir a dose do calcitriol
(2) Doses baixas de calcitriol podem causar: ▪ Hiperparatireoidismo secundário (PTH elevado, cálcio sérico normal) ▪ No caso acima, aumentar a dose do calcitriol
(3) Doses elevadas de fosfato podem causar: ▪ Hiperparatiroidismo secundário (PTH elevado e cálcio sérico normal) ▪ Hiperparatireoidismo terciário (PTH elevado, hipercalcemia e hipercalciúria) ▪ Nos casos acima, diminuir a dose do fosfato e/ou aumentar a dose do calcitriol
(4) Doses baixas de fosfato podem causar: ▪ Hipofosfatemia ▪ No caso acima, aumentar a dose do fosfato e verificar se não está havendo hiperparatireoidismo secundário
Complicações clínicas
▪ Hipofosfatemia ▪ Hipercalcúria, nefrolitíase, nefrocalcinose ▪ Hiperparatireoidismo secundário ▪ Hiperparatireoidismo terciário
Monitoração das complicações
1) Ca, P, PT/F, PTH 2) Calciúria, em que a hipercalciúria é definida por: ▪ Excreção urinária de cálcio > 4 mg/kg/dia, ou ▪ Razão cálcio:creatinina, em amostra randômica de urina 3) US de rins e vias urinárias a cada 1 a 2 anos, pelo risco de nefrolitíase e nefrocalcinose

INTOXICAÇÃO PELA VITAMINA D

Nos pacientes usando vitamina D, é importante ter atenção para as manifestações sugestivas de sua intoxicação, diagnosticada por 25(OH)vitamina D > 150 ng/mL, associada a uma ou mais das seguintes manifestações: cefaleia, anorexia, gosto metálico, náusea, vômito, constipação, poliúria, polidipsia, desidratação, hipercalcemia, hipercalciúria, níveis séricos normais de PTH, pancreatite, nefrolitíase, nefrocalcinose e calcificação ectópica. O tratamento é feito pela suspensão da reposição da vitamina D, hidratação venosa, diuréticos, glicocorticoides e, mais raramente, bisfosfonato intravenoso.

PREVENÇÃO

A profilaxia da deficiência da vitamina D deve incluir sua suplementação nas situações descritas no Quadro 22.

TRANSIÇÃO DOS CUIDADOS PARA A ENDOCRINOLOGIA DE ADULTOS

A equipe de endocrinologia pediátrica deve preparar o adolescente e sua família para transição e posterior cuidado médico pela endocrinologia de adultos, pelo menos 6 a 12 meses antes de efetivar a transferência. Idealmente, as instituições deveriam desenvolver protocolos com a participação de endocrinologistas pediátricos e de adultos que atendessem às peculiaridades do serviço e otimizassem essa fase de transição.

Na transição para os cuidados pela endocrinologia de adultos, recomenda-se monitorar osteoartrite, fraturas, deformidades ósseas, problemas odontológicos, morbidades do raquitismo hipofosfatêmico ligado ao X (malformação de Chiari, deficiência auditiva, entesopatia), dor óssea, rigidez articular, e realizar reabilitação da função motora com fisioterapia, aconselhamento genético sobre recorrência da doença na prole, cuidados especiais com a gestação, entre outros.

QUADRO 22 Recomendações para suplementação de vitamina D em crianças e adolescentes que fazem parte de grupos de risco para sua deficiência

Suplementar vitamina D com 400 UI/dia (< 1 ano) e 600 UI/dia (1 a 18 anos)
▪ Crianças em aleitamento materno exclusivo, iniciando logo após o nascimento. Para os prematuros, a suplementação deve ser iniciada quando o peso for superior a 1.500 gramas e houver tolerância à ingestão oral ▪ Crianças e adolescentes que não ingerem pelo menos 600 UI de vitamina D/dia na dieta ▪ Crianças e adolescentes que não se exponham ao sol regularmente
Suplementar vitamina D com 600-2.000 UI/dia, nos seguintes grupos de risco
▪ Dieta estritamente vegetariana ou vegana ▪ Obesidade ▪ Nefropatia crônica ▪ Hiperparatireoidismo ▪ Uso de medicamentos: anticonvulsivantes (fenobarbital, fenitoína, carbamazepina, oxcarbazepina), corticoides, antifúngicos azólicos (p. ex., cetoconazol), antirretrovirais, colestiramina, orlistate, rifampicina ▪ Hepatopatia crônica ▪ Má-absorção intestinal (p. ex., doença celíaca, doença de Crohn, fibrose cística, cirurgia bariátrica) ▪ Na hepatopatia crônica e má-absorção intestinal, as doses de vitamina D podem ser administradas em doses maiores
Estimular a prática de atividades ao ar livre
▪ Não existe consenso em relação a duração, horário e frequência da exposição ao sol devido aos riscos dessa exposição em causar câncer de pele
Estimular o consumo regular de alimentos ricos em vitamina D
Duração da suplementação ▪ A duração exata da suplementação com vitamina D não está definida. Crianças com fatores de risco para hipovitaminose D devem manter a suplementação enquanto o fator de risco estiver presente. Crianças saudáveis, sem fatores de risco, mas com limitada exposição solar, devem ter a suplementação avaliada individualmente

REFERÊNCIAS SELECIONADAS

1. AlSubaihin A, Harrington J. Hereditary rickets: a quick guide for the pediatrician. Curr Pediatr Rev. 2024;20(4):308-94.
2. Biasucci G, Donini V, Cannalire G. Rickets types and treatment with vitamin D and analogues. Nutrients. 2024;16(3):416.
3. Brasil. Ministério da Saúde. Secretaria de Atenção Especializada à Saúde. Secretaria de Ciência, Tecnologia, Inovação e Insumos Estratégicos em Saúde. Portaria Conjunta n. 02, de 11 de janeiro de 2022 [citado em 08 abr. 2025]. Aprova o Protocolo Clínico e Diretrizes Terapêuticas de Raquitismo e Osteomalácia. Disponível em: https://www.gov.br/conitec/pt-br/midias/protocolos/20220201_portal_portaria_conjunta_2_pcdt_raquitismo_e_osteomalacia-1.pdf.
4. Cannalire G, Pilloni S, Esposito S, Biasucci G, Di Franco A, Street ME. Alkaline phosphatase in clinical practice in childhood: focus on rickets. Front Endocrinol (Lausanne). 2023;14:1111445.
5. Castano L, Madariaga L, Grau G, García-Castaño A. 25(OH)vitamin D deficiency and calcifediol treatment in pediatrics. Nutrients. 2022;14(9):1854.

6. Ferreira CR, Carpenter TO, Braddock DT. ENPP1 in blood and bone: skeletal and soft tissue diseases induced by ENPP1 deficiency. Annu Rev Pathol. 2024;19:507-40.
7. Giustina A, Bilezikian JP, Adler RA, Banfi G, Bikle DD, Binkley NC, et al. Consensus statement on vitamin D status assessment and supplementation: whys, whens, and hows. Endocr Rev. 2024; 45(5):625-54.
8. Gupta P, Dabas A, Seth A, Bhatia VL, Khadgawat R, Kumar P, et al. Indian Academy of Pediatrics Revised (2021) guidelines on prevention and treatment of vitamin D deficiency and rickets. Indian Pediatr. 2022;59(2):142-58.
9. Haffner D, Leifheit-Nestler M, Grund A, Schnabel D. Rickets guidance: part I-diagnostic workup. Pediatr Nephrol. 2022;37(9):2013-36.
10. Haffner D, Leifheit-Nestler M, Grund A, Schnabel D. Rickets guidance: part II-management. Pediatr Nephrol. 2022;37(10):2289-302.
11. Holick MF, Binkley NC, Bischoff-Ferrari HA, Gordon CM, Hanley DA, Heaney RP, et al.; Endocrine Society. Evaluation, treatment, and prevention of vitamin D deficiency: an Endocrine Society clinical practice guideline. J Clin Endocrinol Metab. 2011;96(7):1911-3.
12. Jan de Beur SM, Minisola S, Xia WB, Abrahamsen B, Body JJ, Brandi ML, et al. Global guidance for the recognition, diagnosis, and management of tumor-induced osteomalacia. J Intern Med. 2023;293(3):309-28.
13. Kenny AP, Glen AC. Tests of phosphate reabsorption. Lancet. 1973;2(7821):158.
14. Korkmaz HA, Padidela R, Ozkan B. Approach to nutritional rickets. J Pediatr Endocrinol Metab. 2023;36(4):335-41.
15. Matos V, van Melle G, Boulat O, Markert M, Bachmann C, Guignard JP. Urinary phosphate/creatinine, calcium/creatinine, and magnesium/creatinine ratios in a healthy pediatric population. J Pediatr. 1997;131(2):252-7.
16. Minisola S, Fukumoto S, Xia W, Corsi A, Colangelo L, Scillitani A, et al. Tumor-induced osteomalacia: a comprehensive review. Endocr Rev. 2023;44(2):323-53.
17. Munns CF, Shaw N, Kiely M, Specker BL, Thacher TD, Ozono K, et al. Global Consensus recommendations on prevention and management of nutritional rickets. J Clin Endocrinol Metab. 2016;101:394-415.
18. Radonsky V, Lazaretti-Castro M, Chiamolera MI, Biscolla RPM, Lima Junior JV, Vieira JGH, et al. Alert for the high prevalence of vitamin D deficiency in adolescents in a large Brazilian sample. J Pediatr (Rio J). 2024;100(4):360-6.
19. Roy A, Chowdhury AS, Ray A, Baidya A, Roychowdhury B, Sarkar D, et al. Diagnostic approach to rickets: an Endocrine Society of Bengal (ESB) consensus statement. Ann Pediatr Endocrinol Metab. 2024;29(5):284-307.
20. Sociedade Brasileira de Pediatria. Documento Científico da Sociedade Brasileira de Pediatria. Hipovitaminose D em pediatria: recomendações para o diagnóstico, tratamento e prevenção. 2016 [citado 08 abr. 2025]. Disponível em: http://www.sbp.com.br/fileadmin/user_upload/2016/12/Endcrino-Hipovitaminose-D.pdf.

38

Hipoparatireoidismo

INTRODUÇÃO

Embora se soubesse, desde meados dos anos 1800, que a remoção das paratireoides em cães, gatos e roedores levasse a morte por tetania, havia incerteza sobre o papel das paratireoides na causalidade desse sintoma uma vez que eles melhoravam com a reposição de cálcio, mas não melhoravam com a administração de preparados da paratireoide obtidos pela extração aquosa. Apenas em 1925, James Bertrand Collip (1892-1965), um dos quatro descobridores da insulina, conseguiu obter um preparado biologicamente ativo da paratireoide. Esse extrato, contendo o princípio ativo da paratireoide, foi capaz de reverter a tetania em animais paratireoidectomizados, mostrando que a função das paratireoides é a regulação do metabolismo do cálcio.

O hipoparatireoidismo é uma condição rara. Nos Estados Unidos, a incidência é de 37 casos por 100.000 indivíduos/ano. É comum crianças serem encaminhadas para o endocrinologista após terem sido tratadas por algum tempo para distúrbio convulsivo, até que exame de imagem do cérebro mostre calcificações dos gânglios da base e o paciente seja orientado a realizar uma avaliação endócrina, diagnosticando então a hipoparatireoidismo.

FISIOLOGIA DO CÁLCIO

A maioria do cálcio corporal (99%) está armazenada nos ossos. Aproximadamente 0,1% do conteúdo corporal de cálcio está localizado no espaço intracelular; e 1% encontra-se no espaço extracelular, fazendo com que os níveis séricos de cálcio não sejam uma estimativa adequada do seu conteúdo total.

O cálcio no espaço extracelular (cálcio sérico circulante) é encontrado sob três formas: ligado a proteínas, principalmente albumina (41%); ligado a ânions como bicarbonato, fosfato, citrato e sulfato (9%); e na forma livre que é a fração biologicamente ativa (50%).

No duodeno (8% da absorção), o transporte de cálcio para dentro das células se faz por um processo transcelular, de forma ativa, na membrana apical dos enterócitos, utilizando os canais epiteliais de cálcio TRPV5 e TRPV6 (TRPV5: *transient receptor potential cátion subfamily V, member 5*; e *TRPV6: transient receptor potential cation subfamily V, member 6*). No jejuno (4% da absorção) e no íleo (88% da absorção), a absorção de cálcio é feita por um processo paracelular, de forma passiva e concentração dependente, mediada pelas paracelinas. No cólon (10% da absorção), o cálcio é absorvido de forma ativa e passiva. O transporte do cálcio dentro da célula, entre a membrana apical e a membrana basolateral, é feito pela calbindina. O transporte do cálcio para fora da célula, isto é, para a circulação, é feito pelo transportador NaCaX1 (*sodium/calcium exchange protein*) e pelo PMCA1b (*plasma membrane calcium transporting adenosine triphosphatase*). Nos rins, 60 a 70% do cálcio filtrado é reabsorvido nos túbulos proximais (80% paracelular e 10 a 15% transcelular pelo TRPV5), 20% na alça ascendente de Henle (paracelular) e 10% nos túbulos contornados distais (transcelular, pelo TRPV5).

A manutenção dos níveis séricos de cálcio é uma tarefa complexa que depende da função e interação do paratormônio (PTH), vitamina D, receptor sensível ao cálcio (CaSR), calcitonina e fósforo.

O CaSR é um receptor de membrana acoplado a proteína G, localizado nos rins, paratireoides, células C da tireoide, intestino delgado e ossos. Ele detecta flutuações da calcemia sendo considerado o "calciostato" do organismo. Ao identificar elevação da calcemia, o CaSR inibe a secreção do PTH que aumenta a excreção renal de cálcio; e ao detectar diminuição da calcemia, ele estimula a secreção do PTH que diminui a excreção renal de cálcio. Nos rins, a ativação do CaSR inibe a reabsorção de cálcio no ramo ascendente da alça de Henle e inibe a reabsorção de magnésio no ducto coletor. Além disso, ele atua nas células C da tireoide estimulando a síntese de calcitonina que diminui a atividade dos osteoclastos e consequentemente a reabsorção óssea e a calcemia.

A $1,25(OH)_2$vitamina D aumenta a expressão do receptor proteico RANKL (ligante do RANK) nos osteoblastos. O RANKL ao se ligar ao seu receptor RANK (receptor do fator ativador nuclear kB) nos pré-osteoclastos faz com que eles se diferenciem para osteoclastos, aumentando a reabsorção óssea de cálcio e fósforo. A $1,25(OH)_2$vitamina D também diminui a expressão da osteoprotegerina (OPG) nos osteoblastos. Com isso, a OPG não consegue se ligar ao RANKL e impedir que o complexo RANKL-RANK estimule a formação dos osteoclastos. Nos rins, a $1,25(OH)_2$vitamina D aumenta a reabsorção de cálcio nos túbulos renais distais ao estimular os canais de cálcio TRPV5 e a calbindinaD_{28k}. No intestino, a $1,25(OH)_2$vitamina D aumenta a absorção de cálcio no duodeno estimulando os canais de cálcio TRPV6 e calbindina-D_{9k}. A hipofosfatemia estimula a síntese da $1,25(OH)_2$vitamina.

FISIOLOGIA DO PARATORMÔNIO

as paratireoides são pequenas glândulas localizadas atrás da tireoide, com comprimento máximo de 5 a 6 mm (média: 2 a 4 mm) e peso máximo de 50 mg (média de 20 a 40 mg), compostas de dois tipos de células, as células principais que secretam o PTH e as células oxifílicas com função não completamente esclarecida. Paratireoides ectópicas podem ser encontradas na região cervical e no mediastino. Aproximadamente, 80% dos indivíduos têm 4 paratireoides, embora 15%, tenham menos de 4, e 5% tenham até 7 glândulas. As duas paratireoides inferiores e as duas paratireoides superiores, se originam respectivamente do 3º e 4º arcos branquiais.

O PTH é um hormônio peptídico sintetizado pelas células principais das paratireoides. Ele é secretado como um pré-pró-hormônio com 115 aminoácidos, que é clivado no citoplasma para o pró-PTH com 90 aminoácidos e depois para o PTH com 84 aminoácidos. Após a secreção, o PTH é clivado em duas moléculas: N-terminal e C-terminal. A fração biologicamente ativa é a extremidade amino-terminal (primeiros 34 aminoácidos). O PTH, ao se ligar a um receptor acoplado a proteína G, ativa a subunidade alfa que estimulará efetores intracitoplasmáticos que resultarão na atividade biológica do hormônio. Uma das atividades do PTH é estimular a adenilciclase aumentando a excreção urinária do AMP cíclico, o que não ocorre, por exemplo, no pseudo-hipoparatireoidismo 1A no qual existe resistência a ação do PTH.

O PTH é principal hormônio calciotrópico, sendo sintetizado e secretado numa taxa inversamente proporcional aos níveis circulantes do cálcio ionizado. Sua secreção é estimulada pela hipocalcemia e hiperfosfatemia e diminuída pela hipercalcemia e $1,25(OH)_2$vitamina D. A secreção do PTH é regulada pela interação do cálcio extracelular com os receptores CaSR. Ao detectar elevação da calcemia e, em menor proporção de outros cátions divalentes (p. ex. magnésio), o CaSR inibe a secreção do PTH, estimula a excreção renal de cálcio e estimula as células C da tireoide a sintetizar calcitonina que diminui a atividade dos osteoclastos e consequentemente a reabsorção óssea. O oposto ocorre quando os CaSR detectam hipocalcemia.

Nos ossos, o PTH estimula a reabsorção de cálcio e fósforo, ao aumentar a expressão de RANKL nos osteoblastos. Nos rins, o PTH aumenta a reabsorção tubular do cálcio no túbulo distal (aumentando a expressão do TRPV5) e diminui a reabsorção de fósforo nos túbulos proximal e distal (reduzindo a expressão dos cotransportadores sódio:fosfato = NaP2a e NaP2c). Ele também estimula a enzima 1-alfa-hidroxilase convertendo 25(OH)vitamina D em $1,25(OH)_2$vitamina D que, por sua vez, aumenta a absorção intestinal de cálcio e fósforo; e diminui a reabsorção renal de bicarbonato causando acidose hiperclorêmica.

DEFINIÇÕES

- Hipoparatireoidismo: deficiência da síntese ou secreção do PTH. Laboratorialmente, caracteriza-se por níveis séricos baixos ou inapropriadamente normais de PTH, associados à hipocalcemia, hiperfosfatemia, fosfatase alcalina e magnésio normais, e função renal normal.

- Pseudo-hipoparatireoidismo: resistência dos órgãos-alvo a ação do PTH. Laboratorialmente, caracteriza-se por níveis séricos elevados de PTH, associados à hipocalcemia, hiperfosfatemia, fosfatase alcalina normal e função renal normal.
- Hipocalcemia: níveis séricos de cálcio total corrigido ou cálcio ionizado, inferiores aos valores de referência estabelecidos para diferentes faixas etárias (Quadro 1). O cálcio ionizado é o método mais confiável para o diagnóstico de hipocalcemia.
- Pseudo-hipocalcemia: falsa diminuição do cálcio sérico total, causada por:
  - Uso de gadolínio em exames contrastados de ressonância magnética.
  - Coleta de sangue em tubos contendo soluções com heparina.
  - Hipoalbuminemia. Para corrigir a interferência da albumina, acrescenta-se 0,8 mg/dL ao valor do cálcio total relatado pelo laboratório para cada redução de 1 g/dL na albumina sérica, ou utiliza-se a seguinte fórmula: Cálcio total corrigido = [(Cálcio total + 0,8) × (4 – Albumina)]

ETIOLOGIA

O hipoparatireoidismo é causado pela inabilidade de sintetizar ou secretar o PTH ou por resistência periférica a sua ação (pseudo-hipoparatireoidismo). Ele pode ser transitório ou permanente, hereditário ou adquirido, sindrômico e não sindrômico.

Em adolescentes e adultos, a causa mais comum é a remoção ou lesão do tecido paratireoidiano em cirurgias da tireoide ou do pescoço. A segunda causa mais frequente é o hipoparatireoidismo autoimune. Em recém-nascidos e lactentes a causa mais comum é o hipoparatireoidismo hereditário, geralmente sindrômico.

O Quadro 2 mostra as principais causas de hipoparatireoidismo. O Quadro 3 descreve as principais causas de hipoparatireoidismo hereditário não sindrômico. O Quadro 4 resume as principais causas de hipoparatireoidismo hereditário sindrômico. O Quadro 5 ilustra as principais causas de pseudo-hipoparatireoidismo.

QUADRO 1 Valores de referência do cálcio total, cálcio iônico (1 mg/dL = 0,24 mmol/L) e fósforo (1,0 mg/dL = 0,31 mmol/L)

Faixa etária	Cálcio total (mg/dL)	Cálcio iônico (mmol/L)	Fósforo (mg/dL)
1 a 11 meses	8,8-11,3	1,22-1,40	4,8-7,4
1 a 5 anos	9,4-10,8	1,22-1,32	4,5-6,5
6 a 12 anos	9,4-10,3	1,15-1,32	3,6-5,8
13 a 18 anos	8,8-10,2	1,12-1,30	2,3-4,5

QUADRO 2 Etiologia do hipoparatireoidismo

Hipoparatireoidismo congênito	
▪ Neonatal transitório ▪ Hipoparatireoidismo não sindrômico – Variantes patogênicas do *PTH*, *GCM2* e *SOX3* – Hipocalcemia autossômica dominante: tipo1 (*CaSR*) e tipo 2 (*GNA11*) – Autoimune: isolado, ou associado a síndrome poliendócrina autoimune tipo 1	– Idiopático ▪ Hipoparatireoidismo sindrômico – Síndromes: DiGeorge, Kenny-Caffey, Hallerman-Streiff, Kearns-Sayre, Sanjad-Sakati, Barakat, CHARGE ▪ Doenças mitocondriais (Kearns-Sayre, MELAS)
Hipoparatireoidismo adquirido	
▪ Remoção cirúrgica ▪ Trauma cirúrgico (cirurgia da tireoide, cirurgia em região cervical) ▪ Radiação de cabeça e pescoço (^{131}Iodo, radioterapia para câncer na região cervical) ▪ Doenças infiltrativas (sarcoidose, amiloidose, hemocromatose, talassemia, doença de Wilson)	▪ Hipomagnesemia ou hipermagnesemia ▪ Anticorpos ativadores do receptor sensível ao cálcio (anti-CaSR) ▪ Calcimiméticos (cinacalcete) ▪ Inibidores do *checkpoint* imunológico (p. ex., nivolumabe, pembrozilumabe)
Pseudo-hipoparatireoidismo	
▪ Tipo 1a: osteodistrofia hereditária de Albright (OHA), com resistência ao PTH, TSH, LH, FSH, GHRH ▪ Tipo 1b: ausência de sinais da OHA, com resistência ao PTH e TSH	▪ Tipo 1c: fenotipicamente semelhante ao PHP tipo 1a ▪ Tipo 2: ausência de sinais da OHA, com resistência ao PTH

QUADRO 3 Etiologia do hipoparatireoidismo congênito não sindrômico

Distúrbio	Herança	Gene (cromossomo)	Achados associados
Hipoparatireoidismo primário isolado	AR, AD	*PTH* (11p15.3)	Variante patogênica inativadora do *PTH*, causando PTH normal, baixo (defeito da síntese) ou aumentado (biologicamente inativo)
	AR	*GCM2* (6p24.2)	Variante patogênica inativadora ou perda de função do *GCM2* causando disgenesia e hipoparatireoidismo
	X	*SOX3* (Xq27.1)	Agenesia das paratireoides no sexo masculino. Sexo feminino, não é afetado
Hipocalcemia autossômica dominante tipo 1	AD	*CaSR* (3q13.33-q21.1)	Variante patogênica ativadora ou ganho de função do *CaSR* causando: PTH normal ou baixo, hipocalcemia, hiperfosfatemia, hipomagnesemia, hipercalciúria
Hipocalcemia autossômica dominante tipo 2	AD	*GNA11* (19p13.3)	Variante patogênica ativadora ou ganho de função do *GNA11* causando: PTH normal ou baixo, hipocalcemia, hiperfosfatemia, hipomagnesemia, hipercalciúria, baixa estatura e eventualmente síndrome de Bartter tipo 5

AD: autossômica dominante; AR: autossômica recessiva; X: ligada ao cromossomo X.

QUADRO 4 Etiologia do hipoparatireoidismo congênito sindrômico

Síndrome	Herança	Gene (cromossomo)	Achados associados
Síndrome poliendócrina autoimune tipo 1 (APECED)	AR	*AIRE* (21q22.3)	Hipoparatireoidismo, doença de Addison, candidíase mucocutânea crônica, diabetes melito tipo 1, anemia perniciosa, hipogonadismo primário, alopecia, vitiligo, tireoidite autoimune
Síndrome da deleção do 22q11.21 (síndrome de DiGeorge)	AD	▪ *TBX1*, UFD1L (22q11.21) ▪ *NEBL* (10p12.31)	Hipoplasia ou aplasia das paratireoides, timo e arco aórtico, retrognatia, fenda palatina, "boca de peixe", hipertelorismo, tetralogia de Fallot, interrupção do arco aórtico, infecções de repetição, rins displásicos, atresia de esôfago ou anal. Nem todos os pacientes terão hipoparatireoidismo (50% em lactentes e 20% em crianças maiores)
Síndrome CHARGE	AD	▪ *CHD7* (8q12.2) ▪ *SEMA3E* (7q21.11)	Coloboma da íris ou retina, anosmia, atresia de coanas, defeitos cardíacos, anomalias renais e genitais deficiência de PTH, gonadotrofinas e ACTH. A variante inativadora do *CHD7* é a mais frequente
Kenney-Caffey tipo 1	AR	*TBCE* (1q42.3)	Hipoparatireoidismo, hipocalcemia de início neonatal, hipotireoidismo, otosclerose, microcefalia, dismorfismo facial, estenose medular dos ossos tubulares, infecções de repetição, calcificação dos gânglios da base
Kenney-Caffey tipo 2	AD	*FAM11A* (11q12.1)	Hipocalcemia transitória, calcificação da córnea e retina, catarata congênita, imunodeficiência das células T, estenose medular dos ossos tubulares, atraso no fechamento das fontanelas, baixa estatura
Sanjad-Sakati (síndrome HRD)	AD/AR	*TBCE* (1q42.3)	Hipoparatireoidismo e hipotireoidismo congênito, epilepsia, retardo mental, estenose medular dos ossos tubulares, microcefalia, dismorfismo facial, mãos e pés pequenos. HRD e Kenney-Caffey tipo 1 são alterações alélicas de um mesmo gene fundador
Barakat (síndrome HDR)	AD	*GATA3* (10p14)	Hipoparatireoidismo, surdez neurossensorial, displasia renal, acidose tubular renal, síndrome nefrótica resistente a corticoterapia com progressão para insuficiência renal, déficit de crescimento
Hallerman-Streiff	Não conhecida	Desconhecida	Hipoparatireoidismo, baixa estatura, braquicefalia com bossa frontal, hipoplasia malar, micrognatia, microftalmia, nariz de pássaro, microstomia, hipoplasia dentária, hipotricose, criptorquidismo
Dubowitz	AR	▪ *NSUN2* (5p15.31) ▪ *LIG4* (13q33.3)	Hipoparatireoidismo, microcefalia, baixa estatura, dismorfia facial (micrognatia, base nasal achatada, fissura palpebral estreita), eczema cutâneo, hipospadia, criptorquidismo, retardo mental leve a moderado
Kearns-Sayre	Materna	Mitocôndria	Hipoparatireoidismo, encefalomiopatia, degeneração pigmentar da retina, oftalmoplegia, neuropatia cerebelar, cardiomiopatia, defeitos da condução cardíaca, convulsão, opacificação da córnea, diabetes
MELAS	Materna	Mitocôndria	Encefalopatia mitocondrial, acidose lática e episódios similares a acidente vascular encefálico. Pode cursar com hipoparatireoidismo, hipotireoidismo e diabetes

AD: autossômica dominante; AR: autossômica recessiva.

QUADRO 5 Pseudo-hipoparatireoidismo

Tipo	Defeito molecular	Alterações endócrinas	Características clínicas
PHP 1a	Variante patogênica inativadora heterozigótica do alelo materno do *GNAS*, com ↓ 50% na atividade da proteína Gsα	▪ Resistência multi-hormonal (PTH, TSH, LH, FSH, ACTH, GHRH, glucagon, calcitonina) ▪ Teste de estímulo com PTH: ↓ AMPc urinário e ↓ fósforo urinário	▪ Fenótipo da OHA (baixa estatura, obesidade de início precoce, face arredondada, braquidactilia, braquimetacarpia, ossificação subcutânea, hipoplasia dentária, alterações neurossensoriais, síndrome do túnel do carpo, déficit cognitivo ▪ Deficiência de GH, hipotireoidismo e hipogonadismo
PHP 1b (familiar)	Deleção heterozigótica, autossômica dominante do *STX16*, *NESP55* e/ou éxons AS	▪ Resistência ao PTH e TSH ▪ Pode ocorrer resistência ao PTH a nível renal, com ação normal a nível ósseo ▪ Teste de estímulo com PTH: ↓ AMPc urinário e ↓ fósforo urinário	▪ Fenótipo da OHA = ausente ▪ Braquidactilia em alguns pacientes ▪ Alterações ósseas de hiperparatireoidismo
PHP 1b (esporádico)	Dissomia uniparental paterna	▪ Resistência ao PTH e/ou TSH ▪ Pode ocorrer resistência ao PTH a nível renal, com ação normal a nível ósseo ▪ Teste de estímulo com PTH: ↓ AMP urinário e ↓ fósforo urinário	▪ Fenótipo da OHA = ausente ▪ Braquidactilia em alguns pacientes ▪ Podem ocorrer alterações esqueléticas de hiperparatireoidismo devido a resposta óssea normal ao PTH
PHP 1c	Variante patogênica inativadora heterozigótica do alelo materno do GNAS	▪ Resistência multi-hormonal (PTH, TSH, LH, FSH, ACTH, GHRH, glucagon, calcitonina) ▪ Teste de estímulo com PTH: ↓ AMPc urinário e ↓ fósforo urinário	▪ Fenótipo da OHA = presente ▪ Deficiência de GH, hipotireoidismo e hipogonadismo
PHP 2	Etiologia não definida	▪ Resistência ao PTH ▪ Deficiência de vit. D ▪ Hipocalcemia ▪ Teste de estímulo com PTH: AMPc urinário normal e↓ fósforo urinário	▪ Fenótipo da OHA = ausente ▪ Sintomatologia de hipocalcemia
PPHP	Variante patogênica inativadora heterozigótica do alelo paterno do *GNAS*	▪ Ausência de resistência hormonal ▪ Teste de estímulo com PTH (normal): ↑ AMPc urinário e ↑ fósforo urinário	▪ Fenótipo da OHA = presente

- (OHA) = Osteodistrofia hereditária de Albright; (PPHP) = pseudopseudo-hipoparatireoidismo.
- Teste de Ellsworth-Howard (exame não realizado de rotina) = administrar PTH sintético humano (teriparatida), EV ou SC, e depois dosar o AMPc e fosfato urinários. A resposta normal é o aumento da excreção de ambos.
- O diagnóstico diferencial entre PHP1a e PHP1c é feito pela medida da atividade da proteína Gsα em laboratórios de pesquisa.
- O tratamento da resistência ao PTH no PHP é o mesmo do hipoparatireodismo (reposição de cálcio + calcitriol).
- PPHP: como não existem alterações bioquímicas ou do PTH, o diagnóstico do PPHP é confirmado por teste molecular, mostrando a variante patogênica de origem paterna do *GNAS*.

Hipoparatireoidismo neonatal transitório

O hipoparatireoidismo neonatal transitório ocorre nos primeiros 3 a 4 dias de vida devido à supressão do PTH do recém-nascido em resposta a hipercalcemia fetal causada por hiperparatireoidismo ou hipercalcemia maternas, ou por imaturidade das paratireoides do neonato. Essa supressão pode durar até por alguns meses.

Hipocalcemia autossômica dominante

A hipocalcemia autossômica dominante, ou hipocalcemia hipercalciúrica, é a causa mais frequente de hipoparatireoidismo genético não sindrômico. Esse distúrbio é classificado em dois tipos: (i) tipo 1: causado por variante patogênica ativadora ou ganho de função do *CaSR* (*calcium-sensing receptor*); e (ii) tipo 2: causado por variante patogênica ativadora ou ganho de função do *GNA11* (*G protein subunit alpha 11*).

Ambos os tipos aumentam a sensibilidade do CaSR em relação ao cálcio sérico circulante inibindo a secreção de PTH e a reabsorção tubular renal de cálcio na alça de Henle. Consequentemente, a síntese e secreção do PTH é diminuída mesmo na vigência de níveis baixos do cálcio sérico. Algumas vezes, essa mutação inibe a função dos canais de potássio nos túbulos renais causando uma variante da síndrome de Bartter (tipo 5), com hipopotassemia, hipocloremia e alcalose metabólica.

A hipocalcemia autossômica dominante se caracteriza por: hipocalcemia, hiperfosfatemia, hipomagnesemia, PTH baixo ou inapropriadamente normal e hipercalciúria. A hipercalciúria ou cálcio urinário inapropriadamente normal em relação a hipocalcemia é uma manifestação comum da mutação do *CaSR* e incomum na variante patogênica do *GNA11*. Os pacientes com mutação ativadora do CaSR têm maior risco de nefrolitíase e nefrocalcinose porque a ativação do CaSR estimula a excreção urinária de cálcio. Os pacientes com mutação do *GNA11* têm baixa estatura.

As manifestações clínicas variam de convulsão na infância, a hipocalcemia sintomática ou assintomática. Os pacientes assintomáticos não necessitam de tratamento; e os sintomáticos são tratados com a menor dose possível de cálcio e calcitriol objetivando manter a calcemia no limite inferior da normalidade e evitando a hipercalciúria. Diuréticos tiazídicos podem ser necessários para diminuir a excreção urinária de cálcio. Calcilíticos ou fármacos moduladores negativos do CaSR, que agem inibindo a ativação do CaSR, podem vir a ser usados tratamento desse distúrbio.

PTH

Variantes patogênicas de herança autossômica recessiva ou dominante do *PTH* (*parathyroid hormone*) são uma causa rara de hipoparatireoidismo no qual pode ocorrer: (i) deficiência da síntese do PTH, (ii) indução de apoptose das células produtoras de PTH, e (iii) produção de PTH biologicamente inativo. Caracteriza-se por hipoparatireoidismo familiar isolado (não sindrômico) de início nos primeiros dias ou meses de vida, com sintomatologia de hipocalcemia. O diagnóstico diferencial se faz com distúrbios do desenvolvimento das paratireoides (PTH sérico baixo) e pseudo-hipoparatireoidismo (PTH sérico elevado). As alterações bioquímicas e tratamento são similares ao dos demais hipoparatireoidismos.

GCM2

Variantes patogênicas de herança autossômica recessiva, inativadoras ou perda de função do *GCM2* (*glial cells missing transcription factor 2*) diminuem um fator de transcrição importante para o desenvolvimento das paratireoides, causando disgenesia ou agenesia das glândulas. Caracteriza-se por hipoparatireoidismo familiar isolado (não sindrômico) de início nos primeiros dias, ou meses de vida. As alterações bioquímicas e o tratamento são similares aos dos demais hipoparatireoidismos.

SOX3

Variantes patogênicas de herança ligada ao X do *SOX3* (*SRY-box transcription factor 3*) causam hipoparatireoidismo familiar isolado, de início precoce nos primeiros dias ou meses de vida, com sintomatologia de hipocalcemia, afetando o sexo masculino, devido a agenesia ou disgenesia das paratireoides. O exame molecular é essencial para a confirmação diagnóstica e aconselhamento genético. As alterações bioquímicas e o tratamento são similares aos dos demais hipoparatireoidismos.

Síndromes genéticas

As principais síndromes genéticas associadas ao hipoparatireoidismo são descritas no Quadro 4. As síndromes CATCH-22, DiGeorge, velocardiofacial de Shprintzen, velocardiofacial de Takao e velocardiofacial de Cayler são atualmente denominadas com o nome de síndromes de deleção do cromossomo 22q11.2.

Paratireoidectomia/tireoidectomia

A paratireoidectomia é a principal causa de hipoparatireoidismo em adolescentes como resultado de: (i) cirurgia da tireoide causando lesão das paratireoides por trauma mecânico ou térmico (cauterização), lesão do pedículo vascular, ou remoção inadvertida das paratireoides), e (ii) remoção intencional das paratireoides por razões oncológicas.

Aproximadamente 8 a 10% dos pacientes submetidos a tireoidectomia apresentam hipoparatireoidismo transitório que se resolve, em dias ou meses, após a cirurgia. A hipocalcemia persistente, com duração > 1 ano após a cirurgia (2% dos casos), confirma o diagnóstico do hipoparatireoidismo permanente, diferenciando-o do hipoparatireoidismo transitório causado pela manipulação das paratireoides.

Fatores de risco para o hipoparatireoidismo pós-cirúrgico são: cirurgia cervical extensa, tireoidectomia total, falha em identificar pelo menos duas paratireoides durante a cirurgia, reabordagem operatória, cálcio sérico < 7,5 mg/dL e PTH < 10 pg/mL, 12 a 24 horas após a cirurgia, e complicações pós-operatórias como sangramento.

Hipoparatireoidismo autoimune

O hipoparatireoidismo autoimune é a segunda causa mais frequente de hipoparatireoidismo em adolescentes. Pode ser isolado ou associado à síndrome poliendócrina autoimune tipo 1 ou síndrome APECED (*autoimmune poliendocrinopathy, chronic mucocutaneous candidiasis, ectodermal dysplasia*).

O hipoparatireoidismo autoimune isolado é causado pela produção de anticorpos ativadores contra o CaSR. Esses anticorpos não destroem a glândula e o hipoparatireoidismo pode apresentar remissão espontânea.

A síndrome poliendócrina autoimune tipo 1 é causada por variante patogênica inativadora ou perda de função do *AIRE* (*autoimmune regulator*). As principais manifestações são: hipoparatireoidismo + insuficiência adrenal primária + candidíase mucocutânea crônica. Pelo menos duas dessas alterações devem estar presentes para se definir o diagnóstico. Anticorpos anti-NALP5 estão presentes em 50% dos pacientes. A NALP5 (*NACHT leucine-rich-repeat protein 5*) é uma proteína expressa predominantemente nas células principais das paratireoides.

Doenças infiltrativas

Na talassemia, o hipoparatireoidismo é causado pelas múltiplas transfusões levando a sobrecarga de ferro, acometendo até 10% dos pacientes. O tratamento com desferroxamina pode reverter a disfunção glandular causada pela sobrecarga de ferro. Na doença de Wilson, o hipoparatireoidismo é causado pela deposição de cobre nas glândulas.

Distúrbios do magnésio

A hipocalcemia da hipomagnesemia e hipermagnesemia decorre de um hipoparatireoidismo funcional, causado pela diminuição da secreção do PTH e da diminuição da ação do PTH nos ossos e rins. A hipermagnesemia faz com que o magnésio se ligue ao CaSR inibindo a secreção do PTH. A hipomagnesemia reduz a secreção do PTH e aumenta a resistência aos seus efeitos nos ossos e nos rins. Portanto, a dosagem do magnésio é um exame obrigatório na investigação da hipocalcemia.

Medicamentos

Inibidores de *checkpoint* imunológico (p. ex., atezolizumabe, avelumabe, durvalumabe, nivolumabe, pembrolizumabe) podem causar hipoparatireoidismo ao induzir a formação de anticorpos ativadores contra o CaSR. Calcimiméticos, como o cinacalcete (Mimpara®), aumentam a sensibilidade do CaSR ao cálcio circulante, diminuindo a secreção de PTH.

Pseudo-hipoparatireoidismo

O pseudo-hipoparatireoidismo é causado pela resistência periférica a ação do PTH. Caracteriza-se por hipocalcemia, hiperfosfatemia e elevação do PTH na presença de função renal normal. O Quadro 5 resume as principais causas e manifestações do pseudo-hipoparatireoidismo.

A osteocondrodisplasia de Blomstrand é causada por variante patogênica inativadora ou perda de função do *PTHR1*. Cursa com: polidrâmnio, hidropsia fetal, nanismo com extremidades curtas, dismorfismo facial, aplasia de mamilos, hipoplasia pulmonar e coarctação de aorta. A maioria dos casos é letal.

DIAGNÓSTICOS DIFERENCIAIS

Qualquer uma das inúmeras causas de hipocalcemia entra no diagnóstico diferencial do hipoparatireoidismo. As hipocalcemias associadas ao aumento doPTH, principal causa de hipocalcemia, são facilmente diferenciadas do hipoparatireoidismo pela dosagem do PTH sérico, uma vez que no hipoparatireoidismo o PTH sérico é baixo ou inapropriadamente normal na vigência de hipocalcemia.

Hipocalcemia neonatal

- Causas pré-natais: disfunção placentária ou doenças maternas (p. ex., diabetes melito, toxemia gra-

vídica, hiperparatireoidismo, hipercalcemia, hipovitaminose D).
- Causas perinatais (p. ex., asfixia, prematuridade, trauma obstétrico).
- Causas pós-natais (p. ex., atraso no início da alimentação, fórmula láctea com baixo teor de cálcio em prematuros, leite de vaca com sobrecarga de fosfato, choque, sepse, hipomagnesemia, alcalose respiratória, transfusão de sangue citratado).

Insuficiência renal

Pacientes com insuficiência renal também cursam com hipocalcemia e hiperfosfatemia só que associados à uremia. Nesses casos, a hipocalcemia é causada pela deficiência da 1,25$(OH)_2$vitamina D, e a hiperfosfatemia pela diminuição da excreção renal de fósforo.

Pancreatite

Na pancreatite aguda, a lipase pancreática faz com que ocorra uma maior produção de ácidos graxos livres que se ligam aos sais de cálcio no pâncreas levando ao seu depósito no retroperitôneo causando hipocalcemia.

Medicamentos

O Quadro 6 ilustra os principais medicamentos causadores de hipocalcemia.

MANIFESTAÇÕES CLÍNICAS

A sintomatologia do hipoparatireoidismo é resultante da hipocalcemia, cujas manifestações clínicas dependem da faixa etária, rapidez de instalação, duração e nível sérico de cálcio. As formas leves são geralmente assintomáticas. As formas graves podem causar tetania, insuficiência respiratória e/ou circulatória e convulsão.

Hipocalcemia de início agudo causa mais sintomas do que hipocalcemias de longa duração, nas quais o indivíduo pode ser assintomático mesmo que esteja hipocalcêmico. Para um mesmo valor de cálcio, o paciente pode ser assintomático ou sintomático, a depender da presença de fatores agravantes como alcalose e hipomagnesemia.

A essas manifestações de hipocalcemia se somam os sinais e sintomas do distúrbio causal do hipoparatireoidismo. Por exemplo: candidíase mucocutânea crônica na síndrome poliglandular autoimune tipo 1, surdez na síndrome HDR, cicatriz cirúrgica cervical no hipoparatireoidismo por remoção das paratireoides.

Sintomatologia da hipocalcemia aguda em recém-nascidos e lactentes jovens

Essas crianças podem ser assintomáticas ou apresentarem irritabilidade, tremores, abalos musculares, hiper-reflexia, hipertonia, laringoespasmo, estridor, crises de apneia, cianose, vômitos, sangramento gastrointes-

QUADRO 6 Medicamentos associados à hipocalcemia

Medicamentos	Mecanismo da hipocalcemia
Fosfatos (Fleet® enema)	Precipitam sais de cálcio, hiperfosfatemia
Aminoglicosídeos, anfotericina	Hipomagnesemia
Bicarbonato, citrato	Alcalose metabólica
Fenobarbital, fenitoína, carbamazepina	Interferência na hidroxilação hepática da vitamina D
Calcitonina, mitramicina, bisfosfonatos	Diminuem a reabsorção óssea
Furosemida e diuréticos de alça	Aumentam a excreção renal de cálcio
Glicocorticoides	Diminuem a absorção intestinal de cálcio e aumentam a calciúria
Inibidores da bomba de prótons (p. ex., omeprazol, pantoprazol)	Interferem com a absorção do cálcio ao reduzir a produção do ácido gástrico
EDTA, transfusão de sangue usando citrato como anticoagulante	Formam complexos com o cálcio
Cimetidina, heparina, teofilina, norepinefrina, glucagon, quimioterápicos (adriamicina, asparaginase, doxorrubicina, citosina arabinosídeo, cisplatina, ciclofosfamida, dacarbazina), cetoconazol, pentamidina, foscarnete	Mecanismos diversos
Denosunabe (anticorpo anti-RANKL)	Inibe a osteoclastogênese
Calcimimético (cinacalcete)	Estimula o CaSR, reduzindo a secreção do PTH

tinal, distensão abdominal, taquicardia, hipotensão arterial e convulsões. A insuficiência cardíaca congestiva (ICC) pode ser o primeiro sinal de hipocalcemia nesta faixa etária. O recém-nascido de muito baixo peso pode não apresentar alterações clínicas evidentes.

Sintomatologia da hipocalcemia aguda em crianças e adultos

- Respiratória: estridor, laringoespasmo, broncoespasmo, crises de apneia.
- Neuromuscular: parestesias ou formigamento ("em bota", "em luva", lingual, perioral), câimbras, fraqueza muscular, fasciculação, espasmos musculares, ataxia, coreoatetose, tetania, reflexos hiperativos e convulsão. Os dois sinais clássicos, porém não patognomônicos, de hipocalcemia são: sinal de Trousseau ou espasmo carpopedal (flexão do punho e articulações metacarpofalangianas, extensão das articulações interfalangianas, e abdução do polegar, ao manter o manguito de pressão arterial insuflado 15 mmHg acima da pressão sistólica por um período > 3 a 5 minutos) e o sinal de Chvostek (espasmo muscular facial manifestado por piscar de olhos e movimento de lábios ipsilateral, ao se percutir a área da face sobre o nervo facial). Esses 2 sinais são mais observados em crianças maiores ou adultos. Aproximadamente 15% de indivíduos normais podem ter o sinal de Chvostek positivo; o qual pode estar ausente em 30% dos indivíduos com hipocalcemia.
- Neuropsiquiátrica: ansiedade, depressão, irritabilidade, nervosismo, confusão mental, psicose.
- Cardiovascular: bradicardia, arritmias, hipotensão, redução da contratilidade miocárdica, refratariedade a ação da digoxina, dopamina e noradrenalina, alteração eletrocardiográfica (QT longo, onda T invertida, prolongamento do segmento ST, fibrilação ventricular) e parada cardíaca. Pensar em hipocalcemia sempre que a hipotensão for refratária à terapia habitual.
- Urinária: retenção urinária.

Sintomatologia da hipocalcemia crônica

Além das manifestações da hipocalcemia aguda, a hipocalcemia crônica cursa com achados clínicos adicionais:

- Cutânea: pele, cabelos e unhas secos e quebradiços, piodermite, psoríase pustular generalizada aguda (psoríase de von Zumbusch), perda de pelos axilares e pubianos.
- Dentária: dentição defeituosa, hipoplasia dentária, atraso na erupção dentária, encurtamento das raízes dos dentes molares.
- Ocular: fotofobia, conjuntivite crônica, ceratite, catarata subcapsular e papiledema.
- Neuropsiquiátrica: calcificação dos gânglios da base com ou sem movimentos parkinsonianos, insônia, depressão, psicose, alucinação, confusão e convulsão.

A síndrome de Fahr é um distúrbio neuropsiquiátrico causado pelo depósito simétrico de fosfato de cálcio ou carbonato de cálcio nos gânglios da base e eventualmente no córtex cerebral, tálamo, hipocampo e núcleo dentado, devido a hipocalcemia crônica do hipoparatireoidismo ou pseudo-hipoparatireoidismo. A apresentação clínica é de convulsão tônico-clônica e distúrbios psiquiátricos (alucinação, distúrbios do comportamento e da fala). A síndrome de Fahr deve ser diferenciada da doença de Fahr. Nesta última, as calcificações de gânglios da base não se associam a distúrbios do metabolismo do cálcio podendo ser idiopática ou causada por variantes patogênicas do *SLC20A2* e *XPR1*. O tratamento da síndrome de Fahr é feito pela reposição de cálcio e calcitriol, embora anticonvulsivantes possam ser necessários.

- Gastrointestinal: dor e cólica abdominal, esteatorreia causada por insuficiência pancreática exócrina devido a insuficiência de secreção da colecistoquinina estimulada pelas refeições.

ABORDAGEM DIAGNÓSTICA

A abordagem diagnóstica tem por objetivo inicial excluir pseudo-hipocalcemia, determinar se a hipocalcemia é grave, se o distúrbio é agudo ou crônico, qual a sua etiologia e qual a melhor terapia.

O diagnóstico do hipoparatireoidismo é confirmado pela presença de hipocalcemia, hiperfosfatemia, hipercalciúria, diminuição do calcitriol e concentração sérica indetectável, baixa ou inapropriadamente normal do PTH, após duas dosagens com intervalo de pelo menos duas semanas. Esse critério é válido na ausência de distúrbios do magnésio.

Em pacientes com hipoparatireoidismo pós-cirúrgico, o diagnóstico é considerado permanente quando persistir por mais de 1 ano após a cirurgia. Recomenda-se a dosagem do PTH sérico, 12 a 24 horas após a tireoidectomia total para predizer o risco de hipoparatireoidismo. Se a concentração for > 10 pg/mL, o desenvolvimento de hipoparatireoidismo permanente é improvável. Se a concentração for < 10 pg/mL, os pacientes ainda podem retornar a um estado de normalidade no primeiro ano pós-cirurgia. Transcorrido esse período e não havendo recuperação, considera-se o hipoparatireoidismo como permanente.

História clínica

- História gestacional e neonatal.
- Idade: não só os valores de referência do cálcio, como a causas de hipoparatireoidismo variam com a faixa etária do paciente.
- Início, duração e progressão dos sintomas.
- Sintomatologia de hipocalcemia grave e ameaçadora a vida (p. ex., crise de apneia, laringoespasmo, hipotensão arterial, arritmias cardíacas, convulsão).
- Outros sinais e sintomas de hipocalcemia tanto da forma aguda (p. ex., parestesias, câimbras, hiper-reflexia) como da crônica (p. ex., alterações dentárias, fotofobia).
- Nível de cálcio e fósforo séricos atuais e compará-los com anteriores, se disponíveis.
- Excluir a possibilidade de insuficiência renal que pode cursar com hipocalcemia e hiperfosfatemia podendo ser confundida com hipoparatireoidismo.
- Complicações crônicas do hipoparatireoidismo (p. ex., catarata, nefrolitíase).
- No paciente com diagnóstico prévio de hipoparatireoidismo, questionar:
  - Qual o diagnóstico, quando foi realizado, medicamentos em uso (nome, dose, via de administração, horário, regularidade), internamentos prévios, resultados de exames laboratoriais (p. ex., cálcio, fósforo, magnésio, creatinina, PTH, 25(OH) vitamina D), exames de imagem (p. ex., US de rins e vias urinárias), sintomatologia basal, nome e contato do médico que o acompanha.
- No paciente sem diagnóstico prévio de hipoparatireoidismo, investigar à etiologia perguntando, por exemplo, sobre:
  - Cirurgia ou radioterapia em pescoço.
  - Sinais de síndrome poliendócrina autoimune tipo 1: candidíase mucocutânea crônica e hiperpigmentação de pele e mucosas (hipoadrenalismo).
  - Outras doenças autoimunes (p. ex., diabetes melito tipo 1, tireoidite, doença celíaca).
  - Dismorfias sugestivas de síndromes genéticas.
  - Talassemia, doença de Wilson.

Exame físico

- Sinais vitais (p. ex., bradicardia, arritmias e hipotensão na hipocalcemia).
- Altura e peso.
- Sinais de hipocalcemia grave, ameaçadora a vida e que necessite de tratamento imediato (p. ex., crise de apneia, laringoespasmo, arritmias, convulsão).
- Sinais de hipocalcemia crônica (p. ex., catarata, dentição defeituosa, fotofobia).
- Outros sinais de hipocalcemia aguda (p. ex., sinais de Trousseau e Chvostek).
- Cavidade oral (pacientes com pseudo-hipoparatireoidismo podem apresentar: atraso na erupção dentária, hipodontia, impactação dos primeiros molares, má oclusão dentária, hipoplasia do esmalte dentário e gengivite).
- Dismorfias sugestivas de síndrome genéticas associadas ao hipoparatireoidismo.
- Pistas ao exame físico que possam ajudar no diagnóstico:
  - Cicatriz cirúrgica em pescoço (remoção cirúrgica das paratireoides).
  - Linfonodos cervicais (tumor).
  - Candidíase mucocutânea crônica (síndrome poliendócrina autoimune tipo 1).
  - Calcificações cutâneas ectópicas (osteodistrofia de Albright).

Exames complementares

As alterações laboratoriais clássicas do hipoparatireoidismo são: hipocalcemia, hiperfosfatemia, diminuição do PTH e da 1,25(OH)$_2$vitamina D, na ausência de distúrbios do magnésio e doença renal. É fundamental usar valores de referência adequados para diferentes faixas etárias.

Exames iniciais

- Cálcio iônico, cálcio total e fósforo: usar valores de referência apropriados para a idade (Quadro 1). O cálcio total deve ser corrigido pela albumina sérica.
- Magnésio: hipomagnesemia e hipermagnesemia podem diminuir o PTH.
- Fosfatase alcalina: elevada no raquitismo e normal no hipoparatireoidismo.
- Albumina: corrigir o cálcio total na vigência de hipoalbuminemia.
- PTH intacto: diferenciar hipoparatireoidismo (PTH indetectável, baixo ou inapropriadamente normal), de pseudo-hipoparatireoidismo e deficiência da vitamina D (PTH elevado). Variante patogênica do *PTH* pode cursar com PTH sérico aumentado pela produção de PTH biologicamente inativo. Pacientes usando suplementos com biotina devem suspender a administração 48 horas antes do exame, pois podem causar uma falsa diminuição no resultado do PTH. Usar ensaios laboratoriais de 2ª geração (avalia o PTH [1-84] ativo e fragmentos inativos), ou 3ª geração (avaliam apenas o PTH [1-84] ativo).
- 25(OH)vitamina D e 1,25$(OH)_2$vitamina D.
- Hemograma.
- Sódio, cloro e potássio: investigar síndrome de Bartter associada a mutações ativadoras do CaSR (hipopotassemia, hipocloremia, alcalose metabólica).
- Ureia e creatinina: insuficiência renal causando hipocalcemia e hiperfosfatemia.
- Razão cálcio:creatinina em amostra randômica de urina: calculada pela fórmula = [Cálcio urinário (mg) / Creatinina urinária (mg)] – Quadro 7. A excreção urinária de cálcio é baixa na hipocalcemia. Se elevada, pensar em hipocalcemia hipercalciúrica causada por variante patogênica ativadora do *CaSR*. A deficiência de vitamina D, doença renal crônica e diuréticos tiazídicos podem reduzir a excreção renal de cálcio confundindo a interpretação do exame.
- Urina de 24 horas: para dosagem de cálcio, fósforo e creatinina. Hipercalciúria é definida pela excreção urinária de cálcio em quantidade superior a 4 mg/kg/dia. Em adultos, hipercalciúria é definida por excreção urinária de cálcio > 250 mg/dia em mulheres e > 300 mg/dia, em homens.
- Produto cálcio/fósforo: calculado pela fórmula = [Ca^{++} (mg/dL) × P^- (mg/dL)]. Valor de referência é: 21,3 a 49,5 mg^2/dL^2. A elevação do produto cálcio/fósforo sérico pode causar calcificações ectópicas.
- Eletrocardiograma: investigar alterações sugestivas de hipocalcemia (onda T invertida, prolongamento do segmento ST, arritmias ventriculares e QT longo). Calcular o QT corrigido [(QT(c) = QT / Raiz quadrada do RR)], cujos valores normais são: RN pré-termo (< 0,20), RN a termo (< 0,19) e 1 mês a 12 anos (< 0,42).
- US de rins e vias urinárias: investigar nefrolitiase, nefrocalcinose e malformações renais (síndrome HDR, complicações do tratamento do hipoparatireoidismo).

QUADRO 7 Valores de referência da razão cálcio:creatinina urinária, em amostra randômica de urina, de acordo com a idade

Idade	Razão cálcio:creatinina urinária (mg de cálcio/mg de creatinina)
1 a 12 meses	0,03 a 0,81
13 a 23 meses	0,03 a 0,56
24 a 35 meses	0,02 a 0,50
3 a 4 anos	0,02 a 0,41
5 a 6 anos	0,01 a 0,30
7 a 9 anos	0,01 a 0,25
10 a 14 anos	0,01 a 0,24
> 14 anos	0,01 a 0,24

Fonte: Matos et al., 1997.

Exames solicitados de acordo com a suspeita diagnóstica

- Cortisol e ACTH séricos: investigar síndrome poliendócrina autoimune tipo 1.
- Tomografia computadorizada (TC) de crânio: calcificações bilaterais dos gânglios da base, núcleo dentado, coroa radiada, tálamo, cerebelo e substância branca subcortical.
- Radiografia de ossos longos: síndrome de Kenney-Caffey (estenose medular dos ossos longos).

- Radiografia de tórax: ausência de timo e cardiopatias congênitas na síndrome da deleção de 22q11.2.
- Ecocardiograma: malformações cardíacas associadas ao hipoparatireoidismo.
- Anticorpo anti-21(OH), anticorpo anti-interferon tipo 1, anticorpo anti-NALP5: síndrome poliendócrina tipo 1.
- FISH (*fluorescence in situ hybridization*): utilizado para investigar deleções cromossômicas (p. ex., deleção do 22q11.2).
- Sequenciamento genético de nova geração: indicado nas seguintes situações: hipoparatireoidismo sindrômico, história familiar positiva para hipoparatireoidismo não cirúrgico, e quando não foi possível estabelecer a etiologia. Pesquisa do exoma e genoma são solicitados se o sequenciamento não definir o diagnóstico.
- Avaliação do metabolismo ósseo (Ca, P, Mg, PT/F, FA) nos pais e irmãos.

ABORDAGEM TERAPÊUTICA

O tratamento convencional do hipoparatireoidismo inclui a reposição cálcio e 1,25$(OH)_2$vitamina D. Eventualmente, pode-se utilizar colecalciferol, magnésio e diuréticos tiazídicos. O uso do rhPTH não é aprovado em crianças.

O objetivo do tratamento do hipoparatireoidismo é manter o nível sérico do cálcio, fósforo, magnésio e 25(OH)vitamina D dentro do valor de referência, o produto cálcio-fósforo menor do que 55 mg^2/dL^2 e excreção urinária de cálcio normal. Evitar normalizar os níveis séricos de cálcio, pelo risco de induzir nefrolitíase e/ou nefrocalcinose. No pseudo-hipoparatireoidismo, pode-se aceitar níveis de cálcio no limite superior do valor de referência para minimizar os efeitos do PTH sobre o osso. A hiperfosfatemia aumenta a morbidade e mortalidade e deve ser controlada para evitar complicações, notadamente calcificações vasculares e comorbidades cardiovasculares.

Em pacientes com hipoparatireoidismo causado por mutação ativadora do *CaSR*, ficar atento para a hipercalciúria causada pela reposição de doses usuais de cálcio e calcitriol. Esses pacientes requerem doses baixas de calcitriol para evitar essa complicação e podem necessitar de diuréticos tiazídicos para controle da hipercalciúria.

No hipoparatireoidismo crônico, educar o paciente e a família para o reconhecimento da sintomatologia da hipocalcemia, administração do cálcio com alimentos, administração do calcitriol fora do horário das refeições, hidratação adequada para manutenção da função renal e ingestão adequada de cálcio na dieta.

Tratamento da hipocalcemia sintomática

A prioridade da terapia é o reconhecimento e tratamento precoce das alterações clínicas ameaçadoras à vida resultantes da hipocalcemia como hipotensão e arritmias refratárias, ICC, crise de apneia, hemorragia digestiva e convulsão.

A reposição venosa de cálcio requer o conhecimento do conteúdo de cálcio elementar nos diversos sais de cálcio existentes no mercado (Quadro 8), dos potenciais riscos associados com a administração parenteral, e se a via utilizada para reposição será venosa (pacientes sintomáticos) ou oral (pacientes assintomáticos).

A seleção incorreta ou a substituição de um sal de cálcio pelo outro pode levar a sérios problemas de subdosagem ou superdosagem. Por exemplo: não substituir 1 g/dia de carbonato de cálcio por 1 g/dia de gluconato de cálcio, porque com o carbonato o paciente recebe 400 mg/dia de cálcio elementar e com o gluconato apenas 90 mg/dia de cálcio elementar (ou seja uma dose 4,4 vezes menor).

Outro aspecto importante para se ficar atento é que a prescrição do cálcio é habitualmente feita em mL e não na quantidade em mg do sal. Por exemplo, prescreve-se: gluconato de cálcio 10% = 1 mL/kg/dia (9 mg/

QUADRO 8 Conteúdo de cálcio elementar nos principais sais de cálcio

Sal de cálcio	Mg de cálcio elementar por 1 g/sal	mEq de cálcio elementar por 1 g/sal
Acetato de cálcio	250	12,7
Carbonato de cálcio	400	20,0
Citrato de cálcio	211	10,6
Cloreto de cálcio	270	13,5
Fosfato tribásico de cálcio	390	19,3
Glubionato de cálcio	64	3,2
Gluceptato de cálcio	82	4,1
Gluconato de cálcio	90	4,5
Lactato de cálcio	130	6,5

kg/dia ou 0,45 mEq/kg/dia de cálcio elementar). Mas, se por algum motivo for necessário substituir o gluconato de cálcio 10% pelo cloreto de cálcio 10% a dose prescrita não será mais 1 mL/kg/dia e sim 0,3 mL/kg/dia, porque o conteúdo de cálcio elementar no cloreto de cálcio é três vezes superior ao do gluconato.

As preparações de cálcio para uso parenteral habitualmente disponíveis são descritas a seguir e os cuidados na sua administração são resumidos no Quadro 9.

- Gluconato de cálcio 10% (1 mL = 100 mg do sal = 9,3 mg de cálcio elementar = 0,45 mEq de cálcio).
- Cloreto de cálcio 10% (1 mL = 100 mg do sal = 27 mg de cálcio elementar = 1,36 mEq de cálcio).

Cálcio, via EV, em bolo

Administrar gluconato de cálcio 10% (0,5 a 1 mL/kg) ou cloreto de cálcio 10% (0,1 a 0,2 mL/kg), EV, lentamente, monitorando a frequência cardíaca (risco de bradicardia) até os sintomas cessarem. Diluir em igual volume de água destilada ou SG5% (1:1). A dose poderá ser repetida em 10 minutos, se necessário. As doses máximas de gluconato de cálcio 10% variam de acordo com a idade: RN pré-termo (6 mL), RN a termo (10 mL), crianças e adultos (20 mL). Alguns autores recomendam o cloreto de cálcio como fármaco de primeira escolha nos casos graves por ele promover uma maior elevação do cálcio ionizado. Outros autores preferem o gluconato de cálcio pelo menor risco de necrose tissular em caso de extravasamento da solução.

QUADRO 9 Cuidados na administração venosa de cálcio

- Nunca usar a via IM ou SC pelo risco de necrose tissular, nem a via arterial pelo risco de espasmo. Examinar periodicamente o local de infusão para detectar extravasamento e risco de necrose tecidual
- Cateter umbilical: (i) atenção para o risco de necrose hepática ao se usar a veia umbilical para administrar o cálcio, verificando a posição do cateter umbilical antes da infusão; (ii) nunca usar cateter arterial umbilical para infusão de cálcio
- O uso de soluções de cálcio concentradas e não diluídas pode causar tromboflebite. Por isto, as soluções de cálcio devem ser diluídas ao meio (1:1) com água destilada ou SG5%. O gluconato de cálcio é menos irritante para os tecidos do que o cloreto de cálcio
- Não associar no mesmo frasco da solução de cálcio preparações que contenham bicarbonato ou fósforo pelo risco de precipitação. Colocar etiqueta visível informando sobre a presença de cálcio na solução
- Podem ocorrer arritmias quando se infunde cálcio a pacientes com hipopotassemia ou em uso de digitálicos
- A administração rápida pode causar náusea, vômito, eritema cutâneo, dor torácica, bradicardia e hipotensão arterial
- A infusão em bolo é lenta, em 10-15 minutos, e suspensa se FC < 60 bpm ou se os sintomas cessarem. A frequência cardíaca é monitorizada durante toda infusão de cálcio, EV, em bolo
- Caso a hipocalcemia não responda as medidas acima, pensar em hipomagnesemia, a qual, se presente, deverá ser tratada com sulfato de magnésio (0,4-0,8 mEq/kg/ dose, EV)
- Uma vez resolvido os sintomas da hipocalcemia, proceder como no paciente assintomático

Cálcio, via EV, infusão contínua

O sal de cálcio será acrescentado à solução venosa de manutenção observando-se os cuidados descritos para sua administração. As doses de gluconato de cálcio 10% são: RN (4 a 8 mL/kg/dia) e crianças após o período neonatal (1 a 4 mL/kg/dia). Diminuir a dose progressivamente, assim que as condições clínicas e laboratoriais permitirem.

Tratamento do hipoparatireoidismo crônico

Cálcio

A reposição de cálcio, VO, é importante para oferecer cálcio para absorção pelos enterócitos e para sequestrar o fosforo presente na dieta e, indiretamente, reduzir a fosfatemia. A quantidade de cálcio elementar a ser administrado, VO, varia de acordo com a idade, sendo fracionada em 3 a 4 doses ao dia: recém-nascido (50 a 100 mg/kg/dia); criança após o período neonatal (40 a 60 mg/kg/dia); adulto (1 a 3 g/dia, dividida em três doses).

A terapia por via oral é feita habitualmente com carbonato de cálcio que possui 40% de cálcio elementar por grama do sal (1 g do sal = 400 mg de cálcio elementar), ingerido com as refeições para aumentar sua absorção. O citrato de cálcio e citrato malato de cálcio tem melhor absorção (não sofrem interferência do pH gástrico) e menos efeitos adversos. Por isso, são indicados em casos de acloridria e diminuição da acidez gástrica (p. ex., uso de inibidores da bomba de prótons, gastrectomia). A desvantagem do citrato de cálcio é ter apenas 21% de cálcio elementar fazendo com que sejam necessários mais comprimidos para se obter uma dose equivalente ao carbonato de cálcio. Algumas preparações comerciais de cálcio para uso por via oral são descritas no Quadro 10.

QUADRO 10 Apresentações comerciais de cálcio para uso por via oral

Nome comercial	Apresentação	Outros componentes	Mg de Ca^{++} elementar
Carbonato de cálcio			
Os-Cal 500®	Comprimido revestido (1.250 mg)	═	500
NeshCálcio®	Comprimido simples (1.250 mg)	═	500
Fosfato de cálcio básico + colecalciferol			
Bonecal D®	Comprimido revestido (1.661 mg)	400 UI (vitamina D)	600
Citrato de cálcio			
Miocalven D®	Sachê (diluir em 100 mL)	200 UI (vitamina D)	500
Oscal Cit®	Comprimido	═	500
Oscal Cit®	Sachê (diluir em 100 mL)	200 UI (vitamina D)	500
Citrato malato de cálcio			
Prosso®	Comprimido	100 UI (vitamina D)	250
Prosso D+®	Comprimido	1.000 UI (vitamina D)	250
Prosso KM®	Comprimido	200 UI (vitamina D) 65 mcg (vitamina K2) 39 mg (magnésio)	250
Prosso D+ KM®	Comprimido	1.000 UI (vitamina D) 65 mcg (vitamina K2) 39 mg (magnésio)	
Addera Cal® 1000 UI	Comprimido	1.000 UI (vitamina D)	250
Addera Cal® 2000 UI	Comprimido	2.000 UI (vitamina D)	250
Calde MAG®	Comprimido	100 UI (vitamina D) 62,5 mg (magnésio)	125
Sarcopore®	Sachê (diluir em 250 mL)	2000 UI (vitamina D) 65 mcg (vitamina K2) 9,1 g (proteína)	500
D Prev Cálcio® 1000 UI	Comprimido	1.000 UI (vitamina D) 55 mcg (vitamina K2) 65 mg (magnésio)	260
D Prev Cálcio® 2000 UI	Comprimido	2.000 UI (vitamina D) 55 mcg (vitamina K2) 65 mg (magnésio)	260
Fixare®	Comprimido	1.000 UI (vitamina D) 55 mcg (vitamina K2) 65 mg (magnésio)	250

Vitamina D

Como a deficiência do PTH reduz a conversão da 25(OH)vitamina D para $1,25(OH)_2$vitamina D, por inibir a enzima 1-alfa-hidroxilase, se faz necessária a reposição de calcitriol: Rocaltrol®, Ostriol®, Sigmatriol® (cáps. 0,25 mcg), que atua no intestino aumentando a absorção de cálcio e fósforo, permitindo a redução da suplementação do cálcio. A dose inicial para lactentes é de: 0,04 a 0,08 mcg/kg/dia, VO. Para crianças maiores e adolescentes, a dose varia de 0,25 a 2,0 mcg/dia, VO, a cada 12 horas. Como a meia-vida do calcitriol é de 4 a 6 horas, o aumento da calcemia ocorre geralmente após 1 a 3 dias. A reposição de colecalciferol pode ser necessária para manter o nível sérico da 25(OH)vitamina D > 20 ng/mL (50 nmol/L).

Paratormônio

O tratamento convencional com reposição de cálcio e vitamina D não trata a causa básica do hipoparatireoidismo que é a deficiência do PTH. Desse modo, o aumento da perda urinária de cálcio, a diminuição da excreção renal de fósforo, e os efeitos do PTH nos ossos não são corrigidos. Adicionalmente, o tratamento utilizando doses altas de cálcio aumenta o risco de lesão renal e calcificação extraesquelética.

A terapia com rhPTH não é aprovada para crianças, mas tem sido usada *off-label* em algumas situações, por exemplo: (i) pacientes que não respondem ao tratamento convencional mantendo cálcio sérico < 7,5 mg/dL, (ii) nefrolitíase, nefrocalcinose, TFG < 60 mL/minuto, e/ou outros índices bioquímicos de risco para cálculos renais, (iii) fósforo sérico muito elevado, e/ou produto cálcio:fósforo > 55 mg^2/dL^2, ou (iv) necessidade de altas doses de cálcio e/ou vitamina D, em associação com má-absorção ou outra doença gastrointestinal.

A preparação de PTH recombinante (rhPTH) aprovada para tratamento do hipoparatireoidismo ou osteoporose em adultos é o rhPTH(1-34) ou teriparatida (Forteo®: 1 mL = 250 mcg), na dose de 20 mcg, SC, 1 vez/dia.

Tratamento de outras condições

No hipoparatireoidismo crônico, além do tratamento da hipocalcemia e deficiência de calcidiol e calcitriol, pode ser necessário a correção da hipomagnesemia e hipercalciúria.

Hipomagnesemia

A deficiência de PTH contribui para a hipomagnesemia por aumentar a excreção de magnésio nos túbulos renais distais. Opções de reposição do magnésio são: (i) sulfato de magnésio 50% ($MgSO_4$: 1 mL = 4 mEq). Posologia: 0,2 a 1,0 mEq/kg/dia, EV ou IM, a cada 8 horas; e (ii) pidolato de magnésio (Pidomag®: flaconete de 10 mL com 1,5 g do sal e 130 mg de magnésio elementar). Posologia: 6,25 a 12,5 mg/kg/dia ou 0,5 a 1,0 mEq/kg/dia, VO, a cada 12 horas.

Hipercalciúria

Diuréticos tiazídicos podem ser usados na hipocalcemia autossômica dominante causada por mutação ativadora do *CaSR*, com o objetivo de reduzir a excreção urinária de cálcio. Eles são contraindicados na insuficiência adrenal (p. ex., síndrome poliendócrina autoimune tipo 1) e na hipocalcemia autossômica dominante associada a síndrome de Bartter tipo 5. A dose da hidroclorotiazida (comp. 25 e 50 mg) varia de acordo com a idade: < 6 meses (2 a 4 mg/kg/dia, VO, a cada 12 horas, máximo: 37,5 mg/dia); > 6 meses (2 mg/kg/dia, VO, a cada 12 horas, máximo: 200 mg/dia). Monitorar efeitos adversos: hipopotassemia, hiponatremia, hipomagnesemia.

Medicamentos em investigação

Outros medicamentos estão em investigação para o tratamento do hipoparatireoidismo. Eles são: novas formulações de PTH, agonistas do receptor do PTH e calcilíticos:

- TransCom® PTH: pró-droga, formada pela ligação do rhPTH[1-34] a um polímero (transportador inerte) que libera o rhPTH (1-34) de forma lenta e consistente na circulação, limitando a ligação do PTH ao PTHR1.
- PTH peguilado: formado pela ligação do PTH a uma molécula de polietilenoglicol com o objetivo de aumentar sua duração de ação.
- Análogo de liberação prolongada do PTH (LA-PTH): peptídeo formado pela modificação da sequência de aminoácidos do PTH nativo para prolongar sua ação.
- Agonista do PTHR1 (PCO371): administrado por VO, evitando o efeito indesejável das injeções.

Calcilíticos

Medicamentos que antagonizam o CaSR, aumentando a secreção do PTH, em pacientes que tenham paratireoides intactas e cujo hipoparatireoidismo seja causado por variantes patogênicas ativadoras do CaSR.

Tratamento do pseudo-hipoparatireoidismo

O tratamento hormonal do pseudo-hipoparatireoidismo depende da resistência hormonal que esteja presente, como descrito a seguir.

Resistência ao PTH

A resistência ao PTH habitualmente não está presente ao nascimento, surgindo entre 1 e 20 anos. A triagem para resistência ao PTH deve ser feita pela dosagem do PTH, 25(OH)vitamina D, cálcio total (corrigido pela albumina) ou cálcio iônico e magnésio a cada 3 a 6 meses. A hipocalcemia e hiperfosfatemia tem início algum tempo depois da elevação do PTH.

O tratamento da hipocalcemia crônica consiste na reposição de calcitriol com ou sem reposição de cálcio (depende da calcemia). A reposição de calcitriol tem início quando o PTH for > 2 vezes o valor de referência. O objetivo do tratamento é manter os níveis séricos de cálcio, fósforo e 25(OH)vitamina D dentro dos valores de referência e o PTH no limite superior ou no máximo 2 vezes acima do valor de referência. O cálcio sérico algumas vezes deve ficar no limite superior da referência para reduzir os efeitos esqueléticos do PTH. Esses pacientes raramente desenvolvem nefrolitíase ou nefrocalcinose devido a ação normal do PTH nos túbulos renais. Calcificação ectópica dos gânglios da base pode ocorrer devido ao aumento do produto cálcio:fósforo.

Resistência ao GHRH

A altura final dos pacientes com PHP é comprometida devido a resistência ao GHRH causando deficiência de GH, a ausência do estirão puberal causada pela resistência ao LH e FSH, e o fechamento precoce da cartilagem de crescimento. Teste de estímulo para GH deve ser realizado a partir dos 3 anos de idade. A idade óssea pode ser avançada, discrepante do estágio puberal e não consegue prever com acurácia a previsão de altura final. O tratamento com rGH segue as orientações-padrão.

Resistência ao TSH

Os níveis séricos elevados de TSH podem estar presentes desde o nascimento, associados a T4L normal ou diminuído, podendo ser detectado pelo teste de triagem neonatal. O tratamento é o mesmo recomendado para outros tipos de hipotireoidismo para manter TSH e T4L dentro dos valores de referência.

Resistência ao LH e FSH

A resistência às gonadotrofinas é geralmente parcial. A puberdade tem início na idade apropriada e deixa de progredir a partir do estágio puberal 3 ou 4 de Tanner. A dosagem de gonadotrofinas é recomendada se houver atraso puberal, criptorquidismo ou irregularidade menstrual. O tratamento com esteroides sexuais se assemelha ao dos demais tipos de hipogonadismo.

Ossificação subcutânea

A ossificação subcutânea pode surgir espontaneamente ou após trauma ou pressão. Tende a ser mais grave no sexo masculino e se agravar com a idade. Evitar a remoção pois a ossificação pode reaparecer e ficar ainda maior. A remoção está indicada em situações especiais como: limitação da mobilidade articular, dor acentuada ou impedimento de realizar atividades da vida diária. Anti-inflamatórios não esteroidais e bisfosfonatos têm sido usados com resultados controversos.

MONITORAÇÃO

A monitoração do hipoparatireoidismo crônico é feita como descrito a seguir:

- Cálcio (iônico ou total corrigido pela albumina), fósforo, magnésio, creatinina e taxa de filtração glomerular: a cada 3 a 12 meses.
- 25(OH) vitamina D: a cada 6 a 12 meses.
- Calciúria: a cada 6 a 24 meses.
- US de rins e vias urinárias: a cada 12 meses.
- No PHP 1A e 1C, monitorar progressão das outras resistências hormonais.

COMPLICAÇÕES

As principais complicações do hipoparatireoidismo crônico como resultado da progressão da doença e/ou ao seu tratamento são:

- Renais: o tratamento com doses elevadas de cálcio e calcitriol aumentam a absorção intestinal de cálcio e fósforo, aumentando a hiperfosfatemia, hipercalciúria e o produto cálcio-fósforo, predispondo a nefrolitíase e nefrocalcinose.
- Oculares: pacientes com hipoparatireoidismo crônico tem risco aumentado de catarata, principalmente capsular posterior, pela alteração da composição eletrolítica do humor aquoso.
- Cardiovasculares: adultos com hipoparatireoidismo tem maior risco de desenvolverem cardiopatia isquêmica, acidente vascular encefálico e arritmias.
- Neuropsiquiátricas: no hipoparatireoidismo cônico pode ocorrer: calcificações dos gânglios da base com questionável associação com doença de Parkinson e sintomas extrapiramidais; diminuição da qualidade de vida e depressão.
- Musculoesqueléticas: no hipoparatireoidismo crônico pode ocorrer aumento da densidade mineral óssea devido a menor remodelação óssea. Hipocalcemia (p. ex., fraqueza, espasmo muscular, mialgia) é causada pelo tratamento insuficiente do hipoparatireoidismo.

TRANSIÇÃO DOS CUIDADOS PARA A ENDOCRINOLOGIA DE ADULTO

A equipe de endocrinologia pediátrica deve preparar o adolescente e sua família para transição e posterior cuidado médico pelo endocrinologista de adulto, pelo menos 6 a 12 meses antes de efetivar a transferência. Idealmente, as instituições deveriam desenvolver protocolos com a participação de endocrinologistas pediátricos e de adultos que atendessem as peculiaridades do serviço e otimizassem essa fase de transição.

No período de transição para o endocrinologista de adulto, recomenda-se monitorar ajustes de doses de calcitriol e cálcio, monitoração das complicações crônicas (p. ex., nefrolitíase, catarata, aumento da DMO), questões sobre gravidez e fertilidade, entre outros.

REFERÊNCIAS SELECIONADAS

1. Bikle DD. Vitamin D: production, metabolism and mechanisms of action. [Updated 2021 Dec 31]. In: Feingold KR, Anawalt B, Blackman MR, et al., editors. Endotext [Internet]. South Dartmouth (MA): MDText.com, Inc.; 2000.
2. Cipriani C, Bilezikian JP. Clinical presentation of hypoparathyroidism. J Endocr Soc. 2021;5(3):bvab003.
3. Germain-Lee EL. Management of pseudohypoparathyroidism. Curr Opin Pediatr. 2019;31(4):537-49.
4. Hamny I, Chanson P, Borson-Chazot F. New directions in the treatment of hypoparathyroidism. Ann Endocrinol (Paris). 2023;84(4):460-5.
5. Ito N, Fukumoto S. Congenital hyperphosphatemic conditions caused by the deficient activity of FGF23. Calcif Tissue Int. 2021;108(1):104-15.
6. Janoušek J, Pilařová V, et al. Vitamin D: sources, physiological role, biokinetics, deficiency, therapeutic use, toxicity, and overview of analytical methods for detection of vitamin D and its metabolites. Crit Rev Clin Lab Sci. 2022;59(8):517-54.
7. Khan AA, Bilezikian JP, et al. Evaluation and Management of Hypoparathyroidism Summary Statement and Guidelines from the Second International Workshop. J Bone Miner Res. 2022;37(12):2568-85.
8. Khan AA, Bilezikian JP, et al; International Workshop on Primary Hyperparathyroidism. The Second International Workshop on the Evaluation and Management of Hypoparathyroidism. J Bone Miner Res. 2022;37(12):2566-7.
9. Khan AA, Guyatt G, et al. Management of hypoparathyroidism. J Bone Miner Res. 2022;37(12):2663-77.
10. Makras P, Yavropoulou MP, et al. Management of parathyroid disorders: recommendations of the working group of the Bone Section of the Hellenic Endocrine Society. Hormones (Athens). 2020; 19(4):581-91.
11. Mantovani G, Bastepe M, et al. Diagnosis and management of pseudohypoparathyroidism and related disorders: first international Consensus Statement. Nat Rev Endocrinol. 2018;14(8):476-500.
12. Matos V, van Melle G, et al. Urinary phosphate/creatinine, calcium/creatinine, and magnesium/creatinine ratios in a healthy pediatric population. J Pediatr. 1997;131(2):252-7.
13. Pepe J, Colangelo L, et al. Diagnosis and management of hypocalcemia. Endocrine. 2020;69(3):485-95.
14. Rubin MR. Recent advances in understanding and managing hypoparathyroidism. F1000Res. 2020;9:F1000 Faculty Rev-766.
15. Sakane EN, Vieira MCC, et al. Treatment options in hypoparathyroidism. Arch Endocrinol Metab. 2022;66(5):651-7.
16. Shu SW, Sharma S, et al. Fahr Syndrome Secondary to Pseudohypoparathyroidism. JCEM Case Rep. 2023;1(6):luad147.
17. Silva BC. Skeletal and nonskeletal consequences of hypoparathyroidism. Arch Endocrinol Metab. 2022;66(5):642-50.
18. Underland L, Markowitz M, Gensure R. Calcium and phosphate hormones: vitamin D, parathyroid hormone, and fibroblast growth factor 23. Pediatr Rev. 2020;41(1):3-11.
19. Yao L, Li . Parathyroid hormone therapy for managing chronic hypoparathyroidism: a systematic review and meta-analysis. J Bone Miner Res. 2022;37(12):2654-62.
20. Zavatta G, Clarke BL. Challenges in the management of chronic hypoparathyroidism. Endocr Connect. 2020;9(10):R229-40.

39

Hiperparatireoidismo

INTRODUÇÃO

A história do Capitão Charles Martell, descrita em várias publicações, relata o primeiro paciente a ser diagnosticado com hiperparatireoidismo primário nos Estados Unidos, em 1926, pelo médico Eugene Floyd DuBois (1882-1959), devido a hipercalcemia, múltiplas fraturas, deformidades ósseas, cálculos renais, perda de altura e dores ósseas. Pensando em hiperparatireoidismo primário, ele foi submetido a seis cirurgias cervicais em busca do provável tumor, sem sucesso. Apenas em 1932, ao ser descrita a possibilidade de adenoma da paratireoide no mediastino (até então desconhecida), ele foi submetido à sétima cirurgia com remoção do tumor mediastinal, mas veio a falecer devido a doença renal secundária ao hiperparatireoidismo.

O hiperparatireoidismo secundário é a forma mais frequente, principalmente nos pacientes com insuficiência renal e deficiência da vitamina D. Este capítulo tem por objetivo a discussão do hiperparatireoidismo primário.

FISIOLOGIA DO CÁLCIO

A maioria do cálcio corporal (99%) está armazenada nos ossos. Aproximadamente 0,1% do conteúdo corporal de cálcio está localizado no espaço intracelular; e 1% encontra-se no espaço extracelular, fazendo com que os níveis séricos de cálcio não sejam uma estimativa adequada do seu conteúdo total.

O cálcio no espaço extracelular (cálcio sérico circulante) é encontrado sob três formas: ligado a proteínas, principalmente albumina (41%); ligado a ânions como bicarbonato, fosfato, citrato e sulfato (9%); e na forma livre que é a fração biologicamente ativa (50%).

No duodeno (8% da absorção), o transporte de cálcio para dentro das células se faz por um processo transcelular, de forma ativa, na membrana apical dos enterócitos, utilizando os canais epiteliais de cálcio TRPV5 (TRPV5: *transient receptor potential cation subfamily V, member 5*) e *TRPV6* (*transient receptor potential cation subfamily V, member 6*). No jejuno (4% da absorção) e no íleo (88% da absorção), a absorção de cálcio é feita por um processo paracelular, de forma passiva e concentração dependente, mediada pelas paracelinas. No cólon (10% da absorção), o cálcio é absorvido de forma ativa e passiva. O transporte do cálcio dentro da célula, entre a membrana apical e a membrana basolateral, é feito pela calbindina. O transporte do cálcio para fora da célula, isto é, para a circulação, é feito pelo transportador NaCaX1 (*sodium/calcium exchange protein*) e PMCA1b (*plasma membrane calcium transporting adenosine triphosphatase*). Nos rins, 60 a 70% do cálcio filtrado é reabsorvido nos túbulos proximais (80% paracelular e 10 a 15% transcelular pelo TRPV5), 20% na alça ascendente de Henle (paracelular) e 10% nos túbulos contornados distais (transcelular, pelo TRPV5).

A manutenção dos níveis séricos de cálcio é uma tarefa complexa que depende da função e interação do paratormônio (PTH), vitamina D, receptor sensível ao cálcio (CaSR), calcitonina e fósforo.

O CaSR é um receptor de membrana acoplado à proteína G, localizado nos rins, paratireoides, células C da tireoide, intestino delgado e ossos. Ele detecta flutuações da calcemia sendo considerado o "calciostato" do organismo. Ao identificar elevação da calcemia, o CaSR inibe a secreção do PTH e aumenta a excreção renal de cálcio; e ao detectar diminuição da calcemia, ele estimula a secreção do PTH e diminui a excreção renal de cálcio. Nos rins, a ativação do CaSR inibe a reabsorção de cálcio no ramo ascendente da alça de Henle e inibe a reabsorção de magnésio no ducto coletor. Além disso, ele atua nas células C da tireoide estimulando a síntese de calcitonina que diminui a atividade dos osteoclastos e consequentemente a reabsorção óssea e a calcemia.

A 1,25$(OH)_2$vitamina D aumenta a expressão do receptor proteico RANKL (ligante do RANK) nos osteoblastos. O RANKL ao se ligar ao seu receptor RANK (receptor do fator ativador nuclear kB) nos pré-osteoclastos faz com que eles se diferenciem para osteoclastos, aumentando a reabsorção óssea de cálcio e fósforo. A 1,25$(OH)_2$vitamina D também diminui a expressão da osteoprotegerina (OPG) nos osteoblastos. Com isso, a OPG não consegue se ligar ao RANKL e impedir que o complexo RANKL-RANK estimule a formação dos osteoclastos. Nos rins, a 1,25$(OH)_2$vitamina D aumenta a reabsorção de cálcio nos túbulos renais distais ao estimular os canais de cálcio TRPV5 e a calbindinaD_{28k}. No intestino, a 1,25$(OH)_2$vitamina D aumenta a absorção de cálcio no duodeno estimulando os canais de cálcio TRPV6 e calbindina-D_{9k}. A hipofosfatemia estimula a síntese da 1,25$(OH)_2$vitamina.

FISIOLOGIA DO PARATORMÔNIO

As paratireoides são pequenas glândulas localizadas atrás da tireoide, com comprimento máximo de 5 a 6 mm (média: 2 a 4 mm) e peso máximo de 50 mg (média de 20 a 40 mg), compostas de dois tipos de células, as células principais que secretam o PTH e as células oxifílicas com função não completamente esclarecida. Paratireoides ectópicas são encontradas na região cervical (11%) e no mediastino (4%). Aproximadamente, 80% dos indivíduos têm 4 paratireoides, embora 15% tenham menos de 4, e 5% tenham até 7 glândulas. As duas paratireoides inferiores e as duas paratireoides superiores se originam respectivamente do 3º e 4º arcos branquiais.

O PTH é um hormônio peptídico sintetizado pelas células principais das paratireoides. Ele é secretado como um pré-pró-hormônio com 115 aminoácidos que é clivado no citoplasma para o pró-PTH com 90 aminoácidos e depois para o PTH com 84 aminoácidos. Após a secreção, o PTH é clivado em duas moléculas: N-terminal e C-terminal. A fração biologicamente ativa é a extremidade aminoterminal (primeiros 34 aminoácidos). O PTH, ao se ligar a um receptor acoplado a proteína G, ativa a subunidade alfa que estimulará efetores intracitoplasmáticos que resultarão na atividade biológica do hormônio. Uma das atividades do PTH é estimular a adenilciclase aumentando a excreção urinária do AMP cíclico, o que não ocorre, por exemplo, no pseudo-hipoparatireoidismo 1A no qual existe resistência a ação do PTH.

O PTH é principal hormônio calciotrópico, sendo sintetizado e secretado numa taxa inversamente proporcional aos níveis circulantes do cálcio ionizado. Sua secreção é estimulada pela hipocalcemia e hiperfosfatemia e diminuída pela hipercalcemia e 1,25$(OH)_2$vitamina D. A secreção do PTH é regulada pela interação do cálcio extracelular com os receptores CaSR localizados nas paratireoides, células C da tireoide, rins, intestino delgado e osso. Ao detectar elevação da calcemia e, em menor proporção de outros cátions divalentes (p. ex., magnésio), o CaSR inibe a secreção do PTH, estimula a excreção renal de cálcio e estimula as células C da tireoide a sintetizar calcitonina que diminui a atividade dos osteoclastos e consequentemente a reabsorção óssea. O oposto ocorre quando os CaSR detectam hipocalcemia.

Nos ossos, o PTH estimula a reabsorção de cálcio e fósforo, ao aumentar a expressão de RANKL e diminuir a expressão da OPG. Nos rins, o PTH aumenta a reabsorção tubular do cálcio no túbulo distal (aumentando a expressão do TRPV5) e diminui a reabsorção de fósforo nos túbulos proximal e distal (reduzindo a expressão dos cotransportadores sódio:fosfato = NaP2a e NaP2c). Ele também estimula a enzima 1-alfa-hidroxilase convertendo 25(OH)vitamina D em 1,25$(OH)_2$vitamina D que, por sua vez, aumenta a absorção intestinal de cálcio e fósforo; e diminui a reabsorção renal de bicarbonato causando acidose hiperclorêmica.

DEFINIÇÕES

O hiperparatireoidismo pode ser classificado como primário, secundário e terciário (Quadro 1).

- Hiperparatireoidismo primário: secreção excessiva e autônoma do PTH causada por distúrbio intrínseco de uma ou mais glândulas paratireoides (p. ex., adenoma, carcinoma, hiperplasia).
- Hiperparatireoidismo secundário: hiperfunção compensatória (resposta adaptativa) das paratireoides em resposta a uma diminuição dos níveis séricos de cálcio. Por exemplo: deficiência da síntese ou ação da vitamina D, síndromes disabsortivas e medicamentos.
- Hiperparatireoidismo terciário: secreção excessiva e autônoma do PTH, causada por hiperplasia das paratireoides, como resultado do estímulo contínuo a sua produção no hiperparatireoidismo secundário crônico.
- Hiperparatireoidismo normocalcêmico: nível sérico de PTH intacto consistentemente elevado e associado a normocalcemia em pelo menos duas ocasiões, com intervalo de 3 a 6 meses. É imprescindível que sejam afastadas causas de hiperparatireoidismo secundário.
- Hipercalcemia: níveis séricos de cálcio acima dos valores de referência de acordo com a idade (Quadro 2).

EPIDEMIOLOGIA

O hiperparatireoidismo primário é uma condição rara em pediatria, com uma incidência estimada de 1 caso para 200.000 a 300.000 nascidos vivos, e prevalência de 3 a 5 casos por 100.000. As formas familiares correspondem a 10 a 20% dos casos.

ETIOLOGIA

O hiperparatireoidismo primário pode ser congênito ou adquirido, e permanente ou transitório (Quadro 3). A causa mais comum é o adenoma, que pode ser uniglandular ou multiglandular, podendo ser localizado na paratireoide ou ectopicamente (tireoide, mediastino e ângulo da mandíbula).

Hipercalcemia hipocalciúrica familiar

A hipercalcemia hipocalciúrica familiar (FHH) é um grupo geneticamente heterogêneo de distúrbios autossômicos dominantes, que causam insensibilidade da paratireoide ao cálcio extracelular por hipofunção do CaSR. A diminuição da expressão do CaSR nos rins é responsável pela hipocalciúria, um achado laboratorial característico desse distúrbio, diferenciando-o do hiperparatireoidismo primário nos quais existe hipercalciúria.

A FHH é classificada em três tipos com base na variante patogênica genética:

- FHH tipo 1: causada por variante patogênica heterozigótica inativadora do *CaSR* (*calcium-sensing receptor*), sendo o tipo mais frequente da doença (65 a 85% dos casos).

QUADRO 1 Distinção entre os três principais tipos de hiperparatireoidismo (HPT)

Características	HPT 1º	HPT 2º	HPT 3º
Autonomia	Sim	Não	Sim
Reversibilidade	Não	Sim	Não
Cálcio sérico	↑	↓ ou normal	↑
Fósforo sérico	↓ ou normal	↓ (↑ insuficiência renal crônica)	↓ ou normal
Paratormônio (PTH)	↑ ou normal	↑	↑

QUADRO 2 Valores de referência do cálcio total, cálcio iônico (1 mg/dL = 0,24 mmol/L) e fósforo (1,0 mg/dL = 0,31 mmol/L)

Faixa etária	Cálcio total (mg/dL)	Cálcio iônico (mmol/L)	Fósforo (mg/dL)
1 a 11 meses	8,8-11,3	1,22-1,40	4,8-7,4
1 a 5 anos	9,4-10,8	1,22-1,32	4,5-6,5
6 a 12 anos	9,4-10,3	1,15-1,32	3,6-5,8
13 a 18 anos	8,8-10,2	1,12-1,30	2,3-4,5

QUADRO 3 Etiologia do hiperparatireoidismo primário

- Hipercalcemia hipocalciúrica familiar: tipo 1 (*CaSR*), tipo 2 (*GNA11*), tipo 3 (*AP2S1*)
- Hiperparatireoidismo primário neonatal grave (*CaSR*)
- Hiperparatireoidismo familiar isolado (*CaSR* e *GCM2*)
- Hiperparatireodismo adquirido esporádico: adenoma, carcinoma
- Hiperparatireoidismo asociado a neoplasias malignas
- Neoplasias endócrinas múltiplas: tipo 1 (*MEN1*), tipo 2 (*RET*), tipo 4 (*CDKN1B*), tipo 5 (*MAX*)
- Síndrome do hiperparatireoidismo-tumor de mandíbula (*CDC73*)
- Mucolipidose tipo II (*GNPTAB*)
- Hiperparatireoidismo neonatal transitório secundário a hipocalcemia materna
- Hiperparatireoidismo associado a terapia com lítio

- FHH tipo 2: causada por variante patogênica heterozigótica inativadora do *GNA11* (*G protein subunit alpha 11*). É o tipo mais raro da FHH (1%).
- FHH tipo 3: causada por variante patogênica inativadora do *AP2S1*(*adaptor related protein complex 2 subunit sigma 1*). É pouco frequente (10% dos casos).

A hipercalcemia hipocalciúrica familiar se manifesta como uma forma branda e assintomática de hiperparatireoidismo primário caracterizado por hipercalcemia não progressiva, hipermagnesemia e hipofosfatemia discretas, hipocalciúria ou cálcio urinário inapropriadamente normal e PTH inapropriadamente normal ou elevado para o grau de hipercalcemia. A maioria dos pacientes não tem nefrolitíase, diminuição da densidade mineral óssea, condrocalcinose, osteoporose nem pancreatite. Os valores de cálcio ionizado são, em média, 10% acima do valor de referência. Os casos com hipercalcemia pronunciada (FHH tipo 3) podem ter fraqueza, fadiga, poliuria, pancreatite recorrente e condrocalcinose. O tratamento não é indicado para formas assintomáticas. A paratireoidectomia não cura a doença e, portanto, é contraindicada. Calcimiméticos têm sido usados em casos selecionados de pacientes sintomáticos.

Hiperparatireoidismo primário neonatal grave

O hiperparatireoidismo primário neonatal grave (NSHPT) de herança autossômica dominante ou recessiva é causado por variante patogênica homozigótica ou heterozigótica composta, inativadora ou perda de função do *CaSR*. Esse distúrbio caracteriza-se por hiperplasia das paratireoides, elevação do PTH (5 a 10 vezes acima do valor de referência), hipercalcemia grave, hipermagnesemia, hipofosfatemia, hipocalciúria, hipotonia, letargia, recusa alimentar, vômito, constipação, poliúria, desidratação, perda de peso, dificuldade respiratória, nefrolitíase, nefrocalcinose, osteopenia difusa e fraturas de fragilidade das costelas e/ou ossos longos.

Os sintomas têm início ao nascimento, ou nos primeiros seis meses de vida, podendo ser ameaçadores a vida. Em alguns casos, podem ocorrer fraturas múltiplas, irregularidades metafisárias, erosão subperiostal e deformidade torácica em forma de sino. O tratamento é feito por paratireoidectomia total devido à hiperplasia generalizada das glândulas paratireoides. Como consequência da remoção de todas paratireoides, ocorrerá o hipoparatireodismo necessitando de reposição de cálcio e calcitriol por toda vida. O tratamento farmacológico da hipercalcemia é indicado antes da cirurgia.

Hiperparatireoidismo familiar isolado

Esse distúrbio refere-se ao hiperparatireoidismo primário familiar que acomete duas ou mais pessoas de uma mesma família, na ausência de características do hiperparatireoidismo primário sindrômico (p. ex., NEM-1, NEM-2, NEM-4). Portanto, esse é um diagnóstico de exclusão que depende do rigor da investigação para elucidá-lo. Variante patogênica inativadora ou perda de função do *CaSR* e variante patogênica ativadora ou ganho de função do *GCM2* (*glial cells missing transcription factor 2*) têm sido descritas em alguns casos. Essas diferentes variantes patogênicas fazem com que o fenótipo seja variado. Manifestações sindrômicas excluem esse diagnóstico.

Hiperparatireoidismo primário adquirido esporádico

Causado por um único adenoma em 85% dos casos. Raramente pode ser causado por: adenomas múltiplos, hiperplasia multiglandular, ou carcinoma (< 0,5%). A faixa etária mais acometida é a de 3 a 19 anos (média: 12,9 anos), com predileção pelo sexo feminino (3:2). A maioria dos pacientes é sintomática ao diagnóstico. Complicações crônicas (p. ex., nefrolitíase, nefrocalcinose, pancreatite, alterações ósseas) também são frequentes ao diagnóstico.

Neoplasias endócrinas múltiplas

O hiperparatireoidismo primário pode ocorrer em três tipos de neoplasias endócrinas múltiplas (NEM) como visto a seguir.

NEM tipo 1

A NEM tipo 1 é também conhecida como síndrome "PPP" ou síndrome dos "3P" devido ao envolvimento da paratireoide, pituitária e pâncreas. É a forma mais frequente de NEM. Causada por variante patogênica inativadora ou perda de função do *MEN1* (*menin 1*).

Caracteriza-se por: hiperparatireoidismo, hiperfunção pituitária e tumores neuroendócrinos do pâncreas. O hiperparatireoidismo é causado por hiperplasia ou adenomas multiglandulares, sendo a primeira manifestação da doença. Os adenomas pituitários são quase sempre funcionantes. Em ordem decrescente de frequência os adenomas são: prolactinoma, somatropinoma, corticotropinoma e tireotropinoma. Os tumores neuroendócrinos, em ordem decrescente de frequência, são: gastrinomas (síndrome de Zolinger-Ellison: múltiplas úlceras em estômago e duodeno), insulinoma (hipoglicemia), glucagonoma (hiperglicemia) e VIPoma (tumores secretores de peptídeo intestinal vasoativo causando diarreia aquosa com alcalose hipopotassêmica). Eles também podem apresentar lipomas e angiofibromas cutâneos.

NEM tipo 2

Causada por variante patogênica ativadora ou ganho de função do *RET* (*Ret proto-oncogene*). Caracteriza-se por: hiperparatireoidismo, carcinoma medular da tireoide e feocromocitoma. Alguns pacientes podem ter líquen amiloidose (lesões cutâneas pigmentadas e pruriginosas, localizadas no dorso) e doença de Hirschsprung.

NEM tipo 4

Causada por variante patogênica inativadora ou perda de função do *CDKN1B* (*cyclin dependent kinase inhibitor 1B*). É clinicamente semelhante à NEM tipo 1. Tecido paratireoidiano ectópico pode ser encontrado no timo, recomendando-se a sua remoção quando da paratireoidectomia.

NEM tipo 5

Causada por variante patogênica inativadora ou perda de função do *MAX* (*MYC associated factor 10*). Caracteriza-se por: hiperparatireoidismo primário, feocromocitoma, paraganglioma, tumor neuroendócrino pancreático e adenoma hipofisário.

Síndrome do hiperparatireoidismo-tumor de mandíbula

Causada por variante patogênica inativadora ou perda de função do *CDC73* (*cell division cycle 73*). Os pacientes apresentam hiperparatireoidismo primário causado por um ou mais adenomas da paratireoide de crescimento rápido e potencial evolução para neoplasia maligna, associado a tumores fibrosos císticos na mandíbula e maxila. A hipercalcemia se manifesta na infância. Os tumores, detectados radiologicamente como lesões císticas, são geralmente pequenos e assintomáticos, mas podem crescer e serem destrutivos. Algumas neoplasias, como tumor de Wilms, tumor uterino (sarcoma, adenofibroma, leiomioma, hiperplasia endometrial) e hamartomas, podem fazer parte da síndrome. Carcinoma da paratireoide pode ocorrer em até 20% dos casos.

Hiperparatireoidismo neonatal secundário à mucolipidose tipo II

A mucolipidose tipo II é causada por variante patogênica inativadora ou perda de função do *GNPTAB* (*N-acetylglucosamine-1-phosphate transferase subunits alpha and beta*), que codifica uma proteína essencial para a síntese da enzima manose-6-fosfatase. Nesses pacientes, uma alteração placentária limita o transporte de cálcio da mãe para o feto que desenvolve um aumento compensatório do PTH. Caracteriza-se por dismorfia facial (face assimétrica, base nasal achatada), hepatoesplenomegalia, deformidade esquelética (disostose múltipla) e retardo do desenvolvimento.

Hiperparatireoidismo neonatal secundário à hipocalcemia materna

Em alguns recém-nascidos, o hiperparatireoidismo neonatal representa a adaptação fetal a um estado de hipocalcemia materna, levando a hiperplasia das paratireoides e aumento da secreção do PTH. A hipocalcemia materna é geralmente causada por hipoparatireoidismo, pseudo-hipoparatireoidismo, deficiência de vitamina D ou acidose tubular renal. Nesses casos, o hiperparatireoidismo é transitório, com duração de algumas semanas, até que as paratireoides do recém-nascido recuperem seu funcionamento normal.

Hiperparatireoidismo associado à terapia com lítio

O hiperparatireoidismo pode ocorrer em até 5% dos pacientes em uso crônico de lítio, devido ao aumento da secreção do PTH por alteração do *set-point* no qual ele é secretado. Na maioria das vezes, é um hiperparatireoidismo leve.

DIAGNÓSTICOS DIFERENCIAIS

O hiperparatireoidismo primário é diagnosticado pelo aumento concomitante do PTH e da calcemia na ausência de doença renal crônica. Uma exceção é o hiperparatireoidismo primário normocalcêmico, diagnosticado pela elevação do PTH com calcemia normal, na ausência de causas de hiperparatireoidismo secundário.

O hiperparatireoidismo secundário é diagnosticado pelo aumento do PTH com calcemia normal ou diminuída, causado por deficiência da síntese ou ação da vitamina D, doença renal crônica, síndromes de má-absorção do cálcio (p. ex., doença celíaca, cirurgia bariátrica) e uso de medicamentos (p. ex., bisfosfonatos, denosumabe).

O hiperparatireoidismo terciário é diagnosticado pela elevação do PTH e da calcemia, como evolução de um hiperparatireoidismo secundário, sendo mais frequente na doença renal crônica e síndromes de má-absorção de cálcio.

O diagnóstico diferencial da hipercalcemia do hiperparatireoidismo primário também inclui causas de hipercalcemia com PTH normal. Por exemplo: medicamentos (tiazídicos, suplementos de cálcio, aminofilina), intoxicação por vitamina A ou vitamina D, endocrinopatias (p. ex., hipertireoidismo, feocromocitoma, insuficiência adrenal) e doenças granulomatosas. A hipercalcemia das neoplasias malignas é causada pela produção da proteína relacionada ao PTH (PTHrP), como parte de uma síndrome paraneoplásica. As neoplasias mais comuns são meduloblastoma, rabdomiossarcoma, hepatoblastoma e sarcoma hepático. Embora as manifestações clínicas sejam similares ao do hiperparatireoidismo primário, laboratorialmente, o nível sérico do PTH é diminuído e o do PTHrp elevado.

MANIFESTAÇÕES CLÍNICAS

As manifestações clínicas do hiperparatireoidismo primário podem variar de assintomáticas ou oligossintomáticas, até alterações causadas pela hipercalcemia, principalmente manifestações gastrointestinais, urinárias e ósseas. Em pediatria, o diagnóstico geralmente é tardio, com a maioria das crianças estando sintomáticas porque as manifestações iniciais por serem inespecíficas não contribuem para o diagnóstico precoce. Queixas comuns são: dor abdominal (doença péptica, nefrolitíase, nefrocalcinose), náusea, vômito, fraqueza muscular, dor ósseas (lesões osteolíticas), distúrbios da marcha e transtornos psicológicos.

Em adultos, as manifestações clínicas exuberantes são incomuns devido ao diagnóstico mais precoce. No passado, a suspeita diagnostica em adultos era baseada no recurso mnemônico "*stones, bones, abdominal groans, thrones and psychiatric overtones*", referindo-se aos cálculos renais (*stones*), lesões ósseas (*bones*), sintomas gastrointestinais (*abdominal groans, thrones*) e alterações psiquiátricas (*psychiatric overtones*).

A crise hipercalcêmica (cálcio sérico total corrigido pela albumina > 14 mg/dL), é uma emergência médica caracterizada por febre, poliúria, desidratação, bradicardia, arritmias cardíacas (taquiarritmias ventriculares), hipertensão arterial, insuficiência renal aguda oligoanúrica, letargia, torpor, convulsão e coma. Os recém-nascidos podem apresentar anorexia, hipotonia, letargia e dificuldade respiratória.

O Quadro 4 resume os três fenótipos clínicos do hiperparatireoidismo primário: hipercalcêmico sintomático, hipercalcêmico assintomático e normocalcêmico. Os principais sinais e sintomas são descritos a seguir.

- Gastrointestinais: dor abdominal, anorexia, náusea, vômito, constipação, polidipsia, doença péptica, colelitíase, pancreatite.
- Renais: diabetes insípido nefrogênico, hipercalciúria, hipomagnesúria, hiperoxalúria nefrolitíase, nefrocalcinose, insuficiência renal.

QUADRO 4 Fenótipos clínicos do hiperparatireoidismo primário

Fenótipo	Características
Hipercalcêmico sintomático	Associado a alterações renais (nefrolitíase, nefrocalcinose, doença renal crônica), esqueléticas (osteíte fibrosa cística, fraturas), gastrointestinais, neuromusculares, neuropsiquiátricas e oftalmológicas. Essa forma é atualmente incomum em adultos de países desenvolvidos devido ao diagnóstico precoce
Hipercalcêmico assintomático	Sem sinais ou sintomas evidentes, sendo diagnosticado em exames bioquímicos, solicitados por outros motivos. Esse fenótipo é dividido em dois subtipos: (i) com envolvimento de órgão-alvo (p. ex., nefrolitíase); e (ii) sem envolvimento de órgão-alvo. A presença de lesões em órgãos-alvo não classifica o hiperparatireoidismo como sintomático, uma vez que ao diagnóstico não havia queixas que levassem a essa suspeita.
Normocalcêmico	Alterações renais e esqueléticas, como nefrolitíase e osteoporose, podem ou não estar presentes. É imprescindível excluir hiperparatireoidismo secundário

Fonte: Bilizekian et al., 2022.

- Esqueléticos: osteíte fibrosa cística, dor óssea ou articular, hipercifose torácica podendo levar a distúrbios respiratórios, alterações da sínfise púbica causando dificuldade de deambulação, fraturas patológicas por enfraquecimento da região cortical dos ossos longos, artralgia, tumor marrom, deformidades ósseas (geno varo, geno valgo), raquitismo e osteomalácia.
- Musculares: miopatia proximal (dificuldade de subir escadas ou de se levantar da posição de cócoras), mialgia, fraqueza, cansaço.
- Reumatológicos: pseudogota, gota, condrocalcinose, artrite erosiva, anquilose sacroilíaca
- Neuropsiquiátricos: mudança de personalidade, depressão, letargia, neurose, psicose, paranoia, confusão mental, estupor e coma.
- Cardiovasculares: hipertensão arterial, hipertrofia de ventrículo esquerdo, bradicardia, calcificação das coronárias e válvulas cardíacas, encurtamento do intervalo QT.
- Odontológicos: perda de dentes.
- Oftalmológicos: ceratopatia, conjuntivite.

ABORDAGEM DIAGNÓSTICA

A abordagem diagnóstica tem por objetivo determinar se a hipercalcemia é grave, qual é a etiologia do hiperparatireoidismo primário e qual a melhor terapia a ser proposta.

Embora muito raro em pediatria, menos do que 0,5%, o carcinoma da paratireoide deve ser suspeitado na presença de paratireoide muito aumentada, massa ou tumoração cervical, rouquidão, cálcio total corrigido pela albumina > 14 mg/dL, PTH intacto > 200 pg/mL (podendo chegar a 8.000 pg/mL), e doença óssea ou renal na apresentação clínica inicial. A média de idade dos casos descritos na literatura foi de 13 anos, sem predileção por sexo. Se as manifestações gastrointestinais forem muito pronunciadas, pensar em NEM e síndrome de Zollinger-Ellison.

História clínica

- História gestacional e neonatal.
- Idade: os valores normais do cálcio e as principais causas de hipercalcemia variam de acordo com a faixa etária. Em recém-nascido obter história materna de hipocalcemia, hipoparatireoidismo e deficiência da vitamina D.
- Início, duração e progressão dos sintomas.
- Sintomatologia de crise hipercalcêmica grave e ameaçadora a vida: choque hipovolêmico, insuficiência renal aguda, arritmias, hipertensão arterial, convulsão.
- Sintomas de hipercalcemia aguda (p. ex., poliúria, polidipsia, hipotonia, anorexia).
- Sintomas de hipercalcemia crônica (p. ex., dor óssea, nefrolitíase).
- Se a amostra de sangue foi obtida próxima a um acesso venoso onde estava sendo infundida uma solução de cálcio.
- Resultado do cálcio atual e compará-lo com anteriores, se disponíveis.
- Quanto de cálcio está sendo administrado e por qual via.
- Se já foi iniciado algum procedimento diagnóstico ou terapêutico, há quanto tempo, e quais os resultados clínico-laboratoriais.

- História familiar de: hipercalcemia, nefrolitíase, paratireoidectomia e neoplasia endócrina múltipla.
- No paciente com diagnóstico prévio de hiperparatireoidismo, perguntar:
  - Qual o diagnóstico, quando foi realizado, medicamentos em uso (nome, dose, via de administração, horário, regularidade), internamentos prévios, sintomatologia basal.
- No paciente sem diagnóstico prévio de hiperparatireoidismo investigar história pessoal ou familiar de:
  - Hiperparatireoidismo, feocromocitoma, neoplasia maligna, síndromes genéticas.
  - Uso de medicamentos associados a hipercalcemia (p. ex., lítio, tiazídicos, vitamina D).

Exame físico

- Sinais vitais (p. ex., bradicardia, hipertensão arterial e febre na hipercalcemia).
- Altura e peso.
- Sinais de crise hipercalcêmica (p. ex., bradicardia, arritmias, hipertensão, desidratação grave, letargia, torpor, convulsão e coma).
- Sinais de hipercalcemia aguda (p. ex., hipotonia, hiporreflexia, conjuntivite).
- Sinais de hipercalcemia crônica (p. ex., ceratopatia em banda, alterações ósseas).
- Estágio puberal de Tanner.
- Pistas que possam ajudar no diagnóstico diferencial da hipercalcemia:
  - Lipomas e angiofibromas (NEM-1), líquen amiloidose (NEM-2).
  - Hipertensão: feocromocitoma na NEM-2.
  - Tumor ossificante da mandíbula: hiperparatireoidismo + tumor de mandíbula.
  - Fácies de duende e alterações cardíacas: síndrome de Williams.
  - Placas ou nódulos violáceos sob áreas de gordura: necrose de gordura subcutânea.

Exames complementares

Usar valores de referência apropriado para as diferentes faixas etárias.

Exames iniciais

- Cálcio iônico e/ou cálcio total: documentar a presença e gravidade da hipercalcemia. O cálcio iônico fornece maior precisão diagnóstica. No hiperparatireoidismo primário, o cálcio sérico é quase sempre elevado, embora possa ser normal no hiperparatireoidismo primário normocalcêmico. Isso significa que um resultado de cálcio sérico dentro dos valores de referência não exclui o diagnóstico de hiperparatireoidismo primário. No hiperparatireoidismo secundário, o cálcio sérico é normal ou baixo. O Quadro 2 mostra os valores de referência.
- Proteína total e frações: corrigir o valor de cálcio na presença de alterações da albumina. Para cada 1 g/dL de albumina sérica menor do que 4 g/dL, acrescentar 0,8 mg/dL ao valor do cálcio sérico reportado pelo laboratório.
- Fósforo: normal ou diminuído. Na insuficiência renal crônica, habitualmente está elevado. O Quadro 2 mostra os valores de referência por idade.
- Magnésio: normal ou diminuído.
- Fosfatase alcalina: elevada no hiperparatireoidismo e diminuída nas hipercalcemias com PTH normal (p. ex., intoxicação por vitamina D).
- Sódio, cloro, potássio e reserva alcalina: no hiperparatireoidismo primário pode ocorrer hipercloremia e diminuição do bicarbonato sérico.
- Ureia, creatinina: investigar doença renal.
- Gasometria arterial: acidose hiperclorêmica no hiperparatireoidismo primário.
- PTH intacto: elevado no hiperparatireoidismo e diminuído nas hipercalcemias independentes do PTH. O PTH pode ser inapropriadamente normal em algumas variantes de hiperparatireoidismo primário (hiperparatireoidismo normo-hormonal). Pacientes em uso de tiazídicos ou lítio podem ter um PTH elevado e esses medicamentos devem ser suspensos antes da dosagem do PTH. Pacientes usando suplementos com biotina devem suspender a administração 48 horas antes do exame, pois podem causar uma falsa diminuição no resultado do PTH. Usar ensaios laboratoriais de 2ª geração (avalia o PTH [1-84] ativo e fragmentos inativos), ou de 3ª geração (avaliam apenas o PTH [1-84] ativo).
- 25(OH)vitamina D e $1,25(OH)_2$vitamina D: investigar raquitismo por deficiência ou resistência a ação da vitamina D, intoxicação pela vitamina D, doenças granulomatosas crônicas. A $1,25(OH)_2$vitamina D está elevada no hiperparatireoidismo primário e nas doenças granulomatosas crônicas. A coexistên-

cia de hipovitaminose D agrava a lesão óssea do hiperparatireoidismo.

- Sumário de urina: hematúria, hipercalciúria, cristais de oxalato de cálcio.
- Razão cálcio:creatinina em amostra randômica de urina: calculada pela fórmula: [Ca^{++} urinário (mg) / Creatinina urinária (mg)] para investigar hipercalciúria. O Quadro 5 mostra os valores de referência. Pacientes com hiperparatireoidismo tem aumento da razão cálcio:creatinina urinária, diferenciando-os daqueles com hipercalcemia hipocalciúria familiar que não tem aumento da excreção urinária de cálcio. Deficiência de vitamina D, doença renal crônica e diuréticos tiazídicos podem reduzir a excreção renal de cálcio confundindo a interpretação do exame.
- Dosagem de cálcio em urina de 24 horas: investigar hipercalciúria que está presente em quase todas as causas de hipercalcemia exceto na hipercalcemia hipocalciúrica familiar. Em crianças, a hipercalciúria é definida pela excreção renal de cálcio superior a 4 mg/kg/dia. Em adolescentes e adultos, a hipercalciúria = excreção urinária de cálcio > 300 mg/dia, em homens, e > 250 mg/dia, em mulheres.
- Taxa de filtração glomerular estimada em amostra isolada de urina: função renal.
- Ultrassonografia (US) de rins e vias urinárias: nefrolitíase e nefrocalcinose.
- Radiografias de mãos e punhos (AP), clavículas (AP), coluna toracolombar (AP/P), bacia (AP), crânio (AP/P) e mandíbula. Também devem ser solicitadas radiografias dos locais onde o paciente referir dor óssea. A reabsorção óssea é alteração radiográfica mais característica do hiperparatireoidismo (Quadro 6).

O tumor de células marrons (áreas líticas preenchidas por tecido fibroso vascularizado, nas quais pode haver hemorragia levando a denominação de "tumor marrom") são lesões usualmente indolores embora possam causar fraturas atraumáticas, compressão do canal medular quando há envolvimento vertebral, e deformidade facial com dificuldade de respirar e deglutir quando envolvem ossos da face. São detectadas à radiografia como lesões líticas de contornos bem definidos.

A avaliação das fraturas vertebrais osteoporóticas é feita utilizando o escore semiquantitativo de Genant, criado em 1993, que classifica as fraturas vertebrais osteoporóticas de acordo com seu grau de deformidade: grau 0 = normal, grau 1 = discreta (< 25%), grau 2 = moderada (25 a 40%), grau 3 = grave (> 40%).

QUADRO 5 Valores de referência da razão cálcio:creatinina urinária, em amostra randômica de urina, de acordo com a idade

Idade	Razão cálcio:creatinina urinária (mg de cálcio/mg de creatinina)
1 a 12 meses	0,03 a 0,81
13 a 23 meses	0,03 a 0,56
24 a 35 meses	0,02 a 0,50
3 a 4 anos	0,02 a 0,41
5 a 6 anos	0,01 a 0,30
7 a 9 anos	0,01 a 0,25
10 a 14 anos	0,01 a 0,24
> 14 anos	0,01 a 0,24

Fonte: Matos et al., 1997.

QUADRO 6 Alterações radiológicas e ultrassonográficas no hiperparatireoidismo

Radiografia	Alterações
Ossos longos	Osteopenia, osteíte fibrosa cística, fraturas, deformidades ósseas, cistos, epifisiólise da cabeça do fêmur
Mãos e punhos	Reabsorção subperiostal das falanges distais, acro-osteólise (separação do topo da base da falange)
Crânio	Lesões de "sal e pimenta" ou "vidro moído" resultantes da reabsorção endosteal e intracortical do crânio
Mandíbula e maxila	Tumor mandibular, perda da lâmina dura dos alvéolos dentários dando o aspecto de "dentes flutuantes"
Tórax	Reabsorção das extremidades distais da clavícula no hiperparatireoidismo, tórax em "boca de sino"
Vértebras	Fraturas, cifoescoliose, esclerose das bordas inferiores e superiores dos corpos vertebrais ("camisa do jogador de Rugby" ou "lesão em sanduíche")
Bacia	Reabsorção cortical da articulação sacroilíaca com pseudoalargamento interpubiano
Ultrassonografia	**Alterações**
Rins	Nefrolitíase, nefrocalcinose

Exames realizados de acordo com a suspeita diagnóstica da hipercalcemia

- Catecolaminas urinárias: feocromocitoma na NEM tipo 2.
- Amilase, lipase: pancreatite.
- T4 livre e TSH: hipertireoidismo.
- Cortisol sérico matinal: hipoadrenalismo.
- Gastrina, calcitonina, insulina, glucagon, IGF-1, prolactina: diagnóstico de NEM, nos pacientes com hiperparatireoidismo primário.
- PTH-rp: neoplasias malignas.
- FGF-23: elevado no hiperparatireoidismo primário.
- *Clearance* da creatinina: doença renal crônica.
- Eletrocardiograma: alterações sugestivas de hipercalcemia (aumento do intervalo PR, alargamento do QRS, onda T invertida, encurtamento do segmento ST, arritmias ventriculares, bloqueio AV e encurtamento do intervalo QT). Fazer o cálculo do QT corrigido (QT_c), cujos valores normais são: RN pré-termo (< 0,20), RN a termo (< 0,19) e 1 mês a 12 anos (< 0,42).
- Ecocardiograma: malformações cardíacas na síndrome de Williams.
- Densitometria óssea (DXA): para quantificar o grau de osteopenia. Em crianças, solicitar DXA do corpo inteiro (menos cabeça), L1-L4 e 1/3 distal do rádio não dominante. Em adultos, solicitar DXA de coluna lombar, fêmur e 1/3 distal do rádio não dominante. Em adultos, as alterações são mais encontradas no 1/3 distal do rádio (95% de osso cortical), colo do fêmur (75% de osso cortical) e coluna lombar (65% de osso cortical). A utilização do escore de osso trabecular (TBS: *trabecular bone score*), utilizando um *software* acoplado a DXA é útil para predizer o risco de fraturas em adultos. Se disponível solicitar o VFA (*vertebral fracture assessment*), em *software* acoplado a DXA.
- Tomografia computadorizada (TC) quantitativa periférica de alta resolução: indicada em pacientes com envolvimento do osso trabecular, ou com DXA normal, mostrando alterações discretas da microarquitetura óssea.
- Testes moleculares: painel de sequenciamento genético de nova geração é indicado para pesquisa de variantes patogênicas causadoras de hiperparatireoidismo primário (p. ex., *CaSR*, *CDKN1B*, *NEM1*). Na impossibilidade de solicitar para todos os pacientes, solicitar nos pacientes sindrômicos, com história familiar positiva, doença multiglandular e quando uma etiologia não for definida.

Exames para localização das paratireoides

O método mais utilizado e custo efetivo para localizar as paratireoides é a ultrassonografia (US). As paratireoides normais são muito pequenas para serem visualizadas pela US, mas as paratireoides aumentadas de tamanho são vistas como estruturas hipoecoicas posteriores a tireoide. O estudo com Doppler diferencia as paratireoides dos linfonodos com base no suprimento vascular.

Se o US não localizar as paratireoides, o próximo exame é a cintilografia com ^{99m}Tc-Sestamibi, marcador que se concentra nas células oxifílicas das paratireoides. Se a cintilografia não mostrar a paratireoide, pode-se solicitar a cintilografia combinada com TC. Na suspeita de paratireoide ectópica (mediastinal), não identificada pelos exames anteriores, solicitar ressonância magnética (RM). Um método de uso recente é a TC-4D, com a quarta dimensão sendo representada pelo tempo. Esse exame tem alta sensibilidade e especificidade para a localização das paratireoides. O Quadro 7 mostra os principais exames para localizar as paratireoides. A não localização da paratireoide pelo exame de imagem não afasta a doença paratireoidiana comprovada laboratorialmente, e o paciente pode necessitar de exploração cirúrgica cervical.

ABORDAGEM TERAPÊUTICA

A prioridade da terapia é o reconhecimento e tratamento precoce das alterações clínicas da hipercalcemia ameaçadoras a vida como hipertensão, choque hipovolêmico, insuficiência renal, arritmias cardíacas e convulsão. Em seguida, define-se o tratamento definitivo do hiperparatireoidismo primário que é sempre cirúrgico, exceto na hipercalcemia hipocalciúrica familiar, nos casos inoperáveis, ou recusa da família.

Correção da hipercalcemia sintomática

Tratar todos os pacientes com cálcio > 13 mg/dL e aqueles com hipercalcemias não tão graves, porém sintomáticos (Quadro 8)

QUADRO 7 Exames de imagem para localização das paratireoides

Exame	Indicação	Vantagens	Desvantagens
Ultrassonografia (US)	Exame de 1ª escolha	Amplamente disponível; baixo custo; ausência de radiação	Operador dependente; sensibilidade diminuída na presença de bócio multinodular; não é bom para localizar paratireoides ectópicas; limitado para detectar adenomas multiglandulares
Cintilografia com 99m TC-Sestamibi	Exame de 1ª escolha; ou de 2ª escolha se a US não localizar as paratireoides	Correlação anatômico--funcional; útil para localizar paratireoides ectópicas	Alto custo; baixa disponibilidade; resultados falso-positivos na presença de tireoidite, câncer ou adenoma tireoidiano
Ressonância magnética	Localizar tumores ectópicos	Sensibilidade de 80%	Alto custo; necessidade de sedação em crianças
Tomografia computadorizada 4D	Indicado quando os exames anteriores forem inconclusivos	Correlação anatômico--funcional; útil para localizar lesões multiglandulares	Pouco disponível, maior dose de radiação para a tireoide
Arteriografia e cateterismo venoso seletivo para dosar PTH	Última opção	—	Alto custo e dificuldade técnica

QUADRO 8 Terapia da hipercalcemia sintomática

Tratamento	Prescrição	Mecanismo de ação	Observações
Suspender ou reduzir suplementação de cálcio, VO ou EV	Suspender alimentos e/ou medicamentos que possam causar hipercalcemia	Diminui o aporte de cálcio	—
Hidratação venosa com: SF0,9%	Adultos: 3-6 L, EV, em 24/48 h Crianças: TH: 150%, EV, em 24/48 h	↓ a reabsorção de sódio e cálcio nos túbulos renais proximais e distais e ↑ a excreção urinária de cálcio ao ↑ a taxa de filtração glomerular	▪ Primeira opção terapêutica ▪ Ter cuidado com essa conduta em pacientes idosos, com cardiopatia ou nefropatia ▪ Essa terapia pode reduzir a calcemia entre 1-3 mg/24 h
Furosemida (Lasix®: ampola de 20 mg/2 mL)	Adultos: 20-40 mg, EV, a cada 12 ou 24 h Crianças: 2-4 mg/kg/dia, EV, a cada 12 h	Aumenta a excreção urinária de cálcio	▪ Prescrever após o paciente estar hidratado. Quando prescrito para o paciente com depleção de volume pode até piorar a hipercalcemia ao aumentar a reabsorção renal tubular de cálcio ▪ Não usar diuréticos tiazídicos porque eles diminuem a excreção urinária de cálcio e pioram a hipercalcemia
Pamidronato (Melidronato®, Pamidron®: frasco--ampola de 60 e 90 mg)	Adultos: 60-90 mg, EV Crianças: 0,5 mg/kg/EV (máximo de 90 mg/dose)	Bloqueia a reabsorção óssea dos osteoclastos	▪ Diluir 1 mg do medicamento em 10 mL de SF0,9% e infundir, EV, em 4-6 h ▪ Administrar acetaminofeno ou dipirona, 1 hora antes da infusão para prevenir reação de fase aguda (p. ex., cefaleia, rubor facial) ▪ Início de ação em 24-48 h. Efeito máximo em 7-10 dias. Duração de 10-30 dias ▪ No tratamento da hipercalcemia, aguardar 7 dias antes de administrar uma segunda dose.
Cinacalcete (Mimpara®: comp. 30 mg) (calcimimético oral)	Adultos: 30 mg, VO, a cada 12 h (máximo: 180 mg/dia) Crianças: não indicado	Reduz a secreção do PTH por ativação do CaSR	▪ Indicado para hiperparatireoidismo secundário à falência renal ou carcinoma de paratireoide sem indicação cirúrgica

EV: endovenoso; VO: via oral.

Expandir o volume extracelular (hidratação)

Em pacientes desidratados com função renal e cardíaca estáveis, a hidratação é o método de escolha para reduzir a hipercalcemia. Prescreve-se SF0,9%: 10 a 20 mL/kg, EV, em até 20 minutos, por 1 a 4 vezes, até obter melhora da perfusão periférica e da desidratação. Depois, manter reposição volêmica com taxa hídrica (TH) de 150% com solução glicofisiológica 1:4 e potássio de acordo com as necessidades. Considerar modificações deste esquema nos pacientes que não possam tolerar sobrecarga de volume. A concentração do cálcio total pode ser reduzida entre 1,6 e 2,4 mg/dL apenas com a hidratação venosa.

Aumentar a excreção urinária de cálcio (uso de diurético de alça)

O uso de diuréticos de alça está indicado quando a hipercalcemia persistir após o paciente estar hidratado e hemodinâmicamente estável. Nesse caso, prescrever diurético de alça: furosemida (2 a 4 mg/kg/dia, EV, a cada 6 h). Não usar diuréticos tiazídicos porque eles diminuem a excreção urinária de cálcio e pioram a hipercalcemia.

Farmacoterapia específica

Se a hipercalcemia não responder as medidas acima, o paciente persistir sintomático, ou com cálcio sérico superior a 14 mg/dL, prescrever bisfosfonato, via EV:

- Pamidronato (Melidronato®, Pamidron®, frasco-ampola de 60 e 90 mg): inibe a atividade osteoclástica. A dose usual é de 0,5 a 1,5 mg/kg, EV em 2 a 4 horas (diluído na proporção de 1 mg/10 mL, com SF0,9%, SG5% ou solução 1:4), dose máxima: 60 a 90 mg). Sua ação tem início em 1 a 2 dias, efeito máximo em 7 a 10 dias e duração de 10 a 30 dias. No tratamento da hipercalcemia, deve-se aguardar 7 dias antes de administrar uma segunda dose. Efeitos colaterais comuns são: reação de fase aguda nas primeiras 48 horas após a infusão (p. ex., cefaleia, rubor facial), tromboflebite, hipomagnesemia, trombocitopenia e leucopenia. A reação de fase aguda pode ser prevenida pela administração de acetaminofeno ou um anti-inflamatório não hormonal 1 hora antes de infundir o pamidronato.

Tratamento do hiperparatireoidismo primário

O Quadro 9 sumariza o tratamento das principais etiologias do hiperparatireoidismo primário.

Tratamento clínico do hiperparatireoidismo primário

Os medicamentos usados no tratamento do hiperparatireoidismo primário são:

- Vitamina D: esses pacientes precisam manter níveis séricos adequados de 25(OH)vitamina D, uma vez que sua deficiência pode agravar o hiperparatireoidismo. Recomenda-se manter o nível sérico da 25(OH)vitamina D entre 20 e 80 ng/mL.
- Cálcio: manter a ingestão de cálcio adequada para idade para evitar surgimento de hiperparatireoidismo secundário, concomitante ao hiperparatireoidismo primário.
- Calcimiméticos (agonistas do CaSR): o medicamento disponível é o cinacalcete (Mimpara®: comp. 30 mg). Em adultos, é utilizado na dose inicial de 30 mg, VO, a cada 12 h (máximo: 180 mg/dia), ajustando as doses a cada 15 dias de acordo com o cálcio e PTH. Suas principais indicações são: (i) controle da hipercalcemia antes da cirurgia, (ii) presença de co-

QUADRO 9 Tratamento do hiperparatireoidismo primário

Etiologia	Tratamento
Hiperparatireoidismo primário neonatal grave	Paratireoidectomia total com urgência devido a gravidade da hipercalcemia que pode levar a óbito precoce
Síndrome do hiperparatireoidismo-tumor de mandíbula	Paratireoidectomia total, uma vez que o envolvimento glandular é assimétrico e com risco elevado de progredir para carcinoma
Neoplasias endócrinas múltiplas (tipo1, 2A e 4)	Paratireoidectomia total ou parcial a depender da extensão do acometimento glandular
Hiperparatireoidismo primário adquirido esporádico	Paratireoidectomia parcial realizada acordo com o envolvimento glandular
Hipercalcemia hipocalciúrica familiar (tipos 1, 2 e 3)	Tratamento clínico. Paratireoidectomia não é indicada porque as paratireoides são normais ou minimamente aumentadas e a cirurgia não cura a causa da doença

morbidades graves do hiperparatireoidismo primário, e (iii) recorrência ou persistência do hiperparatireoidismo primário. Seu uso em crianças não está definido embora tenha sido usado no hiperparatireoidismo primário e hiperparatireoidismo secundário à diálise renal.

- Diuréticos tiazídicos: indicados para controle da hipercalciúria.
- Alendronato: indicados para crianças > 8 a 9 anos, para tratamento da osteoporose.

Tratamento cirúrgico do hiperparatireoidismo primário

Avaliação pré-operatória com exames de imagem (US de região cervical, cintilografia com sestamibi, TC 4D) é recomendada para a localização da glândula paratireoide anormal, incluindo localizações ectópicas como as do mediastino.

A paratireoidectomia é o tratamento de escolha para o hiperparatireoidismo primário sintomático exceto os causados pela hipercalcemia hipocalciúrica familiar onde o tratamento é clínico. Como os adenomas são geralmente únicos, sua exérese resolve o problema. Na hiperplasia das quatro glândulas, pode-se remover três glândulas. Se a hipercalcemia no pré-operatório for grave e não melhorar com a hidratação e uso de diuréticos, deve-se considerar o uso de bisfosfonatos ou calcimiméticos (cinacalcete) para reduzir a calcemia e minimizar o risco de arritmias durante a cirurgia.

As principais complicações da paratireoidectomia são: hipocalcemia causada pelo hipoparatireodismo transitório ou permanente, lesão do nervo laríngeo recorrente levando a rouquidão, hematoma e síndrome do osso faminto.

A hipocalcemia transitória é causada pela supressão da atividade das demais glândulas paratireoides após a remoção do adenoma (hipoparatireoidismo funcional). A hipocalcemia dura 2 a 4 dias após a paratireoidectomia, resolvendo em alguns dias com a reposição de cálcio e calcitriol. Por isso, recomenda-se dosar cálcio, fósforo e PTH no 1º DPO, seguidos da dosagem de cálcio e fósforo diários até a alta hospitalar.

A persistência da hipocalcemia associada a elevação do PTH no pós-operatório é indicativa da síndrome do osso faminto. Essa síndrome se caracteriza por hipocalcemia sintomática associada a elevação do PTH devido à deposição de cálcio e fosfato nos ossos, após a paratireoidectomia. O tratamento é feito com reposição de cálcio.

Outros tratamentos

Injeção percutânea de etanol nas paratireoides, guiada por ultrassonografia, pode ser indicada nos pacientes sem condições cirúrgicas.

TRANSIÇÃO DOS CUIDADOS PARA A ENDOCRINOLOGIA DE ADULTO

A equipe de endocrinologia pediátrica deve preparar o adolescente e sua família para transição e posterior cuidado médico pelo endocrinologista de adulto, pelo menos 6 a 12 meses antes de efetivar a transferência. Idealmente, as instituições deveriam desenvolver protocolos com a participação de endocrinologistas pediátricos e de adultos que atendessem as peculiaridades do serviço e otimizassem essa fase de transição.

Na transição para os cuidados por endocrinologista de adulto, recomenda-se a monitoração das dosagens bioquímicas do metabolismo ósseo, ajustes de doses dos medicamentos (p. ex., bisfosfonatos), reposição de cálcio e calcitriol nos pacientes submetidos a paratireoidectomia, questões sobre gravidez e fertilidade, entre outros.

REFERÊNCIAS SELECIONADAS

1. Bilezikian JP, Khan AA, et al.; International Workshop on Primary Hyperparathyroidism. Evaluation and Management of Primary Hyperparathyroidism: Summary Statement and Guidelines from the Fifth International Workshop. J Bone Miner Res. 2022; 37(11):2293-314.
2. Bilezikian JP, Silverberg SJ, et al. Management of primary hyperparathyroidism. J Bone Miner Res. 2022;37(11):2391-403.
3. Blau JE, Simonds WF. Familial hyperparathyroidism. Front Endocrinol (Lausanne). 2021;12:623667.
4. Carsote M, Stanciu M, et al. Pediatric neuroendocrine neoplasia of the parathyroid glands: delving into primary hyperparathyroidism. Biomedicines. 2023;11(10):2810.
5. Casper S. Inexplicable patients: the case of Charles Martell and Ward 4 at the Massachusetts General Hospital. CMAJ. 2016;188(17-18):1263-4.
6. Dandurand K, Ali DS, Khan AA. Primary hyperparathyroidism: A narrative review of diagnosis and medical management. J Clin Med. 2021;10(8):1604.
7. Dawale K, Agrawal A. Parathyroid hormone secretion and related syndromes. Cureus. 2022;14(10):e30251.
8. English KA, Lines KE, Thakker RV. Genetics of hereditary forms of primary hyperparathyroidism. Hormones (Athens). 2024;23(1):3-14.
9. Khalatbari H, et al. Pediatric hyperparathyroidism: review and imaging update. Pediatr Radiol. 2021;51(7):1106-120.

10. Kim SJ, Shoback DM. Sporadic primary hyperparathyroidism. Endocrinol Metab Clin North Am. 2021;50(4):609-28.
11. Lofrese JJ, Basit H, Lappin SL. Physiology, Parathyroid. [Updated 2023 Jul 17]. In: StatPearls [Internet]. Treasure Island (FL): StatPearls Publishing; 2024 Jan-. Available from: https://www.ncbi.nlm.nih.gov/books/NBK482510/.
12. Matos V, van Melle G, et al. Urinary phosphate/creatinine, calcium/creatinine, and magnesium/creatinine ratios in a healthy pediatric population. J Pediatr. 1997;131(2):252-7.
13. Medina JE, Randolph GW, et al. Primary hyperparathyroidism: Disease of diverse genetic, symptomatic, and biochemical phenotypes. Head Neck. 2021;43(12):3996-4009.
14. Minisola S, et al. Epidemiology, pathophysiology, and genetics of primary hyperparathyroidism. J Bone Miner Res. 2022;37(11): 2315-29.
15. Motlaghzadeh Y, Bilezikian JP, Sellmeyer DE. Rare causes of hypercalcemia: 2021 Update. J Clin Endocrinol Metab. 2021;106(11): 3113-28.
16. Palumbo VD, et al. Tertiary hyperparathyroidism: a review. Clin Ter. 2021;172(3):241-6.
17. Silva BC, Cusano NE, Bilezikian JP. Primary hyperparathyroidism. Best Pract Res Clin Endocrinol Metab. 2024;38(1):101247.
18. Slattery L, Hunt JP. Contemporary management of primary hyperparathyroidism. Surg Clin North Am. 2022;102(2):251-65.
19. Spence HM. The life and death of Captain Charles Martell and kidney stone disease. J Urol. 1984;132(6):1204-7.
20. Tőke J, et al. Rare diseases caused by abnormal calcium sensing and signalling. Endocrine. 2021;71(3):611.
21. Tonon CR, Silva TAAL, et al. A Review of current clinical concepts in the pathophysiology, etiology, diagnosis, and management of hypercalcemia. Med Sci Monit. 2022;28:e935821.
22. Včelák J, Šerková Z, Zajíčková K. Molecular genetic aspects of sporadic multiglandular primary hyperparathyroidism. Physiol Res. 2023;72(S4):S357-S363.

40

Displasias esqueléticas

INTRODUÇÃO

Henri Marie Raymond de Toulouse-Lautrec Monfa (1864-1901), conhecido como Toulouse-Lautrec, foi um pintor pós-impressionista francês que retratou a vida boêmia de Paris do século XIX. Ele tinha picnodisostose, uma displasia esquelética caracterizada por baixa estatura com encurtamento das extremidades, dismorfismo facial, não fechamento de fontanelas, mãos e pés pequenos e ossos frágeis.

As displasias esqueléticas (DE) constituem um grupo heterogêneo de distúrbios que podem se manifestar desde o período neonatal até a vida adulta. As formas com apresentação fetal grave podem ser associadas a morte perinatal ou neonatal. As formas de apresentação pós-natal podem se manifestar com baixa estatura desproporcionada e dismorfias, sendo incialmente avaliadas pelo pediatra, endocrinologista pediátrico, ortopedista ou geneticista.

O conhecimento das bases moleculares das DE tem avançado rapidamente, auxiliando no diagnóstico e possibilitando o tratamento farmacológico direcionado ao mecanismo causal de algumas condições, como vosoritida para acondroplasia, alfa-asfotase para hipofosfatasia e burosumabe para raquitismo hipofosfatêmico ligado ao X. Apesar desses avanços, a abordagem da criança ou adolescente com DE continua a ser um dos grandes desafios diagnósticos para o endocrinologista pediátrico.

FISIOLOGIA DA OSTEOGÊNESE E CRESCIMENTO ÓSSEO

O tecido ósseo é um tipo especializado de tecido conjuntivo, formado por células e matriz óssea. As principais células do tecido ósseo são: células mesenquimais osteoprogenitoras (que se diferenciam em osteoblastos), osteoblastos (responsáveis pela síntese da porção orgânica da matriz óssea e síntese da osteocalcina), osteoclastos (que atuam na reabsorção e remodelação óssea) e osteócitos (responsáveis pela integridade da matriz óssea e pela síntese da esclerostina e FGF-23).

A matriz óssea é dividida em parte orgânica (50%) e inorgânica (50%). A parte orgânica é formada por fibras colágenas tipo 1, proteoglicanos, glicosaminoglicanos e proteínas adesivas que, ao se associarem à hidroxiapatita, promovem dureza e resistência do osso. A parte inorgânica é formada principalmente por íons de cálcio e fosfato que formam os cristais de hidroxiapatita.

A osteogênese ou processo de formação óssea tem início entre a 6ª e a 7ª semana de idade gestacional e continua até aproximadamente os 25 anos de idade. O desenvolvimento do esqueleto ocorre por ossificação intramembranosa e endocondral. Na ossificação intramembranosa, as células mesenquimais são convertidas diretamente para osso, dando origem a ossos chatos e curtos, como os do crânio, face e extremidade distal da clavícula. Na ossificação endocondral, as células mesenquimais se transformam em cartilagem que é substituída por osso, dando origem aos ossos longos.

A ossificação endocondral ocorre na placa de crescimento, a qual é classificada histologicamente nas seguintes zonas:

- Zona de repouso: formada por condrócitos pré-hipertróficos.
- Zona de proliferação: os condrócitos se dividem formando fileiras paralelas de células achatadas e empilhadas no eixo longitudinal do osso.

- Zona de cartilagem hipertrófica: as cavidades dos condrócitos aumentam de tamanho e ocorre morte dos condrócitos por apoptose.
- Zona de cartilagem calcificada: ocorre a mineralização da matriz cartilaginosa e termina a apoptose dos condrócitos.
- Zona de ossificação: ocorre a formação do tecido ósseo. Os capilares e as células osteoprogenitoras originadas do periósteo invadem as cavidades deixadas pelos condrócitos mortos e se diferenciam em osteoblastos, que depositam a matriz óssea.

A ossificação endocondral na placa de crescimento ocorre da seguinte maneira: os condrócitos proliferam, hipertrofiam, secretam a matriz extracelular (proteoglicanos, colágeno), sofrem senescência e depois apoptose. A matriz extracelular, além de fornecer suporte estrutural para os condrócitos, também é um meio no qual moléculas sinalizadoras e fatores de crescimento se difundem até a célula-alvo, uma vez que a cartilagem é avascular. O pericôndrio contribui para a invasão de osteoblastos e vasos sanguíneos na zona hipertrófica, resultando na formação óssea.

O controle da proliferação e hipertrofia dos condrócitos na placa de crescimento é regulado por hormônios (GH, IGF-1, PTH, vitamina D, hormônio tireoidiano, esteroides sexuais [estrógeno é essencial para o fechamento da placa de crescimento], corticoides, leptina), fatores parácrinos (*FGFR3*, *NPR2*, *PTHrp*, *Indian hedgehog*, *BMP*), moléculas da matriz extracelular (*ACAN*, *COL10A1*), processos intracelulares complexos (*SHOX*) e citocinas (IL-6). Defeitos desses genes podem causar crescimento reduzido ou desordenado, resultando em displasias esqueléticas.

Ao nascimento, os bebês têm 300 ossos, que depois diminuem para os 206 ossos do adulto após a fusão de alguns deles. Durante a vida, os ossos já formados são constantemente remodelados pela remoção do osso antigo ou danificado por osteoclastos e pela formação de novo osso por osteoblastos. Ao final de seu desenvolvimento, o esqueleto é classificado em: axial, formado por crânio, ossículos auditivos, osso hioide, coluna vertebral, sacro, costelas e esterno; e apendicular, formado por cintura escapular, cintura pélvica, membros superiores e inferiores.

DEFINIÇÃO

Displasias esqueléticas ou osteocondrodisplasias

Grupo de distúrbios genéticos heterogêneos caracterizados por anormalidades do crescimento, desenvolvimento, diferenciação e manutenção das estruturas do osso e/ou cartilagem.

EPIDEMIOLOGIA

Embora individualmente raras, as displasias esqueléticas, ou osteocondrodisplasias, têm uma incidência de 1:5.000 nascidos vivos, o que representa 5% das crianças nascidas com um defeito congênito. Essa incidência é subestimada em razão das falhas diagnósticas que devem aumentar as taxas de morbidade e mortalidade.

CLASSIFICAÇÃO

A classificação atualizada "*Nosology of genetic skeletal disorders: 2023*" descreve 771 displasias esqueléticas, divididas em 41 grupos, com 552 genes identificados como fatores causais. Essa classificação está em constante evolução e, à medida que novos genes são identificados, a revisão dos grupos é realizada. O Quadro 1 mostra os 41 grupos de displasias esqueléticas e exemplos de cada um.

DISTÚRBIOS GENÉTICOS DA PLACA DE CRESCIMENTO

Alterações primárias ou hereditárias da placa de crescimento podem causar baixa estatura com ossos malformados (displasia esquelética), ou baixa estatura sem malformações (baixa estatura idiopática). Essas alterações podem ser classificadas em:

- Distúrbios da sinalização parácrina: defeitos dos fatores parácrinos ou autócrinos e de seus receptores (*FGFR3, NPR2, NPPC, IGF2, PTHrp, IHH* e *BMPR1B*) que podem prejudicar a condrogênese na placa de crescimento causando baixa estatura.
- Distúrbios da síntese da matriz extracelular: a matriz extracelular é formada por colágeno e proteo-

QUADRO 1 Classificação das displasias esqueléticas (*Nosology of genetic skeletal disorders: 2023 revision*)

N.	Grupo	Exemplos
1	Condrodisplasias FGFR3	Acondroplasia, hipocondroplasia, displasia tanatofórica
2	Distúrbios do colágeno tipo 2	Displasia espondiloepifisária congênita, displasia espondiloepimetafisária, acondrogênese
3	Distúrbios do colágeno tipo 11	Síndrome de Stickler, síndrome de Marshall
4	Distúrbios da sulfatação	Acondrogênese tipo 1B (ACG1B), displasia diastrófica, displasia epifisária múltipla
5	Displasias com múltiplos deslocamentos articulares	Síndrome de Baratela-Scott, síndrome de Ehlers-Danlos tipo 1
6	Filamina e distúrbios associados	Síndrome de Larsen, síndrome otopalatodigital tipos 1 e 2
7	Distúrbios das proteínas proteoglicanas	Condrodistrofia miotônica, baixa estatura com avanço da idade óssea relacionada ao *ACAN*
8	TRPV4	Displasia espondiloepimetafisária tipo Maroteaux, displasia espondiloepifisária tipo Kozlowski
9	Pseudoacondroplasia e displasias epifisárias múltiplas	Pseudoacondroplasia, displasias epifisárias múltiplas
10	Distúrbios dos cílios e sinalização ciliar	Displasia condroectodérmica (Ellis-van Creveld), displasia torácica com encurtamento das costelas
11	Displasias metafisárias	Displasia metafisária tipo Schmid, displasia metafisária com insuficiência pancreática e neutropenia cíclica (síndrome de Shwachman--Bodian-Diamond)
12	Displasias espondilometafisárias	Odontocondrodisplasia, síndrome da condrodisplasia e pseudo-hermafroditismo
13	Grupo das displasias espondiloepimetafisárias	Displasia espondiloepimetafisária com diabetes melito (síndrome de Wolcott-Rallison, displasia imuno--óssea (tipo Schimke)
14	Displasias espondilodisplásicas graves	Acondrogênese relacionada ao *TRIP11*, displasia espondilometafisária relacionada ao *PAM16*
15	Displasias mesomélicas e risomesomélicas	Discondrosteose relacionada ao SHOX (Léri-Weill), síndrome de Robinow
16	Displasias acromesomélicas	Displasia acromesomélica tipo Maroteaux, displasia de Grebe
17	Displasias acromélicas	Displasia geleofísica, displasia acromícrica
18	Braquidactilias isoladas	Braquidactilias
19	Braquidactilias como parte de uma síndrome	Displasia tricorinofalangeana tipos 1 e 3, síndrome de Langer-Gledion
20	Displasias dos ossos encurvados	Displasia campomélica, displasia de Stüve-Wiedemann
21	Nanismo primordial e ossos finos	Síndrome 3-M, síndrome de Kenny-Caffey, síndrome de Hallermann-Streiff
22	Depósito dos lisossomos com envolvimento esquelético	Mucopolissacaridose, gangliosidose, mucolipidose
23	Condrodisplasia punctata	Condrodisplasia punctata rizomélica, síndrome de Keutel
24	Osteopetrose e distúrbios relacionados aos osteoclastos	Osteopetrose neonatal ou infantil, picnodisostose
25	Doenças otoescleróticas	Displasia de Raine, displasia de Caffey
26	Osteogênese imperfeita e fragilidade óssea	Osteogênese imperfeita, síndrome da osteoporose-pseudoglioma
27	Distúrbios da mineralização óssea	Hipofosfatasia, raquitismo hipofosfatêmico, raquitismo dependente da vitamina D
28	Distúrbios esqueléticos da cascata de sinalização do paratormônio	Displasia de Blomstrand, displasia metafisária tipo Jansen
29	Osteólise	Síndrome de Hajdu-Cheney, síndrome de Penttinen
30	Desenvolvimento desorganizado de componentes do esqueleto	Querubismo, neurofibromatose tipo 1, displasia osteoglofônica
31	Alta estatura e hipercrescimento segmentar	Síndrome de Marfan, síndrome de Loeys-Dietz, síndrome de Proteus

(continua)

QUADRO 1 Classificação das displasias esqueléticas (*Nosology of genetic skeletal disorders: 2023 revision*) *(continuação)*

N.	Grupo	Exemplos
32	Osteoartropatias genéticas inflamatórias ou reumatoide--símile	Displasia pseudorreumatoide progressiva, síndrome da fibromatose hialina
33	Displasia cleidocraniana e distúrbios associados	Displasia cleidocraniana, displasia de Yunis-Varon
34	Síndromes com craniossinostose	Síndrome de Apert, síndrome de Crouzon, síndrome de Carpenter
35	Disostoses craniofaciais	Disostose mandibulofacial, síndrome de Burn-McKeown
36	Disostoses vertebrais e costais	Síndrome de Currarino, síndrome de Klippel-Feil
37	Disostoses patelares	Síndrome unha-patela, síndrome de Holt-Oram
38	Hipoplasia de extremidades e grupo de defeitos de redução	Síndrome de Cornélia de Lange, tetra-amelia, síndrome de Okihiro
39	Síndromes da mão e pé divididos, com ou sem outra manifestação	Aplasia congênita da cútis com ectrodactilia, hipoplasia dérmica focal
40	Polidactlia, sindactilia, trifalangismo	Sindactilia tipos 1 a 5, síndrome de Townes-Brocks
41	Defeitos na formação das articulações e sinostoses	Síndrome de sinostoses múltiplas, sinostose radioulnar com microcefalia

Fonte: Unger *et al.*, 2023.

glicanos que se comunicam com uma rede de sinalizadores promovendo a diferenciação e proliferação dos condrócitos na placa de crescimento. As alterações da síntese da matriz extracelular são subdivididas em: distúrbios da matriz proteica do colágeno, ou colagenopatias (*COL2A1*, *COL9A1*, *COL9A2*, *COL9A3*, *COL10A1*, *COL11A1* e *COL11A2*; e distúrbios da matriz proteica não colágeno (*ACAN*, *COMP*, *FBN1* e *MATN3*).

- Distúrbios celulares fundamentais: distúrbios afetando todas as células e não apenas a condrogênese (*SHOX*, *CUL7*, *OBSL1*, *CCDC8* e *BLM* e genes das RASopatias).

A placa de crescimento também pode sofrer interferências de causas secundárias, como: citocinas inflamatórias (TNF-alfa, IL-6), líquido extracelular (acidose), desnutrição (deficiência de IGF-1 e vitamina D) e radiação ionizante, que atuam diretamente na placa de crescimento, limitando o crescimento ósseo.

Nas apresentações clínicas mais exuberantes, a suspeita diagnóstica dessa possibilidade é feita ao observar que o paciente apresenta baixa estatura desproporcionada. Em casos de fenótipo mais sutil, o diagnóstico etiológico é muito difícil, requerendo a avaliação clínica por geneticista, interpretação das radiografias ósseas por um radiologista experiente e realização de testes moleculares.

DISPLASIA ESQUELÉTICA E BAIXA ESTATURA IDIOPÁTICA

Até há pouco tempo, as DE e a baixa estatura idiopática (BEI) eram consideradas condições distintas. Entretanto, descobertas recentes têm mostrado que algumas variantes patogênicas genéticas (p. ex., *ACAN*, *SHOX*, *NPR2*) podem causar tanto DE como BEI. Nesses casos, o fenótipo mais grave ocorre quando a variante patogênica afeta um gene envolvido em uma parte crítica da função da placa de crescimento, quando afeta mais acentuadamente a função proteica ou quando ocorre na forma homozigótica. Polimorfismos com efeito discreto na função ou expressão proteica podem causar BEI. Em outras situações, variantes patogênicas de um mesmo gene com funcionalidade diferente podem causar baixa ou alta estatura (p. ex., variante inativadora do *NPR2* causando baixa estatura e variante ativadora causando alta estatura). A pesquisa de variantes patogênicas de genes envolvidos na cartilagem de crescimento faz parte da investigação da BEI e das DE.

ETIOLOGIA

As DE mais frequentes são: acondroplasia, hipocondroplasia, pseudoacondroplasia, osteogênese imperfeita (OI), picnodisostose, osteopetrose, mucopolissacaridose tipo IV, condrodisplasia metafisária de Schmid, displasia epifisária múltipla, displasia cleidocraniana, displasia torácica asfixiante (displasia de Jeune), hipoplasia cartilagem-cabelo, condrodisplasia punctata, displasia condroectodérmica (síndrome de Ellis-van Creveld), síndrome unha-patela, displasia diafisária (doença de Camurati-Engelmann) e displasia diastrófica.

Acondroplasia

A acondroplasia, de herança autossômica dominante, é causada por variante patogênica ativadora ou ganho de função do *FGFR3* (*fibroblast growth receptor 3*), inibindo a proliferação e diferenciação do condrócitos e limitando o crescimento endocondral do osso. Aproximadamente 95% dos pacientes apresentam a mesma variante patogênica (c.1138G>A, ou p.Gly380Arg) localizada no domínio transmembrana do *FGF23*. Cerca de 80% dos casos decorrem de uma variante patogênica espontânea e esporádica, em famílias sem relato de casos de acondroplasia. Idade paterna avançada é um fator de risco. A acondroplasia ocorre em 1:16.000 a 1:25.000 nascidos vivos. O fenótipo clássico é bastante homogêneo, consistindo em baixa estatura desproporcionada com encurtamento rizomélico das extremidades, macrocefalia, bossa frontal, hipoplasia da face média, "mão em tridente" (encurtamento do 3º metacarpo, com o 4º metacarpo desviado para o lado ulnar e o polegar desviado em direção ao rádio), cifose toracolombar, lordose lombossacra e hipotonia. Alguns pacientes podem ter estenose do forame magno causando hidrocefalia e crises de apneia e estenose espinhal. A inteligência fica dentro da média. Cursa com mortalidade aumentada e maior risco de obesidade na vida adulta. A previsão de altura final para os pacientes não tratados é de 131 cm para homens e 124 cm para mulheres.

Hipocondroplasia

A hipocondroplasia, de herança autossômica dominante, é causada por variante patogênica ativadora ou ganho de função no domínio citoplasmático do *FGFR3*, inibindo a diferenciação e proliferação de condrócitos e limitando o crescimento ósseo endocondral. A variante patogênica mais comum é a p.Asn540lys. Sua incidência é de 1:50.000 nascidos vivos. O fenótipo clássico consiste em baixa estatura desproporcionada com encurtamento rizomélico das extremidades, macrocefalia, braquidactilia, limitação da extensão do cotovelo, frouxidão ligamentar, irregularidade metafisária e manifestações esqueléticas semelhantes às da acondroplasia. A maioria dos casos é diagnosticada a partir do 2º ano de vida. A altura final varia de 128 a 160 cm.

Pseudoacondroplasia

A pseudoacondroplasia, de herança autossômica dominante, é causada por variante patogênica inativadora ou perda de função da *COMP* (*cartilage oligomeric matrix protein*), levando ao aumento do estresse oxidativo e à morte de condrócitos na placa de crescimento. A incidência é de 1:60.000 nascidos vivos. Ao nascimento, peso e comprimento são normais e não existem alterações fenotípicas. As manifestações clínicas são identificadas no 2º ano de vida com ausência de macrocefalia, desaceleração do crescimento, baixa estatura, hipermobilidade e dor articular, mãos e pés de aparência curta e larga, artrose precoce e alterações metafisárias. A altura final média para homens é de 120 cm e para mulheres, de 116 cm.

Osteogênese imperfeita

A OI é um grupo de distúrbios do tecido conectivo, de herança autossômica dominante ou recessiva, causada por variantes patogênicas dos genes do pró-colágeno tipo 1, levando a deficiente ossificação intramembranosa e endocondral. Variantes patogênicas do *COL1A1* (*collagen type I alpha 1 chain*) e *COL1A2* (*collagen type I alpha 2 chain*) são responsáveis por 80% dos casos. Sua incidência é de 1:10.000 a 1:20.000 nascidos vivos. Clinicamente, se caracteriza por diminuição da densidade mineral óssea, fragilidade óssea e fraturas recorrentes, que podem ter início na vida intrauterina ou pós-natal. As manifestações extraesqueléticas (p. ex., esclera azulada, dentinogênese imperfeita) são comuns.

Picnodisostose

A picnodisostose, de herança autossômica recessiva, é causada por variante patogênica inativadora ou perda de função da *CTSK* (*cathepsin K*), levando à deficiente degradação da matriz orgânica pelos osteoclastos. Clinicamente, se manifesta por baixa estatura com extremidades curtas (início pré-natal em 30%), bossa frontal, ossos wormianos, ossos frágeis com tendencia a fraturas, fontanelas que não se fecham, braquidactilia, nariz proeminente, hipoplasia de maxila e mandíbula, palato ogival, persistência dos dentes decíduos com dupla fileira de dentes, esclera azulada, unhas displásticas e achatadas, osteosclerose, acrosteólise e inteligência normal.

Osteopetrose

Displasia esquelética de herança autossômica dominante ou recessiva, causada por variantes patogênicas em pelo menos oito genes. Variantes patogênicas do *CLCN7* (*chloride voltage-gated channel 7*) causam 75% das formas autossômicas dominantes. Variantes patogênicas do *TCIRG1* (*T cell imune regulator 1, ATPase H+ transporting VO, subunit A3*) causam 50% das formas autossômicas recessivas. Essas variantes patogênicas afetam a função dos osteoclastos, que não removem o osso antigo, que se torna excessivamente denso, compacto, frágil e propenso a fraturas. A forma autossômica dominante, ou doença de Albers-Schönberg, é a forma mais leve da doença; alguns pacientes são diagnosticados incidentalmente durante radiografias para outras suspeitas clínicas, ou durante investigação de fraturas de repetição após pequenos traumas. A forma autossômica recessiva é mais grave, tendo início na infância com fraturas de repetição, deficiência de visão e audição por compressão dos nervos cranianos pelos ossos densos, obliteração da medula óssea (anemia, trombocitopenia, infecções recorrentes), hepatoesplenomegalia, convulsão, acidose tubular renal e calcificação intracraniana.

Mucopolissacaridose tipo IV

A mucopolissacaridose tipo IV é classificada em dois tipos: o tipo IV A, ou síndrome de Morquio tipo A, de herança autossômica recessiva, é causado por variante patogênica do *GALNS* (*galactosamine N-acetyl-6-sulfatase*), sendo responsável por 95% dos casos; e tipo IV B, ou síndrome de Morquio tipo B, causado por variante patogênica do *GLB1*, responsável por 5% dos casos. A incidência é de 1:200.000 a 1:300.000 indivíduos. Os sintomas têm início entre 1 e 3 anos de idade (geno valgo, cifoescoliose), progredindo para baixa estatura (tronco curto), alterações odontológicas, desalinhamento da coluna cervical, instabilidade atlantoaxial, *pectus carinatum*, doença pulmonar restritiva pelo tórax pequeno, opacificação da córnea, otites de repetição, fácies "grosseira", hepatomegalia, hérnia umbilical e alterações cardíacas valvares.

Condrodisplasia metafisária de Schmid

Displasia esquelética, de herança autossômica dominante, causada por variante patogênica do *COL10A1* (*collagen type X alpha 1 chain*), alterando a síntese do colágeno X. Caracteriza-se por baixa estatura progressiva a partir dos 2 anos, com membros curtos, lordose lombar, geno varo e artralgia. Não existe dismorfia facial. Avaliação radiológica mostra displasia metafisária dos ossos longos. As alterações metafisárias são semelhantes às do raquitismo.

Displasia epifisária múltipla

A displasia epifisária múltipla (MED) refere-se a um grupo heterogêneo de distúrbios caracterizados por ossificação anormal das epífises, causados por variantes patogênicas em vários genes. A mais comum é a da *COMP* (*cartilage oligomeric matrix protein*). Os indivíduos são normais ao nascimento e durante a infância desenvolvem baixa estatura progressiva, frouxidão ligamentar das articulações, artralgia e evolução para degeneração articular precoce. O achado radiológico clássico é a ossificação irregular e atrasada das epífises. Displasia metafisária e na coluna é frequente.

Displasia cleidocraniana

A displasia cleidocraniana, de herança autossômica dominante, é causada por variante patogênica inativadora ou perda de função do *RUNX2* (*RUN family transcription factor 2*). Clinicamente se caracteriza por baixa estatura, agenesia de clavículas, fontanelas amplas com atraso no fechamento das suturas cranianas, ossos wormianos, osteoporose, atraso na perda da dentição decídua e perda auditiva.

Displasia torácica asfixiante

A displasia torácica asfixiante ou displasia de Jeune, de herança autossômica recessiva, é causada por variantes patogênicas em pelo menos 17 genes (*DYNC2H1, DYNC2LI1, WDR34, TCTEX1D2, WDR60, WDR19, IFT140, TTC21B, IFT80, IFT172, IFT81, IFT52, TRAF3IP1, CFAP410, CEP120, KIAA0586, KIAA0753*). A incidência é de 1:100.000 nascidos vivos. Clinicamente se caracteriza por tórax estreito, arcos costais curtos, baixa estatura com extremidades curtas, braquidactilia e polidactilia. Alguns pacientes podem ter insuficiência respiratória restritiva.

Hipoplasia cartilagem-cabelo

A hipoplasia cartilagem-cabelo, ou condrodisplasia metafisária de McKusick, de herança autossômica recessiva, é causada por variante patogênica do *RMPR* (*RNA component of mitochondrial RNA processing*). Sua incidência é de 1:20.000 nascidos vivos. Clinicamente, se caracteriza por baixa estatura, rigidez articular, hipotricose, hipopigmentação da pele, alteração dos dentes e imunodeficiência.

Condrodisplasia punctata

A condrodisplasia punctata (CDP) refere-se a um grupo heterogêneo de distúrbios caracterizados por epífises puntiformes, ou seja, calcificação puntiforme das cartilagens, principalmente na cartilagem epifisária. A CDP tem diferentes etiologias e manifestações clínicas. As cartilagens puntiformes são detectadas entre o nascimento e 2 a 4 anos de idade, evoluindo para displasia ou ossificação irregular das epífises. A causa congênita mais comum é a CDP tipo Conradi-Hünermann rizomélico. A causa adquirida mais comum é a embriopatia por varfarina ou por lúpus.

Displasia condroectodérmica

A displasia condroectodérmica ou síndrome de Ellis-van Creveld, de herança autossômica recessiva, é causada por variante patogênica do *EVC1* (*EVC cilliary complex subunit 1*) e *EVC2* (*EVC cilliary complex subunit 2*). A incidência é de 1:60.000 a 1:200.000 nascidos vivos. Caracteriza-se por unhas displásicas, polidactilia, cardiopatia congênita, baixa estatura mesomélica e acromélica, geno valgo, fusão dos ossos capitato e hamato e acro-osteólise.

Síndrome unha-patela

A síndrome unha-patela, ou síndrome de Fong, de herança autossômica dominante, é causada por variante patogênica do *LMX1B* (*LIM homeobox transcription factor 1 beta*). A incidência é de 1:50.000 nascidos vivos. Caracteriza-se por unhas hipoplásicas, displásicas ou ausentes (mais evidente nos polegares), hipoplasia ou ausência das patelas e deslocamento recorrente da articulação do joelho. Um achado radiológico patognomônico, mas nem sempre presente, são os "chifres ilíacos".

Displasia diafisária

A displasia diafisária, ou doença de Camurati-Engelman, de herança autossômica dominante, é causada por variante patogênica do *TGFB1* (*transforming growth factor beta 1*). A incidência é desconhecida. Caracteriza-se por macrocefalia, proptose ocular, mandíbula pequena, dores nas pernas, fraqueza muscular, contratura articular, geno valgo e pés planos. Radiologicamente se observam hiperostose cortical irregular, com estreitamento do espaço medular das diáfises dos ossos dos braços e pernas, e esclerose da base do crânio. As metáfises e epífises não são afetadas.

Displasia diastrófica

A displasia diastrófica, de herança autossômica recessiva, é causada por variante patogênica do *SLC26A2* (*solute carrier family 26 member 2*). A incidência é de 1:500.000 nascidos vivos nos Estados Unidos e 1:33.000 na Finlândia. Caracteriza-se por baixa estatura com braços e pernas curtos, fenda palatina, orelha em "couve-flor", contratura articular, osteoartrite e polegar "do mochileiro".

MANIFESTAÇÕES CLÍNICAS

As manifestações clínicas das DE são bastante diversas, a depender de vários fatores. São eles: etiologia, idade de início das alterações esqueléticas (p. ex., intraútero na acondroplasia, após os 2 a 4 anos na pseudoacondroplasia), ossos acometidos (p. ex., vértebra, ossos longos, clavícula), segmentos ósseos envolvidos (p. ex., diáfise, metáfise, epífise), gravidade (perinatal letal, baixa estatura idiopática), envolvimento extraesquelético, comorbidades associadas e altura final.

Na vida intrauterina, as DE podem ser suspeitadas pela ultrassonografia (US) obstétrica, mostrando encurtamento ou encurvamento dos ossos longos, hipoplasia torácica, anomalia vertebral, ossificação craniana inadequada, alteração da mineralização óssea, fraturas e déficit de crescimento.

Após o nascimento, as manifestações esqueléticas que levam à suspeita diagnóstica de DE são baixa estatura, dismorfia facial, deformidades ósseas, fraturas e alterações radiológicas. Em adolescentes e adultos, a única manifestação pode ser dor crônica (joelho, quadril, pés) ou osteoartropatia precoce. As alterações sistêmicas podem envolver visão, audição, função renal, cardíaca e respiratória.

A baixa estatura quase sempre é desproporcionada. Entretanto, pode ser proporcionada, dificultando o diagnóstico diferencial com as etiologias sistêmicas e hormonais.

ABORDAGEM DIAGNÓSTICA PRÉ-NATAL

A abordagem diagnóstica pré-natal da DE consiste em: história clínica materna e familiar dirigida à DE; e US obstétrica avaliando os principais marcos da ossificação fetal: ossificação do púbis (24ª à 28ª semana), calcâneo (22ª à 26ª semana) e fêmur distal (27ª semana – termo).

A US obstétrica bidimensional (2D) ou tridimensional (3D) permite a visualização do esqueleto fetal a partir da 12ª à 13ª semana gestacional. Na avaliação da DE, a US obstétrica é habitualmente realizada entre a 20ª e 22ª semana gestacional. O Quadro 2 mostra os parâmetros US a serem avaliados na investigação da DE fetal.

Achados US sugestivos de DE letal são: comprimento uterino ou femoral < P5 ou < -2 DP no segundo trimestre de gestação; circunferência torácica/abdominal < 0,6; comprimento do fêmur/circunferência abdominal < 0,16; ossos longos muito encurtados; e aumento do volume do líquido amniótico.

QUADRO 2 Parâmetros ultrassonográficos avaliados na investigação da displasia esquelética fetal

- Idade gestacional
- Fraturas
- Circunferências (cabeça, tórax e abdome)
- Comprimento dos ossos longos (todos os segmentos das 4 extremidades)
- Formato (encurvamento, fraturas) e postura dos ossos longos
- Mineralização dos ossos longos (ecodensidade)
- Mineralização e formato das vértebras
- Aparência das metáfises
- Presença de epífises secundárias
- Formato do crânio (macrocrania, bossa frontal)
- Formato do tórax (circunferência, tórax em sino)
- Tamanho e forma da escápula
- Face (micrognatia, orelhas de formato anormal)
- Mãos e pés (tamanho, número dos dígitos)
- Mobilidade fetal
- Avaliação do líquido amniótico (poli-hidrâmnio)
- Outras anomalias congênitas

ABORDAGEM DIAGNÓSTICA PÓS-NATAL

O diagnóstico da DE é difícil em virtude da raridade de cada condição individualmente e do crescente número de distúrbios já identificados. Entretanto, obter um diagnóstico correto é essencial para o tratamento e aconselhamento genético.

Deve-se suspeitar de DE nas seguintes condições:

- Baixa estatura desproporcionada.
- Aumento ou diminuição da razão altura sentada:altura em pé.
- Diferença > 2 cm entre altura e envergadura a partir dos 10 anos.
- Encurtamento das extremidades.
- Angulação dos membros inferiores.
- Deformidade de Madelung.
- Escoliose grave.
- Alterações do esmalte ou formato dos dentes, erupção ou perda dentária precoce.
- Fraturas ósseas sem trauma aparente.
- Orelhas pequenas com cistos.
- Dismorfismo facial.

A abordagem diagnóstica pode ser dividida em quatro etapas: avaliação clínica, avaliação bioquímica, avaliação por imagem e testes moleculares. Essa abordagem é dificultada pela falta de experiência dos profissionais em obter os dados necessários na história clínica e no exame físico, pelo desconhecimento de parte dos radiologistas sobre como avaliar DE e pelo alto custo e a pouca disponibilidade dos testes moleculares. Por isso, sempre que possível, a investigação diagnóstica deve ser realizada em um centro de referência especializado nesses distúrbios.

História clínica

Deve-se usar linguagem e conduta empática e acolhedora, considerando o sofrimento da família e pacientes em relação ao diagnóstico, impacto funcional, aceitação social e prognóstico de sua condição.

As seguintes informações devem ser coletadas:

- Idade em que a DE foi reconhecida (pré-natal, ao nascimento, ou mais tarde).
- História gestacional: se a US obstétrica mostrou evidências de DE fetal, exposição materna a talidomida ou varfarina.
- Tipo de parto, idade gestacional, peso, comprimento e perímetro cefálico ao nascimento.
- Dismorfias, fraturas ou deformidades ósseas ao nascimento.
- Desenvolvimento neuropsicomotor (DNPM) e cognitivo: o atraso do DNPM pode ser decorrente de macrocrania, hipotonia, hipermobilidade articular, hipoplasia dos ossos pubianos e deformidades ósseas.
- Impacto funcional: atividades da vida diária, uso de cadeira de rodas ou muletas, dificuldade para deambular, atividades físicas, habilidades motoras.
- Consanguinidade parental: sugerindo distúrbio de herança autossômica recessiva.
- História familiar de casos semelhantes: embora a maioria das DE seja de herança autossômica dominante, geralmente não existe história familiar por elas serem causadas por uma variante patogênica de novo.
- História familiar de baixa estatura acentuada, geno varo, geno valgo, fraturas recorrentes, polidactilia.
- Ancestralidade: algumas displasias esqueléticas são mais frequentes em determinados grupos étnicos. Por exemplo, a hipoplasia da cartilagem-cabelo, mais comum em indivíduos com ancestrais finlandeses ou de comunidades Amish.
- Árvore genealógica (heredograma) das três últimas gerações.
- Altura dos pais e irmãos.
- Relato de alterações:
  - Articulares: dor articular ou muscular; frouxidão ligamentar ou contratura articular.
  - Ósseas: dor óssea, fraturas (ossos acometidos, mecanismo da fratura, se a consolidação foi adequada, cronologia das fraturas e tratamento efetuado), deformidades esqueléticas (geno varo, geno valgo, escoliose, cifose, lordose), polidactilia, cirurgias ortopédicas.
  - Neurológicas: convulsão neonatal na hipofosfatasia.
  - Respiratórias: insuficiência respiratória restritiva por fraturas de arcos costais.
  - Cardíacas: cardiopatia congênita na síndrome de Ellis-van Creveld.
  - Gastrointestinais: insuficiência pancreática exócrina (síndrome de Shwachman-Diamond); doença de Hirschsprung (síndrome da hipoplasia da cartilagem-cabelo).
  - Pele e fâneros: hipoplasia ungueal na displasia ectodérmica hipoidrótica.
  - Oculares: escleras azuladas na OI.
  - Auditivas: diminuição da audição na osteopetrose e displasia cleidocraniana.
  - Dentárias: dentinogênese imperfeita na OI, abscessos no raquitismo hipofosfatêmico ligado ao X.
- Medicamentos em uso, início do tratamento e dose atual (p. ex., vitamina D, cálcio).
- Resultados de exames laboratoriais e de imagem prévios.
- Acompanhamento multidisciplinar: psicologia, fisioterapia, terapia ocupacional, odontologia, ortopedia, genética, endocrinologia.

Exame físico

O exame físico auxilia na identificação de características especificas que contribuem para o diagnóstico da DE, lembrando que a gravidade do fenótipo varia inclusive dentro da mesma família. Algumas vezes, a depender da experiência do profissional, a combinação de história clínica e exame físico consegue identificar a DE. Por isso, é importante investigar e registrar no prontuário todas as anomalias encontradas no exame físico, mesmo que discretas.

Sinais vitais

- Altura, peso, índice de massa corpórea e perímetro cefálico: usar gráficos da Organização Mundial da Saúde (OMS) ou do Centers for Disease Control and Prevention (CDC). Quando disponíveis, usar gráficos específicos para a DE sendo avaliada. As proporções corpóreas variam com a idade e isso deve ser levado em consideração na interpretação das medidas (p. ex., recém-nascidos e lactentes têm crânio e tronco relativamente grandes em relação às extremidades).
- Razão segmento superior/segmento inferior (SS/SI): o comprimento do SI é obtido pela medida da distância da sínfise púbica até a planta dos pés, ou até o chão. O comprimento do segmento superior é obtido pela subtração da altura pelo SI. O SS avalia o esqueleto axial e o SI, o esqueleto apendicular. Em lactentes, o ponto médio do corpo (que separa a metade superior da inferior) é localizado 1,8 cm acima do umbigo; aos 2 anos, no umbigo; e a partir da adolescência, na sínfise púbica. O Quadro 3 mostra os valores de referência da razão SS/SI.
- Envergadura: obtida pela medida da distância entre as extremidades dos dedos médios, em centímetros, com o paciente mantendo os dois braços abertos, estendidos e perpendiculares ao eixo do corpo. A envergadura avalia o esqueleto apendicular, e a altura avalia o esqueleto axial. Até os 7 anos, a diferença envergadura-altura pode ser de até 3 cm; entre 8 e 12 anos, essa diferença é igual a zero e, aos 14 anos, a diferença envergadura-altura pode ser de 1 cm no sexo feminino e de 3 cm no sexo masculino. Outro critério considera envergadura aumentada quando a razão envergadura/altura for superior a 1,03. O Quadro 4 mostra os valores de referência para a envergadura.
- Razão altura sentada/altura em pé: em lactentes, a altura sentada corresponde a 70% do comprimento total, diminuindo para 57% aos 3 anos e 53% na adolescência. Usar como valores de referência os gráficos de Fredriks (Figura 1). Se a razão altura sentada/altura de pé for > 2 DP, indica comprometimento apendicular e se < -2 DP, indica comprometimento axial. A altura sentada diminuída indica comprometimento do esqueleto axial.
- Distância intercondilar (DIC) é usada para avaliar geno varo e a distância intermaleolar (DIM), para avaliar geno valgo (Quadro 5). São sinais de alerta: DIC > 3 cm, DIM > 7 cm, geno varo após 2 anos de idade, deformidade assimétrica e história familiar positiva para essas deformidades.
- Encurtamento do tronco: diagnosticado pelo SS < SI e diminuição da razão altura sentada/altura em pé (p. ex., displasia espondiloepifisária).
- Encurtamento dos membros: diagnosticado pelo SS > SI, envergadura < altura, e aumento da razão altura sentada/altura em pé (p. ex., acondroplasia). Se houver encurtamento dos membros, classificar a displasia como rizomélica, mesomélica, acromélica ou micromélica (Quadro 6).

QUADRO 3 Razão segmento superior/segmento inferior (valores médios, usando a sínfise púbica como o ponto médio)

Faixa etária (anos)	Sexo	
	Masculino	Feminino
0,5-1,4	1,81	1,86
1,5-2,4	1,61	1,80
2,5-3,4	1,47	1,44
3,5-4,4	1,36	1,36
4,5-5,4	1,30	1,29
5,5-6,4	1,25	1,24
6,5-7,4	1,20	1,21
7,5-8,4	1,16	1,16
8,5-9,4	1,13	1,14
9,5-10,4	1,12	1,11
10,5-11,4	1,10	1,08
11,5-12,4	1,07	1,07
12,5-13,4	1,06	1,07
13,5-14,4	1,04	1,09
14,5-15,4	1,05	1,10
15,5-16,4	1,07	1,12
16,5-17,4	1,08	1,12
17,5-18,4	1,09	1,12

QUADRO 4 Valores de referência para a distância intermaleolar (DIM) e intercondilar (DIC)

Idade	DIM (geno varo)	DIC (geno valgo)
6 meses	0-2 cm	0-5 cm
12 meses	0-2 cm	0-4 cm
2 anos	< 6 cm	0-2 cm
3-4 anos	< 6 cm	0-2 cm
7 anos	< 6 cm	0-2 cm

Fonte: Torregrosa et al., 2019.

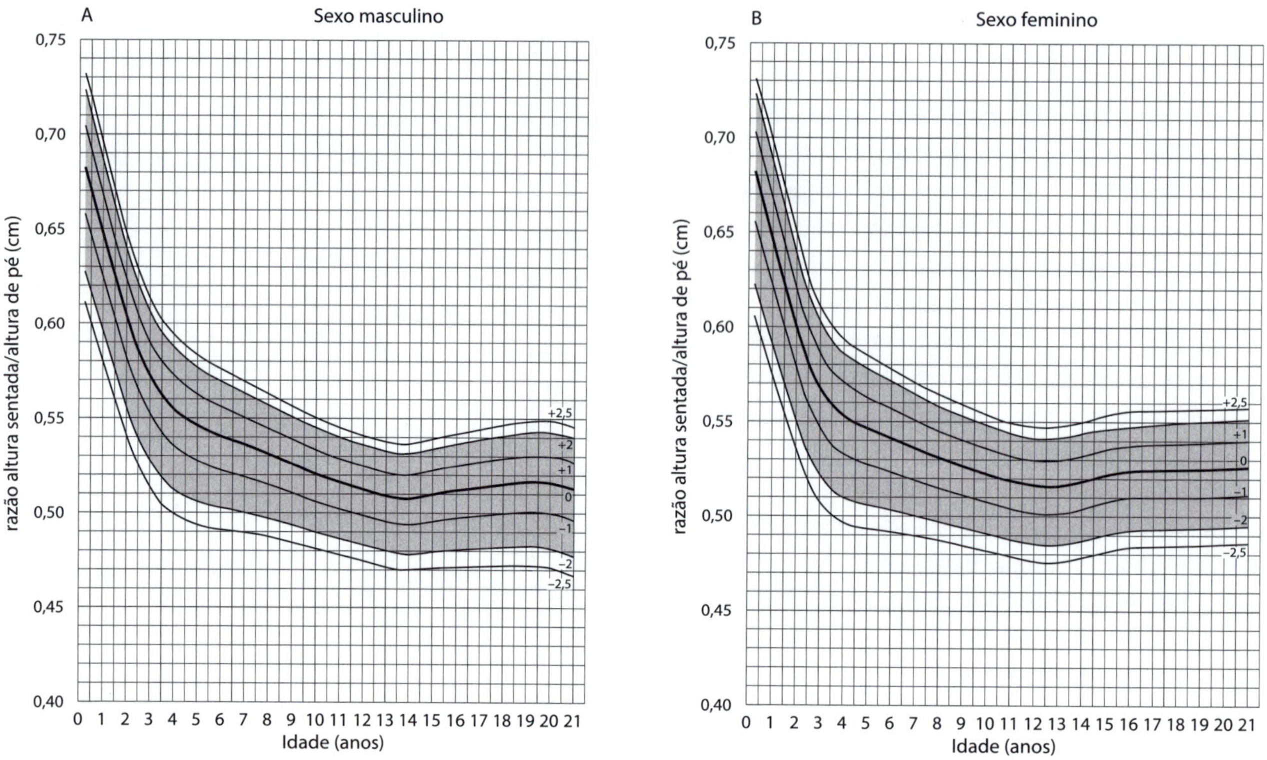

FIGURA 1 **Gráficos da razão altura sentada/altura de pé, entre 0 e 21 anos, para os sexos masculino e feminino.**
Fonte: adaptada de Fredriks et al., 2005.

QUADRO 5 **Envergadura menos altura e envergadura dividida por altura em meninos e meninas entre 2 e 17 anos**

Idade (anos)	Meninos				Meninas			
	Envergadura-altura (cm)		Envergadura/altura		Envergadura-altura (cm)		Envergadura/altura	
	P50	DP	P50	DP	P50	DP	P50	DP
2	-1,23	2,46	0,9848	0,0213	-4,77	2,32	0,9468	0,0206
3	-1,40	2,57	0,9859	0,0213	-4,19	2,39	0,9547	0,0206
4	-1,45	2,62	0,9872	0,0212	-3,64	2,41	0,9620	0,0205
5	-1,37	2,73	0,9887	0,0212	-3,11	2,52	0,9687	0,0205
6	-1,19	2,84	0,9904	0,0211	-2,59	2,63	0,9748	0,0204
7	-0,94	2,95	0,9923	0,0211	-2,11	2,75	0,9803	0,0204
8	-0,63	3,06	0,9944	0,0210	-1,64	2,86	0,9852	0,0203
9	-0,28	3,16	0,9967	0,0210	-1,19	2,98	0,9985	0,0203
10	0,08	3,27	0,9992	0,0209	-0,77	3,09	0,9932	0,0202
11	0,44	3,38	1,0019	0,0209	-0,37	3,20	0,9963	0,0202
12	0,78	3,49	1,0048	0,0208	0,01	3,32	0,9988	0,0201
13	1,09	3,60	1,0079	0,0208	0,36	3,43	1,0007	0,0201
14	1,33	3,71	1,0112	0,0207	0,70	3,55	1,0020	0,0200
15	1,49	3,82	1,0142	0,0207	1,01	3,66	1,0027	0,0200
16	1,55	3,86	1,0150	0,0213	1,31	3,77	1,0028	0,0206
17	1,48	3,90	1,0155	0,0213	1,58	3,89	1,0038	0,0206

Fonte: Gerver et al., 2020.

QUADRO 6 Classificação da baixa estatura desproporcionada com membros curtos

Membros curtos	
Rizomelia	Encurtamento do segmento proximal (úmero e fêmur)
Mesomelia	Encurtamento do segmento medial (rádio, ulna, tíbia e fíbula)
Acromelia	Encurtamento do segmento distal (mãos e pés)
Micromelia	Membros globalmente curtos
Braquidactilia	Dedos curtos

- Padrão da marcha, funcionalidade (cadeira de rodas, órteses), limitação dos movimentos.
- Exames específicos:
  - Cabelo, pele e unhas: ausência da unha na síndrome unha-patela, cabelos esparsos na síndrome cartilagem-cabelo.
  - Crânio: dismorfia facial, hipoplasia da face, microcefalia, macrocefalia, bossa frontal, fontanelas amplas ou fechadas, craniossinostose, ossos wormianos.
  - Olhos: esclera azulada e acuidade visual.
  - Boca: dentinogênese imperfeita na OI, micrognatia, fenda palatina e úvula bífida na displasia espondiloepifisária congênita.
  - Orelhas: orelha em "couve-flor" na displasia diastrófica, acuidade auditiva.
  - Tórax: *pectus carinatum ou excavatum*, hipoplasia de tórax, tórax em sino, avaliação das clavículas, sopros cardíacos.
  - Coluna: escoliose, lordose, cifose, razão altura sentada:altura em pé, SS/SI.
  - Extremidades: geno varo, geno valgo, deformidade de Madelung, consolidação inadequada de fraturas, encurtamento dos membros (rizomelia, mesomelia, acromelia, micromelia), aumento ou diminuição do comprimento (envergadura, SS, razão altura sentada/altura de pé), ausência da patela (síndrome unha-patela).
  - Articulações: hipermobilidade, contraturas.
  - Abdome: hepatoesplenomegalia (mucopolissacaridose, osteopetrose).
  - Mãos, pés e dedos: braquidactilia, polidactilia, sindactilia, aracnodactilia, pés planos ou pés cavos.
- Déficit cognitivo.
- Aferir altura dos pais e irmãos, porque algumas famílias não consideram que existe baixa estatura na família.

Exames laboratoriais

A avaliação do metabolismo ósseo é indicada para afastar condições que cursem com alterações desse metabolismo. São exemplos: deficiência da fosfatase alcalina (hipofosfatasia); elevação da fosfatase alcalina (raquitismo); hipotireoidismo (alterações epifisárias); deficiência ou resistência à vitamina D (raquitismo hipocalcêmico); hipofosfatemia (raquitismo hipofosfatêmico); hipercalcemia e diminuição do PTH (condrodisplasia metafisária de Jansen). As DE com envolvimento sistêmico requerem avaliações adicionais. A solicitação dos exames deve levar em consideração a suspeita diagnóstica clínica. Usar valores de referência adequados para a idade.

Exames iniciais

- Cálcio total, cálcio iônico, fósforo: valores de referência descritos no Quadro 7.

QUADRO 7 Valores de referência do cálcio total, cálcio iônico e fósforo

Faixa etária	Cálcio total (mg/dL)	Cálcio iônico (mmol/L)	Fósforo (mg/dL)
1-11 meses	8,8-11,3	1,22-1,40	4,8-7,4
1-5 anos	9,4-10,8	1,22-1,32	4,5-6,5
6-12 anos	9,4-10,3	1,15-1,32	3,6-5,8
13-18 anos	8,8-10,2	1,12-1,30	2,3-4,5

- Magnésio.
- Fosfatase alcalina: valores de referência descritos no Quadro 8.
- Albumina: calcular o cálcio total corrigido (para cada 1 g/dL de albumina abaixo de 4, acrescentar 0,8 mg/dL ao valor do cálcio reportado pelo laboratório).
- PTH intacto.
- 25(OH)vitamina D e 1,25$(OH)_2$vitamina D.
- Hemograma.
- Ureia, creatinina.
- TGO, TGP, proteínas totais e frações.
- Sódio, cloro, potássio.

QUADRO 8 Valores de referência para a fosfatase alcalina em crianças e adolescentes

Idade	Ensaio laboratorial (U/L)									
	Abbott Architect		Beckman Coulter		Ortho Vitros		Roche Cobas		Siemens Vista	
	F	M	F	M	F	M	F	M	F	M
0-14 dias	90-273	97-273	77-237	77-237	91-256	91-256	83-248	83-248	81-249	81-249
15 dias-1 ano	134-518	134-518	116-450	116-450	131-476	131-476	122-469	122-469	122-473	122-473
1-10 anos	156-369	156-369	135-320	135-320	151-342	151-342	142-335	142-335	142-336	142-336
10-13 anos	141-460	141-460	122-400	122-400	137-424	137-424	129-417	129-417	128-420	128-420
13-15 anos	62-680	127-517	52-243	109-449	66-262	124-474	57-254	116-468	55-255	115-471
15-17 anos	54-128	89-365	46-110	77-317	59-126	91-339	50-117	82-331	49-116	81-333

- Sumário de urina.
- Razão cálcio/creatinina em amostra isolada de urina (Quadro 9). Dosar os exames, em jejum, na 2ª amostra de urina (desprezar a 1ª urina da manhã).

QUADRO 9 Valores de referência da razão cálcio/creatinina urinária, em amostra randômica de urina, de acordo com a idade

Idade	Razão cálcio:creatinina urinária (mg de cálcio/mg de creatinina)
1-12 meses	0,03-0,81
13-3 meses	0,03-0,56
24-35 meses	0,02-0,50
3-4 anos	0,02-0,41
5-6 anos	0,01-0,30
7-9 anos	0,01-0,25
10-14 anos	0,01-0,24
> 14 anos	0,01-0,24

Fonte: Matos et al., 1997.

Exames laboratoriais solicitados de acordo com a suspeita diagnóstica

- Gasometria arterial: afastar acidose tubular renal causando raquitismo.
- Mucopolissacarídeos na urina: na suspeita de mucopolissacaridose.
- Marcadores de *turnover* ósseo: P1NP (*procollagen type 1 N-terminal propeptide*), CTX (*C-terminal telopeptide*).
- Taxa máxima de reabsorção de fosfato corrigida pela taxa de filtração glomerular (TmP/GFR). Uma redução da TmP/GFR indica perda urinária aumentada de fósforo. Esse cálculo é indicado quando a TRP for inapropriadamente normal pelo aumento compensatório da reabsorção tubular renal de fósforo. Existem calculadoras *on-line* para o cálculo da TmP/GFR, como: https://gpn.de/service/tmp-gfr-calculator/.

* Equação de Kenny e Glen (1973):
- Se TRP ≤ 0,86 (86%): TmP/GFR (mg/dL) = [TRP × fósforo sérico]
- Se TRP > 0,86 (86%): TmP/GFR (mg/dL) = [(0,3 × TRP) / (1 – (0,8 × TRP) × fósforo sérico]

Exames de imagem

Os exames de imagem são imprescindíveis na avaliação diagnóstica, muitas vezes permitindo a definição da etiologia em associação com a história clínica, exame físico e exames laboratoriais.

As alterações radiológicas permitem avaliar:

- Densidade mineral óssea (osteopenia e osteoporose).
- Segmento acometido dos ossos longos (epífise, metáfise, diáfise).
- Acometimento das vértebras classificando a DE em espondilodisplasia.
- Encurtamento dos membros (rizomelia, mesomelia, acromelia e micromelia).
- Exostoses ósseas.
- Fraturas e calos ósseos.
- Ossos em excesso ou falta.
- Idade óssea.
- Tecidos moles.

Radiografias

O estudo radiológico do esqueleto, associado a história clínica e exame físico, quase sempre é capaz de dar o diagnóstico da DE. O ideal é que o laudo desses exames seja dado por um profissional experiente na avaliação dessas displasias e que as radiografias sejam de excelente qualidade, preferencialmente digitais. Além disso, devem ser obtidas idealmente antes da fusão das cartilagens de crescimento. Se isso não for possível, verificar se existem radiografias prévias realizadas no período pré-puberal.

Outro cuidado importante é minimizar o excesso de radiação ionizante, assegurando que o exame seguirá o protocolo indicado, solicitando apenas os exames necessários, e usando escudos abdominais e pélvicos para proteger as gônadas. Deve-se fornecer as imagens ou o acesso às imagens para os pacientes a fim de que não repitam exames caso mudem de acompanhamento médico.

Na avaliação radiológica, o envolvimento da clavícula é denominado cleido; o envolvimento das costelas é denominado costo; o envolvimento das vertebras é denominado espôndilo; e o envolvimento da bacia é denominado de ísquio ou púbico. O envolvimento dos ossos longos depende do segmento acometido: epífise (extremidades dos ossos), cartilagem epifisária ou placa de crescimento (presente apenas nas crianças), metáfise (região entre a epífise e a diáfise) e diáfise (o eixo longo do osso).

As radiografias a serem solicitadas na investigação da DE são: crânio (AP/P), coluna (AP/P), tórax, bacia, extremidades inferiores e superiores, mãos e pés (AP). Em recém-nascidos, solicitar o *babygram* (radiografia em AP e perfil da cabeça aos pés).

As DE podem ser classificadas, de acordo com o envolvimento dos ossos longos e coluna, em: epifisária (epífises pequenas, irregulares ou ausentes); metafisária (metáfises alargadas, irregulares, com esclerose ou estrias); diafisária (diáfises alargadas, escleróticas, com espessamento cortical, medula óssea estreita ou alargada); espôndilo-epifisária (envolvimento de coluna e epífise); espondilometafisária (envolvimento de coluna e metáfise); e espôndilo-epi-metafisária.

O Quadro 10 mostra o método mnemônico "A, B, C, D" para avaliar as alterações radiológicas na investigação das DE.

Tomografia computadorizada e ressonância magnética

A tomografia computadorizada (TC) e ressonância magnética (RM) podem ser solicitadas em situações específicas, como na investigação de estenose do forame magno ou da coluna vertebral na acondroplasia.

Densitometria óssea

A densitometria óssea é indicada no acompanhamento da resposta terapêutica dos bisfosfonatos na osteogênese imperfeita e em DE associadas a distúrbios da mineralização óssea.

Exames moleculares

O diagnóstico molecular é fundamental em virtude dos múltiplos fenótipos e das variações individuais de uma mesma doença. A identificação do gene responsável confirma a suspeita diagnóstica clínica, permitindo antecipar problemas e propor tratamento. Infelizmente, esses exames ainda têm alto custo e são pouco disponíveis para grande parte da população.

Os estudos moleculares para DE também são exames de interpretação complexa. Variantes patogênicas de apenas um gene podem causar mais de uma DE (p. ex., variante patogênica do *FGFR3* causando displasia tanatofórica, acondroplasia e hipocondroplasia). Variantes patogênicas em mais de um gene podem causar o mesmo fenótipo (p. ex., variante patogênica de *SLC26A2*, *COMP*, *MATN3*, *COL9A1*, *COL9A2* e *COL9A3*, causando displasia epifisária múltipla). Outras vezes, nem sempre a identificação de uma variante patogênica de um gene causará um fenótipo exuberante (p. ex., alterações do *SHOX* nem sempre causam discondrosteose de Léri-Weill, podendo se manifestar apenas com BEI). E, por fim, para algumas DE a variante patogênica ainda não foi identificada.

Se o paciente tem suspeita diagnóstica de DE causada por uma única ou predominante variante patogênica (p. ex., variante patogênica G380R do *FGFR3* da acondroplasia; ou variante R836 do *COL1A1* da hiperostose cortical da infância), o teste de Sanger permite o diagnóstico. Se o paciente tem suspeita diagnóstica de uma DE monogênica, mas não se sabe qual, o sequenciamento genético (NGS) é indicado. Ao avaliar o resultado do NGS, pode-se deparar com as seguintes situações: a variante encontrada é patogênica; a variante encontrada não foi descrita, e precisa ser validada para defini-la como a causa da DE; a variante tem significado incerto, podendo não ser patogênica ou vir a ser, se mais tarde for comprovada como tal.

QUADRO 10 **Alterações a serem observadas no estudo radiológico das displasias esqueléticas, usando o critério mnemônico "A, B, C, D"**

Alteração	Exemplo
A. Alinhamento, localização anatômica	
Encurtamento dos membros	Risomelia (úmero e fêmur), mesomelia (rádio/ulna, tíbia/fíbula), acromelia (mãos e pés), micromelia (encurtamento de todos os segmentos)
Encurtamento do tronco	Platispondilia (redução da altura do corpo vertebral), deformidades da coluna (cifose, escoliose, cifoescoliose)
Alinhamento	Geno varo ou geno valgo, campodactilia (malformação congênita, indolor, que faz com que um ou mais dedos fiquem permanentemente dobrados, ou seja, contratura em flexão da articulação interfalângica proximal)
B. *Bones* (ossos)	
Estrutura	Crânio: esclerose generalizada (displasia craniometafisária), esclerose focal (displasia frontometafisária), aparência de vidro moído (mucopolissacaridose), ossos wormianos (osteogênese imperfeita, picnodisostose), ossificação deficiente (osteogênese imperfeita, hipofosfatasia)
Estrutura	Ossos tubulares: estrias metafisárias (encondromatose múltipla), ilhas de esclerose metafisária (osteopioquilose), exostoses (síndrome tricorinofalangeana tipo 2), esclerose generalizada (osteopetrose, picnodisostose), diminuição da densidade mineral óssea (osteogênese imperfeita, hipofosfatasia)
	Bacia: estrias na crista ilíaca (encondromatose múltipla), chifres ilíacos (síndrome unha-patela)
Forma	Mãos: epífises em cone (acrodistose, pseudo-hipoparatireoidismo), em formato de tridente (acondroplasia)
	Costelas em cabide (dissomia uniparental paterna do cromossomo 14), displasia torácica asfixiante, displasia tanatofórica
	Vértebras: em forma de diamante (displasia metatrópica), em forma de pera (displasia espondiloepifisária), pedículos vertebrais alongados (mucopolissacaridose)
	Bacia em forma de tridente (acondroplasia, displasia tanatofórica)
	Osso longos: fêmur proximal em forma de cajado de pastor (displasia fibrosa)
Tamanho	Crânio: macrocefalia (acondroplasia, osteopetrose, displasia campomélica), microcefalia (síndromes de Cornélia de Lange e Rubinstein-Taybi), alongamento da sela turca (doenças de depósito)
	Coluna: platispondilia (acondroplasia, pseudoacondroplasia, displasias espondilometafisárias e espondiloepifisárias, displasia tanatofórica)
	Tórax: costelas curtas (displasia torácica asfixiante de Jeune, displasia tanatofórica)
	Bacia: sínfise púbica ampla (displasia cleidocraniana, síndrome de Larsen)
	Mãos e pés: encurtamento dos metacarpos, metatarsos e falanges (pseudo-hipoparatireoidismo), acrosteólise (síndrome de Hajdu-Cheney, hiperparatireoidismo)
Ossos em excesso ou falta	Mãos e pés: ausência de dígitos (síndromes de ectrodactilia, síndrome da trombocitopenia e ausência do rádio), polidactilia (pré-axial: ao lado do polegar ou dedo grande do pé; pós-axial: ao lado do dedo mindinho ou dedo pequeno do pé), fusão dos ossos do carpo (síndrome de Ellis-van Creveld)
	Braço: ausência do rádio (síndrome da trombocitopenia e ausência do rádio, síndrome de Holt-Oram)
Ossos em excesso ou falta	Joelho: ausência da patela (síndrome unha-patela)
	Vértebras: ausência de corpos vertebrais (acondrogênese)
	Bacia: ausência do ramo do púbis (displasia espondiloepifisária)
Tecidos moles	Endocondromas múltiplos (doença de Ollier)
	Contraturas (síndrome de Bruck)
C. Complicações	
Fraturas	Em ossos osteoporóticos (osteogênese imperfeita), em ossos osteoescleróticos (osteopetrose)
Instabilidade atlantoaxial	Acondroplasia, condrodisplasia punctata, disostose multiplex
Osteomielite	Após procedimentos cirúrgicos ortopédicos
Osteoartrite precoce	Displasias epifisárias
D. *Demise* (morte)	
Displasias incompatíveis com a vida	Displasia tanatofórica, acondroplasia homozigótica
Avançada	Displasia de Desbuquois, acrodisostose

Fonte: Offiah e Hall, 2003.

Se nenhuma variante patogênica for identificada, existem várias possibilidades:

- Não existe uma doença genética.
- O gene responsável ainda não foi identificado e por isso não está no painel.
- Existem grandes deleções ou inserções.
- Existem anormalidades cromossômicas.
- Outras possibilidades, caso em que se deve solicitar exoma, genoma ou CGH-*array*.

ABORDAGEM TERAPÊUTICA

O tratamento das DE depende da etiologia e suas respectivas manifestações (Quadro 11). Por isso, requer uma equipe multidisciplinar para abordá-la. A família deve ser orientada e esclarecida de forma empática e acolhedora, usando linguagem acessível, sobre o diagnóstico, tratamento e suas complicações. Para algumas displasias, existem diretrizes, como as publicadas para acondroplasia. Ao definir diagnóstico, recomenda-se que as famílias se filiem a associações ou grupos de apoio para indivíduos com DE.

Em relação ao tratamento da baixa estatura, algumas variantes patogênicas que participam do desenvolvimento da placa de crescimento respondem à terapia com rGH (por ex., discondrosteose de Léri-Weill) e outras só respondem a tratamento específico (p. ex., acondroplasia tratada com vosoritida, hipofosfatasia tratada com alfa-asfotase).

Acondroplasia

A vosoritida (Voxzogo®) é uma molécula análoga ao peptídeo natriurético do tipo C (CNP), porém com uma meia-vida mais longa, por ser resistente à digestão pelas endopeptidases. Em pacientes com acondroplasia, o crescimento endocondral do osso é regulado negativamente em virtude da variante patogênica ativadora ou ganho de função do *FGFR3*. A ligação da vosoritida ao receptor do peptídeo natriurético tipo B (NPRB) antagoniza a sinalização a jusante do *FGFR3*, ao inibir as vias ERK 1 e 2 (*extracelular signal-regulated kinases*) e MAPK (*mitogen-activated protein kinase*), no nível do RAF-1 (*Raf-1 proto-oncogene, serine/threonine kinase*). A inibição da via do MAPK leva a uma maior produção de matriz extracelular, que, juntamente com os condrócitos, forma um modelo para o crescimento do osso pelo processo de ossificação endocondral. A vosoritida não inibe a via do STAT1 (*signal transducer and activator of transcription 1*), a qual está sendo investigada como potencial alvo terapêutico, porque alguns pacientes com acondroplasia são resistentes ao CNP.

A vosoritida recebeu autorização da Agência Nacional de Vigilância Sanitária (Anvisa), em 2021, para uso em crianças com acondroplasia > 2 anos, cujas epífises de crescimento continuam abertas. Posteriormente, em 2023, a Anvisa autorizou o uso para crianças > 6 meses. O medicamento está disponível em frascos com 0,4 mg, 0,56 mg e 1,2 mg, que, após reconstituição com o diluente, ficam com a concentração final de 0,8 mg/1 mL,

QUADRO 11 Orientações para o tratamento das displasias esqueléticas

Diagnóstico correto	Clínico, radiológico e molecular (se possível)
Aconselhamento genético	Informar sobre risco de recorrência e opções reprodutivas
Reabilitação física	Fisioterapia, órteses e próteses
Apoio psicológico	Para o paciente e seus familiares
Tratamento farmacológico	▪ Burosumabe (Crysvita®) para raquitismo hipofosfatêmico ligado ao X ▪ Bisfosfonatos para osteogênese imperfeita ▪ Vosoritida (Voxzogo®) para acondroplasia ▪ Alfa-asfotase (Strensiq®) para hipofosfatasia ▪ Alfaelosulfase (Vimizim®) para mucopolissacaridose IVA ▪ Hormônio do crescimento para discondrosteose de Léri-Weill, picnodisostose ▪ Esteroides sexuais para osteodistrofia hereditária de Albright com resistência a gonadotrofinas
Tratamento das complicações	▪ Complicações ortopédicas: prevenir ou corrigir deformidade de extremidades, estabilizar articulações frouxas, prevenir fratura em ossos frágeis, igualar assimetria de extremidades, prótese articular para artrite grave, descomprimir, realinhar e estabilizar a coluna ▪ Complicações não ortopédicas: audição, visão, odontológicas, fonoaudiológicas, respiratórias
Terapias em estudo	▪ TransCon CNP® e infigratinibe (acondroplasia) ▪ Carbamazepina (displasia metafisária de Schmid)

0,8 mg/1 mL e 2 mg/mL, respectivamente. A posologia recomendada é de 15 mcg/kg/dose, por via subcutânea (SC), 1 vez/dia, alternando os locais de injeção (Quadro 12). Os efeitos adversos mais comuns são hipotensão arterial (cansaço, fraqueza, tontura), vômitos, diarreia, artralgia, reações no local de aplicação (eritema, edema, urticária, prurido) e elevação da fosfatase alcalina. Para prevenir a hipotensão, orienta-se que o paciente esteja hidratado e que ingira pelo menos um copo de água, 30 minutos antes da injeção.

O TransCon CNP®, uma pró-droga na qual o CNP é ligado ao polietilenoglicol para prolongar sua meia-vida, está em fase de estudos clínicos em crianças com acondroplasia. Caso venha a ser aprovada, terá a vantagem de ser administrada via SC, 1 vez/semana. O infigratinibe, um inibidor seletivo do FGFR1-3, mostrou eficácia em um estudo de fase 2, publicado em 2024, com crianças de 3 a 11 anos, na dose de 0,25 mg/kg/dia, via oral (VO), por 18 meses.

Hipofosfatasia

O tratamento é efetuado pela reposição enzimática, utilizando a alfa-asfotase (Strensiq®: frascos de 18 mg/0,45 mL, 28 mg/0,7 mL, 40 mg/1 mL e 80 mg/0,8 mL), medicamento aprovado pela Anvisa em 2017. Posologia: inicia-se com a dose de 6 mg/kg/semana, administrada como 2 mg/kg/dose, SC, 3 vezes/semana; ou 1 mg/kg/dose, SC, 6 vezes/semana. Dose máxima = 9 mg/kg/semana ou 3 mg/kg/dose, 3 vezes/semana, podendo ser usada nas formas perinatal e infantil. Efeitos adversos comuns são: lipodistrofia no local da injeção, calcificações ectópicas (córnea, conjuntiva, rins), dor muscular e reações de hipersensibilidade (p. ex., febre, calafrio, tontura, edema periorbital, prurido), hipocalcemia, diminuição da vitamina B6. Pacientes em uso de alfa-asfotase podem ter alterações em exames laboratoriais que usam imunoensaio conjugados à fosfatase alcalina.

Osteogênese imperfeita

A abordagem terapêutica da osteogênese imperfeita é descrita no capítulo sobre essa condição.

Raquitismo

A abordagem terapêutica do raquitismo, incluindo o uso do burosumabe para o raquitismo hipofosfatêmico ligado ao X (XLH), é descrita no capítulo sobre essa condição.

TRANSIÇÃO DOS CUIDADOS PARA A ENDOCRINOLOGIA DE ADULTOS

A equipe de endocrinologia pediátrica deve preparar o adolescente e sua família para transição e posterior cuidado médico pela endocrinologia de adultos, por 6 a 12 meses antes de efetivar a transferência. Idealmente, as instituições deveriam desenvolver protocolos com a participação de endocrinologistas pediátricos e de adultos que atendessem às peculiaridades do serviço e otimizassem essa fase de transição.

QUADRO 12 Vosoritida: apresentação e dose diária (mL), após reconstituição de acordo com o peso (kg)

Peso (kg)	Frs. 0,4 mg, diluição 0,5 mL (concentração de 0,8 mg/1 mL)	Frs. 0,56 mg, diluição 0,7 mL (concentração de 0,8 mg/1 mL)	Frs. 1,2 mg, diluição 0,6 mL (concentração de 2 mg/1 mL)
Volume reconstituído (mL) a ser administrado por dose			
5	0,20 mL		
6-7	0,25 mL		
8-11	0,30 mL	=	=
12-16	=	0,35 mL	=
17-21	=	0,40 mL	=
22-32	=	0,50 mL	=
33-34	=	=	0,25 mL
44-59	=	=	0,30 mL
60-89	=	=	0,35 mL
≥ 90	=	=	0,40 mL

Na transição para os cuidados por endocrinologista de adultos, recomenda-se a monitoração do agravamento das morbidades esqueléticas com o passar do tempo, progressão da limitação funcional, orientação multiprofissional para o envolvimento extraesquelético (cardíaco, renal, ocular, auditivo), questões sobre fertilidade, gravidez e risco de recorrência, entre outros.

REFERÊNCIAS SELECIONADAS

1. Alanay Y, Lachman RS. A review of the principles of radiological assessment of skeletal dysplasias. J Clin Res Pediatr Endocrinol. 2011;3(4):163-78.
2. Alves C, Raskin S, Pinto Jr A, Brito AR, Azevedo AEI, Kocki C, et al. Acondroplasia: etiologia, apresentação clínica e tratamento. Diretriz da Sociedade Brasileira de Pediatria [Internet]. 25/10/2023 [citado 24 fev. 2025]. Disponível em: https://www.sbp.com.br/fileadmin/user_upload/24190e-Diretrizes_Acondroplasia_-_Etiologia__Apres-Clinica_e_tratamento.pdf.
3. Cavalcanti DP, Fano V, Mellado C, Lacarrubba-Flores MDJ, Silveira C, Silveira KC, et al. Skeletal dysplasias in Latin America. Am J Med Genet C Semin Med Genet. 2020;184(4):986-95.
4. Colares Neto GP, Alves C. Desmistifying skeletal dysplasias: a practical approach for the pediatric endocrinologist. Horm Res Paediatr. 2024.
5. Fredriks AM, van Buuren S, van Heel WJ, Dijkman-Neerincx RH, Verloove-Vanhorick SP, Wit JM. Nationwide age references for sitting height, leg length, and sitting height/height ratio, and their diagnostic value for disproportionate growth disorders. Arch Dis Child. 2005; 90(8):807-12.
6. Galetaki DM, Merchant N, Dauber A. Novel therapies for growth disorders. Eur J Pediatr. 2024;183(3):1121-8.
7. Handa A, Nishimura G, Zhan MX, Bennett DL, El-Khoury GY. A primer on skeletal dysplasias. Jpn J Radiol. 2022;40(3):245-61.
8. Handa A, Grigelioniene G, Nishimura G. Skeletal dysplasia families: a stepwise approach to diagnosis. Radiographics. 2023;43(5):e220067.
9. Heath CH, Staheli LT. Normal limits of knee angle in white children genu varum and genu valgum. J Pediatr Orthop. 1993;13(2):259-62.
10. Jazbinšek S, Koce M, Kotnik P. Novel treatment options in childhood bone diseases. Horm Res Paediatr. 2023;96:590-8.
11. Legare JM, Basel D. What the pediatric endocrinologist needs to know about skeletal dysplasia, a primer. Front Pediatr. 2023; 11:1229666.
12. Matos V, van Melle G, Boulat O, Markert M, Bachmann C, Guignard JP. Urinary phosphate/creatinine, calcium/creatinine, and magnesium/creatinine ratios in a healthy pediatric population. J Pediatr. 1997;131(2):252-7.
13. Nishimura G, Handa A, Miyazaki O, Tsujioka Y, Murotsuki J, Sawai H, et al. Prenatal diagnosis of bone dysplasias. Br J Radiol. 2023;96(1147):20221025.
14. Offiah AC, Hall CM. Radiological diagnosis of constitutional disorders of bone. As easy as A, B, C? Pediatric Radiol. 2003;33:153-61.
15. Offiah AC. Skeletal dysplasias: an overview. Endocr Dev. 2015;28:259-76.
16. Offiah AC, Hall CM. The radiologic diagnosis of skeletal dysplasias: past, present and future. Pediatr Radiol. 2020;50(12):1650-7.
17. Panda A, Gamanagatti S, Jana M, Gupta AK. Skeletal dysplasias: A radiographic approach and review of common non-lethal skeletal dysplasias. World J Radiol. 2014;6(10):808-25.
18. Saraff V, Nadar R, Shaw N. Neonatal bone disorders. Front Pediatr. 2021;9:602552.
19. Savarirayan R, Rossiter JP, Hoover-Fong JE, Irving M, Bompadre V, Goldberg MJ, et al. Skeletal Dysplasia Management Consortium. Best practice guidelines regarding prenatal evaluation and delivery of patients with skeletal dysplasia. Am J Obstet Gynecol. 2018; 219(6):545-62.
20. Savarirayan R, De Bergua JM, Arundel P, Salles JP, Saraff V, Delgado B, et al. Oral infigratinib therapy in children with achondroplasia. N Engl J Med. 2024.
21. Shopfner CE, Coin CG. Genu varus and valgus in children. Radiology. 1969;92(4):723-32.
22. Torregrosa JV, Sánchez Del Pozo J, Luiz Yanes MI, Muñoz Torres M. Correction to: Panel Discussion: Some Aspects of the Management of Patients with X-Linked Hypophosphataemic Rickets. Adv Ther. 2020;37(7):3432.
23. Turan S, Bereket A, Omar A, Berber M, Ozen A, Bekiroglu N. Upper segment/lower segment ratio and armspan-height difference in healthy Turkish children. Acta Paediatr. 2005;94(4):407-13.
24. Unger S, Ferreira CR, Mortier GR, Ali H, Bertola DR, Calder A, et al. Nosology of genetic skeletal disorders: 2023 revision. Am J Med Genet A. 2023;191(5):1164-209.

41

Doença metabólica óssea da prematuridade

INTRODUÇÃO

No Brasil, são registrados cerca de 340 mil nascimentos prematuros a cada ano. O novembro roxo é o mês da conscientização sobre a prematuridade. O Dia Mundial da Prematuridade é comemorado em 17 de novembro. Esse dia tem a ver com uma história real de prematuridade, pois foi o dia do nascimento da filha de um dos fundadores da EFCNI (Fundação Europeia para o Cuidado do Recém-nascido), dois anos depois da morte de seus irmãos trigêmeos nascidos prematuramente. No Brasil, em 2014, a ONG Prematuridade adotou esse dia para a conscientização e ações em relação ao nascimento prematuro.

Apesar dos avanços na nutrição e cuidados neonatais, a doença metabólica óssea da prematuridade (DMOP) ainda persiste como importante causa de morbidade em recém-nascidos (RN) prematuros, principalmente naqueles de muito baixo peso ou extremo baixo peso. A curto prazo, a DMOP pode causar retardo do crescimento extrauterino, raquitismo e dependência da ventilação mecânica; e em longo prazo, baixa estatura, redução do pico de massa óssea e maior susceptibilidade para osteoporose.

FISIOLOGIA DO MINERAL ÓSSEA NO FETO E RECÉM-NASCIDO

A placenta transporta ativamente cálcio, fósforo e magnésio para o feto, mesmo quando o nível sérico desses minerais estão baixos na gestante. Esses mecanismos fazem com que as concentrações de cálcio, fósforo e magnésio no feto sejam superiores as maternas. A calcemia fetal varia de 11 a 12 mg/dL (1 a 2 mg/dL maior do que a materna). Essa relativa hipercalcemia fetal é necessária para a mineralização do esqueleto.

O controle hormonal do metabolismo ósseo fetal é controlado por:

- PTH (paratormônio): o PTH materno não cruza a placenta. O PTH fetal começa a ser secretado a partir da 10ª semana gestacional, entretanto, sua secreção é inibida pela hipercalcemia fetal.
- PTHrp (proteína relacionada ao PTH) placentária: é o principal regulador do metabolismo mineral ósseo e do transporte de minerais para o feto.
- 1,25$(OH)_2$vitamina D: A conversão placentária de 25(OH)vitamina D para 1,25$(OH)_2$vitamina D é um mecanismo essencial para o transporte placentário de fósforo para o feto, uma vez que produção fetal de 1,25$(OH)_2$vitamina D é inibida pela hipercalcemia, hiperfosfatemia, diminuição do PTH e aumento do FGF-23. Após o nascimento, a vitamina D passa a desempenhar papel fundamental na homeostase do cálcio e fósforo.
- Calcitonina: a calcitonina é produzida pelos trofoblastos da placenta e pelas células C da tireoide fetal a partir da 12ª semana de idade gestacional. O nível sérico de calcitonina fetal é duas vezes superior ao materno devido a hipercalcemia fetal, contribuindo para a deposição mineral óssea.
- FGF-23 (fator de crescimento fibroblasto 23): os níveis séricos são aumentados devido a relativa hiperfosfatemia fetal.

O crescimento esquelético fetal é acentuado no último trimestre de gestação, principalmente entre a 24ª e 37ª semanas, com um pico entre 32ª e 36ª semanas.

No terceiro trimestre de gestação, o transporte materno-fetal de cálcio chega a 100 a 120 mg/kg/dia e o de fósforo a 50 a 65 mg/kg/dia. O terceiro trimestre gestacional é responsável por 80% do acréscimo de minerais para o feto, fazendo com que RN que nasçam prematuros com idade gestacional < 32 semanas, não se beneficiem desse aporte e tenham um conteúdo mineral ósseo 25 a 70% menor do que recém-nascidos a termo.

Após o nascimento, ocorre queda do cálcio sérico que atinge o menor valor em 24 a 48 horas devido à interrupção do aporte transplacentário e início da respiração com elevação do pH. Como resultado, ocorre elevação do PTH, que aumenta a reabsorção tubular renal de cálcio e a excreção urinária de fósforo, aumenta a reabsorção óssea de cálcio, e estimula a síntese de $1{,}25(OH)_2$vitamina D que aumenta a absorção intestinal de cálcio e fosfato com subsequente elevação da calcemia.

DEFINIÇÕES

- Doença metabólica óssea da prematuridade: também chamada de osteopenia da prematuridade ou raquitismo da prematuridade, é definida pela hipomineralização esquelética do lactente nascido prematuro, associada a distúrbios metabólicos ósseos, fragilidade óssea e, nos casos mais graves, raquitismo e fraturas.
- Osteopenia: doença metabólica sistêmica caracterizada por diminuição da massa óssea, porém sem comprometimento de sua microarquitetura.
- Raquitismo: doença metabólica sistêmica causada pela diminuição da mineralização óssea da placa epifisária de crescimento e do tecido osteoide. Portanto, só acomete crianças em fase de crescimento.

EPIDEMIOLOGIA

A real prevalência e incidência da DMOP é desconhecida devido à falta de critérios uniformes para sua triagem, diagnóstico e tratamento. Estima-se que ocorra em 20 a 40% dos RN de muito baixo peso (< 1.500 g), em 50% dos RN de extremo baixo peso (< 1.000 g) e em 40% dos RN com IG < 28 semanas. Nas últimas décadas tem-se observado um decréscimo da incidência de DMOP devido a melhora do cuidado dos RN prematuros, a fortificação do leite materno e o uso de fórmulas lácteas especificas para esse grupo de crianças.

FISIOPATOLOGIA

A DMOP é causada pela diminuição do conteúdo mineral ósseo do lactente nascido prematuro, em relação ao esperado para uma criança de idade gestacional semelhante, devido a insuficiente acreção esquelética pré-natal e pós-natal de cálcio e fósforo. Sua etiologia é multifatorial, sendo causada por uma combinação de fatores de risco pré-natais e pós-natais, dos quais o mais importante é a diminuição da transferência placentária de cálcio e fósforo pelo nascimento prematuro.

Os RN prematuros nascem com baixo conteúdo mineral ósseo e após o nascimento, a alimentação enteral ou parenteral não consegue manter as taxas de aquisição intrauterina de cálcio e fósforo. Isso é agravado pelo rápido crescimento pós-natal e as morbidades da prematuridade fazendo com eles desenvolvam a DMOP.

Na DMOP, ocorre deficiência de cálcio e fósforo, com a deficiência de fósforo tendo maior impacto no desenvolvimento da doença. A hipocalcemia resulta do menor aporte de cálcio e/ou deficiência da vitamina D. Isso causa um hiperparatireoidismo secundário que normaliza a calcemia dando a falsa impressão de estoques corporais adequados desse mineral se apenas o cálcio for dosado; e aumenta a excreção urinária de fósforo contribuindo para a hipofosfatemia. A hipofosfatemia neonatal também pode ser causada ou agravada pelo menor aporte de fósforo. Para corrigir a hipofosfatemia, ocorre aumento da síntese da $1{,}25(OH)_2$vitamina D que além de estimular a absorção intestinal de cálcio e fósforo; também aumenta a reabsorção tubular renal de fosforo pelas proteínas cotransportadoras de sódio e fosfato (NaP2a e NaP2c), com diminuição da síntese do FGF-23. O Quadro 1 sumariza a fisiopatologia da DMOP.

FATORES DE RISCO

Os principais fatores de risco pré-natais e pós-natais para o desenvolvimento da DMOP são descritos no Quadro 2.

MANIFESTAÇÕES CLÍNICAS

As manifestações clínicas da DMOP têm início entre a 5ª e a 12ª semana de vida, enquanto as alterações laboratoriais são detectadas a partir da 1ª a 2ª semana de vida. As manifestações clínicas variam a depender

QUADRO 1 Fisiopatologia pós-natal da doença metabólica óssea da prematuridade

↓ aporte mineral	Resposta compensatória		Resposta compensatória	Consequência
↓ Ca	↑ PTH	▪ Ossos: ↑ reabsorção de Ca e P	▪ Ca: normal ▪ P: ↓ ▪ FA: ↑	↓ a mineralização da placa de crescimento, causando a DMOP
		▪ Rins: ↑ a reabsorção de Ca, ↓ a reabsorção de P, e ↑ a síntese de 1,25(OH)$_2$vitamina D		
		▪ Intestino: ação indireta mediada pela 1,25(OH)$_2$vitamina D que ↑a absorção de Ca e P		
↓ P	↓ PTH	▪ Ossos: não causa resposta óssea	▪ Ca: normal ▪ P: ↓ ▪ FA: ↑	↓ a mineralização da placa de crescimento, causando a DMOP
		▪ Rins: ↓ a reabsorção de Ca, ↑ a reabsorção de P		
		▪ Intestino: ↑ 1,25(OH)$_2$vitamina D e a absorção de Ca e P		

Ca: cálcio; DMOP: doença metabólica óssea da prematuridade; P: fósforo; PTH: paratormônio; ↑: aumenta; ↓: diminui.

QUADRO 2 Fatores de risco para doença metabólica óssea da prematuridade

Fatores de risco pré-natais	Mecanismo causal
Insuficiência placentária (p. ex., pré-eclâmpsia, corioamnionite)	Diminuição do aporte mineral
Deficiência de vitamina D materna	Diminuição do aporte de vitamina D
Uso de sulfato de magnésio pela gestante por > 5 dias	Hipocalcemia
Polimorfismos do receptor da vitamina D	Diminuição da absorção intestinal de cálcio e fósforo e aumento da reabsorção óssea
Sexo masculino	??
Fatores de risco pós-natais	**Mecanismo causal**
Prematuridade (IG < 28 a 32 semanas)	Redução da mineralização óssea fetal
Baixo peso ao nascimento (muito baixo peso: < 1.500 g; e extremo baixo peso: < 1.000 g)	Insuficiência placentária com diminuição do aporte mineral
Imobilidade (p. ex., doenças neuromusculares, sedação)	Períodos prolongados de sedação durante ventilação mecânica levando a aumento da reabsorção e diminuição da formação óssea devido a falta de estímulo mecânico
Ingestão inadequada de cálcio e fósforo	Aleitamento materno exclusivo, fórmulas lácteas ou alimentação enteral não adequadas as necessidades minerais dos RN prematuros, atraso no início da alimentação enteral
Nutrição parenteral	Limitações da oferta devido a precipitação do produto cálcio/fósforo, uso prolongado (> 4 semanas), presença de alumínio diminuindo a formação óssea
Deficiência da vitamina D	Diminui a absorção intestinal de cálcio e fósforo e aumenta a reabsorção óssea
Doença hepatobiliar, colestase	Diminuição da síntese da 25(OH)vitamina D
Enterocolite necrotizante	Diminuição da absorção intestinal de minerais
Doença pulmonar crônica, displasia broncopulmonar, ventilação mecânica prolongada	Maior requerimento energético comprometendo a mineralização óssea e uso de medicamentos (p. ex., glicocorticoides, diuréticos de alça)
Glicocorticoides	Reduzem a absorção intestinal de cálcio, aumentam a reabsorção e diminuem a formação óssea
Diuréticos de alça	Aumentam a excreção tubular renal de cálcio (hipercalciúria)
Teofilina e metilxantinas	Diminuem a absorção e aumentam a excreção tubular renal de cálcio e a reabsorção óssea
Fenobarbital	Interferência na síntese hepática da 25(OH)vitamina D
Antiácido, aspiração gástrica, vômito	Reduzem a absorção/biodisponibilidade de cálcio
Anticoagulantes	Diminuem a formação óssea
Reposição excessiva de fosfato	Causa hiperparatireoidismo secundário, aumentando a reabsorção óssea

do grau de hipomineralização. Em casos leves, elas podem ser imperceptíveis. Em casos moderados a graves, pode ocorrer aumento do esforço respiratório devido a instabilidade da caixa torácica por fraturas de arcos costais, sinais de raquitismo (p. ex., bossa frontal, craniotabes, aumento do perímetro cefálico, fontanelas amplas, rosário raquítico, hipotonia, alargamento de punhos e tornozelos), fraturas (p. ex., dor ao manuseio, eritema, edema e deformidade no local da fratura), redução da velocidade de crescimento e sintomatologia de hipocalcemia (p. ex., irritabilidade, tetania, estridor). Algumas vezes, as fraturas são diagnosticadas ao se se solicitar uma radiografia por outra indicação.

ABORDAGEM DIAGNÓSTICA E TRIAGEM

Não existe um critério consensual para triar e diagnosticar a DMOP. O diagnóstico requer a avaliação de parâmetros laboratoriais (início mais precoce), clínicos e radiológicos (início tardio). Devido a essa limitação, recomenda-se a triagem de todos os RN com risco aumentado para desenvolver a DMOP. Por exemplo: peso nascimento < 1.500 g, IG < 28 a 32 semanas, uso de medicamentos que prejudiquem a mineralização óssea e nutrição parenteral > 4 semanas.

A triagem é realizada a partir da 2ª a 4ª semana de vida e repetida, a cada 2 semanas, até a idade gestacional corrigida de 40 semanas. A triagem pode ser iniciada mais precocemente se existirem fatores de risco como doenças (p. ex., doença hepatobiliar), ou medicamentos que interfiram com a mineralização óssea.

Uma vez que a hipofosfatemia e a hiperfosfatasemia antecedem as manifestações clínicas e radiológicas, a documentação dessas alterações laboratoriais em RN ou lactentes com risco aumentado para o desenvolvimento da DMOP contribui para o diagnóstico, podendo ser associadas a normocalcemia ou hipercalcemia, hipercalciúria e hipofosfatúria.

História clínica

- História gestacional e fatores de risco pré-natais para DMOP.
- Idade gestacional e peso ao nascimento, pois o risco de DMOP é inversamente proporcional a esses parâmetros.
- Fatores de risco pós-natais para DMOP:
  - Doenças (p. ex., displasia broncopulmonar, enterocolite necrotizante).
  - Medicamentos (p. ex., glicocorticoide, furosemida, cafeína, fenobarbital).
  - Ventilação mecânica.
  - Alimentação parenteral: há quantos dias e qual o aporte de cálcio e fósforo.
  - Alimentação enteral: leite materno (fortificado *vs.* não fortificado), fórmulas infantis (para prematuros *vs.* para crianças a termo).
- Sintomas de hipocalcemia (p. ex., irritabilidade, estridor, tetania).
- História de fraturas (idade ao diagnóstico, confirmação radiológica, ossos afetados, tempo para consolidação).
- Resultados de exames de imagem (avaliar raquitismo, fraturas, deformidades).
- Resultados de exames bioquímicos (p. ex., cálcio, fósforo, fosfatase alcalina, PTH).
- Medidas terapêuticas em uso.

Exame físico

- Sinais vitais.
- Comprimento, peso e perímetro cefálico, colocados nas curvas de Fenton ou Intergrowth.
- Uso de ventilação mecânica.
- Sinais de hipocalcemia (p. ex., irritabilidade, estridor, tetania).
- Sinais de raquitismo, fraturas ou deformidades ósseas.
- Sinais de osteogênese imperfeita (ossos Wormianos), hipofosfatasia e raquitismo hipofosfatênmico, que cursam com fratura precoce.

Exames laboratoriais

A triagem inicial consiste na solicitação dos seguintes exames: cálcio total corrigido pela albumina, fósforo, magnésio, albumina, fosfatase alcalina e creatinina séricos; e cálcio, fósforo e creatinina urinários. A hipofosfatemia é o marcador mais precoce da DMOP. As amostras de cálcio, fósforo e creatinina séricas e urinárias devem ser coletadas concomitantemente para cálculo da razão cálcio:creatinina urinários. Caso haja alteração dos exames laboratoriais na triagem inicial, solicita-se a dosagem do PTH, 25(OH)vitamina D, taxa de reabsorção tubular renal de fósforo (TRTP) e estudo radiológico. Se os exames forem normais, mas os fatores de risco pós-natal persistirem, manter monitoração laboratorial.

O Quadro 3 mostra os valores de referência da calcemia e fosfatemia. O Quadro 4 descreve o cálculo da taxa de reabsorção tubular renal do fósforo (TRTF). O Quadro 5 comenta a interpretação dos principais exames. A razão cálcio:creatinina urinária em amostra randômica de urina é calculada pela seguinte fórmula: [cálcio urinário (mg/dL) / creatinina urinária (mg/dL)]. O valor de referência para: RN a 1 ano (< 0,7), > 1 ano (< 0,3).

Exames de imagem

Radiografia

A radiografia convencional é o método de imagem mais utilizado na investigação da DMOP, apesar de suas limitações como, por exemplo: utilização de radiação ionizante e avaliação pouco precisa da desmineralização óssea devido à baixa sensibilidade, sendo necessário uma redução de > 20 a 30% da densidade mineral óssea para que a osteopenia seja diagnosticada. Isso faz com que o diagnóstico radiológico da DMPO só seja possível após a 6ª a 12ª semana de vida pós-natal. As principais alterações radiológicas da DMOP são:

- Metáfises alargadas (metáfises "em taça"), espessas, irregulares e côncavas, principalmente nos ossos longos como rádio ulna, tíbia e fêmur.
- Irregularidade (franjeamento) e perda dos limites (borda em escova) das epífises e metáfises.
- Rarefação óssea (osteopenia) generalizada.
- Fratura atual ou consolidada.
- Deformidades da caixa torácica.
- Reabsorção subperiostal e cistos ósseos se houver hiperparatireoidismo secundário.

A gravidade das alterações ósseas pode ser avaliada pelos critérios de Koo et al., 1979: grau I = rarefação óssea; grau II= rarefação óssea associada a alterações metafisárias e formações ósseas subperiostais; e grau III: fraturas ósseas espontâneas.

Densitometria óssea

A densitometria óssea (DXA) é o padrão-ouro para avaliar a densidade mineral óssea, mostrando redução do conteúdo mineral ósseo dos RN prematuros quando comparado com os nascidos a termo. Essas alterações podem se manter pelos primeiros 6 meses de vida. Limitações para sua realização na prática clínica são: falta de valores de referência padronizados para diferentes idades gestacionais, ausência de valores de corte para diagnóstico e intervenção, artefatos de movimento, baixa disponibilidade, alto custo, e não portabilidade do aparelho requerendo o transporte da criança o que nem sempre é viável em situações de instabilidade clínica. Por isso, esse exame é utilizado apenas em pesquisa, não sendo disponível ou indicado na investigação clínica da DMOP.

Ultrassonografia quantitativa

Esse é um exame de baixo custo, portátil, não invasivo e que não utiliza radiação ionizante. A ultrassonografia quantitativa (USQ) mede a velocidade de propagação do som através do osso (SOS: *speed of sound)* e o

QUADRO 3 Valores de referência do cálcio total, cálcio iônico e fósforo

Faixa etária	Cálcio total (mg/dL)	Cálcio iônico (mmol/L)	Fósforo (mg/dL)
RN a 1 mês	7,5-10,4	1,00-1,18	5,6-8,6
1 a 11 meses	8,8-11,3	1,22-1,40	4,8-7,4

QUADRO 4 Taxa de reabsorção tubular renal de fósforo (TRTP)

TRTP = 1 – [Fósforo (urina) × Creatinina (sérica) / Fósforo (sérico) × Creatinina (urina)]
Multiplicar o resultado acima por 100.

- TRTP (taxa de reabsorção tubular do fósforo) = 80-95% (RN a termo) e 78-91% (RN prematuro)
- TRTP < 80% = perda renal de fósforo
- Todos os valores laboratoriais devem ser convertidos para uma mesma unidade (p. ex., mg/dL)

QUADRO 5 Interpretação dos resultados da investigação laboratorial da doença metabólica óssea da prematuridade (DMOP)

Exame laboratorial	Comentários
Fósforo	A hipofosfatemia (< 5,5 mg/dL) é o indicador mais precoce da DMOP manifestando-se entre 7 e 14 dias de vida. Ela pode ocorrer por deficiência isolada do fósforo (menor aporte), ou pelo hiperparatireoidismo secundário. A hipofosfatemia aumenta a 1,25(OH)$_2$vitamina D que pode levar à hipercalcemia e diminuição do PTH
Cálcio	A dosagem isolada do cálcio sérico não é um bom indicador de DMOP, porque ele pode estar dentro do valor de referência mesmo quando as reservas corporais de cálcio estão diminuídas devido ao hiperparatireoidismo secundário. A hipocalcemia pode ocorrer por menor aporte ou aumento das perdas urinárias. A não reposição de cálcio pode causar hiperparatireoidismo secundário agravando a hipofosfatemia. Ao dosar o cálcio total, corrigi-lo pela albumina: Para cada diminuição de 1 g/dL da albumina, deve-se acrescentar 0,8 mg/dL ao valor do cálcio reportado pelo laboratório
Fosfatase alcalina	90% da fosfatase alcalina (FA) em recém-nascidos se origina do osso. Os níveis séricos estão fisiologicamente aumentados nas primeiras 3 semanas de vida. Deve-se suspeitar de DMOP quando a fosfatase alcalina for > 500 U/L. Fosfatase alcalina > 900 UI/L associada a fósforo < 5,6 mg/dL, tem sensibilidade e especificidade de respectivamente 70 e 100% para o diagnóstico de DMOP. Excluir causas de FA diminuída (hipotireoidismo, desnutrição, deficiência de zinco, vit. C, vit. B12 e magnésio) e FA elevada (hepatopatia, glicocorticoide, fenobarbital) que podem dificultar diagnóstico da DMOP. Se houver doença hepática, solicitar dosagem da FA específica do osso
PTH	O PTH é mais sensível do que a FA para o diagnóstico da DMOP. Os valores de referência em pré-termos parecem ser semelhantes aos de adultos (9,4 a 66 pg/mL). Níveis séricos de PTH > 100 pg/mL, levam à suspeita de DMOP. PTH aumentado na presença de hipofosfatemia indica hiperparatireoidismo secundário. PTH normal ou diminuído na vigência de hipofosfatemia sugere deficiência de fósforo. O PTH também pode estar aumentado na insuficiência renal crônica
25(OH)vitamina D	Na DMOP, a concentração sérica da 25(OH)vitamina D pode estar normal (entre 20 e 80 ng/mL), ou diminuída. Se houver deficiência da vitamina D, afastar hepatopatia, uso de medicamentos (p. ex., fenobarbital) e deficiência materna da 25(OH)vitamina D
Taxa de reabsorção tubular renal do fósforo (TRTP)	O valor de referência da TRTP em RN prematuros varia de 78 a 91%; e no RN a termo de 85 a 95%. TRTP aumentado, com PTH normal ou baixo, sugere deficiência dos estoques corporais de fósforo ou suplementação insuficiente de fósforo. Por outro lado, TRTP diminuído, com PTH elevado, sugere deficiência de cálcio

tempo de transmissão do som (BTT: *bone transmission time*). O racional da USQ é que perante um aumento da densidade e resistência ósseas, a velocidade do som aumenta e o tempo de transmissão óssea diminui. O exame é realizado habitualmente no 1/3 médio da tíbia ou no calcâneo. Esse exame não é utilizado na prática clínica pela ausência de valores de referência padronizados para diferentes faixas etárias.

DIAGNÓSTICO DIFERENCIAL

Os principais diagnósticos diferenciais da DMOP são:

- Raquitismo hipofosfatêmico por perda urinária de fosforo: embora não haja evidência radiológica de raquitismo no período neonatal, a hipofosfatemia e a elevação da fosfatase alcalina podem confundir o diagnóstico.
- Osteogênese imperfeita: fraturas precoces e ossos Wormianos sugerem OI como diagnóstico diferencial. A esclera azulada pode estar presente em prematuros não contribuindo para a distinção entre OI e DMOP.
- Doença de Paget juvenil: cursa com elevação acentuada da fosfatase alcalina e deformidades ósseas, devendo ser diferenciada a DMOP.
- Hiperparatireoidismo neonatal grave por variante patogênica inativadora ou perda de função do receptor sensível ao cálcio (CaSR): pode causar elevação do PTH, hipercalcemia e alterações radiológicas semelhantes as da DMOP.
- Exposição fetal prolongada do feto a magnésio administrado a gestante para tocólise de parto prematuro: pode causar múltiplas fraturas no feto.

PREVENÇÃO E TRATAMENTO

A prevenção e tratamento da DMOP deve ser iniciada precocemente nos recém-nascidos prematuros e com risco aumentado da doença. Ela consiste em: repor cálcio e fósforo (via enteral ou parenteral) em quantidade o mais próximo possível das taxas adquiridas na vida intrauterina, suplementar vitamina D, eliminar fatores de risco modificáveis (p. ex., diuréticos, glicocorticoides) e orientar fisioterapia.

Devido à ausência de consensos, grande parte dos médicos trata a DMOP de acordo com a opinião de especialistas e experiência pessoal. Habitualmente, os neonatologistas são os profissionais que acompanham e orientam essas crianças. Os endocrinologistas podem ser consultados, geralmente no acompanhamento após a alta.

Na avaliação médica é importante investigar as seguintes situações clínicas: (i) a genitora tem boa produção de leite e deseja manter aleitamento materno exclusivo: nesse caso, se o bebê for de risco para DMOP, o leite materno pode ser fortificado ou complementado com fórmula láctea para prematuros; (ii) a família não tem condições de comprar o fortificante de leite materno, nem pode comprar a fórmula para prematuros: nesse caso, verificar se a DMOP é hipocalcêmica ou hipofosfatêmica para decidir se a terapia inicial será com reposição de cálcio ou de fósforo; (iii) a família pode comprar a fórmula para prematuros, mas o bebê está com fatores de risco que não podem ser evitados (cardiopatia congênita, uso furosemida, baixa ingesta): nesse caso, poderá ser necessário suplementar cálcio e fósforo para ofertar a quantidade que ele deveria receber (p. ex., 100 a 130 mg/kg/dia de cálcio e 50 a 65 mg/kg/dia de fósforo).

O Quadro 6 sumariza o tratamento da DMOP em três grupos (deficiência de cálcio, deficiência de fósforo e distúrbios mistos) com base na avaliação laboratorial do PTH, 25(OH)vitamina D e TRTP. Durante o tratamento, monitorar cálcio, fosforo, magnésio, FA, PTH, TRTP e razão cálcio:creatinina urinária a cada 1 a 2 semanas. Solicitar radiografia de mãos e punhos controle quando a FA estiver normal. Quando os exames laboratoriais estiverem normais, suspender o tratamento e repetir avaliação bioquímica do metabolismo mineral ósseo após 4 semanas. Algumas vezes, o tratamento precisa ser mantido até a 40ª semana pós-concepcional.

Nutrição parenteral

As recomendações de suplementação de cálcio e fósforo para os recém-nascidos em nutrição parenteral (NPT) são descritas no Quadro 7. Lembrar que a solubilidade do cálcio e fósforo nas bolsas de nutrição parenteral são influenciadas pela temperatura, concentração de aminoácidos, glicose, lipídeos e pH da solução.

QUADRO 6 Abordagem terapêutica da doença metabólica óssea da prematuridade (DMOP)

DMOP por deficiência de cálcio, e/ou vitamina D	DMOP por deficiência de fósforo	DMOP mista
Diagnóstico laboratorial ▪ ↓ P + Ca normal ou ↓ + ↑ FA ▪ 25(OH)vitamina D normal ou ↓ ▪ ↑ PTH ▪ ↓TRTP	**Diagnóstico laboratorial** ▪ ↓ P + Ca normal + ↑ FA ▪ 25(OH)vitamina D normal ▪ PTH normal ▪ ↑TRTP	**Diagnóstico laboratorial** ▪ Semelhante ao da DMOP por deficiência de cálcio ou de fósforo, só que as alterações persistem após o tratamento isolado com Ca ou P
Tratamento inicial ▪ Repor 10-80 mg/kg/dia de cálcio elementar, VO, a cada 6 ou 12 horas, ajustando as doses de acordo com os resultados dos exames laboratoriais ▪ Apesar da hipofosfatemia, não é recomendável repor fósforo, porque isso agravaria o hiperparatireoidismo secundário ▪ Otimizar a suplementação de vitamina D (200 a 1.000 UI/dia), para manter a 25(OH) vitamina D entre 20-80 ng/mL ▪ Se PTH persistentemente elevado, considerar calcitriol	**Tratamento inicial** ▪ Repor 10-50 mg/kg/dia de fósforo elementar, VO, a cada 6 ou 12 horas, ajustando as doses de acordo com os resultados dos exames laboratoriais	**Tratamento inicial** ▪ Repor cálcio + fósforo, nas seguintes situações: (i) Pacientes com diagnóstico inicial de DMOP hipocalcêmia e que mantenham hipofosfatemia e hiperfosfatasemia apesar do tratamento com cálcio e da melhora do PTH e TRTP (ii) Pacientes com diagnóstico inicial de DMOP hipofosfatêmica e que mantenham hipofosfatemia e hiperfosfatasemia apesar do tratamento com fósforo, devido ao surgimento de hiperparatireoidismo secundário

Ca: cálcio; FA: fosfatase alcalina; P: fósforo; PTH: paratormônio; TRTP: taxa de reabsorção tubular renal do fósforo; ↑: aumentado; ↓: diminuído.

Essas limitações fazem com que a biodisponibilidade de minerais da NPT seja de apenas 60 a 70%.

Nutrição enteral

As recomendações para a suplementação de cálcio e fósforo para recém-nascidos em nutrição enteral são descritas no Quadro 7. Poucos recém-nascidos prematuros conseguem atingir a ingestão alimentar plena logo após o nascimento. Essas taxas de aporte de cálcio e fósforo podem ser obtidas com leite humano fortificado (FM85®: 1 g = 21 mg de Ca, 12 mg de P e 1 mg de Mg. Dose: 1 g diluído em 25 mL de leite materno). A fortificação do leite materno é recomendada porque o conteúdo de vitamina D do leite materno é de 25 a 50 UI/L, fornecendo apenas 1/3 da aquisição intrauterina de cálcio e fósforo. Esta alimentação é mantida até o recém-nascido atingir a idade gestacional corrigida de 40 a 52 semanas, ou quando a monitoração clínico-laboratorial for normal. As fórmulas para prematuros são descritas nos Quadros 8 e 9.

Vitamina D

A Sociedade Brasileira de Pediatria (SBP) e a American Academy of Pediatrics (AAP) recomendam iniciar

QUADRO 7 Recomendações para o aporte de cálcio e fósforo (quantidade elementar) para recém-nascidos de muito baixo peso em nutrição parenteral e enteral

Nutrição parenteral		
Indicador	**Nutrição parenteral parcial (fase inicial)**	**Nutrição parenteral total (volume de 140-150 mL/kg/dia)**
Cálcio (mg/kg/dia)	40 a 120	75 a 90
Fósforo (mg/kg/dia)	31 a 71	60 a 70
Vitamina D (UI/dia)	160 a 280	160-280
* Iniciar com uma razão Ca:PO4 de 0,81-1:1 na primeira semana, aumentando para 1-1,3:1, em seguida		
Nutrição enteral		
Indicador	**American Academy of Pediatrics**	**European Society of Pediatric Gastroenterology and Nutrition**
Cálcio (mg/kg/dia)	140 a 160	70 a 140
Fósforo (mg/kg/dia)	95 a 108	50 a 86
Vitamina D	200 a 400	400

Fonte: modificado de Faienza MF et al., 2019.

QUADRO 8 Composição nutricional de fórmulas lácteas da Nestlé, para recém-nascidos (termo e prematuros) e lactentes (por 100 mL de fórmula reconstituída)

Nutriente	**Pre-Nan**	**Pre-Nan Transition**	**Nan Supreme 1**	**Nan Supreme 2**	**Nan Pro 1**	**Nan Pro 2**	**Nan Comfor 1**
Cálcio (mg)	120	118	47	49	39	77	43
Fósforo (mg)	76	68	25	28	21	44	23
Razão Ca/P		1,7	1,9	1,75	1,85	1,75	1,86
Magnésio (mg)	7,8	8,1	6,7	6,5	6,1	7,6	8,4
Vit. D (UI)	3,6 mcg (144 UI)	3,1 mcg (124 UI)	0,89 mcg (35,6 UI)	1,0 mcg (40 UI)	1,0 mcg (40 UI)	1,4 mcg (56 UI)	1,3 mcg (52 UI)
Nutriente	**Nan Confor 2**	**Nestogeno 1**	**Nestogeno 2**	**Nan A.R.**	**Nan S.L.**	**Nan H.A.**	**Nan Soja**
Cálcio (mg)	80	51	78	42	55	46	70
Fósforo (mg)	47	28	44	23	32	26	46
Razão Ca/P	1,70	1,8	1,7	1,27	1,7	1,7	1,5
Magnésio (mg)	8,3	8,1	8,5	8,2	6,6	7,0	7,9
Vit. D (UI)	1,6 mcg (64 UI)	1,2 mcg (48 UI)	1,5 mcg (60 UI)	0,91 mcg (36,4 UI)	0,88 mcg (35,2 UI)	1,1 mcg (44 UI)	1,1 mcg (44 UI)

QUADRO 9 Composição nutricional de fórmulas lácteas da Danone, para recém-nascidos (termo e prematuros) e lactentes (por 100 mL de fórmula reconstituída)

Nutriente	Aptamil Profutura 1	Aptamil Premium 1	Aptamil Proexpert Pre-Transition	Milupa 1	Pregomin Pepti
Cálcio (mg)	69	56	90	53	50
Fósforo (mg)	34	28	47	33	38
Razão Ca/P	2,0	2,0	1	1,6	1,3
Magnésio (mg)	4,8	4,7	7,0	5,5	5,0
Vit. D (UI)	1,5 mcg (60 UI)	1,2 mcg (48 UI)	1,7 mcg (68 UI)	1,2 mcg (48 UI)	1,3 mcg (52 UI)

a suplementação de vitamina D (colecalciferol: 400 UI/dia) a partir da 1ª a 2ª semana de vida, quando a alimentação enteral estiver satisfatória, monitorando o nível sérico da 25(OH)vitamina D para mantê-la entre 20 e 80 ng/mL. Em prematuros ou RN < 1.500 g, a dose inicial é de 200 a 400 UI/dia.

O uso de calcitriol pode ser considerado em casos de hiperparatireoidismo secundário persistente, doença hepática ou renal prejudicando o metabolismo e ação da vitamina D, e intolerância ao cálcio enteral. A dose inicial do calcitriol é de 0,05 mcg/kg/dia (máximo 0,2 mcg/kg/dia), administrado, VO ou enteral, em 1 vez/dia, ou a cada 12 horas.

Cálcio

Em RN e lactentes, a suplementação de cálcio, VO, pode ser feita com gluconato de cálcio 10% (1 mL = 100 mg do sal = 9,3 mg de cálcio elementar = 0,45 mEq de cálcio), na dose inicial de 30 a 80 mg/kg/dia de cálcio elementar, VO, a cada 6 ou 12 horas. Em lactentes, outra opção seria o carbonato de cálcio que possui 40% de cálcio elementar por grama do sal (1 g do sal = 400 mg de cálcio elementar). Como a apresentação do carbonato de cálcio é em comprimidos, ele necessita ser diluído e administrado com atenção para evitarem-se erros de cálculo de dose ou diluição.

Fósforo

O Quadro 10 mostra opções de soluções orais de fósforo, a serem formuladas e prescritas na dose inicial de 20 a 50 mg/kg/dia de fósforo elementar, VO, a cada 6 ou 12 horas.

Solução de fosfato tricálcico a 12,9%

Esta solução é utilizada para o tratamento das DMOP mistas que necessitam da reposição de cálcio e fósforo. A solução de fosfato tricálcico a 12,9% (1 mL = 50 mg de Ca e 25 mg de P elementar) tem o inconveniente de precisar ser formulada em farmácias de manipulação. A dose inicial é de 20 mg/kg/dia de cálcio elementar e 10 mg/kg/dia de fósforo elementar, ajustando as doses de acordo com os resultados dos exames laboratoriais. Outra maneira de estimar a dose inicial é calcular a quantidade de cálcio e fósforo sendo ofertada pela soma da alimentação e suplementos vitamínicos, e posteriormente complementar com o fosfato tricálcico a quantidade restante para atingir a meta desejada (p. ex., 100 a 120 mg/kg/dia de cálcio e 50 a 65 mg/kg/dia de fósforo).

Na indisponibilidade do fosfato tricálcico, pode-se administrar cálcio e fósforo separadamente, mantendo o intervalo de duas horas entre a administração dos

QUADRO 10 Formulações para a suplementação de fósforo via oral

Solução de Joulie (5 mL = 150 mg de fósforo elementar)
"Fosfato sódico dibásico (136 g) + Ácido fosfórico (58,8 g) + Veículo edulcorante (qsp: 1.000 mL)"
Solução de fósforo (5 mL = 150 mg de fósforo elementar)
"Fosfato sódico dibásico (280 g) + Ácido cítrico (6 g) + Veículo edulcorante (qsp: 1.000 mL)"
Solução de fósforo (5 mL = 177 mg de fósforo elementar)
"Fosfato sódico monobásico (136 g) + Ácido fosfórico (58,8 g) + Veículo edulcorante (qsp: 1.000 mL)"
Solução de fósforo (5 mL = 75 mg de fósforo elementar)
"Fosfato de sódio monobásico (11,55 g) + Fosfato de sódio dibásico anidro (55,6 g) + Veículo edulcorante (qsp: 1.000 mL)"

medicamentos para evitar precipitação e diminuição da absorção intestinal.

Fisioterapia

A fisioterapia consiste em estimulação tátil e exercícios de extensão e flexão passiva das grandes articulações (cotovelos, punhos, quadril, joelhos e tornozelos), em sessões de 15 minutos, 1 vez/dia, 5 dias/semana, por 4 a 8 semanas, para melhorar a densidade mineral óssea pelo estímulo mecânico do osso, que ocorreria naturalmente na vida intrauterina pelo contato do feto contra as paredes do útero.

Orienta-se também a orientação aos cuidadores e colocação de avisos no berço para se ter cuidado com a manipulação das crianças com alto risco de fratura.

COMPLICAÇÕES

Pacientes inadequadamente tratados podem apresentar as seguintes complicações:

- Raquitismo.
- Baixa densidade mineral óssea ou osteoporose.
- Fraturas: principalmente dos ossos longos e costelas, geralmente entre a 6ª e 12ª semana pós-natal, cuja incidência varia de 17 a 34%.
- Retardo do crescimento.
- Dificuldade de "desmame" da ventilação mecânica e aumento do número de dias em uso de oxigenoterapia, devido à instabilidade torácica como resultado de osteomalácia e fratura de arcos costais.
- Miopia: causada pela deficiente mineralização óssea causando alteração do eixo frontal do crânio e deformidade ocular elipsoidal.

REFERÊNCIAS SELECIONADAS

1. Avila-Alvarez A, Urisarri A, et al. Metabolic bone disease of prematurity: risk factors and associated short-term outcomes. Nutrients. 2020;12(12):3786.
2. Boddu SK, Lankala R. Are we undertreating calcium deficiency in metabolic bone disease of prematurity? A case report and review. Front Pediatr. 2022;10:991488.
3. Chacham S, Pasi R, et al. Metabolic bone disease in premature neonates: An unmet challenge. J Clin Res Pediatr Endocrinol. 2020;12(4):332-9.
4. Chinoy A, Mughal MZ, Padidela R. Metabolic bone disease of prematurity-National survey of current neonatal and paediatric endocrine approaches. Acta Paediatr. 2020.
5. Czech-Kowalska J. Mineral and nutritional requirements of preterm infant. Semin Fetal Neonatal Med. 2020;25(1):101071.
6. Faienza MF, D'Amato E, et al. Metabolic bone disease of prematurity: diagnosis and management. Front Pediatr. 2019;7:143.
7. Grover M, Ashraf AP, et al. Invited mini review metabolic bone disease of prematurity: overview and practice recommendations. Horm Res Paediatr. 2025.
8. Karpen HE. Mineral homeostasis and effects on bone mineralization in the preterm neonate. Clin Perinatol. 2018;45(1):129-41.
9. Kehinde F, Marinescu A, Turchi R. Catch it before it breaks!: managing metabolic bone disease of prematurity. Curr Opin Pediatr. 2021;33(6):676-83.
10. Kellar K, Pandillapalli NR, Moreira AG. Calcium and phosphorus: all you need to know but were afraid to ask. Clin Perinatol. 2023;50(3):591-606.
11. Koo WW, Gupta JM, et al. Skeletal changes in preterm infants. Arch Dis Child.1982;57:447-52.
12. Jlassi M, Lecoq L, et al. Early Diagnosis of ongoing metabolic bone disease of prematurity with elevated serum alkaline phosphatase. Indian J Pediatr. 2023.
13. Lee B, De Beritto T. Metabolic bone disease of prematurity. Neoreviews. 2022;23(5):e311-e318.
14. Matos V, van Melle G, et al. Urinary phosphate/creatinine, calcium/creatinine, and magnesium/creatinine ratios in a healthy pediatric population. J Pediatr. 1997;131(2):252-7.
15. Perrone M, Casirati A, et al. Don't Forget the Bones: Incidence and risk factors of metabolic bone disease in a cohort of preterm infants. Int J Mol Sci. 2022;23(18):10666.
16. Pettifor JM, Thandrayen K. Metabolic bone disease of prematurity. Indian Pediatr. 2022;59(11):833-4.
17. Rayannavar A, Calabria AC. Screening for metabolic bone disease of prematurity. Semin Fetal Neonatal Med. 2020;25(1):101086.
18. Sethi A, Priyadarshi M, Agarwal R. Mineral and bone physiology in the foetus, preterm and full-term neonates. Semin Fetal Neonatal Med. 2020;25(1):101076.
19. Tan YL, Tsao PN, et al. Hypophosphatemia as an early metabolic bone disease marker in extremely low-birth-weight infants after prolonged parenteral nutrition exposure. JPEN J Parenter Enteral Nutr. 2020.
20. Yan-Mei C, et al; Nutritional Committee of Neonatology Branch of Chinese Medical Doctor Association; Neonatal Nutrition and Health Management Group, Professional Committee of Child Health, Chinese Medical Doctor Association; Editorial Committee of Chinese Journal of Contemporary Pediatrics. Expert consensus on clinical management of metabolic bone disease of prematurity (2021). Zhongguo Dang Dai Er Ke Za Zhi. 2021;23(8):761-72.

42

Distúrbio mineral ósseo da doença renal crônica

INTRODUÇÃO

Em 1934, Fuller Albright (1900-1969) publicou, na revista *JAMA*, o artigo "*Hyperparathyroidism: a common and polymorphic condition as illustrated by 17 proved cases from one clinic*", mostrando que o hiperparatireoidismo secundário era uma das complicações da doença renal crônica (DRC), contribuindo assim para o melhor entendimento de sua fisiopatologia.

A DRC é um importante problema de saúde pública, sendo associado a complicações como hipertensão, anemia, hiperpotassemia, acidose metabólica e distúrbio mineral ósseo. Em crianças, as principais causas de DRC são anomalias congênitas do rim e trato urinário, conhecidas como CAKUT (*congenital anomalies of the the kidney and urinary tract*), e as nefropatias hereditárias. As nefropatias estruturais, frequentes na população pediátrica, cursam com maior envolvimento intersticial e progressão mais lenta para estágios avançados de insuficiência renal quando comparados a adultos, nos quais o predomínio é da lesão glomerular.

O distúrbio mineral ósseo da doença renal crônica (DMO-DRC) está presente desde os estágios iniciais da DRC, aumentando o risco de fraturas ósseas, calcificações ectópicas e complicações cardiovasculares.

FISIOLOGIA DA MINERALIZAÇÃO E REMODELAÇÃO ÓSSEA

O osso é composto por minerais (50 a 70%, principalmente hidroxiapatita), matriz orgânica (20 a 40%, principalmente colágeno), água (5 a 10%) e lipídeos (< 3%). O esqueleto é composto por 80% de osso cortical (p. ex., ossos longos, colo femoral) e 20% de osso trabecular (p. ex., vértebras, crânio, bacia). Como o osso trabecular é mais ativo metabolicamente e tem maior superfície, ele é mais suscetível de sofrer fraturas que o osso cortical.

O tecido ósseo é formado por várias células: osteoblastos, osteoclastos, osteócitos e osteomorfos. Os osteoblastos participam da formação óssea ao produzirem colágeno tipo 1, utilizado na produção do osteoide, e posterior mineralização com o depósito de cristais de hidroxiapatita. Os osteoclastos são responsáveis pela reabsorção óssea, secretando metaloproteinases, lisozimas e catepsina K. Colágeno, cálcio e fósforo resultantes desse processo são endocitados pelos osteoclastos e secretados na circulação. Os osteócitos se comunicam uns com os outros por meio de processos dendríticos detectando e comunicando forças mecânicas e dano ósseo. Com isso, podem estimular ou diminuir a ação dos osteoblastos, além de produzir FGF-23 (fator de crescimento fibroblasto 23).

O remodelamento ósseo ou a substituição do osso "velho" por osso "novo" consiste na remoção, pelos osteoclastos, do osso já existente, seguida pela ação dos osteoblastos em sintetizar e mineralizar o osteoide para formar nova matriz óssea. Em crianças, adolescentes e adultos jovens, a formação óssea é o processo predominante, levando ao crescimento e ganho de força dos ossos. Nos idosos, predomina a reabsorção. Esse processo contínuo de formação e reabsorção óssea reflete a atividade metabólica do esqueleto. Os dois compartimentos – o trabecular, mais interno e metabolicamente ativo; e o cortical, mais externo e rico em minerais – atuam de forma combinada mantendo a saúde óssea. Caso haja um desequilíbrio da formação/reabsorção óssea, o osso cortical ficará poroso e o osso trabecular ficará mais fino, resultando em desmineralização e osteoporose.

Várias vias moleculares regulam a formação e reabsorção óssea:

- RANK, RANKL, OPG (RANK: ativador do receptor do fator nuclear kappa-B, RANKL: ligante do RANK, OPG: osteoprotegerina). O RANK é expresso na superfície dos precursores dos osteoclastos. O RANKL é secretado pelos osteoblastos e osteócitos. A ligação do RANKL ao RANK estimula a diferenciação dos precursores dos ostecoclastos, promovendo a reabsorção óssea. A OPG expressa nos osteoblastos é um receptor solúvel que se liga ao RANKL, impedindo que ele interaja com o RANK e, com isso, impede a osteoclastogênese e ativação da reabsorção óssea. Entre os reguladores dessa via, incluem-se: hormônio do crescimento, paratormônio, vitamina D, esteroides sexuais e citocinas (IL-6, TNF).
- WNT (*Wingless integration site family*): a ativação dessa via de sinalização estimula a osteogênese e o aumento da massa óssea ao inibir a apoptose dos precursores dos osteoblastos. A via de sinalização do *WNT* é composta por proteínas (Wnt1, Wnt3) que se ligam ao receptor transmembrana *frizzled* e aos receptores LRP5 e LRP6 (proteínas 5 e 6 relacionadas ao receptor LDL). A esclerostina, secretada pelos osteócitos, inibe a via WNT, ao se ligar aos LRP5 e LRP6.
- TFG-β (fator de crescimento transformador beta): o TGF-β, secretado pelos osteoclastos, promove a osteogênese ao estimular a proliferação de diferenciação de células progenitoras em osteoblastos. O TGF-β também participa da via WNT inibindo a secreção de esclerostina.

A deposição mineral óssea tem início na vida intrauterina. O conteúdo mineral ósseo aumenta 40 vezes entre o nascimento e a vida adulta. A densidade mineral óssea (DMO) da coluna lombar apresenta o maior aumento entre 11 e 13 anos nas meninas e 12 a 14 anos nos meninos, com o pico de massa óssea sendo atingido, em média, aos 19 anos nas meninas e 21 anos nos meninos. Se o indivíduo não atingir a DMO esperada durante a infância e adolescência, ele poderá desenvolver osteoporose mesmo que não tenha perda óssea acelerada na vida adulta.

DEFINIÇÕES

Distúrbio mineral ósseo da doença renal crônica

Termo recomendado desde 2006 pela KDIGO (*Kidney Disease Improving Global Outcomes*) para definir os distúrbios minerais e ósseos associados à DRC. Esses distúrbios se manifestam por uma ou mais das seguintes alterações:

- Anormalidades do metabolismo do cálcio, fósforo, paratormônio e vitamina D.
- Anormalidades na remodelação, mineralização, volume, crescimento linear e/ou resistência óssea.
- Calcificações vasculares ou em tecidos moles.

Osteodistrofia renal

Termo utilizado para definir o componente mineral-ósseo do DMO-DRC, caracterizado pelas alterações histomorfométricas ósseas.

CLASSIFICAÇÃO DA DOENÇA RENAL CRÔNICA

O Quadro 1 mostra a classificação da DRC.

QUADRO 1 Classificação da doença renal crônica de acordo com a taxa de filtração glomerular (TFG) – KDIGO, 2017

Estágio	TFG (mL/min/1,73 m²)	Descrição
1	≥ 90	Lesão renal com TFG normal ou aumentada
2	60-89	Lesão renal com TGF levemente diminuída
3	45-59	3A: lesão renal com TFG leve a moderadamente diminuída
	30-45	3B: lesão renal com TFG moderadamente diminuída
4	15-29	Lesão renal com TGF gravemente diminuída
5	< 15	Falência renal
5D	< 15 em diálise	Falência renal em terapia substitutiva

CLASSIFICAÇÃO DO DMO-DRC

O DMO-DRC pode ser classificado em quatro grupos, com base nos critérios de remodelamento ósseo, mineralização óssea e tecido osteoide. Essa classificação, conhecida como TMV (*turnover, bone mineralization, and volume*), é mostrada no Quadro 2.

A osteíte fibrosa se caracteriza por aumento da remodelação e reabsorção óssea, com mineralização normal e fibrose medular em virtude do hiperparatireoidismo secundário. A doença mista é definida pela alta taxa de remodelação óssea e defeito na mineralização óssea, incluindo componentes de osteíte fibrosa e de osteomalácia. A osteomalácia se manifesta pelo acúmulo de tecido osteoide, sendo causada por deficiência de vitamina D ou sobrecarga de alumínio (infrequente atualmente). A doença óssea adinâmica resulta da supressão do PTH (paratormônio), causando diminuição da remodelação óssea e inadequada mineralização, mas sem acúmulo de tecido osteoide como ocorre na osteomalácia. As doenças de baixa remodelação (osteomalácia e doença adinâmica) são causadas por deficiência de vitamina D, supressão excessiva do PTH, sobrecarga de cálcio, uso excessivo de calcitriol e sobrecarga de alumínio, sendo caracterizadas por PTH baixo ou inapropriadamente normal.

QUADRO 2 Classificação TMV das alterações ósseas no distúrbio mineral ósseo da doença renal crônica (DMO--DRC)

Tipo de DMO-DRC	Taxa de remodelação óssea	Mineralização óssea	Tecido osteoide
Osteíte fibrosa	↑ ou ↑↑	NL ou ↑	↑ ou ↑↑↑
Doença óssea mista	↑ ou ↑↑↑	↓ ou ↓↓	↑↑↑
Osteomalacia	↓	↓↓	↑↑↑
Doença óssea adinâmica	↓	↓	NL ou ↓

FISIOPATOLOGIA

Na DRC, à medida que a capacidade de excreção renal do fósforo diminui pela perda progressiva dos néfrons, uma cascata de eventos adaptativos é ativada, culminando no desenvolvimento do DMO-DRC. Os principais mecanismos envolvidos na fisiopatologia do DMO-DRC são: hiperfosfatemia, hipocalcemia, deficiência de 1,25$(OH)_2$vitamina D, aumento do PTH (hiperparatireoidismo secundário), aumento do FGF-23 e resistência à ação do PTH.

Nos estágios iniciais da DRC, a hiperfosfatemia causada pela diminuição da excreção renal de fósforo estimula a secreção do FGF-23, hormônio fosfatúrico produzido pelos osteócitos e osteoblastos que, após interagir com seu receptor renal e seu correceptor Klotho, forma um complexo ternário que inibe os cotransportadores tubulares de sódio-fosfato (NaP2a e NaP2c) no túbulo renal proximal, causando fosfatúria. Além disso, o FGF-23 diminui a síntese da 1,25$(OH)_2$vitamina D, ao inibir a enzima 1-alfa-hidroxilase (CYP27B1), necessária para converter a 25(OH)vitamina D em 1,25$(OH)_2$vitamina D, e estimula a enzima 24-hidroxilase (CYP27A1), convertendo a 1,25$(OH)_2$vitamina D para metabólitos inativos. Com isso, nas fases iniciais da DRC, os níveis elevados de FGF-23 conseguem manter a fosfatemia normal ao reduzir a reabsorção tubular renal de fósforo e diminuir a absorção intestinal de fósforo ao inibir a formação da 1,25$(OH)_2$vitamina D. Nas fases mais avançadas da DRC, a elevação do FGF-23 não é mais suficiente para manter a fosfatemia normal e o paciente volta a ter hiperfosfatemia.

A deficiência da 1,25$(OH)_2$vitamina D, causada pela perda progressiva dos néfrons e elevação do FGF-23, diminui a absorção intestinal de fósforo (efeito benéfico na DRC) e de cálcio (efeito deletério na DRC), causando hipocalcemia e aumento da secreção do PTH pela ativação do receptor de vitamina D (VDR). A hipocalcemia, causada pela diminuição da 1,25$(OH)_2$vitamina D e pela acidose metabólica, estimula os receptores sensíveis ao cálcio (CaSR) nas células principais das paratireoides, que aumentam a secreção do PTH, causando hiperparatireoidismo secundário na tentativa de normalizar a calcemia. A deficiência da 25(OH)vitamina D, frequente na DRC pela baixa exposição à luz solar e diminuição de sua síntese, também contribui para o hiperparatireoidismo secundário. Nas fases mais avançadas da DRC, ocorre perda progressiva dos VDR nas paratireoides, levando à resistência à vitamina D.

O hiperparatireoidismo secundário aumenta a excreção renal de fósforo, diminui a excreção renal de cálcio e estimula a reabsorção óssea de cálcio e fósforo. Nos rins, o PTH aumenta a reabsorção de cálcio no túbulo renal distal ao aumentar a expressão dos canais epiteliais de cálcio (TRPV5) e calbindina-D_{28k}. Nos ossos, aumenta a produção de RANKL e a reabsorção óssea, que, se não tratada, evoluirá para a osteodistrofia renal. O PTH também diminui a expressão da OPG nos osteoblastos fazendo com que a OPG não se ligue ao receptor RANK. Embora o PTH e FGF-23 tenham efeitos sinérgicos em relação à excreção renal de fosforo, eles têm efeitos opostos na síntese da $1,25(OH)_2$vitamina D. Enquanto o PTH estimula sua síntese, o FGF-23 a diminui. O PTH atua indiretamente no intestino, estimulando a produção de $1,25(OH)_2$vitamina D, que aumenta a absorção intestinal de cálcio e fósforo. O aumento do produto cálcio-fósforo predispõe à calcificação progressiva dos tecidos moles e vasculares. Caso o hiperparatireoidismo secundário não seja tratado, haverá uma continuada hipertrofia e hiperplasia das células da paratireoide até que ocorra um estado de produção autônoma e refratária de PTH, ou hiperparatireoidismo terciário (elevação do PTH + elevação do cálcio).

O hiperparatireoidismo aumenta a taxa de remodelação óssea, com perda do osso cortical, que se torna fino, poroso e trabeculado, com formação de osteoide imaturo aumentando a fragilidade óssea e o risco de fraturas. A progressão da DRC e da lesão óssea dela resultante diminui os receptores ósseos do PTH, causando um estado de resistência parcial a sua ação. Alguns pacientes com DRC desenvolvem lesão óssea adinâmica quando os níveis de PTH ficam baixos ou inapropriadamente normais.

O hipogonadismo, a elevação de citocinas inflamatórias (p. ex., TNF-alfa, IL-6) e as deficiências nutricionais são outros mecanismos que contribuem para o desenvolvimento do DMO-DRC.

Várias proteínas produzidas pelos osteócitos foram identificadas como participantes da fisiopatologia do DMO-DRC. Dentre elas, destacam-se: DMP1, proteína pertencente à família SIBLINGS, que atua via receptores FGFR1, diminuindo a produção do FGF-23; e esclerostina, proteína que bloqueia a via Wnt, inibindo a formação óssea. Seus níveis séricos estão elevados na fase inicial da DRC e diminuídos na fase tardia.

MANIFESTAÇÕES CLÍNICAS

Nas fases iniciais do DMO-DRC, os pacientes podem ser assintomáticos, terem redução da velocidade de crescimento, ou serem diagnosticados pelas alterações laboratoriais. As manifestações clínicas se tornam mais pronunciadas a partir do estágio 3 da DRC (TFG: 30 a 59 mL/min/1,73 m^2), sendo graves nos pacientes no estágio 5.

As alterações clínicas decorrem principalmente do hiperparatireoidismo secundário e da DRC (p. ex., acidose metabólica, uremia), causando baixa estatura, atraso puberal, dores ósseas e articulares, mialgia, fraqueza muscular, fraturas, deformidades ósseas e necrose óssea avascular. Alterações neurológicas, crises convulsivas, dor óssea ou muscular e anemia microcítica resistente podem ser causadas por excesso de alumínio. As calcificações vasculares e de tecidos moles podem causar prurido, rigidez vascular, isquemia e necrose de extremidades (calcifilaxia). Também podem ocorrer miocardiopatia, hipertrofia ventricular esquerda, infarto miocárdico e insuficiência cardíaca. Pacientes com DMO-DRC apresentam maior risco de mortalidade cardiovascular, que aumenta com o declínio da função renal. Os mecanismos responsáveis por essa morbidade são inflamação crônica, anemia e distúrbio mineral. Além das calcificações vasculares, o distúrbio mineral causa hipertrofia ventricular esquerda pela ação do FGF-23 nos cardiomiócitos.

ABORDAGEM DIAGNÓSTICA

Como o DMO-DRC é assintomático nas fases iniciais, seu diagnóstico é feito a partir das alterações laboratoriais, as quais têm início precoce e antecedem as alterações clínicas. A triagem laboratorial em crianças é iniciada a partir do estágio 2 da DRC (TFG: 60 a 89 mL/min/1,73 m^2), com dosagens do cálcio sérico total corrigido por albumina, cálcio iônico, fósforo, magnésio, albumina, fosfatase alcalina, ureia, creatinina, gasometria, 25(OH)vitamina D, $1,25(OH)_2$vitamina D, PTH, FGF-23, taxa de filtração glomerular, sumário de urina e razão cálcio-creatinina em amostra isolada de urina.

História clínica

- História gestacional e perinatal (idade gestacional, peso e comprimento ao nascer).
- Idade ao diagnóstico da DRC.

- Etiologia da DRC e sua classificação pela taxa de filtração glomerular.
- Diálise (peritoneal *vs.* hemodiálise), há quanto tempo.
- Transplante renal.
- História familiar de doença renal.
- Baixa estatura ou déficit de crescimento.
- Atraso puberal.
- Prurido.
- Dor óssea ou articular, dificuldade para deambular, alteração da marcha, fratura e deformidade esquelética.
- Insuficiência cardíaca.
- Anemia.
- Dados prévios de peso e altura para fazer o gráfico de crescimento.
- Consanguinidade parental.
- Medicamentos em uso: início e dose atual.
- Resultados de exames prévios.
- Acompanhamento com nefrologia (orientações da última consulta).

Exame físico

- Sinais vitais e pressão arterial de acordo com sexo, idade e altura.
- Altura, peso e índice de massa corpórea (IMC).
- Altura sentada: crianças com DRC tendem a ter aumento da razão altura sentada/altura de pé, indicando um crescimento desproporcionado.
- Estágio puberal de Tanner.
- Deformidades ósseas (geno varo, geno valgo, pé varo), fratura.
- Isquemia e necrose de extremidades (calcifilaxia).
- Edema de membros inferiores ou anasarca.
- Aspecto cushingoide nos pacientes emcorticoterapia crônica prolongada.

Exames laboratoriais

As principais alterações laboratoriais do DMO-DRC são hiperfosfatemia, hipocalcemia, deficiência de 25(OH)vitamina D e 1,25$(OH)_2$vitamina D, elevação do FGF-23 e do PTH.

Exames requeridos:

- Cálcio total, cálcio iônico: corrigir o cálcio sérico total pela albumina: para cada 1 g/dL de albumina abaixo de 4, acrescentar 0,8 mg/dL ao valor do cálcio total reportado pelo laboratório. Os valores de referência são descritos no Quadro 3.
- Fósforo: nos estágios 1 a 4 da DRC, recomenda-se manter o fósforo no limite inferior do valor de referência; no estágio 5, entre 4 e 6 mg/dL nas crianças entre 1 e 12 anos; e entre 3,5 e 5,5 mg/dL, entre 12 e 18 anos. Os valores de referência são descritos no Quadro 3.
- Magnésio.
- Fosfatase alcalina: se disponível, solicitar a fosfatase alcalina óssea. Os valores de referência são descritos no Quadro 4.
- Proteína total e frações: calcular o cálcio corrigido pela albumina.
- Cálculo do produto [Ca × P sérico]: mantê-lo em níveis inferiores a 65 mg^2/dL^2, em < 12 anos; e < 55 mg^2/dL^2, em > 12 anos.
- Ureia, creatinina.
- Bicarbonato: manter > 20 mEqL, em < 2 anos; e > 22 mEq/L, em > 2 anos.
- Sódio, cloro, potássio.
- Hemograma.
- Perfil lipídico.
- PTH intacto: nos estágios 2 e 3 da DRC, recomenda-se manter o PTH entre 35 e 70 pg/mL; no estágio 4, entre 70 e 110 pg/mL; e no estágio 5, entre 200 e 300 pg/mL. Embora não exista consenso sobre esses valores, sabe-se que, na DRC, valores muito elevados do PTH causam osteíte fibrosa e valores próximos ao normal causam a doença óssea adinâmica (PTH ↓ ou NL + hipercalcemia + hiperfosfatemia), pela resistência ao PTH, fazendo com que os ossos se tornem incapazes de utilizar o cálcio e fósforo séricos.

QUADRO 3 Valores de referência do cálcio total, cálcio iônico e fósforo

Faixa etária	Cálcio total (mg/dL)	Cálcio iônico (mmol/L)	Fósforo (mg/dL)
1-11 meses	8,8-11,3	1,22-1,40	4,8-7,4
1-5 anos	9,4-10,8	1,22-1,32	4,5-6,5
6-12 anos	9,4-10,3	1,15-1,32	3,6-5,8
13-18 anos	8,8-10,2	1,12-1,30	2,3-4,5

QUADRO 4 Valores de referência da fosfatase alcalina

Idade	Ensaio laboratorial (U/L)									
	Abbott Architect		Beckman Coulter		Ortho Vitros		Roche Cobas		Siemens Vista	
	F	M	F	M	F	M	F	M	F	M
0-14 dias	90-273	97-273	77-237	77-237	91-256	91-256	83-248	83-248	81-249	81-249
15 dias-1 ano	134-518	134-518	116-450	116-450	131-476	131-476	122-469	122-469	122-473	122-473
1-10 anos	156-369	156-369	135-320	135-320	151-342	151-342	142-335	142-335	142-336	142-336
10-13 anos	141-460	141-460	122-400	122-400	137-424	137-424	129-417	129-417	128-420	128-420
13-15 anos	62-680	127-517	52-243	109-449	66-262	124-474	57-254	116-468	55-255	115-471
15-17 anos	54-128	89-365	46-110	77-317	59-126	91-339	50-117	82-331	49-116	81-333

- 25(OH)vitamina D: manter entre 30 e 60 ng/mL, nos estágios 2 a 5 da DRC.
- 1,25$(OH)_2$vitamina D.
- FGF-23 intacto.
- Nível sérico de alumínio: na suspeita de intoxicação alumínica pela água da diálise.
- *Clearance* de creatinina.
- Sumário de urina.
- Razão cálcio/creatinina, em amostra randômica de urina: investigar hipercalciúria. Os valores de referência variam de acordo com a faixa etária (Quadro 5).
- Cálcio na urina de 24 horas: investigar hipercalciúria (> 4 mg/kg/dia).
- Eletrocardiograma: investigar distúrbios do cálcio. Calcular o QT corrigido (QT_c), cujos valores normais são: recém-nascido (RN) pré-termo (< 0,20), RN a termo (< 0,19) e 1 mês a 12 anos (< 0,42).
- Ecocardiograma: investigar calcificação de vasos, valvas cardíacas e miocárdio.

QUADRO 5 Valores de referência da razão cálcio/creatinina urinária, em amostra randômica de urina, de acordo com a idade

Idade	Razão cálcio/creatinina urinária (mg de cálcio/mg de creatinina)
1-12 meses	0,03-0,81
13-23 meses	0,03-0,56
24-35 meses	0,02-0,50
3-4 anos	0,02-0,41
5-6 anos	0,01-0,30
7-9 anos	0,01-0,25
10-14 anos	0,01-0,24
> 14 anos	0,01-0,24

Fonte: Matos et al., 1997.

Exames de imagem

Radiografia

Os exames radiológicos e suas respectivas alterações no DMO-DRC são:

- Ossos longos: osteopenia, osteíte fibrosa cística e fraturas.
- Mãos e punhos: reabsorção subperiostal das falanges distais e atraso da idade óssea.
- Crânio: lesões com aspecto de "sal e pimenta".
- Coluna toracolombar: fraturas por compressão, cifoescoliose, esclerose das bordas inferiores e superiores dos corpos vertebrais (lesão em sanduíche).

Ultrassonografia

Os exames ultrassonográficos e suas alterações no DMO-DRC são:

- Rins e vias urinárias: nefrolitíase e nefrocalcinose.
- Glândulas paratireoides: hiperparatireoidismo terciário.
- US quantitativa: diminuição da DMO.

Densitometria óssea

A densitometria óssea (DXA) é o padrão-ouro para avaliar osteopenia. Em crianças e adolescentes, deve-se solicitar DXA de coluna lombar (L1 a L4) e corpo inteiro (exceto cabeça). Entretanto, esse exame possui algumas limitações:

- Avalia a área e não o volume ósseo, subestimando a densidade mineral óssea em crianças com baixa estatura (comum na DRC).
- Não distingue osso cortical de osso trabecular, os quais podem ser afetados de forma diferente na DRC.

- Não avalia a microarquitetura trabecular, que é um determinante significativo da qualidade óssea.

Tomografia computadorizada quantitativa

A tomografia computadorizada quantitativa (TCQ) permite avaliar o volume e a densidade óssea do esqueleto axial e apendicular. Tem como desvantagens o alto custo, a exposição à radiação e a falta de padronização.

Tomografia computadorizada quantitativa periférica

Avalia a densidade mineral óssea, tem menor exposição à radiação, mas também apresenta limitação em relação à falta de padronização, não sendo utilizada na prática clínica.

Cintilografia com ^{99}Tc-sestamibi

Usada para investigar hiperparatireoidismo terciário.

Outros exames

- Teste de estímulo com desferroxamina (DFO): indicado para pacientes com alumínio sérico não estimulado entre 60 e 200 mcg/L, ou com sintomatologia sugestiva de intoxicação pelo alumínio. O teste é realizado pela dosagem do alumínio basal e 1 hora após a administração de 5 mg/kg de DFO. Um aumento do alumínio > 50 mcg/L no valor pós-estímulo é sugestivo de intoxicação. O teste é contraindicado se a concentração sérica de alumínio não estimulada for > 200 mcg/L, pelo risco de neurotoxicidade.
- Biópsia óssea (crista ilíaca): é o padrão-ouro para diagnosticar doença óssea, mas raramente é solicitada em crianças por seu caráter invasivo. Pode ser solicitada, excepcionalmente, nas seguintes situações: fratura atraumática, dor óssea persistente, PTH > 400 pg/mL e hipofosfatemia sem diagnóstico.

ABORDAGEM TERAPÊUTICA

O tratamento do DMO-DRC é dinâmico, levando em consideração os marcadores do metabolismo ósseo, a função renal, o controle do hiperparatireoidismo e o risco de calcificação ectópica (Quadro 6). A paratireoidectomia subtotal é indicada no hiperparatireoidismo terciário ou que não responde ao tratamento clínico. Os pilares do tratamento do DMO-DRC, além das orientações de nefrologista e nutricionista, consistem no manejo da acidose metabólica, hiperfosfatemia e hiperparatireoidismo.

QUADRO 6 Metas laboratoriais do tratamento do distúrbio mineral ósseo da doença renal crônica (DMO-DRC)

Exame laboratorial	Meta desejada
Fósforo sérico	▪ Estágios 1 a 4 da DRC: fósforo no limite inferior da normalidade ▪ Estágio 5 da DRC: fósforo de 4 a 6 mg/dL nas crianças entre 1 e 12 anos e de 3,5 a 5,5 mg/dL entre 12 e 18 anos
Cálcio sérico	▪ Dentro dos valores de referência
25(OH)vitamina D	▪ Estágios 2 a 5 da DRC: entre 30 e 60 ng/mL
PTH (não existem valores consensuais)	▪ Estágios 2 e 3 da DRC: entre 35 e 70 pg/mL ▪ Estágio 4 da DRC: entre 70 e 110 pg/mL ▪ Estágio 5 da DRC: entre 200 e 300 pg/mL
Produto cálcio--fósforo sérico	▪ < 12 anos: < 65 mg2/dL^2 ▪ > 12 anos: < 55 mg2/dL^2
Bicarbonato	▪ < 2 anos: > 20 mEq/L ▪ > 2 anos: > 22 mEq/L

Acidose metabólica

A acidose metabólica é tratada com bicarbonato de sódio a 8,4% (1 mL = 1 mEq de bicarbonato), por via oral, na dose de 2 a 3 mEq/kg/dia, objetivando manter bicarbonato (CO_2 total) > 20 mEq/L em < 2 anos; e > 22 mEq/L em > 2 anos.

Hiperfosfatemia

A hiperfosfatemia é tratada com orientação nutricional, quelantes do fósforo e/ou diálise.

Orientação nutricional

Dieta restrita em fósforo, com orientação de nutricionista, para evitar deficiência proteica e desnutrição, uma vez que o fósforo da dieta provém majoritariamente das proteínas. A absorção intestinal de fósforo é de 80 a 100% para o fosfato derivado de carnes e de 20 a 40% para fontes vegetais.

Alimentos com aditivos à base de fósforo (p. ex., embutidos, biscoitos e refrigerantes à base de cola) devem ser evitados. Recomenda-se a ingestão de alimentos com uma baixa razão fósforo/proteína (p. ex., clara de ovo, proteínas de fonte vegetal), evitando o consumo de alimentos com elevada razão fósforo/proteína (p. ex., gema de ovo, embutidos, queijos processados).

Quelantes do fósforo

Caso a hiperfosfatemia persista após as orientações nutricionais, inicia-se o uso de quelantes de fósforo que formam complexos insolúveis com o fósforo na luz intestinal, fazendo com que ele seja eliminado pelas fezes. Essa capacidade de ligação é restrita à ingestão diária de 200 a 300 mg de fósforo. Por isso, a restrição dietética de fósforo deve ser mantida. O Quadro 7 resume os critérios para uso dos quelantes de fósforo no DMO-DRC. A seguir, descrevem-se algumas características dos principais quelantes do fósforo.

Carbonato de cálcio

- Apresentação: comprimidos de 500 mg e 1.250 mg (40% de cálcio elementar).
- Consegue quelar 39 mg de fósforo para cada 1 g do carbonato de cálcio.
- Contraindicações: calcificação de tecidos moles, hipercalcemia.
- Dose para crianças: 40 a 70 mg/kg/dia de cálcio elementar, VO, 3 a 5 vezes/dia.
- Dose máxima: 2 g/dia.
- Efeitos adversos: aumento do produto cálcio:fósforo, hipercalcemia e supressão do PTH se usado em dose alta por tempo prolongado.

Sevelamer

Polímero não absorvível que age como resina de troca se ligando ao fósforo na luz intestinal aumentando sua excreção.

- Apresentação:
  - Cloridrato de sevelamer (Renagel®: comprimidos de 400 e 800 mg).
  - Carbonato de sevelamer (Renvela®: comprimido de 800 mg e sachês de 0,8, 2,6 e 3,4 g).
- Dose para adultos: o Protocolo Clínico e Diretrizes Terapêuticas (PCDT, 2022) autoriza o uso de 1.600 a 2.400 mg/dia (VO, dividido nas 3 principais refeições).
- Dose para crianças: o Quadro 7 mostra as recomendações do PCDT (2022).
- Dose máxima: 7.200 mg/dia.
- Efeitos adversos: vômito, diarreia, acidose metabólica pela troca gastrointestinal de cloro por bicarbonato.

Diálise

Nos pacientes dialíticos, a diálise peritoneal remove até 400 mg/dia de fósforo e a hemodiálise, até 800 mg/sessão.

QUADRO 7 Critérios de tratamento com quelantes do fósforo em crianças e adolescentes com distúrbio mineral ósseo da doença renal crônica (DMO-DRC)

Carbonato de cálcio	▪ DRC estágios 1 a 4, não dialítica, com fósforo sérico acima do valor normal para a faixa etária, com cálcio corrigido pela albumina dentro do valor normal para a idade, sem hipercalcemia ou calcificação vascular. ▪ DRC estágio 5, não dialítica ou em diálise, com fósforo sérico > 6 mg/dL (1 a 12 anos) e > 5,5 mg/dL (12 a 18 anos), com cálcio sérico corrigido pela albumina, dentro do valor normal para a idade, sem hipercalcemia ou calcificação vascular.
Sevelamer	▪ DRC estágios 2 a 4, não dialítica, com fósforo sérico acima dos limites normais para a idade, com cálcio sérico corrigido pela albumina normal ou acima do normal, com ou sem uso de quelantes à base de cálcio. ▪ DRC estágio 5, não dialítica, ou em diálise, com fósforo sérico > 6 mg/dL (1 a 12 anos) e > 5,5 mg/dL (12 a 18 anos), com cálcio sérico corrigido pela albumina normal ou acima do normal, com ou sem uso de quelantes à base de cálcio.

Fonte: PCDT, 2022.

Hiperparatireoidismo secundário

O hiperparatireoidismo secundário é tratado com o uso de calcitriol e/ou colecalciferol. Em adultos, podem-se usar agonistas do receptor da vitamina D (paricalcitol e doxercalciferol).

Calcitriol

- Apresentação: Rocaltrol®, Ostriol®, Sigmatriol® (cápsula gelatinosa de 0,25 mcg).
- Indicações: o PCDT de 2022 indica o uso para crianças com DRC estágios 2 a 5D, e PTH acima do valor de referência.

- Posologia: as doses para crianças e adolescentes, com DRC estágios 3 e 4, sem diálise, variam de acordo com o peso. As doses para crianças e adolescentes, com DRC estágio 5, em diálise, variam de acordo com o PTH (Quadro 8).
- Ajustes da posologia: suspender o calcitriol se o PTH for inferior ao valor de referência para o estágio da DRC, ou se houver hiperfosfatemia e/ou hipercalcemia. Após a normalização desses parâmetros, reintroduzir com metade da dose inicial. Após três meses, se a redução do PTH for menor que 30%, com calcemia e fosfatemia normais, a dose do calcitriol deve ser aumentada em 50%.

Colecalciferol

A suplementação de colecalciferol é efetuada de acordo com os níveis séricos da 25(OH)vitamina D (Quadro 9). Reduzir a dose da vitamina D se calcemia > 10,2 mg/dL ou 25(OH)vitamina D > 60 ng/mL.

Paricalcitol

- Apresentação: Zemplar® (solução injetável de 5 mcg/mL) diminui a secreção do PTH ao estimular o receptor da vitamina D. Uso *off-label* em pediatria.
- Indicações: o PCDT (2022) autoriza o uso para adultos submetidos à diálise, com PTH ≥ 300 pg/mL, com normo ou hipocalcemia.
- Dose: 0,04 a 0,1 mcg/kg, bolo lento intravenoso (IV), em dias alternados. O PCDT (2016) não inclui esse medicamento para a terapia do DMO-DRC em crianças e adolescentes.

Doxercalciferol

- Apresentação: Hectorol® (cápsulas gelatinosas de 0,5, 1 e 2,5 mcg; e ampolas de 2 mcg/1 mL e 4 mcg/2 mL). Uso *off-label* em pediatria.
- Indicações: comprimidos (adultos em estágio 3 ou 4 de DRC) e injeções (adultos em diálise). Não autorizado pelo PCDT de 2022.
- Dose para adultos:
  - Estágio 3 ou 4 de DRC: 1 mcg, VO, 1 vez/dia (máximo: 3,5 mcg/dia).
  - Em diálise: 10 mcg, VO, 3 vezes/semana (máximo: 60 mcg/semana).
  - Em diálise: 4 mcg, IV, 3 vezes/semana (máximo: 18 mcg/semana), administrada ao final da diálise.

QUADRO 8 Posologia do calcitriol para o tratamento do hiperparatireoidismo secundário no distúrbio mineral ósseo da doença renal crônica (DMO-DRC)

Estágio da DRC	Peso (kg)	Dose do calcitriol
2-4	< 10	0,05 mcg, em dias alternados
	10-20	0,1 a 0,15 mcg/dia
	> 20	0,25 mcg/dia
5	**PTH (pg/mL)**	**Dose do calcitriol**
	300-500	0,0075 mcg/kg, 3 vezes/semana (até 0,25 mcg/dose)
	500-1.000	0,015 mcg/kg, 3 vezes/semana (até 0,5 mcg/dose)
	> 1.000	0,025 mcg/kg, 3 vezes/semana (até 1 mcg/dose)

QUADRO 9 Suplementação de colecalciferol no distúrbio mineral ósseo da doença renal crônica (DMO-DRC) de acordo com o nível sérico da 25(OH)vitamina D

25(OH)vitamina D (ng/mL)	Posologia
< 20	50.000 UI, VO, 1 vez/semana, por 6 a 8 semanas; seguidas de 50.000 UI, VO, 1 vez/mês, durante 6 meses
20 e 30	50.000 UI, VO, 1 vez/mês, durante 6 meses

Fonte: PCDT, 2022.

Cloridrato de cinacalcete

- Apresentação: Mimpara® (comprimido de 30 mg): calcimimético (ativador seletivo do receptor sensível ao cálcio [CaSR]) que reduz o PTH ao ativar o CaSR.
- Indicações: o uso em crianças e adolescentes não está definido. O PCDT (2022) autoriza o uso para:
  - Adultos submetidos à diálise renal há pelo menos três meses, quando o PTH persiste > 300 pg/mL, na ausência de hipocalcemia.
  - Adultos transplantados renais com PTH ≥ 120 pg/mL.
  - Adultos transplantados renais com hipercalcemia.
- Dose em adultos: iniciar com 30 mg, VO, 1 vez/dia, após o almoço. Dose máxima: 180 mg/dia. Dosar o cálcio sérico após 1 a 2 semanas do início do tratamento ou após alteração da dose. Se ocorrer hipocalcemia (cálcio < 8,4 mg/dL), o cinacalcete deve ter a dose reduzida em 50% ou ser suspenso, principalmente se houver hipocalcemia grave ou sintomática.

Hiperparatireoidismo terciário

Quando o hiperaparatireoidismo da DRC for grave, persistente (PTH > 1.000 pg/mL) e refratário ao tratamento convencional, recomenda-se a paratireoidectomia subtotal, uma vez que o procedimento total resultará em ausência do PTH, levando à doença óssea adinâmica. Após a cirurgia, cálcio e fósforo sérico devem ser monitorados pela possibilidade de desenvolvimento da síndrome do osso faminto, cujo tratamento consiste em reposição de doses altas de vitamina D e cálcio. A suplementação de fósforo é indicada quando o fósforo sérico for < 2 mg/dL, para não agravar a hipocalcemia.

TRANSIÇÃO DOS CUIDADOS PARA A ENDOCRINOLOGIA DE ADULTOS

A equipe de endocrinologia pediátrica deve preparar o adolescente e sua família para transição e posterior cuidado médico pela endocrinologia de adultos, pelo menos 6 a 12 meses antes de efetivar a transferência. Idealmente, as instituições deveriam desenvolver protocolos com a participação de endocrinologistas pediátricos e de adultos que atendessem às peculiaridades do serviço e otimizassem essa fase de transição.

Na transição para os cuidados de endocrinologia de adultos, recomenda-se monitorar com o passar do tempo o agravamento das morbidades minerais ósseas, a morbidade cardiovascular e a progressão da limitação funcional. Além disso, deve-se fornecer orientação multiprofissional (endocrinologista, nefrologista, nutricionista), ajustes de dose e modificação para medicamentos aprovados para adultos, consideração sobre transplante renal, questões sobre fertilidade, gravidez e risco de recorrência, entre outros.

REFERÊNCIAS SELECIONADAS

1. Abdalbary M, Sobh M, Elnagar S, Elhadedy MA, Elshabrawy N, Abdelsalam M, et al. Management of osteoporosis in patients with chronic kidney disease. Osteoporos Int. 2022;33(11):2259-74.
2. Albright F, Aub JC, Bauer W. Hyperparathyroidism: A common and polymorphic condition as illustrated by 17 proved cases from one clinic. JAMA. 1934;102:1276-87.
3. Ayoob RM, Mahan JD. Pediatric CKD-MBD: existing and emerging treatment approaches. Pediatr Nephrol. 2022;37(11):2599-614.
4. Bacchetta J, Schmitt CP, Ariceta G, Bakkaloglu SA, Groothoff J, Wan M, et al. European Society for Paediatric Nephrology and the Chronic Kidney Disease-Mineral and Bone Disorders and Dialysis Working Group of the ERA-EDTA. Cinacalcet use in paediatric dialysis: a position statement from the European Society for Paediatric Nephrology and the Chronic Kidney Disease-Mineral and Bone Disorders Working Group of the ERA-EDTA. Nephrol Dial Transplant. 2020;35(1):47-64.
5. Bacchetta J, Bernardor J, Garnier C, Naud C, Ranchin B. Hyperphosphatemia and chronic kidney disease: A major daily concern both in adults and in children. Calcif Tissue Int. 2021 Jan;108(1):116-27.
6. Cannata-Andía JB, Martín-Carro B, Martín-Vírgala J, Rodríguez-Carrio J, Bande-Fernández JJ, Alonso-Montes C, et al. Chronic kidney disease-mineral and bone disorders: pathogenesis and management. Calcif Tissue Int. 2021;108(4):410-22.
7. Hanudel MR, Salusky IB. Treatment of pediatric chronic kidney disease-mineral and bone disorder. Curr Osteoporos Rep. 2017;15(3):198-206.
8. Hu L, Napoletano A, Provenzano M, Garofalo C, Bini C, Comai G, La Manna G. Mineral bone disorders in kidney disease patients: The ever-current topic. Int J Mol Sci. 2022;23(20):12223.
9. Kidney Disease: Improving Global Outcomes (KDIGO) CKD-MBD Update Work Group. KDIGO 2017 Clinical Practice Guideline Update for the Diagnosis, Evaluation, Prevention, and Treatment of Chronic Kidney Disease-Mineral and Bone Disorder (CKD-MBD). Kidney Int Suppl (2011). 2017;7(1):1-59.
10. Lalayiannis AD, Soeiro EMD, Moysés RMA, Shroff R. Chronic kidney disease mineral bone disorder in childhood and young adulthood: a 'growing' understanding. Pediatr Nephrol. 2024;39(3):723-39.
11. Matos V, van Melle G, Boulat O, Markert M, Bachmann C, Guignard JP. Urinary phosphate/creatinine, calcium/creatinine, and magnesium/creatinine ratios in a healthy pediatric population. J Pediatr. 1997;131(2):252-7.
12. McGuigan FE, Malmgren L. Bone health as a co-morbidity of chronic kidney disease. Best Pract Res Clin Rheumatol. 2022;36(3):101760.
13. Protocolo Clínico e Diretrizes Terapêuticas. Distúrbio Mineral Ósseo. Ministério da Saúde. Outubro de 2022. Disponível em: https://www.gov.br/saude/pt-br/assuntos/pcdt/arquivos/2022/portaria-conjunta-no-15-pcdt-dmo-na-drc.pdf.
14. Santos F, Díaz-Anadón L, Ordóñez FA, Haffner D. Bone disease in CKD in children. Calcif Tissue Int. 2021;108(4):423-38.
15. Sociedade Brasileira de Pediatria. Departamento Científico de Endocrinologia. Distúrbio mineral ósseo na doença renal crônica: abordagem da endocrinologia pediátrica [Internet]. 13 set. 2022 [citado 24 fev. 2025]. Disponível em: https://www.sbp.com.br/fileadmin/user_upload/23603d-DC_Disturb_mineral_osseo_dc_renal_cronica.pdf.
16. Torregrosa JV, Bover J, Rodríguez Portillo M, González Parra E, Dolores Arenas M, Caravaca F, et al. Recommendations of the Spanish Society of Nephrology for the management of mineral and bone metabolism disorders in patients with chronic kidney disease: 2021 (SEN-MM). Nefrologia (Engl Ed). 2023;43(Suppl 1):1-36.
17. Warady BA, Feldman DL, Bell LE, Bacchetta J, Denburg MR, Flynn JT, et al. Improving clinical care for children with CKD: A report from a National Kidney Foundation Scientific Workshop. Am J Kidney Dis. 2022 Nov 18:S0272-6386(22)01043-5. doi: 10.1053/j.ajkd.2022.09.017.
18. William Whitehouse R, Ahmad G, Kirwadi A, Matthew Howard J. Imaging of chronic kidney disease-mineral and bone disorder. Radiol Clin North Am. 2022;60(4):547-59.

SEÇÃO VIII

Tireoide

43

Hipotireoidismo congênito

INTRODUÇÃO

Em 1972, Jean H. Dussault (1941-2003), ao verificar que o serviço de genética do seu hospital, em Quebec, estava rastreando fenilcetonúria em sangue coletado em papel-filtro, desenvolveu um radioimunensaio para dosar o T4 em papel-filtro. Nesse mesmo ano, Dussault fez um estudo-piloto avaliando 30 mil amostras de sangue, detectando quatro casos de hipotireoidismo congênito (1:7.500). O artigo com os achados originais dessa primeira triagem populacional para hipotireoidismo congênito foi recusado pelo *New England Journal of Medicine*, por considerar os dados irrelevantes. Os dados foram então publicados, em 1973, na revista canadense *Union Médicale du Canada*. A partir de 1975, a triagem neonatal para hipotireoidismo congênito se tornou amplamente conhecida e começou a ser adotada no Canadá, nos Estados Unidos e subsequentemente em vários países.

O hipotireoidismo congênito (HC) é uma das causas mais comuns de deficiência intelectual cuja prevenção é possível. Como as manifestações clínicas são inespecíficas, é fundamental a realização universal e gratuita do teste de triagem neonatal para que o diagnóstico precoce seja estabelecido.

FISIOLOGIA DA TIREOIDE NO FETO E RECÉM-NASCIDO

A tireoide fetal é identificada na 4ª semana de idade gestacional, sendo formada na base da língua e descendendo para sua posição na face anterior do pescoço durante a gestação. A secreção do hormônio liberador de tireotrofina (TRH) tem início na 8ª semana gestacional, a secreção de tireotrofina (TSH) a partir da 12ª semana, a captação de iodo e a síntese de iodotironinas entre a 10ª e a 12ª semana, e a tireoide fetal está funcional a partir da 16ª semana de gestação. Os níveis séricos de T4 fetais se elevam a partir da 18ª semana e os de T3, após a 30ª semana. A secreção de TSH aumenta gradualmente de 2 mU/L na 12ª semana gestacional até um pico de 6 a 8 mU/L ao final da gestação, e a concentração do T4L aumenta nesse mesmo período de 0,1 ng/dL para 2 ng/dL.

Embora o eixo hipotalâmico-pituitário-tireoidiano fetal esteja funcional a partir da metade da gestação, ele só estará completamente funcional de 1 a 2 meses após o nascimento. No 1º trimestre da gestação, os hormônios tireoidianos maternos transportados via transplacentária são essenciais para o desenvolvimento fetal. Recém-nascidos (RN) com agenesia tireoidiana apresentam concentração de hormônios tireoidianos no cordão umbilical equivalente a 20 a 50% dos níveis séricos de um RN eutireóideo pela passagem transplacentária do T4 materno.

Anticorpos maternos (p. ex., TRAb – anticorpo antirreceptor de TSH, AAT – anticorpo antitireoglobulina e anti-TPO – anticorpo antitireoperoxidase) são capazes de cruzar a barreira fetoplacentária. O AAT e anti-TPO não causam disfunção tireoidiana no feto. O TRAb pode causar doença de Graves neonatal se houver predomínio da forma estimuladora do anticorpo, ou causar hipotireoidismo se houver concentração elevada da forma bloqueadora do anticorpo. Entretanto, a tireoide fetal só é capaz de responder ao TRAb a partir da 20ª semana gestacional, com o pico de transferência materno-fetal do TRAb ocorrendo entre a 28ª e a 32ª semana de gestação. Como esses anticorpos têm uma meia-vida entre 2 e 4 semanas, serão eliminados da circulação do RN entre 3 e 4 meses de vida.

Medicamentos usados pela gestante, como amiodarona, metimazol e propiltiouracil, cruzam a barreira placentária e podem causar hipotireoidismo fetal. Como os antitireoidianos têm meia-vida curta (metimazol: 12 a 24 horas; propiltiouracil: 36 a 72 horas), eles são eliminados em poucos dias da circulação do neonato.

Após o nascimento, nas primeiras 24 horas, ocorre um pico dos níveis séricos de TSH (60 a 80 mU/L, nos primeiros 30 minutos após a secção do cordão), seguido de elevação do T4 total, T4 livre (16 mcg/dL e 7 ng/dL, respectivamente) e T3. Os níveis séricos de TSH retornam a níveis adequados para a idade em 3 a 5 dias, enquanto os níveis de T4L podem demorar algumas semanas para normalizar. Como o T4 materno tem uma meia-vida de 7 dias, ele persiste na circulação do neonato por 3 a 4 semanas. Por isso, RN com agenesia tireoidiana têm concentrações mensuráveis de T4 em sua circulação. Ao nascimento, os níveis séricos do rT3 são mais elevados que em um indivíduo adulto pelo predomínio da desiodação do anel interno do T4 pela enzima iodotironina-deiodinase ou iodotironinina desiodase tipo 3 (D-3). Após o nascimento, passa a haver predomínio da desiodação do anel externo do T4, fazendo com que haja maior produção de T3 e declínio da concentração de rT3. A desiodação do anel externo do T4 é catalisada por duas enzimas: a D-1, localizada na tireoide, fígado e rim; e a D-2, encontrada no cérebro, hipófise, coração, músculo esquelético e tecido adiposo marrom.

RN prematuros têm concentrações séricas mais baixas de T4 quando comparados a RN a termo, pela imaturidade do eixo hipotálamo-hipófise-tireoidiano e pela interrupção precoce da transferência materno-fetal do hormônio tireoidiano, condição conhecida como hipotiroxinemia da prematuridade.

CLASSIFICAÇÃO

O hipotireoidismo congênito pode ser classificado em:

- Hipotireoidismo congênito primário: causado por distúrbios localizados na tireoide.
- Hipotireoidismo congênito secundário: causado pela deficiência do TSH por lesões da pituitária anterior.
- Hipotireoidismo congênito terciário: causado por diminuição da secreção do TRH por lesões no hipotálamo.
- Hipotireoidismo congênito periférico: causado por distúrbios no transporte, metabolismo ou ação dos hormônios tireoidianos.

EPIDEMIOLOGIA

O HC primário (1:2.000 a 1:4.500 nascimentos) é responsável por 90 a 95% dos casos da doença. No Brasil, a incidência do HC primário varia de 1:2.595 a 1:4.795. O HC secundário e terciário, ou hipotireoidismo central (1:100.000 nos Estados Unidos), causa os demais 5 a 10% dos casos. O HC primário é mais frequente na síndrome de Down. O HC primário por ectopia tireoidiana é mais frequente no sexo feminino (2:1).

A prevalência global do HC aumentou 127% entre 1969 e 2020. Relatos dos Estados Unidos e Itália têm mostrado que a incidência em alguns estados chegou a 1:2.000 RN vivos. Possíveis explicações para esse aumento são: alta mais precoce do berçário e realização do teste do pezinho mais cedo, podendo causar falsas elevações do TSH; mais nascimentos de prematuros e de crianças filhas de mães com idade superior a 30 anos; e modificação nos pontos de corte do TSH do teste do pezinho.

FATORES DE RISCO

Os principais fatores de risco para o hipotireoidismo congênito são:

- Sexo (ectopia tireoidiana é mais frequente em meninas e na síndrome de Down).
- Idade materna: mais frequente em filhos de mulheres > 39 anos.
- Idade gestacional: mais comum em prematuros.
- Gemelaridade: mais comum em gêmeos, trigêmeos e quádruplos.
- Deficiência de iodo materna.
- Genitora com tireoidopatia autoimune atual ou pregressa.
- Uso de medicamentos pela gestante (iodo, lítio, amiodarona, drogas antitireoidianas).
- Etnia (mais frequente em norte-americanos hispânicos).

- Doença subjacente (mais comum nas síndromes de Down, Edwards e Pierre-Robin, cardiopatia congênita e defeitos do tubo neural).
- Região geográfica (1:4.000 no Brasil, 1:10.000 na França).

ETIOLOGIA

A etiologia do hipotireoidismo congênito primário é descrita no Quadro 1; central e periférico, no Quadro 2; e transitório, no Quadro 3.

HIPOTIREOIDISMO CONGÊNITO PRIMÁRIO

A maioria dos casos de HC primário é causada por disgenesia tireoidiana (85%) e disormonogênese tireoidiana (15%). A disgenesia é subdividida em agenesia, hemiagenesia, hipoplasia e ectopia. A disormonogênese é causada por variantes patogênicas de genes da cascata de produção do hormônio tireoidiano.

QUADRO 1 **Etiologia do hipotireoidismo congênito primário**

Disgenesia
▪ 95%, etiologia desconhecida ▪ 5%, por variante patogênica do *NKX2-1, NKX2-5, FOXE1, GLIS3, TUBB1, JAG1, NTN1, PAX8, CDCA8, HOXA3, HHEX, EYA1, HES1, TBX1*
Disormonogênese
▪ Variante patogênica do *SCL5A5, SCL26A4, SLC26A7, DUOX1, DUOX2, DUOXA2, TG, TPO, IYD (DEHAL1)*
Resistência ao TSH
▪ Variante patogênica do *TSHR, GNAS*
Sindrômico, causado por variante patogênica dos seguintes genes (síndromes)
▪ *NKX2-1* (síndrome cérebro-pulmão-tireoide) ▪ *SLC26A4* (síndrome de Pendred) ▪ *FOXE1* (síndrome de Bamforth-Lazarus) ▪ *GNAS* (osteodistrofia hereditária de Albright) ▪ *SLC16A2* (síndrome de Allan-Herndon-Dudley) ▪ *JAG1* (síndrome de Alagille) ▪ *TBX1* (síndrome de Di George) ▪ *KMT2D* ou *KDM6A* (síndrome de Kabuki) ▪ *SALL1* (síndrome de Townes-Brocks) ▪ *CDC42A* (síndrome de Takenouchi-Kosaki) ▪ *KAT6B* (síndrome de Ohdo) ▪ *CTNND1* (síndrome blefaroqueilodôntica) ▪ *NTN1* (artrogripose) ▪ Deleção de genes contíguos da região 7q11.23 (síndrome de Williams-Beuren) ▪ Trissomia do 21 ou expressão aumentada do *DYRK1A* (síndrome de Down)

QUADRO 2 **Etiologia do hipotireoidismo congênito central e periférico**

Hipotireoidismo congênito central
Deficiência isolada do TSH: ▪ Variante patogênica do *TSHβ, TRHR, TBL1X, IRS4*
Hipopituitarismo: ▪ Variante patogênica do *LHX3, LHX4, PROP1, POU1F1, SOX3, LEPR, IGSF1, OTX2, ROBO1*
Sindrômico causado por variante patogênica dos seguintes genes (síndromes): ▪ *HESX1* (síndrome de De Morsier) ▪ *FGFR1, FGF8* (síndrome de Kallmann) ▪ *CHD7* (síndrome CHARGE) ▪ *SOX2* (síndrome da anoftalmia/microftalmia) ▪ *NKFB2* (síndrome da imunodeficiência variável comum) ▪ *FOXA2* (síndrome DAVID) ▪ *PROKR2* (síndrome de interrupção da haste hipofisária)
Hipotireoidismo congênito periférico
Resistência periférica aos hormônios tireoidianos: ▪ Variante patogênica do receptor dos hormônios tireoidianos *THRA* e *THRB*
Anormalidade no transporte do hormônio tireoidiano: ▪ Variante patogênica do *SCL16A2*
Anormalidade no metabolismo do selênio no hormônio tireoidiano: ▪ Variante patogênica do *SECISBP2*
Hipotireoidismo consumptivo: ▪ Hemangioma (subcutâneo, fígado, parótida) ▪ Hemangioendotelioma hepático congênito ▪ Fibrossarcoma ▪ Tumor estromal gastrointestinal

QUADRO 3 **Etiologia do hipotireoidismo congênito transitório**

Primário
▪ Deficiência de iodo materna ▪ Exposição do feto ou RN a doses elevadas de iodo (p. ex., uso materno de amiodarona ou xaropes à base de iodo, amniofetografia, aplicação de tinturas de iodo no colo cervical da gestante) ▪ Transferência materno-fetal de drogas antitireoidianas (metimazol, carbimazol, propiltiouracil), interferon-alfa, amiodarona, iodo, lítio, aminoglutetimida ▪ Transferência de anticorpos maternos bloqueadores do receptor do TSH (TRAb) ▪ Hipertireotropinemia transitória ▪ Variante patogênica do *DUOX2*
Central
▪ Hipotiroxinemia transitória da prematuridade e RN criticamente enfermo ▪ Medicamentos (p. ex., dopamina, dobutamina, glicocorticoides, octreotida, lanreotida, carbegolina, bromocriptina, bexaroteno) ▪ Tratamento inadequado do hipertireoidismo materno, fazendo com que os níveis excessivos de hormônios tireoidianos maternos ao cruzarem a placenta inibam a secreção fetal de TSH

Formas permanentes

Disgenesia tireoidiana

Em regiões com ingestão adequada de iodo, 85% dos HC primários são causados por disgenesia tireoidiana (ectopia = 40 a 60%; agenesia = 35 a 40%; hipoplasia = 20%; hemiagenesia = 3%). A tireoide ectópica sublingual é a forma mais frequente de disgenesia, podendo ter ainda localização supra-hióidea ou infra-hióidea.

A disgenesia tireoidiana é mais frequente no sexo feminino (2:1), em caucasianos e na síndrome de Down. Em 95% dos casos, ocorre de forma esporádica. Em apenas 5% dos casos, pode haver um padrão familiar causado por variantes patogênicas em fatores de transcrição necessários para embriogênese tireoidiana. Como esses fatores de transcrição são expressos tanto na tireoide como em outros órgãos, é comum que os pacientes tenham formas sindrômicas de HC primário (Quadro 4).

NKX2-1

Variantes patogênicas de herança autossômica dominante, inativadoras ou perda de função do *NKX2-1* (*NK2 homeobox 1*), no passado nomeado *TTF1*, causam hipoplasia tireoidiana. Outras manifestações são: desconforto respiratório (hipoplasia pulmonar, deficiência do surfactante, doença pulmonar intersticial) e distúrbios neurológicos (hipotonia, microcefalia, ataxia, coreoatetose, retardo do neurodesenvolvimento). O envolvimento sistêmico se deve à diminuição da expressão do *NKX2-1* em vários tecidos como tireoide, sistema nervoso central e pulmões.

O fenótipo é bastante heterogêneo, abrangendo desde RN com manifestações sistêmicas graves até outros com hipotireoidismo e pouca ou nenhuma manifestação pulmonar. A síndrome cérebro-pulmão-tireoide se caracteriza por HC, doença pulmonar intersticial e hipotonia generalizada ao nascimento que evolui para coreia no final do primeiro ano de vida.

NKX2-5

Variantes patogênicas de ocorrência esporádica ou familiar, inativadoras ou perda de função do *NKX2-5* (*NK2 homeobox 5*), causam disgenesia tireoidiana. Cardiopatia congênita (p. ex., defeitos do septo) tem sido descrita.

FOXE1

Variantes patogênicas de herança autossômica recessiva, inativadoras ou perda de função do *FOXE1* (*forkhead box E1*), no passado nomeado *TTF2*, causam a síndrome de Bamforth-Lazarus, caracterizada por disgenesia ou agenesia tireoidiana, cabelos arrepiados ou espetados, atresia bilateral de coanas, fenda palatina e epiglote bífida.

PAX8

Variantes patogênicas de herança autossômica dominante, inativadoras ou perda de função do *PAX8* (*paired box 8*), causam ectopia ou hipoplasia tireoidiana, às vezes associada a hemiagenesia renal ipsilateral, rim em ferradura, com ou sem hipercalciúria. Alguns pacientes só manifestam o hipotireoidismo mais tarde.

GLIS3

Variantes patogênicas de herança autossômica recessiva, inativadoras ou perda de função do *GLIS3* (*GLIS family zinc finger 3*), causam disgenesia tireoidiana (hipoplasia, agenesia ou ectopia), diabetes melito neonatal, retardo do crescimento intrauterino, displasia renal (rins policísticos), hepatite, glaucoma congênito e infecções de repetição. Alguns pacientes podem apresentar anormalidades esqueléticas, surdez neurossensorial e insuficiência pancreática exógena. Nem todos esses sinais e sintomas estão presentes. Os mais frequentes são HC, diabetes melito neonatal e displasia renal.

TUBB1

Variantes patogênicas inativadoras ou perda de função do *TUBB1* (*tubulin beta 1 class VI*) causam disgenesia tireoidiana (ectopia, hipoplasia, hemiagenesia) e anormalidades plaquetárias (macroplaquetas e hiperagregação plaquetária).

JAG1

Variantes patogênicas de herança autossômica dominante, inativadoras ou perda de função do *JAG1* (*jagged canonical notch ligand 1*), causam disgenesia tireoidiana (hipoplasia), síndrome de Alagille (malformações cardíacas, hepáticas, oculares, esqueléticas) e dismorfia facial.

QUADRO 4 Etiologia do hipotireoidismo congênito primário sindrômico

Gene	Herança	Síndrome	Morfologia tireoidiana (por US ou cintilografia)	Manifestações extratireoidianas
FOXE1	AR	Bamforth-Lazarus	Hipoplasia ou atireose	Fenda palatina, atresia de coanas, epiglote bífida, cabelos arrepiados
NKX2-5	Desconhecida	–	Ectopia ou atireose	Defeitos cardíacos septais ou de distúrbios de condução
NKX2-1	AD	Cérebro-pulmão-tireoide	Tireoide tópica hipoplásica ou atireose	Coreoatetose, ataxia, microcefalia, hipotonia, síndrome da deficiência do surfactante pulmonar, doença pulmonar intersticial
PAX8	AD	–	Tireoide tópica hipoplásica, ectópica, atireose	Heniagenesia renal ipsilateral, malformação do aparelho urinário (rim em ferradura, anomalia ureteral), hipercalciúria
GLIS3	AR	–	Tireoide tópica hipoplásica ou ectópica	Diabetes neonatal, rins policísticos, colestase, glaucoma congênito, infecções de repetição, anormalidades esqueléticas
SCL26A4	AR	Pendred	Tireoide tópica	Surdez neurossensorial
ELN, BAZ1B	AD, esporádica	Wiliams-Beuren (deleção de genes contíguos do 7q11-23)	Hipoplasia tireoidiana	Hipercalcemia, hipercalciúria, hipertensão arterial, dismorfia facial, estenose aórtica supravalvar
SCL16A2 (MCT8)	Recessiva ligada ao X	Allan-Herndon-Dudley	Tireoide tópica	Hipotonia muscular, espasticidade, hiper-reflexia, quadriparesia, retardo mental
GNAS	Herança materna	Osteodistrofia de Albright	Tireoide tópica	Pescoço curto, face arredondada, encurtamento do 4º metacarpo, mãos pequenas, obesidade, pseudo-hipoparatireoidismo
JAG1	AD	Alagille	Hipoplasia	Cardiopatia congênita, icterícia colestática, dismorfismo facial
TBX1	AD	Di George	Hipoplasia	Imunodeficiência, hipoparatireoidismo, cardiopatia congênita
KMT2D e *KDM6A*	AD	Kabuki	Disormonogênese (?)	Fácies típica (maquiagem do teatro Kabuki), baixa estatura, alterações esqueléticas, atraso do desenvolvimento
SALL1	AD	Townes-Brocks	Disormonogênese (?)	Ânus imperfurado, malformação das orelhas, rins e polegares, cardiopatia congênita, surdez
UBR1	AR	Johanson-Blizzard	Disormonogênese	Insuficiência pancreática exógena, aplasia ou hipoplasia da asa nasal, surdez, retardo mental
NTN1	Esporádica	–	Tireoide ectópica	Artrogripose
TUBB1	AD/AR	–	Disgenesia	Macroplaquetas com hiperagregação plaquetária (macrotrombocitopenia)
CTNND1 e *CDH1*	AD	Blefaroqueilodôntica	Agenesia, hipoplasia	Malformações faciais, lábio leporino, fenda palatina, displasia ectodérmica, atresia anal, defeitos do tubo neural
CDC42A	AD	Takenouchi-Kosaki	Disgenesia	Dismorfismo facial, retardo mental, linfedema, macrotrombocitopenia
KAT6B	AD	Ohdo	Disgenesia	Blefarofimose, ptose, déficit intelectual

AD: autossômica dominante; AR: autossômica recessiva.

CDCA8

Variantes patogênicas de herança autossômica dominante ou recessiva, inativadoras ou perda de função do *CDCA8* (*Borealin*), causam disgenesia tireoidiana, com fenótipo variável de assimetria tireoidiana, agenesia e hemiagenesia.

ELN e BAZ1B

Variantes patogênicas do *ELN* (*elastin*) e *BAZ1B* (*bromodomain adjacent to zinc finger domain 1B*) causam a síndrome de Williams-Beuren (SWB), uma síndrome de deleção de genes contíguos. Na maioria dos casos, a deleção ocorre esporadicamente, porém há relatos de famílias com herança autossômica dominante. O hipotireoidismo é discreto, quase sempre subclínico, causado por hipoplasia tireoidiana. Suas principais manifestações são: baixa estatura, hipotonia, retardo mental, nariz pequeno e empinado, lábios grandes, bochechas proeminentes e queixo pequeno. Outras manifestações são: estenose aórtica supravalvar, hipertensão, hipercalcemia, hipercalciúria e hiperacusia.

Disormonogênese tireoidiana

Aproximadamente 15% dos HC primários são causados por disormonogênese (erro inato do metabolismo causado por distúrbios da síntese e secreção dos hormônios tireoidianos). As variantes patogênicas de herança autossômica recessiva envolvidas na disormonogênese incluem enzimas necessárias para: (i) transporte do iodo (*SLC5A5*); (ii) organificação do iodo (*TPO*, *DUOX2*, *DUOXA2* e *SLC26A4*); (iii) síntese de tireoglobulina (*TG*); e (iv) desidiodação da tirosina ou distúrbios da reciclagem do iodo (*DEHAL1*).

SLC5A5

O transporte de iodeto através da membrana basolateral das células foliculares da tireoide, primeiro passo para a síntese dos hormônios tireoidianos, é realizado pelo transportador NSI (*sodium-iodide symporter*). Variantes patogênicas inativadoras ou perda de função do *SLC5A5* (*solute carrier family 5 member 5*) diminuem a função do NIS, limitando a captação de iodeto pela célula tireoidiana.

O diagnóstico se baseia na presença de bócio (ausente nas formas parciais) e ausência ou diminuição da captação do radioiodo pela cintilografia (< 5%, para um valor de referência de 10 a 40%). Como a perda de função do *SCL5A5* é generalizada, a captação de iodo também é diminuída ou ausente nas glândulas salivares e células gástricas parietais ao se fazer a cintilografia. A suplementação de iodo melhora o hipotireoidismo ao aumentar a concentração de iodeto intratireoidiano por difusão. Por isso, o tratamento pode ser feito com reposição tanto de iodo como de levotiroxina.

SLC26A4

O transporte de iodeto na membrana apical é realizado pelo transportador pendrina, codificado pelo *SCL26A4* (*solute carrier family 26 member 4*). Variantes patogênicas inativadoras ou perda de função desse gene inibem o transporte de iodeto até o coloide, causando um defeito parcial na organificação do iodo. Variante patogênica do *SLC26A7*, com função similar ao *SLC26A4*, causa HC discreto.

A variante patogênica do *SLC26A4* causa a síndrome de Pendred, caracterizada por bócio (difuso ou multinodular), surdez neurossensorial e eutireoidismo ou hipotireoidismo. Aproximadamente um terço dos pacientes tem a síndrome completa, enquanto os demais têm apenas perda auditiva ou bócio, sendo eutireóideos. O teste do perclorato é positivo, uma vez que a variante patogênica limita a organificação do iodo.

A surdez é causada por anomalias da orelha interna (aumento do aqueduto vestibular, malformações da cóclea ou displasia de Mondini). Essas malformações auditivas são visualizadas na tomografia computadorizada (TC) ou ressonância magnética (RM). Pacientes com manifestações clínicas sugestivas de síndrome de Pendred, mas sem anomalias cocleares, são referidos como pseudo-Pendred, a qual pode ter etiologia autoimune (positividade para anticorpos anticocleares) ou ser causada por variantes patogênicas do *TPO*. O consumo adequado de iodo na dieta trata o hipotireoidismo em 90% dos casos.

TG

Variantes patogênicas inativadoras ou perda de função do *TG* (*thyroglobulin*) causam diminuição da síntese da tireoglobulina. A forma grave é diagnosticada ao nascimento, com bócio (às vezes volumoso) e hipotireoidismo primário. Formas leves podem causar hipotireoidismo discreto, bócio com eutireoidismo, ou terem diagnóstico tardio. Os níveis séricos da tireoglobulina são muito baixos ou não detectáveis. A cintilografia mostra tireoide tópica aumentada de volume e com acentuada captação do traçador. O teste do perclorato é normal. Defeitos mais discretos podem ter diagnóstico tardio.

TPO

Variantes patogênicas inativadoras ou perda de função do *TPO* (*thyroid peroxidase*) dificultam ou impedem a organificação do iodo (incorporação do iodo na tireoglobulina). Esta é a causa mais comum de disormonogênese tireoidiana. Pacientes com deficiência significativa da atividade enzimática da TPO apresentam formas graves de HC com bócio, por serem praticamente incapazes de produzir hormônio tireoidiano. Pacientes com variante patogênica em heterozigose manifestam formas mais leves de HC. Como o processo de organificação do iodo necessita de H_2O_2, iodeto e tireoglobulina, a redução em qualquer desses componentes poderá causar um defeito parcial na organificação do iodeto, causando HC.

O diagnóstico pode ser confirmado pela elevação da tireoglobulina e pelo teste do perclorato positivo. Nesse teste, o perclorato é administrado 1 a 2 horas após a dose do radioiodo – se o processo de organificação estiver defeituoso, haverá uma rápida eliminação do radioiodo nas 2 horas seguintes.

DUOX1, DUOX2 e DUOXA2

Variantes patogênicas inativadoras ou perda de função do *DUOX1* (*dual oxidase 1*), *DUOX2* (*dual oxidase 2*) e *DUOXA2* (*dual oxidase maturation factor 2*) causam disormonogênese por deficiência na geração do peróxido de hidrogênio, processo essencial para a organificação do iodo. Caracteriza-se por HC transitório ou permanente, às vezes subclínico, e elevação da tireoglobulina.

IYD (DEHAL1)

O *IYD* (*iodotyrosine deiodinase*), no passado nomeado *DEHAL1*, codifica a enzima responsável pela retirada do iodo da mono e di-hiodotirosina (MIT, DIT). Com isso, recicla e aumenta a disponibilidade de iodo e de tirosina que serão reutilizados na síntese de hormônios tireoidianos. Variantes patogênicas inativadoras ou perda de função do *IYD* causam HC por disormonogênese, que geralmente não se manifesta ao nascimento, e sim a partir de 1 a 2 anos de idade. O teste do perclorato é negativo e a tireoglobulina é aumentada. A cintilografia mostra captação rápida e aumentada do traçador, seguida de um declínio rápido do iodo radioativo.

Resistência ao TSH

O HC por resistência ao TSH pode ser causado por variante patogênica do *TSHR* ou do *GNAS*. A resistência ao TSH pode ser isolada ou fazer parte de resistências hormonais múltiplas, como no pseudo-hipoparatireoidismo 1A e 1C.

TSHR

Variantes patogênicas de herança autossômica recessiva ou dominante, inativadoras ou perda de função do *TSHR* (*TSH receptor*), que codifica o receptor do TSH, causam HC primário por hipoplasia tireoidiana. As manifestações clínicas variam entre indivíduos da mesma família, possivelmente por influência de fatores ambientais como aporte de iodo e epigenética. A resistência ao TSH pode ser classificada em:

- Resistência leve: variante patogênica monoalélica, autossômica dominante, inativadora ou perda de função do *TSHR*. A tireoide é normal e o paciente apresenta discreta elevação do TSH com T4L normal. Embora possa ser detectada na triagem neonatal, habitualmente o diagnóstico é feito mais tarde.
- Resistência moderada: variante patogênica bialélica, autossômica recessiva, inativadora ou perda de função do *TSHR*. A tireoide é hipoplásica, o TSH é moderadamente elevado e o T4L é normal.
- Resistência completa: variante patogênica bialélica, autossômica recessiva, inativadora ou perda de função do *TSHR*. A tireoide é hipoplásica, com elevação acentuada do TSH e diminuição do T4L, sendo habitualmente detectada na triagem neonatal. A tireoide não é visualizada na cintilografia, mas é detectada na ultrassonografia (US). O diagnóstico diferencial é feito com outras causas de disgenesia tireoidiana.

GNAS

Variantes patogênicas do *GNAS* (*GNAS complex locus*) causam resistência ao TSH e PTH (pseudo-hipoparatireoidismo), com diminuição do T4, elevação do TSH, hipocalcemia, hiperfosfatemia e características dismórficas conhecidas como osteodistrofia hereditária de Albright.

Formas transitórias

O HC primário transitório é definido como anormalidades transitórias da função tireoidiana do RN, que eventualmente retornam a sua função normal e podem ou não requerer suplementação transitória de levotiroxina. Esse problema é detectado em 5 a 10% das crianças avaliadas pelo teste do pezinho. A reposição de levotiroxina é recomendada quando o TSH persiste elevado mais de 1 a 2 semanas.

Deficiência de iodo materna

A prevalência desse distúrbio é mais comum em áreas de deficiência moderada de iodo. Os RN apresentam elevação do TSH e diminuição do T4. A excreção urinária de iodo está diminuída. Como o hipotireoidismo pode durar até 2 meses, esses pacientes são tratados com levotiroxina ou reposição de iodo.

Exposição do feto ou recém-nascido a doses elevadas de iodo

O hipotireoidismo é causado pelo efeito inibitório do iodo sobre a síntese de hormônio tireoidiano, ou efeito Wolff-Chaikoff. As principais causas de exposição a quantidades excessivas de iodo são: uso materno de amiodarona ou xaropes à base de iodo, amniofetografia e aplicação de tinturas de iodo no colo cervical da gestante.

Transferência materno-fetal de anticorpos bloqueadores do TSH

Deve-se suspeitar dessa condição em RN filhos de mães com doença tireoidiana autoimune atual ou pregressa. O hipotireoidismo pode durar alguns meses até que ocorra a eliminação completa da imunoglobulina materna da circulação do RN. Como o anticorpo transferido pela genitora bloqueia os receptores de TSH do feto/neonato, os pacientes não apresentam bócio. A tireoide não é visualizada na cintilografia, o que pode levar ao diagnóstico errôneo de agenesia da tireoide, a qual é excluída pela US mostrando uma tireoide tópica.

Medicamentos usados pela gestante

Os medicamentos usados pela gestante que mais comumente podem causar HC primário transitório são: antitireoidianos, interferon-alfa, amiodarona, lítio e aminoglutetimida.

Outras causas

Outras duas causas infrequentes de HC primário transitório são variantes patogênicas heterozigóticas do *DUOX2* e variante patogênica inativadora parcial do *TSHR*.

HIPOTIREOIDISMO CONGÊNITO CENTRAL

Formas permanentes

O HC central permanente pode ser isolado, com apenas deficiência de TSH (Quadro 5), ou associado à deficiência hormonal pituitária múltipla (Quadro 6). Ele também pode ser sindrômico ou não sindrômico.

Pacientes com HC central associado a hipopituitarismo podem apresentar alterações da linha média (ausência do corpo caloso ou septo pelúcido, atrofia do nervo óptico, fenda palatina, lábio leporino, incisivo central único), micropênis e/ou criptorquidismo (deficiência de LH e FSH), hipoglicemia neonatal (deficiência de GH e/ou ACTH), icterícia neonatal prolongada (deficiência de TSH e/ou ACTH) e malformações extrapituitárias. Quando o hipopituitarismo é causado por variantes patogênicas de fatores de transcrição com

QUADRO 5 Etiologia do hipotireoidismo congênito central isolado

Gene	Herança	Condições associadas
TSHβ	AR	Diminuição do TSH por incapacidade de produzir a subunidade beta do TSH. Hiperplasia pituitária reversível com reposição de tiroxina
TRHR	AR	Inativação do receptor do TRH. TSH normal, com diminuição da prolactina. Falta de resposta do TSH e prolactina ao estímulo como TRH, retardo do crescimento, sobrepeso
TBL1X	Ligada ao X	TSH inapropriadamente normal com resposta normal ao estímulo com TRH e deficiência auditiva. Heterozigotos do sexo feminino podem ter T4 livre no valor inferior da normalidade
IRS4	Ligada ao X	TSH inapropriadamente normal e que não responde ao estímulo com TRH. Heterozigotos do sexo feminino podem ter T4 livre no valor inferior da normalidade

AR: autossômica recessiva.

QUADRO 6 Etiologia do hipotireoidismo congênito central associado a hipopituitarismo

Gene	Herança	Condições associadas
IGSF1	Ligada ao X	TSH inapropriadamente normal e que não responde ao estímulo com TRH, deficiência de GH e PRL na infância, síndrome metabólica, adrenarca tardia e macrorquidismo. Homens podem ter elevação do GH e características acromegaloides
PROP1	AR	Causa mais comum de hipopituitarismo congênito (↓ GH, LH, FSH, prolactina, ↓ tardia do ACTH), pituitária normal, aumentada ou diminuída de volume. Com o tempo ocorre uma completa involução da glândula, dando um aspecto de sela vazia. Não apresenta malformações extrapituitárias
POU1F1	AD/AR	Hipopituitarismo (↓ GH, TSH e prolactina), hipoplasia da adeno-hipófise com neuro-hipófise e haste hipofisária normais. Fronte proeminente, hipoplasia de face e base nasal achatada. Não apresenta malformações extrapituitárias
HESX1	AD/AR	Hipopituitarismo (↓ GH, TSH, ACTH e mais raramente ↓ LH e FSH), displasia septo-óptica, disgenesia do corpo caloso e septo pelúcido (síndrome de De Morsier)
SOX3	Ligada ao X	Hipoplasia da adeno-hipófise, neuro-hipófise ectópica, persistência do canal craniofaríngeo, dificuldade de aprendizado
SOX2	AD	Síndrome da anoftalmia/microftalmia: hipopituitarismo (↓ TSH, GH), hipoplasia hipofisária, anoftalmia ou microftalmia, atresia de esôfago ou fístula traqueoesofágica, criptorquidismo micropênis, dificuldade de aprendizado
LHX3	AR	Hipopituitarismo (↓ GH, TSH, LH, FSH e prolactina. ↓ ACTH foi relatada em alguns casos), hipófise aumentada ou diminuída de volume, coluna cervical curta e rígida com limitação do movimento, déficit auditivo neurossensorial
LHX4	AD/AR	Hipopituitarismo (↓ GH, TSH, LH, FSH e ACTH), hipoplasia da adeno-hipófise, neuro-hipófise ectópica ou em posição normal, persistência do canal craniofaríngeo, síndrome de Arnold-Chiari, hipoplasia do corpo caloso
OTX2	AD	Hipopituitarismo (↓ GH, PRL, TSH, LH, FSH e ACTH), hipoplasia de adeno-hipófise, ectopia de neuro-hipófise, defeitos oculares (microftalmia, distrofia de retina, coloboma)
LEPR	AR	Hipopituitarismo (↓ TSH, ACTH), hiperfagia, obesidade, hipogonadismo hipogonadotrófico
PROKR2	AD/AR	Hipopituitarismo, displasia septo-óptica, interrupção da haste hipofisária
NFKB2	AD	Síndrome DAVID (*deficient anterior pituitary with variable immune deficiency*): hipopituitarismo (↓ TSH, ACTH, ADH e GH), pan-hipogamaglobulinemia, disfunção das células *natural killer*
CHD7	AD	Síndrome CHARGE (*coloboma, heart anomaly, choanal atresia, retardation, genital and ear anomalies*), hipopituitarismo, neuro-hipófise ectópica
FGFR1	AD	Síndrome de Kallmann, hipopituitarismo, displasia septo-óptica, neuro-hipófise ectópica
FGF8	AR	Síndrome de Kalmann, hipopituitarismo, holoprosencefalia, agenesia do corpo caloso
FOXA2	AD	Anomalias congênitas de órgãos de origem endodérmica, hiperinsulinismo
ROBO1		Hipopituitarismo (↓ TSH, GH, LH e FSH), surdez neurossensorial, estrabismo, dismorfia facial (micrognatia, sobrancelhas arqueadas)
PCSK1	AR	Hipogonadismo hipogonadotrófico, deficiência de ACTH, hiperfagia, obesidade
RNPC3	AR	Deficiência do hormônio do crescimento, atraso puberal, catarata congênita, atraso do desenvolvimento

AD: autossômica dominante; AR: autossômica recessiva.

atuação precoce no desenvolvimento hipofisário, é comum a ocorrência de malformações extra-hipofisárias, o que não ocorre nas variantes patogênicas do *PROP1* e *POU1F1*.

Embora classicamente o HC central curse com TSH baixo ou inapropriadamente normal, alguns casos apresentam elevação discreta do TSH por alteração da glicosilação e diminuição da bioatividade.

Formas transitórias

Hipotiroxinemia transitória da prematuridade

A hipotiroxinemia transitória da prematuridade é causada pela imaturidade do eixo hipotalâmico-pituitário-tireoidiano, sendo caracterizada por diminuição do T4 e TSH inapropriadamente normal. Essa condição é mais comum em RN prematuros, de baixo peso e gravemente enfermos. Diagnósticos diferenciais incluem: síndrome do eutireóideo doente, erros laboratoriais e HC central permanente isolado ou associado à múltipla deficiência pituitária. Na dúvida, solicitar dosagem de cortisol sérico, IGF-1 e IGFBP-3. A reposição de levotiroxina é questionável.

Tratamento inadequado do hipertireoidismo materno

O tratamento insuficiente da doença de Graves materna faz com que os níveis excessivos de hormônios tireoidianos maternos, ao cruzarem a placenta, inibam a secreção fetal de TSH.

Medicamentos

RN tratados com glicocorticoides, análogos da somatostatina, dopamina e dobutamina podem apresentar supressão transitória da secreção de TSH.

HIPOTIREOIDISMO CONGÊNITO PERIFÉRICO

As principais causas de HC periférico são: hipotireoidismo consumptivo, resistência aos hormônios tireoidianos e alteração no transporte de membrana dos hormônios tireoidianos.

Hipotireoidismo consumptivo

O hipotireoidismo consumptivo, ou de consumo, é causado por condições em que ocorre síntese aumentada da enzima iodotironina-deiodinase tipo 3 (D-3), que catalisa a conversão de T4 para T3 reverso e de T3 para T2. Laboratorialmente, observam-se: diminuição do T4 e T3; e elevação do TSH e T3 reverso. O hipotireoidismo é resistente ao tratamento com a reposição usual de hormônio tireoidiano, requerendo doses até oito vezes superiores e, ainda assim, em alguns casos, sem normalizar a função tireoidiana, o que só ocorre com o tratamento do tumor (p. ex., corticosteroides, interferon-alfa, radioterapia, cirurgia, transplante hepático).

As principais causas do hipotireoidismo consumptivo, ou de consumo, são: (i) hemangioma de grandes dimensões localizado no tecido celular subcutâneo, fígado ou parótida; (ii) hemangioendotelioma hepático congênito; (iii) fibrossarcoma; e (iv) tumor estromal gastrointestinal (GIST), no qual a atividade da enzima D-3 pode ser aumentada pelo uso de inibidores da tirosina quinase (p. ex., sunitinibe).

Resistência aos hormônios tireoidianos

A síndrome de resistência aos hormônios tireoidianos (RHT), ou defeitos de ação do hormônio tireoidiano, se caracteriza por níveis séricos elevados de T3 e T4 e níveis séricos elevados ou inapropriadamente normais de TSH, como resultado da menor resposta dos tecidos-alvo aos hormônios tireoidianos. O padrão de herança é majoritariamente autossômico dominante. Aproximadamente 15 a 20% dos casos são esporádicos. A incidência é de 1:50.000 nascidos vivos.

Dois genes codificam os receptores de hormônios tireoidianos: *THRA* (*thyroid hormone receptor alpha*) e *THRB* (*thyroid hormone receptor beta*). Cada gene produz duas proteínas: TR-alfa 1, TR-alfa 2, TR-beta 1 e TR-beta 2. Em 90% dos casos, a RHT é causada por variante patogênica inativadora ou perda de função do *THRB*. Existe uma grande variabilidade na resistência aos hormônios tireoidianos nos diferentes tecidos de um mesmo paciente e entre pacientes com a mesma variante patogênica do *THRB*. O Quadro 7 mostra as manifestações clínicas da RHT.

Laboratorialmente, os níveis séricos de T3 e T4 estão elevados, os níveis séricos de TSH estão elevados ou inapropriadamente normais e a resposta ao estímulo com TRH é preservada, apesar dos níveis séricos elevados de hormônios tireoidianos. Os programas de triagem neonatal que dosam T4 e TSH podem levar à suspeita diagnóstica de RHT. Testes genéticos podem ser solicitados após confirmação clínico-laboratorial.

A RHT pode ser classificada em três tipos, todos eles considerados variações fenotípicas de uma mesma alteração genética: (i) resistência generalizada: T4 aumentado com TSH normal ou aumentado e manifestações de hipotireoidismo; (ii) resistência periférica: T4 e TSH aumentados e manifestações de hipotireoidismo; e (iii) resistência pituitária: T4 e TSH aumentados e manifestações de hipertireoidismo. A variabilidade do fenótipo depende dos tecidos afetados e da gravidade da variante patogênica.

Não existe um tratamento específico. Nos casos de RHT generalizada ou periférica, a função tireoidiana pode ser compensada pelos níveis séricos elevados dos hormônios. Nos casos de RHT pituitária, a tireoidectomia poderia controlar o hipertireoidismo, mas aumentaria a secreção de TSH e o risco de adenomas pituitários; a supressão do TSH com doses elevadas de hormônios tireoidianos poderia agravar o hipertireoidismo. Por isso, na RHT pituitária, o tratamento consiste na administração de TRIAC (ácido tri-iodotiroacético) que, por sua maior afinidade pelo TR-beta, pode reduzir os níveis séricos do TSH.

QUADRO 7 Manifestações clínicas da resistência aos hormônios tireoidianos

Manifestação clínica	Frequência
Bócio	65-95%
Taquicardia	50-80%
Distúrbios emocionais	70%
Transtorno do déficit de atenção e hiperatividade	40-60%
Dificuldade de aprendizado	20-50%
QI < 85	35-50%
Atraso da idade óssea	30-45%
Déficit auditivo	10-25%
Baixa estatura	15-25%

QI: quociente de inteligência.

SLC16A2

Variantes patogênicas de herança ligada ao X, inativadoras ou perda de função do *SCLC16A2* (*solute carrier family 16 member 2*), diminuem a função do MCT8 (*monocarboxylate transporter 8*), um transportador de membrana da iodotironina. Os pacientes do sexo masculino apresentam fenótipo da síndrome de Allan-Herndon-Dudley, caracterizado por hipotireoidismo periférico (aumento do T3, diminuição do T4 e TSH normal ou elevado), pela incapacidade de transportar o T3 para dentro das células, hipotonia, fraqueza muscular, espasticidade, hiper-reflexia, contraturas articulares, quadriparesia, déficit cognitivo. Não existe um tratamento específico.

SECISBP2

Variantes patogênicas do *SECISBP2* (*SECIS binding protein 2*), no passado nomeado como *SBP2*, inibem a inserção de selenocisteína na selenoproteína, reduzindo a atividade enzimática da iodotironina-deiodinase tipo 2 (D-2) e diminuindo a conversão de T4 para T3. Esse defeito do metabolismo dos hormônios tireoidianos se caracteriza por: diminuição do T3; elevação do T4 e T3 reverso; TSH normal ou discretamente elevado; diminuição do selênio sérico; baixa estatura; e atraso da idade óssea. O tratamento com reposição de selênio e T3 tem mostrado resultados controversos.

TRIAGEM NEONATAL

A triagem neonatal para o HC, coletando sangue do calcanhar em um papel-filtro, teve início no Brasil em 1976, na Associação de Pais e Amigos dos Excepcionais (APAE) de São Paulo. Atualmente todos os estados brasileiros fazem essa triagem com taxas de cobertura variáveis (maior no Sul e Sudeste), a partir do estabelecimento do Programa Nacional de Triagem Neonatal (PNTN), pela Portaria GM/MS n. 822, de 06/06/2001, do Ministério da Saúde.

O PNTN recomenda a dosagem do TSH (mU/L = μUI/mL) por imunofluorimetria em amostra de sangue em papel-filtro. O valor de corte do TSH adotado pela PNTN é 10 mU/L. Por esse critério, crianças com TSH > 20 mU/L são consideradas hipotireóideas e devem ser convocadas com urgência para avaliação médica; aquelas com valores entre 10 e 20 mU/L são consideradas limítrofes e nova amostra em papel-filtro é realizada; e as que tiverem TSH ≤ 10 mU/L são consideradas normais. O Quadro 8 resume essas recomendações e o Quadro 9 mostra os valores confirmatórios da função tireoidiana.

Apesar dessas recomendações, vários programas estaduais diminuíram o valor de corte do TSH, de 10 mUI/L para 6 mUI/L, com o objetivo de reduzir o número de resultados falsos negativos. Por essa abordagem, RN a termo com TSH ≤ 6 mU/L são considerados normais, com TSH > 10 mU/L são considerados hipotireóideos e entre 6 e 10 mU/L são considerados limítrofes e nova amostra em papel-filtro é solicitada.

Em RN a termo, a triagem neonatal deve ser feita idealmente entre o 3º e o 5º dia de vida. A coleta antes de 48 horas de vida pode causar resultados falsos positivos pela elevação fisiológica do TSH nas primeiras 48 horas. No Brasil, em 2020, segundo dados do Ministério da Saúde, o percentual de coleta até o 5º dia de vida

QUADRO 8 Interpretação do teste do pezinho na avaliação do hipotireoidismo congênito

Programa Nacional de Triagem Neonatal (PNTN) do Brasil			
Exame	**Valor (mU/L)**	**Interpretação**	**Conduta**
TSH	≤ 10	Resultado normal	Nenhuma
	10-20	Resultado limítrofe	Reconvocar para novo TP
	> 20	Sugestivo de hipotireoidismo	Reconvocar com urgência para consulta médica e dosagem venosa de T4L e TSH
Alguns centros no Brasil e no mundo			
Exame	**Valor (mU/L)**	**Interpretação**	**Conduta**
TSH	≤ 6	Resultado normal	Nenhuma
	6-10	Resultado limítrofe	Reconvocar para novo TP
	> 10	Sugestivo de hipotireoidismo	Reconvocar com urgência para consulta médica e dosagem venosa de T4L e TSH

TP: teste do pezinho.

QUADRO 9 Valores de referência para TSH, T4 total, T4 livre e tireoglobulina no período neonatal

- TSH < 9 mU/L
- T4 livre: 0,8 a 2,3 ng/dL
- T4 total: 7 a 16 µg/dL
- Tireoglobulina: 2,0 a 35,0 ng/dL

Fonte: Programa Nacional de Triagem Neonatal (PNTN), Brasil.

foi de apenas 58% e mediana da idade do RN na data da primeira consulta foi de 35 dias de vida, muito aquém do desejado.

Em RN prematuros (IG < 37 semanas), com baixo peso ao nascimento (pequenos para a idade gestacional [PIG]), gemelares, em uso de dopamina ou amiodarona, expostos a iodo, com anomalia cardíaca congênita ou criticamente enfermos, recomenda-se um protocolo especial de triagem neonatal, realizando a triagem no 5º, 10º e 30º dia de vida. Essa triagem tripla tem por objetivo detectar a elevação tardia do TSH como resultado de imaturidade hipotalâmica. Alguns RN com muito baixo peso ao nascimento, mesmo tendo HC primário, poderão ter um TSH normal se o teste do pezinho for realizado nos primeiros dias de vida. Nesse caso, apenas novos testes, realizados com 10 ou 30 dias de vida, é que darão o diagnóstico. Essa triagem tripla também é útil para diagnosticar alterações transitórias (duração < 2 meses) da função tireoidiana, comuns nesse grupo de crianças. Outra opção é retestar na 2ª semana de vida ou duas semanas após o primeiro teste.

Outras duas situações que indicam triagem especial para o HC são: (i) síndrome de Down: dosar o TSH entre o 3º e o 5º dia de vida (triagem habitual) e repeti-la no fim do período neonatal, uma vez que o TSH inicial pode não estar aumentado em virtude de doenças não tireoidianas (p. ex., cardiopatia congênita); e (ii) gemelares: o gemelar não afetado de um paciente com HC também deve ser acompanhado para uma possível futura elevação do TSH.

Existem várias abordagens para realizar a triagem neonatal do hipotireoidismo. As mais comuns são descritas a seguir.

Dosagem inicial do T4, com avaliação do TSH nos pacientes com T4 baixo

- Vantagens: identifica os pacientes com hipotireoidismo primário clínico (↓ T4 e ↑ TSH), deficiência de globulina ligadora de tiroxina (TBG) e hipotireoidismo central (↓ T4 e TSH ↓ ou normal).
- Desvantagens: não permite o diagnóstico de crianças com elevação tardia do TSH e T4 inicial normal, e não permite o diagnóstico de indivíduos com hipotireoidismo subclínico com T4 normal.

Dosagem inicial do TSH, com avaliação do T4 nos pacientes com TSH elevado

- Vantagens: identifica os pacientes com hipotireoidismo primário clínico (↓ T4 e ↑ TSH).
- Desvantagens: não permite o diagnóstico do hipotireoidismo central, da hipotiroxinema dos RN prematuros ou criticamente enfermos, nem os casos de elevação tardia do TSH.

Dosagem inicial do TSH, com avaliação do T4 nos pacientes com TSH baixo

- Vantagens: aumenta a chance de detecção dos casos não identificados por uma das abordagens anteriormente descritas.

- Desvantagens: não permite o diagnóstico da elevação tardia do TSH nas crianças com T4 inicial normal e tem custo mais elevado.

Dosagem simultânea do TSH e T4

- Método ideal para a triagem neonatal.

MANIFESTAÇÕES CLÍNICAS

Mesmo nos casos em que a secreção fetal de hormônios tireoidianos é praticamente ausente, a transferência materna é capaz de manter em até 50% os valores normais dos hormônios tireoidianos dos fetos. Por isso, alguns RN com HC não apresentam manifestações clínicas ao nascimento. As manifestações clínicas do HC se tornam mais evidentes após a 3ª a 4ª semana de vida e mais acentuadas após a 6ª a 12ª semana, quando os níveis de T4 transferidos da mãe para o feto no final da gestação desaparecem do sangue do RN. Por essa dificuldade diagnóstica e pela morbidade do tratamento tardio, o melhor método diagnóstico é a triagem neonatal.

As principais manifestações clínicas do HC são descritas no Quadro 10. Bócio pode estar presente nos casos de disormonogênese, embora a palpação da tireoide em neonatos seja muito difícil mesmo com o pescoço em hiperextensão. RN com HC central apresentam manifestações clínicas mais leves do hipotireoidismo porque a gonadotrofina coriônica é eficaz em estimular a produção dos hormônios tireoidianos. O HC central pode manifestar sintomas de hipopituitarismo congênito.

O HC é associado a um maior risco de malformações congênitas (variando de 8 a 13,2%) quando comparado à população geral (1 a 3%). As mais frequentes são: cardiopatias congênitas (p. ex., defeitos septais), defeitos do tubo neural (p. ex., espinha bífida oculta), fenda palatina e malformações do trato urinário (p. ex., hemiagenesia renal). Além disso, defeitos genéticos específicos podem causar fenótipos distintos, como: síndrome de Pendred (p. ex., surdez neurossensorial, bócio e hipotireoidismo) e síndrome de Bamforth-Lazarus (p. ex., disgenesia tireoidiana, fenda palatina, atresia de coanas e cabelos arrepiados).

Crianças com teste do pezinho normal podem vir a apesentar sintomatologia de HC nos primeiros anos de vida. Em caso de gestações gemelares em que o HC for discordante (apenas um dos gêmeos afetado), é recomendado monitorar a função tireoidiana do gêmeo não afetado nos primeiros 6 a 12 meses de vida, para detectar eventual diagnóstico tardio de hipotireoidismo congênito.

QUADRO 10 **Manifestações clínicas do hipotireoidismo congênito**

Manifestações
Bócio (nem sempre presente)
Macroglossia
Choro rouco
Icterícia prolongada (> 7 dias)
Pele seca e fria
Hipotonia
Hipoatividade
Atraso na fase de relaxamento dos reflexos tendinosos
Hipotermia
Bradicardia
Sonolência, letargia
Fontanelas amplas
Distensão abdominal
Hérnia umbilical
Aumento do lanugo
Sucção deficiente, dificuldade alimentar
Constipação (atraso na eliminação do mecônio)

ABORDAGEM DIAGNÓSTICA

A abordagem diagnóstica tem por objetivo confirmar a suspeita diagnóstica clínica ou laboratorial, identificar a causa e anomalias associadas, e realizar os exames diagnósticos o mais rapidamente possível para não atrasar a instituição do tratamento.

História clínica

- História gestacional e neonatal, com idade gestacional, peso e comprimento ao nascer, sofrimento fetal ou neonatal e gemelaridade.
- Como a suspeita diagnóstica foi estabelecida.
- Idade ao diagnóstico.
- Resultados do teste do pezinho e condições em que foi realizado (p. ex., idade gestacional, sofrimento perinatal, idade em que o teste foi realizado).

- Sintomatologia sugestiva de hipotireoidismo congênito.
- Anomalias congênitas. Por exemplo: microcefalia (*NKX2-1*); fenda palatina + atresia de coanas + epiglote bífida (*FOXE1*); hemiagenesia renal (*PAX8*); fenda palatina, lábio leporino, micropênis e criptorquidismo (HC central).
- Bócio: se muito volumoso, pode levar à obstrução da via aérea.
- Fatores de risco (p. ex., síndromes de Down, Edwards e Pierre-Robin).
- Consanguinidade parental.
- História materna atual ou pregressa de tireoidopatia; uso de medicamentos durante a gravidez (p. ex., amiodarona, xarope de iodo, drogas antitireoidianas); aplicação de tintura de iodo no colo uterino, amniofetografia.
- História familiar de hipotireoidismo congênito (disormonogênese e HC sindrômico).
- Uso de suplementos contendo biotina (interferência analítica nos exames).
- Níveis atuais de hormônios tireoidianos comparando-os com os anteriores.
- Dosagem de bilirrubinas podendo mostrar hiperbilirrubinemia.
- Se já foi realizado algum procedimento diagnóstico (exames laboratoriais, US, cintilografia, idade óssea), há quanto tempo e quais foram os resultados.
- Dose de levotiroxina em uso (caso o paciente já esteja em tratamento).

Exame físico

- Sinais vitais (p. ex., bradicardia e hipotermia nos casos mais graves).
- Peso, comprimento, perímetro cefálico.
- Sinais clínicos de hipotireoidismo congênito, incluindo bócio.
- Malformações congênitas e retardo do desenvolvimento neuropsicomotor.
- Pistas ao exame físico que possam ajudar no diagnóstico, por exemplo:
  - Microcefalia (*NKX2-1*).
  - Fenda palatina, atresia de coanas, epiglote bífida (*FOXE1*).
  - Fenda palatina, lábio leporino (HC central).
  - Micropênis, criptorquidismo (HC central).
  - Micropênis, nistagmo ou cegueira, defeitos de linha média (displasia septo-óptica).
  - Surdez e bócio (síndrome de Pendred).
  - Tumoração hepática (hemangioma, hemangioendotelioma).

Exames laboratoriais

O diagnóstico é confirmado pela dosagem sérica de T4 livre e TSH. Os demais exames são solicitados de acordo com a suspeita diagnóstica. O Quadro 11 resume os principais diagnósticos diferenciais do HC com base na dosagem de T4L e TSH. O Quadro 12 descreve o critério de gravidade do HC com base na dosagem do T4 total ou T4 livre.

- T4 livre e TSH: se o teste do pezinho sugerir hipotireoidismo ou se a avaliação clínica for compatível com tal diagnóstico, testes confirmatórios deverão ser realizados, o mais rápido possível, dosando T4 livre e TSH séricos. Valores de referência adequados para a idade devem ser consultados. RN e lactentes em uso de suplementos contendo biotina devem suspender o suplemento 2 a 3 dias antes de dosarem o T4L e TSH. As possibilidades diagnósticas da dosagem sérica de T4L e TSH são: (i) TSH normal e T4 livre baixo: hipotireoidismo central, ou hipotiroxinemia da prematuridade; (ii) TSH e T4L baixos: hipotireoidismo central; (iii) TSH elevado e T4 livre baixo: hipotireoidismo primário; e (iv) TSH elevado e T4L normal: hipotireoidismo primário compensado ou subclínico. Outra possibilidade diagnóstica é o macro-TSH, uma macromolécula

QUADRO 11 Diagnósticos diferenciais das alterações de T4 e TSH na investigação do hipotireoidismo congênito

T4 ↓ e TSH normal ou ↓	T4 normal e TSH ↑
▪ Prematuridade ▪ Eutireóideo doente ▪ Deficiência de TBG ▪ Hipopituitarismo ▪ Deficiência isolada do TSH	▪ Hipotireoidismo primário subclínico ▪ Deficiência de iodo ▪ Uso de medicamentos na gravidez ▪ Uso de medicamentos pelo RN

RN: recém-nascido; TBG: globulina ligadora de tiroxina.

QUADRO 12 Critérios de gravidade ao diagnóstico do hipotireoidismo congênito com base na dosagem do T4 total ou T4 livre

Forma	T4 total	T4 livre	Dose inicial da levotiroxina
Leve	≥ 8 mcg/dL	≥ 0,76 ng/dL	5 a 10 mcg/kg/dia
Moderada	≥ 3 e < 8 mcg/dL	0,38 a 0,75 ng/dL	10 mcg/kg/dia
Grave	< 3 mcg/dL	< 0,38 ng/dL	15 mcg/kg/dia

Fonte: van Trotsenburg et al., 2020.

biologicamente inativa que, por não ser facilmente filtrada pelos rins, se acumula no sangue confundindo-se laboratorialmente com o hipotireoidismo congênito primário. Os pacientes são eutireóideos e o tratamento com levotiroxina não diminui o nível sérico do TSH.

- T3: se houver defeitos do transporte de membrana (*SLC16A2*) ou da conversão de T4 para T3 (*SECISBP2*), a dosagem hormonal mostrará T3 elevado, T4 diminuído e TSH normal ou elevado.
- TRAb: solicitar o TRAb da mãe e do RN se houver história de doença autoimune materna atual ou pregressa (às vezes a genitora esquece que teve doença tiroidiana autoimune no passado e isso deve ser sempre questionado).
- Tireoglobulina: as alterações da dosagem da tireoglobulina permitem identificar as seguintes condições clínicas: (i) níveis baixos de tireoglobulina associados à ausência de bócio, ausência de captação do traçador na cintilografia e tireoide não visualizada pela US sugerem agenesia tireoidiana; (ii) níveis normais de tireoglobulina associados à ausência de bócio e ausência de captação do traçador na cintilografia com visualização da tireoide na US sugerem hipotireoidismo causado pela transferência materna de TRAb; e (iii) níveis elevados de tireoglobulina em pacientes com bócio sugerem defeito na síntese de tireoglobulina ou distúrbio na captação do iodo.
- Prolactina, cortisol, IGF-1, IGFBP-3: suspeita de hipotireoidismo congênito central.
- Excreção urinária de iodo: se houver história de exposição ao iodo excessiva ou deficiente, pode-se solicitar a dosagem da excreção urinária de iodo. A iodúria normal de um RN varia de 50 a 100 mcg/24 horas.
- Razão iodo saliva:plasma: calculada pela medida da radioatividade em 1 mL de saliva e 1 mL de plasma coletados após a administração oral de 500 μCi de radioiodo. O teste é considerado normal quando a razão saliva/plasma de iodo é > 25. Este teste é raramente solicitado.

Exames de imagem

Os exames de imagem habitualmente solicitados são: US da tireoide, cintilografia da tireoide e radiografia lateral de joelhos para avaliação da idade óssea. Os demais exames listados a seguir são solicitados de acordo com a suspeita diagnóstica. O Quadro 13 mostra a interpretação da combinação dos principais exames solicitados na investigação do HC primário.

- US da tireoide com Doppler: é o exame de imagem de escolha por ser de baixo custo, fácil realização e isento de efeitos adversos, embora sua interpretação seja dependente do operador. Utiliza-se um transdutor linear de alta frequência (> 10 a 15 MHz), com resolução de 0,7 a 10 mm, avaliando a tireoide nos planos axial e longitudinal. O volume tireoidiano no RN varia de 0,84 ± 0,38 a 1,62 ± 0,41 mL. O exame mostra se a tireoide é tópica e normal, se tem volume aumentado ou reduzido, se é ausente (agenesia, ectopia) ou disgenética (hemiagenesia). A tireoide de localização lingual e sublingual não é visualizada pela US.
- Cintilografia da tireoide: de preferência realizada com tecnécio^{99m} (10 a 20 MBq) ou ^{123}Iodo (1 a 2 MBq), uma vez que a utilização de ^{131}I resulta em alta dose de radioatividade para o RN. O ^{123}I é o marcador de escolha, mas o ^{99}Tc é mais usado por seu baixo custo, praticidade e rapidez da aquisição das imagens (15 minutos). A cintilografia pode mostrar tireoide tópica (disormonogênese, hipotireoidismo central), ausente (agenesia), ectópica (sublingual), hipoplásica e ectópica. Em algumas situações,

embora a tireoide esteja presente anatomicamente, ela pode não ser visualizada pela cintilografia em razão de anticorpos TRAb bloqueadores maternos, exposição fetal a iodo, supressão do TSH por uso de levotiroxina, variante patogênica inativadora do *TSH*, *TSHR* e *SLC5A*.

- Teste do perclorato: a cintilografia pode ser complementada com o teste do perclorato, que se baseia na capacidade desse composto de inibir a liberação de iodo pelas células tireoidianas. Após a administração, via oral, de 25 µCi de iodo radioativo, a captação do iodo é medida de 15 em 15 minutos por 1 hora. Em seguida, administram-se 500 mg do perclorato de potássio, via oral, medindo a captação do iodo de 15 em 15 minutos por mais 2 horas. Na análise do teste podem ser encontrados os seguintes resultados: (i) indivíduos normais: o perclorato libera menos de 5% do iodo radioativo acumulado; (ii) indivíduos com defeito parcial na organificação: o perclorato libera entre 20 e 50% do radioiodo acumulado; e (iii) indivíduos com defeito completo da organificação: o perclorato libera mais de 50% do radioiodo acumulado. Esse teste é considerado positivo, ou seja, que haverá eliminação do iodo não organificado nos defeitos de organificação do iodo, como: variante patogênica inativadora do *TPO*, *TG*, *DUOX* e *SLC26A4* (Pendred).
- Radiografia lateral de joelhos para idade óssea: a idade óssea na radiografia lateral de joelhos em RN é considerada normal se os núcleos de ossificação distal do fêmur e proximal da tíbia estiverem presentes bilateralmente e forem > 3 mm; e é considerada atrasada se os núcleos estiverem ausentes ou se o núcleo for < 3 mm. Nos RN hipotireóideos, é

QUADRO 13 Interpretação da combinação dos exames solicitados para investigar a etiologia do hipotireoidismo congênito primário

T4L	TSH	TG	Cintilografia	Ultrassonografia	Suspeitas diagnósticas
↓	↑	NL ou ↓	Captação ausente	Tireoide tópica, normal ou hipoplásica	Variante patogênica do *TSHR*
↓	↑	NL ou ↓	Captação ausente ou diminuída	Tireoide tópica, normal ou hipoplásica	Passagem materno-fetal de TRAb
↓	↑	NL	Captação aumentada	Tireoide tópica, normal ou aumentada	Passagem materno-fetal de antitireoidianos ou excesso de iodo
↓	↑	↑	Captação ausente ou muito reduzida na tireoide, no estômago e nas glândulas salivares	Tireoide tópica: normal, hipoplásica ou aumentada	Defeitos na captação basal do iodo (variante patogênica do *SLC5A5*)
↓	↑	ND	Captação ausente	Tireoide ausente	Agenesia tireoidiana
↓	↑	ND ou ↓	Captação aumentada Teste do perclorato = NL	Tireoide tópica e aumentada de volume	Disormonogênese com defeito posterior à captação do iodo (variante patogênica do *TG*)
↑	↑	↑	Captação aumentada Teste do perclorato = NL	Tireoide tópica e aumentada de volume	Deficiência da iodotirosina deiodinase (variante patogênica do *IYD*)
↓	↑	NL	Captação aumentada Teste do perclorato = (+)	Tireoide tópica e aumentada de volume	Disormonogênese com defeito posterior à captação do iodo (variante patogênica do *TPO*)
↓	↑	↑	Captação aumentada Teste do perclorato = (+)	Tireoide tópica e aumentada de volume	Deficiência da DUOX2 ou DUOXA2
↓	↑	↑	Captação aumentada Teste do perclorato = (+)	Tireoide tópica normal ou aumentada de volume	Síndrome de Pendred (variante patogênica do *SLC26A4*)
↓	↑	NL ou ↓	Captação diminuída	Tireoide tópica e diminuída de volume	Hipoplasia tireoidiana
↓	↑	NL ↑ ou ↓	Captação em localização extratireoidiana	Tireoide sublingual ou peri-hióidea, ou não visualizada	Ectopia tireoidiana
↓	↑	NL	Captação em um lobo	Tireoide tópica com apenas um lobo	Hemiagenesia tireoidiana

(+): positivo; ND: não detectável; NL: normal; TG: tireoglobulina; TPO: tireoperoxidase.

comum o atraso na maturação dos centros de ossificação.

- US dos joelhos: avaliar a presença e as dimensões dos núcleos de ossificação distal do fêmur e proximal da tíbia para estimar a maturidade óssea do RN.
- RM de hipófise-hipotálamo e encéfalo: investigação de todos os pacientes com hipotireoidismo congênito central.
- Ecocardiograma: cardiopatias congênitas são as malformações mais associadas ao hipotireoidismo congênito primário.

Pesquisa de variantes genéticas patogênicas

Testes genéticos usando painel de sequenciamento genético de nova geração, sequenciamento do exoma e CGH (hibridização genômica comparativa) são solicitadas em casos selecionados, com base nas manifestações clínicas. Por exemplo:

- Disgenesia tireoidiana (p. ex., *NKX2-1*, *NKX2-5*, *FOXE1*, *PAX-8*): variantes patogênicas são encontradas em apenas 2% dos casos de disgenesia tireoidiana.
- Disormonogênese (p. ex., *DUOX2*, *SLC26A4*, *DUOX2*, *GNAS*, *TG*, *TSH-R*).

ABORDAGEM TERAPÊUTICA

O tratamento deve ser iniciado o mais rapidamente possível, com o objetivo de normalizar os níveis séricos de T4 livre em 3 dias e os de TSH em 2 a 4 semanas (Quadro 14). Em seguida, os objetivos são manter os níveis séricos de T4 livre na metade superior dos valores de referência, associados a crescimento e desenvolvimento neuropsicomotor normais. No HC central, se houver deficiência do ACTH, a reposição da levotiroxina deve ser iniciada 3 a 5 dias após o início da corticoterapia para evitar crise adrenal.

O hormônio de escolha é a levotiroxina, a qual é absorvida no duodeno e jejuno 3 horas após a ingestão. Aproximadamente 70% da levotiroxina é absorvida após os comprimidos serem dissolvidos no pH ácido do estômago. No Brasil, só existe levotiroxina sob a forma de comprimido (Quadro 15), o qual deve ser triturado, misturado com um pouco de água ou leite materno e oferecido ao RN em uma colher ou seringa para se assegurar de que o medicamento foi ingerido. Evitar diluição com fórmulas lácteas e administração concomitante com soja (leite de soja), ferro, suplementos vitamínicos e cálcio. Não colocar o comprimido triturado dentro da mamadeira para evitar subdosagem caso o paciente não tome todo o conteúdo. Evitar trocar marcas da levotiroxina porque a diferente composição de seus excipientes faz com que haja variações na absorção e biodisponibilidade. Mães usando antitireoidianos podem continuar a amamentar seus filhos, mesmo que eles tenham hipotireoidismo.

Nos Estados Unidos e na Europa, existe a levotiroxina em solução oral (Tirosint-SOL®), disponível nas seguintes apresentações: 13, 25, 37,5, 44, 50, 62,5, 75, 88, 100, 112, 125, 137, 150, 175 e 200 mcg/1 mL. Além da não necessidade de triturar comprimidos, outras vantagens da levotiroxina líquida são absorção mais rápida e independente do pH gástrico. Uma limitação do uso dessa formulação é o custo elevado.

A dose inicial da levotiroxina varia de acordo com a gravidade do hipotireoidismo. Doses de 10 a 15 mcg/kg/dia são prescritas para hipotireoidismo grave (T4 muito baixo e TSH muito elevado). Doses de 10 mcg/kg/dia são prescritas para hipotireoidismo moderado (T4 próximo ao normal e TSH elevado). Doses de 5 a 10 mcg/kg/dia são prescritas para hipotireoidismo leve

QUADRO 14 Critérios bioquímicos para iniciar o tratamento do hipotireoidismo congênito

Decisão com base no resultado do teste do pezinho
▪ TSH ≥ 40 mU/L = iniciar terapia após a coleta de sangue para dosagem do T4L e TSH, sem esperar os resultados dos exames, a não ser que eles fiquem prontos no mesmo dia ▪ TSH < 40 mU/L = aguardar resultados de dosagem venosa de T4L e TSH, desde que os resultados fiquem prontos no dia seguinte. Caso contrário, iniciar terapia após a coleta do sangue
Decisão com base no resultado do T4L e TSH confirmatórios ▪ T4L menor que o valor de referência = iniciar o tratamento imediatamente ▪ TSH > 20 mU/L = iniciar o tratamento imediatamente, mesmo que o T4L seja normal ▪ TSH: 6-20 mU/L = em uma criança com mais de 21 dias de vida e com T4L normal, existem 3 opções: – Investigar com exames de imagem para tentar chegar ao diagnóstico; ou – Iniciar terapia imediatamente e, após a idade de 3 anos, suspender levotiroxina e retestar; ou – Repetir dosagem de T4L e TSH após 2 semanas

Fonte: van Trotsenburg et al., 2020.

QUADRO 15 Apresentações comerciais de levotiroxina disponíveis no Brasil

Produto	Apresentação (comprimidos em mcg)															
	12,5	25	37,5	38	50	62,5	75	88	100	112	125	137	150	175	200	300
Euthyrox®		X			X		X	X	X	X	X		X	X	X	
Levoid®		X		X	X		X	X	X	X	X		X	X	X	
Levotiroxina		X			X		X	X	X	X	X		X	X	X	
Puran-T4®	X	X	X		X	X	X	X	X	X	X		X	X	X	X
Synthroid®		X			X		X	X	X	X	X	X	X	X	X	

(T4 normal e TSH elevado). Em RN com cardiopatia e risco para insuficiência cardíaca, iniciar a reposição de levotiroxina com metade da dose recomendada. O uso de doses excessivas de levotiroxina por um período > 3 meses causa hipertireoidismo, com taquicardia, sudorese, crescimento acelerado, avanço da idade óssea, irritabilidade, osteoporose e craniossinostose. O acompanhamento deve incluir avaliação periódica da função tireoidiana (Quadro 16), avaliação anual da idade óssea e monitoração do crescimento e desenvolvimento, em especial o desenvolvimento neurológico.

Caso o paciente apresente TSH persistentemente aumentado apesar da dose padrão de levotiroxina, investigar não adesão ao tratamento, administração inadequada, medicamentos que interfiram na absorção ou no metabolismo da levotiroxina e síndromes de má-absorção intestinal (Quadro 17). O uso de doses altas de biotina, presente em vários multivitamínicos, pode interferir na dosagem laboratorial dos hormônios tireoidianos, causando uma falsa elevação de T4L e T3L e diminuição do TSH, sugerindo erroneamente o diagnóstico de hipertireoidismo.

Caso haja dúvida se o hipotireoidismo é permanente ou transitório, pode-se suspender o tratamento com levotiroxina após os 3 anos de idade. Trinta dias após a suspensão do LT4, solicitar T4 livre e TSH. Caso os valores se alterem, o diagnóstico do hipotireoidismo permanente estará confirmado (Quadro 18). Uma abordagem ainda em estudo é o uso de TSH recombinante para permitir a confirmação do hipotireoidismo sem a necessidade de suspender a levotiroxina. O Quadro 19 mostra as orientações para o tratamento do hipotireoidismo congênito.

QUADRO 16 Monitoração do T4L e TSH no tratamento do hipotireoidismo congênito

Dosar T4L e TSH
▪ Em 1 a 2 semanas após o início da terapia ▪ A cada 2 semanas, até normalização do TSH ▪ Após normalização do TSH até 1 ano de idade: a cada 1 a 3 meses ▪ Entre 1 e 3 anos de idade: a cada 2 a 4 meses ▪ Em > 3 anos: a cada 6 meses
Dosagens adicionais de T4 livre e TSH
▪ 4-6 semanas após cada mudança de dose ▪ Se a regularidade do tratamento for questionada ▪ Se valores hormonais forem anormais
▪ A coleta de sangue deve ser feita antes de administrar a levotiroxina. Caso ela tenha sido administrada, aguardar no mínimo 4 horas para coletar o sangue ▪ Se forem encontradas alterações no TSH ou T4L, o intervalo entre as avaliações deve ser diminuído ▪ Solicitar audiometria antes dos 2 anos, mesmo que o teste da orelhinha tenha sido normal, em razão da importância dos hormônios tireoidianos no desenvolvimento da cóclea

Fonte: van Trotsenburg et al., 2020.

HIPOTIREOIDISMO CONGÊNITO E CÂNCER

Embora rara, a transformação maligna do bócio disormonogênico é uma das complicações do HC. Carcinoma papilar e folicular têm sido descritos com igual

QUADRO 17 Condições médicas e medicamentos que afetam a absorção intestinal da levotiroxina, dificultando o controle do hipotireoidismo

Condições	Exemplos
Doenças	Intolerância à lactose, gastrite atrófica, colestase crônica, cirrose hepática, síndrome do intestino curto, cirurgia intestinal, cirurgia bariátrica, doença inflamatória intestinal, giardíase, doença celíaca
Alimentos	Soja, fibras, toranja, mamão, maçã, leite de vaca (?)
Medicamentos	Inibidores da bomba de prótons, colestiramina, sulfato ferroso, sais de cálcio (carbonato, gluconato, citrato), multivitamínicos contendo ferro ou cálcio, dimeticona, betabloqueadores, ciprofloxacina, rifampicina, sevelamer, hidróxido de alumínio

QUADRO 18 Orientações para a confirmação do diagnóstico do hipotireoidismo congênito quando o tratamento foi iniciado sem o esclarecimento de sua etiologia

Situações que indicam a confirmação do diagnóstico do hipotireoidismo congênito
▪ Diagnóstico não confirmado no período neonatal ▪ Tratamento iniciado quando o RN estava enfermo ▪ Tireoide de localização tópica, com ou sem bócio, em RN com anticorpos antitireoidianos positivos ▪ Crianças que não necessitaram de aumento da dose de levotiroxina desde a infância
Protocolo para reavaliação
▪ Idade cronológica > 3 anos ▪ Suspender a levotiroxina por 4 a 6 semanas e repetir a dosagem do T4L e TSH ▪ Se for confirmado o hipotireoidismo congênito primário, solicitar US e/ou cintilografia da tireoide, ou teste genético ▪ Se for confirmado hipotireoidismo congênito central, solicitar avaliação hormonal hipofisária

RN: recém-nascido; US: ultrassonografia.

frequência. A deficiência hormonal, o estímulo prolongado do TSH e defeitos genéticos contribuem para a maior incidência do câncer da tireoide. Portanto, esses pacientes devem ser avaliados periodicamente com US para identificar o desenvolvimento de nódulos tireoidianos, mantendo o TSH no limite inferior do valor de referência.

HIPOTIREOIDISMO CONGÊNITO E NEURODESENVOLVIMENTO

O prognóstico depende da gravidade do HC ao diagnóstico, início do tratamento e dose inicial da levotiroxina, sendo mais favorável nos pacientes que iniciam o tratamento antes da 2ª semana de vida com doses iniciais de 10 a 15 mcg/kg/dia. Embora o prognóstico do HC seja excelente quando o diagnóstico e tratamento são precoces, algumas crianças podem apresentar déficits neurológicos discretos, como incoordenação motora fina e alterações do tônus muscular. Sendo assim, o desenvolvimento psicomotor e a progressão escolar devem ser monitorados em todas as consultas. Surgimento de atraso na fala, problemas comportamentais ou distúrbios de atenção e memória requerem avaliação especializada.

ACONSELHAMENTO GENÉTICO

Os pais/responsáveis devem ser informados de que o HC congênito primário causado por disormonogênese é de herança autossômica recessiva e, por isso, cursa com uma chance de 25% de recorrência em novas gestações; e que, no HC congênito primário causado por disgenesia, o risco de recorrência é de apenas 2%. Informar ainda que, nos casos em que a genitora mantenha níveis elevados de TRAb, o risco de hipotireoidismo congênito primário transitório persistirá em novas gestações.

QUADRO 19 Resumo das orientações para o tratamento do hipotireoidismo congênito

▪ Iniciar levotiroxina (VO, 1 vez/dia), o mais precocemente possível
▪ Se houver deficiência do ACTH, a reposição da levotiroxina deve ser iniciada 3-5 dias após o início da corticoterapia para evitar a precipitação de uma crise adrenal
▪ A dose inicial da levotiroxina varia de acordo com a gravidade do hipotireoidismo. Doses de 10-15 mcg/kg/dia são prescritas para pacientes com hipotireoidismo grave (T4 muito baixo e TSH muito elevado). Doses de 10 mcg/kg/dia são recomendadas para hipotireoidismo moderado (T4 próximo ao normal e TSH elevado). Doses de 5-10 mcg/kg/dia são prescritas para hipotireoidismos leves (T4 normal e TSH elevado). RN com cardiopatia e risco para insuficiência cardíaca devem iniciar a reposição de levotiroxina com metade da dose recomendada
▪ A levotiroxina comercializada no Brasil é disponibilizada apenas sob a forma de comprimidos. Em RN e lactentes, o comprimido deverá ser triturado, misturado com um pouco de água ou leite materno e administrado com uma colher. Não diluir na mamadeira. A dose pode ser administrada pela manhã ou à tarde, de preferência antes das refeições
▪ A levotiroxina em solução oral (Tirosint-SOL®: disponível em 15 apresentações = 13, 25, 37,5, 44, 50, 62,5, 75, 88, 100, 112, 125, 137, 150, 175, e 200 mcg/1 mL), foi aprovada pelas agências FDA e EMA, mas não está disponível no Brasil
▪ Se a criança vomitar logo em seguida, recomenda-se repetir a mesma dose da levotiroxina
▪ Evitar a administração concomitante de leite de soja, ferro, suplementos vitamínicos e cálcio
▪ Manter o aleitamento materno
▪ Mães usando antitireoidianos podem continuar a amamentar seus filhos, mesmo que eles tenham hipotireoidismo
▪ Dose maior do que o habitual pode ser necessária em condições como síndrome do intestino curto (menor biodisponibilidade), hemangioma cavernoso (aumento do metabolismo do T4), uso de inibidores da bomba de prótons (menor absorção), anticonvulsivantes (aumento do *clearance*)

EMA: European Medicines Agency; FDA: Food and Drug Administration; RN: recém-nascido; US: ultrassonografia.

Alguns estudos mostram que familiares de primeiro grau de pacientes com HC causado por disgenesia apresentam uma maior frequência de distúrbios assintomáticos do desenvolvimento da tireoide, como cisto tireoglosso, hemiagenesia e presença do lobo piramidal, quando comparados com uma população-controle.

REFERÊNCIAS SELECIONADAS

1. Al-Qahtani M. Congenital hypothyroidism. J Matern Fetal Neonatal Med. 2022;35(19):3761-9.
2. Brady J, Cannupp A, Myers J, Jnah AJ. Congenital hypothyroidism. Neonatal Netw. 2021;40(6):377-85.
3. Braga H, Duarte JL, da Cruz Fernandes L, Salles IC, Oliveira de Andrade CL, Ramos HE, Alves CAD. Congenital hypothyroidism as a risk factor for hearing and parents' knowledge about its impact on hearing. J Otol. 2021;16(2):71-9.
4. Brasil. Comissão Nacional de Incorporação de Tecnologias no Sistema Único de Saúde (Conitec). PCDT: hipotireoidismo congênito. Portaria n. 5, de 16 de abril de 2021.
5. Campi I, Covelli D, Moran C, Fugazzola L, Cacciatore C, Orlandi F, et al. The differential diagnosis of discrepant thyroid function tests: insistent pitfalls and updated flow-chart based on a long-standing experience. Front Endocrinol (Lausanne). 2020;11:432.
6. Campi I, Dell'Acqua M, Stellaria Grassi E, Cristina Vigone M, Persani L. Unusual causes of hyperthyrotropinemia and differential diagnosis of primary hypothyroidism: a revised diagnostic flowchart. Eur Thyroid J. 2023;12(4):e230012.
7. Cherella CE, Wassner AJ. Update on congenital hypothyroidism. Curr Opin Endocrinol Diabetes Obes. 2020;27(1):63-9.
8. Dussault JH. The anecdotal history of screening for congenital hypothyroidism. J Clin Endocrinol Metab. 1999;84(12):4332-34.
9. Freire R, Becalli M, Murad M, Souza R, Souza LP, Pereira KC, et al. Sonography of the distal femoral epiphysis in the etiological diagnosis of congenital hypothyroidism. J Clin Ultrasound. 2021;49(2): 135-40.
10. Kostopoulou E, Miliordos K, Spiliotis B. Genetics of primary congenital hypothyroidism-a review. Hormones (Athens). 2021;20(2):225-36.
11. Léger J, Delcour C, Carel JC. Fetal and neonatal thyroid dysfunction. J Clin Endocrinol Metab. 2022;107(3):836-46.
12. Liu L, He W, Zhu J, Deng K, Tan H, Xiang L, et al. Global prevalence of congenital hypothyroidism among neonates from 1969 to 2020: a systematic review and meta-analysis. Eur J Pediatr. 2023; 182(7):2957-65.
13. Rose SR, Wassner AJ, Wintergerst KA, Yayah-Jones NH, Hopkin RJ, Chuang J, et al.; Section on Endocrinology Executive Committee; Council on Genetics Executive Committee. Congenital hypothyroidism: screening and management. Pediatrics. 2023;151(1): e2022060420.
14. Rurale G, Di Cicco E, Dentice M, Salvatore D, Persani L, Marelli F, Luongo C. Thyroid hormone hyposensitivity: from genotype to phenotype and back. Front Endocrinol (Lausanne). 2020;10:912.
15. Stagi S, Municchi G, Ferrari M, Wasniewska MG. An overview on different L-thyroxine (l-T4) formulations and factors potentially Influencing the treatment of congenital hypothyroidism during the first 3 years of life. Front Endocrinol (Lausanne). 2022;13:859487.
16. Stoupa A, Kariyawasam D, Muzza M, de Filippis T, Fugazzola L, Polak M, et al. New genetics in congenital hypothyroidism. Endocrine. 2021;71(3):696-705.
17. Stoupa A, Kariyawasam D, Polak M, Carré A. Genetics of congenital hypothyroidism: modern concepts. Pediatr Investig. 2022;6(2):123-34.
18. Stoupa A, Kariyawasam D, Nguyen Quoc A, Polak M, Carré A. Approach to the patient with congenital hypothyroidism. J Clin Endocrinol Metab. 2022;107(12):3418-27.
19. Uthayaseelan K, Kadari M, Subhan M, Saji Parel N, Krishna PV, Gupta A, Uthayaseelan K. Congenital anomalies in infant with congenital hypothyroidism: a review of pathogenesis, diagnostic options, and management protocols. Cureus. 2022;14(5):e24669.
20. van Trotsenburg P, Stoupa A, Léger J, Rohrer T, Peters C, Fugazzola L, et al. Congenital hypothyroidism: a 2020-2021 consensus guidelines update-an ENDO-European Reference Network Initiative endorsed by the European Society for Pediatric Endocrinology and the European Society for Endocrinology. Thyroid. 2021;31(3):387-419.

44

Hipotireoidismo adquirido

INTRODUÇÃO

A tireoidite linfocítica crônica, ou tireoidite de Hashimoto, foi descrita em 1912 por Hakaru Hashimoto (1881-1934), no artigo "*Zur kenntnis der lymphomatösen veränderung der schilddrüse*" (Conhecimento das alterações linfomatosas na glândula tireoide), publicado na revista *Archiv für Klinische Chirurgie*, no qual descreveu achados histopatológicos de quatro mulheres que haviam sido submetidas à tireoidectomia por sintomas compressivos.

A tireoidite de Hashimoto é a causa mais comum de hipotireoidismo adquirido em locais onde o suprimento de iodo é adequado. Como a sintomatologia clínica tem baixa sensibilidade e baixo valor preditivo positivo, a dosagem de T4L e TSH é essencial para o diagnóstico. A terapia é simples, de baixo custo e eficaz, consistindo na reposição de levotiroxina, via oral, 1 vez/dia.

FISIOLOGIA DA TIREOIDE

O nome tireoide, do grego *thyreos* (escudo), foi cunhado em 1656 por Thomas Wharton (1614-1673). A tireoide é uma glândula encapsulada localizada na face anterior do pescoço, formada por dois lobos ligados entre si pelo istmo. Algumas vezes, pode ocorrer a presença de um terceiro lobo (lobo piramidal). No adulto, cada lobo mede 2,0 a 2,5 cm de largura e 2,5 a 4,0 cm de altura. O istmo mede 2,0 cm de largura e 0,5 cm de altura. O lobo direito geralmente é maior que o esquerdo. A tireoide de um adulto pesa, em média, 10 a 20 g.

A tireoide capta e concentra iodeto da circulação por meio de um mecanismo dependente de energia, estimulado pela tireotrofina ou hormônio estimulador da tireoide (TSH), fazendo com que a concentração de iodeto glandular:iodeto plasmático seja de 40:1. O primeiro passo na síntese dos hormônios tireoidianos é o transporte do iodeto da circulação para dentro das células foliculares da tireoide. Esse transporte ocorre na membrana basal da célula, usando o transportador sódio-iodeto NSI. Uma vez dentro da célula folicular, o iodeto é transportado pela proteína pendrina, através da membrana apical, para dentro do lume folicular. No coloide do lume folicular, o iodeto é oxidado pela enzima tireoperoxidase (TPO) para formar iodo organificado que ao se ligar a resíduos de tirosina na molécula de tireoglobulina forma monoiodotirosina (MIT) e di-iodotirosina (DIT). Duas moléculas de DIT formam a tiroxina (T4) e uma de DIT com outra de MIT formam a tri-iodotironina (T3). A organificação do iodo é catalisada pela TPO, em uma reação dependente de peróxido de hidrogênio fornecido pela enzima DUOX2. Os hormônios tireoidianos são armazenados no coloide tireoidiano. Em resposta ao estímulo pelo TSH, a tireoglobulina é transportada do lume folicular para dentro das células foliculares por um mecanismo de endocitose. Dentro da célula folicular, as vesículas com tireoglobulina são hidrolisadas por proteases lisossômicas e catepsinas, separando o hormônio tireoidiano da tireoglobulina. A MIT e a DIT são deiodinadas e o iodo, transportado para dentro do lume folicular.

O hormônio liberador da tireotrofina (TRH) é um peptídeo formado por três aminoácidos, sintetizado nos núcleos hipotalâmicos paraventriculares e secretado de forma pulsátil no sistema porta-hipofisário, sendo transportado até a hipófise anterior onde estimula a síntese e secreção do TSH pelos tireotrofos e de prolactina pelos lactotrofos. O TSH é um hormônio glicoproteico, secretado de forma pulsátil, estimulando a síntese e secreção dos hormônios tireoidianos. Como nos demais hormônios glicoproteicos (LH, FSH, hCG), a subunidade alfa é comum a todos eles, com a subunidade beta codificando a ação específica de cada hormônio.

Em condições normais, a tireoide sintetiza 100% do T4 e 20% do T3 encontrados na circulação. Os demais 80% do T3 são produzidos pela conversão periférica de T4 para T3, principalmente no fígado, rins e músculo esquelético. O T4 tem atividade biológica mínima atuando como pró-hormônio sendo convertido para T3, o hormônio biologicamente ativo na circulação. A tireoide também secreta pequenas quantidades de T3 reverso (T3r), que é biologicamente inativo.

Na circulação, os níveis séricos de T4 e T3 controlam a secreção de TRH e TSH por mecanismo de *feedback*, de tal modo que a diminuição do T4 e T3 séricos estimula a secreção de TRH e TSH e sua elevação causa redução do TRH e TSH. Os hormônios tireoidianos são transportados na circulação predominantemente ligados a proteínas: globulina ligadora de tiroxina (TBG), pré-albumina ou transtirretina (TBPA) e albumina. Cerca de 100% do T3 é transportado pela TBG. Em relação ao T4, 75% são transportados ligados à TBG, 20% à TBPA e 5% à albumina. A fração livre do T4 (T4L) corresponde a 0,02 a 0,06% do total de hormônio circulante, e a fração livre do T3 (T3L) corresponde a 0,2 a 0,5% do total. Apenas as frações livres são biologicamente ativas, com o T3 tendo uma potência biológica 3 a 4 vezes superior ao T4. A ligação dos hormônios tireoidianos às proteínas transportadoras é afetada por fatores genéticos e hormonais. Por exemplo, andrógenos diminuem a ligação e estrógenos aumentam, causando mudança na concentração do T4 total.

A captação do hormônio tireoidiano pelas células-alvo ocorre por transportadores celulares (p. ex., MCT8, LAT1, LAT2, OATP). Dentro do núcleo, o T3 se liga a receptores do hormônio tireoidiano (TR-alfa 1, TR-alfa 2, TR-beta 1, TR-beta 2) formando um heterodímero com o receptor retinoide X que interage com o elemento responsivo aos hormônios tireoidianos, dando início à ação hormonal.

Os hormônios tireoidianos são metabolizados em vários tecidos, incluindo fígado, rins, pele e placenta. Após glucoronidação e sulfatação, os metabólitos são excretados pelas fezes e urina. No intestino, os metabólitos eliminados pela bile são desconjugados e reciclados pela circulação êntero-hepática.

A tireoide também produz o hormônio calcitonina nas células C ou parafoliculares. A calcitonina participa da regulação do metabolismo do cálcio, sendo estimulada por níveis séricos elevados de cálcio, fazendo com que ela atue diminuindo a atividade osteoclástica. A deficiência da calcitonina (p. ex., após tireoidectomia) não causa sintomas. Mas seu excesso é sugestivo de carcinoma medular da tireoide.

Os hormônios tireoidianos participam de inúmeros processos fisiológicos no organismo. Por exemplo, aumento da taxa metabólica basal, mielinização e maturação do sistema nervoso central, controle da temperatura corporal, aumento do cronotropismo e inotropismo, motilidade intestinal, velocidade de crescimento e crescimento ósseo, desenvolvimento puberal, função reprodutiva, entre outros.

CLASSIFICAÇÃO

O hipotireoidismo adquirido pode ser classificado em cinco tipos:

- Hipotireoidismo adquirido primário: causado por distúrbios localizados na tireoide.
- Hipotireoidismo adquirido secundário: causado por deficiência do TSH, em decorrência de lesões na pituitária anterior.
- Hipotireoidismo adquirido terciário: causado por diminuição da secreção do CRH, em virtude de lesões no hipotálamo.
- Hipotireoidismo adquirido periférico: causado por inativação periférica do hormônio tireoidiano (hemangioma, tumor estromal gastrointestinal, fibrossarcoma), e perda urinária de hormônios tireoidianos na síndrome nefrótica.
- Hipotireoidismo primário subclínico ou compensado: caracterizado por níveis séricos de T3 e T4 livre dentro do valor de referência, com elevação do TSH.

EPIDEMIOLOGIA

A prevalência de hipotireoidismo varia de 2,8 a 4,6%. O hipotireoidismo adquirido acomete 1:500 crianças em idade escolar, sendo mais comum no sexo feminino (2:1). O hipotireoidismo adquirido primário é mais prevalente que o secundário (1.000:1), e é mais frequente em áreas com ingestão deficiente de iodo.

FATORES DE RISCO

Os principais fatores de risco para o hipotireoidismo adquirido são:

- Medicamentos (p. ex., amiodarona, lítio, iodo, anticonvulsivantes).
- Doenças autoimunes (p. ex., diabetes melito tipo 1 – DM1, vitiligo).
- História familiar de doença tireoidiana autoimune.
- Tireoidites.
- Passado de cirurgia ou radiação em pescoço.
- Mulheres no pós-parto.
- Síndromes genéticas (p. ex., Down, Turner, Klinefelter).
- Deficiência ou exposição prolongada a quantidades excessivas de iodo.

ETIOLOGIA

Embora o hipotireoidismo diagnosticado em lactentes ou crianças jovens ainda possa ser devido a um problema congênito (p. ex., ectopia tireoidiana, disormonogênese), na maioria das vezes ele é adquirido. As principais causas de hipotireoidismo adquirido estão listadas no Quadro 1.

QUADRO 1 Etiologia do hipotireoidismo adquirido

Hipotireoidismo adquirido primário
▪ Autoimune – Tireoidite de Hashimoto ou tireoidite linfocítica crônica – Síndrome poliendócrina autoimune ▪ Deficiência de iodo (bócio endêmico) ou excesso de iodo ▪ Tireoidectomia ▪ Ablação tireoidiana com iodo radioativo ▪ Radioterapia de cabeça e pescoço ▪ Doses elevadas de antitireoidianos (metimazol, propiltiouracil, carbimazol) ▪ Medicamentos (p. ex., lítio, amiodarona, iodo, tionamidas, cobalto, estavudina, talidomida, aminoglutetimida, interferon-alfa, sunitinibe, sorafenibe) ▪ Alimentos (p. ex., mandioca brava, pinhão, babaçu, consumo excessivo de repolho e brócolis) ▪ Doenças infiltrativas (p. ex., hemocromatose, histiocitose, cistinose, linfomas, amiloidose, sarcoidose) ▪ Tireoidites (subaguda viral, aguda bacteriana, pós-parto)
Hipotireoidismo adquirido secundário
▪ Lesões do SNC – Tumores (p. ex., craniofaringioma, glioma, adenoma, cisto de Rathke) – Trauma cranioencefálico – Cirurgia – Radioterapia – Infecções (p. ex., tuberculose, micoses) – Doenças infiltrativas (p. ex., histiociose, sarcoidose, hemocromatose) – Síndrome de Sheehan – Hipofisite linfocítica – Sela vazia ▪ Medicamentos (p. ex., dopamina, dobutamina, análogos da somatostatina, corticosteroides, inibidores de *checkpoint* imunológico) ▪ Veganismo (p. ex., deficiência de iodo)
Hipotireoidismo adquirido periférico
▪ Hipotireoidismo consumptivo – Hemangiomas (fígado, parótida, subcutâneo) – Tumor estromal gastrointestinal – Fibrossarcoma ▪ Perda urinária de hormônios tireoidianos na síndrome nefrótica

SNC: sistema nervoso central.

Hipotireoidismo adquirido primário

Tireoidite de Hashimoto

A tireoidite de Hashimoto (TH), ou tireoidite linfocítica crônica, é a causa mais comum de hipotireoidismo adquirido nos locais onde não existe deficiência de iodo. A prevalência varia de acordo com a idade (mais frequente entre 8 e 15 anos), com o sexo (F > M, na proporção de 7 a 10:1), etnia (> em brancos), estágio puberal (> na puberdade) e região geográfica (África: 14,2%; Oceania: 11%; América do Sul e Europa: 8%; América do Norte: 5,8%). Em 30 a 40% dos casos, existe relato de antecedentes familiares. A concordância entre gêmeos homozigóticos varia de 30 a 55%, comparada a 0,3 a 7% entre gêmeos dizigóticos. Familiares de primeiro grau têm risco aumentado. A etiologia é autoimune, com participação de fatores genéticos e ambientais.

Os genes imunomoduladores associados à TH são: *HLA-DR* (*human leukocyte antigen*), *CTLA4* (*cytotoxic T-lymphocyte associated protein 4*), *CD40* (*CD40 molecule*), *FOXE1* (*RNA binding fox-1 homolog 1*) e *PTPN22* (*protein tyrosine phosphatase non-receptor type 22*). Entre os fatores ambientais, destacam-se: infecções pelo vírus Epstein-Barr e parvovírus B19, exposição aumentada ao iodo, deficiência de selênio, tabagismo e desreguladores endócrinos (p. ex., ftalatos). Vacinas para câncer e interferon-alfa podem desencadear a TH. O microbioma intestinal contribui para um maior risco de TH quando há predomínio da colonização pelo *Bacteroides fragilis* e menor risco quando houver colonização pelos *Bifidobacterium* e *Lactobacillus*.

A ativação dos linfócitos CD4 por antígenos tireoidianos é o primeiro passo na patogênese. Os linfócitos CD4 ativados recrutam linfócitos CD8, que causam inflamação tireoidiana. Histologicamente, a TH caracteriza-se por infiltração linfocítica difusa e atrofia do parênquima glandular.

Ao exame físico, a tireoide pode ser impalpável (forma atrófica) ou aumentada de tamanho, de consistência firme, superfície irregular, móvel e indolor (forma bociogênica). Os pacientes podem ser: (i) eutireóideos: quando o tecido tireoidiano preservado compensa a destruição das células foliculares, porém com risco aumentado de evoluir para hipotireoidismo; (ii) hipotireóideos: quando a produção dos hormônios tireoidianos é insuficiente, embora alguns indivíduos possam ficar eutireóideos após um período de tratamento com levotiroxina; e (iii) hipertireóideos: quando há liberação de hormônios tireoidianos para a circulação a partir das células foliculares destruídas, condição conhecida como hashitoxicose.

A TH pode cursar com outras doenças autoimunes, como: DM1, vitiligo, alopecia, adrenalite, hepatite, doença celíaca, artrite reumatoide e candidíase mucocutânea, ou fazer parte de síndromes poliendócrinas autoimunes (SPEAI):

- SPEAI tipo 1: causada por variante patogênica inativadora ou perda de função do *AIRE* (*autoimmune regulator*). Caracteriza-se pela tríade clássica de doença de Addison, hipoparatireoidismo e candidíase mucocutânea. Essa síndrome também é conhecida como APECED (*autoimmune polyendocrinopathy, candidiasis, ectodermal dystrophy*).
- SPEAI tipo 2: associada ao sistema HLA de classe II, principalmente os alelos DR3 e DR4. Caracteriza-se pela tríade clássica de doença de Addison, tireoidopatia autoimune e DM1.
- SPEAI tipo 3: associada ao sistema HLA de classe II, principalmente aos alelos DR3 e DR4, caracterizada por tireoidopatia autoimune e outras autoimunopatias (p. ex., DM1, miastenia *gravis*, alopecia, vitiligo), exceto a doença de Addison.
- IPEX (*immune dysregulation, polyendocrinopathy, enteropathy, x-linked*): causada por variante patogênica de herança ligada ao X do *FOXP3* (*forkhead box P3*).

Também é comum a associação da TH com as síndromes de Down, Turner e Klinefelter. Existe um risco aumentado para carcinoma papilífero e linfoma da tireoide. A autoimunidade e os níveis séricos aumentados do TSH são fatores de risco independentes para o desenvolvimento de neoplasias.

A confirmação diagnóstica se baseia nos dados clínicos e na positividade dos anticorpos antitireoidianos. O anticorpo antitireoperoxidase (anti-TPO) é positivo em 80 a 90% dos casos e o anticorpo antitireoglobulina (AAT), em 60 a 80%. O anti-TPO é o anticorpo mais sensível para o diagnóstico da TH. Entretanto, 10 a 15% da população normal é positiva para esse anticorpo e 5 a 10% dos pacientes com TH podem ter anticorpos negativos ao diagnóstico. A ultrassonografia (US) da tireoide mostra aumento de volume ou atrofia glandular, hipoecogenicidade, textura heterogênea e, ocasionalmente, cistos e pseudonódulos.

Tireoidite aguda

A tireoidite aguda, bacteriana, infecciosa, piogênica ou supurativa é uma condição rara, porque o elevado conteúdo de iodo intratireoidiano, a presença da cápsula tireoidiana e a extensa rede linfática fazem com que a tireoide seja resistente a infecções.

Em indivíduos sem comprometimento imunológico, a tireoidite supurativa é mais comum no lobo esquerdo e frequentemente associada à persistência do ducto tireoglosso e fístula do seio piriforme. Em adultos, a infecção decorre de disseminação hematogênica a partir de um foco na pele, aparelho respiratório, gastrointestinal ou urinário. *Staphylococcus aureus*, *Streptococcus pyogenes* e *Streptococcus pneumoniae* são os agentes etiológicos mais frequentes. Mas outras bactérias (p. ex., *Pasteurella* spp., *Salmonella* spp., *M. tuberculosis*) e fungos (p. ex., *Aspergillus*, *Coccidioidis*, *Actinomycis*, *Candida*) também podem causá-la.

Os pacientes são tipicamente eutireóideos. Entretanto, tem sido documentado hipotireoidismo de início recente ou tardio. O diagnóstico é suspeitado pelo aumento doloroso da tireoide, com sinais locais de inflamação, associada a febre, odinofagia, tosse, disfonia ou disfagia. A US da tireoide, seguida de punção aspirativa com agulha fina (PAAF), é o método diagnóstico de escolha. Investigação diagnóstica com esofagograma, endoscopia digestiva alta ou hipofaringoscopia, é indicada após a resolução da fase aguda, para excluir fístulas do seio piriforme. A cintilografia da tireoide é habitualmente normal. O tratamento consiste em antibioticoterapia para Gram-positivos e Gram-negativos (p. ex., cefalosporina e oxacilina), associada ou não a antibiótico contra anaeróbios (p. ex., clindamicina ou metronidazol) e drenagem do abscesso, quando necessário. São complicações possíveis: ruptura para o esôfago, traqueia ou mediastino; e edema de laringe com obstrução das vias aéreas.

Tireoidite subaguda

A tireoidite subaguda, viral, granulomatosa, dolorosa ou de Quervain é a causa mais frequente de tireoidite. É mais comum no sexo feminino (5:1). Raramente crianças são afetadas. A etiologia mais provável é uma infecção viral das vias aéreas superiores, inclusive infecção pelo SARS-CoV-2.

O paciente se apresenta febril, com mialgia e mal-estar. A tireoide é aumentada de tamanho e dolorosa ao exame. No início, as manifestações são de hipertireoidismo transitório (causado pela liberação de hormônios tireoidianos na circulação), com duração de 2 a 6 semanas, seguido por eutireoidismo, depois hipotireoidismo transitório com duração de 2 a 8 semanas e finalmente retorno ao eutireoidismo. Os anticorpos antitireoidianos são negativos ou minimamente aumentados. A cintilografia mostra hipocaptação. A velocidade de hemossedimentação (VHS) e a proteína C-reativa (PCR) são bastante elevadas. O leucograma é normal.

Ácido acetilsalicílico e betabloqueadores podem ser usados na fase inicial do hipertireoidismo. Glicocorticoides são recomendados apenas nos casos de dor refratária aos anti-inflamatórios não esteroides. Antitireoidianos não são indicados porque o hipertireoidismo (tireotoxicose) resulta da liberação de hormônios tireoidianos na circulação. A levotiroxina pode ser indicada na fase de hipotireoidismo.

Tireoidite linfocítica subaguda

A tireoidite linfocítica subaguda, indolor ou silenciosa é mais comum no sexo feminino (2:1) e na faixa etária de 30 a 60 anos. Crianças têm sido ocasionalmente descritas. No estudo anatomopatológico, ela se assemelha à tireoidite pós-parto e à tireoidite de Hashimoto com infiltrado linfocítico e formação de folículos linfoides. A etiologia autoimune é a mais provável. Talvez ela seja uma variante subaguda da TH.

Clinicamente, não cursa com dor na tireoide e se manifesta em quatro fases sequenciais: (i) hipertireoidismo, com duração de 6 a 16 semanas; (ii) eutireoidismo; (iii) hipotireoidismo, com duração de 8 a 12 semanas; e (iv) eutireoidismo. As alterações dos hormônios tireoidianos são semelhantes às da tireoidite viral. A VHS e a PCR são habitualmente normais. Os anticorpos antitireoidianos estão positivos. Essa tireoidite se diferencia da doença de Graves pela ausência de exoftalmia e pela baixa captação do iodo na cintilografia da tireoide.

Betabloqueadores podem ser usados na fase de hipertireoidismo. Medicamentos antitireoidianos não são indicados porque o hipertireoidismo (tireotoxicose) resulta da liberação de hormônios tireoidianos na circulação. A levotiroxina às vezes é usada na fase de hipotireoidismo.

Tireoidite pós-parto

A tireoidite pós-parto ocorre em 5 a 10% das mulheres nos primeiros 6 a 12 meses após parto ou aborto. É considerada uma variante da TH na qual ocorre uma infiltração linfocítica da glândula e liberação de hormônios tireoidianos na circulação como um rebote que surge após a imunossupressão causada pela gestação.

Ela pode cursar com: (i) apenas hipertireoidismo transitório (20 a 40% dos casos); (ii) apenas hipotireoidismo transitório (40 a 50% dos casos); e (iii) hipertireoidismo seguido de hipotireoidismo e de eutireoidismo (20 a 30% dos casos). Nesta última apresentação, o hipertireoidismo tem duração de 4 a 6 semanas, seguido de hipotireoidismo de igual duração. Os achados laboratoriais e cintilográficos são semelhantes aos da tireoidite subaguda linfocítica com elevação dos anticorpos antitireoidianos. Hipotireoidismo permanente pode ocorrer em até 25% das pacientes. Também são comuns recidivas da tireoidite após nova gravidez.

Betabloqueadores podem ser usados na fase de hipertireoidismo e reposição de levotiroxina na fase de hipotireoidismo. Antitireoidianos não são indicados porque o hipertireoidismo (tireotoxicose) resulta da liberação de hormônios tireoidianos na circulação.

Deficiência de iodo

A deficiência de iodo (bócio endêmico) persiste em quase uma centena de países, afetando milhões de pessoas. No Brasil, estados de risco para o bócio endêmico são Acre, Amazonas, Maranhão, Mato Grosso do Sul, Rondônia e Tocantins. A fase crônica do bócio endêmico caracteriza-se por tireoide aumentada de volume, de consistência nodular, com secreção preferencial de T3. O diagnóstico é feito pela avaliação de função tireoidiana (T4L, T3, TSH), anticorpos antitireoidianos para afastar TH, dosagem de iodo na urina e US da tireoide. O tratamento é feito pela reposição de iodo.

No Brasil, a prevenção desse distúrbio é regulamentada por lei que recomenda a adição de 15 a 45 mg de iodo/1 kg/sal. Até abril de 2013, essa quantidade era de 20 a 60 mg de iodo/kg de sal, quando foi reduzida pelo consumo excessivo de sal pelos brasileiros (10 a 12 g/dia) o que levaria ao consumo excessivo de iodo, com maior risco de hipertireoidismo e TH.

Excesso de iodo

A exposição aumentada ao iodo, seja pela alimentação, seja por medicamentos (p. ex., amiodarona, antissépticos à base de iodopovidina, xaropes para tosse), pode causar hipotireoidismo em indivíduos com uma doença tireoidiana subjacente (p. ex., TH), pela inibição da síntese do hormônio tireoidiano pelo efeito Wolff-Chaikoff.

Medicamentos

Vários medicamentos podem causar hipotireoidismo adquirido primário por mecanismos diversos (Quadro 2).

Alimentos

O tiocianato da mandioca brava, os flavonoides do pinhão e babaçu e o conteúdo elevado de iodo do repolho e brócolis já foram descritos como capazes de causar hipotireoidismo quando esses alimentos são consumidos em quantidade aumentada.

QUADRO 2 Medicamentos associados ao hipotireoidismo adquirido primário

Mecanismo causal do hipotireoidismo	Medicamentos
Diminuição da absorção intestinal da levotiroxina	Cálcio, sevelamer, ferro, colestiramina, sucralfato, hidróxido de alumínio, multivitamínicos contendo ferro e/ou cálcio, inibidores da bomba de prótons, simeticona, betabloqueadores, ciprofloxacina, rifampicina, antidepressivos tricíclicos, bisfosfonatos por via oral
Aceleração do metabolismo da levotiroxina	Carbamazepina, fenitoína, fenobarbital, ácido valproico, sertralina, rifampicina
Diminuição da conversão de T4 para T3	Amiodarona
Efeito Wolff-Chaikoff (quantidade excessiva de iodo inibe a síntese de hormônios tireoidianos)	Amiodarona, lítio, iodo
Inibição da síntese de hormônios tireoidianos	Metimazol, propiltiouracil, lítio, amiodarona, aminoglutetimida
Indução de autoimunidade	Interferon-alfa, interleucina-2
Tireoidite	Inibidores da tirosina quinase (p. ex., sunitinibe, sorafenibe)
Alteração da ligação do T4 a proteínas transportadoras	Anti-inflamatórios não esteroides, furosemida, heparina, heroína, metadona, mitotano
Depleção de selenoproteínas	Valproato de sódio
Hipofisite e tireoidite	Inibidores do *checkpoint* imunológico (p. ex., nivolumabe, ipilimumabe, pembrolizumabe, atezolizumabe)
Mecanismo desconhecido	Talidomida, estavudina

Hipotireoidismo consumptivo

O hipotireoidismo consumptivo, ou de consumo, é causado por condições em que ocorre síntese aumentada da enzima 3-iodotironina-deiodinase (D-3), que catalisa a conversão de T4 para T3 reverso e de T3 para T2. O hipotireoidismo ocorre quando a taxa de inativação dos hormônios tireoidianos supera sua capacidade de produção. Laboratorialmente, observam-se diminuição do T4 e T3, e elevação do TSH e T3 reverso.

As principais causas desse tipo de hipotireoidismo são: hemangioma de grandes dimensões localizados no fígado, parótida ou subcutâneo; fibrossarcoma; tumor estromal gastrointestinal (GIST), no qual a atividade da D3 pode ser aumentada pelo uso de inibidores da tirosina quinase (p. ex., sunitinibe).

O hipotireoidismo consumptivo é resistente ao tratamento com reposição de hormônio tireoidiano, requerendo doses até 8 vezes superiores à habitual. A função tireoidiana é normalizada com o tratamento do tumor (p. ex., corticosteroides, interferon-alfa, radioterapia, cirurgia, transplante hepático).

Radiação de cabeça e pescoço

A incidência de hipotireoidismo primário em pacientes submetidos à radiação de cabeça e pescoço para tratamento de doença de Hodgkin pode chegar a até 40% no acompanhamento em longo prazo. O risco de hipotireoidismo é relacionado à dose total de radiação.

Hipotireoidismo adquirido central

O hipotireoidismo adquirido central pode ser isolado ou associado a múltiplas deficiências pituitárias. Algumas vezes, o hipotireoidismo congênito central pode se manifestar tardiamente, simulando um hipotireoidismo adquirido central. A ausência de bócio é uma característica que diferencia clinicamente o hipotireoidismo central (secundário ou terciário) do hipotireoidismo primário.

Tumores do sistema nervoso central

O hipotireoidismo adquirido central ocorre em até 90% dos pacientes com craniofaringioma, sendo, nesses casos, associado a deficiências hormonais pituitárias múltiplas. Os adenomas pituitários também podem causar hipotireoidismo central ao comprimirem os vasos portais e a haste hipofisária. Quase sempre o hipotireoidismo central se associa a outras deficiências hipofisárias.

Deficiência do hormônio de crescimento

A deficiência do hormônio de crescimento (GH) pode mascarar o hipotireoidismo central, que só se torna aparente após o início de reposição do rhGH (hormônio de crescimento recombinante). Uma das prováveis causas é o estímulo da secreção de somatostatina bloqueando a secreção do TSH.

Hipofisite linfocítica

Hipofisite linfocítica, adeno-hipofisite ou infundíbulo-neuroipofisite é uma doença autoimune da hipófise responsável por casos de hipopituitarismo. O hipotireoidismo central está presente em aproximadamente metade dos pacientes.

Sela vazia

A sela vazia é um diagnóstico neurorradiológico caracterizado por uma sela turca vazia e preenchida por liquor. Ela é causada por lesões pituitárias de natureza tumoral, infecciosa ou vascular. A sela vazia é comumente associada a hipopituitarismo, cefaleia, obesidade e alterações visuais.

Síndrome de Sheehan

A síndrome de Sheehan é causada por necrose pituitária isquêmica, secundária a uma grave hemorragia pós-parto. Geralmente causa hipopituitarismo, o qual é suspeitado pelo relato de hemorragia pós-parto, seguida de falha na lactação, amenorreia, sintomas de hipotireoidismo e insuficiência adrenal. O hipotireoidismo central é diagnosticado em cerca de 90% dos pacientes.

Apoplexia de tumor hipofisário

A apoplexia pituitária ocorre em pacientes com adenomas pituitários não tratados, ou após teste de estímulo (TRH ou CRH) para avaliar a função pituitária. O hipopituitarismo é agudo e grave. Se houver déficit visual, cefaleia intensa ou alteração do nível de consciência, indica-se a neurocirurgia de emergência. A deficiência de TSH se desenvolve em 50 a 70% dos pacientes após a fase aguda. A reposição de levotiroxina só deve ter implementada após o início da corticoterapia para evitar crise adrenal.

Medicamentos

Dopamina, dobutamina, octreotida, lanreotida, glicocorticoides e bexaroteno podem suprimir temporariamente o TSH, causando hipotireoidismo central.

MANIFESTAÇÕES CLÍNICAS

Hipotireoidismo adquirido

A apresentação clínica é insidiosa e variável. Razões comuns para o encaminhamento pediátrico são: baixa estatura, diminuição da velocidade de crescimento, bócio, ganho de peso, atraso puberal (raramente puberdade precoce), atraso do desenvolvimento dentário, deterioração do rendimento escolar e distúrbios menstruais. Não existe déficit cognitivo, exceto em casos de início nos primeiros anos de vida, com diagnóstico e tratamento tardios. Eventualmente, pode haver melhora no desempenho escolar pelo fato de a criança ficar menos suscetível a distrações.

O Quadro 3 ilustra as principais manifestações clínicas do hipotireoidismo adquirido. Além dessas manifestações, a história clínica pode revelar relato de outras doenças autoimunes, como DM1. Se o hipotireoidismo for central, pode haver sintomas de disfunção hipotálamo-hipofisária. O bócio pode estar presente em algumas situações. Apresentações clínicas incomuns são descritas no tópico "Manifestações atípicas do hipotireoidismo".

São alterações laboratoriais frequentes: hipercolesterolemia, hiponatremia, hiper-homocisteinemia, hiperprolactinemia (no hipotireoidismo primário prolongado), anemia normocrômica e normocítica (redução da secreção renal de eritropoetina), anemia hipocrômica e microcítica (diminuição da absorção intestinal de ferro), anemia macrocítica (anemia perniciosa por anticorpos anticélulas parietais do estômago nas síndromes poliendócrinas autoimunes) e elevação da creatinofosfoquinase.

Coma mixedematoso

O coma mixedematoso é uma emergência médica resultante do hipotireoidismo grave e prolongado. Além da sintomatologia clássica do hipotireoidismo, o paciente pode apresentar: hipotermia, hipoglicemia, hiponatremia, edema, bradipneia, insuficiência cardíaca congestiva, sinais de congestão pulmonar, bulhas cardíacas hipofonéticas, derrame pericárdico, derrame pleural, íleo paralítico, ascite, retenção urinária, miopatia, alteração da consciência (p. ex., depressão, alteração da memória, letargia, delírio, obnubilação, coma), psicose e convulsão. São fatores precipitantes: interrupção da terapia com levotiroxina, exposição ao frio, depressão respiratória, hemorragia digestiva e politrauma. O diagnóstico diferencial inclui condições que deprimem a consciência, como: sepse, coma por outras etiologias e uso de sedativos. O tratamento requer uma abordagem multidisciplinar em uma unidade de terapia intensiva.

QUADRO 3 Manifestações clínicas do hipotireoidismo adquirido

Bócio (nem sempre presente)
Dificuldade de raciocínio e de aprendizado
Atraso da dentição
Atraso do crescimento
Atraso puberal ou puberdade precoce
Distúrbios menstruais
Pele pálida, fria, seca, áspera, amarelada
Mixedema
Diminuição da sudorese
Cabelos e unhas frágeis e quebradiços
Madarose (perda dos cílios e/ou sobrancelhas), edema periorbital
Intolerância ao frio
Diminuição do apetite
Ganho de peso
Constipação
Rouquidão, voz arrastada
Sonolência, astenia, fadiga
Mialgia, câimbras, fraqueza muscular, hipotonia, às vezes pseudo-hipertrofia muscular
Atraso na fase de relaxamento dos reflexos tendinosos profundos, hiporreflexia
Bradicardia, hipotensão
Anemia
Atraso da idade óssea
Derrame pericárdico, derrame pleural
Síndrome do túnel do carpo

MANIFESTAÇÕES ATÍPICAS DO HIPOTIREOIDISMO

Algumas vezes, o hipotireoidismo se apresenta de forma atípica (Quadro 4), levando a atrasos no diagnóstico e na instituição da terapia.

Síndrome de van Wyk-Grumbach

A síndrome de van Wyk-Grumbach é caracterizada pelo hipotireoidismo primário adquirido crônico e puberdade precoce isossexual, reversível com a reposição do hormônio tireoidiano.

Dois mecanismos têm sido propostos para explicá-la: (i) teoria do FSH: os níveis elevados de TSH interagiriam predominantemente com receptores de FSH induzindo ações gonadais FSH-dependentes. Nesses casos, em meninas, haveria estimulação ovariana, com formação de cistos, metrorragia, sangramento vaginal, telarca com ou sem galactorreia, na ausência de pelos pubianos e axilares; e em meninos, macrorquidismo sem aumento da testosterona; e (ii) teoria da prolactina: a hiperprolactinemia resultante da estimulação aumentada do fator liberador de tireotrofina (TRH) presente no hipotireoidismo crônico primário aumentaria a sensibilidade das gônadas à ação das gonadotrofinas, causando a puberdade precoce. Laboratorialmente, ocorre elevação dos níveis séricos de TSH e de gonadotrofinas, às vezes associados à hiperprolactinemia.

Cistos ovarianos

O diagnóstico de cistos ovarianos múltiplos em crianças pré-púberes ou adolescentes deve sempre levantar a possibilidade de hipotireoidismo primário. Algumas hipóteses têm sido propostas para explicar seu surgimento: aumento da aromatização de androstenediona para estrona, aumento da sensibilidade ovariana às gonadotrofinas ou níveis elevados de TSH estimulando a função gonadal pelos receptores de FSH. A reposição de levotiroxina causa completa regressão dos cistos, e a cirurgia só é indicada se houver risco aumentado para torção de ovário.

Doença de von Willebrand adquirida

A doença de von Willebrand (DVW) é um distúrbio da coagulação causado pela diminuição dos níveis séricos do fator de von Willebrand, uma proteína que facilita a adesão plaquetária e atua como transportador do fator VIII. Clinicamente, os pacientes apresentam sangramentos após cirurgia ou trauma e, nos casos mais graves, de forma espontânea. Menorragia é uma apresentação comum nas adolescentes.

A DVW pode ser hereditária ou adquirida. Sua forma adquirida pode ser a primeira manifestação clínica do hipotireoidismo. A fisiopatologia dessa associação pode ser explicada pela redução dos níveis séricos da tiroxina levando à diminuição da síntese ou da ação coagulante do fator VIII. Outra possibilidade seria a redução da síntese hepática de outros fatores da coagulação, como V, VII, IX e X. A normalização do distúrbio da coagulação em resposta à levotiroxina serve para confirmar a etiologia associada ao hipotireoidismo e excluir as formas hereditárias.

Distúrbios musculares

A miopatia hipotireóidea se caracteriza por uma ou mais das seguintes manifestações: mialgia, fraqueza e rigidez muscular proximal, mixedema, hiporreflexia dos reflexos tendinosos profundos com atraso da fase de relaxamento, hipoestesia, parestesia, atrofia e elevação da creatinofosfoquinase (CPK). Sua patogênese não está bem esclarecida. A miopatia pode ser resultado de dano celular, diminuição do metabolismo celular ou defeito na glicogenólise.

Síndrome de Kocher-Debré-Sémélaigne

A síndrome de Kocher-Debré-Sémélaigne é caracterizada pela associação de pseudo-hipertrofia muscular e hipotireoidismo primário em crianças. Quando essas manifestações ocorrem em adultos, chama-se síndrome de Hoffman. Sua patogênese ainda não está esclarecida, sendo relacionada ao hipotireoidismo primário de longa duração. A idade mais comum ao diagnóstico situa-se entre 1 e 10 anos. Meninos são mais afetados que meninas. A manifestação clínica é a de um individuo de porte atlético, hercúleo, com aparente hipertrofia da musculatura dos braços, pescoço, mãos, coxas, pernas e ocasionalmente da língua e musculatura facial. O diagnóstico diferencial inclui lipodistrofias congênitas, distrofia muscular de Duchenne e polimiosite. Laboratorialmente, ocorrem elevação da CPK, aldolase, LDH e enzimas hepáticas. A eletroneuromiografia mostra diminuição da amplitude do potencial da unidade motora. A reposição com hormônio tireoidiano leva à resolução da miopatia.

Pseudotumor hipofisário

O aumento de volume da hipófise é um achado relativamente comum em pacientes com hipotireoidismo primário de longa duração. Geralmente, os pacientes não apresentam sintomas de expansão do volume intracraniano, cefaleia ou sinais de compressão do quiasma óptico. A elevação do TRH em resposta à diminuição dos níveis circulantes de T3 e T4 causa hipersecreção do TSH e prolactina, que promove hiperplasia das células tireotróficas e lactotróficas simulando um adenoma. A hiperplasia hipofisária regride completamente com a reposição de levotiroxina.

QUADRO 4 Manifestações atípicas do hipotireoidismo adquirido

Manifestações
Cistos ovarianos
Puberdade precoce (síndrome de van Wyk-Grumbach)
Pseudo-hipertrofia muscular (síndrome de Kocher-Debré-Sémélaigne, síndrome de Hoffman)
Hiperplasia pituitária
Hipotermia
Insuficiência cardíaca congestiva
Derrame pericárdico
Pseudo-obstrução intestinal (íleo paralítico)
Coagulopatia (doença de von Willebrand adquirida, deficiência dos fatores V, VII, VIII, IX e X)
Distúrbios neuropsiquiátricos (depressão, psicose, ataxia)
Hiperprolactinemia

HIPOTIREOIDISMO SUBCLÍNICO

O hipotireoidismo subclínico, compensado ou hipertireotropinemia isolada é definido por níveis séricos de TSH aumentados e níveis séricos de T3 e T4L dentro dos valores de referência. Ele pode ser classificado em dois tipos: (i) grau I, quando o TSH está entre 4,5 e 10 mU/L; e (ii) grau II, quando o TSH é > 10 mU/L. Pacientes com TSH > 10 mU/L e autoimunidade tireoidiana têm maior risco de progredir para a forma clínica. A prevalência em crianças varia de 1,7 a 9,5% e, em adultos, pode chegar a 10 a 20%, em áreas suficientes em iodo.

Uma causa rara e pouco lembrada de elevação do TSH com T4L normal é o macro-TSH, uma macromolécula heterogênea composta de TSH e anticorpos anti-TSH, que apresenta baixa atividade biológica. Seu diagnóstico é feito pela dosagem do TSH após precipitação com polietilenoglicol (PEG). Quando o TSH precipitado excede 90% do nível sérico, o diagnóstico é bastante sugestivo, podendo ser confirmado por cromatografia em gel. A investigação de macro-TSH é indicada nos pacientes com hipotireoidismo subclínico apresentando TSH > 10 mU/L, no qual outras causas foram afastadas e nos quais também foi afastada a interferência analítica pela presença de anticorpos heterofílicos (HAMA, do inglês *human anti-mouse antibodies*) elevando falsamente o TSH. As principais causas de hipotireoidismo subclínico são apresentadas no Quadro 5.

Embora a maioria dos pacientes seja assintomática, alguns podem relatar ganho ponderal excessivo, diminuição da velocidade de crescimento, anemia, sonolência e dificuldade cognitiva. Apesar dos escassos dados da literatura, o hipotireoidismo subclínico em pediatria parece ser um distúrbio benigno e com baixo risco de evolução para hipotireoidismo, a não ser quando a etiologia é autoimune.

QUADRO 5 Etiologia do hipotireoidismo subclínico

Congênitas
▪ Hipertireotropinemia neonatal persistente ▪ Disgenesia tireoidiana ▪ Alteração da sialilação do TSH, macro-TSH ▪ Variante patogênica inativadora ou perda de função do *TSHR, DUOX2, SLC26A, TPO* ▪ Síndromes genéticas (p. ex., Down, Williams, Turner, pseudo-hipoparatireoidismo)
Adquiridas
Tireoidites ▪ Tireoidectomia parcial ▪ Eutireóideo doente (fase de recuperação) ▪ Uso irregular ou com subdoses da levotiroxina ▪ Excesso ou deficiência de iodo ▪ Medicamentos (metimazol, propiltiouracil, iodo, fenobarbital, fenitoína, ácido valproico, lítio, interferon-alfa, antirretrovirais, cálcio, ferro) ▪ Doenças gastrointestinais que diminuam a absorção da levotiroxina (p. ex., doença inflamatória intestinal, síndrome do intestino curto, doença celíaca) ▪ Obesidade ▪ Doença de Addison ▪ Síndrome nefrótica ▪ Alteração do ensaio laboratorial (anticorpos heterofílicos, anti-Ru)

DIAGNÓSTICO DIFERENCIAL

Um importante diagnóstico diferencial do hipotireoidismo é a síndrome da doença não tireoidiana ou síndrome do eutireoideo doente.

Síndrome do eutireóideo doente

A síndrome do eutireóideo doente, ou síndrome do T3 baixo, ocorre por alterações periféricas nos níveis de hormônios tireoidianos como resultado da resposta fisiológica adaptativa ao estresse. Acomete pacientes com doenças graves (p. ex., sepse, insuficiência respiratória, cardíaca, hepática e renal), sendo caracterizada por diminuição do T3 com TSH habitualmente inalterado, na ausência de distúrbios hipotalâmicos, hipofisários ou tireoidianos. O Quadro 6 mostra as principais manifestações laboratoriais da síndrome do eutireóideo doente.

Essa síndrome diminui o metabolismo corporal, alocando as reservas energéticas para combater a enfermidade subjacente. A fisiopatologia é multifatorial:

- Aumento do estresse oxidativo e das interleucinas pró-inflamatórias.
- Deficiência de selênio.
- Diminuição da atividade da enzima 5'-monodeiodinase tipo 2, responsável pela geração de 80 a 90% do T3 circulante ao deiodinar o T4 para T3.
- Aumento da atividade da enzima 5'-monodeiodinase tipo 3 que estimula a conversão de T4 para rT3 (forma biologicamente inativa do T3).
- Diminuição da ligação dos hormônios tireoidianos às proteínas plasmáticas.
- Alteração nos receptores dos hormônios tireoidianos.
- Diminuição do transporte dos hormônios para dentro das células.
- Aumento da degradação dos hormônios tireoidianos.
- Diminuição da secreção do TSH e do TRH.

Os principais diagnósticos diferenciais dessa síndrome são:

- Hipotireoidismo verdadeiro: história prévia de doença tireoidiana, tumores hipotalâmico-hipofisários, sinais clínicos de hipotireoidismo (difíceis de avaliar no paciente gravemente enfermo).
- Uso de medicamentos: dopamina, dobutamina, octreotida, lanreotida (diminuem a secreção do TSH), glicocorticoides (diminuem a secreção do TSH e a conversão de T4 para T3), propranolol (diminui a conversão de T4 para T3), carbamazepina e fenitoína (aumentam o metabolismo do T4), amiodarona e iodeto (diminuem a secreção de hormônios tireoidianos), salicilato, furosemida e heparina (diminuem a ligação do T4 à TBG).

A avaliação da função tireoidiana em pacientes gravemente enfermos deve ser solicitada apenas quando as evidências clínicas sugerirem a possibilidade de tireoidopatia. Nas outras situações, recomenda-se postergar a avaliação da função tireoidiana após a resolução da doença sistêmica. Não existe indicação de reposição de hormônios tireoidianos. Tem-se estudado a reposição de N-acetilcisteína.

QUADRO 6 Alterações da função tireoidiana na síndrome do eutireóideo doente

TSH	T3	rT3	T4 total	OBS
Normal	↓	↑	N	Padrão mais frequente
Normal	↓	↑	↓	Padrão associado a maior gravidade

ABORDAGEM DIAGNÓSTICA

A abordagem diagnóstica tem por objetivo confirmar a suspeita clínica ou laboratorial e identificar sua causa e doenças associadas. Lactentes e crianças jovens podem ter causas congênitas para o hipotireoidismo aparentemente adquirido, que não foram detectadas pela triagem neonatal.

História clínica

- História gestacional e neonatal.
- Resultado do teste de triagem neonatal.
- Idade ao diagnóstico (considerar causas congênitas em lactentes e crianças jovens).
- Como a suspeita diagnóstica foi estabelecida (p. ex., bócio).
- Sintomatologia de hipotireoidismo, incluindo bócio.
- Dados prévios de peso e altura para construir curva de crescimento.
- Padrão de crescimento e ganho ponderal.
- Desenvolvimento puberal (puberdade atrasada ou precoce).
- Tireoidites.
- Medicamentos (p. ex., amiodarona, xarope de iodo, lítio).
- Alimentos bociogênicos (p. ex., mandioca, consumo excessivo de repolho).
- Trauma, radiação ou cirurgia na região cervical.
- Doenças autoimunes (p. ex., vitiligo, alopecia, diabetes).

- Lesões do sistema nervoso central (p. ex., encefalite, tumores, malformações, trauma, cirurgia).
- Síndromes associadas à TH (p. ex., Down, Turner, Klinefelter).
- História familiar de hipotireoidismo.
- Uso de medicamentos que alterem a função tireoidiana.
- Uso de biotina (vitaminas, suplementos para unha e cabelos, tratamento de distúrbios metabólicos [deficiência de biotinidase, acidemia propiônica]), interferindo nos imunoensaios causando diminuição do TSH e elevação do T4.
- Níveis atuais de hormônios tireoidianos comparando-os com anteriores.
- Resultados de exames (laboratoriais, US, cintilografia, idade óssea), há quanto tempo e quais foram os resultados.
- Dose de levotiroxina em uso (caso o paciente já esteja em tratamento), adesão.

Exame físico

- Sinais vitais (bradicardia e hipotermia no hipotireoidismo).
- Peso, altura, índice de massa corporal.
- Exame detalhado da tireoide: tamanho, localização, simetria, consistência, mobilidade e dor.
- Sinais clínicos de hipotireoidismo.
- Estadiamento puberal de Tanner.
- Pistas ao exame físico que possam ajudar no diagnóstico. Por exemplo:
  - Diplopia, hemianopsia: hipotireoidismo central.
  - Vitiligo e alopecia: hipotireoidismo autoimune.
  - Dismorfias: síndromes de Down, Turner ou Klinefelter.
  - Pseudo-hipertrofia muscular: síndrome de Kocher-Debré-Sémélaigne.
  - Estado puerperal: tireoidite pós-parto.

Exames laboratoriais

T4L e TSH

A confirmação diagnóstica do hipotireoidismo é realizada pela dosagem do T4L e do TSH. Valores de referência adequados para a idade devem ser consultados. Pode ocorrer elevação moderada do TSH em indivíduos com obesidade (elevação da leptina) e em crianças que nasceram pequenas para a idade gestacional.

Os resultados da dosagem de T4L e TSH podem mostrar: (i) T4L ↓ e TSH ↑ = hipotireoidismo primário clínico; (ii) T4L normal e TSH ↑ = hipotireoidismo primário subclínico; (iii) T4L ↓ e TSH inapropriadamente normal ou ↓ = hipotireoidismo central; (iv) T4L e TSH ↑ = não adesão ao tratamento, uma vez que o estado de equilíbrio do TSH só é atingido após 6 a 8 semanas do ajuste da dose. Nesse caso, a elevação do T4L pode refletir um uso recente da levotiroxina. Algumas vezes, pacientes com hipotireoidismo central podem ter níveis séricos de TSH um pouco aumentados, confundindo o diagnóstico com hipotireoidismo primário subclínico. A elevação do TSH também pode ser causada pelo macro-TSH ou por anticorpos heterofílicos. Pacientes em uso de suplementos contendo biotina devem suspender o suplemento 2 a 3 dias antes de dosarem T4L e TSH.

- T3: a dosagem do T3 não é útil no diagnóstico do hipotireoidismo pelo aumento da conversão de T4 para T3, mantendo o T3 dentro do normal mesmo na presença de elevação do TSH. Solicitar T3 na suspeita de hashitoxicose.
- T3 reverso: aumentado na síndrome do eutireóideo doente.
- AAT e anti-TPO: solicitar se houver história familiar de doença autoimune ou se os achados clínicos forem sugestivos de doença autoimune.
- Prolactina: a prolactina pode estar aumentada no hipotireoidismo primário. A hiperplasia dos lactotrofos e tireotrofos pode simular adenoma hipofisário.
- Cortisol, IGF-1, IGFBP-3, LH, FSH, esteroides sexuais: suspeita de hipotireoidismo central.
- Hemograma: o hipotireoidismo pode cursar com anemia normocrômica e normocítica (diminuição da síntese de eritropoietina), anemia hipocrômica microcítica (deficiência da absorção de ferro) e anemia macrocítica (gastrite atrófica causada por anticorpos anticélulas parietais do estômago).
- Perfil lipídico: pode ocorrer hipercolesterolemia.
- AST, ALT: pode haver elevação da AST.
- CPK: pode estar elevada.
- Creatinina: pode estar elevada por má perfusão renal.

- Homocisteína: pode haver hiper-homocisteinemia.
- Sódio: a hiponatremia está presente em alguns casos.
- Excreção urinária de iodo: se houver história de exposição excessiva ou deficiente ao iodo, pode-se solicitar a dosagem da excreção urinária de iodo. Os valores de referência são:
  - Suficiência de iodo: > 100 ug/L e < 300 ug/L.
  - Insuficiência iódica: < 100 ug/L.
  - Excessiva iodação: > 300 ug/L.

QUADRO 7 Cálculo do volume tireoidiano

- O volume de cada lobo tireoidiano é calculado (em cm^3) pela seguinte fórmula:
  Volume: [(diâmetro AP × diâmetro transversal × diâmetro longitudinal) × 0,52]
- Volume tireoidiano total = [Volume do LD + volume do LE].
- O istmo só entra na fórmula do cálculo de volume tireoidiano se sua largura for maior que 3 mm
- Em alguns casos, um lobo acessório (pirâmide de Lalouette) pode ser identificado na margem superior do istmo. Se isso ocorrer, o volume desse lobo deve ser acrescido na fórmula do volume tireoidiano total

LD: lobo direito; LE: lobo esquerdo.

Exames de imagem

Ultrassonografia da tireoide

A US da tireoide é indicada nos pacientes com alterações na palpação da tireoide, naqueles com anticorpos negativos e nos hipotireoidismos subclínicos. O exame pode mostrar se a tireoide está aumentada de volume ou atrófica, se a ecotextura é normal (disormonogênese, hipotireoidismo central) ou heterogênea (tireoidite) e se existem disgenesia (hemiagenesia), nódulos e pseudonódulos.

O cálculo do volume tireoidiano utiliza a fórmula para estruturas elipsoides, na qual se calcula o produto dos três eixos multiplicado por π (pi = 3,14), dividido por 6 = 0,52 (Quadro 7). Não existe um valor de referência padrão (único ou consensual), uma vez que o volume da glândula tireoide varia de acordo com a área geográfica onde o estudo foi realizado, com distúrbios tireoidianos subjacentes, com a iodúria e, na faixa etária pediátrica, com idade, peso e superfície corpóreas. Por isso, os valores de referência descritos nos laudos US variam a depender da referência utilizada pela clínica radiológica onde o exame foi realizado (Quadro 8).

Cintilografia da tireoide

Esse exame é realizado com ^{99m}tecnécio ou ^{123}iodo. Pode ser indicado em alguns casos selecionados e de difícil diagnóstico, como na investigação de anticorpos bloqueadores do receptor do TSH, e da tireoide ectópica. A cintilografia pode ser complementada com o teste do perclorato, que será positivo nos defeitos de organificação, como variantes patogênicas do *TPO*, *TG*, *SHOX*.

Radiografia para a idade óssea

Solicitada para avaliar a maturidade óssea. De modo geral, quanto mais prolongado e acentuado o hipotireoidismo, maior será o atraso da idade óssea.

Radiografia de tórax

Investigar derrame pleural ou pericárdico no paciente com mixedema. Se alterado, solicitar ecocardiograma e eletrocardiograma.

Ressonância magnética da hipófise-hipotálamo

Indicada na investigação do hipotireoidismo central ou da hiperplasia pituitária nos hipotireoidismos primários prolongados. Nessas situações, o tratamento com levotiroxina resulta em regressão do pseudotumor em poucos meses.

Ultrassonografia pélvica

Pode mostrar cistos ovarianos nos hipotireoidismos primários, que desaparecem com a reposição de levotiroxina.

QUADRO 8 Valores de referência para o volume tireoidiano (aferido por US, em mL) em crianças e adolescentes

Idade	6	7	8	9	10	11	12	13	14	15
Meninos (volume tireoidiano em mL)	5,4	5,7	6,1	6,8	7,8	9,0	10,4	12,0	13,9	15,0
Meninas (volume tireoidiano em mL)	5,0	5,9	6,9	8,0	9,2	10,4	11,7	13,1	14,6	16,1

* Os valores refletem o limite superior do volume tireoidiano (mL) de acordo com cada idade.
Fonte: Ghervan, 2011.

ABORDAGEM TERAPÊUTICA

O tratamento do hipotireoidismo adquirido é simples. O hormônio de escolha é a levotiroxina (LT4), que no Brasil só está disponível sob a forma de comprimidos (Quadro 9). Nos Estados Unidos e na Europa, existem duas preparações aprovadas pela Food and Drug Administration (FDA) e European Medicines Agency (EMA), que são a levotiroxina líquida e em cápsula gelatinosa. A formulação em cápsula gelatinosa é indicada para pacientes com má-absorção intestinal, intolerância à lactose, cirurgia bariátrica, gastrite atrófica e uso de inibidores da bomba de prótons. A formulação líquida é indicada para recém-nascidos e lactentes. A cápsula gelatinosa deve ser engolida inteira. As preparações liquidas comercialmente disponíveis são: (i) Tirosint® *soft gel capsule*, disponível nas seguintes apresentações: 13, 25, 50, 75, 88, 100, 112, 125, 137, 159, 175 e 200 mcg; e (ii) Tirosint-SOL® (ampolas plásticas de 1 mL), disponível nas seguintes apresentações: 13, 25, 37,5, 44, 50, 62,5, 75, 88, 100, 112, 125, 137, 150, 175 e 200 mcg/1 mL.

Por ter meia-vida prolongada (± 7 dias), a levotiroxina é administrada 1 vez/dia. Ela é absorvida no intestino delgado (duodeno e jejuno, com o íleo superior desempenhando papel importante após cirurgia bariátrica), atingindo um pico sérico 2 a 4 horas após a ingestão. A absorção é aumentada na presença de pH baixo e em jejum. Por isso, recomenda-se que ela seja administrada pela manhã, em jejum, observando um intervalo mínimo de 30 a 60 minutos antes da próxima refeição. Alguns autores recomendam o uso da levotiroxina na hora de dormir (à noite), duas horas após a última refeição. A dose de reposição varia de acordo com a faixa etária (Quadro 10).

Pacientes em uso de reposição do rhGH podem necessitar de ajustes na dose da levotiroxina, porque o rhGH aumenta a conversão de T4 para T3. Se houver deficiência do ACTH, a reposição da levotiroxina só deve ser iniciada 5 a 7 dias após o início da corticoterapia para evitar a precipitação de crise adrenal. Na suspeita de hipotireoidismo central, solicitar dosagem de T4L, TSH e cortisol sérico matinal antes de iniciar a reposição.

Em pacientes com hipotireoidismo crônico ou cardiopatias, a dose inicial deverá ser metade a um quarto da dose habitual, a qual será aumentada gradativamente, a cada semana, até que se atinja a dose plena. Dosagens controles de T4L e TSH são solicitadas 4 a 6 semanas após mudanças de doses.

Evitar a administração concomitante de substâncias que interferem na absorção intestinal da levotiroxina, como: soja (p. ex., leite de soja), ferro (p. ex., suplementos vitamínicos), cálcio, colestiramina, hidróxido de alumínio, sucralfato e fibras. Anticonvulsivantes (p. ex., carbamazepina, fenobarbital, fenitoína) aumentam o *clearance* da tiroxina, podendo requerer aumentos na dose da reposição hormonal. Quando a função tireoi-

QUADRO 9 Apresentações comerciais da levotiroxina (comprimido)

Produto	Apresentação (comprimidos/em mcg)															
	12,5	25	37,5	38	50	62,5	75	88	100	112	125	137	150	175	200	300
Puran-T4®	X	X	X		X	X	X	X	X	X	X		X	X	X	X
Synthroid®		X			X		X	X	X	X	X	X	X	X	X	
Levoid®		X		X	X		X	X	X	X	X		X	X	X	
Euthyrox®		X			X		X	X	X		X		X	X	X	

QUADRO 10 Reposição de levotiroxina de acordo com a faixa etária

Faixa etária	Dose (mcg/kg/dia)	Dose média (mcg/dia)
Recém-nascidos – 3 meses	10-15	25-50
3-12 meses	6-10	50-75
1-3 anos	4-6	50-75
3-10 anos	3-5	75-100
10-16 anos	2-4	75-100
> 16 anos	1,6-2,0	75-100
Idosos	0,5-1,0	50-75

diana não consegue ser controlada com doses elevadas de levotiroxina, o paciente é diagnosticado com hipotireoidismo refratário.

Pelas variações de bioequivalência entre as diferentes marcas de levotiroxina, relacionadas aos excipientes das diferentes formulações, recomenda-se evitar mudanças das marcas do medicamento durante o tratamento (Quadro 11). Caso isso seja inevitável, recomenda-se dosagem de T4L e TSH, 4 a 6 semanas após a mudança de uma marca para outra.

Pacientes com hipotireoidismo crônico podem desenvolver *pseudotumor cerebri* após iniciarem a reposição de levotiroxina, devendo ser instruídos a relatarem ao médico assistente o surgimento de cefaleia ou alterações visuais após o início do tratamento.

Em pacientes pós-tireoidectomia total para câncer da tireoide, a reposição de levotiroxina usa os critérios de risco da American Thyroid Association para ajustar as doses de acordo com o resultado do TSH: risco alto (TSH < 0,1 mU/L), risco médio (TSH: 0,1 a 0,5 mU/L) e risco baixo (TSH: 0,5 a 1 mU/L). Se surgirem sintomas de hipotireoidismo, reduzir a dose, mas sempre manter o TSH supresso.

O uso de doses excessivas de levotiroxina causa taquicardia, sudorese, crescimento acelerado, redução da densidade mineral óssea, avanço da idade óssea, irritabilidade e outros sinais de hipertireoidismo. Crianças jovens podem desenvolver fechamento precoce das suturas cranianas e crianças maiores podem apresentar deterioração do rendimento escolar.

Não existem critérios uniformes sobre tratar ou não o hipotireoidismo subclínico. A reposição de levotiroxina é indicada se o TSH for > 10 mU/L. Se o TSH estiver entre 4,5 e 10 mU/L, a indicação de levotiroxina é controversa. Alguns estudos têm mostrado benefício do tratamento do hipotireoidismo subclínico com selênio (2 mcg/kg/dia) e mioinositol (600 mg/dia), com redução do TSH e AAT e melhora da qualidade de vida. A duração média do tratamento é de 3 a 6 meses. Existem várias preparações comercialmente disponíveis desses medicamentos. Por exemplo: (i) mioinositol: Sitol®, FamiSop®, FertiSop® (sachês de 2,1 e 4 g); (ii) selênio: cápsulas de 100, 200 e 400 mcg.

QUADRO 11 Excipientes das diferentes preparações de levotiroxina

Produto	Excipientes
Puran-T4®	Manitol, amido de milho, celulose microcristalina, butil-hidroxianisol, estearato de magnésio
Synthroid®	Sacarose, lactose, goma arábica, povidona, estearato de Mg, talco, corante amarelo
Levoid®	Manitol, bicarbonato de sódio, estearato de Mg, dióxido de silício, croscarmelose sódica, povidona
Euthyrox®	Amido de milho, croscarmelose sódica, estearato de Mg, lactose

Alguns pacientes relatam persistência de sintomas relacionados à baixa qualidade de vida (p. ex., fadiga crônica, irritabilidade, fraqueza), apesar de estarem bioquimicamente eutireóideos e em uso de dose adequada de levotiroxina. Mais estudos são necessários para esclarecer a fisiopatologia dessas manifestações.

O tratamento do coma mixedematoso é mostrado no Quadro 12. Raramente a TH pode ser tratada cirurgicamente, como nos casos de bócios volumosos, sinais de compressão local ou doença nodular com suspeita de neoplasia maligna.

Caso haja dúvida se o hipotireoidismo é permanente ou transitório, recomenda-se suspender o tratamento com levotiroxina em crianças > de 3 anos, por exemplo, durante as férias escolares, dosando-se T4L e TSH após 4 a 6 semanas. Se o resultado mostrar hipotireoidismo, o diagnóstico é confirmado e o tratamento, reinstituído.

QUADRO 12 Terapia medicamentosa do coma mixedematoso

Reposição de levotiroxina (não existe consenso ou diretriz sobre a dose) ▪ VO = 100 mcg/m²/dia ▪ IV = 80 mcg/m²/dia (não disponível no Brasil)
Suporte hemodinâmico (hipotensão, bradicardia, baixo débito cardíaco)
Suporte respiratório (hipóxia, hipercapnia)
Correção dos distúrbios glicoeletrolíticos (hiponatremia, hipoglicemia e retenção hídrica)
Tratamento da hipotermia com aquecimento passivo
Hidrocortisona (dose de estresse pelo risco de insuficiência adrenal associada, suspendendo quando afastar essa possibilidade)
Tratamento de infecções

IV: intravenoso; VO: via oral.

MONITORAÇÃO

O acompanhamento deve incluir avaliação semestral ou anual da função tireoidiana, bem como 4 a 6 semanas após cada mudança de dose, avaliação anual da idade óssea e monitoração do crescimento e desenvolvimento.

A má adesão ao tratamento pode ser suspeitada nos casos em que a dose da levotiroxina é maior que o esperado e na presença de elevação do TSH com T4 livre no limite superior da normalidade, indicando uso recente da levotiroxina. O Quadro 13 ilustra causas de elevação ou diminuição do TSH durante o tratamento do hipotireoidismo.

QUADRO 13 Causas de elevação ou diminuição do TSH durante o tratamento do hipotireoidismo

Elevação do TSH
▪ Não adesão ao tratamento (p. ex., uso irregular da levotiroxina) ▪ Não respeitar o jejum, ingerir a levotiroxina com alimentos (cálcio, ferro, fibras, soja) ▪ Hipocloridria (gastrite atrófica, gastrite por *Helicobacter pylori*, inibidores da bomba de prótons) ▪ Dose insuficiente da levotiroxina (aumento do peso, gravidez) ▪ Não aguardar 6 a 8 semanas para repetir a dosagem do TSH após mudança de dose ou de marca ▪ Interferências pré-analíticas (p. ex., ritmo circadiano, valor de referência de acordo com a idade) ▪ Interferências analíticas (p. ex., variação dos ensaios, anticorpos heterófilos, isoformas anormais) ▪ Medicamentos que diminuem a absorção intestinal da levotiroxina (p. ex., cálcio, ferro, antiácidos, colestiramina, alumínio, cimetidina, selênio, magnésio, zinco, sucrafalto, inibidores da bomba de prótons) ▪ Medicamentos que aceleram o metabolismo da levotiroxina (p. ex., carbamazepina, fenitoína, fenobarbital, sertralina, rifampicina, estatinas, inibidores da tirosina quinase) ▪ Medicamentos que diminuem a conversão de T4 para T3 (p. ex., amiodarona) ▪ Medicamentos que aumentam a ligação da tiroxina ao TBG (p. ex., estrógenos, clofibrato, 5-fluorouracil, moduladores seletivos do receptor de estrógeno) ▪ Distúrbios que bloqueiam a atividade da enzima tipo 1-deiodinase (p. ex., cirrose, fibrose cística, fenilcetonúria, deficiência de selênio) ▪ Sono irregular ▪ Atividade física excessiva ▪ Insuficiência renal ▪ Síndrome nefrótica ▪ Má-absorção intestinal (p. ex., doença celíaca, intolerância à lactose, síndrome do intestino curto) ▪ Insuficiência adrenal ▪ Obesidade ▪ Fase de recuperação da síndrome do eutireóideo doente
Diminuição do TSH
▪ Síndrome do eutireóideo doente ▪ Primeiro trimestre da gravidez ▪ Medicamentos que diminuem a secreção do TSH (p. ex., dopamina, corticosteroides) ▪ Biotina (interferência no ensaio laboratorial)

TRANSIÇÃO DOS CUIDADOS PARA A ENDOCRINOLOGIA DE ADULTOS

A equipe de endocrinologia pediátrica deve preparar o adolescente e sua família para transição e posterior cuidado médico pela endocrinologia de adultos, pelo menos 6 a 12 meses antes de efetivar a transferência. Idealmente, as instituições deveriam desenvolver protocolos com a participação de endocrinologistas pediátricos e de adultos que atendessem às peculiaridades do serviço e otimizassem essa fase de transição.

Na transição dos cuidados para a endocrinologia de adultos, recomenda-se monitoração da função tireoidiana e ajustes de doses da levotiroxina (p. ex., gravidez), monitoração de ajustes de doses de outros hormônios nos casos de hipopituitarismo, uso de medicamentos que diminuam a absorção ou aumentem o metabolismo da levotiroxina, questões sobre gravidez e fertilidade, entre outros.

REFERÊNCIAS SELECIONADAS

1. Bhattacharyya SS, Singh A. Acquired hypothyroidism in children. Indian J Pediatr. 2023;90(10):1025-9.
2. Campi I, Covelli D, Moran C, Fugazzola L, Cacciatore C, Orlandi F, et al. The differential diagnosis of discrepant thyroid function tests: insistent pitfalls and updated flow-chart based on a long-standing experience. Front Endocrinol. 2020;11:432.
3. Campi I, Dell'Acqua M, Stellaria Grassi E, Cristina Vigone M, Persani L. Unusual causes of hyperthyrotropinemia and differential diagnosis of primary hypothyroidism: a revised diagnostic flowchart. Eur Thyroid J. 2023;12(4):e230012.
4. Capel I, Betancourt L, Luchtenberg MF, Muntean A, Arsentales V, Jover J, Rigla M. Urinary loss of thyroid hormones: an issue to remember. Endocrinol Diabetes Nutr (Engl Ed). 2023;70(10):649-53.
5. Chaker L, Razvi S, Bensenor IM, Azizi F, Pearce EN, Peeters RP. Hypothyroidism. Nat Rev Dis Primers. 2022;8(1):30.
6. Chiong YV, Bammerlin E, Mariash CN. Development of an objective tool for the diagnosis of myxedema coma. Transl Res. 2015;166(3):233-43.
7. De Sanctis V, Soliman A, Daar S, Di Maio S, Alhumaidi N, Alali M, et al. The myxedema coma in children and adolescents: a rare endocrine emergency - personal experience and review of literature. Acta Biomed. 2021;92(5):e2021481.
8. Fernandez-Gonzalez SM, Perez Vila MM, Prado-Carro AM. Precocious puberty in hypothyroidism: mini-review of Van Wyk-Grumbach syndrome. J Endocr Soc. 2023;7(12):bvad135.
9. Gallizzi R, Crisafulli C, Aversa T, Salzano G, De Luca F, Valenzise M, Zirilli G. Subclinical hypothyroidism in children: is it always subclinical? Ital J Pediatr. 2018;44(1):25. doi: 10.1186/s13052-018-0462-4.
10. Hashimoto H. Zur Kenntnis der lymphomatösen Veränderung der Schilddrüse (Struma lymphomatosa). Archiv für Klinishe Chirurgie, 1912:97:2019-248.
11. Klubo-Gwiezdzinska J, Wartofsky L. Hashimoto thyroiditis: an evidence-based guide to etiology, diagnosis and treatment. Pol Arch Intern Med. 2022;132(3):16222.

12. Nagy EV, Perros P, Papini E, Katko M, Hegedüs L. New formulations of levothyroxine in the treatment of hypothyroidism: trick or treat? Thyroid. 2021;31(2):193-201.
13. Petranović Ovčariček P, Görges R, Giovanella L. Autoimmune thyroid diseases. Semin Nucl Med. 2024;54(2):219-36.
14. Quiroz-Aldave JE, Concepción-Zavaleta MJ, Durand-Vásquez MDC, Concepción-Urteaga LA, Gamarra-Osorio ER, Suárez-Rojas J, et al. Refractory hypothyroidism: Unraveling the complexities of diagnosis and management. Endocr Pract. 2023;29(12):1007-16.
15. Ray I, D'Souza B, Sarker P, Agarwal P. Management of subacute thyroiditis – a systematic review of current treatment protocols. Int J Gen Med. 2022;15:6425-39.
16. Rodriguez L, Dinauer C, Francis G. Treatment of hypothyroidism in infants, children and adolescents. Trends Endocrinol Metab. 2022;33(7):522-32.
17. Rossetti CL, Cazarin J, Hecht F, Beltrão FEL, Ferreira ACF, Fortunato RS, et al. COVID-19 and thyroid function: what do we know so far? Front Endocrinol (Lausanne). 2022;13:1041676.
18. Rurale G, Di Cicco E, Dentice M, Salvatore D, Persani L, Marelli F, Luongo C. Thyroid hormone hyposensitivity: from genotype to phenotype and back. Front Endocrinol (Lausanne). 2020;10:912.
19. Salerno M, Improda N, Capalbo D. Management of endocrine disease. Subclinical hypothyroidism in children. Eur J Endocrinol. 2020;183(2):R13-R28.
20. Verma A, Jain R, Babbar N, Kharkongor NP. Multiple infantile hepatic hemangiomas leading to consumptive hypothyroidism successfully treated with propranolol: a case report. J Family Med Prim Care. 2020;9(11):5759-62.
21. Weetman AP. An update on the pathogenesis of Hashimoto's thyroiditis. J Endocrinol Invest. 2021;44(5):883-90.
22. Zamwar UM, Muneshwar KN. Epidemiology, types, causes, clinical presentation, diagnosis, and treatment of hypothyroidism. Cureus. 2023;15(9):e46241.

45

Hipertireoidismo congênito

INTRODUÇÃO

A primeira descrição de hipertireoidismo neonatal foi feita, em 1912, por Clifford White, no artigo "*A fœtus with congenital hereditary Graves's disease*", publicado na revista *Proceedings of the Royal Society of Medicine* (*Obstetrics and Gynaecology Section*), no qual descreveu um recém-nascido filho de gestante com doença de Graves, que ao nascimento apresentava taquicardia (200 bpm), sopro sistólico, protusão ocular bilateral e bócio volumoso, falecendo após 34 horas de vida. Em 1964, James Maxwell Mackenzie (1927-2009), publicou no *The Journal of Clinical Endocrinology and Metabolism*, o artigo "*Neonatal Graves' Disease*", descrevendo a presença de um anticorpo estimulador da tireoide no sangue de cinco recém-nascidos com hipertireoidismo e de suas mães com doença de Graves, confirmando que a doença de Graves neonatal é causada pela passagem transplacentária de anticorpo estimulador da tireoide da mãe para o feto.

O hipertireoidismo congênito fetal ou neonatal é uma condição rara e ameaçadora a vida, que requer diagnóstico precoce para instituição rápida da terapia a qual é essencial para o bom prognóstico.

FISIOLOGIA DA TIREOIDE NO FETO E RECÉM-NASCIDO

A tireoide fetal é identificada na 4ª semana de idade gestacional, sendo formada na base da língua e descendendo para sua posição na face anterior do pescoço durante a gestação. A secreção do hormônio liberador de tireotrofina (TRH) tem início na 8ª semana gestacional, a secreção de tireotrofina (TSH) a partir da 12ª semana, a captação de iodo e a síntese de iodotironinas entre a 10ª e a 12ª semana, e a tireoide fetal está funcional a partir da 16ª semana de gestação. Os níveis séricos de T4 fetais se elevam a partir da 18ª semana e os de T3 após a 30ª semana. A secreção de TSH aumenta gradualmente de 2 mU/L na 12ª semana gestacional até um pico de 6 a 8 mU/L ao final da gestação, e a concentração do T4L aumenta nesse mesmo período de 0,1 ng/dL para 2 ng/dL.

Embora o eixo hipotalâmico-pituitário-tireoidiano fetal esteja funcional a partir da metade da gestação, ele só estará completamente funcional um a dois meses após o nascimento. No primeiro trimestre da gestação, os hormônios tireoidianos maternos transportados via transplacentária, são essenciais para o desenvolvimento fetal. Recém-nascidos com agenesia tireoidiana apresentam concentração de hormônios tireoidianos no cordão umbilical equivalente à 20 a 50% dos níveis séricos de um recém-nascido eutireóideo devido a passagem transplacentária do T4 materno.

Anticorpos maternos (p. ex., TRAb – anticorpo antirreceptor de TSH, AAT – anticorpo antitireoglobulina e anti-TPO – anticorpo antitireoperoxidase) são capazes de cruzar a barreira feto-placentária. O AAT e anti-TPO não causam disfunção tireoidiana no feto. O TRAb pode causar doença de Graves neonatal se houver predomínio da forma estimuladora do anticorpo, ou causar hipotireoidismo se houver concentração elevada da forma bloqueadora do anticorpo. Entretanto, a tireoide fetal só é capaz de responder ao TRAb a partir da 20ª semana gestacional, com o pico de transferência materno-fetal do TRAb ocorrendo entre a 28ª e a 32ª semana de gestação. Como esses anticorpos têm uma meia-vida entre 2 e 4 semanas, eles serão eliminados da circulação do recém-nascido entre 3 e 4 meses de vida.

Medicamentos usados pela gestante como amiodarona, metimazol e propiltiouracil cruzam a barreira placentária e podem causar hipotireoidismo fetal. Como os antitireoidianos têm meia-vida curta (metimazol: 12 a 24 horas; propiltiouracil: 36 a 72 horas), eles são rapidamente eliminados da circulação do neonato, em poucos dias.

Após o nascimento, nas primeiras 24 horas, ocorre um pico dos níveis séricos de TSH (60 a 80 mU/L, nos primeiros 30 minutos após a secção do cordão), seguido por elevação do T4 total, T4 livre (16 mcg/dL e 7 ng/dL, respectivamente) e T3. Os níveis séricos de TSH retornam a níveis adequados para idade em 3 a 5 dias, enquanto os níveis de T4L podem demorar algumas semanas para se normalizar. Como o T4 materno tem uma meia-vida de 7 dias, ele persiste na circulação do neonato por 3 a 4 semanas. Por isso, recém-nascidos com agenesia tireoidiana têm concentrações mensuráveis de T4 em sua circulação. Ao nascimento, os níveis séricos do rT3 são mais elevados do que num individuo adulto devido ao predomínio da desiodação do anel interno do T4 pela enzima iodotironina deiodinase ou iodotironinina desiodase tipo 3 (D-3). Após o nascimento, passa a haver predomínio da desiodação do anel externo do T4 fazendo com que haja maior produção de T3 e declínio da concentração de rT3. A desiodação do anel externo do T4 é catalisada por duas enzimas: a D-1 localizada na tireoide, fígado e rim; e a D-2, encontrada no cérebro, hipófise, coração, músculo esquelético e tecido adiposo marrom.

Recém-nascidos prematuros, tem concentrações séricas mais baixas de T4 quando comparados a recém-nascidos a termo, devido a imaturidade do eixo hipotálamo-hipófise-tireoidiano e a interrupção precoce da transferência materno-fetal do hormônio tireoidiano, condição conhecida como hipotiroxinemia da prematuridade.

EPIDEMIOLOGIA

Aproximadamente 0,1 a 0,4% (1:1.000 a 1:4.000) das gestantes têm hipertireoidismo, cuja etiologia mais frequente é doença de Graves (DG). Das gestantes com DG atual ou pregressa, 1 a 5% podem ter um filho com doença de Graves neonatal (DGN). Apenas 1% dos hipertireoidismos em crianças ocorrem no período neonatal.

ETIOLOGIA

A etiologia do hipertireoidismo neonatal é classificada em autoimune (doença de Graves neonatal) e não autoimune (variante patogênica ativadora do *TSHR* e *GNAS*), como mostrado no Quadro 1.

Hipertireoidismo neonatal autoimune (doença de Graves neonatal)

A DGN é a causa mais comum de hipertireoidismo em recém-nascidos (1:25.000 a 1:50.000 nascidos vivos). Ao contrário da DG adquirida que é mais frequente no sexo feminino, a DGN não tem predileção por sexo.

A DGN é causada pela passagem transplacentária (materno-fetal) de anticorpos TRAb, que se ligam a receptores na tireoide do feto, entre a 18ª e a 20ª semana de gestação, com pico na 30ª semana (28ª a 32ª), estimulando a síntese de hormônios tireoidianos por mimetizar a ação do TSH. A concentração mínima do TRAb materno para causar DGN é > 3 vezes o valor de referência (> 5 UI/L, VR: 1,7 UI/L). Por isso, apenas 1 a 5% das gestantes com DG terão um filho com DGN. A DGN neonatal pode ocorrer tanto em filhos de mulheres com DG atual como pregressa (já tratadas ou em remissão). Isso porque, somente 1 ano após a tireoidectomia a titulação do TRAb diminui para valores < 3 vezes o limite superior do valor de referência, enquanto na ablação por iodo radioativo esse tempo pode ser de até 5 anos.

QUADRO 1 Etiologia do hipertireoidismo neonatal autoimune e não autoimune

Distúrbio	Etiologia	TRAb	TSH	T4 e T3L	Evolução clínica
Hipertireoidismo neonatal autoimune (DGN)	Passagem transplacentária de TRAb da mãe para o feto	Positivo	↓	↑	Transitório
Hipertireoidismo neonatal não autoimune	Variantes patogênicas ativadoras do *TSHR* e *GNAS*	Negativo	↓	↑	Permanente

DGN: doença de Graves neonatal; *GNAS: GNAS complex locus*; TRAb: anticorpo anti-receptor do TSH; *TSHR: thyroid stimulating hormone receptor.*

Recomenda-se que gestantes com relato de DG dosem o TRAb durante a gravidez para predizer o risco de DGN. Quanto mais elevado o nível de TRAb no último trimestre de gestação maior o risco de o feto desenvolver a DGN. Outra maneira de identificar fetos com risco aumentado para DGN é a realização de ultrassonografia (US) obstétrica seriada mensurando o volume da tireoide fetal e avaliando outros parâmetros de hipertireoidismo fetal.

Os recém-nascidos com DGN podem nascer: (i) eutireóideos; (ii) hipotireóideos (p. ex., uso de altas doses de antitireoidianos pela gestante e/ou nível sérico elevado de TRAb inibitório [TBI]); (iii) ou hipertireóideos (p. ex., não uso, ou uso insuficiente de antitireoidianos pela gestante, e/ou alta titulação materna do TRAb estimulatório [TSI]). A maioria dos bebês que desenvolverão DGN já está hipertireóideo ao nascimento. Na gestante usando tionamidas, o propiltiouracil mantém ação por 12 a 24 horas no recém-nascido e o metimazol por 36 a 72 horas. Os bebês com DGN nascem prematuros ou com retardo do crescimento intrauterino (RCIU). Os sintomas da DGN podem ser evidenciados ao nascimento, nas primeiras 2 semanas de vida, ou após 45 dias de nascido, a depender do *clearance* dos antireoidianos e TRAb materno da circulação do recém-nascido. O curso clínico é autolimitado, com a DGN entrando em remissão espontânea após 4 a 12 semanas, assim que o TRAb materno for eliminado da circulação do neonato. O tratamento é feito com metimazol até que ocorra a eliminação do TRAb da circulação neonatal.

Hipertireoidismo neonatal não autoimune (variante patogênica do TSHR)

Variantes patogênicas ativadoras ou ganho de função do *TSHR* (*thyroid stimulating hormone receptor*), causam hipertireoidismo neonatal não autoimune. A variante patogênica mais comum é na região transmembrana do éxon 10 do *TSHR*. Essas variantes patogênicas podem ter herança autossômica dominante ou ocorrer esporadicamente, permitindo classificar o hipertireoidismo neonatal em dois tipos: (i) familiar, não autoimune, autossômico dominante; e (ii) esporádico, não autoimune, persistente.

A idade do início do hipertireoidismo é variável, podendo se manifestar desde o período neonatal até a vida adulta. O bócio pode estar ausente na avaliação inicial, ou surgir mais tarde devido ao constante estímulo do TSH sobre a tireoide. Às vezes o bócio é associado a nódulos tireoidianos. O tipo esporádico tem início mais precoce e as manifestações do hipertireoidismo são mais graves. Não existe história materna atual ou pregressa de tireoidopatia autoimune. Os níveis séricos de TRAb são indetectáveis tanto na genitora como no recém-nascido. O tratamento é feito com metimazol. Eventualmente, uma terapia definitiva (cirurgia, iodo radioativo, crianças > 5 a 10 anos) é necessária, uma vez que a suspensão dos antitireoidianos resulta no retorno ao hipertireoidismo.

Hipertireoidismo neonatal não autoimune (variante patogênica do *GNAS*)

Variantes patogênicas ativadoras ou ganho de função do *GNAS* (*GNAS complex locus*), que codifica a subunidade alfa da proteína G estimuladora, causam a síndrome de McCune-Albright. O recém-nascido com essa síndrome pode apresentar manchas café com leite, displasia fibrosa óssea, ou síndrome de Cushing. O hipertireoidismo é causado por um bócio multinodular tóxico. Os níveis séricos de TRAb são indetectáveis tanto na genitora como no recém-nascido. O tratamento é feito inicialmente com metimazol. Mas eventualmente uma terapia definitiva (cirurgia, iodo radioativo – crianças > 5 a 10 anos]) é necessária, uma vez que a suspensão do antitireoidiano resulta no retorno ao hipertireoidismo.

MANIFESTAÇÕES CLÍNICAS

A suspeita diagnóstica baseia-se na história médica da gestante/puérpera com relato de tireoidopatia autoimune pregressa ou atual; e/ou pelos sinais e sintomas de hipertireoidismo fetal (Quadro 2) e neonatal (Quadro 3).

As manifestações clínicas do hipertireoidismo neonatal caracterizam-se pela sintomatologia clássica de hipertireoidismo (p. ex., bócio, exoftalmia) e manifestações típicas do hipertireoidismo neonatal (p. ex., retardo do crescimento intrauterino, prematuridade). O início, forma de apresentação e gravidade dos sintomas dependem de vários fatores. Por exemplo: (i) na gestante usando antitireoidianos: o recém-nascido pode nascer eutireóideo ou hipotireóideo, e desenvolver hipertireoidismo 7 a 14 dias após o nascimento; (ii) na gestante com altos níveis de TRAb e que não estava usando tionamidas: o hipertireoidismo pode ter início desde a vida fetal fazendo com que o recém-nascido nasça com sintomatologia exuberante de hipertireoidismo.

QUADRO 2 Manifestações clínicas do hipertireoidismo fetal

- Taquicardia (FC > 160 bpm) após a 22ª semana de gestação
- Bócio (hipervascularização difusa), ou circunferência do pescoço > P95%
- Retardo do crescimento intrauterino
- Oligodrâmnio ou polidrâmnio
- Craniossinostose
- Microcefalia
- Avanço da maturação óssea

QUADRO 3 Manifestações clínicas do hipertireoidismo neonatal

- Hidropsia fetal
- Retardo do crescimento intrauterino (RCIU), pequeno para a idade gestacional (PIG)
- Prematuridade
- Craniossinostose, microcefalia, bossa frontal, fontanela anterior pequena
- Acrocianose persistente
- Bócio difuso (presente em 50% dos casos)
- Exoftalmia, olhar fixo, retração palpebral, edema periorbitário
- Pele quente, úmida e avermelhada
- Irritabilidade, insônia
- Aumento do apetite (hiperfagia)
- Deficiente ganho ponderal, perda de peso
- Vômito, diarreia
- Tremores, hiper-reflexia
- Taquicardia, arritmia
- Hipertensão arterial, hipertensão pulmonar
- Insuficiência cardíaca congestiva
- Hepatoesplenomegalia, icterícia
- Avanço da idade óssea

DIAGNÓSTICO DIFERENCIAL

As seguintes condições clínicas fazem parte do diagnóstico do hipertireoidismo neonatal:

- Uso de biotina: recém-nascidos tratados com altas doses de biotina (p. ex., deficiência de biotinidase) podem manifestar alterações hormonais sugestivas de hipertireoidismo (elevação do T4L e T3, com supressão do TSH) devido a interferências metodológicas analíticas com os ensaios usados para avaliar a função tireoidiana, mas clinicamente eles são eutireóideos.
- Resistência ao hormônio tireoidiano: variante patogênica inativadora ou perda de função do *THRB* (*thyroid hormone receptor beta*) causa elevação do T4L com TSH normal, podendo ser erroneamente confundida com hipertireoidismo.
- Exposição a iodo: recém-nascidos expostos a doses elevadas de iodo (p. ex., transferência materna, uso de tintura de iodo no colo uterino após amniorrexe prematura) podem desenvolver hipertireoidismo neonatal.
- Sepse: a combinação de hepatomegalia, esplenomegalia, elevação das transaminases, icterícia colestática, hipoprotrombinemia e trombocitopenia pode ser confundida com hipertireoidismo, atrasando o tratamento do processo infeccioso.

ABORDAGEM DIAGNÓSTICA

A abordagem diagnóstica tem por objetivo confirmar a suspeita clínica ou laboratorial e identificar sua causa e comorbidades associadas. A investigação tem início na gravidez, avaliando o binômio gestante-feto e prosseguindo no recém-nascido. Uma minoria de neonatos nascidos de gestantes com DG desenvolverá DGN (1 a 5%).

ABORDAGEM DIAGNÓSTICA PRÉ-NATAL

Investigação pré-natal da gestante

Os ensaios laboratoriais do TRAb não indicam a atividade biológica (estimuladora ou bloqueadora). Mas, se a genitora tem ou teve história de DG, a maior atividade do TRAb é estimuladora. A investigação diagnóstica pré-natal deve considerar três possíveis situações clínicas em gestantes que tem ou tiveram hipertireoidismo autoimune (doença de Graves):

Gestante com passado de tratamento definitivo para doença de Graves usando levotiroxina

- Na gestante tratada no passado com tireoidectomia ou ablação com iodo radioativo para DG, recomenda-se monitorar a função tireoidiana a cada 4 a 6 semanas, ajustando as doses da levotiroxina para manter a gestante eutireóidea.

- Dosar o TRAb no início da gestação. Se o TRAb inicial for negativo, não é necessário repetir sua dosagem, uma vez que é pouco provável que o feto vá desenvolver DGN. Se o TRAb inicial for positivo, é necessário repetir sua dosagem mais duas vezes: entre 18ª e 22ª e entre 30ª e 34ª semana gestacional. Como na gravidez a autoimunidade tireoidiana é suprimida, isso causa diminuição da concentração do TRAb materno, reduzindo a possibilidade de sua transferência em títulos elevados para o feto. Entretanto, se a elevação do TRAb persistir ou aumentar (> 3 vezes o valor de referência, ou > 5 UI/L), é possível que cause hipertireoidismo fetal requerendo que a gestante seja tratada com levotiroxina e antitireoidiano.

Gestante com passado de doença de Graves, eutireóidea, sem usar medicamentos

- Na gestante que teve DG e ficou eutireóidea após tratamento com antitireoidiano, recomenda-se monitorar a função tireoidiana a cada 4 a 6 semanas.
- Dosar o TRAb no início da gestação. Se o TRAb inicial for negativo, não é necessário repetir sua dosagem, uma vez que é pouco provável que o feto vá desenvolver DGN. Se o TRAb inicial for positivo, é necessário repetir sua dosagem mais duas vezes: entre 18ª e 22ª e entre 30ª e 34ª semana gestacional. Como na gravidez a autoimunidade tireoidiana é suprimida, isso causa diminuição da concentração do TRAb materno, reduzindo a possibilidade de sua transferência em títulos elevados para o feto. Entretanto, se a elevação do TRAb persistir ou aumentar (> 3 vezes o valor de referência, ou > 5 UI/L), é possível que cause hipertireoidismo fetal requerendo que a gestante seja tratada com antitireoidiano associado a levotiroxina para poder tratar o feto.

Gestante com doença de Graves atual, em uso de antitireoidiano

- Na gestante com DG atual e em uso de antitireoidiano, recomenda-se monitorar a função tireoidiana a cada 4 a 6 semanas, ajustando as doses do antitireoidiano para manter a gestante eutireóidea, evitando hipo ou hipertireoidismo fetal. Prescrever propiltiouracil (100 a 150 mg/dia) no primeiro trimestre de gravidez. Depois, modificar para metimazol (10 a 15 mg/dia). O uso de metimazol nas primeiras 10 semanas de gestação pode causar: atresia de coanas e de esôfago, onfalocele, aplasia cútis, defeitos do septo ventricular, malformações oculares e renais.
- Dosar o TRAb no início da gestação. Se o TRAb for positivo e o feto tiver evidências de hipotireoidismo (elevação do TBAb), diminuir a dose do antitireoidiano materno. Se o TRAb for positivo e o feto tiver evidências de hipertireoidismo, aumentar a dose do antitireoidiano materno.

Investigação pré-natal do feto

Recomenda-se a realização de ultrassonografia fetal a cada 4 a 6 semanas, iniciando a partir da 18ª a 20ª semana gestacional, para avaliar se o feto está eutireóideo, hipertireóideo ou hipotireóideo.

Sinais de hipertireoidismo fetal

- Bócio com hipervascularização difusa, taquicardia (FC > 160 bpm após a 22ª semana de gestação), retardo do crescimento intrauterino, oligodrâmnio ou polidrâmnio, craniossinostose, microcefalia, avanço da maturação esquelética (presença da epífise femoral distal antes da 31ª semana de gestação é considerado avanço da idade óssea).
- Se houver bócio, considerar aumentar a dose do antitireoidiano materno.

Sinais de hipotireoidismo fetal

- Bócio, bradicardia, atraso da maturação esquelética (ausência da epífise distal femoral na 33ª semana de gestação é considerado atraso da idade óssea).
- Se houver bócio, considerar reduzir a dose do antitireoidiano e/ou aumentar a dose da levotiroxina.

ABORDAGEM DIAGNÓSTICA PÓS-NATAL

A abordagem diagnóstica pós-natal consiste em: história clínica, exame físico, exames laboratoriais e de imagem.

História clínica

- História gestacional e neonatal.
- Idade gestacional, peso/comprimento/perímetro cefálico ao nascimento.
- Idade ao diagnóstico.
- Como a suspeita diagnóstica do hipertireoidismo neonatal foi estabelecida: história materna de tireoidopatia, sintomas de hipertireoidismo, bócio, perda de peso, exoftalmia, alterações detectadas na vida intrauterina.
- Sinais e sintomas de hipertireoidismo neonatal.
- História materna de hipertireoidismo atual (etiologia, uso de tionamidas).
- História materna de hipertiroidismo pregresso (p. ex., tratamento que levou a remissão: tionamidas, iodo radioativo, tireoidectomia), usando levotiroxina em qual dose).
- Nascimento prévio de recém-nascido com DGN, história familiar de variante patogênica do *TSHR*.
- Níveis séricos de TRAb maternos e sua titulação durante gestação.
- Níveis atuais de hormônios tireoidianos, TSH e TRAb maternos e no recém-nascido.
- História de irmãos previamente afetados pela DGN.
- Fatores de risco maternos para a DGN.
- Uso de biotina pelo recém-nascido (interferência analítica na função tireoidiana).
- Se o neonato já realizou algum procedimento diagnóstico (p. ex., exames laboratoriais, US, cintilografia, idade óssea), há quanto tempo e quais foram os resultados.
- Dose de antitireoidianos em uso pelo recém-nascido (caso esteja em tratamento).

Exame físico

- Sinais vitais (taquicardia, arritmia, hipertensão arterial).
- Peso, comprimento, perímetro cefálico (craniossinostose, microcefalia e pequeno para a idade gestacional no hipertireoidismo neonatal).
- Idade gestacional (Capurro somático).
- Exame da tireoide: tamanho, localização, simetria, consistência, mobilidade e dor.
- Sinais clássicos de hipertireoidismo (p. ex., exoftalmia, hiperemia conjuntival, edema palpebral, pele quente e avermelhada, tremores, irritabilidade).
- Sinais de hipertireoidismo neonatal (p. ex., icterícia, acrocianose, hepatoesplenomegalia, insuficiência cardíaca congestiva).

Exames laboratoriais

- TRAb: todos os recém-nascidos de gestantes com TRAb positivo devem realizar a dosagem do TRAb, no sangue do cordão umbilical ao nascimento. Se isso não for possível, dosar no sangue do recém-nascido no 1º dia de vida. Se ainda assim não for possível, dosar no 3º dia junto com a dosagem de T4 livre, T3 e TSH. Valores de TRAb > 5 UI/L (> 3 vezes o valor de referência) são altamente sugestivos de DGN. Resultado negativo torna remota a possibilidade de DGN, uma vez que a sensibilidade do exame é de quase 100%. Nesses casos, considerar a possibilidade de variante patogênica ativadora do *TSHR* ou do *GNAS* caso exista sintomatologia de hipertireoidismo neonatal.
- T4L, T3 e TSH: a maioria dos recém-nascidos com DGN é diagnosticado nas primeiras duas semanas de vida. Não existe indicação de dosagem de hormônios tireoidianos no sangue do cordão porque eles não conseguem prever nem diagnosticar a DGN. Por exemplo: embora o TSH < 2 mU/L no sangue do cordão seja associado a um risco elevado de DGN, um resultado normal do TSH não exclui o desenvolvimento tardio da DGN em recém-nascidos de mães que usaram antitireoidianos na gestação. Sendo assim, a confirmação diagnóstica é realizada pela elevação do T4L e T3 e diminuição do TSH no sangue do recém-nascido, dosados idealmente no 3º dia de vida, embora alguns autores recomendem a dosagem inicial do T4L, T3 e TSH no sangue do cordão umbilical. Valores de referência adequados para a idade devem ser consultados, uma vez que em recém-nascidos os valores de T4L, T3 e TSH são mais elevados do que o de crianças maiores. Na suspeita de DGN, a função tireoidiana deve ser repetida no 5º, 10º, 15º, 30º e 60º dias de vida, mesmo se o primeiro exame, no 3º dia de vida, for normal, de-

vido à possibilidade de início tardio do hipertireoidismo principalmente nas gestantes que estavam usando antitireoidianos, ou naquelas em que coexistir TRAb bloqueador do receptor do TSH. A dosagem da função tireoidiana só pode ser realizada 2 a 3 dias após a suspensão de suplementos contendo biotina devido a interferência analítica nos resultados diminuindo o TSH e aumentando o T3 e T4L. Algumas vezes, o recém-nascido pode manifestar hipotireoidismo primário nos primeiros dias de vida e depois evoluir para hipertireoidismo. Outras vezes, lactentes podem apresentar hipotireoidismo central transitório (T4L e TSH diminuídos), após a idade de 3 a 12 semanas, à medida que a DGN evolui para resolução espontânea.

- Hemograma: pode mostrar trombocitopenia. Solicitar antes e durante o tratamento com antitireoidianos para avaliar desenvolvimento de neutropenia (agranulocitose) como efeito adverso desses medicamentos.
- AST, ALT, bilirrubinas: avaliar hepatite colestática (elevação das transaminases e bilirrubina direta) causada pelo hipertireoidismo neonatal ou pelo uso do metimazol.
- Tempo de protrombina: hipoprotrombinemia nos casos graves da DGN.

Exames de imagem

- US da tireoide: investigar bócio com hipervascularização da DGN, bócio multinodular da síndrome de McCune-Albright (bócio multinodular) e bócio volumoso com sintomas compressivos.
- US de abdome: suspeita de hepatoesplenomegalia.
- Radiografia lateral do joelho para idade óssea: as epífises femorais distais estão presentes por volta da 31ª semana de gestação.
- Radiografia de tórax: investigar cardiomegalia e hipertensão pulmonar.
- Cintilografia da tireoide: habitualmente não é necessária.

ABORDAGEM TERAPÊUTICA

O hipertireoidismo fetal é tratado pela administração materna de propiltiouracil no primeiro trimestre da gravidez e metimazol nos trimestres subsequentes. O propiltiouracil é utilizado no primeiro trimestre gestacional por se ligar mais as proteínas plasmáticas sendo menos teratogênico. O uso de metimazol no primeiro trimestre de gestação tem sido associado às embriopatias como atresia de coanas e esôfago, onfalocele, aplasia cútis, déficit auditivo, malformação cardíaca e renal. Por isso, ele é usado após o 1º trimestre de gravidez. O propranolol também pode ser usado pela gestante para tratar o hipertireoidismo fetal, embora existam relatos de retardo do crescimento intrauterino, bradicardia e hipoglicemia pós-natal associado ao seu uso.

O hipertireoidismo neonatal é tratado pela administração de metimazol e betabloqueador. Nos casos graves, pode-se adicionar iodetos e glicocorticoides. Cirurgia têm indicação em casos específicos de variantes patogênicas ativadoras ou ganho de função do *TSHR* e do *GNAS*. Suporte nutricional com fornecimento de adequado aporte calórico é importante devido a perda de peso e hipercatabolismo. Outras complicações do hipertireoidismo neonatal (p. ex., insuficiência cardíaca congestiva) podem necessitar de consultas com especialidades afins.

Antitireoidianos

Os antitireoidianos (tionamidas) indicados são o metimazol e o carbimazol. O carbimazol não é disponível no Brasil. O propiltiouracil é contraindicado pelo risco elevado de hepatite citotóxica. Esses medicamentos agem bloqueando a incorporação do iodo oxidado à tireoglobulina e limitando a associação de monoiodotirosina (MIT) a diiodotirosina (DIT) impedindo assim a síntese de hormônio tireoidiano.

O metimazol (Tapazol®: comp. 5 e 10 mg) é usado na dose de 0,25 a 1 mg/kg/dia, VO, a cada 12 horas. Como as tionamidas atuam impedindo a formação de hormônio tireoidiano, seus efeitos só serão observados 1 a 2 semanas após seu início. Até lá, o paciente continuará hipertireóideo devido à liberação dos estoques pré-formados do hormônio.

Os efeitos adversos mais importantes dos antitireoidianos são: síndrome lúpus-símile, vasculite, neutropenia e hepatite. Portanto, os pais/responsáveis devem receber instruções para suspender imediatamente o uso do medicamento e realizar hemograma e provas de função hepática caso a criança desenvolva sintomas de neutropenia (febre inexplicada, dor de garganta, úlceras em mucosa oral) ou hepatite (icterícia, colúria, acolia fecal). Solicitar periodicamente avaliação do hemograma, ALT e AST. Caso os efeitos adversos acima citados ocorram o tratamento deve ser suspenso.

Na DGN o tratamento é necessário, em média por 1 a 3 meses. A suspensão do medicamento será considerada quando o paciente se mantiver eutireóideo com doses mínimas de antitireoidianos e o TRAb ficar negativo. No hipertireoidismo causado por variantes patogênicas ativadoras do *TSHR* ou *GNAS* o tratamento é contínuo, desde que sua suspensão faz retornar o estado de hipertireoidismo.

Betabloqueadores

Os betabloqueadores agem atenuando os sintomas adrenérgicos do hipertireoidismo (p. ex., taquicardia, palpitação, tremores). São indicados, transitoriamente, no tratamento sintomático, enquanto a terapia com tionamidas não faz efeito. Na DGN os betabloqueadores são usados, em média, por 2 a 3 semanas. A preparação mais usada é o propranolol na dose de 2 a 3 mg/kg/dia, VO, a cada 8 horas, pela vantagem adicional de inibir a conversão de T4 para T3s. Em pacientes que não podem usar betabloqueadores, pode-se usar os bloqueadores do canal de cálcio.

Iodetos

Se o hipertireoidismo for grave, com instabilidade hemodinâmica, pode-se adicionar solução de Lugol® (126 mg de iodo/1 mL, em que 1 gota = 8 mg de iodo. Uso: 1 gota, VO, a cada 8 horas, por 7 a 10 dias) ou SSKI – Solução Saturada de Iodeto de Potássio (1 gota = 50 mg de iodo. Uso: 1 gota, VO, 1 vez/dia, por 7 dias), para bloquear mais rapidamente a síntese de hormônios tireoidianos pelo efeito de Wollf-Chaickof do iodo.

Glicocorticoides

Prednisona, na dose de 2 mg/kg/dia, VO, a cada 12 horas, pode ser usada com o objetivo de inibir a secreção de hormônios tireoidianos e a conversão periférica de T4 para T3, em pacientes necessitando de suporte cardíaco ou ventilatório.

Tireoidectomia

É a opção definitiva para o tratamento do hipertireoidismo congênito causado por variantes patogênicas ativadoras do *TSHR* ou do *GNAS*, que requeiram o uso contínuo e ininterrupto de antitireoidiano. A ablação com iodo radioativo não faz parte do tratamento, pois só é indicada em crianças > 5 anos, idealmente > 10 anos.

COMPLICAÇÕES

De modo geral, o hipertireoidismo neonatal tratado precocemente não se associa a complicações em longo prazo. Exceções a esta regra que podem ocorrer nos casos graves e/ou de tratamento tardio são: redução do QI quando avaliados na idade escolar, craniossinostose, hiperatividade, distúrbios do comportamento indicando efeitos adversos dos hormônios tireoidianos no desenvolvimento do sistema nervoso central, e hipotireoidismo central. A supressão do TSH fetal também pode prejudicar o desenvolvimento da tireoide, processo denominado de "desintegração" tireoidiana.

REFERÊNCIAS SELECIONADAS

1. Bohîlțea RE, Mihai BM, et al. Diagnosis and management of fetal and neonatal thyrotoxicosis. Medicina (Kaunas). 2022;59(1):36.
2. Eng L, Lam L. Thyroid function during the fetal and neonatal periods. Neoreviews. 2020;21(1):e30-e36.
3. Goecke C, Grob F. Hijos de madres con enfermedad de Basedow Graves [Newborn of mothers with Graves' disease]. Rev Chil Pediatr. 2018;89(6):753-60.
4. Hong L, Tang MHY, et al. Fetal hyperthyroidism with maternal hypothyroidism: two cases of intrauterine therapy. Diagnostics (Basel). 2024;14(1):102.
5. Koren D, Sparger KA, et al. Case 13-2021: a newborn girl with a neck mass. N Engl J Med. 2021;384(17):1647-55.
6. Kurtoğlu S, Özdemir A. Fetal neonatal hyperthyroidism: diagnostic and therapeutic approachment. Turk Pediatri Ars. 2017;52(1):1-9.
7. Kaplowitz PB. Neonatal thyroid disease: testing and management. Pediatr Clin North Am. 2019;(2):343-52.
8. Léger J, Delcour C, Carel JC. Approach to the patient. Fetal and neonatal thyroid dysfunction. J Clin Endocrinol Metab. 2022;107(3):836-46.
9. Maximiano C, Silva MR, et al. Follow-up of infants born to mothers with Graves" disease. Endocrinol Diabetes Nutr (Engl Ed). 2021Sep;68(7):472-80.
10. McKenzie JM. Neonatal Graves' Disease. J Clin Endocrinol Metab. 1964;24:660-8.

11. Muñoz Pérez T, Peña Manubens MF, et al. Caracterización de recién nacidos hijos de madres portadoras de enfermedad de Graves. Andes Pediatr. 2021;92(4):556-64.
12. Ravindra S, Shetty S. Neonatal thyrotoxicosis with maternal hypothyroidism. BMJ Case Rep. 2022;15(3):e247865.
13. Samuels SL, Namoc SM, Bauer AJ. Neonatal thyrotoxicosis. Clin Perinatol. 2018;45(1):31-40.
14. Seetharaman S, Quintos JB, Salas-Lucia F. Resistance to thyroid hormone beta in a patient born to a mother with undiagnosed Graves' disease. AACE Clin Case Rep. 2023;9(3):63-6.
15. Taha D, Adhikari A, Flore LA. Familial neonatal nonautoimmune hyperthyroidism due to a gain-of-function (D619G) thyrotropin-receptor mutation. J Pediatr Endocrinol Metab. 2020;34(2):267-71.
16. Vaidyanathan P. Update on pediatric hyperthyroidism. Adv Pediatr. 2022;69(1):219-29.
17. van Trotsenburg ASP. Management of neonates born to mothers with thyroid dysfunction, and points for attention during pregnancy. Best Pract Res Clin Endocrinol Metab. 2020;34(4):101437.
18. White C. A Fœtus with congenital hereditary Graves's disease. Proc R Soc Med. 1912;5(Obstet Gynaecol Sect):247-52.
19. Zhu L, Wang J, Liu W. The tortuous diagnosis of one case of neonatal hyperthyroidism. BMC Pediatr. 2024;24(1):43.

46

Hipertireoidismo adquirido

INTRODUÇÃO

A doença de Graves (DG) foi descrita, em 1835, por Robert James Graves (1796-1853), no artigo "*Newly observed affection of the thyroid gland in females*", publicado no *London Medical and Surgical Journal*, no qual relatou três pacientes com palpitação, exoftalmia e bócio. A etiologia autoimune foi estabelecida, em 1956, por D. L. Adams e H. D. Purves, no artigo "*Abnormal responses in the assay of thyrotropin*", publicado na revista *Proceeding of University of Otago Medical School*, no qual descreveram a descoberta do LATS (*long-acting thyroid stimulator*), uma substância capaz de estimular a secreção de tiroxina pela tireoide.

Quando não diagnosticado e tratado precocemente, o hipertireoidismo adquirido pode causar complicações graves como fibrilação atrial, cardiomiopatia, insuficiência cardíaca congestiva, osteoporose, paralisia periódica e crise tireotóxica.

FISIOLOGIA DA TIREOIDE

O nome tireoide, do grego *thyreos* (escudo), foi cunhado, em 1656, por Thomas Wharton (1614-1673). A tireoide é uma glândula encapsulada, localizada na face anterior do pescoço, formada por dois lobos ligados entre si pelo istmo. Algumas vezes pode ocorrer a presença de um terceiro lobo (lobo piramidal). No adulto, cada lobo mede 2 a 2,5 cm de largura e 2,5 a 4 cm de altura. O istmo mede 2 cm de largura e 0,5 cm de altura. O lobo direito geralmente é maior do que o esquerdo. A tireoide de um adulto pesa, em média, 10 a 20 g.

A tireoide capta e concentra iodeto da circulação por meio de um mecanismo dependente de energia estimulado pela tireotrofina ou hormônio estimulador da tireoide (TSH), fazendo com que a concentração de iodeto glandular:iodeto plasmático seja de 40:1. O primeiro passo na síntese dos hormônios tireoidianos é o transporte do iodeto da circulação para dentro das células foliculares da tireoide. Esse transporte ocorre na membrana basal da célula usando o transportador sódio-iodeto NSI. Uma vez dentro da célula folicular, o iodeto é transportado pela proteína pendrina, através da membrana apical, para dentro do lume folicular. No coloide do lume folicular, o iodeto é oxidado pela enzima tireoperoxidase (TPO) para formar iodo elementar, que é organificado ao se ligar a resíduos de tirosina na molécula de tireoglobulina, formando monoiodotirosina (MIT) e di-iodotirosina (DIT). Duas moléculas de DIT formam a tiroxina (T4), e uma de DIT com outra de MIT formam a tri-iodotironina (T3). A organificação do iodo é catalisada pela TPO, em uma reação dependente de peróxido de hidrogênio fornecido pela enzima DUOX2. Os hormônios tireoidianos são armazenados no coloide tireoidiano. Em resposta ao estímulo pelo TSH, a tireoglobulina é transportada do lume folicular para dentro das células foliculares por um mecanismo de endocitose. Dentro da célula folicular, as vesículas com tireoglobulina são hidrolisadas por proteases lisossômicas e catepsinas, separando o hormônio tireoidiano da tireoglobulina. A MIT e a DIT são deiodinadas e o iodo transportado para dentro do lume folicular.

O hormônio liberador da tireotrofina (TRH) é um peptídeo formado por três aminoácidos, sintetizado nos núcleos hipotalâmicos paraventriculares e secretado de forma pulsátil no sistema porta-hipofisário, sendo transportado até a hipófise anterior, onde estimula a síntese e a secreção do TSH pelos tireotrofos e de prolactina pelos lactotrofos. O TSH é um hormônio glicoproteico, secretado de forma pulsátil, estimulando a síntese e a secreção dos hormônios tireoidianos. Como nos demais hormônios glicoproteicos (LH, FSH, hCG), a subunidade alfa é comum a todos eles, com a subunidade beta codificando a ação específica de cada hormônio.

Em condições normais, a tireoide sintetiza 100% do T4 e 20% do T3 encontrados na circulação. Os demais 80% do T3 são produzidos pela conversão periférica de T4 para T3, principalmente no fígado, rins e músculo esquelético. O T4 tem atividade biológica mínima atuando como pró-hormônio sendo convertido para T3, o hormônio biologicamente ativo na circulação. A tireoide também secreta pequenas quantidades de T3 reverso (T3r), que é biologicamente inativo.

Na circulação, os níveis séricos de T4 e T3 controlam a secreção de TRH e TSH por mecanismo de *feedback* de tal modo que a diminuição do T4 e T3 séricos estimula a secreção de TRH e TSH e sua elevação causa redução do TRH e TSH. Os hormônios tireoidianos são transportados na circulação predominantemente ligados a proteínas: globulina carreadora da tiroxina (TBG), pré-albumina ou transtirretina (TBPA) e albumina. Cerca de 100% do T3 é transportado pela TBG. Em relação ao T4, 75% são transportados ligados à TBG, 20% à TBPA e 5% à albumina. A fração livre do T4 (T4L) corresponde a 0,02 a 0,06% do total de hormônio circulante, e a fração livre do T3 (T3L) corresponde a 0,2 a 0,5% do total. Apenas as frações livres é que são biologicamente ativas, com o T3 tendo uma potência biológica 3 a 4 vezes superior ao T4. A ligação dos hormônios tireoidianos às proteínas transportadoras é afetada por fatores genéticos e hormonais. Por exemplo: andrógenos diminuem a ligação e estrógenos aumentam, causando mudança na concentração do T4 total.

A captação do hormônio tireoidiano pelas células alvo ocorre por transportadores celulares (p. ex., MCT8, LAT1, LAT2, OATP). Dentro do núcleo, o T3 se liga a receptores do hormônio tireoidiano (TR-alfa 1 TR-alfa 2, TR-beta 1, TR-beta 2), formando um heterodímero com o receptor retinoide X, que interage com o elemento responsivo aos hormônios tireoidianos, dando início à ação hormonal.

Os hormônios tireoidianos são metabolizados em vários tecidos, incluindo fígado, rins, pele e placenta. Após glucoronidação e sulfatação, os metabólitos são excretados pelas fezes e urina. No intestino, os metabólitos eliminados pela bile são desconjugados e reciclados pela circulação êntero-hepática.

A tireoide também produz o hormônio calcitonina nas células C ou parafoliculares. A calcitonina participa da regulação do metabolismo do cálcio, sendo estimulada por níveis séricos elevados de cálcio, fazendo com que ela atue diminuindo a atividade osteoclástica. A deficiência da calcitonina (p. ex., após tireoidectomia) não causa sintomas, mas seu excesso é sugestivo de carcinoma medular da tireoide.

Os hormônios tireoidianos participam de inúmeros processos fisiológicos no organismo. Por exemplo: aumento da taxa metabólica basal, mielinização e maturação do sistema nervoso central, controle da temperatura corporal, aumento do cronotropismo e inotropismo, motilidade intestinal, velocidade de crescimento e crescimento ósseo, desenvolvimento puberal, função reprodutiva, entre outros.

DEFINIÇÕES

Embora na prática clínica hipertireoidismo e tireotoxicose sejam usados como sinônimos, esses termos têm definições diferentes.

- Hipertireoidismo: síndrome clínica resultante do excesso de produção dos hormônios tireoidianos (hiperfunção), levando ao aumento de seus níveis séricos e tissulares.
- Tireotoxicose: síndrome clínica resultante do aumento dos níveis séricos e tissulares dos hormônios tireoidianos, independentemente de serem ou não provenientes do aumento de sua síntese. Por exemplo: a tireotoxicose pode ocorrer por aumento dos níveis séricos como resultado da liberação de hormônios pré-estocados (tireoidite), por aumento da síntese (tireoidiana ou extratireoidiana), por resistência hipofisária ou pela ingestão de hormônios tireoidianos. Desse modo, todo paciente com hipertireoidismo tem tireotoxicose, mas nem todo paciente com tireotoxicose tem hipertireoidismo. Ou seja, a tireotoxicose pode ocorrer com ou sem hipertireoidismo.
- Crise tireotóxica (tempestade tireoidiana): exacerbação aguda, no grau máximo, de um estado de tireotoxicose.

- Hipertireoidismo subclínico: condição caracterizada por níveis séricos de T4L e T3L dentro dos valores de referência e níveis séricos diminuídos ou indetectáveis do TSH, em paciente assintomático ou com sintomatologia discreta.

EPIDEMIOLOGIA

A incidência do hipertireoidismo adquirido em adolescentes varia de 1,58 a 4,58/100.000 pacientes por ano, sendo mais frequente no sexo feminino (3:1 a 5:1). A incidência global é de 20 a 40 casos/100.000/ano. A DG é a causa mais frequente de hipertireoidismo em pediatria (60 a 80%).

CLASSIFICAÇÃO

O hipertireoidismo adquirido pode ser classificado em:

- Hipertireoidismo primário: causado por distúrbios localizados na tireoide.
- Hipertireoidismo secundário: causado por secreção aumentada do TSH.
- Hipertireoidismo por resistência hipofisária aos hormônios tireoidianos.
- Hipertireoidismo por tumores extratireoidianos.
- Hipertireoidismo gestacional.
- Hipertireoidismo por medicamentos.
- Hipertireoidismo subclínico.

ETIOLOGIA

As principais causas de hipertireoidismo adquirido na criança e adolescente são listadas no Quadro 1.

QUADRO 1 Etiologia do hipertireoidismo adquirido na criança e no adolescente

Hipertireoidismo primário
▪ Doença de Graves ▪ Tireoidite de Hashimoto (hashitoxicose) ▪ Bócio nodular tóxico: síndrome de McCune-Albright, variante patogênica ativadora do *TSHR* ▪ Tireoidites: aguda bacteriana, subaguda viral, subaguda linfocítica, pós-parto, pós-radiação, pós-trauma ▪ Carcinoma papilífero ou folicular hiperfuncionante
Hipertireoidismo secundário
▪ Adenoma hipofisário produtor de TSH
Tumores produtores de hCG
▪ Neoplasias trofoblásticas: mola hidatiforme, coriocarcinoma ▪ Tumores testiculares de células germinativas
Tireotoxicose gestacional (aumento da produção de hCG)
▪ Hiperêmese gravídica, gestação múltipla
Tecido tireoidiano ectópico
▪ *Struma ovarii* (teratoma ovariano com diferenciação em células foliculares da tireoide) ▪ Metástases funcionais de carcinoma papilar ou folicular diferenciado da tireoide
Hipertireoidismo por medicamentos
▪ Hormônios tireoidianos (hipertireoidismo factício), iodo (Jod-Basedow), amiodarona, interferon, inibidores de *checkpoint* imunológicos, inibidores da tirosina-quinase
Hipertireoidismo por resistência hipofisária aos hormônios tireoidianos

Doença de Graves

A DG é mais frequente em > 15 anos (4,58/100.000 por ano) do que em < 15 anos (1 a 3/100.000 por ano). Nos > 5 anos, é mais frequente no sexo feminino. História familiar de tireoidopatia autoimune é relatada em 60% dos casos. A taxa de concordância entre gêmeos univitelinos varia de 10 a 50%. Aproximadamente 80% da suscetibilidade pode ser atribuída a fatores genéticos e 20% a fatores ambientais.

A DG é uma doença autoimune, de etiologia multifatorial, com participação de fatores genéticos, epigenéticos e ambientais, causada pela produção de autoanticorpos denominados de TRAb, que estimulam a síntese de hormônios tireoidianos, mimetizando a ação do TSH. Os pacientes com DG apresentam os três tipos de TRAb: estimulador (predominante), inibidor (que modula a atividade da doença) e o neutro.

Na DG ocorre infiltração difusa de linfócitos na tireoide levando a perda de tolerância para antígenos tireoidianos incluindo TSH, tireoglobulina e tireoperoxidase. Os linfócitos T invadem a tireoide liberando citocinas que ativam os linfócitos B causando a produção de TRAb. Os anticorpos antitireoglobulina (AAT) e antitireoperoxidase (anti-TPO) também são positivos.

Os principais fatores genéticos associados a DG são os antígenos de histocompatibilidade *HLA*DR3* e *HLA*10501*, os genes *CTLA4* (*cytotoxic T-lymphocyte associated protein 4*), *PTPN22* (*protein tyrosine phosphatase non-receptor type 22*), *FOXP3* (*forkhead* *box P3*), *IL2RA* (*interleukin 2 receptor subunit alpha*) e polimorfismos do *HCP5* (*HLA complex P5*).

Dentre os fatores de risco ambientais, destacam-se: (i) infecção por *Helicobacter pylori* e *Borrelia burgdorferi* (induzindo a formação de anticorpos contra o receptor do TSH); (ii) infecção pelo vírus da hepatite C (induzindo autoimunidade); (iii) tabagismo (maior risco de recorrência e de orbitopatia); (iv) excesso de iodo (induzindo autoimunidade); (v) deficiência de selênio (alterando a resposta imune); (vi) gestação (aumento da incidência no início da gestação e no primeiro ano após o parto); (vii) estresse (aumento do cortisol sérico e supressão da resposta imune); (viii) terapia com iodo radioativo; (ix) medicamentos (p. ex., alentuzumabe, interferon-alfa, antirretrovirais); (x) disbiose intestinal; (xi) desreguladores endócrinos (p. ex., ftalatos, bifenilas policlorinadas, bifenilas poli-halogenadas); (xii) transplante de medula óssea com células tronco hematopoiéticas (síndrome da reconstituição imune).

A DG pode se manifestar apenas com diminuição do TSH (hipertireoidismo subclínico), com crise tireotóxica, ou com formas clínicas intermediárias. Os sintomas surgem insidiosamente, podendo levar meses até que ela seja diagnosticada. Muitas vezes os sintomas são interpretados como queixas comuns (p. ex., baixo rendimento escolar) atrasando o diagnóstico. Manifestações infrequentes são: hiperglicemia ou hipoglicemia, hipercalcemia, miopatia proximal, hepatite, cardiomiopatia e piora do controle glicêmico no paciente com diabetes. Crianças pré-púberes têm formas clínicas mais graves, requerendo tratamento com antitireoidianos por tempo mais prolongado e menores taxa de remissão.

Exoftalmia, mixedema pré-tibial e unhas de Plummer (onicólise ou separação da unha do leito ungueal) são manifestações únicas da DG. A tríade diagnóstica clássica da DG (hipertireoidismo + orbitopatia + mixedema pré-tibial) é infrequente em crianças. O mixedema pré-tibial é de ocorrência rara.

Ao exame físico, a tireoide é aumentada de volume, simétrica, lisa, elástica, indolor e móvel. Em alguns pacientes é possível palpar um frêmito ou auscultar um sopro sobre a tireoide refletindo um aumento de sua vascularização. Se o bócio for acentuado, pode haver sintomas compressivos (p. ex., rouquidão, disfagia, dispneia).

A orbitopatia de Graves (doença ocular da tireoide) é causada pela inflamação do tecido conectivo, gordura e musculatura periorbital e retro-orbital associada ao depósito de glicosaminoglícanos. Ocorre em < 50% das crianças com DG, surgindo antes, durante ou após as manifestações do hipertireoidismo. As alterações oculares mais frequentes são: exoftalmia, ceratite de exposição, visão dupla, dor ou pressão retro-ocular, retração palpebral (*lid-lag*), sensação de olho seco, edema periorbital, hiperemia conjuntival e lacrimejamento. O *lid-lag* é causado pelos efeitos simpatomiméticos do hipertireoidismo e desaparece com o tratamento. A exoftalmia geralmente é bilateral (90 a 95%), mas pode ser unilateral (5 a 10%), sendo causada pelo sinergismo do TRAb com o IGF-1, estimulando o crescimento de fibroblastos retro-oculares. A exoftalmia pode permanecer mesmo após o tratamento do hipertireoidismo. As manifestações clínicas da orbitopatia da DG são classificadas de acordo com sua gravidade e atividade. Os principais fatores de risco associados ao surgimento e progressão da orbitopatia de Graves são: títulos elevados de TRAb, tabagismo, terapia com iodo radioativo, trauma ocular e variações anatômicas (p. ex., órbitas pequenas).

A dermopatia da DG se manifesta mais comumente na face anterior da tíbia (mixedema pré-tibial), embora possa acometer cotovelos e pés. Caracteriza-se por edema e eritema indolores, algumas vezes com aspecto de "casca de laranja", causada pelo acúmulo de glicosaminoglícanos na derme.

A acropaquia é causada por periostite dolorosa e edema dos quirodáctilos devido ao aumento da atividade osteoclástica. A separação da unha do leito ungueal (unhas de Plummer) é uma manifestação típica da DG.

Hiperplasia tímica suspeitada por tosse, dispneia ou achado de massa mediastinal na radiografia de tórax pode ocorrer na DG, regredindo com o uso de medicamentos antitireoidianos. A paralisia tireotóxica periódica é caracterizada por paralisia muscular e hipopotassemia devido à transferência de potássio do espaço intravascular para o espaço intracelular.

O Graves hipotireóideo se caracteriza por hipotireoidismo primário, oftalmopatia bilateral e elevação dos níveis séricos do TRAb, evoluindo para o hipertireoidismo primário. Sua patogênese não é bem compreendida. O Graves alternante caracteriza-se pela flutuação da função tireoidiana entre hipertireoidismo e hipotireoidismo e vice-versa, devido a flutuações nos níveis séricos do TRAb bloqueador ou inibitório.

Outras doenças autoimunes podem estar associadas à DG como parte de uma síndrome poliendócrina autoimune, por exemplo: diabetes melito tipo 1, vitiligo, anemia perniciosa, trombocitopenia autoimune, adrenalite, orquite, ooforite, paratireoidite, hepatite, nefrite, doença celíaca, artrite reumatoide juvenil e candidíase mucocutânea.

Laboratorialmente, a DG caracteriza-se por elevação dos níveis séricos de T4L, T3L, AAT, anti-TPO e TRAb, associados à supressão dos níveis séricos do TSH. Alguns pacientes podem apresentar T4L normal, com elevação apenas do T3L, o que é conhecido como T3 tireotoxicose. Isso faz com que as dosagens do T3 ou T3L sejam mais sensíveis para o diagnóstico da DG. Os níveis séricos de TRAb são mais elevados nos < 5 anos e naqueles com manifestações clínicas mais graves. O anti-TPO está positivo em até 80% dos pacientes ao diagnóstico.

A ultrassonografia (US) mostra a tireoide difusamente aumentada, com ecogenicidade normal ou diminuída e hipervascularização. A cintilografia mostra aumento da captação do radiotraçador. Uma exceção a esse padrão é a síndrome de Marine-Lenhart (DG nodular), na qual a DG coexiste com um ou mais nódulos funcionantes na cintilografia. Nesses pacientes, a captação do radiotraçador é difusamente aumentada, com um ou mais nódulos hipercaptantes.

O tratamento inicial da DG é feito com medicamentos antitireoidianos. Ablação com iodo radioativo e tireoidectomia são opções utilizadas caso haja insucesso ou impossibilidade de uso da terapia medicamentosa. Betabloqueadores podem ser usados nas primeiras semanas de tratamento para reduzir os efeitos adrenérgicos.

Hashitoxicose

A tireoidite de Hashimoto (TH) ou tireoidite linfocítica crônica pode causar hipertireoidismo transitório (hashitoxicose) ao liberar na circulação hormônios tireoidianos dos folículos destruídos pela inflamação. A tireoide é aumentada de tamanho, móvel, indolor, de consistência firme e superfície irregular. A confirmação diagnóstica se baseia nos dados clínico-laboratoriais e na positividade dos anticorpos (anti-TPO é positivo em 90% dos casos e o AAT, em 60%). A cintilografia mostra ausência de hipercaptação do radiotraçador. O tratamento é feito com betabloqueadores.

Bócio nodular tóxico

O bócio nodular tóxico (BNT) pode ser classificado em: (i) uninodular ou adenoma tóxico; e (ii) multinodular, doença de Plummer ou bócio multinodular tóxico. Na faixa etária pediátrica são mais frequentes na adolescência. Em adultos, são mais comuns no sexo feminino e após a 3ª à 4ª décadas de vida.

O BNT pode ser causado pela deficiência de iodo, que diminui a síntese de hormônios tireoidianos, causando hiperplasia da tireoide e desenvolvimento de nódulos que podem se tornar funcionalmente autônomos. Ao serem expostos a maior quantidade de iodo, esses indivíduos podem desenvolver hipertireoidismo.

O BNT também pode ser causado por variante patogênica ativadora ou ganho de função do *TSHR*, *GNAS* e *EZH1*. Variantes patogênicas ativadoras do *GNAS* causam a síndrome de McCune-Albright, cuja tríade clássica é caracterizada por manchas café com leite, displasia fibrosa óssea e endocrinopatia hiperfuncionante, inclusive BNT. Variantes patogênicas ativadoras do *TSHR* causam hipertireoidismo não autoimune com ou sem lesão nodular tireoidiana. As variantes patogênicas somáticas são detectadas apenas pelo teste molecular no tecido tireoidiano obtido após a cirurgia, ao contrário das variantes patogênicas germinativas, que são detectadas em estudo no sangue.

As manifestações clínicas do BNT podem ser a sintomatologia do hipertireoidismo ou dos efeitos compressivos (p. ex., rouquidão). Bócios mergulhantes podem comprimir a veia cava superior, causando tosse, dispneia e pletora facial, que se agravam com a elevação dos braços acima da cabeça (sinal de Pemberton). O risco de malignidade é pequeno. A regressão espontânea é pouco provável.

Laboratorialmente, o paciente apresenta alterações de hipertireoidismo primário com ausência de anticorpos antitireoidianos. Em alguns casos, apenas o T3 está aumentado. Outras vezes, o hipertireoidismo é subclínico. A US mostra o número, tamanho e características dos nódulos. A cintilografia confirma o diagnóstico, mostrando um ou mais nódulos hipercaptantes, associados à supressão da atividade do resto da glândula. A punção aspirativa com agulha fina (PAAF) é indicada para nódulos hipofuncionantes com suspeita de malignidade.

O tratamento é cirúrgico (tireoidectomia total ou parcial) ou com iodo radioativo. Injeção de etanol estéril a 95% e ablação com radiofrequência são usadas em casos selecionados. Medicamentos antitireoidianos e/ou betabloqueadores podem ser usados no preparo para cirurgia ou ablação com iodo radioativo.

Tireoidite aguda

A tireoidite aguda, bacteriana, infecciosa, piogênica ou supurativa é uma condição rara, porque o elevado conteúdo de iodo intratireoidiano, a presença da cápsula da tireoide e a extensa rede linfática tornam a tireoide resistente a infecções.

Em indivíduos sem comprometimento imunológico, a tireoidite supurativa é mais comum no lobo esquerdo e frequentemente associada à persistência do ducto tireoglosso e fístula do seio piriforme. A infecção é causada por disseminação hematogênica a partir de um foco a distância, trauma cervical, procedimentos invasivos de pescoço e uso de fármacos intravenosos. Os agentes etiológicos mais frequentes são: *Staphylococcus aureus*, *Streptococcus pyogenes* e *Streptococcus pneumoniae*. Mas outras bactérias (p. ex., *Pasteurella* spp., *Salmonella* spp., *M. tuberculosis*) e fungos (p. ex., *Aspergillus*, *Coccidioidis*, *Actinomycis*, *Candida*) também podem causá-la.

Os pacientes são tipicamente eutireoideos. Hipertireoidismo de início recente ou tardio tem sido documentado. O diagnóstico é suspeitado pelo aumento doloroso da tireoide com sinais locais de flogose, associados à febre, odinofagia, tosse, disfonia ou disfagia. O leucograma é "infeccioso", e hemoculturas podem ser positivas, bem como as culturas de drenagem do abscesso tireoidiano. A US da tireoide seguida de PAAF é o método diagnóstico de escolha. Investigação diagnóstica com esofagograma, endoscopia digestiva alta ou hipofaringoscopia é indicada após a resolução da fase aguda para investigar fístulas do seio piriforme. A cintilografia da tireoide é habitualmente normal. O tratamento consiste na prescrição de antibioticoterapia (p. ex., cefalosporina e oxacilina), associada ou não a antibiótico contra anaeróbios (p. ex., clindamicina ou metronidazol) e drenagem do abscesso. Complicações são: ruptura no esôfago, traqueia ou mediastino; e edema de laringe com obstrução das vias aéreas.

Tireoidite subaguda viral

A tireoidite subaguda viral, granulomatosa, dolorosa ou de Quervain é a causa mais frequente de dor na tireoide. É mais comum no sexo feminino (5:1). A etiologia mais provável é uma infecção viral das vias aéreas superiores (p. ex., adenovírus, coxsackie, influenza, Epstein-Barr). O hipertireoidismo é causado pela inflamação e liberação de hormônios tireoidianos na circulação. O curso clínico é autolimitado.

Clinicamente, o paciente se apresenta febril, com mialgia e mal-estar. A tireoide é aumentada de tamanho e dolorosa. O hipertireoidismo, febre e mal-estar podem durar em torno de 2 a 6 semanas, seguido por eutireoidismo, depois hipotireoidismo transitório com duração de 2 a 8 semanas e finalmente retorno ao eutireoidismo. O T4L e o T3 estão aumentados, o TSH está supresso e os anticorpos antitireoidianos são negativos. A cintilografia mostra hipocaptação. A velocidade de hemossedimentação (VHS) e a proteína C-reativa (PCR) estão elevadas. O leucograma é normal.

Ácido acetilsalicílico e betabloqueadores podem ser usados na fase de hipertireoidismo. Os corticoides são usados nos casos de dor refratária aos anti-inflamatórios. Antitireoidianos não são indicados, porque o hipertireoidismo (tireotoxicose) resulta da liberação de hormônios tireoidianos na circulação. Levotiroxina pode ser indicada na fase de hipotireoidismo.

Tireoidite subaguda linfocítica

A tireoidite subaguda linfocítica, indolor ou silenciosa é mais comum no sexo feminino (2:1) e na faixa etária de 30 a 60 anos. A etiologia autoimune é a mais provável, talvez uma variante subaguda da tireoidite de Hashimoto. Medicações como lítio, interferon-alfa e sunitinibe têm sido relatados como possíveis causas.

A tireoidite geralmente se manifesta em quatro fases: (i) hipertireoidismo, com duração de 6 a 16 semanas; (ii) eutireoidismo; (iii) hipotireoidismo, com duração de 8 a 12 semanas; e (iv) eutireoidismo. As alterações dos hormônios tireoidianos são semelhantes às da tireoidite subaguda viral. Cerca de 80% dos pacientes voltam a ter função tireoidiana normal. A VHS e a PCR são habitualmente normais. Os anticorpos antitireoidianos estão positivos. Essa tireoidite se diferencia da DG pela ausência de exoftalmia, negatividade do TRAb e baixa captação do iodo na cintilografia da tireoide.

Betabloqueadores podem ser usados na fase de hipertireoidismo. Medicamentos antitireoidianos não são indicados porque o hipertireoidismo (tireotoxicose) resulta da liberação de hormônios tireoidianos na circulação. Levotiroxina é usada na fase de hipotireoidismo.

Tireoidite pós-parto

A tireoidite pós-parto é uma doença autoimune que ocorre em 5 a 10% das mulheres nos primeiros 6 a 12 meses após o parto ou aborto (período de reativação imunológica). É considerada uma variante da tireoidite de Hashimoto na qual ocorre uma infiltração linfocítica da glândula e liberação de hormônios tireoidianos na circulação como um rebote que surge após a imunossupressão causada pela gestação.

Ela pode cursar com: (i) apenas hipertireoidismo transitório (20 a 40% dos casos); (ii) apenas hipotireoidismo transitório (40 a 50% dos casos); e (iii) hipertireoidismo seguido de hipotireoidismo e de eutireoidismo (20 a 30% dos casos). Nesta última apresentação, o hipertireoidismo tem duração de 4 a 6 semanas, seguido de hipotireoidismo de igual duração. Os achados laboratoriais e cintilográficos são semelhantes aos da tireoidite subaguda linfocítica com elevação dos anticorpos antitireoidianos. Hipotireoidismo permanente pode ocorrer em até 25% das pacientes. Recidivas da tireoidite após nova gravidez também são comuns.

Betabloqueadores podem ser usados na fase de hipertireoidismo, e reposição de levotiroxina na fase de hipotireoidismo. Antitireoidianos não são indicados porque o hipertireoidismo (tireotoxicose) resulta da liberação de hormônios tireoidianos, na circulação. Reposição de levotiroxina pode ser utilizada na fase de hipotireoidismo.

Tireoidite por radiação

A tireoidite por radiação pode ser causada por radiação interna (radioiodo), como a usada para tratar a DG, ou pela radiação externa, como a utilizada para tratar neoplasias de cabeça e pescoço. A tireoidite por radiação interna ocorre em 1% dos pacientes, surgindo entre o 1º e o 10º dia pós-radiação, caracterizando-se por hipertireoidismo, dor cervical com irradiação para mandíbula e ouvido e hiperemia da pele sobre a tireoide. O tratamento se faz com anti-inflamatórios ou corticoides e, eventualmente, betabloqueadores.

Adenoma hipofisário produtor de TSH

É uma causa rara (1:1.000.000) de hipertireoidismo. Geralmente é um macroadenoma. Além do TSH, esses tumores podem secretar prolactina e hormônio do crescimento. Em adição aos sintomas de hipertireoidismo e bócio, pode haver sinais de disfunção pituitária e sinais compressivos do tumor (p. ex., déficit visual). Os adenomas secretores de TSH podem se associar a NEM-1. Os testes de função tireoidiana mostram elevação do T4L, T3 e TSH. O diagnóstico é confirmado pela ressonância magnética (RM) de hipófise-hipotálamo. Tratamento: cirurgia seguida ou não de radioterapia.

Resistência hipofisária ao T3

A resistência hipofisária aos hormônios tireoidianos, de herança autossômica recessiva, é causada por variante patogênica inativadora do *THRB* (*thyroid hormone receptor beta*). Apenas a hipófise não responde ao T3, fazendo com o TSH não seja suprimido. Como os tecidos periféricos respondem ao T3, ocorrerá manifestações clínicas de hipertireoidismo. Clinicamente, o indivíduo apresenta bócio e sintomatologia de hipertireoidismo. Laboratorialmente, observa-se aumento do T4L e T3, com TSH normal ou pouco elevado. Anticorpos antitireoidianos são negativos. Essa condição diferencia-se do tumor secretor de TSH pela ausência de alterações na RM de hipófise-hipotálamo e por responder ao teste do TRH aumentando os níveis séricos do TSH. Casos selecionados podem usar o TRIAC®, que tem maior afinidade pelos receptores de T3 na hipófise. A tireoidectomia não é indicada porque, embora controle o hipertireoidismo, pode agravar a hipersecreção de TSH com maior risco de adenoma pituitário.

Na resistência generalizada ao *THRB*, a resposta ao hormônio tireoidiano está ausente ou diminuída na hipófise e na maioria dos tecidos que expressam o *THRB*. Nesses casos, pode haver sintomatologia de hipotireoidismo nos tecidos que expressam o *THRB* e hipertireoidismo nos tecidos que expressam o *THRA* (p. ex., o músculo cardíaco, com taquicardia ou fibrilação atrial). O tratamento é indicado apenas para casos sintomáticos de acordo com as manifestações clínicas.

Medicamentos

Hormônios tireoidianos

O hipertireoidismo factício é causado pela ingestão acidental ou intencional de altas doses de hormônios tireoidianos. A sintomatologia de hipertireoidismo tem início 24 a 48 horas após a *overdose* e dura, em média, 10 dias. Se o diagnóstico da ingestão for feito nas primeiras horas, realiza-se a lavagem gástrica. Se o diagnóstico for na fase de hipertireoidismo, recomendam-se betabloqueadores. O diagnóstico diferencial é feito com a tireoidite subaguda linfocítica (elevação do T4L, diminuição do TSH e redução da captação do traçador na cintilografia). A tireoglobulina é indetectável na tireoidite factícia e normal ou aumentada nas tireoidites.

Iodo

Geralmente a exposição a doses excessivas de iodo não causa hipertireoidismo devido a um mecanismo de saturação que inibe a organificação do iodo, fenômeno conhecido como efeito Wolff-Chaikoff. Esse efeito protetor pode estar ausente em indivíduos com bócio multinodular, especialmente em áreas deficientes de iodo. Nesses casos, a exposição a iodo (p. ex., contrastes radiológicos, amiodarona) leva esses nódulos a produzirem hormônio tireoidiano em quantidades excessivas, o chamado fenômeno Jod-Basedow. O tratamento consiste na suspensão do iodo e no uso de betabloqueadores.

Amiodarona

A amiodarona é um medicamento antiarrítmico contendo iodo (6 mg de iodo são gerados no metabolismo de 200 mg de amiodarona, uma quantidade muito maior que a ingestão usual de 150 mcg/dia de iodo). Ela pode causar hipertireoidismo por dois mecanismos: (i) tireotoxicose induzida pela amiodadona tipo 1 (TIAM-1): o hipertireoidismo é causado pela síntese de hormônios tireoidianos secundária à exposição ao iodo, ou seja, pelo fenômeno Jod-Basedow; e (ii) tireotoxicose induzida pela amiodarona tipo 2 (TIAM-2): o hipertireoidismo é causado por tireoidite com liberação de hormônios tireoidianos na circulação. A TIAM pode surgir durante ou meses após a suspensão da amiodarona e não tem relação com a duração do tratamento nem com a dose prescrita.

Distinguir a TIAM-1 da TIAM-2 é fundamental para a definição terapêutica. O tratamento da TIAM-1 é feito pela suspensão da amiodarona e uso de antitireoidianos, às vezes por até 1 ano após a suspensão da amiodarona. O tratamento da TIAM-2 é realizado pela suspensão da amiodarona e pelo uso de corticoides por 4 a 12 semanas. A cintilografia mostra aumento da captação na TIAM-1 e diminuição na TIAM-2.

Interferon-alfa

O interferon-alfa pode causar hipertireoidismo por dois mecanismos: DG e tireoidite destrutiva. A manifestação clínica da tireoidite surge na primeira semana de terapia. A tireoide é indolor, o T4L e T3 estão elevados, o TSH está supresso, a US mostra diminuição da ecogenicidade e vascularização e a cintilografia mostra diminuição da captação do radioiodo. O tratamento é feito com betabloqueadores.

Inibidores da tirosina-quinase

Inibidores da tirosina-quinase são medicamentos usados no tratamento de neoplasias malignas. Exemplos desses medicamentos são: sunitinibe, sorafenibe, vandetanibe, imatinibe, nilotinibe, erlotinibe e dasatinibe. Um de seus efeitos adversos é causar tireoidite com hipotireoidismo ou hipertireoidismo.

Inibidores do *checkpoint* imunológico

Inibidores do *checkpoint* imunológico são medicamentos usados no tratamento de neoplasias, que podem causar hipotireoidismo e hipertireoidismo. Exemplos desses medicamentos são: nivolumabe, atezolizumabe, pembrozilumabe e ipilimumabe.

Tumores produtores de hCG

Mola hidatiforme e coriocarcinoma no sexo feminino e tumores testiculares de células germinativas no sexo masculino secretam grandes quantidades de gonadotrofina coriônica humana (hCG), podendo causar hipertireoidismo devido ao estímulo dos receptores de TSH pelo hCG. O bócio é pequeno ou ausente e associado à supressão do TSH, elevação do T4L e T3 e ausência de positividade dos anticorpos antitireoidianos. O tratamento do tumor (cirurgia e quimioterapia) normaliza a função tireoidiana.

Tireotoxicose gestacional

Essa forma rara de hipertireoidismo é causada por níveis elevados de hCG no primeiro trimestre da gravidez, estimulando a produção de hormônio tireoidiano. A hiperêmese gravídica definida por vômitos, cetonúria e perda ponderal > 5% pode causar hipertireoidismo pela produção aumentada de hCG. O curso clínico é autolimitado, resolvendo após a 20ª semana de gestação. Antitireoidianos não são indicados devido à natureza transitória da doença. O uso de betabloqueadores pode causar restrição do crescimento intrauterino, bradicardia e hipoglicemia no feto.

Struma ovarii

O *struma ovarii* é um teratoma de ovário composto primariamente de células tireoidianas que produzem T3 e T4. Geralmente é benigno, embora possa ser maligno em 5 a 37% dos casos. O hipertireoidismo, que acomete 5 a 10% das pacientes, é causado por tecido tireoidiano ectópico no teratoma. As manifestações clínicas são insidiosas, sendo suspeitado por queixas pélvicas e/ou abdominais em pacientes com hipertireoidismo primário, sem bócio e sem etiologia definida. A cintilografia com radioiodo mostra captação do traçador na região pélvica e diminuição da captação na tireoide. O tratamento consiste na remoção cirúrgica do tumor, após o uso prévio de anti-inflamatórios não esteroidais e betabloqueadores para controle do hipertireoidismo.

Metástases de carcinoma folicular diferenciado da tireoide

O hipertireoidismo causado por metástases de carcinoma diferenciado da tireoide é um evento raro. A maioria dos casos é causada por carcinoma folicular. A cintilografia de corpo inteiro mostra hipercaptação em pulmões e ossos. O tratamento consiste em doses elevadas de radioiodo e cirurgia em casos específicos.

Hipertireoidismo subclínico

O hipertireoidismo subclínico é definido por TSH abaixo do valor de referência, com T4L e T3L normais. O hipertireoidismo subclínico pode ser classificado em dois tipos: (i) TSH entre 0,1 e 0,4 mU/L, e (ii) TSH < 0,1 mU/L. Este último tem maior risco de progredir para o hipertireoidismo clínico. O diagnóstico é confirmado, repetindo-se as dosagens hormonais após 1 a 3 meses. Não existem recomendações de consenso para seu diagnóstico e tratamento. As principais causas de hipertireoidismo subclínico são: DG, hashitoxicose, tireoidites, nódulos tóxicos, hiperêmese gravídica, primeiro trimestre da gestação, medicamentos (p. ex., amiodarona, hormônios tireoidianos, interferon, inibidores de *checkpoint* imunológico, contrastes radiológicos, xarope de iodeto de potássio, amiodarona) e ingestão de hormônio tireoidiano.

MANIFESTAÇÕES CLÍNICAS

As manifestações clínicas do hipertireoidismo dependem da etiologia e gravidade do hipertireoidismo, da velocidade de aumento dos hormônios tireoidianos e de características individuais do paciente.

Hipertireoidismo

Exceto na tireoidite aguda e subaguda, a apresentação clínica é insidiosa. Os sintomas que mais frequentemente chamam a atenção do paciente, família e médico assistente são: perda de peso (crianças jovens podem apresentar ganho ponderal devido ao aumento do apetite), bócio, baixo rendimento escolar, hiperatividade, nervosismo e distúrbios menstruais. Bócios volumosos podem causar disfagia ou dificuldade respiratória. No hipertireoidismo central, podem ocorrer sintomas de disfunção hipotálamo-hipofisária e distúrbios visuais. Manifestações de doenças autoimunes (p. ex., vitiligo, alopecia) podem estar presentes na DG. O Quadro 2 ilustra as principais manifestações clínicas do hipertireoidismo. Diagnósticos diferenciais do hipertireoidismo incluem condições que cursam com sintomatologia semelhante. Por exemplo: feocromocitoma (hipertensão), neoplasias malignas e síndrome de má-absorção intestinal (perda de peso) e miastenia (oftalmoplegia).

QUADRO 2 Manifestações clínicas do hipertireoidismo

Sintomas	Sinais
▪ Baixo rendimento escolar ▪ Aumento do apetite ▪ Perda de peso (ganho de peso, mais raramente) ▪ Hiperdefecação ou diarreia ▪ Poliúria ▪ Enurese secundária (noctúria) ▪ Astenia, fadiga, fraqueza ▪ Insônia ▪ Hiperatividade ▪ Palpitação ▪ Distúrbios do humor, nervosismo, ansiedade ▪ Intolerância ao calor ▪ Hiperidrose ▪ Cabelos finos e quebradiços ▪ Onicólise ou "unhas de Plummer" (separação das unhas do leito ungueal) ▪ Acropaquia (edema dos dedos) ▪ Edema de extremidades ▪ Aceleração do crescimento (avanço da idade óssea) ▪ Atraso puberal ▪ Oligomenorreia, amenorreia, infertilidade ▪ Perda da libido	▪ Bócio ▪ Sopro na topografia da tireoide ▪ Alterações oculares: edema conjuntival e palpebral, retração palpebral, exoftalmia, lacrimejamento, dor, diplopia, diminuição da visão, *lidlag* ▪ Mixedema pré-tibial ▪ Pele quente e úmida ▪ Cabelos e unhas quebradiços, unhas de Plummer ▪ Queda de cabelos ▪ Eritema palmar ▪ Tremores finos ▪ Palpitação ▪ Dispneia de esforço ▪ Taquicardia (fibrilação atrial é rara) ▪ B1 hiperfonética ▪ *Ictus* propulsivo ▪ Hipertensão sistólica ▪ Hiper-reflexia ▪ Fraqueza muscular proximal (miopatia tireotóxica) ▪ Paralisia periódica hipopotassêmica ▪ Agitação psicomotora ▪ Ginecomastia

Crise tireotóxica

A crise tireotóxica ou tempestade tireoidiana é uma emergência médica causada pela exacerbação súbita e ameaçadora à vida das manifestações clínicas do hipertireoidismo levando à incapacidade de manter o sistema termorregulador e cardiovascular. É uma condição rara em pediatria. A mortalidade pode chegar a 30%.

Seus principais fatores precipitantes são: infecção, trauma, cirurgia, estresse emocional, cetoacidose diabética, hipoglicemia, suspensão abrupta dos medicamentos antitireoidianos, ablação da tireoide com iodo radioativo, ingestão de hormônio tireoidiano, uso de amiodarona, sobrecarga aguda de iodo, cardiopatia, toxemia gravídica, parto, extração dentária e palpação vigorosa da tireoide.

O diagnóstico da crise tireotóxica é clínico, sendo realizado pelos critérios de Burch e Wartofsky (1993), conforme descrito no Quadro 3. Os níveis séricos de hormônios tireoidianos não fazem parte dos critérios diagnósticos, não existindo valores hormonais que definam a tempestade tireoidiana. Além das alterações de função tireoidiana, o paciente pode apresentar: hiperglicemia, leucocitose, anemia normocrômica e normocítica, trombocitopenia, hipercalcemia, hiperfosfatasemia, elevação das transaminases e cortisol sérico inapropriadamente normal ou baixo. Os principais diagnósticos diferenciais são: sepse e hipertermia maligna.

ABORDAGEM DIAGNÓSTICA

A abordagem diagnóstica tem por objetivo confirmar a suspeita diagnóstica e identificar sua causa e patologias associadas. Muitas vezes o diagnóstico do hipertireoidismo é tardio por se atribuir sua sintomatologia a outras causas, como problemas comportamentais, gastrointestinais, respiratórios ou cardíacos.

História clínica

- História gestacional e neonatal.
- Dados prévios de peso e altura para fazer um gráfico de crescimento.
- Idade ao diagnóstico.
- Como a suspeita diagnóstica foi estabelecida (p. ex., bócio, perda de peso).
- Sinais e sintomas de hipertireoidismo.
- Sinais e sintomas de crise tireotóxica (critérios de Burch e Wartofsky).
- Alterações oculares sugestivas da DG (p. ex., exoftalmia, dor ocular).

QUADRO 3 Critérios diagnósticos da crise tireotóxica

Disfunção termorreguladora		**Disfunção cardiovascular (FC)**	
Temperatura (°C)	**Escore**	**Taquicardia (bpm)**	**Escore**
37,2-37,7	5	99-109	5
37,8-38,3	10	110-119	10
38,4-38,8	15	120-129	15
38,9-39,4	20	130-139	20
39,5-39,9	25	≥ 140	25
≥ 40	30	–	–
Disfunção do SNC		**Disfunção cardiovascular (ICC)**	
Critério	**Escore**	**Critério**	**Escore**
Ausente	0	Ausente	0
Leve (agitação)	10	Leve (edema de pés)	5
Moderada (delírio, psicose, letargia extrema)	20	Moderada (estertores em bases de pulmão)	10
Grave (convulsão, coma)	30	Grave (edema pulmonar)	15
Disfunção gastrointestinal e hepática		**Disfunção cardiovascular (fibrilação atrial)**	
Critério	**Escore**	**Critério**	**Escore**
Ausente	0	Ausente	0
Moderada (diarreia, náusea, vômitos, dor abdominal	10	Presente	10
Grave (icterícia)	20	–	–
História de fator desencadeante		–	–
Critério	**Escore**	–	–
Negativa	0	–	–
Positiva	10	–	–
Avaliação do escore final			
> 45 pontos = altamente sugestivo de crise tireotóxica. 25-44 pontos = sugestivo de crise tireotóxica. < 25 pontos = crise tireotóxica pouco provável.			

FC: frequência cardíaca; ICC: insuficiência cardíaca congestiva; SNC: sistema nervoso central.
Fonte: Burch e Wartofsky, 1993.

- Residir em áreas com deficiência de iodo (aumenta o risco de bócio multinodular).
- Uso de biotina (vitaminas, suplementos para unha e cabelos, tratamento de distúrbios metabólicos – deficiência de biotinidase, acidemia propiônica), interferindo nos imunoensaios hormonais e causando diminuição do TSH e elevação do T4, ou seja, um falso diagnóstico de hipertireoidismo.
- Síndromes genéticas associadas a DG (p. ex., Down, Turner).
- Doenças autoimunes associadas a DG (p. ex., vitiligo, diabetes melito tipo 1).
- Medicamentos (p. ex., iodo, amiodarona, hormônio tireoidiano).
- Tumores ovarianos ou testiculares (produtores de hCG, *struma ovarii*).
- Câncer da tireoide (p. ex., metástases ósseas funcionantes).
- Gestação atual ou recente (p. ex., tireotoxicose gestacional, tireoidite pós-parto).
- Tumor hipotalâmico-hipofisário.
- História familiar de hipertireoidismo.
- Níveis séricos atuais de hormônios tireoidianos e compará-lo com anteriores.
- Se já foi realizado algum procedimento diagnóstico (exames laboratoriais, US, cintilografia, idade óssea), há quanto tempo e quais foram os resultados.
- Verificar a dose dos antitireoidianos (caso o paciente já esteja em tratamento).

Exame físico

- Sinais vitais (taquicardia sinusal, hipertensão arterial sistólica).
- Peso, altura e índice de massa corpórea (IMC).
- Identificar crise tireotóxica (critérios de Burch e Wartofsky).
- Exame detalhado da tireoide: inspeção e palpação (tamanho, localização, simetria, consistência, mobilidade, dor, presença de nódulos) e ausculta (investigar sopros).
- Exame dos linfonodos cervicais.
- Sinais clínicos de hipertireoidismo.
- Sinais clínicos da DG (exoftalmia, mixedema pré-tibial, unhas de Plummer).
- Sinais de doenças autoimunes (vitiligo, alopecia).
- Dismorfias sugestivas de síndrome genética (p. ex., Down, Turner).
- Avaliação da orbitopatia de Graves:
  - Sinais clínicos: lacrimejamento, ceratite, fotofobia, sensação de corpo estranho, dor à movimentação dos olhos, estrabismo, hiperemia e edema conjuntival e palpebral, exoftalmia bilateral, retração palpebral sobretudo da pálpebra superior

(sinal do *lidlag*: quando o paciente olha para baixo observa-se um espaço branco – conjuntiva – entre a íris e a pálpebra superior devido à retração palpebral), incapacidade de fechar os olhos, visão turva, diplopia, discromatopsia (perda da capacidade de perceber as cores).
  - Sinais de gravidade: de acordo com os critérios do European Group on Graves' Orbitopathy (EUGOGO) – Quadro 4.
  - Sinais de atividade: usar o *Clinical Activity Score* (CAS), que atribui um ponto para cada um dos seguintes itens: dor retrobulbar espontânea, dor orbital ao movimento ocular, eritema palpebral, edema palpebral, edema de conjuntiva, quemose e edema de carúncula (saliência avermelhada no canto interno do olho) e/ou plica (dobra da conjuntiva bulbar no canto interno do olho). Interpretação: CAS < 3, é considerado doença inativa; CAS ≥ 3 e < 5, doença limítrofe; e CAS > 5, doença em atividade.
- Estadiamento puberal de Tanner.
- Pistas ao exame físico que possam ajudar no diagnóstico. Por exemplo:
  - Diplopia, hemianopsia: hipertireoidismo central.
  - Puberdade precoce e manchas café com leite: síndrome de McCune-Albright.
  - Massa ou dor em região pélvica ou testicular (tumores).

QUADRO 4 Classificação da gravidade da orbitopatia de Graves, de acordo com os critérios do EUGOGO (European Group on Graves' Orbitopathy) – 2021

Classificação	Características
Leve	A orbitopatia tem efeito pequeno nas atividades diárias. Não há indicação de tratamento cirúrgico, nem de glicocorticoides ou imunossupressores. Os pacientes apresentam um ou mais dos seguintes sinais: retração palpebral discreta (< 2 mm), envolvimento moderado de tecidos moles, proptose < 3 mm acima do limite de referência para etnia e sexo, diplopia ausente ou intermitente e exposição corneana responsiva a colírios lubrificantes
Moderada	Ausência de sinais ameaçadores de perda de visão. A doença ocular afeta as atividades da vida diária, justificando o uso de imunossupressão (se ativa), ou intervenção cirúrgica (se inativa). Os pacientes apresentam dois ou mais dos seguintes sinais: retração palpebral ≥ 2 mm, envolvimento moderado a grave de tecidos moles, proptose ≥ 3 mm acima do limite de referência para etnia e sexo, diplopia constante ou inconstante
Grave	Pacientes com complicações oculares ameaçadoras a perda da visão, como distrofia óptica e perda da integridade corneana

Exames laboratoriais

- T4L, T3 e TSH: o TSH é o exame laboratorial mais sensível para o diagnóstico do hipertireoidismo, com sua acurácia aumentando ao dosar o T4L e T3L. Valores de referência dos hormônios tireoidianos, adequados para a idade, devem ser consultados. As alterações da função tireoidiana geralmente permitem distinguir o hipertireoidismo primário (TSH supresso) do hipertireoidismo secundário (TSH inapropriadamente normal ou aumentado). As principais causas de TSH normal/aumentado e T4L e T3 aumentados são: adenoma hipofisário secretor de TSH, resistência aos hormônios tireoidianos por variante patogênica do *THRB*, alteração do transportador MCT8 e interferências analíticas. Pacientes em uso de biotina podem ter interferência analítica causando falsa elevação do T4 e diminuição do TSH em ensaios que usam estreptavidina-biotina (avaliar função tireoidiana 2 a 3 dias após suspensão da biotina). Suspeitar de interferência analítica quando a função tireoidiana for alterada em um paciente assintomático. Nas fases iniciais da DG e no adenoma tóxico, pode ocorrer elevação isolada do T3.
- AAT e anti-TPO: positivos nas doenças tireoidianas autoimunes.
- TRAb: solicitar em todos os pacientes com suspeita de DG, pois esse anticorpo é positivo em mais de 90% deles. Entretanto, em alguns pacientes, o TRAb pode ser negativo ao diagnóstico da DG, só vindo a positivar em exames subsequentes. Outras indicações são: hipertireoidismo gestacional para diferenciá-lo da DG; gestantes com DG para avaliar o risco de hipertireoidismo neonatal, indivíduos eutiroideos com exoftalmia bilateral e monitoração da resposta terapêutica aos antitireoidianos. Os ensaios para TRAb avaliam apenas a presença de anticorpos que competem com o TSH em sua ligação em seu receptor, não informando sobre sua atividade estimuladora ou inibidora. Na suspeita diagnóstica

da DG, se o TRAb inicial for negativo, repetir sua dosagem após algumas semanas.

- Tireoglobulina: diferenciar as causas de hipertireoidismo primário com baixa captação do radiotraçador na cintilografia. Se a tireoglobulina for elevada, trata-se de uma tireoidite, e se for diminuída trata-se de um hipertireoidismo factício causado por exposição acidental ou intencional a hormônio tireoidiano.
- Hemograma: solicitar antes e durante o tratamento com antitireoidianos. Antes do tratamento pode ocorrer: leucopenia, linfocitose, monocitose, eosinofilia e trombocitopenia. Durante o tratamento, pode surgir: leucopenia e neutropenia.
- AST/ALT: solicitar antes e durante o tratamento com antitireoidianos para avaliar o desenvolvimento de hepatite como efeito adverso desses medicamentos. A elevação assintomática dessas enzimas pode ocorrer no hipertireoidismo não tratado. Elevação > 3 vezes indica suspensão do tratamento com tionamidas.
- Bilirrubinas: aumentadas na hepatite colestática causada pelo metimazol.
- Fosfatase alcalina: pode estar elevada no hipertireoidismo.
- Cálcio: pode estar aumentado no hipertireoidismo.
- hCG: solicitar nos pacientes com hipertireoidismo primário adquirido, com anticorpos antitireoidianos e TRAb negativos.
- Teste de estímulo com o TRH: indicado em casos selecionados. Pacientes com adenoma secretor de TSH não elevam o TRH em resposta ao estímulo com TRH, enquanto indivíduos com resistência pituitária ao T4 elevam o TSH.

Exames de imagem

US da tireoide com Doppler

Solicitar nos pacientes com hipertireoidismo, principalmente quando a tireoide for assimétrica, quando houver suspeita de adenoma tóxico ou bócio multinodular tóxico. Outra indicação da US com Doppler é distinguir a tireoidite induzida pela amiodarona tipo 1 (aumento da vascularização) do tipo 2 (diminuição da vascularização). A US não distingue se o nódulo é ou não tóxico. O cálculo do volume tireoidiano é mostrado no Quadro 5. Valores de referência para as dimensões da tireoide são mostrados no Quadro 6. Na DG, a US com Doppler mostra uma glândula aumentada de volume com ecogenicidade normal ou diminuída e aumento da vascularização. Em 10% dos casos de DG, o volume tireoidiano pode ser normal.

Cintilografia da tireoide

A cintilografia da tireoide é solicitada em casos selecionados como presença de nódulos ou etiologia desconhecida. Exemplos de causas de hipertireoidismo e seus achados cintilográficos são: nódulo tóxico (adenoma tóxico visível com supressão da captação no resto da glândula), tireoidite subaguda (diminuição da captação do traçador e tireoglobulina elevada), tireoidite factícia (diminuição da captação e tireoglobulina baixa ou não detectável), bócio tóxico multinodular (captação aumentada e heterogênea do traçador) e DG (captação aumentada, difusa e homogênea) – Quadro 7.

Ao contrário do ^{99m}Tecnécio, o ^{123}Iodo é organificado e incorporado no hormônio tireoidiano, permitindo a determinação de sua real captação pela célula tireoidiana. As principais características desses dois radiotraçadores são:

- ^{123}I: a captação do traçador é medida 4 a 6 horas e 24 horas depois da ingestão de uma cápsula de 300 mcCi (11.11 MBq) de ^{123}Iodo. A equivalência entre mcCi (microcurie) e MBq (megabecquerel) é: "1 mcCi = 0,03 MBq".
- ^{99m}Tecnécio: o ^{99m}Tecnécio requer apenas 5 minutos para estimar a atividade tireoidiana. Por isso, é o exame de escolha quando o paciente não puder realizar a captação de 24 horas do iodo radioativo. Entretanto, o ^{99m}Tecnécio não é organificado pela célula tireoidiana e pode não diferenciar entre

QUADRO 5 Cálculo do volume tireoidiano

- O volume de cada lobo tireoidiano é calculado (em cm^3) pela seguinte fórmula:
  - Volume: [(diâmetro AP × diâmetro transversal × diâmetro longitudinal) × 0,52]
- Volume tireoidiano total = [Volume do LD + Volume do LE]
- O istmo entra na fórmula do cálculo de volume tireoidiano se sua largura for maior que 3 mm.
- Em alguns casos, um lobo acessório (pirâmide de Lalouette) pode ser identificado na margem superior do istmo. Se isso ocorrer, o volume desse lobo deve ser acrescido no cálculo do volume tireoidiano total

QUADRO 6 Valores de referência para o volume tireoidiano aferido por ultrassonografia em crianças e adolescentes

Idade	6	7	8	9	10	11	12	13	14	15
Meninos (volume tireoidiano em mL)	5,4	5,7	6,1	6,8	7,8	9,0	10,4	12	13,9	15
Meninas (volume tireoidiano em mL)	5	5,9	6,9	8	9,2	10,4	11,7	13,1	14,6	16,1

Os valores acima refletem o limite superior do volume tireoidiano (mL) de acordo com cada idade.
Fonte: Ghervan, 2011.

QUADRO 7 Cintilografia na tireotoxicose

Cintilografia com aumento da captação (tireotoxicose com hipertireoidismo)	Cintilografia com diminuição da captação (tireotoxicose sem hipertireoidismo)
▪ Doença de Graves ▪ Hashitoxicose ▪ Bócio multinodular tóxico ▪ Adenoma tóxico ou doença de Plummer ▪ Adenoma hipofisário secretor de TSH ▪ Resistência pituitária ao hormônio tireoidiano ▪ Elevação do hCG (mola hidatiforme, coriocarcinoma, tumor testicular de células germinativas, hiperêmese gravídica) ▪ Hipertireoidismo induzido pelo iodo ▪ Hipertireoidismo induzido por amiodarona (Tipo 1) ▪ Tireotoxicose de Jod-Basedow	▪ Tireoidite aguda bacteriana ▪ Tireoidite subaguda viral (de Quervain) ▪ Tireoidite subaguda linfocítica (silenciosa) ▪ Tireoidite silenciosa ou pós-parto ▪ Tireoidite por radiação ▪ Tireotoxicose factícia (hormônio tireoidiano) ▪ Medicamentos (p. ex., iodo, lítio, interferon) ▪ Tecido tireoidiano ectópico (*struma ovarii*, metástase funcionante de carcinoma folicular) ▪ Hipertireoidismo induzido pela amiodarona (tipo 2: tireoidite inflamatória)

nódulos "quentes" e "frios". É indicado quando se deseja saber se o paciente tem aumento difuso da captação, como ocorre na DG, ou baixa captação, como ocorre nas tireoidites.

- Radiografia para idade óssea: avaliar a maturidade óssea que pode estar avançada no hipertireoidismo.

Outros exames

Outros exames podem ser solicitados a depender da suspeita diagnóstica:

- Tomografia computadorizada da órbita: oftalmopatia moderada a grave.
- RM de hipófise-hipotálamo: hipertireoidismo central.
- US pélvica: tumores ovarianos produtores de hCG e *struma ovarii.*
- US de testículos: tumores de células germinativas produtores de hCG.
- Eletrocardiograma (ECG): avaliar taquicardia e ritmo cardíaco irregular.
- Cintilografia de corpo inteiro: metástases funcionantes de carcinoma da tireoide

ABORDAGEM TERAPÊUTICA

O tratamento do hipertireoidismo (tireotoxicose) depende de sua causa.

Hipertireoidismo induzido por medicamentos

O tratamento do hipertireoidismo induzido pelo iodo é difícil porque ele não permite o uso de radioiodoterapia e reduz a eficácia das drogas antireoidianas. Como o hipertireoidismo é transitório, recomenda-se suspender a exposição ao iodo (se possível) e prescrever betabloqueador. Em casos graves considerar o uso de antitireoidianos.

O tratamento do hipertireoidismo induzido pela amiodarona depende do tipo. No TIAM-1, administram-se doses mais elevadas de antitireoidianos porque o conteúdo aumentado de iodo diminui a eficácia desses medicamentos. Em casos selecionados, pode-se adicionar carbonato de lítio, por 4 a 6 semanas, para diminuir a síntese e secreção do hormônio tireoidiano. Às vezes é necessário tratamento definitivo com radioiodo ou cirurgia. No TIAM-2, o tratamento consiste em suspender a amiodarona e, eventualmente, prescrever corticoterapia por 2 a 3 meses. Nas formas mistas (tipos 1 e 2), usam-se antitireoidianos e corticoides.

O hipertireoidismo causado pelo interferon-alfa depende de seu mecanismo causal: antitireoidianos, se o mecanismo for o desenvolvimento da DG; ou betabloqueadores, se o mecanismo for tireoidite. A mesma abordagem terapêutica é indicada para o hipertireoidismo induzido pela interleucina-2.

O hipertireoidismo factício é tratado com a suspensão dos hormônios tireoidianos e uso de betabloqueadores.

Tireoidites

Uso de betabloqueadores para alívio dos sintomas de hipertireoidismo, anti-inflamatórios não esteroidais na tireoidite viral e antibióticos na tireoidite bacteriana.

Bócio nodular tóxico

A cirurgia é a terapia de escolha. A terapia com iodo radioativo (excluídas contraindicações como: lactação, gravidez, idade < 5 anos) é indicada quando a cirurgia não é possível ou é recusada pelo paciente. Betabloqueadores são usados para aliviar os sintomas antes do procedimento. A dose do radioiodo é semelhante à usada para DG. Antitireoidianos são indicados na impossibilidade da cirurgia ou ablação com iodo radioativo; ou como terapia de preparação para cirurgia. A escleroterapia (injeção de etanol) é reservada para casos em que as terapias definitivas não podem ser utilizadas.

Struma ovarii

O tratamento consiste na remoção cirúrgica do tumor.

Tumores produtores de gonadotrofina

Esses tumores (p. ex., coriocarcinoma, mola hidatiforme, tumores testiculares de células germinativas) são tratados pela remoção do tumor após o uso de drogas antitireoidianas para restaurar o eutireoidismo.

Metástases funcionantes de câncer da tireoide

Ressecção cirúrgica (se possível), ou ablação com iodo radioativo após o uso prévio de drogas antitireoidianas para normalizar a função tireoidiana.

Resistência ao hormônio tireoidiano

Uso de betabloqueadores e, em alguns casos, de TRIAC® ou ácido 3,5,3'-tri-iodoacético, que tem maior afinidade pelos receptores de T3 hipofisários.

Tumores produtores de TSH

Remoção cirúrgica do tumor. O uso de análogos da somatostatina (octreotida, lanreotida) pode ser considerado nos casos de remoção incompleta do tumor ou contraindicação para cirurgia.

Hipertireoidismo subclínico

O Quadro 8 mostra a conduta diagnóstico-terapêutica do hipertireoidismo subclínico.

QUADRO 8 Conduta diagnóstico-terapêutica do hipertireoidismo subclínico

Investigação (anamnese)
▪ Uso de levotiroxina em doses elevadas (intencional, acidental, tratamento do hipotireoidismo) ▪ Causas potenciais de hipertireoidismo subclínico, p. ex., doença de Graves, hashitoxicose, tireoidites, nódulos tóxicos, síndrome do eutireoideo doente, medicamentos (p. ex., iodo, amiodarona, lítio, glicocorticoides, dopamina) ▪ Vitaminas ou suplementos que possam conter biotina e assim causar um pseudorresultado de hipertireoidismo
Investigação (solicitar)
▪ T3, T4L, TSH, AAT, anti-TPO, TRAb, hCG ▪ LH, FSH, estradiol/testosterona, prolactina, cortisol sérico matinal, IGF-1: afastar ↓ TSH ▪ Hemograma, velocidade de hemossedimentação, proteína C-reativa: afastar tireoidite ▪ Iodúria de 24 horas: suspeita de exposição aumentada a iodo ▪ US da tireoide com Doppler: em todos os pacientes ▪ Cintilografia da tireoide: em pacientes com bócio ou nódulos ▪ US pélvica (sexo feminino): afastar *struma ovarii* em casos sem diagnóstico ▪ US de testículos (sexo masculino): afastar tumores de células germinativas ▪ Densitometria óssea: se hipertireoidismo subclínico de longa duração (> 1 ano) ▪ Eletrocardiograma: se queixas de palpitação
Conduta
(A) Hipertireoidismo subclínico, sem etiologia definida e paciente assintomático: ▪ Monitorar função tireoidiana, a cada 3-6 meses, sem tratamento. (B) Hipertireoidismo subclínico, sem etiologia definida e paciente sintomático: ▪ Cintilografia hipercaptante: teste terapêutico com tionamidas por 3-6 meses. ▪ Cintilografia hipocaptante: teste terapêutico com propranolol por 2-3 meses. (C) Hipertireoidismo subclínico com etiologia definida (tratar de acordo com a etiologia)

Doença de Graves

Antitireoidianos

Os antitireoidianos (tionamidas) são a primeira escolha para o tratamento da DG. As tionamidas inibem a síntese dos hormônios tireoidianos interferindo na ação da enzima tireoperoxidase, bloqueando a incorporação do iodo oxidado à tireoglobulina e limitando a associação de monoiodotirosina a di-iodotirosina. Como eles atuam impedindo a formação de hormônio tireoidiano, seus efeitos são observados após 4 a 8 semanas. Até lá, o paciente, a depender do bócio, poderá continuar hipertireóideo devido à liberação dos estoques pré-formados do hormônio.

As tionamidas também exercem efeito imunossupressor, incluindo apoptose dos linfócitos intratireoidianos, diminuição dos marcadores inflamatórios (p. ex., interleucinas 1, 5 e 6; fator de necrose tumoral alfa) e diminuição dos títulos do TRAb, contribuindo para a melhora clínica dos pacientes com DG. As tionamidas não são curativas e sim paliativas, usto é, controlam o hipertireoidismo até que ele entre em remissão espontânea, ou até que seja curado por uma terapia definitiva.

Existem três tionamidas no mercado: propiltiouracil (PTU), metimazol (MMZ) e carbimazol (CBZ). O CBZ não é disponível no Brasil e necessita de conversão *in vivo* para o MMZ, que é seu metabólito ativo. O PTU (Propilracil®: comp. 100 mg) não é aprovado para uso em crianças e adolescentes devido ao risco aumentado de insuficiência hepática por hepatite citotóxica. O PTU é indicado no tratamento da crise tireotóxica (uso controverso) e na DG no primeiro trimestre de gestação por se ligar mais às proteínas plasmáticas e atravessar a barreira placentária em menor quantidade.

O MMZ (Tapazol®: comp. 5 e 10 mg) é a tionamida de escolha. A dose inicial, em pediatria, é de 0,15 a 0,5 mg/kg/dia, VO, 1 vez/dia. Doses maiores de até 1 mg/kg/dia podem ser necessárias no bócio volumoso, hipertireoidismo grave, ou T3 tireotoxicose. O MMZ não é indicado no primeiro trimestre gestacional devido a malformações fetais como: aplasia cútis (lesões únicas ou múltiplas de aplasia do couro cabeludo, de 0,5 a 3 cm, na região occipital), atresia de coanas e atresia de esôfago.

O tratamento com MMZ pode ser feito de duas maneiras: (i) por titulação de dose, quando se usa apenas o MMZ, iniciando com uma dose de 0,15 a 0,5 mg/kg/dia, por 4 a 6 semanas, e depois reduzindo a dose entre 25 e 50% de acordo com a função tireoidiana (Quadro 9); e (ii) por bloqueio e substituição, no qual se usa doses iniciais mais elevadas de MMZ (0,3 a 1 mg/kg/dia), associadas a reposição de levotiroxina. Nessa segunda abordagem, a dose inicial é mantida até que os hormônios tireoidianos se normalizem, quando, então, será acrescentada a reposição da levotiroxina (Quadro 10).

O controle da função tireoidiana é realizado a cada 4 semanas nos primeiros 3 meses e depois a cada 2 a 3 meses a depender da evolução clínica e necessidade de ajustes de dose. O T4L e T3L tendem a normalizar após 6 semanas do início do tratamento. O TSH pode permanecer supresso por 4 a 6 meses, mesmo após a normalização do T4L e T3L. Por isso, seu nível sérico não é usado para guiar os ajustes de doses dos antitireoidianos na fase inicial do tratamento.

QUADRO 9 Tratamento com metimazol (MMZ) usando o esquema de titulação de dose

Dose inicial	▪ 0,15-0,5 mg/kg/dia, administrada, VO, 1 vez/dia. Pode-se também prescrever 0,15 mg/kg/dia nos hipertireoidismos leves a moderados; e 0,5 mg/kg/dia nos hipertireoidismos graves ▪ Outra opção de doses é: < 1 ano (1,25 mg/dia), 1-5 anos (2,5-5 mg/dia), 5-10 anos (5-10 mg/dia); 10-18 anos (10-20 mg/dia) ▪ Se for usar carbimazol (CBZ), fazer a equivalência de doses (0,6 mg de MMZ = 1 mg de CBZ)
Dose de manutenção	▪ Dosar função tireoidiana após 4-6 semanas do início do tratamento, fazendo os seguintes ajustes de doses: (i) paciente eutiróideo (T4L e T3L normais), reduzir a dose inicial entre 25-50%, (ii) paciente hipotireóideo, reduzir a dose inicial em 50%; e (iii) paciente hipertireóideo, aumentar a dose inicial em 25% ▪ A maioria dos pacientes consegue manter o controle da função tireoidiana usando 2,5 a 5 mg/dia de MMZ ▪ Nos primeiros 4-6 meses do tratamento, ajustar a dose pelos resultados do T3L e T4L ▪ Elevação do TSH com normalização do TRAb sugere que o paciente está em remissão e que o antitireoidiano deve ser suspenso

Fonte: Mooij et al., 2022.

QUADRO 10 Tratamento com metimazol (MMZ) usando o esquema de bloqueio e substituição

Dose inicial	▪ 0,5 mg/kg/dia, administrada 1 vez/dia ▪ Se for usar CBZ, usar a equivalência de doses (0,6 mg de MMZ = 1 mg de CBZ)
Dose de manutenção	▪ Dosar função tireoidiana após 4-6 semanas do início do tratamento, fazendo os seguintes ajustes na prescrição à depender do resultado: (i) paciente eutiróideo (T4L e T3L normais), iniciar levotiroxina (de acordo com a idade e peso). O T3L leva mais tempo para normalizar do que o T4L; e (ii) paciente com TSH suprimido, mas T4L e T3L no valor inferior da normalidade, iniciar reposição de levotiroxina ▪ Após iniciar a levotiroxina, monitorar o T4L a cada 4 meses, até sua normalização ▪ Se o paciente ficar hipertireóideo (TSH suprimido, T4L e T3L elevados), após ter ficado normal anteriormente, avaliar adesão, ingestão de iodo, checar TRAb e considerar aumento da dose ▪ Nos primeiros 4-6 meses do tratamento, ajustar a dose pelos resultados do T3L e T4L ▪ Elevação do TSH com normalização do TRAb sugere que o paciente está em remissão e que o antitireoidiano deve ser suspenso

Fonte: Mooij et al., 2022.

A dosagem do TRAb pode ser solicitada 6 meses a 1 ano após o início da terapia com antitireoidianos e depois periodicamente para avaliar sua titulação para ser usado como critério de remissão. Durante o tratamento com antitireoidianos, a titulação do TRAb pode seguir três padrões evolutivos (Villagelin et al., 2020): (i) diminuição progressiva até se tornar negativo (50 a 60% dos casos), com 90% de taxa de remissão; (ii) manter níveis flutuantes variando entre titulação positiva e negativa (30 a 40%), com 37% de taxa de remissão; e (iii) persistir positivo nos primeiros 5 anos de terapia (10% dos casos), com taxa de remissão de 20%, podendo ficar negativo se o tratamento for mais prolongado. A persistência da elevação do TRAb indica DG ativa com menor probabilidade de remissão, além de poder causar DG neonatal.

Efeitos adversos leves e transitórios das tionamidas e que acontecem em 10 a 20% dos pacientes são: *rash* cutâneo, urticária, prurido, náusea, vômito, alterações do paladar e do olfato, e artralgia. Caso esses sintomas ocorram, o paciente pode ser tratado com anti-histamínicos, ou suspensão temporária do medicamento que poderá ser reiniciado após a resolução dos sintomas. Uma minoria (1%) desenvolverá efeitos adversos graves como: agranulocitopenia, anemia aplástica, vasculite, síndrome lúpus-símile, síndrome de Stevens-Johnson, poliartrite e hepatite (Quadro 11).

A neutropenia (contagem de neutrófilos < 500 a 1.000/mm^3) ocorre em 0,1 a 0,5% dos casos, sendo mais frequente nos primeiros 1 a 3 meses. Essa complicação é dose-dependente e raramente ocorre quando o paciente usa doses baixas do antitireoidiano. A neutropenia também pode ser parte da própria DG ou ser causada por infecção viral, dificultando o diagnóstico com reação adversa à tionamida. Os sintomas mais comuns são febre, dor de garganta e úlceras na boca. Nos pacientes com neutrófilos < 500/mm^3 e sintomáticos, além de suspender o antitireoidiano, deve-se avaliar hospitalização para antibioticoterapia de amplo espectro com cobertura para *Pseudomonas aeruginosa*. Em algumas situações, pode ser necessário o uso do fator estimulador de colônia de granulócitos.

A hepatotoxicidade causada pelas tionamidas ocorre em 0,1 a 0,2%. A hepatite causada pelo PTU é grave, imunoalérgica e citotóxica, podendo evoluir para insu-

QUADRO 11 Efeitos adversos dos antitireoidianos (AT) e conduta a ser adotada

Efeitos adversos que requerem a interrupção imediata do tratamento com AT
▪ Neutropenia (< 500/mcL), anemia aplástica ▪ Hepatite aguda, aumento das transaminases > 3 vezes o valor de referência ▪ Vasculite ▪ Síndrome lúpus-*like* ▪ Síndrome de Stevens-Johnson ▪ Pancreatite aguda ▪ Artrite
Efeitos adversos que não requerem a interrupção imediata do tratamento com AT (uma redução da dose ou mudança de medicação pode ser suficiente)
▪ Prurido, urticária: podem ser controlados com anti--histamínicos ou trocando a AT ▪ Dores musculares e articulares ▪ Distúrbios do paladar ▪ Náuseas e vômitos (dependendo da dose, prescrever em doses divididas) ▪ Aumento das transaminases < 3 vezes o valor de referência ▪ Neutropenia ou trombocitopenia: podem desaparecer após a redução da dose do medicamento: a) Neutrófilos entre 1.000-1.500/mcL – hemograma a cada 7-10 dias, e considerar a redução da dose da AT b) Neutrófilos entre 500-1.000/mcL – reduzir a dose ou considerar interromper o medicamento

ficiência hepática fulminante. A hepatite causada pelo MMZ é do tipo colestático, geralmente resolvendo com a suspensão do MMZ. Devido à gravidade da hepatite mediada pelo PTU, seu uso não é mais recomendado no tratamento do hipertireoidismo, exceto no primeiro trimestre da gravidez e no tratamento da crise tireotóxica. A solicitação de função hepática antes do início da terapia é importante para avaliar a normalidade desse órgão e porque 1% dos pacientes com DG têm hepatite autoimune ao diagnóstico. Suspender tionamidas se transaminases > 3 vezes o valor de referência.

A síndrome lúpus-símile e a vasculite com positividade do ANCA (anticorpos citoplasmáticos antineutrófilos) podem se manifestar por artrite, *rash* cutâneo, insuficiência renal e hemoptise. O tratamento da síndrome lúpus-símile, além da suspensão do PTU ou MMZ, pode incluir o uso de glicocorticoides e ciclofosfamida.

Os pacientes em uso de tionamidas devem receber instruções para suspender imediatamente o uso do medicamento e realizar hemograma e provas de função hepática caso desenvolvam sintomas de neutropenia, hepatite, vasculite, síndrome de Stevens-Johnson ou síndrome lúpus-símile. Na presença de algum desses problemas, a terapia com tionamida deve ser substituída por cirurgia ou iodo radioativo.

Uma questão ainda não resolvida é a duração do tratamento com tionamida na DG. Os pacientes que fazem o tratamento medicamentoso por 1 a 2 anos, em sua grande maioria, irão recidivar a doença. Atualmente o tratamento é mantido de forma contínua, por no mínimo 3 anos. O tratamento mais prolongado com duração > 5 a 10 anos tem sido recomendado (taxa de remissão = 30% quando a duração da terapia é de 2 anos; taxa de remissão = 75%, após 9 a 10 anos de tratamento). Recomenda-se a suspensão dos antitireoidianos quando o TRAb ficar negativo e houver normalização da função tireoidiana em uso de baixas doses dos antitireoidianos. Os critérios preditivos de resposta terapêutica ineficaz aos antitireoidianos são descritos no Quadro 12.

Após a suspensão do tratamento, a função tireoidiana é monitorada a cada 3 a 4 meses no primeiro ano, a cada 6 meses, no segundo ano e anualmente, pelos próximos 10 anos, ou antes, se surgirem sinais de hipertireoidismo. Se houver recidiva, pode-se prescrever um novo ciclo de antitireoidianos, ou considerar uma terapia definitiva.

QUADRO 12 Fatores preditivos de resposta terapêutica ineficaz a antitireoidianos na doença de Graves

Ao diagnóstico
▪ Bócio volumoso (> 2,5 vezes o volume normal) ▪ Crianças jovens (< 5 anos) ▪ Níveis muito elevados de T4 livre (> 4 ng/dL) ▪ Níveis muito elevados de TRAb ▪ Ausência de outras doenças autoimunes
Na evolução
▪ TRAb persistentemente elevado* ▪ TSH persistentemente baixo ▪ Tireoglobulina persistentemente elevada ▪ Menor duração do tratamento com antitireoidianos (< 2 anos) ▪ Não adesão ao tratamento com antitireoidianos ▪ Necessidade de dose alta do metimazol

* Os valores de TRAb podem apresentar 3 padrões evolutivos: (i) redução progressiva até sua negativação. Nesse caso, quanto maior a duração do tratamento com antitireoidiano, maior será o decréscimo do TRAb; (ii) TRAb persistentemente elevado; e (iii) valores de TRAB que seguem um padrão de "picos e vales", dificultando a decisão se esse exame pode ser usado como um dos critérios de remissão.

A persistência do hipertireoidismo usando doses de MMZ > 0,6 mg/kg/dia recomenda investigar se o paciente está usando o medicamento corretamente; e se está ingerindo suplementos de iodo que diminuem a eficácia terapêutica. Embora a dose do MMZ possa ser aumentada até 1 mg/kg/dia, isso aumenta o risco de efeitos adversos e um tratamento definitivo deve ser discutido com a família.

O tratamento definitivo da DG (tireoidectomia ou ablação com iodo radioativo) é considerado nas seguintes situações no paciente usando MMZ: neutropenia grave, disfunção hepática importante; efeitos adversos que não melhoram; dificuldade de adesão ao tratamento; incapacidade de reconhecer os sinais de efeitos adversos graves, ou quando a terapia prolongada foi incapaz de levar a remissão.

O tratamento experimental da DG com novas classes de medicamentos ainda está em fase de pesquisa e sem aprovação para uso clínico. As quatro principais classes de medicamentos em investigação são: (i) imunomoduladores dos linfócitos B: rituximabe (anti-CD20), iscalimabe (anti-CD40), belimunabe (anti-BAFF); (ii) bloqueadores da reciclagem das imunoglobulinas: bloqueador do receptor neonatal Fc; (iii) sinalizadores do

TSH: bloqueador do TRAb (K1-70), antagonistas do receptor do TSH; e (iv) drogas que atuam na tolerância imune: peptídeos imunomoduladores do receptor do TSH.

Betabloqueadores

Os betabloqueadores agem melhorando os sintomas adrenérgicos do hipertireoidismo (p. ex., taquicardia, palpitação, tremores, ansiedade), não tendo nenhum efeito sobre a função tireoidiana. São indicados transitoriamente, por 4 a 12 semanas, no tratamento sintomático do hipertireoidismo, enquanto os antitireoidianos não fazem efeito, ou até que haja resolução dos sintomas do hipertireoidismo após cirurgia ou ablação com iodo radioativo (Quadro 13). Em pacientes que não podem usar betabloqueadores (p. ex., asma, bloqueio atrioventricular, insuficiência cardíaca), prescrever bloqueadores beta-1 seletivos, ou bloqueadores do canal de cálcio.

QUADRO 13 Betabloqueadores para o tratamento coadjuvante do hipertireoidismo

Nome	Nome comercial	Apresentação	Dose pediátrica
Propranolol	Inderal®, Propranolol®	Comprimidos: 10/40/80 mg	1-2 mg/kg/dia, VO (a cada 8 horas)
Atenolol	Ablock®, Atenol®	Comprimidos: 25/50/100 mg	0,5-1,2 mg/kg/dia, VO (1 vez/dia)
Metoprolol	Lopressor®, Seloken®	Comprimidos 25/50/100 mg	1-2 mg/kg/dia, VO (a cada 12 horas)

Iodetos

Atuam bloqueando a conversão de T4 para T3 e inibindo a secreção de hormônios tireoidianos pelo efeito de Wolff-Chaikoff. O iodo pode causar aumento paradoxal da secreção de hormônios tireoidianos quando usado por tempo prolongado ("escape glandular"). Outros efeitos adversos são sialodenite, conjuntivite e *rash* cutâneo acneiforme. As soluções de iodo são geralmente usadas nos 10 dias que antecedem a tireoidectomia se os antitireoidianos não puderem ser usados, ou nos primeiros 10 dias da crise tireotóxica. O uso mais prolongado pode induzir o fenômeno de Jod-Basedow e agravamento do hipertireoidismo. As preparações de iodo são: (i) solução saturada de iodeto de potássio – SSKI® (50 mg de iodo/1 gota): 1 a 4 gotas, VO, a cada 8 horas, por até 10 dias; e (ii) solução de Lugol® (126 mg de iodo/1 mL = 8 mg de iodo/1 gota): 5 a 10 gotas, VO, a cada 8 horas, por até 10 dias.

Ablação com iodo radioativo

A terapia com iodo radioativo tem sido usada há mais de 60 anos no tratamento definitivo da DG. É uma opção segura considerada na maioria dos estudos como sem risco de neoplasias e alterações gonadais. O objetivo é a indução do hipotireoidismo para evitar taxas elevadas de insucesso terapêutico e risco de malignização do tecido tireoidiano remanescente. A necrose celular induzida pelo radioiodo ocorre gradualmente (início: 6 a 8 semanas), até atingir um estado de eutireoidismo ou de hipotireoidismo, em geral 3 a 6 meses após o procedimento. Nesse intervalo, é possível haver piora do hipertireoidismo. Em geral, 80 a 90% dos pacientes se tornam hipotireóideos e 5 a 10% requerem tratamento adicional.

Essa terapia é indicada em pacientes nos quais antitireoidianos ou cirurgia são contraindicados. Eventualmente pode ser indicada quando for a opção preferencial do médico assistente ou da família. As principais contraindicações são descritas no Quadro 14. Mulheres em idade fértil devem dosar o hCG para excluir gravidez antes do procedimento. Não há necessidade de restrição de alimentos ricos em iodo antes da terapia. Produtos que contenham iodo devem ser suspensos antes do procedimento (p. ex., amiodarona, tintura de iodo, expectorante com iodo, contraste radiológico iodado, medicamento de cor vermelha, tinturas de cabelo, batom ou esmalte de coloração escura).

A tionamida deve ser suspensa, 3 a 7 dias antes da administração do iodo radioativo. Nesse ínterim, os sintomas de hipertireoidismo podem ser tratados com betabloqueadores. Um a dois dias após a terapia com iodo radioativo a tionamida pode ser reiniciada e mantida por mais 4 a 6 semanas, até que o iodo radioativo faça efeito. Alguns serviços não reiniciam a tionamida, mantendo o paciente em uso de betabloqueadores até que o hipotireoidismo ocorra.

Se o paciente tiver orbitopatia de Graves inativa indica-se a terapia profilática com prednisona (crianças: 0,5 a 1 mg/kg/dia; adultos: 40 a 60 mg/dia), por 3 meses, iniciando um dia antes da administração do iodo, para prevenir o agravamento da doença ocular. A orbitopatia ativa contraindica a ablação com iodo.

Não existe consenso sobre as doses de I^{131} usadas para o tratamento do hipertireoidismo, as quais são calculadas em microcurie (mcCi), milicurie (mCi) ou megabecquerel (MBq), em que "1 mcCi = 0,001 mCi = 0,037 MBq". Essas doses podem ser administradas: (i) em doses fixas de 5 a 10 mCi para crianças entre 5 e 10 anos, e 10 a 15 mCi para > 10 anos; (ii) com base no peso da glândula (estimado pela US): 150 mcCi/g de tecido tireoidiano, podendo aumentar para 200 a 300 mcCi/g em caso de bócios volumosos (> 50 a 80 g). O medicamento é administrado, VO, em dose única.

As recomendações de segurança após o uso do iodo radioativo para tratamento do hipertireoidismo variam de acordo com a dose, o país e o serviço. Em geral, o radioiodo é eliminado pela urina, saliva e fezes dentro de 48 horas.

Mulheres que receberam dose ablativa de iodo devem evitar a gravidez utilizando métodos contraceptivos nos 6 a 12 meses seguintes. Homens que receberam iodo radioativo devem evitar tentativas de paternidade nos 4 a 6 meses após a terapia.

As complicações agudas da radioiodoterapia são: diminuição do fluxo salivar, sialoadenite da parótida (prevenida pelo uso de agentes sialogogos 24 horas após o uso terapêutico do ^{131}I), náusea, estomatite, obstrução dos ductos lacrimais, tireoidite por radiação (dor na tireoide 1 a 3 dias após o radioiodo), crise tireotóxica ocorrendo 1 a 14 dias após o uso do iodo radioativo, principalmente nos pacientes com hipertireoidismo grave ou grandes bócios, e piora da orbitopatia (liberação de antígenos tireoidianos na circulação que fazem reação cruzada com os fibroblastos da órbita e levam ao aumento dos níveis séricos de TRAb).

Se houver falha terapêutica (10 a 20% dos casos), definida pela persistência do hipertireoidismo após a administração do radioiodo, uma segunda dose pode ser usada 6 a 12 meses depois do tratamento inicial, uma vez que a ação do radioiodo é lenta. Fatores associados à falha terapêutica são: grandes bócios (> 50 a 60 g), elevada captação do iodo (> 90%) e níveis elevados de T3 e T4L ao diagnóstico, e doses baixas do tratamento com radioiodo.

QUADRO 14 Contraindicações de radioiodoterapia na doença de Graves

- Gravidez atual ou plano de engravidar nos próximos 6 meses
- Lactantes
- Idade: contraindicação absoluta (< 5 anos) e contraindicação relativa (< 10 anos)
- Orbitopatia: contraindicação absoluta (orbitopatia ativa) e contraindicação relativa (orbitopatia inativa)
- Bócios volumosos (maiores que 60-80 g)
- Nódulo tireoidiano maligno ou suspeito de malignidade
- Alergia a contraste radiológico iodado
- Incapacidade de seguir as normas de segurança radioativa
- Fumantes com risco de progressão da orbitopatia de Graves

Tireoidectomia

As indicações de tireoidectomia na DG são descritas no Quadro 15. O sucesso do tratamento depende muito da experiência do cirurgião. A tireoidectomia total é preferida em relação à cirurgia parcial para diminuir o risco de recidiva do hipertireoidismo. Se a tireoidectomia for total, o paciente passará de hiper para hipotireoidismo, necessitando da reposição contínua de levotiroxina iniciada no 1º DPO.

Em relação aos cuidados pré-operatórios, recomenda-se: assegurar níveis normais da 25(OH)vitamina D, e que o paciente esteja eutiróideo para evitar crise tireotóxica. A hipervascularização da glândula pode ser diminuída pelo uso de soluções de iodo nos primeiros 10 dias do pré-operatório. No paciente hipertireóideo e impossibilitado de usar tionamidas, a tentativa de obter o eutireoidismo pré-cirúrgico pode ser realizada com betabloqueadores + iodeto + glicocorticoides + colestiramina.

Em relação aos cuidados pós-operatórios, as principais complicações são: infecção da ferida operatória, sangramento, hematoma, hipoparatireoidismo, lesão do nervo recorrente laríngeo (disfonia, paralisia vocal), lesão do nervo espinhal acessório (fraqueza nos ombros), lesão do nervo hipoglosso (alteração dos movimentos da língua, alteração da fala e deglutição) e cicatrizes cirúrgicas pouco estéticas.

Nos primeiros dias do pós-operatório orienta-se monitorar cálcio, fósforo e albumina para diagnosticar precocemente a possibilidade de hipoparatireoidismo transitório (edema pós-cirúrgico) ou permanente (remoção iatrogênica das paratireoides). Em alguns serviços, os pacientes são tratados profilaticamente com calcitriol

(0,5 mcg, VO, a cada 12 horas) e cálcio (30 mg/kg/dia de cálcio elementar, VO, a cada 8 horas), iniciando 3 dias antes da cirurgia. No pós-operatório, a dose do calcitriol é reduzida no período de 15 dias (0,25 mcg, VO, a cada 12 horas, por 5 dias; 0,25 mcg, VO, 1 vez/dia, por 5 dias; 0,25 mcg, VO, em dias alternados, por 5 dias), associada à redução do cálcio até a suspensão dos medicamentos.

O estudo anatomopatológico permite a detecção de microcarcinomas caso eles estejam presentes. Isso é importante, porque vários estudos têm mostrado maior frequência de câncer da tireoide em pacientes com DG.

QUADRO 15 Indicações de tireoidectomia na doença de Graves

- Nódulo tireoidiano maligno ou suspeito de neoplasia maligna
- Nódulos > 4 cm
- Bócios volumosos (p. ex., maiores de 80 g)
- Sintomas obstrutivos ou compressivos
- Pacientes que não possam ser submetidos a ablação com iodo radioativo (p. ex., gravidez)
- Necessidade de controle rápido da doença
- Menores de 5-10 anos de idade que não respondem ao tratamento clínico
- Efeito adverso grave das tionamidas
- Mulheres planejando gravidez nos próximos 4-6 meses
- Coexistência de hiperparatireoidismo

Orbitopatia de Graves

O tratamento da orbitopatia da DG é feito em conjunto com o oftalmologista. Pode-se utilizar: lágrimas artificiais, toxina botulínica, glicocorticoides, imunossupressão, cirurgia da órbita e radioterapia. A terapia depende do estágio da doença, da gravidade, atividade, duração e presença de fatores de risco para progressão. A obtenção do eutireoidismo é mandatória, bem como a suspensão do tabagismo.

Suplementação de selênio (100 mcg, VO, a cada 12 horas, por 6 meses) pode ser indicada devido ao efeito anti-inflamatório. Existem várias preparações de selênio quelato sob a forma de cápsulas de 34, 100, 200 e 400 mcg. Se o paciente for submetido à radioiodoterapia, a qual se associa a maior risco de agravar a orbitopatia, ele deve ser tratado com prednisona (0,5 mg/kg/dia) por até 3 meses após o iodo radioativo.

Casos não responsivos à terapia habitual podem ser tratados com: (i) trepotumumabe (Tepezza®): anticorpo monoclonal para o IGF1R; (ii) micofenalato de mofetila (Cellcept®): imunomodulador; (iii) azatioprina (Imuran®): antimetabólito imunossupressor; (iv) rituximabe (MabThera®): anticorpo monoclonal para células B; e (v) tocilizumabe (Actemra®): anticorpo monoclonal recombinante para IL-6R.

Dermopatia de Graves

Curativos oclusivos com corticoides tópicos potentes (p. ex., fluocinolona, mometasona), injeção de corticoide nas lesões, tireoidectomia para reduzir a quantidade de TRAb circulante e imunossupressores (p. ex., micofenalato de mofetila, rituximabe).

Crise tireotóxica

O Quadro 16 mostra o tratamento da crise tireotóxica. As medidas gerais consistem em admissão na unidade de terapia intensiva ou semi-intensiva para suporte ventilatório (correção da hipoxemia e hipercapnia) e hemodinâmico (correção da desidratação, insuficiência renal e cardíaca), controle da hipertermia e tratamento dos fatores precipitantes (p. ex., infecção, cetoacidose diabética).

O efeito paradoxal das soluções iodadas em diminuir a síntese de T4 e T3 (efeito Wolff-Chaikoff) é transitório. A terapia com iodo é instituída pelo menos 1 hora após a administração da tionamida para impedir que o iodo seja utilizado para síntese de hormônio tireoidiano. O ácido acetilsalicílico não deve ser usado porque se liga à TBG aumentando a fração livre do hormônio. glicocorticoides reduzem a conversão periférica de T4 para T3, e contribuem para normalizar a reduzida reserva adrenal.

TRANSIÇÃO DOS CUIDADOS PARA A ENDOCRINOLOGIA DE ADULTO

A equipe de endocrinologia pediátrica deve preparar o adolescente e sua família para transição e posterior cuidado médico pelo endocrinologista de adulto, pelo menos 6 a 12 meses antes de efetivar a transferência. Idealmente, as instituições deveriam desenvolver protocolos com a participação de endocrinologistas pediátricos e de adultos que atendessem às peculiaridades do serviço e otimizassem essa fase de transição.

Na transição para os cuidados por endocrinologista de adulto, recomenda-se monitorar a função tireoidiana e os efeitos adversos das tionamidas nos pacientes em tratamento medicamentoso, monitorar função tireoidiana e doses da levotiroxina nos pacientes submetidos a tireoidectomia ou ablação com iodo radioativo, monitorar metabolismo ósseo e reposição de cálcio e calcitriol nos pacientes que ficaram com hipoparatireoidismo após tireoidectomia, possibilidade de recidiva a longo prazo da DG nas pacientes em remissão, questões sobre gravidez (risco de DG neonatal nas mulheres que mantiverem positividade do TRAb) e fertilidade, entre outros.

QUADRO 16 Tratamento da crise tireotóxica

Atenuar as manifestações adrenérgicas do hipertireoidismo	
Betabloqueadores	▪ Propranolol: EV (0,01-0,1 mg/kg/dose, a cada 6 h); VO (0,5-1 mg/kg/dia, a cada 6 h) ▪ Alternativas: esmolol, atenolol, metoprolol, nadolol
Diminuir a síntese e secreção dos hormônios tireoidianos	
Drogas antitireoidianas	▪ Propiltiouracil: 10 mg/kg/dia, VO, a cada 6 h (adolescentes: 200-400 mg/dose, VO, a cada 6 h); ou ▪ Metimazol: 1 mg/kg/dia, VO, a cada 6 h (adolescentes: 20-25 mg, VO, a cada 6 h)
Soluções iodadas	▪ Solução de Lugol®: 2-4 gotas, VO, a cada 8 h (adolescentes: 4-10 gotas, VO, a cada 8 h); ou ▪ Solução saturada de iodeto de potássio (SSKI): 1-3 gotas, VO, a cada 8 h (adolescentes: 5 gotas, VO, a cada 8 h) - Só iniciar soluções de iodo 1 hora após a administração das drogas antitireoidianas para evitar o agravamento da crise tireotóxica. Usar soluções de iodo por até 10 dias
Reduzir conversão de T4 para T3. Tratar possível insuficiência adrenal	
Glicocorticoides	▪ Hidrocortisona: 50-100 mg/m²/dia, EV, a cada 6 h (adolescentes: 100 mg, EV, a cada 8 h); ou ▪ Dexametasona: 0,15 mg/kg, EV, a cada 6 h (adolescentes: 2 mg, EV, a cada 6 h); ou ▪ Prednisona: 2 mg/kg/dia, VO, a cada 12 horas (adolescentes: 20 mg, VO, a cada 12 h)
Medidas de suporte	
▪ Repouso no leito ▪ Suporte ventilatório ▪ Após corrigir desidratação, manter hidratação venosa com solução fisiológica + glicosada a 10% ▪ Dieta hipercalórica com suplementos vitamínicos ▪ Tratamento da hipertermia: não usar ácido acetilsalicílico porque ela compete com o T4 na ligação à TBG ▪ Tratamento convencional da insuficiência cardíaca e renal ▪ Tratamento do evento desencadeante	
Vias alternativas para administração das tionamidas na crise tireotóxica	
Propiltiouracil ▪ Enema: dissolver 1 cápsula de 100 mg em água esterilizada (adolescentes: 100 mg de PTU em 90 mL de água esterilizada); ou dissolver 100 mg em 15 mL de Fleet® enema ▪ Supositório: dissolver 2 cápsulas de 100 mg em uma base de polietileno glicol	
Metimazol ▪ Intravenoso: dissolver comprimidos em solução salina isotônica estéril e usar um filtro de 0,22 µm	

REFERÊNCIAS SELECIONADAS

1. Adams DL, Purves HD. Abnormal responses in the assay of thyrotropin. Proc Univ Otago Med School. 1956;40:6
2. Bartalena L, Kahaly GJ, Baldeschi L, Dayan CM, Eckstein A, Marcocci C, et al.; EUGOGO †. The 2021 European Group on Graves' orbitopathy (EUGOGO) clinical practice guidelines for the medical management of Graves' orbitopathy. Eur J Endocrinol. 2021; 185(4):G43-G67.
3. Burch HB, Wartofsky L. Life-threatening thyrotoxicosis. Thyroid storm. Endocrinol Metab Clin North Am. 1993;22(2):263-77.
4. Chaker L, et al. Hyperthyroidism. Lancet. 2024;403(10428):768-80.
5. Ghervan C. Thyroid and parathyroid ultrasound. Med Ultrason. 2011;13(1):80-4
6. Graves RJ. Newly observed affection of the thyroid gland in females. London Medical and Surgical Journal. 1835;7:516-7.
7. Grixti L, Lane LC, Pearce SH. The genetics of Graves' disease. Rev Endocr Metab Disord. 2024;25(1):203-14.
8. Hashimoto K. Update on subclinical thyroid dysfunction. Endocr J. 2022;69(7):725-38.
9. Hoang TD, Stocker DJ, Chou EL, Burch HB. 2022 Update on clinical management of Graves disease and thyroid eye disease. Endocrinol Metab Clin North Am. 2022;51(2):287-304.
10. Jin M, Jang A, Kim CA, Kim TY, Kim WB, Shong YK, et al. Long-term follow-up result of antithyroid drug treatment of Graves' hyperthyroidism in a large cohort. Eur Thyroid J. 2023;12(2):e220226.
11. Lee SY, Pearce EN. Hyperthyroidism: a review. JAMA. 2023;330(15): 1472-83.
12. Li J, Austin J, Douglas RS, Nallasamy S. Pediatric hyperthyroidism and thyroid eye disease management. J AAPOS. 2023;27(3):123-8.
13. Lutterman SL, Zwaveling-Soonawala N, Verbene HJ, Verburg FA, van Trotsenburg ASP, Mooji CF. The efficacy and short- and long-term side effects of radioactive iodine treatment in pediatric Graves' disease: a systematic review. Eur Thyroid J. 2021;10(5):353-63.
14. Metwalley KA, Farghaly HS. Subclinical hyperthyroidism in children. J Pediatr Endocrinol Metab. 2022.
15. Metwalley KA, Farghaly HS. Graves' disease in children: An update. Clin Med Insights Endocrinol Diabetes. 2023;16:11795514221150615.
16. Mooij CF, Cheetham TD, Verburg FA, Eckstein A, et al. 2022 European Thyroid Association Guideline for the management of pediatric Graves' disease. Eur Thyroid J. 2022;11(1):e210073.
17. Podrat JL, Lee YK, Khadra HS. Efficacy of radiofrequency ablation for treatment of toxic thyroid nodules: a narrative review. Gland Surg. 2024;13(1):70-6.
18. Vaidyanathan P. Update on pediatric hyperthyroidism. Adv Pediatr. 2022;69(1):219-29.
19. Vidouris M, Worth C, Patel L, Date A, Jasser A, Hird B, et al. Notes for the general paediatrician: managing thyrotoxicosis in children and young people. BMJ Paediatr Open. 2022;6(1):e001582.
20. Villagelin D, Santos RB, Romaldini JH. Remission rate of Graves' disease and the trend of changes in serum TSH receptor antibodies in prolonged antithyroid drug treatment. Int J Endocrinol Metab. 2020;18(Suppl):e101473.
21. Wiersinga WM, Poppe KG, Effraimidis G. Hyperthyroidism: aetiology, pathogenesis, diagnosis, management, complications, and prognosis. Lancet Diabetes Endocrinol. 2023;11(4):282-98.

47

Nódulos tireoidianos

INTRODUÇÃO

O bócio nodular tóxico, conhecido como doença de Plummer, foi descrito, em 1913, por Henry Stanley Plummer (1874-1936), um dos fundadores da Mayo Clinic, na revista *JAMA*, no artigo "*The clinical and pathological relationship of simple and exophtalmic goiter*".

O nódulo tireoidiano é definido como uma lesão palpável e/ou que se distingue do parênquima tireoidiano normal sendo detectado ao exame físico ou durante exame de imagem da tireoide ou da região cervical. Pode ser único ou múltiplo, benigno ou maligno, fazer parte de uma doença tireoidiana preexistente, fazer parte de uma síndrome genética, causar sintomas compressivos, ter sintomas de hipertireoidismo ou ser assintomático. Esses fatos indicam a necessidade de uma abordagem cuidadosa ao se avaliar nódulos tireoidianos em crianças e adolescentes.

EPIDEMIOLOGIA

O nódulo tireoidiano é uma das doenças endócrinas mais comuns. Sua prevalência varia de acordo com a idade, sexo, área geográfica e método de identificação: por palpação (0,2 a 1,8%, em crianças entre 11 e 18 anos; 2 a 6%, em adultos, sendo 4% nas mulheres e 1% nos homens), por US (30 a 35%, em adultos) e por estudos de autópsia (8 a 65%, em adultos). A prevalência também aumenta quando os estudos são realizados em áreas deficientes em iodo.

Em pediatria, 20 a 25% dos nódulos tireoidianos são malignos (adultos: 5 a 7%) e o risco de malignidade é maior no sexo masculino. Em crianças, o carcinoma papilífero da tireoide é a neoplasia mais comum se manifestando de forma multifocal, com extensão extratireoidiana, acometimento de linfonodos cervicais, e metástases a distância mais frequentemente do que em adultos. Apesar dessa apresentação agressiva a maioria dos pacientes tem bom prognóstico e menor chance de morrer pela doença.

FATORES DE RISCO

A tireoide das crianças é mais sensível aos efeitos carcinogênicos da radiação ionizante do que a do adulto. Doses inferiores às necessárias para causar outros tipos de câncer (0,10 Gy) são capazes de induzir tumores tireoidianos. O risco de câncer tireoidiano é mais frequente com doses de até 20 a 29 Gy. Doses > 30 Gy geralmente não se associam a neoplasia tireoidiana pelo efeito esclerótico e destruição celular. O risco para desenvolver nódulos tireoidianos após exposição a radiação aumenta nos primeiros 5 anos e continua a crescer, em uma taxa de 2% ao ano, com um pico entre 15 e 30 anos após a exposição. Crianças menores de 10 anos e do sexo feminino tem maior risco de desenvolver câncer da tireoide após exposição à radiação.

A maior prevalência de câncer da tireoide em pacientes com doença tireoidiana autoimune (p. ex., tireoidite de Hashimoto e doença de Graves), tem sido relatada com taxas variando de 1 a 32%. A história familiar de carcinoma papilífero da tireoide em um dos pais ou irmão aumenta, em 6 vezes, o risco de ter condição semelhante.

O Quadro 1 mostra os principais fatores de risco para o desenvolvimento de nódulos tireoidianos. O Quadro 2 ilustra as principais características das sín-

QUADRO 1 Fatores de risco para o desenvolvimento de nódulos tireoidianos

- História familiar positiva para nódulos ou neoplasia da tireoide
- Doença tireoidiana autoimune
- Exposição à radiação ionizante
- Síndromes genéticas associadas a nódulos ou neoplasias da tireoide
- Deficiência de iodo

dromes genéticas associadas ao desenvolvimento de nódulos tireoidianos.

MANIFESTAÇÕES CLÍNICAS

O nódulo tireoidiano pode ser detectado de várias maneiras: por um familiar ou um conhecido ao notar um "caroço" no pescoço do paciente; na inspeção ou palpação durante o exame físico; durante exame ultrassonográfico (US) da tireoide e região cervical (p. ex., investigação de linfadenomegalia cervical); ou durante busca ativa devido a presença de fatores de risco.

O nódulo tireoidiano pode ser: único ou múltiplo, benigno ou maligno; funcionante (p. ex., hipertireoidismo) ou não funcionante, sintomático (p. ex., disfonia, disfagia) ou assintomático, associado ou não a síndrome genética (p. ex., síndrome de Gardner), e associado ou não a história familiar para nódulos tireoidianos.

Como 20 a 25% dos nódulos tireoidianos em pediatria podem ser malignos, é importante conhecer as características clínicas que indicam um maior risco de malignidade (Quadro 3). No câncer da tireoide, a apresentação clínica mais comum é a de um nódulo solitário, firme, indolor e assintomático. Aproximadamente 30 a 50% das crianças com câncer da tireoide apresentam extensão extracapsular e 60 a 80% têm linfonodos cervicais palpáveis. Nos estágios mais avançados, pode haver sintomatologia compressiva (p. ex., rouquidão, disfagia e dispneia), ou sintomatologia de metástases (p. ex., dores ósseas, dificuldade respiratória). A presença de nódulo tireoidiano associado a linfadenopatia cervical é um preditor de malignidade, principalmente se os linfonodos estiverem localizados nos níveis III e IV da região lateral do pescoço.

Também deve-se estar atento para alterações clínicas sugestivas de neoplasias endócrinas múltiplas (p. ex., neuromas mucosos, hábito marfanoide, hipertensão arterial) e de alterações sugestivas de síndromes genéticas. Os incidentalomas da tireoide, definidos por nódulos tireoidianos impalpáveis e descobertos acidentalmente pela US, são abordados da mesma maneira que os nódulos clinicamente palpáveis.

DIAGNÓSTICO DIFERENCIAL

O diagnóstico diferencial do nódulo tireoidiano inclui tumorações palpáveis na região cervical como: cisto do ducto tireoglosso, higroma cístico, anomalias branquiais, sialodenite, abscesso, doenças inflamatórias e infecciosas.

ABORDAGEM DIAGNÓSTICA

Quase sempre, o nódulo tireoidiano é diagnosticado pela inspeção por um familiar, conhecido, ou médico, pela palpação no exame físico, ou incidentalmente durante procedimentos radiológicos do pescoço não relacionados a tireoide. Ao se detectar um nódulo tireoidiano, uma investigação diagnóstica cuidadosa é recomendada para excluir a possibilidade de neoplasia maligna. Além das manifestações clínicas, as características US do nódulo podem indicar um maior risco de malignidade.

História clínica

- História gestacional e neonatal.
- Idade.
- Sexo.
- Apresentação clínica inicial (p. ex., nódulo solitário, disfagia, dispneia, rouquidão).
- Características clínicas sugestivas de nódulo maligno.
- Sintomas de hipertireoidismo.
- História familiar de câncer da tireoide e neoplasia endócrina múltipla.
- Irradiação de cabeça e pescoço ou de corpo inteiro.
- Doença tireoidiana autoimune (p. ex., tireoidite de Hashimoto, doença de Graves).
- Síndromes genéticas (p. ex., Gardner, Cowden).
- Residir em áreas deficientes de iodo.
- Exames realizados e seus resultados, incluindo a descrição US do nódulo.

QUADRO 2 Síndromes genéticas associadas ao desenvolvimento de nódulos tireoidianos

Distúrbio	Herança, variante patogênica (cromossomo)	Fenótipo
Síndrome de Cowden	Herança AD. Causada por variante patogênica inativadora ou perda de função do *PTEN* (10q23.31), *KLLN* (10q23.31) e *WWP1* (8q21.3)	Tumores benignos, ou malignos da tireoide, útero, mama e intestino, nódulos tireoidianos foliculares, bócio multinodular e carcinoma papilífero da tireoide
Síndrome de Bannayan-Riley-Ruvalcaba	Herança AD. Causada por variante patogênica inativadora ou perda de função do *PTEN* (10q23.31)	Alta estatura, macrocrania, retardo do desenvolvimento neuropsicomotor, lipomatose múltipla, máculas hiperpigmentadas na glande do pênis, frouxidão ligamentar, escoliose, convulsão, malformação vascular. Nódulos tireoidianos foliculares, bócio multinodular e câncer da tireoide
Síndrome de Gardner	Herança AD. Causada por variante patogênica inativadora ou perda de função do *APC* (5q22.2)	Polipose intestinal múltipla, adenocarcinoma colorretal, displasia fibrosa do crânio, osteomas e fibromas de mandíbula, cistos sebáceos e risco aumentado para câncer papilífero da tireoide, hepatoblastoma e meduloblastoma
Síndrome de Peutz-Jeghers	Herança AD. Causada por variante patogênica inativadora ou perda de função do *STK11* (19p13.3)	Múltiplos pólipos gastrointestinais, máculas melanóticas em lábios e mucosa oral, risco aumentado para neoplasias, inclusive câncer papilífero da tireoide
Síndrome de McCune-Albright	Variante patogênica, não hereditária do *GNAS* (20q13.32)	Displasia fibrosa poliostótica, manchas café com leite, puberdade precoce periférica, hiperfunção tireoidiana, adrenal ou hipofisária (GH, PRL). Pode causar bócio multinodular ou cístico funcionante
Complexo de Carney	Herança AD. Causada por variante patogênica inativadora ou perda de função do *PRKAR1A* (17q24.2)	Mixomas (pele, mamas e coração), máculas hiperpigmentadas, semelhantes a sardas em pele e mucosas, neoplasias endócrinas (adenomas hipofisários, doença nodular pigmentada da adrenal, tumor das células de Leydig e Sertoli), bócio multinodular histologicamente benigno, embora em 10-15% possa ocorrer câncer papilar ou folicular
Neoplasia endócrina múltipla tipo 2A	Herança AD. Causada por variante patogênica ativadora ou ganho de função do *RET* (10q11.21)	Carcinoma medular da tireoide, feocromocitoma, e tumores da paratireoide
Neoplasia endócrina múltipla tipo 2B		Carcinoma medular da tireoide, feocromocitoma, neuromas mucosos, hábito marfanoide, alacrimia
Síndrome de Pendred	Herança AR. Causada por variante patogênica inativadora ou perda de função do *SLC26A4* (7q22.3)	Hipotireoidismo, surdez neurossensorial, aumento do risco de câncer papilífero/folicular da tireoide
Síndrome DICER1	Herança AD. Causada por variante patogênica inativadora ou perda de função do *DICER1* (14q32.13)	Bócio multinodular, macrocefalia, carcinoma papilar ou folicular da tireoide, blastoma pleuropulmonar, nefroma cístico, tumor de ovário, tumor de testículo, tumor de Wilms, pineoblastoma, hamartoma nasal condromesenquimal
Síndrome de Louis-Barr, ou ataxia-telangiectasia	Herança AR. Causada por variante patogênica inativadora ou perda de função do *ATM* (11q22.3)	Ataxia, imunodeficiência primária com infecções recorrentes, dilatação dos capilares da pele e dos olhos, diabetes, risco aumentado de câncer da tireoide, leucemia, linfoma, câncer do cérebro e estômago
Síndrome de Li-Fraumeni	Herança AD. Causada por variante patogênica inativadora ou perda de função do *TP53* (17p13.1)	Risco aumentado para vários tipos de câncer: tireoide, mama, adrenocortical, leucemia
Síndrome de Werner	Herança AR. Causada por variante patogênica inativadora ou perda de função do *WRN* (8p12)	Baixa estatura, hipogonadismo, catarata, envelhecimento precoce (surgimento de cabelos brancos, aterosclerose, diabetes), fácies de pássaro, risco aumentando de câncer na tireoide (papilar, folicular, anaplásico), leucemia, melanoma

QUADRO 3 Características clínicas sugestivas de nódulo tireoidiano maligno

- Crescimento rápido
- Fixação a estruturas adjacentes
- Falta de mobilidade a deglutição
- Consistência firme e endurecida
- Adenomegalia cervical ipsilateral
- Sintomas compressivos (p. ex., tosse crônica, rouquidão, disfonia, disfagia, engasgo, dispneia)
- História familiar de câncer da tireoide
- História pessoal ou familiar de síndromes associadas ao câncer da tireoide
- Irradiação de cabeça e pescoço ou irradiação de corpo inteiro para transplante de medula óssea
- Exposição à radiação ionizante causada por acidentes nucleares

- Tratamentos realizados, seus resultados e complicações.
- Medicações em uso (levotiroxina, antitireoidianos).

Exame físico

- Sinais vitais (p. ex., hipertensão causada por feocromocitoma na NEM).
- Peso, altura.
- Exame detalhado da tireoide, região cervical e linfonodos cervicais.
- Características clínicas sugestivas de nódulo tireoidiano maligno.
- Exame dos pulmões, ossos e fígado para alterações que possam indicar metástases.
- Sinais dismórficos. Por exemplo:
  - NEM-2B: hábito marfanoide, neuromas mucosos, ganglioneuromas intestinais.
  - Síndrome de Bannayan-Riley-Ruvacalba: alta estatura, macrocefalia e retardo mental.

Exames complementares

Os exames solicitados na investigação inicial de um nódulo tireoidiano são: T4L, T3, TSH, anti-TPO, AAT e US da tireoide.

Se os achados clínicos e/ou US forem sugestivos de câncer da tireoide, o próximo passo é a PAAF (punção aspirativa por agulha fina). Se confirmado câncer, ampliar investigação solicitando US da região cervical.

Se o paciente estiver hipertireoideo, solicitar cintilografia (investigar nódulo funcionante) e dosagem do TRAb (investigar síndrome de Marine-Lenhart = associação de doença de Graves e nódulos tireoidianos).

A dosagem da calcitonina (basal e pós-estímulo) é indicada quando houver história familiar positiva para carcinoma medular da tireoide, quando a histologia for sugestiva de carcinoma medular da tireoide ou na presença de sintomatologia sugestiva de NEM-2A ou NEM-2B

T4L, T3, TSH, AAT, Anti-TPO e TRAb

Os testes de função tireoidiana (T4L, T3 e TSH) são indicados para afastar hipertireoidismo ou hipotireoidismo. Os anticorpos antitireoglobulina (AAT) e antitireoperoxidase (anti-TPO) são indicados para investigar tireoidopatia autoimune. A pesquisa do TRAb está indicada nos pacientes com diagnóstico de hipertireoidismo para investigar a doença de Graves. A dosagem da tireoglobulina não é indicada na investigação dos nódulos tireoidianos, uma vez que concentrações elevadas não predizem o risco de câncer da tireoide. Porém, ela é usada no acompanhamento dos pacientes com câncer da tireoide após tireoidectomia total.

Calcitonina

A dosagem da calcitonina basal é indicada quando houver história familiar de carcinoma medular da tireoide, quando a histologia for sugestiva de carcinoma medular da tireoide ou na presença de sintomatologia sugestiva de NEM-2A ou NEM-B. Se o nível sérico basal for elevado, recomenda-se repetir a dosagem basal ou após teste de estímulo com cálcio, ou pentagastrina (não disponível). O teste de estímulo é importante devido ao grande número de resultados falso-positivos (p. ex., tumores neuroendócrinos, insuficiência renal crônica, tireoidite autoimune, pancreatite, anticorpos heterófilos).

Cintilografia da tireoide

A cintilografia da tireoide classifica o nódulo como "frio" (não captante), "morno" (pouco captante) e "quente" (muito captante). O mapeamento com pertecnectato de tecnécio (^{99m}Tc) é mais utilizado devido a menor quantidade de radiação, menor custo e ampla disponibilidade. O ^{99m}Tc diferencia-se do ^{131}I e ^{123}I, por não ser organificado após sua captação pelos tireócitos.

A cintilografia é indicada na investigação do nódulo associado a hipertireoidismo (TSH supresso), bócio nodular tóxico (adenoma tóxico da tireoide), ou bócio multinodular tóxico. O nódulo não funcionante ("frio") que representa 90% dos nódulos tireoidianos pode ser maligno em 10% dos casos. O nódulo hiperfuncionante ("quente" ou "morno"), embora quase sempre benigno, pode ser maligno em 5% dos casos.

Ultrassonografia da tireoide

A US avalia o número, tamanho e as características do nódulo tireoidiano; auxilia na estratificação do risco, e orienta a indicação da punção aspirativa por agulha fina (PAAF) e procedimentos terapêuticos (p. ex., aspiração de cistos, injeção de etanol). Adicionalmente, identifica lesões não nodulares (p. ex., abscessos, cistos do tireoglosso, timo ectópico, malformações vasculares ou linfáticas). Portanto, a US com Doppler da tireoide e região cervical (central e lateral) faz parte da avaliação dos nódulos tireoidianos. É um exame de baixo custo, livre de radiação, não invasivo, facilmente disponível e que consegue detectar nódulos tão pequenos quanto 2 a 3 mm. A desvantagem da US é ser um exame operador-dependente.

O laudo da US deve descrever: tamanho do(s) nódulo(s), localização, composição (cístico, sólido, espongiforme), ecogenicidade (hipoecoico, hiperecoico, isoecoico, ecogenicidade mista), formato (mais largo do que alto, ou mais alto do que largo), margens (regulares, irregulares, infiltrativas, microlobulada ou macrolobulada), e se há abaulamento da cápsula, ou extensão extratireoidiana. Determinadas características ultrassonográficas permitem avaliar o risco de malignidade e benignidade permitindo classificar os nódulos tireoidianos em: benignos, suspeitos e duvidosos para malignidade (Quadros 4, 5, 6 e 7). Parâmetros ultrassonográficos isolados não permitem diferenciar um nódulo tireoidiano benigno de um maligno.

Embora o câncer da tireoide habitualmente se manifeste como nódulos sólidos, carcinomas da tireoide têm sido descritos em 5 a 15% de lesões císticas; e embora o câncer da tireoide seja mais associado a lesões nodulares solitárias, têm-se demonstrado uma taxa semelhante de malignidade em pacientes com múltiplos nódulos. Ou seja, o número de nódulos não é um fator preditivo de malignidade. O tamanho do nódulo também não é um fator preditivo de malignidade uma vez que nódulos < 1 cm e com características ultrassonográficas de malignidade têm a mesma probabilidade de ser um carcinoma que um nódulo > 1 cm. Isso é particularmente importante em crianças e adolescentes com nódulo < 1 cm e que devem ser submetidos a PAAF se o nódulo tiver características sugestivas de malignidade, em contraste aos critérios da ATA/2015, AACE/2016 e TI-RADS/2017, que indicam a PAAF, em adultos, para nódulos > 1 cm.

Outro parâmetro ultrassonográfico utilizado na investigação do nódulo tireoidiano é a vascularização dos nódulos na US com Doppler. A classificação de Chammas os classifica em 5 padrões: (I) ausência de vascularização, (II) apenas vascularização periférica, (III) vascularização periférica maior ou igual à central, (IV) vascularização central maior que a periférica, e (V) apenas vascularização central. Nessa classificação, quanto mais central for a vascularização (IV e V), maior o risco de malignidade. Esse parâmetro tem sido pouco utilizado uma vez que a ausência de fluxo intranodular não exclui malignidade.

A elastografia é um procedimento ultrassonográfico que pode auxiliar na distinção entre um nódulo tireoidiano benigno e maligno. Ela avalia o grau de elasticidade de nódulos sólidos, sugerindo malignidade quando a rigidez do nódulo for maior que a dos tecidos vizinhos. Impedimentos ao seu uso são: nódulos com casca calcificada, lesões císticas e nódulos multinodulares coalescidos, porque as margens do nódulo têm de ser adequadamente marcadas para a interpretação dos resultados.

Na avaliação ultrassonográfica dos nódulos tireoidianos é importante ficar atento a três armadilhas que podem confundir o diagnóstico:

- Timo ectópico intratireoidiano: causado pela migração aberrante do timo durante a embriogênese. Na US, o tecido tímico é hipoecogênico em relação ao parênquima tireoidiano e apresenta múltiplas estruturas ecogênicas lineares e focais, dispersas pelo parênquima, que correspondem aos septos e vasos sanguíneos. O reconhecimento do tecido tímico intratireoidiano evita PAAF e cirurgias desnecessárias.
- Variante esclerosante difusa do carcinoma papilífero da tireoide: mais comum em crianças do que em adultos. A US mostra infiltração e aumento difuso

da glândula, associada a microcalcificações com uma aparência de "tempestade de neve", e ausência de nódulos. É comum, a presença de metástases para os linfonodos cervicais laterais. A aparência não nodular, associada a elevação do AAT, pode confundir o diagnóstico com tireoidite autoimune. Nesses casos, a ecogenicidade difusa e os linfonodos cervicais auxiliam no diagnóstico dessa variante não nodular do carcinoma papilífero da tireoide.

- Pseudonódulos tireoidianos: áreas de tireoidite entremeadas no parênquima normal. Embora possam ser palpados como nódulos, na citologia observa-se que se trata de uma área de inflamação. Esses pseudonódulos podem ser encontrados na tireoidite de Hashimoto, doença de Graves e tireoidite viral.

Ultrassonografia da região cervical

Os linfonodos malignos e metastáticos têm forma globosa, com aumento da ecogenicidade, ausência do hilo central, hilo afilado ou deslocado (excêntrico), áreas de necrose central, vascularização desordenada e periférica, microcalcificações e margens irregulares. Os linfonodos cervicais mais afetados no câncer da tireoide são os da cadeia médio-lateral, regiões III e IV.

Punção aspirativa com agulha fina

O estudo citológico por PAAF, sobretudo quando guiada por US, é o método de escolha para diferenciar nódulos benignos de malignos. Possui alta sensibilidade (65 a 98%) e especificidade (72 a 100%), com uma baixa taxa de falsa-positividade e falsa-negatividade (1 a 10%) para câncer tireoidiano.

QUADRO 4 Características ultrassonográficas sugestivas de malignidade nos nódulos tireoidianos

- Lesão sólida ou predominantemente sólida
- Nódulo hipoecogênico ou "escuro" (na US, a tireoide normal é hiperecogênica e "clara")
- Localização subcapsular, ou abaulamento da cápsula
- Margens irregulares, lobuladas
- Transversal ao lobo tireoidiano
- Crescimento invasivo (extensão extratireoidiana)
- Natureza heterogênea
- Lesões multifocais dentro de um nódulo que era solitário
- Microcalcificações (< 2 mm)
- Vascularização intranodular aumentada (com TSH normal): Chammas IV-V
- Ausência de halo hipoecogênico
- Formato da lesão: altura maior que largura
- Linfonodos regionais suspeitos
- Nódulo firme (sem plasticidade) na elastossonografia

QUADRO 5 Classificação ultrassonográfica dos nódulos tireoidianos de acordo com recomendações de 2016 da AACE (American Association of Clinical Endocrinologists), ACE (American College of Endocrinology) e AME (Associazone Medici Endocrinologi)

Categoria	Risco de malignidade	PAAF	Padrão ultrassonográfico
Risco baixo ou nódulo benigno	1%	≥ 20 mm (nódulos menores, em casos selecionados)[a]	▪ Cístico (componente líquido > 80%), ou predominantemente cístico ▪ Não associado a sinais US suspeitos ▪ Isoecoico ▪ Espongiforme (microcistos) ▪ Presença de halo hipoecogênico
Risco intermediário ou moderadamente suspeito	5-15%	≥ 20 mm	▪ Discretamente hipoecoico ou isoecoico ▪ Formato arredondado ▪ Margens definidas ▪ Pode apresentar: – Vascularização intranodal – ↑ da resistência na elastografia – Calcificações grosseiras ▪ Manchas hiperecoicas
Risco aumentado, ou suspeito	50-90%	≥ 10 mm (≥ 5 mm, em casos selecionados)[b]	▪ Nódulos > 1 cm ▪ Hipoecogenicidade acentuada ▪ Margens lobuladas ou espiculadas ▪ Microcalcificação ▪ Formato mais alto do que largo ▪ Crescimento extratireoidiano ▪ Linfadenopatia patológica

[a] Nódulo aumentando de tamanho, história médica de risco, antes de cirurgia ou terapia local.

[b] Nódulo de localização subcapsular, próximo ao nervo recorrente ou a traqueia, linfonodos suspeitos, história familiar de câncer na tireoide, história de radiação em cabeça ou pescoço, outros achados clínicos suspeitos.

QUADRO 6 Classificação ultrassonográfica dos nódulos tireoidianos de acordo com as recomendações de 2015, da ATA (American Thyroid Association)

Categoria	Risco de malignidade	PAAF	Padrão ultrassonográfico
Benigno	< 1%	PAAF não indicada. Aspiração do cisto indicada para tratamento sintomático ou cosmético	Puramente cístico
Muito pouco suspeito	< 3%	PAAF se ≥ 20 mm; ou observação sem PAAF	Espongiforme ou parcialmente cístico, sem nenhuma das características sonográficas descritas para as categorias de suspeita baixa, moderada ou alta de maliginidade
Pouco suspeito	5-10%	PAAF se ≥ 15 mm	Nódulo sólido isoecogênico ou hiperecogênico, nódulo parcialmente cístico com áreas excêntricas, sem microcalcificação, margens irregulares, extensão extratireoidiana ou formato mais alto do que largo
Moderadamente suspeito	10-20%	PAAF se > 10 mm	Nódulo sólido hipoecogênico, com margens lisas, sem microcalcificação, margens irregulares, extensão extratireoidiana ou formato mais alto do que largo
Altamente suspeito	70-90%	PAAF se > 10 mm	Nódulo sólido hipoecogênico ou com componente parcialmente cístico, com uma ou mais das seguintes características: margens irregulares (infiltrativo, microlobulado), microcalcificação, extensão extratireoidiana, e formato mais alto do que largo

QUADRO 7 Classificação ultrassonográfica TI-RADS (*Thyroid Imaging Reporting and Data System*) dos nódulos tireoidianos, em adultos, de acordo com o American College of Radiology (2017)

Classificação	Suspeita para malignidade	Pontuação	Risco de neoplasia (em adultos)	Indicação de PAAF (em adultos)
1	Benigno	0	0,3%	Não
2	Não suspeito	2	1,5%	Não
3	Pouco suspeito	3	4,8%	≥ 2,5 cm
4	Moderadamente suspeito	4 a 6	9,1%	≥ 1,5 cm
5	Altamente suspeito	≥ 7	35%	≥ 1,0 cm

* Na classificação TI-RADS, os nódulos são pontuados nas seguintes 5 categorias:

- Composição: cístico ou quase completamente cístico (0 ponto), espongiforme (0 ponto), misto cístico e sólido (1 ponto), sólido ou quase completamente sólido (2 pontos)
- Ecogenicidade: anecoico (0 ponto), hiperecoico ou isoecoico (1 ponto), hipoecoico (2 pontos), muito hipoecoico (3 pontos)
- Formato: mais largo do que alto (0 ponto), mais alto do que largo (3 pontos)
- Margem: regular (0 ponto), mal definida (0 ponto), lobulada ou irregular (2 pontos), extensão extratireoidiana (3 pontos)
- Focos ecogênicos (calcificações): ausente ou grandes artefatos em cauda de cometa (0 ponto), macrocalcificação (1 ponto), calcificações periféricas (2 pontos), calcificações puntiformes (3 pontos)

Características sugestivas de malignidade: nódulo sólido, hipoecoico, mais alto do que largo, margens irregulares e presença de microcalcificações

Indicação de PAAF em adultos: TR3 = nódulo ≥ 2,5 cm; TR4 = nódulo ≥ 1,5 cm; e TR5 = nódulo ≥ 1 cm. Não usar o critério do tamanho do nódulo em crianças, se as demais características forem sugestivas de malignidade

Risco de neoplasia em crianças
Hess et al., 2023, mostraram que o risco de neoplasia tireoidiana usando a classificação TI-RADS em crianças é significativamente maior do que em adultos: TI-RADS 1 = 2,2%, TI-RADS 2 = 9,3%, TI-RADS 3 = 16,5%, TI-RADS 4 = 27% e TI-RADS 5 = 75%

A PAAF é solicitada em todos os nódulos, independentemente do tamanho, que tenham características ultrassonográficas (p. ex., hipoecogenicidade, margens irregulares, microcalcificações) e/ou clínicas (p. ex., rouquidão, disfagia, tosse crônica, dispneia) sugestivas de malignidade. Os nódulos de uma glândula multinodular são avaliados individualmente, podendo ser necessária mais de uma PAAF para investigar os nódulos com características suspeitas. Se houver vários nódulos, puncionar os 2 nódulos mais suspeitos e com maior pontuação no TI-RADS.

Os resultados da PAAF são classificados em 6 categorias de acordo com a Classificação Citopatológica de Bethesda de 2023 (Quadro 8). Os nódulos classificados como Bethesda III e IV são agrupados como nódulos indeterminados representando 25 a 30% dos resultados das PAAF. Os nódulos indeterminados, Bethesda III e IV, são causa de grande ansiedade para os pacientes e suas famílias, por não terem um diagnóstico definitivo e por poderem evoluir para um nódulo maligno.

Testes moleculares

O estudo de marcadores moleculares nas amostras da PAAF (extração de DNA das células foliculares) têm sido cada vez mais utilizados em adultos na investigação da etiologia dos nódulos tireoidianos com citologia indeterminada ou não conclusiva (Bethesda III e IV), que correspondem a 20 a 30% dos resultados da PAAF, com um risco de 5 a 40% para neoplasia maligna. Esse exame ainda não está validado para crianças, não existindo consenso quanto ao seu uso e nem podendo assegurar que um teste negativo é capaz de excluir malignidade. O Consenso Europeu de 2022 (Lebbink et al., 2022) orienta que mais estudos são necessários para recomendar o uso de testes moleculares para diferenciar nódulos benignos de malignos em pediatria.

A genômica do carcinoma papilífero da tireoide varia entre crianças e adultos:

- Crianças: variantes patogênicas de fusão (*RET, NTRK*) são as mais comuns (67%), seguidas por variantes *BRAF V600E* em > 10 anos (21%), *DICER1* (6%), *RAS* (2%) e *PTEN* (2%).
- Adultos: variante *BRAF V600E* (62%), genes de fusão (15%) e *RAS* (13%).

Se o resultado do teste molecular for negativo, recomenda-se vigilância ativa. Se o resultado for positivo, a depender da variante patogênica, poderá ser indicado lobectomia ou tireoidectomia total. O alto custo dos exames impede o seu uso mais generalizado. O Quadro 9 mostra as principais características de dois testes moleculares comercialmente disponíveis. O Quadro 10 ilustra possíveis resultados dos testes moleculares.

Ressonância magnética e tomografia computadorizada

Esses exames não permitem diferenciar nódulos tireoidianos malignos de benignos. Eles são recomendados quando houver suspeita clínica de invasão de outras estruturas que não a tireoide (p. ex., cérebro, pulmão, fígado, mediastino).

Tomografia por emissão de prótons

A tomografia por emissão de prótons (PET) utilizando a ^{18}F-fluorodeoxiglicose (PET-^{18}FDG) ajuda a distinguir lesões tireoidianas benignas de malignas, mas não dispensa a realização da PAAF.

ABORDAGEM TERAPÊUTICA

A abordagem terapêutica depende da etiologia do nódulo. A maioria dos pacientes com nódulos tireoidianos poderá ser tratada conservadoramente uma vez que a maioria dos nódulos tireoidianos são benignos e não funcionantes. O Quadro 11 sumariza recomendações para a abordagem terapêutica dos nódulos tireoidianos.

O uso de levotiroxina para impedir o crescimento do nódulo tireoidiano benigno não é recomendado devido aos riscos do hipertireoidismo iatrogênico. A aspiração de lesões císticas, seguida ou não de injeção percutânea de etanol pode ser usada em cistos de grande volume. Efeitos adversos da injeção intracística do etanol são: dor local, disfonia, rubor facial, tontura e raramente lesão do nervo recorrente laríngeo. A ablação por radiofrequência, além de não ser amplamente disponível e ter custo elevado, não existe consenso recomendando seu uso na população pediátrica.

A cirurgia (lobectomia ou tireoidectomia) é o tratamento de escolha para os nódulos de citologia indeterminada ou malignos (Bethesda 3, 4, 5 e 6). As principais complicações da cirurgia são: infecção da ferida operatória, sangramento, hematoma, hipoparatireoidismo transitório ou permanente, lesão do nervo recorrente laríngeo (disfonia, paralisia vocal), lesão do nervo espinhal acessório (fraqueza nos ombros), lesão do nervo hipoglosso (alteração dos movimentos da língua, com alteração da fala e deglutição) e cicatrizes cirúrgicas pouco estéticas (queloides).

Nos primeiros dias do pós-operatório orienta-se monitorar cálcio, fósforo e albumina para diagnosticar

QUADRO 8 Classificação citopatológica de Bethesda (2023) para nódulos tireoidianos

Classificação de Bethesda	Categoria	Resultado citológico	Risco de malignidade (adultos)	Risco de malignidade (crianças)	Conduta
I	Não diagnóstica	▪ Amostra acelular ▪ Amostra mal fixada ▪ Amostra hemorrágica ▪ Amostra espessa ▪ Amostra com sangue ▪ Apenas líquido	13% (5-20)	14% (0-33)	Repetir a PAAF guiada por US, após período mínimo de 3 meses, para evitar a atipia celular reativa após a PAAF inicial
II	Benigno	▪ Nódulo folicular benigno: nódulo coloide, nódulo adenomatoso ▪ Tireoidite linfocítica (Hashimoto) ▪ Tireoidite granulomatosa (subaguda)	4% (2-7)	6% (0-27)	Seguimento clínico e ultrassonográfico. US cada 6-12 meses. Repetir PAAF se houver aumento do nódulo ou mudanças de suas características
III	Atipia de significado indeterminado	▪ Sem critérios malignos ou benignos para classificação	22% (13-30)	28% (11-54)	Repetir PAAF, lobectomia ou tireoidectomia
IV	Neoplasia folicular	▪ Neoplasia folicular ▪ Neoplasia folicular com características oncocíticas (células de Hürthle)	30% (23-34)	50% (28-100)	Tireoidectomia
V	Suspeito para malignidade	▪ Suspeita de carcinoma papilífero ▪ Suspeita de carcinoma medular ▪ Suspeita de carcinoma metastático ▪ Suspeita de linfoma	74% (67-83)	81% (40-100)	Tireoidectomia
VI	Maligno	▪ Carcinoma papilífero ▪ Carcinoma medular ▪ Carcinoma indiferenciado ▪ Carcinoma anaplástico ▪ Carcinoma metastático ▪ Outros	97% (97-100)	98% (86-100)	Tireoidectomia

QUADRO 9 Testes moleculares para câncer da tireoide no material citológico

Teste	Genes avaliados	Fusões avaliadas	S	E	VPN	VPP	Resultado molecular
ThyroSeq(v3)®	112 genes (12.135 variantes)	> 120	94%	82%	97%	66%	▪ Negativo: 3% de probabilidade de câncer ▪ Atualmente negativo: 5-10% de probabilidade de câncer ▪ Positivo: detalhes da variante patogênica e probabilidade de câncer são relatadas para o gene encontrado
Afirma GSC®	346 genes (761 variantes)	130	91%	68%	96%	47%	▪ Negativo: 4% de probabilidade de câncer ▪ Suspeito: 50% de probabilidade para câncer

E: especificidade; GSC: *genomic sequencing classifier*; S: sensibilidade; VPN: valor preditivo negativo; VPP: valor preditivo positivo.
Interpretar os resultados dos testes moleculares com cautela devido a:

- Resultados falso-positivos: variantes patogênicas dos genes *RAS* podem ser encontradas em neoplasias benignas.
- Resultados falso-negativos: a não identificação de uma dessas variantes patogênicas não afasta neoplasia maligna causada por variantes patogênicas em outros genes.
- ThyroSeq (ve3)®: é um teste "*rule in*", isto é, tem por objetivo investigar nódulos malignos que devam ser tratados com cirurgia.
- Afirma GSC®: é um teste "*rule out*", isto é, tem por objetivo identificar nódulos benignos e assim evitar cirurgia.

precocemente o hipoparatireoidismo transitório (edema pós-cirúrgico) ou permanente (remoção iatrogênica das paratireoides). Em alguns serviços, os pacientes são tratados profilaticamente com calcitriol (0,5 mcg, VO, a cada 12 horas) e cálcio (30 a 40 mg/kg de cálcio elementar, VO, a cada 8 horas), iniciando 3 dias antes da cirurgia. No pós-operatório, a dose do calcitriol é reduzida no período de 15 dias (0,25 mcg, VO, 2 vezes/dia, por 5 dias; 0,25 mcg, VO, 1 vez/dia, por 5 dias; 0,25 mcg, VO, em dias alternados, por 5 dias) associada a redução do cálcio, até a suspensão dos medicamentos. Ao mesmo tempo, inicia-se a reposição de levotiroxina no primeiro dia do pós-operatório devido a remoção da tireoide.

TRANSIÇÃO DOS CUIDADOS PARA A ENDOCRINOLOGIA DE ADULTO

A equipe de endocrinologia pediátrica deve preparar o adolescente e sua família para transição e posterior cuidado médico pelo endocrinologista de adulto, pelo menos 6 a 12 meses antes de efetivar a transferência. Idealmente, as instituições deveriam desenvolver protocolos com a participação de endocrinologistas pediátricos e de adultos que atendessem as peculiaridades do serviço e otimizassem essa fase de transição.

Na transição para os cuidados por endocrinologista de adulto, recomenda-se manter acompanhamento do nódulo (clínico, US, PAAF) e risco de evoluir para malignidade, acompanhamento dos pacientes em que o nódulo tenha sido maligno, monitoração de função tireoidiana e ajustes da levotiroxina nos pacientes submetidos a tireoidectomia, avaliação das comorbidades das síndromes genéticas associadas a nódulos tireoidianos, questões sobre gravidez e fertilidade, entre outros.

QUADRO 10 Exemplos de resultados dos testes moleculares no material citológico em adultos

▪ Variante *BRAF V600E* é encontrada em: – 40% dos carcinomas papilíferos, 33% dos carcinomas pouco diferenciados e 45% dos carcinomas anaplásticos
▪ Variante patogênica dos genes da família RAS (*HRAS, KRAS, NRAS*) são encontradas em: – 40-50% dos carcinomas foliculares – 13% dos carcinomas papilíferos (variante encapsulada folicular) – 30% dos NIFPT (*non-invasive follicular thyroid neoplasm with papillary-like nuclear features*)
▪ Variante patogênica do *RET/PTC* – Associado a carcinoma papilífero relacionado à radiação
▪ Fusão gênica, *PAX8/PPARG*, é encontrada em: – 30-35% de carcinomas foliculares
▪ Variante patogênica do *TERT* é encontrada em: – 70% de carcinoma anaplástico
▪ Variante patogênica do *TP53* é encontrada em: – 70% de carcinoma anaplásico

QUADRO 11 Opções de tratamento dos nódulos tireoidianos

Vigilância ativa ▪ Nódulos benignos ▪ Nódulos sem diagnóstico, com características clínicas e US de ausência de malignidade
Aspiração com agulha ▪ Nódulo cístico causando distúrbio cosmético ou estrutural
Ablação (etanol, radiofrequência, crioablação, ablação com *laser* térmico) ▪ Nódulo benigno ou nódulo cístico causando distúrbio cosmético ou estrutural
Hemitireoidectomia ▪ Nódulo benigno ou nódulo causando distúrbio cosmético ou estrutural ▪ Nódulo com citologia indeterminada (Bethesda III e IV)
Tireoidectomia total ▪ Bócio multinodular benigno causando distúrbio cosmético ou estrutural ▪ Carcinoma uni ou bilateral diagnosticado ou suspeito ▪ Carcinoma medular da tireoide ▪ Carcinoma anaplástico ▪ Carcinoma pouco diferenciado

Fonte: Alexander, 2022.

REFERÊNCIAS SELECIONADAS

1. Alexander EK, Cibas ES. Diagnosis of thyroid nodules. Lancet Diabetes Endocrinol. 2022 Jul;10(7):533-539.
2. Alexander EK, Doherty GM, Barletta JA. Management of thyroid nodules. Lancet Diabetes Endocrinol. 2022;10(7):540-8.
3. Ali SZ, Baloch ZW, et al. The 2023 Bethesda System for Reporting Thyroid Cytopathology. Thyroid. 2023;33(9):1039-14.
4. Bauer AJ. Thyroid nodules in children and adolescents. Curr Opin Endocrinol Diabetes Obes. 2019;26(5):266-74.
5. Crockett DJ, Faucett EA, Gnagi SH. Thyroid nodule/differentiated thyroid carcinoma in the pediatric population. Pediatr Ann. 2021;50(7):e282-e285.
6. de Sousa MSA, Nunes IN, et al. Genetic alterations landscape in paediatric thyroid tumours and/or differentiated thyroid cancer: Systematic review. Rev Endocr Metab Disord. 2024;25(1):35-51.
7. Goldfarb M, Dinauer C. Differences in the management of thyroid nodules in children and adolescents as compared to adults. Curr Opin Endocrinol Diabetes Obes. 2022;29(5):466-73.
8. Giovanella L, Campennì A, et al. Integrated diagnostics of thyroid nodules. Cancers (Basel). 2024;16(2):311.
9. Grani G, Sponziello M, et al. Contemporary thyroid nodule evaluation and management. J Clin Endocrinol Metab. 2020;105(9):2869-83.
10. Hess JR, Van Tassel DC, et al. Performance of ACR TI-RADS and the Bethesda System in predicting risk of malignancy in thyroid

nodules at a large children's hospital and a comprehensive review of the pediatric literature. Cancers (Basel). 2023;15(15):3975.

11. Holt EH. Current evaluation of thyroid nodules. Med Clin North Am. 2021;105(6):1017-31.
12. Hong MJ, Sung JY, et al. Safety and efficacy of radiofrequency ablation for nonfunctioning benign thyroid nodules in children and adolescents in 14 Patients over a 10-year period. J Vasc Interv Radiol. 2019;30(6):900-6.
13. Khan TM, Zeiger MA. Thyroid nodule molecular testing: Is it ready for prime time? Front Endocrinol (Lausanne). 2020;11:590128.
14. Lebbink CA, et al. 2022 European Thyroid Association Guidelines for the management of pediatric thyroid nodules and differentiated thyroid carcinoma. Eur Thyroid J. 2022;11(6):e220146.
15. Patel SG, Carty SE, Lee AJ. Molecular testing for thyroid nodules including its interpretation and use in clinical practice. Ann Surg Oncol. 2021;28(13):8884-91.
16. Pitoia F, Trimboli P. New insights in thyroid diagnosis and treatment. Rev Endocr Metab Disord. 2024;25(1):1-3.
17. Plummer HS. The clinical and pathologic relationships of hyperplastic and nonhyperplastic goiter. JAMA. 1913;LXI:650-1.
18. Sandy JL, Titmuss A, et al. Thyroid nodules in children and adolescents: Investigation and management. J Paediatr Child Health. 2022;58(12):2163-8.
19. Silaghi CA, Lozovanu V,et al. Thyroseq v3, Afirma GSC, and microRNA panels versus previous molecular tests in the preoperative diagnosis of indeterminate thyroid nodules: A systematic review and meta-analysis. Front Endocrinol (Lausanne). 2021;12:649522.
20. Sociedade Brasileira de Pediatra. Departamento Científico de Endocrinologia. Avaliação dos nódulos da tireoide em crianças e adolescentes. 2022. Disponível em: https://www.sbp.com.br/fileadmin/user_upload/23489b-DC_Nodulos_tireoide_em_crc_e_adl.pdf. Acesso em: 17 fev. 2023.
21. Tessler FN, Middleton WD, et al. ACR Thyroid Imaging, Reporting and Data System (TI-RADS): White Paper of the ACR TI-RADS Committee. J Am Coll Radiol. 2017;14(5):587-95.
22. Uludag M, Unlu MT, Kostek M, Aygun N, Caliskan O, Ozel A, Isgor A. management of thyroid nodules. Sisli Etfal Hastan Tip Bul. 2023;57(3):287-304.

SEÇÃO IX

Oncologia

48

Tumores intracranianos de repercussão endócrina

INTRODUÇÃO

Em 1857, Friedrich Albert von Zenker (1825-1898) descreveu o craniofaringioma no artigo "*Enorme Zystenbildung im Gehirn, vom Hirnanhang ausgehend*" ("Enorme formação no cérebro a partir dos apêndices pituitários"), publicado na revista *Virchows Archiv für pathologische Anatomie und Physiologie und für klinische Medizin*. Em 1931, Charles Harrison Frazier (1870-1936) cunhou o termo craniofaringioma.

Os tumores intracranianos de repercussão endócrina podem ser classificados como: hipofisários ou não hipofisários, benignos ou malignos, de topografia selar, parasselar ou suprasselar, não funcionantes ou funcionantes, sintomáticos ou assintomáticos. Os tumores da fossa posterior (p. ex., astrocitoma) podem causar repercussão endócrina como resultado do efeito compressivo da hidrocefalia sobre o hipotálamo-hipófise. Embora não sejam tumores, hamartoma, cisto aracnoide e cisto de Rahtke podem se comportar como tal pelos seus efeitos compressivos e biológicos.

Em relação à repercussão endócrina, os mais importantes são os tumores que afetam a região hipotalâmico-hipofisária. A perda da função endócrina hipofisária obedece a uma sequência na qual a deficiência do GH é a primeira a surgir, seguida por hormônio luteinizante (LH), hormônio folículo-estimulante (FSH), hormônio adrenocorticotrófico (ACTH) e hormônio tireotrófico (TSH). Existem duas exceções: a deficiência de arginina-vasopressina (AVP) é a primeira disfunção na histiocitose de Langerhans; e a deficiência de ACTH na hipofisite.

Os tumores intracranianos podem ser detectados durante a investigação de cefaleia, atraso do desenvolvimento, alterações neurológicas, visuais e endócrinas. Isso requer um elevado grau de suspeita para que se faça o diagnóstico precoce.

MANIFESTAÇÕES CLÍNICAS DOS TUMORES SELARES E PARASSELARES

As manifestações clínicas variam de acordo com a idade da criança, o tipo histológico e a extensão da lesão. Essas manifestações são descritas nos Quadros 1 e 2.

DIAGNÓSTICO DIFERENCIAL

O diagnóstico diferencial dos tumores selares e parasselares inclui lesões infecciosas, infiltrativas, inflamatórias, císticas, vasculares e outras lesões (Quadro 3).

CISTO ARACNOIDE

Os cistos aracnoides podem ser malformações congênitas do desenvolvimento do espaço subaracnóideo, ou serem causados por infecção, trauma ou hemorragia do sistema nervoso central (SNC), causando aracnoidite adesiva. Eles são localizados principalmente na fissura silviana e no ângulo pontocerebelar. Quando localizados na região suprasselar, podem causar puberdade precoce central, distúrbios neurológicos e visuais. Alguns pacientes apresentam o fenômeno da cabeça de boneca, que é o movimento rítmico da cabeça, para a frente e para trás ou de um lado para o outro. Os casos sintomáticos são tratados pela drenagem e remoção do cisto.

CISTO DE RATHKE

O cisto de Rathke, ou cisto da bolsa de Rathke, é um remanescente epitelial benigno do ducto craniofaríngeo, o precursor embrionário da adeno-hipófise, *pars intermedia* e *pars tuberalis*. Portanto, esse cisto resulta da persistência inapropriada da bolsa de Rathke que falha

QUADRO 1 Manifestações clínicas dos tumores selares de acordo com a estrutura acometida

Extensão superior (suprasselar)	
Quiasma óptico	Hemianopsia bitemporal, defeitos bitemporais superiores, perda de percepção do vermelho, cegueira
Haste hipofisária	Secção da haste causando interrupção do acesso dos hormônios hipotalâmicos à hipófise e perda de inibição da prolactina
Hipotálamo	Distúrbios do sono, temperatura, apetite, sede e comportamento, diabetes insípido, obesidade
Terceiro ventrículo	Hidrocefalia, hipertensão intracraniana
Extensão lateral	
III par craniano (nervo oculomotor)	Ptose palpebral
IV par craniano (nervo troclear)	Oftalmoplegia, diplopia
V par craniano (nervo trigêmeo: ramo oftálmico e maxilar)	Diminuição da sensibilidade facial
VI par (nervo abducente)	Oftalmoplegia, diplopia
Seio cavernoso	Oftalmoplegia, diplopia, ptose, dor periocular, frontal ou na região do maxilar superior. Na trombose do seio cavernoso, essas manifestações ocorrem agudamente com cefaleia intensa e súbita, alteração da consciência e sinais de irritação meníngea
Extensão inferior (infrasselar)	
Seio esfenoide	Infecção, extravasamento de liquor
Teto do palato	Obstrução nasofaríngea

QUADRO 2 Manifestações clínicas dos tumores selares e parasselares

Manifestações	Principais achados
Neurológicas	▪ Hidrocefalia (obstrução do forame de Monro, do 3º ventrículo ou aqueduto de Sylvius), causando hipertensão intracraniana (cefaleia, náusea, vômito) ▪ Convulsão, déficits neurológicos focais
Hipotalâmicas	▪ Distúrbios do apetite: obesidade, hiperfagia, anorexia ▪ Distúrbios do sono: sonolência excessiva ▪ Distúrbios da temperatura: hipotermia, hipertermia ▪ Distúrbios do comportamento: agressividade, hipercinesia
Endócrinas	▪ Deficiência de AVP (diabetes insípido central) ou excesso de AVP (síndrome da antidiurese inapropriada) ▪ Deficiência de GH (baixa estatura) ou excesso de GH (gigantismo hipofisário) ▪ Deficiência de LH e FSH (atraso puberal) ou excesso de LH e FSH (puberdade precoce) ▪ Deficiência de ACTH (fraqueza, astenia) ou excesso de ACTH (síndrome de Cushing) ▪ Deficiência de TSH (hipotireoidismo central) ou excesso de TSH (hipertireoidismo central) ▪ Deficiência ou excesso de prolactina
Visuais	▪ Compressão do quiasma óptico: perda visual progressiva, hemianopsia, quadrantopsia, amaurose, edema de papila, escotoma, atrofia do nervo óptico ▪ Paralisia de nervos cranianos: III par ou oculomotor (ptose palpebral), IV par ou troclear (diplopia), VI par ou abducente (diplopia)

ACTH: hormônio adrenocorticotrófico; AVP: arginina-vasopressina; FSH: hormônio folículo-estimulante; LH: hormônio luteinizante; TSH: hormônio tireotrófico.

QUADRO 3 Diagnóstico diferencial dos tumores selares e parasselares

Lesões	Exemplos
Infecciosas	Tuberculose, cisticercose, histoplasmose, criptococose, aspergilose, citomegalovirose, abscessos
Infiltrativas	Sarcoidose, histiocitose, granulomatose, metástases
Inflamatórias	Hipofisite
Císticas	Cisto aracnoide, cisto da bolsa de Rathke, cisto dermoide, cisto epidermoide
Vasculares	Hemorragia (apoplexia hipofisária), aneurismas
Outras lesões	Hamartoma hipotalâmico (malformação do SNC) Hipertrofia, hiperplasia pituitária (hipotireoidismo primário crônico)

SNC: sistema nervoso central.

em se fechar na vida fetal, originando uma lesão cística não neoplásica e benigna, formada por uma parede fina contendo em seu interior um líquido mucoso ou gelatinoso. A localização mais comum é entre o lobo anterior e posterior da pituitária. Cistos de grande tamanho podem se estender em direção suprasselar. Em adultos, são diagnosticados entre a 4ª e 5ª década, com predomínio no sexo feminino.

Embora a maioria dos casos seja assintomática (diagnósticos feitos ao acaso em exames de imagem), alguns pacientes podem ser sintomáticos como resultado dos efeitos compressivos do cisto causando manifestações neurológicas (p. ex., cefaleia), oftalmológicas (p. ex., diminuição da visão) e endócrinas (p. ex., diabetes insípido). Raramente, podem se manifestar como meningite química, abscesso ou apoplexia (início súbito de sintomas visuais e neurológicos após hemorragia intracística).

A ressonância magnética (RM) mostra uma imagem cística, sem componente sólido e sem calcificação, com intensidade de sinal variável, dependendo do conteúdo do cisto. A imagem tem aparência semelhante a um rim na projeção axial, situando-se entre adeno-hipófise e neuro-hipófise. Um sinal hiperintenso em T1 sugere alterações inflamatórias no cisto associando-se a um pior prognóstico em termos de desenvolvimento de hipopituitarismo. A RM permite classificá-lo em três tipos: 1, localização selar; 2, localização selar com extensão suprasselar; e 3, localização suprasselar (mais raro). O diâmetro do cisto varia de 5 a 40 mm, com média de 12 mm.

A investigação diagnóstica é complementada pela avaliação do eixo hipotálamo-hipofisário e por exame oftalmológico com fundoscopia e campimetria. O diagnóstico diferencial inclui craniofaringioma cístico, cisto aracnoide, adenoma pituitário cístico, abscesso selar e aneurisma intrasselar.

Pacientes assintomáticos, sem distúrbios visuais ou endócrinos, podem ser acompanhados com RM anual. A cirurgia é indicada nos casos sintomáticos. A abordagem cirúrgica transesfenoidal é indicada para evitar lesar a hipófise. O tratamento consiste em esvaziar (drenar) o cisto ou realizar uma remoção parcial de suas paredes. Após o tratamento, o paciente deve ser monitorado pela possibilidade de recidiva.

APOPLEXIA PITUITÁRIA

Apoplexia pituitária é uma síndrome clínica aguda, causada por infarto isquêmico ou hemorrágico da hipófise. Pode surgir em uma hipófise normal ou em um adenoma pituitário. Embora possa ser espontânea, muitas vezes é causada por radioterapia ou terapia medicamentosa de macroadenomas (p. ex., bromocriptina, cabergolina), testes dinâmicos da função hipofisária, traumatismo craniano, doença falciforme, diabetes, hipertensão arterial, distúrbios da coagulação e cirurgia recente.

As principais manifestações clínicas são cefaleia generalizada ou retro-orbitária de início abrupto, perda súbita de visão ou diplopia, rigidez de nuca, distúrbio do comportamento e crise adrenal. A apoplexia pituitária é uma emergência médica em virtude da insuficiência adrenal (deficiência de ACTH) e do risco de perda da visão.

Após a confirmação diagnóstica (tomografia computadorizada – TC e/ou RM) e coleta de sangue (cortisol, T4 livre, TSH, LH, FSH, prolactina, eletrólitos, glicemia, hemograma, função renal e hepática), os pacientes devem receber doses terapêuticas de glicocorticoides e serem avaliados com urgência pela neurocirurgia a respeito de intervenção cirúrgica para tratar a compressão quiasmática causando perda de visão.

HIPOFISITE

A hipofisite é uma doença inflamatória, causada por infiltração da hipófise e neuroinfundíbulo por linfócitos e monócitos. É classificada em primária e secundária.

A hipofisite primária é dividida em cinco variantes histológicas: linfocítica, granulomatosa, xantomatosa, relacionada à imunoglobulina G4 (IgG4) e necrotizante. A variante linfocítica, de origem autoimune, é a mais frequente principalmente durante a gestação ou no pós-parto. A variante granulomatosa é a segunda mais frequente, sendo fundamental excluir uma doença granulomatosa. A variante relacionada à IgG4 geralmente faz parte de uma doença sistêmica com envolvimento de múltiplos órgãos. A variante necrotizante é rara.

A hipofisite secundária pode ser causada por doenças (histiocitose de Langerhans, germinoma) ou por uso de medicamentos. Os inibidores de *checkpoint* imunológicos (p. ex., ipilimumabe, tremelimumabe) estimulam a ativação e proliferação de linfócitos T, podendo causar hipofisite autoimune como efeito adverso.

As principais manifestações clínicas da hipofisite são hipopituitarismo, compressão selar ou parasselar, alterações visuais e distúrbios autoimunes. A deficiência de ACTH surge nas fases iniciais, devendo ser diagnosticada e tratada rapidamente. O diagnóstico é clínico, laboratorial e radiológico. A RM de hipófise-hipotálamo mostra aumento do volume hipofisário com espessamento da haste hipofisária. O diagnóstico diferencial inclui histiocitose de células de Langerhans, germinoma e uso de inibidores de *checkpoint* imunológico. O tratamento é feito com glicocorticoides e cirurgia para os casos que não respondam à corticoterapia. Alguns pacientes podem evoluir com fibrose, atrofia hipofisária e hipopituitarismo permanente.

SELA VAZIA

Sela vazia refere-se à redução do volume do conteúdo da sela túrcica. Nas causas primárias, ocorre hipoplasia do assoalho selar, fazendo com que o liquor circule pela cavidade selar comprimindo a hipófise contra o esfenoide. Nas causas secundárias, a sela vazia ocorre após infarto ou necrose hipofisária ou após hipofisectomia. O diagnóstico diferencial se faz com outras lesões císticas da hipófise. A sela vazia pode se manifestar com deficiência hormonal pituitária múltipla.

CRANIOFARINGIOMAS

Definição e epidemiologia

Craniofaringiomas são tumores intracranianos não gliais, localizados principalmente na região selar ou parasselar. A maioria é de natureza esporádica, embora existam raros relatos de casos em uma mesma família.

A prevalência é de 2:100.000/ano e a incidência, de 0,5 a 2 casos/1 milhão pessoas/ano. Não existem diferenças em relação ao sexo. Em relação à etnia, é mais frequente no Japão, com uma incidência de 5,25 casos/1 milhão de pessoas/ano. A distribuição por idade é bimodal, com dois picos de incidência: 5 a 14 anos e 65 a 74 anos. Aproximadamente 30 a 50% dos casos são diagnosticados em crianças e adolescentes. Nas crianças, os craniofaringiomas representam 10% de todos os tumores intracranianos e 50% dos de localização selar e parasselar.

Apesar de histologicamente benignos e de crescimento lento, eles têm comportamento agressivo por sua localização anatômica, causando importante morbidade neurológica, comportamental, endócrina e visual ao invadir e se aderir ao hipotálamo, hipófise, quiasma óptico, carótidas internas e sistema ventricular.

Etiologia

Existem dois tipos histológicos de craniofaringioma: (i) adamantinomatoso: derivado de remanescentes epiteliais do ducto craniofaríngeo ou da bolsa de Rathke (mais comum em crianças); e (ii) papilar: causado por metaplasia de remanescentes epiteliais escamosos que contribuem para o desenvolvimento da mucosa bucal (mais frequente em adultos).

Os craniofaringiomas adamantinomatosos são associados, em 70% dos casos, à ativação da via de sinalização WNT, causada por variante patogênica ativadora ou ganho de função do *CTNNB1* (*catenin beta 1*). Já os craniofaringiomas papilares podem ser causados por variante patogênica do *BRAF* (*B-Raf proto-oncogene, serine/threonine kinase*). Outros fatores possivelmente envolvidos na oncogênese do craniofaringioma são: diminuição da expressão do MIF (*macrophage migration inhibitory factor*), RAR (*retinoic acid receptor*), galatina-3 e catepsina D.

Patologia

A localização dos craniofaringiomas é habitualmente supra e intrasselar. Raramente, podem se localizar na faringe, 3o ventrículo, lobo temporal, esfenoide e etmoide. Eles medem em torno de 3 a 4 cm de diâmetro. São predominantemente císticos ou cístico-sólidos, com o componente cístico estando presente em 90% dos tumores. O conteúdo do cisto é formado por cristais de colesterol, com um aspecto de "óleo de motor". A calcificação tumoral está presente em 60 a 80% dos casos.

Manifestações clínicas

Em virtude do crescimento tumoral lento e do desenvolvimento insidioso dos sintomas, geralmente existe um atraso de 1 a 2 anos entre o início da sintomatologia e o diagnóstico. As manifestações clínicas iniciais são representadas pelos sintomas de hipertensão intracraniana, seguidas por distúrbios visuais e alterações endócrinas. Raramente, pode se apresentar como meningite química (ruptura do conteúdo cístico dentro das meninges), distúrbios do comportamento, déficit escolar, depressão (extensão para lobos frontais) ou paralisia de nervos cranianos (3º e 6º par).

A hipertensão intracraniana manifesta-se por cefaleia de intensidade e frequência progressiva, associada a náusea e vômitos causados por hidrocefalia secundária à obstrução do forame de Monro, 3º ventrículo ou aqueduto do mesencéfalo (de Sylvius).

Os distúrbios visuais manifestam-se por redução da visão causada pela atrofia óptica e edema de papila, e hemianopsia e escotomas causados por compressão do quiasma óptico ou parte do nervo óptico. Muitas crianças não percebem que estão desenvolvendo déficit dos campos visuais pela baixa idade e evolução insidiosa.

As alterações endócrinas caracterizam-se por hipofunção hipofisária: deficiência do GH (75%), LH/FSH (40%), TSH (25%), ACTH (20%) e AVP (17%). Elevação da prolactina (PRL) é observada em 20% dos casos. Menos frequentemente, puberdade precoce central pode ser a manifestação inicial do tumor. Apesar de alterações endócrinas estarem presentes em quase todos os pacientes na apresentação inicial (p. ex., baixa estatura, atraso puberal), poucas vezes é esse o motivo que leva ao diagnóstico.

Diagnóstico

O diagnóstico é sugerido por métodos de imagem, mas só pode ser confirmado pelo estudo anatomopatológico. Antes e após a cirurgia, é importante solicitar avaliação neurológica, endócrina e oftalmológica.

A investigação neurológica avaliará sinais de hipertensão intracraniana, meningite e/ou déficits neurológicos focais. A radiografia simples de crânio é útil se mostrar alterações sugestivas do craniofaringioma (p. ex., calcificações, erosões selares, assoalho duplo, alargamento da sela). Um resultado normal não afasta a possibilidade do tumor. A TC é solicitada em emergências para diagnóstico de hidrocefalia e indicação de derivação ventriculoperitoneal (DVP). A TC também mostra calcificações presentes em 60 a 80% dos tumores. A RM de hipófise-hipotálamo, com contraste, é o método de imagem de escolha. Radiologicamente, o craniofaringioma se manifesta por uma massa calcificada, com parte sólida e parte cística. O componente sólido tem aspecto isointenso ou hipointenso em T1 e hiperintenso em T2. O componente cístico mostra sinal hiperintenso em T1 por seu conteúdo proteico.

A investigação endócrina deve documentar altura, peso, índice de massa corporal (IMC), superfície corpórea, estágio puberal e sinais de deficiência ou excesso hormonal hipofisário. Solicitar dosagens de: TSH, T4 livre, PRL, fator de crescimento semelhante à insulina tipo 1 (IGF-1), proteína de ligação ao fator de crescimento semelhante à insulina tipo 3 (IGFBP-3), FSH, LH, testosterona (meninos), estradiol (meninas) e cortisol sérico matinal. A investigação de deficiência do AVP é realizada pela dosagem de sódio, ureia, glicemia e sumário de urina. Além disso, solicitar radiografia de mãos e punhos para idade óssea. As deficiências de TSH e ACTH devem ser tratadas antes da cirurgia, corrigindo-se primeiro a deficiência do ACTH e depois a do TSH, uma vez que a reposição inicial da levotiroxina pode precipitar crise adrenal. A investigação oftalmológica inclui fundoscopia, campimetria e avaliação da acuidade visual.

Diagnóstico diferencial

O diagnóstico diferencial inclui outros tumores (adenomas hipofisários, teratoma, glioma, metástases), processos infecciosos e inflamatórios (granuloma eosinofílico, tuberculose, cisticercose, sarcoidose, histiocitose), malformações vasculares (aneurisma, angiomas) e anomalias congênitas (cisto aracnoide, cisto epidermoide, cisto da bolsa de Rathke).

Tratamento

Se a apresentação for de uma emergência clínica com hipertensão intracraniana, deterioração rápida da acuidade visual e hidrocefalia, o tratamento inicial é a colocação de derivação ventriculoperitoneal para alívio desses sintomas.

A remoção cirúrgica é o tratamento de escolha. A abordagem cirúrgica depende da localização e extensão do tumor. Por exemplo, a abordagem frontotemporal direita é indicada para grandes tumores com envolvimento suprasselar e a cirurgia transesfenoidal, para os tumores intrasselares. Procedimentos que visem à remoção completa do tumor são associados a importante morbidade hipotalâmica e déficit visual. Por isso, a conduta atual tem sido multimodal: (i) remoção cirúrgica total em casos nos quais não haja envolvimento hipotalâmico; (ii) remoção cirúrgica parcial seguida de radioterapia, em caso de invasão hipotalâmica; e (iii) esvaziamento do cisto seguida de quimioterapia intracavitária, se o componente cístico for predominante. Antes, durante e após a cirurgia, é fundamental a reposição de corticosteroides em doses de estresse nos pacientes em que a deficiência de ACTH esteja comprovada e naqueles em que essa avaliação não foi realizada ou que os exames estejam pendentes.

Os tumores puramente císticos podem ser tratados com a colocação de um cateter intratumoral para o uso de radioterapia intracística (ítrio^{90}, fósforo^{32}, rênio^{186}, ouro^{198}) ou quimioterapia intracística (bleomicina, interferon-alfa). Esses medicamentos só podem ser administrados após confirmação de que as paredes do cisto estão íntegras, uma vez que o extravasamento dessas substâncias pode causar cegueira e até mesmo morte.

Recidiva e progressão tumoral

Os fatores preditivos de recidiva tumoral são:

- Extensão da remoção do tumor, com taxas de recidiva de 20 a 30% para aqueles com remoção "completa" e 70 a 90% para os submetidos à remoção parcial;
- Diâmetro da lesão: tumores com diâmetro > 4 a 5 cm têm mais chance de recidivar.
- Extensão extracapsular ou extensão para o 3º ventrículo.
- Hidrocefalia.
- Tumores com mais de 10% de calcificação.

Embora a maioria das recidivas seja local, existem relatos de recidiva ectópica (lobo frontal e temporal, fossa craniana posterior e coluna vertebral). Os mecanismos associados a essa recidiva são disseminação das células tumorais ao longo do trajeto cirúrgico ou invasão do liquor.

Em crianças > 7 anos com remoção incompleta, recidiva ou progressão tumoral, pode-se indicar radioterapia convencional ou estereotáxica, radiocirurgia e terapia intracística. A radiocirurgia tem a vantagem de direcionar a radiação diretamente para o tumor, poupando as estruturas adjacentes. Essa modalidade de tratamento é geralmente usada para tumores pequenos (< 2,5 cm), sólidos e distantes pelo menos 3 a 5 mm do quiasma óptico, tronco cerebral e nervos cranianos. Uma segunda cirurgia para tratamento da recidiva tumoral é tecnicamente mais difícil, pela dificuldade de separar o tumor dos vasos, nervos e tecido nervoso adjacente.

Morbidade e mortalidade

Embora a sobrevida em 5 anos seja de 80%, o tratamento do craniofaringioma se associa a importante morbidade. Por exemplo: déficit visual (perda de visão), déficit motor (hemiparesia ou hemiplegia), distúrbios neuropsicológicos (déficit de atenção e memória, alterações do comportamento, ataques de raiva, redução da capacidade intelectual), diminuição da qualidade de vida, alterações endócrinas e obesidade hipotalâmica. A maioria dos pacientes (75 a 90%) terá múltiplos déficits da função hipotalâmico-hipofisária, como descrito a seguir.

Deficiência de arginina-vasopressina

O diabetes insípido central (DIC) permanente ocorre em 80 a 90% dos pacientes após a ressecção do craniofaringioma. No pós-operatório imediato, é comum o desenvolvimento de uma resposta trifásica de distúrbios de AVP: DIC nos primeiros 7 a 10 dias, síndrome da antidiurese inapropriada (SIAD) nos 7 a 10 dias subsequentes, e retorno a um balanço hídrico normal ou a um estado de deficiência permanente do AVP.

Deficiências de ACTH e de TSH podem mascarar o diagnóstico da deficiência de AVP. Como os glicocorticoides inibem a secreção do AVP, a reposição de corticosteroides em pacientes com deficiência do ACTH pode "desmascarar" uma deficiência de AVP inaparente. Como o hipotireoidismo diminui a capacidade de excreção renal de água, a reposição de levotiroxina nos pacientes com hipotireoidismo faz com que um DIC clinicamente inaparente se torne evidente. O tratamento do DIC é feito com a reposição de acetato de desmopressina (DDAVP®). Lesões do centro da sede com polidipsia ou adipsia complicam o tratamento.

Deficiência de GH

A deficiência do GH acomete até 90% dos pacientes após a remoção cirúrgica do tumor. A suspeita diagnóstica é feita pela desaceleração do crescimento e diminuição dos níveis séricos de IGF-1 e IGFBP-3. A confirmação diagnóstica é efetuada por um teste de estímulo. O uso de GH recombinante humano (rGH) em pacientes com craniofaringioma parece ser seguro e não associado ao aumento do risco para progressão ou recorrência tumoral, nem surgimento de neoplasias secundárias.

Pacientes com obesidade grave e deficiência do GH secundárias à remoção do craniofaringioma podem manter crescimento normal, uma condição conhecida como "crescimento sem hormônio de crescimento". A patogênese dessa condição não é totalmente esclarecida. Acredita-se que a hiperinsulinemia causada pela obesidade grave diminui os níveis séricos das IFGBP aumentando os níveis séricos de IGF-1 livre, que manteriam o crescimento mesmo na ausência de GH. Nesses casos, a reposição de rGH não é indicada, pelo risco de aumentar a resistência insulínica.

Deficiência de LH/FSH

A deficiência de gonadotrofinas está presente em quase 100% dos adolescentes tratados para craniofaringioma. A suspeita diagnóstica é feita pelo não início dos caracteres sexuais secundários em meninas após os 13 anos e, em meninos, após os 14 anos. As gonadotrofinas e os esteroides sexuais são diminuídos e ocorre atraso da idade óssea. A reposição dos esteroides sexuais é iniciada com doses baixas, seguidas por aumento progressivo até atingir doses de adultos após um período em torno de 2 anos.

Deficiência de TSH

O hipotireoidismo secundário ocorre em 30% dos pacientes após o tratamento do craniofaringioma. Nos pacientes com função tireoidiana normal ao diagnóstico, recomenda-se repetir a avaliação da função tireoidiana 4 a 6 semanas após a remoção cirúrgica do tumor. O diagnóstico é confirmado pela detecção de T4 livre baixo e TSH inapropriadamente normal ou baixo. Em pacientes com deficiência concomitante de TSH e ACTH, a reposição de corticosteroide deve ser iniciada antes da levotiroxina, uma vez que os hormônios tireoidianos aceleram o metabolismo dos corticosteroides, podendo precipitar uma crise adrenal caso sejam usados antes.

Deficiência de ACTH

A deficiência do ACTH ocorre em até 70% dos pacientes após o tratamento do craniofaringioma. Seu diagnóstico é confirmado pelos baixos níveis de cortisol sérico matinal ou pelo pico de cortisol < 18 mcg/dL após o teste de estímulo com ACTH. Pacientes com deficiência de ACTH devem ser tratados com dose antiestresse de hidrocortisona, intravenosa (IV), antes, durante e logo após a cirurgia para evitar crise adrenal. Orientar os cuidadores e pacientes para triplicar a dose de manutenção do corticosteroide em situações de estresse, e portarem um cartão identificando-os como pessoas com insuficiência adrenal crônica. Recomenda-se ainda que façam parte da Associação Brasileira Addisoniana (ABA).

Elevação da prolactina

Hiperprolactinemia ocorre em até 40% dos pacientes no pós-operatório do craniofaringioma, podendo causar hipogonadismo, galactorreia ou amenorreia.

Obesidade e distúrbios do apetite

Esses problemas ocorrem em 40 a 50% dos pacientes tratados para craniofaringioma. Lesões do hipotálamo ventromedial são apontadas como a causa desses distúrbios. Várias teorias tentam explicar a obesidade hipotalâmica desses pacientes:

- Hiperfagia como resultado da insensibilidade dos receptores hipotalâmicos à leptina, fazendo com que seus níveis séricos sejam elevados, mas ineficientes em inibir a sensação de fome.

- Desinibição vagal hipotalâmica levando a hiperestimulação das células beta pancreáticas, hiperinsulinismo e obesidade.
- Redução do estímulo simpático central, levando a diminuição da atividade física e obesidade.
- Redução dos níveis séricos noturnos de melatonina, causando obesidade e sonolência diurna.

Não existe um tratamento ideal para a obesidade hipotalâmica.

HAMARTOMA HIPOTALÂMICO

Definição e epidemiologia

Hamartomas hipotalâmicos ou hamartomas do *tuber cinereum* são malformações não neoplásicas do SNC, originárias do *tuber cinereum* ou corpos mamilares, caracterizadas por nódulos congênitos heterotópicos de neurônios maduros ou displásicos e células gliais (astrócitos, oligodendrócitos). Não existe preponderância sexual, familiar ou racial. A prevalência é de 1:200.000.

Manifestações clínicas

As principais manifestações são puberdade precoce central (PPC) e convulsões gelásticas. Também podem causar hipertensão intracraniana, alterações oculares decorrentes do processo expansivo sobre o 3º ventrículo e quiasma óptico, hipopituitarismo, obesidade e síndrome diencefálica.

Embora a maioria dos casos (90%) seja de ocorrência esporádica, eles podem ser associados a síndromes genéticas, como: Pallister-Hall (hamartoma hipotalâmico, polidactilia, epiglote bífida, ânus imperfurado, holoprosencefalia, malformações dos bulbos e tratos olfativos); Bardet-Biedl (obesidade, baixa estatura, polidactilia, retinite pigmentosa, hipogonadismo, atraso do desenvolvimento); McKusick-Kaufman (polidactilia, malformações cardíacas e alterações genitais – nas meninas = agenesia da vagina ou membrana intravaginal; nos meninos = hipospádia e criptorquidismo); e Waardenburg (perda auditiva, alteração na pigmentação de cabelos, olhos e pele).

As convulsões têm início, em média, aos 2 anos de idade. A maioria é do tipo gelástico (ataques rápidos de uma risada mecânica), embora outros tipos (p. ex., tônica, tônico-clônica, parcial complexa, ausência) possam ocorrer. No início, as convulsões gelásticas não se associam à alteração da consciência nem a distúrbios eletroencefalográficos significativos. Com o passar do tempo, elas progridem para alterações da consciência, tornando-se generalizadas e de múltiplos tipos (p. ex., tônica, tônico-clônica, ausência). Nesse último estágio já se evidencia deterioração cognitiva importante. A ablação cirúrgica é utilizada para controlar as convulsões e evitar a progressão para deterioração neurológica. Entretanto, nem todos os pacientes evoluem para essa forma maligna de epilepsia. Alguns podem ter um curso benigno, caracterizado apenas por uma "urgência ou pressão para sorrir".

Mais da metade (63%) dos pacientes com hamartomas hipotalâmicos desenvolve puberdade precoce central (PPC) e aproximadamente 30% das PPC com alteração estrutural do hipotálamo podem ser causadas por essa malformação. A PPC ocorre nas crianças muito jovens (82% dos casos em < 2 anos). Em relação à etiologia, vários mecanismos foram descritos: (i) produção de hormônio liberador de gonadotrofinas (GnRH) pelos neurônios ectópicos; (ii) produção de fator de crescimento transformador alfa (TGF-alfa) por células astrogliais fazendo com que esta citocina estimule a secreção de GnRH; e (iii) fatores compressivos sobre o hipotálamo lesando algum fator inibidor das gonadotrofinas.

Diagnóstico

A RM é o método de imagem de escolha, mostrando uma tumoração arredondada ou ovoide, de 0,5 a 5,0 cm de diâmetro, localizada dentro do hipotálamo ou a ele ligada por um pedúnculo. Deve-se suspeitar de hamartoma hipotalâmico em crianças com PPC, associada a "tumor" do SNC, ou crise convulsiva gelástica.

Nas imagens em T1, o hamartoma se apresenta como uma massa não calcificada, isointensa à substância cinzenta cerebral e que não realça após a infusão de contraste. Nas imagens em T2, a malformação é isointensa ou hiperintensa. Os hamartomas gigantes (≥ 5 cm) podem ter áreas císticas de necrose em seu interior.

A avaliação diagnóstica inicial inclui: investigação endócrina da função hipotalâmica-hipofisária, investigação oftalmológica, investigação neurológica, RM de hipófise-hipotálamo e eletroencefalograma.

Classificação

Bokyo et al. (1991) classificaram os hamartomas hipotalâmicos em dois tipos: peduncular e séssil. O tipo séssil é o mais associado a convulsões. Arita et al. (1999) os classificaram em: intra-hipotalâmico (IH) e para-hipotalâmico (PH). Os hamartomas IH são associados à distorção do 3º ventrículo, convulsões intratáveis, déficit cognitivo severo e retardo do desenvolvimento. Os hamartomas PH estão ligados ao assoalho do 3º ventrículo ou suspensos dele por um pedúnculo, sendo associados à PPC.

Diagnóstico diferencial

O diagnóstico diferencial inclui tumores do SNC. A presença de calcificação, cistos, realce pós-contraste e diferenças na intensidade dos sinais à RM tornam pouco provável que seja um hamartoma.

Tratamento

Se a apresentação for de uma emergência com hipertensão intracraniana, deterioração rápida da acuidade visual e hidrocefalia, o tratamento inicial é a colocação de DVP para alívio desses sintomas. O tratamento da PPC e das convulsões é descrito a seguir.

Puberdade precoce central

O tratamento de escolha é o uso de análogos do GnRH. A cirurgia só é indicada quando houver falha terapêutica com o uso dos análogos do GnRH ou em casos de apresentações pedunculares em que a transecção da haste pode curar o distúrbio endócrino. Em hamartomas intra-hipotalâmicos ou sésseis, a remoção incompleta não cura a PPC e causa considerável morbidade.

Convulsões

As convulsões gelásticas geralmente não são controladas por anticonvulsivantes. Como a cirurgia é um procedimento invasivo e de alto risco, outras abordagens têm sido tentadas: radiocirurgia e radiofrequência estereotáxica.

Morbidade e mortalidade

Epilepsia maligna não responsiva a anticonvulsivantes, retardo do desenvolvimento neuropsicomotor, obesidade hipotalâmica, PPC, hidrocefalia e distúrbios visuais são as principais complicações do hamartoma.

ADENOMAS PITUITÁRIOS: NOÇÕES GERAIS

Neste tópico, são descritas informações gerais dobre os adenomas hipofisários. Os tópicos seguintes descrevem, em mais detalhes, informações sobre os adenomas secretores de prolactina, ACTH e GH.

Definição e epidemiologia

Adenomas pituitários são tumores benignos e primários da glândula pituitária. Ao contrário dos adultos, adenomas pituitários em crianças são raros (< 6% de todos os tumores intracranianos), mais agressivos, mais frequentemente do tipo funcionante e com predomínio de macroadenomas.

Etiologia

A maioria dos adenomas pituitários é esporádica. A associação com oncogenes tem sido descrita. Por exemplo: *PTTG1* (*PTTG1 regulator of sister chromatid separation, securin*), *HMGA2* (*high mobility group at-hook 2*) e *FGFR4* (*fibroblast growth factor receptor 4*). Os adenomas pituitários também podem fazer parte de condições genéticas que predispõem ao desenvolvimento de tumores pituitários, como:

- Síndrome de McCune-Albright: causada por variante patogênica ativadora ou ganho de função do *GNAS* (*GNAS complex locus*). A tríade clássica é composta de: manchas café com leite, endocrinopatia hiperfuncionante e displasia fibrosa óssea.
- Complexo de Carney: causado por variante patogênica inativadora ou perda de função do *PRKAR1A* (*protein kinase CAMP-dependent type I regulatory*

subunit alpha). Caracteriza-se por hiperplasia adrenocortical primária nodular pigmentada (PPNAD) causando síndrome de Cushing, adenoma hipofisário, nevos cutâneos lentiginosos, mixomas cardíacos, cutâneos e mamários, tumor de células de Leydig e/ou de Sertoli, cistos ovarianos e carcinoma medular da tireoide.

- Neoplasia endócrina múltipla tipo1 (NEM 1): causada por variante patogênica inativadora ou perda de função do *MEN1* (*menin 1*). Caracteriza-se por hiperparatireoidismo, adenoma pituitário e neoplasia de ilhotas pancreáticas.
- Adenoma pituitário familiar isolado (FIPA, do inglês *familial isolated pituitary adenoma*). Aproximadamente 25% dos adenomas pituitários familiares apresentam variante patogênica inativadora ou perda de função do *AIP* (*aryl hydrocarbon receptor-interacting protein*). Os adenomas podem ser funcionantes (PRL, GH, ACTH, TSH), ou não funcionantes. Tendem a surgir em idades mais precoces e serem maiores que os adenomas esporádicos.

Patologia

A adeno-hipófise é formada por cinco tipos celulares diferentes: células corticotróficas, somatotróficas, lactotróficas, gonadotróficas e tireotróficas. Quaisquer dessas células podem se transformar em adenomas pituitários.

Classificação

Os adenomas pituitários são classificados como microadenomas (< 1 cm) e macroadenomas (> 1 cm) e funcionantes e não funcionantes. Macroadenomas são mais comuns em meninos e microadenomas são mais frequentes em meninas. Macroadenomas são sugestivos de prolactinoma ou somatotropinoma e microadenomas podem ser não funcionantes ou serem um corticotropinoma.

O fenótipo clínico dos adenomas funcionantes depende da célula que os originaram: (i) lactotrofos causam hiperprolactinemia; (ii) corticotrofos causam síndrome de Cushing; (iii) somatotrofos causam gigantismo pituitário em crianças e acromegalia em adultos; e (iv) tireotrofos causam hipertireoidismo. Dentre os adenomas pituitários funcionantes, os mais comuns são: prolactinoma, corticotropinoma e somatotropinoma.

Os adenomas causados por gonadotrofos são habitualmente não funcionantes pelo fato de os gonadotrofos serem pouco diferenciados e secretarem quantidade insuficiente de hormônio. Entretanto, excepcionalmente esses tumores podem hipersecretar gonadotrofinas intactas, causando PPC, aumento do volume testicular e síndrome da hiperestimulação ovariana. A terapia farmacológica não tem efeito sobre o tumor, que necessita ser removido cirurgicamente.

Os adenomas pituitários não funcionantes são definidos por tumores que, embora não demonstrem hiperprodução hormonal, podem exercer efeitos de massa, causando distúrbios visuais e podendo progredir para hipopituitarismo. Eles devem ser diferenciados dos incidentalomas pituitários, lesões assintomáticas detectadas acidentalmente ao se realizar um estudo de imagem do cérebro.

Manifestações clínicas

As manifestações clínicas dependem se o tumor é ou não funcionante, do seu tamanho e seus efeitos compressivos e se é ou não associado a uma síndrome genética.

Os tumores funcionantes secretam um ou mais hormônios pituitários em quantidades excessivas e sua sintomatologia depende do tipo de hormônio secretado. Por isso, são geralmente diagnosticados pelas manifestações endócrinas da hipersecreção hormonal (p. ex., gigantismo). Em crianças, os adenomas funcionantes mais comuns são os tumores secretores de prolactina, ACTH, GH, e os tumores mistos secretores de GH e prolactina. Adenomas secretores de LH, FSH e TSH são incomuns.

Em relação aos efeitos expansivos do tumor, os pacientes podem apresentar hipertensão intracraniana, distúrbios visuais, síndrome do seio cavernoso (oftalmoplegia, diplopia, proptose, hipostesia facial, síndrome de Horner – miose, ptose palpebral e diminuição da transpiração no lado afetado), e paralisia de nervos cranianos.

Diagnóstico

Antes de indicar alguma forma de tratamento, é fundamental que o paciente seja submetido a uma completa avaliação endócrina, neurológica e oftalmológica.

Como a maioria dos adenomas pituitários em pediatria é funcionante, a suspeita diagnóstica é feita pela presença da sintomatologia característica do excesso hormonal subjacente. Recomenda-se avaliação completa do eixo hipotálamo-hipofisário. A investigação neurológica é indicada para avaliar sinais de hipertensão intracraniana, meningite e/ou déficits neurológicos focais.

A RM de hipófise-hipotálamo, antes e após a administração venosa de contraste, é o método diagnóstico de escolha, mostrando hipo ou isossinal em T1 e isossinal e hipersinal em T2 nos cortes pré-contraste (uma exceção são os tumores secretores de GH, que podem apresentar hipossinal nas sequências T2, pelo seu conteúdo proteico mais elevado). Uma característica radiológica peculiar dos microadenomas na RM é a impregnação mais lenta pelo contraste em relação ao resto da hipófise. Por isso, a realização de imagens dinâmicas é importante para distinguir o tumor do parênquima normal. Radiologicamente, eles podem ter localização exclusivamente intrasselar ou extensão suprasselar comprimindo o quiasma óptico, 3º ventrículo, vasos do polígono de Willis, artérias carótidas internas ou seio cavernoso. Carcinomas hipofisários são extremamente raros e respondem de modo inconsistente ao tratamento com temozolomida (Temodal®), um quimioterápico alquilante.

Diagnóstico diferencial

O diagnóstico diferencial inclui outros tumores, lesões inflamatórias, infecciosas e vasculares.

Tratamento

O tratamento depende do tamanho, da extensão parasselar e do tipo celular. O tratamento cirúrgico consiste na adenomectomia, geralmente por via transesfenoidal, sendo indicada para tumores > 1 cm, com efeito compressivo, extensão extrasselar ou que apresentem crescimento persistente. É comum o desenvolvimento de hipopituitarismo no pós-operatório. A radioterapia é raramente indicada como primeira opção por seus potenciais efeitos adversos, questionáveis efeitos benéficos e a possibilidade de cursar com insuficiência pituitária até 10 anos após o tratamento. O tratamento medicamentoso depende do hormônio hipersecretado.

Morbidade e mortalidade

Apoplexia pituitária, hipofunção hipofisária, distúrbios visuais, neurocognitivos e psicossociais, déficits neurológicos e obesidade.

ADENOMAS PITUITÁRIOS: PROLACTINOMA

Epidemiologia

Prolactinoma é o adenoma pituitário funcionante mais comum, representando 60% de todos os adenomas pituitários. Em adultos, ocorre mais no sexo feminino (20:1). Microprolactinomas são mais frequentes no sexo feminino e macroprolactinomas, no sexo masculino. Tumores > 4 cm são classificados como prolactinoma gigante.

Manifestações clínicas

As manifestações clínicas dependem do tamanho do tumor, dos níveis séricos da prolactina, da idade e do sexo. No sexo feminino, são comuns atraso puberal, oligomenorreia, amenorreia, galactorreia e dispaurenia. No sexo masculino, podem ocorrer atraso puberal, ginecomastia, galactorreia, crescimento lento da barba, disfunção erétil e diminuição da massa muscular. Em ambos os sexos, pode ocorrer diminuição da libido e da densidade mineral óssea. O atraso puberal se deve à supressão das gonadotrofinas como resultado da hiperprolactinemia. Os macroprolactinomas podem causar efeitos compressivos como cefaleia, déficit visual e paralisia de nervos cranianos. O prolactinoma pode se manifestar de forma isolada ou ser associado ao complexo de Carney, síndrome de McCune-Albright, NEM-1, NEM-4 e FIPA.

Diagnóstico

Documentar a elevação da prolactina em pelo menos duas amostras em dias diferentes. A secreção de prolactina é diretamente proporcional ao tamanho do tumor: diâmetro < 1 cm = prolactina < 200 ng/mL; diâmetro 1 a 2 cm = prolactina entre 200 e 1000 ng/mL; diâmetro > 2 cm = prolactina > 1.000 ng/mL. Nos macroprolactinomas, a prolactina é geralmente > 250 ng/dL. Entretanto, prolactina > 200 ng/mL pode ser causada por medicamentos. Em casos de sintomatologia sugestiva de prolactinoma, mas com níveis séricos normais de prolactina, solicitar diluição da amostra para excluir o efeito gancho, um artefato do ensaio laboratorial que causa resultados falso-negativos. Em casos de hiperprolactinemia assintomática e RM de hipófise-hipotálamo normal, considerar macroprolactinemia. Esta é causada por elevação de isoformas de alto peso molecular de prolactina desprovidas de atividade biológica (p. ex., Big-PRL e Big Big-PRL), as quais podem ser identificadas por testes laboratoriais específicos (p. ex., precipitação com PAS e PEG) ou pelo Índice de Recuperação da Prolactina (IRP). Se no IRP a recuperação for < 30%, considera-se que há predomínio de formas de alto peso molecular (macroprolactinemia); se for > 65%, afasta-se macroprolactinemia; e entre 30 e 65%, não permite o diagnóstico.

É essencial excluir outras causas de hiperprolactinemia: medicamentos (fenotiazinas, risperidona, amitriptilina, clomipramina, verapamil, reserpina, metildopa, domperidona, metoclopramida, fluoxetina, citalopram, sertralina, contraceptivos orais), insuficiências adrenal, hepática e renal, gestação, estimulação dos mamilos, lesão da parede torácica, estresse físico ou emocional. A gravidez aumenta a prolactina, em até 10 vezes, no primeiro trimestre. O hipotireoidismo primário grave e prolongado pode causar hiperprolactinemia pela hipersecreção do TRH, levando à hiperplasia pituitária, o que pode ser confundido com um prolactinoma e tratado erroneamente como tal. Pacientes com deficiência de tetra-hidrobiopterina (doença neurometabólica caracterizada por síntese insuficiente de neurotransmissores monoaminos, incluindo dopamina) podem elevar a prolactina em até 10 a 30 vezes.

Os exames laboratoriais inicialmente dosados são: prolactina com e sem diluição do soro (afastar efeito gancho), T4L, TSH, LH, FSH, testosterona/estradiol, cortisol, IGF-1, TGO, TGP, ureia, creatinina, teste de gravidez (adolescentes do sexo feminino). Complementar a investigação com avaliação oftalmológica, avaliação neurológica e RM de hipófise-hipotálamo. Tumores hipofisários não secretores de prolactina, que comprimem a haste hipofisária, podem causar hiperprolactinemia pela interrupção mecânica do transporte da dopamina pela haste hipofisária, o chamado "efeito haste".

Tratamento

O tratamento dos microprolactinomas tem por objetivo a redução da hiperprolactinemia e a resolução dos sintomas. Nos macroprolactinomas, a diminuição do tamanho do tumor e seu efeito compressivo são objetivos adicionais. O padrão-ouro para o tratamento do prolactinoma é o uso de medicamentos agonistas da dopamina. A cabergolina (Dostinex® ou Cabertrix®, comp. 0,5 mg), fármaco de primeira escolha, é iniciada com dose de 0,25 mg, via oral (VO), 2 vezes/semana, ou 0,5 mg, VO, 1 vez/semana, após as refeições, aumentando a dose, se necessário, a cada 1 a 3 meses, até o máximo de 4,5 mg/semana (7 mg/semana, em casos excepcionais), com dose média de 1 a 2 mg/semana. A bromocriptina (Parlodel® SRO, comp. 2,5 e 5 mg) tem sido substituída pela cabergolina. A bromocriptina é iniciada na dose de 1,25 mg, VO, administrada 1 vez/dia, ao se deitar; ou em doses divididas a cada 12 horas, após uma refeição, aumentando até o máximo de 10 a 20 mg/dia, se necessário. Esses medicamentos se ligam aos receptores D2 da dopamina, expressos nos lactotrofos pituitários, inibindo a síntese de prolactina em 80 a 90% dos microprolactinomas e 70% dos macroprolactinomas, além de reduzir o tamanho do tumor em 80%.

O tratamento é mantido pelo mínimo de 2 anos, quando a retirada dos dopaminérgicos pode ser tentada nos pacientes que mantêm normoprolactinemia usando apenas 0,5 mg/semana de cabergolina e se o macroprolactinoma tiver reduzido em mais de 50% do seu tamanho original, para avaliar a possibilidade de remissão (60% dos casos). A redução da dose é feita com monitoração da prolactina e RM.

Efeitos adversos dos agonistas dopaminérgicos são: náusea, vômito, congestão nasal, hipotensão ortostática, vasoespasmo e transtornos psiquiátricos (depressão, ansiedade, hiperatividade, insônia, pesadelo, psicose, paranoia, alucinação auditiva e transtorno de controle impulsivo – cleptomania, tricotilomania, compras compulsivas). Existem relatos de desenvolvimento de calcificação aórtica, regurgitação tricúspide, fibrose pleuropulmonar e retroperitoneal em pacientes com doença de Parkinson usando doses elevadas de cabergolina. A pequena dose de cabergolina usada no tratamento do prolactinoma não tem sido associada a alterações cardíacas. Esses achados recomendam a realização de ecocardiogramas periódicos durante o tratamento.

Aproximadamente 15% dos pacientes não respondem ao tratamento mesmo usando doses máximas de cabergolina, enquanto alguns pacientes normalizam a dopamina, mas não reduzem o tamanho do tumor. Nesses casos, a remoção parcial do tumor permite uma melhor resposta terapêutica aos medicamentos. Outras indicações cirúrgicas são: emergências (ameaça de perda de visão, hidrocefalia, apoplexia pituitária sintomática), fístula liquórica e sintomas neurológicos.

Os prolactinomas são radiorresistentes, com taxas de normalização da prolactina pós-radioterapia de apenas 30%. Por isso, a radioterapia só é indicada quando há falha medicamentosa e cirúrgica. Terapia com temozolomida (Temodal®, frasco-ampola de 100 mg. Uso: ciclos de 200 mg/m²/dia, 5 dias por mês) pode ser necessária em prolactinomas gigantes que não respondem às medidas convencionais do tratamento.

Monitoramento

No primeiro ano do tratamento, a dosagem da prolactina é realizada a cada 3 meses para ajustes de dose do agonista dopaminérgico. Quando a prolactina estiver dentro do valor de referência, a dosagem pode ser feita a cada 6 meses. Se a prolactina ficar abaixo ou inferior ao valor de referência, indica-se redução da dose e controle após 3 meses. Se a prolactina estiver acima do valor de referência, aumentar 0,5 mg/semana a dose da cabergolina ou 2,5 mg/dia a dose da bromocriptina, até a dose máxima de 4,5 mg/semana para cabergolina e 20 mg/dia para bromocriptina. Se mesmo com a dose máxima não houver normalização da prolactina, considerar a troca do agonista ou outra opção terapêutica. Geralmente a melhora clínica acompanha a redução da prolactina. Após pelo menos 2 anos de tratamento, se a prolactina estiver normal e estável com a dose mínima do medicamento (0,25 mg de cabergolina/semana ou 1,25 mg de bromocriptina/dia), o agonista dopaminérgico pode ser suspenso e a prolactina, reavaliada a cada 3 meses no primeiro ano da suspensão e, depois, a cada ano ou antes se houver retorno dos sintomas.

Para os macroprolactinomas, solicita-se TC ou RM de hipófise-hipotálamo 3 a 6 meses após o início do medicamento para avaliar a redução do tamanho do tumor. Confirmada a diminuição do tumor e a resolução dos efeitos compressivos, a TC ou RM podem ser solicitadas a cada ano com base nos sintomas, dosagem de prolactina e crescimento tumoral. Caso não ocorra diminuição do tumor, considerar a possibilidade de: (i) tumor misto secretor de prolactina e GH, solicitando dosagem de IGF-1 e/ou teste de supressão do GH com sobrecarga de glicose após interrupção temporária do agonista dopaminérgico; ou (ii) prolactinoma resistente ao agonista dopaminérgico.

ADENOMAS PITUITÁRIOS: CORTICOTROPINOMA

Epidemiologia

O corticotropinoma é o tumor pituitário mais comum em crianças pré-púberes, sendo responsável pela doença de Cushing. Geralmente são tumores bem pequenos (< 3 mm) e de difícil identificação (apenas 50% dos tumores são identificados pela RM). Em adultos, afeta mais homens do que mulheres, na razão de 3:1.

Manifestações clínicas

A sintomatologia típica é de hipercortisolismo, que pode ocorrer isoladamente ou associado a complexo de Carney, NEM-1 e FIPA.

Diagnóstico

A confirmação laboratorial consiste na elevação do ACTH, cortisol livre urinário e cortisol salivar à meia-noite, e pelo teste de supressão noturna com dexametasona mostrando a não supressão do cortisol sérico. A investigação é complementada com dosagem de hormônios hipofisários, avaliação oftalmológica e neurológica e RM de hipófise-hipotálamo. Em 25 a 50% dos casos, os corticotropinomas podem não ser visualizados na RM. Nesses casos, é importante afastar a síndrome de secreção ectópica do ACTH solicitando RM de pescoço, tórax, abdome e pelve, RM de corpo inteiro e/ou cintilografia ou PET/TC com ^{111}In-pentreotida, ^{68}Ga-DOTATATE, ^{18}F-FDG, ^{18}F-DOPA ou ^{11}C-metionina. Pode ser realizado cateterismo do seio petroso para localizar o tumor.

Tratamento

O tratamento de primeira escolha é a remoção cirúrgica (adenomectomia transfenoidal ou hemi-hipofisectomia). Radioterapia e adrenalectomia bilateral são reservadas para casos em que ocorram falhas no tratamento cirúrgico. A adrenalectomia bilateral pode levar ao desenvolvimento da síndrome de Nelson em 30 a 50% dos pacientes. Pacientes que não respondem à abordagem cirúrgica podem ser tratados com: (i) diaspartato de pasireotida (Upelior®: ampola de 0,3 0,6 e 0,9 mg/1 mL). Uso: subcutâneo (SC), a cada 12 horas. Iniciar com 0,3 mg/dose, aumentando progressivamente para 0,6 e 0,9 mg/dose; ou (ii) cabergolina (Dostinex®, Cabertrix®: comp. 0,5 mg). Uso: VO. Iniciar com 0,25 mg, VO, 2 vezes/semana, ou 0,5 mg, VO, 1 vez/semana, após as refeições, aumentando a dose, se necessário, até doses de 1 mg/dia. Os fármacos que tenham a adrenal como alvo (cetoconazol, metirapona, mifepristona) podem ser usados nos pacientes que aguardam a cirurgia.

ADENOMAS PITUITÁRIOS: SOMATOTROPINOMAS

Epidemiologia

Os somatotropinomas são tumores raros, representando 5 a 15% de todos os adenomas hipofisários. Podem ocorrer de forma isolada ou associados a síndrome de McCune-Albright, complexo de Carney, FIPA e NEM-1.

Manifestações clínicas

Nos pacientes com epífises de crescimento aberta, causam alta estatura (gigantismo hipofisário) e hiperglicemia. A definição de gigantismo hipofisário é arbitrária. A mais comumente utilizada é a de níveis séricos elevados de IGF-1/GH, associados à altura > 2 DP; ou Z-score de altura > 2 DP em relação à altura-alvo. Nos pacientes com epífises de crescimento fechadas, causam acromegalia (p. ex., fácies grosseira, mãos e pés grandes, prognatismo, organomegalia, sudorese, hipertensão, hiperglicemia). Além disso, pode haver sintomas compressivos (p. ex., cefaleia, edema de papila, atrofia óptica). Investigar associação com síndrome de McCune-Albright e complexo de Carney, e gigantismo ligado ao X por microduplicação do Xq26.3. Os somatotropinomas podem secretar PRL e TSH.

Diagnóstico

O diagnóstico laboratorial é confirmado pela não supressão do GH sérico após teste de sobrecarga oral com glicose: 1,75 g/kg/glicose – máximo: 75 g, VO. Dosar GH aos 0, 60 e 120 minutos. Resposta normal: GH pós-estímulo < 1 ng/mL. Alguns autores utilizam o ponto de corte como < 0,4 ng/mL. A dosagem basal do IGF-1 é o teste hormonal de escolha para triagem e monitoração da resposta terapêutica. O IGF-1 pode estar falsamente elevado na gravidez e no hipertireoidismo e falsamente diminuído na desnutrição, hepatopatia, nefropatia, no hipotireoidismo e diabetes melito descompensado. A PRL pode ser elevada pelo efeito haste, causando deficiência de gonadotrofinas e atraso de idade óssea. Complementar a investigação com dosagem de outros hormônios hipofisários, avaliação oftalmológica, neurológica e RM de hipófise-hipotálamo.

Tratamento

O tratamento de escolha é a remoção cirúrgica do tumor (adenomectomia transesfenoidal). O tratamento medicamentoso pode ser feito com:

- Análogos da somatostatina que se ligam ao receptor SST2: octreotida (Sandostatin® LAR: ampolas de 10, 20 e 30 mg. Uso: 10 a 20 mg, intramuscular – IM, a cada 28 dias) ou lanreotida (Somatuline Autogel®: ampolas de 60, 90 e 120 mg. Uso: 30 a 120 mg, SC profundo, a cada 28 dias).

- Antagonistas do receptor do GH: pegvisomanto (Somavert®: ampolas de 10 e 15 mg. Uso: 10 a 40 mg/dia, SC, 1 vez/dia).
- Agonistas dopaminérgicos: bromocriptina, cabergolina, nos tumores cossecretores de GH e PRL.
- Pamoato de pasireotida (Signifor LP®: frasco-ampola de 20, 40 e 60 mg. Uso: via IM profunda, em região glútea. Dose: 20 a 60 mg, a cada 4 semanas).

A pasireotida é um agonista multirreceptor da somatostatina indicado para adultos com tumores não responsivos a cirurgia e terapia farmacológica inicial. Características sugestivas de boa resposta terapêutica ao tratamento farmacológico do adenoma secretor de GH são: tumor densamente granulado, expressão do SST2 e hipointensidade em T2 na RM.

TUMORES INTRACRANIANOS DE CÉLULAS GERMINATIVAS

Definição e epidemiologia

Os tumores primários intracranianos de células germinativas correspondem a 1 a 3% de todos os tumores intracranianos pediátricos, sendo frequentemente localizados na glândula pineal ou na região suprasselar. Localizações menos frequentes no SNC são: gânglio basal, tálamo, hemisfério cerebral e cerebelo. Fora do SNC, podem ocorrer na região sacrococcígea (teratoma), mediastino anterior e retroperitônio. Eles podem se manifestar como um nódulo solitário ou por múltiplas lesões (germinoma sincrônico ou múltiplo).

A incidência varia de acordo com a região geográfica, sendo maior nos países asiáticos. O pico de incidência é entre 10 e 12 anos de idade, sendo mais frequente no sexo masculino (2:1 a 3:1). No sexo masculino, 70% dos tumores se localizam na região pineal, enquanto no sexo feminino 75% dos tumores têm localização suprasselar.

Etiologia

Há várias teorias para explicar o surgimento de tumores de células germinativas de localização extragonadal. Uma delas postula que esses tumores sejam derivados de células germinativas primordiais que migraram de forma aberrante durante o desenvolvimento embrionário. A presença do isocromossomo 12p13 tem sido descrita em pacientes com tumores de células germinativas do SNC. Os tumores de células germinativas também demonstram aumento da expressão do *KIT* (*KIT proto-oncogene, receptor tyrosine kinase*).

Classificação

Existem várias classificações, como descrito a seguir.

Classificação histológica

A Organização Mundial de Saúde (OMS) os classifica em: germinomas (60 a 70%); tumores não germinomatosos: teratoma maduro, imaturo ou maligno (18 a 20%), coriocarcinoma (5%), carcinoma embrionário (5%), tumor do seio endodérmico (tumor do saco vitelino, carcinoma embrionário infantil) e tumores mistos.

Essa classificação é importante em relação a:

- Abordagem terapêutica: germinoma localizado (radioterapia), germinoma disseminado (quimioterapia), teratoma maduro (cirurgia), demais tipos de tumores (combinação de cirurgia, quimioterapia, radioterapia).
- Prognóstico: germinoma e teratoma maduro (bom), teratoma imaturo (intermediário), coriocarcinoma e carcinoma embrionário (ruim).

Classificação imuno-histoquímica

Utiliza anticorpos contra gonadotrofina coriônica humana (hCG), alfafetoproteína (AFP), antígeno carcinoembrionário (ACE), glicoproteína beta-1 específica da gravidez (SP1), enolase neuronal específica (NSE), proteína fibrilar ácida glial (GFAP), fosfatase alcalina placentária (PLAP) e proteína c-Kit.

Classificação funcional

A classificação funcional divide os tumores em funcionantes e não funcionantes.

Os funcionantes são aqueles nos quais existe aumento da concentração liquórica da AFP ≥ 10 ng/mL (> 10 mcg/L) e/ou elevação da hCG > 50 IU/L. Tumores do seio endodérmico e coriocarcinomas cursam com elevações acentuadas desses marcadores no liquor: AFP ≥ 500 ng/mL (> 500 mcg/L) e/ou elevação da hCG

> 1.000 IU/L. O germinoma puro é negativo para os marcadores: hCG e AFP e o sinciciotrofoblástico é positivo para o hCG. Tumores mistos e teratoma imaturo podem ser positivos para esses dois marcadores.

Essas alterações liquóricas podem ou não ser associadas à elevação dos níveis séricos desses marcadores. Por isso, a dosagem no liquor é imprescindível para excluir resultados falsos negativos na dosagem sérica desses marcadores. Os tumores funcionantes têm um comportamento mais agressivo e um pior prognóstico quando comparados aos não funcionantes.

Manifestações clínicas

As manifestações clínicas dos germinomas dependem da idade do paciente, da localização e do tamanho do tumor. Os tumores localizados na glândula pineal se manifestam por hidrocefalia obstrutiva, alterações visuais (p. ex., fenômeno de Parinaud – incapacidade de olhar para cima e pupilas dilatadas com diminuição da reatividade à luz), distúrbios neurológicos e distúrbios endócrinos (p. ex., puberdade precoce periférica por aumento da secreção de hCG). Os tumores localizados na região suprasselar se manifestam por alterações endócrinas ou visuais.

Diagnóstico

A abordagem diagnóstica desses tumores requer as seguintes avaliações:

- Avaliação clínica: endócrina, neurológica e oftalmológica.
- Avaliação radiológica: RM de crânio e coluna vertebral. As características radiológicas dos tumores de células germinativas do SNC não permitem identificar com segurança o tipo do tumor. Em geral eles são isointensos ou hipointensos em T1 e hiperintensos em T2, com realce homogêneo após a administração do contraste. Como uma pista diagnóstica, os germinomas realçam difusamente, enquanto os tumores não germinomatosos têm um padrão mais heterogêneo às vezes associado a hemorragias. O espessamento da haste hipofisária associada ao diabetes insipido central sugere germinoma suprasselar. Pelo fato de esses tumores se disseminarem através do neuroeixo, é importante realizar RM de toda a coluna para detecção de metástases, pois a disseminação leptomeníngea ocorre em 10 a 15%.
- Dosagem de marcadores tumorais no sangue e no liquor: a dosagem de hCG, AFP, PLAP) no liquor é mais sensível que no sangue. A positividade dos marcadores define o tumor como funcionante.
- Citologia do liquor: pacientes com citologia liquórica positiva, mesmo com RM de coluna normal, têm indicação de radioterapia da coluna, pois a positividade da citologia é um atestado de disseminação metastática do tumor.
- Biópsia tumoral para estudo histológico: indicada quando os marcadores tumorais forem negativos e as imagens radiológicas, inconclusivas para diferenciar tumores de células germinativas malignos de benignos e diferenciá-los de outros tumores.

Diagnóstico diferencial

O diagnóstico diferencial se faz com outros tumores suprasselares e da pineal. A distinção entre germinomas e tumores não germinomatosos é importante, uma vez que estes últimos apresentam prognóstico mais reservado.

Tratamento

A ressecção tumoral completa é praticamente impossível e associada a elevadas morbidade e mortalidade. Por isso, o tratamento consiste em quimioterapia e/ou radioterapia. A radioterapia de coluna é indicada nos germinomas disseminados, confirmados por alterações da RM de coluna ou pela positividade da citologia liquórica.

Germinomas

Os germinomas podem ser tratados com radioterapia, quimioterapia ou uma combinação dos dois. Uma completa regressão tumoral pode ser obtida apenas com a utilização de radioterapia no leito tumoral associada a doses profiláticas no eixo cranioespinhal. A quimioterapia utilizando ciclofosfamida, ifosfamida, etoposídeo, cisplatina ou carboplatina, também é eficaz no tratamento dos germinomas do SNC. A associação de radioterapia e quimioterapia permite a redução da dose da radiação. A ressecção cirúrgica geralmente é contraindicada pelos riscos do procedimento.

Tumores não germinomatosos

Esses tumores são menos radiossensíveis que os germinomas e sua resposta a esse procedimento nem sempre é eficaz. A associação da radioterapia com quimioterapia aumenta a taxa de sucesso. A cirurgia pode ser indicada nos casos de falha no tratamento inicial. Outra indicação cirúrgica é no tratamento do teratoma maduro, confirmado pela negatividade de marcadores tumorais e por biópsia tumoral.

Morbidade e mortalidade

Déficit visual, hemiplegia, distúrbios neuropsicológicos, diminuição da qualidade de vida, alterações endócrinas (hipopituitarismo) e obesidade.

GLIOMAS: NOÇÕES GERAIS

Glioma é o termo utilizado para designar os tumores que se originam das células da glia. A glia é uma unidade formada por quatro células principais: astrócitos, oligodendrócitos, micróglia e epêndima. Os astrócitos e oligodendrócitos têm por função dar suporte nutricional, sanguíneo, estrutural e de defesa aos neurônios. A micróglia tem por função a defesa dos neurônios. O epêndima tem a função de revestir as cavidades encefálicas e canal medular, e de participar da dinâmica do fluxo liquórico.

Na maioria das vezes, os gliomas se originam de uma variante patogênica esporádica e sem caráter hereditário. Raramente são familiares. Pacientes com neurofibromatose tipo 1 têm um risco aumentado de desenvolver gliomas do nervo óptico.

Os gliomas são classificados, de acordo com a célula que lhe deu origem, em: (i) astrocitomas: gliomas de origem astrocítica; (ii) oligodendrogliomas: gliomas de origem oligodendrocítica; e (iii) ependimomas: gliomas de origem ependimária. Os gliomas também podem ser classificados como de baixo e de alto grau.

GLIOMAS: ASTROCITOMAS

Os astrocitomas são classificados histopatologicamente (critérios da OMS) em: graus I e II (astrocitomas de baixo grau, por seu crescimento lento); grau III (astrocitomas anaplásicos, de crescimento intermediário); e grau IV (glioblastoma multiforme, o tipo mais agressivo dos gliomas). O astrocitoma de baixo grau pode ser subdividido em três grupos: astrocitoma pilocítico, xantoastrocitoma pleomórfico e astrocitoma difuso. O astrocitoma pilocítico é a variedade mais frequente em crianças.

O astrocitoma pilocítico é um glioma de baixo grau, localizado na fossa posterior, responsável por 50 a 60% dos tumores do SNC em crianças. Em 60 a 80% dos casos, cursa com duplicação do cromossomo 7q34, o que é associado à fusão dos genes *BRAF* (*B-Raf proto-oncogene, serine/threonine kinase*) e *KIAA1549*. São frequentemente císticos e bem delimitados. Embora sejam mais encontrados na região cerebelar, eles também podem surgir no hipotálamo, 3º ventrículo, tronco cerebral e trato óptico. A média de idade ao diagnóstico é de 6,5 a 9 anos. Meninos são mais afetados que meninas. O crescimento é insidioso e metástases são incomuns. Os achados clínicos dependem da localização do tumor, sendo comuns cefaleia, convulsão e PPC. Na RM, esses tumores se realçam após a administração do contraste. O diagnóstico deve ser confirmado por biópsia. A ressecção cirúrgica, tratamento de escolha, quase sempre é curativa. Quimioterapia e radioterapia são reservadas para casos progressivos ou de localização cirurgicamente inacessível.

GLIOMAS: EPENDIMOMAS

Os ependimomas são responsáveis por 10% dos tumores do SNC em crianças. Podem ser encontrados em todo o eixo do SNC, mas sua localização principal é a fossa posterior, causando hidrocefalia obstrutiva. Quando localizado na coluna, em ordem decrescente de frequência, ele acomete a medula lombar, depois a cervical e a torácica.

Histologicamente, pode ser classificado em: (i) ependimomas de baixo grau (OMS, grau I): ependimoma mixopapilar (região medular) e subependimoma; (ii) ependimoma clássico (OMS, grau II); e (iii) ependimoma anaplásico (OMS, grau III).

A média de idade ao diagnóstico é de 3 a 5 anos. Aproximadamente 25 a 40% dos pacientes têm menos de 2 anos de idade. Meninos são mais afetados que meninas. Por estar em contato íntimo com o liquor, esse tumor pode se disseminar e causar tumores distantes do foco primário. Quando localizado na região supratentorial, dentro dos ventrículos laterais ou no parênquima cerebral, as manifestações habituais são convulsões, náusea, vômito e déficits neurológicos. A localização infratentorial mais comum é no 4º ventrículo. Quando localizado na fossa posterior, os sintomas mais comuns são cefaleia, náusea, vômito, ataxia e vertigem. Quando localizado na medula, se manifesta por paresia ou dores irradiadas para as extremidades. A PPC é causada pelos efeitos da hidrocefalia sobre o hipotálamo.

Na TC, o tumor é frequentemente hiperdenso, podendo apresentar áreas císticas, de hemorragia e calcificação (calcificação dentro do 4º ventrículo é altamente sugestiva de ependimoma). Na RM, tem aparência hipointensa em T1 e hiperintensa em T2, apresentando realce após a administração de contraste. A RM do neuroeixo deve ser solicitada quando do diagnóstico, tendo em vista que 10% dos pacientes apresentam disseminação tumoral para a coluna. É essencial a realização do estudo do liquor para pesquisa de células tumorais, exceto se houver hidrocefalia obstrutiva, quando esse estudo poderá ser realizado 1 a 2 semanas após a cirurgia.

O tratamento de escolha é a ressecção cirúrgica seguida por radioterapia, a qual pode causar déficits neurocognitivos em crianças jovens (menores de 3 a 5 anos). Esse tumor geralmente é resistente à quimioterapia. A ressecção cirúrgica é problemática nas lesões de fossa posterior próximas aos nervos cranianos e ao tronco cerebral, podendo se complicar com mutismo cerebelar (síndrome da fossa posterior). A recidiva tumoral pode ser local, a distância ou ambas, associando-se a um prognóstico reservado.

TUMORES DA REGIÃO DA PINEAL

Os tumores da região pineal (TRP) representam 3 a 8% dos tumores intracranianos em crianças (0,4 a 1% em adultos). São mais frequentes na faixa etária de 1 a 12 anos. O sexo masculino é o mais acometido (3:1). Esses tumores são mais prevalentes em países asiáticos.

Etiologia

Os TRP são classificados, histologicamente, em quatro grupos (Quadro 4).

QUADRO 4 Classificação histológica dos tumores da região pineal

Tumores	Tipos histológicos
Tumores derivados de células germinativas – 60% dos casos	▪ Germinomas (grau II, OMS) ▪ Tumores não germinomatosos: teratoma maduro (grau I, OMS), teratoma imaturo (grau III-IV, OMS), coriocarcinoma (grau IV, OMS), carcinoma embrionário (grau IV, OMS) e tumores do seio endodérmico (grau IV, OMS)
Tumores derivados do parênquima da glândula pineal – 30% dos casos	▪ Pineocitoma (grau I, OMS) ▪ Tumores de diferenciação intermediária (grau II-III, OMS) ▪ Tumores papilares (grau II ou III, OMS) ▪ Pineoblastomas (grau IV, OMS)
Tumores derivados da glia (gliomas) – 5% dos casos	▪ Astrocitoma pilocítico ▪ Glioblastoma
Outros tipos – 5% dos casos	▪ Meningiomas, gangliogliomas, ependimomas, lipomas

Os tumores de células germinativas (TCG) são neoplasias derivadas de células germinativas pluripotenciais localizados na linha média. O germinoma é a neoplasia mais frequente da região pineal, sendo responsável por até 75% dos TCG e por 50% dos TRP. A localização pineal é mais comum no sexo masculino, enquanto localizações ectópicas suprasselares são mais comuns no sexo feminino. Como esses tumores não possuem cápsula, eles podem invadir estruturas adjacentes e disseminar-se pelo liquor.

O pineocitoma é um tumor grau I, bem circunscrito e que raramente apresenta disseminação liquórica. Ele representa 45% dos tumores derivados da glândula pineal. Não tem predileção por sexo. O pico de incidência é entre 30 e 35 anos de idade.

O pineoblastoma é um tumor grau IV, altamente maligno, muito agressivo e com risco elevado de disseminação extracraniana e leptomeníngea. A média de idade ao diagnóstico é de 8 anos, predominando em crianças < 5 anos.

Manifestações clínicas

A sintomatologia está relacionada à localização do tumor e seus efeitos compressivos e obstrutivos sobre as estruturas neurovasculares adjacentes (p. ex., distúrbios do comportamento, alterações da marcha, disartria, diplopia).

A tríade clássica da hipertensão intracraniana (cefaleia, náusea/vômito e papiledema) está presente em 70% dos pacientes. A hipertensão intracraniana é causada por hidrocefalia obstrutiva como resultado da compressão tumoral na parte posterior do 3º ventrículo e aqueduto de Sylvius. Em lactentes, a hidrocefalia se manifesta por aumento anormal do perímetro cefálico, abaulamento das fontanelas, irritabilidade, sonolência e vômitos. Disseminação leptomeníngea ocorre em até 20% dos casos. A síndrome de Parinaud está presente em 75% dos pacientes, sendo caraterizada por: (i) incapacidade de olhar para cima ou desvio permanente dos olhos para baixo (sinal do sol poente); (ii) ausência de reação pupilar à luz; (iii) retração palpebral (sinal de Collier); e (iv) distúrbios de convergência: incapacidade de juntar os olhos.

As disfunções neuroendócrinas podem ser causadas pelos efeitos da hidrocefalia ou por invasão hipotalâmica. O DIC e a PPC são as alterações hormonais mais comuns. Os tumores de células germinativas podem causar puberdade precoce periférica pela secreção tumoral de hCG.

Diagnóstico

A investigação diagnóstica consiste em estudo de neuroimagem (RM de hipófise-hipotálamo, encéfalo e coluna), pesquisa de marcadores tumorais no sangue e no liquor (AFP, hCG e PLAP), dosagens dos hormônios hipofisários, biópsia da lesão (se possível) e avaliações especializadas (oncologia, endocrinologia, oftalmologia, neurocirurgia).

A pesquisa de marcadores tumorais (p. ex., hCG, AFP, PLAP) é solicitada ainda no pré-operatório, tanto no sangue como no liquor (se não houver contraindicação). A positividade desses marcadores conclui pela natureza maligna da neoplasia. Isso porque os tumores secretores são mais agressivos e de pior prognóstico que os tumores não secretores. A dosagem laboratorial da melatonina ainda não está padronizada e por isso sua avaliação não é solicitada na prática clínica. O estudo radiológico de escolha é a RM de crânio e de toda a coluna. O estudo histológico e a imuno-histoquímica são importantes para a caracterização do tipo histológico do tumor.

Diagnósticos diferenciais

Cistos da glândula pineal e malformações vasculares (p. ex., aneurisma da veia de Galeno).

Tratamento

O tratamento inicial no paciente com hipertensão intracraniana consiste em ventriculostomia para alívio da hidrocefalia obstrutiva. Em seguida, deve-se obter o diagnóstico histológico para orientar o tratamento adequado do tumor.

Em alguns casos "muito típicos" de tumores não germinomatosos (p. ex., teratoma) com elevação da AFP e alterações radiológicas muito sugestivas, pode ser razoável iniciar um tratamento empírico (radioterapia, quimioterapia), sem diagnóstico histológico. Outras vezes, em casos não "tão típicos", pode ser necessária uma abordagem cirúrgica para obter um espécime para estudo histológico.

O tratamento adjuvante (quimioterapia, radioterapia) é orientado pelo oncologista de acordo com protocolos específicos para cada tipo tumoral, principalmente nos casos com disseminação leptomeníngea e metástases a distância. Por falta de estudos comprovando sua indicação ou eficácia, não se recomenda a reposição de melatonina para pacientes submetidos à ressecção de tumores da pineal.

Prognóstico

O prognóstico dos TRP depende do tipo histológico e da extensão da doença ao diagnóstico. Tumores com disseminação leptomeníngea ou metástases para coluna são associados a pior prognóstico.

MEDULOBLASTOMA

É o tumor maligno do SNC mais frequente em crianças, com maior prevalência no sexo masculino (2:1). São tumores de crescimento rápido, localizados na fossa posterior, ocupando o 4º ventrículo e se disseminando no cérebro e coluna pelo sistema liquórico. O tratamento é cirúrgico, complementado com radioterapia e quimioterapia. A radioterapia pode causar deficiência de GH, LH, FSH, ACTH e TSH.

TRANSIÇÃO DOS CUIDADOS PARA A ENDOCRINOLOGIA DE ADULTOS

A equipe de endocrinologia pediátrica deve preparar o adolescente e sua família para transição e posterior cuidado médico pela endocrinologia de adultos, pelo menos 6 a 12 meses antes de efetivar a transferência. Idealmente, as instituições deveriam desenvolver protocolos com a participação de endocrinologistas pediátricos e de adultos que atendessem às peculiaridades do serviço e otimizassem essa fase de transição.

Na transição para os cuidados de endocrinologia de adultos, recomenda-se monitorar recidiva ou curso progressivo do tumor (p. ex., adenomas hipofisários podem ter evolução progressiva até 40 anos depois do tratamento inicial), deficiências hormonais hipotalâmico-hipofisárias, complicações da radioterapia e quimioterapia que podem surgir anos após o tratamento inicial; obesidade hipotalâmica com síndrome metabólica que tende a se manter ou agravar com o tempo; questões sobre fertilidade e risco de recorrência na prole; monitoração sobre eventual recidiva do tumor, entre outros. Esses pacientes devem ser acompanhados em conjunto com a oncologia.

REFERÊNCIAS SELECIONADAS

1. Alter CA, Shekdar KV, Cohen LE. Pituitary tumors in children. Adv Pediatr. 2021;68:211-25.
2. Araujo-Castro M, Berrocal VR, Pascual-Corrales E. Pituitary tumors: epidemiology and clinical presentation spectrum. Hormones (Athens). 2020;19(2):145-55.
3. Aridgides P, Janssens GO, Braunstein S, Campbell S, Poppe M, Murphy E, et al. Gliomas, germ cell tumors, and craniopharyngioma. Pediatr Blood Cancer. 2021;68 Suppl 2:e28401.
4. Brasil. Ministério da Saúde. Secretaria de Atenção Especializada à Saúde. Secretaria de Ciência, Tecnologia e Insumos Estratégicos em Saúde. Portaria Conjunta n. 19, de 23 de novembro de 2020. Aprova o Protocolo Clínico e Diretrizes Terapêuticas da Hiperprolactinemia. Disponível em: https://www.sbp.com.br/fileadmin/user_upload/sbp/2022/novembro/16/PCDT.2020.Hiperprolactinemia.pdf.
5. Cohen AR. Brain tumors in children. N Engl J Med. 2022;386:1922-31.
6. de Vries F, van Furth WR, Biermasz NR, Pereira AM. Hypophysitis: a comprehensive overview. Presse Med. 2021;50(4):104076.
7. Ferrigno R, Hasenmajer V, Caiulo S, Minnetti M, Mazzotta P, Storr HL, et al. Paediatric Cushing's disease: epidemiology, pathogenesis, clinical management, and outcome. Rev Endocr Metab Disord. 2021;22(4):817-35.
8. Hamblin R, Tsermoulas G, Karavitaki N. Craniopharyngiomas. Presse Med. 2021;50(4):104078.
9. Hardy J, Vezina JL. Transsphenoidal neurosurgery of intracranial neoplasm. Adv Neurol. 1976;15:261-73.
10. Khadilkar V, Karguppikar M. Endocrinological management of sellar and supra-sellar tumors in children. Neurol India. 2020;68(Suppl):S28-S32.
11. Korbonits M, Blair JC, Boguslawska A, Ayuk J, Davies JH, Druce MR, et al. Consensus guideline for the diagnosis and management of pituitary adenomas in childhood and adolescence: Part 1, general recommendations. Nat Rev Endocrinol. 2024.
12. Korbonits M, Blair JC, Boguslawska A, Ayuk J, Davies JH, Druce MR, et al. Consensus guideline for the diagnosis and management of pituitary adenomas in childhood and adolescence: Part 2, specific diseases. Nat Rev Endocrinol. 2024.
13. Lohkamp LN, Kasper EM, Pousa AE, Bartels UK. An update on multimodal management of craniopharyngioma in children. Front Oncol. 2023;13:1149428.
14. Melmed S. Pituitary-tumor endocrinopathies. N Engl J Med. 2020;382:937-50.
15. Muhlestein WE, Maher CO. Incidental intracranial cysts in children. Pediatr Clin North Am. 2021;68(4):775-82.
16. Ntali G, Capatina C. Updating the landscape for functioning gonadotroph tumors. Medicina (Kaunas). 2022;58(8):1071.
17. Otte A, Müller HL. Childhood-onset craniopharyngioma. J Clin Endocrinol Metab. 2021;106(10):e3820-e3836.
18. Sarwar S, Rocker J. Arachnoid cysts in paediatrics. Curr Opin Pediatr. 2023;35(2):288-95.
19. Tritos NA, Miller KK. Diagnosis and management of pituitary adenomas: a review. JAMA. 2023;329(16):1386-98.
20. van Schaik J, Hoving EW, Müller HL, van Santen HM. Hypothalamic-pituitary outcome after treatment for childhood craniopharyngioma. Front Horm Res. 2021;54:1-11.
21. Wildemberg LE, Fialho C, Gadelha MR. Prolactinomas. Presse Med. 2021;50(4):104080.

49

Complicações endócrinas do câncer pediátrico

INTRODUÇÃO

O tumor de Wilms, tumor renal mais comum em crianças, é um epônimo em homenagem a Carl Max Wilhelm Wilms (1867-1918), que o descreveu em 1889, na monografia "*Die Mischgeschwülste der Niere*" (Tumores mistos do rim). O linfoma de Hodgkin tem esse nome em homenagem a Thomas Hodgkin (1798-1866), que o descreveu em 1832, no artigo "*On some morbid appearances of the absorbent glands and spleen*", publicado no *Boston Medical and Surgical Journal*. O sarcoma de Ewing é nomeado em homenagem a James Ewing (1866-1943), que o descreveu em 1921, no artigo "*Diffuse endothelioma of bone*", publicado no *Proceedings of the New York Pathological Society*.

Aproximadamente 15 mil crianças e adolescentes entre 0 e 19 anos são diagnosticadas com câncer a cada ano nos Estados Unidos. Nas últimas décadas, houve um aumento significativo das taxas de cura das neoplasias pediátricas, decorrente de diagnóstico precoce e sucesso das novas terapias. Atualmente, 500 mil indivíduos nos Estados Unidos são sobreviventes do câncer pediátrico. Essa maior sobrevida, 80% nos primeiros cinco anos pós-terapia, fez com que as complicações as endócrinas do câncer na criança se tornassem mais frequentes. O tipo e a gravidade das complicações variam a depender de fatores relacionados ao paciente (idade, sexo, suscetibilidade genética), ao tipo, localização e agressividade da neoplasia e ao protocolo terapêutico utilizado. A exposição dos órgãos endócrinos aos efeitos do tratamento (radiação, cirurgia, quimioterapia, corticoterapia) é o fator de risco mais importante, com a radioterapia e a quimioterapia tendo efeito cumulativo na ocorrência das complicações.

Muitas vezes, a sintomatologia das complicações endócrinas no paciente sobrevivente do câncer pediátrico (SCP) é inespecífica, podendo se manifestar anos ou décadas após o diagnóstico inicial da neoplasia. Isso reforça a necessidade de monitoração continuada desses pacientes, inclusive na vida adulta. Como a maioria das complicações endócrinas é tratável, é fundamental que os profissionais de saúde façam a monitoração periódica e sistemática desses pacientes, permitindo diagnóstico e tratamento precoces.

EPIDEMIOLOGIA

A incidência de câncer pediátrico vem crescendo, e o tipo de câncer varia de acordo com a idade. As leucemias são mais frequentes nas crianças, e os tumores do sistema nervoso central (SNC), nos adolescentes.

Os dados epidemiológicos sobre as complicações endócrinas do câncer pediátrico estão em constante mudança à medida que novos tratamentos vão surgindo. Estima-se que 1 em cada 2 crianças tratadas para câncer apresentará ao menos uma complicação endocrinológica ao longo da vida. Essas complicações, em ordem decrescente de frequência, são relacionadas aos seguintes tipos de neoplasia: linfoma de Hodgkin, tumores do SNC, leucemia, sarcoma de tecidos moles, linfoma não Hodgkin, neuroblastoma, tumor de Wilms e câncer ósseo.

FATORES DE RISCO PARA AS COMPLICAÇÕES ENDÓCRINAS

Os principais fatores de risco para complicações endócrinas no SCP são descritos no Quadro 1. Menor

QUADRO 1 Fatores de risco para as complicações endócrinas do câncer pediátrico

Fatores de risco	Complicações endócrinas
▪ Tumor ou cirurgia da região HH ▪ Radioterapia HH > 18 Gy ▪ Radioterapia de corpo inteiro (> 10 Gy em dose única, > 12 Gy em dose fracionada) ▪ Inibidores da tirosina quinase	Deficiência do hormônio de crescimento
▪ Tumor ou cirurgia da região HH ▪ Radioterapia HH > 30 Gy	Hipogonadismo central Hipotireoidismo central
▪ Tumor ou cirurgia de região HH ▪ Radioterapia HH > 30 Gy ▪ Hipofisite ▪ Corticoterapia prolongada	Insuficiência adrenal secundária
▪ Tumor ou cirurgia da região HH	Diabetes insípido central
▪ Tumor ou cirurgia da região HH ▪ Radioterapia HH > 40 Gy	Hiperprolactinemia
▪ Tumor ou cirurgia da região HH ou do trato óptico ▪ Radioterapia HH > 18 Gy	Puberdade precoce central
▪ Inibidores do controle imunológico	Hipofisite
▪ Ooforectomia ▪ Radioterapia pélvica, abdominal e ovariana > 5 Gy ▪ Agentes alquilantes, metais pesados ▪ ^{131}I MIBG	Falência ovariana precoce
Células de Leydig ▪ Orquiectomia ▪ Radioterapia testicular > 20 Gy ▪ Agentes alquilantes Células de Sertoli ▪ Orquiectomia ▪ Radioterapia testicular > 2 Gy ▪ Agentes alquilantes, metais pesados	Falência testicular precoce
▪ Leucemia linfoblástica aguda ▪ Radioterapia cranioespinhal ou de corpo inteiro ▪ Glicocorticoides, quimioterapia osteotóxica ▪ Transplante de células-tronco hematopoéticas ▪ Deficiência de vitamina D, GH, LH e FSH ▪ Redução da massa muscular	Diminuição da densidade mineral óssea
▪ Radioterapia HH ▪ Radioterapia: neuroeixo, corpo inteiro ▪ Glicocorticoides, ácido retinoico ▪ Inibidores da tirosina quinase	Baixa estatura, déficit de crescimento
▪ Tireoidectomia ▪ Radioterapia cervical > 10 Gy ▪ Inibidores da tirosina quinase, agentes alquilantes ▪ Iodo radioativo, ^{131}I-MIBG	Hipotireoidismo primário

(continua)

QUADRO 1 Fatores de risco para as complicações endócrinas do câncer pediátrico *(continuação)*

Fatores de risco	Complicações endócrinas
▪ Radioterapia cervical, entre 10 e 30 Gy ▪ Agentes alquilantes ▪ ^{131}I- MIBG	Câncer da tireoide (papilífero e folicular)
▪ Cirurgia ou radioterapia HH > 20 Gy ▪ Glicocorticoides	Obesidade, síndrome metabólica
▪ Glicocorticoides, L-asparaginase ▪ Radioterapia de abdome e corpo inteiro	Diabetes melito

Gy: grays; HH: hipotálamo-hipofisária; ^{131}I-MIBG: metaiodobenzilguanidina marcada com iodo 131.
Fonte: Chemaitilly et al., 2018; Yoon, 2021.

idade ao diagnóstico, maior intervalo desde o final do tratamento oncológico e síndromes genéticas com predisposição para neoplasias contribuem para essas complicações.

COMPLICAÇÕES ENDÓCRINAS DA RADIOTERAPIA E QUIMIOTERAPIA

Os Quadros 2 e 3 resumem as complicações endócrinas do tratamento oncológico radioterápico e quimioterápico. A radioterapia causa lesão direta ao DNA, cria radicais livres, afeta o suprimento vascular e pode desencadear inflamação crônica. Seus efeitos adversos são menos significativos quando é administrada em doses menores e de forma fracionada. Idade, sexo e estágio puberal influenciam nos efeitos adversos da radioterapia. A quimioterapia causa quebra do DNA e morte celular e pode se ligar a grupos alquil ao DNA, atuando principalmente nas células em proliferação.

DISTÚRBIOS ENDÓCRINOS CAUSADOS PELO CÂNCER PEDIÁTRICO

Os principais distúrbios endócrinos causados pelo câncer pediátrico são:

- Hipófise-hipotálamo: deficiência do hormônio de crescimento (GH), hipogonadismo central, hipotireoidismo central, insuficiência adrenal secundária, diabetes insípido central, síndrome da antidiurese inapropriada, múltiplas deficiências hormonais, puberdade precoce, hiperprolactinemia.

- Adrenal: insuficiência adrenal primária.
- Tireoide: hipotireoidismo, tireoidite, nódulos e câncer.
- Gônadas: falência gonadal precoce.
- Osso: diminuição da densidade mineral óssea.
- Pâncreas: disglicemia e diabetes melito.
- Síndrome metabólica: obesidade, resistência insulínica, dislipidemia.

Deficiência do hormônio de crescimento

A deficiência do GH é a disfunção hipotalâmica-hipofisária (HH) mais frequente em pacientes SCP. As principais causas e fatores de risco para deficiência de GH no SCP são: tumores localizados na região HH, rinofaringe ou retinoblastoma, cirurgia hipofisária, radioterapia craniana ou de corpo inteiro (TBI) e medicamentos.

A deficiência de GH pode ocorrer até cinco anos após o tratamento radioterápico da cabeça com doses > 30 Gy. Em doses entre 18 e 30 Gy, a deficiência de GH geralmente é parcial ou neurossecretória. Neste último caso, embora a velocidade de crescimento seja reduzida, o teste de estímulo para GH e a dosagem do IGF-1 são normais.

Em relação aos medicamentos associados a déficit de crescimento nos SCP, destacam-se:

- Glicocorticoides, com efeito direto no osso, inibição da secreção de GH e da ação do IGF-1.
- Inibidores da via Hedgehog (vismodegibe, sonidegibe), causando fechamento precoce da placa de crescimento.
- Ácido retinoico, promovendo fechamento precoce da placa de crescimento.
- Inibidores da tirosina quinase (sunitimibe, sorafenibe, imatinibe, dasatinibe, bosutinibe), interferindo na sinalização do GH e IGF-1 na placa de crescimento.
- Inibidores do *checkpoint* imunológico (atezolizumabe, avelumabe, ipilimumabe, nivolumabe, pembrozilumabe), causando hipofisite e deficiência de GH e hormônio adrenocorticotrófico (ACTH).

QUADRO 2 Complicações endócrinas da radioterapia

Radioterapia	Indicações terapêuticas	Complicações endócrinas
Crânio, órbita, nasofaringe, infratemporal, anel de Waldeyer	Tumores do SNC, tumores sólidos fora do SNC (carcinoma da nasofaringe, rabdomiossarcoma, retinoblastoma)	▪ Disfunção da adeno-hipófise ▪ Deficiência do GH, baixa estatura ▪ Obesidade, síndrome metabólica
Cranioespinhal	Meduloblastoma, PNET	▪ Disfunção da adeno-hipófise ▪ Deficiência do GH, baixa estatura ▪ Obesidade, síndrome metabólica ▪ Falência ovariana precoce ▪ Hipotireoidismo primário, hipertireoidismo, nódulos e câncer da tireoide
Corpo inteiro (TBI)	Condicionamento para TCTH	▪ Deficiência do GH, baixa estatura ▪ Obesidade, síndrome metabólica ▪ Disglicemia ▪ Falência ovariana e testicular precoce ▪ Hipotireoidismo primário, hipertireoidismo, nódulos e câncer da tireoide ▪ Diminuição da densidade mineral óssea
Pescoço, tórax, mediastino	Linfoma de Hodgkin, carcinoma de nasofaringe, rabdomiossarcoma, neuroblastoma, sarcoma de Ewing	▪ Hipotireoidismo primário, hipertireoidismo, nódulos e câncer da tireoide ▪ Disfunção das paratireoides
Abdominal, geniturinária, pélvica	Linfoma de Hodgkin, leucemia linfoblástica aguda (recidiva testicular), neuroblastoma, rabdomiossarcoma	▪ Falência ovariana e testicular precoce ▪ Diabetes melito
^{131}I-MIBG	Neuroblastoma	▪ Falência ovariana precoce ▪ Hipotireoidismo primário, nódulos e câncer da tireoide

^{131}I-MIBG: ^{131}I-metaiodobenzilguanidina; GH: hormônio de crescimento; PNET: tumores neuroectodérmicos primitivos; SNC: sistema nervoso central; TCTH: transplante de células-tronco hematopoiéticas.
Fonte: Chemaitilly e Sklar, 2019; van Santen et al., 2020.

QUADRO 3 Complicações endócrinas da quimioterapia

Classe de medicamentos	Indicações terapêuticas	Complicações endócrinas
Agentes alquilantes: ▪ Bussulfano, carmustina, ciclofosfamida, clorambucil, dacarbazina, ifosfamida, lomustina, mecloretamina, melfalano, procarbazina, temozolomida, tiotepa	Leucemia, linfoma, neuroblastoma, tumor de Wilms, tumores do SNC, sarcoma de Ewing, osteossarcoma, rabdomiossarcoma, condicionamento para transplante de células-tronco hematopoiéticas	▪ Falência ovariana precoce ▪ Falência das células de Sertoli ▪ Falência das células de Leydig (subclínica) ▪ Hipotireoidismo primário (bussulfano)
Metais pesados: ▪ Carboplatina, cisplatina	Osteossarcoma, neuroblastoma, tumores do SNC, retinoblastoma, tumores de células germinativas, hepatoblastoma	▪ Falência ovariana precoce ▪ Falência das células de Sertoli
Glicocorticoides: ▪ Dexametasona, prednisona	Leucemia, linfoma, tumores do SNC, histiocitose de Langerhans	▪ Obesidade, síndrome metabólica ▪ Disglicemia ▪ Diminuição da densidade mineral óssea
Inibidores da tirosina quinase: ▪ Bosutinibe, dasatinibe, imatinibe, sorafenibe, sunitinibe	Leucemia	▪ Baixa estatura ▪ Tireoidite, hipotireoidismo primário
Inibidores do *checkpoint* imunológico: ▪ Atezolizumabe, avelumabe, ipilimumabe, nivolumabe, pembrozilumabe	Melanoma	▪ Hipofisite autoimune ▪ Tireoidite autoimune
Imunomoduladores: ▪ Interferon	Leucemia mieloide crônica, melanoma, câncer renal	▪ Tireoidite autoimune
Antimetabólicos: ▪ Metotrexato	Leucemia, linfoma, osteossarcoma, histiocitose das células de Langerhans	▪ Diminuição da densidade mineral óssea
L-asparaginase	Leucemia linfoblástica aguda	▪ Hiperglicemia, hipertrigliceridemia, pancreatite
Outros: ▪ Ácido retinoico ▪ Inibidores da via Hedgehog	Leucemia, neuroblastoma, tumores do SNC	▪ Baixa estatura ▪ Displasia esquelética

SNC: sistema nervoso central.
Fonte: Chemaitilly e Sklar, 2019; van Santen et al., 2020.

A deficiência de crescimento nos pacientes SCP é quase sempre multifatorial. Todas as possíveis causas devem ser investigadas para esclarecer a etiologia da desaceleração do crescimento ou da baixa estatura. Os principais distúrbios associados a déficit estatural no paciente SCP, além da deficiência de GH, são: tumores no cérebro, rinofaringe e olhos (efeito direto sobre a região HH), desnutrição, inatividade física, deficiência de vitamina D, hipotireoidismo, radioterapia da coluna (redução do crescimento vertebral, escoliose, cifose, baixa estatura desproporcionada) e radiação de membros inferiores, causando discrepância no comprimento das extremidades.

A deficiência do GH é suspeitada pela redução da velocidade de crescimento (< -2 DP em 1 ano, ou < -1,5 DP em 2 anos). A concomitância de puberdade precoce acelerando a velocidade de crescimento pode mascarar a deficiência de GH. Na avaliação clínica, recomenda-se a avaliação da altura sentada e da envergadura nos pacientes que foram submetidos à radioterapia de coluna pelo risco de baixa estatura desproporcionada (envergadura > altura, e razão altura sentada/altura de pé < -2 DP). O IGF-1 e o IGFBP-3 nem sempre estão diminuídos na deficiência de GH causada por radioterapia, sendo recomendados testes de estímulo para aferir a secreção do GH. Um teste de estímulo alterado geralmente é suficiente para diagnosticar a deficiência de GH quando houver outra deficiência hipofisária comprovada, relato de cirurgia ou radioterapia da região HH.

O tratamento da deficiência de GH é feito pela administração de rGH (hormônio de crescimento recombinante humano), objetivando normalizar o crescimento linear e otimizar os parâmetros metabólicos, mantendo o IGF-1 no limite superior do valor de referência. A terapia é iniciada um ano após o final do tratamento oncológico nos pacientes que não tenham neoplasia em atividade. Alguns autores recomendam início mais precoce nas neoplasias de baixo grau, como o craniofaringioma. Não há evidência de recidiva do mesmo câncer nos pacientes tratados com rGH. Os dados sobre um maior risco de desenvolver um segundo tipo de câncer são limitados. Existe a possibilidade de exacerbação de dismorfismo esquelético em pacientes que receberam radioterapia da coluna. Esses riscos e benefícios da terapia devem ser discutidos com a família.

Hipogonadismo central

As principais causas e fatores de risco para a deficiência de LH e FSH no SCP são tumor, cirurgia ou radioterapia > 30 Gy da região HH.

A deficiência de LH e FSH se manifesta de forma clinicamente diferente, a depender do estágio de desenvolvimento em que a criança se encontrava quando do início do tratamento da neoplasia: pré-púberes – atraso no início do desenvolvimento puberal; púberes – interrupção da progressão puberal; e pós-púberes – hipogonadismo central.

Nas crianças púberes, investigar em qual estágio de Tanner houve a interrupção da puberdade, incluindo informações sobre menarca, proporções eunucoides e ginecomastia. Nos pacientes pós-púberes, investigar os principais sintomas de hipogonadismo (sexo feminino: irregularidade menstrual, amenorreia, fogacho e ondas de calor; sexo masculino: disfunção erétil e retardo da ejaculação; ambos os sexos: diminuição da libido, diminuição dos pelos corporais, diminuição de massa muscular, aumento da gordura corporal, fadiga, falta de energia e problemas com a fertilidade). Tanto o atraso puberal como a amenorreia podem ocorrer de forma transitória durante o tratamento oncológico como resultado de hipogonadismo hipotalâmico funcional. Por isso, recomenda-se investigar a deficiência permanente de LH e FSH, 1 a 2 anos após o final do tratamento.

Em pacientes nos quais se antecipa algum dano reprodutivo, está indicada a criopreservação de oócitos e do sêmen. Como a coleta de oócitos necessita de estimulação ovariana durante 2 a 4 semanas, algumas vezes não é possível fazê-la pela impossibilidade de atrasar o tratamento oncológico. O tratamento do hipogonadismo consiste na reposição de esteroides sexuais, além de vitamina D e cálcio naqueles com diminuição da densidade mineral óssea.

Hipotireoidismo central

As principais causas e fatores de risco para a deficiência de TSH em SCP são tumor ou cirurgia da região HH e radioterapia HH > 30 Gy.

A deficiência de TSH é diagnosticada pela diminuição do T4 livre associada a TSH baixo ou inapropriadamente normal. Os sintomas de hipotireoidismo dependem da idade ao diagnóstico (pré-púberes: além dos sintomas típicos de hipotireoidismo, observam-se desaceleração da velocidade de crescimento, atraso do desenvolvimento dentário, puberal e da idade óssea; púberes e pós-púberes: sintomas típicos de hipotireoidismo, como bradicardia, atraso do relaxamento dos reflexos tendinosos profundos, pele fria e seca, cabelos finos e quebradiços, sonolência, intolerância ao frio, constipação, baixo rendimento escolar). Pacientes submetidos a radioterapia que envolva a região HH e tireoide podem ter manifestações de hipotireoidismo central e primário. O tratamento é feito com a reposição de levotiroxina, na forma usual, com doses variáveis de acordo com o peso e a idade. No hipotireoidismo central, não usar o TSH como parâmetro de tratamento, e sim o T4L, a ser mantido no limite superior do valor de referência. Antes de iniciar a administração do hormônio tireoidiano, é essencial investigar a deficiência concomitante de ACTH. Se houver associação com insuficiência adrenal, prescrever primeiro a corticoterapia para depois de 5 a 7 dias prescrever a levotiroxina, a fim de evitar a precipitação de uma crise adrenal.

Insuficiência adrenal secundária

As principais causas e fatores de risco para a deficiência de ACTH no SCP são tumor ou cirurgia de região HH, radioterapia HH > 30 Gy, suspensão inadequada de corticoterapia prolongada e hipofisite causada pelos inibidores do *checkpoint* imunológico (p. ex., ipilimumabe, nivolumabe).

Na insuficiência adrenal secundária, o comprometimento é da produção de cortisol, com a produção de mineralocorticoides não sendo alterada. A apresentação clínica varia de insidiosa, gradual e inespecífica (p. ex., anorexia, astenia, cefaleia, fraqueza muscular, dor abdominal, perda de peso, maior suscetibilidade a infecções), até apresentações mais graves e de evolução rápida com hipotensão ou choque (crise adrenal). Dosagem de cortisol sérico matinal basal < 3 mcg/dL é indicativa de insuficiência adrenal, enquanto valores ≥ 18 mcg/dL excluem essa possibilidade. Resultados de cortisol basal entre 3 e 18 mcg/dL precisam ser confirmados pelo teste de estímulo com ACTH (125 mcg, IV, em < 2 anos e 250 mcg, intravenoso [IV], em > 2 anos), dosando o cortisol basal e 60 minutos após o estímulo. Considera-se normal um valor de cortisol após o estímulo ≥ 18 mcg/dL.

O tratamento se faz pela reposição de hidrocortisona (8 a 12 mg/m^2/dia, via oral [VO], a cada 8 horas), com aumento da dose em situações de estresse. Se houver diagnóstico concomitante de hipotireoidismo, a reposição da levotiroxina só deve ser iniciada após o paciente estar usando o glicocorticoide por 5 a 7 dias. Não há indicação de reposição de mineralocorticoides. Cuidadores e paciente devem ser instruídos sobre a necessidade de aumentar a dose do glicocorticoide durante situações de estresse, sobre o reconhecimento, a prevenção e o tratamento de crise adrenal, de usarem identificação informando sobre sua condição e de se filiarem à Associação Brasileira Addisoniana (ABA) para receberem o kit de emergência com hidrocortisona para uso intramuscular (IM).

Diabetes insípido central

As principais causas e fatores de risco para o desenvolvimento de diabetes insípido central (DIC) no SCP são tumores e cirurgia da região HH. A radioterapia raramente causa esse problema. Embora o DIC seja uma complicação endócrina tardia incomum no SCP, ele é muito frequente no pós-operatório imediato de cirurgias na região HH, fazendo parte da resposta trifásica da arginina-vasopressina (AVP). A 1ª fase da resposta trifásica tem início entre o 1º e 2º dia do pós-operatório, sendo caracterizada por DIC e manifestando-se por poliúria e polidipsia, com duração de 4 e 6 dias. A 2ª fase é caracterizada pela síndrome da antidiurese inapropriada (SIAD), manifestando-se por hiponatremia euvolêmica, que se inicia entre o 4º e o 6º dia do pós-operatório, com duração de até 14 dias. A 3ª fase pode ser um retorno à normalidade ou retorno à condição de DIC caso a lesão tenha afetado permanentemente a síntese ou secreção da AVP.

As manifestações clínicas dependem da etiologia, da gravidade do DIC e da idade do paciente. Recém-nascidos e lactentes são inquietos e irritados, choram ao terminar a mamadeira, bebem a água do banho e sugam roupas molhadas. Além disso, podem apresentar vômito após as mamadas, hipertermia, constipação e ganho ponderal deficiente. Crianças maiores cursam com polidipsia, enurese primária ou secundária e anorexia. A deficiência de cortisol pode mascarar os sintomas de DIC, os quais só se tornam aparentes após a reposição de glicocorticoides.

O diagnóstico é feito pela sintomatologia clínica associada à urina inapropriadamente diluída na vigência de um aumento da osmolaridade sérica. Isto é: densidade urinária baixa (≤ 1.005), osmolaridade urinária baixa (< 300 mOsm/kg), hipernatremia (Na > 145 mEq/L) e hiperosmolaridade sérica (> 295 mOsm/kg). O teste de privação hídrica pode ser necessário em casos de duvidosos ou de DIC parcial. O tratamento se faz com a administração de acetato de desmopressina (via intranasal ou oral). Pacientes com adipsia por lesão do centro da sede necessitam de ingestão compulsória de água para evitar desidratação.

Síndrome da antidiurese inapropriada

As principais causas e fatores de risco para a síndrome da antidiurese inapropriada no paciente SCP são tumores e cirurgia da região HH (resposta trifásica da secreção da AVP); quimioterápicos (p. ex., vincristina, vimblastina, ciclofosfamida, clorambucil, ifosfamida, metotrexato, sunitimibe, sorafenibe, imatinibe, dasatinibe, bosutinibe); e neoplasias com secreção ectópica de AVP (linfoma, leucemia, timoma, teratoma de ovário, sarcoma de Ewing, tumores pancreáticos).

A sintomatologia da SIAD se deve à hiponatremia, cujos principais sintomas são: fraqueza muscular, anorexia, náusea, vômito, irritabilidade, confusão e alteração do comportamento. O diagnóstico se baseia nas seguintes alterações: hiponatremia (< 130 mEq/L), osmolaridade sérica diminuída (< 275 mOsmo/kg), osmolaridade urinária aumentada (> 100 mOsmo/kg), sódio urinário aumentado (> 30 mEq/L), funções tireoidiana, renal e adrenal normais, ausência de hipopotassemia, ausência de uso recente de diuréticos e euvolemia. O tratamento se faz por restrição hídrica, às vezes associado à administração de solutos e diuréticos. A síndrome cerebral perdedora de sal é o principal diagnóstico diferencial (ver capítulo sobre SIAD).

Hipofunção hipotalâmica-hipofisária múltipla

Pacientes SCP podem apresentar hipofunção HH múltipla de ocorrência simultânea ou com perda sequencial de funções específicas durante a evolução clínica. Ou seja, uma vez diagnosticada uma deficiência hormonal HH, as demais funções deverão ser periodicamente avaliadas durante o acompanhamento clínico, pois tais deficiências podem surgir meses ou anos após o diagnóstico inicial. A quantidade de deficiências HH depende da localização do tumor e da terapia cirúrgica ou radioterápica utilizada.

Puberdade precoce central

As principais causas e fatores de risco para puberdade precoce central (PPC) no SCP são: idade < 5 anos, sexo feminino, tumores da região HH ou do trato óptico, radioterapia HH (18 a 50 Gy), radioterapia de corpo inteiro e PPC secundária à puberdade precoce periférica. A puberdade precoce periférica (p. ex., tumores adrenocorticais ou gonadais produtores de esteroides sexuais, tumores produtores de hCG) é uma manifestação precoce identificada ao diagnóstico do tumor, não sendo uma complicação tardia, a não ser em casos de recidiva. Por isso, não será discutida neste capítulo.

A PPC se manifesta pelo início das características sexuais secundárias em meninas < 8 anos e meninos < 9 anos, associado à aceleração da velocidade de crescimento. O surgimento isolado de pubarca ou axilarca não é sinal de PPC. No SCP, a avaliação da PPC apresenta algumas peculiaridades. Meninos tratados com agentes alquilantes (gonadotóxicos) ou radioterapia testicular podem iniciar PPC na ausência de aumento dos testículos pela depleção das células germinativas e de Sertoli e consequente diminuição do volume testicular. A aceleração da velocidade de crescimento também pode estar ausente de houver deficiência concomitante do GH. Sendo assim, em meninos com esses fatores de risco, outros parâmetros de desenvolvimento puberal devem ser avaliados, como pubarca, aumento da pigmentação e rugosidade da bolsa escrotal, aumento do comprimento e diâmetro peniano.

O diagnóstico é feito pelas manifestações clínicas e por dosagens hormonais mostrando a ativação precoce do eixo hipotálamo-hipofisário-gonadal: LH basal > 0,3 UI/L, LH após estímulo com hormônio liberador de gonadotrofina (GnRH) nativo ou análogo do GnRH > 5 a 8 UI/L, aumento da testosterona (meninos), estradiol em níveis pré-púbere ou púbere (meninas). A idade óssea habitualmente está avançada em ambos os sexos. Em meninas, a ultrassonografia pélvica mostra aumento do útero e dos ovários bilateralmente.

O tratamento consiste na administração mensal, trimestral ou semestral de análogos agonistas do GnRH (leuprorrelina, triptorrelina), administrados por via intramuscular (IM) ou subcutânea (SC). Durante o seguimento, alguns pacientes SCP que tiveram PPC podem evoluir para hipogonadismo central como efeito tardio do tratamento oncológico.

Hiperprolactinemia

As principais causas e fatores de risco para hiperprolactinemia no SCP são: tumores, cirurgia e radioterapia (> 40 Gy) da região HH. A hiperprolactinemia raramente é sintomática e o tratamento para seus efeitos supressivos sobre a secreção de gonadotrofinas é feito da mesma maneira utilizada para os casos de hipogonadismo.

Insuficiência adrenal primária

A insuficiência adrenal primária pode ocorrer em pacientes com carcinoma adrenocortical tratados com fármacos adrenolíticos, antagonistas do receptor glicocorticoide (mifepristona) e adrenalectomia. O tratamento e as orientações são semelhantes aos da insuficiência adrenal central, exceto pela necessidade de reposição de mineralocorticoides.

Disfunção tireoidiana

A disfunção tireoidiana no SCP pode se manifestar de diferentes maneiras: hipotireoidismo, hipertireoidismo, tireoidite, nódulos e câncer da tireoide.

As principais causas e fatores de risco para disfunção tireoidiana são: radioterapia de crânio, cabeça, pescoço, neuroeixo e corpo inteiro (para transplante de células tronco hematopoiéticas – TCTH), linfoma de Hodgkin, tumores de rinofaringe e neuroblastoma, e idade mais jovem quando do tratamento radioterápico. As taxas de hipotireoidismo relacionadas à dose da radioterapia são: 4% (10 Gy), 7% (20 Gy) e 13% (30 Gy). O risco de carcinoma diferenciado da tireoide, papilar ou folicular, aumenta progressivamente até doses de 10 Gy, atinge um platô entre 10 e 30 Gy e diminui a partir dessa dose pela ablação do tecido tireoidiano. Todos os pacientes submetidos à radioterapia na região da tireoide são considerados de risco aumentado para câncer da tireoide. O tempo médio para o diagnóstico do câncer da tireoide é de 12 anos, podendo chegar a até 20 anos.

A quimioterapia com inibidores do *checkpoint* imunológico (atezolizumabe, ipilimumabe, nivolumabe, pembrozilumabe), inibidores da tirosina quinase (sunitimibe, sorafenibe, imatinibe, dasatinibe, bosutinibe) e imunomoduladores (interferon peguilado) pode causar tireoidite com aumento (tireotoxicose) ou diminuição da função tireoidiana. A ciclofosfamida e o bussulfano podem causar hipotireoidismo transitório.

O TCTH aumenta o risco de tireoidopatia autoimune, mais comumente o hipotireoidismo. Os SCP que foram tratados com radioterapia na região da tireoide, com ^{131}I-MIBG ou fármacos tireotóxicos, principalmente se usados em combinação, devem ser monitorados periodicamente.

O exame físico inclui avaliação de peso, altura, sintomas de hipo ou hipertireoidismo, palpação da tireoide e região cervical, e avaliação da puberdade. Os exames laboratoriais iniciais são dosagem de T4L e TSH. Se alterados, solicitar anticorpo antitireoperoxidase (ATPO) e antitireoglobulina (AAT), acrescentando o anticorpo antirreceptor do TSH (TRAb) se os exames mostrarem hipertireoidismo. Pacientes tratados com radioterapia do neuroeixo podem desenvolver hipotireoidismo central após um diagnóstico inicial de hipotireoidismo primário como resultado do efeito tardio do tratamento. Isto pode ser suspeitado pela diminuição do TSH apesar da dose adequada da levotiroxina. Pacientes submetidos a radioterapia que envolva a região HH e tireoide podem ter um quadro misto de hipotireoidismo central e primário. Não existe consenso sobre a monitoração com ultrassonografia (US) da tireoide, com alguns serviços recomendando um exame basal seguido de nova US a cada 3 a 5 anos, ou antes se houver um nódulo palpável.

O tratamento da hipotireoidismo clínico ou subclínico é feito pela reposição de levotiroxina, com doses ajustadas pela idade e pelo peso. Alguns autores usam um valor de TSH > 7,5 a 8 mUI/mL para tratar o hipotireoidismo subclínico. Se houver risco de insuficiência adrenal, primeiro deve-se repor glicocorticoide, para só depois iniciar a levotiroxina. O tratamento da tireotoxicose é feito com betabloqueadores, associados ou não a anti-inflamatórios não esteroidais. O tratamento do hipertiroidismo é feito com drogas antitireoidianas. O tratamento do carcinoma diferenciado da tireoide é similar ao dos pacientes sem neoplasia prévia.

Falência gonadal precoce

As principais causas e fatores de risco para falência ovariana precoce são ooforectomia, radioterapia na região dos ovários (> 5 Gy), agentes alquilantes, metais pesados, ^{131}I MIBG. As principais causas e fatores de risco para falência testicular precoce são orquiectomia, radioterapia testicular (> 2 Gy para células de Sertoli e > 20 Gy para células de Leydig), agentes alquilantes e metais pesados.

Os agentes alquilantes com risco elevado para falência gonadal precoce são bulssufano, carmustina, ciclofosfamida, clorambucil, dacarbazina, ifosfamida, lomustina, melfalano, procarbazina, temozolomida e tiotepa. Os metais pesados com risco moderado para falência gonadal precoce são carboplatina e cisplatina. Quimioterápicos de risco baixo são antimetabólitos (metotrexato, mercaptopurina), alcaloides da vinca (vincristina, vimblastina), asparaginase e bleomicina.

As manifestações clínicas são semelhantes às descritas para o hipogonadismo central, exceto pelo efeito do tratamento oncológico sobre a função testicular. As células de Leydig são mais resistentes à radioterapia e aos agentes alquilantes do que as células germinativas e de Sertoli. Por isso, a maioria dos pacientes terá virilização normal, pela preservação das células de Leydig, associada a um reduzido volume testicular pela depleção das células de Sertoli e germinativas. Laboratorialmente, detecta-se elevação do FSH com LH normal ou pouco aumentado e testosterona normal. A mensuração do volume testicular não reflete com precisão a adequação do desenvolvimento puberal, devendo-se usar outras características clínicas para sua avaliação.

O diagnóstico é feito pela dosagem de LH, FSH, testosterona/estradiol, hormônio antimülleriano (AMH) e inibina B. O tratamento é semelhante ao descrito para o hipogonadismo central, com reposição de esteroides sexuais. Radioterapia testicular > 20 Gy geralmente compromete o desenvolvimento das células de Leydig, indicando a necessidade de reposição hormonal. A avaliação da fertilidade masculina é feita pelo espermograma, e a feminina, pela contagem de folículos antrais (AFC) e dosagem do AMH. A criopreservação de esperma e de oócitos nos adolescentes é indicada quando se antecipar risco de dano gonadal.

Diminuição da densidade mineral óssea

As principais causas e fatores de risco para diminuição da densidade mineral óssea (DMO) em SCP são corticoterapia em altas doses por tempo prolongado, TCTH, doença do enxerto contra hospedeiro (DECH), quimioterapia osteotóxica, radiação de corpo inteiro, deficiência de vitamina D, deficiência do GH, hipogonadismo, redução da massa muscular e desnutrição.

Em relação a fármacos osteotóxicos destacam-se a tretinoína (Vesanoid®) causando alteração da diferenciação osteoblástica e fechamento precoce da placa de crescimento, e os inibidores da tirosina quinase (sunitimibe, sorafenibe, imatinibe, dasatinibe, bosutinibe), podendo causar alteração da remodelação óssea e hiperparatireoidismo.

As manifestações clínicas variam de dor óssea a fraturas e osteonecrose. Fraturas vertebrais podem estar presentes em até 16% dos pacientes ao diagnóstico da leucemia linfoblástica aguda, pelo efeito direto da doença no osso, aumentando o risco de novas fraturas, vertebrais e não vertebrais, durante e após o tratamento.

O diagnóstico da diminuição da DMO é feito pela densitometria óssea (DXA) avaliando o resultado pelo escore-Z ajustado pela altura. Fraturas vertebrais são avaliadas por radiografia de coluna ou por algumas máquinas de DXA que tenham o protocolo de VFA (*vertebral fracture assessment*). A avaliação do metabolismo mineral ósseo (cálcio, fósforo, magnésio, albumina, vitamina D e PTH) é indicada para guiar a terapia.

O tratamento consiste em melhorar o estado nutricional, suplementar cálcio e vitamina D, corrigir as deficiências hormonais, melhorar o estado nutricional, fisioterapia, analgesia, estabilizar ou corrigir as fraturas e evitar o consumo de álcool e tabaco. Os bisfosfonatos têm ação analgésica e podem ser usados em casos selecionados. A recuperação completa da massa óssea, uma vez concluído o tratamento oncológico, depende da gravidade da redução da DMO, doenças associadas, padrão alimentar e atividade física do paciente.

Síndrome metabólica

As principais causas e fatores de risco para síndrome metabólica (SM) em SCP são corticoterapia, cirurgia da região HH afetando os centros hipotalâmicos da fome, saciedade e controle do metabolismo energético, radioterapia de abdome com exposição do pâncreas, radiação de corpo inteiro, quimioterapia com agentes alquilantes e metais pesados, TCTH e DECH. As neoplasias mais associadas à SM são craniofaringioma e leucemia linfoblástica aguda (LLA). O TCTH é um fator de risco para aterosclerose prematura e doença cardiovascular precoce.

Existem vários critérios para o diagnóstico da SM em crianças e adolescentes. Um dos mais utilizados é o da International Diabetes Federation (IDF). Segundo esse critério, o diagnóstico é estabelecido em crianças > 10 anos, na presença de obesidade centrípeta (aumento da circunferência abdominal) associada a dois ou mais dos seguintes fatores: hipertensão arterial, disglicemia, diminuição do HDL e aumento dos triglicérides. O diagnóstico e o tratamento precoce reduzem a morbidade cardiovascular associada à SM.

O diagnóstico da obesidade pode ser complementado por bioimpedância ou DXA para avaliar os casos de obesidade sarcopênica com redução de massa magra. O tratamento da obesidade consiste em um plano alimentar saudável, aumento da atividade física e correção das alterações endócrino-metabólicas. Não existe consenso para o tratamento da obesidade hipotalâmica não responsiva às mudanças de estilo de vida e suspensão de medicamentos que agravem a obesidade (p. ex., corticosteroides). Alguns serviços têm usado análogos do GLP-1, metformina, derivados da anfetamina e cirurgia bariátrica.

Disglicemia e diabetes melito

As principais causas e fatores de risco para o desenvolvimento de disglicicemia e diabetes melito (DM) no

SCP são corticoterapia prolongada em altas doses, tratamento com L-asparaginase, radioterapia de abdome e radioterapia de corpo inteiro.

Os glicocorticoides causam hiperglicemia por aumentarem a gliconeogênese hepática, diminuírem a captação periférica de glicose e aumentarem a resistência insulínica pela indução de ceramidas.

A hiperglicemia associada à L-asparaginase é causada pela inibição da secreção insulínica (depleção da asparagina necessária para a síntese de insulina), pancreatite e redução no número de receptores de insulina. O DM causado pela L-asparaginase é transitório, resolvendo-se com a suspensão da terapia.

A radioterapia abdominal ou a radioterapia de corpo inteiro podem causar danos às ilhotas pancreáticas, resultando em redução da secreção insulínica.

As manifestações clínicas e o diagnóstico do DM são semelhantes aos dos pacientes sem neoplasia. O tratamento é feito com orientação alimentar e uso temporário de insulina.

ACOMPANHAMENTO DOS PACIENTES

O Quadro 4 resume uma sugestão para o acompanhamento endócrino dos SCP com risco aumentado de desenvolver complicações desse sistema.

QUADRO 4 Acompanhamento dos sobreviventes de câncer pediátrico com risco aumentado para desenvolver complicações endócrinas

Complicações endócrinas	Acompanhamento
Deficiência do GH e baixa estatura	▪ Altura, peso, altura sentado, envergadura, velocidade de crescimento, puberdade ▪ IGF-1 e IGFBP-3 (podem estar normais na deficiência de GH por radioterapia), teste de estímulo do GH (pode ser normal se dose de radiação < 30 Gy) ▪ Idade óssea, ressonância magnética de hipófise-hipotálamo
Hipotireoidismo central ou primário	▪ Altura, peso, exame da tireoide, sintomatologia de hipotireoidismo, puberdade ▪ T4 livre, TSH, anti-TPO, AAT (hipotireoidismo primário), idade óssea
Hipertireoidismo	▪ Altura, peso, exame da tireoide, sintomatologia de hipotireoidismo, puberdade ▪ T4 livre, T3, TSH, anti-TPO, AAT, TRAb, idade óssea
Nódulo ou câncer da tireoide	▪ Exame da tireoide e região cervical, rouquidão, disfagia ▪ US ao diagnóstico, depois a cada 5 anos, ou antes se presença de nódulo
Insuficiência adrenal central ou primária	▪ Altura, peso, sintomas de deficiência de glico e mineralocorticoide, puberdade ▪ Cortisol, ACTH, S-DHEA, glicemia. Considerar teste de estímulo com ACTH ▪ Sódio, potássio e renina (insuficiência adrenal primária)
Diabetes insípido central	▪ Altura, peso, sintomas de diabetes insípido, sinais de desidratação ▪ Sódio, potássio, ureia e glicemia para calcular osmolaridade sérica; sumário de urina para estimar osmolaridade urinária. Considerar teste de privação hídrica
Hipogonadismo central ou primário	▪ Altura, peso, envergadura, velocidade de crescimento, puberdade ▪ LH, FSH, estradiol/testosterona ▪ Idade óssea, US pélvica, ressonância da hipófise-hipotálamo
Puberdade precoce central	▪ Altura, peso, velocidade de crescimento, puberdade (testículos podem não ser aumentados de volume) ▪ LH, FSH, estradiol/testosterona. Considerar teste de estímulo com GnRH nativo ou análogo agonista do GnRH ▪ Idade óssea, US pélvica, ressonância da hipófise-hipotálamo
Diminuição da densidade mineral óssea	▪ Altura, peso, altura sentado, envergadura, velocidade de crescimento, puberdade ▪ Cálcio, fósforo, magnésio, albumina, PTH, vitamina D ▪ Densitometria óssea, radiografia de coluna (fratura vertebral)
Obesidade/síndrome metabólica	▪ Altura, peso, índice de massa corpórea, circunferência abdominal ▪ Glicemia, perfil lipídico, TGO, TGP ▪ Bioimpedância e/ou DXA (avaliar composição corporal)
Diabetes melito	▪ Altura, peso, sintomas de diabetes melito ▪ Glicemia, HbA1c, sumário de urina

AAT: anticorpo antitireoglobulina; ACTH: hormônio adrenocorticotrófico; DXA: densitometria óssea; FSH: hormônio folículo-estimulante; GnRH: hormônio liberador de gonadotrofina; HbA1c: hemoglobina glicada; IGFBP-3: proteína 3 de ligação ao fator de crescimento insulínico; IGF-1: fator de crescimento insulínico tipo 1; LH: hormônio luteinizante; PTH: paratormônio; T4: tiroxina; T3: tri-iodotironina; TGO: transaminase glutâmico-oxaloacética; TGP: transaminase glutâmico-pirúvica; TRAb: anticorpo antirreceptor do TSH; TSH: hormônio estimulante da tireoide; US: ultrassonografia.
Fonte: George et al., 2020.

TRANSIÇÃO DOS CUIDADOS PARA A ENDOCRINOLOGIA DE ADULTOS

A equipe de endocrinologia pediátrica deve preparar o adolescente e sua família para transição e posterior cuidado médico pela endocrinologia de adulto, pelo menos 6 a 12 meses antes de efetivar a transferência. Idealmente, as instituições deveriam desenvolver protocolos com a participação de endocrinologistas pediátricos e de adultos que atendessem às peculiaridades do serviço e otimizassem essa fase de transição.

Na transição para os cuidados por endocrinologista de adultos, recomenda-se o manejo da obesidade hipotalâmica e síndrome metabólica, a manutenção do tratamento dos distúrbios endócrinos já diagnosticados, o monitoramento para o surgimento tardio de outras hipofunções endócrinas não diagnosticadas na infância, questões sobre gravidez e fertilidade, entre outros.

REFERÊNCIAS SELECIONADAS

1. Bhatia S, Tonorezos ES, Landier W. Clinical care for people who survive childhood cancer: A review. JAMA. 2023;330(12):1175-86.
2. Boguszewski MCS, Boguszewski CL, Chemaitilly W, Cohen LE, Gebauer J, Higham C, et al. Safety of growth hormone replacement in survivors of cancer and intracranial and pituitary tumours: a consensus statement. Euro J Endocrinol. 2022;186:P35-P52.
3. Casano Sancho P. Endocrine sequelae in childhood cancer survivors. Endocrinol Diabetes Nutr. 2017;64(9):498-505.
4. Castro MAS, Siviero-Miachon AA, organizadores. Como avaliar a criança após o tratamento do câncer – do oncologista ao endocrinologista. São Paulo: Atheneu; 2022.
5. Chemaitilly W, Cohen LE, Mostoufi-Moab S, Patterson BC, Simmons JH, Meacham LR, et al. Endocrine late effects in childhood cancer survivors. J Clin Oncol. 2018;36(21):2153-9.
6. Chemaitilly W, Sklar CA. Childhood cancer treatments and associated endocrine late effects: a concise guide for the pediatric endocrinologist. Horm Res Paediatr. 2019;91:74-82.
7. Clement SC, Kremer LCM, Verburg FA, Simmons JH, Goldfarb M, Peeters RP, et al. Balancing the benefits and harms of thyroid cancer surveillance in survivors of childhood, adolescent, and young adult cancer: Recommendations from the International Late Effects of Childhood Cancer Guideline Harmonization. Cancer Treat Rev. 2018;63:28-39.
8. Eugui GD. Manual de onco-endocrinologia pediátrica. Barueri: Manole; 2021.
9. George SA, Effinger KE, Meacham LR. Endocrine sequelae in childhood cancer survivors. Endocrinol Metab Clin North Am. 2020;49(4):565-87.
10. Jin HY, Lee JA, Park M, Lee DE, Park HJ. Characteristics and clinical course of thyroid abnormalities arisen in long term survivors of childhood cancer. BMC Pediatr. 2023;23(1):124.
11. Lee Y, Shin J, Choi Y, Kim H, Koh KN, Im HJ, et al. Endocrine complications in children and adolescents with non-central nervous system solid tumors. Front Endocrinol (Lausanne). 2021;12:610730.
12. Maa van Roessel I, Bakker B, van Santen HM, Chemaitilly W. Hormone replacement in survivors of childhood cancer and brain tumors: safety and controversies. Endocr Connect. 2022;12(1):e220382.
13. Pradhan KR, Chen Y, Moustoufi-Moab S, Krull K, Oeffinger KC, Sklar C, et al. Endocrine and metabolic disorders in survivors of childhood cancers and health-related quality of life and physical activity. J Clin Endocrinol Metab. 2019;104(11):5183-51.
14. Sociedade Brasileira de Pediatria. Departamento Científico de Endocrinologia. Complicações endócrinas do tratamento oncológico na infância: informações para o pediatra [Internet]. 29 maio 2023 [citado 24 fev. 2025]. Disponível em: https://www.sbp.com.br/fileadmin/user_upload/sbp/2023/maio/29/24039d-GPA_-_ComplicEndocrinas_TratamOnco_Inf.pdf.
15. van Iersel L, Mulder RL, Denzer C, Cohen LE, Spoudeas HA, Meacham LR, et al. Hypothalamic-pituitary and other endocrine surveillance among childhood cancer survivors. Endocr Rev. 2022;43(5):794-823.
16. van Santen HM, Chemaitilly W, Meacham LR, Tonorezos ES, Mostoufi-Moab S. Endocrine health in childhood cancer survivors. Pediatr Clin North Am. 2020;67(6):1171-86.
17. Yonn JY. Narrative review of endocrine and metabolic consequences of childhood cancer survivors. Pediatr Med. 2021;4-6.
18. Yu C. Endocrine consequences of childhood cancer therapy and transition considerations. Pediatr Ann. 2019;48(8):e326-e332.

50

Neoplasia endócrina múltipla

INTRODUÇÃO

A neoplasia endócrina múltipla tipo 1 (NEM1) foi descrita em 1954, por Paul Wermer (1898-1975), no artigo "*Genetic aspects of adenomatosis of endocrine glands*", publicado no *American Journal of Medicine*, no qual relatou o caso de quatro irmãs com adenoma pituitário e tumor pancreático. A NEM2 foi descrita em 1961, por John Harrison Sipple (1930-), no artigo "*The association of pheochromocytoma with carcinoma of the thyroid gland*", publicado no mesmo periódico, no qual descreveu o caso de seis pacientes com feocromocitoma e carcinoma da tireoide.

Embora as NEM sejam raras na faixa etária pediátrica, os pacientes com essa síndrome têm risco aumentado de desenvolver tumores em diferentes glândulas. Por serem de transmissão autossômica dominante, os familiares de primeiro grau têm um risco de 50% de herdarem o mesmo problema, beneficiando-se do rastreamento precoce.

DEFINIÇÃO

Síndrome genética neoplásica, de herança autossômica dominante, causada por variante patogênica de genes envolvidos na proliferação celular, caracterizada pela presença de tumores envolvendo duas ou mais glândulas endócrinas.

CLASSIFICAÇÃO

O Quadro 1 mostra as principais NEM e suas variantes clínicas. O Quadro 2 mostra as principais características clínico-genéticas das NEM.

QUADRO 1 **Neoplasias endócrinas múltiplas (NEM)**

Neoplasias endócrinas múltiplas	Variantes clínicas
NEM1	——
NEM2A	NEM2A forma clássica
	NEM2A + amiloidose liquenoide cutânea
	NEM2A + doença de Hirschsprung
	Carcinoma medular familiar da tireoide
NEM2B	——
NEM4	——
NEM5	
Complexo de Carney	——
Doença de von Hippel-Lindau	——
Neurofibromatose tipo 1	——

NEOPLASIA ENDÓCRINA MÚLTIPLA TIPO 1

A NEM1 também conhecida como síndrome de Wermer, síndrome PPP ou síndrome dos 3P, pelo envolvimento de três glândulas cujo nome se inicia com a letra "p": paratireoide, pituitária e pâncreas.

A NEM1 é de herança autossômica dominante, sendo causada por variante patogênica germinativa inativadora ou perda de função do *MEN1* (*menin 1*). Como esse gene codifica a proteína *menin*, que atua na supressão tumoral, mutações que o inativem propiciam o desenvolvimento de tumores que afetam predominantemente os tecidos endócrinos. Mais de 1.500 variantes patogênicas do *MEN1* já foram descritas e não existe uma correlação genótipo: fenótipo. Aproximadamente 5 a 10% dos pacientes com fenótipo de NEM1 não apresentam variante patogênica no *MEN1*, provavelmente

QUADRO 2 Características clínicas e genéticas das neoplasias endócrinas múltiplas (NEM)

Características	NEM1	NEM2A	NEM2B	NEM4	NEM5
Nomenclatura anterior	Síndrome de Wermer	Síndrome de Sipple	Síndrome de Gorlin-Vickers, Williams-Pollock ou Wagenmann-Froboese	═══	═══
Gene	*MEN1*	*RET*	*RET*	*CDKN1B*	*MAX*
Variante patogênica	Inativadora	Ativadora	Ativadora	Inativadora	Inativadora
Cromossomo	11q13.1	10q11.21	10q11.21	12p13.1	14q23.3
Herança	AD	AD	AD	AD	AD
Neoplasia mais prevalente	HPT 1º	Carcinoma medular da tireoide	Carcinoma medular da tireoide	HPT 1º	Feocromocitoma
Outras manifestações	Gastrinoma, insulinoma, adenoma hipofisário	Feocromocitoma, HPT 1º	Feocromocitoma, ganglioneuroma de lábios, língua e cólon, hábito marfanoide	Adenoma hipofisário, PNET, gastrinoma, carcinoma papilífero da tireoide	Paraganglioma, adenoma hipofisário, ganglioneuroma, HPT 1º

– HPT 1º: hiperparatireoidismo primário; PNET: tumor neuroendócrino do pâncreas.
– Alguns autores denominam a NEM2A como NEM2, e a NEM2B como NEM3.
Fonte: Singeisen et al., 2023.

causada por genes ainda a serem descobertos. Quando a variante patogênica não é identificada, as neoplasias endócrinas surgem em idade mais tardia e a expectativa de vida é semelhante à da população em geral. A NEM1 pode ocorrer de forma esporádica ou familiar. A prevalência é de 1 a 3:100.000, e não há predileção por sexo.

Além dos tumores da paratireoide, pituitária e enteropancreáticos, a NEM1 pode cursar com neoplasia adrenocortical, broncopulmonar, de mama e timo. Adicionalmente, podem ocorrer manifestações cutâneas (colagenoma, angiofibroma, lipoma) e tumores do sistema nervoso central (meningioma, ependimoma).

As manifestações clínicas dependem de quais glândulas são afetadas. As mais frequentes são hiperparatireoidismo primário (80 a 90%), adenoma de hipófise (30%) e tumores neuroendócrinos enteropancreáticos (35%). Existe grande variabilidade fenotípica mesmo entre pessoas de uma mesma família e entre gêmeos idênticos. Alguns têm sintomas discretos a moderados, enquanto outros têm sintomatologia grave e ameaçadora à vida. Na maioria das vezes, os sintomas têm início após os 21 anos de idade. Nos pacientes mais jovens, a literatura é escassa, dada a raridade da NEM1 nessa faixa etária. O Quadro 3 resume as principais características clínico-diagnósticas.

Diagnóstico, rastreamento e tratamento da NEM1

O diagnóstico da NEM1 é definido por um dos três seguintes critérios:

1. Critério clínico: duas ou mais manifestações clássicas da doença (hiperparatireoidismo primário, tumor neuroendócrino enteropancreático, tumor pituitário).
2. Critério familiar: paciente com uma das principais manifestações da doença e um familiar de primeiro grau com diagnóstico de NEM1.
3. Critério genético: paciente com variante patogênica do *NEM1* (testes genéticos são negativos em 5 a 10% dos pacientes).

Uma vez confirmado o diagnóstico, o rastreamento das manifestações clínicas é feito a partir dos 5 a 10 anos de idade pela dosagem anual de cálcio, fósforo, paratormônio (PTH) e marcadores de tumores enteropancreáticos neuroendócrinos (glicemia, insulina, glucagon, gastrina, polipeptídio pancreático). Os estudos de imagem são indicados a partir dos 10 anos de idade com ressonância magnética (RM) de hipófise-hipotálamo a cada 2 a 3 anos, e RM ou tomografia computadorizada (TC) de abdome anualmente. Uma exceção

QUADRO 3 Principais características clínico-diagnósticas da neoplasia endócrina múltipla tipo 1 (NEM1)

Órgão	Neoplasia	Manifestações clínicas	Diagnóstico
Paratireoide	Hiperparatireoidismo primário (hiperplasia, adenomas)	Hipercalcemia, hipofosfatemia, artralgia, dor óssea, nefrolitíase, poliúria, polidipsia, constipação, depressão	Cálcio, fósforo, albumina, ureia, creatinina, calciúria, razão cálcio/creatinina urinária, PTH, 25(OH) vitamina D, US do aparelho urinário
Pituitária	Prolactinoma	Galactorreia, hipogonadismo	Prolactina
	Tumor secretor de GH ou GH/PRL	Gigantismo, acromegalia, galactorreia, hipogonadismo	IGF-1, GH pós-sobrecarga de glicose
	Tumor produtor de ACTH	Síndrome de Cushing	Cortisol livre na urina de 24 horas, cortisol matinal após supressão noturna com dexametasona, cortisol e ACTH séricos
	Tumor produtor de TSH	Hipertireoidismo	T4L, T3, TSH
Pâncreas	Insulinoma	Hipoglicemia	Glicemia, insulina, peptídeo-C
	VIPoma	Síndrome de Verner-Morrison (diarreia aquosa, hipopotassemia, acidose, desidratação)	VIP sérico
	PPoma	Assintomático ou causando sintomas compressivos	PP sérico
	Glucagonoma	Hiperglicemia, anorexia, eritema necrolítico migratório, glossite, diarreia, anemia, trombose venosa	Glucagon, glicemia, HbA1c
Duodeno	Gastrinoma	Síndrome de Zollinger-Ellison (úlceras pépticas, diarreia crônica, esofagite)	Gastrina
Manifestações não endócrinas	Angiofibromas cutâneos	Pápulas acneiformes	Exame físico, biópsia
	Colagenomas	——	Exame físico, biópsia
	Lipomas cutâneos ou viscerais	——	Exame físico, biópsia
	Ependimomas	——	——

ACTH: hormônio adrenocorticotrófico; CMFT: carcinoma medular familiar da tireoide; GH: hormônio de crescimento; Hba1c: hemoglobina glicada; IGF-1: fator de crescimento semelhante à insulina tipo 1; NEM2: neoplasia endócrina múltipla tipo 2; PTH: paratormônio; PP: polipeptídeo pancreático; RET: proto-oncogene *RET*; TSH: hormônio estimulante da tireoide; US: ultrassonografia; VIP: polipeptídeo vasoativo intestinal.

é a TC de tórax, indicada após os 15 anos, a cada 2 a 3 anos.

Testes moleculares para NEM1 são indicados nas seguintes situações: presença de critério clínico ou familiar para a síndrome, hiperparatireoidismo primário multiglandular, gastrinoma e tumores neuroendócrinos pancreáticos. Após a confirmação diagnóstica no paciente, testes moleculares são indicados aos familiares de primeiro grau.

Hiperparatireoidismo primário

O hiperparatireoidismo primário é causado por hiperplasia ou adenoma multiglandular. Ele é a primeira (90%) e mais frequente (80 a 90%) manifestação da NEM1, podendo ser detectado tão cedo quanto aos 5 anos de idade. Pode ser assintomático ou cursar com sintomas de hipercalcemia discretos ou pronunciados (p. ex., fadiga, fraqueza, hipertensão, nefrolitíase, depressão, confusão mental, osteoporose). Após a confirmação laboratorial do hiperparatireoidismo primário, solicita-se ultrassonografia das paratireoides e cintilografia com sestamibi para avaliar a anatomia das paratireoides. O tratamento dos casos sintomáticos (p. ex., nefrolitíase) se faz com paratireoidectomia subtotal, evitando o hipoparatireoidismo. Caso surja hipoparatireoidismo após a cirurgia, tratar com reposição de calcitriol e cálcio.

Tumores enteropancreáticos neuroendócrinos

São a segunda manifestação mais frequente da NEM1 (35% dos casos). O tumor mais comum é o insulinoma, causando hipoglicemia (p. ex., sudorese, palidez, taquicardia, confusão mental, fome) e podendo surgir em crianças a partir dos 5 anos de idade. Glucagonoma, somatostinoma, gastrinoma e tumor secretor de peptídeo intestinal vasoativo (VIP) são raros em pediatria. Os gastrinomas, localizados na primeira porção do duodeno, aumentam a secreção de gastrina e a secreção ácida do estômago, causando dor abdominal, diarreia, perda de peso, refluxo gastroesofágico e úlcera péptica, condição denominada síndrome de Zollinger-Ellison. Algumas vezes os tumores são pluripotentes, produzindo mais de um hormônio.

Tumores hipofisários

Adenomas hipofisários ocorrem em 30% dos casos. O prolactinoma é o tumor mais frequente, seguido de tumores secretores de hormônio de crescimento (GH – gigantismo ou acromegalia), hormônio adrenocorticotrófico (ACTH – doença de Cushing) e tumores não funcionantes. O tratamento pode ser clínico (p. ex., cabergolina para prolactinomas), ou cirúrgico, a depender do tumor. Se o tumor for um macroadenoma (um terço dos casos), pode haver sintomas compressivos locais (p. ex., cefaleia, alteração visual), requerendo tratamento cirúrgico.

Outros tumores

Tumores brônquio-pulmonar, tímico, adrenocortical, cutâneo e do sistema nervoso central são raros em pediatria.

NEOPLASIA ENDÓCRINA MÚLTIPLA TIPO 2A

A NEM2A é de herança autossômica dominante, sendo causada por variante patogênica ativadora ou ganho de função do proto-oncogene *RET* (*RET proto-oncogene*), que expressa um receptor tirosina quinase em células neuroendócrinas. A maioria das variantes patogênicas é localizada no éxon 10 (códons 609, 611, 618 e 620) e no éxon 11 (códon 634) do *RET*. A variante patogênica do éxon 11, códon 634, é responsável por 50% dos casos. Essas variantes patogênicas causam o crescimento descontrolado das células com formação de tumores em diversos órgãos.

A NEM2A é subdividida nas variantes: NEM2A clássica, NEM2A + amiloidose cutânea, NEM2A + doença de Hirschsprung, e carcinoma medular familiar da tireoide (CMFT). A prevalência da NEM2A é de 13 a 24 por 1 milhão.

O início, a progressão e a glândula afetada variam de acordo com o tipo e a variante clínica da NEM2A, podendo diferir inclusive dentro de uma mesma família. Alguns indivíduos desenvolvem apenas sintomas leves, enquanto outros desenvolvem manifestações graves. Os sintomas podem ter início na infância ou na idade adulta. Tem uma forte agregação familiar, o que possibilita o diagnóstico precoce.

Sua tríade clássica é caracterizada por carcinoma medular da tireoide (90 a 95%), feocromocitoma (50%) e hiperparatireoidismo primário (15 a 30%). O Quadro 4 mostra as principais características clínico-laboratoriais da variante clássica da NEM2.

O carcinoma medular da tireoide (originário das células C ou parafoliculares da tireoide) é a primeira manifestação da doença, podendo ter início inclusive na infância. O feocromocitoma geralmente acomete ambas as adrenais. O hiperparatireoidismo primário pode ser causado por hiperplasia ou adenoma das paratireoides, acometendo uma ou as quatro glândulas,

QUADRO 4 Principais características clínico-laboratoriais da variante clássica da neoplasia endócrina múltipla tipo 2A (NEM2A)

Órgão	Neoplasia	Manifestações clínicas	Diagnóstico
Paratireoide	Hiperparatireoidismo primário (hiperplasia, adenomas)	Hipercalcemia, hipofosfatemia, artralgia, dor óssea, nefrolitíase, poliúria, polidipsia, constipação, depressão	Cálcio, albumina, fósforo, ureia, creatinina, calciúria, razão cálcio/creatinina urinária, PTH, 25(OH) vitamina D, US do aparelho urinário
Tireoide	Carcinoma medular (neoplasia das células C ou células parafoliculares)	Nódulo tireoidiano	Calcitonina sérica, T4L, T3, TSH, US de tireoide e região cervical
Adrenal	Feocromocitoma	Hipertensão, cefaleia, arritmia, palpitação, sudorese	Metanefrinas no plasma ou na urina, TC ou RM de abdome, cintilografia

PTH: paratormônio; RM: ressonância magnética; T3: tri-iodotironina; T4L: tiroxina livre; TC: tomografia computadorizada; TSH: hormônio estimulante da tireoide; US: ultrassonografia.

com sintomas de hipercalcemia. A variante associada a amiloidose liquenoide cutânea ou líquen amiloide cursa com *rash* cutâneo pigmentado, descamativo e pruriginoso, mais evidente na região escapular, decorrente do acúmulo de amiloide na pele. Esse *rash* piora em situações de estresse e melhora com a exposição solar. A variante associada à doença de Hirschsprung (megacólon congênito por ausência de plexos nervosos entéricos) acomete 7% dos pacientes, cursando com constipação, distensão abdominal, vômitos e anorexia. Raramente, pode se manifestar com diarreia, desidratação e perda de peso.

O carcinoma medular familiar da tireoide (CMFT) é definido pela presença de pelo menos quatro familiares afetados pelo tumor, na ausência de outros sinais característicos da NEM. O carcinoma surge na vida adulta e é menos agressivo do que os outros tipos de NEM. Uma dificuldade diagnóstica do CMFT é diferenciá-lo das outras variantes de NEM associadas a múltiplos tumores.

NEOPLASIA ENDÓCRINA MÚLTIPLA TIPO 2B

A NEM2B (NEM3) é um dos tipos mais agressivos. Aproximadamente 95% dos casos são causados por variante patogênica ativadora ou ganho de função do *RET*, principalmente no éxon 16, códon 918 (p.Met918Thr) em 95% dos casos, e éxon 15, códon 883(p.Ala883Phe), em 5% dos casos. Raramente, variantes patogênicas duplas podem causar NEM2B: 768/790, 804/781, 804/805 e 804/806. A maioria dos casos resulta de uma variante patogênica *de novo*, o que dificulta o diagnóstico precoce pela ausência de casos semelhantes na família. A incidência da NEM2B de 1 a 2 por 1 milhão. Não há predileção por sexo.

A apresentação clássica é caracterizada por carcinoma medular da tireoide (100%), feocromocitoma (50%), hábito marfanoide (70 a 90%) e neuromas mucosos (100%). A NEM2B não cursa com hiperparatireoidismo primário. O Quadro 5 resume as principais características clínico-laboratoriais da NEM2B.

O carcinoma medular da tireoide tem comportamento agressivo, metastatizando-se com facilidade e surgindo precocemente, ainda na faixa etária pediátrica. O feocromocitoma geralmente não se metastatiza. Os neuromas mucosos ocorrem nos lábios, nariz, conjuntiva, pálpebras, córneas, nariz, palato, laringe e faringe, podendo surgir na infância. Alguns pacientes podem ter dificuldade de produzir lágrimas. A ganglioneuromatose do trato gastrointestinal causa distensão abdominal, diarreia ou constipação e nos casos mais graves, causam megacólon (pseudo-Hirschsprung). O hábito marfanoide é outra característica clássica da doença. Alterações esqueléticas (p. ex., cifose, lordose, escoliose), *pectus excavatum*, escorregamento epifisário proximal do fêmur, dolicocefalia, pé torto congênito, pé cavo e hipermobilidade articular são outras manifestações da NEM2B.

Rastreamento, diagnóstico e tratamento de NEM2A e NEM2B

O rastreamento de familiares de primeiro grau de pacientes com NEM2A e NEM2B é feito pela história familiar e avaliação clínico-laboratorial. Por exemplo:

QUADRO 5 Principais características clínico-laboratoriais da neoplasia endócrina múltipla tipo 2B (NEM2B) (não cursa com hiperparatireoidismo primário)

Órgão	Neoplasia	Manifestações clínicas	Diagnóstico
Tireoide	Carcinoma medular (neoplasia das células C ou células parafoliculares)	Nódulo tireoidiano	Calcitonina sérica, T4L, T3, TSH, US de tireoide e região cervical
Adrenal	Feocromocitoma	Hipertensão, arritmia, cefaleia, cefaleia, palpitação, sudorese	Metanefrinas no plasma ou na urina, TC ou RM de abdome, cintilografia
Mucosa oral e intestinal	Neuromas mucosos e intestinais	Neuromas em língua, lábios, palato, pálpebra, faringe, laringe; e ganglioneuromatose intestinal	Exame físico, biópsia
Extremidades	——	Hábito marfanoide (alta estatura, extremidades longas)	Exame físico

RM: ressonância magnética; T3: tri-iodotironina; T4L: tiroxina livre; TC: tomografia computadorizada; TSH: hormônio estimulante da tireoide; US: ultrassonografia.

NEM2A (carcinoma medular da tireoide, feocromocitoma e hiperparatireoidismo primário); NEM2B (carcinoma medular da tireoide, feocromocitoma, neuromas múltiplos e hábito marfanoide); carcinoma medular familiar da tireoide (presença isolada de carcinoma medular da tireoide em pelo menos 4 membros da família). O estudo molecular para pesquisar variantes patogênicas do *RET* é fundamental, em virtude da correlação genótipo-fenótipo, além de orientar a indicação da tireoidectomia profilática.

Carcinoma medular da tireoide

O carcinoma medular da tireoide (CMT) tende a ser bilateral, multifocal, com comportamento biológico agressivo e alto risco de disseminação linfática regional ou hematogênica. As metástases surgem inicialmente nos linfonodos cervicais e mediastinais e, com o avanço da doença, acometem pulmão, fígado e ossos.

A calcitonina basal ou pós-estímulo (p. ex., cálcio) está elevada e pode ser usada tanto para o diagnóstico como marcador de recidiva após a tireoidectomia. O antígeno carcinoembriogênico (CEA) pode estar elevado, sendo usado como marcador da neoplasia. A US de tireoide e região cervical complementa a investigação.

A American Thyroid Association (2015) estratifica o risco de desenvolver CMT com base na variante patogênica do *RET* (Quadro 6). A prevalência da variante patogênica varia de acordo com a distribuição étnica e geográfica. A variante 634 do éxon 11 é a mais prevalente.

QUADRO 6 Relação genótipo-fenótipo e risco de carcinoma medular da tireoide na NEM2A e NEM2B

Categoria de risco	Éxon	Variante patogênica do *RET*
Moderado	8	533 = p.Gly533Cys
	10	609 = p.Cys609Phe/Gly/Arg/Ser/Tyr 611 = p.Cys611Phe/Gly/Ser/Tyr/Trp 618 = p.Cys618Phe/Arg/Ser
	11	630 = p.Cys630Arg/Trp 631 = p.Asp631Tyr 666 = p.Lys666Glu
	13	768 = p.Glu768Asp 790 = p.Leu790Phe
	14	804 = p.Val804Leu/Met
	15	891 = p.Ser891Ala
	16	912 = p.Arg912Prol
Alto	11	634 = p.Cys634Phe/Gly/Arg/Ser/Trp/Tyr
	15	883 = p.Ala883Phe
Muito alto	16	918 = p.Met918Thr

Fonte: ATA, 2015.

A tireoidectomia total profilática é indicada antes de 1 ano de idade para variantes patogênicas de risco muito alto para o CMT (variante 918) e antes dos 5 anos de idade para as variantes de risco moderado a alto (variante 634 e 883). Entretanto, alguns autores indicam a tireoidectomia profilática antes de 1 ano de idade independente do genótipo. A tireoidectomia profilática é indicada porque o diagnóstico tardio pode se associar a metástases e a cirurgia é o único tratamento curativo. Metástases isoladas de cérebro, fígado e pulmão podem ser removidas cirurgicamente.

Quando o paciente já é diagnosticado com CMT, a tireoidectomia total não é mais profilática e sim terapêutica, associada a esvaziamento cervical a depender da extensão do tumor, a qual é aferida por exames de imagem e dosagem de calcitonina. Concentrações de calcitonina > 500 pg/mL sugerem metástases para pulmão ou fígado, indicando TC ou RM de região cervical, tórax e abdome e cintilografia óssea.

Como a NEM2A pode cursar com feocromocitoma e hiperparatireoidismo primário, que agravam o risco anestésico-cirúrgico, deve-se investigar essas condições antes da tireoidectomia (profilática ou terapêutica), dosando metanefrinas plasmáticas e/ou urinárias, cálcio, albumina, fósforo, ureia, creatinina, PTH e razão cálcio/creatinina urinária.

Após a tireoidectomia, recomenda-se dosagem de calcitonina e CEA aos 3, 6, 12 e 18 meses e, em seguida, anualmente. A US de região cervical é indicada 6 meses após a cirurgia e depois anualmente, ou antes se houver aumento da calcitonina e/ou CEA. Como as células parafoliculares da tireoide não captam iodo, o carcinoma medular da tireoide não pode ser tratado pela ablação tireoidiana com iodo radioativo. Não há indicação de manter o TSH supresso e a reposição de levotiroxina após a tireoidectomia deve manter o TSH dentro dos valores de referência.

Se houver envolvimento sistêmico, pode-se usar inibidores da tirosina quinase (p. ex., vandetanibe, cabozantinibe, selpercatinibe, praseltinibe). Metástases cerebrais isoladas podem ser tratadas com cirurgia ou radioterapia. Metástases hepáticas isoladas podem ser tratadas com cirurgia ou embolização. Metástases ósseas isoladas podem ser tratadas com cirurgia ou injeção de cimento. Persistência de extensão cervical após a cirurgia com remoção de linfonodos pode ser tratada com radioterapia. Uma vez diagnosticado o CMT, a taxa de cura e sobrevivência depende do estágio da doença e não da variante patogênica.

Hiperparatireoidismo primário

O hiperparatireoidismo primário ocorre apenas na NEM2A, não ocorrendo na NEM2B. Ele é mais frequente nas variantes patogênicas do códon 634, seguida dos códons 609, 611, 620, 630, 804 e 891. O fenótipo e o início da doença variam de acordo com o genótipo. O hiperparatireoidismo primário pode ser causado por hiperplasia ou adenoma das paratireoides, acometendo uma ou as quatro glândulas. O rastreamento deve se iniciar aos 8 anos de idade para as variantes patogênicas dos códons de maior risco e a partir dos 20 anos para as demais variantes, com dosagem anual ou bianual de cálcio total, fósforo e PTH. O tratamento se faz com paratireoidectomia subtotal.

Feocromocitoma

O feocromocitoma ocorre em 50% dos casos de NEM2A e NEM2B. Geralmente é adrenal e bilateral (sincrônico ou metacrônico), podendo ter acometimento multifocal extra-adrenal (10% dos casos). As variantes patogênicas com maior risco de feocromocitoma são as dos códons 631, 634, 883 e 918. Os tumores secretam mais epinefrina do que norepinefrina, causando hipertensão, palpitação, ansiedade e outros sintomas do feocromocitoma. O rastreamento é feito pela dosagem de metanefrinas urinárias ou plasmáticas, iniciando aos 8 anos nas variantes de risco alto e muito alto e a partir dos 20 anos nas variantes de risco moderado. O tratamento é cirúrgico.

Neuromas mucosos e outras manifestações

Os neuromas mucosos (p. ex., língua, lábios, boca, conjuntiva, pálpebra, cólon) acometem praticamente 100% dos pacientes com NEM2B.

A ganglioneuromatose do trato gastrointestinal pode causar obstrução intestinal levando a um quadro de pseudo-Hirschsprung (constipação causada por neuromas mucosos no cólon e não por agenesia ganglionar como na doença de Hirschsprung), que pode ser a primeira manifestação da NEM2.

A amiloidose liquenoide cutânea, que pode estar presente na NEM2A, se manifesta por lesões cutâneas que melhoram com a exposição solar e pioram com o estresse, tendo início ao redor dos 13 anos de idade. O Quadro 7 mostra o risco de desenvolver essas manifestações de acordo com a variante patogênica do *RET*.

NEOPLASIA ENDÓCRINA MÚLTIPLA TIPO 4

A NEM4, de herança autossômica dominante, é causada por variante patogênica inativadora ou perda de função do *CDKN1B* (*cyclin dependent kinase inhibitor 1B*), que codifica a proteína p27, um supressor tumoral. Variantes patogênicas desse gene reduzem a quantidade da p27 funcional fazendo com que as células se proliferem de forma desordenada, causando desenvolvimento de tumores nas glândulas endócrinas e em outros tecidos.

A prevalência da NEM4 é muito rara (menos de 1 caso por 1 milhão). Embora causada por genes diferentes, a sintomatologia é semelhante à da NEM1: hiperparatireoidismo primário, tumor hipofisário e tumor neuroendócrino enteropancreático. O hiperparatireoidismo primário surge, geralmente, a partir da 4ª década, sendo a manifestação mais comum da NEM4, ocorrendo em 80 a 90% dos pacientes. Os tumores hipofisários podem ser não funcionantes, manifestando-se com sintomas compressivos, ou podem secretar ACTH (doença de Cushing), GH (acromegalia) e prolactina

QUADRO 7 Risco de desenvolver outras manifestações da neoplasia endócrina múltipla tipo 2A e 2B (NEM2A e NEM2B) de acordo com a variante patogênica do *RET*

Manifestação	Éxon	Códon
Amiloidose liquenoide cutânea	10	611
	11	634
	14	804
Espessamento do nervo corneano	15	804
	16	918
Doença de Hirschsprung	10	609, 611, 618, 620
Ganglioneuromatose intestinal	15	883
	16	918
Hábito marfanoide	16	918
Agenesia renal	10	618, 620
	11	634

Fonte: Saravana-Bawan e Pasternak, 2022.

(prolactinoma). Tumores gastrointestinais e pancreáticos são incomuns, exceto pelo gastrinoma. Outros tumores que podem ocorrer são carcinomas papilífero da tireoide, renal, tímico e de órgãos reprodutivos.

A investigação diagnóstica inclui a dosagem dos vários hormônios e marcadores bioquímicos potencialmente produzidos em excesso, por exemplo, PTH, cálcio, fósforo, GH, IGF-1, ACTH, prolactina, cortisol, FSH, LH, TSH, T4L, gastrina, polipeptídeo pancreático, polipeptídeo vasointestinal, insulina, peptídeo-C e glucagon. RM de hipófise-hipotálamo é indicada para investigar tumores pituitários. A cintilografia com octreotida ou ^{68}Ga-DOTATOC PET é indicada, a depender da indicação clínica. A pesquisa de variantes patogênicas do *CDKN1B* é indicada no paciente e em familiares de primeiro grau.

NEOPLASIA ENDÓCRINA MÚLTIPLA TIPO 5

A NEM5 é causada por variante patogênica inativadora ou perda de função do *MAX* (*MYC associated factor 10*). Caracteriza-se por: hiperparatireoidismo primário, feocromocitoma, paraganglioma, tumor neuroendócrino pancreático e adenoma hipofisário.

OUTRAS NEOPLASIAS ENDÓCRINAS MÚLTIPLAS

O Quadro 8 mostra as principais manifestações clínicas de formas menos comuns de neoplasias endócrinas múltiplas.

QUADRO 8 Outras formas de NEM: doença de von Hippel-Lindau, complexo de Carney e neurofibromatose tipo 1

Neoplasia	Principais manifestações clínicas
Doença de von Hippel-Lindau	Causada por variante patogênica inativadora ou perda de função do *VHL* (*von Hippel-Lindau tumor suppressor*). Caracteriza-se por: hemangioblastomas do SNC (cérebro e medula), angiomas de cerebelo e retina, carcinoma renal, feocromocitoma e tumores pancreáticos
Complexo de Carney	Causado por variante patogênica inativadora ou perda de função do *PRKAR1A* (*protein kinase CAMP-dependent type I regulatory subunit alpha*). É uma neoplasia endócrina múltipla, de herança autossômica dominante, caracterizada por: adenoma hipofisário; nevos cutâneos lentiginosos (azuis) em face, tronco e pescoço; mixomas cardíacos, cutâneos e mamários; tumor gonadal (células de Leydig e de Sertoli); cistos ovarianos, schwannomas gástricos, carcinoma medular da tireoide e hiperplasia adrenal nodular pigmentada (síndrome de Cushing)
Neurofibromatose tipo 1 (doença de von Recklinghausen)	Causada por variante patogênica inativadora ou perda de função do *NF1* (*neurofibromin 1*). Caracteriza-se por manchas café com leite, sardas axilares e inguinais, nódulos de Lisch, displasia do esfenoide, pseudoartrose tibial, neurofibromas e glioma de nervo óptico. Também pode cursar com feocromocitoma, carcinoma medular da tireoide e hiperparatireoidismo primário

TRANSIÇÃO DOS CUIDADOS PARA A ENDOCRINOLOGIA DE ADULTOS

A equipe de endocrinologia pediátrica deve preparar o adolescente e sua família para transição e posterior cuidado médico pela endocrinologia de adultos, pelo menos 6 a 12 meses antes de efetivar a transferência. Idealmente, as instituições deveriam desenvolver protocolos com a participação de endocrinologistas pediátricos e de adultos que atendessem às peculiaridades do serviço e otimizassem essa fase de transição.

Na transição dos cuidados para a endocrinologia de adultos, é importante lembrar que todas as NEM merecem uma atenção especial nessa transição em virtude da progressão das neoplasias endócrinas já existentes e do surgimento de novas neoplasias na vida adulta, indicando a necessidade de monitoração para as alterações hormonais identificadas e pesquisa periódica para o surgimento das demais, questões sobre gravidez, fertilidade e risco de recorrência na prole, entre outros.

REFERÊNCIAS SELECIONADAS

1. Al-Salameh A, Baudry C, Cohen R. Update on multiple endocrine neoplasia type 1 and 2. Presse Med. 2018;47(9):722-31.
2. Al-Salameh A, Cadiot G, Calender A, Goudet P, Chanson P. Clinical aspects of multiple endocrine neoplasia type 1. Nat Rev Endocrinol. 2021;17(4):207-24.
3. Brandi ML, Agarwal SK, Perrier ND, Lines KE, Valk GD, Thakker RV. Multiple endocrine neoplasia type 1: Latest Insights. Endocr Rev. 2021;42(2):133-70.
4. Castinetti F, Moley J, Mulligan L, Waguespack SG. A comprehensive review on MEN2B. Endocr Relat Cancer. 2018;25(2):T29-T39.
5. de Herder WW, Hofland J. Multiple endocrine neoplasia type 4. 2022 Feb 28. In: Feingold KR, Anawalt B, Boyce A, Blackman MR, Boyce

A, Chrousos G, Corpas E, et al., editors. Endotext [Internet]. South Dartmouth (MA): MDText.com, Inc.; 2000–.

6. Graves CE, Gosnell JE. Medullary thyroid carcinoma in children. Semin Pediatr Surg. 2020;29(3):150921.
7. Hu X, Guan J, Wang Y, Shi S, Song C, Li ZP, et al. A narrative review of multiple endocrine neoplasia syndromes: genetics, clinical features, imaging findings, and diagnosis. Ann Transl Med. 2021;9(11):944.
8. Mathiesen JS, Effraimidis G, Rossing M, Rasmussen ÅK, Hoejberg L, Bastholt L, et al. Multiple endocrine neoplasia type 2: A review. Semin Cancer Biol. 2022;79:163-79.
9. PDQ Pediatric Treatment Editorial Board. Childhood Multiple Endocrine Neoplasia (MEN) Syndromes Treatment (PDQ®): Patient Version. 2021. In: PDQ Cancer Information Summaries [Internet].
10. Pieterman CRC, Valk GD. Update on the clinical management of multiple endocrine neoplasia type 1. Clin Endocrinol (Oxf). 2022.
11. Sahakian N, Castinetti F, Romanet P, Reznik Y, Brue T. Updates on the genetics of multiple endocrine neoplasia. Ann Endocrinol (Paris). 2024:S0003-4266(24)00010-6.
12. Saravana-Bawan B, Pasternak JD. Multiple endocrine neoplasia 2: an overview. Ther Adv Chronic Dis. 2022;13:20406223221079246.
13. Sell J, Ramirez S, Partin M. Parathyroid disorders. Am Fam Physician. 2022;105(3):289-98.
14. Shariq OA, Lines KE, et al. Multiple endocrine neoplasia type 1 in children and adolescents: Clinical features and treatment outcomes. Surgery. 2022;171(1):77-87.
15. Singeisen H, Renzulli MM, Pavlicek V, Probst P, Hauswirth F, Muller MK, et al. Multiple endocrine neoplasia type 4: a new member of the MEN Family. Endocrine Connections. 2023;12:e220411.
16. Sipple JH. The association of pheochromocytoma with carcinoma of the thyroid gland. Am J Med. 1961;31:163-6.
17. Thompson R, Landry CS. Multiple endocrine neoplasia 1: a broad overview. Ther Adv Chronic Dis. 2021;12:20406223211035288.
18. van den Broek MFM, van Santen HM, Valk GD, Verrijn Stuart AA. Children with multiple endocrine neoplasia type 2B: Not tall and marfanoid, but short with normal body proportions. Clin Endocrinol (Oxf). 2021;95(3):453-9.
19. van Treijen MJC, de Vries LH, Hertog D, Vriens MR, Stuart AAV, van Nesselrooij BPM, Valk GD. Multiple endocrine neoplasia Type 2. 2022. In: Feingold KR, Anawalt B, Boyce A, Chrousos G, Corpas E, et al., editors. Endotext [Internet]. South Dartmouth (MA): MDText.com, Inc.; 2000–.
20. Wermer P. Genetic aspects of adenomatosis of endocrine glands. Am J Med. 1954;16(3):363-71.

SEÇÃO X

Síndromes

51

Síndrome de Turner

INTRODUÇÃO

A síndrome de Turner (ST) foi descrita em 1938, por Henry Hubert Turner (1892-1970), no artigo "*A syndrome of infantilism, congenital webbed neck, and cubitus valgus*", publicado na revista *Endocrinology*. Nesse artigo, ele descreveu 7 pacientes do sexo feminino que tinham em comum: infantilismo sexual, baixa estatura, pescoço alado, *cubitus valgus* e baixa implantação de cabelos. Em 1959, o distúrbio cromossômico responsável pela síndrome de Turner foi descrito por Charles Edmund Ford (1912-1999), no artigo "*A sex-chromosome anomaly in a case of gonadal dysgenesis (Turner's syndrome)*", publicado na revista *The Lancet*, que contou com a coautoria de um brasileiro, José Carlos Cabral de Almeida.

O diagnóstico precoce é essencial para o tratamento de baixa estatura, indução da puberdade, prevenção e tratamento das comorbidades.

O Dia Mundial da Síndrome de Turner é comemorado em 28 de agosto e seu símbolo é uma borboleta que lembra o cromossomo X.

DEFINIÇÃO

A ST é um distúrbio dos cromossomos sexuais que afeta apenas indivíduos com fenótipo feminino. Ela é definida pelo cariótipo mostrando um cromossomo X intacto e perda parcial ou completa do segundo cromossomo X, associada a uma ou mais manifestações sugestivas da síndrome (p. ex., pescoço alado, baixa estatura, atraso puberal, perda auditiva neurossensorial, malformações cardíacas e renais).

EPIDEMIOLOGIA

A ST ocorre de forma esporádica, acometendo 1:2.000 a 1:2.500 meninas nascidas vivas, ou 25 a 50:100.000 mulheres. Essa prevalência pode estar subestimada em virtude dos fenótipos leves, muitas vezes diagnosticados na vida adulta, ou nunca diagnosticados. A incidência não aumenta com o avanço da idade materna, nem apresenta diferenças étnicas.

A ST é encontrada em 1 a 2% dos conceptos, 10% dos abortos espontâneos e 1% dos natimortos. Aproximadamente 99% das gestações com embriões 45,X termina espontaneamente durante o 1º e 2º trimestres. As doenças cardiovasculares são responsáveis por 40% dos óbitos.

ETIOLOGIA

Existe uma grande variedade de genótipos. O cariótipo clássico (45,X) afeta 50% das pacientes e geralmente se associa a um fenótipo mais grave. Os mosaicos, presença de duas ou mais linhagens com constituições cromossômicas diferentes e sem anomalias estruturais (p. ex., 45,X/46,XX e 45,X/47,XXX), representam 30% dos casos. Os cariótipos com anomalias estruturais como duplicação do braço longo (q) do cromossomo X com perda concomitante do braço curto (p) para formar um isocromossomo (isoXq), formação de um cromossomo em anel (rX) e deleção do braço curto ou longo (Xp- ou Xq-), com ou sem mosaicismo, são responsáveis por 20% dos casos. A presença do cromossomo Y ocorre em 5 a 6% das pacientes.

Séries mais recentes têm relatado maior prevalência de mosaicismos e declínio da frequência do cariótipo

45,X, talvez como resultado do maior número de células analisadas nos cariótipos. O cariótipo de sangue periférico não reflete necessariamente o cariótipo de outros tecidos (mosaicismo oculto). Esse achado pode ser uma das explicações para a variabilidade genótipo:fenótipo da ST.

O Quadro 1 mostra os principais cariótipos encontrados na ST. O Quadro 2 mostra cariótipos que não são associados à ST, mas que podem ser confundidos com a síndrome. Mulheres > 50 anos com menos de 5% de mosaicismo 45,X não são consideradas como tendo ST porque nelas pode ocorrer a perda de um cromossomo X relacionada à idade.

GENÉTICA

Ainda não se sabe quais genes ou regiões cromossômicas são responsáveis pelas características físicas da ST. A haploinsuficiência do *SHOX* (*SHOX homeobox*), localizado na região distal do braço curto dos cromossomos X ou Y (região pseudoautossômica: PAR1), é uma das causas da baixa estatura, encurtamento do 4º metacarpo e metatarsos, *cubitus valgus*, deformidade de Madelung, palato ogival, micrognatia e surdez neurossensorial associadas à síndrome.

QUADRO 1 Distribuição da frequência de cariótipos na síndrome de Turner com diagnóstico pós-natal

Cariótipo	%	Descrição
45,X	40-50	Monossomia do X
45,X/46,XX	15-25	Mosaicismo com 46,XX
45,X/47,XXX; 45,X/46,XX/47,XXX	3	Mosaicismo com 47,XXX
45,X/46,XY	10-12	Mosaicismo com 46,XY
45,X/r(X)/46,X,r(X)	Rara	Cromossomo X em anel
46,X, i(Xq); 46,X,idic(Xp)	15	Isocromossomo Xq
46,XX,del(p11)	=	Deleção proximal do Xp
Translocação não balanceada do X	Rara	Várias

QUADRO 2 Cariótipos não associados à síndrome de Turner

Cariótipo	%	Descrição
46,XX,del (q.24)	=	Falência ovariana precoce
46,X,idic(X)(q24)	=	Xq24 isodicêntrico
46,XX,del(p22.3)	=	Deleção distal do Xp23 (síndrome de Léri-Weill)

Fonte: Gravholt et al., 2024.

Na maioria das vezes, a ST não é herdada, sendo causada por um evento esporádico, com baixo risco de recorrência. Em 60 a 80% dos casos com cariótipo 45,X, o cromossomo X é de origem materna como resultado de não disjunção paterna, enquanto nos cariótipos em mosaicos e cromossomo em anel, essa taxa reduz para 50%. Não existe correlação da ST com a idade parental. Também não ocorre fenômeno de *imprinting*, visto que o fenótipo não varia se o cromossomo X for de origem materna ou paterna. Apesar da grande variabilidade, existem algumas correlações entre genótipo e fenótipo, sugerindo um efeito do cariótipo no fenótipo:

- Cariótipo 45,X: maior ocorrência de linfedema.
- Cariótipos 45,X/46,XX e 45,X/47,XXX: maior frequência de menarca e gestação espontânea.
- Cariótipos 45,X/46,XX e 45,X/46,XY: perda auditiva menos frequente.
- Cariótipo 45,X/46,XX: fenótipo mais leve, com menor frequência de doença tireoidiana autoimune, coarctação da aorta, obesidade e hipertensão.
- Cariótipo com isocromossomo X (iXq): maior frequência de hipotireoidismo autoimune e menor frequência de coarctação da aorta.
- Cariótipo com presença de material do cromossomo Y: associado a risco aumentado de gonadoblastoma.
- Cariótipo com cromossomo em anel (rX): maior risco de elevação da hemoglobina glicada (HbA1c), diabetes melito tipo 2 (DM2) e síndrome metabólica.

MANIFESTAÇÕES CLÍNICAS

Aproximadamente 95% das pacientes apresentam baixa estatura e sinais de insuficiência ovariana. O espectro clínico é amplo e o fenótipo, variado.

Na ausência das dismorfias clássicas (Quadro 3), a suspeita diagnóstica pode ser inferida de acordo com as manifestações características de cada faixa etária (p. ex., feto, recém-nascida, lactente, pré-escolar, escolar e adolescente). A ST também deve ser suspeitada e investigada em qualquer menina com baixa estatura, mesmo com exame físico normal, e na qual não se encontre uma causa para sua baixa estatura.

No feto, as principais manifestações são aumento da translucência nucal, higroma cístico, braquicefalia, malformações cardíacas do lado esquerdo, anomalias

QUADRO 3 Alterações ao exame físico encontradas nas pacientes com síndrome de Turner

Órgão ou sistema	Anormalidades	Frequência (%)
Gonadal	Ausência/atraso do desenvolvimento puberal Infertilidade Hipogonadismo hipergonadotrófico Insuficiência androgênica	85 98 95-98 -
Endocrinológico	Baixa estatura Intolerância à glicose Diabetes melito tipo 2 Diabetes melito tipo 1 Hipotireoidismo autoimune Obesidade	95-100 15-50 10 - 15-30 15
Gastrointestinal	Elevação das enzimas hepáticas Doença celíaca Doença inflamatória intestinal	50-80 8 2-3
Oftalmológico	Epicanto Miopia Estrabismo Ptose palpebral	20 20 15 10
Otorrinolaringológico	Infecção da orelha média Déficit auditivo Deformidades da orelha externa	60 30 15
Boca	Micrognatia Palato ogival	60 35
Pescoço	Baixa implantação de cabelos Pescoço alado Excesso de pele na região cervical (pescoço alado)	40 40 25
Tórax	Tórax "em barril", hipertelorismo mamário Mamilos invertidos	30 5
Pele, unhas, cabelo	Linfedema de mãos e pés Múltiplos nevos cutâneos Hipoplasia de unhas Vitiligo Alopecia Unhas hiperconvexas	25 25 10 5 5 -
Esqueleto	Atraso de idade óssea Diminuição da densidade mineral óssea *Cubitus valgus* Encurtamento do 4º metacarpo e metatarsos Geno valgo Luxação congênita do quadril Escoliose, cifose ou lordose Deformidade de Madelung Linfedema de mãos e pés	85 50-80 50 35 35 20 10-50 5 -
Cardíaco	Válvula aórtica bicúspide Coarctação da aorta Dilatação ou aneurisma da aorta	14-34 7-14 3-42
Renal	Rins "em ferradura" Duplicação da pelve renal ou ureter Aplasia renal	10 15 3
Psicossocial	Imaturidade emocional Dificuldades escolares específicas	40 40

Fonte: Gravholt, 2017; Gravholt, 2022.

renais, onfalocele, encurtamento do fêmur, oligodrâmnio e hidropsia fetal. A presença de higroma cístico pode predizer ST em 30 a 70% dos casos. Entretanto, esses achados ultrassonográficos podem estar presentes em outras cromossomopatias, não sendo específicos para a ST. A elevação materna de gonadotrofina coriônica e inibina A, e a diminuição de alfafetoproteína e estriol não conjugado são sugestivos de ST.

Na recém-nascida, o diagnóstico é suspeitado pela presença de linfedema cervical (pescoço alado ou *ptery-*

gium colli), linfedema no dorso dos pés ou das mãos, displasia ungueal, sinal de Ortolani e malformações cardíacas ou renais. As recém-nascidas também apresentam maior risco de hipoglicemia por dificuldade de sucção ou por hiperinsulinismo, devendo ter a glicemia monitorada nas primeiras 48 horas de vida. Na lactente, além das dismorfias e malformações congênitas, pode haver dificuldade alimentar e de ganho de peso e desaceleração da velocidade de crescimento nos primeiros anos de vida.

Na idade pré-escolar, são comuns as infecções de ouvido médio. Na idade escolar, são frequentes os déficits auditivos condutivos, desaceleração da velocidade de crescimento, baixa estatura e dificuldades acadêmicas, com deficiência do aprendizado não verbal e das habilidades de visão espacial (p. ex., tarefas de matemática e desenho).

Na adolescência, o desenvolvimento puberal geralmente é incompleto ou ausente (p. ex., mamas ausentes ou hipodesenvolvidas, amenorreia, elevação das gonadotrofinas). Nessa faixa etária, a baixa estatura e o déficit de crescimento se tornam evidentes, existe maior risco de desenvolver hipotireoidismo e os problemas psicossociais são frequentes. Nas adolescentes e mulheres adultas, suspeita-se da ST por fenótipo sugestivo, baixa estatura, amenorreia primária ou secundária e infertilidade.

COMORBIDADES

A seguir, são apresentadas as principais comorbidades da ST.

Alterações endócrinas

Baixa estatura

A baixa estatura é encontrada em quase todas as pacientes, estando presente em 100% daquelas com cariótipo 45,X e em 85 a 95% dos mosaicismos. O déficit de crescimento tem início na vida intrauterina, com discreta restrição do crescimento intrauterino (RCIU), e se acentua após o nascimento. Recém-nascidas a termo apresentam comprimento 1 a 2 cm menor e peso 300 a 1.000 gramas abaixo da média. O declínio da velocidade de crescimento é rápido nos primeiros 2 anos de vida. O crescimento persiste lento após os 3 anos. A idade óssea é atrasada. O estirão puberal é mínimo ou ausente. A altura final é em média 143 a 146 cm, ou seja, 20 cm menor que a média para a idade.

A causa do retardo do crescimento não é completamente estabelecida, sendo sugeridos vários mecanismos para explicá-la, como: fatores genéticos relacionados à aneuploidia cromossômica, modificações epigenéticas, fatores ósseos e hormonais (resistência ao fator de crescimento semelhante à insulina tipo 1 [IGF-1], deficiência de estrógeno). A haploinsuficiência do *SHOX* parece desempenhar papel importante no desenvolvimento esquelético, sendo responsável por 50 a 75% do déficit estatural, além de ser a possível causa da deformidade de Madelung, escoliose e micrognatia. Como a altura das pacientes com ST é menor que os casos com deficiência isolada do *SHOX*, outros genes (p. ex., *IGFBP2*) devem participar desse processo. Fatores agravantes para a baixa estatura são etnia, altura dos pais e morbidades associadas. Os dados de altura devem ser colocados tanto no gráfico padrão de meninas como no gráfico específico para ST.

Insuficiência ovariana primária

As células germinativas são normais até a 18ª semana de gestação, quando começam a sofrer um processo acelerado de degeneração. Níveis elevados de LH e FSH são observados logo após o nascimento até 2 a 4 anos de idade, declinando após essa idade e voltando a aumentar entre 9 e 11 anos, quando refletem a diminuição da função ovariana. Nas mulheres adultas, os níveis de gonadotrofinas são semelhantes aos de mulheres após a menopausa. A concentração do hormônio antimülleriano (AMH) é positivamente associada ao desenvolvimento espontâneo de mamas e à menarca. Valores < 4 pmol/L sugerem ausência de puberdade. Pacientes com ST também apresentam deficiência progestágena e androgênica.

Embora a maioria das pacientes (80 a 85%) tenha falência gonadal primária, algumas podem desenvolver puberdade espontânea (30%), ter menstruações espontâneas (3 a 5%) e até mesmo engravidar (1 a 2%) sem necessidade de reposição hormonal. Das pacientes que engravidam, 40% terão aborto ou natimortos, 40% terão filhos normais e 20% terão filhos com ST. Não se sabe o motivo pelo qual a apoptose dos folículos ovarianos é mais acelerada em algumas mulheres com ST e em outras não. Nas pacientes com puberdade espontânea, a atividade ovariana tende a desaparecer após alguns anos, evoluindo para amenorreia e interrupção do desenvolvimento puberal. O cariótipo 45,X/46,XX é mais frequente nas pacientes que têm puberdade ou gravidez espontânea.

Aproximadamente 90% das meninas necessitarão de reposição estrogênica para iniciar e manter o desenvolvimento puberal, normalizar o ganho de massa óssea e atuar beneficamente sobre a função cardiovascular e hepática e sobre a neurocognição.

Hipotireoidismo autoimune

O hipotireoidismo primário adquirido autoimune causado pela tireoidite de Hashimoto acomete 15 a 30% das pacientes. O pico de incidência ocorre entre 15 e 16 anos de idade. A maioria tem a forma subclínica. A tireoidite atrófica é a apresentação mais comum. Embora seja controverso, alguns estudos mostram associação da tireoidopatia autoimune com o isocromossomo Xq.

Intolerância à glicose e diabetes melito

Aproximadamente 50% das mulheres adultas têm intolerância à glicose e 7% desenvolverão DM2. Como a incidência de DM1 também é aumentada, os anticorpos contra células beta devem ser solicitados nas pacientes com primo diagnóstico de DM.

Alterações cardíacas

Malformações cardiovasculares congênitas estão presentes em 17 a 45% das pacientes. As cardiopatias congênitas mais frequentes são: valva aórtica bicúspide (13 a 34%), coarctação da aorta (10%), dilatação da aorta ascendente (15 a 30%), aneurisma da aorta, hipoplasia do arco aórtico, estenose aórtica, hipoplasia de ventrículo esquerdo, retorno venoso pulmonar anômalo e prolapso mitral. A presença de pescoço alado é significativamente associada à valva aórtica bicúspide.

A dissecção da aorta ocorre em 1 a 2% das pacientes com ST *versus* 0,006% das mulheres na população geral. É uma complicação fatal e temida, sendo mais frequente entre os 30 e 35 anos. Fatores de risco para dissecção da aorta são: coarctação e dilatação da aorta, valva aórtica bicúspide, hipertensão arterial e gravidez. Pacientes com ST e esses fatores de risco devem ser orientadas a procurar a unidade de emergência caso apresentem dor ou desconforto torácico ou cervical de início súbito e orientadas a portarem identificação informando sobre o risco aumentado de ter dissecção da aorta.

Hipertensão arterial de origem cardíaca, renal ou idiopática ocorre em 30 a 50% das pacientes. A terapia de reposição hormonal contribui para reduzir a pressão arterial diastólica. Porém, ainda não se sabe o impacto da reposição hormonal sobre o coração e a mortalidade. Dados epidemiológicos mostram aumento da prevalência de doença cardíaca isquêmica (infarto agudo do miocárdio e aterosclerose) em pacientes com ST, principalmente relacionados à hipertensão arterial sistêmica.

Alterações renais

Aproximadamente um terço das pacientes possuem anomalias renais, quase sempre assintomáticas. As principais alterações são: rim "em ferradura", má rotação, ectopia, duplicação da pelve renal e de ureteres e aplasia renal.

Alterações gastrointestinais e hepáticas

Embora a elevação das transaminases seja frequente, as bilirrubinas, proteínas e os testes da coagulação são normais. Pacientes com ST têm risco aumentado para desenvolver esteatose e cirrose hepáticas e trombose de veia porta. As principais alterações hepáticas são: (i) elevação das transaminases que se normalizam após a terapia de reposição hormonal; (ii) hiperplasia nodular regenerativa e fibrose portal causadas por distúrbios vasculares; (iii) doença hepática esteatótica associada a disfunção metabólica (MALSD); e (iv) colangite primária esclerosante.

A doença inflamatória intestinal ocorre em 2 a 3% dos casos, podendo se manifestar como doença de Crohn ou colite ulcerativa. Essa possibilidade deve ser suspeitada nas pacientes com dor abdominal, anemia, diarreia e perda de peso não explicada. A doença de Crohn é duas vezes mais comum que a colite ulcerativa, tende a acometer o cólon e a complicar com fístulas, muitas vezes indicando colectomia.

A doença celíaca acomete 2 a 8% das pacientes, podendo agravar a baixa estatura, hipogonadismo e osteoporose.

Alterações esqueléticas

Além das malformações esqueléticas clássicas, como encurtamento do 4º metacarpo, *cubitus valgus* (malformação da cabeça da ulna), deformidade de Madelung (retardo do desenvolvimento do rádio distal com pseudoluxação dorsal da porção distal da ulna), tórax "em barril" e *pectus excavatum*, as pacientes também podem apresentar diminuição da densidade mineral óssea, fragilidade óssea, aumento do risco de fraturas, escoliose, cifose, lordose, pés planos e *halux valgus*.

Alterações auditivas

Otites médias de repetição, eventualmente levando a déficit auditivo condutivo, além de colesteatoma, são frequentes em decorrência de anomalias do ouvido médio. A frequência de infecções de ouvido diminui com a idade. A partir da adolescência observa-se um progressivo déficit auditivo neurossensorial. Os pais/cuidadores devem ser informados sobre essa possibilidade para comunicarem ao médico o surgimento desses problemas.

Alterações oftalmológicas

As alterações mais comuns são ptose palpebral, epicanto, estrabismo, miopia e pupilas assimétricas.

Alterações neurocognitivas

A maioria das pacientes tem inteligência normal. Algumas terão déficit de aprendizado relacionado a dificuldades visuomotoras (p. ex., escrever), visuoespaciais (p. ex., figuras geométricas, senso direcional, imagens, matemática, desenho) e funções executivas (p. ex., planejamento, resolução de problemas). Outras terão maior grau de ansiedade e transtorno do déficit de atenção e hiperatividade (TDAH). Esses déficits são mais comuns naquelas com cariótipo 45,X e com insuficiência estrogênica

Alterações da pele

Pacientes com ST têm risco aumentado para desenvolver psoríase, alopecia areata e vitiligo. Nevos cutâneos são frequentes e sem risco aumentado de neoplasias mesmo após tratamento com hormônio de crescimento. Existe uma tendencia aumentada para a ocorrência de queloides e isso deve ser levado em consideração no planejamento de cirurgias.

Doenças autoimunes

Pacientes com ST têm um risco duas vezes maior, quando comparado à população em geral, de desenvolver doenças autoimunes. São exemplos: tireoidite de Hashimoto, doença celíaca, vitiligo, artrite idiopática juvenil e doença inflamatória intestinal.

ABORDAGEM DIAGNÓSTICA

Em relação à idade do diagnóstico, 38% são feitos na vida adulta, 26% na adolescência e 15% no período neonatal, o que mostra um importante atraso no diagnóstico. A média de idade ao diagnóstico é de 15 anos.

O diagnóstico pré-natal é sugerido por achados da ultrassonografia (US) obstétrica (p. ex., aumento da translucência nucal, higroma cístico, braquicefalia, malformações cardíacas e renais, oligodrâmnio, hidropsia fetal); e pelas alterações na triagem obstétrica tripla (diminuição do estriol não conjugado e alfafetoproteína e elevação da inibina A e gonadotrofina coriônica). Como essas alterações pré-natais também estão presentes em outras cromossomopatias, o diagnóstico da ST deve ser confirmado cariotipicamente (biópsia de vilosidade coriônica, amniocentese ou cordocentese). O cariótipo pré-natal anormal é mais provável de ser ST quando associado a achados alterados na US fetal. Teste pré-natal não invasivo pesquisando DNA fetal livre (NIPT) no sangue materno tem elevada taxa de resultados falsos positivos. Se o cariótipo pré-natal for sugestivo de ST, recomenda-se solicitar o ecocardiograma fetal. Mesmo se o ecocardiograma fetal for normal, solicitar ecocardiograma transtorácico pós-natal, entre o 2º e 3º dias de vida. Pacientes com diagnóstico pré-natal por estudo citogenético necessitam repetir o cariótipo pós-natal em sangue periférico. O diagnóstico pós-natal é sugerido pelas manifestações clássicas da ST ou pelas condições descritas no Quadro 4.

História clínica

- História gestacional e evidências que sugiram a possibilidade de ST (p. ex., aumento da translucência nucal, higroma cístico, alterações da triagem obstétrica).

QUADRO 4 Indicações de investigação diagnóstica para síndrome de Turner

Uma das seguintes manifestações clínicas
▪ Higroma cístico fetal ▪ Cardiopatia congênita do lado esquerdo (exceto valva aórtica bicúspide): coarctação da aorta, anomalias da valva mitral, síndrome do coração esquerdo hipoplásico ▪ Baixa estatura sem causa definida ▪ Atraso puberal sem causa definida ▪ Dismorfia característica (epicanto, micrognatia, palato ogival, pescoço curto e alado) ▪ Infertilidade
Pelo menos duas das seguintes características
▪ Anomalia renal (rim em ferradura, hemiagenesia, hipoplasia, duplicação da pelve renal) ▪ Cardiopatia congênita do lado esquerdo (incluindo valva aórtica bicúspide): defeito do septo atrial ou do septo ventricular, retorno venoso pulmonar anômalo parcial ▪ Deformidade de Madelung ▪ Unhas displásicas ou hiperconvexas ▪ Múltiplos nevos cutâneos pigmentados ▪ Déficit auditivo em < 40 anos associado a baixa estatura

Fonte: Gravholt et al., 2024.

- História perinatal: idade gestacional, peso e comprimento ao nascer, linfedema (pescoço, dorso dos pés), cardiopatia congênita do lado esquerdo.
- Idade ao diagnóstico e motivos que levaram à suspeita diagnóstica, bem como resultado de cariótipo e outros exames realizados.
- Dados prévios de peso e altura para construir gráfico de crescimento. Registrar os dados de crescimento tanto no gráfico padrão como no gráfico para ST.
- Progressão puberal (p. ex., idade de surgimento e progressão das mamas, menarca, menstruações). O desenvolvimento isolado de pubarca não é sinal de desenvolvimento ovariano e não deve ser confundido com puberdade normal.
- Malformações cardíacas e renais.
- Morbidades associadas à ST (p. ex., hipotireoidismo, intolerância à glicose, hepatopatia, baixa densidade mineral óssea, déficit auditivo, angina, síncope).
- Dificuldades escolares (p. ex., matemática, desenho).
- Otites de repetição, déficit auditivo, audiometrias prévias.
- Medicamentos em uso.
- Cirurgias prévias (correção de malformações cardíacas e renais, linfedema).
- Profilaxia para endocardite bacteriana nas pacientes com malformações cardíacas.
- História de gravidez espontânea ou induzida.
- Investigar o grau de conhecimento e aceitação da síndrome.

Exame físico

As principais alterações encontradas ao exame físico são: baixa estatura, atraso puberal, *cubitus valgus*, pescoço alado, linfedema e nevos cutâneos (Quadro 3). Algumas pacientes podem ter exame físico normal, exceto pela baixa estatura.

- Sinais vitais (p. ex., avaliar hipertensão arterial).
- Peso, altura, índice de massa corpórea.
- Exame da pele (p. ex., nevos cutâneos, alopecia).
- Exame dos olhos (p. ex., estrabismo, ptose palpebral).
- Exame do ouvido (p. ex., otite média e déficit auditivo).
- Exame cardiovascular: pulsos periféricos (coartação da aorta), sopros cardíacos.
- Exame da coluna e extremidades (p. ex., cifose, escoliose, deformidade de Madelung, *cubitus valgus*, edema no dorso dos pés).
- Estágio puberal: pacientes com ST têm adrenarca normal e algumas podem apresentar aumento das mamas sem que isso afaste o diagnóstico da síndrome.
- Dismorfias sugestivas.

Exames complementares

O Quadro 5 mostra os exames complementares a serem solicitados.

O diagnóstico é estabelecido pelo cariótipo, que pode ser realizado em sangue periférico (primeira opção), células da mucosa bucal, de outros tecidos e líquido amniótico. Se o cariótipo for realizado na vida pré-natal (em vilosidade coriônica, amniocentese ou cordocentese), ele deve ser repetido após o nascimento em sangue periférico. Se houver pressa para obter o diagnóstico, recomenda-se solicitar PCR (reação em cadeia da polimerase), FISH (teste citogenético por hibridização *in situ*) ou *microarray*. Os resultados desses exames necessitam de confirmação pelo cariótipo.

O cariótipo de sangue periférico deve analisar no mínimo 30 células para que se consiga detectar 10% de mosaicismos com limite de confiança de 95%, principalmente porque 15 a 25% das pacientes com ST têm mosaicismo 45,X/46,XX. Quando níveis baixos de mosaicismo forem detectados, é importante saber a idade materna para avaliar se a perda celular foi relacionada à idade. Se for detectado cromossomo em anel, solicitar *microarray* para avaliar a presença do *XIST* (*X inactive specific transcript*), que, se ausente, é associado a um fenótipo mais grave incluindo deficiência intelectual.

Se o cariótipo tradicional for normal, mas a suspeita diagnóstica de ST for muito forte, três condutas podem ser tomadas: (i) repetir cariótipo de sangue periférico analisando um maior número de células (p. ex., 100 ou 200 células); (ii) biópsia de pele para realização do cariótipo em fibroblastos; ou (iii) realizar cariótipo de outro tecido.

Sequências de cromossomo Y são identificadas em 5 a 6% dos cariótipos na ST. Cromossomos marcadores (aqueles que não podem ser identificados pelo cariótipo) podem conter sequencias do cromossomo Y. A pesquisa molecular para detecção do cromossomo Y é feita com PCR (primeira escolha) ou FISH, usando sondas específicas para o cromossomo Y. Esses exames são indicados em duas situações: (i) presença de cromossomo marcador; e (ii) cariótipo 45,X com sinais clínicos de virilização. Nesta última situação também é fundamental excluir tumores virilizantes (p. ex., adrenal, ovário). Não existe a necessidade de pesquisar material do cromossomo Y no caso de anormalidades cromossômicas estruturais (isoXp, isoXq) e ausência de mosaicismos. Se confirmada a presença de material genético do cromossomo Y, indica-se a gonadectomia profilática pelo maior risco de gonadoblastoma (5 a 30%) nas gônadas disgenéticas.

QUADRO 5 Investigação diagnóstica inicial da síndrome de Turner

▪ Cariótipo de sangue periférico com bandeamento G em pelo menos 30 células (ao diagnóstico)
▪ Ecocardiograma (ao diagnóstico)
▪ Eletrocardiograma, usando fórmula de Hodges para cálculo do QTc (ao diagnóstico)
▪ US de rins e vias urinárias (ao diagnóstico)
▪ US pélvica (após início da reposição estrogênica)
▪ Radiografia de mão e punho esquerdo para idade óssea (> 2 anos até a IO de 14 anos)
▪ Densitometria óssea (ao final do crescimento estatural)
▪ Audiometria (triagem auditiva neonatal nas recém-nascidas, audiometria nas crianças maiores)
▪ LH, FSH, estradiol, AMH (> 9 anos)
▪ T4 livre, TSH, anti-TPO, AAT (> 2 anos)
▪ IGF-1, IGFBP-3 (> 2 anos)
▪ 25(OH)vitamina D (> 9 anos)
▪ Glicemia capilar em recém-nascidas nos primeiros 2 a 3 dias de vida (hipoglicemia hiperinsulinêmica)
▪ Glicemia em jejum e HbA1c (>10 anos)
▪ AST, ALT, GGT (> 10 anos)
▪ Ureia, creatinina (ao diagnóstico)
▪ Perfil lipídico (> 2 anos)
▪ IgA total, anticorpo antitransglutaminase (> 2 anos)

AAT: anticorpos antitireoglobulina; ALT: alanina aminotransferase; AMH: hormônio antimülleriano; Anti-TPO: anticorpo antitireoperoxidase; AST: aspartato aminotransferase; FSH: hormônio folículo-estimulante; GGT: gamaglutamiltransferase; HbA1c: hemoglobina glicada; IgA: imunoglobulina A; IGF-1: fator de crescimento semelhante à insulina tipo 1; IGFBP-3: proteína ligadora de IGF-1 tipo 3; LH: hormônio luteinizante; TSH: hormônio estimulante da tireoide; US: ultrassonografia.

O eletrocardiograma (ECG) pode mostrar distúrbios da condução e repolarização sugerindo alterações da regulação autonômica do coração. As alterações eletrocardiográficas mais frequentes são: desvio do eixo para direita, alterações da onda T, prolongamento do QTc e taquicardia em repouso.

Se não for possível realizar o ecocardiograma ao nascimento ou no momento do diagnóstico (p. ex., por indisponibilidade do exame), fazer avaliação cardiovascular cuidadosa, aferir pressão arterial nas quatro extremidades, palpar pulsos femorais, efetuar ausculta cardíaca, avaliar a saturação de oxigênio (oximetria de pulso) e solicitar ecocardiograma com brevidade.

A US pélvica, embora solicitada rotineiramente ao diagnóstico, não tem indicação de ser solicitada nesse momento, de acordo com as recomendações da Diretriz Internacional (2024). A US pélvica ao diagnóstico não consegue prever o desenvolvimento puberal, uma vez que baixas concentrações de estrógeno exercem um impacto mínimo sobre o crescimento uterino. Sendo assim, a US pélvica é solicitada nas seguintes situações: (i) quando ocorrer o primeiro sangramento vaginal espontâneo após início da reposição estrogênica; (ii) quando as mamas não atingirem o estágio 3 de Tanner após 2 anos de tratamento com estrógeno; (iii) quando a adolescente estiver em uso de dose plena de estrógeno; e (iv) se surgirem sinais de virilização.

Interconsultas

A solicitação de interconsultas é individualizada levando em consideração as morbidades e sua gravidade. Por exemplo: genética (aconselhamento genético), cardiologia (cardiopatia), urologia (anomalias renais), otorrinolaringologia (otites médias de repetição, colesteatoma, déficit auditivo), oftalmologia (ptose, epicanto palpebral, miopia e estrabismo), ortopedia (escoliose, cifose, lordose), ortodontia (alterações ortodônticas ou micrognatia), psicologia (dificuldades psicossociais), gastroenterologia (doença celíaca, doença inflamatória intestinal, MALSD), fonoaudiologia (déficit auditivo) e medicina reprodutiva (questões de fertilidade).

ABORDAGEM TERAPÊUTICA

A abordagem terapêutica tem início com uma cuidadosa explicação para os pais/responsáveis sobre os principais aspectos da síndrome:

- Etiologia, herança e manifestações clínicas.
- Baixa estatura e tratamento com hormônio de crescimento recombinante humano (rGH).
- Atraso puberal e tratamento com reposição estrogênica e, em seguida, estrogênica + progestatínica.
- Infertilidade e a possibilidade de gestação espontânea (em 2 a 5% dos casos) ou fertilização *in vitro,* a ser discutida em mais detalhes com o especialista em medicina reprodutiva.
- Comorbidades comuns (p. ex., malformações cardíacas e renais, hipotireoidismo, déficit auditivo).
- Necessidade de acompanhamento com outras especialidades (p. ex., cardiologia, nefrologia).
- Ausência de déficit cognitivo.

Baixa estatura

A reposição do rGH é o tratamento padrão para a baixa estatura. É indicada para todas as pacientes, independentemente de terem ou não o diagnóstico da deficiência desse hormônio. A altura final daquelas que iniciam a reposição do rGH precocemente é quase normalizada, com um aumento médio de 5,0 a 8,5 cm em relação à predição de altura final. A altura final será tanto maior quanto maior for o percentil de altura no início da terapia, quanto mais jovem for a paciente (o maior ganho de altura ocorre na pré-puberdade), quanto mais altos forem os pais, quanto mais longa for a duração do tratamento e quanto maior for a dose do rGH. O cariótipo não tem valor preditivo no prognóstico de altura e não influencia o ganho estatural após a terapia com rGH.

A deficiência de crescimento na ST tem início pré-natal, sendo rápida nos primeiros 2 anos de vida, com metade do déficit estatural ocorrendo até os 3 anos. A reposição precoce de rGH diminui o tempo de déficit estatural, preserva a altura e possibilita uma melhor previsão de altura final.

Os Protocolos Clínicos e Diretrizes Terapêuticas (PCDT) de 2018 e a Diretriz Internacional de 2024 recomendam iniciar a reposição do rGH a partir dos 2 anos de idade na presença de: baixa estatura (< P5), redução da velocidade crescimento, pais com baixa estatura ou previsão de baixa estatura na paciente. Os critérios dos PCDT (2018) para o tratamento da ST com rGH são descritos no Quadro 6.

A dose de rGH (1 mg = 3 UI de rGH) recomendada pelo PCDT (2018) e pela Diretriz Internacional (2024) para a ST é: 0,13 a 0,15 UI/kg/dia (45 a 50 mcg/kg/dia). Essa dose pode ser aumentada para 0,2 UI/kg/dia (68 mcg/kg/dia) se a resposta terapêutica não for satisfatória ou se a previsão de altura final estiver abaixo do esperado. A administração é, via subcutânea (SC), 1 vez/dia, à noite, 7 dias por semana. O efeito do tratamento tende a diminuir após 1 a 2 anos de terapia, necessitando de aumento da dose. O uso do hormônio de crescimento de ação prolongada semanal (LAGH) ainda não tem indicação para o tratamento de crianças com ST. O uso de rGH associado a doses baixas de 17-betaestradiol é indicado para > 12 anos com baixa estatura e potencial limitado de crescimento.

A resposta terapêutica é avaliada pela aferição da velocidade de crescimento pelo menos a cada 6 meses e níveis séricos de IGF-1, pelo menos 1 vez/ano. Caso a velocidade de crescimento seja baixa, investigar: adesão terapêutica, erros na administração do medicamento, hipotireoidismo, doença celíaca, anemia perniciosa e doença inflamatória intestinal.

As pacientes devem ser monitoradas para potenciais complicações do tratamento com rGH, como: dor no local de injeção, cefaleia (hipertensão intracraniana benigna transitória), dor articular, edema periférico, epifisiólise femoral, piora de escoliose preexistente, pancreatite, hipotireoidismo e elevação da glicemia.

De acordo com os PCDT (2018) e a Diretriz Internacional (2024), o tratamento com rGH é suspenso

QUADRO 6 Critérios de inclusão e exclusão para reposição de rGH na síndrome de Turner

Critérios de inclusão
▪ Idade mínima de 2 anos ▪ Se idade entre 2 e 5 anos: altura inferior ao P5% para a idade ▪ Se idade acima de 5 anos: altura inferior ao P5% para a idade, com idade óssea abaixo de 14 anos ▪ Função tireoidiana (T4 livre e TSH): dentro dos limites da normalidade
Critérios de exclusão
▪ Doença neoplásica maligna ativa ▪ Anomalias congênitas renais e cardiovasculares graves e não corrigidas, causando instabilidade clínica ou necessidade de internação hospitalar e intervenção cirúrgica ▪ Doença aguda grave, que necessite de internação e tratamento parenteral, ou dieta zero, ou tratamento em UTI ▪ Hipertensão intracraniana benigna ▪ Retinopatia diabética proliferativa ou pré-proliferativa ▪ Hipersensibilidade ou intolerância ao medicamento ou a um de seus componentes

TSH: hormônio estimulante da tireoide; UTI: Unidade de Terapia Intensiva.
Fonte: PCDT, 2018

quando a idade óssea for ≥ 13,5 a 14 anos, ou a velocidade de crescimento < 2 cm/ano. Não existe indicação de manter rGH após finalização do crescimento.

A oxandrolona, na dose de 0,03 a 0,05 mg/kg/dia (máximo 2,5 mg/dia), via oral, 1 vez/dia, 7 dias/semana, pode ser excepcionalmente indicada, concomitante ao uso do rGH, em > 10 anos de idade cuja previsão de altura final for comprometida apesar do uso do rGH. Doses elevadas podem causar virilização (p. ex., clitoromegalia, acne, hirsutismo, voz grave), disfunção hepática, hipertensão e desaceleração do crescimento mamário. O PCDT (2018) e a Diretriz Internacional (2024) recomendam que a prescrição da oxandrolona seja criteriosa, tendo em vista os efeitos adversos. Nos Estados Unidos, a Food and Drug Administration (FDA) proibiu a comercialização da oxandrolona em 2023.

Insuficiência ovariana

De acordo com a Diretriz Internacional (2024), a dosagem anual de LH, FSH e AMH deve se iniciar entre 8 e 9 anos de idade até os 11 a 12 anos. Se as gonadotrofinas forem normais, mantém-se a observação clínica para avaliar a probabilidade de evolução para puberdade espontânea (surgimento de telarca), ou iniciar reposição hormonal caso venha a ocorrer falência gonadal. Se as gonadotrofinas (especialmente o FSH) ficarem claramente elevadas em duas amostras consecutivas (FSH > 6,7 UI/L) e não houver sinais puberais ao exame físico, a reposição estrogênica é iniciada. A concentração do AMH é positivamente associada ao desenvolvimento espontâneo de mamas e à menarca. Valores < 4 pmol/L sugerem ausência de puberdade.

De acordo com os PCDT (2018) e a Diretriz Internacional (2024), a indução puberal é iniciada entre 11 e 12 anos de idade nas pacientes que não apresentem desenvolvimento puberal espontâneo. A reposição estrogênica é feita idealmente com 17-betaestradiol, por via transdérmica ou oral. A via transdérmica é a opção de primeira escolha pela vantagem de eliminar a primeira passagem do metabolismo hepático e, com isso, reduzir efeitos adversos como: distúrbios da coagulação, alteração da função hepática e diminuição da síntese hepática de IGF-1. É importante fazer o descarte correto dos adesivos transdérmicos em embalagens fechadas (p. ex., sacos plásticos, caixas de papelão), para evitar a contaminação estrogênica de outras pessoas. Os Quadros 7 e 8 mostram as preparações de estradiol comercialmente disponíveis no Brasil. A reposição de etinilestradiol e estrógenos equinos conjugados (Premarin®) não é mais recomendada, embora o PCDT (2018) ainda recomende o uso de estrógenos conjugados.

Antes de iniciar a reposição estrogênica, devem-se avaliar fatores de risco para tromboembolismo (p. ex., história familiar), diabetes melito, doença hepática, dislipidemia e hipertensão arterial. Adicionalmente, solicitar dosagem de LH, FSH, AMH, estradiol, perfil lipídico, função hepática, glicemia e HbA1c.

O esquema de indução puberal deve tentar mimetizar o desenvolvimento puberal normal, iniciando com baixas doses de estrógeno e aumentando-as progressivamente. Após 2 a 2,5 anos de tratamento, a paciente deve estar com mamas em estágio puberal Tanner 4. A reposição estrogênica, além de seus efeitos de indução puberal, é importante para aumentar a força muscular, melhorar a densidade mineral óssea, diminuir o risco cardiovascular e melhorar a função cognitiva.

A Diretriz Internacional (2024) recomenda iniciar a reposição estrogênica com 7 mcg (no Brasil, usam-se 6,25 mcg = ¼ do adesivo de 25 mcg disponível aqui) de

QUADRO 7 Preparações de 17-betaestradiol e valerato de estradiol (comprimido)

Nome comercial	Composição	Laboratório	Apresentação
Natifa®	Estradiol micronizado	Libbs	Comprimidos de 1 mg (caixa com 28 comp.)
Primogyna®	Valerato de estradiol	Bayer	Comprimidos de 1 mg e 2 mg (caixa com 28 comp.)
Yvi®	Valerato de estradiol	Pharma	Comprimidos de 2 mg (caixa com 28 comp.)
Merimono®	Valerato de estradiol	Novartis	Comprimidos de 1 mg (caixa com 28 comp.)

QUADRO 8 Preparações de 17-betaestradiol (adesivo transdérmico)

Nome comercial	Laboratório	Apresentação
Systen®	Janssen-Cilag	▪ Adesivos de 25 mcg (caixa com 8 adesivos) ▪ Adesivos de 50 mcg (caixa com 8 adesivos) ▪ Adesivos de 100 mcg (caixa com 8 adesivos)
Estradot®	Novartis	▪ Adesivos de 25 mcg (caixa com 8 adesivos) ▪ Adesivos de 50 mcg (caixa com 8 adesivos) ▪ Adesivos de 100 mcg (caixa com 8 adesivos)

estradiol por via transdérmica; ou 0,25 mg (¼ do comprimido de 1 mg de estradiol), por via oral, aumentando a dose progressivamente a cada 6 meses. Para meninas que tiveram puberdade espontânea e que em seguida desenvolveram falência ovariana, a dose inicial do estradiol deve corresponder ao seu estágio puberal. Por exemplo, se a reposição estrogênica for iniciada no estágio puberal de mamas Tanner 3, o estradiol será iniciado na dose de 12,5 mcg por via transdérmica ou 0,5 mg por via oral. Se a reposição estrogênica for iniciada em idades mais avançadas, a dose inicial pode ser maior e os intervalos entre aumento de doses podem ser menores. Se a paciente for muito baixa, mas ainda estiver crescendo, ela pode ser mantida com doses baixas de estrógenos por mais tempo. O Quadro 9 mostra o protocolo de indução puberal da Diretriz Internacional (2024).

A eficácia da terapia em induzir o desenvolvimento puberal é avaliada pelo desenvolvimento das mamas, diminuição das gonadotrofinas e aumento do estradiol. A resposta terapêutica é avaliada por desenvolvimento mamário, volume uterino por US pélvica, concentração sérica de estradiol e densitometria óssea. Se após 2 anos de uso do estrógeno a espessura do endométrio for < 4 mm, a dose deve ser aumentada para que a espessura do endométrio fique entre 4 e 8 mm. Ao final da indução puberal, a concentração sérica de estradiol deverá estar entre 100 e 150 pg/mL.

Quando a dose de estrogenização for de 1 mg/dia de 17-betaestradiol, VO, ou 50 mcg/dia, por via transdérmica, em média 18 a 24 meses após seu início, a reposição isolada de estrógeno é substituída pela associação de estrógeno + progestágeno. O sangramento vaginal espontâneo, outro critério utilizado para iniciar o progestágeno, nem sempre corresponde ao momento adequado, pois pode ser causado por sangramento do endométrio ainda imaturo (< 4 mm). Sendo assim, a indicação de iniciar a progesterona é feita com mais segurança por desenvolvimento mamário, volume uterino e espessura do endométrio. Se a US mostrar um útero de dimensões reduzidas e espessura endometrial < 4 mm, a dose do estradiol deve ser aumentada até que ocorra aumento do volume uterino e que a espessura endometrial fique entre 4 e 8 mm. Quando isso ocorrer, inicia-se a reposição de progesterona.

A progesterona natural micronizada é a preparação de escolha (Utrogestan®, Junno®, GynPro®: cápsula de 100 e 200 mg), na dose de 100 a 200 mg, VO, 1 vez/dia, por 10 a 12 dias no mês. A segunda opção é a didrogesterona (Duphaston®: comprimidos de 10 mg), na dose de 10 mg, VO, 1 vez/dia, por 10 a 12 dias a cada mês. A terceira opção é o acetato de medroxiprogesterona (Provera®: comprimidos de 10 mg), administrado na dose de 5 a 10 mg/dia, VO, 1 vez/dia, por 10 a 12 dias. A reposição de estrógeno deve ser mantida nos 10 a 12 dias do uso da progesterona. O uso de contraceptivo oral hormonal pode ser uma opção mais cômoda para a reposição combinada de estrógeno e progestágeno. Neste último caso, selecionar progestágenos com mínima ligação aos receptores androgênicos e glicocorticoides (p. ex., desogestrel). O tratamento de reposição hormonal com estrógeno e progesterona é mantido pelo menos até a idade usual da menopausa, entre 50 e 55 anos. Depois disso, avaliar a indicação de manter reposição em doses menores.

QUADRO 9 Indução puberal na síndrome de Turner

Início entre 11 e 12 anos	Estradiol transdérmico* (dose ajustada para adesivos disponíveis no Brasil)	Estradiol via oral	Estágio puberal das mamas (ao final de cada ciclo)	Concentração do estradiol (2 dias após colocar o adesivo, se via transdérmica)	Volume uterino (US) e endométrio
1º ano (1-12 meses)	6,25-12,5 mcg (1/4 a 1/2 de um adesivo de 25 mcg)	0,25 mg/dia (1/4 do comp. de 1 mg)	M2	< 13 pg/mL (< 50 pmol/L)	1,6 cm^3
2º ano (13-24 meses)	12,5 mcg (1/2 de um adesivo de 25 mcg)	0,5 mg/dia (1/2 comp. de 1 mg)	M3	12-30 pg/mL (50-150 pmol/L)	10 cm^3
3º ano (25-36 meses)	25-37,5 mcg (1 a 1,5 adesivo de 25 mcg)	1 mg/dia	M4	30-120 pg/mL (150-450 pmol/L)	
4º ano (37-48 meses)	50-200 mcg (1 adesivo de 50 mcg, ou 2 adesivos de 100 mcg)	2-4 mg/dia (1 a 2 comp. de 2 mg)	M4 a M5	100 pg/mL (375 pmol/L)	50 cm^3
Também usar esse protocolo para início tardio com potencial de crescimento	*Dose baseada no desenvolvimento mamário e na concentração sérica do estradiol		Acrescentar progesterona se sangramento vaginal espontâneo e > 2 anos de reposição estrogênica, ou espessura endometrial > 4-8 mm se < 2 anos de reposição de estrógeno. Se espessura endometrial < 4 mm e reposição estrogênica > 2 anos, checar estradiol sérico e aumentar dose do estradiol, antes de acrescentar progestágeno		
Se o diagnóstico for tardio e não houver potencial de crescimento, a indução puberal será feita em 2 anos: - 1-4 meses: a dose de estradiol (TD ou VO) = a dose do 2º ano de reposição para início precoce. - 4-12 meses: a dose de estradiol (TD ou VO) = a dose do 3º ano de reposição para início precoce. - 12-24 meses: a dose de estradiol (TD ou VO) = a dose do 4º ano de reposição para início precoce.					

TD: transdérmico; US: ultrassonografia; VO: via oral.
Fonte: Gravholt et al., 2024.

Insuficiência androgênica

Mulheres com ST também apresentam deficiência de testosterona, uma vez que esse hormônio é secretado em igual quantidade pelos ovários e adrenal. A disgenesia ovariana da ST reduz a concentração sérica de testosterona em 50%. Não existem muitos estudos sobre as consequências dessa deficiência nas mulheres com ST, nem existe consenso sobre sua reposição.

Hipotireoidismo

O tratamento do hipotireoidismo é realizado com a reposição de levotiroxina, via oral, 1 vez/dia, pela manhã, em jejum, de acordo com a idade e o peso.

Baixa densidade mineral óssea

A terapia de reposição hormonal é fundamental para induzir ao máximo a acreção mineral óssea, minimizando assim o risco de fraturas. Associar suplementação de cálcio e vitamina D. A densitometria óssea (DXA) será baixa até que a dose de reposição de estradiol atinja o nível de uma mulher adulta. Por isso, recomenda-se solicitar a DXA quando essa dose for atingida (geralmente ao final do crescimento), repetindo a DXA aos 21 anos.

Gonadoblastoma/disgerminoma

A presença de material genético do cromossomo Y ocorre em 5 a 6% das pacientes. Nesses casos, existe um risco de 10% de desenvolvimento de gonadoblastoma. Este risco é maior quando se herda um cromossomo Y inteiro e não um fragmento. Apesar de o gonadoblastoma ser um tumor benigno, existe um risco de transformação maligna para disgerminoma em 60% dos casos, geralmente na 2ª década de vida e raramente cursando com metástases. A recomendação R7.40 da Diretriz Internacional (2024) diz que a decisão quanto a gonadectomia/salpingectomia em pacientes com ST e presença do cromossomo Y deve ser individualizada, avaliando o risco de gonadoblastoma/disgerminoma *versus* o benefício potencial de função gonadal, puberdade espontânea e fertilidade.

Cardiopatia

A Diretriz Internacional (2024) faz a seguintes recomendações sobre o manejo da cardiopatia na ST:

- Solicitar ecocardiograma transtorácico ao diagnóstico. Se houver anomalias cardíacas, a paciente deverá ser acompanhada por cardiologista. Se o ecocardiograma for normal, deve ser repetido entre 9 e 11 anos de idade, após a conclusão do crescimento ou na transição do cuidado para adultos, e posteriormente a cada 5 a 10 anos em adultos.
- Se não for possível realizar o ecocardiograma no período neonatal, fazer avaliação clínica cuidadosa aferindo pressão arterial nas quatro extremidades, palpar pulsos femorais, realizar ausculta cardíaca e avaliação da saturação de oxigênio (oximetria de pulso) e solicitar ecocardiograma nas primeiras semanas de vida.
- Solicitar ECG em repouso para avaliar distúrbios da condução e repolarização sugerindo alterações da regulação autonômica do coração. As alterações eletrocardiográficas mais frequentes são: desvio do eixo para direita, alterações da onda T, prolongamento do QTc e taquicardia em repouso.
- Ressonância magnética (RM) cardiovascular é indicada mesmo se o ecocardiograma for normal, podendo ser realizada mais tarde (p. ex., na adolescência), quando a sedação não é mais necessária. Depois, solicitar a cada 5 a 10 anos. A tomografia computadorizada é uma alternativa se a RM não estiver disponível ou não for tolerada.
- Pacientes com dilatação da aorta devem ser orientadas a procurar uma unidade de emergência se apresentarem sinais de alarme para dissecção da aorta, como desconforto no peito, costas, pescoço ou ombro, principalmente se súbitos e graves.
- Pacientes com alterações cardíacas estruturais devem receber orientações sobre atividade física pelo cardiologista.
- Evitar medicamentos que prolonguem o intervalo QT (p. ex., macrolídeos, metronidazol, antiarrítmicos) nas pacientes que tenham aumento desse intervalo.
- Solicitar medida ambulatorial da pressão arterial (MAPA) pelo menos 1 vez/ano.
- Tratar a hipertensão arterial das pacientes sem dilatação da aorta de acordo com as recomendações para pacientes sem ST. A hipertensão arterial das pacientes com dilatação da aorta deve ser orientada pelo cardiologista, geralmente com o uso combinado de betabloqueadores e bloqueadores do receptor da angiotensina.

Fertilidade

A abordagem inicial sobre questões de fertilidade deve ser feita assim que possível, para que a família possa compreender e participar das decisões relacionadas a essa condição. Embora raro, algumas mulheres com ST conseguem ter uma gravidez espontânea (mosaicos 46,XX). Nas que não conseguem engravidar, existem opções de fertilização *in vitro* pela doação de óvulos e criopreservação de oócitos retirados por laparoscopia após hiperestimulação ovariana em meninas > 12 anos. Para isso, as pacientes devem ser encaminhadas ao especialista em reprodução humana.

Na ST, a gravidez deve ser planejada, com avaliação prévia pela cardiologia e posterior acompanhamento pelo risco de dissecção de aorta. A gestação também é associada a um maior risco de abortamento e nascimento de bebês com ST ou síndrome de Down. A gestação é contraindicada nas pacientes com passado de dissecção da aorta, nas que possuam diâmetro da aorta ascendente > 2,5 cm/m^2 ou diâmetro entre 2,0 e 2,5 cm/m^2, associado a fatores de risco para dissecção (p. ex., valva aórtica bicúspide, alongamento da aorta transversa, coarctação da aorta e hipertensão arterial).

ACOMPANHAMENTO

O Quadro 10 mostra o acompanhamento clínico das pacientes com ST.

TRANSIÇÃO DOS CUIDADOS PARA A ENDOCRINOLOGIA DE ADULTOS

A equipe de endocrinologia pediátrica deve preparar o adolescente e sua família para transição e posterior cuidado médico pela endocrinologia de adultos, pelo menos 6 a 12 meses antes de efetivar a transferência. Idealmente, as instituições deveriam desenvolver pro-

QUADRO 10 Acompanhamento clínico das pacientes com síndrome de Turner

A cada 4-6 meses (nas crianças na fase de crescimento)
▪ Pressão arterial ▪ Peso, altura, índice de massa corpórea ▪ Estágio puberal ▪ Investigação clínica para morbidades (p. ex., hipotireoidismo, otites, déficit auditivo, doenças autoimunes, alteração da dentição, distúrbio respiratório do sono, escoliose, luxação congênita do quadril)
Anual
▪ LH, FSH, estradiol, AMH (entre 4 e 12 semanas, a partir dos 9-11 anos) ▪ T4 livre, TSH, anti-TPO, AAT (a partir de 2 anos) ▪ Hemograma (a partir da adolescência) ▪ Perfil lipídico (a partir dos 2 anos) ▪ Glicemia em jejum e HbA1c (a partir de 10 anos) ▪ AST, ALT, GGT (a partir de 10 anos) ▪ Radiografia para idade óssea (a partir dos 2 anos, até IO de 13-14 anos) ▪ Avaliação oftalmológica ▪ Avaliação audiológica ▪ Avaliação odontológica ▪ Avaliação do desempenho acadêmico
A cada 2-5 anos
▪ Ecocardiograma (crianças) e ressonância magnética cardiovascular (adolescentes e adultos) ▪ Densitometria óssea (a partir do final do crescimento) ▪ Audiometria (a partir da triagem neonatal) ▪ Anticorpo antitransglutaminase (a partir dos 2 anos) ▪ 25(OH)vitamina D (a partir dos 9-11 anos)

AAT: anticorpos antitireoglobulina; ALT: alanina aminotransferase; AMH: hormônio antimülleriano; Anti-TPO: anticorpo antitireoperoxidase; AST: aspartato aminotransferase; FSH: hormônio folículo-estimulante; GGT: gamaglutamiltransferase; HbA1c: hemoglobina glicada; IO: idade óssea; LH: hormônio luteinizante; TSH: hormônio estimulante da tireoide.

tocolos com a participação de endocrinologistas pediátricos e de adultos que atendessem às peculiaridades do serviço e otimizassem essa fase de transição.

Na fase de transição para os cuidados pela endocrinologia de adultos, recomenda-se monitorar as malformações cardíacas e renais, progressão do déficit auditivo, ajustes das terapias hormonais para hipotireoidismo e hipogonadismo, insuficiência ovariana e menopausa precoce, alterações hepáticas, questões sobre gravidez e infertilidade, entre outros.

REFERÊNCIAS SELECIONADAS

1. Aly J, Kruszka P. Novel insights in Turner syndrome. Curr Opin Pediatr. 2022;34(4):447-60.
2. Aversa T, Li Pomi A, Pepe G, Corica D, Messina MF, Coco R, et al. Growth hormone treatment to final height in Turner syndrome: systematic review. Clin Ther. 2024;46(2):146-53.
3. Brasil. Ministério da Saúde. Portaria Conjunta nº 15, de 9 de maio de 2018. Aprova o Protocolo Clínico e Diretrizes Terapêuticas da Síndrome de Turner. Disponível em: https://www.gov.br/conitec/pt-br/midias/relatorios/portaria/2018/pcdt_sndrome_de_turner.pdf.
4. Fiot E, Alauze B, Donadille B, Samara-Boustani D, Houang M, De Filippo G, et al. Turner syndrome: French National Diagnosis and Care Protocol (NDCP; National Diagnosis and Care Protocol). Orphanet J Rare Dis. 2022;17(Suppl 1):261.
5. Ford CE, Jones KW, Polani PE, De Almeida JC, Briggs JH. A sex-chromosome anomaly in a case of gonadal dysgenesis (Turner syndrome). Lancet. 1959;1(7075):711-3.
6. Gao X, Chen J, Cao B, Dou X, Peng Y, Su C, et al. First clinical study on long-acting growth hormone therapy in children with Turner syndrome. Horm Metab Res. 2022;54(6):389-95.
7. Gravholt CH, Viuff M, Just J, Sandahl K, Brun S, van der Velden J, et al. The changing face of Turner syndrome. Endocr Rev. 2023; 44(1):33-69.
8. Gravholt CH, Andersen NH, Christin-Maitre S, Davis SM, Duijnhouwer A, Gawlik A, et al.; International Turner Syndrome Consensus Group; Backeljauw PF. Clinical Practice Guidelines for the Care of Girls and Women with Turner Syndrome. Eur J Endocrinol. 2024;190(6):G53-G151.
9. Isojima T, Yokoya S. Growth in girls with Turner syndrome. Front Endocrinol (Lausanne). 2023;13:1068128.
10. Lindsay Mart F, Gutmark-Little I, Streich-Tilles T, Trout AT, Khoury J, Bowers K, et al. Current recommended estrogen dosing for pubertal induction in turner syndrome results in normal uterine growth. J Clin Endocrinol Metab. 2024;109(3):e1040-e1047.
11. Lyon AJ, Preece MA, Grant DB. Growth curve for girls with Turner syndrome. Arch Dis Child. 1985;60:932-5.
12. McGlacken-Byrne SM, Achermann JC, Conway GS. Management of a girl with delayed puberty and elevated gonadotropins. J Endocr Soc. 2022;6(9):bvac108.
13. Mittal S, Weaver J, Aghababian A, Edwins R, Godlewski K, Fischer K, et al. Deferring gonadectomy in patients with Turner syndrome with a genetic Y component is not a safe practice. J Pediatr Urol. 2023;19(3):294.e1-294.e5.
14. Porcu E, Cipriani L, Damiano G. Reproductive health in Turner's syndrome: from puberty to pregnancy. Front Endocrinol (Lausanne). 2023;14:1269009.
15. Quigley CA, Fechner PY, Geffner ME, Eugster EA, Ross JL, Habiby RL, et al. Prevention of growth failure in Turner syndrome: Long-term results of early growth hormone treatment in the "Toddler Turner" cohort. Horm Res Paediatr. 2021;94(1-2):18-35.
16. Rubin K. Transitioning the patient with Turner's Syndrome from pediatric to adult care. J Pediatr Endocrinol Metab. 2023;16(Suppl): 651-9.
17. Singh I, Noel G, Barker JM, Chatfield KC, Furniss A, Khanna AD, et al. Hepatic abnormalities in youth with Turner syndrome. Liver Int. 2022;42(10):2237-46.
18. Steiner M, Saenger P. Turner syndrome: an update. Adv Pediatr. 2022;69(1):177-202.
19. Turner FF. A syndrome of infantilism, congenital webbed neck, and cubitus valgus. Endocrinology. 1938;23:556-74.
20. Viuff MH, Just J, Brun S, Dam TV, Hansen M, Melgaard L, et al. Women with Turner syndrome are both estrogen and androgen deficient: the impact of hormone replacement therapy. J Clin Endocrinol Metab. 2022;107(7):1983-93.

52

Síndrome de Prader-Willi

INTRODUÇÃO

A síndrome de Prader-Willi (SPW) foi descrita, em 1956, por Andrea Prader (1919-2001), Heinrich Willi (1900-1971) e Alexis Labhart (1916-1994), em artigo publicado na revista *Schweizerische Medizinische Wochenschrift*, intitulado "*Ein syndrom von adipositas, kleinwuchs, kryptorchismus und oligophrenie nach myatonieartigem zustand im neugeborenenalter*" (Síndrome de obesidade, baixa estatura, criptorquidia e oligofrenia após condição miotônica em recém-nascidos), no qual descreveram 9 crianças com características peculiares da síndrome. Em 1961, Prader e Willi expandiram o fenótipo da síndrome, e ela passou a ser conhecida como Prader-Willi, em substituição ao epônimo anterior, Prader-Willi-Labhart.

A SPW é a causa genética mais comum de obesidade. Caracteriza-se por hipotonia neonatal e dificuldade para se alimentar nos primeiros meses de vida, seguido por atraso do desenvolvimento, hiperfagia e aumento progressivo do peso, associados a dismorfias características. Se não diagnosticada e tratada precocemente pode evoluir com graves comorbidades.

EPIDEMIOLOGIA

A prevalência é de 1:15.000 a 1:30.000 nascidos vivos. Não há predileção por raça, sexo ou etnia. A maioria dos casos é esporádica. Em 2022, havia, globalmente, aproximadamente 400.000 pessoas com SPW. Estima-se que no Brasil haja cerca de 4.500 indivíduos com SPW, muitos deles sem diagnóstico.

ETIOLOGIA

A SPW é uma doença de genes contíguos resultante da não expressão de genes de herança paterna na região crítica da SPW localizada no cromossomo 15q11.2-q13 como resultado da deleção de genes paternos, alterações do *imprinting* de origem paterna, ou dissomia uniparental materna. Como nessa região apenas genes dos alelos paternos são expressos e os genes maternos são silenciados, a deleção ou *imprinting* dos alelos paternos, ou a herança de dois alelos maternos causa a SPW e as alterações do neurodesenvolvimento, endócrinas, cognitivas e comportamentais.

Vários genes localizados na região crítica do 15q11.2-q13 contribuem para o fenótipo da SPW, por exemplo: *MKRN3* (*makorin ring finger protein 3*), *MAGEL2* (*MAGE family member L2*), *NDN* (*Necdin, MAGE family member*), *NPAP1* (*nuclear pore associated protein 1*), *SNURF* (*SNRPN upstream open reading frame*), *SNORD116* (*small nucleolar RNA, C/D box 116-1*), *HERC2* (*HECT and RLD domain containing E3 ubiquitin protein ligase 2*) e *OCA2* (*OCA2 melanosomal transmembrane protein*). Os principais mecanismos fisiopatogênicos da SPW são descritos a seguir:

- Deleção paterna da região cromossômica 15q11.2-q13: esse mecanismo é responsável por 65 a 75% dos casos da SPW, sendo classificado em três tipos: (i) tipo I: 30 a 40% dos casos, grande deleção de 6 mB abrangendo do ponto de quebra BP1 a BP3; (ii) tipo II: 60 a 70% dos casos, deleção de 5,5 mB, abrangendo do ponto de quebra BP2 a BP3; e (iii) deleções atípicas, em 8% dos casos. A deleção do tipo I apresenta fenótipo mais grave por remover vários genes relacionados ao neurodesenvolvimento, cognição, comportamento, sono e linguagem.

- Dissomia uniparental materna do cromossomo 15: a dissomia uniparental materna (UPD) é responsável por 20 a 30% dos casos, sendo classificada em: (i) heterodissomia materna: dois alelos maternos diferentes devido a erros na meiose I; (ii) isodissomia materna: dois alelos maternos idênticos devido a erros na meiose tipo II; e (iii) UPD mista: dois alelos maternos parcialmente diferentes devido a erros na meiose I.
- Defeitos no centro do *imprinting*: mecanismo responsável por 2 a 5% dos casos.
- Rearranjos cromossômicos e translocações na região crítica da SPW: causa rara da SPW.

MANIFESTAÇÕES CLÍNICAS

Os distúrbios da função hipotalâmica e as deficiências hormonais pituitárias múltiplas são responsáveis pelas manifestações clínicas da SPW. O Quadro 1 mostra as principais características clínicas de acordo com a faixa etária. O Quadro 2 mostra a correlação genótipo:fenótipo, ressaltando a necessidade da confirmação diagnóstica por testes moleculares.

As alterações fenotípicas mais frequentes são: dolicocefalia (cabeça longa e estreita por fechamento precoce da sutura sagital), diminuição do diâmetro bifrontal, estrabismo, olhos amendoados, ponte nasal estreita, nariz pequeno, lábio superior fino e voltado para baixo, palato ogival, hipoplasia do esmalte dentário, acromiria (mãos e pés pequenos), hipopigmentação de pele e cabelos, hipoplasia genital e criptorquidia. Déficits cognitivo, do desenvolvimento motor e da linguagem são frequentes.

Nos primeiros 2 anos de vida, a criança é hipotônica, com déficit de crescimento e dificuldade alimentar, às vezes necessitando de gastrostomia ou sonda enteral para alimentação. A partir dos 2 anos, tem início a hiperfagia com busca incessante por comida, levando à obesidade a partir dos 2 aos 4 anos. Por isso, é fundamental conhecer as fases nutricionais da SPW para auxiliar no diagnóstico e intervenções (Quadro 3).

QUADRO 1 Manifestações clínicas da síndrome de Prader-Willi

Faixa etária	Manifestações clínicas
Feto	Restrição do crescimento intrauterino (RCIU), hipotonia e redução dos movimentos fetais, polidrâmnio, aumento da razão perímetro cefálico/abdominal, apresentação pélvica
0 a 2 anos	Pequenos para idade gestacional (PIG), hipotonia, sucção deficiente, choro fraco, dificuldade alimentar, hipoglicemia, desidratação, déficit de crescimento e ganho ponderal (eventualmente, com necessidade de gastrostomia ou sonda nasoenteral), criptorquidismo, hipoplasia genital (bolsa escrotal, clitóris, grandes ou pequenos lábios vaginais), atraso do desenvolvimento, transtornos respiratórios
2 a 4 anos	Hipotonia, ganho ponderal excessivo (sem hiperfagia), atraso do desenvolvimento, distúrbios do comportamento (p. ex., birra, teimosia)
4 a 8 anos	Hiperfagia, obesidade progressiva, dismorfia facial característica (diâmetro bifrontal estreito, olhos amendoados, base nasal estreita, lábio superior fino e voltado para baixo), hipotonia, atraso do desenvolvimento, convulsão em < 6 anos (distúrbios hipotalâmicos)
> 8 anos	Hiperfagia acentuada, obsessão por alimentos (p. ex., comer comidas estragadas ou do lixo), obesidade progressiva, dismorfia facial característica, hipotonia que persiste na vida adulta, distúrbios do comportamento (p. ex., fúria, teimosia, cleptomania, transtorno obsessivo, transtorno afetivo, comportamento ritualístico, labilidade emocional), distúrbios do sono (apneia central ou obstrutiva, diminuição da saturação de oxigênio, sonolência diurna), déficit cognitivo, dificuldade de aprendizado, miopia, aumento do limiar para dor, lesões de pele por autoagressão, instabilidade da temperatura, saliva espessa, diminuição da capacidade de vomitar, podendo levar à distensão gástrica e ruptura de estômago, baixa estatura (deficiência ou disfunção da secreção do GH), diminuição da densidade mineral óssea (hipogonadismo), atraso puberal e infertilidade (deficiência de LH e FSH), insuficiência adrenal central (deficiência de ACTH), diabetes melito, dislipidemia e escoliose

As principais causas de morte são distúrbios respiratórios, engasgo, perfuração intestinal, insuficiência cardíaca e/ou insuficiência respiratória, infarto do miocárdio e tromboembolismo venoso.

MANIFESTAÇÕES ENDÓCRINAS E TRATAMENTO

As principais manifestações endócrinas da SPW na criança e adolescente são: obesidade, baixa estatura,

QUADRO 2 Correlação genótipo: fenótipo da síndrome de Prader-Willi

Classe genética	Características
Deleção do 15q11.2-q13	▪ Comprometimento mais grave do QI ▪ Limiar de dor mais elevado ▪ Comportamento compulsivo e de automutilação ▪ Maior risco de convulsão ▪ Maior risco de distúrbios do sono ▪ Hipopigmentação ▪ Aumento da circunferência do quadril * A deleção do tipo I apresenta mais distúrbios comportamentais e compulsivos, pior rendimento escolar e maior atraso do DNPM que o tipo II
Dissomia uniparental materna do cromossomo 15	▪ Idade materna avançada ▪ Menor probabilidade de dismorfismo facial ▪ Melhor QI verbal ▪ Menos comportamento compulsivo ▪ Mais provável de ter transtorno do espectro do autismo ▪ Maior frequência de distúrbios psiquiátricos ▪ Aumento da ansiedade

DNPM: desenvolvimento neuropsicomotor.
Fonte: Butler et al., 2022.

hipogonadismo, hipotireoidismo, insuficiência adrenal, adrenarca precoce, puberdade precoce, diabetes melito tipo 2, síndrome metabólica e diminuição da densidade mineral óssea.

Obesidade

A prevalência de obesidade é de 40 a 50% nas crianças e 80 a 90% em adultos. Esses números possivelmente diminuirão devido ao início mais precoce do tratamento com hormônio do crescimento e dos novos medicamentos para obesidade. A obesidade tem etiologia multifatorial causada por hiperfagia, diminuição da saciedade, diminuição da atividade física e comportamento alimentar compulsivo. Em relação à desregulação do controle neuroendócrino da fome e saciedade, ocorrem deficiência do hormônio do crescimento, elevação da grelina que aumenta a expressão hipotalâmica do neuropeptídeo Y (NPY) levando à hiperfagia, diminuição da obestatina (hormônio anorexígeno secretado pelo estômago) e diminuição do peptídeo Y (PYY: hormônio anorexígeno secretado pelo intestino).

QUADRO 3 Fases nutricionais da síndrome de Prader-Willi

Idade	Fase nutricional	Características clínicas
Feto e recém-nascido	0	Diminuição dos movimentos fetais, restrição do crescimento intrauterino, baixo peso ao nascimento
Nascimento a 9 meses	1a	Hipotonia, dificuldade alimentar, sucção débil e descoordenada, diminuição do apetite, déficit de crescimento. Nessa fase, podem necessitar sonda nasogástrica ou enteral para se alimentar
9 a 25 meses	1b	Ausência de dificuldade alimentar, apetite normal, crescimento e ganho ponderal adequados
2,1 a 4,5 anos	2a	Ganho ponderal excessivo sem que haja aumento do apetite ou da ingestão calórica. Nessa fase, a ingestão alimentar deve ser reduzida a 60 a 80% do requerimento basal para prevenir o desenvolvimento da obesidade
4,5 a 8,0 anos	2b	Ganho ponderal excessivo associado a aumento do apetite e maior interesse por comida. Nessa fase podem desenvolver obesidade se permitidos a se alimentar sem restrição
8,0 anos a vida adulta	3	Hiperfagia sem saciedade, pensam em comida constantemente (p. ex., fazem uma refeição já pensando na próxima), o apetite é insaciável, comem alimentos estragados ou do lixo. A ingestão alimentar deve ser reduzida para 50-60% do requerimento para prevenir a obesidade
Adultos	4	O apetite se mantém aumentado ou pode ser normal, já não pensam tanto em comer, melhoram o apetite e alguns recuperam a saciedade

Fonte: Miller et al., 2011.

O ganho ponderal excessivo tem início a partir do 2º ano de vida (fase nutricional de Miller = 2a). As alterações hipotalâmicas causam um apetite insaciável e persistente, com busca compulsiva por alimentos, mesmo que estragados ou do lixo, se alimentando inclusive de ração de animais domésticos. Caso sejam impedidos de obter o alimento, manifestam comportamento agressivo. As complicações ortopédicas resultantes do excesso de peso (p. ex., geno varo, geno valgo) limitam a atividade física, reduzindo o gasto calórico e contribuindo para o ganho ponderal.

A composição corporal é anormal com aumento da massa gorda e diminuição da massa magra. Os adultos têm um padrão específico, caracterizado por aumento da adiposidade apendicular e diminuição no tronco.

O tratamento da obesidade inclui: (i) plano alimentar hipocalórico (50% menos calorias do que crianças sem SPW da mesma idade e sexo, com 30% de gordura, 45% de carboidratos, 25% de proteínas e 20 g de fibra); (ii) atividade física aeróbica (1 a 2 horas/dia); (iii) abordagem comportamental; e (iv) tratamento farmacológico.

O horário da alimentação deve ser estabelecido para evitar ansiedade e incerteza em relação à próxima refeição. As refeições e lanches são fracionados e oferecidos várias vezes ao dia, em pequenas porções, para controlar a hiperfagia e a solicitação constante de alimentos. Evitar usar o alimento como fonte de recompensa ou punição. A alimentação deve preferencialmente ser feita sob supervisão para evitar excessos. O acesso a comida deve ser controlado, inclusive trancando armários de mantimentos e geladeiras para evitar alimentação fora do horário. O plano alimentar restritivo pode causar deficiência de vitaminas e minerais e necessidade de suplementação. Atividade física aeróbica planejada, 1 a 2 horas/dia, faz parte da abordagem terapêutica.

A reposição do hormônio de crescimento reduz a massa gorda e aumenta a massa magra, reduzindo a prevalência de obesidade quando iniciado precocemente. A fluoxetina ou sertralina podem diminuir a compulsão alimentar. Outros medicamentos, em fase de pesquisa, para o controle da obesidade são: (i) ocitocina intranasal, com ação anorética e lipolítica; (ii) diazóxido, preparação de depósito (DCCR: diazóxido-colina de liberação controlada), para tratar a hiperfagia; (iii) agonistas do peptídeo 1 similar ao glucagon (GLP-1) induzem perda de peso, diminuem o apetite e têm efeitos antidiabéticos; (iv) setmelanotida, agonista do receptor da melanocortina 4 (MC4R), aumenta o gasto energético; e (v) livoletida, análogo não acetilado da grelina, inibe a grelina acetilada e melhora o metabolismo lipídico.

A cirurgia bariátrica é uma opção extrema para os pacientes nos quais o tratamento clínico foi ineficaz, uma vez que ela não aborda os mecanismos da hiperfagia que persistirão após a cirurgia.

Deficiência do hormônio do crescimento

A prevalência da deficiência de GH em crianças e adolescentes varia de 40 a 100% a depender do método diagnóstico. Testes de estímulo para dosagem do GH não são indicados para pacientes com diagnóstico molecular da SPW porque a maioria deles apresenta deficiência do GH (74%), ou disfunção do eixo GH/IGF-1, além de não existir um protocolo ou ponte de corte ideal para o GH. A prevalência da deficiência de GH em adultos com SPW varia de 0 a 38%.

O uso do hormônio de crescimento recombinante humano (rGH) para SPW foi aprovado pela Food and Drug Administration (FDA), nos Estados Unidos, no ano 2000; e pela European Medicines Agency (EMA), na Europa, em 2001. No Brasil, o rGH não faz parte dos critérios do PCDT para uso de rGH, com cada estado tendo seu próprio protocolo de fornecimento do rGH.

Os efeitos benéficos do rGH na SPW, além do aumento da velocidade de crescimento e previsão de altura final (aumento de até 20 cm), incluem: melhora da obesidade com diminuição da massa gorda, aumento da massa e tônus muscular com impacto positivo na atividade física e na aptidão cardiorrespiratória, melhora da densidade mineral óssea, diminuição do colesterol total e aumento do HDL, melhora do desenvolvimento neuropsicomotor, cognição, qualidade de vida e rendimento físico. Pacientes com SPW, não tratados com rGH, atingem a altura final média de 155 cm para homens e 148 cm para mulheres.

A reposição do rGH na SPW é indicada a partir dos 2 a 3 meses de idade nas crianças com comprovação molecular da síndrome, pois seus efeitos benéficos são mais acentuados nos primeiros anos de vida. Nos Estados Unidos, está aprovado para crianças ≥ 2 anos. A dose do rGH na SPW é calculada de acordo com a área de superfície corporal e não pelo peso. A dose inicial para crianças é de 0,5 mg/m^2/dia, a qual é aumentada progressivamente, em um período de 3 a 6 meses, até a dose de 1 mg/m^2/dia. O uso de rGH em adultos parece ser benéfico, principalmente naqueles que foram tratados com rGH na infância ou adolescência, melhorando a composição corporal. Caso se opte pelo uso, em adultos, ele será *off-label* na dose de 0,33 mg/m^2/dia (0,7 mg/dia), titulando a dose para manter o nível sérico de IGF-1 entre 0 e 2 DP.

Como o hormônio de crescimento inibe a enzima 11-beta-hidroxiesteroide desidrogenase, reduzindo a conversão de cortisona (hormônio biologicamente inativo) para cortisol (hormônio biologicamente ativo), a reposição de rGH deve ser iniciada após documentar a normalidade da função adrenal ou do tratamento prévio com corticoide para impedir que a administração do rGH provoque uma crise adrenal.

Antes de iniciar o tratamento com rGH, realizar exame clínico completo com aferição das medidas antropométricas (altura, peso, IMC, superfície corpórea, circunferência abdominal) e estágio puberal. Os dados antropométricos devem ser plotados nas curvas padrão e nas curvas para SPW. Solicitar idade óssea (pode ser um pouco avançada devido a obesidade ou adrenarca precoce) e dosagem de cortisol, IGF1, T4L, TSH, AST, ALT, glicemia e perfil lipídico. As crianças com SPW são mais sensíveis à reposição com rGH, podendo aumentar os níveis séricos de IGF-1 para valores suprafisiológicos, principalmente nos primeiros 6 meses de terapia. A avaliação polissonográfica é indicada nas crianças > 4 anos, e nas < 4 anos se tiverem obesidade ou sintomas obstrutivos das vias aéreas. Avaliação com otorrinolaringologista é indicada se houver hipertrofia de amígdalas e adenoides, ronco acentuado ou apneia obstrutiva moderada a grave. Na presença dessas condições, considerar adenoamigdalectomia ou uso de CPAP (pressão positiva contínua em vias aéreas) durante a noite. A bioimpedância ou a densitometria óssea (DXA) podem ser solicitadas para avaliar a composição corporal.

Como os pacientes com SPW são sensíveis ao rGH em relação à geração de IGF-1, os níveis séricos do IGF-1 podem ficar acima do valor de referência nos primeiros 6 meses do tratamento. Nesses casos, recomenda-se dosar o IGFBP-3 e calcular a razão molar IGF-1/IGFBP-3 para avaliar a biodisponibilidade de IGF-1. Outros exames a serem monitorados são: insulina, glicemia em jejum e/ou teste de tolerância oral à glicose, T4L, TSH, perfil lipídico, função tireoidiana, radiografia de coluna (surgimento ou progressão de escoliose preexistente), apneia obstrutiva do sono (solicitar polissonografia 6 meses depois do início do rGH) e avaliação da composição corporal com DXA ou bioimpedância nos adolescentes pós-púberes.

Efeitos adversos do tratamento com rGH na SPW são: hipertrofia de amígdalas ou adenoides, edema periférico, dor articular (quadril, joelho), cefaleia, pseudotumor cerebral, epifisiólise da cabeça do fêmur, diminuição do T4 sérico. A hipertrofia de amígdalas e/ou adenoides pode causar morte súbita durante o uso do rGH devendo ser avaliada pelo otorrinolaringologista. A escoliose presente em 30 a 80% dos pacientes com SPW não é uma contraindicação ao uso do rGH. Não foi observado maior risco de neoplasias com o uso do rGH.

As contraindicações para o uso de rGH na SPW são: obesidade grave, psicose em atividade, neoplasia maligna em atividade, diabetes melito não controlado, retinopatia diabética proliferativa em atividade e apneia obstrutiva grave.

Hipogonadismo

O hipogonadismo na SPW pode ser de origem hipotalâmica, gonadal, ou ambas, com as manifestações clínicas diferindo de acordo com o sexo. A prevalência varia de 80 a 90%.

- Sexo feminino: hipoplasia de pequenos lábios, grandes lábios e clitóris de difícil reconhecimento clínico. Início puberal em idade adequada, mas com progressão lenta e incompleta da puberdade. A maioria das pacientes tem amenorreia primária, algumas podem ter menarca espontânea tardia (aos 20 anos), seguida por amenorreia secundária. Raramente as mulheres podem ser férteis, e quando são férteis existe risco aumentado de terem filhos com síndrome de Angelman.
- Sexo masculino: criptorquidismo (90 a 100%), hipogenitalismo ou pênis normal e escondido na gordura suprapúbica, escroto hipoplásico com diminuição da rugosidade e pigmentação, atraso puberal ou progressão inadequada da puberdade. Orquidopexia é indicada se o criptorquidismo persistir após a idade de 6 meses. Os homens com SPW são inférteis.

A reposição de esteroides sexuais é indicada no atraso puberal e hipogonadismo de acordo com as orientações descritas no capítulo sobre puberdade atrasada. No sexo masculino, o tratamento é individualizado, não existindo consenso sobre a progressão até a dose plena de testosterona pelo risco de agravar os distúrbios do comportamento e humor.

Hipotireoidismo

O hipotireoidismo geralmente é de causa hipotalâmica, embora possa ser primário. Sua prevalência é de 20 a 30%. É mais frequente em crianças < 3 anos, com tendência a diminuir após essa idade, provavelmente como resultado de disfunção transitória do eixo hipotálamo-hipófise-tireoide. Recomenda-se dosagens periódicas de T4L e TSH, antes e após o início da reposição de rGH. O tratamento é feito com reposição padrão de levotiroxina.

Insuficiência adrenal

A insuficiência adrenal causada por disfunção hipotalâmica tem sido relatada. A prevalência varia de 0 a 60% a depender do teste diagnóstico utilizado. Geralmente ela é subclínica, caracterizada por níveis normais do cortisol sérico matinal basal e de eletrólitos (sódio e potássio). Algumas vezes os sintomas surgem apenas durante períodos de estresse. Não existe consenso sobre a investigação diagnóstica e necessidade de reposição de corticoides durante intercorrências agudas ou antes de cirurgia. Alguns autores recomendam a dosagem concomitante de cortisol e ACTH matinal durante situações de estresse, ou após o teste de estímulo com ACTH. No teste com ACTH, a resposta normal, pós-estímulo, é um cortisol ≥ 18 mcg/dL. Na dúvida sobre esse diagnóstico, alguns autores orientam profilaxia com reposição de corticoide em situações de estresse clínico e cirúrgico. Pacientes com diagnóstico de insuficiência adrenal devem portar cartão de identificação explicando o diagnóstico e receber instruções para o uso de hidrocortisona em situações de estresse.

Como o hormônio de crescimento inibe a enzima 11-beta-hidroxiesteroide desidrogenase, reduzindo a conversão de cortisona (hormônio biologicamente inativo) para cortisol (hormônio biologicamente ativo), a reposição de rGH deve ser iniciada após a documentação de normalidade da função adrenal ou do tratamento prévio com corticoide para impedir que a administração do rGH provoque uma crise adrenal.

Adrenarca precoce e puberdade precoce central

A adrenarca precoce ocorre em 14 a 60% das crianças com SPW, tendo um curso clínico de progressão lenta. Puberdade precoce central é um evento muito raro. Tratamento experimental com inibidor da aromatase está em pesquisa.

Diabetes melito tipo 2

Apesar da obesidade, vários estudos têm demonstrado níveis séricos normais de insulina e maior sensibilidade a esse hormônio, talvez pelo menor acúmulo de gordura visceral em comparação à gordura subcutânea e pelas concentrações séricas elevadas de grelina e adiponectina. O diabetes melito tipo 2 (DM2) pode ocorrer em até 25% dos pacientes, sendo mais comum em adultos que em crianças. Ele ocorre como uma complicação da obesidade por aumento da resistência insulínica. A triagem para o DM2 segue as recomendações da American Diabetes Association. O diagnóstico é feito pela glicemia de jejum, teste de tolerância oral à glicose e/ou dosagem da HbA1c.

O tratamento é realizado pela combinação de dieta, atividade física e metformina. Se a monoterapia com metformina não for capaz de manter a HbA1c < 9%, adiciona-se análogo do GLP-1 (liraglutida). Se mesmo assim não houver controle do DM2, recomenda-se a insulinoterapia.

Diminuição da densidade mineral óssea

A densidade mineral óssea (DMO) de crianças com SPW é normal mesmo quando ajustada para a baixa estatura. A partir da adolescência ocorre diminuição da DMO, de modo que a prevalência de osteoporose em adultos com SPW seja de aproximadamente 21%. As causas da baixa DMO na SPW não são completamente conhecidas. Os mecanismos mais implicados são: hipogonadismo não tratado ou tratado tardiamente, deleção de genes na região cromossômica 15q11-q13, deficiência de GH não tratada, baixa ingestão de cálcio e vitamina D, e reduzida atividade física. Recomenda-se a avaliação da DMO após 11 anos em meninas e 14 anos em meninos. A prevenção e o tratamento são feitos pela suplementação de cálcio e vitamina D, atividade física regular, fisioterapia e reposição de esteroides sexuais se houver hipogonadismo.

Síndrome metabólica

O desenvolvimento da síndrome metabólica é diretamente associado à gravidade da obesidade, devendo ser prevenida pela restrição do acesso ilimitado à comida, aumento da atividade física e uso de medicamentos para obesidade. A composição corporal é anormal com aumento da massa gorda e diminuição da massa magra. Os adultos têm um padrão específico caracterizado por aumento da adiposidade apendicular e diminuição no tronco.

DIAGNÓSTICO DIFERENCIAL

O diagnóstico diferencial é feito com condições médicas que cursam com hipotonia na infância e com condições médicas que se manifestem com obesidade, hiperfagia, hipotonia, déficit cognitivo e/ou fenótipo similar ao da SPW. Alterações dos cromossomos 1p, 2p, 3p, 6q, 9q e dissomia uniparental materna do cromossomo 14 são algumas das condições denominadas SPW-*like* e as síndromes de Angelman, Cohen, Bardet-Biedl e Schaaf-Young são os principais diagnósticos diferenciais. O Quadro 4 resume os principais diagnósticos diferenciais da SPW.

QUADRO 4 Diagnóstico diferencial da síndrome de Prader-Willi

Síndrome	Gene (cromossomo)	Fenótipo
Angelman	*UBE3A* (15q11.2)	Microcefalia, convulsão, ataxia, atraso do desenvolvimento e da fala, déficit cognitivo, comportamento paroxístico de sorrir ou dar risadas, escoliose, pele e cabelos claros, obesidade de início na adolescência
Bardet-Bield	Variante patogênica em pelo menos um dos 14 genes BBS	Obesidade, distrofia de retina, diminuição da visão, polidactilia, déficit cognitivo, hipogonadismo, anosmia
Schaaf-Young	*MAGEL2* (15q11.2)	Hipotonia muscular e dificuldade alimentar nos primeiros meses de vida, obesidade de início pouco antes da adolescência, baixa estatura, criptorquidismo, hipotireoidismo, hipogonadismo, deficiência do hormônio de crescimento, diminuição da densidade mineral óssea, déficit cognitivo, escoliose, contratura articular, convulsão
Cohen	*VPS13B* (8q22.2)	Hipotonia, obesidade, microcefalia, distrofia de retina, dismorfia facial, deficiência visual, atraso do desenvolvimento, mãos e pés estreitos com dedos finos

UBE3A: ubiquitin protein ligase E3A; MAGEL2: MAGE family member L2; VPS13B: vacuolar protein sorting 13 homolog B.

ABORDAGEM DIAGNÓSTICA

A abordagem diagnóstica deve incluir história clínica direcionada aos sintomas e evolução clínica (p. ex., hipotonia, atraso do desenvolvimento e dificuldade alimentar na infância seguido de hiperfagia e ganho ponderal excessivo), exame físico completo com ênfase na obesidade e sinais clínicos (p. ex., dismorfias, saliva espessa, baixa estatura, criptorquidismo, atraso puberal), plotagem dos dados antropométricos em curvas-padrão e específicas para a síndrome, teste molecular para a confirmação diagnóstica e exames complementares para a investigação das comorbidades.

No passado se utilizava de critérios clínicos (p. ex., Holms, Gunay-Aygun) para selecionar os pacientes que fariam teste molecular. Atualmente, esses critérios não são mais necessários, tendo em vista a maior disponibilidade dos testes moleculares para confirmação do diagnóstico.

Uma vez confirmada a suspeita diagnóstica, recomenda-se solicitar os seguintes exames: glicemia em jejum, teste de tolerância oral à glicose, HbA1c, AST, ALT, ureia, creatinina, colesterol total e frações e triglicérides, cortisol sérico matinal, T4L, TSH, IGF-1, IGFBP-3, densitometria óssea (> 11 anos em meninas e > 14 anos, em meninos), polissonografia (antes e durante o tratamento com rGH e na avaliação de apneia obstrutiva do sono), LH, FSH e esteroides sexuais (> 10 anos), radiografia de coluna (> 18 meses), ultrassonografia do quadril (quando a criança começar a sentar) e avaliação com outros especialistas a depender da comorbidade a ser avaliada.

O diagnóstico molecular é importante para avaliar a correlação genótipo:fenótipo e para aconselhamento genético uma vez que defeitos de imprinting apresentam um risco de recorrência de até 50%, enquanto nos demais casos o risco é de 1%. O teste molecular para a SPW é feito gratuitamente na Fiocruz/Rio de Janeiro, pelo contato: info@spwbrasil.com.br. Uma sugestão de investigação molecular seria:

1º) Estudo de metilação para determinar a origem parental do alelo usando sondas para o SNRPN (*small nuclear ribonucleoprotein polypeptide N*):

- Se a herança biparental for documentada, o diagnóstico de SPW é excluído.
- Se apenas alelos maternos forem identificados, o diagnóstico da SPW é confirmado.
- Se apenas alelos paternos forem identificados, o diagnóstico da síndrome de Angelman é confirmado.

2º) Caso a SPW tenha sido confirmada pelo teste de metilação, solicita-se o FISH (*fluorescence in-situ hybridization*) ou MLPA (*multiplex ligation-dependent probe amplification*) para determinar se a causa da SPW é uma deleção de origem paterna do braço longo do cromossomo 15q11-q13.

3º) Se a SPW for causada por deleção, então, é necessária a realização do FISH no pai do paciente para investigar uma variante patogênica não expressa no pai; e a solicitação de *microrarray* cromossômico para identificar os subtipos I e II da deleção.

4º) Se o FISH for normal, então se faz pesquisa de dissomia uniparental (UPD) materna pela análise de PCR. A PCR distingue o DNA metilado do DNA não metilado no *SNRPN.*

Se a UPD materna está presente, o diagnóstico da SPW está confirmado.

Se a UPD paterna está presente, o diagnóstico da síndrome de Angelman está confirmado.

ABORDAGEM TERAPÊUTICA

A abordagem terapêutica requer uma equipe multidisciplinar com o objetivo de controlar o peso e prevenir e tratar as comorbidades associadas à síndrome. O tratamento das comorbidades endócrinas foi descrito nos tópicos anteriores. O tratamento das comorbidades não endócrinas requer orientação e acompanhamento por outros especialistas. Por exemplo: nutrologia (baixa ingestão alimentar no 1º ano de vida), gastroenterologista (evitar ao máximo a indicação de gastrostomia para não aumentar o risco de ruptura do estômago comum nesses pacientes), ortopedia (escoliose, cifose, displasia do quadril), oftalmologia (estrabismo), odontologia (saliva espessa, bruxismo, alteração do esmalte dentário), fonoaudiologia (distúrbios da fala), psicologia (distúrbios do comportamento) e fisioterapia (hipotonia e atraso motor).

Os pais/responsáveis devem ser orientados sobre:

- A etiologia, herança e manifestações clínicas da síndrome.
- A baixa estatura e seu tratamento eficaz com rGH.
- As comorbidades endócrinas e não endócrinas.
- O risco de um irmão do caso índice vir a ter a síndrome, o qual varia de acordo com o mecanismo genético causal: < 1% se for por deleção gênica ou dissomia uniparental materna, 25% se houve translocação, e até 50% se for por defeitos do centro de *imprinting.*
- A necessidade de acompanhamento multidisciplinar.
- A importância de se filiarem à Associação Brasileira da Síndrome de Prader-Willi.

Além disso, os cuidadores e o pediatra devem ser orientados sobre as condições médicas ameaçadoras à vida dos pacientes com SPW:

- Resposta incomum e exagerada a anestésicos e sedativos.
- Apneia central ou obstrutiva (via aérea estreita, obesidade e hipotonia).
- Ausência de febre na vigência de infecções graves, dificultando seu reconhecimento.

- Limiar elevado para dor fazendo com que o paciente não se queixe de dor, nem seja capaz de localizá-la até que o problema se agrave.
- Ausência ou diminuição do reflexo de vômito e engasgo impedindo o paciente de se proteger da ingestão de alimentos estragados ou inapropriados.
- Insuficiência adrenal (instruções para reconhecer e tratar crise adrenal).
- Beliscar ou cutucar a pele e mucosa formando feridas que podem ser graves quando localizadas na região genital ou anal.

Essas informações estão disponibilizadas no manual *Alertas médicos para a síndrome de Prader-Willi* elaborado pela Associação Brasileira da Síndrome de Prader-Willi e disponível para download em: https://www.spwbrasil.com.br/_files/ugd/b2286e_2d2774ba-49614352b3844598af422253.pdf. Acesso em: 20 abr. 2025.

TRANSIÇÃO DOS CUIDADOS PARA A ENDOCRINOLOGIA DE ADULTO

A equipe de endocrinologia pediátrica deve preparar o adolescente e sua família para transição e posterior cuidado médico pelo endocrinologista de adulto, pelo menos 6 a 12 meses antes de efetivar a transferência. Idealmente, as instituições deveriam desenvolver protocolos com a participação de endocrinologistas pediátricos e de adultos que atendessem as peculiaridades do serviço e otimizassem essa fase de transição.

Na transição dos cuidados para o endocrinologista adulto, recomendam-se o controle do peso e medicamentos para a obesidade, manejo do diabetes melito e hipotireoidismo, análise de riscos e benefícios de se manter a terapia com rGH, tratamento da hipertensão arterial e apneia do sono, questões sobre fertilidade, contracepção e gravidez, abordagem dos distúrbios cognitivos e comportamentais, entre outras recomendações.

REFERÊNCIAS SELECIONADAS

1. Alves C, Franco RR. Prader-Willi syndrome: endocrine manifestations and management. Arch Endocrinol Metab. 2020;64:223-34.
2. Dubern B, Faccioli N, et al. Novel therapeutics in rare genetic obesities: a narrative review. Pharmacol Res. 2023;191:106763.
3. Faccioli N, Poitou C, et al. Current treatments for patients with genetic obesity. J Clin Res Pediatr Endocrinol. 2023;15(2):108-19.
4. Gaston LS, Stafford DE. Premature adrenarche in Prader-Willi syndrome is associated with accelerated pre-pubertal growth and advanced bone age. J Pediatr Endocrinol Metab. 2022;36(2):185-94.
5. Harris RM, Stafford DEJ. Prader Willi syndrome: endocrine updates and new medical therapies. Curr Opin Endocrinol Diabetes Obes. 2020;27(1):56-62.
6. Höybye C, Tauber M. Approach to the patient with Prader-Willi syndrome. J Clin Endocrinol Metab. 2022;107(6):1698-705.
7. Kusz MJ, Gawlik AM. Adrenal insufficiency in patients with Prader-Willi syndrome. Front Endocrinol (Lausanne). 2022;13:1021704.
8. Madeo SF, Zagaroli L, et al. Endocrine features of Prader-Willi syndrome: a narrative review focusing on genotype-phenotype correlation. Front Endocrinol (Lausanne). 2024;15:1382583.
9. Mahmoud R, Kimonis V, Butler MG. Clinical trials in Prader-Willi syndrome: a review. Int J Mol Sci. 2023;24(3):2150.
10. Mao S, Yang L, et al. Genotype-phenotype correlation in Prader-Willi syndrome: a large-sample analysis in China. Clin Genet. 2024.
11. Miller JL, Lynn CH, et al. Nutritional phases in Prader-Willi syndrome. Am J Med Genet A. 2011;155A(5):1040-9.
12. Muscogiuri G, et al.; RESTARE. Obesity in Prader-Willi syndrome: physiopathological mechanisms, nutritional and pharmacological approaches. J Endocrinol Invest. 2021;44(10):2057-70.
13. Passone CGB, Franco R, et al. Growth hormone treatment in Prader-Willi syndrome patients: systematic review and meta-analysis. BMJ Paediatr Open. 2020;4(1):e000630.
14. Poitou C, Holland A, et al. The transition from pediatric to adult care in individuals with Prader-Willi syndrome. Endocr Connect. 2022;12(1):e220373.
15. Prader A, Labhart A, Willi H. Ein Syndrom von Adipositas, Kleinwuchs, Kryptorchismus und Oligophrenie nach myatoniertigem Zustand in Neugeborenenalter. Shweiz Med Wshr.1956;86:1260-1.
16. Rujeedawa T, McNairney N, et al. Reducing global health inequalities for a rare disorder: evaluating the International Prader-Willi Syndrome Organisation's Echo® programme. Orphanet J Rare Dis. 2022;17(1):380.
17. Salvatore M, et al. The Italian registry for patients with Prader-Willi syndrome. Orphanet J Rare Dis. 2023;18(1):28.
18. Tauber M, Diene G. Prader-Willi syndrome: hormone therapies. Handb Clin Neurol. 2021;181:351-67.

53

Síndrome de Noonan

INTRODUÇÃO

A síndrome de Noonan (SN) foi descrita, em 1963, por Jacqueline Anne Noonan (1928-2020), no artigo "*Associated noncardiac malformations in children with congenital heart disease*", publicado na revista *The Journal of Pediatrics*. Nesse artigo, são descritos 9 pacientes (6 meninos e 3 meninas), com dismorfismo facial (hipertelorismo, ptose palpebral, orelhas de implantação baixa, micrognatia, cabelos encaracolados, pescoço curto), baixa estatura e estenose valvar pulmonar. O epônimo síndrome de Noonan foi criado, em 1965, pelo geneticista John Maurius Optiz (1935-2023).

Especula-se que grande parte dos casos da SN não sejam identificados por causa de variações fenotípicas que contribuem para o atraso do diagnóstico e tratamento das manifestações clínicas, resultando em aumento da morbidade e mortalidade.

DEFINIÇÃO

A SN pertence ao grupo das RASopatias ou síndromes RAS/MAPK (*mitogen-activated protein kinase rat sarcoma/mitogen-activated protein kinase*), um grupo de síndromes genéticas, com fenótipos semelhantes, causadas por variantes patogênicas em genes que codificam componentes da via de sinalização da RAS/MAPK. Essas síndromes incluem: SN, SN com múltiplas lentigines (síndrome de LEOPARD), síndrome de Costello, síndrome cardiofaciocutânea (CFC) e neurofibromatose tipo 1. Alterações desses genes fazem as proteínas que atuam na divisão e na diferenciação celular permanecerem continuamente ativadas, em vez de "ligar e desligar", em resposta aos sinais celulares, desregulando os sistemas que controlam o crescimento e a divisão celular e causando as alterações típicas das síndromes.

EPIDEMIOLOGIA

A SN tem incidência estimada entre 1:1.000-1:2.500 nascidos vivos. Esses dados podem ser subestimados por causa dos casos oligossintomáticos e não diagnosticados. Não tem predileção por sexo, embora seja mais diagnosticada no sexo masculino em razão da investigação de criptorquidismo. Ocorre em todos os grupos étnicos. É associada a idade paterna avançada. Algumas vezes, os pais só são diagnosticados após a detecção da síndrome em seu filho em virtude da atenuação das dismorfias faciais com a idade.

ETIOLOGIA

A SN é causada por variantes patogênicas, germinativas, ativadoras ou ganho de função de genes que participam da transdução do sinal da via RAS/MAPK, desestabilizando os mecanismos autoinibitórios que mantêm essas proteínas em sua conformação catalítica inativa, alterando a proliferação, diferenciação, migração e metabolismo em resposta à ação de hormônios, fatores do crescimento e citocinas.

Em 50 a 80% dos casos, a ocorrência é esporádica (variante patogênica *de novo*). Nos casos familiares, 80 a 90% são de herança autossômica dominante. Variantes patogênicas, de herança autossômica recessiva, inativadoras ou perda de função, são infrequentes (*LZTR1, SPRED2*). A transmissão materna é mais frequente que a paterna, provavelmente em razão da reduzida fertilidade no sexo masculino. A idade paterna avançada tem sido associada à SN. Mais de 15 genes já foram identificados como causadores da SN. A variante patogênica ativadora ou ganho de função do *PTPN11* é a mais frequente (Quadro 1).

MANIFESTAÇÕES CLÍNICAS

As manifestações clínicas da SN apresentam grande variabilidade. Como as alterações faciais se atenuam com a idade, isso dificulta a suspeita diagnóstica a partir da vida adulta principalmente na ausência de cardiopatia ou deformidade torácica. As manifestações clínicas e a correlação genótipo:fenótipo são descritas nos Quadros 2 e 3.

Na vida intrauterina, suspeitar da SN se houver aumento da translucência nucal, macrocefalia relativa, encurtamento discreto das extremidades, higroma cístico, hidronefrose, polidrâmnio, ascite, hidrotórax, malformações cardíacas e alteração da triagem tripla materna (alfafetoproteína, hCG, estriol não conjugado).

Em recém-nascidos e lactentes, suspeitar de SN na presença de dismorfia craniofacial de início a partir do final do primeiro ano de vida, macrocefalia relativa, estenose valvar pulmonar, cardiomiopatia hipertrófica, quilotórax, criptorquidismo e dificuldades alimentares às vezes necessitando de alimentação com sonda nasoenteral ou gastrostomia. O peso e comprimento ao nascimento são habitualmente normais.

Nas crianças > 2 anos, suspeitar da SN nos pacientes com dismorfias craniofaciais típicas, baixa estatura, *pectus carinatum* ou *excavatum*, sopro cardíaco (cardiopatia congênita), atraso do desenvolvimento motor, déficit visual ou auditivo, sangramento ou equimoses.

QUADRO 1 Genes causadores da síndrome de Noonan

Gene (herança)	Descrição	Cromossomo	Frequência
PTPN11 (AD)	*Protein tyrosine phosphatase non-receptor type 11*	12q24.13	40-50%
SOS1 (AD)	*SOS Ras/Rac guanine nucleotide exchange factor 1*	2p22.1	20%
RAF1 (AD)	*RAF1 proto-oncogene, serine/threonine kinase*	3p25.2	3-17%
RIT1 (AD)	*Ras like without CAAX 1*	1q22	4-9%
LZTR1 (AD, AR)	*Leucine zipper like transcription regulator 1*	22q11.21	8%
KRAS (AD)	*KRAS proto-oncogene, GTPase*	12p12.1	5%
SOS2 (AD)	*SOS Ras/Rho guanine nucleotide exchange factor 2*	14q21.3	4%
BRAF (AD)	*B-Raf proto-oncogene, serine/threonine kinase*	7q34	2%
MAP2K1(*MEK1*) (AD)	*Mitogen-activated protein kinase 1*	15q22.3	< 2%
NRAS (AD)	*NRAS proto-oncogene, GTPase*	1p13.2	< 1%
MRAS (AD)	*Muscle RAS oncogene homolog*	3q22.3	< 1%
RRAS2 (AD)	*RAS related 2*	11p15.2	?
SPRED2 (AR)	*Sprouty related EVH1 domain containing 2*	2p14	?
RASA2 (AD)	*RAS P21 protein activator 2*	3q23	?
CBL (AD)	*Cbl proto-oncogene*	11q23.3	?

– Variantes patogênicas do *PTPN11*, *RAF1* e *BRAF* também causam a SN com múltiplas lentigines.
– Variantes patogênicas do *KRAS* e *BRAF* também causam a síndrome cardiofaciocutânea.
– Variantes patogênicas do *SPRED2* também causa a síndrome de Legius.
AD: autossômica dominante; AR: autossômica recessiva.

QUADRO 2 Manifestações clínicas da síndrome de Noonan (SN)

Manifestações	Alterações
Craniofaciais	▪ Face: triangular, fronte proeminente, filtro nasal largado, depressão da base nasal e cabelos encaracolados (adolescentes). As características faciais se atenuam na vida adulta dificultando o reconhecimento da síndrome ▪ Olhos: proeminentes, ptose palpebral, fissuras palpebrais voltadas para baixo, hipertelorismo, epicanto, estrabismo, nistagmo, miopia, ambliopia ▪ Orelha: baixa implantação, espessamento da hélice, perda auditiva ▪ Boca: má oclusão dentária, palato ogival, micrognatia ▪ Pescoço: baixa implantação de cabelos, pescoço curto ou alado, *pterygium coli*
Crescimento	▪ Peso e comprimento normais ao nascimento. Maior frequência de prematuridade ▪ Déficit de crescimento proporcionado de início pós-natal após o 1º ano de vida. A altura se mantém no P3% dos 2-4 anos até a puberdade, quando ocorre diminuição do estirão de crescimento puberal. Usar curvas-padrão e curvas de crescimento para a SN ▪ Variante patogênica do *PTPN11* pode diminuir a ação do GH ao induzir resistência pós-receptor e resposta diminuída ao tratamento com rGH ▪ Variantes patogênicas do *SOS1* e *BRAF* se associam a melhor crescimento pós-natal; enquanto variantes patogênicas de *PTPN11*, *KRAS* e *RAF1* resultam em menor crescimento ▪ Pode ocorrer deficiência, resistência, distúrbios neurossecretórios ou secreção normal do GH. A combinação de IGF-1 baixo, secreção normal do GH e resposta parcial ao rGH sugere insensibilidade parcial ao GH ▪ Altura final: homens (160 a 167 cm), mulheres (150 a 155 cm). No Brasil, homens (157,4 cm) e mulheres (148,4 cm)
Puberdade	▪ A puberdade é atrasada, em média, dois anos. A média da idade da menarca é de 14,6 a 15 anos. A fertilidade nas mulheres é normal. Nos homens, a fertilidade é diminuída em razão da disfunção das células de Sertoli (diminuição do hormônio antimülleriano e inibina B), mesmo nos indivíduos sem criptorquidismo
Geniturinárias	▪ Criptorquidismo uni ou bilateral (80%), rim único, duplicação do sistema coletor, hidronefrose, dilatação da pelve renal, rim policístico, glomérulo-esclerose focal segmentar
Cardiovasculares	▪ Estenose valvar pulmonar (40%), cardiomiopatia hipertrófica (20%), defeito do septo atrial (10%) e ventricular (15%), insuficiência mitral, distúrbios da condução no eletrocardiograma (taquicardia atrial multifocal, aumento da amplitude do QRS, ondas Q gigantes)
Gastrointestinais	▪ Dificuldade alimentar nos lactentes que tende a ser resolvida após os 2 anos, refluxo gastroesofágico, vômitos
Esqueléticas	▪ *Cubitus valgus*, escoliose, cifose, *pectus carinatum* superiormente, *pectus excavatum* inferiormente, clinodactilia, braquidactilia, sinostose radioulnar, pés planos, osteopenia, hipermobilidade articular, espinha bífida
Neurológicas	▪ Malformação de Arnold-Chiari, atraso do desenvolvimento, dificuldade de aprendizado, irritabilidade, birra, impulsividade, ansiedade, depressão, transtorno do déficit de atenção e hiperatividade, inteligência habitualmente normal
Hematológicas	▪ Distúrbios da coagulação (deficiência do fator VIII, XI, XII, disfunção plaquetária, trombocitopenia) mais frequentemente associada à variante patogênica do *PTPN11* ▪ Distúrbio mieloproliferativo transitório benigno (leucocitose, monocitose, trombocitopenia, hepatoesplenomegalia) em até 10% dos indivíduos, manifestando-se nos primeiros 5 anos de vida, sendo mais associadas a variante patogênica do *PTPN11*. Na maioria das vezes ocorre resolução espontânea, embora possa haver evolução para leucemia juvenil mielomonocítica
Oncológicas	▪ Maior risco de neuroblastoma, rabdomiossarcoma embrionário, astrocitoma, leucemia juvenil mielomonocítica (LJMM) e tumores glioneuronais
Linfáticas	▪ Linfedema, linfangiectasia intestinal, pescoço alado
Cutâneas	Unhas distróficas, hiperceratose folicular, xerose, lentigines, nevos, manchas café com leite
Audiológicas	Déficit auditivo neurossensorial, condutivo ou misto, distúrbios da fala
Oftalmológicas	Estrabismo, miopia, astigmatismo

QUADRO 3 Correlação genótipo:fenótipo na síndrome de Noonan

Gene	Características mais comuns
PTPN11	Dismorfia facial, baixa estatura, diminuição do IGF-1 (resistência ao GH), criptorquidismo, deformidade torácica, defeitos do septo atrial, estenose valvar pulmonar (40-70%), alterações hematológicas, desenvolvimento de neoplasias
SOS1	Menor risco de baixa estatura e déficit cognitivo, estenose pulmonar (70%), alterações ectodérmicas (cabelo encaracolado, sobrancelhas esparsas, queratose)
RAF1	Cardiomiopatia hipertrófica (80%)
RIT1	Cardiomiopatia hipertrófica (70%), polidrâmnio, alterações ectodérmicas (cabelo encaracolado, hiperpigmentação), menor risco de baixa estatura e déficit cognitivo
KRAS	Cardiomiopatia hipertrófica, dificuldade de aprendizado, craniossinostose
LZTR1	Predisposição para schwannomatose tipo 2 (tumor benigno das células de Schawnn)

ABORDAGEM DIAGNÓSTICA

Até há algum tempo, o diagnóstico da SN era feito apenas em bases clínicas usando os critérios diagnósticos de van de Burgt (Quadro 4). Atualmente, os testes moleculares confirmam 80% dos diagnósticos. Nos demais 20%, não se identifica uma variante patogênica indicando que outros genes ainda a serem identificados participem da etiologia da síndrome. Para isso, solicita-se sequenciamento genético de nova geração (NGS) com painel de genes causadores de *RASopatias*, ou sequenciamento do exoma.

Além de confirmarem o diagnóstico, os testes moleculares também permitem elucidar o diagnóstico dos casos com fenótipo atípico ou leve, antecipar manifestações fenotípicas, auxiliar o aconselhamento genético e avaliar a correlação genótipo:fenótipo. Por exemplo, maior risco de distúrbios mieloproliferativos e estenose valvar pulmonar nas variantes patogênicas do *PTPN11*, maior prevalência de baixa estatura nas variantes patogênicas do *RAF1* e *PTPN11*, e maior prevalência de miocardiopatia hipertrófica nas variantes patogênicas do *RAF1* e *RIT1*. Em pacientes com diagnóstico clínico inequívoco de SN, o teste genético negativo não afasta o diagnóstico, pois o paciente pode ter variante patogênica em um gene ainda não descrito, ou ter um mosaicismo de difícil identificação. O Quadro 5 mostra a investigação complementar a ser solicitada nos pacientes com SN.

QUADRO 4 Critérios de van der Burgt (1994), para diagnóstico da síndrome de Noonan (SN)

Característica	Critérios maiores	Critérios menores
Facial	Típica	Sugestiva
Cardíaca	Estenose valvar pulmonar e/ou eletrocardiograma típico	Outras
Altura	< P3%	< P10%
Torácica	*Pectus carinatum* e/ou *excavatum*	Tórax alargado
História familiar	Parente de 1º grau com diagnóstico definido de SN	Parente de 1º grau com diagnóstico sugestivo de SN
Outras	Todos os 3: ▪ Retardo mental ▪ Criptorquidia ▪ Displasia linfática	Um dos 3: ▪ Retardo mental ▪ Criptorquidia ▪ Displasia linfática
Face típica: face triangular, fenda palpebral oblíqua com o ângulo esterno voltado para baixo, hipertelorismo ocular, orelha malformada e de implantação baixa, micrognatia, pescoço alado. O dismorfismo facial da SN tende a se atenuar com o tempo, requerendo avaliação por profissional com experiência na área		
▪ Diagnóstico da síndrome de Noonan: – Face típica + 1 outro critério maior ou 2 critérios menores – Face sugestiva + 2 critérios maiores ou 3 critérios menores		

QUADRO 5 Investigação diagnóstica complementar da síndrome de Noonan

▪ Genética: exames (sequenciamento genético para rasopatias) e aconselhamento genético
▪ Cardiologia: exames (ecocardiograma, eletrocardiograma, radiografia de tórax) e orientações sobre alterações cardíacas
▪ Ortopedia: radiografia de coluna para investigar a presença e gravidade da escoliose, cifose
▪ Otorrinolaringologia: exames (audiometria, BERA) e orientação sobre perda auditiva
▪ Oftalmologia: investigação de erros de refração, orientação sobre o manejo de estrabismo e ptose
▪ Odontologia: orientação sobre má oclusão dentária
▪ Endocrinologia: T4L, TSH, LH, FSH, E2, testosterona, IGF-1, IGFBP-3, teste de estímulo do GH, idade óssea. Solicitação de RM de hipófise-hipotálamo nos indivíduos que forem usar rGH
▪ Urologia: ultrassonografia do aparelho urinário, orquidopexia antes de 1 ano de idade
▪ Hematologia: investigação da deficiência de fator VIII, XI e XII e disfunção plaquetária, se relato de sangramento
▪ Angiologia: orientação sobre o linfedema, se presente
▪ Neurocirurgia: orientação sobre malformação de Arnold-Chiari, craniossinostose e hidrocefalia
▪ Fonoaudiologia: avaliação de distúrbios da fala
▪ Nutricionista: dificuldade alimentar

DIAGNÓSTICO DIFERENCIAL

Os principais diagnósticos diferenciais da SN são as síndromes cujo fenótipo se assemelham ou se sobrepõem a ela.

Síndromes com baixa estatura e cardiopatia congênita

- Síndrome de Turner: causada por perda parcial ou total de um dos cromossomos X, afeta apenas indivíduos do sexo feminino. As anomalias cardíacas são do lado esquerdo, e as malformações renais são mais frequentes. O cariótipo confirma o diagnóstico.
- Síndrome de Williams-Beuren: causada por deleção de genes contíguos em uma região do cromossomo 7. Caracteriza-se por dismorfia facial (base nasal achatada, lábios cheios, estrabismo, hipoplasia do esmalte dentário), malformação cardíaca (estenose aórtica supravalvar), hipercalcemia, hipotireoidismo, baixa estatura.

RASopatias

- Síndrome de Noonan com múltiplas lentigines: anteriormente conhecida como síndrome LEOPARD (*lentigines, eletrocardiogram conduction abnormalities, ocular hypertelorism, pulmonary stenosis, abnormal genitalia, retardation of growth, sensorioneural deafness*), causada por variante patogênica do *PTPN11*, *BRAF*, *RAS1* e *MAP2K1*.
- Síndrome cardiofaciocutânea (CFC): causada por variante patogênica do *BRAF*, *KRAS*, *MEK1* e *MEK2*. Cursa com malformações cardíacas, dismorfismo facial dificuldade de aprendizado e anomalias ectodérmicas (pele seca, com ictiose ou eczema; cabelo esparso e encaracolado; sobrancelhas e cílios esparsos).
- Síndrome de Legius: causada por variante patogênica do *SPRED1*. Caracteriza-se por: manchas café com leite, sardas, lipomas, macrocefalia, dificuldade de aprendizado e atraso do desenvolvimento. Não existem neurofibromas.
- Síndrome de Mazzanti: causada por variante patogênica do *SHOC2*, caracterizada por cardiopatia congênita, malformações cerebrais (hidrocefalia, megaencefalia, malformação do Chiari tipo I) e mielofibrose proliferativa.
- Síndrome de Costello: causada por variante patogênica do *HRAS*, caracteriza-se por: pelos finos, pele flácida com dobras profundas nas palmas das mãos e nas plantas dos pés, papilomas na face e região perianal, hipotonia difusa e frouxidão ligamentar, malformações cardíacas, risco aumentado para rabdomiossarcoma, neuroblastoma e carcinoma da bexiga.
- Síndrome de von Recklinghausen (neurofibromatose tipo 1): causada por variante patogênica do *NF1*. Caracteriza-se por manchas café com leite, sardas axilares e inguinais, neurofibromas, nódulos de Lisch, lesões ósseas, glioma do nervo óptico.
- Neurofibromatose tipo 1 + síndrome de Noonan: de herança autossômica dominante, causada por variante patogênica do *NF1*, ou variante patogênica bigênica do *NF1* e *PTPN11*. Caracteriza-se por manifestações clínicas das duas síndromes.

ABORDAGEM TERAPÊUTICA

A abordagem terapêutica requer uma equipe multidisciplinar. Estudos recentes têm mostrado diferenças na composição corporal da SN relacionada ao genótipo. À medida que esses estudos progridem é possível que novas abordagens terapêuticas venham a ser implementadas.

Os pais/responsáveis devem ser orientados sobre: (i) etiologia, herança e manifestações clínicas da síndrome; (ii) baixa estatura e seu tratamento com hormônio de crescimento recombinante humano; (iii) complicações (p. ex., malformações cardíacas e renais, risco de neoplasias); e (iv) necessidade de acompanhamento com outras especialidades (p. ex., cardiologia, nefrologia, fonoaudiologia, psicologia).

As comorbidades não endócrinas da SN são tratadas do mesmo modo que indivíduos sem essa condição. Evitar ácido acetilsalicílico e considerar cobertura hemostática antes de procedimentos cirúrgicos nos indivíduos com distúrbios de sangramento. Solicitar hemograma trimestral ou semestral, com avaliação do tamanho do baço, nos primeiros 5 anos de vida, para os indivíduos com variantes patogênicas de maior risco para distúrbios mieloproliferativos.

As comorbidades endócrinas a serem avaliadas e tratadas na SN são: baixa estatura, criptorquidismo, atraso puberal, alteração da composição corporal (diminuição do IMC, elevação da glicemia e insulina) e, na vida adulta, infertilidade masculina.

BAIXA ESTATURA

O déficit de crescimento pode ser observado no primeiro ano de vida. A investigação inicial consiste em identificar e corrigir possíveis causas de baixa estatura como baixa ingestão calórica nos primeiros 2 anos de vida, hipotireoidismo e cardiopatia congênita. Em seguida, investigar e considerar o tratamento com rGH.

A secreção de GH na SN é habitualmente normal, com concentração de IGF-1 no valor de referência ou no limite inferior. A insensibilidade parcial a ação do GH é mais comum do que a deficiência. A hiperativação da via RAS/MAPK diminui a proliferação de condrócitos e a síntese da matriz proteica na placa de crescimento. O estirão de crescimento e a idade óssea são atrasados, fazendo os pacientes continuarem a crescer na 3ª década de vida, porém sem recuperação estatural. Esses pacientes respondem à terapia com rGH acelerando a velocidade de crescimento e aumentando a altura final.

O uso do rGH para tratamento da SN foi aprovado pela FDA, em 2007, e pela EMA, em 2020. No Brasil, o rGH para tratamento da SN foi autorizado pela Anvisa, mas não faz parte do PCDT de deficiência do GH, não sendo dispensado pelo SUS.

A terapia com rGH na SN ainda apresenta controvérsias em relação a idade de início, dose, duração do tratamento, risco de malignidade, piora da cardiomiopatia hipertrófica e da escoliose. Existem poucos estudos avaliando os pacientes até eles terem alcançado a altura final. Os estudos publicados mostram aumento de 0,6 a 1,7 no Z-score da altura final (9 a 13 cm), nos pacientes que usaram rGH. A melhor resposta terapêutica foi associada a uma maior estatura no momento do diagnóstico, maior altura-alvo parental, início precoce e duração mais prolongada do tratamento com rGH.

O uso do rGH na SN está indicado para crianças > 4 a 6 anos de idade que tenham baixa estatura (< 2 DP). O teste de estímulo para GH não é necessário, a não ser quando se deseje comprovar deficiência para que o paciente possa receber o rGH pelo SUS. A indicação de terapia com rGH na SN deve ser discutida com os pais/responsáveis, informando-lhes sobre os riscos e benefícios. Solicitar teste molecular para identificar as variantes patogênicas cujas morbidades podem ser agravadas pelo uso do rGH:

- Miocardiopatia hipertrófica: surge nos primeiros 4 a 6 anos de vida. Embora não pareça haver piora da miocardiopatia hipertrófica durante o tratamento com rGH, alguns autores não recomendam seu uso, enquanto outros não recomendam apenas nos casos de hipertrofia miocárdica grave ou naqueles com variantes patogênicas mais associadas a esse problema (*RIT1, RAF1*). Ecocardiograma semestral ou anual é recomendada nos pacientes com miocardiopatia hipertrófica tratados com rGH.
- Neoplasias: pacientes com SN têm um risco 8 vezes maior de desenvolver neoplasias como neuroblastoma, astrocitoma, glioma de baixo grau, tumor neuroepitelial disembrioblástico (DNET), rabdomiossarcoma embrionário e leucemia juvenil mie-

lomonocítica (LJMM). Solicitar ressonância magnética (RM) de encéfalo antes de iniciar o rGH por causa do maior risco de tumores do sistema nervoso central (SNC). Nos indivíduos com variantes patogênicas do *PTPN11* associadas a maior risco de distúrbios mieloproliferativos (p.Asp61, p.T58A1 e p.Thr73Ile) e variantes patogênicas do *KRAS* (p.T581), recomenda-se conversar com a família sobre os riscos e benefícios. Caso o tratamento seja uma opção, recomenda-se iniciá-lo após os 5 anos de idade. Não há evidência de aumento do risco de neoplasias com o uso do rGH.

- Escoliose: recomenda-se evitar o uso do rGH em pacientes com escoliose grave. Nas formas leves a moderadas, monitorar a progressão da escoliose com estudos radiológicos.

A dose recomendada do rGH é de 33 a 66 mcg/kg/dia (0,1 a 0,2 UI/kg/dia), mantendo o IGF-1 dentro do limite de referência. Se não ocorrer resposta ao tratamento após dois anos em uso de dose máxima, considerar suspensão do rGH, uma vez que a resposta terapêutica máxima ocorre nos primeiros anos de tratamento.

Durante o tratamento, além de monitorar as possíveis complicações previamente descritas (miocardiopatia hipertrófica, neoplasias e escoliose), é importante monitorar glicemia, dor articular, cefaleia, epifisiólise da cabeça do fêmur e diminuição do T4 sérico. Osteocondroma foi relatado em alguns pacientes durante a terapia com rGH. A vigilância para doenças mieloproliferativas deve ser mantida pelo menos até os 5 anos de idade, com monitoração de hepatoesplenomegalia, anemia e hemograma.

Estudo de fase 2, utilizando a vosoritida, um análogo do peptídeo natriurético do tipo C, para inibir da via RAS/MAPK, mostrou resultados promissores.

Criptorquidismo

Se os testículos não descerem espontaneamente para dentro da bolsa escrotal até os 6 anos de idade, recomenda-se a orquidopexia.

Atraso puberal

Apesar do atraso puberal, a maioria dos pacientes inicia e progride a puberdade espontaneamente, não necessitando de medicamentos para iniciar o desenvolvimento as características sexuais secundárias. O atraso puberal é mais frequente no sexo feminino. O tratamento do atraso puberal segue as recomendações usuais para os demais casos.

Hipotireoidismo

Hipotireoidismo primário adquirido autoimune pode contribuir para a baixa estatura, recomendando-se uma avaliação periódica da função tireoidiana e dos anticorpos antitireoglobulina e antitireoperoxidase.

Infertilidade

A maioria das mulheres com SN não tem impedimento quanto a fertilidade, ao contrário dos homens em que grande parte é infértil provavelmente devido ao criptorquidismo e aos distúrbios da via MAP/MAPK, uma vez que indivíduos sem relato de criptorquidismo também podem apresentar disfunção gonadal. A orientação diagnóstica e terapêutica da infertilidade deve ser feita por especialistas em reprodução.

TRANSIÇÃO DOS CUIDADOS PARA A ENDOCRINOLOGIA DE ADULTO

A equipe de endocrinologia pediátrica deve preparar o adolescente e sua família para transição e posterior cuidado médico pelo endocrinologista de adulto, pelo menos 6 a 12 meses antes de efetivar a transferência. Idealmente, as instituições deveriam desenvolver protocolos com a participação de endocrinologistas pediátricos e de adultos que atendessem as peculiaridades do serviço e otimizassem essa fase de transição.

Na transição para os cuidados pelo endocrinologista adulto, recomenda-se monitorar as cardiopatias congênitas, risco de neoplasias, déficit auditivo neurossensorial, alterações esqueléticas (deformidades do tórax, escoliose), linfedema, distúrbios neuropsicológicos (depressão, ansiedade, menor qualidade de vida), alterações da coagulação, questões sobre gestação, infertilidade (principalmente no sexo masculino), entre outros.

REFERÊNCIAS SELECIONADAS

1. Allen MJ, Sharma S. Noonan Syndrome. 2023. In: StatPearls [Internet]. Treasure Island (FL): StatPearls Publishing; 2024 Jan–.
2. Butler MG, Miller BS, et al. Genetic conditions of short stature: a review of three classic examples. Front Endocrinol (Lausanne). 2022;13:1011960.
3. Dahlgren J, Noordam C. Growth, endocrine features, and growth Hormone treatment in Noonan syndrome. J Clin Med. 2022; 11(7):2034.
4. Dauber A, McCarthy T, et al. Vosoritide improves growth in Noonan syndrome and patients with NPR2 mutations. Eur Soc Ped Endocrinol Abstracts. 2022;95:1-507. Disponível em: https://abstracts.eurospe.org/hrp/0095/hrp0095p1-507#:~:text=Objectives%3A%20Vosoritide%20is%20a%20C,increased%20signaling%20through%20this%20pathway.
5. Edouard T, Cartault A. Gonadal function in Noonan syndrome. Ann Endocrinol (Paris). 2022;83(3):203-6.
6. Edouard T, Zenker M, et al. Management of growth failure and other endocrine aspects in patients with Noonan syndrome across Europe: A sub-analysis of a European clinical practice survey. Eur J Med Genet. 2022;65(1):104404.
7. Jorge AAL, Bang A, et al. Outcomes in growth hormone-treated Noonan syndrome children: impact of PTPN11 mutation status. Endocr Connect. 2022:EC-21-0615.
8. Libraro A, D'Ascanio V, et al. Growth in children with Noonan syndrome and effects of growth hormone treatment on adult height. Front Endocrinol (Lausanne). 2021;12:761171.
9. Malaquias AC, Brasil AS, et al. Growth standards of patients with Noonan and Noonan-like syndromes with mutations in the RAS/MAPK pathway. Am J Med Genet A. 2012;158A(11):2700-6.
10. Malaquias AC, Noronha RM, Souza TT, et al. Impact of growth hormone therapy on adult height in patients with PTPN11 mutations related to Noonan syndrome. Horm Res Paediatr. 2019.
11. Noonan JA, Ehmke DA. Associated noncardiac malformations in children with congenital heart disease. J Pediatr. 1963;63:468-70.
12. Onesimo R, Giorgio V, et al. Management of nutritional and gastrointestinal issues in RASopathies: a narrative review. Am J Med Genet C Semin Med Genet. 2022;190(4):478-93.
13. Patti G, Scaglione M, et al. Abnormalities of pubertal development and gonadal function in Noonan syndrome. Front Endocrinol (Lausanne). 2023;14:1213098.
14. Rezende RC, Noronha RM, et al. Delayed puberty phenotype observed in Noonan syndrome is more pronounced in girls than boys. Horm Res Paediatr. 2022;95(1):51-61.
15. Rodríguez F, Gaete X, Cassorla F. Etiology and treatment of growth delay in Noonan syndrome. Front Endocrinol (Lausanne). 2021; 12:691240.
16. Sodero G, Cipolla C, et al. Efficacy and safety of growth hormone therapy in children with Noonan syndrome. Growth Horm IGF Res. 2023;69-70:101532.
17. Stagi S, Ferrari V, et al. Inside the Noonan "universe": Literature review on growth, GH/IGF axis and rhGH treatment: Facts and concerns. Front Endocrinol (Lausanne). 2022;13:951331.
18. Tiemens DK, van Haaften L, et al. Feeding problems in patients with Noonan syndrome: a narrative review. J Clin Med. 2022;11(3):754.
19. van der Burgt I, Berends E, et al. Clinical and molecular studies in a large Dutch family with Noonan syndrome. Am J Med Genet. 1994;53(2):187-91.
20. Venugopal V, Romero CJ. Endocrine complications of Noonan syndrome beyond short stature. Pediatr Endocrinol Rev. 2019;16(Suppl 2):465-70.
21. Zenker M, Edouard T, et al. Noonan syndrome: improving recognition and diagnosis. Arch Dis Child. 2022:archdischild-2021-322858.

54

Síndrome de Silver-Russell

INTRODUÇÃO

A síndrome de Silver-Russell (SSR), ou síndrome de Russell-Silver, foi descrita, em 1953, por Henry K. Silver (1918-1991), no artigo "*Syndrome of congenital hemihypertrophy, shortening of stature and elevated urinary gonadotropin*", publicado na revista *Pediatrics*; e, em 1954, por Alexander Russell (1914-2003), no artigo "*A syndrome of intra-uterine dwarfism recognizable at birth with cranio-facial dysostosis, disproportionately short arms, and other anomalies (5 examples)*", publicado no *Proceedings of the Royal Society of Medicine.*

A SSR é um distúrbio geneticamente heterogêneo caracterizado por importante retardo do crescimento pré-natal e pós-natal, face triangular, macrocefalia relativa, fronte proeminente, assimetria corporal e dificuldade alimentar.

EPIDEMIOLOGIA

A incidência global varia de 1:30.000 a 1:100.000, embora esses dados possam estar subestimados por causa da falta de conhecimento sobre a síndrome e sua diversidade fenotípica. Estudos recentes têm mostrado incidência de 1:15.000. Alguns estudos têm mostrado maior risco de desenvolver SSR em pacientes nascidos de reprodução assistida. Não há distinção na frequência por sexo.

ETIOLOGIA

A maioria dos casos é de ocorrência esporádica. Em famílias afetadas, o padrão de herança é autossômico dominante. Em 60% dos pacientes com diagnóstico clínico da síndrome, é possível a demonstração de uma causa molecular. Em 40%, não se consegue identificar a etiologia. As principais causas da SSR são apresentadas a seguir.

Hipometilação paterna da região IG-DMR do cromossomo 11p15

Hipometilação paterna da região de controle de *imprinting* IG-DMR (H19/IGF2 *intergenic differentially methylated region*), anteriormente denominada ICR1, localizado no cromossomo 11p15 (11p15LOM) é responsável por 35 a 50% dos casos.

Dissomia uniparental materna do cromossomo 7

A dissomia uniparental materna, ou seja, duplicação do alelo materno do cromossomo 7 ou UPD(7)mat, é responsável por 5 a 10% dos casos.

Duplicação do IG-DMR (ICR1) e KCN1OT1 TSS-DMR no cromossomo 11

A duplicação do IG-DMR (ICR1) e do KCN1OT1 TSS-DMR (anteriormente denominado ICR2), no cromossomo 11p15, é responsável por 2 a 3% dos casos.

Variante patogênica de genes localizados no cromossomo 11p15

Variantes patogênicas de genes localizados no cromossomo 11p15, por exemplo: variante de transmissão materna, ativadora ou ganho de função do *CDKN1C* (*cyclin dependent kinase inhibitor 1C*), e variante de transmissão paterna, inativadora ou perda de função do *IGF2* (*insulin like growth factor 2*), responsáveis por 1% dos casos.

Outras variantes patogênicas

Variantes patogênicas não associadas a *imprinting*, inativadoras ou perda de função de genes localizados em outros cromossomos: *PLAG1* (*PLAG1 zinc finger*), localizado no cromossomo 8q12.1; e *HMGA2* (*high mobility group at-hook 2*), localizado no cromossomo 12q14.3, causam diminuição da expressão do IGF-2 e são causas raras da SSR.

Microdeleções dos cromossomos 1q21 e 8q12.1

Microdeleções dos cromossomos 1q21 e 8q12.1 foram descritas como possíveis candidatos para a SSR.

MANIFESTAÇÕES CLÍNICAS

As crianças com SSR apresentam déficit de crescimento pré-natal (nascem pequenas para a idade gestacional) e pós-natal. Em relação ao fenótipo, são magros, com aparência frágil, dismorfia facial característica (macrocefalia relativa, face triangular, fronte proeminente, mandíbula pequena, queixo estreito), assimetria corporal, clinodactilia do 5º quirodáctilo e variados graus de atraso do desenvolvimento e da linguagem. Dificuldade alimentar, sudorese e hipoglicemia são comuns nos primeiros anos de vida. A altura média final é de 151 cm para os homens e 140 cm para as mulheres. As principais manifestações clínicas da SSR são descritas no Quadro 1. A correlação genótipo:fenótipo é demonstrada no Quadro 2.

DIAGNÓSTICO DIFERENCIAL

As manifestações clínicas da SSR não são específicas, e o diagnóstico diferencial se faz com qualquer condição

QUADRO 1 Manifestações clínicas da síndrome de Silver-Russell (SSR)

Manifestações	Alterações
Antropométricas (crescimento)	▪ Pequeno para a idade gestacional (PIG) (≤ 2 DP para a idade gestacional), com as seguintes médias antropométricas ao nascimento: peso = 1.900 g, comprimento = 43 cm e macrocefalia relativa (≥ 1,5 DP ao peso e comprimento de nascimento) ▪ Ao contrário de outras crianças PIG, os pacientes com SSR não apresentam *catch-up* de altura e peso após o nascimento. Eles mantêm persistência do baixo peso e baixa estatura após o nascimento, com altura final de 151 ± 7,8 cm para homens e de 139,9 ± 9,0 cm para mulheres, com uma média de altura final de -3,1 ± 1,4 DP ▪ Aparência de criança magra, pequena e frágil
Craniofaciais/ neurológicas	▪ Face triangular, macrocefalia relativa, atraso no fechamento das fontanelas, fronte proeminente, micrognatia, lábios delgados com cantos voltados para baixo, orelhas de baixa implantação, voz aguda, sequência de Pierre-Robin e fenda palatina. A macrocefalia relativa e a fronte proeminente se tornam menos evidentes com o passar do tempo, sendo importante a avaliação de fotografias do paciente quando < 3 anos. Atraso do desenvolvimento motor e verbal
Geniturinárias	▪ Criptorquidismo, micropênis, hipospadia, válvula de uretra posterior, síndrome de Mayer-Rokitansky--Küster-Hauser (hipoplasia ou aplasia de útero e 1/3 superior da vagina), anomalias renais (rim em ferradura, displasia renal)
Gastrointestinais	▪ Dificuldade ou aversão alimentar, vômito, refluxo gastroesofágico, esofagite, constipação, baixo peso
Ortopédicas	▪ Escoliose, cifose, clinodactilia do 5º quirodáctilo, pseudoepífise na base do 2º metacarpo, sindactilia dos pododáctilos, calcanhares proeminentes, assimetria corporal, principalmente de membros inferiores e superiores, hipoplasia da articulação do cotovelo
Odontológicas	▪ Dentes irregulares e amontoados, microdontia, palato ogival
Oftalmológicas	▪ Erro de refração, esclera azulada
Cardíacas	▪ Cardiopatias congênitas são de ocorrência rara
Endócrino--metabólicas	▪ Hipoglicemia em jejum, sudorese excessiva, diminuição da massa muscular, baixa estatura, baixo peso, resistência insulínica, diminuição da massa muscular, adrenarca precoce, antecipação puberal

QUADRO 2 Correlação genótipo:fenótipo na síndrome de Silver-Russel

11p.15LOM	UPD(7)mat
Menor comprimento ao nascimento	Maior comprimento ao nascimento
Maior peso ao nascimento	Menor peso ao nascimento
Macrocefalia relativa é mais comum	Macrocefalia relativa menos frequente
Puberdade de início normal ou antecipada	Puberdade de início mais cedo do que na 11p.15LOM
Menor resposta ao tratamento com rGH por causa de algum grau de resistência ao IGF-1 (níveis séricos basais elevados de IGF-1)	Melhor resposta ao tratamento com rGH, semelhante à de crianças nascidas PIG
Maior frequência de: ▪ Assimetria corporal ▪ Face típica da síndrome ▪ Braquidactilia ▪ Sindactilia do 5º quirodáctilo ▪ Criptorquidismo ▪ Hipotonia ▪ Palato ogival	Maior frequência de: ▪ Atraso da fala ▪ Voz aguda ▪ Orelhas de baixa implantação ▪ Dificuldade alimentar ▪ Sudorese excessiva ▪ Déficit cognitivo ▪ Transtorno do espectro do autismo

que cause restrição do crescimento intrauterino e baixa estatura. O Quadro 3 descreve os principais diagnósticos diferenciais.

ABORDAGEM DIAGNÓSTICA

A abordagem diagnóstica inicial inclui a investigação para doenças crônicas subclínicas por causa da combinação de baixa estatura e baixo peso, solicitando: hemograma, glicemia, função hepática e renal, eletrólitos, cálcio, fósforo, magnésio, fosfatase alcalina, reserva alcalina, proteína total e frações, T4L, TSH, urina tipo 1 e idade óssea. A idade óssea pode mostrar atraso da maturação, epífises em marfim das falanges distais e pseudoepífises na base do 2º metacarpo. Testes de estímulo da secreção de GH são contraindicados em razão do risco aumentado de hipoglicemia.

A identificação das dismorfias sugestivas da SSR levam a pensar nessa possibilidade, bem como nas demais síndromes que fazem parte do seu diagnóstico diferencial, direcionando a investigação diagnóstica para essas possibilidades.

O diagnóstico clínico é baseado na combinação das alterações da anamnese e do exame físico, utilizando o Escore Clínico de Netchine-Harbison, que faz o diagnóstico clínico da síndrome quando 4 ou mais dos 6 critérios são positivos (Quadro 4). As alterações clínicas essenciais desse escore clínico são: pequeno para a idade gestacional, macrocefalia relativa ao nascimento, dificuldade alimentar nos primeiros 2 anos de vida, déficit de crescimento pós-natal aos 2 anos, fronte proeminente entre 1 e 3 anos e assimetria corporal. Entretanto, como a confirmação molecular é possível em 60% dos casos e as associações genotípicas/fenotípicas variam consideravelmente, testes moleculares devem ser realizados, sempre que disponíveis.

O algoritmo para o diagnóstico molecular da SSR obedece à seguinte sequência: (i) se a pontuação dos Critérios de Netchine-Harbinson for ≥ 4 estabelece-se o diagnóstico clínico da SSR e o teste molecular deve ser indicado sempre que disponível; (ii) se a pontuação clínica for ≥ 3, o teste molecular é essencial para confirmar a suspeita diagnóstica e deve sempre ser solicitado.

Os testes moleculares para investigar a SSR são descritos no Quadro 5. Eles são solicitados de acordo com a seguinte sequência: (i) solicitar simultaneamente testes de metilação (MS-MLPA ou MS-qPCR) do 11p15.4 ICR1/ICR2 e UPD7 materna; (ii) se os testes de metilação forem normais, solicitar painel de sequenciamento genético para *IGF2, CDKN1C, PLAG1* e *HMGA2.*

Uma vez confirmado o diagnóstico da SSR, recomenda-se investigar as principais morbidades a ela associadas refazendo a anamnese e o exame físico de forma direcionada em busca dessas morbidades solicitando exames complementares adicionais quando indicados.

ABORDAGEM TERAPÊUTICA

A abordagem terapêutica requer uma equipe multidisciplinar. Uma vez definido o diagnóstico, os pais/responsáveis devem ser informados sobre: (i) a etiolo-

QUADRO 3 Diagnóstico diferencial da síndrome de Silver-Russell

Síndrome	Principais características
Temple	▪ Herança: depende do mecanismo causal: – Dissomia uniparental materna do cromossomo 14 – UPD(14)mat – Hipometilação paterna do *MEG3/DLK1 IG-DMR* – Deleção paterna do 14q32 ▪ Pequenos para a idade gestacional, déficit de crescimento pós-natal, baixa estatura, bossa frontal, hipotonia, dificuldade alimentar na infância. Na evolução, alguns pacientes têm características superponíveis à síndrome de Prader-Willi, com hiperfagia e obesidade e outros desenvolvem puberdade precoce central
3-M	▪ Herança AR. Causada por variante patogênica do *CUL7, OBSL1* e *CCDC8* ▪ O nome da síndrome é uma homenagem aos médicos que a descreveram (Miller, McKusik e Malvaux) ▪ Macrocefalia relativa, dismorfia facial, déficit de crescimento pré-natal e pós-natal, pescoço curto, inteligência normal, tórax em escudo, *pectus excavatum*, hiperlordose, hipoplasia de arcos costais, corpos vertebrais altos e estreitos
Mulibrey	▪ Herança AR. Causada por variante patogênica do *TRIM37* ▪ O nome da síndrome deriva das palavras *muscle, liver, brain, eyes* (músculo, fígado, cérebro, olhos) ▪ Dismorfia facial, manchas amarelas na retina, hepatomegalia, perimiocardite restritiva, aumento do risco de tumores (Wilms e tumores ovarianos), resistência insulínica
SHORT	▪ Herança AD. Causada por variante patogênica do *PIK3R1* ▪ Acrônimo SHORT (*short stature, hyperextensibility, hernia, ocular depression, Rieger anomaly, and teething delay*). Anomalia de Rieger é a disgenesia do segmento anterior do olho. Outras manifestações: lipodistrofia parcial, clinodactilia do 5º quirodáctilo, frouxidão articular, nefrocalcinose, hipogonadismo, DM2
Floating Harbour	▪ Herança AD. Causada por variante patogênica do *SRCAP* ▪ Dismorfia facial (olhos profundos, face triangular, nariz longo, boca grande), alterações esqueléticas (braquidactilia, sindactilia, polegares curtos, alteração das clavículas), anomalia renal (hidronefrose, agenesia) e genital (hipospadia, criptorquidismo), atraso do desenvolvimento neuropsicomotor
Bloom	▪ Herança AR. Causada por variante patogênica do *BLM* ▪ Microcefalia, dismorfia facial, face triangular, clinodactilia do 5º quirodáctilo, telangiectasia sensível à luz solar em região malar, alterações de pigmentação focal da pele, instabilidade cromossômica com alto risco de câncer, hipogonadismo, DM2
IMAGe	▪ Herança AD. Causada por variante patogênica do *CDKN1C* ▪ Macrocefalia, bossa frontal, insuficiência adrenal. O nome da síndrome deriva do acrônimo: *"intrauterine growth retardation, metaphyseal dysplasia, adrenal hypoplasia congênita, genital anomalies"*
Dissomia uniparental materna do cromossomo 16	▪ UPD(16)mat. ▪ Pequenos para a idade gestacional, macrocefalia relativa, fronte proeminente, dificuldade alimentar na infância, déficit de crescimento pós-natal, baixa estatura
Dissomia uniparental materna do cromossomo 20	▪ UPD(20)mat ou síndrome de Mulchandani-Bhoj-Conlin ▪ Pequenos para a idade gestacional, macrocefalia relativa, fronte proeminente, dificuldade alimentar na infância, déficit de crescimento pós-natal, baixa estatura

AD: autossômica dominante; AR: autossômica recessiva; DM2: diabetes melito tipo 2.

QUADRO 4 Escore clínico de Netchine-Harbison para o diagnóstico da síndrome de Silver-Russell

Critério clínico	Definição
PIG (peso e/ou comprimento)	≤ 2 DP em relação à média para a idade gestacional
Déficit de crescimento pós-natal	Altura na idade de 24 meses ≤ -2 DP; ou altura ≤ -2 DP em relação à altura-alvo
Macrocefalia relativa ao nascimento	Perímetro cefálico ao nascimento ≥ 1,5 DP em relação ao peso e ao comprimento
Fronte proeminente ou bossa frontal	Projeção da fronte além do plano facial em uma visão lateral no paciente com idade entre 1-3 anos
Assimetria corporal	▪ Assimetria de membros superiores; ou ▪ Discrepância do comprimento dos membros inferiores ≥ 0,5 cm ou < 0,5 cm associado a pelo menos 2 outras áreas corporais assimétricas (uma delas não sendo a face)
Dificuldade alimentar e/ou diminuição do IMC	IMC ≤ 2 DP na idade de 24 meses; ou uso de SNG para alimentação; ou uso de ciproeptadina para estímulo do apetite
– O diagnóstico clínico é definido quando existe positividade de ≥ 4 dos 6 critérios – A positividade ≥ 3 critérios requer teste molecular para confirmar a suspeita diagnóstica	

DP: desvio-padrão; IMC: índice de massa corporal; PIG: pequeno para a idade gestacional; SNG: sonda nasogástrica.

QUADRO 5 Testes moleculares para a investigação da síndrome de Silver-Russel

Método	Variantes patogênicas/Alterações detectadas	
Testes de metilação ▪ MS-MLPA ▪ MS-qPCR	Cromossomo 11	Perda de metilação paterna do *H19/IGF2* (35 a 50% dos casos)
		Mosaicismo somático para UPD11 (rara)
		Duplicação materna do 11p15.5 (rara)
	Cromossomo 7	UPD7 materna (7 a 10% dos casos)
		Microdeleção, microduplicação, mosaicismo do cromossomo 7 (rara)
SNP *array*	Cromossomo 11	Duplicação materna do 11p15.5 (rara)
		Mosaicismo somático para UPD11 materno (rara)
	Cromossomo 7	Microdeleção, microduplicação, mosaicismo do cromossomo 7 (rara)
		UPD7 materno (apenas para isodissomia materna)
Análise de marcadores STR	Cromossomo 11	Mosaicismo somático para UPD11 materno (rara)
	Cromossomo 7	UPD7 materno (7 a 10% dos casos)
Cariótipo	Inversão ou translocação do 11p15.5 (rara)	
Painel de sequenciamento genético para genes associados a SSR	*CDKN1C* (transmissão materna)	Rara
	IGF2 (transmissão paterna)	Rara
	PLAG1	Rara
	HMGA2	Rara

MS-MLPA: *methylation-specific multiplex ligation dependent probe*; MS-qPCR: *methylation-specific quantitative PCR*; STR: *short tandem repeats*; UPD7: dissomia uniparental do cromossomo 7; UPD11: dissomia uniparental do cromossomo 11; SSR: síndrome de Silver-Russell.
Fonte: Saal et al., 2019.

gia, herança e manifestações clínicas da síndrome; (ii) a baixa estatura e seu potencial tratamento com hormônio de crescimento recombinante humano (rGH); (iii) as complicações mais comuns da síndrome; e (iv) a necessidade de acompanhamento multidisciplinar com outras especialidades.

Suporte nutricional e prevenção de hipoglicemia

Nos primeiros anos de vida ocorre desaceleração do crescimento e do ganho ponderal por causa da aversão alimentar, dificuldade para se alimentar (mandíbula pequena, alteração ortodôntica, dificuldade para usar a língua) e problemas gastrointestinais (refluxo gastroesofágico, esofagite, vômitos, constipação). Nesses casos, recomenda-se consulta com nutrologista para orientar: aumento do aporte nutricional e calórico, tratamento do refluxo gastroesofágico, uso de ciproeptadina (Cobactin®, Cobavital®) para aumento do apetite e eventual necessidade de sonda enteral ou gastrostomia. A consulta fonoaudiológica é indicada para distúrbios de mastigação e deglutição.

Crianças, principalmente lactentes, têm risco aumentado de episódios repetidos de hipoglicemia cetótica. A causa da hipoglicemia é multifatorial incluindo: baixa massa muscular, diminuição do tecido celular subcutâneo, macrocefalia relativa, dificuldade alimentar, diminuição de apetite e ingestão calórica.

A prevenção da hipoglicemia noturna pode ser feita oferecendo ceia com polímeros de glicose para os lactentes jovens e amido cru para as crianças maiores. Durante o dia evitar longos períodos entre refeições (em lactentes manter intervalo < 3 a 4 horas). Ficar atento para maior risco de hipoglicemia quando a criança estiver doente, após atividade física, sono prolongado ou preparo para procedimentos cirúrgicos. O uso do glucagon para tratamento da hipoglicemia não é indicado em razão das baixas reservas de glicogênio. Os pais devem ser orientados quanto a prevenção, reconhecimento e tratamento da hipoglicemia e sobre o uso de glicosímetros e fitas para cetonemia, principalmente na vigência de fatores de risco para hipoglicemia. Apesar desses cuidados, alguns pacientes apresentam hipoglicemias assintomáticas. O início precoce de rGH aumenta a massa magra e a gliconeogênese reduzindo a hipoglicemia.

Baixa estatura

Os dados antropométricos são plotados nos gráficos-padrão da Organização Mundial de Saúde e nos gráficos de crescimento específicos para SSR disponíveis no site da MAGIC Foundation (https://www.magicfoundation.org/growth-charts/).

O uso do rGH é recomendado seguindo o protocolo estabelecido para as crianças nascidas PIG. Testes de estímulo para dosagem do GH são contraindicados pelo risco aumentado de hipoglicemia durante o jejum. O rGH, além de estimular o crescimento linear (aumento da previsão de altura final entre 7 e 11 cm), também possui efeito benéfico em melhorar o desenvolvimento psicomotor, aumentar a massa muscular, estimular o apetite e reduzir o risco de hipoglicemia. Esses outros efeitos do rGH podem se manter mesmo após a suspensão da terapia.

A reposição do rGH é indicada a partir dos 2 aos 4 anos de idade. Antes de prescrever o rGH é necessário corrigir o déficit calórico. Em pacientes com hipoglicemia grave, desnutrição acentuada e necessidade de gastrostomia, a reposição do rGH pode ser mais precoce.

A posologia recomendada do rGH é de 33 a 67 mcg/kg/dia (0,1 a 0,2 UI/kg/dia). A resposta terapêutica e ajustes de doses são monitorados pela velocidade de crescimento, dosagem do IGF-1 e avaliação da idade óssea. A idade óssea tende a avançar a partir dos 8 a 9 anos, podendo interferir na resposta ao rGH. Pacientes com 11p15LOM tendem a ter níveis aumentados de IGF-1 ao diagnóstico, indicando um estado de resistência ao IGF-1. O conhecimento desse fato é importante para se monitorar os níveis séricos do IGF-1 durante a terapia com rGH. Não existe relato de acentuação da discrepância de comprimento entre extremidades assimétricas com o uso do rGH. O tratamento com rGH é suspenso quando o paciente estiver próximo da altura final, ou seja, velocidade de crescimento < 2 cm/ano em um período de 6 meses, ou IO ≥ 14 anos para meninas ou ≥ 16 anos para meninos.

Adrenarca precoce e antecipação puberal

Pacientes com SSR podem desenvolver dois outros problemas com potencial de reduzir a previsão de altura final:

- Adrenarca precoce de evolução rápida, associada a avanço da idade óssea e elevação do DHEA e S-DHEA, sendo mais frequente nos pacientes com perda de metilação do 11p15.5. Nesses casos, é possível considerar o acréscimo *off-label* de inibidores da aromatase (letrozol, anastrozol) para suprimir a produção de estrógeno, diminuir o avanço da idade óssea e melhorar a previsão de altura final.
- Antecipação puberal ou puberdade precoce central. O início da puberdade na SSR tende a ocorrer no limite inferior da normalidade, sendo mais frequente na UPD(7)mat (8,3 anos em meninas e 9,4 anos em meninos), quando comparado à perda de metilação do 11p15.5 (9,5 anos em meninas e 10,3 anos em meninos). O avanço da IO a partir dos 8 a 9 anos pode contribuir para essas alterações, com redução da previsão de altura final. Nesses casos, associar análogos do GnRH ao tratamento com rGH. Meninos com SSR e puberdade precoce central podem ter testículos pequenos subestimando o estadiamento puberal que deve ser confirmado por dosagens hormonais. Iniciar o tratamento antes dos 12 anos em meninas e 13 anos em meninos para obter um efeito benéfico na altura final.

Distúrbios metabólicos

Como em qualquer criança nascida PIG, os pacientes têm risco aumentado de desenvolver alterações metabólicas na vida adulta (p. ex., dislipidemia, obesidade abdominal, resistência insulínica, diabetes melito tipo 2, hipertensão arterial). Por isso, deve-se monitorar ganho de peso, lipídeos, glicemia, HOMA-IR e pressão arterial. As complicações metabólicas são mais frequentes nos pacientes com 11p15LOM pelo fato deles terem menor quantidade de massa magra e por terem resistência ao IGF-1

Outros problemas

O manejo dos demais problemas e morbidades da SSR serão orientados pelos demais profissionais da equipe multidisciplinar. Por exemplo: ortopedia (assimetria de extremidades e escoliose), ortodontia (alteração ortodôntica), anestesia (dificuldade de acessar via aérea em razão de micrognatia e desalinhamento dos dentes), fonoaudiologia (distúrbios da linguagem verbal), fisioterapia (atraso do desenvolvimento motor), cirurgia bucomaxilofacial (micrognatia grave, fenda palatina).

Aconselhamento genético

Como a SSR tem múltiplas etiologias, o aconselhamento genético depende da causa molecular da síndrome. Se a etiologia for 11p15LOM ou UPD(7)mat, o risco de recorrência é pequeno por se tratar quase sempre de um caso esporádico com o paciente, sendo o único caso presente na família. Se a etiologia for duplicação materna do 11p15, variação no número de cópias do cromossomo 7, variante patogênica ativadora ou ganho de função do *CDKN1C* de origem materna, ou variante patogênica inativadora ou perda de função do *IGF2* do alelo paterno, o risco de um irmão do caso índice ter a doença pode chegar a 50%.

TRANSIÇÃO DOS CUIDADOS PARA A ENDOCRINOLOGIA DE ADULTO

A equipe de endocrinologia pediátrica deve preparar o adolescente e sua família para a transição e posterior cuidado médico pelo endocrinologista de adulto, pelo menos 6 a 12 meses antes de efetivar a transferência. Idealmente, as instituições deveriam desenvolver protocolos com a participação de endocrinologistas pediátricos e de adultos que atendessem às peculiaridades do serviço e otimizassem essa fase de transição.

Na transição dos cuidados para o endocrinologista de adulto, recomenda-se monitorar o surgimento e manejo de síndrome metabólica na vida adulta (p. ex., dislipidemia, obesidade abdominal, resistência insulínica, diabetes melito tipo 2, hipertensão arterial), diminuição de massa muscular e densidade mineral óssea, alterações ortodônticas e ortopédicas, fertilidade, contracepção e gravidez, disfunções psicossociais, entre outros parâmetros.

REFERÊNCIAS SELECIONADAS

1. Alhendi ASN, Lim D, et al. Whole-genome analysis as a diagnostic tool for patients referred for diagnosis of Silver-Russell syndrome: a real-world study. J Med Genet. 2022;59(6):613-22.
2. Baba N, Lengyel A, et al. Microdeletions in 1q21 and 8q12.1 depict two additional molecular subgroups of Silver-Russell syndrome like phenotypes. Mol Cytogenet. 2022;15(1):19.
3. Burgevin M, Lacroix A, et al. Executive functioning in adolescents and adults with Silver-Russell syndrome. PLoS One. 2023;18(1): e0279745.
4. Fuke T, Nakamura A, et al. Frequency and clinical characteristics of distinct etiologies in patients with Silver-Russell syndrome diagnosed based on the Netchine-Harbison clinical scoring system. J Hum Genet. 2022;67(10):607-11.
5. Goedegebuure WJ,et al. Gonadal function and pubertal development in patients with Silver-Russell syndrome. Hum Reprod. 2018; 33(11):2122-30.
6. Kurup U, et al. Approach to the patient with suspected Silver-Russell syndrome. J Clin Endocrinol Metab. 2024;109(10):e1889-e1901
7. Lokulo-Sodipe O, Giabicani E, et al. Height and body mass index in molecularly confirmed Silver-Russell syndrome and the long-term effects of growth hormone treatment. Clin Endocrinol (Oxf). 2022.
8. Netchine I, van der Steen M, et al. New horizons in short children born small for gestational Age. Front Pediatr. 2021;9:655931.
9. Patti G, Malerba F, et al. Pubertal timing in children with Silver--Russell syndrome compared to those born small for gestational age. Front Endocrinol (Lausanne). 2022;13:975511.
10. Russell A. A syndrome of intra-uterine dwarfism recognizable at birth with cranio-facial dysostosis, disproportionately short arms, and other anomalies (5 examples). Proc R Soc Med. 1954; 47(12):1040-4.
11. Saal HM, Harbison MD, Netchine I. Silver-Russell syndrome. 2002 Nov 2 [Updated 2019 Oct 21]. In: Adam MP, Feldman J, Mirzaa GM, et al., editors. GeneReviews® [Internet]. Seattle (WA): University of Washington, Seattle; 1993-2024.
12. Silver HK, Kiyasu W, et al. Syndrome of congenital hemihypertrophy, shortness of stature, and elevated urinary gonadotropins. Pediatrics. 1953;12(4):368-76.
13. Singh A, Pajni K, et al. Clinical and molecular heterogeneity of Silver-Russell syndrome and therapeutic challenges: A systematic review. Curr Pediatr Rev. 2023;19(2):157-68.
14. Świąder-Leśniak A, Jurkiewicz D, et al. The effects of 3-year growth hormone treatment and body composition in Polish patients with Silver-Russell syndrome. Endokrynol Pol. 2023;74(3):285-93.
15. Wakeling EL, et al. Diagnosis and management of Silver-Russell syndrome: first international consensus statement. Nat Rcv Endocrinol. 2017;13(2):105-24.

55

Síndrome de McCune-Albright

INTRODUÇÃO

A síndrome de McCune-Albright (SMA) foi descrita em 1936, por Donovan James McCune (1932-1976), no artigo "*Osteitis fibrosa cystica: the case of a nine-year-old girl who also exhibits precocious puberty, multiple pigmentation of the skin and hyperthyroidism*", publicado no *American Journal of Diseases of Children*. Um ano depois, em 1937, Fuller Albright (1900-1969) descreveu cinco casos semelhantes no artigo "*Syndrome characterized by osteitis fibrosa disseminata, areas of pigmentation and endocrine dysfunction, with precocious puberty in females. Report of five cases*", publicado no *New England Journal of Medicine*.

A SMA pode se manifestar com variado espectro de apresentações clínicas, envolvendo diferentes combinações de displasia fibrosa óssea, manchas café com leite e endocrinopatias hiperfuncionantes (puberdade precoce, hipercortisolismo, hipertireoidismo, hiperprolactinemia e excesso de secreção do hormônio de crescimento). Esses diferentes fenótipos e a raridade da síndrome podem levar a subdiagnósticos e ao atraso na instituição do tratamento adequado.

DEFINIÇÃO

A SMA é definida pela presença de pelo menos duas manifestações da tríade composta por displasia fibrosa óssea mono ou poliostótica, manchas café com leite e endocrinopatia hiperfuncionante. A endocrinopatia hiperfuncionante pode ser hipercortisolismo, hipertireoidismo não autoimune, puberdade precoce periférica, excesso de secreção do hormônio de crescimento ou da prolactina. A hipofosfatemia não é considerada uma manifestação da SMA, mas sim um marcador de gravidade da displasia fibrosa.

Outra definição, muito similar, é a do Consenso Internacional sobre Displasia Fibrosa/Síndrome de McCune-Albright de 2019, que define a SMA como: combinação de displasia fibrosa óssea e uma ou mais manifestação extraesquelética; ou presença de duas ou mais manifestações extraesqueléticas (p. ex., manchas café com leite, endocrinopatias hiperfuncionantes).

A definição original da SMA, pela tríade clássica de displasia fibrosa óssea + manchas cutâneas café com leite + puberdade precoce periférica, não é mais utilizada. A puberdade precoce foi substituída por endocrinopatias hiperfuncionantes. Em vez de três manifestações, apenas duas são suficientes para o diagnóstico clínico da SMA. Nem a displasia fibrosa óssea, nem as manchas café com leite são essenciais para o diagnóstico.

O Quadro 1 mostra 10 possíveis fenótipos da SMA, o que mostra sua dificuldade diagnóstica. Alguns fenótipos, embora teoricamente possíveis, não foram descritos: puberdade precoce periférica + síndrome de Cushing neonatal; puberdade precoce periférica + bócio nodular tóxico; puberdade precoce periférica + excesso de secreção do hormônio de crescimento; síndrome de Cushing neonatal + bócio nodular tóxico; síndrome de Cushing neonatal + excesso de secreção do hormônio de crescimento; e bócio nodular tóxico + excesso de secreção do hormônio de crescimento.

EPIDEMIOLOGIA

A prevalência da SMA varia de 1:100.000 a 1:1.000.000 indivíduos, sem predileção por sexo ou etnia e sem fatores de risco conhecidos.

QUADRO 1 Fenótipos da síndrome de McCune-Albright

Fenótipos
Displasia fibrosa + manchas café com leite + endocrinopatia hiperfuncionante
Displasia fibrosa + manchas café com leite
Displasia fibrosa + puberdade precoce periférica
Displasia fibrosa + síndrome de Cushing neonatal
Displasia fibrosa + hipertireoidismo não autoimune
Displasia fibrosa + excesso de secreção do hormônio de crescimento
Manchas café com leite + puberdade precoce periférica
Manchas café com leite + síndrome de Cushing neonatal
Manchas café com leite + hipertireoidismo não autoimune
Manchas café com leite + excesso de secreção do hormônio de crescimento

ETIOLOGIA

A SMA é causada por variante patogênica esporádica, somática, pós-zigótica, ativadora ou ganho de função do *GNAS* (*GNAS complex locus*), que codifica a produção da subunidade alfa da proteína G, um importante regulador da atividade de vários hormônios por sua ação estimuladora da atividade da enzima adenilciclase. A variante patogênica mais comum (95%) ocorre no códon 201, éxon 8, pela substituição da arginina por cisteína ou histidina (R201C/H). Eventualmente, a SMA pode ser causada por variante patogênica no códon 227, éxon 9 (Q227R/L).

Pelo fato de a variante patogênica do *GNAS* ocorrer após a fertilização do embrião (variante patogênica somática), ela não é herdada, nem os pacientes passarão a doença para sua prole. Nos indivíduos com SMA, algumas células possuem uma cópia normal do *GNAS* e outras, uma cópia alterada, caracterizando uma distribuição em mosaico.

FISIOPATOLOGIA

Na SMA, a proteína G alterada faz com que a subunidade alfa ($G_s\alpha$) da adenilciclase fique permanentemente ativada, resultando na produção continuada do monofosfato cíclico de adenosina (AMPc), que atua nos ossos, pele e tecido endócrino causando as manifestações da síndrome:

- Nos ossos, o aumento do AMPc faz com que os osteoblastos se diferenciem em tecido estromal que evolui para displasia fibrosa que pode secretar FGF-23 (fator de crescimento fibroblástico 23), causando hiperfosfatúria e hipofosfatemia.
- Na pele, o excesso de AMPc estimula a síntese de melanina causando as manchas café com leite.
- No tecido endócrino, o APMc pode causar secreção excessiva de vários hormônios (estradiol, testosterona, cortisol, prolactina, GH, T4L, T3, FGF-23).

MANIFESTAÇÕES CLÍNICAS

O fenótipo da SMA depende da localização e extensão dos tecidos nos quais a variante patogênica do *GNAS* se expressa, o que mostra a importância do mosaicismo na fisiopatologia da síndrome. A principal manifestação esquelética é a displasia fibrosa mono ou poliostótica. A principal manifestação dermatológica são as manchas café com leite. As principais manifestações endócrinas são puberdade precoce periférica, hipersecreção do hormônio de crescimento, hipertireoidismo e síndrome de Cushing neonatal.

Envolvimento esquelético

Displasia fibrosa

A displasia fibrosa óssea mono ou poliostótica (DF) não se manifesta na vida intrauterina e os bebês nascem com ossos normais. As lesões surgem na infância, progredindo em número e tamanho até a cessação do crescimento, geralmente após os 15 anos de idade. As lesões da DF são classificadas em: quiescentes (estáveis e sem crescimento); não agressivas (de crescimento lento); e agressivas (de crescimento rápido). A DF monostótica requer confirmação diagnóstica por biópsia.

A DF pode acometer o esqueleto axial (crânio, osso hioide, vértebras, esterno e costelas) ou apendicular (quadril, clavícula e extremidades). Ela também pode variar de acometimento monostótico, afetando apenas um osso, até lesões poliostóticas disseminadas e debilitantes, com fratura e deformidade. Os ossos mais afetados são os do crânio, quadril e fêmur, com sintomatologia de dor, deformidade e fratura.

Na coluna, a DF pode causar escoliose, algumas vezes de evolução progressiva, com desalinhamento do quadril e assimetria no comprimento das pernas, contribuindo para alteração da marcha.

Na região craniofacial, se manifesta como lesão de crescimento lento e indolor. Casos mais graves podem cursar com assimetria facial, dor, parestesia, má oclusão dentária, congestão nasal, distúrbios visuais e distúrbios auditivos por compressão de nervos cranianos. Algumas vezes, as lesões podem ser desfigurantes, principalmente se associadas à hipersecreção do hormônio de crescimento. Lesões assintomáticas são detectadas em exames radiológicos de cabeça ou dentes.

Nos ossos longos, acomete predominantemente as metáfises e diáfises, poupando as epífises. Podem ocorrer fraturas recorrentes, principalmente entre 6 e 10 anos, pela fragilidade óssea. O fêmur proximal é um dos locais mais envolvidos, mostrando a deformidade em cajado de pastor.

Radiologicamente, as lesões ósseas têm um aspecto lítico ou aspecto em "vidro moído". A tomografia computadorizada é o exame de escolha para avaliar o crânio. Radiografias convencionais são o exame inicial para avaliar ossos longos e quadril. A cintilografia com ^{99}Tc-metildifosfonato pode ser solicitada para detectar lesões metabolicamente ativas e avaliar a extensão da doença. A transformação maligna para osteossarcoma ou condrossarcoma é muito rara.

Hipofosfatemia

Aproximadamente 50% dos pacientes com DF apresentarão perda tubular renal de fosfato, pelo aumento da produção do FGF-23, hormônio de ação fosfatúrica e inibidora da atividade da enzima 1-alfa-hidroxilase, levando a hipofosfatemia e deficiência da 1,25$(OH)_2$vitamina D. A hipofosfatemia sintomática e o raquitismo hipofosfatêmico são incomuns, podendo estar presentes nos indivíduos com lesões ósseas extensas. A hipofosfatemia é tratada com reposição de fosfato e calcitriol. O uso do burosumabe pode vir a ser a terapia ideal para essa condição.

Envolvimento dermatológico

As manchas café com leite são causadas por aumento da melanogênese e transferência de melanina para os queratinócitos. Podem estar presentes ao nascimento ou surgirem logo após. Muitas vezes, são consideradas "manchas de nascença", e sua importância só é identificada de modo retrospectivo após a suspeita diagnóstica da síndrome.

As bordas são irregulares (semelhantes à costa do estado do Maine, nos EUA), ao contrário das manchas da neurofibromatose, que têm margens regulares (semelhantes à costa do estado da Califórnia, nos EUA). As manchas geralmente não cruzam a linha média, embora isso possa ocorrer. As localizações mais comuns são face, região posterior do pescoço, coluna e parte superior das nádegas. Não existe tratamento específico para as manchas café com leite.

Envolvimento gonadal

A puberdade precoce periférica (gonadotrofina-independente) é a endocrinopatia hiperfuncionante mais comum na SMA, principalmente no sexo feminino (85%).

Meninas

Nas meninas, a apresentação típica é o sangramento vaginal súbito e indolor, isolado ou associado ao desenvolvimento mamário, com pouco ou nenhum desenvolvimento de pelos pubianos. A idade de início varia dos primeiros meses de vida até os 6 a 7 anos. O curso clínico é cíclico, com períodos de atividade intercalados por períodos de inatividade. Entre esses períodos, as meninas ficam assintomáticas, com valores hormonais pré-púberes, dificultando o diagnóstico. Algumas vezes, em vez de sangramento vaginal periódico, pode ocorrer aumento cíclico das mamas.

Os níveis séricos de estradiol são bastante elevados (até 500 pg/mL), com níveis supressos de gonadotrofinas. A ativação e involução intermitente dos cistos ovarianos causa sangramento vaginal periódico, quando ocorre redução dos níveis de estrógenos. A ultrassonografia (US) pélvica mostra assimetria de ovários, com os cistos hemorrágicos apresentando componente cístico e sólido. A torção dos cistos ovarianos pode se manifestar como abdome agudo. Cistos ovarianos muito grandes podem necessitar de cistectomia. O útero pode estar aumentado e com espessamento endometrial, ou ter volume normal após a involução dos cistos ovarianos e diminuição dos estrógenos. A idade óssea é quase sempre avançada, com comprometimento da altura final.

A puberdade precoce periférica é tratada com inibidores da aromatase (anastrozol, letrozol), moduladores seletivos do receptor de estrógeno (tamoxifeno), ou bloqueadores do receptor de estrógeno (fluvestranto). A puberdade precoce central, secundária à puberdade precoce periférica, requer tratamento com análogos do GnRH.

Meninos

Nos meninos, a puberdade precoce periférica tem início entre 1 e 5 anos, com aumento uni ou bilateral do volume testicular, em virtude da hiperplasia das células de Leydig. O macroorquidismo, por hiperplasia das células de Sertoli, pode levar à suspeita equivocada de puberdade precoce central. Os níveis séricos de testosterona são elevados e os de gonadotrofina, supressos. A US de testículo é indicada aos 5 anos, podendo mostrar macrorquidismo, microlitíase, calcificações focais e lesões hipoecoicas. Se houver alteração testicular, deve-se solicitar US anualmente ou antes em casos de dor ou assimetria testicular.

Apenas 15% dos meninos desenvolvem puberdade precoce periférica, a qual é tratada com inibidores da aromatase (letrozol, anastrozol), associados a antiandrogênios (cetoconazol) ou bloqueadores do receptor de andrógenos (bicalutamida, flutamida, espironolactona). O avanço da idade óssea com comprometimento da altura final pode causar puberdade precoce central, necessitando de tratamento com análogos do GnRH.

Envolvimento tireoidiano

A doença tireoidiana não autoimune é a segunda manifestação endócrina mais frequente na SMA. Aproximadamente 50% dos pacientes terão envolvimento tireoidiano, com 50% desenvolvendo hipertireoidismo causado por nódulos tireoidianos funcionantes (bócio nodular tóxico). A US mostra aumento glandular difuso, associado a nódulos ou cistos tireoidianos. Laboratorialmente, ocorre elevação de T4L e T3, com supressão do TSH. A variante patogênica ativadora do *GNAS* aumenta a atividade da enzima 5'-deiodinase, promovendo a conversão de T4 para T3 e causando tireotoxicose mediada pelo T3. O hipertireoidismo surge entre 1 e 20 anos e tende a persistir na vida adulta. O risco de neoplasia tireoidiana é aumentado. A US e os testes de função tireoidiana são indicados ao diagnóstico para detectar alterações subclínicas e depois repetidos durante o acompanhamento clínico. Se houver alteração ultrassonográfica da tireoide, repetir a US anualmente, mesmo que a função tireoidiana seja normal.

O tratamento inicial do hipertireoidismo é feito com metimazol. Cirurgia ou ablação com iodo radioativo são consideradas se houver impossibilidade do tratamento medicamentoso ou se o hipertireoidismo persistir por mais de 5 anos.

Envolvimento hipofisário

Aproximadamente 10 a 20% dos pacientes terão aumento da secreção do GH e da prolactina em decorrência da hiperplasia dos somatotrofos e lactotrofos por microadenomas ou macroadenomas pituitários.

O excesso de secreção do GH agrava a DF craniofacial, causando macrocefalia progressiva, diminuição da visão e audição. A aceleração da velocidade de crescimento e a alta estatura causadas pelo excesso de GH podem ser confundidas como decorrentes de puberdade precoce, atrasando a investigação para o excesso de secreção do GH. Em adolescentes e adultos, podem surgir manifestações de acromegalia (p. ex., aumento de mãos e pés, alterações faciais, intolerância à glicose, hipertrofia ventricular esquerda, dilatação da aorta). Ocasionalmente, o excesso de GH aumenta o risco de transformação maligna das lesões de DF.

O diagnóstico é feito pelo aumento do nível sérico de IGF-1, IGFBP-3 e prolactina. O IGF-1 pode estar aumentado para a idade cronológica se houver puberdade precoce com o avanço da idade óssea (nesse caso avaliar pela idade óssea). O teste de supressão do GH após teste de sobrecarga oral com glicose é indicado para comprovar a hipersecreção autônoma do GH. Se esses exames forem alterados, solicitar ressonância magnética (RM) de hipófise-hipotálamo.

O tratamento do excesso de secreção do GH é feito com análogos da somatostatina (octreotida, lanreotida), agonistas da dopamina (cabergolina, bromocriptina), ou antagonista do receptor do GH (pegvisomanto). Cirurgia e radioterapia são reservadas para os casos resistentes à terapia medicamentosa.

Envolvimento adrenal

O hipercortisolismo causado por hiperplasia ou nódulos adrenocorticais funcionantes é uma das manifestações raras da doença, manifestando-se exclusivamente em recém-nascidos ou no primeiro ano de vida. Os sintomas iniciais são inespecíficos (p. ex., déficit de crescimento), evoluindo para manifestações cushingoides. Aproximadamente 30% dos pacientes apresentam resolução espontânea pela involução da adrenal fetal, com manutenção de função adrenal residual ou desenvolvimento de insuficiência adrenal no futuro. O tratamento inicial é feito com cetoconazol. Considerar adrenalectomia nos casos persistentes.

Envolvimento gastrointestinal

Colestase e hepatite neonatal, adenoma hepatocelular, cistos de colédoco, pólipos gástricos, doença do refluxo gastroesofágico, cistos pancreáticos e adenomas inflamatórios são algumas das manifestações gastrointestinais da SMA. Alguns pacientes podem desenvolver IPMN (*intraductal papillary mucinous neoplasms*), causando pancreatite obstrutiva e diabetes melito. Embora sejam lesões potencialmente pré-malignas, o risco de neoplasia é baixo. A investigação por imagem deve ser realizada em todos os pacientes com queixas gastrointestinais.

Envolvimento hematológico

Falência da medula óssea, com pancitopenia e hematopoiese extramedular, tem sido raramente descrita na SMA. A disfunção plaquetária pode aumentar o risco de sangramento nas cirurgias, principalmente nas ortopédicas.

Transformação neoplásica

Eventualmente pode ocorrer transformação maligna, causando sarcomas nas lesões ósseas, câncer de mama, câncer da tireoide, câncer de testículo e hepatoblastoma.

ABORDAGEM DIAGNÓSTICA

O diagnóstico da SMA requer uma elevada suspeita clínica, tendo em vista seus variados fenótipos. A biópsia com estudo histológico da lesão óssea está indicada nos casos atípicos, nas displasias fibrosas monostóticas, na suspeita de neoplasia maligna ou se houver dúvida diagnóstica. A detecção de variante patogênica não é necessária para o diagnóstico, sendo encontrada em 80% dos tecidos afetados e em 20 a 30% dos linfócitos de sangue periférico. Portanto, um resultado negativo da pesquisa de variante patogênica no sangue periférico não exclui o diagnóstico. Se indicado, pesquisar variante patogênica do *GNAS* em fibroblastos obtidos pela biópsia das manchas.

A cintilografia óssea para pesquisa de DF é indicada ao diagnóstico e aos 5 anos de idade (90% das lesões podem ser identificadas nessa idade). Radiografias convencionais (crânio, bacia e ossos longos) são o exame inicial na indisponibilidade da cintilografia. A tomografia é o exame de escolha para avaliar as lesões do crânio. Após a avaliação inicial, os exames de imagem são repetidos para monitorar lesões preexistentes, ou a qualquer momento se surgirem manifestações ósseas (p. ex., dor, deformidade, fratura, alteração da marcha) que guiarão o sítio anatômico a ser investigado. Após os 15 anos de idade, é pouco provável que novas lesões venham a surgir. A solicitação frequente de exames de imagem sem indicação clínica aumenta desnecessariamente a exposição à radiação ionizante. Os pacientes com DF devem ser monitorados para hipofosfatemia, que, se presente, indica a dosagem do FGF-23 e a avaliação da taxa de reabsorção tubular renal de fósforo.

A monitoração do surgimento de endocrinopatias hiperfuncionantes é baseada nas alterações identificadas por história clínica, exame físico, velocidade de crescimento e avanço da idade óssea. Com isso, é possível indicar exames hormonais para investigar a suspeita diagnóstica específica. Na ausência de uma indicação clínica especifica, os seguintes exames podem ser solicitados periodicamente: cortisol (até os 3 anos de idade), T4 livre, TSH, prolactina, IGF-1, IGFBP-3, LH, FSH, estradiol ou testosterona, cálcio, fósforo, fosfatase alcalina, idade óssea (até o fechamento da cartilagem de crescimento), US da tireoide, pélvica e dos testículos. A avaliação de fosfatúria (taxa de reabsorção tubular renal de fósforo), FGF-23, 25(OH)vitamina D, 1,25$(OH)_2$vitamina D e PTH são solicitados se a hipofosfatemia for confirmada. O teste de supressão do GH com glicose é indicado se houver elevação do IGF-1. A investigação para puberdade precoce periférica (p. ex., US pélvica, LH, FSH, estradiol) ou central (teste de estímulo com GnRH, RM de hipófise-hipotálamo) é indicada na suspeita clínica desses problemas. A investigação do hipercortisolismo é indicada na criança com manifestações da síndrome de Cushing.

Como as manifestações clínicas quase sempre têm um caráter evolutivo, os pacientes devem ser acompanhados com avaliação clínica e complementar periódica para identificar o surgimento de novas manifestações, conforme sugerido no Quadro 2.

QUADRO 2 Investigação diagnóstica da síndrome de McCune-Albright

Manifestação clínica	Exames
Puberdade precoce	▪ LH, FSH, estradiol, US pélvica (meninas) ▪ LH, FSH, testosterona, US testicular (meninos) ▪ Teste de estímulo com GnRH ▪ Idade óssea
Displasia óssea craniofacial	▪ Tomografia computadorizada de crânio
▪ Displasia óssea axial (crânio, osso hioide, vértebras, esterno e costelas) ▪ Displasia óssea apendicular (bacia, clavícula, extremidades)	▪ Tomografia computadorizada de crânio ▪ Radiografia simples do esqueleto ▪ Cintilografia óssea (aos 5 anos de idade, 90% das lesões podem ser identificadas por esse método)
Hipertireoidismo	▪ T3, T4 livre, TSH ▪ US da tireoide
Hiperfosfatúria, hipofosfatemia, raquitismo hipofosfatêmico	▪ Fósforo, cálcio, fosfatase alcalina, ureia, creatinina ▪ PTH, 25(OH)vitamina D, $1{,}25(OH)_2$vitamina D, FGF-23 ▪ Taxa de reabsorção tubular renal do fosfato
Excesso de secreção de GH	▪ IGF-1, IGFBP-3, prolactina ▪ Teste de supressão do GH com glicose ▪ RM de hipófise-hipotálamo
Hipercortisolismo	▪ Cortisol salivar à meia-noite ▪ Cortisol sérico e ACTH ▪ Cortisol livre na urina de 24 horas ▪ Teste de supressão noturna com dexametasona ▪ Tomografia computadorizada das adrenais
Cistos ovarianos e torção de ovário	▪ US pélvica
Déficit auditivo	▪ Avaliação otorrinolaringológica
Déficit visual	▪ Avaliação oftalmológica
Transformação maligna das lesões ósseas (sarcomas)	▪ Radiografia simples

ACTH: hormônio adrenocorticotrófico; FGF-23: fator de crescimento fibroblástico 23; FSH: hormônio folículo-estimulante; GH: hormônio de crescimento; GnRH: hormônio liberador de gonadotrofinas; IDF-1: fator de crescimento semelhante à insulina tipo 1; IGFBP-3: proteína ligadora ao fator de crescimento semelhante à insulina 3; LH: hormônio luteinizante; RM: ressonância magnética; TSH: hormônio estimulante da tireoide; US: ultrassonografia.

DIAGNÓSTICO DIFERENCIAL

Os principais diagnósticos diferenciais da SMA são descritos a seguir. Eles se diferenciam da SMA porque nas síndromes com manchas café com leite não existe associação com displasia fibrosa, nem endocrinopatias hiperfuncionantes, e o padrão das manchas (tamanho, número e distribuição) é distinto da SMA. Nas síndromes com displasia fibrosa não existe associação com manchas café com leite, nem com endocrinopatias hiperfuncionantes.

Síndromes com manchas café com leite

- Neurofibromatose tipo 1 (variante patogênica do *NF1*): manchas café com leite presentes ao nascimento e que aumentam em número e tamanho com o tempo; sardas axilares e inguinais; neurofibroma, nódulos de Lisch e glioma óptico.
- Manchas café com leite isoladas (herança autossômica dominante).
- Síndrome de Legius (variante patogênica do *SPRED1*): manchas café com leite, sardas axilares, macrocefalia, dismorfia facial, transtorno do déficit de atenção.

Lesões que mimetizam a displasia fibrosa

Encondromatose, cisto ósseo simples, tumor de células gigantes, doença de Paget, histiocitose de Langerhans, osteonecrose, fibroma ossificante e querubismo.

ABORDAGEM TERAPÊUTICA

O tratamento da SMA é multidisciplinar, tendo em vista as manifestações sistêmicas da síndrome. Os pais/responsáveis deverão ser orientados sobre:

- A etiologia, a herança e as manifestações clínicas da síndrome e que nem todas elas ocorrerão em virtude da variabilidade de fenótipos.
- As complicações (p. ex., alterações esqueléticas, risco de transformação maligna).
- A necessidade de acompanhamento com outras especialidades (p. ex., ortopedia, oftalmologia, otorrinolaringologia).

- O tratamento específico para as manifestações ou comorbidades presentes (p. ex., hipercortisolismo, puberdade precoce).

O Quadro 3 resume as principais abordagens terapêuticas. Os Quadros 4 e 5 resumem o tratamento da puberdade precoce periférica.

QUADRO 3 Tratamento da síndrome de McCune-Albright

Manifestação clínica	Características
Puberdade precoce periférica	▪ Meninas: inibidores da aromatase (anastrozol, letrozol) são a 1ª escolha, seguida pelos moduladores seletivos do receptor de estrógeno (tamoxifeno), ou bloqueador do receptor de estrógeno (fulvestranto). Evitar cirurgia, porque o risco de torção do cisto é pequeno ▪ Meninos: inibidores da aromatase (anastrozol, letrozol), associados a antiandrogênicos (cetoconazol) ou bloqueadores do receptor de andrógeno (espironolactona, cetoconazol, flutamida, bicalutamida, ciproterona)
Puberdade precoce central	▪ Meninos e meninas: análogos do GnRH.
Displasia óssea axial (crânio, osso hioide, vértebras, esterno e costelas) Displasia óssea apendicular (bacia, clavícula, extremidades)	▪ Denosumabe (anticorpo contra o RANK-L) e burosumabe (anticorpo contra o FGF-23) têm sido usados em alguns casos ▪ Acompanhamento com ortopedia e fisioterapia para lesões do esqueleto apendicular ▪ Acompanhamento com ortopedia, oftalmologia, otorrinolaringologia e odontologia para as lesões craniofaciais (cirurgias são indicadas em casos selecionados. Por exemplo: comprometimento da visão e audição, dor refratária, deformidade facial)
Dor óssea	▪ Afastar fratura, hemorragia intracística, deformidades ▪ Tratar com paracetamol, dipirona ou Aine ▪ Bisfosfonatos (p. ex., pamidronato, zolendronato, alendronato): podem ser usados para o controle da dor que não resolve com analgésicos comuns. Usar a menor dose e pelo menor tempo
Hipertireoidismo	▪ Antitireoidianos (metimazol) ▪ Tireoidectomia ou ablação com iodo radioativo são os tratamentos definitivos quando não houver resposta ao tratamento com metimazol
Hiperfosfatúria, hipofosfatemia	▪ Reposição de fósforo e calcitriol ▪ Burosumabe (anticorpo monoclonal contra o FGF-23): em investigação
Excesso de secreção de GH	▪ Análogos da somatostatina (octreotida, lanreotida) ▪ Agonistas da dopamina (cabergolina, bromocriptina) ▪ Antagonista do receptor do GH (pegvisomanto) ▪ Adenomectomia ou hipofisectomia em casos graves
Hiperprolactinemia	▪ Agonistas da dopamina (cabergolina, bromocriptina)
Hipercortisolismo	▪ Inibidor da síntese do cortisol (cetoconazol), inibidor da 11-beta-hidroxilase (metirapona) ▪ Adrenalectomia é indicada nos casos persistentes, uma vez que o hipercortisolismo pode ter um curso clínico intermitente, podendo evoluir para resolução espontânea
Cistos ovarianos e torção de ovário	▪ Cirurgia para torção de ovários
Déficit auditivo	▪ Consulta com otorrinolaringologista
Déficit visual	▪ Consulta com oftalmologista
Transformação maligna das lesões ósseas (sarcomas)	▪ Consulta com oncologista
Escoliose	▪ Consulta com ortopedista
Manchas café com leite	▪ Não requer tratamento, a não ser evitar exposição à luz solar

Aine: anti-inflamatórios não esteroides; FGF-23: fator de crescimento fibroblástico 23; FSH: hormônio folículo-estimulante; GH: hormônio de crescimento; GnRH: hormônio liberador de gonadotrofinas.

QUADRO 4 Tratamento da puberdade precoce periférica da síndrome de McCune-Albright em meninas

Medicamento	Posologia, efeitos adversos
Anastrozol (Arimidex®, comp. de 1 mg) ▪ Inibidor não esteroidal, de 3ª geração, da aromatase	▪ Posologia: 1 mg, VO, 1 x/dia (ingerir o comprimido inteiro) ▪ Contraindicação: gravidez, lactação e insuficiência hepática ▪ Efeitos adversos: anorexia, náusea, vômito, dor abdominal, astenia, cefaleia, ondas de calor, hepatite, hipercolesterolemia, possível elevação da DHEA e testosterona, alterações vertebrais ▪ Orientar suspender medicamento se sintomatologia de hepatite ▪ Avisar aos cuidadores que, embora na bula a indicação seja para câncer, esse medicamento também pode ser usado na puberdade precoce periférica da SMA
Letrozol (Femara®, comp. de 2,5 mg) ▪ Inibidor não esteroidal, de 3ª geração, da aromatase	▪ Posologia: 2,5 mg, VO, 1 x/dia ▪ Contraindicação: gravidez, lactação e insuficiência hepática. ▪ Efeitos adversos: semelhantes aos do letrozol ▪ Avisar aos cuidadores que, embora na bula a indicação seja para câncer, esse medicamento também pode ser usado na puberdade precoce periférica da SMA
Tamoxifeno (Nolvadex®, Taxofen®, comp. de 10 e 20 mg) ▪ Modulador seletivo do receptor de estrógeno	▪ Posologia: 10 a 20 mg, VO, 1 x/dia ▪ Contraindicação: gravidez, lactação e insuficiência hepática ▪ Efeitos adversos: náusea, vômito, dor abdominal, ondas de calor, alopecia, distúrbios visuais, catarata, tromboembolismo venoso, hepatite, anemia, trombocitopenia, leucopenia, hiperplasia endometrial, aumento do volume uterino e ovariano ▪ Orientar a suspensão de medicamento se sintomatologia de: hepatite, leucopenia, tromboembolismo
Fulvestranto (Faslodex®, ampola de 250 mg) ▪ Supressor do receptor de estrógeno	▪ Posologia: 2 a 4 mg/kg/dose (máximo: 250 mg), IM, 1 x/mês ▪ Contraindicação: gravidez, lactação, insuficiência hepática ▪ Efeitos adversos: dor no local da injeção, anorexia, náusea, vômito, diarreia, artralgia, elevação de enzimas hepáticas, trombocitopenia ▪ Uso *off-label* em pediatria. Avisar aos cuidadores que, embora na bula a indicação seja para câncer, esse medicamento também pode ser usado na puberdade precoce periférica da SMA

DHEA: desidroepiandrosterona; IM: intramuscular; SMA: síndrome de McCune-Albright; VO: via oral.

QUADRO 5 Tratamento da puberdade precoce periférica da síndrome de McCune-Albright em meninos (os medicamentos são geralmente usados em combinação)

Medicamento	Posologia, efeitos adversos
Cetoconazol (Nizoral®, Cetonax®, comp. de 200 mg) ▪ Antifúngico com ação antiandrogênica (inibidor da enzima 17-alfa-hidroxilase)	▪ Posologia: 3 a 6 mg/kg/dia, VO, 1 x/dia ▪ Efeitos adversos: náusea, vômito, dor abdominal, diarreia, urticária, hipotensão, insuficiência adrenal, hepatotoxicidade (hepatite tóxica aguda), leucopenia, trombocitopenia, hemólise ▪ Orientar a suspensão de medicamento se sintomatologia de hepatite
Espironolactona (Aldactone®, comp. 25, 50 e 100 mg) ▪ Diurético com ação antiandrogênica (inibidor da enzima 17-alfa--hidroxilase, bloqueador do receptor de andrógeno)	▪ Posologia: 1 a 3 mg/kg/dia, VO, 1/12 horas ▪ Efeitos adversos: tontura, cefaleia, hipotensão, urticária, ginecomastia, vômito, náusea, dor abdominal, diarreia, gastrite, hiperpotassemia, hiponatremia, hipercloremia
Flutamida (Eulexin®, Flutamid®, comp. de 250 mg) ▪ Bloqueador do receptor de andrógeno	▪ Posologia: ??? ▪ Efeitos adversos: náusea, vômito, dor abdominal, ginecomastia, hepatotoxicidade (hepatite tóxica grave), anemia, leucopenia, trombocitopenia ▪ Orientar suspender medicamento se sintomatologia de hepatite
Bicalutamida (Casodex®, Gepeprostin®, comp. 50 mg) ▪ Bloqueador do receptor de andrógeno	▪ Posologia: 25 a 50 mg, VO, 1 x/dia ▪ Efeitos adversos: elevação de enzimas hepáticas, ginecomastia, fraqueza, astenia

VO: via oral.

TRANSIÇÃO DOS CUIDADOS PARA A ENDOCRINOLOGIA DE ADULTOS

A equipe de endocrinologia pediátrica deve preparar o adolescente e sua família para transição e posterior cuidado médico pela endocrinologia de adulto, pelo menos 6 a 12 meses antes de efetivar a transferência. Idealmente, as instituições deveriam desenvolver protocolos com a participação de endocrinologistas pediátricos e de adultos que atendessem às peculiaridades do serviço e otimizassem essa fase de transição.

Na transição dos cuidados para a endocrinologia de adultos, recomenda-se monitorar a progressão e o manejo das disostoses ósseas (dor, deformidades, desfiguração, fratura), transformação maligna das lesões ósseas, escoliose, tratamento das hiperfunções endócrinas, monitoração para surgimento de outras alterações hormonais (p. ex., acromegalia, hipertireoidismo), questões de fertilidade, gravidez e contracepção, disfunções psicossociais, entre outros.

REFERÊNCIAS SELECIONADAS

1. Albright F, Butler AM, Hampton AO, Smith P. Syndrome characterized by osteitis fibrosa disseminata, areas of pigmentation and endocrine dysfunction, with precocious puberty in females. Report of five cases. N Engl J Med.1937;216:727-46.
2. Boyce AM, Collins MT. Fibrous dysplasia/McCune-Albright syndrome: A rare, mosaic disease of Gas activation. Endocr Rev. 2020;41(2):345-70.
3. Brzica K, Simunovic M, Ivancic M, Tudor D, Skrabic I, Skrabic V. McCune-Albright syndrome in infant with growth hormone excess. Genes (Basel). 2022;13(8):1345.
4. Fantahun B, Desta S. Delayed diagnosis of McCune-Albright syndrome. Case Rep Genet. 2021;2021:2999349.
5. Foster C, Al Zubeidi H, Diaz-Thomas A. Cushing syndrome as a failed cardiac screen in a patient with McCune-Albright syndrome: a case report. J Med Case Rep. 2022;16(1):342.
6. Gryngarten M, Comar H, Arcari A, Boulgourdjian E, Escobar ME, Domené H. McCune-Albright syndrome, a rare form of precocious puberty: Diagnosis, treatment, and follow-up. Arch Argent Pediatr. 2021;119(5):e420-e427.
7. Holbrook L, Brady R. McCune Albright syndrome. 2022 Jul 12. In: StatPearls [Internet]. Treasure Island (FL): StatPearls Publishing; 2022 Jan.
8. Hu J, Hu C. Postoperative thyroid crisis in an 11-years old male with McCune-Albright syndrome and atypical triiodothyronine hyperthyroidism: a case report. Medicine (Baltimore). 2022;101(9):e28928.
9. Javaid MK, Boyce A, Appelman-Dijkstra N, Ong J, Defabianis P, Offiah A, et al. Best practice management guidelines for fibrous dysplasia/McCune-Albright syndrome: a consensus statement from the FD/MAS international consortium. Orphanet J Rare Dis. 2019;14(1):139.
10. Lin X, Feng NY, Lei YJ. Diagnosis and treatment of McCune-Albright syndrome: A case report. World J Clin Cases. 2023;11(28):6817-22.
11. McCune DJ. Osteitis fibrosa cystica: the case of a nine-year-old girl who also exhibits precocious puberty, multiple pigmentation of the skin and hyperthyroidism. Am J Dis Child. 1936;52:743-7.
12. Nicolaides NC, Kontou M, Vasilakis IA, Binou M, Lykopoulou E, Kanaka-Gantenbein C. McCune-Albright Syndrome: A case report and review of literature. Int J Mol Sci. 2023;24(10):8464.
13. Rosinha P, Ramalho D, Rodrigues O, Sousa S, Alves C, Lopes J, et al. Hyperthyroidism in McCune-Albright syndrome - a case report. J Pediatr Endocrinol Metab. 2022.
14. Spencer T, Pan KS, Collins MT, Boyce AM. The clinical spectrum of McCune-Albright syndrome and its management. Horm Res Paediatr. 2019;92:347-56.
15. Tucker-Bartley A, Selen DJ, Golden E, van Gool R, Ebb D, Mannstadt M, Upadhyay J. Pharmacological interventions targeting pain in fibrous dysplasia/McCune-Albright syndrome. Int J Mol Sci. 2023;24(3):2550.
16. Tufano M, Ciofi D, Amendolea A, Stagi S. Auxological and endocrinological features in children with McCune Albright syndrome: A review. Front Endocrinol (Lausanne). 2020;11:522.
17. Unsal Y, Gozmen O, User İR, Hızarcıoglu H, Gulhan B, Ekinci S, et al. Case Report: Severe McCune-Albright syndrome presenting with neonatal Cushing syndrome: navigating through clinical obstacles. Front Endocrinol (Lausanne). 2023;14:1209189.

56

Síndrome de Klinefelter

INTRODUÇÃO

A síndrome de Klinefelter (SK) foi descrita em 1942, por Harry Fitch Klinefelter (1912-1990) e Fuller Albright (1900-1969), no artigo "*Syndrome characterized by gynaecomastia, aspermatogenesis without a-Leydigism, and increased excretion of follicle stimulating hormone*", publicado no *Journal of Clinic Endocrinology & Metabolism*, onde descreveram nove indivíduos do sexo masculino com ginecomastia bilateral, testículos pequenos, ausência de espermatogênese, células de Leydig com função normal ou reduzida e aumento da excreção urinária do hormônio folículo-estimulante (FSH). Em 1959, Patricia Ann Jacob (1934-) e John Anderson Strong (1915-2012) publicaram, na revista *Nature*, o artigo "*A case of human intersexuality having a possible XXY sex-determining mechanism*", mostrando que a SK era causada por um cromossomo X supranumerário (47,XXY).

Apesar de relativamente frequente, a SK é subdiagnosticada ou, às vezes, nunca diagnosticada pela grande variabilidade da apresentação fenotípica, atrasando a implementação de intervenções que venham prevenir ou tratar suas comorbidades.

DEFINIÇÃO

Síndrome genética caracterizada pela presença de uma ou mais cópias extras do cromossomo X, em um indivíduo com fenótipo masculino.

EPIDEMIOLOGIA

A SK é a aneuploidia (alteração cromossômica numérica) de cromossomo sexual mais comum. Na sua forma clássica, acomete em média 1:650 meninos nascidos vivos (1:500 a 1:1000). Por sua diversidade fenotípica, 50 a 75% dos casos da SK não são diagnosticados.

ETIOLOGIA

A SK não é hereditária, ocorrendo como resultado de um erro genético aleatório após a concepção. A idade materna avançada (mulheres que engravidam após os 35 a 40 anos) é associada um maior risco de gerar uma criança com SK. O cromossomo X adicional pode ser herdado tanto do pai como da mãe (50% de cada). O cromossomo X extra de origem materna decorre da não disjunção dos cromossomos X nos estágios I ou II da meiose durante a oogênese. A herança paterna do X supranumerário ocorre por não disjunção apenas durante o estágio I da meiose na espermatogênese. Aproximadamente 75% da não disjunção materna é causada por erros na meiose I, que são associados à idade materna avançada. Idade paterna avançada também tem sido descrita como fator de risco para SK. A não disjunção após a fertilização é responsável pelos mosaicismos.

O cariótipo clássico da SK é o 47,XXY (80 a 90%). Mosaicismo com cariótipo 46,XY/47,XXY apresenta fenótipo mais discreto, a depender do percentual de células com constituição cromossômica normal. Um mosaico incomum é o 46,XX/47,XXY, o qual também pode causar DDS ovário-testicular. Outras alterações cromossômicas que podem ocorrer são tetrassomias e pentassomias de cromossomos sexuais, caracterizadas pela presença de dois ou mais cromossomos X e Y, como: 48,XXYY; 48,XXXY; 49,XXXXY; 49,XXXYY. Mais raramente, a SK pode ser causada por alterações cromossômicas estruturais como 47,X,i(Xq)Y e 47,X,del(X)Y.

FISIOPATOLOGIA

Os mecanismos fisiopatológicos responsáveis pela heterogeneidade fenotípica da SK não estão completamente caracterizados. Entre eles, destacam-se inativação do cromossomo X, polimorfismo genético, overdose de genes resultante do X supranumerário e origem parental do cromossomo X adicional.

Na SK, dois genes têm sido mais estudados por serem responsáveis por algumas das alterações fenotípicas: *SHOX* (*SHOX homeobox*), localizado no cromossomo Xp22.33; e *AR* (*androgen receptor*), localizado no cromossomo Xq12. A duplicação do *SHOX* ao escapar à inativação do cromossomo X supranumerário é responsável pela alta estatura. O *AR* contém uma sequência altamente polimórfica de trinucleotídeos (CAG) no éxon 1, cujo comprimento é inversamente proporcional à resposta do receptor androgênico, ou seja, as sequências CAG curtas se correlacionam com maior efeito androgênico. Se o cromossomo X com sequência curta de repetição do *AR* CAG for preferencialmente inativado, o paciente herdará uma sequência *AR* CAG com menor resposta androgênica, manifestando-se por ginecomastia, diminuição do volume testicular, aumento da estatura e diminuição da densidade mineral óssea. Por outro lado, caso ele herde uma sequência *AR* CAG curta, terá uma melhor resposta androgênica. Essas diferentes inativações podem contribuir para a maior ou menor expressão do hipogonadismo na SK. A síndrome de insensibilidade androgênica parcial, com atipia genital, pode ocorrer quando uma variante patogênica heterozigota do *AR* ocorre concomitantemente com a inativação randômica do X do alelo saudável.

MANIFESTAÇÕES CLÍNICAS

Como não existe um fenótipo clássico nem dismorfologia facial típica, exceto em variantes raras, o diagnóstico da SK é tardio e subdiagnosticado. Aproximadamente 50 a 75% dos pacientes não são diagnosticados e, dos 25% nos quais o diagnóstico é realizado, menos de 10% o são antes dos 14 anos, com a maioria sendo diagnosticada na vida adulta durante a investigação para infertilidade. Pacientes com cariótipo em mosaico têm sintomatologia mais discreta, a depender da proporção de células que possuem o cromossomo X adicional.

Deve-se considerar a possibilidade da SK em pacientes com proporções corporais eunucoides, testículos pequenos e endurecidos, ginecomastia, atraso puberal, redução da libido, disfunção erétil, escassez de pelo corporal e facial, diminuição de massa muscular, distúrbios da aprendizagem e transtornos da fala, azoospermia ou oligospermia não obstrutiva, e hipogonadismo hipergonadotrófico com diminuição do volume testicular. O Quadro 1 resume as principais manifestações clínicas da SK. O Quadro 2 compara as manifestações clínicas da forma clássica e das variantes da SK. A seguir, são apresentadas as alterações endócrinas mais frequentemente observadas na SK.

Alteração antropométrica e da composição corporal

Recém-nascidos, lactentes e crianças têm altura e peso dentro da normalidade. A altura se mantém dentro da média até a idade de 5 a 6 anos, quando ocorre aceleração do crescimento levando a alta estatura (média: 185 a 190 cm), exceto nos pacientes com cariótipo 49,XXXXY, que apresentam baixa estatura. A alta estatura é causada pelo efeito overdose do gene *SHOX* presente em três cópias ao escapar à inativação do X por se localizar na região pseudoautossômica 1. Outro mecanismo seria o hipogonadismo causando diminuição da conversão de testosterona para estradiol, com isso prolongando o tempo de fechamento das epífises de crescimento.

As proporções corpóreas são eunucoides, com aumento do comprimento de braços e pernas e tronco curto. Os ombros são estreitos, o quadril é largo, com aumento do diâmetro bi-ilíaco e da circunferência do quadril. A composição corporal mostra diminuição da massa magra, aumento da massa gorda, adiposidade truncal e padrão feminino de distribuição de gordura.

Disfunção testicular

A disfunção testicular na SK acomete as células tanto de Leydig como de Sertoli.

Células de Leydig

Quando a insuficiência androgênica ocorre na vida fetal, o paciente pode nascer com micropênis, hipospádia, epispádia, criptorquidismo ou genitália atípica (p. ex., variante patogênica heterozigota do *AR* causando síndrome de insensibilidade androgênica parcial). Porém, mais comumente, a genitália externa é normal, a puberdade tem início espontâneo na idade adequada, progredindo com crescimento peniano, mudança de voz, crescimento de pelo facial e corporal e despertar da libido, até o estágio de desenvolvimento puberal 4 de Tanner, quando tem início a insuficiência androgênica. Os testículos aumentam até um volume de 6 a 10 mL, involuindo para 3 a 5 mL a partir da metade para o final da puberdade, tornando-se endurecidos. Ginecomastia bilateral ocorre em 40 a 50% dos adolescentes, frequência similar à de adolescentes sem SK, diferindo deles pela persistência da ginecomastia em decorrência do hipogonadismo não tratado.

A insuficiência androgênica se acentua e progride a partir do final da adolescência e início da vida adulta, com a maioria dos homens evoluindo com redução dos níveis séricos de testosterona e elevação das gonadotrofinas, caracterizando um quadro de hipogonadismo hipergonadotrófico com sintomatologia típica de testículos diminuídos e endurecidos, redução da libido, disfunção erétil, rarefação de pelos faciais e corporais, diminuição da massa muscular e densidade mineral óssea, astenia, ansiedade e depressão. Alguns pacientes, especialmente aqueles com mosaico 46,XX/47,XXY, podem manter um hipogonadismo compensado (elevação do LH e FSH com testosterona dentro dos valores de referência) até os 50 anos de idade.

Células de Sertoli

A perda das células germinativas tem início na vida intrauterina, evoluindo para oligospermia ou azoospermia nos pacientes que não sejam mosaicos para SK. Os fetos têm número adequado de células germinativas, mas com deficiente maturação dos gonócitos em pré-espermatogônia. Meninos pré-púberes têm redução do número de espermatogônias, com arquitetura testicular preservada e ausência de fibrose. Na puberdade, já se observam graus variáveis de fibrose e hialinização dos túbulos seminíferos e hiperplasia das células de Leydig. Nos adultos, ocorrem atrofia, hialinização e degeneração dos túbulos seminíferos, com perda das células germinativas e acentuação da fibrose causando oligospermia/azoospermia e diminuição dos níveis séricos da inibina B (hormônio regulador da síntese do FSH). A elevação do FSH é um dos sinais de defeitos na função espermatogênica. Apesar da extensa fibrose, permanecem focos de espermatogênese normal que podem ser usados em técnicas de recuperação do esperma para a preservação da fertilidade. Em razão do desenvolvimento prostático normal, a ejaculação pode ocorrer, mas o sêmen é quase sempre azoospérmico. Em 90% dos homens ocorre azoospermia, com apenas 6 a 10% tendo oligospermia. Pacientes com mosaicismo 46,XX/47,XXY podem ser férteis. Por isso, adolescentes sexualmente ativos devem ser orientados sobre contracepção.

Diminuição da densidade mineral óssea

Aproximadamente 25 a 40% dos adultos com SK têm diminuição da densidade mineral óssea (DMO). A diminuição da DMO na adolescência evolui com maior perda óssea com o passar do tempo, inclusive se associando a uma taxa maior de fraturas. Vários mecanismos são responsáveis por isso: hipogonadismo com diminuição da testosterona, redução da massa magra, aumento da adiposidade, hipovitaminose D, diminuição da INSL3 (*insulin-like protein 3*), uma proteína osteoanabólica produzida pelas células de Leydig, e aumento da esclerostina.

Síndrome metabólica

Indivíduos com SK têm risco aumentado de desenvolver síndrome metabólica com obesidade visceral, resistência insulínica, disglicemia, diabetes melito tipo 2, dislipidemia e hipertensão arterial.

Outras disfunções endócrinas

Diabetes melito tipo 1, hipotireoidismo, nódulos tireoidianos e puberdade precoce são outros distúrbios endócrinos ocasionalmente descritos em pacientes com SK. Deve-se pensar na possibilidade de SK associada à puberdade precoce central idiopática em meninos com volume testicular menor do que o esperado, e níveis séricos basais e pós-estímulo com análogo de hormônio liberador de gonadotrofina (aGnRH) de gonadotrofinas maiores do que o esperado. A puberdade precoce central é um prelúdio para o hipogonadismo e o tratamento com aGnRH pode atrasar a insuficiência gonadal. Um diagnóstico diferencial da puberdade precoce central na SK é a puberdade precoce causada por tumores do mediastino causados por células germinativas produtoras de gonadotrofina coriônica humana (hCG).

QUADRO 1 Manifestações clínicas da síndrome de Klinefelter

Manifestações	Alterações
Antropométricas	▪ Estatura final normal ou aumentada, baixa estatura no cariótipo 49,XXXXY, proporções eunucoides (braços e pernas longas), aumento do índice de massa corporal, adiposidade truncal, aumento da circunferência abdominal
Dismorfia facial	▪ Dismorfias faciais (epicanto, hipertelorismo, base nasal achatada) podem estar presentes em variantes raras da SK, como 48,XXXY e 49,XXXXY
Puberais/gonadais	▪ Criptorquidismo, micropênis (raramente) ▪ Puberdade tem início normal e posteriormente deixa de progredir ▪ Hipogonadismo hipergonadotrófico: atraso puberal, testículos endurecidos e diminuídos (< 5 mL), ginecomastia, proporções eunucoides, escassez de pelos faciais e corporais, diminuição da libido, disfunção erétil, infertilidade (oligospermia, azoospermia) ▪ Puberdade precoce central idiopática ou puberdade precoce causada por tumores de células germinativas produtoras de hCG têm sido descritas
Geniturinárias	▪ A maioria dos indivíduos tem genitália externa normal, mas alguns podem nascer com genitália atípica, criptorquidismo, micropênis, hipospádia ou epispádia
Esqueléticas	▪ Proporções eunucoides (braços e pernas longos), ombros estreitos, quadril largo, clinodactilia do 5º quirodáctilo, pés planos, sinostose radioulnar, osteopenia, osteoporose
Neurodesenvolvimento	▪ Hipotonia, atraso da linguagem verbal, distúrbios da fala e do aprendizado, dislexia, transtorno do espectro autista, transtorno do déficit de atenção e hiperatividade
Psiquiátricas	▪ Transtorno do humor, ansiedade, depressão, baixa autoestima
Metabólicas	▪ Obesidade, resistência insulínica, diabetes melito tipo 2, dislipidemia, aumento da razão massa gorda/massa magra, risco aumentado de síndrome metabólica
Oncológicas	▪ Risco aumentado para carcinoma de mama (até 20 vezes maior), tumores extragonadais de células germinativas em mediastino (teratoma, carcinoma embrionário), linfoma não Hodgkin
Cardiovasculares	▪ Maior predisposição para varizes, trombose venosa profunda, embolia pulmonar, doença cardíaca isquêmica, prolapso de valva mitral
Autoimunes	▪ Maior predisposição para diabetes melito tipo 1, hipotireoidismo, síndrome de Sjögren, artrite reumatoide, lúpus eritematoso sistêmico
Oftalmológicas	▪ Disfunção da retina, diminuição da visão diurna/visão noturna
Odontológicas	▪ Taurodontismo (anomalia do desenvolvimento de dentes polirradiculares, onde ocorrem alargamento da câmara pulpar e diminuição do tamanho das raízes) e cáries

hCG: gonadotrofina coriônica humana.

ABORDAGEM DIAGNÓSTICA

O diagnóstico da SK pode ser pré e pós-natal. A investigação pré-natal é geralmente efetuada durante a avaliação de possível aneuploidia fetal em gestantes de alto risco, como aquelas de idade mais avançada. O diagnóstico pré-natal é realizado por estudo citogenético de vilosidades coriônicas ou amniócitos, ou por teste pré-natal não invasivo (NIPT) pesquisando DNA fetal livre na circulação materna.

O diagnóstico pós-natal requer um elevado grau de suspeição clínica com base na identificação de sinais e sintomas sugestivos da SK, que variam de acordo com a idade:

QUADRO 2 Comparação entre a forma clássica e algumas variantes da síndrome de Klinefelter

Características	Cariótipo			
	47,XXY	48,XXYY	48,XXXY	49,XXXXY
Prevalência	1:650-1:1000	1:18.000-1:40.000	1:17.000-1:50.000	1:85.000-1:100.000
Idade ao diagnóstico	< 10% antes dos 10 anos	Desconhecida	Desconhecida	Desconhecida
Estatura final média	180-190 cm	> 190 cm	> 190 cm	Baixa estatura
Malformações congênitas	Clinodactilia	▪ Genitália atípica ▪ Clinodactilia ▪ Sinostose radioulnar ▪ Hérnia inguinal ▪ Displasia renal ▪ Malformações cardíacas	▪ Clinodactilia ▪ Sinostose radioulnar ▪ Hérnia inguinal	▪ Genitália atípica ▪ Fenda palatina ▪ Displasia de quadril ▪ Sinostose radioulnar ▪ Hérnia inguinal ▪ Persistência do canal arterial
Dismorfia facial	Não	Não	Epicanto, hipertelorismo, base nasal achatada	Microcefalia, epicanto, hipertelorismo, base nasal achatada
Hipogonadismo hipergonadotrófico	Sim	Sim	Sim	Sim
Cognição e desenvolvimento	▪ Atraso motor e da linguagem (40-75%) ▪ Distúrbios do aprendizado (75%)	▪ Atraso motor e da linguagem (80%) ▪ Distúrbios do aprendizado (100%)	▪ Atraso motor e da linguagem (40-75%) ▪ Distúrbios do aprendizado (50-75%)	▪ Atraso motor e da linguagem (100%) ▪ Distúrbios do aprendizado (100%)
Origem do cromossomo supranumerário	▪ 50% materna ▪ 50% paterna	100% paterna	▪ 50% materna ▪ 50% paterna	100% materna

- 0 a 1 ano: micropênis, hipospádia, criptorquidismo.
- 1 a 5 anos: hipotonia, atraso do desenvolvimento, distúrbios da linguagem verbal e da fala. Muitas vezes o tratamento fonoaudiológico consegue melhorar esses distúrbios sem que a possibilidade da SK seja considerada, o que atrasa o diagnóstico.
- 5 a 10 anos: dificuldade de aprendizado, atraso da linguagem, transtorno do espectro autista, transtorno do déficit de atenção e hiperatividade.
- 10 a 18 anos: alta estatura, proporções eunucoides (braços e pernas longos), atraso puberal, ginecomastia, testículos pequenos e endurecidos, escassez de pelos corporais e faciais.
- Adultos: hipogonadismo hipergonadotrófico (p. ex., diminuição de libido, disfunção erétil), infertilidade (oligospermia ou azospermia), síndrome metabólica, diminuição da densidade mineral óssea, ansiedade, depressão, transtornos do humor, câncer de mama.

A maioria dos diagnósticos ocorre na puberdade, quando o paciente ou a família buscam auxílio médico para investigar ginecomastia e diminuição do crescimento testicular; ou na vida adulta, durante avaliação para hipogonadismo ou infertilidade (10 a 15% dos homens avaliados para infertilidade causada por azoospermia não obstrutiva têm SK).

História clínica

A anamnese deve investigar idade materna avançada, distúrbios da linguagem e da fala, dificuldades de aprendizado, atraso escolar, sintomas psiquiátricos, baixa autoestima, estatura e malformações congênitas. Nos adolescentes, investigar alta estatura, atraso puberal, atividade sexual, libido, disfunção erétil, escassez de pelos corporais e faciais, astenia, ginecomastia e alterações sugestivas de carcinoma de mama (p. ex., retração do mamilo, nódulos) e neoplasias de células germinativas do mediastino (p. ex., tosse, dor torácica, dispneia).

Exame físico

O exame físico deve investigar pressão arterial, altura, peso, índice de massa corpórea, envergadura, razão segmento superior/segmento inferior, adiposidade abdominal, ginecomastia, puberdade, genitália externa (testículos e pênis pequenos, atipia genital), dismorfia facial (variantes raras da SK), varizes de membros inferiores, alterações sugestivas de carcinoma de mama (p. ex., retração do mamilo, nódulos) e neoplasias de células germinativas do mediastino (p. ex., tosse, dor torácica).

Exames complementares

Os principais exames a serem solicitados na investigação inicial da SK, a depender da idade e das morbidades a serem investigadas, são descritos a seguir:

- Estudo citogenético (cariótipo em pelo menos 30 células): confirmação diagnóstica.
- LH, FSH, testosterona: investigar hipogonadismo hipergonadotrófico.
- Estradiol, prolactina: investigar ginecomastia.
- hCG, alfafetoproteína: indicadas na suspeita de tumores de células germinativas do mediastino.
- T4L, TSH: investigar hipotireoidismo e ginecomastia.
- Inibina B: diminuída ou indetectável na adolescência em virtude da hialinização das células germinativas.
- Hormônio antimülleriano: diminuído na adolescência por disfunção das células de Sertoli.
- AST, ALT: investigar ginecomastia e esteato-hepatite.
- Ureia, creatinina: investigar ginecomastia.
- Perfil lipídico: avaliar dislipidemia.
- Glicemia, insulina, HbA1c: investigar diabetes melito.
- Anticorpos contra células pancreáticas: caso o diagnóstico de diabetes tenha se confirmado.
- Cálcio, fósforo, fosfatase alcalina, albumina, 25(OH) vitamina D: investigar mineralização óssea na puberdade e vida adulta.
- Radiografia de mãos e punhos: idade óssea e sinostose radioulnar.
- Radiografia de tórax: suspeita de tumores do mediastino.
- Ultrassonografia de testículos: documentar volume testicular a partir da adolescência.
- Ultrassonografia de abdome total: esteatose hepática.
- Ultrassonografia de mamas: avaliação de ginecomastia e carcinoma de mama.
- Ecocardiograma: investigar malformações cardíacas (prolapso de valva mitral).
- Eletrocardiograma: investigar alterações do ritmo cardíaco (diminuição do QTc).
- DXA: investigar mineralização óssea a partir da adolescência.

Interconsultas

A avaliação por outros especialistas, a depender da indicação clínica, é importante para a complementação da investigação diagnóstica. Por exemplo: genética (aconselhamento genético), psicologia e psicopedagogia (dificuldade de aprendizado), fonoaudiologia (distúrbios da fala), psiquiatria (esquizofrenia, psicose, depressão), urologia e cardiologia (malformações genitais ou cardíacas), odontologista (taurodontismo, cáries), reprodução humana (questões sobre fertilidade), angiologia (profilaxia de trombose venosa profunda em voos de longa duração).

ABORDAGEM TERAPÊUTICA

O tratamento das diversas manifestações da SK requer uma equipe multidisciplinar. Os pais/responsáveis devem ser orientados sobre:

- Etiologia, herança e manifestações clínicas da síndrome, ressaltando que nem sempre ocorrerão todas as manifestações.
- Complicações (p. ex., distúrbios do aprendizado e da fala, osteoporose, síndrome metabólica, risco de neoplasias).
- Necessidade de acompanhamento com outras especialidades (p. ex., fonoaudiologia).

A orientação terapêutica dos principais distúrbios endócrinos é descrita a seguir.

Alteração antropométrica e da composição corporal

A não ser em situações excepcionais, quando a previsão de altura é > +3 DP, não há indicação de tratamento para a alta estatura, uma vez que a média de altura final fica um pouco acima dos 190 cm. Se o tratamento da alta estatura for realizado com a administração de testosterona em altas doses, indicar a coleta de esperma para criocongelação antes de iniciar o tratamento hormonal e conversar com os pais e o paciente sobre riscos e benefícios do tratamento (vide capítulo sobre alta estatura). Por sua raridade, não existem dados suficientes sobre o tratamento da baixa estatura das variantes incomuns da SK. A composição corporal com padrão feminino de distribuição de gordura e a proporção corporal eunucoide podem ser tratadas pela reposição de testosterona.

Disfunção testicular

Células de Leydig

No paciente com genitália externa normal, recomenda-se iniciar a reposição de testosterona quando forem evidenciados atraso puberal, hipogonadismo clínico ou bioquímico (testosterona abaixo ou no limite inferior do valor de referência com concentração suprafisiológica de LH) com sintomas. Isso geralmente ocorre a partir do final da puberdade, uma vez que o início da puberdade é habitualmente normal, com alguns pacientes não progredindo até o último estágio puberal. Não há indicação formal para repor testosterona em adolescentes com hipogonadismo hipergonadotrófico compensado (elevação do LH com testosterona normal). Entretanto, alguns serviços preferem iniciar a reposição de testosterona no começo da puberdade ou assim que se detectar elevação das gonadotrofinas, argumentando que os sinais de hipogonadismo podem ser sutis e difíceis de serem percebidos. O esquema de reposição de testosterona na SK segue as mesmas orientações recomendadas para o hipogonadismo hipergonadotrófico por outras causas. É fundamental conversar com a família sobre questões de fertilidade antes de iniciar a reposição de testosterona, uma vez que a supressão do LH causada pela reposição de testosterona pode inviabilizar a espermatogênese remanescente. Não existem estudos mostrando a eficácia do tratamento com inibidores da aromatase (aumentar testosterona sem reduzir o LH) na SK. Não existe consenso sobre a reposição de oxandrolona em meninos pré-púberes com o objetivo de melhorar ansiedade, depressão e funcionamento social.

No recém-nascido ou lactente com micropênis, a reposição de testosterona de ação curta por via intramuscular (25 mg, IM, 1 vez/mês, por 3 meses) é indicada. O tratamento do criptorquidismo segue as orientações das diretrizes existentes, sendo recomendado se não houver descida dos testículos para a bolsa escrotal até os 6 meses de idade. Correção de hipospádia, epispádia e genitália atípica devem ser feitas por cirurgião com experiência na área. A ginecomastia é tratada cirurgicamente.

Células de Sertoli

A preservação da fertilidade é possível com técnicas de extração testicular de esperma (TESE) e injeção intracitoplasmática de esperma (ICSI). A taxa de sucesso (gravidez e nascidos vivos após o procedimento) pode chegar a 40%. Não existe risco de anomalias cromossômicas nas crianças nascidas por esse procedimento porque o cromossomo X extra está ausente nesses focos de espermatogênese preservada. A idade recomendada para a realização de extração do esperma varia de 16 a 35 anos. A criopreservação de sêmen não é indicada antes dos 16 anos, pois podem ser removidas células germinativas funcionais que evoluiriam para espermatogônia na puberdade, nem após os 35 anos, quando a presença de fibrose testicular e a perda de células germinativas poderiam inviabilizar o procedimento.

Diminuição da densidade mineral óssea

Tratada de forma conjunta com alimentação adequada, atividade física regular, exposição à luz solar, reposição de vitamina D, cálcio e testosterona nos casos de hipogonadismo.

Síndrome metabólica e outras disfunções endócrinas

O tratamento da síndrome metabólica e de outras disfunções endócrinas (p. ex., diabetes melito tipo 1, hipotireoidismo, nódulos tireoidianos e puberdade precoce central idiopática) segue as orientações padronizadas para os casos não associados à SK.

TRANSIÇÃO DOS CUIDADOS PARA A ENDOCRINOLOGIA DE ADULTOS

A equipe de endocrinologia pediátrica deve preparar o adolescente e sua família para transição e posterior cuidado médico pelo endocrinologista de adultos, clínico e geneticista, pelo menos 6 a 12 meses antes de efetivar a transferência. Idealmente, as instituições deveriam desenvolver protocolos com a participação de endocrinologistas pediátricos e de adultos que atendessem às peculiaridades do serviço e otimizassem essa fase de transição.

Na transição para os cuidados de endocrinologia de adultos, recomenda-se monitorar e orientar o risco de câncer de mama e do mediastino, tratamento do hipogonadismo, questões sobre fertilidade e indicação de TESE, tratamento da osteoporose e prevenção de fraturas, manejo da obesidade, dislipidemia e síndrome metabólica, monitoração da glicemia e hemoglobina glicada, orientações sobre tromboembolismo venoso, embolia pulmonar, doença cardiovascular, disfunções neuropsicológicas (depressão, ansiedade, menor qualidade de vida), entre outros.

REFERÊNCIAS SELECIONADAS

1. Akcan N, Poyrazoğlu Ş, Baş F, Bundak R, Darendeliler F. Klinefelter syndrome in childhood: Variability in clinical and molecular findings. J Clin Res Pediatr Endocrinol. 2018;10(2):100-7.
2. Aliberti L, Gagliardi I, Bigoni S, Lupo S, Caracciolo S, Ferlini A, et al. Communicating the diagnosis of Klinefelter syndrome to children and adolescents: when, how, and who? J Community Genet. 2022;13(3):271-80.
3. Bearelly P, Oates R. Recent advances in managing and understanding Klinefelter syndrome. F1000Res. 2019;8:F1000 Faculty Rev-112.
4. Butler G, Srirangalingam U, Faithfull J, Sangster P, Senniappan S, Mitchell R. Klinefelter syndrome: going beyond the diagnosis. Arch Dis Child. 2023;108(3):166-71.
5. Davis SM, DeKlotz S, Nadeau KJ, Kelsey MM, Zeitler PS, Tartaglia NR. High prevalence of cardiometabolic risk features in adolescents with 47,XXY Klinefelter syndrome. Am J Med Genet C Semin Med Genet. 2020;184(2):327-33.
6. Hamzik MP, Gropman AL, Brooks MR, Powell S, Sadeghin T, Samango-Sprouse CA. The effect of hormonal therapy on the behavioral outcomes in 47,XXY (Klinefelter Syndrome) between 7 and 12 years of age. Genes (Basel). 2023;14(7):1402.
7. Hovnik T, Zitnik E, Avbelj Stefanija M, Bertok S, Sedej K, Bancic Silva V, et al. An adolescent boy with Klinefelter syndrome and 47,XXY/46,XX mosaicism: Case report and review of literature. Genes (Basel). 2022;13(5):744.
8. Jacobs PA, Strong JA. A case of human intersexuality having a possible XXY sex-determining mechanism. Nature. 1959;183:302-3.
9. Klinefelter HF Jr, Reifenstein EC Jr, Albright F. Syndrome characterized by gynaecomastia, aspermatogenesis without a-Leydigism, and increased excretion of follicle stimulating hormone. J Clin Endocrinol Metab. 1942;2(11):615.
10. Lizarazo AH, McLoughlin M, Vogiatzi MG. Endocrine aspects of Klinefelter syndrome. Curr Opin Endocrinol Diabetes Obes. 2019;26(1):60-5.
11. López Krabbe HV, Holm Petersen J, Asserhøj LL, Johannsen TH, Christiansen P, Jensen RB, et al. Reproductive hormones, bone mineral content, body composition, and testosterone therapy in boys and adolescents with Klinefelter syndrome. Endocr Connect. 2023;12(7):e230031.
12. Los E, Leslie SW, Ford GA. Klinefelter syndrome. [Updated 2023 Nov 12]. In: StatPearls [Internet]. Treasure Island (FL): StatPearls Publishing; 2023.
13. Maqdasy S, Barres B, Salaun G, Batisse-Lignier M, Pebrel-Richard C, Kwok KHM, et al. Idiopathic central precocious puberty in a Klinefelter patient: highlights on gonadotropin levels and pathophysiology. Basic Clin Androl. 2020;30(1):19.
14. Navarro-Cobos MJ, Balaton BP, Brown CJ. Genes that escape from X-chromosome inactivation: Potential contributors to Klinefelter syndrome. Am J Med Genet C Semin Med Genet. 2020;184(2):226-38.
15. Tanner M, Miettinen PJ, Hero M, Toppari J, Raivio T. Onset and progression of puberty in Klinefelter syndrome. Clin Endocrinol (Oxf). 2022;96(3):363-70.
16. Tartaglia N, Ayari N, Howell S, D'Epagnier C, Zeitler P. 48,XXYY, 48,XXXY and 49,XXXXY syndromes: not just variants of Klinefelter syndrome. Acta Paediatr. 2011;100(6):851-60.
17. Zitzmann M, Aksglaede L, Corona G, Isidori AM, Juul A, T'Sjoen G, et al. European academy of andrology guidelines on Klinefelter Syndrome Endorsing Organization: European Society of Endocrinology. Andrology. 2021;9(1):145-67.
18. Zitzmann M, Rohayem J. Gonadal dysfunction and beyond: Clinical challenges in children, adolescents, and adults with 47,XXY Klinefelter syndrome. Am J Med Genet C Semin Med Genet. 2020;184(2):302-12.

57

Síndrome de Bartter

INTRODUÇÃO

A síndrome de Bartter (SB) foi descrita, em 1962, por Frederic Crosby Bartter (1914-1983), no artigo "*Hyperplasia of the juxtaglomerular complex with hyperaldosteronism and hypokalemic alkalosis*", publicado no *The American Journal of Medicine*, no qual descreveu dois pacientes com essa síndrome.

A SB é uma das mais conhecidas tubulopatias renais. Tem início precoce, algumas vezes pré-natal, caracterizada por hiperaldosteronismo, alcalose metabólica, hipopotassemia, hipocloremia, poliúria, polidipsia e déficit ponderoestatural. Ela é um distúrbio de interesse para o endocrinologista por cursar com baixa estatura e baixo peso, hiperaldosteronismo, diabetes insípido e hipocalcemia.

DEFINIÇÃO

A SB é uma tubulopatia renal perdedora de sal que se manifesta por hiperplasia do aparelho justaglomerular, hiperaldosteronismo hiper-reninêmico, alcalose metabólica hipopotassêmica, hipomagnesemia (alguns pacientes), elevação da prostaglandina E2 (alguns pacientes) e pressão arterial normal ou baixa.

EPIDEMIOLOGIA

A incidência da SB é de 1: 1.000.000 nascidos vivos na Europa. Em países com elevada consanguinidade como no Kuwait, a incidência é de 1:100.000.

FISIOPATOLOGIA

A fisiopatologia é explicada pela perda tubular renal de sódio e de cloro, causando hipovolemia, que ativa o sistema renina-angiotensina-aldosterona (SRAA), levando a hiperaldosteronismo secundário, que aumenta a reabsorção renal de sódio, que associada ao aumento da excreção de potássio e hidrogênio resulta em alcalose metabólica hipopotassêmica. O estímulo permanente do aparelho justaglomerular leva à hipertrofia e à hiper-reninemia.

Ao contrário do hiperaldosteronismo primário que cursa com hipertensão arterial, na SB a pressão arterial é normal por causa da perda renal de sal e da síntese aumentada de prostaglandinas E2 causando vasodilatação das arteríolas eferentes. A calciúria é normal ou aumentada, podendo causar nefrolitíase e nefrocalcinose. O diabetes insípido nefrogênico é causado por distúrbios no transporte de sódio e cloro na alça de Henle e pela hipopotassemia crônica.

ETIOLOGIA

A SB é um grupo heterogêneo de tubulopatias, de herança autossômica dominante, recessiva ou ligada ao X, causada por variante patogênica inativadora ou perda de função de genes responsáveis por codificar transportadores tubulares renais de sódio e cloro no ramo ascendente alça de Henle (tubulopatia do tipo furosemida).

Os principais genes causadores da SB são: (i) *KCNJ11* (anteriormente denominado *ROMK1*), que codifica os canais de potássio; (ii) *CLCNKA* e *CLCNKB*, que codificam os canais de cloro; (iii) *SLC12A1* (anteriormente denominado *NKCC2*), que codifica cotransportadores de sódio, potássio e cloro; e (iv) *MAGED2*, que codifica a regulação da expressão de canais de eletrólitos.

Os genes afetados permitem classificar a SB em cinco genótipos: tipo 1 (*SLC12A1*), tipo 2 (*KCNJ11*), tipo 3 (*CLCNKB*), tipo 4 (4a: *BSND*, 4b: *CLCNKA* e *CLCNKB*), e tipo 5 (*MAGED2*) – Quadro 1. A hipocalcemia autossômica dominante associada a SB é causada por variante patogênica ativadora ou ganho de função do CaSR, receptor sensível ao cálcio.

MANIFESTAÇÕES CLÍNICO-LABORATORIAIS

As manifestações clínicas têm início precoce com poliúria, noctúria, polidipsia, avidez por sal, desidratação, vômito, constipação, fraqueza, câimbra, déficit ponderoestatural e atraso puberal. As alterações laboratoriais consistem em: hipopotassemia, hipocloremia, alcalose metabólica, hiper-reninemia, hiperaldosteronismo, aumento dos níveis séricos de prostaglandinas E2 (PGE2), magnésio normal ou baixo, hipercalciúria, aumento da excreção renal de sódio e cloro e pressão arterial normal ou baixa. Podem ocorrer nefrolitíase, nefrocalcinose e uropatia obstrutiva.

Nos subtipos 1, 2, 4 e 5, o início é pré-natal com polidrâmnio detectado a partir da 22ª semana de gestação. O subtipo 3 tem início pós-natal e um fenótipo menos grave. O subtipo 5 é transitório. Os subtipos 4a e 4b cursam com surdez neurossensorial. Nos subtipos de início pré-natal ocorre polidrâmnio, prematuridade, nefrocalcinose e depleção do volume extracelular, sendo um quadro grave. Na hipocalcemia autossômica dominante associada à SB, ocorre hipoparatireoidismo.

ABORDAGEM DIAGNÓSTICA

O diagnóstico pré-natal pode ser feito pelo sequenciamento genético e pela análise da concentração de

QUADRO 1 Classificação genótipo:fenótipo da síndrome de Bartter

Subtipos	Herança	Gene	Cromossomo	Características
1	AR	*SLC12A1* (*NKCC2*)	15q21.1	Início pré-natal, polidrâmnio, poliúria fetal, prematuridade, déficit de crescimento, vômito, diarreia, febre, desidratação, nefrocalcinose
2	AR	*KCNJ11* (*ROMK*)	11q24.3	Início pré-natal, polidrâmnio, poliúria fetal, RCIU, prematuridade, déficit de crescimento, vômito, diarreia, febre, desidratação, nefrocalcinose, hiperpotassemia transitória pode ocorrer
3	AR	*CLCNKB*	1p36.13	Início predominantemente pós-natal, déficit de crescimento na infância, sem tendência a desenvolver nefrocalcinose, hipomagnesemia discreta. Esse é o subtipo mais frequente da síndrome
4a	AR	*BSND*	1p32.3	Início pré-natal, polidrâmnio, poliúria fetal, RCIU, prematuridade, déficit de crescimento, vômito, diarreia, febre, desidratação, surdez neurossensorial
4b	AR, DR	*CLCNKB*, *CLCNKA*	1p36.13	Início pré-natal, polidrâmnio, poliúria fetal, RCIU, prematuridade, déficit de crescimento, vômito, diarreia, febre, desidratação, surdez neurossensorial
5	XL	*MAGED2*	Xp11.21	Início pré-natal. Polidrâmnio de início precoce, RCIU, prematuridade extrema, poliúria, nefrocalcinose e alta mortalidade. Naqueles que sobrevivem, ocorre resolução espontânea após algumas semanas
Hipocalcemia autossômica dominante com síndrome de Bartter	AD	*CaSR*	3q13.33-q21.1	Início pós-natal, hipoparatireoidismo, hipocalcemia, hipercalciúria, hipomagnesemia, hipopotassemia, alcalose metabólica

BSND: Barttin CLCNK type accessory subunit beta; CaSR: calcium sensing receptor; CLCNKA: chloride voltage-gated channel Ka; CLCNKB: chloride voltage-gated channel Kb; KCNJ11: potassium inwardly rectifying channel subfamily J member 11; MAGED2: MAGE famiky member D2; SLC12A1: solute carrier family 12 member 1.

AD: autossômica dominante; AR: autossômica recessiva; RCIU: restrição de crescimento intrauterino; XL: ligada ao cromossomo X.

proteína total e alfafetoproteína no líquido amniótico, calculando o índice de Bartter [multiplicar a concentração da proteína total *versus* a alfafetoproteína, ambas expressas em múltiplos da média (MoM)].

Após o nascimento, o diagnóstico da SB com base em suas manifestações clínicas ou laboratoriais deve ser confirmado por teste molecular com sequenciamento de nova geração (NGS), usando um painel que inclua genes causadores da SB, síndrome de Gitelman, e genes cujas variantes patogênicas possam se sobrepor às manifestações da SB: *SLC12A1, KCNJ11, BSND, CLCNKA, CLCNKB, MAGED2, CASR, SLC21A3, SLC12A3, KCNJ5, KCNJ10, CLDN10, NR3C2, CLCN2, CYP11B1, CACNA1H, SCNN1A, SCNN1B, SCNN1G*. Esse exame tem uma sensibilidade de 75% e especificidade de 90 a 100% para o diagnóstico da SB. O Quadro 2 mostra a investigação diagnóstica inicial da SB.

QUADRO 2 Investigação diagnóstica inicial da síndrome de Bartter

Exame	Alteração
Sódio, cloro, potássio	Hipocloremia, hipopotassemia
Reserva alcalina, gasometria	Alcalose metabólica
Aldosterona	Hiperaldosteronismo
Renina	Hiper-reninemia
Cálcio, fósforo, albumina, PTH	Hipoparatireoidismo, hipocalcemia na SB associada à hipocalcemia autossômica dominante
Magnésio	Hipomagnesemia ocasional
Razão cálcio:creatinina em amostra randômica de urina, ou calciúria de 24 horas	Hipercalciúria
Cloro urinário	Aumentado (> 40 mEq/L)
Osmolaridade sérica e urinária	Hipo-osmolaridade urinária (diabetes insípido nefrogênico)
Ureia, creatinina	Alterados em casos de insuficiência renal
Ultrassonografia de rins e vias urinárias	Ao diagnóstico e a cada 1-2 anos para investigar nefrolitíase, nefrocalcinose
PEATE (potencial evocado auditivo do tronco cerebral)	Déficit auditivo neurossensorial na SB tipo 4
Eletrocardiograma	Alterações causadas pela hipopotassemia: bradicardia, alargamento do QRS, depressão do segmento ST, surgimento de onda U, redução da voltagem da onda T
Sequenciamento genético (NGS)	Confirmação diagnóstica dos casos suspeitos

DIAGNÓSTICO DIFERENCIAL

Os principais diagnósticos diferenciais da SB são descritos a seguir.

Pseudo-Bartter

Pseudo-Bartter refere-se a condições que podem cursar com alcalose metabólica hipopotassêmica e pressão arterial normal:

- Diarreia, vômitos, sucção nasogástrica, uso de laxativos (perda digestiva de cloro) e fibrose cística (perda de cloro pelo suor). Essas condições cursam com cloro urinário diminuído (< 25 mEq/L), enquanto a SB tem cloro urinário elevado (> 40 mEq/L).
- Diuréticos: diagnóstico diferencial difícil com a SB, pois o uso de diuréticos também causa aumento da excreção urinária de cloro. Por isso, recomenda-se investigar o possível uso de diuréticos principalmente em fórmulas de emagrecimento que podem ser usadas por adolescentes.

Síndrome de Bartter adquirida

Causada pelo uso de aminoglicosídeos (p. ex., gentamicina, amicacina).

Síndrome de Gitelman

Tubulopatia renal causada por variante patogênica do *SLC12A3* (*solute carrier family 12 member 3*), que codifica o transportador de cloreto de sódio tiazídico-sensível. As manifestações têm início a partir dos 6 anos ou adolescência, com pressão arterial normal, hipomagnesemia, hipopotassemia, alcalose metabólica, hiperaldosteronismo, hiper-reninemia, hipocalciúria e aumento da excreção urinária de magnésio, potássio e cloro. Não cursa com polidrâmnio, surdez neurossensorial e hipocalcemia. O déficit ponderoestatural é infrequente.

Síndrome EAST

A síndrome EAST (*epilepsy, ataxia, sensorioneural deafness, tubulopathy*) é uma tubulopatia renal causada por variante patogênica do *KCNJ10* (*potassium inwardly rectifying channel subfamily J member 10*). Caracteriza-se pelo início na infância, com ataxia, epilepsia, tremor, hipopotassemia, hipomagnesemia, alcalose metabólica e hipocalciúria.

Síndrome HELIX

A síndrome HELIX (*hypohidrosis, electrolyte imbalance, lacrimal gland dysfunction, ichthyosis, xerostomia*) é causada por variante patogênica do *CLDN10* (*claudin 10*).

Nefropatia HNF1B

Tubulopatia causada por variante patogênica do *HNF1B* (*hepatocyte nuclear factor-1-beta*). Caracteriza-se por: hipomagnesemia, hipocalciúria, MODY-HNF1B, doença renal policística e hipoplasia renal.

Hiperaldosteronismo primário

Causado por adenoma adrenal, hiperplasia adrenal congênita, síndrome de Cushing. Diferencia-se da SB por cursar com alcalose metabólica hipopotassêmica, hiporeninemia e pressão arterial elevada.

ABORDAGEM TERAPÊUTICA

A terapia fetal com amniocenteses repetidas e uso de anti-inflamatórios não esteroidais pela gestante, com o objetivo de diminuir o polidrâmnio, tem indicação controversa pelos riscos de enterocolite e fechamento precoce do canal arterial do feto.

A terapia pós-natal consiste em otimizar o aporte calórico para melhorar o déficit de crescimento; aumentar a ingestão hídrica para corrigir a hipovolemia principalmente durante intercorrências agudas como vômito, diarreia, febre e jejum para procedimentos; aumentar a ingestão de sal (5 a 10 mEq/kg/dia, exceto nos tipos 1 e 2 por causa do diabetes insípido) e aumentar a ingestão de alimentos ricos em potássio. A atividade física é estimulada desde que sejam asseguradas adequada hidratação e normalização dos eletrólitos.

A hipopotassemia e hipocloremia são tratadas com reposição de cloro e potássio por meio do xarope de KCl a 6% (1 mL = 0,8 mEq) na dose de 2 mEq/kg/dia, VO, a cada 6 a 8 horas. Se ainda assim a hipopotassemia persistir, pode-se adicionar uma das três seguintes classes de medicamentos: (i) diuréticos poupadores de potássio [p. ex., espironolactona (1 mg/kg/dia, VO, a cada 12 horas), amilorida (0,3 mg/kg/dia, VO, a cada 8 horas)]; (ii) inibidores da enzima conversora da angiotensina [p. ex., captopril (dose variável de acordo com a faixa etária)]; e (iii) bloqueadores do receptor de angiotensina [p. ex., losartana (dose variável de acordo com a faixa etária)]. Os inibidores da enzima conversora da angiotensina e bloqueadores do receptor da angiotensina devem ser usados com cautela em pacientes desidratados pelo risco de causarem lesão renal aguda.

O uso de anti-inflamatórios não esteroidais [p. ex., ibuprofeno (15 a 30 mg/kg/dia, VO, a cada 8 horas), indometacina (1 a 4 mg/kg/dia, VO, a cada 8 horas)], com o objetivo de inibir a prostaglandina E, reduzindo a excreção urinária de cloro e sódio, pode ser associado ao tratamento em caso de resposta inadequada à abordagem inicial. A suplementação de magnésio é recomendada se houver hipomagnesemia. Existem relatos de caso isolados sobe o uso de hormônio de crescimento para o tratamento da baixa estatura que não melhora após a correção dos distúrbios eletrolíticos. A hipopotassemia e hipomagnesemia devem ser corrigidas antes de procedimentos anestésicos, principalmente quando se planeja usar bloqueadores neuromusculares (rocurônio, atracúrio, cisatracúrio). Alguns pacientes podem desenvolver nefrolitíase, nefrocalcinose, uropatia obstrutiva, glomerulopatia e insuficiência renal.

TRANSIÇÃO DOS CUIDADOS PARA A ENDOCRINOLOGIA DE ADULTO

A equipe de endocrinologia pediátrica deve preparar o adolescente e sua família para transição e posterior cuidado médico pelo endocrinologista de adulto, pelo menos 6 a 12 meses antes de efetivar a transferência. Idealmente, as instituições deveriam desenvolver protocolos com a participação de endocrinologistas pediátricos e de adultos que atendessem às peculiaridades do serviço e otimizassem essa fase de transição.

Na transição para os cuidados pelo endocrinologista de adulto, recomenda-se monitorar e orientar o uso constante dos medicamentos com ajustes de doses quando necessário, orientação sobre efeitos adversos dos medicamentos (p. ex., irritação e sangramento gastrointestinal), manter ingestão adequada de água e sal, especialmente quando a temperatura ambiente for elevada ou durante exercício, consumir alimentos ricos em potássio, discutir questões sobre fertilidade, gravidez e contracepção, acompanhar perda auditiva neurossensorial, risco de nefrolitíase, entre outros problemas.

REFERÊNCIAS SELECIONADAS

1. Bartter FC, Pronove P, et al. Hyperplasia of the juxtaglomerular complex with hyperaldosteronism and hypokalemic alkalosis. A new syndrome. Am J Med. 1962;33:811-28.
2. Bokhari SRA, Zulfiqar H, Mansur A. Bartter syndrome. 2023. In: StatPearls [Internet]. Treasure Island (FL): StatPearls Publishing; 2024.
3. Choi N, Kang HG. Bartter syndrome: perspectives of a pediatric nephrologist. Electrolyte Blood Press. 2022;20(2):49-56
4. Erfidan G, Alaygut D, et al. A Bartter syndrome patient presenting with severe growth retardation: questions. Pediatr Nephrol. 2022.
5. Erfidan G, Alaygut D, et al. A Bartter syndrome patient presenting with severe growth retardation: answers. Pediatr Nephrol. 2022.
6. Florea L, Caba L, Gorduza EV. Genetic heterogeneity in Bartter syndrome: clinical and practical importance. Front Pediatr. 2022; 10:908655.
7. Konrad M, Nijenhuis T, et al. Diagnosis and management of Bartter syndrome: executive summary of the consensus and recommendations from the European Rare Kidney Disease Reference Network Working Group for Tubular Disorders. Kidney Int. 2021;99(2):324-35.
8. Mrad FCC, Soares SBM, et al. Bartter's syndrome: clinical findings, genetic causes and therapeutic approach. World J Pediatr. 2021; 17(1):31-9.
9. Nuñez-Gonzalez L, et al. Molecular basis, diagnostic challenges and therapeutic approaches of Bartter and Gitelman syndromes: a primer for clinicians. Int J Mol Sci. 2021;22(21):11414.
10. Qasba RK, Bucharles ACF, et al. Bartter syndrome: a systematic review of case reports and case series. Medicina (Kaunas). 2023; 59(9):1638.
11. Saha A, Pande P, et al. Clinical exome sequencing uncovers an unsuspected diagnosis of Bartter syndrome type 2 in a child with incidentally detected nephrocalcinosis. CEN Case Rep. 2022.

58

Síndrome de Down

INTRODUÇÃO

A síndrome de Down (SD) foi descrita em 1866, por John Langdon Haydon Down (1828-1896). Em 1958, cem anos depois, Jérôme Jean Louis Marie Lejeune (1926-1994) mostrou que ela era causada pela trissomia do cromossomo 21.

A SD é a doença cromossômica mais comum em seres humanos. Graças aos avanços nos cuidados médicos, a sobrevida desses pacientes já excede os 60 anos. Dentre as comorbidades da SD, destacam-se os distúrbios endócrino-metabólicos que serão discutidos neste capítulo.

O Dia Internacional da Síndrome de Down é celebrado em 21 de março (3/21, nos EUA), em uma alusão à trissomia do cromossomo 21.

EPIDEMIOLOGIA

A incidência da SD varia de 1:700 a 1:1.000 nascidos vivos, independentemente de gênero e etnia. Quando a SD é causada por trissomia livre do cromossomo 21, o risco de recorrência aumenta de acordo com o avanço da idade materna (p. ex., gestação aos 30 anos, risco de 1/959 para nascer uma criança com SD; gestação aos 40 anos, risco de 1/84).

ETIOLOGIA

A SD é causada pela presença de uma terceira cópia do cromossomo 21 (T21), como resultado dos seguintes mecanismos: não disjunção meiótica, translocação, mosaicismo e trissomia parcial (Quadro 1). A não disjunção meiótica causa 96% dos casos. No cromossomo 21 existem 200 a 300 genes cuja expressão aumentada, em decorrência da trissomia, é um dos mecanismos responsáveis pelas diferentes manifestações da síndrome.

QUADRO 1 Etiologia da síndrome de Down

Alteração cromossômica	Porcentagem dos casos	Descrição
Trissomia livre por não disjunção meiótica	96%	De ocorrência casual. O risco aumenta com a idade materna. Descrição do cariótipo: 47,XX,+21 (sexo feminino) e 47,XY,+21 (sexo masculino)
Translocação	3-4%	Pode ser esporádica ou herdada de um dos pais. Geralmente ocorre entre o cromossomo 21 e os cromossomos 14 ou 22. Descrição do cariótipo: varia a depender do cromossomo translocado
Mosaicismo	1-2%	A porcentagem de células afetadas é variável. Descrição do cariótipo: 47,XX,+21/46,XX (sexo feminino) e 47,XY,+21/46,XY (sexo masculino)
Trissomia parcial	< 1%	Duplicação de um segmento delimitado do cromossomo 21

MANIFESTAÇÕES CLÍNICAS

As alterações fenotípicas mais frequentes são descritas no Quadro 2.

Além das manifestações fenotípicas, os indivíduos com SD podem apresentar outras morbidades, como: deficiência intelectual leve a moderada, alterações auditivas, ortodônticas e visuais, malformações cardíacas e gastrointestinais, distúrbios neurológicos (convulsão, transtorno do espectro do autismo), endocrinológicos, ortopédicos, hematológicos (anemia, leucemia, transtorno mieloproliferativo transitório) e respiratórios (apneia obstrutiva do sono).

As principais causas de morte são as complicações hematológicas (leucemia linfoide ou mieloide aguda), respiratórias e cardíacas. A doença de Alzheimer, de início precoce, tem sido diagnosticada em adultos com SD.

QUADRO 2 Principais manifestações fenotípicas da síndrome de Down

▪ Braquicefalia ▪ Microcefalia leve ▪ Orelhas pequenas e de implantação baixa ▪ Olhos amendoados, com fissura palpebral para cima ▪ Telecanto, epicanto ▪ Sinofris ("monocelha") ▪ Boca pequena, com protrusão da língua ▪ Nariz pequeno, com ponte nasal achatada ▪ Cabelos finos e lisos	▪ Pescoço curto, com redundância de pele na nuca ▪ Braquidactilia ▪ Prega palmar única ▪ Clinodactilia do 5° quirodáctilo ▪ Espaço alargado entre o 1° e 2° pododáctilos ▪ Hipotonia muscular ou frouxidão ligamentar ▪ Baixa estatura ▪ Atraso global do desenvolvimento ▪ Sopro cardíaco, cardiopatia

MANIFESTAÇÕES ENDÓCRINAS E TRATAMENTO

As principais manifestações endócrino-metabólicas da SD na criança e no adolescente são: baixa estatura, alterações da composição corporal, hipotireoidismo congênito, tireoidopatia autoimune, diabetes melito tipos 1 e 2, diminuição da densidade mineral óssea e alterações gonadais (Quadro 3).

Baixa estatura

A estatura final de 75 a 90% dos indivíduos com SD é < P3, com uma média de 161 cm para os homens e 147 cm para as mulheres. A etiologia da baixa estatura na SD ainda não é completamente esclarecida, podendo resultar da participação de fatores genéticos (expressão aumentada de determinados genes), hormonais (disfunção do eixo hipotálamo-hipófise-IGF e diminuição da bioatividade do GH) e das comorbidades da síndrome (p. ex., hipotireoidismo, cardiopatia congênita, malformações gastrointestinais, nutrição inadequada, apneia obstrutiva do sono, deficiência de zinco).

As crianças com SD apresentam diminuição do comprimento, peso e perímetro cefálico ao nascimento se comparados com a população geral. Persistem com baixa estatura e a velocidade de crescimento é diminuída, principalmente entre 6 e 12 meses e durante o pico de crescimento acelerado da puberdade. A baixa estatura é caracterizada pela diminuição do comprimento dos membros, com aumento da razão altura sentada:altura de pé. As medidas de altura e peso devem ser plotadas em gráficos padrões e em gráficos específicos para a SD, os quais são disponíveis no site da Sociedade Brasileira de Pediatria (SBP).

Embora uma metanálise recente tenha relatado a segurança do hormônio do crescimento recombinante humano (rGH) em curto prazo, a maioria dos autores não recomenda seu uso na SD pelo maior risco de neoplasias malignas hematológicas e pela falta de dados demonstrando a eficácia do rGH em aumentar a estatura final, bem como por não se conhecer sua segurança no uso em longo prazo. O uso do rGH na síndrome de Down não é autorizado pela Food and Drug Administration (FDA), European Medicines Agency (EMA), nem pela Agência Nacional de Vigilância Sanitária (Anvisa).

Alterações da composição corporal

No primeiro ano de vida, crianças com SD tendem ao baixo peso como resultado das dificuldades alimentares relacionadas a hipotonia, macroglossia, cardiopatias congênitas e malformações do trato gastrointestinal. Entre o final da infância e o início da adolescência, ocorre um maior ganho de peso, fazendo com que a prevalência combinada de sobrepeso e obesidade na SD seja de 23 a 70%.

A etiologia da obesidade é multifatorial, sendo uma combinação de hipotonia que diminui a atividade física e predispõe a um comportamento mais sedentário, diminuição da leptina, encurtamento dos telômeros causando envelhecimento precoce, aumento do índice de massa corpórea (IMC) e hipotireoidismo não tratado.

A prevenção e o tratamento do sobrepeso e obesidade inclui: plano alimentar saudável ou hipocalórico naqueles com obesidade; atividade física aeróbica (1 a 2 horas/dia); e abordagem comportamental. O tratamento farmacológico com análogos do GLP-1 (liraglutida, semaglutida) pode ser usado em adolescentes ≥ 12 anos e peso ≥ 60 kg, associado a dieta hipocalórica e aumento da atividade física. A cirurgia bariátrica não é indicada, a não ser em casos excepcionais.

Hipotireoidismo congênito

O hipotireoidismo congênito (HC) primário acomete 1% das crianças com SD. A incidência varia de 1:113 a 1:141, comparado com a incidência de 1:2.000 a 1:4.000 na população geral. Ou seja, é 25 vezes mais frequente na SD. As manifestações clínicas são semelhantes às do HC das crianças sem SD. Entretanto, crianças com SD e HC têm um maior risco de nascerem com malformações cardíacas e gastrointestinal, quando comparadas a crianças com SD e sem HC.

Em 30% dos casos, o HC é transitório, sendo detectado durante intercorrências perinatais. O HC permanente é causado por hipoplasia da tireoide (18 a 83%), tireoide tópica com volume normal (5 a 59%), bócio (0 a 22%) e agenesia ou ectopia (0 a 8%). Em relação à etiologia, a expressão aumentada do *DYRK1A* (*dual-specificity tyrosine-Y phosphorylation regulated kinase 1A*), localizado no cromossomo 21, tem sido apontada como possível fator patogênico, ao inibir a maturação dos folículos tireoidiano desde a vida intrauterina.

O diagnóstico do HC é feito pela dosagem de T4 e TSH no teste de triagem neonatal e confirmado por dosagem sérica nos casos suspeitos. Pela elevada prevalência de HC na SD, nos casos em que triagem neonatal for negativa, recomenda-se a dosagem de T4L e TSH, aos 6 e 12 meses, e depois anualmente.

Os critérios e objetivos do tratamento seguem as mesmas indicações recomendadas pelas diretrizes sobre HC. Deve-se iniciar a reposição precoce da levotiroxina (antes de 14 dias de vida), na dose de 10 a 15 mcg/kg/dia. Nas crianças com cardiopatia congênita de repercussão hemodinâmica, a dose da levotiroxina deve ser menor para evitar arritmias cardíacas. Nos HC graves, usar uma dose maior. Quando houver dúvida quanto a etiologia ou permanência do HC, recomenda-se suspender a reposição de levotiroxina após o 3º ano de vida, para confirmação diagnóstica.

Hipotireoidismo autoimune

A prevalência do hipotireoidismo autoimune (tireoidite de Hashimoto [TH]) na SD é elevada, situando-se entre 13 e 34%. A TH na SD apresenta algumas diferenças em relação à TH na população geral: não existe diferença em relação à distribuição por sexo como ocorre na população sem SD, em que a prevalência é maior no sexo feminino; a história familiar de tireoidopatia é menos frequente; e os títulos dos anticorpos antitireoidianos são menores. Geralmente, a TH precede o diagnóstico de outras doenças autoimunes, como diabetes melito tipo 1, doença celíaca e alopecia.

A patogênese da tireoidopatia autoimune na SD é multifatorial, podendo ser explicada pelos seguintes fatores: aumento da expressão do *AIRE* (*autoimmune regulator*), localizado no cromossomo 21q22.3, desregulando a resposta imune; aumento da expressão de citocinas pró-inflamatórias; e associação com o HLA DQA1-0301, aumentando o risco de tireoidopatia autoimune e doença celíaca.

A triagem da TH é feita pela dosagem anual de T4L, TSH, palpação da tireoide e questionamento sobre sintomas de hipotireoidismo. O diagnóstico clínico é difícil pela inespecificidade dos sintomas e dificuldade de diferenciá-los de sintomas comuns na SD, como hipotonia e ganho de peso. Por isso, o diagnóstico quase sempre é feito pelos exames laboratoriais de rotina. A dosagem dos anticorpos antitireoperoxidase (anti-TPO) e antitireoglobulina (AAT) é indicada na vigência de bócio ou alteração dos testes de função tireoidiana. O diagnóstico do hipotireoidismo é feito quando o TSH for elevado e o T4L for baixo ou inapropriadamente normal. A positividade do anti-TPO se associa a um maior risco de evolução do eutireoidismo ou hipotireoidismo subclínico para o hipotireoidismo clínico. O diagnóstico mais precoce da TH na SD parece ser resultado da triagem sistemática.

O tratamento do hipotireoidismo clínico consiste na reposição de levotiroxina. Não existe consenso em relação à reposição de levotiroxina no hipotireoidismo subclínico, que deve levar em consideração a concentração do TSH, os sintomas e achados ultrassonográficos. A maioria das diretrizes recomenda o tratamento quando houver sintomas ou quando o TSH for > 10 mU/mL, após afastar outras causas de elevação do TSH (p. ex., excesso ou deficiência de iodo, fase de recuperação do eutireóideo doente, disgenesia tireoidiana, variante patogênica inativadora do TSH, anticorpos heterofílicos elevando falsamente o TSH).

Hipertireoidismo autoimune

A prevalência do hipertireoidismo autoimune (doença de Graves [DG]) na SD é de 0,66%, 30 vezes maior do que na população em geral. Como na TH, a DG na SD não apresenta diferenças por sexo.

As manifestações clínicas quase sempre têm início na adolescência, com a sintomatologia típica da DG (p. ex., bócio, tremores, taquicardia, palpitação, insônia, aumento do apetite, perda de peso, sudorese, intolerância ao calor, hiper-reflexia). Isso faz com que o diagnóstico, na maioria das vezes, seja feito pelos sintomas, ao contrário da TH, em que o diagnóstico é quase sempre feito pelas alterações laboratoriais, uma vez que os sintomas de hipotireoidismo, por serem inespecíficos, são mais difíceis de serem identificados.

A triagem para DG é feita pela dosagem anual de T4L, TSH, palpação da tireoide e questionamento sobre sintomas de hipertireoidismo. A dosagem de anti-TPO e AAT é indicada na vigência de bócio ou alteração dos testes de função tireoidiana. O diagnóstico do hipertireoidismo é feito quando o TSH for diminuído e o T4L for aumentado ou inapropriadamente normal. TSH supresso com T4L e T3 normais sugere hipertireoidismo subclínico. A dosagem do TRAb e a ultrassonografia da tireoide são indicadas quando houver diminuição do TSH.

O tratamento de primeira escolha é a administração do metimazol por tempo prolongado. A tireoidectomia e a ablação com iodo radioativo são indicadas se houver insucesso ou impossibilidade (reação adversa grave) de uso do metimazol, em razão das peculiaridades anatômicas da região cervical, como pescoço curto e malácia das vias aéreas (cirurgia) e maior risco de neoplasias hematológicas malignas (iodo radioativo). Não existe consenso em relação ao tratamento do hipertireoidismo subclínico, que deve levar em consideração a concentração do TSH, os sintomas e achados ultrassonográficos.

Hipotireoidismo subclínico não autoimune

O hipotireoidismo subclínico não autoimune (HSNA) é definido pela elevação isolada do TSH, com T4 livre normal, anticorpos antitireoidianos negativos e ausência de bócio ou sintomas clínicos. Sua prevalência é descrita como 10 a 39% dos indivíduos com SD, mas pode estar subestimada pelo fato de os pacientes serem assintomáticos. A etiologia é multifatorial: secreção inapropriada do TSH, menor sensibilidade do receptor de TSH, regulação dopaminérgica inadequada e menor bioatividade do TSH. Em 70% dos casos, o TSH se normaliza espontaneamente num período de 5 anos.

A triagem do HSNA é feita pela dosagem anual de T4L, TSH, palpação da tireoide e questionamento sobre sintomas. A dosagem de anti-TPO e AAT é indicada na vigência de bócio ou alteração dos testes de função tireoidiana. O diagnóstico mais precoce da HSNA na SD parece ser resultado da triagem sistemática. Não existe consenso em relação à reposição de levotiroxina no HSNA, cujas recomendações são semelhantes às do hipotireoidismo subclínico autoimune, descrito em tópico anterior.

Diabetes melito tipo 1

A prevalência do diabetes melito tipo 1 (DM1) na SD é quatro vezes maior do que na população em geral, variando de 1,4 a 10%. A ocorrência de DM1 apresenta uma distribuição bimodal, com dois picos de incidência (< 2 anos e início da adolescência), com uma média de 8 anos, sem distinção de sexo.

A expressão de genes na trissomia do 21 (p. ex., *AIRE*) pode contribuir para a secreção de autoanticorpos pancreáticos ao causar hipofunção tímica e desregulação das células T. O aumento da expressão de citocinas pró-inflamatórias por desregulação da via de sinalização da interleucina-6 é outro mecanismo patogênico. Essas alterações aumentam o risco para outras doenças autoimunes, como tireoidite de Hashimoto e doença celíaca. Na SD, não parece haver relação entre DM1 e o sistema HLA, uma vez que a tendência é de que sejam portadores de alelos de baixo risco.

Os pais/responsáveis devem ser orientados sobre os sintomas do DM1 para permitir o diagnóstico precoce.

As manifestações clínicas são semelhantes às de outras crianças. O diagnóstico é feito por glicemia de jejum, teste de tolerância oral à glicose e/ou dosagem de hemoglobina glicada (HbA1c), além de pesquisa dos autoanticorpos pancreáticos. O tratamento é o padrão, com insulinoterapia (múltiplas injeções diárias ou bomba de infusão), alimentação saudável, monitoração contínua da glicose intersticial (CGM) ou aferição da glicemia capilar, além de atividade física. De modo geral, na SD as doses de insulina são menores, o controle metabólico é melhor e existe uma menor taxa de complicações microvasculares (p. ex., retinopatia, nefropatia, neuropatia). Porém, eles necessitam de maior supervisão no gerenciamento do DM1.

Diabetes melito tipo 2

Crianças e adolescentes com SD têm maior prevalência de diabetes melito tipo 2 (DM2), com taxas de 3,6%. A menor quantidade de massa magra e a maior quantidade de gordura visceral contribuem para a resistência insulínica nesses indivíduos, associadas ao declínio de função das células beta. O diagnóstico é feito pela glicemia de jejum, teste de tolerância oral à glicose e/ou dosagem da HbA1c. A HbA1c tende a apresentar valores mais baixos em relação à glicemia, talvez por uma menor sobrevida das hemácias na SD.

A triagem para DM2 segue as orientações da American Diabetes Association (≥ 10 anos ou início da puberdade, IMC > P85 e um ou mais dos seguintes fatores de risco: história familiar de DM2 em parentes de 1º ou 2º grau, história materna de diabetes ou diabetes gestacional na gravidez do paciente, sinais de resistência insulínica, raça/etnia).

O tratamento é realizado pela combinação de metformina, alimentação saudável, atividade física, monitoração da glicose intersticial ou glicemia capilar. Se a monoterapia com metformina não for capaz de manter a HbA1c < 9%, adiciona-se análogo do GLP-1 (liraglutida). Se mesmo assim não houver controle do DM2, recomenda-se a insulinoterapia.

Diminuição da densidade mineral óssea

A densidade mineral óssea (DMO) na SD diminui mais rapidamente do que indivíduos sem a síndrome, tendo início após a adolescência, com prevalência de 13% nos adolescentes e 66% em adultos. Isto, associado ao fato de a SD ser uma síndrome de envelhecimento precoce, com menopausa precoce e maior expectativa de vida, alerta sobre o risco aumentado de os indivíduos adultos terem osteopenia, osteoporose e maior risco de fraturas.

A etiologia da diminuição da DMO na SD é multifatorial, devendo-se a fatores: genéticos (p. ex., expressão aumentada do *DYRK1A* [*dual specificity tyrosine phosphorylation regulated kinase 1A*]), epigenéticos (p. ex., aumento da expressão da RIP140 [*receptor interacting protein 140*]), ambientais (p. ex., diminuição da ingestão de cálcio e vitamina D, menor exposição á luz solar, hipotonia com menor atividade física), o que pode ser agravado pelo uso de anticonvulsivantes, hipotireoidismo, hipogonadismo e doença celíaca.

A triagem rotineira não é recomendada. A avaliação da DMO é recomendada em casos de fraturas. Os resultados da densitometria óssea devem idealmente serem ajustados para altura e peso para evitar superestimar a perda mineral óssea. A prevenção e o tratamento são feitos pela suplementação de cálcio e vitamina D, atividade física regular, fisioterapia e reposição de esteroides sexuais se houver hipogonadismo. O tratamento farmacológico é limitado porque os bisfosfonatos (medicamentos antirreabsortivos) não atuam no mecanismo da osteoporose da SD, que é a diminuição da atividade osteoblástica.

Alterações gonadais

O criptorquidismo ocorre em 6,5% dos meninos com SD, sendo causado por deficiência do crescimento do cordão espermático, variante patogênica do *INSL-3* (*insulin-like growth fator 3*) ou de seu receptor, ou deficiência hormonal fetal. O diagnóstico e tratamento precoce (cirurgia nos primeiros 6 meses de vida) é importante para diminuir o risco de neoplasia. Alguns pacientes nascem com testículos tópicos que depois ascendem a uma posição supraescrotal. Por isso, o exame da genitália externa faz parte da avaliação de rotina da SD.

O desenvolvimento puberal é normal em ambos os sexos, com a menarca ocorrendo, em média, aos 13,4 anos. Homens adultos podem desenvolver hipogonadismo hipergonadotrófico, com elevação do LH e FSH e testosterona normal ou no limite inferior por disfunção das células de Leydig e de Sertoli. A obesidade pode contribuir para o hipogonadismo ao aromatizar andrógenos para estrógeno. A infertilidade é uma complicação presente na maioria dos homens com SD, embora existam raros casos de paternidade, o que requer orientação contraceptiva. As mulheres com SD são potencialmente férteis e devem ser aconselhadas sobre contracepção quando sexualmente ativas. Existe risco aumentado de menopausa precoce (88% das mulheres com SD têm menopausa, em média, aos 4,1 anos).

QUADRO 3 Disfunções endócrino-metabólicas na síndrome de Down

Distúrbios do crescimento ▪ Baixa estatura **Alteração da composição corporal** ▪ Baixo peso (< 1-2 anos) ▪ Sobrepeso e obesidade (> 2 anos) **Distúrbios da tireoide** ▪ Hipotireoidismo congênito ▪ Hipotireoidismo autoimune ▪ Hipertireoidismo autoimune ▪ Hipotireoidismo subclínico não autoimune	**Distúrbios do osteometabolismo** ▪ Baixa densidade mineral óssea **Distúrbios do metabolismo dos carboidratos** ▪ Diabetes melito tipo 1 ▪ Diabetes melito tipo 2 **Alterações gonadais** ▪ Criptorquidismo ▪ Hipogonadismo hipergonadotrófico nos homens ▪ Infertilidade masculina ▪ Menopausa precoce

ABORDAGEM DIAGNÓSTICA

A abordagem diagnóstica deve incluir história clínica direcionada aos sintomas e evolução clínica. Por exemplo: alterações fenotípicas, idade ao diagnóstico, confirmação por cariótipo, presença de malformações congênitas, relato de hipotonia, atraso no desenvolvimento e dificuldade alimentar nos primeiros 2 anos de vida, plotagem dos dados antropométricos em curvas padrão e específicas para a síndrome, e exames complementares para a investigação das comorbidades.

O diagnóstico da SD pode ser estabelecido ao nascimento com base no fenótipo. Para isso, podem-se utilizar os 10 critérios clínicos de Hall, pelos quais 100% dos recém-nascidos com SD têm pelo menos quatro sinais e 90%, pelo menos seis sinais (Quadro 4).

O exame físico e morfológico já direciona o diagnóstico e indica a solicitação de cariótipo em sangue periférico para confirmação diagnóstica e determinação do risco de recorrência na irmandade. O resultado do cariótipo será relatado como uma das quatro alterações descritas no Quadro 1. Excepcionalmente, a criança pode ter fenótipo de SD e o cariótipo ser normal por mosaicismo de baixa frequência com poucas células trissômicas, trissomia parcial de cromossomo 21, ou fenocópia da SD (fenômeno no qual o indivíduo apresenta fenótipo similar ao de outro, mas causado por fatores ambientais e não hereditário). Nesses casos, deve-se repetir o cariótipo avaliando um maior número de células ou solicitar teste molecular com *CGH-array*.

Em relação ao risco de recorrência, se o cariótipo do probando for trissomia livre ou mosaicismo, não há risco de recorrência aumentado. Se o cariótipo do probando for translocação, é necessário solicitar o cariótipo dos pais: se normal, não há risco de recorrência aumentado; se um dos pais apresenta translocação, o risco de recorrência é aumentado.

Uma vez confirmada a suspeita diagnóstica, recomenda-se solicitar hemograma, ferritina, glicemia em jejum, T4L, TSH, IGF-1, IgA total e antitransglutaminase IgA (> 2 anos, ou sintomáticos), radiografia de coluna cervical para investigar instabilidade atlantoaxial (> 2 anos), ecocardiograma e ultrassonografia de abdome total. Além dos exames, é fundamental encaminhar a criança para avaliação com outros especialistas (p. ex. genética, oftalmologia, odontologia, fonoaudiologia).

QUADRO 4 Critérios de Hall (1966) para o diagnóstico clínico neonatal da síndrome de Down

▪ Reflexo de Moro ausente ou parcialmente ausente (90%)
▪ Perfil facial achatado (90%)
▪ Hipotonia (80%)
▪ Hipermobilidade articular (80%)
▪ Pele redundante na nuca (80%)
▪ Fendas palpebrais oblíquas para cima (80%)
▪ Displasia da pelve identificada por radiografia (70%)
▪ Orelhas pequenas e arredondadas (60%)
▪ Hipoplasia da falange média do 5º quirodáctilo (60%)
▪ Prega palmar única (45%)

ABORDAGEM TERAPÊUTICA

A abordagem terapêutica requer uma equipe multidisciplinar com o objetivo de prevenir e tratar as comorbidades associadas à síndrome.

Os pais/responsáveis devem ser orientados sobre:

- Etiologia, herança e as manifestações clínicas da síndrome, e que nem sempre ocorrerão todas as manifestações.
- As complicações endócrinas (p. ex., baixa estatura, obesidade, tireoidopatia, diabetes melito, diminuição da densidade mineral óssea).
- A necessidade de acompanhamento com outras especialidades (p. ex., oftalmologia, fonoaudiologia).

O tratamento das disfunções endócrinas foi descrito nos tópicos anteriores. O tratamento das comorbidades não endócrinas requer orientação e acompanhamento por outros especialistas, idealmente coordenados por um serviço especializado no cuidado à pessoa com SD, ou por um profissional experiente nesses cuidados.

TRANSIÇÃO DOS CUIDADOS PARA A ENDOCRINOLOGIA DE ADULTOS

A equipe de endocrinologia pediátrica deve preparar o adolescente e sua família para transição e posterior cuidado médico pela endocrinologia de adultos, pelo menos 6 a 12 meses antes de efetivar a transferência. Idealmente, as instituições deveriam desenvolver protocolos com a participação de endocrinologistas pediátricos e de adultos que atendessem às peculiaridades do serviço e otimizassem essa fase de transição.

Na transição dos cuidados para a endocrinologia de adultos, recomendam-se controle do peso, monitoração e manejo de endocrinopatias e seu tratamento (p. ex., doenças da tireoide, diabetes melito, diminuição da DMO), esclarecer sobre a infertilidade masculina e menopausa precoce nas mulheres, orientar as pacientes sexualmente ativas sobre contracepção e gravidez, abordagem dos distúrbios cognitivos e comportamentais, entre outros.

REFERÊNCIAS SELECIONADAS

1. Bull MJ, Trotter T, Santoro SL, Christensen C, Grout RW; Council on Genetics; et al. Health supervision for children and adolescents with Down syndrome. Pediatrics. 2022;149(5):e2022057010.
2. Down JLH. Observations on an ethnic classification of idiots. Clinical Lecture Reports, London Hospital. 1866;3:259-62.
3. Hall B. Mongolism in newborn infants: An examination of the criteria for recognition and some speculations on the pathogenic activity of the chromosomal abnormality. Clin Pediatr (Phila). 1966; 5(1):4-12.
4. Lejeune J, Gauthier M, Turpin R. Les chromosomes humains en culture de tissus. Comptes Rendus Hebdomadaires des Séances de l'Académie des Sciences. 1959;248:602-3.
5. Metwalley KA, Farghaly HS. Endocrinal dysfunction in children with Down syndrome. Ann Pediatr Endocrinol Metab. 2022;27(1): 15-21.
6. Molinari S, Fossati C, Nicolosi ML, Di Marco S, Faraguna MC, Limido F, et al. Endocrine, auxological and metabolic profile in children and adolescents with Down syndrome: from infancy to the first steps into adult life. Front Endocrinol (Lausanne). 2024; 15:1348397.
7. Sarmiento MP, Gómez S. Complicaciones endocrinológicas del Síndrome de Down en pediatría: revisión de la literatura. Medicas UIS. 2022;35(3):91-103.
8. Sociedade Brasileira de Pediatra, Departamento Científico de Genética: Diretrizes de atenção à saúde de pessoas com síndrome de Down. Publicado em: 21 de março de 2023. Disponível em: https://www.sbp.com.br/fileadmin/user_upload/23981c-Diretrizes_de_atencao_a_saude_de_pessoas_com_Down-LayAtual.pdf.
9. Sociedade Brasileira de Pediatria, Departamento Científico de Endocrinologia: Disfunção tireoidiana na síndrome de Down [Internet]. 18 mar. 2024. Disponível em: https://www.sbp.com.br/fileadmin/user_upload/sbp/2024/marco/18/24367e-DocCient_-_Disfuncao_Tireoid_Sind_Down.pdf.
10. Whooten R, Schmitt J, Schwartz A. Endocrine manifestations of Down syndrome. Curr Opin Endocrinol Diabetes Obes. 2018; 25(1):61-6.

59

Síndrome poliendócrina autoimune

INTRODUÇÃO

O primeiro relato de falência de múltiplas glândulas foi descrito por Martin Brenno Schmidt (1863-1949), em 1926, no artigo "*Eine biglandulare: Erkrankung Nebennieren und Schilddruse bei Morbus Addisonni*)" (Uma doença biglandular: glândulas suprarrenais e glândula tireoide na doença de Addison), publicado na revista *Verhandlungen der Deutschen Gesellschaft für Pathologie*, quando descreveu a associação de hipotireoidismo e insuficiência adrenal.

Síndromes poliendócrinas autoimunes (SPEAI), ou síndromes poliglandulares autoimunes, podem ocorrer em qualquer idade, sendo relativamente infrequentes na faixa etária pediátrica. Elas decorrem da perda de tolerância aos autoantígenos. Sua apresentação clínica é insidiosa, com surgimento de autoanticorpos e infiltração linfocítica das glândulas e outros tecidos que evoluem para hipofunção do órgão-alvo. Existe uma grande variação na frequência e padrão de acometimento nos pacientes afetados e suas famílias. O diagnóstico de qualquer doença autoimune deve alertar para a possibilidade do surgimento de outra autoimunopatia como parte de uma SPEAI.

DEFINIÇÃO

A SPEAI é uma síndrome clínica heterogênea, de natureza autoimune, caracterizada pela hipofunção de duas ou mais glândulas. É comum o acometimento de outros órgãos e tecidos como fígado, estômago, intestino, pele, mucosa e série hematopoiética.

CLASSIFICAÇÃO

As SPEAI são classificadas em 5 tipos: SPEAI-1, SPEAI-2, SPEAI-3, SPEAI-4 e IPEX (Quadro 1). Uma categoria recente é a causada pelo uso dos inibidores de *checkpoint* imunológicos (p. ex., pembrolizumabe, ipilimumabe, nivolumabe, atezolisumabe), medicamentos que estimulam a resposta imune e que são utilizados no tratamento de neoplasias malignas.

SPEAI-1

A SPEAI-1, ou APECED (*autoimmune-poliendocrinopathy-candidiasis-ectodermal-dystrophy syndrome*), tem herança autossômica recessiva, sendo causada por variante patogênica inativadora ou perda de função do *AIRE* (*autoimmune regulator*), expresso no timo, linfonodos, pâncreas, córtex adrenal e testículos. Mais de 60 variantes patogênicas foram descritas. As mais frequentes são a *Finnish major mutation* (p.R357X), localizada no domínio SAND, e a deleção de 13 pares de base (p.C322del13), localizada no domínio PHD1. A variante patogênica do *AIRE* faz com que células T autorreativas contra antígenos do hospedeiro escapem a seleção negativa dos linfócitos desencadeando a doença autoimune. Algumas vezes, a SPEAI-1 pode ter ocorrência esporádica. Não tem predileção por sexo. A incidência é de 1:300.000 a 1:1.000.000, sendo mais frequente em finlandeses (1:9.000) e judeus iranianos.

A tríade clássica da SPEAI-1 é caracterizada por: insuficiência adrenal primária (doença de Addison), hipoparatireoidismo e candidíase mucocutânea crôni-

QUADRO 1 Classificação das síndromes poliendócrinas autoimunes

Síndrome	Características
SPEAI-1	Doença de Addison autoimune, hipoparatireoidismo crônico e candidíase mucocutânea crônica (pelo menos duas dessas condições precisam estar presentes no diagnóstico)
SPEAI-2	Doença de Addison autoimune (condição obrigatória) + doença tireoidiana autoimune e/ou diabetes melito tipo 1
SPEAI-3	Doença tireoidiana autoimune (Hashimoto ou Graves) associada a outra doença autoimune, excluindo doença de Addison autoimune e hipoparatireoidismo. Ela pode ser classificada nos seguintes subtipos (exceto a doença tireoidiana autoimune, as demais doenças não precisam estar todas presentes): ▪ SPEAI-3A = doença tireoidiana autoimune + diabetes melito tipo 1, às vezes insuficiência ovariana precoce ▪ SPEAI-3B = doença tireoidiana autoimune + anemia perniciosa, às vezes doença celíaca, hepatite autoimune, cirrose biliar primária, colangite esclerosante e doença inflamatória intestinal ▪ SPEAI-3C = doença tireoidiana autoimune + vitiligo e/ou alopecia, às vezes miastenia *gravis*, esclerose múltipla, síndrome da pessoa rígida, trombocitopenia autoimune, anemia hemolítica autoimune e síndrome do anticorpo antifosfolipídeo ▪ SPEAI-3D = doença tireoidiana autoimune + lúpus eritematoso sistêmico, às vezes esclerodermia, artrite reumatoide, síndrome de Sjögren e vasculite
SPEAI-4	Insuficiência adrenal mais combinações de doenças autoimunes não incluídas nos grupos acima (p. ex., doença de Addison + doença celíaca + hepatite autoimune)
IPEX	IPEX (*immunodysregulation, poliendocrinopathy, and enteropathy, x-linked*) Síndromes IPEX-símile: ▪ Deficiência do CD25 ▪ Deficiência do ITCH ▪ Deficiência da STAT5b ▪ Variante patogênica ativadora da STAT-1

ca. Pelo menos duas dessas manifestações são necessárias para o diagnóstico. Se houver um familiar de primeiro grau com SPEAI-1 comprovada, basta uma manifestação da síndrome para o diagnóstico.

As manifestações clínicas têm início na faixa etária pediátrica, aproximadamente aos 5 anos de idade (variando de 2 a 18 anos). A candidíase mucocutânea crônica afetando a cavidade oral ou unhas é a primeira manifestação. A candidíase esofágica pode causar estreitamento do esôfago e disfagia. A candidíase genital e a intestinal são incomuns. O hipoparatireoidismo é a segunda manifestação mais frequente, estando presente em 33% dos pacientes aos 5 anos de idade. A insuficiência adrenal é o último componente da tríade a surgir, geralmente entre 5 e 15 anos de idade. Outras manifestações que podem estar presentes são: distrofia ectodérmica (hipoplasia do esmalte dos dentes permanentes, distrofia ungueal, ceratite), alopecia, vitiligo, enteropatia com diarreia crônica, tireoidite de Hashimoto, deficiência de vitamina B12 (anticorpos contra células parietais do estômago causando gastrite atrófica e anemia perniciosa), insuficiência ovariana primária, hepatite, nefrite, pneumonite, pancreatite, retinite, aplasia da série eritrocitária, poliartrite e displasia metafisária (Quadro 2).

A suspeita diagnóstica é confirmada pelo teste molecular identificando variante patogênica no *AIRE*. O anticorpo anti-interferon-ômega (anti-IFN-ômega) é detectado em 90% dos pacientes. O anticorpo anti-

QUADRO 2 Manifestações clínicas das síndromes poliendócrinas autoimunes tipos 1 e 2 (SPEAI-1 e SPEAI-2)

Manifestações	SPEAI-1	SPEAI-2
Endócrinas		
Insuficiência adrenal primária	X	X
Hipoparatireoidismo	X	
Insuficiência ovariana	X	X
Diabetes melito tipo 1	X	X
Doença tireoidiana autoimune	X	X
Não endócrinas		
Candidíase	X	
Hipoplasia do esmalte dentário	X	
Ceratite	X	
Alopecia	X	
Branqueamento capilar precoce		
Vitiligo	X	X
Enteropatia	X	
Anemia perniciosa/gastrite atrófica	X	X
Hepatite	X	
Nefrite	X	
Pancreatite	X	
Pneumonite	X	
Retinite	X	
Poliartrite	X	
Aplasia eritrocitária	X	
Febre periódica com *rash* cutâneo	X	

-NALP5 é descrito em 49% dos pacientes com hipoparatireoidismo. O anticorpo anti-21-hidroxilase é detectado em 93% dos pacientes com doença de Addison, e o anticorpo anti-17-hidroxilase, em 43%. Entre os indivíduos com candidíase mucocutânea, até 81% têm anticorpo anti-interleucina-2224 detectável.

O tratamento é dirigido para a reposição das deficiências hormonais, p. ex., insuficiência adrenal (glicocorticoide e mineralocorticoide), hipoparatireoidismo (cálcio e calcitriol) e das complicações associadas (p. ex., deficiência da vitamina B12, candidíase mucocutânea). Evitar cetoconazol para tratar a candidíase, pois pode precipitar insuficiência adrenal, uma vez que o cetoconazol é um inibidor da esteroidogênese. As infecções fúngicas são tratadas preferencialmente com nistatina, fluconazol ou anfotericina. Em algumas situações, a SPEA-1 é tratada com imunossupressor como glicocorticoides, inibidores da calcineurina (tacrolimo, sirolimo), metotrexato, micofenolato de mofetila ou rituximabe. Alguns pacientes têm risco aumentado de asplenia (10% em crianças e 20% em adultos). Nesses casos, deverão ser vacinados preventivamente contra pneumococo, meningococo, hemófilos tipo B e gripe.

Os pacientes com SPEAI-1 são monitorizados, a cada 6 ou 12 meses, pelo resto da vida, devido ao maior risco de surgimento de outras autoimunopatias. Os exames laboratoriais a serem solicitados são: PTH, cortisol, ACTH, T4L, TSH, gonadotrofinas e esteroides sexuais (em pacientes na idade puberal), cálcio, fósforo, hemograma, glicemia, HbA1c, amilase, lipase, TGO, TGP, GGT, ureia e creatinina. No exame físico, devem ser avaliados a presença de bócio, hiperpigmentação de pele e mucosas da doença de Addison, palidez cutâneo-mucosa da anemia perniciosa, alopecia, vitiligo, distrofia ungueal, ceratopatia, deficiência do crescimento e atraso puberal.

SPEAI-2

A SPEAI-2 é uma síndrome de herança poligênica associada ao sistema HLA de classe II, principalmente os alelos DR3 e DR4, codificados por genes localizados no cromossomo 6p21.3. Genes não HLA implicados na etiologia da síndrome são: *PTPN22* (*protein tyrosine phosphatase non-receptor type 22*) e *IL2RA* (*interleukin 2 receptor subunit alpha*). Fatores ambientais e epigenéticos modificam a penetrância e o fenótipo. A incidência varia de 1:1.000 a 1:20.000. É mais frequente no sexo feminino, com um pico de incidência entre 20 e 40 anos.

A tríade clássica da SPEAI-2 é caracterizada por doença de Addison (ou sorologia positiva para adrenalite autoimune), diabetes melito tipo 1 (DM1) e tireoidopatia autoimune (tireoidite de Hashimoto ou doença de Graves). Pelo menos duas dessas manifestações devem estar presentes para o diagnóstico. A combinação de insuficiência adrenal primária e diabetes melito tipo 1 é conhecida como síndrome de Carpenter; e a combinação de insuficiência adrenal primária com tireoidopatia autoimune é conhecida como síndrome de Schmidt.

A primeira manifestação da SPEAI-2 é a insuficiência adrenal primária, seguida por tireoidopatia autoimune e/ou DM1. Outras manifestações que podem ocorrer são: hipofisite, alopecia, vitiligo, miastenia *gravis*, doença celíaca, anemia perniciosa (deficiência de vitamina B12 secundária à gastrite atrófica devido aos anticorpos contra células parietais), deficiência de IgA, hipogonadismo, hepatite, trombocitopenia, dermatite herpertiforme (Quadro 2). O intervalo entre o surgimento das manifestações varia consideravelmente. Os anticorpos anti-21-hidroxilase são detectados em 90% dos pacientes com insuficiência adrenal primária.

O tratamento é dirigido para a reposição das deficiências hormonais: insuficiência adrenal (glicocorticoide e mineralocorticoide), tireoidite de Hashimoto (levotiroxina), doença de Graves (metimazol), DM1 (insulina) e outras disfunções associadas como anemia perniciosa (vitamina B12).

Os pacientes afetados deverão ser monitorizados, a cada 6 ou 12 meses, pelo resto da vida, devido ao risco aumentado de surgimento de outras autoimunopatias. Os exames laboratoriais a serem solicitados são: cortisol, ACTH, T4L, TSH, gonadotrofinas e esteroides sexuais (em pacientes na idade puberal), hemograma, glicemia, HbA1c, TGO, TGP, GGT, ureia, creatinina, cálcio, fósforo, fosfatase alcalina. No exame físico devem ser avaliados a presença de bócio, hiperpigmentação de pele e mucosas (doença de Addison), palidez cutâneo-mucosa (anemia perniciosa), deficiência do crescimento e atraso puberal.

SPEAI-3

A SPEAI-3 é uma síndrome poligênica de herança autossômica dominante, associada ao sistema HLA de classe II principalmente dos alelos DR3 e DR4. Fatores ambientais participam de sua etiopatogenia. É a mais frequente das SPEAI.

A SPEAI-3 é caracterizada por tireoidopatia autoimune associada a outras autoimunopatias, exceto a doença de Addison autoimune, sendo classificada em quatro subtipos:

- SPEAI-3A = doença tireoidiana autoimune + diabetes melito tipo 1, às vezes associada à insuficiência ovariana precoce. Esse é o subtipo mais comum.
- SPEAI-3B = doença tireoidiana autoimune + anemia perniciosa, às vezes associada a doença celíaca, hepatite autoimune, cirrose biliar primária, colangite esclerosante e doença inflamatória intestinal. Esse é o segundo subtipo mais frequente.
- SPEAI-3C = doença tireoidiana autoimune + vitiligo e/ou alopecia, às vezes associada à miastenia *gravis*, esclerose múltipla, síndrome da pessoa rígida, trombocitopenia autoimune, anemia hemolítica autoimune e síndrome do anticorpo antifosfolipídeo.
- SPEAI-3D = doença tireoidiana autoimune + lúpus eritematoso sistêmico, às vezes esclerodermia, artrite reumatoide, síndrome de Sjögren e vasculite.

Os pacientes devem ser monitorados pelo resto da vida devido ao risco aumentado de surgimento de outras doenças autoimunes. O tratamento é dirigido para a reposição das deficiências hormonais específicas (p. ex., diabetes melito tipo 1, tireoidite de Hashimoto) e manejo das demais doenças autoimunes associadas.

SPEAI-4

A SPEAI-4 é uma síndrome rara de herança poligênica. Caracteriza-se por insuficiência adrenal associada a autoimunopatias (p. ex., DM1, anemia perniciosa, alopecia, vitiligo, distúrbio de junção neuromuscular), não descritas nas SPEAI tipo 1, 2 e 3.

IPEX

A síndrome IPEX tem herança ligada ao X, sendo causada por variante patogênica do *FOXP3* (*forkhead box P3*), alterando a produção da escurfina, uma proteína que reprime a ativação da interleucina 2 (IL-2) e que participa do desenvolvimento das células T regulatórias $CD4^+/CD25^+$, um grupo de células que atua inibindo a resposta contra antígenos próprios ou estranhos. A ausência de células T $CD4^+/CD25^+$ expressando *FOXP3* resulta em uma reatividade autoimune exagerada.

A síndrome IPEX afeta apenas pacientes do sexo masculino, sendo quase sempre fatal nos primeiros dois anos de vida. As manifestações clínicas têm início ao nascimento ou nos primeiros meses de vida, variando de paciente para paciente e até mesmo dentro de uma única família. O Quadro 3 mostra as principais manifestações da síndrome IPEX. O Quadro 4 mostra as características clínicas e laboratoriais das síndromes IPEX-símile.

Na investigação inicial do paciente com poucas manifestações da síndrome, o diagnóstico diferencial deve ser feito com patologias comuns aos principais órgãos e sistemas afetados. Por exemplo, diarreia (afastar doença celíaca e fibrose cística); hiperglicemia (p. ex., diabetes melito neonatal por variante patogênica ativadora ou ganho de função do *KCNJ11* e *ABCC8*).

Além do tratamento de suporte (p. ex., fórmulas lácteas especiais, nutrição parenteral, transfusão de sangue), a terapia é direcionada a aspectos específicos da síndrome (p. ex., insulina para o diabetes, levotiro-

QUADRO 3 Manifestações clínicas da síndrome IPEX

Maiores	Menores
▪ Diarreia crônica intratável (100%) ▪ Diabetes melito neonatal (70%) ▪ Dermatite esfoliativa (65%): eczema, lesões psoriáticas ou pênfigo nodular ▪ Baixo peso/baixa estatura (50%) ▪ Tireoidopatia autoimune (30%) ▪ Infecções recorrentes (20%)	▪ Anemia hemolítica, neutropenia, trombocitopenia ▪ Pneumonite ▪ Nefrite ▪ Hepatite ▪ Vasculite ▪ Artrite, miosite ▪ Alopecia ▪ Esplenomegalia

QUADRO 4 Características clínicas e laboratoriais das síndromes IPEX-símile

Alterações	IPEX	CD25	STAT5B	STAT1	ITCH
Autoimunidade					
▪ Eczema	+++	+++	++	++	++
▪ Enteropatia	+++	+++	++	++	++
▪ Endocrinopatia	+++	++	+	++	++
▪ Alergia	+++	+	+	++	++
▪ Citopenia	++	++	++	-	?
Doença pulmonar	+	++	+++	+	+++
Infecções					
▪ Fúngica	-	++	-	+++	-
▪ Viral	-	+++ (EBV/CMV)	++ (VZV)	++	-
▪ Bacteriana	+/-	++	++	++	+
Outras manifestações	Não	Não	Baixa estatura	Anomalias vasculares	Baixa estatura dismórfica
Imunoglobulinas	↑	↑ ou NL	↑ ou NL	↑	↑
IgE	↑	↑ ou NL	↑ ou NL	↑ ou NL	↑
CD25	NL	Ausente	↓ ou NL	NL	?
CD4+ CD45RO	↑	↑	↑	↑ ou NL	?
IGF-1, IGFBP-3	NL	NL	↓	NL	?
Prolactina	NL	NL	↑	NL	?
FOXP3	Ausente ou NL	↓ ou NL	↓ ou NL	NL	?

xina para hipotireoidismo). O tratamento da autoimunopatia é experimental devido aos poucos casos descritos. Alguns pacientes são tratados com imunossupressores (p. ex., metotrexato, ciclosporina-A, infliximabe, rituximabe, ciclofosfamida, sirolimo) e até mesmo transplante de medula óssea.

SPEAI ASSOCIADA À IMUNOTERAPIA PARA CÂNCER

SPEAI tem sido diagnosticada com frequência em pacientes submetidos a imunoterapia para câncer com inibidores do *checkpoint* imunológico (p. ex., pembrolizumabe, ipilimumabe, nivolumabe, atezolisumabe). As manifestações endócrinas incluem: hipofisite (diabetes insípido central), tireoidopatia autoimune (hipotireoidismo e hipertireoidismo), insuficiência adrenal e DM1. O tratamento é dirigido para a reposição das deficiências hormonais específicas: insuficiência adrenal (glicocorticoide e mineralocorticoide), tireoidite de Hashimoto (levotiroxina), doença de Graves (metimazol), DM1 (insulina).

Os pacientes afetados deverão ser monitorizados, a cada 6 ou 12 meses, pelo resto da vida, devido ao risco aumentado de surgimento de outras autoimunopatias. Os exames laboratoriais a serem solicitados são: cortisol, ACTH, T4L, TSH, gonadotrofinas e esteroides sexuais (em pacientes na idade puberal ou pós-puberal), hemograma, glicemia, HbA1c, TGO, TGP, GGT, ureia, creatinina, cálcio, fósforo e fosfatase alcalina.

COMPONENTES ENDÓCRINOS DAS SÍNDROMES POLIENDÓCRINAS AUTOIMUNES

Doença de Addison

A doença de Addison (adrenalite autoimune) está presente apenas na SPEAI-1 e SPEAI-2. A insuficiência adrenal das SPEAI evolui em 3 fases: (i) assintomática: presença apenas de anticorpos antiadrenal (anti-21-hidroxilase, anti-17-hidroxilase); (ii) pré-clínica: diminuição da resposta do cortisol ao estímulo com ACTH com elevação do ACTH e renina plasmática; e (iii) clínica: sintomatologia de insuficiência adrenal.

O acometimento das diferentes zonas do córtex adrenal não ocorre simultaneamente. Por exemplo: a zona glomerulosa pode ser a primeira afetada, levando à deficiência de mineralocorticoides seguida pelo envolvimento da zona fasciculada com diminuição da produção de glicocorticoides ou vice-versa.

O rastreamento para a adrenalite autoimune da doença de Addison associada às SPEAI é feito pela dosagem de anticorpos anti-21-hidroxilase, anti-17-hidroxilase, cortisol sérico matinal, sódio, potássio. Quando necessário, solicitar renina e teste de estímulo com ACTH para dosagem do cortisol.

Hipoparatireoidismo

O hipoparatireoidismo primário crônico está presente apenas na SPEAI-1. Geralmente surge nos primeiros anos de vida após o início da candidíase mucocutânea crônica. A insuficiência adrenal pode mascarar a hipocalcemia do hipoparatireoidismo. O surgimento de insuficiência adrenal em um paciente em tratamento para hipoparatireoidismo pode precipitar uma crise de hipercalcemia.

Insuficiência gonadal

A insuficiência gonadal (hipogonadismo hipergonadotrófico) é mais comum nas SPEAI-1 e SPEAI-2. Ela pode se manifestar por atraso puberal, irregularidade menstrual, infertilidade e mais tarde por menopausa precoce. As mulheres são mais afetadas que os homens, não existindo uma explicação para isso.

Hipofisite

A hipofisite é uma manifestação rara das SPEAI. Ela causa deficiência da produção de hormônios da hipófise anterior. Esse distúrbio pode causar dificuldades diagnósticas em pacientes com hipotireoidismo primário ou adrenalite autoimune pela não elevação do TSH e ACTH a eles associados.

Diabetes melito tipo 1

O DM1 pode ocorrer em qualquer uma das SPEAI. A doença autoimune mais frequentemente associada ao DM1 é a tireoidopatia autoimune seguida pela doença celíaca. Por isso, pacientes com DM1 devem ser rastreados anualmente com estudos sorológicos (anticorpo antitireoglobulina, anticorpo antitireoperoxidase e anticorpo antitransglutaminase) para essas duas doenças.

Tireoidopatias autoimunes

As tireoiodopatias autoimunes são as doenças endócrinas mais prevalentes. Elas são essenciais para o diagnóstico da SPEAI-3 e bastante prevalentes na SPEAI-2. A tireoidopatia autoimune mais frequente é da tireoidite linfocítica crônica ou doença de Hashimoto. A doença de Graves é menos frequente.

A tireoidopatia autoimune pode ser latente (apenas anticorpos positivos: antitireoglobulina e/ou antitireoperoxidase), subclínica (anticorpos antitireoidianos positivos, elevação do TSH com T4L e T3 normais) ou clinicamente manifesta (alteração do TSH, T4L e/ou T3). O bócio quase sempre está presente, e esses distúrbios são mais comuns no sexo feminino.

COMPONENTES NÃO ENDÓCRINOS DAS SÍNDROMES POLIENDÓCRINAS AUTOIMUNES

Candidíase mucocutânea crônica

A candidíase mucocutânea crônica está presente apenas na SPEAI-1. Ela é definida pela candidíase que pode acometer pele, unha, genitália e trato gastrointestinal (boca, esôfago, estômago, intestino) com duração maior que 3 meses. O tratamento com cetoconazol pode precipitar uma insuficiência adrenal latente, por isso não deve ser usado e deve ser substituído por outros antifúngicos como nistatina.

Má-absorção intestinal

A má-absorção intestinal nas SPEAI pode ter várias etiologias. Por exemplo: insuficiência pancreática na SPEAI-1, doença celíaca na SPEAI-2, crescimento intestinal de fungos ou bactérias.

Anemia perniciosa

A anemia perniciosa precoce é mais comumente associada à SPEAI-1, enquanto a forma tardia é mais frequente na SPEAI-2 e SPEAI-3. A forma precoce não apresenta anticorpos anticélulas parietais, e a deficiência da vitamina B12 pode ser explicada por deficiência da absorção ileal. A forma tardia é de natureza autoimune, levando à gastrite atrófica e geralmente associada à autoimunidade tireoidiana. O rastreamento se faz pela pesquisa dos anticorpos anticélulas parietais. Quando eles se tornam positivos, a investigação laboratorial é ampliada com dosagem de hemograma, ferritina e vitamina B12.

Hepatite crônica ativa/cirrose biliar primária

São componentes não endócrinos raros das SPEAI, sendo mais observadas na SPEAI-1 e SPEAI-3. O rastreamento é feito pela pesquisa de anticorpos anti-LKM, antimúsculo liso e antimitocondrial. A monitoração da função hepática deve ser realizada em pacientes com suspeita ou diagnóstico de SPEAI.

Alopecia

A alopecia é mais encontrada em pacientes com SPEAI-1. O diagnóstico é clínico, não existindo exames de rastreamento para detectar formas latentes da doença.

Vitiligo

O vitiligo ocorre nos 3 tipos de SPEAI, sendo mais frequente na SPEAI-1.

Distrofia ectodérmica

A distrofia ectodérmica pode se manifestar por: distrofia ungueal, hipoplasia do esmalte dentário, ceratite e calcificação das membranas timpânicas. Essas manifestações podem resultar da hipocalcemia do hipoparatireoidismo, podem ser lesões residuais de candidíase crônica ou podem ser primariamente autoimunes.

DIAGNÓSTICO, RASTREAMENTO E MONITORAÇÃO DAS SÍNDROMES POLIENDÓCRINAS AUTOIMUNES

O Quadro 5 mostra os exames a serem solicitados no rastreamento e monitoração das SPEAI.

DIAGNÓSTICO, RASTREAMENTO E MONITORAÇÃO DA SÍNDROME IPEX

A suspeita diagnóstica da síndrome IPEX é clínica (p. ex., recém-nascido ou lactente masculino com diarreia intratável ou diabetes melito neonatal), podendo ser confirmada por estudos moleculares que pesquisam a variante patogênica do *FOXP3*. Ao mesmo tempo, o paciente deve ser investigado para as principais manifestações da síndrome:

- Imunodeficiência: leucograma, estudo qualitativo e quantitativo das células T $CD4^+/CD25^+$, dosagem de imunoglobulinas, estudo do complemento (normal), função neutrofílica. É comum a elevação da IgE e da IgA.
- Diabetes melito neonatal: glicemia, HbA1c, insulina, peptídeo-C, anti-GAD, anti-IA2, anti-insulina.
- Tireoidopatia autoimune: T4L, TSH, anti-TPO, AAT, ultrassonografia da tireoide. O hipotireoidismo autoimune é a tireoidopatia mais frequente.
- Diarreia intratável: testes de absorção intestinal, endoscopia com biópsia mostrando atrofia acentuada das vilosidades associada a infiltrado mononuclear na lâmina própria.
- Anemia hemolítica: hemograma, teste de Coombs, eletroforese de Hb.

A monitoração constante para surgimento de outras autoimunopatias (p. ex., nefrite, hepatite, citopenias, pneumonite) e de complicações como a síndrome linfoproliferativa hemofagocítica (ativação de macrófagos e histiócitos com fagocitose de leucócitos, plaquetas, hemácias e seus precursores detectados em aspirado de medula óssea) é essencial.

DIAGNÓSTICO DIFERENCIAL DAS SÍNDROMES POLIENDÓCRINAS AUTOIMUNES

O Quadro 6 mostra o diagnóstico diferencial das SPEAI que são as síndromes poliendócrinas não autoimunes.

QUADRO 5 Rastreamento e monitoração das síndromes poliendócrinas autoimunes

Manifestações	Sorologia	Bioquímica	História e exame físico
Endócrinas			
Insuficiência adrenal	Anticorpo anti-21-OH, Anticorpo anti-17α-OH	Cortisol, renina, Na, K	Sinais/sintomas
Hipoparatireoidismo	Anticorpo antirreceptor sensor do Ca; e anticorpo anti-NALP5	Ca, P, Mg, FA, albumina, PTH	Sinais/sintomas
Insuficiência ovariana	Anticorpos anti-17α-OH, anti-3bHSD	LH, FSH, estradiol	Sinais/sintomas
Insuficiência testicular	Anticorpos: anti-17α-OH, anti-3bHSD	LH, FSH, testosterona	Sinais/sintomas
Diabetes melito tipo 1	Anticorpos: anti-IA2, anti-GAD, anti-insulina, anti-ZnT8	Glicemia, insulina, peptídeo C, HbA1c	Sinais/sintomas
Doença tireoidiana autoimune (Graves ou Hashimoto)	Anticorpos antitireoglobulina e antitireoperoxidase, TRAb	T4L, T3, TSH	Sinais/sintomas
Hipofisite anterior	—	Depende da suspeita diagnóstica	Sinais/sintomas
Diabetes insípido	—	Ureia, glicemia, sódio, sumário de urina	Sinais/sintomas
Não endócrinas			
Candidíase	Anticorpo anti-interleucina 22	—	Sinais/sintomas
Hipoplasia do esmalte dentário	—	—	Sinais/sintomas
Distrofia ungueal	—	—	Sinais/sintomas
Ceratopatia	—	—	Sinais/sintomas
Calcificação timpânica	—	—	Sinais/sintomas
Alopecia	—	—	Sinais/sintomas
Branqueamento capilar precoce	—	—	Sinais/sintomas
Vitiligo	Anticorpo antitirosinase	—	Sinais/sintomas
Anemia perniciosa, gastrite atrófica	Anticorpo anticélulas parietais e antifator intrínseco	Hemograma, vitamina B12, gastrina	Sinais/sintomas
Hepatite crônica ativa	Anticorpos: anti-LKM, antimúsculo liso, antimitocondrial	AST, ALT, FA, bilirrubinas, proteína total e frações, tempo de protrombina	Sinais/sintomas
Doença celíaca	Anticorpo antitransglutaminase IgA	—	Sinais/sintomas
Miopatia progressiva	—	—	Sinais/sintomas
Aplasia eritrocitária	—	Hemograma	Sinais/sintomas
Púrpura trombocitopênica	—	Hemograma	Sinais/sintomas

TRANSIÇÃO DOS CUIDADOS PARA A ENDOCRINOLOGIA DE ADULTO

A equipe de endocrinologia pediátrica deve preparar o adolescente e sua família para a transição e posterior cuidado médico pela endocrinologia de adulto, pelo menos 6 a 12 meses antes de efetivar a transferência. Idealmente, as instituições deveriam desenvolver protocolos com a participação de endocrinologistas pediátricos e de adultos que atendessem as peculiaridades do serviço e otimizassem essa fase de transição.

Na transição para os cuidados pela endocrinologia de adulto, recomenda-se o acompanhamento das autoimunopatias endócrinas e não endócrinas já diagnosticadas, monitoração clínica e laboratorial e vigilância para o surgimento de outras doenças autoimunes devido à evolução muitas vezes progressiva da SPEAI; questões sobre gestação, risco de transmitir a doença para a prole, entre outros.

QUADRO 6 Síndromes poliendócrinas não autoimunes (disfunção de múltiplas glândulas endócrinas devido à infiltração, defeitos genéticos ou a uma combinação de mecanismos)

Síndrome	Etiologia	Manifestações
Síndrome de Wolfram	Variante patogênica do *WFS1*	*DIDMOAD* (*diabetes insipidus, diabetes mellitus, optic atrophy, deafness*). Também podem ocorrer: surdez neurossensorial, bexiga neurogênica, distúrbio psiquiátrico, hipogonadismo, hipotireoidismo, retardo do crescimento. Evolução progressiva
Síndrome de McCune-Albright	Variante patogênica do *GNSA1*	Tríade clássica: puberdade precoce, displasia óssea poliostótica e manchas café com leite. Também pode apresentar hipertireoidismo, síndrome de Cushing, raquitismo hipofosfatêmico, excesso de secreção de GH e prolactina
Síndrome de DiGeorge, síndrome velocardiofacial	Microdeleção do cromossomo 22q11.2	Dismorfia craniofacial e faríngea, retardo mental, hipoparatireoidismo, hipo ou hipertireoidismo, DM1, deficiência do GH, púrpura trombocitopênica
Síndrome de Kearns--Sayre	Deleção do DNA mitocondrial	Tríade clássica: oftalmoplegia (ptose palpebral), retinopatia pigmentar e distúrbios da condução cardíaca. Também pode apresentar: hipogonadismo, DM, hipoparatireoidismo, hiperaldosteronismo, disfunção tireoidiana
Hemocromatose hereditária	Variante patogênica do *HFE*	Tríade clássica: DM, hepatomegalia e hiperpigmentação da pele. Também pode apresentar hipopituitarismo, hipogonadismo, hipotireoidismo
Síndrome POEMS	Desconhecida	*POEMS* (*polineuropathy, organomegaly, endocrinopathy, M protein, skin changes*). Também pode apresentar: hipogonadismo, hipotireoidismo, insuficiência adrenal, hiperparatireoidismo, DM2
Síndrome de resistência insulínica do tipo B	Anticorpos contra receptores de insulina	Hiperglicemia, diabetes melito, raramente hipoglicemia, hiperandrogenismo, tireoidite de Hashimoto, cirrose biliar, lúpus eritematoso sistêmico

DM: diabetes melito; DM1: diabetes melito tipo 1; DM2: diabetes melito tipo 2; GH: hormônio do crescimento.

REFERÊNCIAS SELECIONADAS

1. Bacchetta R, Roncarolo MG. IPEX syndrome from diagnosis to cure, learning along the way. J Allergy Clin Immunol. 2024;153(3):595-605.
2. Bello MO, Garla VV. Polyglandular autoimmune syndrome type I. [Updated 2023 Mar 20]. In: StatPearls [Internet]. Treasure Island (FL): StatPearls Publishing; 2023.
3. Betterle C, Furmaniak J, et al. Type 3 autoimmune polyglandular syndrome (APS-3) or type 3 multiple autoimmune syndrome (MAS-3): an expanding galaxy. J Endocrinol Invest. 2023.
4. Bjørklund G, Pivin M, et al. Autoimmune polyendocrine syndrome type 1: Clinical manifestations, pathogenetic features, and management approach. Autoimmun Rev. 2022;21(8):103135.
5. Bonataki M, Dikaiakou E, et al. An 11-year-old girl with Autoimmune Polyglandular Syndrome (APS) type 2: a case report and review of literature. J Pediatr Endocrinol Metab. 2023;36(5):508-12.
6. Bouça B, Nogueira A, et al. Clinical characteristics of polyglandular autoimmune syndromes in pediatric age: an observational study. J Pediatr Endocrinol Metab. 2022;35(4):477-80.
7. Fernández Miró M, Colom Comí C, Godoy Lorenzo R. Autoinmune polyendocrinopathy. Med Clin (Barc). 2021;157(5):241-246. English, Spanish.
8. Frommer L, Kahaly GJ. Autoimmune polyendocrinopathy. J Clin Endocrinol Metab. 2019;104(10):4769-82.
9. Husebye ES, Anderson MS, Kampe O. Autoimmune polyendocrine syndromes. N Engl J Med. 2018;378:1132-41.
10. Kahaly GJ, Frommer L. Polyglandular autoimmune syndromes. J Endocrinol Invest. 2018;41(1):91-98.
11. Kahaly GJ, Frommer L. Autoimmune polyglandular diseases. Best Pract Res Clin Endocrinol Metab. 2019;33(6):101344.
12. Murphy SA, Mohd Din FH, O'Grady MJ. Adolescent onset of autoimmune polyglandular syndrome type 2. BMJ Case Rep. 2022; 15(5):e249839.
13. Schmidt MB, et al. Eine biglandulare Erkrankung (Nebennieren und Schilddrüse) bei Morbus Addisonii. Verh Dtsch Ges Pathol. 1926; 21:212-21.
14. Singh G, Jialal I. Polyglandular autoimmune syndrome type II. In: StatPearls. Treasure Island (FL): StatPearls Publishing; 2023.
15. Sperling MA, Angelousi A, Yau M. Autoimmune Polyglandular Syndromes. 2021 Apr 10. In: Feingold KR, et al, editors. Endotext. South Dartmouth (MA): MDText.com; 2000
16. Zhao Z, Wang X, et al. Autoimmune polyendocrine syndrome induced by immune checkpoint inhibitors: a systematic review. Cancer Immunol Immunother. 2021;70(6):1527-40.

SEÇÃO XI

Linguagem inclusiva

60

Linguagem inclusiva em endocrinologia

INTRODUÇÃO

Este capítulo tem início com uma citação de Robin Sharma (1964 -), escritor canadense de origem indiana, que disse: "*Words can inspire. And words can destroy. Choose yours well*".

A linguagem verbal, escrita e corporal tem um importante papel na comunicação. Isso é particularmente importante na atenção à saúde e no cuidado das pessoas com doenças crônicas. A linguagem ideal deve ser neutra, respeitosa, empática e isenta de preconceitos e julgamentos (Quadro 1). A linguagem corporal e o tom usado na linguagem verbal também são fundamentais para a transmissão da mensagem. O mesmo cuidado deve ser adotado na linguagem escrita como: mensagens de texto, postagens em redes sociais, comunicações na mídia, prontuários, receitas, relatórios, artigos, dissertações, teses, entre outros meios de comunicação.

Algumas vezes, a linguagem pode inadvertidamente transmitir mensagens que reforçam o estigma e preconceito em relação a pessoas com condições crônicas de saúde (CCS). Essas situações ocorrem na família, escola, trabalho, mídia, internet, programas televisivos e até mesmo nos ambientes de cuidado a saúde. Como resultado, os indivíduos se tornam envergonhados ou receosos de falar sobre sua condição médica e podem inclusive internalizar esses estereótipos acreditando que são corretos. Não é incomum ouvirmos frases grosseiras que revelam preconceito e desconhecimento sobre determinados problemas de saúde como: "só é gordo quem não tem força de vontade"; "para emagrecer basta fazer exercício e comer menos"; "se você emagrecer, ficará mais bonito(a)", "achava que você era normal", "você é anão?".

Portanto, o uso da linguagem inclusiva é uma das maneiras de estimular e incluir o paciente a se tornar partícipe e colaborador do seu cuidado, fazendo com que se sinta acolhido, confortável, compreendido e respeitado em relação as suas necessidades.

Nessa direção, várias associações médicas já se posicionaram a favor do uso da linguagem inclusiva a exemplo da: American Diabetes Association (ADA), Diabetes Australia, Diabetes UK, International Diabetes Federation (IDF), European Association for the Study of Obesity (EASO), World Obesity Federation (WOF), Associação Brasileira para o Estudo da Obesidade e da Síndrome Metabólica (ABESO), Sociedade Brasileira de Cirurgia Bariátrica Metabólica (SBCBM), Sociedade Brasileira de Diabetes (SBD) e Sociedade Brasileira de Endocrinologia e Metabologia (SBEM).

Em relação aos periódicos científicos, vários deles já colocam nas instruções para autores a recomendação de usar linguagem inclusiva. Por exemplo, usando a expressão "indivíduo com diabetes", ao invés de "diabético". A mesma orientação se aplica a outras condições médicas como, por exemplo, obesidade e dislipidemia.

As recomendações de linguagem inclusiva descritas nesse capítulo são apenas sugestões de mudança. Isso porque, existem muitas pessoas com CCS que não gostam de ser tratadas por termos considerados como inclusivos; e existem outras que são indiferentes. Mas independentemente de como as pessoas reagem a linguagem, todas elas internalizarão, de modo positivo ou negativo, o que lhes está sendo dito.

Alguns termos da linguagem tradicional não são fáceis de serem substituídos. Por exemplo: substituir paciente, por individuo ou pessoa com doença X; substituir doença, por condição médica ou condição de saúde; e substituir tratamento, por gerenciamento. A mudança para a linguagem inclusiva é um processo lento. À medida em que é colocada em prática, vai se arraigando e aos poucos sendo adotada. Começar a utilizá-la no dia a dia é um estímulo para que que outros colegas, profissionais de saúde e estudantes passem a incorporá-la na sua rotina.

Como a linguagem é dinâmica e mutante, é possível que no futuro novas recomendações venham a substituir as propostas de linguagem inclusiva aqui apresentadas.

CONDIÇÕES CRÔNICAS DE SAÚDE

O Quadro 2 mostra exemplos do uso da linguagem inclusiva a ser usada em condições crônicas de saúde de modo geral. O Quadro 3 ilustra recomendações de como usar a linguagem inclusiva nas diferenças do desenvolvimento sexual (DDS), com muitas dessas mudanças já tendo sido adotadas desde o Consenso de Chicago, em 2006. O Quadro 4 sumariza recomendações de como usar a linguagem inclusiva no diabetes melito. O Quadro 5 mostra recomendações de como usar a linguagem inclusiva na obesidade.

QUADRO 1 Princípios gerais do uso da linguagem inclusiva

Baseada na fisiologia ou biologia
Neutra, respeitosa, empática, motivadora e individualizada
Sem julgamento moral
Que transmita esperança
Que faça a pessoa se sentir acolhida
Que não ameace, nem cause medo em relação a futuras complicações
Que estimule as pessoas a tomarem decisões informadas sobre o cuidado de sua saúde
Que tenha foco no individuo, evitando reduzi-lo a sua condição de saúde

QUADRO 2 Uso da linguagem inclusiva em condições crônicas de saúde (CCS)

Linguagem tradicional	Linguagem inclusiva	Justificativa
Doença / Enfermidade / Patologia	Condição / Condição médica / Condição de saúde	▪ Os termos: doença / enfermidade / patologia podem ser estigmatizantes para algumas pessoas ▪ As pessoas devem ser auxiliadas a se tornarem independentes e autônomas e não a se considerarem enfermas
Normal / Saudável	Sem (diabetes/obesidade/ dislipidemia....)	▪ Referir-se a uma pessoa sem CCS como "normal/ saudável", implica que as pessoas com CCS são "anormais" ou "não saudáveis"
Paciente / Doente	Pessoa / Indivíduo / Homem / Mulher / Criança / Adolescente	▪ Chamar a pessoa de paciente / doente, pode trazer, para algumas pessoas, estigmas associados a esses termos
Diabético / Obeso / Dislipidêmico/ Canceroso/ Leproso...	Com diabetes / Com obesidade / Com dislipidemia / Com câncer / Com hanseníase...	▪ A pessoa não deve ser identificada ou adjetivada por sua condição de saúde ▪ Algumas CCS não são permanentes, sendo apenas estados de saúde que podem ser modificados (p. ex., obesidade, dislipidemia)
▪ Portador de... ▪ Sofre de...	Tem.... (diabetes, obesidade, dislipidemia)	▪ O termo "portador" é associado a portar o agente causal de uma doença infecciosa transmissível ▪ A pessoa que tem uma CCS não necessariamente "sofre" pelo fato de tê-la
Aderente /Não aderente	Engajado / Envolvido / Participativo	▪ O termo aderente pode passar a ideia de uma pessoa passiva da qual espera-se apenas adesão ▪ A linguagem inclusiva reconhece o indivíduo como participante ativo no seu cuidado que se tornará engajado/envolvido/participativo no seu cuidado
Controle (da doença) Autocontrole (da doença)	Manejo/ Gerenciamento / Cuidado Automanejo / Autogerenciamento/ Autocuidado	▪ Os termos controle, falta de controle, podem passar a sensação de frustação, quando interpretadas como resultado de ações "desejadas" ou "não desejadas"
Resultado do exame: Muito alto/ Muito baixo, Bom / Ruim	Resultado do exame: Acima / Abaixo da meta, Acima/ Abaixo do valor de referência	▪ Os termos: muito alto / muito baixo, bom/ ruim, não reconhecem os esforços e dificuldades do indivíduo em gerenciar sua condição de saúde
Desmotivado / Indisciplinado	Fazendo escolhas / Tomando decisões	▪ Não é fácil viver com uma CCS. Chamar o indivíduo de desmotivado/indisciplinado, em nada contribui para que ele se torne mais envolvido no seu autocuidado

(continua)

QUADRO 2 **Uso da linguagem inclusiva em condições crônicas de saúde (CCS)** (*continuação*)

Linguagem tradicional	Linguagem inclusiva	Justificativa
▪ Pode/Não pode ▪ Deve/não deve	▪ Você já pensou em ...? ▪ Você poderia: Considerar / Tentar/ Optar por ... ▪ Posso fazer uma sugestão? ▪ Posso lhe dizer o que tem funcionado para outras pessoas? ▪ Nós podemos...	▪ A linguagem hierarquizante não reconhece o indivíduo como participe de seu cuidado
Prevenção /Prevenir	Redução de riscos / Reduzir riscos	▪ Os termos "prevenção" e "prevenir" responsabilizam o indivíduo com CCS pelo desenvolvimento de complicações que nem sempre são evitáveis
Dieta/Regime	Plano alimentar	▪ Na maioria das vezes a alimentação recomendada para uma pessoa com CCS é a mesma de qualquer outra pessoa. Se houver necessidade de alguma restrição, usar o termo: plano alimentar para pessoas com condição X

Fonte: Dickinson et al., 2017; Valentine, 2020; Speight et al., 2021; Barone et al., 2022.

QUADRO 3 **Uso da linguagem inclusiva nas diferenças do desenvolvimento sexual (DDS)**

Linguagem tradicional	Linguagem inclusiva	Justificativa
Anomalias do desenvolvimento sexual	Distúrbios / Diferenças do desenvolvimento sexual (DDS) Distúrbios / Diferenças da determinação sexual (DDS)	▪ O substantivo feminino "anomalia" definido como o que se desvia da norma, deformidade ou monstruosidade, pode ser causa de baixa autoestima, preconceito e discriminação
Estados intersexuais / Intersexo	DDS	▪ O prefixo "inter", ao significar entre uma coisa e outra, passa a ideia errônea de que o individuo é um meio termo em relação a sua definição de sexo
Genitália ambígua	Genitália atípica	▪ A palavra atípica, informa que o aspecto da genitália não é tipicamente masculino ou feminino. ▪ A palavra ambígua com seu significado de algo incerto, indefinido, obscuro ou duvidoso, pode causar ou aumentar a ansiedade dos cuidadores em relação a DDS da criança
Virilização	Androgenização	▪ Virilização, ao significar características sexuais masculinas acentuadas remete a sexo/ gênero ▪ Androgenização por se referir ao aumento da produção de hormônios androgênicos é um termo neutro
Hermafroditismo	DDS ovário-testicular DDS ovotesticular	▪ Esses termos tradicionais são baseados em critérios gonadais e mitológicos, sendo confusos, de conotação pejorativa e abandonados há quase duas décadas
Pseudohermafrodismo masculino	DDS 46, XY	
Pseudohermafroditismo feminino	DDS 46, XX	
Síndrome da feminização testicular	Insensibilidade androgênica	▪ Esses termos tradicionais são baseados no gênero e não na biologia, podendo gerar interpretações controversas, tendo sido abandonados há quase duas décadas
Síndrome do homem 46, XX	DDS testicular 46, XX	

QUADRO 4 Uso da linguagem inclusiva no diabetes melito

Linguagem tradicional	Linguagem inclusiva	Justificativa
Diabético	Pessoa/indivíduo/adolescente/ criança com diabetes	▪ Não identificar ou adjetivar a pessoa pela sua condição de saúde. Não reduzir a existência de uma pessoa a sua condição médica
Portador de diabetes	Pessoa/indivíduo/adolescente/ criança com diabetes	▪ A pessoa não porta o agente causal de seu diabetes
Sofre de diabetes	Tem diabetes	▪ A pessoa "não sofre" do diabetes, ela tem diabetes
Insulinodependente	Com diabetes	▪ Não identificar ou adjetivar a pessoa pela sua condição de saúde. Nesse caso, o termo insulinodependente, apenas informa que o diabetes requer insulina para seu tratamento
Dieta/regime para diabéticos	Plano alimentar para pessoas com diabetes Plano alimentar Alimentação saudável	▪ A maioria das pessoas tem um plano alimentar semelhante aos das demais pessoas. Se for necessária uma atenção especial em relação a determinado aspecto pode-se acrescentar alguma informação adicional
Aderente/não aderente ao tratamento do diabetes	Não se envolver/ participar/ engajar no autocuidado do diabetes	▪ O termo aderente pode passar a ideia de uma pessoa passiva da qual espera-se apenas adesão. A linguagem inclusiva reconhece o indivíduo como participante ativo no seu cuidado
Hemoglobina glicada ou glicemia capilar: péssima/ muito aumentada/ruim	Hemoglobina glicada: acima da meta Glicemia capilar: acima da meta	▪ Os termos: muito alto / muito baixo, bom/ ruim, péssimo, não reconhecem os esforços e dificuldades do individuo em gerenciar sua condição de saúde
Dextrostix, Dextro, ou HGT	Glicemia capilar/ponta de dedo	▪ Dextrostix® era o nome comercial de uma tira reagente para aferir a glicemia capilar e não deve ser usada como sinônimo para tal. HGT era a abreviação de uma antiga tira reagente (Haemo-glucotest®) para aferir a glicemia capilar e não deve ser usada como sinônimo para tal
Correção da glicemia Corrigir glicemia	Ajuste da glicemia Ajustar a glicemia	▪ Os termos correção/corrigir, passam a ideia de que algo está errado e precisa ser corrigido. Isso pode gerar culpa e ansiedade, fazendo com que as pessoas se sintam culpadas e evitem até mesmo conversar com alguém da equipe médica por receio do julgamento
Testar glicemia capilar	Monitorar/aferir/checar glicemia capilar	▪ O termo teste pode implicar na existência de sucesso ou fracasso, de passar ou de ser reprovado. Por isso, deve ser evitado. O que se deseja é obter informações sobre a glicemia
Controle do diabetes	Manejar/gerenciar/cuidar do diabetes	▪ Os termos controle, falta de controle, podem passar a sensação de frustação, quando interpretadas como resultado de ações "desejadas" ou "não desejadas"
Tratamento/tratar o diabetes	Manejar/gerenciar/cuidados com o diabetes	▪ O termo tratamento pode dar impressão de que poderão ficar curados se seguirem as orientações da equipe médica
Prevenir complicações do diabetes	Reduzir o risco de complicações associadas ao diabetes	▪ Os termos prevenção e prevenir responsabilizam o indivíduo com diabetes pelo desenvolvimento de complicações que nem sempre são evitáveis
Pé diabético	Úlcera ou infecção no pé	▪ Usar o termo "pé diabético" é adjetivar e responsabilizar o individuo por ter essa complicação

Fonte: Dickinson et al., 2017; Speight et al., 2021; Barone et al., 2022.

QUADRO 5 Uso da linguagem inclusiva na obesidade

Linguagem tradicional	Linguagem inclusiva	Justificativa
Obeso/gordo	Pessoa/indivíduo/adolescente/criança com obesidade	▪ Obeso define a identidade da pessoa, enquanto obesidade define a condição médica que ela tem ▪ Existem pessoas que não gostam de ser chamadas de "pessoa com obesidade". Nesse caso, perguntar como elas preferem ser tratadas
Portador de obesidade	Pessoa/indivíduo/adolescente/criança com obesidade	▪ A pessoa não porta o agente causal de sua obesidade
Sofre de obesidade	Tem obesidade	▪ A pessoa "não sofre" de obesidade, ela tem obesidade
Peso excessivo/acima do normal	Peso não saudável/peso não adequado para altura	▪ O uso de superlativos para definir o aumento do peso pode criar constrangimento
Obesidade mórbida	Obesidade classe III	▪ O termo obesidade classe III é usado para veicular a seriedade da condição sem usar a palavra mórbida com seu significado estigmatizante e associado a morte
Guloso	Apetite aumentado	▪ A palavra gula é entendida como um vício em comer e beber demais, se associando a culpa por ser um dos 7 pecados capitais
Dieta/regime	Plano alimentar	▪ A maioria das pessoas tem um plano alimentar semelhante aos das demais pessoas. Se necessário, uma atenção especial em relação a determinado aspecto pode-se acrescentar alguma informação adicional
Alimentos: bons/ruins	Mais/menos saudáveis	▪ Nenhum alimento isoladamente e na quantidade recomendada é intrinsecamente bom ou ruim. O importante é escolher aqueles mais saudáveis
Aderente/não aderente ao tratamento da obesidade	Não se envolver/participar/engajar no autocuidado da obesidade	▪ O termo aderente pode passar a ideia de uma pessoa passiva da qual se espera apenas adesão ▪ A linguagem inclusiva reconhece o indivíduo como participante ativo no seu cuidado
Medicamentos e canetas emagrecedores	Medicamentos e canetas antiobesidade	▪ O termo "emagrecedores" dá impressão de que os medicamentos estão sendo usado apenas para emagrecimento ou com um objetivo estético, enquanto na verdade estão sendo usados para tratar a obesidade e suas morbidades
Cirurgia para perda de peso	Cirurgia bariátrica	▪ Dá a falsa impressão de que a perda de peso é o objetivo mais importante da cirurgia
Exercício	Atividade física	▪ A palavra exercício pode criar a imagem de ir para uma academia cheia de espelhos e de pessoas usando aparelhos para os quais a pessoa com obesidade pode não estar preparada ▪ Atividade física que significa colocar o corpo em movimento pode ser uma melhor alternativa
A cirurgia bariátrica será o último recurso	A cirurgia bariátrica pode ser uma indicação	▪ Dizer que determinado procedimento será o último recurso é passar a mensagem equivocada de que após o procedimento não há mais nada a fazer

Fonte: Sogg et al., 2018; Barone et al., 2022.

REFERÊNCIAS SELECIONADAS

1. Banasiak K, Cleary D, et al. Language Matters - A Diabetes Canada Consensus Statement. Can J Diabetes. 2020 Jul;44(5):370-373.
2. Barone M, Helman B, et al. Fórum Intersetorial para combate as DCTNS no Brasil.Linguagem importa! (Language matters!): atualização de linguagem para diabetes, obesidade e outras condições crônicas de saúde. Publicado em: 23/01/2022.
3. Dickinson JK, Guzman SJ, et al. The use of language in diabetes care and education. Diabetes Care. 2017 Dec;40(12):1790-1799.
4. Guia de obesidade para comunicadores 2021. Obesidade é uma doença e tem tratamento. #saúdenaosepesa. Disponível em: https://www.saudenaosepesa.com.br/content/dam/brazil/affiliate/www-saudenaosepesa-com-br/documents/56068_Guia_comunicadores_saudenaosepesa_2021_original.pdf
5. Halpern B, Mancini MC, et al "Anti-obesity medications" or "medications to treat obesity" instead of "weight loss drugs" - why language matters - an official statement of the Brazilian Association for the Study of Obesity and Metabolic Syndrome (ABESO) and the Brazilian Society of Endocrinology and Metabolism (SBEM). Arch

Endocrinol Metab. 2023 Aug 16;67(4):e230174. doi: 10.20945/2359-4292-2023-0174. P

6. Kyle TK, Puhl RM. Putting people first in obesity. Obesity (Silver Spring). 2014 May;22(5):1211.
7. Lee PA, et al; International Consensus Conference on Intersex organized by the Lawson Wilkins Pediatric Endocrine Society and the European Society for Paediatric Endocrinology. Consensus statement on management of intersex disorders. International Consensus Conference on Intersex. Pediatrics. 2006 Aug;118(2): e488-500.
8. Puhl R, Peterson JL, et al. Motivating or stigmatizing? Public perceptions of weight-related language used by health providers. Int J Obes (Lond). 2013 Apr;37(4):612-9. doi: 10.1038/ijo.2012.110. Epub 2012 Jul 10. Erratum in: Int J Obes (Lond).2013 Apr;37(4):623.
9. Sogg S, Grupski A, Dixon JB. Bad words: why language counts in our work with bariatric patients. Surg Obes Relat Dis. 2018 May;14(5):682-692.
10. Speight J, Skinner TC, et al. Our language matters: Improving communication with and about people with diabetes. A position statement by Diabetes Australia. Diabetes Res Clin Pract. 2021 Mar;173:108655. doi: 10.1016/j.diabres.2021.108655.
11. Valentine V. The most important thing we give to people is hope: Overcoming stigma in diabetes and obesity. Diabetes Spectr. 2020 Feb;33(1):89-94.

Índice remissivo

D

E

F

I

L

R